Hagberg 与 Benumof 气道管理学

Hagberg and Benumof's Airway Management

第 4 版

人民卫生出版社

·北 京·

图书在版编目（CIP）数据

Hagberg 与 Benumof 气道管理学/（美）卡琳·A. 哈格贝里（Carin A. Hagberg）主编；左明章等主译. —北京：人民卫生出版社，2022.9

ISBN 978-7-117-32887-6

Ⅰ.①H… Ⅱ.①卡…②左… Ⅲ.①气管疾病–诊疗 Ⅳ.①R562.1

中国版本图书馆 CIP 数据核字（2022）第 030882 号

| 人卫智网 | www.ipmph.com | 医学教育、学术、考试、健康，购书智慧智能综合服务平台 |
| 人卫官网 | www.pmph.com | 人卫官方资讯发布平台 |

图字：01-2020-0597 号

Hagberg 与 Benumof 气道管理学
Hagberg yu Benumof Qidao Guanlixue

主　　译：左明章　邓晓明　薛富善　马武华　张加强　易　杰
出版发行：人民卫生出版社（中继线 010-59780011）
地　　址：北京市朝阳区潘家园南里 19 号
邮　　编：100021
E - mail：pmph @ pmph.com
购书热线：010-59787592　010-59787584　010-65264830
印　　刷：人卫印务（北京）有限公司
经　　销：新华书店
开　　本：889×1194　1/16　印张：60
字　　数：2120 千字
版　　次：2022 年 9 月第 1 版
印　　次：2022 年 9 月第 1 次印刷
标准书号：ISBN 978-7-117-32887-6
定　　价：498.00 元

打击盗版举报电话：010-59787491　E-mail：WQ @ pmph.com
质量问题联系电话：010-59787234　E-mail：zhiliang @ pmph.com
数字融合服务电话：4001118166　E-mail：zengzhi @ pmph.com

Hagberg 与 Benumof 气道管理学

Hagberg and Benumof's Airway Management

第 4 版

主　　编　CARIN A. HAGBERG
　　　　　CARLOS A. ARTIME　MICHAEL F. AZIZ

主　　审　黄宇光　田　鸣　李天佐

主　　译　左明章　邓晓明　薛富善
　　　　　马武华　张加强　易　杰

主译助理　闫春伶　赵　欣

人民卫生出版社
·北　京·

ELSEVIER

Elsevier(Singapore)Pte Ltd.

3 Killiney Road,#08-01 Winsland House I,Singapore 239519

Tel:(65)6349-0200;Fax:(65)6733-1817

Hagberg and Benumof's Airway Management, 4E

Copyright © 2018 Elsevier Inc. All rights reserved.

Previous editions copyrighted in 2013, 2007, 1996.

ISBN-13: 978-0-323-42881-1

This translation of Hagberg and Benumof's Airway Management, 4E by Carin A. Hagberg, Carlos A. Artime, Michael F. Aziz, was undertaken by People's Medical Publishing House and is published by arrangement with Elsevier(Singapore)Pte Ltd.

Hagberg and Benumof's Airway Management, 4E by Carin A. Hagberg, Carlos A. Artime, Michael F. Aziz 由人民卫生出版社进行翻译,并根据人民卫生出版社与爱思唯尔(新加坡)私人有限公司的协议约定出版。

Hagberg 与 Benumof 气道管理学(第4版)(左明章、邓晓明、薛富善、马武华、张加强、易杰 主译)

ISBN:978-7-117-32887-6

Copyright © 2022 by Elsevier (Singapore) Pte Ltd. and People's Medical Publishing House

译者名录

刁玉刚	中国人民解放军北部战区总医院	李文献	复旦大学附属眼耳鼻喉科医院
万 磊	首都医科大学附属北京友谊医院	李泳兴	广州中医药大学第一附属医院
马武华	广州中医药大学第一附属医院	杨 冬	中国医学科学院整形外科医院
王 云	首都医科大学附属北京朝阳医院	杨 宁	北京医院
王 军	北京大学第三医院	杨 明	北京医院
王 勇	广州中医药大学第一附属医院	杨文曲	山西白求恩医院
王 磊	中国医学科学院整形外科医院	杨丽芳	西安交通大学附属儿童医院
王 霞	广州中医药大学第一附属医院	杨建军	郑州大学第一附属医院
王中玉	郑州大学第一附属医院	吴秀英	中国医科大学附属盛京医院
王古岩	首都医科大学附属北京同仁医院	吴泽昊	北京积水潭医院
邓晓明	中国医学科学院整形外科医院	邹旭丽	河南省人民医院
左明章	北京医院	汪树东	中国科学技术大学附属第一医院
石宝兰	赤峰市医院	宋丹丹	中国人民解放军北部战区总医院
田 鸣	首都医科大学附属北京友谊医院	张 骁	上海交通大学医学院附属仁济医院
白福海	中国人民解放军陆军军医大学第二附属医院	张 爽	西安交通大学附属儿童医院
包 杰	北京医院	张 惠	空军军医大学第三附属医院
曲宗阳	北京医院	张加强	河南省人民医院
朱 磊	甘肃省人民医院	张析哲	赤峰市医院
朱正华	空军军医大学西京医院	张腾蛟	北京医院
乔 辉	首都医科大学附属北京世纪坛医院	陈娅璇	广州中医药大学第一附属医院
任冬青	甘肃省人民医院	邵刘佳子	首都医科大学附属北京友谊医院
任德龙	中国人民解放军空军军医大学第三附属医院	苗永盛	北京医院
华 震	北京医院	范仪方	首都医科大学附属北京天坛医院
刘 星	宁夏医科大学总医院	易 杰	中国医学科学院北京协和医院
刘克玄	南方医科大学南方医院	周 阳	北京大学第三医院
刘具会	中国医学科学院整形外科医院	周 琪	赤峰市医院
刘瑞杰	河南省人民医院	郑 莉	首都医科大学附属北京友谊医院
闫春伶	北京医院	赵 欣	首都医科大学附属北京儿童医院
孙 宇	上海交通大学医学院附属第九人民医院	赵旭敏	中国医学科学院整形外科医院
苏殿三	上海交通大学医学院附属仁济医院	赵振龙	南方医科大学南方医院
杜佳月	南京医科大学附属南京医院	赵晓艳	首都医科大学附属北京同仁医院
李 洪	中国人民解放军陆军军医大学第二附属医院	胡 彬	首都医科大学附属北京友谊医院
李 娟	中国科学技术大学附属第一医院	皇甫加文	空军军医大学西京医院
李天佐	首都医科大学附属北京世纪坛医院	侯大亮	中国医科大学附属盛京医院

俞美荣　首都医科大学附属北京天坛医院

姜　虹　上海交通大学医学院附属第九人民医院

倪新莉　宁夏医科大学总医院

徐　漫　南京医科大学附属南京医院

徐　瑾　中国医学科学院整形外科医院

唐志航　广州中医药大学第一附属医院

容俊芳　河北省人民医院

黄宇光　中国医学科学院北京协和医院

曹珑璐　河北省人民医院

龚亚红　中国医学科学院北京协和医院

阎文军　甘肃省人民医院

董　鹏　首都医科大学附属北京友谊医院

韩　园　复旦大学附属眼耳鼻喉科医院

韩冲芳　山西白求恩医院

韩如泉　首都医科大学附属北京天坛医院

鲍红光　南京医科大学附属南京医院

裴若萌　山西白求恩医院

谭其莲　南京医科大学附属南京医院

薛富善　首都医科大学附属北京友谊医院

魏　威　首都医科大学附属北京友谊医院

魏　鑫　广州中医药大学第一附属医院

魏灵欣　中国医学科学院整形外科医院

献词

　　谨以此书缅怀三位亲爱的朋友——医学博士 Rich-ard Aghababian、Andranik Ovassapian 和 Chandy Verghese，他们是气道的热心支持者，也是各自领域的气道管理的引领者。感谢他们对医学特别是对气道管理领域的奉献，也要感谢他们对我们的——以及对他们所接触的许多其他生命的——切身的启发和鼓励。三人将被我们牢牢地铭记，深深地思念。

　　这本教科书也献给那些因艰难或失败的气道管理而失去了生命或生计的患者。

《Hagberg 与 Benumof 气道管理学》一书的最初宗旨和意图是"包含并清楚地呈现出知识与洞见，使临床医生能够解决气道问题并避免相关并发症的发生"。在 Carin Hagberg 博士卓越的指导下，本书的第 2 版和第 3 版继续严格地做着同样的工作，即通过快速地扩充陈述性知识、研究进展和气道管理技术，保持了杰出的教育步伐。本书第 4 版非常成功地扮演了气道管理教育引领者的角色，它增加了新主题和新作者，更新了现有的章节并删除了过时的材料，从而跟上气道管理在上述诸多方面的发展。第 4 版显然已经覆盖了气道管理领域的边边角角，并使读者尽可能地接近学术前沿。未来总在变化，而其中总会涉及意识到新问题和考虑如何解决它们的过程。在可预见的范围内，可能出现的一些变化和新问题包括：

- 在远程监控不力的环境中镇静死亡；

- 新的基于激光的气道操作导致气道损伤；
- 发现窒息患者死在台上（多学科的国家层面的关注，导致国家级的麻醉和睡眠医学学术组织——美国麻醉医师协会建立了一个台上窒息/未遂的登记机制）；
- 我们一方面需要立足于过去最好的状态，同时也要涉足最好的新进展（例如：在过去十年中，清醒插管的采用并没有降低，而可视喉镜的使用却有了极大提升）。

为了保持知识、研究和技术如正常预期地扩展，快速有效地解决新产生的问题，避免重复过去的错误，气道管理学界需要 Carin Hagberg 博士继续承担重任，编写本书的第 4 版和未来的新版本。

Jonathan L. Benumof, MD

前言

在过去的二十年中,特别是自 2012 年第 3 版《Hagberg 与 Benumof 气道管理学》出版以来,气道管理学取得了重大进展。对于气道管理者来说,熟悉最新的设备和了解最前沿的科学知识,对于保证气道管理的安全性是至关重要的。

第 4 版《Hagberg 与 Benumof 气道管理学》中新增了六章内容:①气道管理流程的制订;②全身麻醉诱导技术;③手术室外麻醉气道管理;④气道研究;⑤气道管理和结果报告;⑥气道管理学术团体的作用。另有九章内容与其他章节合并或删除。

我们对其余章节进行了大幅更新,试图呈现当前的思想和实践。每章中都有总结、临床要点及精选文献。

这本书的基本结构和主要观点没有改变。全文共分为七个部分。第一篇(第 1~7 章)呈现了气道管理的基础临床科学注意事项。第二篇(第 8~11 章)介绍了气道管理流程的制订,以及全球困难气道管理流程。第三篇(第 12~15 章)强调了患者的麻醉前准备和插管前通气流程,以及全麻诱导技术。第四篇(第 16~30 章)涵盖了用于气道管理的各种技术和工具,回顾了气道管理的历史,并详细介绍了许多新的气道工具和技术,还提供了确认气管导管位置的方法。第五篇(第 31~44 章)介绍了不同情境下困难气道管理的特点,例如小儿患者、危重症患者和手术室外麻醉的气道管理,其中包括放射科及胃肠病学科的合作,这些都是麻醉实践中迅速扩张涉及的领域。第六篇(第 45~49 章)强调了插管后的气道管理,并讨论了诸如气道监测、拔管和气道管理并发症等问题。第七篇也就是最后一篇(第 50~55 章)介绍了气道管理的社会因素,包括气道管理的教学、气道管理的临床病例记录、气道研究、气道管理和结果报告,以及气道管理学术组织的作用。

本书的编者经常会被家人、朋友或者对气道管理了解有限的同事问:"为什么要写这么一本完整的教科书来解决给患者建立一个呼吸道这么简单的事情?"浏览一下本书的目录你会得到一些线索,随后发现这个问题的答案显而易见——气道管理是一项复杂的技能,受多种因素影响,要求在非常短的时间内解决问题,对患者起到生死攸关的影响。气道管理者必须具有大量的知识和技能储备,才能在遇到困难时挽救患者的生命。

气道管理的发展使得有记录的气道相关术前并发症发生率下降了。这在很大程度上是专为解决困难气道而设计的气道工具不断发展和广泛应用所带来的结果。由于现有气道工具种类过多且不断推陈出新,这就需要气道管理者深入了解气道管理实践的基本原理,以优化利用现有技术。这本书详细地涵盖了解剖学、物理学和生理学方面的内容,我们非常有必要掌握这些基础理论,才能使这些气道工具物尽其用。不仅要了解与各种气道工具相关的技术,还要了解在特定情况下何时使用它们最为合适。

与许多临床技能一样,知识和学习只能达到熟练的程度。为了发展专业技能,必须有各种临床情况的技术经验。然而,由于大多数气道管理没有困难,在讨论气道管理时,经验是有局限性的。深入理解本文所提出的观念,对于成功管理突发的困难气道状况来说是至关重要的。这本书将有助于专业知识的不断学习、技能的保持、模拟训练和自我评估。

我们非常幸运地生活在这个前所未有的安全麻醉实践的时代,我们应该继续期待未来的发展,继续进行气道管理的研究。这本书的撰稿人们无疑将是这一进程的核心,我们期待在未来的版本中继续与他们合作。

Carin A. Hagberg, MD

Carlos A. Artime, MD

Michael F. Aziz, MD

致谢

编写第 4 版的《Hagberg 与 Benumof 气道管理学》需要许多人的帮助和合作。对每一个人，我们都感激不尽。很荣幸能与所有的作者共事，包括来自世界各地的麻醉专家、急救室专家、外科医生、放射科医生以及基础科学家。

爱思唯尔出版公司的职员以其能力、耐心和勤奋在很多方面做出了贡献，特别是高级内容开发专家 Dee Simpson 和执行内容策略师 Dolores Meloni，二人让我们专注于任务，并在保证最终文本的质量上发挥了关键作用。

我们特别要对各自的家庭表示衷心的感谢，特别是我们的配偶 Steven Roberts、Kimberly Aziz 和 Michelle Artime，没有他们的理解、包容和支持，这本教科书是无法完成的。

编者名录

Ronda E. Alexander, MD
Assistant Professor
Department of Otorhinolaryngology-Head and Neck Surgery
University of Texas Medical School at Houston
Director
Texas Voice Performance Institute
Houston, Texas

Jennifer Anderson, MD
Assistant Professor
Department of Anesthesia and Critical Care
University of Chicago
Chicago, Illinois

Carlos A. Artime, MD
Associate Professor
Department of Anesthesiology
McGovern Medical School at University of Texas Health
    Science Center at Houston
Houston, Texas

Mathieu Asselin, MD, FRCPC
Anesthesiologist
Chargé d'Enseignement Clinique
Department of Anesthesiology and Intensive Care
Laval University
Quebec, Quebec, Canada

Michael F. Aziz, MD
Professor
Department of Anesthesiology and Perioperative Medicine
Oregon Health and Science University
Portland, Oregon

Paul A. Baker, MBChB, MD, FANZCA
Clinical Senior Lecturer
Department of Anaesthesiology
University of Auckland
Consultant Anaesthetist
Department of Paediatric Anaesthesia
Starship Children's Health
Auckland, New Zealand

Christine M. Ball, MD, MBBS, FANZCA
Department of Anaesthesia and Perioperative Medicine
Alfred Hospital and Monarch University
Adjunct Senior Lecturer
Honorary Curator
Geoffrey Kaye Museum of Anaesthetic History
Melbourne, Victoria, Australia

Irving Basañez, MD
Department of Otolaryngology
Vanderbilt University Medical Center
Nashville, Tennessee

Shawn T. Beaman, MD
Associate Professor
Department of Anesthesiology
University of Pittsburgh
Pittsburgh, Pennsylvania

Elizabeth C. Behringer, MD
Professor of Anesthesiology and Critical Care
Department of Anesthesiology
Cedars-Sinai Medical Center
Los Angeles, California

Jacqueline A. Bello, MD
Professor
Departments of Radiology and Neurosurgery
Director of Neuroradiology
Department of Radiology
Montefiore Medical Center
The University Hospital for Albert Einstein College of Medicine
Bronx, New York

Jonathan L. Benumof, MD
Professor
Department of Anesthesia
University of California, San Diego
San Diego, California

Lauren C. Berkow, MD
Associate Professor
Department of Anesthesiology
University of Florida
Gainesville, Florida

Peter Biro, MD, DESA
Professor
Institute of Anesthesiology
University Hospital Zurich
Zurich, Switzerland

S.D. Boggs, MD, MBA
Professor and Vice Chair
Clinical and Research Affairs
Department of Anesthesiology
The University of Tennessee School of Medicine
Memphis, Tennessee

Ansgar M. Brambrink, MD, PhD
Emanuel M. Papper Professor and Chair
Department of Anesthesiology
Columbia University
New York, New York

Darren A. Braude, MD, EMT-P
Professor and EMS Section Chief
Department of Emergency Medicine and Anesthesiology
University of New Mexico Health Sciences Center
Albuquerque, New Mexico
Medical Director
The Difficult Airway Course: EMS

Staci D. Cameron, MD
Clinical Assistant Professor
Department of Pediatric Anesthesia
McGovern Medical School at University of Texas Health
　　Science Center at Houston
Houston, Texas

Davide Cattano, MD, PhD, D.ABA, CMQ
Professor of Anesthesiology
McGovern Medical School at University of Texas Health
　　Science Center at Houston
Anesthesia Service Chief for Head and Neck Surgery
Houston, Texas

Laura F. Cavallone, MD
Assistant Professor
Department of Anesthesiology
Washington University in St. Louis
St. Louis, Missouri

T. Linda Chi, MD
Associate Professor of Neuroradiology
Division of Diagnostic Imaging
University of Texas MD Anderson Cancer Center
Houston, Texas

Edmond Cohen, MD
Professor of Anesthesiology and Thoracic Surgery
Director of Thoracic Anesthesia
Department of Anesthesiology
Icahn School of Medicine at Mount Sinai
New York, New York

Neal H. Cohen, MD, MPH, MS
Professor of Anesthesia and Perioperative Care and Medicine
Vice Dean
Department of Anesthesia and Perioperative Care
University of California, San Francisco
School of Medicine
San Francisco, California

Lee Coleman, MD
Assistant Professor of Anesthesiology
Assistant Program Director for Obstetric Anesthesiology
Department of Anesthesiology
Cedars-Sinai Medical Center
Los Angeles, California

Tim M. Cook, BA (Cantab.), MBBS, FRCA
Consultant in Anaesthesia and Intensive Care Medicine
Royal United Hospital
Bath, Great Britain

Richard M. Cooper, BSc, MSc, MD, FRCPC
Professor
University of Toronto
Department of Anesthesia
Anesthesiologist
Department of Anesthesia and Pain Management
University Health Network
Toronto General Hospital
Toronto, Ontario, Canada

Romain Deransy, MD
University Hospital Pitié-Salpetrière
Paris, France

Pierre A. Diemunsch, MD, PhD
Chairman
Department of Anesthesiology and Intensive Care
University Hospital of Hautepierre
Strasbourg, France

David P. Dorsey, MD
Assistant Professor of Anesthesiology and Critical Care
　　Medicine
University of Utah
Salt Lake City, Utah

D. John Doyle, MD, PhD
Chief
Department of General Anesthesiology
Anesthesiology Institute
Cleveland Clinic Abu Dhabi
Abu Dhabi, United Arab Emirates

James DuCanto, MD
Director of Simulation Center
Aurora St. Luke's Medical Center
Milwaukee, Wisconsin

Richard P. Dutton, MD, MBA
Chief Quality Officer
United States Anesthesia Partners (USAP)
Dallas, Texas

Jessica Lunaas Feinleib, MD, PhD
Staff Anesthesiologist
Department of Anesthesiology
VACTHS
West Haven, Connecticut
Assistant Professor
Department of Anesthesiology
Yale School of Medicine
New Haven, Connecticut

Lara Ferrario, MD
Associate Professor
Director of Neuroanesthesia and Director of Neuroanesthesia
    Fellowships
Department of Anesthesiology
McGovern Medical School at University of Texas Health
    Science Center at Houston
Houston, Texas

David Z. Ferson, MD
Professor
Department of Anesthesiology and Perioperative Medicine
University of Texas MD Anderson Cancer Center
Houston, Texas

Lorraine J. Foley, MD, MBA
Anesthesiologist
Treasurer
Winchester Anesthesia Associates
Clinical Assistant Professor
Tufts School of Medicine
President
Society for Airway Management
Boston, Massachusetts

Michael Frass, MD
Professor of Medicine
Department of Internal Medicine
Medical University Vienna
Vienna, Austria

Luis Gaitini, MD
Former Director
Anesthesiology Department
Bnai Zion Medical Center
Haifa, Israel

Michael A. Gibbs, MD, FACEP
Professor and Chairman
Department of Emergency Medicine
Carolinas Medical Center and Levine Children's Hospital
Carolinas HealthCare System
Charlotte, North Carolina

Katherine S.L. Gil, MD, BSc
Editor-in-Chief
The Airway Gazette
Associate Professor of Anesthesiology and Neurological Surgery
Department of Anesthesiology
Northwestern University Feinberg School of Medicine
Chicago, Illinois

Julian A. Gold, MD
Co-Chairman
Department of Anesthesiology
Cedars-Sinai Medical Center
Associate Professor of Clinical Anesthesiology
Department of Anesthesiology
USC Keck School of Medicine
Los Angeles, California

Robert Tino Greif, MD, MME, FERC
Professor
Department of Anaesthesiology and Pain Therapy
Bern University Hospital and University of Bern
Bern, Switzerland

Thomas E. Grissom, MD, FCCM
Associate Professor
Department of Anesthesiology
R. Adams Cowley Shock Trauma Center
University of Maryland School of Medicine
Baltimore, Maryland

Sara Guzman-Reyes, MD
Associate Professor of Anesthesiology
Department of Anesthesiology
The University of Texas Medical School at Houston
Director Acute
Pain Service
Department of Anesthesiology
Lyndon B. Johnson Hospital
Houston, Texas

Carin A. Hagberg, MD, FASA
Division Head
Division of Anesthesiology, Critical Care, and Pain Medicine
Helen Shaffer Fly Distinguished Professor of Anesthesiology
Department of Anesthesiology and Perioperative Medicine
University of Texas MD Anderson Cancer Center
Houston, Texas

Gregory B. Hammer, MD
Professor
Department of Anesthesia and Pediatrics
Stanford University School of Medicine
Stanford, California
Director of Research
Department of Anesthesia
Lucile Packard Children's Hospital
Palo Alto, California

Thomas Heidegger, MD, DESA
Head of Department
Department of Anaesthesia, Intensive Care, and Resuscitation
Spitalregion Rheintal Werdenberg Sarganserland
Grabs, Switzerland
Associate Professor
University of Bern
Bern, Switzerland

Andy Higgs, MBChB, DA, FRCA, FFICM
Consultant in Anaesthesia and Intensive Care Medicine
Department of Critical Care
Warrington and Halton Hospitals NHS Foundation Trust
Warrington, Cheshire, Great Britain

Orlando R. Hung, BSc (Pharmacy), MD, FRCPC
Professor
Department of Anesthesia, Surgery, and Pharmacology
Dalhousie University
Halifax, Nova Scotia, Canada

Narasimhan "Sim" Jagannathan, MD
Associate Chairman and Associate Professor of Anesthesiology
Northwestern University Feinberg School of Medicine
Department of Pediatric Anesthesiology
Ann and Robert H. Lurie Children's Hospital of Chicago
Chicago, Illinois

Ranu R. Jain, MD
Program Director
Pediatric Anesthesia Fellowship
Associate Professor
Department of Anesthesiology
McGovern Medical School at University of Texas Health
    Science Center at Houston
Houston, Texas

Aaron M. Joffe, DO
Assistant Professor
Department of Anesthesiology and Pain Medicine
University of Washington
Harborview Medical Center
Seattle, Washington

Girish P. Joshi, MBBS, MD, FFARCSI
Professor of Anesthesiology and Pain Management
Director of Perioperative Medicine and Ambulatory Anesthesia
University of Texas Southwestern Medical Center
Dallas, Texas

Jeffrey Katz, MD
Clinical Assistant Professor
Department of Anesthesiology
University of Chicago Pritzker School of Medicine
Chicago, Illinois
Anesthesiologist
Deparetment of Anesthesiology, Critical Care, and Pain
    Management
NorthShore University HealthSystem
Evanton, Illinois

Jeffrey P. Keck, Jr., MD
Department of Anesthesiology
Southeast Health
Cape Girardeau, Missouri

P. Allan Klock, Jr., MD
Professor and Vice Chair
Department of Anesthesia and Critical Care
University of Chicago
Chicago, Illinois

Claude Krier, MD
Professor and Medical Director
Klinikum Stuttgart
Stuttgart, Germany

Michael Seltz Kristensen, MD
Head of Development, Research, and Clinical Implementation
Section for Anesthesia for ENT-, Head-, Neck-, and
    Maxillofacial Surgery
Department of Anaesthesia
Center of Head and Orthopaedics
Rigshospitalet
University Hospital of Copenhagen
Copenhagen, Denmark

Olivier Langeron, MD, PhD
Professor of Anesthesiology and Critical Care Medicine
Head of Multidisciplinary Intensive Care Unit
University Hospital Pitié-Salpetrière
Paris, France

Sarah A. Lee, MD
Assistant Professor
Department of Anesthesiology and Pain Medicine
University of Washington Medical Center
Seattle, Washington

Richard M. Levitan, MD
Professor
Department of Emergency Medicine
Jefferson Medical College
Attending Physician
Department of Emergency Medicine
Thomas Jefferson University Hospital
Philadelphia, Pennsylvania

Helen A. Lindsay, MBChB
Consultant Anaesthetist
Department of Anaesthesia and Preoperative Medicine
Auckland City Hospital
Auckland, New Zealand

Lynette J. Mark, MD
Associate Professor
Department of Anesthesiology and Critical Care Medicine
Department of Otolaryngology/Head and Neck Surgery
The Johns Hopkins University
Baltimore, Maryland

Nathan D. Mark, DO
Anesthesiology
Hartford Hospital
East Hartford, Connecticut

Adrian Matioc, MD
Staff Anesthesiologist
Department of Anesthesiology
William S. Middleton VA Medical Center
Clinical Adjunct Professor
Department of Anesthesiology
University of Wisconsin School of Medicine and Public Health
Madison, Wisconsin

Joseph H. McIsaac, III, MD, MS
Chief of Trauma Anesthesia
Department of Anesthesiology
Hartford Hospital
Hartford, Connecticut
Associate Clinical Professor of Anesthesiology
Department of Anesthesiology
University of Connecticut School of Medicine
Farmington, Connecticut
Associate Adjunct Professor of Biomedical Engineering
University of Connecticut Graduate School
Storrs, Connecticut
Supervisory Medical Officer
National Disaster Medical System
US DHHS
Washington, DC

Alistair F. McNarry, MD, MB BChir, FRCA
Consultant Anaesthetist
NHS Lothian
Edinburgh, Scotland, Great Britain

Nathan W. Mick, MD, FACEP
Associate Chief and Director
Pediatric Emergency Medicine
Department of Emergency Medicine
Maine Medical Center
Portland, Maine

David M. Mirsky, MD
Pediatric Neuroradiologist
Department of Emergency Medicine
Children's Hospital Colorado
Assistant Professor
Department of Emergency Medicine
University of Colorado
Aurora, Colorado

Ovidiu Moise, MD
Assistant Professor
Cardiothoracic and Vascular Anesthesia
McGovern Medical School at University of Texas Health
    Science Center at Houston
Houston, Texas

Thomas C. Mort, MD
Assistant Professor of Surgery and Anesthesiology
University of Connecticut School of Medicine
Farmington, Connecticut
Associate Director
Surgical ICU
Hartford Hospital
Hartford, Connecticut

Uma Munnur, MD
Associate Professor
Department of Anesthesiology
Baylor College of Medicine
Houston, Texas

Alexander Nagrebetsky, MD, MSc
Fellow Physician
Department of Anesthesia, Critical Care, and Pain Medicine
Massachusetts General Hospital
Boston, Massachusetts

Robert Naruse, MD
Director of Neurosurgical Anesthesia
Department of Anesthesiology
Cedars-Sinai Medical Center
Clinical Assistant Professor
Department of Anesthesiology
Keck School of Medicine of USC
Los Angeles, California

Vladimir Nekhendzy, MD
Clinical Associate Professor of Anesthesiology and
    Otolaryngology
Director
Stanford Head and Neck Anesthesia and Advanced Airway
    Management Program
Department of Anesthesiology, Perioperative, and Pain
    Medicine
Stanford University School of Medicine
Stanford, California

Hokuto Nishioka, MD
Assistant Professor
Department of Anesthesiology
University of Illinois at Chicago
Chicago, Illinois

Kevin F. O'Grady, MD, FRCSC
Plastic Surgeon
Private Practice
Richmond Hill, Ontario, Canada

Babatunde Ogunnaike, MD
Professor
Department of Anesthesiology and Pain Management
University of Texas Southwestern Medical Center
Dallas, Texas

Hernando Olivar, MD
Associate Professor
Department of Anesthesiology and Pain Medicine
University of Washington
Seattle, Washington

Irene P. Osborn, MD
Clinical Professor of Anesthesiology
Montefiore Medical Center
The University Hospital for Albert Einstein College of Medicine
    Montefiore Medical Center
Director
Division of Neuroanesthesia
Bronx, New York

Anil Patel, MBBS, FRCA
Department of Anaesthesia
Royal National Throat, Nose, and Ear Hospital
University College Hospital
London, Great Britain

Bela Patel, MD
Associate Professor of Medicine
Department of Internal Medicine
Director
Division of Critical Care Medicine
McGovern Medical School at University of Texas Health
    Science Center at Houston
Houston, Texas

Alberto G.G. Piacentini, MBBS (Anesthetics, Intensive Care), HEMS
Anesthetics Consultant
Department of Anesthesia-Critical Care
ASST Lariana
Como, Italy
HEMS Flying Physician
Azienda Regionale Emergenza Urgenza (AREU)
Milan, Italy

Joseph J. Quinlan, MD
Professor of Anesthesiology
University of Pittsburgh
Pittsburgh, Pennsylvania

William H. Rosenblatt, BA, MD
Professor
Department of Anesthesia and Surgery
Yale University School of Medicine
New Haven, Connecticut

Soham Roy, MD
Associate Professor of Pediatric Otolaryngology
Department of Otorhinolaryngology
McGovern Medical School at University of Texas Health
    Science Center at Houston
Houston, Texas

Sebastian G. Russo, MD, DEAA
Department of Anaesthesiology, Emergency, and Intensive Care
    Medicine
University of Göttingen
Göttingen, Germany

John C. Sakles, MD
Professor
Department of Emergency Medicine
University of Arizona
Tucson, Arizona

Antonio Sanchez, MD
Senior Partner
Kaiser Permanente
Baldwin Park Medical Center
Baldwin Park, California

Jan-Henrik Schiff, MD, PhD, MPH
Consultant Anaesthetist
Department of Anaesthesiology and Intensive Care Medicine
Klinikum Stuttgart
Stuttgart, Germany
Senior Lecturer
James Cook School of Medicine and Dentistry
Cairns, Townsville Campus
Queensland, Australia

Bettina Ulrike Schmitz, MD, PhD, MSMS (Simulation), DEAA
Associate Professor
Department of Anesthesiology
Texas Tech University HSC-SOM
Director
Regional Anesthesia
Director
Medical Student Education in Anesthesia
Texas Tech University HSC
Lubbock, Texas

David E. Schwartz, MD
Professor and Vice-Chair for Faculty Affairs and Development
Department of Anesthesiology and Pain Medicine
University of Washington School of Medicine
Seattle, Washington

Sam R. Sharar, MD
Professor and Vice-Chair for Faculty Affairs and Development
Department of Anesthesiology and Pain Medicine
University of Washington School of Medicine
Seattle, Washington

Roy Sheinbaum, MD
Professor of Anesthesiology
Vice Chair
Department of Anesthesiology
Chief
Cardiovascular and Thoracic Anesthesiology
Director
CVT Anesthesia Fellowship Program
McGovern Medical School at University of Texas Health
    Science Center at Houston
Houston, Texas

Erica L. Sivak, MD
Assistant Professor of Anesthesiology
Department of Anesthesia
Children's Hospital of Pittsburgh of University of Pittsburgh
    Medical Center
Pittsburgh, Pennsylvania

Kathryn Anne Sparrow, BSc, MD, FRCPC
Assistant Professor of Anesthesia
Discipline of Anesthesia
Memorial University of Newfoundland
St. John's, Newfoundland and Labrador, Canada

Srikanth Sridhar, MD
Assistant Professor
Department of Anesthesiology
McGovern Medical School at University of Texas Health
    Science Center at Houston
Houston, Texas

Christopher Stephens, MD
Associate Professor
McGovern Medical School at University of Texas Health
    Science Center at Houston
Chief
Trauma Anesthesiology
Memorial Hermann Red Duke Trauma Institute
Memorial Hermann Life Flight
Captain, US Army Medical Corps
449th ASB Flight Surgeon
Houston, Texas

Tracey Straker, MD, MS, MPH
Clinical Professor
Department of Anesthesiology
Director of Advanced Airway Fellowship and Rotation
The University Hospital for Albert Einstein College of Medicine
    Montefiore Medical Center
Bronx, New York

Maya S. Suresh, MD
Professor and Chairman
Department of Anesthesiology
Baylor College of Medicine
Houston, Texas

Wendy H. Teoh, MBBS, FANZCA, FAMS
Senior Consultant Anaesthesiologist
Wendy Teoh Pte. Ltd.
Private Anaesthesia Practice
Executive Council Board of Directors
College of Anaesthesiologists
Chair
Airway Special Interest Group
Singapore Society of Anaesthesiologists
Singapore

Arnd Timmermann, MD, PhD, DEAA, MME
Head of the Department
Anaesthesiology, Pain Therapy, Intensive Care, and Emergency
    Medicine
Red Cross Clinics Berlin
Berlin, Germany

Arthur J. Tokarczyk, MD, FCCP
Clinical Assistant Professor
Department of Anesthesiology
University of Chicago Pritzker School of Medicine
Chicago, Illinois
Anesthesiologist
Department of Anesthesiology
North Shore University Health System
Evanston, Illinois

Felipe Urdaneta, MD
Associate Professor of Anesthesiology
Department of Anesthesiology
University of Florida
Staff Anesthesiologist
NFSGVHS
Gainesville, Florida

R. Urman, MD, MBA
Assistant Professor of Anesthesia
Department of Anesthesiology, Perioperative, and Pain
    Medicine
Harvard Medical School and Brigham and Women's Hospital
Boston, Massachusetts

Sonia Vaida, MD
Professor of Anesthesiology, Obstetrics, and Gynecology
Department of Anesthesiology and Perioperative Medicine
Penn State Milton S. Hershey Medical Center
Hershey, Pennsylvania

Naveen Vanga, MD
Assistant Professor
Department of Anesthesiology
McGovern Medical School at University of Texas Health
    Science Center at Houston
Houston, Texas

Jeffery S. Vender, MD, FCCM, FCCP, MCCM, MBA
Professor and Chairman
Department of Anesthesiology
Director of Critical Care Services
Northwestern University Feinburg School of Medicine
Evanston Northwestern Healthcare
Evanston, Illinois

Ashutosh Wali, MBBS, MD, FFARCSI
Associate Professor
Department of Anesthesiology
Director
Division of Obstetric/Gynecologic Anesthesia
Baylor College of Medicine
Houston, Texas

Andreas Walther, MD
Professor and Chairman
Department of Anesthesiology and Intensive Care
Klinikum Stuttgart
Stuttgart, Germany

Mark T. Warner, MD
Assistant Professor
Department of Internal Medicine and Critical Care Medicine
McGovern Medical School at University of Texas Health
    Science Center at Houston
Houston, Texas

David John Wilkinson, MBBS, FRCA, Hon FCARCSI
Retired Consultant Anaesthetist
Boyle Department of Anaesthesia
St. Bartholomew's Hospital
Barts Health NHS Trust
London, Great Britain

William C. Wilson, MD
Clinical Professor and Vice Chairman
Department of Anesthesiology
University of California, San Diego, Medical Center
San Diego, California

Mark Zakowski, MD
Chief
Obstetric Anesthesiology
Department of Anesthesiology
Cedars-Sinai Medical Center
Associate Professor of Anesthesiology, Adjunct
Charles R. Drew University of Medicine and Science
Los Angeles, California

目录

第一篇

临床基础知识

第1章　气道的功能性解剖

Lee Coleman，Julian A. Gold，and Mark Zakowski

引言

　　"气道"不仅是空气被动运输的通道，而且其在人体中还发挥着动态的重要的生理作用。从鼻到细支气管的解剖结构不仅是气体进出肺泡的必要通道，并且还起着对气体的加湿和过滤作用。临床麻醉期间，麻醉医生利用这些通道将麻醉气体运送至肺泡，同时维持着重要的呼吸气体输送。麻醉医生和其他医生通常通过气管导管（ETT）或其他直接介入患者上呼吸道或下呼吸道的气道设备进入气道。了解气道结构对于气道的建立和维持至关重要。

　　为方便解剖描述，我们人为地将气道分为上呼吸道和下呼吸道，上呼吸道是从鼻腔到声门的部分，下呼吸道包括气管、支气管和支气管下一级结构。除了湿化和过滤吸入气体，上呼吸道还有其他重要功能，如嗅觉、吞咽和发声。这一章节不对解剖结构作详尽的介绍，只描述一些与健康和疾病功能相关的结构以及一些重要的麻醉概念。此外，描述一些成像技术的进展，这些进展有助于深入了解功能解剖学。

上呼吸道

鼻

结构

　　鼻孔和口腔是呼吸道的起点，气体从这里进入人体。成年人两侧鼻孔到鼻咽的长度是 10~14cm。两侧鼻道主要由鼻中隔的四边形软骨和外侧软骨的内侧板分隔。鼻中隔主要由筛骨垂直板、鼻中隔软骨和梨骨组成（图1.1）。其通常靠近中线，但可以向一侧偏离[1]。因面部损伤或头部外伤造成的筛板断裂可使前颅窝直接与外界相通。在这种情况下使用面罩正压通气可能使细菌或异物进入颅腔，造成脑膜炎和脓毒症。此外，经鼻通气道、经鼻气管导管和鼻胃管可能不经意间进入蛛网膜下腔。鼻中隔的后部通常位于中线，但外伤引起的鼻中隔偏曲和先天性后鼻孔闭锁可引起后鼻孔阻塞（图1.2）。

　　两侧鼻前庭卷曲盘绕，可提供每侧 60cm² 的表面积用于湿化和暖化吸入气体[2]。鼻前庭外侧面是下、中和上鼻甲[3]，后者将鼻前庭划分为卷曲的下、中和上鼻道[2,4-5]（图1.1）。经鼻气管导管的粗细选择通常受下鼻甲限制。经鼻气管插管时用力过度可能会损伤鼻甲侧壁。鼻腔内的动脉供应主要来自眼动脉的筛骨分支、上颌动脉的蝶腭分支和腭分支、面动脉的唇上分支和外侧鼻道分支。血管吻合交错形成基塞尔巴赫丛（Kiesselbach's plexus），该丛位于鼻中隔前下部分的黎氏区（Little's area）。临床上出现的鼻衄多数出现在该区域。鼻甲具有丰富的血管供应，其取决于周围的空气温度，使鼻道具有根据血管充血程度进行扩张或收缩的能力。覆盖在鼻甲上的富含血管的黏膜很容易受到损伤，导致鼻腔大量出血。双侧鼻旁窦包括蝶窦、筛窦、上颌窦和额窦，

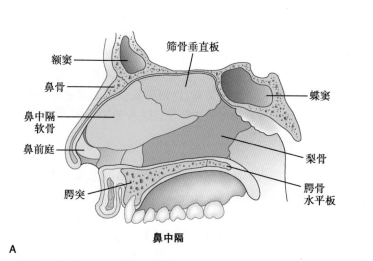

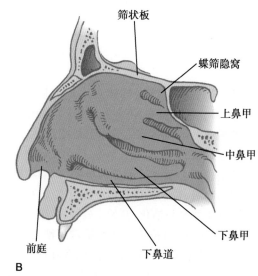

图 1.1 （A）鼻腔内侧壁（中隔）的图示。蝶窦开口于蝶筛隐窝。额窦、上颌窦和筛窦开口于鼻道。注意鼻中隔的前部是软骨，后部是骨。（B）鼻腔外侧壁。鼻甲也称为鼻甲骨（Modified from Ellis H，Feldman S：*Anatomy for Anaesthetists*. 6th ed. Oxford：Blackwell Scientific；1993.）

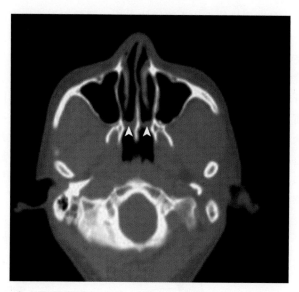

图 1.2 计算机断层扫描示双侧后鼻孔闭锁。箭头指向后部梗阻区（From Li X，Cai X，Zhang L，et al. Bilateral congenital choanal atresia and osteoma of ethmoid sinus with supernumerary nostril：a case report and review of the literature. *J Med Case Rep*. 2011；5：583.）

通过骨隙开口于鼻腔的外侧壁。经鼻气管导管留置过长时间会造成上颌窦的感染，因为它的开口位于窦的上方，容易因引流不畅而诱发慢性感染[6]。

嗅区位于鼻前庭的上 1/3 区域，由鼻中隔的上、中部分和上鼻甲骨组成。呼吸部分位于鼻前庭的下 1/3 区域[5]。呼吸性黏膜由含杯状细胞的纤毛柱状上皮细胞、有微绒毛的非纤毛柱状上皮细胞和基底细胞构成。嗅细胞有特殊的仿绒毛突起，称为嗅毛，由嗅神经支配[5]。

鼻黏膜的非嗅觉感知神经来自三叉神经的前两支：筛前神经和上颌神经。空气中的化学物质刺激三叉神经可能是引起打喷嚏和呼吸暂停的原因[7]。喷嚏反射的传导通路起源于三叉神经中被组胺激活的 C 型神经元，有效传导通路由多条躯体运动神经组成。打喷嚏的动作可引起胸内压增高达 100mmHg，并可能产生高达 161km/h（100mph）的气流[7]。

功能

鼻腔的作用包括呼吸、嗅觉、湿化、滤过和发声。从进化史上讲，哺乳动物是通过鼻腔呼吸的，这种安排使动物既能嗅察到危险，也能在进食时不影响吸入气体的加湿和过滤。气体通过鼻腔时的阻力是通过口腔时的两倍。因此，剧烈活动或呼吸困难时，经口呼吸有助于减小气道阻力和增加气体流量。当周围环境温度在 8～40℃，鼻腔可将空气预热至 32～34℃[8]。

每天大约有 10 000L 的空气经鼻腔进入人体，加湿过程需要大约 1L 的水蒸气[9]。水蒸气一部分来自鼻腔黏膜上皮的液体渗出，一部分来自腺体和杯状细胞的分泌。这些分泌物有很强的杀菌作用。鼻毛、纤毛柱状上皮和该区域广泛的淋巴引流系统会进一步减少外界物质的入侵。

副交感神经支配来自在蝶腭神经节交换神经元的面神经，而交感神经支配来自颈内动脉神经丛发出的翼管神经[10]。一系列的自主神经反射控制着鼻黏膜血管的收缩和舒张，进而影响血供。这种反射弧也与身体的其他部位有密切的联系。例如，动物鼻中隔受到刺激后产生卡拉舒曼反射（Kratschmer reflex）使支气管收缩。此反射的现实例子就是术后患者如果鼻腔通道堵塞会变得焦躁[10]。

咽

结构

咽部是食物和呼吸气体进入的共同通道,长12~15cm,上界是颅骨基底,下界是环状软骨和第六颈椎下缘形成的平面[11]。咽部在舌骨水平最宽,直径大约5cm,在食管水平最窄,直径大约1.5cm,是误吸异物后最容易发生堵塞的位置。咽部可细分为鼻咽、口咽和喉咽。鼻咽主要参与呼吸,位于鼻甲和鼻中隔后方,向后下延伸至软腭。口咽主要参与消化,开始于软腭,结束于会厌的上边缘。喉咽(下咽部)位于第四和第六颈椎之间,开始于会厌的上缘,结束于环状软骨的下缘,并在环状软骨下缘处缩窄和食管续接(图1.3)。咽鼓管开口于鼻咽的外侧壁。

口咽部的外侧壁有扁桃体窝。前弓由舌咽肌组成,后弓由腭舌肌构成[12]。咽壁由两层肌肉组成,外层环形走向,内层纵行走向;每层包含三对肌肉:茎突咽肌、咽鼓管咽肌和腭咽肌构成内层。主要作用是在吞咽时提升咽部和缩窄喉部。上、中、下咽缩肌构成外层,主要作用是通过协调收缩将食团从口咽推进食管。

咽缩肌由咽神经丛发出的神经纤维支配(该丛由迷走神经、舌咽神经发出的运动支和感觉支以及喉上神经的外支构成)。此外,下咽肌还受喉返神经和喉外神经的支配。内层肌肉受舌咽神经支配。在扁桃体后缘水平,舌咽神经很容易被局麻药阻滞,这有利于清醒状态下的气道管理(参见第12章)。

咽部通畅对于非气管插管患者的气道通畅和满意的气体交换至关重要。正确放置气管导管需要理解咽至声带和隆嵴的距离关系,以避免发生诸如套囊位于声带处所致的气管漏气和气管导管插入支气管内(图1.4)。

功能

吸入的微粒如果大于10μm会因为惯性作用与后鼻咽接触而被清除。此外,吸入气流在鼻咽部以90°的大角度改变方向,气流中悬浮的颗粒会失去动能。这些颗粒无法悬浮后会被吸附在咽壁上。与组织接触的微粒被位于呼吸道和消化道入口的环形淋巴组织 *Waldeyer* 环捕获(图1.5)。该淋巴环包括大量的淋巴组织或扁桃体,包括两大腭扁桃体、舌扁桃体、咽鼓管淋巴组织和鼻咽淋巴组织。

鼻咽扁桃体也称为腺样体[13,14]。这些组织结构有时会阻碍气管导管置入,尤其是在它们发生感染和肿大时。要特别注意的是,肿大的腺样体组织会阻碍经鼻气管导管和其他经鼻通气道的置入,甚至完全堵塞鼻腔通道本身。舌扁桃体位于舌基底部和会厌中间的位置。在麻醉前对口咽的常规评估中,舌扁桃体一般是看不到的。在众多病例报道中,临床上症状不明显的舌扁桃体肥大是造成未预见气管插管困难和致命性气道阻塞的重要原因[15]。此外,起源于淋巴系统的脓毒血症容易导致咽后脓肿或扁桃体周围脓肿,将给临床麻醉工作增加挑战[6]。

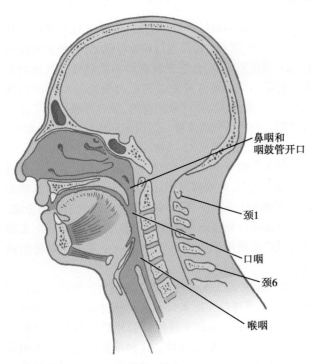

图1.3 头颈部矢状面示意图显示咽部划分。喉咽也被称为下咽部(Modified from Ellis H,Feldman S: *Anatomy for Anaesthetists*. 3rd ed. Oxford:Blackwell Scientific;1993.)

鼻咽和咽鼓管开口

颈1

口咽

颈6

喉咽

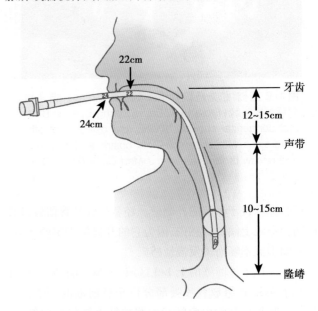

图1.4 与气管插管相关的重要解剖距离(From Stone DJ,Bogdonoff DL:Airway considerations in the management of patients requiring long-term endotracheal intubation. *Anesth Analg*. 1992;74;276.)

22cm

24cm

牙齿

12~15cm

声带

10~15cm

隆嵴

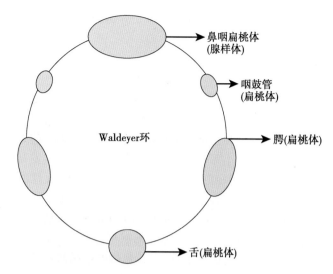

图 1.5　Waldeyer 环,淋巴组织(扁桃体)汇集于此,可防御病原微生物的入侵(Modified from Hodder Headline PLC,London.)

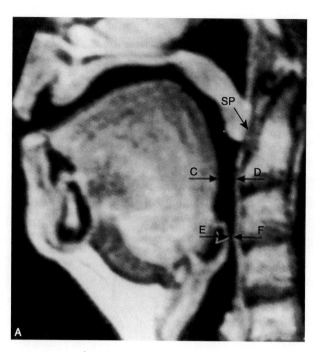

纤毛运动也可以清除被困在鼻孔内黏液层外的不溶性颗粒。该功能由温度、黏液的黏度和分泌物的渗透性决定的。纤毛运动可能受到许多因素的影响,如病毒感染或环境因素,包括空气污染和香烟烟雾。纤毛功能的丧失或减少可导致慢性和反复感染,并可逐渐严重损害呼吸道,导致慢性支气管炎、鼻窦炎和中耳炎[8]。

上呼吸道阻塞

镇静和麻醉

通常情况下,给予镇静、麻醉(未气管插管)或因其他原因引起意识不清的患者,上呼吸道发生阻塞的原因是发生了舌后坠,舌体贴靠在咽后壁上,特别是颏舌肌的活动减少引起的舌后坠[16]。

但是许多已发表的文献提供了不同的解释。与软腭相邻的上气道腭咽段最近成为研究的重点。该区域特别容易塌陷,已被发现是镇静和麻醉后患者[17]、语言障碍和睡眠呼吸暂停(obstructive sleep apnea,OSA)患者的主要限制气流部位(图 1.6)。Nandi 和同事研究了吸入性全身麻醉患者的侧位片,发现气道的阻塞性改变发生在软腭和会厌的水平[18]。一项磁共振成像(magnetic resonance imaging,MRI)研究发现,接受咪达唑仑静脉镇静的焦虑患者发生了与舌体无关的上呼吸道水平前后径的改变,此改变也同样发生在软腭和会厌水平[19](图 1.6)。此外,Mathru 和同事借用 MRI 评价接受丙泊酚麻醉的志愿者,发现气道阻塞发生在软腭的水平,而与舌体无明显关系[20]。因此,他们认为软腭和会厌在咽部的上呼吸道阻塞中起到了比舌体更重要的作用。

睡眠呼吸暂停综合征

咽腔变小是 OSA 患者发生呼吸道阻塞的一个重要

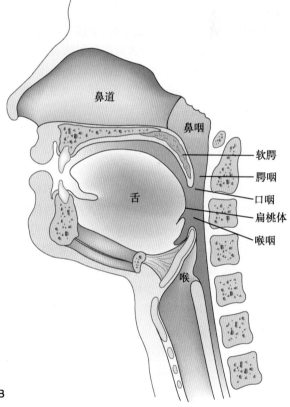

B

图 1.6　(A)上呼吸道内侧矢状面磁共振图像显示镇静患者气道阻塞部位。在阻塞状态下,软腭(SP)与咽后壁接触。CD 是在舌体水平最小的前后径;EF 是在会厌水平最小的前后径。(B)腭咽(VP)与软腭(SP)、鼻咽(NP)、口咽(OP)、扁桃体(TON)、喉咽(HP)和喉(L)的关系(From Shorten GD,Opie NJ,Graziotti P,et al.:Assessment of upper airway anatomy in awake, sedated and anaesthetized patients using magnetic resonance imaging. *Anaesth Intensive Care*. 1994; 22:165.)

原因[21]。为研究这个问题,学者们利用几项影像学技术包括 CT、MRI、鼻咽镜、荧光镜试验和声反射检查[22]。包括扁桃体肥大、下颌后缩和颅面结构变化在内的结构改变可能增加上呼吸道的塌陷性,从而导致 OSA 的患病风险增加。在清醒状态下进行的 CT 和 MRI 研究显示,咽侧壁的脂肪组织沉积增加和黏膜下水肿都会使咽腔变窄,当保护性的神经肌肉机制减弱时,更容易在睡眠中发生阻塞[23]。肥胖是 OSA 最常见的危险因素。研究表明,肥胖会通过肺容积的减少,尤其是功能残气量(FRC)的减少,来增加咽部塌陷,并会随着睡眠的开始而加重。FRC 的减少可能通过咽段气管牵引力的减小而增加咽部塌陷[23,24]。

为对抗鼻腔的气流阻力,膈肌有力的收缩产生气道内负压,负压又使咽部变小。咽部的易塌陷部位分成三个区域,分别是腭后区、舌后区和会厌后区。在清醒 OSA 男性患者中,CT 显示咽部各个水平的直径比正常患者都有所减小,最窄的部位是在软腭后方[25]。它们的通畅程度取决于这些区域咽扩肌群的收缩功能。这组肌群包括提拉软腭离开咽后壁的腭张肌、向前牵拉舌体的颏舌肌、牵拉舌骨体的颏舌骨肌、胸骨舌骨肌和甲状舌骨肌[23,26]。在清醒状态下,经观察发现,与正常受试者相比,OSA 患者的颏舌肌和腭张肌的活动增强。诸如此类的观察表明,OSA 患者上气道扩张肌活动的增加弥补了上气道解剖学上的狭窄。因此,与健康人群相比,OSA 患者睡眠期间上呼吸道肌肉活动的减少与上呼吸道阻塞发生率增加的可能性有关[23,24]。

研究表明,OSA 患者气道的结构与常人不同。正常情况下,咽腔的长轴是横向的,而 OSA 患者的前后轴更占优势。通常认为这种咽部结构缺乏效率,并可能影响上呼吸道肌肉的功能。持续气道正压通气能明显增加口咽的容积和横截面大小,尤其是横轴[27],因此对于解除这种患者的呼吸道梗阻有很好的效果。

临床问题可由上呼吸道反射的增强和抑制引起。增强的反射可以导致喉痉挛和长时间的咳嗽,而抑制反射会增加误吸和气道损伤的风险[28]。

腭咽是咽与软腭相邻的区域,被猜测与 OSA、言语障碍和麻醉状态下的气道阻塞有着越来越重要的作用[29](图 1.6B)。可曲鼻内镜和 MRI 检查被推荐用于腭咽功能障碍的研究[29-31]。腭张肌、腭帆提肌、腭垂肌、腭舌肌、腭咽肌和咽上缩肌等六种骨骼肌组成的腭咽括约肌。腭咽括约肌的正常功能对于吞咽和正常呼吸时打开和关闭鼻腔通道至关重要。最近一项有关睡眠期间气压测量的研究证实,腭咽是 OSA 患者显著阻塞的部位[32]。

与 OSA 相关的解剖特征会导致直接喉镜暴露和气管插管更加困难。与对照组 3% 的困难气管插管发生率相比,严重 OSA 患者的困难气管插管发生率为 16%[33]。

喉

结构

喉在成人颈部处于第三至第六颈椎水平[12],是食道和气道的交叉路口,其由软骨、韧带、膜和肌肉参与构成大致轮廓。女性和儿童的喉相对高一些。青春期之前男性和女性的喉大小无明显差别。青春期时男性的喉发育要快于女性,前后径的增长速度是女性的两倍。女性的喉较小,更靠近头部[12]。男性和女性的喉长度分别是44mm 和 36mm,横径分别是 43mm 和 41mm,矢状径分别是 36mm 和 26mm[34]。大部分人的喉都有些不对称[35]。喉的入口前界是会厌的上缘,后界是两侧杓状软骨之间的黏膜襞,两侧是杓会厌襞[10]。

喉骨

舌骨(图 1.7)在呼吸和发声过程中悬吊和固定喉部。舌骨呈 U 形,名称来源于希腊语"hyoeides",形状像字母"υ"。骨体宽 2.5cm,厚 1cm,有大小角。舌骨和其他骨体很难划分界限。它经茎突舌骨韧带与颞骨的茎突黏合,经甲状舌骨肌、膜与甲状软骨黏合。舌内肌起自舌骨,咽缩肌也附着在此[3,12,36]。

喉软骨

九块软骨构成喉的框架(图 1.7 和图 1.8)。它们是单块的甲状软骨、环状软骨、会厌和成对的杓状软骨、小角软骨和楔状软骨。它们由膜、滑膜关节和韧带连接并固定。我们将表面覆盖黏膜的韧带称为襞。甲状软骨、环状软骨和杓状软骨由透明软骨组成,而其他软骨由弹

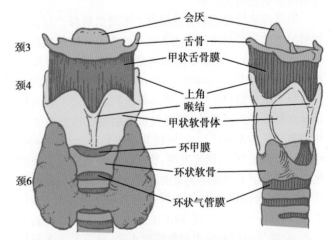

图 1.7　左图是喉正侧前面的外观示意图,右图是喉前外侧面的示意图。正位示意图向我们展示了环甲膜、甲状腺和甲状软骨、环状软骨之间的关系。前外侧示意图向我们展示了环状软骨的形状和它与甲状软骨之间的关系(Modified from Ellis H, Feldman S: *Anatomy for Anaesthetists*. 6th ed. Oxford: Blackwell Scientific; 1993.)

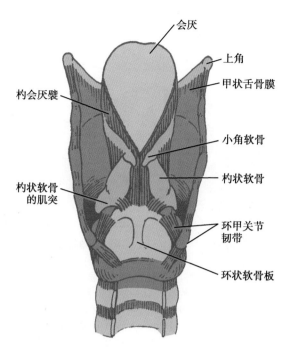

图 1.8　喉软骨和喉韧带的正后侧外观示意图。如图所示，小角软骨包容在杓会厌襞（Modified from Ellis H, Feldman S：*Anatomy for Anaesthetists*. 6th ed. Oxford：Blackwell Scientific；1993. ）

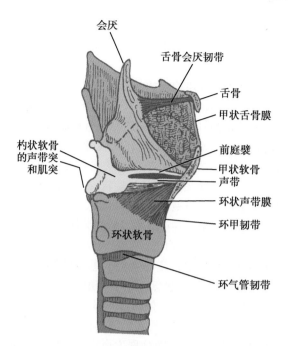

图 1.9　喉的矢状面（侧部）示意图。声襞、前庭襞和甲会厌韧带黏附于甲状软骨内侧面的中线上。请注意环声带膜（环甲膜）和声带襞之间的关系（Modified from Ellis H, Feldman S：*Anatomy for Anaesthetists*. 6th ed. Oxford：Blackwell Scientific；1993. ）

性软骨组成。透明软骨在 25 周岁开始骨化并在 65 周岁完全骨化，这个过程男性比女性更早[8]。

甲状软骨　甲状软骨是最长、最大的喉骨，它盾牌般的形状来自胚胎时期两块四方形的骨板在中央的融合[37]。女性骨板相接的角度大约是 120°，男性则接近 90°。男性甲状软骨两骨板的角度较小，这解释了为什么男性有突出的喉结（亚当结）、更长的声带（前后轴）和更低沉的声音[38]。甲状切迹位于两块骨板融合中线的上方[39]。融合线的内面是前庭韧带，之下有声韧带（图 1.9）。甲状软骨的上角和下角是骨板边缘向后延伸的细长部分。上角借甲状舌骨侧韧带黏合在舌骨上，下角与环状软骨构成环甲关节。关节的运动方式是旋转和滑行，进而影响声带长度的变化。

环状软骨　环状软骨代表着喉的解剖下界，起到支撑喉的作用[37]（图 1.9）。环状软骨的得名来源于希腊语 krikos 和 eidos，意思是形状像一枚图章戒。它比甲状软骨更厚、更强韧，是气道中唯一完整的软骨环。因此，对环状软骨有意识的向下压迫（30N）可以防止反流误吸而又不阻碍呼吸道的通畅[40]。传统上认为小儿气道在环状软骨水平上是最窄的，气管导管型号的选择是基于环状软骨的大小。然而利用视频喉镜在麻醉和麻痹的婴儿研究显示，声门开口可能比环状软骨更窄[41]。因此，气管插管对声带的损害可能大于声门下区。

环状软骨粗大的骨板位于后方，气管环借韧带和肌肉与环状软骨相连。环状软骨骨板上有球形物，与杓状

软骨在后上方形成齿槽样滑液关节，与甲状软骨在前下方构成关节[37]。环状软骨借环甲膜附着于甲状软骨，血管供应较少，是大部分成人中容易摸到的标志物（图 1.8 和图 1.9）。

在尸体标本上对环状软骨的内径进行测量，发现有很大的差异性。Randestad 和同事发现女性前板的最小直径为 8.9 ~ 17.0mm（平均 11.6mm），男性为 11.0 ~ 21.5mm（平均 15.0mm）[42]。他们发现插入标准尺寸的气管导管（内径：女性 7mm，男性 8mm）时，要想达到既能通过甲状软骨又要预防黏膜坏死，对于某些个体是非常困难的[42]。

环甲膜是重要的可辨认性标志，它提供了经皮或外科环甲膜切开控制气道的入路。尸体样本上的环甲膜尺寸虽已测定[43-45]，但由于解剖测量的方法学不同，使相互之间的对比难以说明问题。Caparosa 和 Zavatsky 将环甲膜描述为宽度 27 ~ 32mm，高度 5 ~ 12mm 的梯形，他们采用的数据代表膜的真正解剖界限[44]。Bennett 和同事报道的环甲膜宽度是 9 ~ 19mm，高度 8 ~ 19mm。Dover 和同事报道的宽度是 6.0 ~ 11.0mm，高度是 7.5 ~ 13.0mm，他们采用的数据是将环甲肌之间的水平距离作为界限。女性环甲膜的宽度和高度在报道中要小于男性[9,44]。

环甲膜前表面有血管性结构，因此有出血的危险[43,45-46]。尸体样本研究中注意到一条横行的环甲动脉的存在，它是甲状腺上动脉的分支，横穿过环甲膜的上半部分，因此横形切开环甲膜时，推荐采取环甲膜下 1/3 入

路。甲状腺上动脉也被注意到经过环甲膜的外侧边缘。此外,有甲状腺上、下静脉,颈静脉的各路分支行经环甲膜的报道。

杓状软骨　两块杓状软骨的形状像三面的棱锥(图1.8),它们处于喉的后侧面[47]。杓状软骨的内表面扁平,表面仅覆盖一层紧密而韧的黏膜性软骨膜[47-48]。杓状软骨的基底部是凹形的,与环状软骨后骨板的上外侧面构成真性动关节。该关节由球状突和齿槽构成,能做三种运动——摇摆、滑动和绕轴旋转,控制声带的内收和外展。所有此类的滑液性关节都可以受到风湿性关节炎的影响。环杓关节炎在患有关节炎的大部分患者中都有发生,被认为是造成致命气道阻塞的原因之一[49]。有报道称少数系统性红斑狼疮患者会罹患环杓关节病,虽然发病率不高,但可能引起急性上呼吸道阻塞[50]。

杓状软骨基底部向外侧的延伸部分称为肌突。重要的喉内肌,环杓侧肌和环杓后肌都起自肌突。杓状软骨基底部中间向外的延伸部分称为声突。声韧带,真声襞的基底部分从声突延伸到甲状软骨骨板的中央内侧面(图1.9)。连接声韧带和甲状软骨的纤维膜实际上穿过了甲状软骨的骨体,此纤维膜被称为 Broyles 韧带。这条韧带中包含着淋巴管和血管,因此患者罹患喉癌时,它可以作为转移的通道使癌转移到喉外区域[37,51]。喉的前结(接)合处和甲状软骨内表面的关系对于耳鼻喉科医生很重要,他们在此解剖基础上施行甲状软骨成形术和声门上喉切除术。对尸体样本的研究报道称喉的前结合处一般在甲状软骨骨板中央融合缝中点的上方[48,52]。

会厌　很多权威学者认为会厌属于退化器官[53]。它主要由纤维弹性软骨构成,在人的一生中始终不发生骨化,保持着弹性[37,47,54]。它的形状像一片叶子,位于喉和舌基底部(图1.8和图1.9)会厌的前表面是凹面,与喉部抬高相结合,有助于吞咽时气道的保护[1]。进行咽镜检查时,如果患者张嘴将舌外伸,在大约1%的人中可以看见会厌尖和会厌后面。和有些报道相反,这并不是总意味着气管插管很容易[55]。会厌的上缘由其狭窄的尖端或叶柄借甲会厌韧带附着在甲状软骨的中线上(图1.9)。舌会厌韧带将会厌和舌骨体的后部相连[36,56]。覆盖着会厌前表面的黏液性膜向前延伸到舌体,构成中央舌会厌襞;延伸到咽部,构成一对咽会厌侧襞[37]。在喉软化症中,声门上组织在吸气时塌陷到声门上,这是引起婴儿喘鸣的主要原因,占所有先天性喘鸣婴儿的45%~75%。治疗包括手术切除多余的会厌组织[57]。在中央襞和侧襞之间的袋形区域是会厌谷(图1.10)。(Macintosh 喉镜正确置入时,喉镜尖应抵在该区域。会厌谷在上呼吸道中容易受到异物影响,例如鱼骨。

引入使用对比增强多层螺旋CT(MDCT)等先进成像技术使实现较大气道的三维(3D)和四维(4D)可视化成

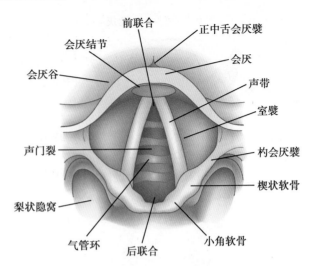

图 1.10　下咽视野的喉部。请注意喉的前、后联合和杓会厌襞的位置。杓会厌襞中的隆凸部分是楔状软骨(Modified from Tucker HM: Anatomy of the larynx. In Tucker HM, ed. *The larynx*. 2nd ed. New York: Thieme Medical, 1993: 9.)

为可能。利用特殊的 CT 虚拟内镜计算机软件后处理可以生成正常和病变结构的图像。由于存在上呼吸道的气囊腔,使得技术人员能够构建高质量的类似内镜的图像。类似的技术也应用于下气道。急性会厌炎的虚拟内镜图像见图 1.11[58]。

楔状软骨和小角软骨　会厌借杓会厌韧带和杓会厌襞附着在杓状软骨上(图1.8和图1.10)。两对纤维弹性软骨分别包埋在两侧的杓会厌襞内[47]。籽状的楔状软骨大致呈圆形,在杓会厌襞中位于小角软骨的前上位

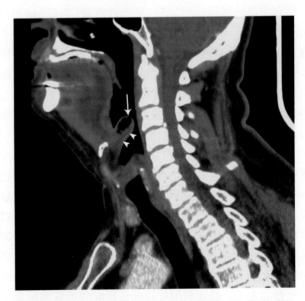

图 1.11　急性会厌炎合并会厌脓肿形成。矢状面增强计算机断层显示会厌肿大,包含空气(长箭头)在会厌软骨前面(双短箭头)(From Hindy J, Novoa R, Slovik Y, et al. Epiglottic abscess as a complication of acute epiglottitis. *Am J Otolaryngol*. 2013; 34: 362-365.)

置。喉镜检查可能会看到楔状软骨,呈突出于黏膜的白色突起(图 1.10)。小角软骨可以直接在杓状软骨上看到,呈小的三角形。楔状软骨和小角软骨加强并支撑着杓会厌襞[37,48],它们可能还有辅助杓状软骨活动的作用[12,54]。

真假声带

甲状舌骨膜将甲状软骨的上缘连接至舌骨(图 1.7~图 1.9),起到支持和悬吊甲状软骨的作用[12]。甲状舌骨膜和舌骨体由一个黏液囊分隔开,该黏液囊的作用是在吞咽的时候分泌黏液以利于喉的运动[48]。甲状软骨膜的中间部分是甲状舌骨韧带,相对较厚,两侧缘较薄,喉上神经的喉内支从中穿过。

喉黏膜下是富含弹性纤维的弹性纤维层。该层的上部是四边形的膜,在会厌襞内分布于杓状软骨和会厌之间。下部游离,称为前庭韧带,它构成前庭襞或假声带[36,38,49](图 1.9 和图 1.10)。

环甲膜连接环状软骨和甲状软骨。该纤维组织的中间部分增厚成为环甲韧带。弹性圆锥或环状声带膜延伸到甲状软骨的内侧面向上延伸至前联合处并与声带融合。声韧带从杓状软骨的发声部分延伸至甲状软骨的内表面,构成了声带的基底部(或称真声带)[12,48](图 1.10)。因此环甲膜连接了环状软骨、甲状软骨和杓状软骨[38,49]。

喉腔

喉腔是从喉入口到环状软骨下缘的区域(图 1.12)。从上方用喉镜对喉腔进行观察可见两个成对的向内突起:位置较高的前庭襞(假声带)和位置靠下的声带(真声带)(图 1.10)。真声带之间的裂隙称为声门裂或声门(图 1.12)。声门分为两部分,前段的膜间部分处于两声带之间,两声襞在喉的前联合处会合(图 1.10)。后段的软骨间部分在杓状软骨之间,它的黏膜在两杓状软骨中线上向后延伸,形成喉的后联合[38](图 1.10)。声门的宽度和形状随着发声和呼吸过程中声带和杓状软骨的运动而变化;然而,在静息状态下如平静呼吸当这些结构不被肌肉活动影响时,两声带突相距约 8mm。从喉入口到前庭襞的区域称为前庭或声门上区。从声带的游离缘到环状软骨的区域称为声门下区。

在尸体研究基础上,声门下区的测量方法已经确定[43,59,60]。理解环甲区和声带襞之间的解剖关系对于环甲膜切开术时减少并发症有重要的意义[61](图 1.13)。Bennet 和同事报道的声门下区长度为 9.78mm[42]。前庭襞和声带之间的区域称为喉室或喉窦(图 1.12)。喉室可向前外侧延伸至囊状区域[37],连同许多润滑性黏液腺称为喉小囊(图 1.12)。喉小囊在猿类动物中辅助声音共振[48,53]。梨状窝在杓会厌襞的外侧面,它的外侧是甲状软骨的内表面[48](图 1.10)。

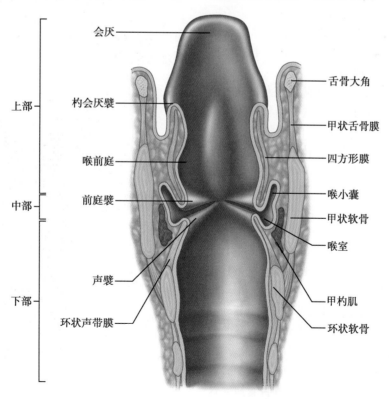

会厌

舌骨大角

杓会厌襞

甲状舌骨膜

喉前庭

四方形膜

喉小囊

前庭襞

甲状软骨

喉室

声襞

甲杓肌

环状声带膜

环状软骨

上部

中部

下部

图 1.12　喉腔冠状面示意图。请注意喉前庭、喉室和喉小囊的位置
(Modified from Standring S: *Gray's anatomy*. 39th ed. 2005, Philadelphia: Elsevier, Fig. 36.9.)

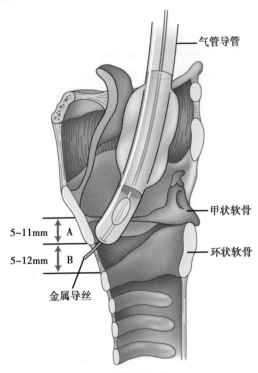

图 1.13 喉、甲状软骨和环状软骨相互之间距离关系的示意图,包括声带到甲状软骨前下边缘的距离(A)和甲状软骨前下边缘到环状软骨前上边缘的距离(B)。图示导线穿过环甲膜进行逆行气管插管。ETT,气管导管(From Kuriloff DB, Setzen M, Portnoy W: Laryngotracheal injury following cricothyroidotomy. *Laryngoscope.* 1989; 99:125.)

前庭襞的上皮是假复层纤毛移复上皮(呼吸性质的),而声带的上皮是非角质化鳞状上皮[39]。因此,喉的内表面除声带外都覆盖着呼吸性上皮[10]。

真声带和假声带的方向有助于预防误吸和提高气道保护。假声带的游离端略向下倾斜,这种结构在做 Valsalva 动作时能有效地防止气体漏出。真声带稍向上倾斜(图 1.10),可以防止空气或其他物体进入肺内。要使内收的真声带分离需要很大的拉力[54]。声带关闭时被封闭在喉室的气体促使真假声带结合得更紧密[15,39,54]。

喉肌

复杂且细小的肌肉群使喉复杂且精细的功能成为可能。这些肌肉可分为喉外肌和喉内肌[53,56]。喉外肌群使喉连接到它周围的解剖组织,例如舌骨,并协调喉的位置和运动。喉内肌协助喉软骨的相互运动,进而直接影响声门的活动。

喉外肌 舌骨上肌群将喉连接到舌骨,抬高喉的位置。这些肌肉包括茎突舌骨肌、颏舌骨肌、下颌舌骨肌、甲状舌骨肌、二腹肌和茎突咽肌。舌骨下肌群包括肩胛舌骨肌、胸骨甲状软骨肌、甲状舌骨肌和胸骨舌骨肌。这些肌肉除下拉喉以外,还协调各个喉软骨之间的关系和各个喉襞的关系。咽下肌群主要是辅助吞咽[12,37-39](表 1.1)。外部肌肉的功能和神经支配总结在表 1.1。

表 1.1 喉外肌

肌肉	功能	神经支配
胸骨舌骨肌	喉的间接下挈肌	颈丛的颈袢(C₁~C₃)
胸骨甲状肌	压低喉,调节甲状舌骨襞和杓会厌襞	同上
甲状舌骨肌	同上	颈丛的舌下神经(C₁)
甲状会厌肌	杓会厌襞的黏膜内翻	喉返神经
茎突咽肌	辅助甲状软骨的对折	舌咽神经
咽下缩肌	辅助吞咽	迷走神经咽丛

喉内肌 喉内肌有三重作用:①吞咽时关闭声带和喉口;②呼吸时打开声带;③发音时改变声带张力[12,37,62]。喉可在三个水平关闭:①杓会厌襞通过杓会厌肌和杓斜肌的收缩关闭;②假声带通过甲杓肌的活动关闭;③真声带通过环甲肌、环杓侧肌和环杓间肌的收缩关闭(图 1.14)。环杓间肌由杓横肌和杓斜肌组成。喉的所有固有肌肉,除杓横肌外都是成对的[12]。

环甲肌被认为既是喉内肌也是喉外肌,因为它的活动同时影响着喉的运动和声门的结构。成对的环甲肌连接着环状软骨和甲状软骨,是唯一在喉外的喉内肌(图 1.15)。该肌分为两部分:较大的垂直部分在环状软骨和甲状软骨下边缘之间垂直穿过,较小的斜肌部分黏附在甲状软骨的后内缘和甲状软骨的小角。吞咽过程中,环

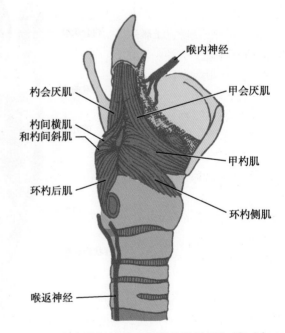

图 1.14 喉内肌和其神经支配示意图(Modified from Ellis H, Feldman S: *Anatomy for Anaesthetists.* 6th ed. Oxford: Blackwell Scientific; 1993.)

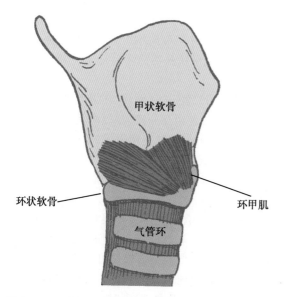

图 1.15 环甲肌和其附着点示意图（Modified from Ellis H，Feldman S：*Anatomy for Anaesthetists*. 6th ed. Oxford：Blackwell Scientific；1993. ）

表 1.2 喉内肌		
肌肉	功能	神经支配
环杓后肌	声带的外展肌	喉返神经
环杓侧肌	内收杓状软骨，关闭声门	喉返神经
杓横肌	内收杓状软骨	喉返神经
杓斜肌	关闭声门	喉返神经
杓会厌肌	关闭声门	喉返神经
声带肌	放松声带	喉返神经
甲杓肌	放松紧张的声带	喉返神经
环甲肌	收紧、拉长声带	喉上神经（外支）

甲肌收缩，垂直部分提拉环状软骨的前部向相对固定的甲状软骨的下边缘靠拢。斜肌部分向后摆动环状软骨的骨板。因为杓状软骨没有移动，声韧带变紧张，声门长度增加了 30%[48,63]。

厚实的环杓后肌的起点接近环状软骨的后内中线。肌纤维向上和向外到达杓状软骨的肌突后区域[20]。通过收缩，环杓后肌旋转杓状软骨，向外摆动声襞。环杓后肌是声带襞中唯一的真性内收肌[38,47,48,54]。

环杓侧肌连接环状软骨外侧的上边缘和杓状软骨的肌突。该肌向内侧摆动着杓状软骨，使真声襞内收[37]。不成对的杓横肌连接杓状软骨的后外侧面。杓横肌前覆盖着黏液膜，构成了喉的后联合。杓横肌收缩使杓状软骨靠拢，确保声带内收[37,38,47]。

杓横肌从肌突出发，向后侧的对角方向上升，跨过软骨到达对侧的杓状软骨上缘，协助关闭声门（图 1.14）。杓斜肌的肌纤维可能会继续从杓状软骨尖出发，穿过杓会厌襞成为杓会厌肌，黏附在会厌的外侧面。杓会厌肌和杓斜肌在吞咽时的作用类似，都是起到括约肌的作用[48]。

甲杓肌较宽，有时分为三部分（图 1.14）。它是收缩最快的横纹肌之一[54]。该肌从甲状软骨的下边缘上升，向后、向上、向外侧走行，黏附在杓状软骨的前外表面和杓状软骨的声带突上。

靠近（常常环绕）声韧带的甲杓肌节段称为声带肌。声带肌是声带襞的张肌部分，可以拉细声带襞实现高音。在声带襞的黏膜下，从前联合到声带突有一个潜在的间隙称为 Reinke 间隙。该区域受伤后会发生水肿。甲杓肌外侧的纤维起到了声带襞的主要内收肌作用[48]。

最外侧的节段，有时称为甲会厌肌，黏附在杓状软骨、杓会厌襞甚至会厌的外侧面。它收缩时向内、下和前牵拉杓状软骨[37,48]，这使声韧带缩短和放松。表 1.2 总结了喉内肌的情况。

喉的血供

喉的血供来自颈外动脉和锁骨下动脉。颈外动脉发出甲状腺上动脉分支，后者分叉形成喉上动脉。这条动脉与喉上神经伴行穿过甲状舌骨膜，提供声门上区的血供。甲状腺下动脉起自甲颈干，它的终末支是喉下动脉。该动脉与喉返神经一起走行于气管食管沟中，提供声门下区的血液供应。喉下动脉与同侧的喉上动脉有广泛的联系。甲状腺上动脉可能会发出一支细小的环甲动脉穿过环甲膜，沿着环甲膜的上 1/3，基本上走行于甲状软骨的下缘附近[48]。

功能

喉的主要功能是作为呼吸道的守卫，只允许空气通过，防止分泌物、食物和异物进入气管。喉能够产生咳嗽和其他反射活动从而帮助清除任何摄入呼吸道的物质。此外，它还是发声器官。最后，喉部可使声带内收产生密闭环境，增加胸腔内和腹腔内压，从而引起咳嗽或屏气动作。

喉的神经支配

喉的主要支配神经是喉返神经和喉上神经的内外分支。喉上神经的外支支配环甲肌的运动，其他喉肌的运动由喉返神经支配（图 1.14）。喉上神经和喉返神经都是迷走神经的分支。

喉上神经主要从迷走神经主干发出，离开靠近颈静脉孔的迷走神经节下行。大约在舌骨水平，它分为较小的外支和较大的内支。外支走行于甲状腺上动脉的下方到达环甲肌，并在沿途发出支配咽下缩肌的分支。喉内支与喉上动脉伴行,在甲状软骨的大角和舌骨之间从外侧穿过甲状舌骨膜。神经和动脉伴行经过梨状隐窝,此处喷洒局部麻醉药可以进行麻醉。神经很快分为一系列的感觉性分支,提供舌基底部、会厌表面、杓会厌襞和喉后部黏膜的感觉神经支配。会厌的神经支配是密集的,真声带后方的神经支配多于前方的神经支配[54]。

左喉返神经在胸腔离开迷走神经,大约在第四、第五胸椎水平上勾绕与主动脉韧带紧密相连的主动脉弓,然后向头侧走行。右喉返神经大约在第一、第二胸椎水平上,在锁骨下动脉下方构成神经襻,然后向头侧走行到达喉部。两侧的迷走神经到达喉部之前在颈部都是走行在气管食管沟中。神经在环甲关节前,有时也在环甲关节后进入喉部。喉返神经支配除环甲肌之外的所有喉内肌和声带水平之下的喉部感觉。进入喉部的副交感神经纤维和喉神经伴行,来自颈上神经节的交感神经与血管伴行到达喉部。表1.1和表1.2总结了喉肌的神经支配。

声门关闭和喉痉挛

刺激声门上区会导致喉上神经末梢兴奋,产生保护性的声门关闭。这个短暂的现象是多突触的自主反射[54]。刺激其他神经,尤其是三叉神经和舌咽神经等颅神经也能在一定程度上产生反射性的声门关闭[64,65]。哺乳动物声门上区域的神经末梢对触碰、热和化学刺激极其敏感[66]。喉的后联合处特别敏感,在此处梨状隐窝与下咽部交汇[66,67]。复杂的感觉受体在结构上与舌味蕾相似,这一观点在此处得到证实[68]。在活体和离体情况下用清水、盐水、碱和酸性物质滴注已被证实可以引起声门关闭[69]。婴儿也对刺激产生反应并可导致呼吸停止,但是这种反应会在以后消失[3]。

"暂时性突发性喉痉挛"这个术语是用来描述喉部功能障碍的,它可能引发或不引发真正的呼吸窘迫[69,70]。报道称术后喉上神经损伤会造成突发性的喉痉挛,导致呼吸困难和急性呼吸道梗阻。喉上神经阻滞可能对有些患者是暂时有效的[71]。

刺激消除后,如果声门关闭持续较长时间就发生喉痉挛[65,67]。推测这是喉返神经支配的内收肌发生局部痉挛导致的现象,该状态是在喉上神经不断受到刺激后启动的。喉返神经[72]也是产生喉痉挛的原因[73]。症状可能通过中枢机制消除,例如低氧和高二氧化碳血症[74]。

声带麻痹

喉返神经可能会在甲状腺或甲状旁腺手术过程中受到损伤[14,75]。创伤、颈部恶性或良性病变、来自气管导管或喉罩的压迫、屈伸颈部都可能会影响喉返神经[10,56,61,76]。左侧喉返神经可能会受到胸部肿物、主动脉弓瘤体或扩大的左心房的压迫,也偶尔在动脉导管未闭结扎术中受

到损伤[36]。左喉返神经出现麻痹的机会是右喉返神经的两倍,因为它和许多胸内组织有密切的联系。喉上神经损伤(外支)是甲状腺切除术后最常见的医源性嗓音改变的原因[77]。

正常情况下,发声时两侧声带在中线接触(图1.16)。吸气时两者相互分离,呼气时又向中线靠拢,但会留下一个小的开口。喉痉挛发生时,两侧真假声带在中线上彼此相对地紧紧靠在一起)。为得到临床诊断,必须在发声和吸气时进行喉镜检查,确定声带的位置(图1.16和图1.17)。

喉返神经中包含支配声带外展和内收的神经纤维。外旋支纤维更脆弱,较轻的压力损伤或外伤就可造成单纯的声带外展麻痹[78]。严重损伤可使声带外展和内收均受到影响[10]。单纯内收障碍尚未见临床实例。在单纯单侧外展障碍的患者中,发声时声带还是在中线上汇合,因为损伤侧内收功能有可能完好。然而,吸气时只有

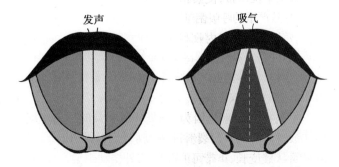

图1.16 发声和吸气时声带的位置(From Hodder Headline PLC, London.)

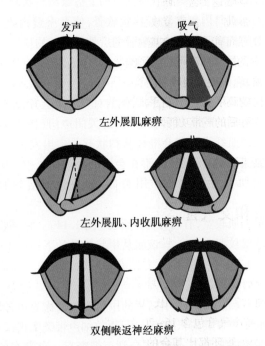

图1.17 不同类型声带麻痹的示意图。请注意双侧完全性喉返神经麻痹(底部),声带处于外展位,声门保持开放。详见正文(From Hodder Headline PLC, London.)

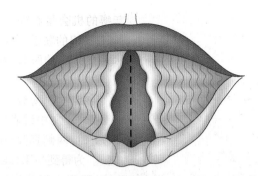

图 1.18　尸体样本上声带的位置。注意声带的波浪形。详情见正文(From Hodder Headline PLC, London.)

正常的声带外展[10]（图 1.17）。单侧喉返神经完全麻痹时，内收肌和外展肌都会受到影响。发声时，健侧声带会跨过中线接触患侧声带，像是在患侧声带前面一般（图 1.17）。吸气时，健侧声带移动到完全外展的位置。当双侧外展纤维受到影响时（双侧喉返神经不完全性损伤），内收肌纤维牵拉声带，使其相互靠拢，声门裂缩小到一条细缝，会导致严重的呼吸困难[53,56]（图 1.17）。双侧的完全麻痹时，每侧声带处于内收和外展的中立位，声门裂反而大小合适。因此，双侧的不完全麻痹比完全麻痹更危险。

如果喉上神经外支或喉上神经主干受到损伤，会使环甲肌（喉的音叉）麻痹，导致进行性的声音嘶哑，这种进行性的声音嘶哑是因为对侧肌肉的代偿性活动造成的。发音的时候声门裂斜行，患侧的杓会厌襞缩短，健侧的杓会厌襞变长，声带可能会呈现波纹状，症状包括患者经常性地清嗓和难以提高声调[63]。双侧迷走神经完全麻痹影响喉返神经和喉上神经，这种情况下，声带处于无效的外展位[4,10]。声带放松，呈波浪形[10,63]（图 1.18），同样的情景可能会出现在应用肌松药的情况下。

喉的局部麻醉可能会影响喉上神经的外支纤维，使环甲肌麻痹，表现为粗哑的声音。与之相似，喉上神经阻滞可能会影响环甲肌，与外科手术损伤的方式类似。评估甲状腺后部切除后的声带功能失调时，这些因素必须考虑在内。

下呼吸道

气管和支气管

结构

成人的气管开始于环状软骨，大约平第六颈椎水平（见图 1.7 和图 1.8）。长 10~12cm，直径 12mm。气管后部扁平，整个气管包含 16~20 个马蹄状软骨环；第一个和最后一个气管环都比其余的气管环宽大。气管在第六软骨环位置进入胸腔。最后一个气管环的下缘分离，并在第五胸椎水平（Louis 角，第二肋间隙）两支气管之间向下卷曲

形成隆嵴。气管的后部没有软骨，由平滑肌和纤维弹性组织连接气管环的末端完成气管的封闭。气管软骨后段融合被称为"烟囱管"气管，会表现出类似严重哮喘的症状并导致气管插管困难[79]。气管的肌群分两层，内环外纵。小儿气管的肌肉主要是纵行肌，但成人纵行肌几乎缺如[47,53]。气管和近端气道在上皮下有广泛的黏膜下腺体[80]。

颈部伸展时气管可被拉长，主要是发生在声带和胸骨切迹之间。这就解释了为什么颈部伸展时固定的气管导管在气管内平均上升 2cm[81]。导管的尖端向声带移动，增加了意外脱管的概率。颈部弯曲时，气管导管大约向隆嵴平均移动 2cm，可能会进入主支气管，这取决于导管原来的位置和颈部弯曲的程度，这种情况在成人和小儿都可发生[81-83]。因此，当气管插管患者的颈部移动时，应保持警惕以及时发现气管导管移位。

成人的右主支气管比左主支气管更宽更短，下行的角度更加陡直。因此，气管导管、吸痰管和异物更容易进入右主支气管腔。但 3 岁以下孩童的左右主支气管的角度基本相同。右主支气管分出三个肺叶支气管，左主支气管分出两个肺叶支气管。两侧的主支气管和肺叶支气管都在肺实质以外。主支气管直径 7~12mm，其分出 20 个支气管肺分支，供应各个肺小叶中级支气管（直径 4~7mm）和小支气管（直径 0.8~4.0mm）。细支气管是指直径小于 0.8mm 的支气管。细支气管壁上没有软骨[48]。气管支气管的气道占肺容积的 1%，其余 99% 由大血管和肺实质组成[80]。

细支气管有终末细支气管和呼吸性细支气管两种类型。终末细支气管没有肺泡，通向有肺泡的呼吸性细支气管。每级终末细支气管通向三支呼吸性细支气管，每支呼吸性细支气管通向四组肺泡（图 1.19）[48]。尽管每级支气管的直径进行性减少，但其总的横截面积增加。

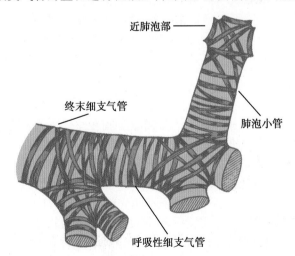

近肺泡部

终末细支气管

肺泡小管

呼吸性细支气管

图 1.19　细支气管分支和环气道肌肉网络的示意图。两个平滑肌向相反的方向螺旋走行。这种结构可以使肌肉收缩和气道缩短同时进行(Modified from Hodder Headline PLC, London.)

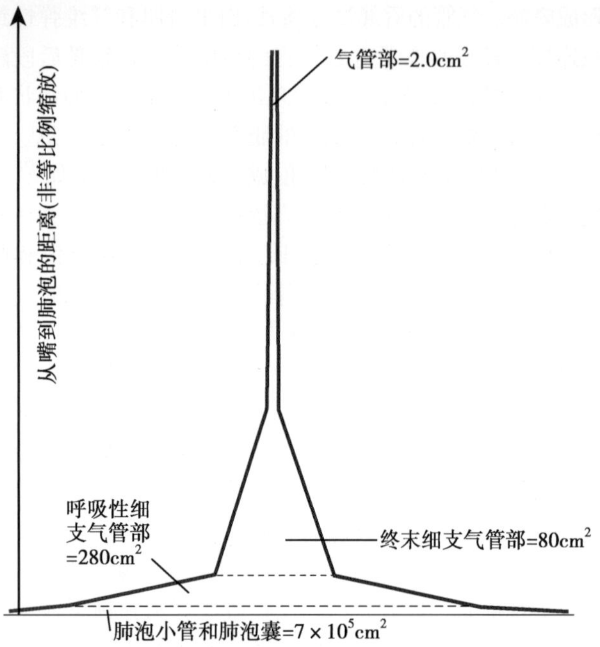

从嘴到肺泡的距离(非等比例缩放)

气管部=2.0cm²

呼吸性细
支气管部
=280cm²

终末细支气管部=80cm²

肺泡小管和肺泡囊=7×10⁵cm²

图1.20　气道横截面面积和气道分支的关系。请注意当到达呼吸性支气管时,气道横截面面积迅速增加(倒图钉现象)。详见正文(From Hodder Headline PLC, London.)

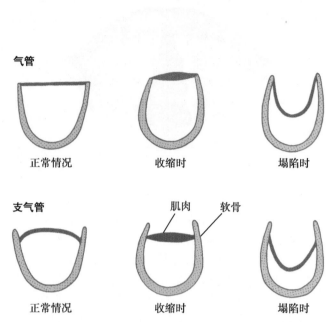

气管

正常情况　　　收缩时　　　塌陷时

支气管　　　　　　　　肌肉　软骨

正常情况　　　收缩时　　　塌陷时

图1.21　气管和支气管横断面示意图。请注意气管和支气管后膜的不同附着点。还要注意在塌陷状态下后膜向管腔内的内陷(From Horsfield K: The relation between structure and function of the airways of the lung. *Br J Dis Chest*. 1974;68:145.)

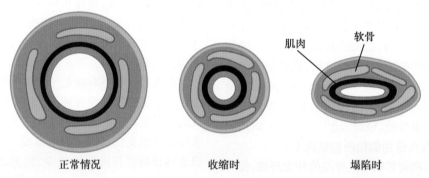

肌肉　软骨

正常情况　　　　收缩时　　　　塌陷时

图1.22　中级支气管(直径4~8mm)与支气管周间隙的横断面示意图(From Horsfield K: The relation between structure and function of the airways of the lung. *Br J Dis Chest*. 1974;68:145.)

直径2mm或更小的支气管尤其如此,因为进一步的分支并不伴随管径的减小。当气道内径没有随后续的分支增加而减小时,则在描绘气道横截面面积与气道分支关系的图像上就会出现"倒图钉"现象[6],即表面积随着气道的生成而增大[6](图1.20)。

　　支气管由不规则的、与气管环在结构上相似的软骨包绕,不同的是后部的封闭膜更靠前[49](图1.21)。支气管在肺根进入肺实质后,软骨环变成离散的软骨片。最终这些软骨片在支气管直径大约0.6mm时消失[49](图1.22)。

　　支气管的软骨环或软骨片由一层结实的纤维弹性鞘连接,纤维鞘是一层由平滑肌和弹性组织组成的肌弹性组织[5]。肌弹性层排列的方式很特别,称为短程

线网络(*geodesic network*),体现了曲面上两点之间的最短距离(见图1.19)。在表面没有纤维沿纵轴滑动的管状结构中,这种布局能以最强、最有效的机制承受或产生压力。平滑肌网络以两个相反的方向螺旋状环绕气道运动。这种安排不仅有助于气道收缩而且能够缩短气道[84]。肌性组织的主要作用是根据呼吸相的切换改变气道的口径。平滑肌的张力(支气管肌紧张)主要受迷走神经调控。弹性层沿纵轴走行,但在分支处包绕支气管[5]。

　　肌层在远端越来越薄,但是与支气管壁相比,肌层的相对厚度增加。因此,管腔最狭窄的终末细支气管可能有比例最高的肌层,在没有软骨支持的情况下约占气管壁厚度的20%[48,49]。在较长时间的支气管痉挛发生时,

肌层的活动会使更小的支气管随时关闭。当通气血流比值失调时（如肺栓塞），这种调节方式有利于关闭非灌注肺组织的支气管。有软骨气管的平滑肌和腺体接受自主神经支配，迷走神经使其兴奋，起自胸上神经节的交感神经使其抑制。严重哮喘患者的平滑肌质量可增加 2～3 倍[84]。

血供

支气管动脉供应支气管和细支气管。血供一直延伸至呼吸性细支气管。动脉在细支气管外膜处发生吻合。分支穿过肌层后进入黏膜下层，构成黏膜下毛细血管丛。毛细血管丛汇聚成静脉后穿过肌层，在外膜处到达静脉丛。肌层收缩时，动脉可以维持血流前行，使其到达毛细血管丛，但是毛细血管丛不能使血流进入静脉丛。因此，较长时间的支气管痉挛可以导致小气道黏膜水肿[6]。支气管的静脉引流包括支气管静脉、奇静脉、半奇静脉和肋间静脉。肺动脉和细支气管毛细血管丛之间的交通支导致正常的"解剖性分流"，一般约占肺血流量的 3%。

医源性气道损伤可作为长期气管插管的并发症出现。当气管导管套囊充气压高于毛细血管动脉丛内压（一般 10～22mmHg）时，可引起组织缺血导致狭窄发生。这种气管的纤维性狭窄通常发生在气管拔管后 3～6 周内，位于第二或三胸椎水平[85]。

功能

呼吸道上皮

软骨性的气道覆盖着一层高柱状的假复层纤毛上皮，该层上皮包含 13 种细胞类型[34]。上皮分泌黏液，这是呼吸道防御机制的重要组成部分。黏液通过上皮纤毛的摆动被稳定地推向体外，这像传送带机制一样推动黏液和捕获的异物。麻醉药物和长时间气管插管可抑制纤毛摆动，从而导致分泌物增加。大气道的黏液分泌系统由浆液细胞、杯状细胞和黏膜下腺构成。黏膜下腺分泌物被排空到分泌小管，后者转而与较大的连接管相通。几条相连的管道形成纤毛性输送管并开口于气道内腔。支气管中没有发现黏液腺。

大气道中最多的细胞是纤毛上皮细胞，每个纤毛细胞上有 250 条纤毛[10,34]。纤毛的长度随气道的缩小而变短。在细胞的表面可以发现小的触手和微绒毛。微绒毛可能通过再吸收作用调节分泌物的量，气道中散在的刷细胞也可能有此功能。基细胞在大气道中更为常见，它决定了假复层上皮细胞的外观。除 K 细胞外，其他细胞类型都是从基细胞经中间细胞阶段发育而来。中间细胞在基细胞上层，它分化成分泌性细胞或有纤毛的细胞[10,34,50]。K 细胞（或称 Kulchitsky 样细胞）与胃肠道的 Kulchitsky 细胞相似，它们吸收、脱羧和储存胺前体，例如左旋多巴，因此被作为提取胺前体和脱羧基的细胞（APUD 细胞）而被人们认识。K 细胞的具体功能尚不确切，但可能的功能包括感受机械性刺激（牵拉）或化学性刺激（二氧化碳）。球形白细胞起源于上皮下肥大细胞，并与它们相互作用以传送免疫球蛋白 E 到分泌物中，这可以改变膜对局部或循环中抗体的通透性。分布广泛的淋巴细胞和浆细胞抵御病原的侵袭。表 1.3 列出了组成气道上皮的重要细胞类型。

非纤毛细支气管上皮细胞或 Clara 细胞，主要是参与构成支气管的立方上皮。在细支气管中 Clara 细胞像干细胞一样担负基细胞的作用（其也是以基细胞为干细胞发展起来的）。在人的细支气管上皮中仅发现六种细胞类型：纤毛细胞、刷细胞、基细胞、K 细胞、Clara 细胞和小球白细胞。这些细胞构成了支气管的单层立方上皮。

作用于呼吸道的压力

作用于气道上的外力不断动态地改变气道的形态。这些作用力受以下因素的影响：①气道节段所在的位置（胸内段还是胸外段）；②呼吸相；③肺容量；④重力；⑤年龄；⑥疾患[49,50]。

胸内、肺内气道例如远端支气管和呼吸性细支气管，有潜在的支气管旁间隙（图 1.23）。支气管没有固定，可以在间隙内纵向移动。但细支气管的外膜被弹性组织固定在邻近的肺泡和肺实质的弹性支架上。因此，细支气管易受传递的组织间力的影响，如肺部扩张时产生的组织间力。实质的结缔组织牵拉支气管，扩大其内径，降低对空气流动的阻力[10,45]。

表 1.3　气管、支气管的细胞类型

细胞	可能的功能
上皮细胞	
杯状细胞	黏液分泌
浆细胞	黏液分泌
纤毛细胞	辅助黏液的排空和再吸收
刷细胞	黏液的再吸收
基细胞	支持作用，母细胞
中间细胞	母细胞
Clara 细胞	支持作用，母细胞
Kulchitsky 细胞	神经内分泌细胞；可能是机械和化学刺激感受器
间质细胞	
球形白细胞	免疫防御
淋巴细胞	防御

Modified from Jeffrey PK, Reid L: New features of the rat airway epithelium: a quantitative and electron microscopic study. *J Anat*. 1975; 120:295.

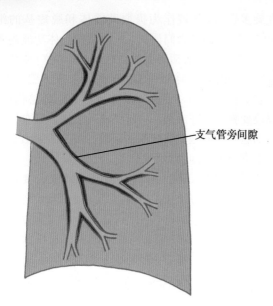

支气管旁间隙

图 1.23   该图显示了脏层胸膜内陷时支气管旁间隙的形成（From Horsfield K：The relation between structure and function of the airways of the lung. *Br J Dis Chest*. 1974；68：145.）

多种因素作用改变气道的管腔（图 1.24）。倾向于扩张管腔的力包括细支气管内气体的压力和肺泡的弹性组织力。倾向于关闭管腔的力包括支气管壁扩张时逐渐增大的弹性回缩力、支气管肌的收缩力和肺泡周围的气压。这些力的合力决定了气道的直径[48,49]。

气管和近端支气管的下段在胸内，却在肺外。因此受到胸腔内压（胸膜腔内压）影响，但不受组织弹性回缩力的影响。上段气管在胸外，也在肺外。它不受肺组织弹性回缩力的影响，但要受到周围压力和颈部组织力的影响[45,49]。

自主吸气时，肺扩张导致肺泡内压降低的程度要大于气管内压降低的程度，产生压力差从而引起气流流动。自主吸气的动作会增加邻近组织的弹性回缩力并打开胸

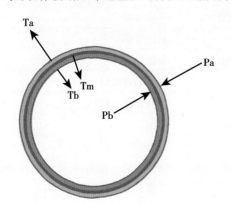

图 1.24   显示影响气道口径的各种力的矢量图。Pa，肺泡内气体压力；Pb，大气压；Ta，肺泡弹性力；Tb，支气管弹性力；Tm，支气管肌力。箭头的方向揭示了力的方向。这些力的代数和决定了任意给定时刻气道腔的大小（From Horsfield K：The relation between structure and function of the airways of the lung. *Br J Dis Chest*. 1974；68：145.）

腔内气道。但是胸外气管内压低于大气压，上段气管的直径减小。呼气时，肺泡内压上升，超过组织回缩力，胸内气道直径减小。胸外气管内压升高并大于大气压，上段气管扩张。用力呼气时，肺泡内压急剧上升，进一步减小了小气道的直径。

呼吸驱动力受到重力因素的影响，例如趋向于扩张肺组织的力量，肺尖部分要大于肺底部分，不管患者是俯卧、仰卧还是直立[51]。肺扩张时，肺容量发生改变，所有大小气道直径和长度的变化相当于肺容量变化的立方根[52]。到达 FRC 时继续呼气，回缩力使气道的直径逐渐减小至残气量水平。因为重力的作用，肺底的气道先于肺尖关闭。弹性组织的回缩力随年龄增加而减小，这就解释了为什么残气量随年龄的增加而增加。这种变化在弹性组织受损的肺疾病患者中更加明显（例如肺气肿）。

结构与功能的关系

回缩力影响气道形态学改变的程度与参与的相关气道节段具有很大的关系。当气管纤维肌肉膜收缩时，软骨末端会相互靠近，气管胸内节段和胸外节段的管腔缩窄。当径向力使气道直径减小时，气管后膜凹入管腔中，但较硬的软骨环能防止气道塌陷（图 1.21 示塌陷的气管）。肺外的支气管也是如此。

中等大小的肺内支气管在支气管周围鞘内并由软骨片包绕。虽然这些软骨片使支气管壁有一定的硬度，但它们并不能防止支气管塌陷，这些气道是靠周围组织的弹性回缩作用来防止塌陷的[49]（图 1.24）。肺气肿时费力的呼气会使很多细支气管塌陷。

在小的气道分支处，小型的隆嵴结构可以维持气道管腔。用力呼气时，支气管内肌缩小管腔，增加气流的流速，特别是在气流速度较小的周围气道中，这种变化尤其明显。此外，还有两个解剖学上的适应性变化有利于增加气流速度。首先，肌肉环收缩时，黏液外膜发生皱褶并突入到管腔中，进一步缩小管腔[49]（图 1.25）。其次，静脉丛介于肌层和软骨间，肌肉收缩时，静脉丛突入管腔中，使管腔缩小。这些机制可以在支气管收缩时防止周围组织的扭曲，减少肌肉做功。这种模式的缺点是少量的液体或黏液就会使小气道完全堵塞[49]。因此以支气管痉挛和分泌物增加为特点的哮喘发作时，气道阻力会明显增大[53,54,86]。小气道也会受到间质性肺水肿的影响，支气管旁间隙蓄积的液体隔离了周围组织的回缩力对支气管的扩张作用（图 1.25）。

严重哮喘时，气道壁增厚是由平滑肌质量增加、炎性细胞浸润、结缔组织沉积、血管改变和黏液腺增生引起。这种改变被称为气道重构。气道重构发生在轻度甚至无症状的哮喘患者。以往气道增厚需有创的检查如活检证实。最近，成像技术被用于研究气道重构[87]。MDCT 已

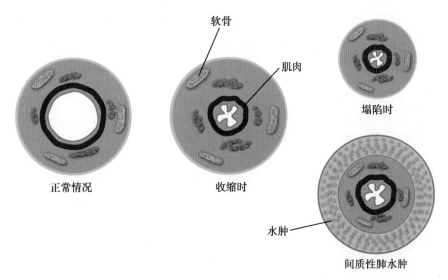

图 1.25　该图是小支气管(直径 0.8~4.0mm) 的结构示意图。请注意收缩和塌陷状态下黏液膜内陷,使管腔变窄。该图也显示了支气管旁间隙间质水肿的聚集(Adapted from Horsfield K: The relation between structure and function of the airways of the lung. *Br J Dis*. 1974;68:145.)

被用于客观评估严重哮喘患者的气道重构。将 MDCT 与特殊软件联合使用,可得到与气道重构相关的重复性结果,3D 气道图像可将气道功能与气道结构变化相关联[87]。MDCT 测量的气道壁厚度指数与第 1 秒用力呼气容积(FEV$_1$)的变化呈负相关。在一段时间内使用无创检查气道厚度能够显示出对皮质类固醇和支气管扩张剂治疗的反应[87,88]。慢性炎症、大气颗粒物、烟雾和感染都会导致气道重构增加。

结论

本章阐述了人体呼吸道几个显著的特征,这些特征都是与患者健康和疾病有关的功能性解剖问题,还阐述了最新进展和成像技术揭示下呼吸道在疾病状态如哮喘时的功能解剖改变。从事气道管理的执业医师有必要掌握一些结构上的知识,因为在他们的职业生涯中将会碰到很多与此相关的问题。

临床要点

- 类风湿关节炎或系统性红斑狼疮患者的环杓关节炎可导致困难气道。
- 要诊断声带功能障碍,有必要检查声带在吸气和发声时的位置。
- 甲状腺手术中可能损伤喉返神经和喉上神经,导致严重的声带功能障碍。
- 双侧部分周期性神经麻痹比完全性麻痹更加危险。
- 麻醉期间颈部活动可导致气管导管尖端移位;颈部屈曲导致气管导管前进,而颈部伸展导致其退缩。

- 新的成像技术如虚拟内镜和 MDCT 为了解健康和疾病状态时气道的结构和功能提供了新的视角。
- 镇静患者的呼吸道阻塞是发生在软腭水平,而不是在舌根水平。

（胡彬　万磊　译　董鹏　薛富善　田鸣　审）

部分参考文献

8. Pohunek P. Development, structure and function of the upper airways. *Paediatr Respir Rev*. 2004;5:2-8.
23. Patil SP, Schneider H, Schwartz AR, Smith PL. Adult obstructive sleep apnea: pathophysiology and diagnosis. *Chest*. 2007;132: 325-337.
24. Isono S. Obstructive sleep apnea of obese adults: pathophysiology and perioperative airway management. *Anesthesiology*. 2009;110: 908-921.
28. Nishino T. Physiological and pathophysiological implications of upper airway reflexes in humans. *Jpn J Physiol*. 2000;50:3-14.
29. Rowe MR, D'Antonio LL. Velopharyngeal dysfunction: evolving developments in evaluation. *Curr Opin Otolaryngol Head Neck Surg*. 2005;13:366-370.
33. O'Dell K. Predictors of difficult intubation and the otolaryngology perioperative consult. *Anesthesiol Clin*. 2015;33:279-290.
49. Kolman J, Morris I. Cricoarytenoid arthritis: a cause of acute upper airway obstruction in rheumatoid arthritis. *Can J Anaesth*. 2002;49:729-732.
58. Thomas BP, Strother MK, Donnelly EF, Worrell JA. CT virtual endoscopy in the evaluation of large airway disease: review. *AJR Am J Roentgenol*. 2009;192:S20-S30.
75. Fewins J, Simpson CB, Miller FR. Complications of thyroid and parathyroid surgery. *Otolaryngol Clin North Am*. 2003;36: 189-206.
80. Hyde DM, Hamid Q, Irvin CG. Anatomy, pathology, and physiology of the tracheobronchial tree: emphasis on the distal airways. *J Allergy Clin Immunol*. 2009;124:S72-S77.
85. Lawrence D, Branson B, Oliva I, Rubinowitz A. The wonderful world of the windpipe: a review of central airway anatomy and pathology. *Can Assoc Radiol J*. 2015;66:30-43.
All references can be found online at expertconsult.com.

第2章　气道放射学

T. Linda Chi，David M，Mirsky，Jacqueline A. Bello，and David Z. Ferson

章节大纲

引言

对出现新症状的患者进行检查时，往往会得到很多的影像学结果。如果是慢性疾病，则会累积更多的影像学资料。通常患者的影像库包括胸片、胸部和/或脑部和/或颈部的计算机断层扫描(computed tomography，CT)或磁共振成像(magnetic resonance imaging，MRI)，即使是粗略的扫描也能提供气道视图。气道相关的辅助信息可适当地用于制订麻醉计划。本章节的主要目的是使麻醉医生学习传统放射学(X线)、CT 和 MRI 的正常气道解剖图像，以便了解气道的解剖变异和能够损害气道的病理变化。对不同成像模式使用的技术和这些技术间的差别仅做简单回顾，而把重点放在使用现有的放射学技术分析评价气道，因为大部分患者已经把放射学检查作为他们大量医疗检查中的一部分。熟悉气道的正常解剖及其变异情况有时比详尽地列出许多深奥的诊断更有用。因此，我们的临床病例主要集中在与麻醉医生最相关的

包括气道在内的病理变化。此外，还包括对一些常见气道异常的简短讨论。

肉眼可见的气道可以被视为一个导管，将空气从鼻孔吸入气管支气管树。把这个空间作为一个独特的整体来成像正成为流行趋势。毗邻气道的软组织结构已经获得了放射学家更多的关注。气道的完整性及其自然对比通常与外在压迫、管腔侵犯或气道移位有关。人为地将气道按照不同的医学学科分成头部、颈部和胸部以解决影响这些解剖区域的病理学问题，并且便于讨论。在评价气道结构和周围组织时，不同的成像模式(X线、CT 和 MRI)具有不同的准确度和空间分辨率。任何想去分析影像结果的临床医生需要熟悉不同成像技术的优缺点。当选择的成像技术能够最详尽地描述临床医生感兴趣的气道的解剖结构和病理变化，这一点就特别重要。

成像模式

本章将对各种成像模式进行简要描述，从 X 线平片

开始到当前的数字影像。这样有助于读者更好地了解不同的成像模式如何用于现代影像学。

传统影像（X 线平片）与数字影像

1895 年 11 月 8 日，德国科学家 Wihelm Conrad Roentgen 研究阴极射线（离子）在高能阴极射线管中的习性时发现了 X 线。他偶然发现，一束神秘的射线从阴极射线管中逃出，击中了 0.914m 外工作台上一张涂有荧光氰亚铂酸钡的纸片，引起了微弱的光亮。放在射线管和荧光屏间不同的物体能够改变荧光的亮度，这表明这种神秘射线能够不同程度地穿过物体。当 Roentgen 把自己的手放在射线管和荧光屏之间时，他看见了自己手骨骼的轮廓。他很快意识到这个发现的重要性。由于他的贡献，在 1901 年他被授予首届诺贝尔物理学奖[1]。

X 线是一种电磁射线。正如它的名字，X 线能够以电场和磁场复合的形式转移能量透过空间。其他类型的电磁射线包括无线电波、辐射热和可见光。在放射诊断学中，用于成像具有优势的能量来源是离子化射线如 α 粒子、β 粒子、γ 射线和 X 线。电磁波和 X 线产生的原理十分复杂，超过了本章论述的范围。大体而言，在一个 X 线管中，当一束高速移动的电子突然减速时通过能量转化产生了 X 线[2]。X 线管产生的 X 射线可以直接照射到被研究的身体部位。最终图像取决于不同组织（如软组织和骨骼）对光束的衰减程度。当射线束穿过不同成分物体时，射线束强度的减少就是衰减，它是由射线束中的光子被吸收或者发生偏移造成的。透过的射线束决定最终的成像结果，射线束在荧光屏上表现为灰度阴影[2-5]。在胶片或图像上，最浅色或最明亮的区域代表组织造成射线最大限度的衰减和最少量的射线传送到胶片。例如骨骼，骨骼是一种高密度物质能够衰减大量 X 线束。骨骼在 X 线片上的成像非常明亮或白。

传统的普通胶片（X 线平片），是通过胶片盒式技术获得的。在这种技术中，胶片通过几次化学"清洗"或化学反应来处理，从而在大视野胶片上产生被检查身体部位的二维图像[6]。随着大多数放射科转换到全数字环境，并且严重依赖各种图像存储与传输通信系统（picture archiving and communication system，PACS）进行放射学研究的工作流程和存档，数字放射成像已经在很大程度上取代了胶片盒式普通胶片。

计算机断层扫描（CT）

自从 X 线被发现以后，很显然，人体内部结构的图像已经开始能够提供重要的诊断信息。然而，X 线成像是把三维物体投射形成二维图像，这就限制了它的使用。X 线成像时，深部器官的细节被上面和下面组织的阴影所掩盖。因此，放射诊断学的目标是详尽地显示特定器官或者感兴趣的区域并且消除不需要的信息。各种基于胶片的传统断层扫描技术得到发展，最终形成 CT 或计算机轴向断层扫描（computerized axial tomography，CAT）[7,8]。第一台临床可用的 CT 仪是由 Hounsfield 开发的，并在 20 世纪 70 年代早期由 EMI 公司推向市场用于大脑成像[9]。到目前为止，CT 已经经历了数代发展。

同传统平片 X 线摄影一样，CT 技术也使用 X 线作为能量来源。只是传统 X 线摄影使用单束 X 线射向一个方向而产生一幅静止图像，而 CT 技术使用一排或多排探测器接受从多个角度照射的多束平行 X 线来形成图像。患者被安置在一个扫描架上，一个扇形 X 线发射源围绕患者旋转。探测器接收到的射线使用数学公式通过密度和衰减程度去判断其定位和特征，扫描架每旋转一次就产生一个横断层面图像。然后，扫描架必须"展开"以准备下一个层面，患者躺着的工作台向前或向后移动一个预先设定的层面距离。这种技术的一个内在缺陷是必须有足够的时间去移动机械部件[7,9]。

20 世纪 90 年代，随着滑环技术的引入，更快的计算机、高能 X 射线管和多探测器的发展，使 X 射线源无须松开扫描架便可连续激活。这种工作台持续移动的技术，被称为螺旋 CT。与传统 CT 获得的单个层面信息相比，使用螺旋 CT 能够获得容积性信息，所以单次屏气就能够完成整个胸部或腹部的扫描。容积性信息也使更加准确地鉴定细小的病变成为可能而且能够更好地进行三维重建。因为可以更快地取得数据，所以就可以不用担心因为患者移动造成的记录失真和图像退化。当扫描不配合的患者和创伤患者时，这一点就显得特别重要。具有多探测器的螺旋 CT 和传统单探测器 CT 相比吸收的射线剂量取决于扫描方案，并且与需要的高速度或者高质量的研究有关[10]。

实际上，CT 检查已成为常规检查。它最适用于扫描骨骼以及识别钙质和血液。CT 技术的优点是数据采集速度快，所采集的数据可用于多维重建，使不同器官以一种易于被临床医生识别的解剖形式进行显示。

磁共振成像（MRI）

MRI 已经成为放射诊断学中最广泛应用的成像模式之一。与 X 线、CT 相比，MRI 不使用电离辐射。相反，成像是基于某些元素例如钠、磷和氢的原子核在静态磁场环境下产生的相同频率的无线电波形成共振的结果。目前临床上使用的 MRI 应用氢原子核中的质子产生图像，因为氢是人体内含量最丰富的元素。每个水分子含有两个氢原子，一些大分子如脂类和蛋白质，则含有许多氢原子。磁共振是通过应用强大的电磁体产生磁场，影响体内氢原子核中质子的排列来获取数据。无线电波开通时就打乱了质子的自然序列，当无线电波停止时，质子就回到原先的平衡状态，在稳定的磁场中重新归位并且发射能量，这些能量被转化为微弱的无线电信号。质子重新归位所需的时间被称为弛豫时间，其长短取决于组织成分和细胞环境[11,12]。质子的不同弛豫时间和信号强度经过计算机处理，生成诊断图像。MRI 能够在分子水平检查物质的化学和物理特性。在既定的磁场强度下，每种组织的弛豫时间 T_1 和 T_2 都是常数。优化 T_1 或者 T_2 特性的图像被称作 T_1 加权或者 T_2 加权成像。组织的病理过程通常包括结合水增加或者水肿，而水肿能够延长 T_2 弛豫时间，在 T_2 加权图像上显示为高亮区[11,12]。

相比 CT 而言，在检测病变方面 MRI 敏感性更高但特异性并不一定高；CT 能够非常清晰地描绘出解剖结构。MRI 技术的优点是它能够在细胞水平提供代谢变化信息，并把器官功能和生理与解剖信息联系起来。MRI 和 CT 还有其他方面的区别：①MRI 不显示骨骼细节而 CT 能够非常详细地显示骨骼结构。②CT 能够清楚地显示出血，尤其是急性出血，而 MRI 难以诊断出血，因为 MRI 的血信号特征取决于血红蛋白降解的不同阶段。③MRI 对所有的运动伪差都非常敏感，从患者的体动、呼吸、吞咽和发音到血管的搏动和脑脊液的流动。

MRI 扫描仪在强磁场环境里运行，必须严格预防。由于任何含有铁磁性物质的物品进入磁场环境都可能成为射弹，对患者、工作人员和 MRI 扫描仪本身都会造成有害后果，如果对金属物品的组成没有绝对的把握，就不应该将任何金属物品带入 MRI 工作间。仅仅特殊设计的非强磁性设备可以在 MRI 工作间使用，包括麻醉机、监护仪、氧气瓶、静脉输液杆、输液泵和担架。另外，也不能携带寻呼机、电话、手提式电脑、信用卡和指针式手表，因为强磁场环境可以引起它们功能失调或永久性的破坏。在患者进入 MRI 工作间前，必须仔细检查是否携带植入性起搏器、颅内动脉夹、耳蜗植入物和其他金属异物。除了铁磁物体在外部作为射弹产生的风险，在内部产生不必要的运动或导致设备故障之外，还存在加热的风险，这可能对患者造成严重的热损伤。

影像学检查的判读基础

此章节的目的是回顾气道的影像特点。但是，身体其他部位的影像学研究也能提供有用的信息。例如，脑成像可以提供有关颅内病变信息，如肿块和肿块效应，包括脑疝、出血和脑积水。胸部成像可以看到每侧肺的通气状态；气胸、纵隔移位或胸腔积液的存在与否；膈肌位置；心脏大小；气管导管（endotracheal tub，ETT）的位置；以及血管内导管。腹部成像提供是否存在肠梗阻、气腹和肿物的信息。

为了说明影像学在评估气道的有效性，我们将重点讨论颈椎、胸部和颈部的平片或数字 X 线片的判读。这些很可能是最常见的入院影像学检查，而且在患者的病历记录中普遍存在。同时，由于根据这几部分检查结果可以了解全部气道情况，它们与麻醉医生也是最相关的。尽管这些放射学检查通常是为了评估气道以外的其他目的而做的，但实际上正是在这组"正常的"或"已做好手术准备的"患者，麻醉医生可以从中收集到重要的气道观察资料。

在横断面成像（如 CT 或 MRI）中，颈部、颈椎或胸部检查的数字视图提供了与颈部或胸部的数字放射相似的图像，并呈现有用的气道信息。通过对颈部或颈椎的专门研究，这些检查的多维重建可以很好地观察到气道，通常从鼻孔到气管分叉。这些影像学结果显示的气道解剖和病理改变可以提醒麻醉医生注意到患者可能有潜在的困难气道问题，进而帮助他们制订备用的麻醉方案。以下章节介绍关于气道解剖和病理的影像学检查阅读基础。

颈椎影像学检查

放射解剖学

颈椎向上与枕部、向下与胸椎组成关节。由骨性结构、肌肉、韧带以及椎间盘对脊髓起支持和保护作用。在颈椎侧位片上，可以鉴别椎体、椎间盘间隙以及评估脊柱的排列，这些部分间接反映了韧带的整体情况，同时对维持脊柱的正常形态方面起了关键性作用。但是，X 线片上单个韧带和肌肉组织衰减程度是一致的，彼此之间无法分辨出来。软组织病理学，包括韧带损伤，最好用 MRI 来评估。不管采用哪种影像学检查，都建议采用系统的方法评估脊柱的骨完整性、排列、软骨、关节间隙和软组织异常。

颈椎共有 7 节（$C_1 \sim C_7$）。C_1 和 C_2 与其他颈椎不同，更被认为是颈颅骨的一部分。寰椎（C_1）是环状的，以椎体缺失为特征。它不像其他颈椎，它没有蒂或者椎板以及真正的棘突。它由前弓、前结节、两侧的侧突以及后弓组成。前、后弓相对比较薄，而侧突则是较厚重的结构。未发育的横突向两侧延伸，横突包括横突孔，有椎动脉通过[13]。寰椎的成骨作用在宫内期首先开始于侧块。出生时,前弓和后弓都不是融合的。前弓融合在 7~10 岁完成。后弓在出生后第 2 年,于后结节的中心部分开始出现;到第 4 年底,后弓完全形成。前、后弓不融合可以见于正常成年人,不能误认为是骨折(图 2.1)[14]。

第二颈椎是枢椎(C₂),它是最大最重的颈椎节段。齿状突构成 C₁ 的理论椎体,寰椎围绕 C₂ 旋转和侧弯。与其他颈椎不同,C₂ 没有独立的椎弓根。齿状突位于寰椎侧突之间且通过数条韧带维持与 C₁ 前弓正常的前后向关系,其中最重要的韧带是寰椎横韧带。向上,齿状韧带从斜坡顶延伸至齿状突尖端、枕髁以及寰椎的侧块。这些韧带是维持齿突保持适当位置的第二道防线。其被膜是连续的后纵韧带,从 C₂ 椎体到枕骨大孔前面的枕骨上表面。

C₂ 椎体来源于 5 个或 6 个独立的骨化中心,取决于椎体有无一或两个中心。椎体骨化从出生时开始于后弓。生后两三年在后部开始融合,直到第 7 年合并为一个椎体。齿状突骨化来源于两个垂直定向中心,这两个中心在胎儿第 7 个月融合。在颅部,中央裂使这些骨化中心的顶端分离(图 2.2),当骨化过程没有完全完成时可能表现出骨折的假象。终末小骨,齿状突顶端的骨化中心可以见于平片、常规断层以及 CT 扫描,到 11 岁或 12 岁时与椎体合并。终末小骨形成或者与齿状突合并失败可能导致齿状突顶端的球样裂。未合并的终末齿突骨化中心被称为 *os terminale*,可能被误认为齿状突尖的骨折。

从 C₃ 至 C₇,椎体的外形一致只是大小有所增加,至 C₇ 最大最重。所有椎体都有横突,椎动脉由横突上的横突孔通过。关节突较致密、厚重,形成以上、下凹为界的菱形结构。而椎弓根很短,在方向上向后外侧倾斜[14,15]。

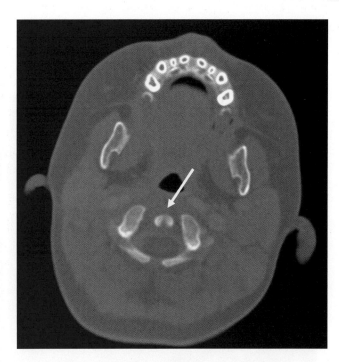

图 2.2　齿状突裂,正常变异。轴向 CT,骨算法

颈椎解剖与病理

为了回答特殊的临床问题,常常需要从不同角度观察颈椎。比较常见的是侧位、正位(AP,即前后位)、张口齿状位、斜位以及柱状位观(图 2.3)。推荐系统的处理方法对颈椎的整体进行评估。检查颈椎必须包括全部的 7 个节段。这一点对创伤患者尤为重要,因为 7%~14% 的骨折见于 C₇ 或 C₇~T₁ 水平[16]。评估脊柱损伤必须包括骨完整性、排列、软骨、关节面以及软组织的异常。颈椎 X 线的不足之处在于组织衰减作用的局限性以及由骨性结构重叠导致的间隙分辨率消失。

正常侧位颈椎影像应该显示完整的椎体以及椎体前后面正常的排列。比较可靠的后椎体线(前椎体线常被前面骨赘挡住)必须是完整的。关节面顺序重叠排列,类似于屋顶上的瓦片。椎体重叠线是连续的,层间或者棘突间距离是相等的。侧位片上椎体重叠线是致密的皮质线,表示的是后椎板与棘突的连接处。后脊柱线是一条由寰椎的棘突椎板线延伸至 C₃ 的假想线(图 2.4)[14]。对麻醉医生而言,头颈连接部的解剖和完整性非常重要。为成功安全地完成气管插管,寰椎齿状间距离(anterior atlantodental interval,AADI)、齿突垂直位及正位以及颈部头延伸度是必须考虑的。C₁ 前弓与齿突表现出的固定关系称为 AADI 或者齿突前间隙。它的定义为 C₁ 前弓的后表面与齿突前表面之间的距离。屈曲位时,由于头颈韧带的松弛,寰椎前结节假定为与齿突表现正常的关系,宽度上 AADI 增加,头侧增加距离比尾侧多。儿童屈曲位时,AADI 正常的是 5mm。对于成人,AADI ≤3mm 是可接受的(图 2.5)[14]。

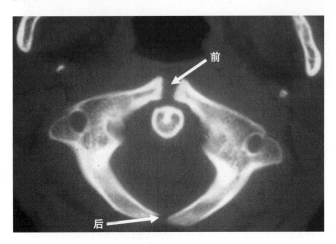

图 2.1　C₁ 未融合的前弓和后弓,正常变异。轴向 CT,骨算法

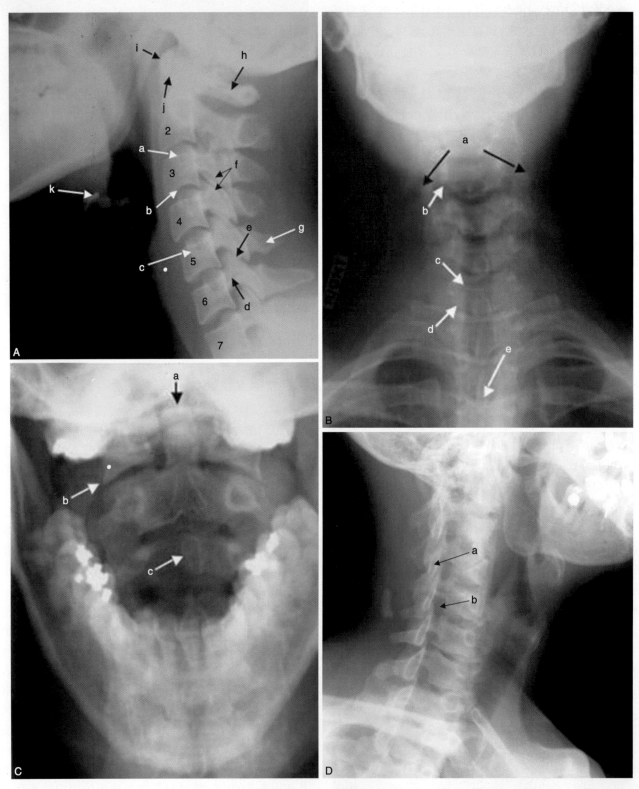

图2.3 正常颈椎序列:侧位(A)、正位(B)、齿状突开口位(C)和斜位(D)。A 图注释:a,C₃ 椎体上缘;b,C₃ 椎体下缘; c,横突;d,椎弓根;e,小平面关节;f,关节面;g,后棘突;h,C₇ 后弓;i,C₁ 前弓;j,寰枢椎间距;k,舌骨。B 图注释:a,侧突平滑波动的皮质缘;b,钩椎关节;c,上终板;d,下终板;e,中线后棘突。C 图注释:a,齿状突尖,中心位于枢椎侧突中间;b,侧寰枢关节的对称侧缘;c,棘突。D 图注释:a,关节突板,反映了关节突的叠瓦状效果;b,椎间(神经)孔

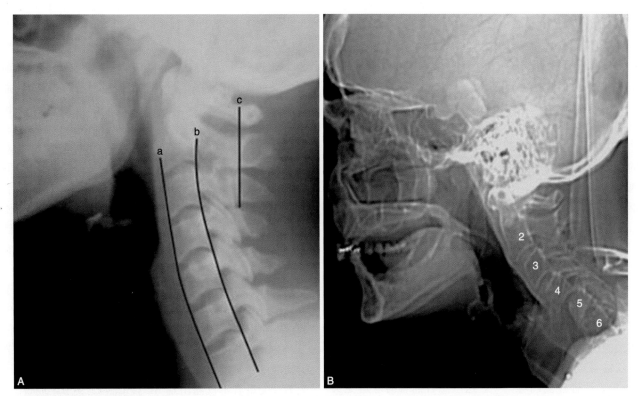

图2.4　（A）正常颈椎侧位影像显示的正常排列：a，前脊柱线；b，后锥体线；c，后脊柱线。（B）CT 侧位片显示 C$_4$ 和 C$_5$ 的前不全脱位

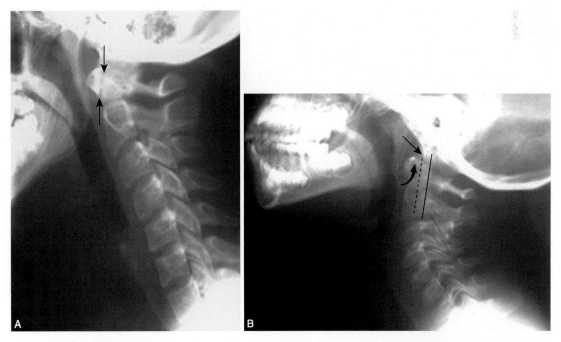

图2.5　寰椎齿状突间距离（AADI）。（A）成年患者的颈椎侧位片。AADI（箭头）或者齿突前间隙正常情况下小于 3mm。（B）儿科患者的颈椎侧位片。AADI 在儿科患者在正常情况下可达 5mm（弯箭头）。颅底点（直箭头）是枕骨大孔前缘的中点；虚线是从它延伸出来的一条假想线。虚线与后枢椎线（实线）之间的距离为颅底点-枢椎间距（BAI）。后脊椎正常的儿童 BAI 应该是 12mm 或更短

如果所有韧带都断裂，AADI 可能会达到 10mm 或更长。寰枢关节半脱位的患者，齿突常常向后移位，引起椎管狭窄以及脊髓受压。脊髓的活动间隙定义为在 AP 位显像上测量的椎管直径，在 C₁ 水平，不被枢椎齿状突压迫。正常脊柱，此间隙接近 20mm[13]。

枕部与 C₁ 后结节的距离、寰枕距离（图 2.6）有很明显的个体差异。枕部与 C₁ 后结节的连接会限制头部的伸展。寰椎枕骨化不仅限制头伸展并且增加了寰枢关节的紧张度。有文献指出寰枕距离缩短会降低头伸展的距离导致插管困难[13,17]。Nichol 和 Zuck 观察得出结论寰枢关节伸展以及头伸展受限或无伸展的患者会使喉部"前伸"，因而会使喉镜下喉部暴露受限[17]。尽管大部分的头伸展运动发生于寰枢关节部位，也有部分活动发生于 C₁～C₂[17]。

齿突与 C₁ 前弓和枕骨大孔的位置、解剖是值得关注的。先天性齿突异常，例如发育不全，在伸展和随后的神经受压中能导致齿突支持作用的消失。与齿突发育不良相关的疾病包括 Morquio、Klippel-Feil 以及唐氏综合征；多发性神经纤维瘤；侏儒症；脊柱骨骺发育不良；成骨不全；先天性脊柱侧凸等[13,18]。这些患者插管时应避免头部过度伸展，导致寰枢关节半脱位的发生。另外，无论是单发的还是 Klippel-Feil 综合征伴发的 C₂ 与 C₃ 先天性融合（图 2.7），都会对 C₁～C₂ 连接处造成额外的压迫。

假性关节脱位和假性关节半脱位是指 C₂ 在 C₃ 上的生理性前移，在婴幼儿中常见（图 2.8）。在 8 岁以下儿童中 C₂ 在 C₃ 上及 C₃ 在 C₄ 上的生理性前移发生率分别为 24% 和 14%[15]。在儿科创伤病例中，如果只有 C₂ 前移而没有其他如后弓骨折、椎骨前软组织血肿等创伤症状，C₁～C₃ 的椎板线应该有正常的解剖关系。在中立位中，C₂ 椎板线位于设想中的脊椎后线前方或后方超过或接近 1mm 处。如果 C₂ 椎体完整，在屈曲状态下 C₂ 相对 C₃ 向前滑动，C₂ 椎板线在脊椎后线前移动 1～2mm。同样在伸展状态下，C₂ 椎板线相对于脊椎后线反向的后移。在成人常见而儿童少见的外伤性脊椎前移中，C₂ 椎体在屈曲时向前平移，伸展时向后平移，而脊椎后线则因为韧带的完整得以保持。尽管如此，当怀疑有外伤性脊椎移位时拍屈曲或伸展位平片也是不可取的。

炎性关节病包括寰枢关节半脱位在经典分类中属于类风湿关节炎和强直性脊柱炎。实际上寰枢关节半脱位的根本原因与上述两者截然不同。强直性脊柱炎是以韧带和关节囊渐进性纤维化、骨化为特征。而类风湿关节炎则是以骨质侵蚀、滑液增多及韧带破坏为特征。类风湿关节炎患者不仅易出现 AP 位 C₁～C₂ 关节半脱位，齿突的垂直半脱位危险也增加。不管这种情况是指"颅骨下沉"[14]、齿突上移还是颅底凹陷症，最终结果都是一样的。齿状突向枕骨大孔上方，压缩了脊髓活动空间，轻度

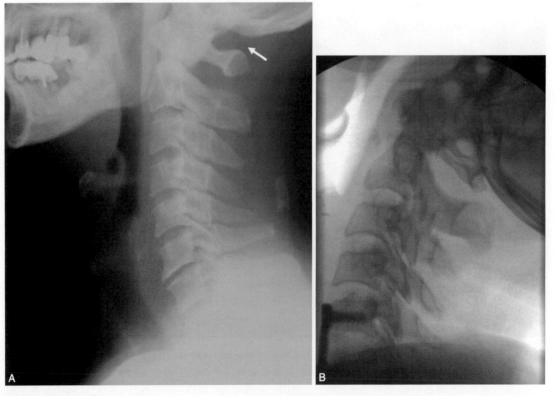

图 2.6 寰枕距离。（A）中性位颈椎侧片，显示了寰枕距离界线（箭头）。（B）过度伸展位颈椎侧片。枕部与 C₁ 后结节的桥接限制了头部伸展

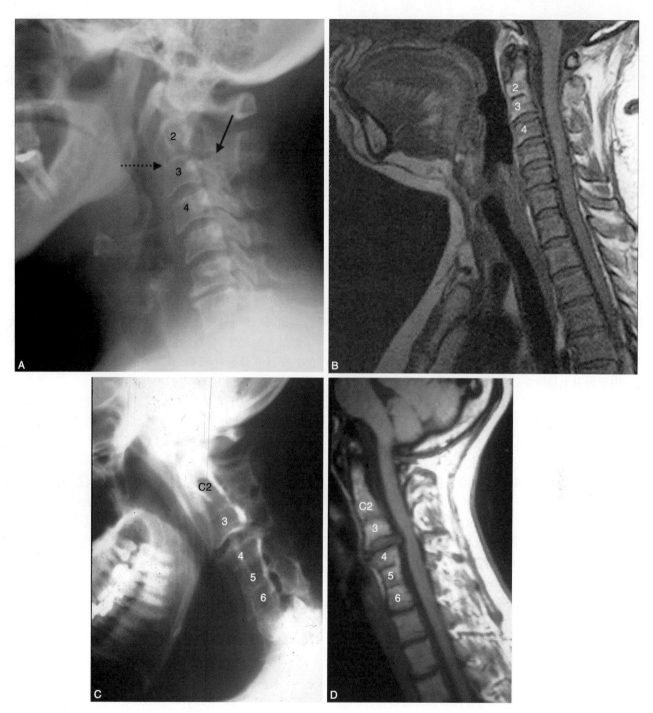

图 2.7　C_2 与 C_3 先天性融合。颈椎侧位 X 线片（A）和矢状位 T_1 加权 MRI（B）显示 C_2 和 C_3 椎体、侧体和后体的融合。患有 Klippel-Feil 综合征患者的侧位 X 线片（C）和 T_1 加权 MR 颈椎片（D）。患者的 $C_2 \sim C_3$ 和 $C_4 \sim C_6$ 融合。在 $C_3 \sim C_4$ 这个最大活动度的节点有椎间盘突出

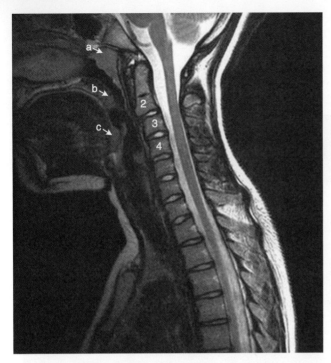

图2.8 C₂和C₃假性关节半脱位。一个儿童的T₂加权MR颈椎矢状位像显示C₂和C₃生理性前脱位。另外,可以看到正常的软组织侵犯气道。a,肥大的扁桃体;b,腭扁桃体;c,舌根部的舌扁桃体

的头颅后伸就引起脊髓压迫(图2.9)。

由于齿突上移继发的脊柱垂直变形,出现脊柱与喉的旋转错位[19]。由于喉和气管的半硬性结构以及主动脉弓从左主支气管后方经过形成包绕,喉及气管可能会出现尾部移位、左移、右旋、前倾。齿突上移、间盘缺失导致的椎关节强直或者继发于手术的医源性原因都会影响到颈部的有效长度。由于颈部的相对缩短而出现的咽部软组织赘积,进一步阻碍喉部视野。在喉镜检查时,声带顺时针旋转。颈椎矢状位中显示气管气柱偏离时,怀疑存在旋转气道。

历史上,通过研究颈椎侧位X线片,脊椎以及其他的骨性标志应用于麻醉领域,在解剖基础上术前预测困难的喉镜暴露和气管内插管。下颌骨的大小、不同测量的结果之比以及它们与舌骨的关系被用来预测困难的喉镜暴露(图2.10)[20]。这些测量结果被用来反映口腔容积、张口度以及喉头的水平[21,22]。可见困难喉镜暴露和气管内插管的原因都是多因素的。结合临床检查、解剖学测量以及X线检查的发现,可以帮助麻醉医生发现潜在的困难气道。这样,困难的喉镜暴露及气管内插管可以被预计。急性颈椎外伤通常是颈椎检查的适应证。尽管CT和MRI不是检查骨骼及软组织异常的常规方法,颈椎平片确是很好的筛查手段。对于分析并对脊椎的进一步成像很有意义。在创伤的评估中,横断水平侧位片、矢状位片及张口齿突片都是推荐的。侧位片可以显示大多数的损伤(图2.11)。然而,一位因韧带损伤而表现为四肢瘫痪的患者可能显示

正常的颈椎侧位片。在颈椎横断水平侧位片基础上添加矢状位及张口齿突片,发现阳性结果的敏感性由74%增加到82%,再到93%[23]。实际上,切面成像(即脊椎CT)已经成为颈椎评估的主要手段,尤其是在急性损伤的处理中。

颈椎平片也被用来评估颈椎病(图2.12)。X线片可以很好地描述颈椎病伴随的骨质增生。向前突出的巨大的前骨赘可能会引起吞咽困难和插管困难。椎管和神经孔会变得狭窄,如果存在这种情况,需通过患者体位固定从而避免颈部过伸引起的神经症状加剧。X线检查能够很好地描述钙化和骨化。有报道前纵韧带的骨化和弥漫性特发性骨肥厚能够引起插管困难。在平片上可以很容易地发现这些改变[2]。另一种情况,茎突舌骨韧带的钙化也能引起插管困难(图2.13)[25]。

颈部气道解剖学和病理

颈椎侧位X线片被用来评价颈椎骨排列及完整性,附带观察消化道以及所有开放气道的大致评估。硬腭、舌骨、甲状软骨及环状软骨(图2.14)是咽喉部有用的骨标志,在颈部侧位X线片中都可以看到。硬腭分离鼻咽和口咽。喉部可以认为是悬吊在舌骨上。舌骨上附着的肌肉抬高喉部,为避免误吸提供初级防护。甲状软骨是颈部最大的软骨,与环状软骨一起形成其内部喉的防护屏。环状软骨是呼吸系统唯一的完整的软骨环,位于喉的末端和气管起始水平。

正常情况下在侧位平片中能见到的充气结构包括鼻咽、口咽和喉咽部。咽内气体显示出软腭、腭垂、舌根以及鼻咽通气管的轮廓(图2.15)。任何足够大的病理性软组织都会导致气道的偏移或消失。在口咽部,舌形成大块软组织影。在儿童和一些成年人中,像增生的腺样体和腭扁桃体这样的突出的淋巴组织可能侵入鼻咽部和口部呼吸道。在舌根部与会厌游离缘之间有一个充气的小囊称为会厌谷,舌扁桃体就位于会厌谷上面的舌根部。

会厌是一种有弹性的软骨,呈泪滴状或叶状,向下变细,附着在甲状软骨上。相比于成人,婴儿的会厌更倾向于锐角。在生命最初的几年里,喉头会改变它在颈部的位置[26,27]。会厌游离缘在新生儿定位在C₁附近,代表喉部最尾端的环状软骨在C₄~C₅水平。青春期,会厌定位于C₂~C₃水平,环状软骨在C₆水平。成人会厌通常出现在C₃水平,环状软骨在C₆~C₇水平。然而,这些结构的位置在正常人群至少有一个椎体水平的变化。在侧视图上,一条细长的、透明的、空气纤维状的条纹指向前后方向,在杓状会厌皱襞的底部,也就是真正的声带上方,划定了喉心室的位置(图2.16)。在杓状会厌皱襞的外侧是咽部的梨状窝。前方的黏膜憩室介于甲状软骨的后1/3和杓状会厌皱襞之间。梨状窝的最下方位于声门水平的黏膜覆盖的杓状软骨和甲状软骨之间。气柱尾端代

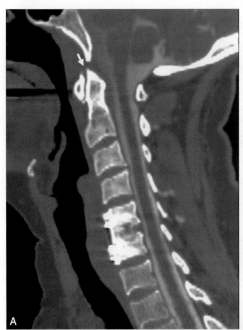

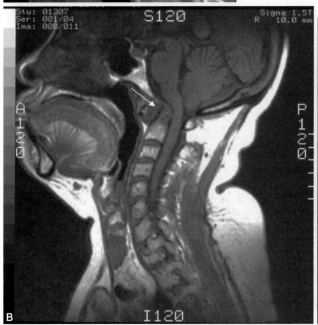

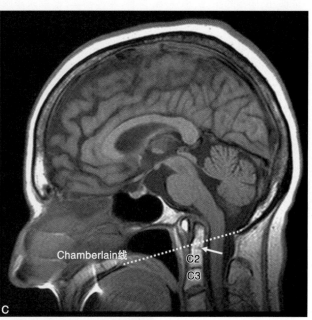

图 2.9　齿突的位置:正常(A)、类风湿关节炎患者(B)、非类风湿关节炎伴颅底凹陷和扁颅底患者(C)。(A)CT 脊柱(X线)造影后矢状位重建片显示齿突和枕骨大孔、脑干和 C_1 前弓的正常关系。可见正常的寰枢间距(箭头)。(B)伴有寰枢关节侵蚀和关节面血管翳形成导致寰枢间距增加(箭头)、齿突后半脱位和脑干压迫的类风湿关节炎患者的 T_1 加权矢状位颈椎 MRI。(C)非类风湿关节炎患者矢状位 MRI 显示正常的寰枢间距,但是颅底凹陷和扁颅底导致齿突垂直半脱位和脑干压迫。硬腭至枕骨大孔后口缘连线(虚线)称为 Chamberlain 线;当齿状突尖端超过此线 5mm 或在此线上方时定义为颅底凹陷。另外,注意 C_2 和 C_3 椎骨的融合。在 C_2 中间水平的细的黑色直线代表牙下的软骨结合(箭头)

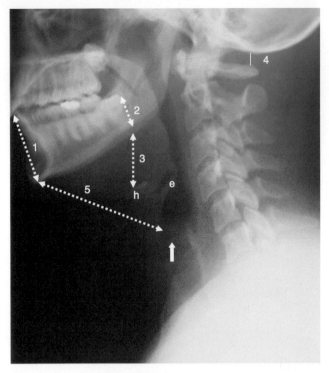

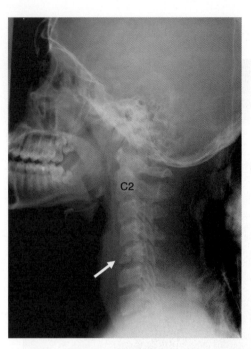

图 2.10   下颌骨及舌骨的测量可作为困难喉镜暴露的预测指标：1，下颌骨前缘宽度；2，下颌骨后缘宽度；3，下颌舌骨间距；4，寰枕间距；5，甲颏间距；e，会厌；h，舌骨；实线箭头，喉部水平喉室分界。真实声带在喉室水平下方

图 2.11   颈椎骨折。颈椎侧位片显示 C_5 椎体的压缩骨折（箭头）。一个后移骨块侵犯椎管

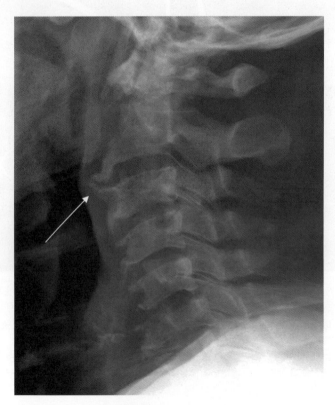

图 2.12   颈椎关节强硬度。X 线颈椎侧位片。巨大的前骨赘压迫气道和口咽

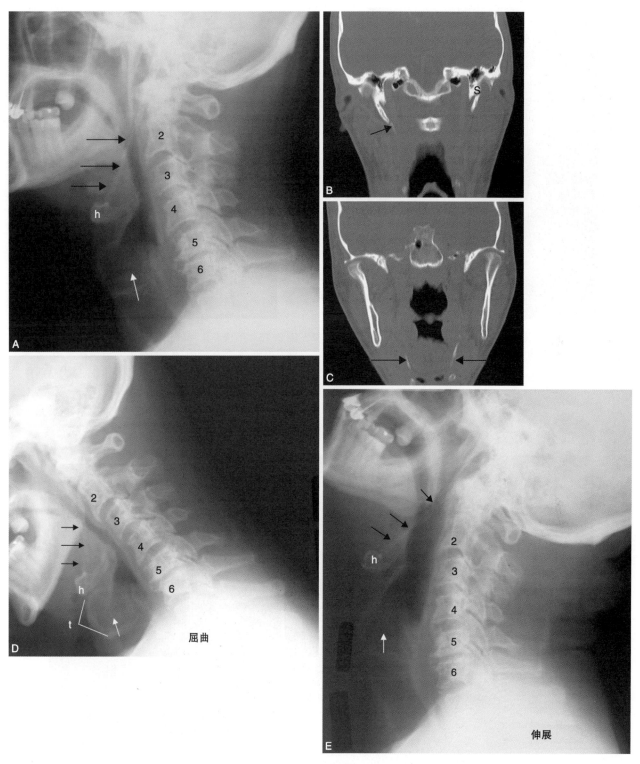

图 2.13 钙化的茎突舌骨韧带。(A)颈椎侧位片。(B 和 C)CT 冠状位,骨算法。(D)颈椎屈曲侧位片。(E)颈椎伸展侧位片。图示钙化的茎突舌骨韧带(黑箭头)、喉室(声带水平)(白箭头)。h,舌骨;s,茎突;t,钙化的甲状软骨。注意颈部屈曲和伸展时舌骨和声带水平的变化

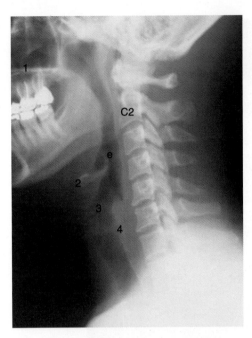

图 2.14 颈椎侧位片的正常骨标志。1,硬腭;2,舌骨;3,钙化的甲状软骨;4,钙化的环状软骨;e,会厌

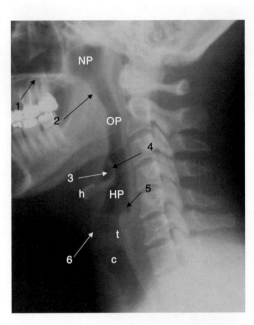

图 2.15 颈椎侧位片的正常气道结构。1,硬腭;2,软腭及腭垂;3,气体间隙;4,会厌;5,含气梨状窝;6,含气喉室;NP,鼻咽部;OP,口咽部;HP,下咽部;h,舌骨;t,甲状软骨;c,非钙化的环状软骨

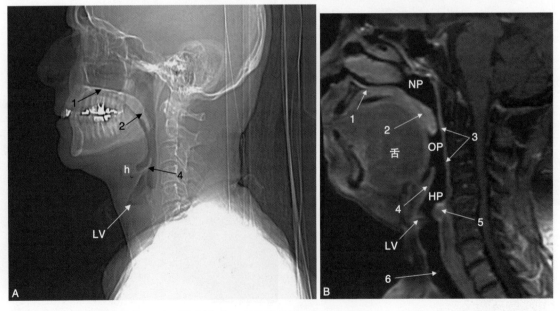

图 2.16 正常的气道结构。(A)CT 侧位片。(B)T₁ 加权、脂肪抑制强化的 MRI 矢状位颈椎片。1,硬腭;2,软腭和腭垂;3,咽后或椎旁软组织;4,会厌;5,杓状软骨突起;6,气管腔;h,舌骨;LV,喉室;NP,鼻咽;OP,口咽;HP,喉咽

表颈部气管。在 AP 位成像上，可以辨认出喉室上下的假声带和真声带，以及声门下区和气管。有时也可以看到钙化的甲状软骨。

气管背侧的软组织，即椎前软组织，附着于寰椎前表面和寰椎轴上，是咽后部从斜坡延伸至鼻咽和下咽部的正常软组织结构。

颈颅韧带对维持整个区域的稳定性至关重要，它直接参与颈颅的活动范围，并在椎前软组织影的形成中起重要作用。在这些深层结构上叠加着咽收缩肌和咽后壁黏膜。根据腺样体组织数量和咽部气体体积，颈颅椎体前软组织的轮廓通常应在 C_1 前结节边缘后凹，在前结节前略凸，在前结节的尾端向后略凹。腺样体组织呈均匀、平滑的分叶状肿块，大小不一，形态各异。腺样体的前表面由前下方的空气分隔。腺样体下方的空气可使腺样体与鼻咽血肿的存在区分开来，后者通常与严重的中面部骨折有关。幼儿的颈颅软组织松弛、富集。根据呼吸阶段和体位的不同，椎体前软组织的厚度可能会增加，看似咽后部血肿。这个发现可能延伸到下颈椎。如果此影像在颈部伸展和吸气阶段反复出现，可认为是正常变异。到 8 岁时，软组织的轮廓应该与成人相似[14]。值得注意的是，在儿童患者中，镇静可能导致腭扁桃体、软腭和会厌水平的咽部前后径减小。

下颈部 $C_3 \sim C_7$ 椎前软组织影与颈颅区域有一定的差异，这是由于食管起点和椎前筋膜间隙的存在，在侧位片上显示为脂肪条纹。根据标准的解剖学描述，食道起始于 C_4 水平；但在体内，食管开口通常高达 C_3，低至 C_6，并随吞咽阶段和颈椎的活动或伸展而变化[28]。椎体前软组织厚度，即咽后气柱与第三或第四椎体前部之间的距离，不应超过椎体直径的 $1/2 \sim 3/4$。Harris 和 Mirvis 认为，只有 C_3 层面的测量是有效的，且不应超过 4mm（图2.17）[14]。更严谨地说，在颈胸交界处，椎体前软组织的评估是基于轮廓而不是实际测量。此轮廓应与下颈椎和上胸椎椎体的前皮质形成的拱形平行。

事实上，平片或数字影像诊断上气道疾病已经被横断面成像所取代，但在某些情况下，X 线平片检查结果可以反映疾病的病理过程。平片或数字影像诊断的两个经典例子为急性会厌炎和喉头炎。在急性会厌炎——或更宽泛的术语称为声门上炎，有会厌会水肿和肿胀，可有无累及杓会厌皱襞和杓状软骨。历史上，病原菌通常为感染性嗜血杆菌；随着嗜血杆菌疫苗的引入，A 组乙型溶血性链球菌更常见于感染。如果气道损害未被识别及处理，有可能快速进展，导致需要紧急气管切开。一般来说，成年人的感染症状比儿童轻。影像学表现为会厌肿胀或增大。在颈部的侧位片上，会厌的游离边缘增厚被称为"拇指"征（图2.18）。成人会厌宽度小于 C_4 椎体前后径的 1/3。横断面成像是没有必要的，然而，理论上，气道损害的程度可以通过三维重建来量化。

喉气管支气管炎或喉炎常累及声门下喉。它对较年幼的孩子有影响，病程比急性会厌炎轻。声门下颈部软组织肿胀可从颈部正位图观察到（图2.19）。声门和声门下气道通常有长的节段性变窄，声带和声门下气道之间失去正常角度。上气道狭窄被称为"尖塔征"[29]。下咽部通常因远端气道阻塞而扩张。

使用软组织成像技术进行颈椎检查也有助于评估是否存在不透射线异物，如鱼骨。摄入的异物通常停留在梨状窝的水平（图2.20）。

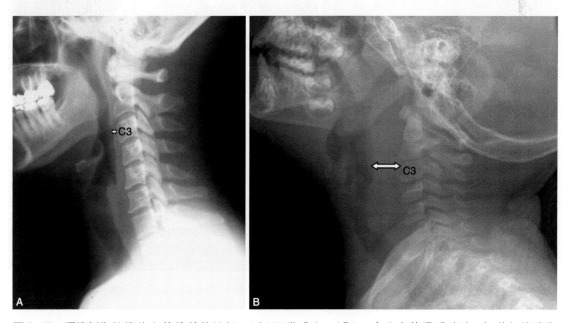

图2.17　颈椎侧位 X 线片上的椎前软组织。（A）正常成人。（B）一个儿童的咽后脓肿。气道向前移位（Courtesy Dr. Alan Schlesinger, Texas Children's Hospital, Houston, TX, USA.）

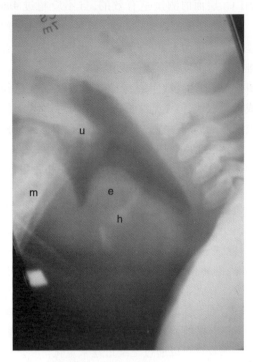

图2.18　会厌炎。一个儿童颈部屈曲位侧位软组织检查显示一个扩大且肿胀的会厌（"拇指征"）。e，会厌；m，下颌骨；u，腭垂；h，舌骨（Courtesy Dr. Alan Schlesinger, Texas Children's Hospital, Houston, TX, USA.）

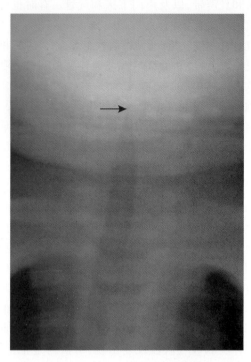

图2.19　假膜性喉炎。一个婴儿正位颈部X线片。声门下气道长节段狭窄以及声门下气道与声带夹角消失，即"尖塔征"（箭头）（Courtesy Dr. Alan Schlesinger, Texas Children's Hospital, Houston, TX, USA.）

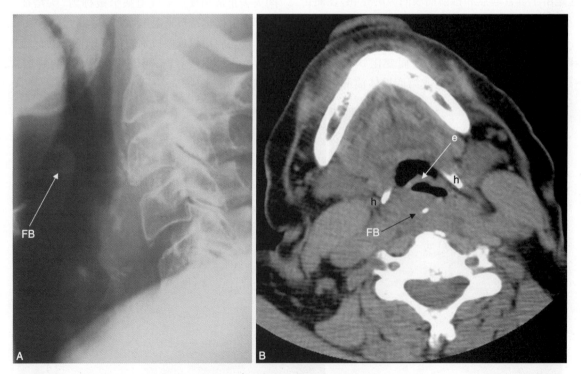

图2.20　异物：鱼骨。（A）颈椎侧位片。（B）另外一个患者的轴向颈部CT。e，会厌尖端；h，舌骨；FB，鱼骨

胸部影像学

影像学概论

在 CT 出现之前,胸部 X 线(chest x-ray,CXR)检查常规用于评估肺和心血管状况。现在,胸部 X 线或数字胸片仍然是一种经济有效的检查方法,能提供大量的基本信息。胸部最常见的投影图像是后前位(PA)、正位(AP,即前后位)和侧位(图 2.21)。

基于胶片盒的后前位胸片是在患者的前胸离胶片盒最近的情况下获得的,X 射线束方向是从后向前。另一种方法是,在患者背部最靠近胶片盒的情况下进行正位胸片检查,X 射线束方向是从前向后。胸部最靠近胶片盒的部分被最小限度地放大;因而心脏轮廓在正位上更大。侧位投影通常是在患者的左胸离胶片盒最近的情况下进行的,这样可以更好地描绘左半胸的结构,在后前位投影上,左半胸更容易被心脏遮挡。其他常见的投影包括斜位视图以及脊柱前凸视图。斜位视图对于评估胸部

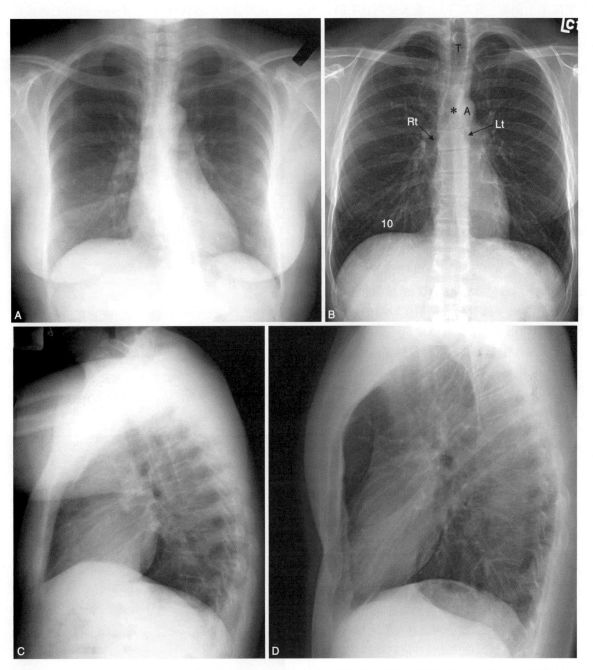

图 2.21　正常胸部 X 线片。(A)正常女性的胸部后前位片显示密度增加,这和覆盖的乳腺组织有关。(B)男性胸部正位片显示透明的肺;T,气管;A,主动脉;星号,隆嵴;Lt 和 Rt,左、右支气管;10,第 10 后肋骨。(C)胸部正常侧位片。(D)慢性阻塞性肺疾病患者的胸部侧位片显示桶状胸和胸骨后空气增加。注意在侧位片上,肺底部覆盖脊柱部分逐渐显得更加透明

其他结构的病变是有用的。侧卧位视图有助于评估明显的半膈肌升高是否是由于肺下胸膜大出血所致。前凸视野有助于寻找可疑的少量心尖气胸，这种气胸在呼气相视图上更加明显。

　　培训个人系统地分析 CXR 的能力是很有用的，以明确胸壁包括肋骨、肺（肺野和扩张度）以及纵隔的结构包括心脏和气管支气管树的轮廓。充分吸气时，X 线表现为膈肌在第 6 肋骨末端的前面或至少第 10 肋骨的后面，并且肺的扩张应该是对称的。因为受压于心脏，右侧膈顶比左侧高半个间隙（图 2.21）。毫无疑问，CT 的出现取代了 CXR 的解释，它以无与伦比的清晰度显示了胸部的病理变化。然而，CXR 仍然可以一眼就对胸部进行综合检查。我们可以很容易地比较肺容积，了解纵隔的位置、是否存在主要的胸部疾病，以及进行心脏状况的大体评估。

胸部解剖和病理

　　高侧膈意味着肺容积减少，这可能是由膈神经麻痹、胸部疾病导致的夹板胸或肺外过程（如脾大或肝大、胰腺炎和膈下脓肿）引起的。假定的半横膈膜水平被视为充气肺和腹部不透明器官之间的边缘或过渡。如果空气勾勒出半横膈膜的薄叶，则应考虑气腹（图 2.22）。扩张良好的肺 X 线成像上应该表现为透明伴有横行的"肺纹理"，较细小的间隔线包括分隔、动脉、静脉和淋巴管。在大多数正常人群中，导致肺尖部透明度较差的原因是肺血流分布、重力作用和例如像乳腺组织一样的软组织覆盖过长。对于充血性心力衰竭或肺静脉高压的患者，情况刚好相反，多伴有"头向集中"和上肺静脉充血（图 2.21，图 2.23）。总的来说，任何物质比如液体、脓液或细胞取代了肺的气体部分，都会导致 X 线衰减，相应通过患者和胶片的射线就减少。在片子上表现为相应区域发白或模糊。结合临床，许多疾病可能导致此种情况，包括胸腔积液、肺水肿、肺炎、肺实变、肺萎陷不张、肺梗死或挫伤以及代谢性疾病（图 2.24）。关键的是，从麻醉医生角度而言不是做出正确的病理诊断，而是了解其可能造成影响通气的异常情况，并且适当地调节临床的麻醉管理。与先前所述因素导致的肺透明度降低形成对比的是偏侧胸廓，表现为透明度增强和肺纹理消失。此时应该考虑到有两种可能的情况。首先就是气胸（图 2.25），如果气胸气体量很大会引起塌陷肺内侧与纵隔形成对抗的运动。如果纵隔偏离中线，提示可能存在张力性气胸，并且需要急诊处理。其诱因往往是慢性阻塞性肺疾病的患者的气肿性大泡破裂，有时与中、重度气胸很难鉴别。引起单侧肺透亮度增加的比较少见的原因还有左侧或右侧肺动脉血栓栓塞引起的肺血流减少导致的肺血量减少、肺新生物形成以及阻塞性过度通气。双侧肺透亮度增加

则很难鉴别。这些情况常见于继发于发绀型心脏病和右向左分流引起肺动脉狭窄的患者。儿科患者胸部及先天性心肺疾病的情况不在本节讨论范围内。

　　胸部中间部位为纵隔，其内包括肺门、气管支气管树、心脏、大血管、淋巴结、食管以及胸腺。纵隔位于胸膜外，其形状随肺内气体而变动。在常规胸片上，除了气管和主支气管内的气体外，纵隔的剩余部分是软组织或者水性密度物质，包括脂肪。因而定位纵隔损伤是很难的。正面 CXR 上会有常规的胸膜成像显影或垂直线，如果有偏移则提示纵隔病理改变。Felson 提出把侧位片上的纵隔显影划分成了放射学上的前、中、后三部分。前、中纵

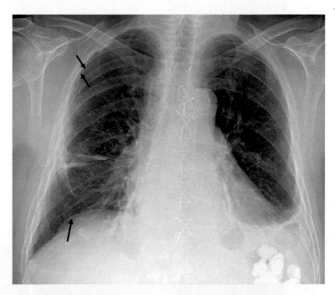

图 2.22　气腹。开胸术后患者的术后正位胸片。右侧上胸部的箭头位置有细小的胸膜线轮廓说明有轻微的气胸。右侧下胸部箭头显示有微小气腹存在。这个患者也患有心脏扩大征、右中肺不张和左肺基底不张

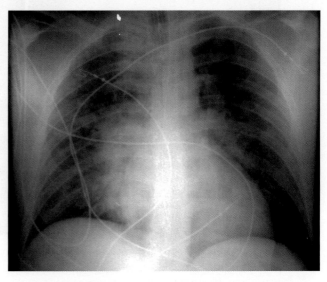

图 2.23　充血性心力衰竭。胸部正位片显示肺门周围血管充血。气管内导管和鼻胃管位置适当

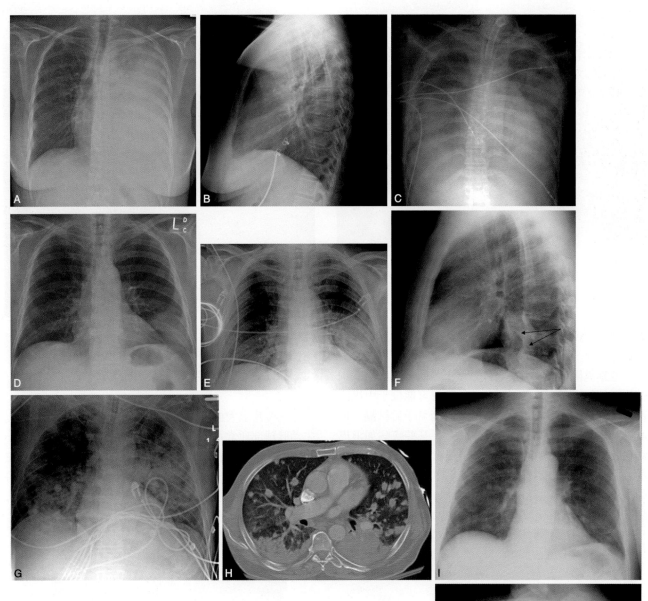

图 2.24　左胸膜渗出。(A)胸部后前位(PA)片显示左侧胸腔几乎完全乳白色，仅左上肺区有很少的残余充气。病变很严重伴有气管偏向右侧。在侧位片(B)胸膜渗出不明显。基底部覆盖在脊柱上的剩余部分缺乏期望中的透明度；参见图 2.21C 和图 2.21D。(C)肺水肿。正位(AP)胸片显示浑浊的双侧肺野伴有支气管含气显影。注意气管造口导管。后前位(D)和正位(E)胸片示左下肺肿块。注意尽管吸入做功在后前位和正位胸片(膈肌在后第 9 肋骨以下)一样，但是由于胶片的几何位置和放大系数的结果，心脏轮廓和左下肺叶肿块在正位片上显得更大。侧位片(F)有助于观察左肺下叶外侧段病变。注意阻塞后肺不张的一个肿块。(G 和 H)曲霉病-正位胸片(G)显示双肺小结状密度灶。鉴别病变包括炎症和肿瘤形成。注意气管内导管尖端在隆嵴以上，位置恰当；而且右侧标注了一条中心线。胸部轴向 CT(H)更好地显示了肺部包含的小结状病灶。(I 和 J)已知患有黑素瘤的患者的，黑素瘤肺部转移瘤胸部后前位(I)和侧位片(J)显示双肺小结状密度灶。这个例子表明当有炎症或肿瘤细胞浸润时，肺实质具有相似的放射学结果

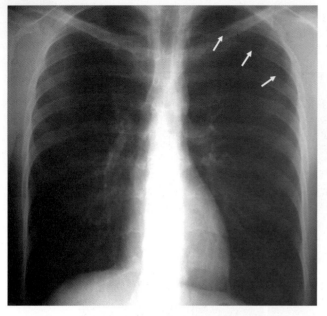

图 2.25 气胸。患有自发性气胸的年轻男性后前位胸片
（Courtesy Dr. John Pagani, IRPA, Houston, TX, USA.）

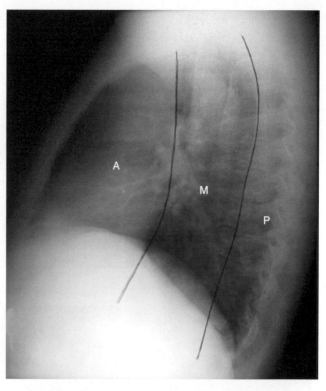

图 2.26 纵隔间隔。具有假想线的侧位胸片显示了三个纵隔间隔。前（A）、中（M）纵隔根据心脏后缘和气管前缘的延长线而划分；中、后（P）纵隔的划分线是连接每节胸椎前缘向后 1cm 的连线

隔根据心脏后缘和气管前缘的延长线而划分；中、后纵隔的划分线是连接每节胸椎前缘向后 1cm 的连线（图2.26）[30]。

　　鉴别纵隔各个部分的条件是基于各部分之内的解剖结构。例如，气管、食管及甲状腺的病变可能位于中纵隔部分。神经源性肿瘤以及脊髓病变可能见于后纵隔。而心脏和胸腺病变则可能发生于前纵隔。某些疾病如淋巴结病、淋巴瘤和主动脉瘤可能源于任意一个或纵隔所有的三个部分[30]。现在学界又提出了许多种改良的纵隔划分依据[31]。

　　正位片上大血管和心脏应该位于纵隔的中心部位。主动脉球部通常在左侧，正位片上心胸比率大致应该小于50%。肺门包括肺动脉及其主要分支，上叶肺静脉，主支气管和淋巴结（图2.27）。在气体衬托下，能很好地将气管、气管隆嵴、主支气管的轮廓显影出来。经典的气管

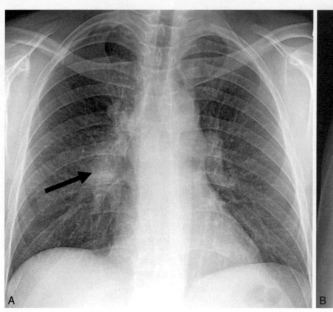

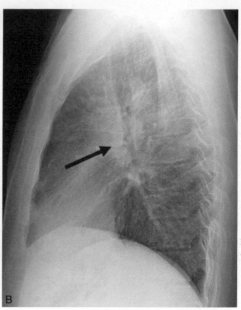

图 2.27 右肺门肺块和淋巴结。后前位（A）和侧位（B）胸部 X 线片

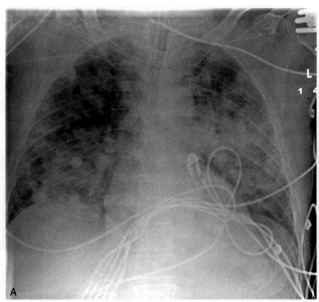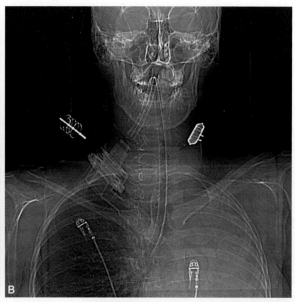

图 2.28 （A）床旁正位 X 线片。多数 ICU 患者是使用便携式 X 线机器在正位进行胸部检查。注意:气管内导管的合适位置是隆嵴以上。右锁骨下静脉内放置的导管的尖端位于上腔静脉内。监护仪的多根导线经过胸部（B）在颈部正位 X 线片中获得的 CT 显示气管导管误入右主支气管导致左肺不通气

隆嵴夹角是 60°～70°[31]。右主支气管与主气道的夹角比左侧相应夹角更加陡峭（图 2.21）；它通常与气管的夹角为 25°～30°，而左主支气管与气管的夹角为 45°～50°。气管是一个管状结构从环状软骨延伸到气管隆嵴,气管隆嵴大致位于 T_5 水平。C 形透明软骨环构成气管前面的轮廓,且随着年龄钙化。气管后面是膜性。气管平均横向直径女性大约是 15mm,男性大约是 18mm[31]。颈部气管位于中线,但是到胸段就偏移到右侧。

对于插管患者,应该确定气管内导管位置良好。导管尖端应该位于胸腔内且在气管隆嵴上方,这样才能确保双肺均匀通气。经喉插管后,胸片常被用于评价气管内导管位置。评价气管内导管位置时应该使患者的头和颈位于中线位。然而,在重症监护室里,可能无法满足这个条件。当头部弯曲或伸展时,气管内导管的尖端可以向上或向下移动 1～2cm。头和颈的旋转通常导致导管尖端上移[31]。导管尖端最优位置是在隆嵴上方 3～5cm 且充气套囊位于声带以下,这样当患者头部移动时能够给导管运动留下足够的幅度（图 2.28）[32]。套囊位于声带或咽部水平时,这种不恰当的位置能增加误吸的风险。套囊在声带水平过度充气可以导致坏死[33]。导管套囊充气的量不应该改变它的外形。通常,气管内导管的尺寸应该是气管腔直径的 2/3 左右。有时,导管尖端深入气管隆嵴以下导致插入右主支气管,不对称呼吸音或胸片能够发现这种情况。如果没有识别出来,可能导致未通气肺的肺不张。

如果鼻胃管或口胃管位置恰当,除了罕见的内脏扭转外,它应该或多或少向下方走行,偏向左侧,朝向胃基底部左上 1/4。有时可不慎将胃管插入支气管,这种错误的路径是显而易见的。毫无疑问,由于 CT 能以无比优良的清晰度显示胸部病变,它已经取代了胸片的作用。然而,拍摄胸片花费时间少,仍旧把它作为联合调查胸部病变的一种手段,可以容易地比较肺的体积、纵隔的位置、有无大的腔隙性疾病和粗略评价心脏状态。

横断面解剖和病理:CT 和 MRI

CT 可以非常好地显示从鼻腔到肺部气道横断面的解剖,但是 MRI 是评价这些区域的一个有用的补充。在评价软组织肿瘤浸润方面 MRI 优于 CT,但是不能反映肿瘤导致的骨侵蚀,因为皮质骨不能给出 MRI 信号。MRI 对包括呼吸伪差在内的运动伪差非常敏感,然而螺旋 CT 能够在一个呼吸周期完成整个颈部或胸部的扫描。两种技术都能够直接扫描或具有多平面处理和重组功能的三维重建。

以下章节描述了适用于 MRI 和 CT 的气道解剖学。咽部是一个连续的结构,为了便于讨论,将咽部分为鼻咽、口咽和下咽三部分分别进行讨论。在每一节中,详细阐述了与麻醉实践相关的解剖学和相关病理学

鼻、鼻腔和鼻窦

发育与结构

面、鼻和窦的进化复杂但很系统化。因而,发生在

这些区域的先天性病变和畸形是相当正常的而且可以预测,这取决于产前损伤发生的时间。面、鼻和窦的发育在时间和空间上与视神经、眼球和胼胝体相关。胼胝体决定这些畸形同时发生的频率。面部的主要特征在妊娠的第4~8周出现,这是由于组织生长、迁移和融合这些过程形成口凹。口凹是外胚层的一种裂隙状凹陷,标志着嘴的位置。妊娠第4周,与口凹相邻的两组成对突起和一组不配对突起由第一鳃裂弓派生,他们标志着口凹的界限,在此时可以得到辨认。不成对的中额窦隆起位于上方,成对的上颌突位于外侧,成对的下颌突位于下方[34]。不同的唇腭裂综合征(图2.29和图2.30)可以用不同的发育、迁移和/或融合过程失败来解释[34,35]。

在胚胎第二个月时鼻腔的发育已经完成。从胎儿的

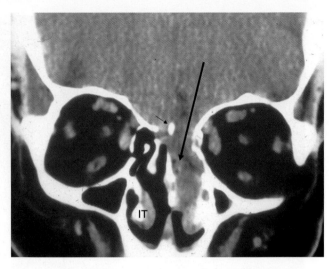

图2.30　额窦脑膨出。冠状位计算机断层摄影显示一个裂开的左侧筛板,软组织伸入鼻腔:长箭头,额窦脑膨出;短箭头,鸡冠;IT,下鼻甲

第2~6个月,鼻孔被上皮栓堵住,上皮栓再通,形成一个未闭合的鼻腔。此阶段失败则导致先天性狭窄和闭锁,从而引发常与颅面畸形并存的鼻道阻塞[35]。

鼻子呈锥体状,指鼻子的外部特征和鼻腔。它是进入气道及消化道的两个通道之一。大部分空气通过鼻腔进入肺部。经口呼吸不是生理性的,这是一种习得的行为。鼻子的三种生理功能是呼吸、防御和嗅觉[36]。在呼吸作用中,鼻孔和鼻阀水平的鼻阻力可调节空气流量,从而实现有效的肺通气。鼻部气流大部分主要通过中间通道交换。吸入的空气通过鼻腔可以使鼻腔增湿和变暖[36]。

影像解剖及相关病理

鼻和鼻窦的横断面成像可以检查从鼻孔到鼻咽部的气道。对鼻和鼻窦进行专门的检查可以得到关于这个区域的详细信息(图2.31)。在常规的脑或脊柱研究中,鼻窦和气道的附带成像通常能对气道进行一般评估,这在患者术前的总体评估中可能是有用的(图2.32)。横断面成像不仅能很好地反映解剖学,而且还能作为观察生理功能的窗口,特别是观察每20min甚至6h发生一次的鼻循环(鼻腔黏膜厚度的循环变化)[36,37]。这种生理变化表现为鼻甲两侧交替肿胀。

CT可以很好地观察鼻骨和鼻腔;通过改变观看窗口和水平,可以更好地观察软组织。鼻腔被鼻中隔分成两个腔。鼻腔顶由筛骨筛板构成,硬腭起着润滑作用。沿着每一个鼻腔的侧壁向鼻腔内突出的是黏膜覆盖的、称为鼻甲骨或鼻甲骨的卷轴状突出物。鼻甲分为下鼻甲、中鼻甲、上鼻甲和最上鼻甲,后者只出现在60%的人身上。每个鼻甲下面和侧面的空气空间被称为鼻道,鼻窦流入其中。

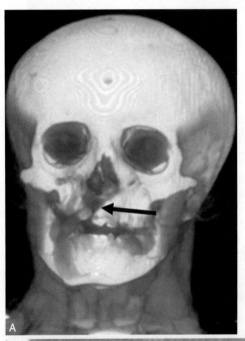

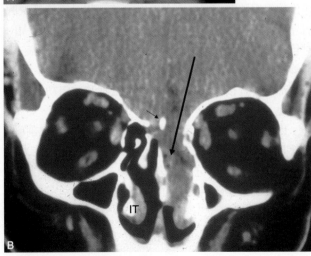

图2.29　唇裂(箭头)。(A)三维计算机断层重建显示上颌骨骨裂。(B)鼻腔和口腔之间的沟通(箭头)

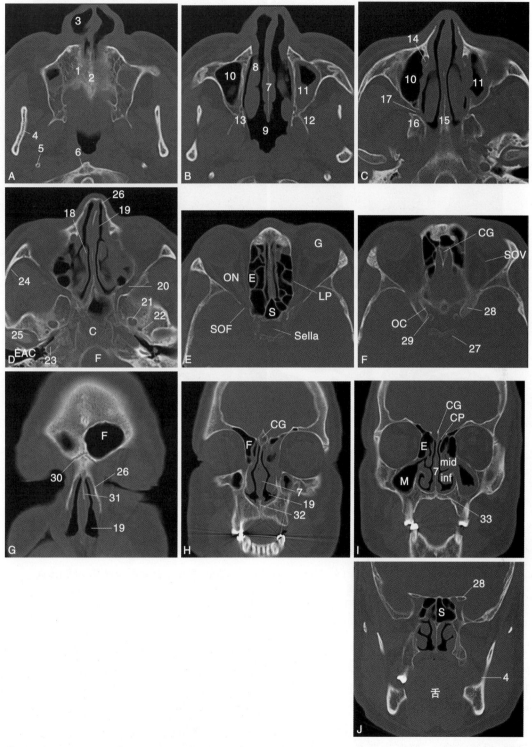

图 2.31　(A-F) 轴向 CT 显示鼻腔解剖。(G-J) 冠状位 CT 显示鼻腔解剖。1. 硬腭；2. 鼻中隔基部；3. 鼻孔；4. 下颌支；5. 茎突；6. C，前弓；7. 鼻中隔；8. 下鼻甲；9. 鼻咽；10. 右上颌窦；11. 左上颌窦伴炎性黏膜病变；12. 侧翼状板；13. 翼状内侧板；14. 鼻泪管；15. 蝶骨；16. 翼状的过程；17. 翼腭窝；18. 鼻甲；19. 鼻腔；20. 眶下裂；21. 卵圆孔；22. 棘孔；23. 颈动脉管；24. 颧弓；25. 下颌头；26. 鼻骨；27. 背鞍；28. 前鞍突；29. 颈动脉钙化；30. 鼻额缝合；31. 筛网垂直板；32. 犁骨；33. 硬腭。C，斜坡；CG，鸡冠；E. 筛窦术；EAC，外耳道；F，枕骨大孔；G，眼球；inf，下鼻甲；mid，中鼻甲；OC，视神经管；ON，视神经；S，蝶窦；SOF，眶上裂；SOV 眼上静脉

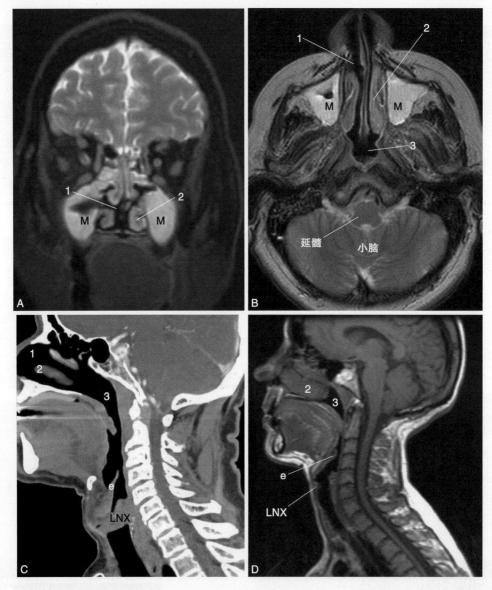

图 2.32　常规研究气道情况。(A)脑部 T$_2$ 加权冠状位 MRI 显示上颌窦黏膜增厚。(B)脑部 T$_2$ 加权轴向 MRI 显示鼻窦疾病,鼻腔和鼻咽清晰。(C)颈部 CT 矢状面重建显示从鼻子到气管水平清晰的气道。(D)颈椎 T$_1$ 加权矢状面 MRI 显示气道气柱信号空洞(黑色)。1. 鼻腔; 2. 下鼻甲; 3. 鼻咽;M,上颌窦黏膜增厚;e,会厌;LNX,喉

先天畸形

与麻醉操作相关的是意识到中线颅面畸形可分为两组:下部畸形组,其中裂口主要影响上唇,涉及或不涉及鼻子;上部畸形组,其中裂口主要影响鼻子,涉及或不涉及前额和上唇(图 2.29)。下部畸形组常与下列有关:基底脑膨出(蝶窦、蝶筛、筛脑),胼胝体发育不全,视神经发育不良。上部畸形组的特征是:远端畸形,鼻根宽,鼻中裂,有或无上唇正中裂。上部畸形组也与额窦和眶内脑膜的发生率增加有关(图 2.30)[35]。这些表型特征的存在应提醒麻醉医生注意脑膨出侵入鼻腔的可能性,在插入鼻胃管或鼻气道时应多加小心。

先天性鼻气道阻塞最常见于后鼻腔,继发于后鼻孔闭锁(图 2.33)。闭锁可以是骨性的,膜性的,或两者兼

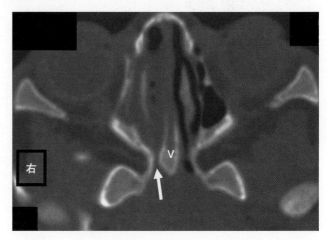

图 2.33　后鼻孔闭锁。轴向 CT 显示右侧后孔狭窄(箭头)。犁骨(V)增大

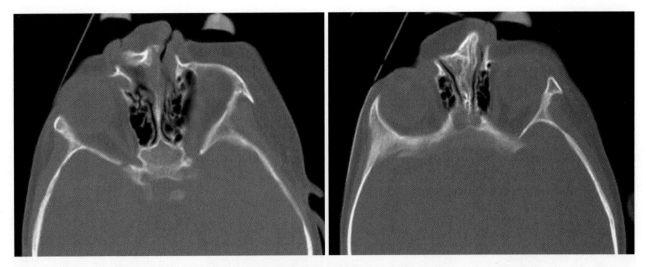

图 2.34　先天性鼻畸形。轴向 CT 显示异常的鼻骨结构与软组织裂和对鼻气道的影响

有。在出生时,患儿如果存在严重的呼吸困难或插入鼻胃管深度难以超过 3~4cm,同时气管和肺内存在空气,提示诊断为双侧后鼻孔闭锁。然而,大多数闭锁是单侧的,可能直到晚年才被发现。后鼻道狭窄(choanae)比真正闭锁更常见。大约 75% 患有双侧后鼻孔狭窄或闭锁的儿童有其他先天性异常,包括阿佩尔综合征、特雷彻·柯林斯综合征或胎儿酒精综合征。由于病理通常表现为骨过度生长,CT 是首选的影像学检查方式。后鼻孔闭锁的主要特征是犁骨异常扩大(图 2.34)。

鼻囊是发育中的胚胎鼻腔周围的软骨,是上面部的基础。在发育过程中,软骨最终会骨化或萎缩;成人只剩下鼻中隔前部和鼻翼软骨。中线隔软骨与软骨颅底相连。出生时,筛状骨的侧块已骨化,但隔软骨和筛板仍为

软骨。另一个骨化中心出现在颅底前的隔软骨,成为筛骨的垂直板。在第 3~6 年,筛板和垂直板的侧块通过筛板的骨化作用在鼻腔顶部联合起来,筛板与下面的犁骨稍晚些时候联合起来。鼻中隔软骨的生长在颅面联合完成后会持续一小段时间,这可能是鼻中隔偏曲的常见原因[34]。鼻中隔偏曲存在后天病因,例如继发于外伤,偏曲程度可不同。在大多数情况下,鼻中隔偏曲对鼻胃管或鼻气道的插入没有影响,但对鼻腔解剖有一定的了解后可以选择阻力最小的路径。

鼻窦炎和息肉

一般来说,非复杂性鼻窦炎不需要进行影像学检查。大脑的常规 CT 中包括鼻窦的图像。鼻窦内的空气紧贴

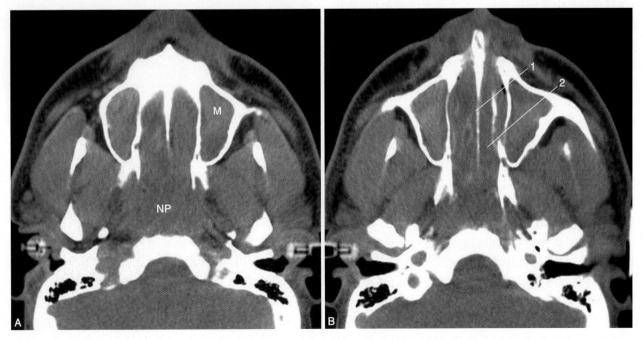

图 2.35　鼻息肉。(A 和 B)轴向 CT 显示软组织息肉完全堵塞鼻道和咽,导致慢性上颌窦炎症性改变。1,鼻中隔;2,鼻腔;NP,鼻咽;M,上颌窦

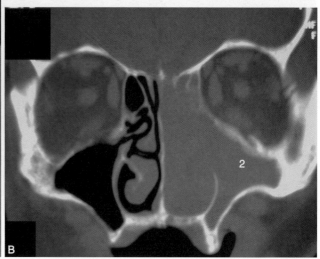

图2.36   上颌窦后鼻孔息肉。轴向(A)和冠状面(B)CT显示软组织破坏左侧鼻腔,并向后延伸至鼻咽癌(1)和侧方进入左侧上颌窦(2)

着骨窦壁,在 CT 和 MRI 上呈黑色。评估骨结构,CT 是首选。然而,MRI 对鉴别诊断肿瘤性疾病非常有用。炎症性鼻窦疾病的特点是含水量增加,因此 T_2 信号增加(即,在 T_2 加权成像上产生一个亮信号)。常见的炎症性鼻窦疾病最常表现为窦壁 T_2 高信号,表现为黏膜增厚。相反,随着细胞数量的增加,肿瘤肿块在 T_2 加权成像上通常表现为等强度信号。鼻窦炎最常见的局部并发症是鼻甲肿胀、息肉和囊肿。

鼻炎和鼻甲肥大可导致鼻气道阻塞。常见的鼻窦病变可以干扰气道,但很容易被横断面成像识别。例如,鼻息肉或泡状鼻甲常可见到一个扩大和充气的鼻甲,最常见的是中鼻甲。显然,息肉的存在可能会阻碍麻醉医生尝试鼻插管(图2.35 和图2.36)。知道哪一个鼻腔存在泡状鼻甲而变窄有助于指导选择哪一个鼻腔插管(图2.37)。

创伤

面部骨折常使用 Le Fort 系统及其变体进行分类。该系统是基于面部骨骼薄弱线预测骨折过程的实验。在所有的面部骨折中,鼻骨折是最常见的,可能涉及鼻骨或软骨结构。如果鼻中隔破裂,导致血肿,软骨的血管供应可能受到损害,导致软骨坏死。

如果间隔血肿没有被识别和治疗,它就会机化,导致间隔增厚,从而导致呼吸困难(图2.38)。毫无疑问,CT 是评估面部结构创伤的首选方式。此外,还可以进行三维重建和表面绘制,以更好地突出骨折畸形。除下颌骨折患者鼻插管更有优势外(图2.39),即使复杂的面部骨折的所有细节都不清楚,口腔气道也优于鼻气道。

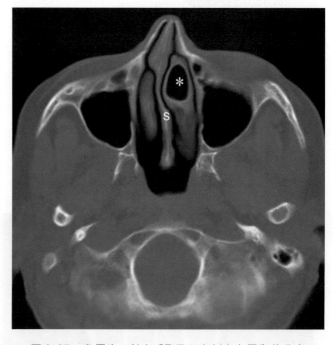

图2.37   鼻甲泡。轴向 CT 显示左侧中鼻甲和偏曲鼻中隔的气化(星号)

肿瘤及其他病理学

鼻腔及鼻窦恶性肿瘤是一种罕见且预后较差的肿瘤,因为它们常在晚期被诊断出来。通常伴有炎症性疾病。由于 MRI 与 CT 在鉴别诊断肿瘤来源方面有明显的优势,因此在划定肿瘤和相关炎性组织的边界方面它是有用的。由于炎症性疾病涉及高含水量,因此它们具有较高的 T_2 加权强度,在 MRI 上表现为明亮。鼻部和副鼻部肿瘤通常在 T_2 加权成像上具有中等强度信号(图2.40)[38,39]。

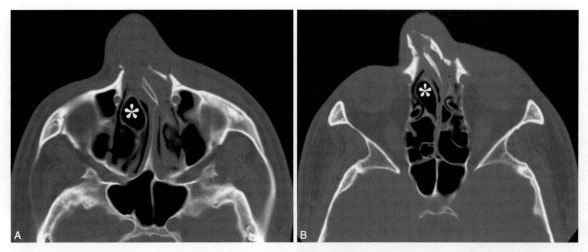

图 2.38　鼻和隔膜破裂。(A 和 B)轴向 CT 显示双侧鼻骨粉碎性骨折以及鼻中隔骨折。鼻腔通道进一步受损的附带右侧鼻甲泡(星号)

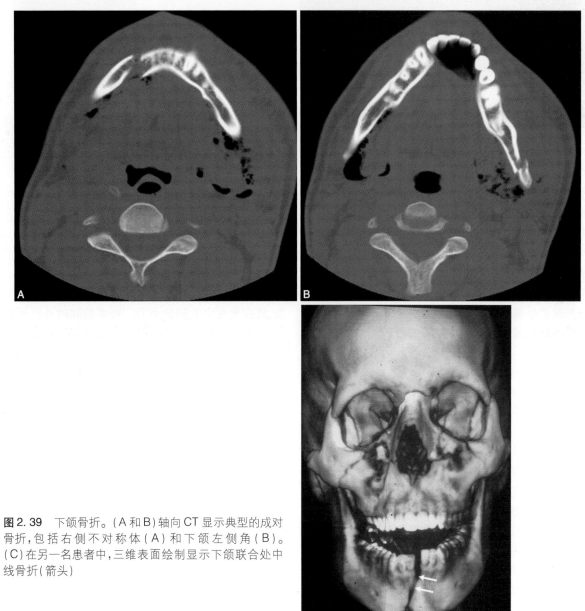

图 2.39　下颌骨折。(A 和 B)轴向 CT 显示典型的成对骨折,包括右侧不对称体(A)和下颌左侧角(B)。(C)在另一名患者中,三维表面绘制显示下颌联合处中线骨折(箭头)

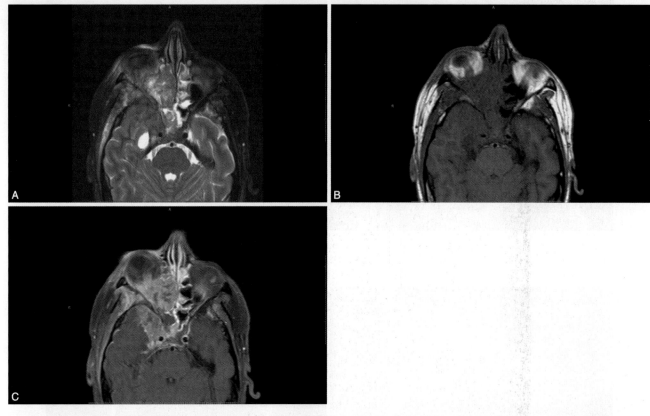

图 2.40   鼻窦区 MRI 信号变化。颈部淋巴瘤的轴向 T_2 加权 MRI（A）、T_1 加权非对比 MRI（B）和 T_1 加权后对比 MRI（C）显示等强度肿块，有对比增强

另一方面，CT 对评估骨受累是有用的。有时通过骨质受影响的方式反映肿瘤的组织学特点：侵袭性骨破坏通常见于鳞状细胞癌、转移性肺癌和乳腺癌，以及少数肉瘤和罕见的纤维组织细胞瘤（图 2.41）。

青少年鼻咽血管纤维瘤是一种良性但具有局部侵袭性的鼻腔高血管性肿瘤，主要发生于青年男性。最常见的表现是单侧鼻塞和自发性鼻出血。鼻咽癌通常发生于鼻咽侧壁蝶腭孔，随着时间的推移对局部有破坏作用。

影像学特征包括：鼻腔和鼻咽部肿块，翼腭窝增宽，上颌窦后壁前移位，内侧翼状板糜烂（图 2.42）。主要的治疗方法是手术切除，通常在术前栓塞以减少血液供应。

韦格纳肉芽肿病是一种坏死性血管炎，通常累及上呼吸道和下呼吸道，引起肾小球肾炎。它的根源可能是自身免疫。它通常首先累及鼻中隔，可能首先以一种慢性非特异性炎症过程出现。这个过程变为弥漫性，并发生间隔溃疡和穿孔。继发性细菌感染常常使临床和影像学图像复杂化（图 2.43）。纤维异常增生是一种特发性骨疾病，虽然不是肿瘤，但可侵犯气道和鼻窦。大多数患者在诊断时都很年轻。有单元形式和多元形式。颅面骨常以多元形式累及（图 2.44）。

口腔

发育和结构

口腔与口咽相邻，是通向胃肠道的主要通道。嘴的发育和脸的发育，都集中在一个表面凹陷处，也就是口凹处，就在发育中大脑的下方。覆盖前脑的外胚层延伸到口部，与前肠相邻。外胚层与内胚层之间的交界区是口咽膜，与 Waldeyer 环相对应。妊娠第 4 周口咽膜的溶解导致口和前肠之间的连通。口腔由环状乳头状突起、扁桃体前柱和软腭与口咽分界。通常认为，口腔结构包括舌的前 2/3（口腔内舌）、口腔底、牙龈颊部和咀嚼黏膜区、上颌骨和下颌骨。口腔与口咽部解剖的区别具有重要的临床意义。这两个地区的恶性肿瘤，尤其是鳞状细胞癌，在表现和预后方面存在差异。

舌的运动神经来自舌下神经[第Ⅻ对脑神经（CN Ⅻ）]，它位于舌骨肌和舌骨肌之间。舌前的感觉输入来自舌神经，舌神经是三叉神经（CN Ⅴ）的一个分支，舌前 2/3 的特殊感觉味觉纤维与舌神经共同构成鼓室索神经，后来加入了面神经（CN Ⅶ）。特殊感觉纤维的后 1/3 的舌（舌底）提供的舌咽神经，即 CN Ⅸ。舌体的动脉血液供应来源于舌动脉的分支，这本身就是一个颈外动脉的分支。静脉汇入颈内静脉。

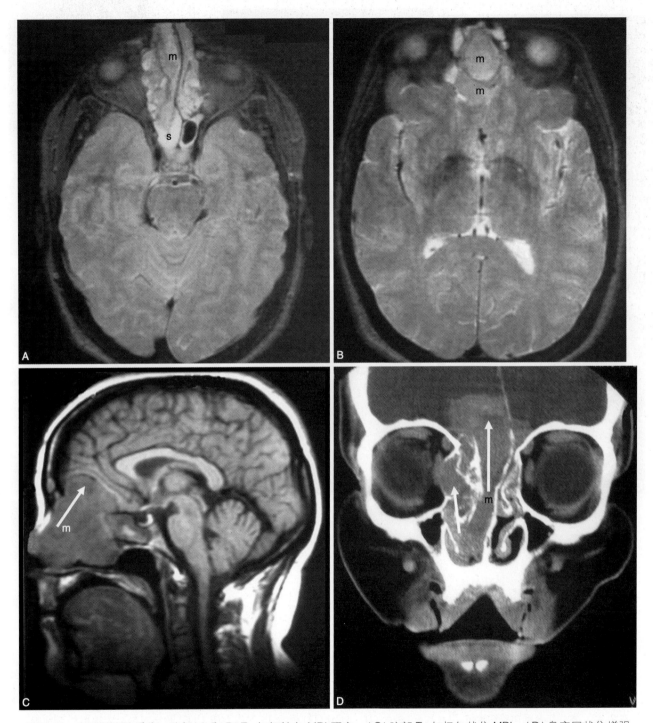

图 2.41　鼻腔神经胶质瘤。脑部(A 和 B) T₂ 加权轴向 MRI 研究。(C) 脑部 T₁ 加权矢状位 MRI。(D) 鼻窦冠状位增强 CT 图像。注意鼻腔内大的等强度软组织肿块(m),伴有高 T₂ 信号的阻塞性炎症性鼻窦疾病(s)。脑部矢状面 T₁ MRI(C) 和冠状面 CT(D) 较好地显示了肿块向腔内的扩展(箭头)。冠状面 CT 较好地显示了肿瘤向右眼眶内破坏和扩散的边界

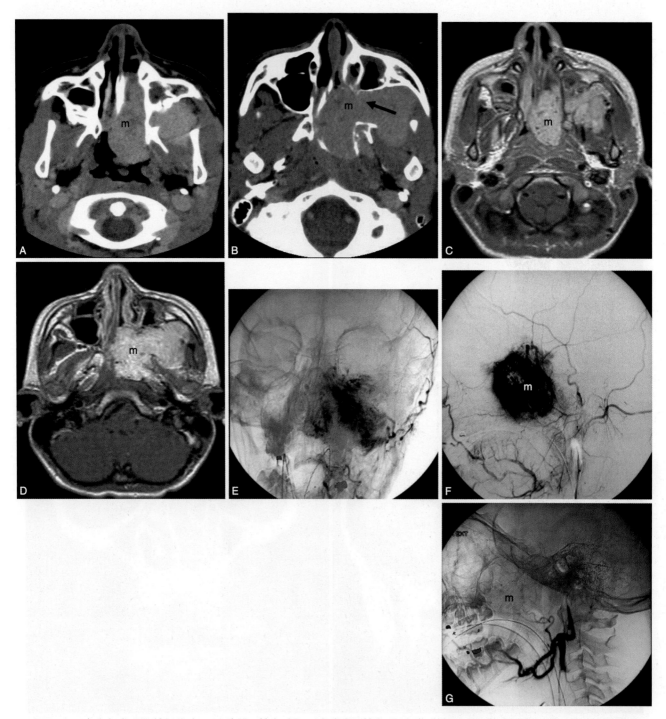

图 2.42 青少年鼻咽血管纤维瘤。(A 和 B)轴向 CT。(C 和 D)轴向 T_1 加权 MRI。(E)数字减影血管造影前后视图。(F)数字减影血管造影侧视图。(G)栓塞后侧位数字减影血管造影,显示肿瘤的断流。软组织块(m)从翼腭窝(B 箭头所指)延伸至鼻腔和鼻咽部

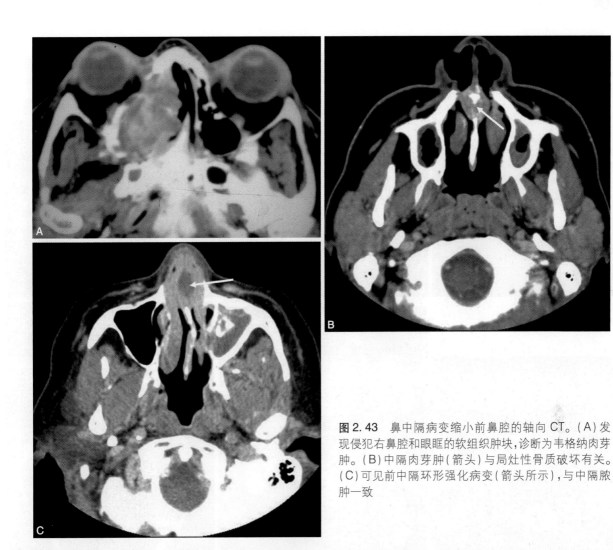

图 2.43 鼻中隔病变缩小前鼻腔的轴向 CT。(A)发现侵犯右鼻腔和眼眶的软组织肿块,诊断为韦格纳肉芽肿。(B)中隔肉芽肿(箭头)与局灶性骨质破坏有关。(C)可见前中隔环形强化病变(箭头所示),与中隔脓肿一致

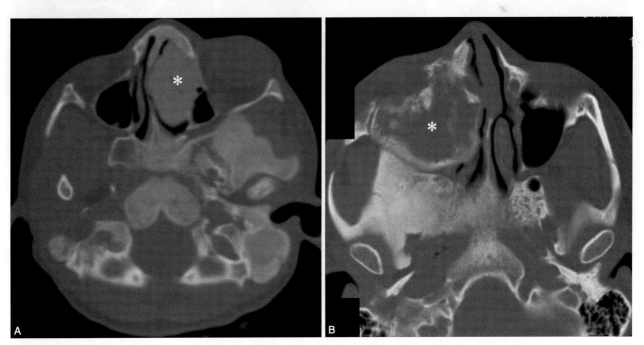

图 2.44 纤维性结构不良(A)。CT 显示肿块伴随典型纤维性结构不良的"毛玻璃"遮盖左鼻腔并侵入左颅底。骨肉瘤变质伴随纤维性结构不良(B)。另一患者的 CT 显示纤维性结构不良变为骨肉瘤,浸润至右鼻腔和眼眶

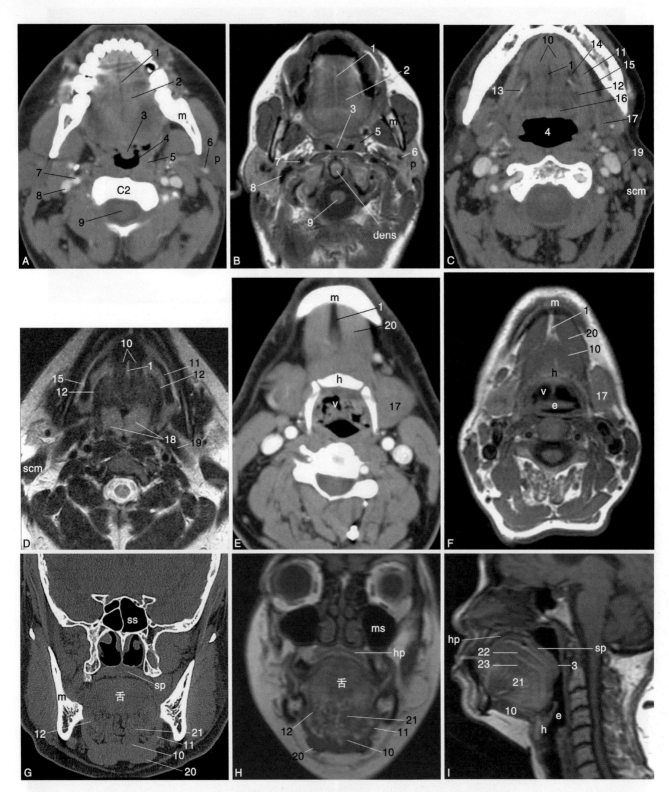

图 2.45 口腔正常解剖形态。CT(A、C、E)和相应的 MRI(B、D、F),冠状面 CT(G)和冠状面 T₁ 加权 MRI(H)及矢状位 T₁ 加权 MRI(I)。1. 中舌缝,脂肪在 CT 中显低密度且 T₁ 中明亮;2. 舌,MRI 显示横向纤维更清晰;3. 腭垂;4. 口咽部;5. 咽部收缩肌;6. 下颌后静脉;7. 颈内动脉;8. 颈内静脉;9. 颈髓;10. 成对颏舌骨肌;11. 下颌舌骨肌;12. 舌骨舌肌;13. 舌骨舌肌中舌动脉和舌静脉;14. Wharton 管,舌骨舌肌中舌骨舌肌神经和舌神经;15. 舌下间隙脂肪;16. 舌基;17. 颌下腺;18. 窄口咽腭扁桃体;19. 二腹肌背腹;20. 成对二腹肌前腹;21. 颏舌肌;22. 上纵肌;23. 横纹肌。e. 会厌;h. 舌骨;hp. 硬腭;m. 下颌骨;ms. 上颌窦;p. 腮腺;scm. 胸锁乳突肌;sp. 软腭;ss. 蝶窦;v. 线沟

影像解剖及相关病理

CT 和 MRI 被广泛地用于口腔的评估。CT 的优点是数据采集的速度和检测钙化的能力，在评估炎症性疾病影响唾液腺。在评估软组织肿瘤浸润程度方面，MRI 优于 CT，但容易被运动伪影降解。

舌头由两个对称的半部分组成，中间有舌隔隔开。舌头的每一半都由肌肉纤维组成，肌肉纤维被分为外在肌肉和内在肌肉。舌内肌有四种：上纵肌、下纵肌、横肌、竖肌。内肌接受舌下神经（CN XII）的运动神经支配，参与各种辅音的发音。CT 对内源性肌肉有不同的表现。然而，由于每个肌肉束都被高强度纤维脂肪组织包围，因此在 MRI 上可以很好地观察到它们（图 2.45）。

起源于舌外但远端肌纤维在舌内相互交错的肌肉被认为是舌外肌。主要的外部肌肉是膝舌肌、舌肌和茎杆肌。有时上收缩肌和腭舌肌与舌外肌一起讨论。外部肌肉把舌头附着在舌骨、下颌骨和茎突上。

口底是位于口腔底部黏膜与舌骨肌吊索之间的组织层。成对的二腹肌前腹和颏舌骨肌对口底起支撑作用。舌骨肌尾侧间隙和舌骨上方构成舌骨上颈。通过舌骨肌游离后缘和舌骨舌肌之间的缝隙，下颌下腺包裹在舌骨肌的背面。

下面简要地介绍口腔中几个命名的空间和区域，因为它们对口腔内的结构具有重要的解剖学意义。舌下区位于口腔底黏膜之下，位于舌骨肌上部，舌骨肌外侧。它主要是充满脂肪的，并与下颌下区域在下颌舌骨肌的后缘相连。这个区域包括舌下腺及其导管，颌下腺导管（Wharton 导管）和部分颌下腺核，舌骨舌肌前纤维、舌动脉、舌静脉。舌骨舌肌是一个重要的外科标志（图 2.45C）。这块

肌肉的外侧，可以确定 Wharton 导管、舌下神经、舌神经、舌动静脉位于内侧。Wharton 导管从腺体前部经过，并行于舌下神经和舌神经（三叉神经的下颌支）。最初，它位于舌骨舌肌和下颌骨肌之间。再往前，它位于颏舌肌和下颌骨肌之间。导管在舌系带外侧进入口底[41]。

颌下间隙或颌下窝的定义是在下颌骨和舌骨之间的、位于下颌骨肌下方的间隙。在下颌骨肌后缘，颌下间隙与舌下间隙和咽旁间隙前部相连接。此通道能够播散疾病。颌下间隙由脂肪组成，包含部分颌下腺、淋巴结、淋巴管和血管。二腹肌前腹位于这个间隙的旁正中位置。面动脉和面静脉的分支经过脂肪包绕的颌下腺体中的二腹肌前部外侧。动脉位于腺体深处，面前静脉较浅[42]。一个重要的解剖点是，颌下腺的病理将面静脉向侧方推移。腺体外侧的其他突起，包括结节能够通过腺体和突起之间的静脉相鉴别[43]。

唇由口轮匝肌构成，口轮匝肌由来源于插入唇里的多种面肌肌纤维和嘴唇特有的附加纤维所组成。支配唇的神经来源于面神经（CN VII）的分支。口前庭或牙龈区域是把唇和面颊与牙龈和牙齿分隔开的潜在的腔隙。唇和面颊的腮腺管与黏液腺管分泌液体进入这个腔隙，此腔隙通过位于最后一颗磨牙与下颌骨支之间的腔隙向后与口腔相连接[42]。

巨舌

舌头是由口腔中大部分软组织的组成部分。舌头的增大临床上定义为伸出牙齿或牙槽脊，使口腔内空间变小，并对插入气道工具有一定阻碍。Larsson 及其同事参考 CT 把巨舌定义为：①横断面大于 50mm；②颏舌肌长于 11mm；③舌面有中线裂；④颌下腺体大小正常但在伸

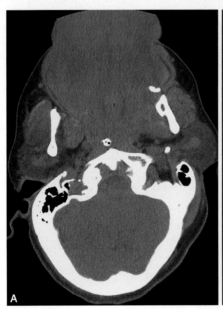
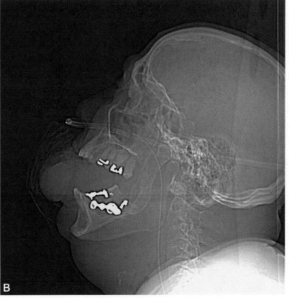

图 2.46　一位诊断为多发性骨髓瘤和淀粉样变的患者对抗生素产生过敏反应。（A）轴向 CT 显示舌占位并延伸至口腔外。没有明显的口咽气道。患者置入了鼻胃管。（B）侧位 CT 扫描显示舌头伸出口腔，颈部弥漫性软组织肿胀

舌时颈阔肌膨出[44]。巨舌分为先天性与后天性两类。先天性巨舌可见于 21-三体综合征、Beckwith-Wiedemann 综合征、甲状腺功能减退和黏多糖贮积症。最常见的非先天性原因为舌癌、淋巴管瘤、血管瘤、肢端肥大症、淀粉样变性(图 2.46 和图 2.47)。不常见的有感染引起的巨舌,特别是免疫抑制起的(图 2.48)。

巨舌炎、小颌症或颌后缩畸形和神经肌肉疾病一般伴随着舌后移位或舌下垂,包括舌下神经(CN Ⅻ)失神经后单侧舌麻痹。在少数情况下,它也可能发生在正常患者身上。明显的并发症包括气道梗阻,如果梗阻是慢性的,会导无数的全身性并发症。

小颌畸形和额后缩畸形

小颌畸形用于描述异常下颌骨缩小。颌后缩畸形是

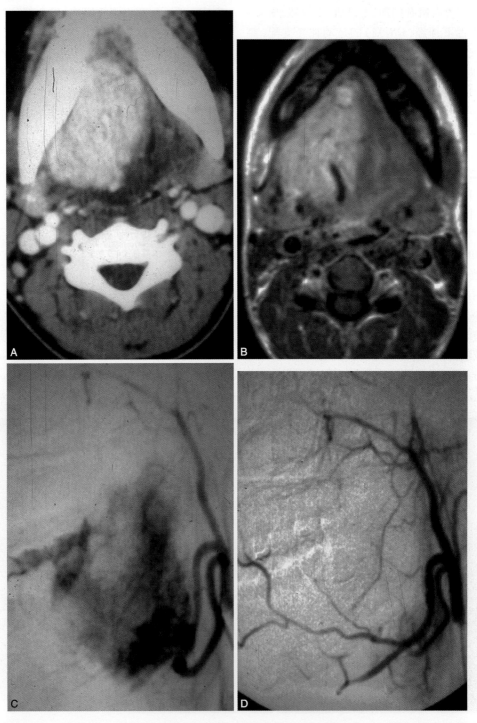

图2.47　舌血管瘤。CT(A)和 MRI(B)显示舌右部损伤,几乎充满口腔。右外侧颈动脉造影进一步显示损伤部位血管供应情况(C)。栓塞形成后血管造影(D)显示肿瘤血行阻断

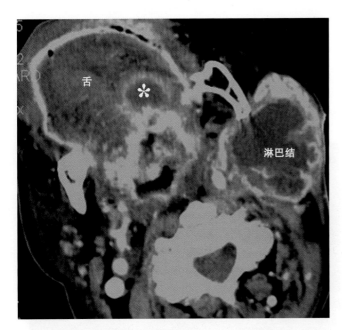

图 2.48 免疫缺陷患者的细胞内鸟分枝杆菌感染。轴向增强 CT 显示舌底淋巴结及淋巴组织不规则强化。真菌性舌病变（星号）损害口咽气道

描述下颌骨异常后移。这两类病症经常并存。畸形、变形、结缔组织发育不良导致下颌骨的异常生长或移位[45]。引起下颌骨异常最常见的综合征是 Pierre Robin 综合征。还见于其他综合征，包括 Treacher Collins 综合

征、Stickler 综合征和 Digeorge 综合征。二维或三维重建的薄层 CT 提供了上颌骨、鼻、下颌骨和气道的大小和比例。小颌症和颌后缩不但造成了气道梗阻，还可能导致在实行喉镜检查和气管插管中发生危及生命的并发症（图 2.49 和图 2.50）[46,47]。

外生骨疣

硬腭或下颌骨的骨质增生是一类良性疾病，通常没有临床意义。最常见的是小的外生骨疣，可能来自硬腭的口腔表面（腭面）、磨牙区的上颌骨牙槽部（上颌骨隆突），或沿下颌骨的舌面（下颌骨隆突）。巨大的病变限制舌头的移动，并使气道变形，导致言语不清。

肿瘤

只有 7% 的口腔病变是恶性的。但是多数这类恶性肿瘤是鳞状细胞癌。其他的肿瘤包括小唾液腺癌、淋巴癌和肉瘤。口腔鳞状细胞癌的危险因素包括长期吸烟和酗酒。鳞状细胞癌可见于口腔任何部位，但多发于口底、舌腹外侧、软腭，包括磨牙后三角区域和前扁桃体弓以及舌根（图 2.51）。多数病变是中度进展的，30%～65% 的鳞状细胞癌患者在诊断时有淋巴结受累。口腔肿瘤一般比鳞状细胞癌侵袭性小。CT 和 MRI 可以评估肿瘤的生长范围和淋巴结受累程度[41]。

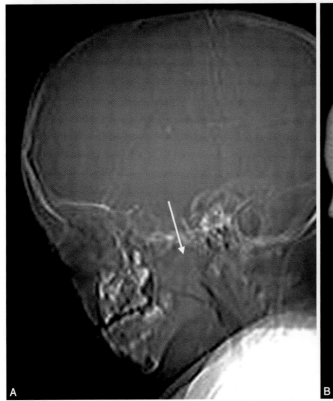

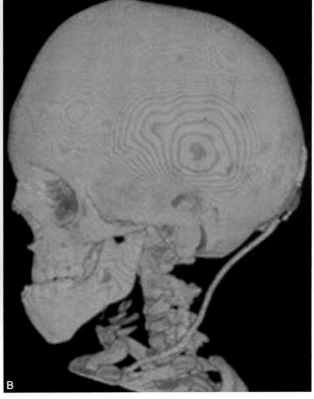

图 2.49 面中部反咬合综合征。两例患有 Jackson-Weiss 综合征的患者显示上颌骨回缩，CT（A）和三维表面模拟（B）。与此综合征相关的颅缝早闭可引起脑室腹腔分流脑积水。下颌骨存在发育不良且有软组织（箭头处）阻塞鼻咽部

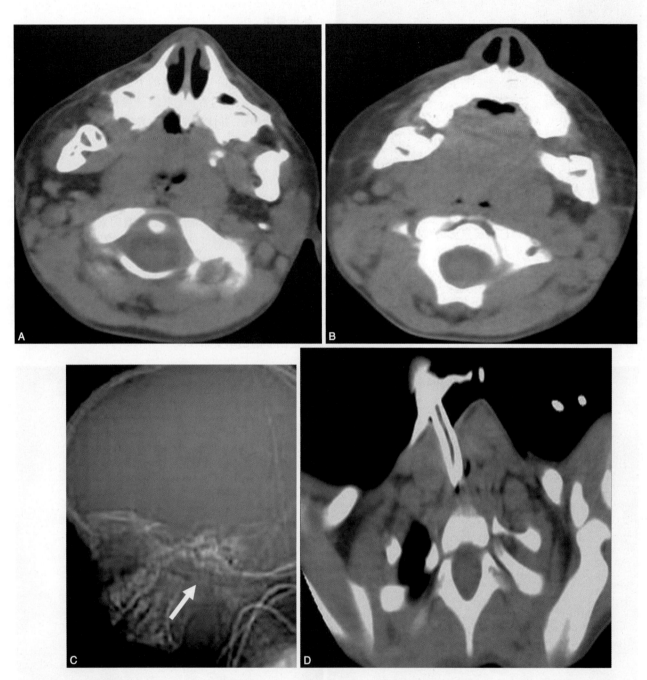

图 2.50　Treacher Collins 综合征。鼻咽水平 CT(A)和口咽水平 CT(B)表明继发于面部狭小的软组织阻塞了气道。(C)侧位 CT 显示气道显著变窄。(D)胸廓上口 CT 表明在这种情况下气管造口术是必要的

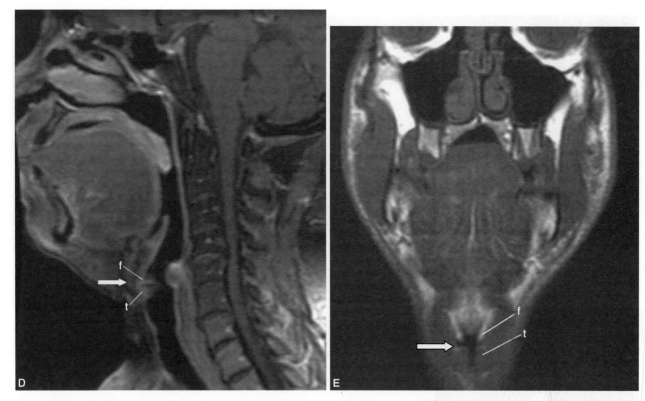

图2.61(续)　T₁加权矢状位(D)和冠状位(E)MRI显示假声带水平(f)和真声带(t)被喉室(箭头所指)分离

边缘都是自由的。大部分的会厌从甲状软骨后方延伸,它可能在舌骨上方,也可能有时通过口腔可以看到。它通过舌骨会厌韧带和甲状舌骨韧带固定。舌骨会厌韧带是一个坚硬的、纤维性的、扇形的韧带,它从会厌的腹侧中线延伸至舌骨软骨的背侧缘。在韧带的正上方是咽腔,位于舌根的尾部。会厌有助于防止误吸。在吞咽过程中,杓状会厌皱襞将会厌两侧向下拉,从而缩小喉部入口[56]。

先天性病变

呼吸系统是由原始的咽部外翻形成的。呼吸憩室入口的两侧的细胞附着,形成气管的隔膜,从原始的前肠分离出气管,经过发育,喉腔闭塞而后被吸收。呼吸道两侧间充质细胞发展为软骨,然后在中线融合形成甲状腺和环状软骨。呼吸系统的发育和成熟延迟与先天性病变相关[34]。

喉软骨软化代表了喉的支持系统的一个发展延迟。喉的结构发育了,但不够成熟,使得喉咙敞不开。声门上喉也被影响,会厌可能是松软的。随着软骨成熟,问题得到解决。

在喉的任何水平都可以看到网状结构,但它们通常位于真声带的水平。声门下网状结构有时与环状软骨畸形有关。喉闭锁是由于不完整的血管再通使它不能传递空气到气管,这是存在的。气管食管隔不完整的融合可导致喉气管裂。喉部裂可以孤立发生,但往往有一个关联的气管裂。喉狭窄或气管上部狭窄可能是由先天性异常或创伤后引起。声门下狭窄是由于从真声带到环状软骨的先天性软组织狭窄引起。这个问题通常是被放大的,但有时候需要气管切开术。狭窄最常见的原因是长期插管。摄入的腐蚀性物质也会导致声门上气道后方的狭窄。平片影像学研究和CT擅长评估狭窄的程度和长度。

创伤

车祸或颈部挫伤通常造成喉的断裂,这可能涉及甲状软骨、环状软骨或两者兼而有之。喉气管的离断通常是致命的。杓状软骨脱位或环状软骨脱位也可能会遇到。甲状软骨和环状软骨的错位导致环甲关节脱位。从影像中看,声门旁软组织存在空气说明喉部存在创伤(图2.62)。

异物可能是外伤的结果,但更常见的原因是摄食或误吸。梨状窦是异物的常见部位。如果异物进入喉,它通常会进入气管或支气管。

喉部的烧伤可能是由于吸入或摄入热物质所致。最可能累及声门上喉,并可发生全身性水肿。

声带麻痹

声带麻痹可能由于喉上神经麻痹、喉返神经麻痹或全部迷走神经麻痹引起。在评估声带麻痹时,成像应该分析整个迷走神经和喉返神经的走行(图2.63)。

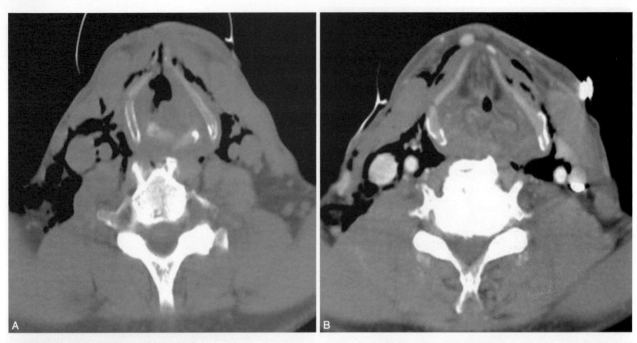

图2.62 喉部骨折。强化前(A)和强化后(B)轴向CT扫描显示广泛的深筋膜气肿以及多个甲状软骨和环状软骨骨折

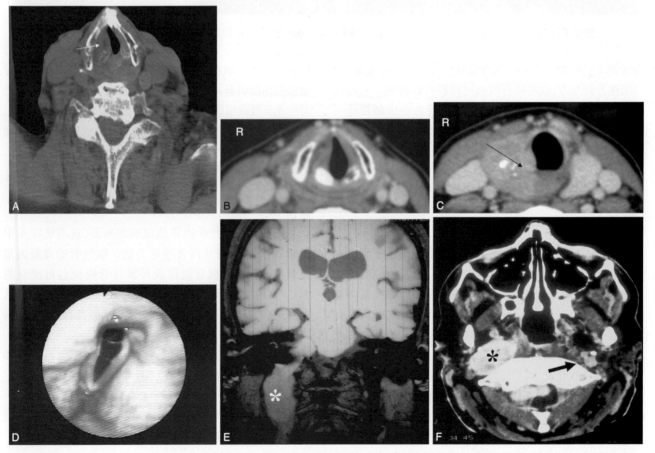

图2.63 三个不同的患者声带麻痹的原因。患者1:轴向CT扫描(A)演示了右侧声带麻痹,其向内侧倾斜,受到鳞状细胞癌侵犯。患者2:轴向增强CT扫描(B)演示了右侧真声带麻痹。这个病例中,因为右侧甲状腺乳头状癌肿瘤压迫,喉返神经陷入气管食管槽,导致其去神经支配(C)。内镜下可看到右侧声带麻痹(D)。患者3:冠状超声造影T_1MRI(E)和轴向CT(F)展示了一个已知神经纤维瘤病的患者的增强迷走神经神经鞘瘤(*)。图中标记了正常侧颈动脉鞘内迷走神经(箭头所指),伴随颈动脉和颈静脉。这个患者同样也是右侧声带麻痹

喉上神经穿过外部喉分支,支配喉部的一块肌肉——一个外在的肌肉,即环甲肌。这块肌肉在甲状腺和环状软骨之间延伸。随着肌肉收缩,环状软骨前环被拉向甲状软骨下边缘。这一动作使环状软骨上板向后旋转(连同杓状软骨),使真声带紧张。如果声带一侧处于麻痹,肌肉收缩旋转环状后板,使其旋转至麻痹侧对侧。

然而,声带麻痹更常见的原因是喉返神经病变。所有的喉部肌肉,除了环甲肌都受该神经支配。大多数诊断是继发于甲杓肌萎缩,而甲杓肌是构成大部分声带的肌肉。声带变得更细、更尖。心室和梨状窦代偿性增大[56]。在急性期,由于甲杓肌缺乏肌张力,麻痹的声带出现松弛和中度脱垂,并表现为呼吸动作和发声时运动减低。

肿瘤和其他病理学

大多数喉肿瘤是恶性的,鳞状细胞癌是最常见的。这些癌症出现在黏膜表面,很容易通过内镜直接看见。CT 和 MRI 成像用于定义疾病的严重程度。横断面成像是评估气道狭窄的程度和方向的有效方法(图 2.64)。其他细胞类型有腺癌、疣状癌和未分化癌。肉瘤、黑色素

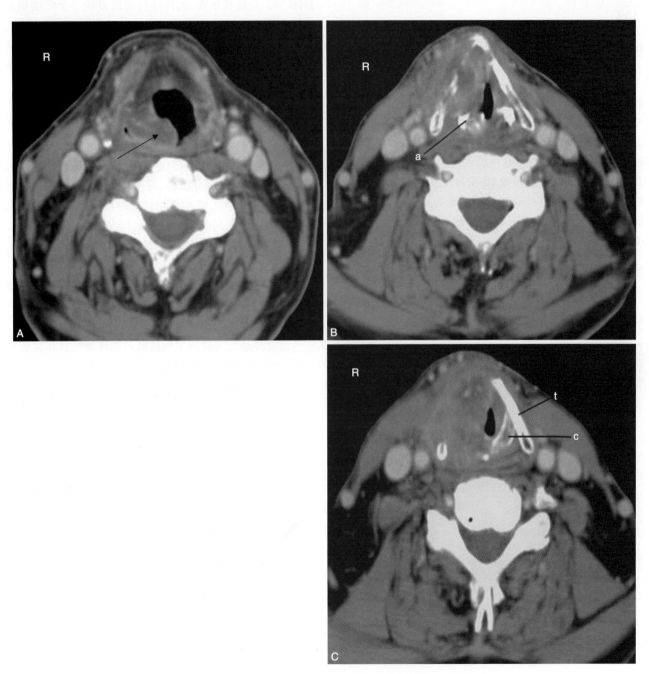

图 2.64　喉癌。(A-C)轴向增强 CT 扫描。鳞状细胞癌(箭头)从右杓会厌皱襞(a)一直延伸到杓状腺鞘水平,再延伸到环状软骨(c),软骨破坏并侵犯右声带和肩胛肌。左侧甲状软骨(t)完整,右侧被肿瘤破坏

瘤、淋巴瘤、白血病、浆细胞瘤、纤维组织细胞瘤及转移性疾病都是罕见的肿瘤。

喉部良性肿瘤包括声带结节、幼稚乳头瘤样增生和其他非上皮源性肿瘤,如血管瘤、脂肪瘤、平滑肌瘤、横纹肌瘤、软骨瘤、神经肿瘤、副神经节瘤、神经鞘瘤和颗粒细胞肿瘤。

黏液囊肿可以发生在任何黏膜表面,但它们在声门上喉是最常见的。喉囊肿可能在内部、外部,或两者兼而有之。声门上肿物最常见的表现是与喉室相连(图2.65)。

气管

发育和结构

气管是一个管状结构,从环状软骨(大约在 C_6 水平)延伸到隆嵴(通常在 T_5 或 T_6 水平)。它由16~20个C形软骨环组成,后方是开放的,由纤维弹性组织连接,气管肌肉形成气管后壁。气管长10~15cm。气管腔的直径取决于身高、年龄和性别,但一般成年人在冠状平面成像10~25mm,在矢状平面成像10~27mm。气管的神经支配来自迷走神经、喉返神经和交感神经的副交感神经的气管分支。气管由甲状腺下动脉和支气管动脉的多个分支供血。

图像解剖和相关病理学

气管放射学评估包括颈部和胸部的射线成像,CT和MRI。颈部的侧面图为颈部气管的检查提供了一个很好

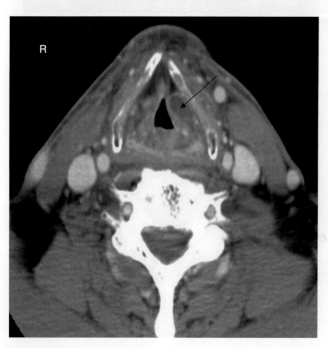

图2.65 喉囊肿。轴向CT图像显示左侧充满液体的喉囊肿(箭头)

的方法。胸片可以对胸部气管和纵隔结构进行最初的评估。CT,尤其是螺旋CT,在评估气管解剖和病理方面更有优势,因为它可以直接显示横断面气管。经过多维重建,狭窄的程度和长度可以被充分评估。虚拟支气管镜是对螺旋CT数据的三维重建,通过模拟支气管镜可以在气管支气管树中导航。MRI由于扫描时间过长,存在呼吸运动伪影和有限的分辨率,目前使用受限。

早期发现气管病变是不常见的,因为气道的重大代偿可以出现在症状表现之前。在气道阻塞的症状表现之前,在休息时超过75%,用力时超过50%的腔的长径需要封闭[57]。当症状出现,胸片往往可以发现一个高级别的纵隔肿瘤。此外,气管气柱可倾斜或缩小。气管扩张很少由气管软化、囊性纤维化或埃勒斯-当洛斯综合征(Ehlers-Danlos syndrome)所致。影响气管结构的病理因素基本上可分为外部或内部过程。

外部气管病理学

甲状腺肿是一种较常见的颈、胸骨后气管的外源性疾病。气管通常向外侧移位,可见管腔受压。表现症状可能是声带麻痹、声音嘶哑、呼吸困难、吞咽困难。这些症状都是可预测的,并根据甲状腺肿在气管、食道和喉返神经上的位置来判断。异常软组织向侧面和后部扩展,可能使气道向前或向侧面移位,并成为困难气管插管的原因(图2.66)。

与甲状腺肿一样,任何累及或增大的甲状腺肿块都会导致气道移位和压迫(图2.67)。继发于淋巴瘤或转移瘤的肿大淋巴结也可导致气管外压迫。

血管环是先天性的主动脉畸形和环绕气管和食管的大血管畸形,它可导致气管压迫和吞咽困难。最常见的例子是双主动脉弓。血管系带是可能导致气道损害的非环状血管异常。肺动脉系带可以从后方挤压气管,肺动脉系带是左肺动脉从右肺动脉起源的地方。另外,无名动脉或畸形的左锁骨下动脉可以从前方压迫气管。

内部气管病理学

外伤性气管损伤多为钝挫伤,而非穿透性损伤,常伴有胸部、颈椎和大血管的其他重大损伤。除气管内出血和气道梗阻,气胸、纵隔积气和皮下气肿也可以是气管病变出现的信号。气道的化学和热损伤等内部损伤导致黏膜水肿和随后的气道损害。

气管内插管的晚期并发症是气管导管套囊处、导管尖端或气管造口处的狭窄。气管导管套囊相关损伤可归因于套囊压力超过毛细血管灌注压力引起的坏死。随着高容低压套囊的引入,这种并发症的发生率显著降低。这种套囊的柔韧性更好,可以根据气管的轮廓进行塑形。气管前方软骨的供血更易受压力影响,并可能出现瘢痕

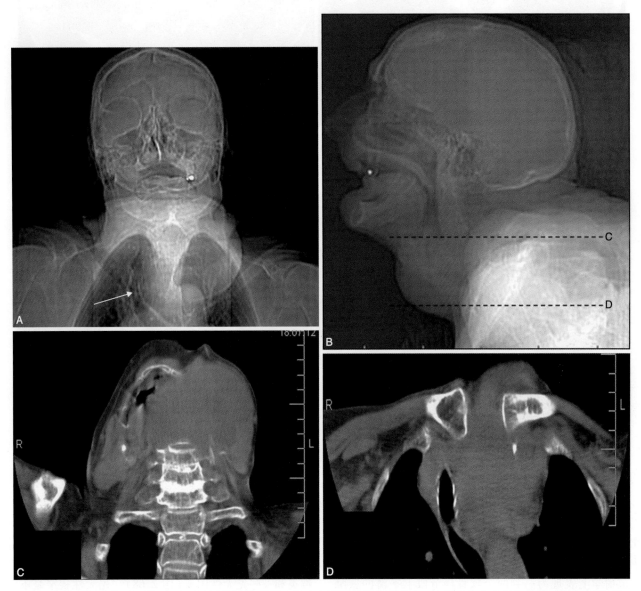

图 2.66　甲状腺肿。CT 前后（A）和外侧（B）扫描显示临床上明显的甲状腺肿块。注意图像 A 中的气管偏移（箭头）和图像 B 中的气管前移。参考侧定位扫描视图的轴向图像（C）和（D）进一步显示从舌骨水平到胸腔入口对气道的影响

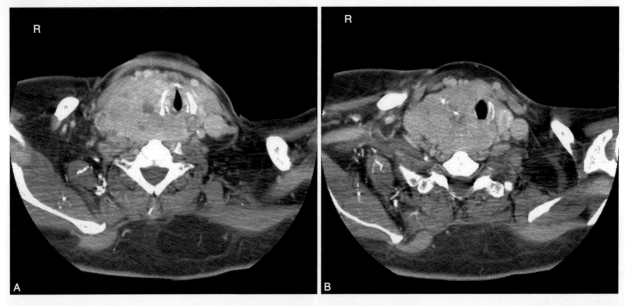

图 2.67　气管移位和消失。轴向 CT(A 和 B)示甲状腺髓质癌。(A)CT 示右侧甲状腺肿物导致气管前移偏向对侧。(B)肿瘤已破坏右侧环状软骨并紧邻声门下气道结构

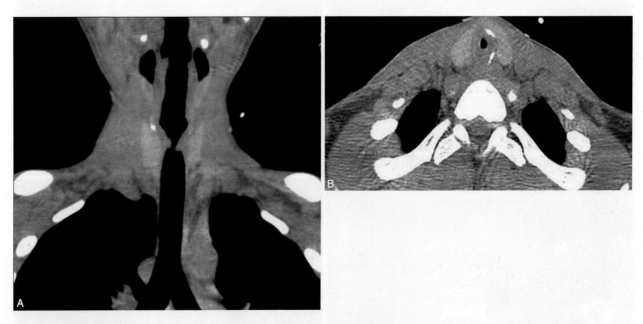

图 2.68　气管狭窄。(A)儿童冠状面重建 CT 图像显示声门下气管明显变窄。(B)轴向 CT 示气管远端严重狭窄

化。随着套囊压力的增加,气管的后膜部分也会受到影响,瘢痕也会变得圆周化。这种损伤与套囊的位置有关,在放射学上表现为一到两个软骨环节段上平滑的狭窄环。这种表现可在拔管后两周至数周出现。少见的气管插管远期并发症还包括气管软化和气管食管瘘[13,58]。

早期气管造口术的并发症通常与气管角度异常有关。与气管插管相比,气管造口术不受头颈部位置变化的影响,因为它不固定在口鼻处。气管造口管成角可能会增加气道阻力,增加清除分泌物的困难,并增加气道糜烂和气管穿孔的概率。

导致弥漫性气管狭窄的原因,除了与热、腐蚀性或酸性化学物质、放疗和插管损伤有关的损伤外,还包括不寻常的原因,如结节病、Wegner 肉芽肿、真菌感染、义膜性喉炎和一些先天性因素(图 2.68)。先天性狭窄是不常见的,通常与其他先天性异常有关。病变的节段有僵硬的管壁和狭窄的管腔,软骨可以是完整的环。狭窄段可以是局部节段或累及整个气管。症状通常出现在刚出生的几周或几个月。大多数患者可以得到适当的治疗。气管软化症的特征是气管(平滑肌)异常松弛导致胸段气管塌陷。因为环状软骨支撑作用软化,后膜壁变宽,有可能会膨入气管。气管软化可以分为内源性和继发的外源性两类。患者可能有轻微或严重的症状,这取决于气道

阻塞程度。

气管食管瘘是一种常见的先天性畸形,新生儿发生率为 1/3 000~1/4 000。它常常合并有食管闭锁[13,58]。气管食管瘘有几种分型。最常见的是近端食管闭锁伴远端气管食管瘘。这种类型可能与新生儿严重的呼吸窘迫有关,可能需要紧急气管切开术。合并多个瘘管的病例并不少见,可能对心血管、胃肠道、肾脏或中枢神经系统还有一些其他的不良影响(图 2.69)。大多数良性气管肿瘤见于小儿。鳞状细胞乳头状瘤、纤维瘤和血管瘤是最常见的类型。在成人中,最常见的良性肿瘤是软骨瘤、乳头状瘤、纤维瘤、血管瘤和颗粒细胞肌母细胞瘤。气管原发性恶性肿瘤很少见;喉和支气管原发性肿瘤更常见。然而,在成人中,原发性气管肿瘤比良性肿瘤更常见,最常见的恶性肿瘤是鳞状细胞癌[57]。气管亦可有转移性肿瘤,其既可继发于远处原发肿瘤,亦可被直接侵犯,如甲状腺原发性肿瘤(图 2.70)。

结论

放射学领域快速的技术进步使得气道结构良好的可视化,并为麻醉医生提供制订安全有效的麻醉计划所必需的信息。每个患者的影像库中通常都有大量的数据,这些数据可以为麻醉医生在术前评估和制订麻醉计划时提供相关的气道的数据信息。从鼻孔到支气管的整个气道在颈胸段的平片上很容易看到。

由于放射学不是大多数麻醉住院医师培训课程的一部分,大多数麻醉医生对放射学的接触有限,而 MRI 和 CT 通常是术前评估的一部分。如本章所述,了解气道的基本放射解剖学,可以最大限度地利用现有信息,加强麻醉实践,全面改善患者护理。通过在 MRI 和 CT 的原理的进一步更新,了解这些成像方式如何显示气道结构。本文作者希望为从这些成像研究中收集临床有用的信息提供了良好的基础。此外,本文作者希望临床医生不仅能将放射学研究的信息结合起来,为他们的患者提供更好的治疗,而且还可以考虑使用新的成像方式作为研究气道的强有力工具。

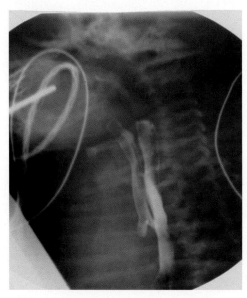

图 2.69 气管食管瘘(TEF)。吞咽造影剂的斜位放射片显示出典型的 H 型 TEF(Courtesy Dr. Netta Marlyn Blitman,Montefiore Medical Center,Bronx,NY.)

临床要点

- 气道从业人员应熟悉常见的成像方式。对现有影像学研究的回顾应始终作为气道术前评估的一部分。
- 最有用的影像学研究包括颈部、脊柱和胸片,以及颈椎或颈部软组织的横断面影像学研究。回顾影像图像或定位图可以对从鼻孔到支气管的气道进行更全面的评估。
- CT 因其采集速度快、高分辨率成像、呈现骨的细节和对急性血液的检测而成为急性创伤的首选方法。主要缺点是给接受 CT 检查的患者提供电离辐射。
- MRI 是急性脑卒中的首选检查方法。没有电离辐射,但只能使用非铁磁设备,患者需要仔细检查是否有植入史。
- 气道的评估从鼻子开始。鼻中隔偏曲或骨刺的存在会影响鼻气管导管或鼻胃管插入的容易程度。
- 巨舌、后颌及舌侧大扁桃体的存在可能预示插管困难。
- 气道狭窄或偏离的程度可通过颈部的横断面成像进

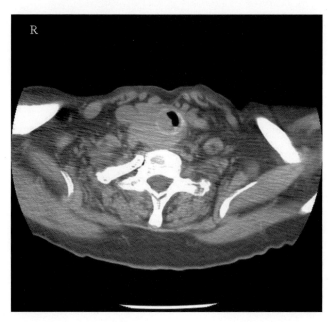

图 2.70 甲状腺滤泡癌侵犯气管。轴向 CT 显示右侧肿块偏离并侵犯气管

行评估。

- 成人患者的喉水平通常在 $C_4 \sim C_6$。低喉或喉前移位的证据是困难插管的潜在预测因素。

（周阳 译 王军 审）

部分参考文献

6. Bushberg JT, Boone JM. *Radiography*. 3rd ed. Lippincott Williams & Wilkins; 2012.

9. Hounsfield GN. Computerized transverse axial scanning (tomography): part 1. Description of system. *Br J Radiol*. 1973;46(552): 1016-1022.

13. Crosby ET, Lui A. The adult cervical spine: implications for airway management. *Can J Anaesthesia*. 1990;37(1):77-93.

17. Nichol H, Zuck D. Difficult laryngoscopy—the "anterior" larynx and the atlanto-occipital gap. *Br J Anaesthesia*. 1983;55(2):141-144.

20. White A, Kander P. Anatomical factors in difficult direct laryngoscopy. *Br J Anaesthesia*. 1975;47(4):468-474.

33. Bishop MJ, Weymuller EA Jr, Fink BR. Laryngeal effects of prolonged intubation. *Anesth Analg*. 1984;63(3):335-342.

46. Frei FJ, Ummenhofer W. Difficult intubation in paediatrics. *Paediatr Anaesth*. 1996;6(4):251-263.

58. Calder I, Calder J, Crockard H. Difficult direct laryngoscopy in patients with cervical spine disease. *Anaesthesia*. 1995;50(9): 756-763.

All references can be found online at expertconsult.com.

第3章 超声在气道管理中的应用

Michael Seltz Kristensen and Wendy H. Teoh

章节大纲

引言

超声检查(ultrasonography, USG)已迅速发展成为医生手中用于患者紧急气道管理和气道监护的公认方法[1,2],其应用被认为是困难气道管理的基础[3]。USG具有许多潜在优势:安全、快速、可重复、便携、易获得并能提供实时动态图像。USG应与气道操作紧密结合大力推广,以最大限度地在气道管理中发挥作用。例如,如果将超声探头放置在颈部,在气管导管(endotracheal tube, ETT)放置过程中能显示其进入气管或食管,而在完成ETT放置的患者颈部放置超声探头,则很难看出ETT的位置。

超声图像及其获取方法

超声是指超过20 000Hz频率的声波。2~15MHz的频率通常用于医学成像。超声探头既是反射声波的发射器,也是接收器。组织表现出不同的声阻抗值,并在不同类型软组织之间的界面处发生声波反射。软组织与骨骼或空气的界面,阻抗差异最大。一些组织产生强烈的回声(如脂肪、骨骼);这些被称为高回声结构,它们看起来是白色的。超声波束容易通过其他组织(如积液、血管中的血液),并仅产生弱回声;这些是低回声结构,在屏幕上显示为黑色。当超声波束到达骨骼表面时,出现强烈的回声(即强烈的白线),由于存在强烈的超声波吸收,导致仅显示有限深度的骨组织。由于声影的缘故,除骨骼之外看不见其他结构。软骨结构,如甲状软骨、环状软骨和气管环,均呈均质低回声(黑色),但软骨往往会随着年龄的增长而钙化[4]。

肌肉和结缔组织膜超声成像是低回声的,但具有比软骨更不均匀的条纹外观。与邻近的软组织相比,腺体结构如下颌下腺和甲状腺是均质的,并呈轻度至强烈的高回声。空气是一种非常微弱的超声波导体,因此当超声波束到达组织和空气之间的边界时,会出现强烈的反射(强烈的白线),屏幕上超出该点的所有内容均为伪影,特别是反射伪像,在超声屏幕上会显示多条平行的白线。然而,从胸膜/肺部边界产生的伪影经常能提供很多有用的信息。超声波通过内含空气的空腔时会妨碍相关结构的可视化，例如咽后壁、后连合和气管后壁[4]。

在 B 模式（B = 亮度）中，超声探头发出矩阵声波穿过身体扫描出的平面，在超声屏幕上可被视为二维图像，描绘的是组织的一个"切面"。在 M 模式（M = 运动）中，获得的是 B 模式组织扫描图像投影出的单一线性快速序列。器官边缘产生的反射相继朝探头方向移动，依次在屏幕上成像，使超声检查者能够看到并测量其运动范围。在彩色多普勒 USG 中，B 模式图像顶部的颜色编码代表速度信息。

超声波的频率越高，图像分辨率越高，穿透深度越小。气道管理中使用的所有现代超声探头，都具有一系列频率，可在扫描期间调整以优化图像。线性高频探头（图 3.1）最适合用于浅表气道结构（离皮肤 2~3cm）的扫描成像。凸阵低频探头因其更宽的视野，最适合用于获得下颌下和声门上区域的矢状和旁矢状视图。微型探头可以用于两个肋骨之间的胸膜扫描。如果只选择一个探头，线性高频探头可以实现与气道管理相关的大多数超声检查。便携式超声机器可以完成基本扫查，足以用于气道超声检查[5]。

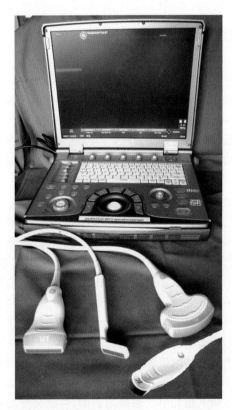

图 3.1　笔记本式超声机，超声探头（从左至右）：线性 7~12MHz 高频探头；小型线性 6~10MHz 高频"曲棍球棒"探头；弯曲、凸阵 2~6MHz 探头；微凸 4~10MHz 探头（From Kristensen MS. Ultrasonography in the management of the airway. Acta Anaesthesiol Scand. 2011;55:1155-1173. ）

由于空气不传导超声波，因此探头必须与皮肤或黏膜完全接触，并且接触界面不能存在任何空气[6]。在探头和皮肤之间涂抹超声凝胶可以避免空气出现在接触面。但当对男性患者进行从舌骨到胸骨上切迹的矢状中线扫描时，由于甲状软骨的突出，有时候避免探头下面存留空气具有挑战性。

气道和相邻结构的可视化

应用传统的经皮 USG，从下颌尖端到气管中部的气道、最外周肺泡的胸膜面以及膈肌均可成像。通过特殊技术还可以观察到气道的其他部分：当进行经食管 USG 时可以从食管观察到气管，并且可以用支气管镜行内镜 USG，观察从气管中部到支气管的更远端气道的周围组织。本章未详细介绍这些特殊技术。

口腔和舌体

USG 是检查口腔及其内容物的简单方法。舌体由位于口腔的前活动部和固定的咽部组成。舌肌被分为外在肌肉（有骨质嵌入结构可改变舌体位置）和内在肌肉，其纤维可改变舌体形状[7]。舌体可从口内成像，但图像可能难以解读[8,9]。

通过将超声探头放置在颏下，可以很容易地观察到口底和舌体。如果将超声探头以冠状平面放置在颏后，并向后移动到达舌骨，则可以对口底所有层面、舌体肌肉以及任何可能的病理进程进行彻底的评估（图 3.2）。扫描图像的两侧均与下颌骨的声影相接，能明确识别背部舌面[10]。舌底的宽度可以通过标准化方式测量，应用多普勒超声定位两根舌动脉，并测量两根动脉进入舌底下侧缘时的间距[11]。如果将超声探头以矢状平面放置颏下，则可获得口底和舌体的纵向扫描图像。如果使用大型凸阵探头，可以在一张图像中看到整个口腔底部和大部分长度的舌体（图 3.3）。该图像前方是来自下颌骨联合部的声影，后面是舌骨声影，限制了图像扩展。可以在该平面成像中对舌体功能进行详细评估，包括持丸能力、舌体推进、舌-腭接触，舌体拔尖和背向移动、食丸清除以及舌骨偏移[10]。

当舌体与上腭接触时，超声图像可以观察到上腭；如果没有与上腭接触，舌体背面的空气将使上腭难以成像。如果摄入水并将其保留在口腔中，则所获图像将得到改善。因为水消除了空气-组织边界，并允许大部分包括上腭在内的口腔内容物成像（图 3.4），并能更好地区分硬腭与软腭[7]。

应用三维 USG 可以详细观察舌头的情况[12]。在儿童中，四个扫描位置囊括了舌体和口腔的主要解剖成分，这四个平面分别是中线矢状位平面、旁矢状位平面、前冠

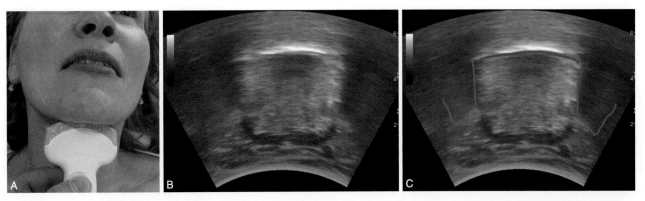

图 3.2　口腔和舌体基底部的短轴扫描。(A)超声探头的放置。(B)获得的超声图像。(C)舌体的背面用红线表示,下颌骨的声影用绿色勾勒出来(From Kristensen MS. Ultrasonography in the management of the airway. Acta Anaesthesiol Scand. 2011;55:1155-1173.)

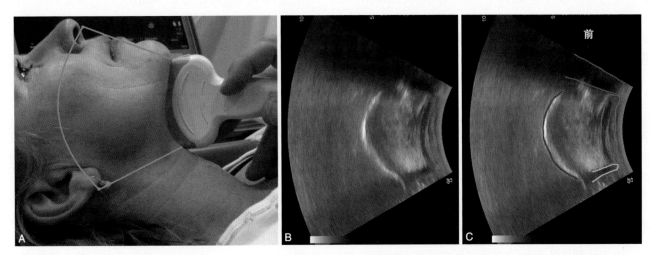

图 3.3　口腔和舌体基底部的长轴扫描。(A)凸阵探头的放置。扫描覆盖的区域以浅蓝色标出。(B)获得的超声图像。(C)下颌骨的阴影以绿色勾勒,口底的肌肉呈紫色,舌骨的声影呈黄色,舌体背面呈红色(From Kristensen MS. Ultrasonography in the management of the airway. Acta Anaesthesiol Scand. 2011;55:1155-1173.)

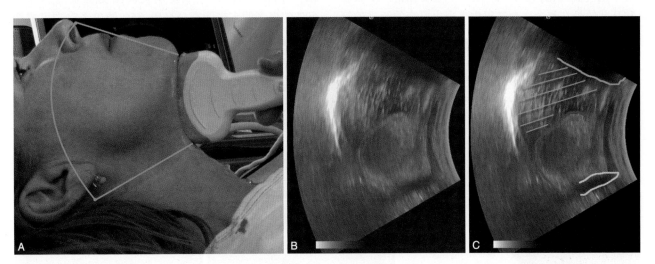

图 3.4　口腔内充满水。探头的放置与图 3.3 中的相同。下颌骨的阴影以绿色勾勒出来,舌骨的声影呈黄色,舌体背面呈红色。蓝线表示口腔中的水。粗白线代表硬腭的强回声(From Kristensen MS. Ultrasonography in the management of the airway. Acta Anaesthesiol Scand. 2011;55:1155-1173.)

状位和后冠状位平面[13]。在舌骨近头侧横轴中线平面,可以显示舌底和口底。在横轴中线平面,可以对舌扁桃体和会厌谷进行成像。当探头置于舌骨下方并向尾侧倾斜时,可以看到声门前和声门旁空间,以及会厌的舌下部[14]。

口咽

通过将超声探头垂直放置,使其上缘在外耳道下方约 1cm 处,可以获得口咽中部外侧缘儿的部分成像[10]。可以确定咽侧边缘和侧咽旁壁的厚度[15]。也可以经口腔将探头直接放置于咽侧壁的黏膜衬里处,来观察咽旁间隙,但患者通常难以耐受这种检查方法[16]。

下咽

通过对甲状舌骨膜、环甲间隙、环甲膜(cricothyroid membrane,CTM)、甲状软骨板以及沿着甲状板后缘进行超声检查,可以定位和分类下咽部肿瘤,其成功率堪比计算机断层扫描(CT)[17]。

舌骨

舌骨是将上呼吸道分成两个扫描区域的关键标志:舌骨上和舌骨下区域。舌骨在横向视图中显示为浅表、高回声、倒 U 形、具有后方声影的线性结构。在矢状面和旁矢状面时,可看到舌骨的横截面(见图 3.4),是一个狭窄、高回声、投射声影的弯曲结构[4]。

喉

由于喉部位置浅表,当使用线性高频探头时,USG 能提供比 CT 或磁共振成像(MRI)更高分辨率的图像[14]。喉部骨骼的不同部分具有不同的超声特征[18]。舌骨在生命早期就被钙化,其骨声影是一个重要标记。甲状软骨和环状软骨在整个生命过程中表现出可变的渐进的钙化,而会厌一直保持低回声显像。真正的声带覆盖低回声肌肉,而假声带则含有高回声脂肪。

甲状舌骨膜在舌骨的尾部边缘和甲状软骨的头部边界之间延伸,为检查提供了超声窗口,当线性探头以横向平面放置时,可通过该窗口观察到所有受试者的会厌(不同程度向头侧或尾端调整角度)[4]。从舌骨头端到甲状软骨远端(图 3.5),经喉上中线矢状扫描显示甲状舌骨韧带、含低回声脂肪的会厌前间隙,以及其后代表会厌喉面的高回声白线[18]。在旁矢状位切面中,会厌表现为曲线形低回声结构;在横切面时,它的形状像反写的 C 形。它的前面是高回声、三角形的会厌前间隙,后面是高回声的空气黏膜界面[19]。在纳入 100 名受试者样本的研究中,经甲状软骨头端横向中线扫描时,所有受试者的会厌均呈像,平均会厌厚度为 2.39mm[20]。

在环甲膜区域,探头向头端倾斜可以获得声带和杓状软骨影像,然后向远端移动以获得环状软骨和声门下影像[14]。在旁正中位置进行横向扫描,可以看到以下结构(从头端开始向远端移动):腭扁桃体,侧方舌根,侧方会厌谷,带状肌,甲状软骨板,侧方环状软骨,后方的梨状窝和颈部食管[14]。

喉部软骨在儿童中是非钙化的,但是在 20 岁之前,一些个体开始钙化,并且随着年龄的增长而增加。软骨未钙化的受试者中,在矢状面和旁矢状面上可见呈线状、低回声的甲状软骨,其后表面呈现为明亮的空气-黏膜界面。在横向切面中,它成像为倒置的 V 形(图 3.6),其中可以看到真假声带[4]。年龄达到 60 岁时,所有人都表现出部分钙化的迹象,大约 40% 的软骨在声带水平是有钙化的[20]。钙化表现为强回声并伴后部声影。尽管存在钙化,通常情况下,通过倾斜探头,可以看清相应的解剖结构。在一组因怀疑喉部病变而接受检查的患者中,60% 的患者假声带能充分显影,75% 的患者声带可成像,

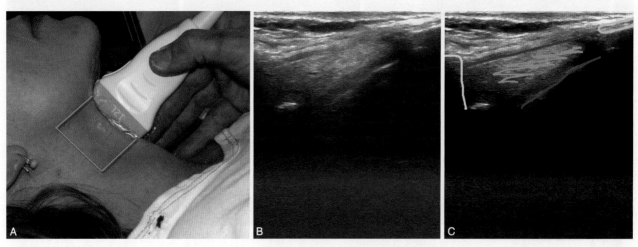

图 3.5　从舌骨到甲状软骨近端的中线矢状位扫描。(A)浅蓝色轮廓显示扫描覆盖的区域。(B)扫描图像。(C)舌骨阴影为黄色,甲舌膜为红色,会厌后表面为蓝色,会厌前脂肪为橙色,甲状软骨为绿色(From Kristensen MS. Ultrasonography in the management of the airway. Acta Anaesthesiol Scand. 2011;55:1155-1173.)

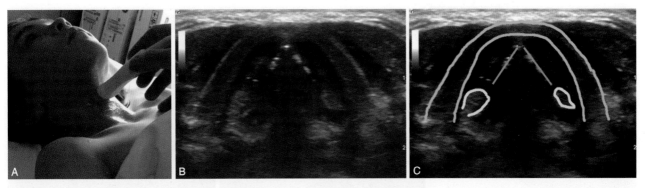

图3.6 一名8岁男孩的甲状软骨横向中线扫描。(A)探头的放置。(B)扫描图像。(C)甲状软骨标记为绿色,声带标记为橙色,前连合标记为红色,杓状软骨标记为黄色(From Kristensen MS. Ultrasonography in the management of the airway. *Acta Anaesthesiol Scand.* 2011;55:1155-1173.)

64%的患者能看到前连合,71%的患者可见杓状软骨,而16%的患者没有看到喉内结构[20]。

声带

对于甲状软骨未钙化的个体,可通过甲状软骨看到假声带和真声带[18]。对于有钙化的甲状腺软骨的个体,仍然可以看到声带和杓状软骨,方法是将探头放置于甲状腺上切迹的头端、向尾端倾斜,或通过环甲膜中线扫描图像,或将探头向头侧倾斜成30°角进行侧方扫描[14]。

真声带是两个三角形的低回声结构(声带肌肉),而衬在声带肌内侧的声带韧带呈现为高回声(图3.6)。发声期间能观察到声带肌肉在振荡并向中线移动[4]。假声带与真声带平行,比真声带更靠近头端,呈高回声,发声时保持相对不动。

在24名平均年龄为30岁的志愿者中,甲状软骨为声带成像提供了最佳观察窗。在所有受试者中,通过在甲状软骨上以头尾方向移动探头,可以观察和区分真假声带[4]。在一项对229名年龄在2个月至81岁的受试者进行的研究中,所有女性受试者都能看到真假声带;在男性受试者中,18岁以下的人真假声带可见比例为100%,随着年龄增长,真假声带可见度逐渐下降,60岁及以上的男性可见比例已小于40%[21]。

环甲膜和环状软骨

环甲膜位于甲状软骨的下缘和环状软骨的上缘之间。在矢状面(图3.7)和旁矢状面视图中,可以清楚地看到它是连接低回声甲状软骨和环状软骨的高回声带[4]。环状软骨在旁矢状面视图上呈现圆形、低回声;在横切面上,呈拱形、反C形,其后呈白色亮线。

气管

气管位于颈部中线的位置,是横断超声成像的有用参照点。环状软骨是气管上限的标志;它比下面的气管环厚,呈现为低回声的圆形结构。它是矢状中线位扫描时重要的参照点(图3.7)。通常在颈部轻度伸展时,前六个气管环可以成像[16]。气管被皮肤、皮下脂肪、带状肌所覆盖,并且在第二或第三气管环的水平被甲状腺峡部覆盖(见图3.7)。带状肌呈低回声,被菲薄的颈筋膜包绕,颈筋膜呈现为高回声线状[16]。在胸骨切迹上方可识别高耸的无名动脉,成像为横跨气管的无回声结

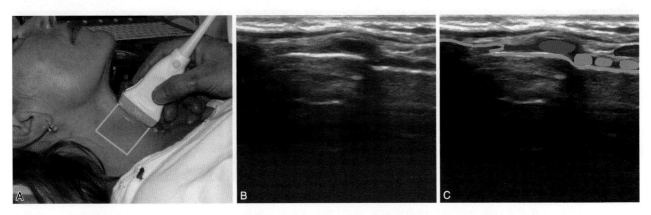

图3.7 环甲膜(CTM)。(A)线性高频探头置于中矢面。扫描区域用浅蓝色标记。(B)扫描图像。(C)甲状软骨呈绿色,环状软骨呈深蓝色,气管环呈浅蓝色,环甲膜呈红色,组织-空气边界呈橙色,甲状腺峡部呈棕色。在橙色线下放,仅可见伪影(From Kristensen MS. Ultrasonography in the management of the airway. *Acta Anaesthesiol Scand.* 2011;55:1155-1173.)

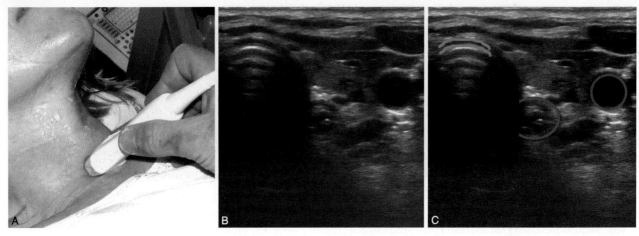

图 3.8 气管和食管(A)在胸骨上切迹对患者气管的左侧进行横向扫描。(B)扫描图像。(C)气管软骨的前部呈浅蓝色,食管呈紫色,颈动脉呈红色(From Kristensen MS. Ultrasonography in the management of the airway. Acta Anaesthesiol Scand. 2011;55;1155-1173.)

构[13]。气管环呈低回声,在矢状面和旁矢状面上呈类似于"串珠"的影像(图 3.7)。在横切面上,气管环呈现倒 U 形或马蹄形,其后方的空气黏膜界面因产生反射伪影而呈现高回声,使气管环显得格外醒目[4](图 3.8)。

食管

在患者胸骨上切迹水平、气管的左后外侧,是最容易观察到颈段食管的位置(图 3.8)。食管壁的同心层结构在超声图像上表现为特征性的"牛眼"外观。吞咽时可以看到食管的收缩和扩张,这一特征可用于准确辨认食管[16]。通过颈部扫描进行食管检查时,需要将患者置于合适的体位,方法是头下垫枕使颈部轻度屈曲,同时将头向对侧旋转45°。即使从右侧颈部观察,该体位在98%的病例中均可见食管[22]。

下段气管和支气管

经食管超声能显示下段气管的一部分。在体外循环时,把带有充满生理盐水球囊的探头伸入气管,即可通过气管进行超声检查,从而显示近端主动脉弓和无名动脉[23]。通过纤维支气管镜的工作通道置入可弯曲超声探头,可看到支气管壁及其各层。该技术被称为经支气管超声,可准确地区分肿瘤引起的气道浸润和压迫[24]。

外周肺和胸膜

肋骨可通过其声影识别,两肋骨之间可见一条高回声线[1]。这条线被称为胸膜线,代表胸壁软组织与空气之间的界面(图 3.9)。在正常呼吸或机械通气的受试者中,可以识别与通气同步的往复运动;这称为胸膜滑动征或肺滑动征[25]。因为周围的组织静止不动,所以这个征象很明显[26]。肺滑动征在动态、实时或借助可视设备观察时最显著[27]。

肺滑动征的检查应从垂直于肋骨放置探头开始,如此可以在同一窗口辨识出两个肋骨阴影[1]。上肋、胸膜线和下肋的延长线勾勒出一种特征征象,即"蝙蝠征"(图 3.9),在正确识别胸膜线和避免对壁层胸膜肺气肿错误解释方面,该征象作用显著、不容忽视。因此,

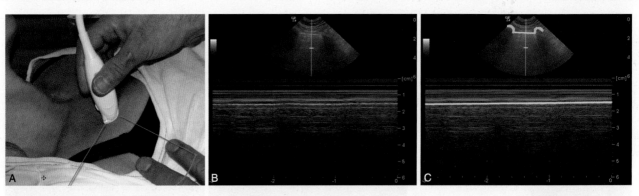

图 3.9 肺滑动征。(A)在正常呼吸期间,将微型微凸阵探头放置两个肋骨之间的空隙。浅蓝色线表示扫描区域。(B)扫描图像,上方显示 B 模式扫描,下方显示 M 模式扫描。(C)胸膜线标记为黄色,肋骨标记为橙色(直线两端的曲线)。注意肋骨和胸膜线的轮廓形成"蝙蝠征",在 M 模式图像中,胸膜线以上的非活动组织和脏层胸膜相对于壁层胸膜的呼吸运动所产生的伪影很容易区分。这被称为海岸征或沙滩征,因为不移动的部分类似于波浪,下面的伪影图案类似于沙滩(From Kristensen MS. Ultrasonography in the management of the airway. Acta Anaesthesiol Scand. 2011;55;1155-1173.)

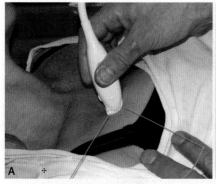
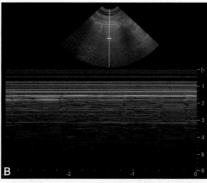
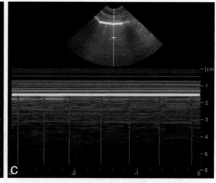

图 3.10　肺脉冲(A)探头的放置。(B)扫描图像,上方显示 B 模式扫描,下方显示 M 模式扫描。在无通气的肺中,唯一的运动是由心跳引起的,心跳产生肺部和胸膜的细微运动。这种运动在与心跳同步的 M 模式图像中显示,称为肺脉冲。(C)胸膜线标记为黄色,肋骨的浅轮廓标记为橙色。红线表示肺脉冲(From Kristensen MS. Ultrasonography in the management of the airway. *Acta Anaesthesiol Scand.* 2011;55:1155-1173.)

如果没有识别明确的"蝙蝠征",则该肺超声检查结果并不可靠[26]。可以使用时间运动(M)模式评估肺滑动征,该模式可突出显示位于胸膜线上方的波状图案和位于其下方的沙状图案之间的明显区别,被称为海岸征(图 3.9)。

在屏气或呼吸暂停时,没有肺滑动征,出现的是与心跳同步的"肺脉冲"小型运动[1](图 3.10)。肺脉冲是心脏的振动通过静止的肺传导的。M 型超声扫描也能显示肺脉冲。胸膜线能产生强回声,同时可见强度不同的反射伪影。它们表现为平行于胸膜线的线,间隔距离与皮肤表面到胸膜线的距离相同。如果超声图像的显示深度足够,在正常肺和病理肺中都可以看到这些"A 线"[28]。

"B 线"是具有七个特征的伪像:①"彗星尾"式伪影;②起自胸膜线;③呈高回声;④容易辨识;⑤无限播散(即播散到屏幕边缘而不衰减,例如探头深度 17cm,即扩散 17cm)[26];⑥可消除 A 线;⑦肺滑动征存在时随肺部滑动而运动[27]。在正常肺组织中可见稀疏的 B 线,但是存在三条或更多 B 线提示病理改变(例如肺间质综合征)[29]。B 线也称为衰荡伪影[30]。

膈肌

将凸阵探头放置在中上腹部的剑突下区域,在剑突的下方和肝脏下缘的下方分别扫描,可以完成膈肌及其运动的成像。探头向头侧倾斜45°,可以看到双侧膈肌运动[31]。当肺部通气时双侧膈肌向腹部移动,膈肌在松弛期向胸部移动。肝脏和脾脏在呼吸过程中,随着相应的单侧膈整体运动,该运动特征可通过将探头以纵向平面分别放置在右腋前线或左腋后线上观察到。可测量吸气时肝脾最靠近尾侧边缘的运动范围[32]。

胃窦

在上腹区域以矢状位方向放置弯曲的低频探头,可以观察到胃窦。观察胃窦最好的位置通常在中线右侧的旁矢状位平面,其前方围绕着肝左叶和肝尾叶,其后方是胰头或胰颈[33]。胃窦排空时呈小圆形或卵圆形结构,类似于牛眼。当胃窦排空时,只有胃壁是可见的;表面上看似少量胃内容物的影像,实际上是胃壁全层的厚度,胃壁有五个不同的超声层次(图 3.11)。该检查可以在仰卧

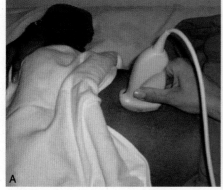
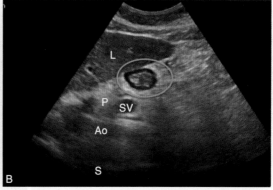

图 3.11　胃窦(A)上腹部区域的矢状探头方向。(B)胃窦(浅蓝色环)位于肝左叶的正后方(L)。胰腺(P)典型的高回声,位于窦后方。在这张图中,当脾静脉从右到左穿过胰腺时,可以看到脾静脉的横截面。在胰腺的后面,可以看到主动脉的纵向视图。脊椎也可见(Courtesy Anahi Perlas, University of Toronto and Toronto Western Hospital, Toronto, Canada. Figure nested at: Rigshospitalet, University Hospital of Copenhagen, http://www. airwaymanagement. dk.)

位患者身上进行,但最好选择右侧卧位[34]。

临床应用

预测外科手术患者喉镜显露困难和气管插管困难

亚组人群少量系列研究已经证实超声检查可用于筛查患者以预测气道管理的困难程度,但其普遍适用性尚未完全确定。肥胖患者的舌骨下颏距离比(即完全伸展颈部时舌骨下颏之间的超声测量距离与在中立位时的舌骨下颏距离之比)大于1.1,预示着在麻醉诱导后,可见良好的喉镜暴露分级[35]。在舌下平面行超声检查时,若不能显示舌骨则预示着喉镜暴露困难,其预测价值明显高于Mallampati评分或甲颏距离对喉镜暴露分级的预测[36]。在50例病态肥胖患者中,即使应用手法操作优化窥喉视野,仍存在喉镜检查困难的患者,从声带水平和胸骨上切迹水平测量的皮肤到气管前部的距离均显著增大。然而,当把观察终点定为喉镜检查等级而没有使用最佳的喉外操作时,这些发现难以被复制[37,38]。

评价影响气道管理技术选择的病理状态

超声检查可显示声门下血管瘤、喉狭窄、喉囊肿和呼吸道乳头状瘤病[14,39,40](图3.12)。咽囊(Zenker憩室)是一种反流误吸的来源,在颈部的横向线性高频扫描时可见,位于甲状腺左叶的后外侧(图3.13)[41]。超声可见并定性恶性肿瘤及其与气道的关系。涎腺结石症是放置声门上气道工具的潜在禁忌证;2mm×3mm大小的涎腺

结石在超声图像上即可见,表现为高水平反射回声,并伴有后方声影或高回声团块[42]。

胎儿气道异常,如邻近肿瘤引起的外部压迫阻塞(如淋巴管畸形、颈部畸胎瘤),可通过产前超声进行筛查(图3.14)。获得了这些信息,就可以计划气道管理,无论是在出生时还是在分娩期宫外治疗操作(ex utero intrapartum treatment, EXIT)时。分娩期宫外治疗操作包括:进行剖宫产,在新生儿仍然附着在脐带上并维持胎儿循环的状态下,行气管插管或气管切开术。

睡眠呼吸暂停综合征的诊断

超声检查测量的舌根宽度与睡眠呼吸障碍的严重程度相关,包括患者夜间窒息的感觉。该宽度是指双侧舌动脉在其进入舌根外下缘处的距离[11]。用超声测量患者的咽侧壁厚度,阻塞性睡眠呼吸暂停患者的咽侧壁明显厚于无此状态的患者[15]。

进食情况的评估

超声对胃窦的检查可以区分排空的胃和含液体或固体的胃[33](图3.15)。测量右侧卧位时患者胃窦的横截面面积,可以计算出胃液量,从而指导危险分层,并对安全实施全麻和正确选择气道管理技术起到临床决策作用[34,43,44]。

预测气管、支气管或气管造口管的直径

在儿童和年轻人中,超声是测量声门上气道直径的可靠工具,并且与金标准MRI有很好的相关性[45,46]。

用超声可以估算左主干支气管的直径,以选择恰当

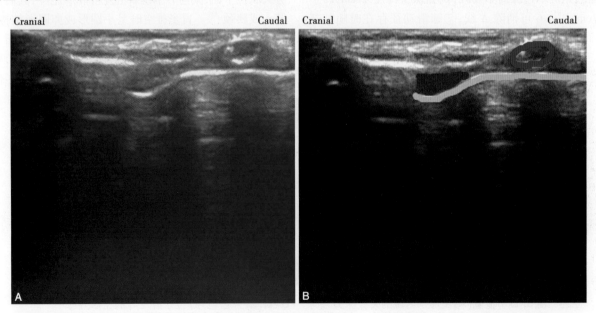

图3.12 乳头状瘤。颈前矢状中间扫描前气管壁上有乳头状瘤的患者,紧邻前联合(A)扫描图像。(B)组织-空气界面以黄色标记,环状软骨以蓝色标记,乳头状瘤以红褐色标记(From Kristensen MS. Ultrasonography in the management of the airway. *Acta Anaesthesiol Scand.* 2011;55:1155-1173.)

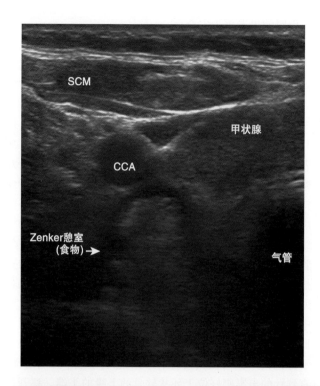

图 3.13 在胸骨上切迹上方颈前部的横向扫描中可见气管的侧面存在 Zenker 憩室。CCA，颈总动脉；SCM，胸锁乳突肌（Courtesy Peter Cheng，Kaiser Permanente Riverside Medical Center，Riverside，CA.）

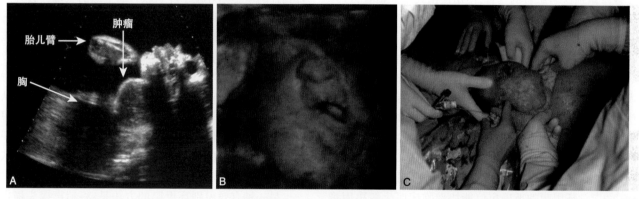

图 3.14 （A）胎儿颈部可见大肿瘤。（B）三维超声图像。（C）头部已分娩出，在胎儿循环仍然完整的情况下进行气道管理（Courtesy Connie Jørgensen，Rigshospitalet，Copenhagen，Denmark.）

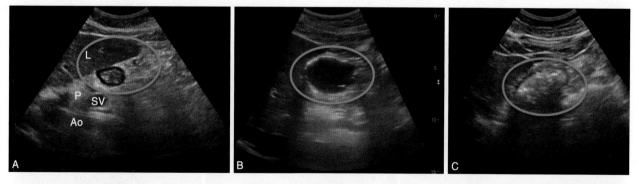

图 3.15 评估胃窦内容物（浅蓝色环）。（A）胃窦呈圆形或椭圆形，类似于牛眼状。当胃窦排空时，只看到胃壁；看起来像少量的内容物实际上是胃壁所有层次的厚度，它有五个不同的超声层次。在图像中可以清楚地看到最突出的一层呈一个低回声的"环"，在组织学上与胃固有肌层相对应。肝脏（L）、胰腺（P）、脾静脉（SV）和主动脉（Ao）。（B）胃内的透明液体（如水、茶或正常胃分泌物）可被视为胃窦内均匀的低回声成分。（C）胃中的固体成分呈非均匀性，多数为高回声成分。通常有一定量的空气与固体食物混合，这会产生多个"衰荡伪影"，并阻碍胃后壁的现象（Courtesy Anahi Perlas，University of Toronto and Toronto Western Hospital，Toronto，Canada. Figure nested at：Rigshospitalet，University Hospital of Copenhagen，www. airwaymanagement. dk.）

尺寸的左侧双腔管。有研究用超声在胸锁关节上方横切面,测量了一系列患者的气管外径。CT显示的左主干支气管直径与超声测量的气管外径之比为0.68。然后利用超声测得的气管外径,去选择合适大小的双腔导管,其结果与以胸片为依据获得的结果相当[47]。

在儿童气管切开术中,用超声测量气管宽度和皮肤到气管的距离,可以预测准备放置的气管切开导管的大小和形状[48]。

气管的定位

肥胖,颈部粗短,颈部肿块,既往颈部手术史或颈部放射治疗,又或胸部病理导致的气管偏离都可使气管的准确定位烦琐且具有挑战性。即使增加胸部X线检查和针吸技术来定位气管也可能是徒劳的[49]。预计面罩通气或气管插管困难的患者通常选择清醒气管切开术,在这种紧急情况下定位气管更具挑战性。如此,术前用超声定位气管(图3.16)就非常有意义[49]。这一点在一个肥胖患有Ludwig咽峡炎的患者身上得到了证实,无法通过触诊识别这名患者的气管,使用便携式超声检查,最终于中线外侧2cm处找到气管[50]。

环甲膜的定位

环甲膜在气道管理中起着至关重要的作用,许多人认为应该在麻醉诱导和/或气道管理之前确定它的位置[51]。然而,麻醉医生只通过表面标志和触诊仅能正确识别0~37%的患者的气管,具体取决于受试人群[52,53]。超声检查是一种可靠、快速、易学的方法,可在择期气管插管或紧急环甲膜切开术前应用以识别环甲膜[3,52,54]。环甲膜的准确定位能协助临床医生解决困难气道,可经其放置经气管引导管以完成气管局麻浸润,或可经其紧急行经气管插管以提供通气氧合。在清醒插管过程中,如果插管失败,需要紧急环甲膜切开,预先定位

环甲膜使患者更为安全。

在一项对50例急诊患者的研究中,通过纵向矢状中线扫描,确定环甲膜的头尾长轴,然后将探头向两侧滑动,定位环甲膜的外侧边界。环甲膜成像的平均时间为24.3s[54]。

我们建议采用以下结构化分步法定位环甲膜(图3.17A~G)[2,55]:患者仰卧,检查者站在患者右侧面对患者。在胸骨上切迹正上方横向放置探头,并在中线处观察气管。横切面上的气管环是一个马蹄形的低回声结构,后面有一条强回声白线,即"空气组织边界"。将超声探头移到患者的右侧,使探头的右侧边界与气管的中线相对应,气管的超声图像截半。将探头右端保持在气管中线,同时将探头左端旋转到矢状面,从而进行纵向扫描。在白色、高回声的空气组织界面上可以看到暗的、低回声的气管环,类似于"一串珍珠"。向头端滑动的过程中,可见环状软骨,呈现为稍微拉长的低回声结构,明显比气管环更大更靠前。右手持超声探头,左手持针(仅用于标记其声影),在探头的下方,从患者下颌开始滑动,直到针的声影刚好位于环状软骨的上缘的头端。移开探头,针尖所指即环甲膜远端位置。可以标记这个确切的位置,一旦需要,环甲膜可用做紧急气道入口、通气给氧、喷射通气、局麻药物注射或逆行气管插管。

前面提到的"串珠法"定位的有效性已经证实,与触诊法相比,它能将病态肥胖女性的环甲膜识别失败率从63%降至17%[53]。尸体研究也提示其显著降低了环甲膜切开术后喉损伤的发生率[56]。此外,该方法也可以识别建立有创气道的其他入路(例如,用于气管切开的环状软骨气管膜或第二和第三气管环之间的间隙)。

另一种有效识别环甲膜的方法是:将超声探头横向放置在甲状软骨上,然后从甲状软骨向尾端滑动到环甲膜的位置,在环甲膜上可以看到空气组织边界的强回声(所谓"航线")。探头进一步向尾端移动可以识别环状

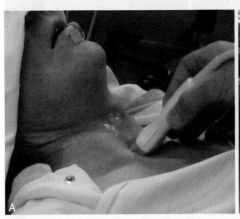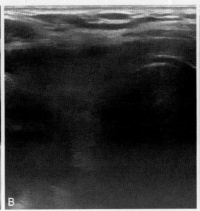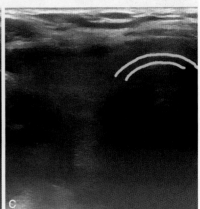

图3.16 气管偏曲。(A)超声探头向放置在胸骨上切迹的中线上。(B)扫描图像显示气管中部的侧偏。(C)气管环的软骨(浅蓝色)偏向患者的左侧(From Kristensen MS. Ultrasonography in the management of the airway. Acta Anaesthesiol Scand. 2011;55:1155-1173.)

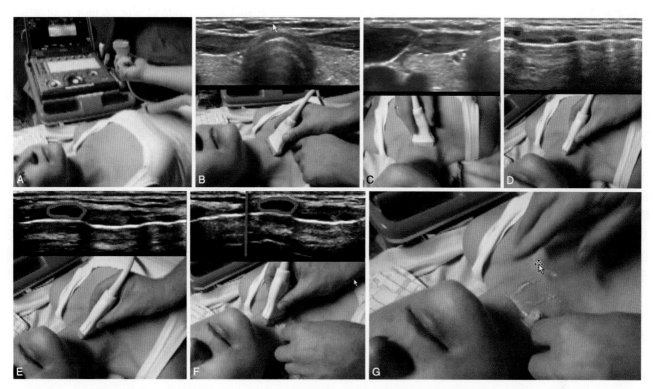

图 3.17 环甲膜定位。(A)患者仰卧,操作者站在患者右侧,面向患者。(B)将线性高频探头横向放置在颈部胸骨上切迹正上方(下方),扫描时气管位于中线(上方)。(C)将探头移到患者的右侧,使探头的右边界位于气管中线的上方。(D)探头的右端保持在气管中线,而左端旋转到矢状面,从而对气管中线进行纵向扫描。环状软骨的尾端在扫描中可见,轮廓为蓝色。(E)探头像头端移动,环状软骨(蓝色)被视为一个稍长的结构,明显比气管环大,位于更靠前的位置。(F)针头从头端移到探头下方;仅用做标记。它的阴影(红线)是环状软骨(蓝色)的头端边缘。(G)移动探头,针头指示环甲膜的远端(From Kristensen MS. Ultrasonography in the management of the airway. Acta Anaesthesiol Scand. 2011;55: 1155-1173.)

软骨,然后将其返回向头端滑动,直到探头位于环甲膜的中间水平。我们将其称为 TACA(甲状软骨—航线—环状软骨—航线)法,它可以单独进行或与"串珠法"结合使用,以提高整体成功率[57]。对于颈部活动受限、或没有足够空间纵向放置超声探头以显示串珠征的患者,横向 TACA 法尤其适用[58]。

气道相关的神经阻滞

超声已被用于识别和阻滞喉上神经,并作为清醒纤维支气管镜插管准备中的一部分。在舌骨大角和喉上动脉之间注射局麻药即可阻滞喉上神经。在 100 例喉上神经间隙(即以舌骨、甲状软骨、会厌前间隙、甲状舌骨肌和舌骨与甲状软骨之间的膜为界限的间隙)的超声检查中,81% 的病例中喉上神经间隙的所有成分均可见。在剩下的 19% 的病例中,超声显像不太理想但仍有提示作用。喉上神经本身在超声影像上并不可见[59]。

超声引导气管插管

在无法获得充分理想的声门入口视野的情况下,可以使用超声辅助引导 ETT 进入气管,方法是:①在甲舌膜水平扫描;②观察 ETT 与声门开口的关系;③调整气管插管插入轨迹,使其穿过声门开口;④确认导管在声带之间通过[60]。

确认气管插管置入位置

应用超声检查,可以通过在插管过程中扫描前颈部,直接、实时地确认气管导管是否已进入气管或食管,或者间接地在胸膜或膈平面寻找肺通气的证据,还可以通过这些技术相结合的方式判断气管插管正确的置入。直接确认的优点是,在开始通气之前,也就是在空气被强制通入胃之前[61],即可立即识别出意外的食管插管,从而降低反流和误吸的风险。胸膜水平的确认方式至少在一定程度上有助于区分气管插管和支气管内插管。

直接和间接确认技术都优于二氧化碳图技术,因为它们可以应用于心排血量非常低的情况。当在嘈杂环境对患者进行检查,如在直升机上进行检查时,超声比听诊更有利。在一项尸体模型实验中,将一个 7.5MHz 的凸阵探头纵向放置在环甲膜上,只对住院医生进行 5 分钟的训练,就可以通过插管时的动态超声检查正确识别食管插管(97% 的灵敏度)。插管后进行这项检查时,敏感度就很差[62]。

在40名择期患者的研究中,把3~5MHz的凸阵探头放置在环甲膜水平,并保持向头端倾斜45°角,将5例食管意外插管全部检出。气管插管通过气管在超声上会显示为甲状软骨深部的短暂扑动,而食管插管则形成一条清晰可见的明亮(高回声)曲线,并在气管一侧和深部出现远端暗区(伪影)[63]。

在另一项研究中,33例正常气道的患者随机序贯行气管和食管插管,将一个5~10MHz的线性探头横向放置在颈前部,刚好在胸骨上切迹上方。超声检查能完全正确地检测出这33例患者进行的气管和食管插管。结论是,熟练的超声扫描人员,在可控的手术室环境下,可以在正常气道患者中,准确地检测出气管插管的走行,是否进入正常气道或食管[64]。

在一项针对儿童的研究中,通过环甲膜区域扫描直接确认气管插管的位置需要多个视图;而超声检查是在插管后进行的,难以与其他研究进行比较,但这种方法的可行性受到了质疑[65,66]。在另一项儿童的研究中,当探头放置在声门水平时,声带始终可见;所有儿童中都看到了气管导管的通过,其特征是声带图像变宽[67]。

在15例患者中,使用便携式手持超声间接确认了气管插管的放置,方法是在预充氧、呼吸暂停、皮球面罩通气、插管时和插管后止压通气时,常规扫描第三、第四肋间隙。超声检查确认了所有病例的气管插管位置[68]。

彩色多普勒在检测肺部是否通气方面,有助于观察肺滑动征[69]。如果一侧有胸膜滑动,另一侧有肺脉冲搏动,则导管尖端位于肺滑动一侧的主支气管内。然后,将气管插管往外撤,直到双侧观察到肺滑动征,这时表明导管尖端又回到主气道内[70]。在新鲜尸体上进行的通气研究通过检测肺滑动征这种间接的方式确认插管的位置;气管插管的尖端被放置在食管、气管或右主干支气管中。区分食管插管与气管插管、支气管插管的敏感度较高(95%~100%)。区分右主干支气管插管和气管插管的敏感度较低(69%~78%),最有可能是由于右肺扩张引起的左肺传导运动[69]。

在儿科人群中,通过观察双侧膈肌运动可间接确认插管位置,有助于区分食管插管和气管插管[31]。然而,当这项技术用于区分主气管和支气管内插管时,膈肌超声成像并不等同于可明确气管内插管位置的胸片检查[71]。

在30例急诊需要气管插管的患者中,结合环甲膜水平颈部直接横扫和肺部超声检测肺滑动征,正确识别了3例食管内插管,尽管其中有4例血气胸的患者形成干扰[72]。在临床紧急情况下,喉镜检查困难的患者中,结合甲状腺水平颈部的直接横向扫描和肺部超声,来检测食管内插管,是可行的具有诊断价值[73]。

在气管插管的套囊中填充液体,有助于在超声下确定套囊的位置[74]。使用金属探条于气管插管成像无用[75]。超声也可用于确认双腔管的正确位置[47]。

我们推荐以下超声确认气管插管位置的操作[76]:在胸骨切迹上方对气管进行横向扫描。注意食管的位置和外观。进行插管操作。如果观察到气管插管进入食管,不要给患者通气,将其取出,并再次尝试插管,可以换用其他技术。如果没有看见气管插管,或者在气管中出现气管插管,则给患者通气。将超声探头移动到两侧肋间隙,观察是否存在肺滑动征。如果出现双肺滑动征,则证实气管插管在气道内。如果一侧有肺滑动征,另一侧只有肺脉冲,则有可能进行了存在肺滑动征一侧的主干支气管插管,随后逐渐向外侧退出气管导管,直至出现双侧肺滑动征。如果两侧均没有肺滑动征,但有肺脉冲,则气管导管有进入食管的风险。如果没有肺脉冲也没有肺滑动征,则应怀疑气胸存在。

气管切开术

如果无法触及表面标志物,要精确定位气管是极具挑战和困难的。术前超声定位气管(图3.14)非常适用于外科气管切开术和经皮扩张气管切开术(percutaneous dilatational tracheostomy, PDT)[49]。对儿童来说,术前超声检查对准确定位气管切开术位置、防止声门下环状软骨及第一气管环的损伤、避免血管变异或操作异常引起大出血和防治气胸有重要的价值[77]。

超声可以定位气管、显示气管前壁和包括血管在内的气管前组织以及选择放置经皮扩张气管造口管的最佳软骨环间隙[78,79]。可测量皮肤表面到气管腔的距离,预先确定到达气管腔而不穿透后壁所需的穿刺套管长度[80]。这一距离可用于确定气管造口套管的最佳长度[81]。

超声引导下PTD已应用于一例纤维支气管镜引导插管技术失败的病例[80]。3例PTD术后出现致死性大出血的尸检报告显示,实际气管切开的水平远比预期的水平靠近尾端,损伤了无名静脉和主动脉弓。增加超声检查以确定PDT的水平而避开血管,可以降低损伤血管的风险[82]。与"盲法"相比,超声引导PDT导致气管造口管向头端错位率显著降低[79]。支气管镜引导下的PDT常导致严重的高碳酸血症,而多普勒超声引导下的PDT则不会发生高碳酸血症[83]。在一项随机对比研究中,比较了应用超声检查或触诊技术确定气管穿刺部位的成功率,结果显示超声技术显著提高了气管穿刺的首次成功率[84]。

在一项样本量72名患者的PDT前瞻性研究中,应用的是超声结合支气管镜技术。在手术前,对所有受试者均用超声对其气管前间隙进行检查;24%的患者因检查结果改变了原先计划的穿刺部位,1 例患者超声检查显示甲状腺肿大、皮下血管粗大,将原有的 PDT 改成外科气管切开术[85]。在尸体模型中尝试了一种不同的超声技术,即实时跟踪穿刺针在气管前组织穿过的过程。使用小的凸阵探头以横向平面将气管定位在中线,然后转向纵向平面,以允许穿刺针在平面内穿刺,并始终跟随穿刺针从皮肤表面到气管的过程。导丝插入后,进行 CT 扫描,尽管所有穿刺均在第一次(89%)或第二次(11%)尝试时成功进入气管,但在 9 具尸体中有 5 例发生了导丝侧方放置,偏离了理想的中线位置[86]。另一种通过在气管上横向放置线性高频探头、实时引导穿刺的方法比较成功,在全部 13 名患者中,均实现了进针路径的可视化,并且导丝的位置也令人满意[87]。

确认胃管放置位置

在重症监护病房(ICU)进行的腹部 USG 对鼻胃管位置的正确放置具有 97% 的敏感度。插入鼻胃管后,立即取出金属导丝,用 2~5MHz 的凸阵探头检查胃中部及十二指肠。如果未显示胃管,则探头朝向左上腹象限,以显示胃部区域。如果仍看不到胃管尖端,则将 5mL 生理盐水与 5mL 空气混合注入管内,以观察尖端的高回声"雾"状影像。当发现胃管的尖端被流体围绕且周围形成回声运动(与蠕动有关)时,认为其位置正确。在一项研究中,超声可显示 35 例中 34 例患者的胃管尖端。放射检查正确识别了全部 35 根胃管,但放射检查的确认时间平均为 180min(113~240min);而超声检查的确认时间平均为 24min(11~53min)。作者认为,由非放射科医生进行床边超声检查是一种敏感度非常高的方法,可用于确定鼻饲管尖端的正确位置,同时也便于 ICU 医生进行教学。对于超声检查不能确定胃管位置的病例,可行常规 X 线检查[88]。

三腔二囊管可用于严重的食管静脉曲张出血,但由于胃球囊意外食管内膨胀、导致食管破裂而引起的并发症相当多,甚至引起死亡[89]。胃超声可以帮助快速定位其正确的位置。如果不能直接看到二囊管,则通过导管胃腔(不是胃部球囊)注入 50mL 空气,可在胃中观察到特征性的气泡喷射回声。胃部球囊可在超声直视控制下缓慢充气扩张,通常在胃内形成一个不断增长的回声圈图像[89]。

气胸的诊断

超声对气胸的诊断和排除与胸片一样有效[30]。在 ICU 更为敏感:超声能够对大多数患者进行确定的诊断,其中一些气胸在 X 线上是看不见的,但能通过 CT 扫描诊断[26]。在多发伤患者中,超声检查与胸片相比速度更快、灵敏度和准确性更高[90]。

在超声检查中,肺滑动征或肺脉冲的存在表明两层胸膜在超声探头下的特定位置彼此接近(即没有气胸)。如果探头下方的胸膜腔部分有游离空气(气胸),则不会看到肺滑动征或肺脉冲,A 线(图 3.18)将更为明显[28]。在 M 模式下,将看到"平流层征":只有贯穿图像全层的平行线(图 3.18A~C)。如果超声探头放置在气胸的边缘,脏层胸膜间歇性地与壁层胸膜接触,就会看到肺点;其与肺通气同步,是与 A 线交替出现的滑动的肺组织。肺点是气胸的特异性表现(图 3.16)。如果怀疑气胸,可以用超声系统地对胸腔肋间隙"描图",以确定或排除气胸。可以通过在线视频关注学习肺点图像(http://airwaymanagement. dk/162/index. php? option = com _ content&view = category&layout =blog& id =12&Itemid = 115)[27]。

肺滑动征的检测具有 100% 的阴性预测值,这意味着当看到肺滑动征,即排除了超声探头下方部分肺的气胸[26]。对于隐匿性气胸的诊断,单不见肺滑动征的敏感度为 100%,特异度为 78%。没有肺滑动征加上 A 线征的存在敏感度为 95%,特异度为 94%。肺点敏感度为 79%,特异度为 100%[28]。

在检查仰卧患者时,建议采用系统的方法。前胸壁可分为四个象限,探头首先放置在胸部的相对重力(即仰卧患者的前胸壁的下部)而言的最上方。然后,将探头放置在胸壁前区的四个象限中的每一个象限上,接着是腋窝前后线之间的侧胸壁和胸部其他可触及部分[28]。

如果可疑气胸发生在术中,超声检查是确认或排除气胸的最快方法,特别是考虑到仰卧位患者在接受前后径向平片检查时,前侧气胸通常不能被诊断,而 CT 是诊断气胸的金标准,然而在这种情况下很难进行 CT 检查。如果怀疑在中心静脉插管或神经阻滞期间或之后发生气胸,超声检查显然是首选诊断方法,特别是如果超声检查已经用于手术中,可以立即用其对气胸进行诊断。

鉴别不同类型的肺和胸膜病理状况

超声检查可获取 70% 的胸膜表面的图像[30],并且可以用超声检查出各种各样的肺部病理状况(图 3.19)[1]。在对 260 例 ICU 急性呼吸衰竭呼吸困难患者的研究中,患者开始进入 ICU 的肺超声检查的结果(由相关领域专家操作)与 ICU 的最终诊断进行比较。评估三个主要观察指标:伪影(水平 A 线或提示间质综合征的垂直的 B 线);肺滑动征;肺实变、胸膜渗出或两者都存在。A 线增强并存在肺滑动征提示哮喘或慢性阻塞性肺疾病,敏感度为 89%,特异度为 97%。多条前方弥漫性 B 线并伴有肺滑动征提示肺水肿,敏感度为 97%,特异度为 95%(图 3.20)。这些检查的应用可为 90.5% 的病例提供正确的诊断。得出结论:肺部超声有助于临床医生对急性呼吸衰竭的快速诊断[29]。

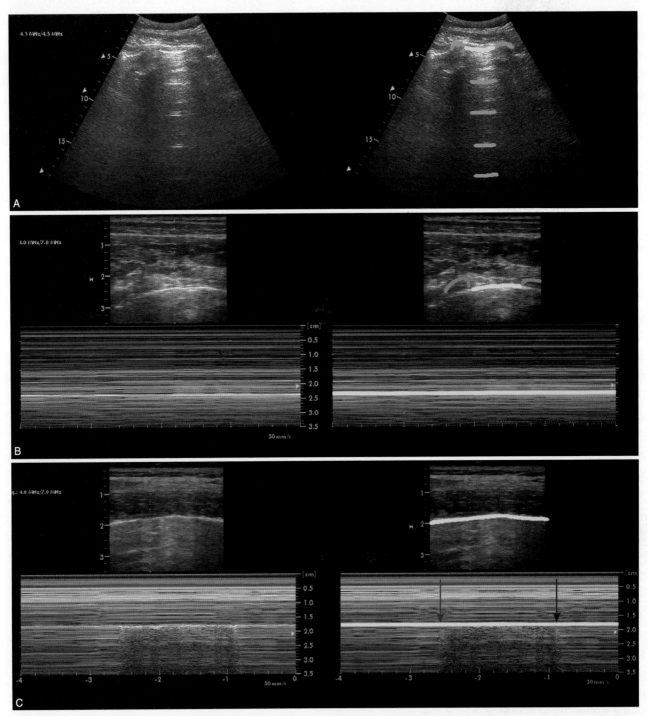

图3.18 气胸。图像显示在左侧，标记图像显示在右侧。（A）用凸阵探头在肋骨间隙获得的图像。胸膜线（黄色）代表壁层胸膜。肋骨（橙色）造成其下方的阴影。"A线"（浅蓝色）是来自胸膜线的混响伪影；值得注意的是A线之间的分散距离与皮肤表面和胸膜线之间的距离相同。（B）胸膜线再次标记为黄色，肋骨标记为橙色。胸膜线后面的现象都是伪影。没有胸膜滑动征和肺脉。M模式图像仅由平行线组成，称为平流层征。（C）绿色箭头表示"肺点"，即脏层胸膜在探头的确切位置与顶叶胸膜接触的时刻。从绿色到蓝色箭头的时间间隔，两层胸膜相互接触，形成"肺滑动"模式。以蓝色箭头表示的时间过后，两层胸膜不再接触，可见"平流层征"。在静态B模式图像上很难看到肺点，但在动态、实时、B模式扫描时很容易识别肺点（Courtesy Erik Sloth，Aarhus University Hospital，Skejby，Denmark.）（From Kristensen MS. Ultrasonography in the management of the airway. *Acta Anaesthesiol Scand.* 2011；55：1155-1173.）

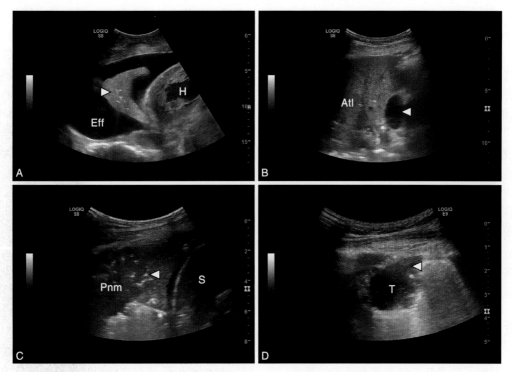

图 3.19　不同肺部的超声表现。(A)胸腔积液(Eff)呈低回声区。也可以看到潜在的压迫性肺不张(箭头)和心脏(H)。(B)整个右上叶完全性肺不张(Atl)。在图像的内侧,可以看到上腔静脉(箭头)。(C)左下叶大叶性肺炎(Pnm)仅出现在脾脏的头端。在实变的肺组织内,空气支气管显像可见高回声白点(箭头)。(D)肺肿瘤(T)为胸膜线下低回声区,界限清楚。可见胸壁浸润性生长(箭头)(Courtesy Christian B. Laursen, Research Unit at the Department of Respiratory Medicine, Odense University Hospital, Odense, Denmark. Figure nested at: Rigshospitalet, University Hospital of Copenhagen, http://www.airwaymanagement.dk.)

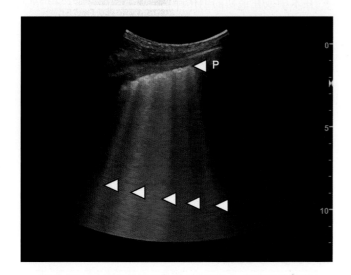

图 3.20　肺超声显示多条 B 线(箭头),起源于胸膜线的垂直混响伪影(P)。如图所示,多条 B 线显示肺间质综合征(Courtesy Christian B. Laursen, Research Unit at the Department of Respiratory Medicine, Odense University Hospital, Odense, Denmark. Figure nested at: Rigshospitalet, University Hospital of Copenhagen, http://www.airwaymanagement.dk.)

超声检查可检测胸膜渗出,能鉴别胸腔积液和胸膜增厚,并可定量渗出液,在定量方面比放射学方法测量得更为准确,更受欢迎[30]。在 ICU 中常规使用肺部超声检查可以减少胸片和 CT 的扫描次数[91]。

预测成功拔管

在对成人患者通气的研究中,将超声探头放置在环甲膜上,横向扫描喉部获取图像。发现气管导管拔出后发生喘鸣患者的超声下气道气柱宽度明显较小[92]。然而,喘鸣组患者的样本量很小(4 例),并且这些结果需要在更大样本量的研究中再次评估。

用超声检查可评估重症监护病房接受机械通气的插管患者的呼吸肌力量。超声探头沿右侧腋前线和左侧腋后线放置,分别测量肝、脾头尾端的位置移动。预测可成功拔管的膈肌位移临界值为 1.1cm。研究中测量的肝、脾位移侧面反映了呼吸肌的"整体"功能,该方法为预测呼吸肌耐力和成功拔管提供了良好的参数指标[32]。

超声检查在儿科气道中的应用

在较小的儿童中,环甲膜非常狭窄,建议采用气管颈前通路进行紧急气道管理[93];在麻醉诱导之前,可使用超声识别气管[94]。最近,超声检查在儿科患者中广泛应用,对已经确定的适应证和潜在适应证均有描述[94]。

特殊技术及其未来发展

超声检查在气道管理中有多种应用。例如，如果将喉罩的气囊充满液体，可用超声在侧位时看到喉罩气囊的位置，但是液体会在随后的高压灭菌消毒过程中对喉罩产生损伤[74]。可通过使用超声来预防困难中心静脉穿刺置管后、椎体前血肿导致的气道阻塞[95]。喉内超声检查——从腔内对喉部进行的检查——是使用一个细管高频探头完成的，附有可发射超声射线的旋转目镜，可垂直于探头进行360°扫描成像。将气管插管的套囊上方、喉部和气管周围充满生理盐水，以获得充分的组织密合，防止前连合处有气泡滞留[96,97]。在不久的将来，三维和袖珍超声设备可能在气道超声成像的质量及可行性方面有所提升和推进[98]。

超声检查的学习

以下研究洞察了学习基本气道超声所需的要求（以及怎样学习的少量方法）。经过8.5小时的集中训练，包括2.5小时的讲授课程（正常和病理状况的基本视图）和三次每次2小时的实际操作课程，以前不了解超声检查的医生便能够胜任基本的超声检查。检查目的包括诊断胸腔积液、腹腔积液、急性胆囊炎、肝内胆管扩张、尿路梗阻、慢性肾病和深静脉血栓形成。另外，参加研究的医生能够正确回答95%的问题，并能提出可行性治疗方案[5]。

做出正确诊断所需的超声经验是具有任务特异性的。换而言之，可以在几分钟内即获得检测胸腔积液所需的基本技能，然后随着经验的积累而不断提高[99]。在一项时长25分钟、包括教学和实际操作的教学环节中，对危重病护理人员和直升机危重患者转运队的护士进行培训。教学环节的重点定为检测是否存在肺滑动征，包括辅助技术的应用，如彩色多普勒和M型超声。在进行机械通气的新鲜尸体上实际操作。在48次试验中，有46次准确地判断出了是否存在肺滑动征，其敏感度为96.9%，特异度为93.8%。在9个月后的随访中，在全部56次试验中，肺滑动征的存在与否都被正确地识别出来，敏感度和特异度均为100%[100]。

如前所述，只接受5分钟训练的住院医生应用动态的超声检查就能够正确地识别食管插管，其敏感度达97%，然而在气管插管后进行检查，其敏感度就变得很差[62]。

结论

与气道管理相关的重要结构均可通过使用超声检查来确定。其中包括大部分气道和邻近结构：从口腔和舌体到喉，再到食管和气管中段，胸膜双层及其运动，膈肌和胃窦。超声动态检查在气道干预前、中、后，提供了与气道管理几方面高度相关的实时图像。无须通气即可检测出食管插管，且优于二氧化碳波形图，对心排血量多少没有任何要求；在处理困难气道之前确定环甲膜的位置；通过观察双侧肺滑动征来观察肺通气，这也是排除术中气胸的首选方法；以及通过识别正确的气管环间隙和测量从皮肤到气管壁的深度，辅助经皮扩张气管切开术的实施。

临床要点

- 超声检查在气道成像方面有许多优点：它安全、快速、可重复，便携，应用广泛，能提供实时动态图像。
- 应广泛应用超声检查，与气道管理紧密结合，以获得最大收益（在气道干预之前、期间和之后）。
- 在插管过程中，将超声探头横向放置在颈部胸骨切迹上方的水平，可以直接观察气管插管是进入气管还是进入食管，这样就可以在不需要通气或有效循环的情况下确定气管插管的位置。
- 在管理困难气道之前，应用超声检查可以轻松识别环甲膜的位置。
- 通过观察双侧肺滑动征可确认肺部通气。
- 在术中或在最初的创伤评估时怀疑气胸，超声检查应该是首选的诊断方法。
- 进食状态可以通过超声来评估，观察胃是空的还是含有液体或固体。超声检查也可用于胃液的定量评估。
- 通过使用超声检查正确识别气管环间隙，避开血管以及确定从皮肤到气管壁的深度，可使经皮扩张气管切开术更加完善。
- 麻醉前超声检查可以诊断出许多影响气道管理的异常情况，但仍有待确定对于哪些患者超声检查的预测价值更高，足以推荐其作为此类患者气道管理计划的常规方法。

（苗永盛 译　左明章 审）

部分参考文献

1. Kristensen MS, Teoh WH, Graumann O, Laursen CB. Ultrasonography for clinical decision-making and intervention in airway management: from the mouth to the lungs and pleurae. *Insights Imaging*. 2014;5:253-279.

2. Kristensen MS. Ultrasonography in the management of the airway. *Acta Anaesthesiol Scand*. 2011;55:1155-1173.

3. Teoh WH, Kristensen MS. Ultrasonographic identification of the cricothyroid membrane. *Anaesthesia*. 2014;69:649-650.

4. Singh M, Chin KJ, Chan VW, Wong DT, Prasad GA, Yu E. Use of sonography for airway assessment: an observational study. *J*

Ultrasound Med. 2010;29:79-85.

16. Gourin CG, Orloff LA. Normal head and neck ultrasound anatomy. In: Orloff LA, ed. *Head and neck ultrasonography*. San Diego: Plural Publishing; 2008:39-68.

27. Copenhagen University Hospital. Rigshospitalet. Ultrasonography in airway management; 2015. http://www.airwaymanagement.dk. Accessed 10 December 2015.

34. Perlas A, Mitsakakis N, Liu L, et al. Validation of a mathematical model for ultrasound assessment of gastric volume by gastroscopic examination. *Anesth Analg.* 2013;116:357-363.

53. Kristensen MS, Teoh WH, Rudolph SS, et al. Structured approach to ultrasound-guided identification of the cricothyroid membrane: a randomized comparison with the palpation method in the morbidly obese. *Br J Anaesth.* 2015;114:1003-1004.

56. Siddiqui N, Arzola C, Friedman Z, Guerina L, You-Ten KE. Ultra-sound improves cricothyrotomy success in cadavers with poorly defined neck anatomy: a randomized control trial. *Anesthesiology.* 2015;123:1033-1041.

57. Kristensen MS, Teoh WH, Rudolph SF, Hesselfeldt R, Børglum J, Tvede MF. A randomised cross-over comparison of the transverse and longitudinal techniques for ultrasound-guided identification of the cricothyroid membrane in morbidly obese subjects. *Anaesthesia.* 2016;123(6):675-683.

58. Kristensen MS, Teoh WH, Rudolph SS. Ultrasonographic identification of the cricothyroid membrane: best evidence, techniques, and clinical impact. *Br J Anaesth.* 2015;117(Suppl 1):i39-i48.

61. Chou EH, Dickman E, Tsou PY, et al. Ultrasonography for confirmation of endotracheal tube placement: a systematic review and meta-analysis. *Resuscitation.* 2015;90:97-103.

All references can be found online at expertconsult.com.

第4章 气道物理学

D. John Doyle and Kevin F. O'grady

章节大纲

气体定律

理想气体

空气是流体。气体基本理论是理解气流的理论基础。因为空气也属于气体,所以掌握空气的特性对于理解气体定律是很重要的。气体通常用压力、容积和温度来描述。在临床上,压力用毫米汞柱(mmHg;或托,即torr),容积用毫升(mL),温度用摄氏度(℃)来表示。但计算时通常需要转换单位,因此算起来很烦琐。我们将在本章最后总结一种简单的单位转换方法。

气体状态中最基本的理想气流定律可以写成:

$$PV = nRT \qquad (1)$$

其中:

P = 气体压力(Pa 或 mmHg)

V = 气体容积(m^3 或 cm^3 或 mL)

n = 体积 V 中气体分子摩尔数

R = 气体常量(8.314 3J/mol·K,P 用 Pa 为单位,V 用 m^3 为单位)

T = 绝对温度(用开尔文温度或 K 表示,273.16K = 0℃)

1mol 气体包括 6.023×10^{23} 分子数,也可以用阿伏伽德罗常数表示。在标准温度和气压下（STP）[STP：温度 273.16K 1 个大气压（760mmHg）][1]，1mol 理想气体体积为 22.413 8L。阿伏伽德罗定律，即在相同温度和压力下，所有相同容积的理想气体包含相同数量的分子数。

理想气体定律结合了玻意耳（Boyle）定律和查理（Charles）定律[1]。玻意耳定律：在恒定温度下，气体的压力和体积的乘积（P×V）等于常数。因此，在恒定 T 时，P 与 1/V 成正比（P∝1/V）。然而，当气体温度接近它们的液化点（气态变为液态）时，则不符合玻意耳定律。

因为玻意耳定律属于理想气体，在很大的压力范围内并不适用于真实存在的气体。然而，在极低的气压下，所有气体都服从玻意耳定律。因为气体分子间存在着范德华引力（即它们是非理想气体），所以玻意耳定律并不适用于麻醉气体和很多其他的气体（例如非理想气体）。

查理定律：恒定压力下，气体容积与温度成正比，也就是说，V 与 T 成正比（在恒定 P 下）。盖吕萨克（Gay-Lussac）定律表明：恒定容积下，压力与温度成正比，也就是说，P∝T（在恒定 V 下）[1]。通常情况下，为了方便起见，查理定律和盖吕萨克定律归纳为查理定律。如果一种气体既符合查理定律，也符合玻意耳定律的话，那么这种气体则为理想气体，同样适用于理想气体定律。

临床实际中，气体都属于多种"单一"气体的混合气体。采用道尔顿（Dalton）的分压定律可以定量测出混合气体的属性。道尔顿定律：混合气体所产生的压力是各种单一气体分压所产生的压力的总和[1,2]：

$$P_{总} = P_A + P_B + P_C + \cdots + P_N \tag{2}$$

其中，P_A、P_B 和 P_C 是单一理想气体的分压。

非理想气体：范德华效应

理想气体的分子之间没有相互作用力。而真正的气体的分子之间存在着吸引力，因此其压力-容积气体定律应改写如下[1,2]：

$$\left(P + \frac{a}{V^2}\right) \times (V - b) = nRT \tag{3}$$

其中：

P = 气体压力（Pa 或 mmHg）

V = 气体容积（m^3 或 cm^3 或 mL）

n = 气体的分子摩尔数

R = 气体常数（8.314 3J/mol·K，P 用 Pa 为单位，V 用 m^3 为单位）

T = 绝对温度（K）

a,b = 给定气体的物理常数

常数 a 和 b 可以见于物理化学教科书和其他书籍[1-5]。这个公式是由范德华推出的，它很好地解释了分子内力。

气体扩散

临床上，气体跨膜扩散主要适用于气体在肺部和胎盘的跨膜转运。最常用的是 Fick 第一扩散定律，它表明气体跨膜扩散率与气体的浓度梯度成正比。菲克（Fick）定律的数学表达式如下[6]：

$$Flux = -D\frac{\Delta C}{\Delta X} \tag{4}$$

其中：

Flux = 每秒跨膜气体的分子数［分子/（$cm^2 \cdot s$）］

ΔC = 气体浓度梯度（分子/cm^3）

ΔX = 扩散距离（cm）

D = 扩散系数（cm^2/s）

一般来说，这个 D 值与该气体的分子量成反比，也与膜的内在特性有关。

由于气体遇到液体时会部分溶于其中，在某些情况下亨利（Henry）定律更为重要，即在恒定温度下，溶于一定量液体中的气体的量与气体的压力成正比。也就是说，气体浓度（溶剂中）= 常数×气体压力（在恒定温度 T 时）[1]。

压力、流量和阻力

流体力学定律描述了气体压力、流量和阻力之间的复杂关系。压力是指单位面积所受到的力，临床上常用 mmHg 或 cmH_2O 为单位，但最常用的科学计量单位是帕斯卡（Pa）或每平方米的牛顿力（1Pa = 1N/m^2）表示。

流量（即流动的速率）等于流体压力的改变（压降或压差）除以流体所受的阻力。例如，如果压差是 100mmHg，流量为 100mL/s，则阻力为 100mmHg/（100mL/s）或 1mmHg·s/mL。仅在层流系统中，阻力是恒定的，且不受流量影响[7,8]。

泊肃叶（Hagen-Poiseuille）方程给出一个重要公式，用于量化层流系统中的压力、流量和阻力之间的关系。泊肃叶定律指出，流体在水平的统一口径的直圆管中做层流运动时，其流体的流量与压力梯度（ΔP）和管道半径（π）的 4 次方成正比，与气体的黏滞系数［μ，单位 g/（cm·s）］和管道的长度（L，单位 cm）成反比。此定律仅适用于层流系统，表示为[7,8]：

$$\Delta P = \frac{8\mu L}{\pi^4} \times 流 \tag{5}$$

有关更多信息，详见对于层流的讨论。

当流动速率超过临界速度（该流速低于其层流状态

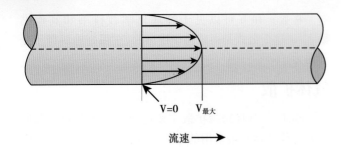

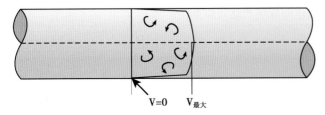

图 4.1 层流和湍流。上图为长而光滑的管道中平滑而稳定、没有波动的层流。层流流线图正常时为抛物线形,管道中间流速最快,边缘流速不变。下图为波动和不稳定的湍流。湍流流线图基本上是平坦的,除了管道的边缘外,所有流体都是以相同速度流动的

下的速度)时,这种流动状态就失去原有的层流流速的抛物曲线形状,变得混乱无序,被称为湍流(图4.1)。当发生湍流时,压差与流量之间的关系则不再符合泊肃叶方程,取而代之的是,湍流时所受到的压力梯度(或者受到的阻力)是按流量的平方米变化。

黏度 μ 是指流体内部一层分子对另一层分子在流动时产生的阻力(剪切特性)[7]。血液的黏度主要受红细胞比容决定,所以在低的红细胞比容下血液流动更加容易,即血液更稀了。湍流开始的临界速度取决于黏度(μ)与密度(ρ)的比值,这被定义为运动黏度(ν),即:$\nu = \mu/\rho$[7~9]。黏度的单位是 $g/(cm \cdot s)(P)$。标准的运动黏度单位是 cm^2/s。

25℃时,水的黏度是 0.01P,37℃ 时,水的黏度是 0.007P。18℃时,空气的黏度为 $183\mu P$[10]。

密度定义为每单位体积的分子数(g/cm^3 或 g/mL)。水的密度是 1g/mL。下列公式描述了气体密度的一般关系:

$$D = D_0\left(\frac{T_0 P}{T P_0}\right) \qquad (6)$$

其中:D_0 是当温度为 T_0 和压力为 P_0 时的已知密度。D 是温度为 T 和压力为 P 时的气体密度。对于 18℃ 和 760mmHg(大气压力)的干燥空气,D = 1.213g/L。

流体压缩部位的压力下降现象(这个部位的流量、速度较高)就是著名的伯努利(Bernoulli)效应(图4.2)[7,8]。这种现象被应用于文丘里(Venturi)原理的设备装置中,例如气体喷雾器、文丘里流量计和一些吸氧面罩。低压时产生的伯努利效应可以吸进空气与氧气

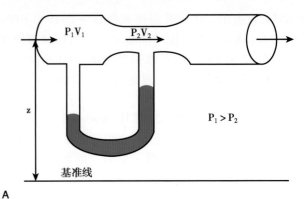

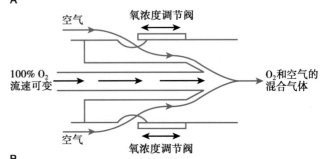

图 4.2 伯努利效应。(A)显示了通过不同内径管道的流体。如流体柱压力计的高度所显示:在缩窄管道的流体压缩处,流体压力低于远端管道的流体压力。这种效应可以用伯努利方程来描述。在水平管道的情况下,管道中心线和两个不同点的任意基准面之间的距离是相同的(z)。(B)文丘里管。利用伯努利效应产生较低压力而使空气与氧气混合

混合。

在气道研究中最后一个重要的考虑是球面的拉普拉斯(Laplace)定律(图4.3)。它指出,对于一个具有气液界面的球面(例如肺泡),其跨壁压差、表面张力和球体半径之间的关系如下[11]:

$$P = \frac{2T}{r} \qquad (7)$$

其中:
P = 跨壁压差(dyn/cm^2; $1dyn/cm^2 = 0.1Pa = 0.000751torr$)

T = 表面张力(dyn/cm)

r = 球体半径(cm)

拉普拉斯定律中关键的一点是球体半径越小,跨壁压越大。然而,真正的(在活体内的)肺泡因为肺泡表面活性物质的作用,并不遵守拉普拉斯定律。表面活性物质降低表面张力的程度与按照物理学原理的基础所预计的不成比例。如果没有表面活性物质,那么肺泡则遵守拉普拉斯定律。

示例:经气管喷射通气

经气管喷射通气(transtracheal jet ventilation,TTJV)可

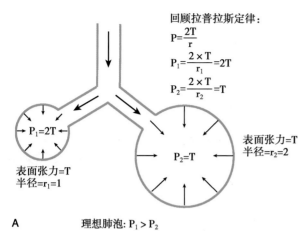

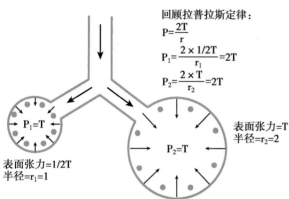

图 4.3　用于球体的拉普拉斯定律。（A）按照拉普拉斯定律，对于两个大小不同但表面张力相同的肺泡来说，小肺泡比大肺泡内的压力更大，这样就会使空气进入大肺泡而使小肺泡塌陷。（B）肺泡表面活性物质防止小肺泡的塌陷。表面活性物质降低小肺泡表面张力而使肺泡之间的压力相等。P，跨壁压差；r，球半径；T，表面张力

以在紧急"不能插管/不能氧合"（CI/CO）情况下给患者进行氧合和通气[6]。但是这只是建立安全气道之前的一种姑息性治疗。通常被作为手术室和急诊室的通气设备，可以用 50psi（1kPa≈0.145psi）的墙壁氧系统供氧[6,12-14]。

分析

通过导管的气流量取决于导管连接组件的阻力和气流的驱动力。如果管道连接处的阻力为 R，那么通过管道的气流量为 $F=P_d/R$，其中 P_d 为管道连接两端的压差。当气流变为湍流时，R 本身势必依赖于 F，但这种流量关系依然存在。不管怎样，P_d 非常接近于施加在通气导管上的驱动压 P，由于肺泡几乎没有相对的回缩压，（如果回缩压超过 $100cmH_2O$，肺就可能破裂，而且 P 值经常选择 50psi。因此，流量关系可以简化为 $F=P/R$。

其次，TTJV 应用的形式为"喷射脉冲"，每次气体量是预先设定的（如 500mL）。那么给予的潮气量（忽略残气效应）= 导管流量×脉冲持续时间。如果我们选择气体

流量为 30L/min，那么持续喷射 1 秒所给予的潮气量为 $30L/min×(1/60)min=0.5L$。

在 TTJV 装置中，14 号的管道和标准氧源之间通过长 4.5 英尺（137.16cm）内径（ID）为 7/32 英寸（0.56cm）的聚氯乙烯导管连接，氧流量为 10~60L/min，管道阻力相对持续在 0.6~0.8psi/（L·min）[15]。

虽然调节器适应于低压，但是很多使用 TTJV 的系统都常规选择 50psi（氧气管道输出端压力为 50psi）。然而，对于 TTJV 来说，50psi 也许并不是一个最佳的压力选择。按照之前的数据，我们能够计算当设定的潮气量为 500mL 时，TTJV 所需要的压力大小。假设此系统的阻力为 0.7psi/（L·min），预计流速为 30L/min 的话，驱动力应该是 0.7×30=21psi。

同样，可以从实验中分析数据而获得其他设备的阻力值。

气流

层流

在层流中，流体微粒沿光滑的路径分层或成薄片状流动，一层在相邻层上平行滑动[7]。任何由黏性剪切力引起的不稳定和湍流的趋势都会阻止气体相邻流层的运动。层流气体通过管道时，流速在管道中段时最快，在管道边缘时为零（图 4.4；另请参见图 4.1）。

流体的剖面呈抛物线形，在这些条件下的水平管中，流速、管道和气体特性之间的关系已经由泊肃叶方程给出（公式 5）[7-9]，重述如下：

$$\dot{V}=\frac{\pi\Delta Pr^4}{8\mu L} \qquad (8)$$

其中：
$\dot{V}$ = 流量（cm^3/s）
$\pi ≈ 3.1416$
ΔP = 压力梯度（Pa）

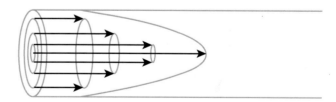

图 4.4　层流。层流气体通过具有均匀孔径、长而直的管道的速度曲线为抛物线形。气流经过管道中间的速度最快。如果把层流气体的流动看作是气体的一系列同心圆柱体在移动，而同心圆中间的速度最快，这样就会更好地理解这个概念（From Nunn JF. *Nunn's Applied Respiratory Physiology*. 4th ed. Stoneham, MA：Butterworth-Heinemann；1993.）

r=管道半径（cm）

L=管道长度（cm）

μ=气体黏度［g/（cm·s）］

括号内表示常用单位。圆点表示变化率。V 表示容量，$\dot{V}$ 表示容量的变化率或流量。看待这个概念的另一个方式是，在已知管道半径的层流条件下，管道内的压差按如下比例给出（本质上也与公式 5 相同）：

$$\Delta P \propto \frac{流量 \times 黏滞度 \times 管道长度}{半径^4} \quad (9)$$

气道的压力梯度随着流量、黏度和管道长度的增加而成比例的增加，但随管道半径的减小成指数比例的增加。

当管道中的流动主要为层流时，可以从临界流量来判断，在给定的气流情况下，临界流量是指低于该流量时则以层流占主导的流量。

层流示例

假设一个统一管径的管道，其直径为 1cm 长度为 3m，管道两端的压差为 5cmH₂O，空气是流体流过管道，如果是层流的话，应该计算出多少流量？

回答：

相关变量以厘米-克-秒（CGS）单位制表达：

r=0.5cm

L=3 000cm

μ=183μPa=183×10⁻⁶Pa=183×10⁻⁶g/（cm·s）

ΔP=0.5cmH₂O=490dyn/cm²

用泊肃叶方程计算层流流量为：

$$流量 = \frac{\pi \times 490 \times (0.5)^4}{8 \times 183 \times 10^{-6} \times 3\,000} = 219.06 cm^3/s \quad (10)$$

湍流

在管道中低于临界流量的流动形式主要是层流。然而，当流量大于临界流量时，流动形式就越来越多地变成湍流。在湍流的情况下，流动的抛物线模式消失，流动的阻力随流量本身的增大而增大。在遇到锐角、直径变化和分支的地方也可能产生湍流（图 4.5）。这种流量-压强关系可由下式近似给出[7,8]：

$$V \propto \sqrt{\Delta P} \quad (11)$$

其中：

V=平均流体流速（cm/s）

P=压力（Pa）

雷诺数计算实例

雷诺数（Re）表示惯性力与黏滞力之比[7,8,16]。它是

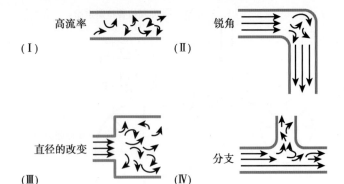

图 4.5 湍流。四种可能产生湍流的情况（From Nunn JF. *Nunn's Applied Respiratory Physiology*. 4th ed. Stoneham, MA：Butterworth-Heinemann；1993.）

有用的，因为它描述了通过长的、直的、相同口径管道的流动特征。它是一个无量纲数，具有以下形式：

$$Re = \frac{V \times D \times \rho}{\mu} = \frac{V \times D}{\nu} = \frac{2 \times \dot{V} \times \rho}{\pi \times r \times \mu} \quad (12)$$

其中：

Re=雷诺数

$\dot{V}$=流量（ml/s）

ρ=密度（g/mL）

μ=黏度［P 或 g/（cm·s）］

r=半径（cm）

ν=运动黏度（cm²/s）=μ/ρ

D=直径（cm）

V=平均流体流速（cm/s）

括号内表示常用单位。就管道而言，以长度与直径相比（即：长度÷直径>0.06×Re）[8]，且 Re 低于 2 000 时，流动形式为层流。对于较短的管道，且 Re 低至 280 时，流动形式则为湍流。

当管道的半径大于其长度时，它就形成一个孔口，流体通过孔口时总为湍流。在这种情况下，流体的流动是受密度的影响，而不是黏度。这一特性解释了为什么氦氧混合物（heliox）在狭窄的水肿声门中流动得更好。如下数据所示，氦的密度很低，因此通过孔口的阻力较小。

	20℃时的黏度	20℃时的密度
氦气	194.1μP	0.179g/L
氧气	210.8μP	1.429g/L

如何预测某气流通过气管导管（ETT）时是层流还是湍流？一种方法是首先确定物理条件。例如，空气以 60L/min 的速度通过内径为 6mm、长度为 27cm 的 ETT 时：

L=27cm

r=0.3cm（6.0ETT）

流量（$\dot{V}$）=60L/min=1 000mL/s

黏度（μ）= 183μPa = 183×10⁻⁶g/cm·s（空气 18℃）

密度（ρ）= 1.21g/L = 0.001 213g/mL（干燥空气 18℃）

依据这些信息计算出的雷诺数（Re）：

$$Re = \frac{2 \times 1\,000 \times 0.001\,213}{\pi \times 0.3 \times 183 \times 10^{-6}} = 1.41 \times 10^4 \qquad (13)$$

因为这个数值大大超过 2 000，所以此气流很可能是湍流。

临界速度

临界速度是从层流向湍流过渡的起始点，当 Re 变为临界雷诺数 Re_{crit} 时就达到了这个点。流动速度低于临界速度的是层流，由如下公式计算[8]：

$$V_{crit} = V_c = Re_{crit} \times 黏度/（密度 \times 直径） \qquad (14)$$

这里，对于圆形管道的 Re_{crit} = 2 000。从方程可以看出，临界速度与气体的黏度成正比，与气体的密度和管道直径成反比。黏度的单位是帕斯卡秒（Pa·s）[等于 N·s/m² 或 kg/(m·s)]。

湍流流动开始时的临界速度取决于黏度与密度的比率，即 μ/ρ。这个比率就是运动黏度（ν），单位是平方厘米每秒（cm²/s）。流体黏度的实际测量是用黏度计测出的，它由两个旋转的圆柱体组成，测试流体在两个圆柱体之间流动。

临界速度计算示例

采用先前相同的雷诺数，能够计算从层流开始转变为湍流的临界速度：

$$V_c = \frac{2\,000 \times (183 \times 10^{-6} cm^2/s)}{(0.001\,213 g/cm^3) \times (2 \times 0.3 cm)}$$

$$V_c = 502.8 \frac{cm^2/s}{(g/cm^3) \times cm} = 502.8 \frac{cm}{s} \qquad (15)$$

经过孔口的流动

通过孔口的流动（定义为通过长度小于半径的管道的流动）总是会有湍流[17]。临床上，气道阻塞的情况，如会厌炎或吞咽障碍就被认为是通过一个孔口呼吸（图4.6）。在这种情况下，通过孔口的气体流量与气体密度的平方根成反比：

$$\dot{V} \propto \frac{1}{\sqrt{气体密度}} \qquad (16)$$

这与层流条件相反，在层流条件下，气体流动与气体黏度成反比。氦和氧的黏度值相似，但它们的密度差别很大（表4.1）。表4.2提供了有用的数据，以便比较通过孔口的气体流量[18]。

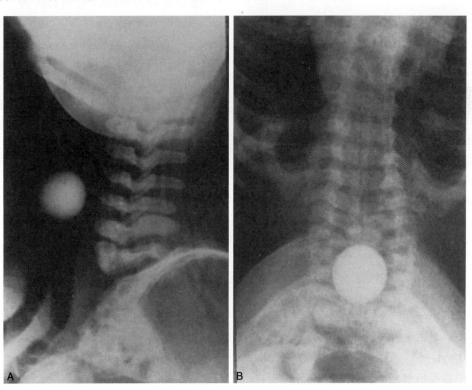

图 4.6 气道阻塞。上图为 18 个月的婴儿误吞了一颗弹珠的 X 线的正位、后位（A）和侧位（B）图。食道异物从外部压迫气管而导致气道阻塞（From Badgwell JM, McLeod ME, Friedberg J. Airway obstruction in infants and children. *Can J Anaesth*. 1987;34;90.）

表4.1　不同麻醉气体的黏度与密度

	黏度/300K	密度/20℃
空气	18.6μPa×s	1.293g/L
氮气	17.0μPa×s	1.250g/L
N_2O	15.0μPa×s	1.965g/L
氦气（He）	20.0μPa×s	0.178g/L
O_2	20.8μPa×s	1.429g/L

Data from Haynes WM. *CRC Handbook of Chemistry and Physics*. 91st ed. Boca Raton, FL: CRC Press; 2010, and Streeter VL, Wylie EB, Bedford KW. *Fluid Mechanics*. 9th ed. New York: McGraw-Hill; 1998.

表4.2　通过孔口的气体流量

	%	气体密度/（g/L）	密度$^{-1/2}$	相对流速
空气	100	1.293	0.881	1.0
O_2	100	1.429	0.846	0.96
He	100	0.179	2.364	2.68
He-O_2	20/80	1.178	0.922	1.048
He-O_2	60/40	0.678	1.215	1.381
He-O_2	80/20	0.429	1.527	1.73

From Rudow M, Hill AB, Thompson NW, et al. Helium-oxygen mixtures in airway obstruction due to thyroid carcinoma. *Can Anaesth Soc J*. 1986;33:498.

氦氧混合气

氦气的低密度特点使它在处理某种类型的气道阻塞时有显著的临床作用[19-22]。例如，Rudow 等[18]将氦氧混合气用于一例因巨大甲状腺引起的严重气道阻塞患者。

氦和氧的混合比例通常为 80：20 和 70：30。将这种混合气体通过再呼吸面罩给那些由于气道病变（如水肿）而呼吸功增加的患者吸入，尤其用于不采用气管插管的患者。

虽然氦氧混合气用于上呼吸道阻塞的患者已经获得了较大的成功，但对患有重度哮喘的患者这种疗法是否有效还没有被证实。在一项包括 392 例患者的七个系统性回顾的临床研究中，作者谨慎地表示"现有证据并不支持将氦氧混合气用于患有中重度哮喘的急诊患者的治疗"[23]。一项相似的研究指出，"氦氧混合气对于突发哮喘的患者在最初 1h 内有着轻中度的治疗效果，但是超过 1h，它的作用就变得很轻微，对于大多数治疗的患者来说，用或者不用氦氧混合气，达到的治疗结果都很相似"。尽管研究者认为"在更严重的情况下可能会有更显著的效果"，但他们的推论是"还没有充分的数据

说明氦氧混合气是否能够避免行气管插管，以及对 ICU 入住率和滞留时间、住院率和住院时间以及对死亡率是否产生改变"[24]。

临床病例

Rudow 等[18]报道了一个氦氧混合气治疗的临床病例。一名患有乳腺癌和眼部黑色素瘤的 78 岁女性患者，肿瘤已转移至甲状腺并已延及纵隔，瘤体压迫气管造成气道梗阻。她有 2 个月的呼吸困难病史，仰卧时加重。体格检查发现吸气相和呼气相都有哮鸣音。胸片显示纵隔巨大肿物和肺部转移灶。甲状腺超声发现一固体肿物。CT 显示在胸腔入口处有一巨大肿物并向尾侧延伸。患者已经处于全身极度消耗和呼吸衰竭状态。

给予患者 78%氦气：22%氧气的混合气体吸入后，症状立刻缓解，潮气量和氧合都有所改善。之后，为该患者行甲状腺切除术以缓解气道梗阻。麻醉采用表面麻醉下清醒坐位经直接喉镜插管。使用加强型气管导管以增加气道安全性。采用静脉诱导全麻。术后常规拔管，无并发症出现。

Khanlou 和 Eiger[25]发表了另一个有意思的临床病例。一位 69 岁的女性，放疗后发生了双侧声带麻痹，在患者接受气管切开术之前，氦氧混合气成功地缓解了上呼吸道梗阻。

最后是来自 Polaner 报道的病例[26]：一个患有哮喘和前纵隔巨大肿物的 3 岁男孩，使用喉罩（laryngeal mask airway，LMA）吸入 80%：20%的氦氧混合气来进行麻醉。该患儿保持坐位，保留自主通气，氟烷-氦氧混合气吸入诱导，使用 LMA 以减少气道刺激。然而，研究者提出，这类病例死亡率很高，需要注意的是"医生在气道管理中必须根据需要能随时改变患者的体位（包括直立、侧卧和俯卧），或者采取更积极的策略如硬质支气管镜，甚至正中胸骨劈开术（发生顽固的心血管系统衰竭时）。如果患者出现困难气道或心血管并发症时，可以在麻醉过程中随时使其清醒。"

压差

从层流和湍流的计算公式分析，气流通过气道的非顺应性部位时压力的下降可以用 Rohrer 方程表示[27]：

$$\Delta P = K_1\dot{V} + K_2\dot{V}^2 \tag{17}$$

K_1、K_2 是 Rohrer 常数，这里 K_1 是层流系数，K_2 是湍流系数。这个公式的物理解释是气道压力由两项之和决定：

（1）效应与气体流量成正比（层流效应）；

（2）效应与气体流量的平方成正比（湍流效应）。

可以看出，当流量（$\dot{V}$ 值）较小时（即主要为层流

时），发生在气道两端的压力损耗（ΔP）最小。然而，众所周知在层流条件下，K_1主要受黏度而不是密度的影响，而K_2（湍流项）主要受密度而不是黏度的影响。

气流阻力

如果测量一根水平放置有液体流过的管道两端压力，压力读数是不相等的，远端的压力低于近端的压力（流体从近端流向远端）。这是由于流体通过管道接触内壁产生摩擦力而引起了压力下降。类似于电路系统中由于电阻产生的热损失（图 4.7）。

摩擦损失是不可逆的，也就是说，流体的能量下降不能恢复，主要以热量的形式损失。如果管道不是水平的，则高度差还会产生额外的压差。伯努利方程最常用来描述管道内流动的关系，该方程对于层流和湍流都适用[8]：

$$\frac{V_1^2}{2g} + \frac{P_1}{\rho g} + Z_1 = \frac{V_2^2}{2g} + \frac{P_2}{\rho g} + Z_2 + h_f \qquad (18)$$

其中：

V = 流速（m/s）

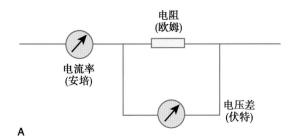

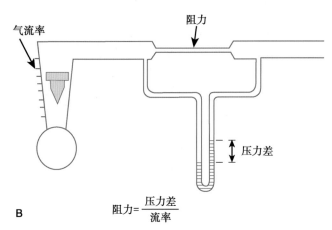

图 4.7　层流气流和通过电阻器的电流之间的类比。（A）电流量（电流）以安培为单位；压差（电压）以伏特为单位；电阻以欧姆为单位并用欧姆定律描述。（B）气体流量以容量/秒（例如 mL/s）测量；压差以压力/面积（例如 dyn/cm²）测量；阻力则以泊肃叶定律描述。对于气体，压差 = 流量×阻力；对于电流，电位差（电压）= 电流×电阻（From Nunn JF. Nunn's Applied Respiratory Physiology. 4th ed. Stoneham, MA: Butterworth-Heinemann; 1993.）

g = 重力常数（9.81 m/s² 或 9.81 N/kg）
P = 压力（Pa 或 N/m²）
ρ = 流体密度（kg/m³）
Z = 距任意点的高度（基准点）（m）
h_f = 摩擦损耗（m）

括号里是常用单位。公式 18 中的单位是米，称之为"水头损失米"（meters of head loss），这是经典的流体力学公式。如前所述，伯努利方程对于层流和湍流的情况都适用。

气管导管阻力

与其他管道一样，当气流通过气管导管时也会遇到阻力（图 4.8）。但是，它不会给正常气道增加额外的阻力，确切地说，它替代了从口腔到气管的这段气道，这段气道的阻力是正常气道阻力 30%～40%[28]。虽然机械呼吸机能够克服长时间人工通气时吸气气流的阻抗，但是它并不能增强被动呼气，这一点很重要。通过长的、管径小的气管导管的呼气阻力，尤其是合并湍流时，会严重地限制通气频率和潮气量[29,30]。

气管导管在很多方面会影响呼吸。首先，它减小了气道的有效直径，从而增加了呼吸阻力。弯曲的导管会进一步增加阻力，与直导管相比，阻力增加了大约 3%[31]。从口腔到喉这段管道也不是单一平滑的弯曲，会产生额外的湍流。

其次，研究表明气管插管患者的峰流量（吸气和呼气）、最大肺活量和第 1 秒用力呼气容积（FEV_1）都降低[32]。然而，在用力呼气时，由于气管导管可以防止气管壁的动态压缩，反而增加了峰流量[32]。最后，导管可能会刺激喉和气管引起导管远端气道的反射性收缩[33]。

气管导管和回路连接处产生的阻力会比管道本身更大。气流在连接处形成湍流，所以系统总阻力并不等于各部分阻力的简单相加，尤其是当接头为锐角时（图 4.5）[25,34]。另外，由于湿化气体的密度较大，也会使气道阻力轻度增加。总的来说，单腔导管的阻力要低于双腔导管[35]。

增加气管导管直径、减少导管长度或降低气体密度（所以，偶尔使用氦氧混合气）都能降低与气管导管相关的气道阻力。有研究提示，长期插管的成人呼吸做功增加一倍，某些插管的新生儿可能会导致呼吸衰竭[31]。因此，对表现出呼吸功能不全的患者应尽量使用内径大的气管导管。

气管导管的阻力可以通过实验用压差和流量测量技术来测量[36,37]，最常用的是由 Gaensler 及助手们设计的方法[38]。可以采用泊肃叶公式理论估算层流状态时的阻力。气管导管在体内测得的阻力高于在体外测得的阻

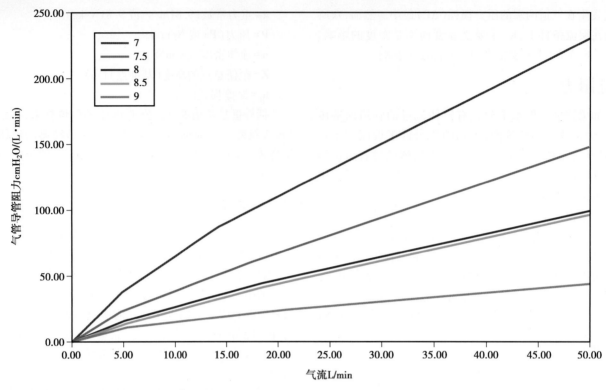

图 4.8 气管导管(ETT)对流量的依赖性。表 4.3 中 Hicks 提供的数据表明,气管导管阻力随流量呈非线性增加(由于湍流效应),对于单纯层流来说,阻力是恒定的,与气流无关

力,也许是因为分泌物、患者头颈部位置、导管变形或湍流增加所致[10,39]。

如果气流是层流,可以利用泊肃叶定律从第一原理出发确立气道阻力。湍流的阻力不再与管道材质有关,经验性估量成为描述阻力特性的唯一可行的方法。气道本身的阻力可以通过测量跨气道压得出,也就是从气道开口至肺泡之间的压差。适用于下列关系式[40]:

$$R = \frac{P_{airway} - P_{alveolar}}{\dot{V}} \qquad (19)$$

其中:

R=气道阻力(cmH₂O·s/L)

P_{airway}=气道近端压力(cmH₂O)

$P_{alveolar}$=肺泡压(cmH₂O)

$\dot{V}$=流量(L/s)

括号中是常用单位。临床上,气道阻力可以由全身体积描记系统得出。但它并不适用于危重患者。

另一种计算气道阻力的方法是由 Hicks[40]得出的,公式如下:

$$\Delta P = a\dot{V}^b \qquad (20)$$

其中:

ΔP=压差(cmH₂O)

$\dot{V}$=气体流量(L/min)

a 和 b=经验常数

系数 a 和 b 的值取决于导管的尺寸,具体数值见表 4.3。

表 4.3 气道阻力计算系数

导管	a	b
7.0	9.78	1.81
7.5	7.73	1.75
8.0	5.90	1.72
8.5	4.61	1.78
9.0	3.90	1.63

From Hicks GH: Monitoring respiratory mechanics. *Probl Respir Care.* 1989;2:191.

图 4.8 描述的是导管直径和气体流量对气道阻力的影响。注意,阻力的增加是由于 ETT 直径的减小和流量的增加所引起的湍流增加的结果。

临床上,气管导管阻力的问题在儿科和 T 形管试验中最为重要。在实验室研究中,Manczur 等[41]研究了重症监护室中用于计算新生儿和小儿气管导管阻力的方法。他们研究了内径 2.5~6mm 的直导管和内径/外径从 2.5/4mm 到 3.5/5mm 的带凸肩的导管(Cole 导管)。与预想的一样,他们发现随着导管内径的减少,阻力会逐渐增加。在流量分别为 5L/min 和 10L/min 时,内径为 6mm 导管的阻力分别为 3.1cmH$_2$O·s/L 和 4.6cmH$_2$O·s/L,而内径为 2.5mm 导管的阻力分别为 81.2cmH$_2$O·s/L 和 139.4cmH$_2$O·s/L。他们发现,根据患者选择适当的导管长度(例如,把内径为 4.0mm 导管的长度从 20.7cm 缩短到 11.3cm)可以平均降低 22% 的阻力。最后,他们研究表明,Cole 型导管与其带凸肩导管的最窄处内径对应的直管相比,阻力降低约 50%。

利用声波反射研究方法,Straus 等[42] 通过对比 T 形管试验 2h 结束时和拔管后的呼吸功,对 14 例成功拔除气管导管的患者观察了 T 形管试验期间对气管导管阻力的影响,他们发现两组呼吸功是相同的,而且在 T 形管试验开始和结束时没有显著差异。由气管导管引起的呼吸功相当于总呼吸功的 11.0%,声门上气道阻力明显低于气管导管内阻力。研究者最后得出结论:2h 的带管自主通气试验很好地模拟了拔管后的呼吸做功情况,通过撤机试验的患者不需再次插管。

呼吸功

呼吸包括两个部分的循环:吸气和呼气。在正常呼吸时,吸气是一个主动的、能量消耗的过程,呼气一般是被动的过程,膈肌和肋间肌都在松弛状态(图 4.9 和图 4.10)。然而,在用力呼气时,呼气就变成主动过程,如运动时或对抗阻力负荷呼气时,几项研究说明了不同临床环境下的呼吸做功[43-48]。

在正常的呼吸过程中,呼吸功表示如下:

$$呼吸功 = 力×距离$$
$$力 = 压力×面积$$
$$距离 = 体积/面积$$
$$呼吸功 = (压力×面积)×(体积/面积) = 压力×体积$$

因为肺内气压是随着肺容量而改变的,而压力测定是在导管远端,所以呼吸功可表示为[49]:

$$功_{吸气} = \int_{FRC}^{FRC+TV} P\,dV \tag{21}$$

其中:

P = 气道压(cmH$_2$O)

dV = (微分量)进入肺内气体量(mL)

FRC = 肺的功能余气量(mL)

TV = 呼吸中吸入的潮气量(mL)

当压力随时间函数变化时,可以将公式 21 整合如下:

$$Let\ dV = \frac{dV}{dt}×dt = \dot{V}\ dt \tag{22}$$

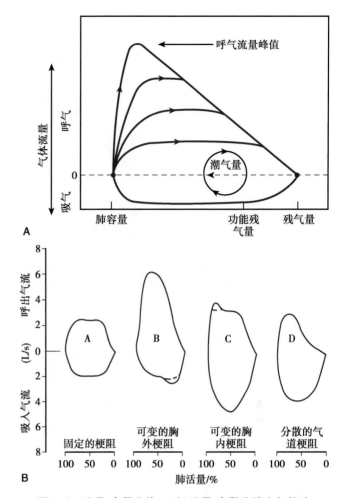

图 4.9　流量-容积曲线。(A)流量-容积曲线由气体流量与肺容积的关系图组成。图中显示的四个环,分别对应着四个不同水平的呼气力。呼气流量的峰值依赖于呼气的用力,但临近呼气结束时,曲线收敛(因为气流受到动态气道塌陷的限制)。从诊断学观点来看,环的呼气部分比吸气部分更有价值。(B)四种气道阻塞的最大吸气和呼气流量-容积曲线(流量-容积环)。(A,From Nunn JF. Nunn's Applied Respiratory Physiology. 4th ed. Stoneham, MA:Butterworth-Heinemann;1993. B,From Gal TJ. Anesthesia. 2nd ed. New York:Churchill Livingstone;1986.)

改变积分的范围可以得到以下公式:

$$功_{吸气} = \int_{t_1}^{t_2} P(t)\,\dot{V}(t)\,dt \tag{23}$$

其中:

t_1 = 吸气开始的时间(s)

t_2 = 吸气结束的时间(s)

P = 气道中某兴趣点的压力(如气管导管尖端或气管隆嵴)(cmH$_2$O)

$\dot{V}$ = 流量(mL/s)

前述的公式很难快速积分。然而,有时,我们可以合理地假设,吸入的压力是相当恒定的。在这种情形下,在

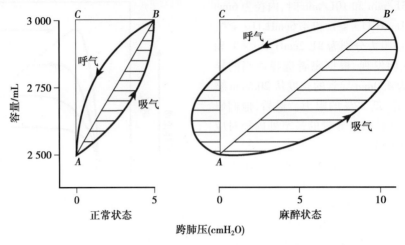

图 4.10　呼吸功。清醒（正常）和麻醉患者肺容量对跨肺压所绘制的压力-容积图。在椭圆形和三角形内的整个面积是压力乘以容积的大小，代表呼吸的总做功。AB 线和 AB′线右下阴影区域代表吸气过程中必须克服气流阻力所做的主动吸气功。在麻醉情况下，AB′C 线所组成的三角形左侧阴影区域代表呼气过程中克服呼气阻力所必需的呼气功。在正常情况下，呼气是被动的，因为在吸气过程中储存了足够的潜在能量来产生呼气气流。图中 ABC 和 AB′C 三角形代表的是吸气时克服弹性阻力所做的吸气功。与正常患者（ABC 三角）相比，麻醉患者（AB′C 三角）的顺应性降低，克服弹性阻力所做的功增加。麻醉患者气道阻力增加而使吸气功和呼气功都增加（From Benumof JL. Anesthesia. 2nd ed. New York：Churchill Livingstone；1986.）

恒定压力吸气时原有的做功积分公式演变成下列近似算式：

$$\text{功}_{\text{吸气}} = P_{AVE} \times TV \tag{24}$$

其中：

P_{AVE} = 吸气时平均气道压（cmH_2O）

TV = 吸气潮气量（mL）

在麻醉过程中，经常需要气管插管，这时就需要额外的能量以克服导管的摩擦力。由气管导管引起的附加呼吸功由如下公式计算：

$$WORK_{ETT} = \int_{FRC}^{FRC+TV} \Delta P \, dV \tag{25}$$

其中：

ΔP 是导管两端的压差。通常，吸气过程中 ΔP 相对恒定，因此：

$$WORK_{ETT} = \Delta P \int_{FRC}^{FRC+TV} dV = \Delta P \times \Delta V \tag{26}$$

其中：

ΔP = 吸气时导管两端压差（mmHg）

ΔV = 进入肺的容量 = 潮气量（mL）

因此，总的做功量以焦耳（$kg \times m^2/s^2$）来测量，见下式：

$$\text{总功} = \text{功}_{\text{气管导管}} + \text{功}_{\text{吸气}} \tag{27}$$

肺生物力学

呼吸力学方程

维持正常呼吸功能大约需要人体总能量的 3%[11]。能量需要克服以下三种主要作用力：①肺的弹性阻力，即吸气后使肺回复到原来形状的弹性回缩力；②移动肋骨、膈肌和适当的内脏容量所需的力；③气道和任何呼吸器官耗散的阻力[50]。呼吸系统通常看作为由摩擦力的气道（R_L）和顺应性的肺（C_L）串联组成的模型。这样的模型类似于电阻器和电容器的串联，形成一个电阻-电容（R_C）电路（图 4.11）。

跨壁压（P_{TM}）梯度是存在于口腔内压（相当于大气压）与胸膜腔内压之间的压差。这个压力梯度担负着吸气时随胸腔的扩大使肺脏紧贴胸腔。外部呼吸设备会进一步引起压力下降（P_{EXT}）。因此，大气压和胸膜腔压之间的压差总和由呼吸力学方程给出，模型如下[50]：

$$P_{TOTAL} = P_{EXT} + P_{TM} = R_{EXT}\dot{V} + \frac{V}{C_L} + R_L\dot{V} \tag{28}$$

$$P_{EXT} = R_{EXT}\dot{V} \tag{29}$$

$$P_{TM} = \frac{V}{C_L} + R_L\dot{V} \tag{30}$$

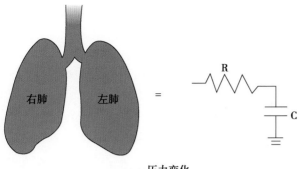

$$R=阻力=\frac{压力变化}{流量}$$

$$C=顺应性=\frac{容量变化}{压力变化}$$

图 4.11 肺的阻力-顺应性（RC）模型。肺对气流的阻力和抗拉伸（顺应性）的自然能力使肺被模拟成一个电路。电路中电阻 R 与电容 C 的串联是基于肺生物力学基础的一个简单、方便的类比

其中：

P_{TOTAL} =大气压和胸膜腔压之间的压差

P_{EXT} =外部呼吸设备产生的压差

P_{TM} =跨壁压差

R_{EXT} =外部设备阻力（例如，气管导管）

$\dot{V}$ =dV/dt=进入肺内的气流量

C_L =肺顺应性

R_L =气道阻力

V =肺内 FRC 以上的气体容量

因此，膨胀肺所需的压力依赖于肺的顺应性和气体流量。膨胀肺所需的时间可以由肺时间常数计算。这个时间常数（t）是 $R_L \times C_L$ 的简单乘积。然而，时间常数的测定并不是一件小事，应该更多地关注测定。

肺时间常数

使用前面的公式（公式 29），在不存在外部阻力的情况下，可以发现，被动呼气时，肺内超过 FRC 的容量呈现如下形式[51]：

$$V = V_0 e^{-t/\tau} \tag{31}$$

其中，V_0 是吸气时吸入的气体容量，$\tau = R_L \cdot C_L$ 是肺的时间常数。

肺的流量是通过对这个方程进行时间微分得到的：

$$\dot{V} = \frac{dV}{dt} = V_0 \frac{d(e^{-t/\tau})}{dt} = V_0 e^{-t/\tau}\left(-\frac{1}{\tau}\right) = -\frac{V_0}{\tau}e^{-t/\tau} \tag{32}$$

现在可以用前一个方程除以第一个方程来估计 Tau（τ）：

$$\frac{\dot{V}}{V} = \frac{V_0 e^{-t/\tau}\left(-\dfrac{1}{\tau}\right)}{V_0 e^{-t/\tau}} = -\frac{1}{\tau} \tag{33}$$

因此，τ 可以估计为呼气期流量（$\dot{V}$）-容量（V）曲线平均斜率的负倒数。另外，通过对流量公式 $V = V_0 e^{-t/\tau}$ 取自然对数也能计算出 τ。

τ 也可以估计为随时间变化的肺容量的自然对数的平均斜率的负倒数。

$$\ln V = \ln(V_0) - \frac{t}{\tau} = \frac{d(\ln V)}{dt} = -\frac{1}{\tau} \tag{34}$$

Rohrer 常数的测定

一个简单的时间常数 τ 在某些情况下描述肺生物力学是不够的，关于呼吸系统压力-流量关系需要更加完整的表述方式，传统公式如下[27]：

$$\frac{V}{\dot{V}} = -\tau = C_L \times R_L \tag{35}$$

也可以转化为更详尽的公式：

$$\frac{V}{\dot{V}} = -C_L(K_1 + K_2\dot{V}) \tag{36}$$

其中 K_1 和 K_2 是我们所熟悉的 Rohrer 常数，而且 $(K_1 + K_2)$ 是 R_L 的一种形式。

这种条件下，呼吸系统的阻力并不认为是一个常数，而认为是与流量相关：

$$R = K_1 + K_2\dot{V} \tag{37}$$

当这个方程用下列形式表示时：

$$\frac{V}{C_L\dot{V}} = -(K_1 + K_2\dot{V}) \tag{38}$$

在 $V/(C_L \cdot \dot{V})$ 与 $\dot{V}$ 的曲线关系图中，K_1 和 K_2 分别被确定为截距和斜率。

顺应性

肺的顺应性反映肺和胸廓的弹性。它受多种因素的影响，如肌紧张程度，肺泡间隙水含量，肺纤维化程度，肺充气程度和肺泡表面张力[52]。整个呼吸系统的顺应性表示如下[40]：

$$C = \frac{\Delta V}{\Delta P} \tag{39}$$

其中：

ΔV =肺容量的变化

ΔP =气道压力的变化

整体顺应性可能与肺和胸廓（胸壁）的顺应性有关：

$$\frac{1}{C_T} = \frac{1}{C_L} + \frac{1}{C_{Th}} \tag{40}$$

其中：

C_T = 总顺应性(例如：$100mL/cmH_2O$)

C_L = 肺的顺应性(例如：$200mL/cmH_2O$)

C_{Th} = 胸廓顺应性(例如：$200mL/cmH_2O$)

括号内的数值是一些正常成人的标准值,在此作为示例[40]。弹性是顺应性的倒数,在一些生理学问题中要比顺应性更易标记。然而,它在临床实践中并没有得到普及应用。

顺应性可以用肺的时间常数 τ 来估计。如果把已知 ΔR 值的线性阻力加入患者气道,时间常数则会变为 τ'[27]。见下式：

$$\tau' = (R_L + \Delta R) \times C_L = \tau + (C_L + \Delta R) = \tau + \Delta\tau \qquad (41)$$

那么,如果 ΔR 已知,从实验中得到 τ 和 τ',就可以算出 C_L 和 R_L：

$$C_L = \frac{\tau' - \tau}{\Delta R} = \frac{\Delta\tau}{\Delta R} \quad R_L = \tau \times \frac{\Delta R}{\Delta\tau} = \frac{\tau \times \Delta R}{\tau' - \tau} \qquad (42)$$

呼吸力学方程的改进公式

可以用基本呼吸力学方程的另一种方法来描述肺的物理行为。这个高级呼吸力学方程的原始公式是 Rohrer 在第一次世界大战期间提出的,但是第一个完全正确的公式是由 Gaensler 和他的同道[38]提出的,算式如下：

$$P = \frac{V}{C} + K_1\dot{V} + K_2\dot{V}^2 \qquad (43)$$

其中：

P = 气道压

V = 肺容量

$\dot{V}$ = 流入(流出)肺的气体流量

C = 肺系统的顺应性

K_1 和 K_2 = 经验性 Rohrer 常数

这个方程比基本呼吸力学方程更加先进,因为它能解释由于湍流而造成的流量损失。由于在麻醉过程中最有可能出现湍流,因此 $\dot{V}^2$ 对于准确地量化呼吸时压力的下降非常重要。此外,这个先进公式把阻力的下降与常数 K_1 和 K_2 结合起来,常数 K_1 和 K_2 只能靠经验判断。

中等海拔高度下的麻醉

当海拔高度增加时,麻醉管理的参数会有一些改变。一般来说,原因在于大气压(或者气压)的变化。本节简要讨论海拔高度适度变化的后果。

近似的肺泡气体公式在分析由海拔增加而产生的差异中是非常重要的[53]：

$$P_{AO_2} = P_{iO_2} - \frac{PaCO_2}{R}P_{iO_2} = (P_B - 47) \times F_iO_2 \qquad (44)$$

其中：

P_{AO_2} = 肺泡氧分压

P_{iO_2} = 吸入氧分压

$PaCO_2$ = 动脉二氧化碳分压

R = 0.8 → 气体交换系数：CO_2 生成/O_2 消耗

P_B = 大气压(海平面时为 760mmHg)

47 = 37℃ 时的水蒸气压

F_iO_2 = 吸入氧浓度 = 所有海拔高度均为 0.21(室内空气)

所有的张力都用 mmHg(torr)表示。

改变的气体分压

海拔高度对气体分压有着明显的影响。氧分压 $P_{iO_2} = (P_B - P_{H_2O}) \times 0.21$。在海拔高度大于 5 000ft(约 1 500m)时,P_{iO_2} 由海平面的 158mmHg 降低到 128mmHg,因此最大 P_{AO_2} 约为 83mmHg(假定 $PaCO_2 = 36mmHg$)[54]。在海拔 10 000ft(约 3 000m)时,P_{iO_2} 为 111mmHg,最大 P_{AO_2} 为 65mmHg[54]。为了抵消缺氧的影响,应增加通气量,结果是在 1 500m 时 $PaCO_2$ 平均为 36mmHg,在 3 000m 时 $PaCO_2$ 平均为 34mmHg[54]。随着海拔增加,氧化亚氮(N_2O)的效力也逐渐降低,这是由于其分压绝对下降。

氧气分析仪

有五种类型的分析仪：顺磁体、燃料电池、氧电极、分光计和 Raman 摄谱仪。所有分析仪测的都是氧分压(而不是浓度),所以输出数据受气压影响。分析仪在海平面测得氧气分压读数为 21%,在 1 500m 时只有 17.4%。如果这些设备都按照分压计算氧含量,那么仪器的读数就可以反映实际氧含量,但是临床实际应用中都是按百分比显示。

二氧化碳分析仪和挥发物质分析仪

虽然其他方法(如 Raman 摄谱仪)也很好,但测定混合气体中 CO_2 最常用的方法是红外线吸收法。这一类方法是测量分压而不是百分比。为了操作的准确性,这些仪器必须用正确气压下已知 CO_2 的浓度进行校准,或者允许由刻度值转换成可读的分压值。

挥发物质分析仪也存在相同的问题,尽管根据临床习惯所有仪器输出的数据都是百分比,但实际测定的是气体分压而不是浓度。

蒸气和挥发罐

实际应用中，挥发性麻醉药的饱和蒸气压仅仅取决于它的温度。因此，在一定温度下，蒸气的浓度随着气压的降低而增加，而它的分压却不变。同样，校准的挥发罐的输出随气压变化而变化。与海平面相比，仅仅是蒸气的浓度不同，而分压依然是相同的，所以患者的反应是相同的。这表明挥发罐的特性不随其运载气体的密度和黏度的改变而改变。

流量计

大多数流量计测量的是气体通过阻力时产生的压降，并将压降与流量联系起来。压力的下降取决于气体的密度和黏度。当气体通过一个孔口时，遇到的阻力主要取决于气体密度。当管道内为层流时，气体黏度决定它的阻力（泊肃叶公式）。有些流量计是利用锥形管内气流支撑的浮球或浮筒测量的。这个浮子是凹槽的，所以可以停在气流的中央。在低流量时，该装置主要依赖于层流，当浮子沿管道上升时，阻力的表现越来越像一个孔口。

当然，气体的密度随气压的变化而变化，但是黏度几乎不变，主要取决于温度。气体通过孔口的流量与气体密度的平方根成反比，当密度降低时，流量增加（孔口尺寸保持不变）。因此，在高海拔地区，实际流量计的流量值高于浮子位置所显示的流量值：

$$实际气流量 = 标示值 \times \sqrt{\frac{760mmHg}{P_B}} \quad (45)$$

流量计的校准

标准流量计的校准，如 Thorpe 管，取决于气体的特性。通常，特定的流量计针对特定的气体进行校准，如氧气或空气。将标示流量测定转变为实际流量测定的系数由以下公式得出[53]：

$$k = \frac{\sqrt{GMW_A}}{\sqrt{GMW_B}} \quad (46)$$

其中 A 是流量计最初设计时所用的气体，B 是实际使用的气体，GMW 是该气体的克分子量。

表 4.4 列出了常见气体和麻醉气体各自的 GMW。

计算示例 1

70%：30%氦氧混合气通过读数为 10L/min 的氧气流量计时的实际流量是？

表 4.4　常见气体和麻醉气体的 GMW

名称	符号	GMW
氢气	H	1.007 97
氦气	He	4.002 6
氮气	N_2	28.013 4
氧气	O_2	31.998 8
氖气	Ne	20.183
氩气	Ar	39.948
氙气	Xe	131.30
氟烷	$CF_3CClBrH$	197
异氟烷	$CF_2H-O-CHClCF_3$	184.5
恩氟烷	$CF_2H-O-CF_2CFHCl$	184.5
一氧化氮	N_2O	44.013

答案：

$$GMW_{O_2} = 32g/mol \quad (47)$$
$$GMW_{氦氧混合气} = 0.3(32) + 0.7(4) = 12.4g/mol \quad (48)$$

氦氧混合气的实际流量由下列公式给出：

$$实际流速 = 10 \times \frac{\sqrt{GMW_{O_2}}}{\sqrt{GMV_{氦氧混合气}}}$$
$$= 10 \times \frac{\sqrt{32}}{\sqrt{12.4}} = 16.1L/min \quad (49)$$

计算示例 2

计算氧气通过空气流量计时的倍数？
答案：

$$倍数 = \frac{\sqrt{GMW_{空气}}}{\sqrt{GMW_{O_2}}} = \frac{\sqrt{0.2(32) + 0.79(28)}}{\sqrt{32}}$$
$$= 0.95 \quad (50)$$

麻醉相关问题

在 10 000ft 高度上，30% O_2 混合气体与海平面 20% O_2 混合气体的分压相同[54]。此外，N_2O 分压的降低会严重影响药物的效应，因此它的使用或许没有益处。最小肺泡有效浓度（MAC）并不适用于较高的海拔，应该由最小肺泡有效分压（MAPP）来代替（表 4.5）。使用这个概念之后，许多之前提到的问题将迎刃而解。

表 4.5	不同海拔高度下气体的最低肺泡有效浓度（MAC）和最小分压（MAPP）				
气体	MAC/%			MAPP	
	海平面	5 000ft	10 000ft	/kPa	/mmHg
N_2O	105.0	126.5	152.2	106.1	798.0
乙醚	1.92	2.31	2.78	1.94	14.6
氟烷	0.75	0.90	1.09	0.76	5.7
恩氟烷	1.68	2.02	2.43	1.70	12.8
异氟烷	1.2	1.45	1.73	1.22	9.1

MAPP=MAC×0.01×760mmHg

Adapted from James MFM, White JF. Anesthetic considerations at moderate altitude. *Anesth Analg.* 1984;63:1097.

气体流量的评估

二氧化碳产生量的评估

患者的二氧化碳产生量（$\dot{V}CO_2$）可以用下列方式评估。二氧化碳产生量可以用每次呼出 CO_2 的量和每分钟呼吸的次数（BPM）来计算，标准单位为 mL/min。因此，$\dot{V}CO_2$ 可以表示如下：

$$\dot{V}CO_2 = 每次呼吸产生的 CO_2 量×每分钟呼吸次数（BPM） \quad (51)$$

$$\dot{V}CO_2 = \dot{V}CO_2×BPM \quad (52)$$

计算每次呼吸 CO_2 产生量如下：

$$\dot{V}CO_2 = \int_{t=0}^{t=t_{end}\ expiration} CCO_2(t)×Q(t)×\gamma dt \quad (53)$$

其中：

$CCO_2(t)$ = 二氧化碳描记图信号值（mmHg）

$Q(t)$ = 气流量信号值（mL/min）

γ = 把单位从 mmHg 变换为浓度（%）的换算系数 = $100\%/(760mmHg)$ = 0.131 2

氧耗量的评估

计算氧耗量的方法与 $\dot{V}CO_2$ 很相似。氧耗量可以用每次呼吸 O_2 的消耗量和每分钟呼吸的次数来表示。数学上可以列出如下算式：

$$\dot{V}O_2 = 每次呼吸 O_2 消耗的量×每分钟呼吸次数 \quad (54)$$

$$\dot{V}O_2 = \dot{V}O_2×BPM \quad (55)$$

计算每次呼吸 O_2 消耗量如下：

$$\dot{V}O_2 = \int_{t=0}^{t=t_{末}\ 呼气} (PIO_2-CO_2)×Q(t)×\gamma dt \quad (56)$$

其中：

PIO_2 = 吸入氧分压 = $(P_B-47)×FIO_2$（mmHg）

$CO_2(t)$ = 氧气信号值（mmHg）

Q = 流量信号值（mL/min）

γ = 换算系数 = 0.131 2

二氧化碳产生量和氧耗量的解释

$\dot{V}O_2$ 和 $\dot{V}CO_2$ 的产生速率与呼吸交换系数 RQ（RQ=$\dot{V}CO_2/\dot{V}O_2$）相关，而 RQ 很大程度上是由饮食决定的；有些食物产生的二氧化碳比其他食物少，而且 RQ 也比较小。一般情况下 RQ=0.8。$\dot{V}O_2$ 和 $\dot{V}CO_2$ 都随着代谢的增加而增加，这可能与发热、败血症、浅麻醉、寒战、恶性高热和甲状腺功能亢进等因素有关。导致 $\dot{V}O_2$ 和 $\dot{V}CO_2$ 降低的原因也有很多，例如低温、深麻醉和甲状腺功能减退。

细口径导管通气

之前我们讨论了 TTJV 背后的物理机制，即氧气在高压（例如 20psi）下通过一个细口径、高阻力的套管经皮喷射通气。通常是为了给那些建立常规气道失败且情况紧急的患者供氧。不幸的是，这种通气技术有一个特殊的问题——喷射气体必须通过鼻子和/或嘴呼出，因为不可能通过气管导管被动地呼气（阻力非常大）。因此，在气道完全阻塞且没有气体排出通路的情况下，反复氧气喷射通气只会给患者造成伤害，由此产生的压力积聚会导致气压伤，如气胸、皮下气肿、血流动力学恶化甚至心搏骤停。

设想使用一种主动呼气系统，通过导管主动抽气来辅助呼气，而不是通过导管被动的依赖顺应性的呼气（此过程由于阻力大而变得非常缓慢）。Dietmar Enk 博士设计研发了一种利用流控技术来实现这个目的的装置。图 4.12 和图 4.13 显示了该系统的设计。Ventrain 系统

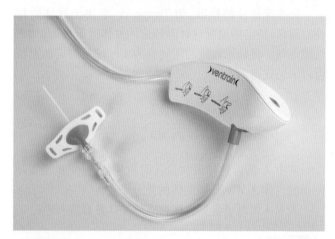

图 4.12 Ventrain 通气系统与长为 75mm、内径仅为 2mm 的经气管通气导管（Cricath）相连接。与传统的 TTJV 导管不同，吸气和呼气均通过此导管进行（Courtesy Ventinova Medical, Eindhoven, The Netherlands.）

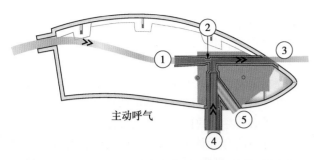

主动呼气

图 4.13 Ventrain 通气系统的原理图。主动呼气(即通过吸引辅助呼气)是通过在伯努利效应和射流夹带之间达到平衡的一种设置。氧气流经入口(1)通过非常窄的喷嘴(2)和排气管(3)流向外部。气流从侧孔夹带进气体(4),这个侧孔被连接到一根导管上以实现主动呼气。通过关闭排气管(3)来充气。旁路控制(5)起开关按键作用(Adapted from Ventinova Medical, Eindhoven, The Netherlands.)

(Ventinova Medical,Eindhoven,The Netherlands)是一种手动操作、流量控制的喷射呼吸机。根据临床需要,手动设定氧气的驱动流量,可以很容易地算出每秒吹入的氧气量(例如,流量为 12L/min = 200mL/s)。当气体遇到一个非常窄的喷射口时,喷口近端的高气压被转换为喷口远端一个区域的高气流速,从而导致低气压(通过伯努利原理)。这个低气压通过吸引作用有效地辅助了呼气,与飞机机翼产生升力的原理类似。

要注意的是,Ventrain 系统与传统 TTJV 的物理机制在几个重要的方面是不同的。首先,吹气压力要低得多(小于 3psi,而 TTJV 则等于或大于 20psi)。其次,成人患者的气体流量通常设置为 15L/min(在儿童中,建议使用较低的流量),这个气体流量是已知的且易调节,而 TTJV 的气体流量既不是直接已知的,也不能直接调节。最后,带套囊导管与 Ventrain 一起使用时,无须考虑空气夹带效应的影响,与传统的喷射通气系统相比,Ventrain 的吹气压要低得多,因此在使用无套囊导管的情况下,空气夹带的影响会显著降低。

除了在紧急情况下使用 Ventrain 设备经气管通气外,也可用于耳鼻喉科病例中需要很细的导管经口/喉的通气中(例如,常规的微喉管可能太大)。此外,Ventrain 设备还作为经口/经喉(声门上)喷射通气的替代工具,例如,Hunsaker Monjet 导管(Medtronic Xomed,Jacksonville,FL,USA)与 Monsoon 喷射呼吸机(Acutronic Medical Systems,Hirzel,Switzerland)的结合使用。有关其他信息,推荐感兴趣的读者阅读参考文献[55-61]。

部分单位换算

由于在临床文献中使用的单位多种多样,因此讨论麻醉相关的物理学可能会产生混乱。知识框 4.1 中汇集了常见的单位和等值换算。

知识框 4.1　部分单位换算

长度

$1m = 3.2808ft = 39.37in$

$1ft = 0.3048m$

$1m = 100cm = 1000mm = 1000000\mu m = 10000000\text{Å} = 10^{-3}km$

$1km = 0.621mi$

$1in = 2.54cm = 0.254m$

容积

$1US\ gal = 0.13368ft^3 = 3.785541L$

$1Imp\ gal = 4.546092L$

$1m^3 = 1000L$

$1mL = 1cm^3$

重量

$1kg = 1000g = 2.2046lb_m = 0.068521slugs$

$1lb_m = 0.453592kg$

$1slug = 1lb_f \cdot s^2/ft = 32.174lb_m$

阻力

$1lb_f = 4.448222N = 4.448 \times 10^5 dyn$

$1N = 1kg \cdot m/s^2 = 10000dynes = 10000g \cdot cm/s^2$

压力

$1N/m^2 = 10dyn/cm^2 = 1Pa = 0.007501mmHg$

$1ATM = 1013.25millibar = 760mmHg = 101325Pa = 14.696lb_f/in^2$

$1cmH_2O = 0.735mmHg$

$1lb_f/in^2 = 51.71mmHg$

$1dyn/cm^2 = 0.1Pa = 145.04 \times 10^{-7}lb_f/in^2$

$1bar = 10^5 N/m^2 = 14.504lb_f/in^2 = 106dyn/cm^2$

黏度

$1kg/(m \cdot s) = 1N \times s/m^2 = 0.6729lb_m/(ft \cdot s) = 10poise(P)$

能量

$1joule(J) = 1kg \cdot m^2/s^2$

$1Btu = 778.16ft \cdot lb_f = 1055.056J = 252cal = 1.055 \times 10^{10}erg$

$1cal = 4.1868J$

功

$1watt(W) = 1kg \cdot m^2/s^3 = 1J/s$

$1hp = 550ft \cdot lb_f/s = 745.699W$

结论

临床上,理解一些基本的物理学原理对气道管理有很大帮助。尤其是了解流体流动的物理学,如在层流和湍流条件下,压力、流量和阻力之间的关系。

除了将基本物理学原理应用于气道管理之外,有时应用数学方法和生理学模型也可以在很大程度上帮助我们理解与气道相关的复杂生理问题,例如,不同条件下对动脉血氧合的测定。在许多情况下,建模会得到仅靠实验难以获得的结果。

临床要点

- 泊肃叶方程是层流系统中压力、流量和阻力关系的一个重要公式。方程指出,通过相等口径的、水平直管的流体流量与压力梯度和半径的四次方成正比,与气体的黏度和直管的长度成反比。该定律仅适用于层流条件。

- 当流量超过临界速度(低于该流动速度时以层流流动)时,这个流动则失去了层流抛物线速度特性,变得无序,称为湍流。如果湍流存在,则压降与流量之间的关系将不再符合泊肃叶方程。而是在湍流时的压力梯度(或遇到的阻力)会随气体流量的平方而变化。另外,流量与气体密度成反比,而不是黏度(如层流)。

- 临床上,气道阻塞的情况,例如会厌炎或吸入异物常形象地模仿了经孔口呼吸的模型。在这种情况下,通过孔口的近似气体流量与气体密度的平方根成反比,而层流条件下,气体流量与气体黏度成反比。在这种情况下,低密度的氦气在处理某些类型的气道阻塞中能够发挥重要的临床作用。

- 拉普拉斯定律的预测是:对于大小不等但表面张力相等的两个肺泡,较小的肺泡承受的肺泡内压要大于较大的肺泡,从而导致较小的肺泡塌陷。然而,在现实生活中,肺表面活性物质的作用防止了较小肺泡的塌陷,从而降低了较小肺泡的表面张力,使两个肺泡的压力相等。

- 生理学中最重要的气体定律之一是理想气体定律:$PV = nRT$(P=气体压力,V=气体体积,n=气体体积 V 中气体的摩尔数,R=气体常数,T=绝对温度)。理想气体的方程中没有气体分子间的相互作用力,然而,实际气体分子间存在着范德华力(van der Waals forces),这就要求压力-容量气体定律以更复杂的形式表示。

- 大多数流量计是测量气流经过已知阻力的管道时所产生的压降,再将该压降与流量相关联。当阻力发生在孔口处时,该阻力主要取决于气体密度。通常,特定的流量计是针对某种特定的气体(如氧气或空气)进行校准的,对于其他气体,可以采用转换表提供流量数据。

- 菲克扩散定律适用于跨肺和胎盘膜的气流,该定律指出气体的跨膜扩散率与气体的浓度梯度成正比,与气体分子必须穿过的扩散距离成反比。

- 氧气分析仪有五种主要类型:顺磁分析仪,燃料电池分析仪,氧探测器,质谱仪和拉曼光谱仪。它们都直接测定氧分压,而不是氧浓度。

- MAC 的概念不适用于高海拔地区,应该用 MAPP 的概念替代。

(郑莉 译　薛富善　田鸣 审)

部分参考文献

11. Sherwood L. *Human Physiology: From Cells to Systems*. 9th ed. Toronto, Canada: Nelson; 2015.
20. Kemper KJ, Ritz RH, Benson MS, Bishop MS. Helium-oxygen mixture in the treatment of postextubation stridor in pediatric trauma patients. *Crit Care Med.* 1991;19:356-359.
23. Rodrigo GJ, Rodrigo C, Pollack CV, Rowe B. Use of helium-oxygen mixtures in the treatment of acute asthma: a systematic review. *Chest.* 2003;123:891-896.
25. Khanlou H, Eiger G. Safety and efficacy of heliox as a treatment for upper airway obstruction due to radiation-induced laryngeal dysfunction. *Heart Lung.* 2001;30:146-147.
26. Polaner DM. The use of heliox and the laryngeal mask airway in a child with an anterior mediastinal mass. *Anesth Analg.* 1996;82:208-210.
42. Straus C, Louis B, Isabey D, et al. Contribution of the endotracheal tube and the upper airway to breathing workload. *Am J Respir Crit Care Med.* 1998;157:23-30.
49. Bolder PM, Healy TE, Bolder AR, et al. The extra work of breathing through adult endotracheal tubes. *Anesth Analg.* 1986;65:853-859.
50. Davis PD, Kenny GNC. *Basic Physics and Measurement in Anaesthesia*. 5th ed. Philadelphia: Elsevier Health Science; 2003.
54. James MF, White JF. Anesthetic considerations at moderate altitude. *Anesth Analg.* 1984;63:1097-1105.
60. Paxian M, Preussler NP, Reinz T, Schlueter A, Gottschall R: Transtracheal ventilation with a novel ejector-based device (Ventrain) in open, partly obstructed, or totally closed upper airways in pigs. *Br J Anaesth.* 2015;115(2):308-316.

All references can be found online at expertconsult.com.

第5章 气道生理学

Wlliam C. Wilson and Jonathan L. Benumof

章节大纲

呼吸生理学

　　麻醉医生需要掌握丰富的呼吸生理方面的知识以保障患者的安全。掌握正常的呼吸生理过程对于理解手术、麻醉、疾病时气体交换异常是必不可少的。本章分为两个部分。第一部分主要介绍正常的（重力影响下的）血流和通气分布、顺应性、阻力、呼吸功（work of breath-ing, WOB）、气体的运输、肺的反射和特殊功能。本章第二部分主要讨论在麻醉和手术过程中与气体交换异常机制相关的过程和概念。

正常（重力影响下的）血流分布、通气

肺血流分布

　　心脏收缩时将右心室动能传至肺动脉主干中的血

流。当肺动脉的血液逆垂直流体静力学梯度上升时,肺动脉血的动能将逐渐减小,在肺内每垂直升高1cm,肺动脉的绝对压力(Ppa)降低1cmH$_2$O(图5.1)。在肺内高于心脏的某一位置,Ppa可以为零(大气压),在肺内更高的位置,Ppa就为负值(低于大气压)。在这个区域,肺泡压(PA)超过Ppa和肺静脉的压力(Ppv),在此垂直高度Ppv负值更大。此时血管外的压力高于血管内部,引起该区域肺血管萎陷,无血流通过(区域1,PA>Ppa>Ppv)[1]。因为该区域没有血流通过,没有气体交换,故此区域为肺泡无效腔或"无效"通气。在正常生理情况下,肺泡无效腔很少或几乎不存在[2],但当Ppa下降(如低血容量休克)或PA升高[如正压通气、潮气量过大或使用过高的呼气末正压(positive end-expiratory pressure,PEEP)]时无效腔增加。

在肺内随垂直高度的降低,Ppa变为正值,当Ppa超过PA时将会有血流通过(区域2,Ppa>PA>Ppv)。在该

区域PA超过Ppv,血流量主要由Ppa和PA的差值决定,而不是惯用的Ppa与Ppv的差值(见下文)[3]。区域2的血流和肺泡压的关系就像瀑布流过水坝的物理现象一样。上游河段的高度(在到达水坝之前)相当于Ppa,水坝的高度相当于PA。通过水坝的水流速度与上游河段与水坝的高度差(Ppa-PA)成正比,而与低于水坝的下流河床高度(Ppv)无关。这种现象有许多不同的名称,包括瀑布、Starling电阻(Starling resistor)、堰(海狸建的坝)和水闸效应(sluice effect)。在肺内随着高度的降低,平均Ppa升高,而平均PA保持相对恒定,平均驱动压(Ppa-PA)呈线性增加,血流量也线性增加。然而,呼吸和肺血流量呈周期性改变。每一瞬间的Ppa、Ppv和PA都在不停地变化,并且它们之间的关系也随呼吸和循环呈动态性周期性变化。因此,在区域2中某一点,在某一时刻可以出现区域1的情况,也可以出现区域3的情况,这主要取决于患者是处于吸气阶段还是呼气阶段,是循环的收缩期还

肺的四个区

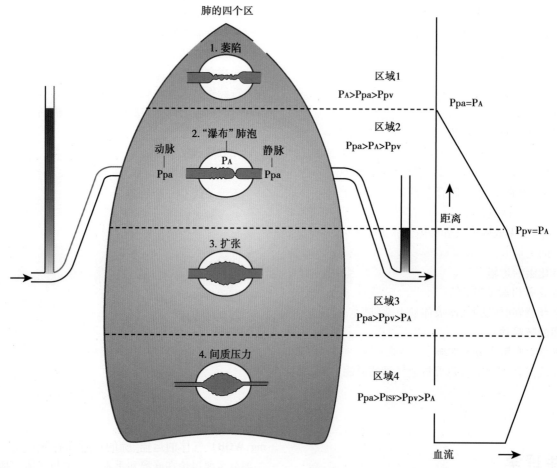

图5.1　示意图显示了在直立位时,肺血流的分布。在区域1中,肺泡压(PA)超过肺动脉压(Ppa),肺泡内血管被肺泡压迫而闭塞,该部分无血流。在区域2,Ppa超过PA,PA超过肺静脉压(Ppv),流经区域2的血流由Ppa和PA差值(Ppa-PA)决定,就像上流的河水漫过堤坝时的水流一样。在区域2随着高度下降Ppa升高,而PA保持不变,因此灌注压增高,使得流经这一区域的血流随高度降低而不断稳步增加。在区域3,Ppv超过PA,血流量由Ppa和Ppv差值(Ppa-Ppv)决定,该差值不随高度的降低而改变。然而,在该区域随着高度的降低,通过血管壁的跨壁压增加,因此血管的直径增加(阻力减小),故血流增加。最后,在区域4,肺间质压力为正值,并且超过Ppv和PA,因此该区域的血流由Ppa和肺间质压力的差值决定(Ppa-P$_{ISF}$)(Redrawn with modification from West JB. *Ventilation/Blood Flow and Gas Exchange*. 4th ed. Oxford:Blackwell Scientific;1970.)

是舒张期。

在肺内更低的位置,就会出现 Ppv 为正值,并且超过 PA。在这个区域血流量受肺动静脉压差的影响(Ppa-Ppv)(区域 3,Ppa>Ppv>PA),在这里所有的压力均超过 PA,并且毛细血管处于开放状态,血流是持续的。在区域 3,随着高度的降低,重力因素导致的 Ppa 与 Ppv 升高的程度相等,因此灌注压(Ppa-Ppv)不变。然而,血管外面的压力,也就是胸膜腔压力(Ppl)升高程度小于 Ppa 与 Ppv。因此,跨壁压(Ppa-Ppl 和 Ppv-Ppl)在该区域随高度的降低而升高,血管半径增加,血管阻力降低,血流量进一步增加。

因此,只要肺血管阻力(pulmonary vascular resistance,PVR)异常高,例如在容量负荷过重的患者或在肺血管床极度收缩、肺脏最低垂的部分(远远低于左心房)、肺栓塞或二尖瓣狭窄的患者,肺血管中的液体就会渗到肺间质。当 Ppl 和血管周围静水压表现为极高的负压时也会发生肺间质水肿。例如,患者存在呼吸道梗阻[上呼吸道占位(肿瘤、血肿、脓肿、水肿),喉痉挛(较常见),窒息,炎症(会厌炎、咽炎、喉炎),声带麻痹]并强烈自主呼吸时,肺脏快速复张或者利用胸膜腔负压行胸膜腔穿刺术时,肺间质的渗出可以明显影响肺血流的分布[4,5]。

当液体进入肺间质的量过多,不能被淋巴系统清除,则会在大血管和气道周围集聚并且形成气管周围和血管旁水肿。渗出的液体充满肺间质使肺泡外血管上原有的呈放射状的间质负压(Pisf)变为正压并且超过肺静脉压(Ppv)(区域 4,Ppa>Pisf>Ppv>PA)[6,7]。肺泡外血管的阻力在肺容量很低(例如,残气量)的状态下也会升高。在这样低的肺容量下,肺组织对肺血管的束缚力也消失了,因此,Pisf 可以升高为正值(见下文)[8,9]。区域 4 的血流量由动脉压和肺间质压差(Ppa-Pisf)决定,这个差值比 Ppa-Ppv 小。因此,区域 4 的血流量比区域 3 的血流量小。总之,在区域 4,有大量的液体有肺血管渗透到肺间质中,即使肺容量很小时也能发生。这些因素导致肺间质压力为正值,压迫肺泡外的血管,使肺泡外血管阻力升高,局部血流量降低。

显而易见,当 Ppa 和 Ppv 升高时,在肺循环中将发生的三个重要的变化:先前无灌注的血管开放,先前有灌注的血管扩张,液体从极度扩张的血管外渗[10,11]。因此,在平均 Ppa 升高,区域 1 动脉的状态转变为区域 2 动脉的状态;当平均 Ppv 升高时,区域 2 静脉的状态可以转变为区域 3 静脉的状态;当平均 Ppa 和 Ppv 均升高时,区域 3 的血管会根据其顺应性大小不同程度地扩张,血管阻力降低。当区域 3 的血管过度扩张,液体会从血管中漏出,此处血管的状态将变为区域 4 血管的状态。总之,当 Ppa 和 Ppv 由较低程度向中等程度升高时,血管主要的变化

是复张;当 Ppa 和 Ppv 由中等程度向较高程度升高时,则会发生血管扩张;当 Ppa 和 Ppv 由较高程度向极高程度升高时,血管的主要变化是渗出。

通气分布

重力也可以引起垂直水平上的 Ppl 的变化,反过来这将导致局部肺泡通气量、顺应性和通气状态的改变。为了更好地理解 Ppl 的垂直梯度,可以将肺脏想象成一个黏性结构。在没有胸腔壁的支撑时,由于袋内物质重力的作用,袋子底部向外凸出,袋子顶部向内凹陷(假设肺是一个球体)。而肺在胸壁的支撑下,不可能是一个假想的球体,但重力作用在肺上仍然像作用在球体上一样。在胸膜腔顶部,由于重力的作用,其压力相对为负值(在这里肺被牵拉而远离胸壁)。在肺底部,由于重力作用胸膜腔的压力相对为正值(在这里肺被压向胸壁)(图 5.2)。肺脏的密度决定了压力梯度的幅度。由于肺密度为水密度的 1/4,因此 Ppl 的梯度是肺垂直高度(30cm)的 1/4。从肺顶部到肺底部 Ppl 增加了 30/4=7.5cmH$_2$O[12]。

在整个肺中由于 PA 基本相同,Ppl 的压力梯度导致不同区域跨肺泡压力(PA-Ppl)的差异。在肺底部由于 Ppl 绝大部分为正值(很少是负值),因此在这些区域肺泡是被压缩的,肺泡体积较肺上部要小,而上部的肺泡不被压缩(其体积大约是下部的 4 倍)[13]。对于一个正常肺脏,如果将不同区域肺泡通气量的差别用压力-容量曲线来表示(图 5.3),低垂部分的小肺泡在 S 形压力-容量

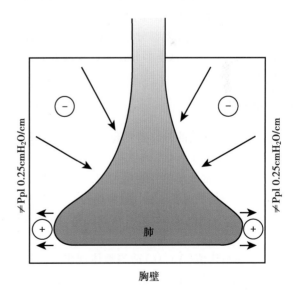

图 5.2 胸壁内肺的示意图显示肺由于重力和黏弹性的作用呈现出球形的趋势。肺顶部有向内塌陷的趋势,在肺尖部产生负压,在肺底部有向外扩张的趋势,在肺基底部形成相对正压。这样,肺尖部的肺泡在呼气末处于开放状态并且变得更大,而肺底部的肺泡呼气末变得更小并且被压缩,在肺内每降低 1cm 胸膜腔压力升高 0.25cmH$_2$O

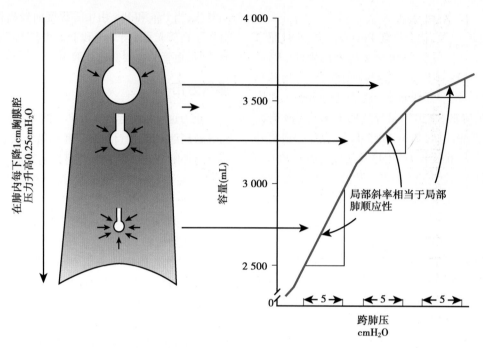

图 5.3　在肺内每下降 1cm，胸膜腔压力上升 0.25cmH₂O。从肺顶部到肺底部由于胸膜腔压力升高导致肺泡通气量减小 4 倍。肺容量降低时气道口径也缩小。把局部肺泡通气量转换到局部跨肺压-肺泡容量曲线时，小肺泡处于曲线较陡的部分（斜率大），大肺泡处于曲线平坦部分（斜率小）。由于局部曲线斜率相当于局部肺顺应性，低垂部分小肺泡常获得大部分潮气量。在正常潮气量范围（肺容量从 2 500mL 的正常功能残气量增加 500mL 从而到达 3 000mL），压力-容量之间的关系是线性的。图中肺容量值是在直立位测定的

曲线的中部，非低垂部分的大肺泡在曲线的上部。在这一曲线上，不同区域的斜率反映不同肺泡的顺应性，低垂部分的肺泡顺应性较大（处于较陡的位置），肺的非低垂部分的肺泡顺应性较小（位于曲线较平坦的位置）。潮气量（tidal volume，VT）大部分优先向低垂部分肺泡分布，因为在单位压力下低垂部分比非低垂部分的肺泡更容易扩张。

通气/血流比值

在正常处于立位的肺脏随着高度（横轴）的降低，肺的血流和通气（在图 5.4 左侧纵轴）均增加[14]。因为血流量是从一个非常低的值开始增加的，所以随着高度的降低，血流量增加的速度较通气量增加的速度快，因此通气/血流比值（右侧纵轴）开始时快速降低，随后降低变缓慢。

通气/血流比值（$\dot{V}_A/\dot{Q}$）适当地体现出肺内某一区域通气量与血流量的相对关系。在肺脏底部的肺泡血流量灌注相对多于通气量（$\dot{V}_A/\dot{Q}<1$）。图 5.5 从肺顶部（肺容量的 7%）、中部（肺容量的 11%）、肺底部（肺容量的 13%）三个水平切面，显示了计算的通气量（$\dot{V}_A$）和血流量（$\dot{Q}$）（L/min）、$\dot{V}_A/\dot{Q}$、肺泡氧气分压、二氧化碳分压（mmHg）[15]。肺泡氧气分压从底部到顶部由 89mmHg升高至 132mmHg，升高幅度超过 40mmHg。然而，二氧化

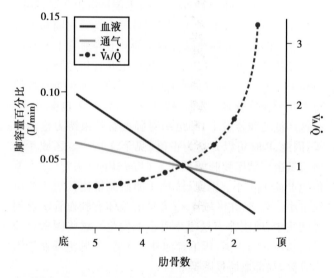

图 5.4　显示正常立位肺脏通气和血流分布（左侧纵轴），以及通气/血流比值（$\dot{V}_A/\dot{Q}$，右侧纵轴）。血流和通气用 L/（min·肺泡通气量百分比）表示，而且被表示为在垂直高度上平滑的线性函数关系。带圆圈的曲线表示水平切面肺 $\dot{V}_A/\dot{Q}$ 的比值（这三个平面在图 5.5中显示）。假定心排血量为 6L/min、总每分钟通气量为5.1L/min（Redrawn with modification from West JB. *Ventilation/Blood Flow and Gas Exchange.* 4th ed. Oxford：Blackwell Scientific；1970.）

碳分压从底部到顶部由 42mmHg 降低到 28mmHg，降低幅度为 14mmHg。因此在保持 $\dot{V}_A/\dot{Q}$ 不变的情况下，与肺

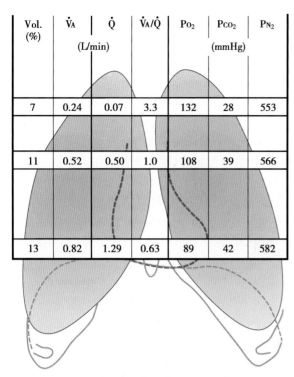

Vol. (%)	$\dot{V}_A$ (L/min)	$\dot{Q}$ (L/min)	$\dot{V}_A/\dot{Q}$	Po_2 (mmHg)	Pco_2 (mmHg)	P_{N_2}
7	0.24	0.07	3.3	132	28	553
11	0.52	0.50	1.0	108	39	566
13	0.82	1.29	0.63	89	42	582

图 5.5　通气-血流比值（$\dot{V}_A/\dot{Q}$）和局部肺泡气体组成成分。局部血流量（$\dot{Q}$）、通气量（$\dot{V}_A$）、Po_2 和 Pco_2 从图 5.4 得出。P_{N_2} 从总的气体压力中得出（包括水蒸气，等于 760mmHg）。该图也显示三个肺切面的容量（Vol（%））。与肺顶部相比，肺底部的 $\dot{V}_A/\dot{Q}$ 值较低，表现为相对缺氧和二氧化碳蓄积（Redrawn from West JB. Regional differences in gas exchange in the lung of erect man. *J Appl Physiol.* 1962；17：893.）

顶部相比，底部的肺泡表现为相对缺氧和二氧化碳蓄积。

　　通气/血流比值失调对动脉 Pco_2（$PaCO_2$）和动脉 Po_2（PaO_2）产生不同的影响。当血液流经通气不足的肺泡时，倾向于保留 CO_2，并且不能摄取充足的 O_2；血液流经过度通气的肺泡时，排除过量的 CO_2，但是 O_2 的摄取量不能成相应比例地增加，这是因为在该区域氧-血红蛋白（oxy-Hb）解离曲线处于平台期（图 5.25）。肺内 $\dot{V}_A/\dot{Q}$ 失调时，过度通气的肺泡可以排除 CO_2，以此来代偿通气不足的肺泡。因此，在 $\dot{V}_A/\dot{Q}$ 失调的情况下，$PACO_2$ 和 $PaCO_2$ 之间的梯度很小，而 PAO_2 和 PaO_2 之间的梯度通常较大。

　　1974 年，Wagner 及其同事[16]报道了一种测定 $\dot{V}_A/\dot{Q}$ 比值在肺内连续性分布的方法。通过测定不同的惰性气体于体内的清除方式来测定 $\dot{V}_A/\dot{Q}$ 比值。将不同溶解度的气体溶解于生理盐水中，从注入外周静脉到达到平衡状态大约需要 20min。在灌注的最后阶段，采动脉血样和呼气末混合气体，并且测定总通气量和心排血量（$\dot{Q}_T$），计算每一种气体在动脉血和混合静脉血中的浓度（残留）及其呼气末与混合静脉血浓度的比值（排出），并且绘出残留-溶解曲线和排出-溶解曲线。这两条曲线被认为是 $\dot{V}_A/\dot{Q}$ 比值特殊分布的特征。

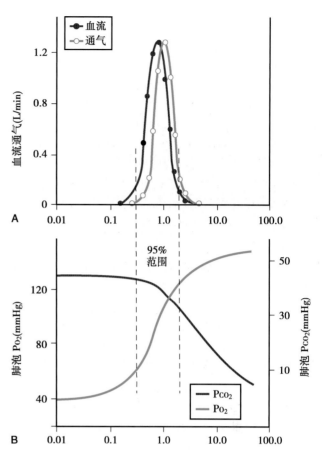

图 5.6　（A）正常年轻受试者半卧位时通气-血流比值（$\dot{V}_A/\dot{Q}$）的平均分布。95% 的区间为 0.3～2.1（虚线之间）。（B）肺泡气体中 Po_2 和 Pco_2 相应变化（Redrawn from West JB. Blood flow to the lung and gas exchange. *Anesthesiology.* 1974；41：124.）

　　图 5.6 显示健康的年轻受试者处于半卧位吸气时的通气血流分布状态[17]。通气和血流的分布范围都相对较窄。在上下范围 9% 处（垂直的虚线）的 $\dot{V}_A/\dot{Q}$ 比值分别为 0.3 和 2.1。在年轻健康志愿者中，$\dot{V}_A/\dot{Q}$ 比值低的区域没有血流，在无通气、分流（$\dot{V}_A/\dot{Q}=0$）或无灌流（$\dot{V}_A/\dot{Q}=0.8$）的区域也没有血流通过。图 5.6 显示 $\dot{V}_A/\dot{Q}$ 比值不同的呼吸单元的 PAO_2 和 $PACO_2$。在 $\dot{V}_A/\dot{Q}$ 95% 的区间内（0.3～2.1），Po_2 为 60～123mmHg，而 Pco_2 则为 33～44mmHg。

血流分布的非重力影响因素

被动过程

心排血量

　　在健康状态下，肺血管床是一个高流量、低压力系统。当 $\dot{Q}_T$ 增加时，肺血管压力增加的幅度很小[18]。由于 $\dot{Q}_T$ 增加可以扩张开放的血管并且使原来闭合的血管开放，肺血管的易扩张性使肺血管阻力降低（部分原因是肺循环中平常未使用的血管开放）。由于正常肺循环的可扩张性,Ppa 升高使肺血管的半径增加,导致肺血管阻力降低(图 5.7)。相反,$\dot{Q}_T$ 降低时,肺血管会发生相反的变化。当 $\dot{Q}_T$ 降低时,肺血管压力降低,肺血管半径变小,肺血管阻力相应升高。严重肺动脉高压患者的肺血管扩张性较差,管壁僵硬。在这种情况下,当肺血流量增加时,Ppa 升高比较明显,因这些僵硬的管道半径扩张程度小,肺血管阻力降低不明显。

了解 Ppa、PVR 和 $\dot{Q}_T$ 之间的被动关系是理解肺循环血管自主舒缩运动的前提条件。无论是 $\dot{Q}_T$ 降低还是 Ppa 保持不变或升高,自主的血管收缩活动都是存在的。已经发现 Ppa 和 PVR 的升高是急性呼吸衰竭的共性特征[19]。

肺血管的自主收缩可以升高 Ppa 和 Ppv,因此可以促进肺水肿的形成和成人呼吸窘迫综合征(adult respiratory distress syndrome,ARDS)的发生。无论是 $\dot{Q}_T$ 升高还是 Ppa 保持不变或降低时,自主的血管舒张活动都可以发生。当使用硝普钠进行控制性降压时,$\dot{Q}_T$ 通常保持不变或增加,但是 Ppa 降低,PVR 降低。

肺容量

由于肺容量对肺泡内外血管产生不同的影响,肺容量和 PVR 形成不对称的 U 形关系,在功能残气量(functional residual capacity,FRC)时影响最小。FRC 是在正常潮式呼气下呼气末肺内存留的气体量。在理想状态下,它意味着病人吸入的是正常的潮气量,呼气末很少或者没有呼吸肌活动,而且肺泡和大气之间的压力差为 0。肺容量在 FRC 的基础上升高或降低时总的肺血管阻力

升高(图 5.8)[20-22]。肺容量超过 FRC 时,总的肺血管阻力升高是由于肺泡压迫了肺泡小血管,导致小血管压力增加(例如,产生了区域 1 和区域 2)[23]。为了减轻或代偿小血管的收缩,当肺容量增大时,肺间质结缔组织的牵引力增大,肺泡外的大血管扩张(仅在有自主通气的情况下肺容量较高时血管周围压力为负值)。当肺容量低于FRC 时,总的肺血管阻力升高是由于肺泡外血管阻力增加的缘故(被动影响)。这些大血管阻力升高部分是由于这些血管的机械性扭曲造成的(被动影响)。然而,少量或显著的肺不张引起缺氧时,大血管阻力升高的主要原因是该处发生了自主的肺血管收缩,称之为缺氧性肺血管收缩(hypoxic pulmonary vasoconstriction,HPV)[24]。无论胸腔处于开放还是闭合状态,是正压通气还是自主呼吸情况下,HPV(在下节详细论述)的作用都很显著[25]。

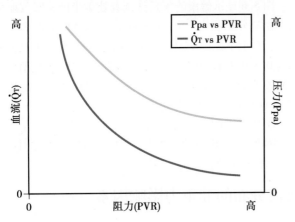

图 5.7　肺血管阻力(PVR)被动变化作为肺动脉压(Ppa)和肺血流量($\dot{Q}_T$)的函数(PVR =Ppa/$\dot{Q}_T$)。当$\dot{Q}_T$ 增加时,Ppa 也增加,但增加的幅度较小,因此 PVR 降低;当 $\dot{Q}_T$ 降低时,Ppa 也降低,但是降低幅度较小,因此 PVR 升高(Redrawn with modification from Fishman AP. Dynamics of the pulmonary circulation. In: Hamilton WF,ed. Handbook of Physiology. Section 2: Circulation,vol 2,Baltimore:Williams & Wilkins;1963, p 1667.)

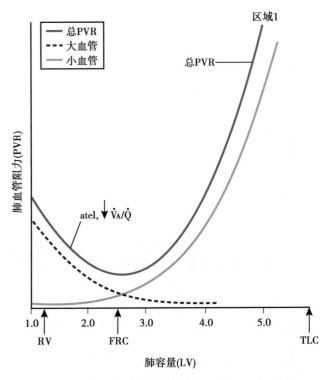

图 5.8　总的肺血管阻力与肺容量的关系是一个不对称的 U 形曲线。当肺容量等于功能残气量(FRC)时形成曲线的谷底。总的肺血管阻力是小的肺血管阻力(随肺容量增加而增加)与大的肺血管阻力(随容量降低而增加)的和。肺容量[向总肺容量(TLC)]增加到顶点就产生 1 区的状态,肺容量[向残气量(RV)]降低到底点时导致较低的通气-血流比值($\dot{V}_A/\dot{Q}$)和肺不张(atel),这些都能证明低氧性肺血管收缩(HPV)的存在(Data from Bhavani-Shankar K, Hart NS, Mushlin PS. Negative pressure induced airway and pulmonary injury. Can J Anaesth. 1997;44:78;Berggren SM. The oxygen deficit of arterial blood caused by nonventilating parts of the lung. Acta Physiol Scand Suppl. 1942;4:11;and Benumof JL. One lung ventilation:which lung should be PEEPed? Anesthesiology. 1982;56;161.)

主动过程与肺血管张力

在正常人中主要有 4 种主动过程影响肺血管张力：①局部组织（内皮和平滑肌）产生的自分泌/旁分泌产物（表 5.1）。②肺泡气体浓度（主要是缺氧）也作用于平滑肌。③神经因素影响。④肺毛细血管床内循环产物发挥的体液（激素）效应。神经和体液的调节主要通过受体介导机制，包括表 5.1 列出的自分泌/旁分泌因子，或其他相关机制最终通过影响平滑肌细胞发挥作用[26]。这四种相关的过程均能调节肺血管张力，下面按顺序进行简要的论述。

组织（内皮和平滑肌产生）产物

肺血管内皮能合成、代谢、转化多种作用于血管的介质，并且在肺血管阻力调节中发挥重要作用。肺血管张力主要的效应部位是肺血管平滑肌细胞（可以感知和产生多种肺血管活性物质）[27]。许多情况下，表 5.1 列出的自分泌/旁分泌的分子均可以调节肺血管张力。大量的辅助物质均可以与内皮和平滑肌细胞膜上的受体相结合并且调节这些血管活性物质的水平（和效应）。

一氧化氮（NO）是介导内源性血管扩张的主要因素（但不是唯一的）。它是 Moncada 和 Palmet 在发现内皮源性舒张因子（endothelium-derived relaxing factor, EDRF）十年后，经过长时间探索发现的[28]。之后，有大量的实验室和临床研究证明 NO 的普遍存在，并发现其对肺循环和体循环的血管均有扩张作用[29]。在肺内皮细胞中 L-精氨酸通过 NO 合酶（NoS）转化为 L-瓜氨酸，产生小的高活性 NO 分子[30]。由于 NO 体积小，可以通过膜自由进入平滑肌细胞，在这里与鸟苷酸环化酶的亚铁血红素部分相结合，可以将三磷酸鸟苷转化为环磷酸腺苷（cGMP）[31]。cGMP 可以激活蛋白激酶 G，后者使肺血管平滑肌细胞肌球蛋白轻链磷酸化，因此引起血管舒

张[31]。NoS 以两种方式存在：cNoS 和 iNoS。cNoS 在一些细胞中持久表达，包括肺血管内皮细胞，并且在钙水平、钙调蛋白和应激反应发生变化的情况下，瞬时 NO 产生增多。膜受体与血液中的一些因子（如乙酰胆碱、缓激肽）结合后也可激活膜受体上结合的 cNoS[31]。相反，iNoS 只有受炎症介质和细胞因子刺激时才能产生，激活后产生大量的 NO 并持续很长时间[31]。现在已经有大量长期积累的证据证实，在正常的肺中也有 NO 的产生，并且用于维持较低的肺血管阻力[32,33]。

内皮素-1（ET-1）是肺血管收缩物质，它是由多种细胞产生的 21 个氨基酸的多肽[34]。ET-1 是由肺内皮细胞生成的唯一一种内皮素，在血管平滑肌细胞中也可产生[34]。ET-1 的血管活性作用主要是通过激活两种 G 蛋白结合受体（ET_A 和 ET_B）。ET_A 受体存在于肺（和全身的）血管平滑肌的中层，也存在于心房肌和心室肌[34]。ET_A 被激活时，通过增加细胞内钙离子介导血管收缩和细胞增殖[35]。ET_B 受体存在于内皮细胞和一些平滑肌细胞上[36]。ET_B 受体的激活可以引起 NO 和前列环素的释放，因此可以促进肺血管扩张并抑制凋亡[30]。ET_A 和 ET_B 受体竞争性拮抗剂波生坦可以改善肺动脉高压[37]。高选择性的 ET_A 受体拮抗剂西他生坦（sitaxsentan）和安贝生坦（ambrisentan）也有改善肺动脉高压的作用[38]。然而，ET-1 受体拮抗剂均可以增加肝脏毒性，西他生坦因此于 2010 年停止销售[39]。总之，在 NO 和 ET-1 之间存在一种平衡关系，在健康状态下，NO 的产生和血管扩张效应稍占主导地位。

同样，肺血管内皮产生各种类花生酸类物质，在健康状态下维持血管扩张状态。前列腺素 I_2（PGI_2），又称依前列醇，可以导致血管扩张，在正常的内皮细胞中少量持续生成。相反，血栓素 A_2 和白三烯 B_4 在病理状态下产生，被认为与脓毒症和再灌注损伤导致的肺动脉高压的病理生理过程有关[26]。

表 5.1　与主动控制血管张力有关的局部组织分子（自分泌/旁分泌）

分子	亚型（缩写）	来源	作用位点	效应
一氧化氮	NO	内皮	平滑肌	血管扩张
内皮素	ET-1	内皮	平滑肌（ET_A 受体）	血管收缩
	ET-1	内皮	内皮（ET_B 受体）	血管扩张
前列腺素	PGI_2	内皮	内皮	血管扩张
前列腺素	$PGF_{2\alpha}$	内皮	平滑肌	血管收缩
血栓素	TXA_2	内皮	平滑肌	血管收缩
白三烯	LTB_4-LTE_4	内皮	平滑肌	血管收缩

ET_A 受体，位于平滑肌细胞膜上的 ET-1 受体；ET_B 受体，位于内皮细胞膜上的 ET-1 受体；平滑肌，肺小动脉平滑肌细胞。

输注或吸入依前列醇以降低肺血管阻力已经成功用于治疗慢性肺动脉高压[40,41]。最近,合成的 PGI_2 伊洛前列素是最常使用的吸入性类花生酸,可降低肺动脉高压患者的肺血管阻力[41]。起效快、作用时间短的药物如依前列醇、腺苷或 NO,对于大多数慢性肺动脉高压的患者[42],尽管最初疗效较差,但长期应用也可以降低肺血管阻力[43]。一些以前严重的肺动脉高压患者,在长期治疗后停止使用依前列醇,还可以维持较低的肺血管阻力和较好的运动耐力[42]。其机制可能不单是 1998 年 Fishman 提出的局部扩张[44]那么简单,另外一个机制显得尤其重要,即长期使用依前列醇可以加速 ET-1 的清除(强效的血管收缩剂和促细胞分裂剂)[45]。

肺泡气体

在肺血管中,缺氧性肺血管收缩的现象与体循环的血管特性不同(缺氧时血管扩张)。不论是在体还是离体的全肺、单侧肺、肺叶、肺小叶的肺泡缺氧均可以导致局部肺血管收缩。这种现象被称为"缺氧性肺血管收缩"(HPV),在 60 年前已由 Von Euler 和 Liljestrand 提出[46]。HPV 现象几乎存在于所有哺乳动物中,是一种适应机制,通过减少流经通气不足肺泡的血流,使血流向通气良好的肺泡区域分布,因此改善 $\dot{V}_A/\dot{Q}$ [47]。HPV 反应降低非通气肺灌流,对胎儿的发育也很重要。

在人类,HPV 反应主要发生在内径大约为 $200\mu m$ 的肺小动脉中(内径为 $60\sim700\mu m$,取决于物种)[48]。这些血管在解剖上的有利地位在于靠近小支气管和肺泡管,这些位置可以迅速、直接地感知肺泡缺氧。实际上,在这些小肺动脉中血液可以迅速氧合,这是因为氧气可以通过很短的距离直接在邻近的气道和血管之间扩散[49]。在气道内存在气体进入小动脉的直接通路,使小动脉能够根据气体成分的变化产生快速而局限的反应。

在 HPV 发生的区域,氧气的张力(PsO_2)主要与 PAO_2 和混合静脉血氧分压($P\bar{v}O_2$)有关[50]。PsO_2 与 HPV 的关系呈 S 形改变,当 PAO_2、$P\bar{v}O_2$ 和 PsO_2 约为 30mmHg 时,反应在曲线中点(50%)。通常,PAO_2 的作用比 $P\bar{v}O_2$ 作用大,因为氧气从由肺泡腔进入血液这一过程中氧气的摄取主要发生在小的肺动脉[50]。

在过去 50 年中,曾出现许多解释 HPV 机制的理论[46,51-53]。认为有多种活性物质作为介质参与了 HPV 过程(如白三烯、前列腺素、儿茶酚胺、5-羟色胺、血管紧张素、缓激肽和 ET-1),但是这些物质没有一种被证实为主要介质。1992 年,Xuan 认为 NO 在肺血管阻力的调节中发挥重要的作用[54]。NO 虽然在该过程中起一定的作用,但是并不像 Xuan 所认为的起主要作用。体内存在多个氧感受位点,它们通过 NO、ET-1 和类花生酸系统发挥不同的作用(如前所述)。现在有观点认为,在活体上

HPV 是内皮和平滑肌细胞产生的分子的协同作用[55]。然而,HPV 现象在没有完整内皮的情况下也可以发生,这说明初级氧传感器位于平滑肌细胞中,内皮源性的分子仅参与 HPV 反应的初级调节。

HPV 发生的确切机制还需要进一步研究。最新的数据证实 HPV 的机制之一是平滑肌线粒体电子传递链作为 HPV 的传感器(图 5.9)[56]。从电子传递补链复合体 III 中释放的活性氧类物质(可能是 H_2O_2 或过氧化物)可能在急性缺氧时肺动脉平滑肌钙离子升高中作为第二信使。另外,其他的机制(可能较少)还在研究中[57]。一种假说认为,还原型辅酶 II(NADPH)的氧化还原酶或肌膜的 NADPH 氧化酶是其传感机制。虽然关于感知缺氧与信号传导的确切机制仍有争议,现已得知肺动脉平滑肌细胞的线粒体是产生这些效应的关键[58]。实际上,Zhou 及其同事最近研究表明,将线粒体由股动脉平滑肌细胞移植至肺动脉平滑肌细胞可减弱 HPV 反应[58]。

总之,HPV 可能是由于肺泡缺氧直接作用于肺平滑肌细胞上被线粒体 ETC 所感知,活性氧(H_2O_2 或过氧化物)作为第二信使,导致细胞内钙离子增多,使血管平滑

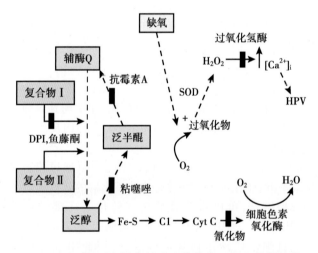

图 5.9 为可能引起缺氧性肺血管收缩(HPV)的线粒体氧传感和效应机制的示意图。在该模型中,活性氧(RoS)从电子传递链复合物 III 中释放,在缺氧诱导的钙离子升高和 HPV 中作为第二信使。实线的箭头代表电子传递过程,实线条代表电子传递链的抑制点。正常的线粒体电子传递包括在三羧酸循环中通过复合物 I 或 II,然后通过复合物 III(辅酶 Q)和 IV(细胞色素氧化酶)产生的还原当量的移动。Q 循环把复合物 I 和 II 中双电子转移变成单电子转移,应用于复合物 IV。这个过程中产生的泛半醌(自由基)可产生过氧化物,在超氧化物歧化酶(SoD)的作用下产生的 H_2O_2,可能是缺氧诱导的钙离子升高和 HPV 的介质。这个过程在缺氧时被放大。DPI,二亚苯基硫基;DPI、鱼藤酮和粘噻唑(myxothiazol)是电子传递链相邻部分的抑制剂(From Waypa GB, Marks JD, Mack MM, et al. Mitochondrial reactive oxygen species trigger calcium increases during hypoxia in pulmonary artery myocytes. *Circ Res.* 2002;91:719.)

肌收缩。内皮源性的物质发挥作用,增强(ET-1)或抑制(NO、PGI₂)HPV反应。其他的机制(神经、体液因素的影响)不仅可以调节肺血管的张力,并且可以影响HPV的反应幅度。

升高$PaCO_2$有收缩肺血管的作用。呼吸性和代谢性酸中毒可以促进HPV,而碱中毒(呼吸性和代谢性)可导致肺血管扩张,降低HPV。

在人类中,我们根据三个基本机制将HPV的临床作用分类。第一,生活在高原或吸入氧气浓度较低时可以升高Ppa,这一现象已经在新到高原的人、适应了高原环境的人和高原本地人的身上得到了证实[53]。健康人吸入10%的氧气,血管收缩非常明显,这时Ppa升高1倍,而肺动脉楔压保持不变[59]。Ppa的升高可以增加肺尖部的血液灌注(使先前关闭的血管开放),这将引起正常情况下未使用的肺区域进行气体交换(如区域1)。因此,当吸入氧气浓度较低时,动脉血氧分压比在(海平面)正常通气和血流分布时高,而肺泡-动脉氧气压差和V_D/V_T比值低。在亚急性高原病(数小时到数天)和慢性肺源性心脏病(数周到数年)进展过程中,高原性肺动脉高压是一个重要的环节[60]。实际上,有充分的证据表明在慢性阻塞性肺疾病的患者,甚至夜间偶发动脉血氧饱和度降低(由偶发的通气不足引起)的患者可伴随Ppa的升高,这可以导致持续肺动脉高压和肺源性心脏病[61]。

第二,在肺部的任何区域(单侧肺、肺叶、肺小叶)通气不足($\dot{V}_A/\dot{Q}$比值低)、肺不张、无氧通气,通常会引起血液由缺氧部位向非缺氧部位转移的现象(分别为40%~50%、50%~60%、60%~70%)(图5.10)[62]。在单

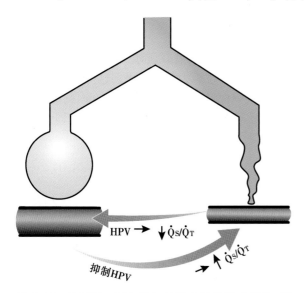

图5.10　该图显示局部低氧性肺血管收缩(HPV);单肺通气是临床上最常见发生局部HPV的情况。缺氧性肺不张时,HPV可以导致血流从缺氧的肺区域向含氧量正常的肺区域重新分布,这样可以降低缺氧肺区域的分流($\dot{Q}_S/\dot{Q}_T$)。抑制缺氧肺区域的HPV可导致其分流的增加,因而降低PaO_2

侧肺疾病、单肺通气(见第26章)、插管时不慎插入主支气管、肺叶萎陷、局部肺血管收缩中,血流的重新分配在降低肺内分流、恢复正常$\dot{V}_A/\dot{Q}$中是非常重要的机制。

第三,在慢性阻塞性肺疾病、哮喘、肺炎或二尖瓣狭窄但不伴支气管痉挛的患者中,给予肺血管扩张药,如异丙肾上腺素、硝酸甘油、硝普钠,可以降低动脉血氧分压和肺血管阻力,增加右向左肺内分流[63]。有观点认为,这是由于对于已广泛存在于损伤区域的HPV产生了有害的抑制作用,并没有带来有利的支气管扩张作用[63]。与后两行的证据一致(单肺或局部缺氧和血管扩张药对整个肺脏或全身性疾病都有影响),HPV的意义在于将血液由肺缺氧的部位向通气好的部位转移,是一种自身调节机制,通过调整局部$\dot{V}_A/\dot{Q}$比值来保证动脉血氧分压。抑制HPV的因素将在别处展开论述[64,65]。

神经因素对肺血管张力的影响

支配肺循环的三个神经系统与支配呼吸道的神经系统是相同的:交感神经系统、副交感神经系统、非肾上腺素能非胆碱能(NANC)系统[26]。交感神经(肾上腺素能)纤维起源于前五节胸神经,并且作为颈神经背根神经节的分支进入肺血管,也可起源于气管和支气管神经丛。这些神经主要作用于肺动脉和直径60μm以上的血管[26]。交感神经纤维通过α_1受体使肺血管收缩。同时肺动脉也存在使血管扩张的α_2和β_2受体。当交感神经兴奋时,如疼痛、恐惧和紧张时,α_1受体反应占主导地位[26]。副交感神经(胆碱能)纤维起源于迷走神经,通过NO相关机制引起肺血管扩张[26]。乙酰胆碱与内皮细胞上的M_3受体结合,使细胞内钙增加并激活cNOS[26]。NANC神经通过NO调节系统以血管活性肠肽为神经递质引起肺血管扩张,该系统的具体功能还需进一步研究[26]。

体液因素对肺血管张力的影响

大量的因子被释放到循环中去,或者调节肺血管张力(通过和肺内皮受体结合),或者被肺内皮细胞影响之后被激活或失活(表5.2)。肺脏的非呼吸功能是非常有趣的话题,但不是本章的讨论重点。在此重点讨论循环中的分子对肺血管张力的影响。虽然这些循环中的分子对肺血管张力的基本作用已是众所周知,但这些复合物不同于正常肺血管张力的调节物质。然而,在疾病状态(如ARDS、败血症),这些物质对于血管张力的调节有显著的作用。

内源性儿茶酚胺(肾上腺素和去甲肾上腺素)可以与肺血管的内皮细胞上α_1(血管收缩)和β_2(血管扩张)受体结合。当浓度较高时,主要表现为α_1受体的作用(血管收缩)。外源性的儿茶酚胺作用相同。经受不同

表5.2　通过肺循环对化合物的影响

分子类型	活化的	无变化的	灭活的
胺类		多巴胺 肾上腺素 组胺	5-羟色胺 去甲肾上腺素
多肽	血管紧张 素 I	血管紧张素 II 催产素 血管升压素	缓激肽 心房利钠肽 内皮素
类花生酸 类物质	花生四烯 酸	PGI_2 PGA_2	PGD_2 PGE_1，PGE_2 $PGF_{2\alpha}$ 白三烯
嘌呤衍生 物			腺苷 ATP，ADP，AMP

ADP，二磷酸腺苷；AMP，一磷酸腺苷；ATP，三磷酸腺苷；PG，前列腺素。

Modified from Lumb AB. Non-respiratory functions of the lung. In: Lumb AB, ed. *Nunn's Applied Respiratory Physiology*. ed 5, London: Butterworths; 2000, p 309.

的刺激后，全身或局部生成一些胺类物质（组胺，5-羟色胺）并且对肺血管阻力产生多种影响。组胺可以由肥大细胞、嗜碱性粒细胞和其他部位释放。当组胺与内皮细胞上的 H_1 受体结合时，就会发生 NO 介导的血管扩张。直接刺激平滑肌细胞膜上的 H_2 受体也能引起血管扩张。相反，刺激平滑肌细胞膜上的 H_1 受体导致血管收缩。5-羟色胺是一种强效的血管收缩剂，产生于激活的血小板（例如肺栓塞后），可以导致严重的肺动脉高压[66]。

大量肽类物质在体内循环并导致肺血管扩张（如 P 物质、缓激肽、血管升压素或血管收缩（神经激肽 A，血管紧张素）。这些肽类物质只有在高浓度的情况下才能发挥临床效应（如外源性给药或在疾病状态下）。

在这里另外两类物质也要提一下，类花生酸类物质（以前讨论过其血管效应）和嘌呤核苷酸（它也有较强的血管活性）[26]。在正常状态下，腺苷是肺血管扩张剂，ATP 有可变的"正常化效应"，这主要依赖肺血管张力的基础状态[67]。

血液流经肺的其他途径（非肺泡）

血流可以通过几条特殊的途径从右心未经过完全氧合或未经氧合而直接到达左心。由右向左分流主要发生在血液流经通气不足的肺泡（在低 $\dot{V}_A/\dot{Q}$ 区域 $FiO_2 < 0.3$ 时，氧合方面有右向左分流的效应）和无通气肺泡（肺不张或发生机化的区域，FiO_2 为任何值时，$\dot{V}_A/\dot{Q} = 0$）。在 FRC 小于闭合容量（CC）的肺泡区域可发生 $\dot{V}_A/\dot{Q}$ 降低和肺不张。

几种通过肺和心脏由右向左的血流旁路并不经过肺泡。来自气管和胸膜的血液循环不经过氧合直接进入左心。在正常状态下，这些血液占右向左分流的 1%~3%。当有慢性气管炎时，流经气管的血液量占心排血量的 10%，胸膜炎时，流经胸膜的血液量为心排血量的 5%。此时分别有 10% 和 5% 的右向左分流存在。

肺内动静脉之间的通路是闭合的，但是急性肺动脉高压的情况下，如肺栓塞，这些通路可能开放，直接增加右向左的分流量。20%~30% 的人卵圆孔是开放的，在正常情况下由于左房压高于右房压，故处于功能性关闭状态。然而，当任何原因导致右房压超过左房压时，就会产生由右向左分流，这就有发生缺氧和栓塞的可能。这种情况包括使用过高的 PEEP、肺栓塞、肺动脉高压、慢性阻塞性肺疾病、肺动脉瓣狭窄、充血性心力衰竭、肺炎后状态等[68]。实际上，更常见的情况是机械通气或在麻醉兴奋期气管插管反应，这些情况都可以导致通过未闭合的卵圆孔发生右向左分流，使动脉血氧饱和度降低（有发生栓塞的可能）[69,70]。麻醉过程中，右房压升高的患者，经食管超声心动图检查（TEE）是诊断卵圆孔未闭的最灵敏的手段[71]。

血液从食管经纵隔至支气管到肺静脉的通路在前文已描述过，这一通路可以解释门静脉高压和肝硬化时发生缺氧的原因。选择性增加 Thebesius 血管血流的情况尚属未知（Thebesius 血管营养左心室肌，起源于左心，最后流入左心）。

其他（非重力因素）影响肺顺应性、阻力、肺容量、通气和呼吸功的重要因素

肺顺应性

要使空气进入肺，就必须有一个压力梯度（ΔP）来克服肺和胸廓的弹性阻力使肺扩张。这些结构同心排列，因此它们的弹性阻力是累加的。ΔP 和肺、胸廓容量增加量（ΔV）之间的关系是不依赖于时间的，即总顺应性（C_T），可以用下列方程表示：

$$C_T(L/cmH_2O) = \Delta V(L)/\Delta P(cmH_2O) \qquad (1)$$

肺加胸廓总的 C_T 分别与肺的顺应性（C_L）和胸壁的顺应性（C_{CW}）有关，如下列方程表示：

$$1/C_T = 1/C_L + 1/C_{CW}[\text{或 } C_T = (C_L)(C_{CW})/C_L + C_{CW}] \qquad (2)$$

在正常情况下，C_L 和 C_{CW} 都为 0.2/L cmH_2O，因此，C_T = 0.1/L cmH_2O。想要得知 C_L，ΔV 和跨肺压差（$PA-Ppl$，肺的 ΔP）必须是已知的；想要得知 C_{CW}，ΔV 和跨胸膜压差（$Ppl-P_{周围}$，胸壁的 ΔP）必须是已知的；想要得知 C_T，ΔV 和跨胸膜压差（$PA-P_{周围}$，肺和胸壁共同的 ΔP）必须是已知的。在临床上，只有 C_T 可以测量，根据 C_T 计算时

所使用的吸气 ΔP 是峰值还是平台值分为动态肺顺应性和静态肺顺应性。

在正压吸气或负压吸气的过程中,跨胸压 ΔP 先升高到峰值之后再降低到较低的平台值。跨胸压的峰值需要克服弹性阻力和气道阻力(参见"气道阻力")。在峰压之后,跨胸压降至平台压,这是由于随着时间的变化,气体由僵硬的肺泡(仅轻微扩张,吸气期较短)向顺应性好的肺泡(扩张程度较大,有较长的吸气期)重新分布。气体分布到顺应性好的肺泡,容纳相同量的气体要求的压力较小,这可以解释压力降低的原因。实际上,动态顺应性是指跨胸压吸气峰值时的容量变化,静态顺应性是指跨胸压平台值时的容量变化。静态顺应性较动态顺应性要大,因为前者计算时所用的分母比后者小(压力较低)。然而,当患者接受 PEEP 治疗时,在计算胸顺应性先从峰压或平台压中减去这个值(如顺应性 = 容量/峰压或平台压-PEEP)。

PA 需要特殊介绍一下。肺泡表面有一液体层,这种带液体的曲面(球形或圆柱体,如肺泡、支气管和气管)暴露于空气中,会产生一种表面张力使表面积缩到最小,简单地说,水分子在曲面上,其分子比在液体中更容易向一起聚集。当肺或肺泡体积缩小时,曲度和内缩的表面张力将增大。

根据拉普拉斯方程(方程3),一个肺泡的压力(P,单位 dyn/cm^2)要比周围的压力高,这依赖于液体的表面张力(T,单位 dyn/cm^2)和肺泡(R,单位 cm)的曲率直径。它们之间的关系由以下方程表示:

$$P = 2T/R \qquad (3)$$

虽然表面张力是弹性阻力的主要来源,是肺收缩的主要动力,但有两个难题需要解决。首先,根据方程3(R是分母),小肺泡内的压力比大肺泡内的压力高。这样,小肺泡内的气体就会向大肺泡转移,直到达到压力平衡,最后就会产生一个巨大的肺泡(图5.11A)。其次,肺容量和跨肺压力 ΔP(PA-Ppl)之间的关系。理论上讲,当肺容量降低时,肺的回缩力增大。如果这种情况真的存在,那将会出现肺容量降低的恶性循环,随着肺容量的减少,肺脏逐渐趋于萎陷。

这两个问题最后并未发生是由于肺泡内衬的液体层的表面张力也是变化的,表面积减小时,表面张力也减少。肺泡液体表面张力可低于体液(如水和血浆)的正常范围。当肺泡体积缩小时,液体表面张力下降的程度要比其半径减小的程度大,结果跨胸膜压力梯度(等于2T/R)降低。这可以解释小肺泡内的气体不向大肺泡内流动的原因(图5.11B),并且解释了为何小肺泡的弹性回缩力比大肺泡小。

降低肺泡表面液体张力的物质是由肺泡Ⅱ型细胞分

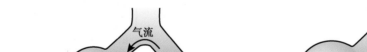

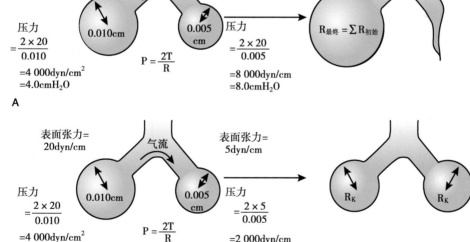

图 5.11　表面张力(T)、肺泡半径(R)、肺泡跨壁压(P)之间的关系。左面图显示开始情况,右面图显示的为预期的肺泡的大小(使用拉普拉斯方程计算起始压力)。在上面的例子(A)中,无论是大肺泡还是小肺泡,液体层的表面张力均相等(没有肺表面活性物质),因此气体流动方向由高压力的肺泡到低压力的大肺泡,这样导致一个巨大的肺泡(R 最终 =ΣR 最初)。下面的例子(B)显示了有肺表面活性物质时表面张力的改变(在小肺泡中张力降低)。气体由大肺泡流入小肺泡直到两者大小相等,容量稳定(R_K)。K,常数,ΣR,所有单个半径的总量

泌的,它是一种脂蛋白,称为肺表面活性物质。它在肺泡内液体层表面形成 5nm 厚度的屏障。当该膜表面积降低时,肺泡表面活性物质的密度升高,降低表面张力的程度增加,平衡了肺泡内液体层的表面张力。

气道阻力

为了使空气进入肺内,ΔP(压力梯度)必须克服气流在肺内流动产生的非弹性气道阻力。ΔP 和气体流速($\dot{V}$)之间的关系即为气道阻力(R):

$$R[cmH_2O/(L \cdot s)] = \frac{\Delta P(cmH_2O)}{\Delta \dot{V}(L/s)} \quad (4)$$

沿着气道的 ΔP 依赖于气道的口径、气体的流速和气流的形式。气体流动主要有三种形式。在低于某一临界速度时,气体通过两端平行的管道时主要以层流为主。在层流状态时,管道压力降低与流速成正比,可以通过泊肃叶方程计算:

$$\Delta P = \dot{V} \times 8L \times \mu / \pi r^4 \quad (5)$$

在方程 5 中,ΔP 是压差(cmH_2O),$\dot{V}$ 是流速(mL/s),μ 是黏滞度(P),L 是管道长度(cm),r 是管道半径(cm)。

流速超过临界速度时,气流形式将变为湍流。湍流最明显的特点就是沿气道的压差不再与流速成正比,而是与流速平方成正比,见方程 6:

$$\Delta P = \dot{V}^2 \rho fL / 4\pi^2 r^5 \quad (6)$$

在方程 6 中,ΔP 是压差(cmH_2O),$\dot{V}$ 是流速(mL/s),ρ 代表气体(或液体)密度,f 代表摩擦因子,与管道壁的光滑程度有关,r 是管道半径(cm)[72]。

随着湍流量(或孔流,见后文)的增加,ΔP 增加的程度超过 $\dot{V}$,气道阻力增加程度也较大,如方程(4)所描述。

当发生严重的气道梗阻,如喉部关闭或气管导管扭曲时,会发生孔流。在这些情况下,压力下降也与流速的平方成正比,但计算时密度作为一种很重要的因素代替了黏滞度。这是在严重上呼吸道梗阻时,低密度的气体,如氦气可以降低气流阻力(是空气的 3 倍)的原因。

随着气道分支的增加,气道总横截面积也增加,气道远端气体流速降低,因此层流主要发生于支气管以下的气道。多数情况下,呼吸周期中的孔流主要发生在喉部,而湍流主要发生于气管。观察气道压力方程中的各项因素时,会发现在呼吸过程中许多因素可以对压差产生显著影响。其中小支气管和细支气管直径的变化尤为重要(支气管收缩可以使气体流动形式由层流变为湍流),沿气道压力的下降可能与气体流速的关系更加密切。

不同区域肺的时间常数

在前文中已分别论述了胸部的顺应性和气道阻力的特性。在下面的分析中,假定口腔压力突然升高到一固定的正压(图 5.12),以克服弹性阻力和气道压力,并在肺充气的过程中维持该压力[73]。需要克服气道非弹性阻力的 ΔP 是口腔压力和即时阴线的高度(图 5.12)差值,并且在呼吸周期中的大部分时间内与流速成比例。

克服非弹性阻力的 ΔP 在开始时最大,之后呈指数降低(图 5.12A 阴影区)。因此,肺充气的速率近似于指数降低。余下的压力梯度用来克服弹性阻力(图 5.12A 阴影区的即时高度)并且与肺容量的改变成正比。因此,克服弹性阻力的 ΔP 在开始的时候最小,之后呈指数增加,肺容量也是如此。当弹性回缩力和(口腔)压力平衡时(图 5.12A 阴影区),肺泡充气停止(肺容量保持不变)。

由于肺泡充气时间有限和以指数的方式进行肺泡充

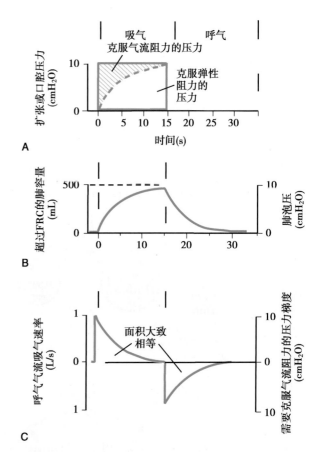

图 5.12 通过间断性给予恒定压力(方波)进行控制呼吸,随后出现的被动呼气。克服气道阻力(图 A 阴影区)和气体流速(正文公式 4,图 C)所需的压力,这三者互成比例并呈指数幂降低(假定气流阻力恒定)。克服弹性阻力(图 A 阴影区的高度)、肺容量(B)所需的压力,这三者成比例以指数幂增加。数据显示一个典型的麻醉后仰卧位处于肌肉松弛状态的患者,总动态顺应性为 50mL/cmH_2O;肺阻力为 3cmH_2O/(L·s);时间常数为 0.5s(Redrawn from Lumb AB. Artificial ventilation. In:Lumb AB,ed. *Nunn's Applied Respiratory Physiology*. 5th ed. London:Butterworths;2000,p 590.)

盈,充盈程度明显依赖于吸气时间。指数曲线的变化速度可以用时间常数 τ 表示,即如果发生功能改变总的时间是无限的,那么常数 τ 表示充盈程度达到 63% 时所需要的时间($2\tau = 87\%$, $3\tau = 95\%$, $4\tau = 98\%$)。对于肺的膨胀,$\tau = CT \times R$;正常 $CT = 0.1L/cmH_2O$, $R = 2.0cmH_2O/(L \cdot s)$, $\tau = 0.2s$, $3\tau = 0.6s$。

这个方程式应用于单个肺泡时,气道阻力增加时充盈时间将明显增加。肺顺应性增加时,肺泡充盈时间也增加,这是因为在肺泡回缩力和使其扩张的压力达到平衡之前,将会有更多的空气进入顺应性好的肺泡。单个肺泡的顺应性在肺顶部和肺底部都是不同的,并且单个气道阻力也因其长度和口径的不同,有很大变化。因此,在整个肺中存在不同的充气时间常数。

旁路通气途径

旁路通气是另外一种非重力决定的通气分布途径。现在已知的旁路通气有四种。第一,在大多数物种,肺泡之间都存在孔道(Kohn 孔);每个肺泡有 8~50 个孔,并且随着年龄的增长和阻塞性肺疾病的加重,该孔道数量有所增加。这些孔道的确切作用还不清楚,但它们可能的作用是防止邻近的肺泡缺氧(除外被阻塞的肺单位)。第二,存在从肺泡到远端细支气管的通路(Lambert 通道),它们在体内的作用尚未确定(可能与 Kohn 孔的作用相似)。第三,在健康的狗和有肺疾病的人中,在相邻的肺段存在呼吸性细支气管到终末细支气管之间的通道(Martin 通道)。第四,存在肺叶之间的连接,肺叶间旁路通气的功能特征在狗身上已经得以证实[74],并且在人类也观察到该现象[75]。

呼吸功

肺的压力-容量特征也可决定呼吸功,因为:

$$功 = 力 \times 距离$$
$$力 = 压强 \times 面积 \qquad (7)$$
$$距离 = 容量/面积$$

功可由下列方程确定:

$$功 = (压力 \times 面积)(容量/面积)$$
$$功 = 压力 \times 容量 \qquad (8)$$

通气做功可以通过绘制压力/容积曲线来分析[76]。当气道阻力增加或 C_L 降低时,为达到给定的 V_T 需要增加跨肺压,这样呼吸功将增加。健康人在静息状态下呼吸功所消耗的氧气仅为总氧耗量的 1%~3%,当存在肺部疾病时,氧耗量显著增加(达到 50%)。

图 5.13 两种不同的压力-容量曲线。在正常呼吸时,吸入 500mL 空气跨肺压由 0 升高到 5cmH₂O。吸气时

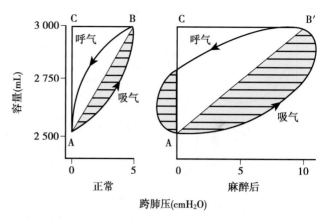

图 5.13　健康清醒和麻醉的患者肺容量和跨肺压在压力-容量曲线中的关系。清醒患者肺顺应性(线 AB 的斜率 = 100mL/cmH₂O)相当于图 5.3 中低垂部分小肺泡的顺应性;而麻醉患者的肺顺应性(线 AB′的斜率 = 50mL/cmH₂O)相当于图 5.3 中肺中间部分中等肺泡的顺应性和图 5.12 中麻醉患者的肺顺应性。卵圆形和三角形区域的总面积为压力和容量的乘积,代表呼吸所做的总功。右侧线 AB 和线 AB′下阴影区代表在吸气期克服气流阻力所需要的有效的吸气做功;三角形 AB′C 左侧的阴影区代表呼气时克服气流阻力所需要的有效的呼气功。在健康受试者由于呼气期已储备了足够的能力可引发呼气,因此呼气是被动的。三角形 ABC 和 AB′C 代表克服弹性阻力所需要的总吸气功。与健康人肺顺应性和弹性阻力做功(三角形 ABC)相比,麻醉的患者肺顺应性降低,克服弹性阻力所做的功(三角形 AB′C)增加。该图显示麻醉患者吸气和呼气所做的功均增加

肺储存能量,呼气时释放能量,因此整个呼气过程是被动的。阴影面积加上三角形 ABC 的面积代表压力,乘以容量代表呼吸所做的功。在图 5.13 中 AB 线位于压力-容量曲线中较低的部分。三角形 ABC 的面积代表需要克服弹性阻力(C_T)所做的功,而阴影面积代表克服气流或摩擦阻力所做的功(R)。右侧的图形适用于因黏液分泌积聚引起的弥漫性呼吸道阻塞性疾病的麻醉患者,这时呼吸功中的弹性阻力(三角形 AB′C)和气道阻力(阴影区)均显著增加。在呼气期,当胸膜腔内压达到平衡值 0 这一被动阶段,肺内仅剩余 250mL 空气。当用力排出所剩的 250mL 气体时,胸膜腔内压将变为正值。

一定时间内总的呼吸功涉及呼吸频率。下面的方程表述了呼吸功相关的参数:

$$WOB = \dot{V}_E \times R_{AW}/C_L \qquad (9)$$

在呼吸功(WOB)方程中,$\dot{V}_E$ 是达到正常 PaCO₂ 所需的每分钟通气量(RR×V_T)。当患者产生的 CO₂ 增加时(例如发热),其 $\dot{V}_E$ 增加,因此呼吸功也会增加。当无效腔(肺泡无效腔或解剖无效腔)增加,为达到正常 PaCO₂,$\dot{V}_E$ 需要增加。类似的,气道阻力(R_{AW})增加或肺顺应性(C_L)降低时,会出现相应的呼吸功增加。

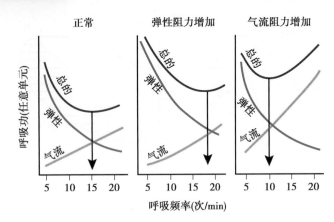

图5.14 该图显示克服弹性阻力和气流阻力所做的功和在不同呼吸频率下所做的总功。在正常情况下，呼吸频率为15次/min时，总呼吸功最小；每分钟通气量相同的情况下，肺顺应性差时，以较高频率通气呼吸功最小；气流阻力增加时，以较低频率通气呼吸功最小（Redrawn with modification from Lumb AB. Pulmonary ventilation：mechanisms and the work of breathing. In：Lumb AB, ed. *Nunn's Applied Respiratory Physiology*. 5th ed. London：Butterworths；2000, p 128.）

每分钟通气量固定，呼吸深、慢时，克服弹性阻力所做的功增加；相反，当呼吸浅、快时，克服气流阻力所做的功增加。综合这两种情况绘制总做功与呼吸频率曲线得出一种最佳通气频率，在此频率下呼吸功最小（图5.14）[77]。患者患有弹性阻力增加的肺部病变时（如肺纤维化、肺水肿，或患者为婴儿），最佳呼吸频率增加，浅、快呼吸是有益的。同其他肌肉一样呼吸肌也会疲劳，尤其在浅快呼吸时[78]。当患者患有气道阻力升高的肺部疾病时（如哮喘、阻塞性肺疾病），最佳呼吸频率应该减慢，深、慢呼吸更有利。虽然，最佳的呼吸频率应该是缓慢的（呼气期延长），当疲劳和原发（气道阻力）疾病加重时，也会出现浅快的呼吸[78]。

肺容量、功能残气量、闭合容量

肺容量和功能残气量

FRC是正常呼气末，没有气流、PA等于周围环境压力时肺内的气体量。在这种情况下，胸廓向外扩张的力与肺组织的弹性回缩力刚好平衡（图5.15）[79]。

补呼气量是FRC的一部分，它是除潮气量以外能够被有意识呼出的气体量，使肺容量达到最小，这时肺内的气体量被称为残气量。因此，FRC等于残气量加上补呼气量（图5.16）。图5.16所示的其他肺容量，如潮气量、肺活量、深吸气量、补吸气量、补呼气量，都能用简单的呼吸量测定法测量。肺总量（TLC）、FRC和残气量均包含一部分不能用简单的呼吸量测定法测量的残气容量。但是如果三种容量中的一种被测定，就可以很容易地得出另外两种，因为使这三种容量相互关联的其他肺容量，都能用简单的呼吸量测定法测量。

残气量、FRC和TLC可以用下列三种方法测量：①N_2洗出；②惰性气体稀释；③全身体积描计法。第一种方法，N_2洗出法，根据吸入纯氧前后几分钟测得的呼出的氮气浓度，从而计算总的N_2排出量。如果N_2清除量为2L并且最初的N_2浓度为80%，则最初的肺容量为2.5L。第二种方法，惰性气体稀释法，经常使用的示踪气体为氦气。如果50mL的氦气进入肺中，平衡之后，氦气的浓度为1%，则肺容量为5L。第三种方法，全身体积描记法，利用玻意耳定律（如$P_1V_1 = P_2V_2$，在这里P_1=初始压力，V_1=初始容积）。受试者被关在不漏气的盒子里面（体积描记器），因此在呼吸期间，身体容量的变化可以通过密闭盒子内气体压力的变化而得知。尽管每种方法都有其技术局限性，但这些理论都是以物理学和生理学的理论为基础，可为正常患者提供精确的结果。体积描

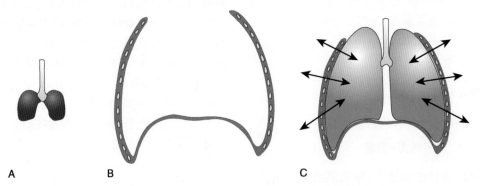

图5.15 （A）显示正常肺从胸腔中取出后的静止状态；由于弹性回缩力的作用使整个肺萎陷。（B）显示当胸腔顶被打开暴露在大气压下，胸腔内容物被取出时，正常胸壁和膈的静止状态。（C）显示呼气末的肺容量，也称功能残气量（FRC）。处于FRC状态时，肺的弹性回缩力和胸腔的弹性回缩力是相等的，并且方向相反。这两个相反的力通过胸膜表面相互作用（Redrawn with modification from Shapiro BA, Harrison RA, Trout CA. The mechanics of ventilation. In：Shapiro BA, Harrison RA, Trout CA, eds. *Clinical Application of Respiratory Care*. 3rd ed. Chicago：Year Book；1985, p 57.）

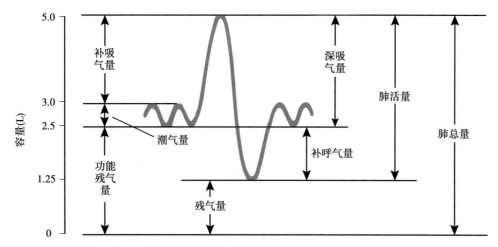

图 5.16　可以用简易的呼吸量测定法测量的动态肺容量,包括潮气量、补吸气量、补呼气量、深吸气量和肺活量。静态肺容量包括残气量、功能残气量和肺总量。静态肺容量不能被简易的呼吸量测定法测量,需要单独的方法测量(例如,惰性气体稀释法、N_2 洗出或全身体积描记法)

记法和氦气稀释法测得的 FRC 的差值常作为用于测量肺内气体受阻的无通气肺大泡的方法[80]。

气道闭合和闭合容量

正如本章初始部分讨论的通气分布那样,从肺尖到肺底部 Ppl 是增加的,这决定了局部肺泡的大小、顺应性和通气。对于麻醉医生来说,更重要的是认识到 Ppl 的梯度会导致气道闭合和肺泡萎陷。

肺脏正常患者　图 5.17A 显示了在正常静息时呼气末(FRC)肺和胸壁的位置。扩张的跨肺压和胸腔内气道跨壁压 ΔP 为 5cmH₂O,气道仍旧处于开放状态。在正常吸气的中期(图 5.17B),跨壁压 ΔP 升高(到 6.8cmH₂O)促进胸腔内气道扩张。在正常呼气中期(图 5.17C),呼气是被动的;PA 只归因于肺的弹性回缩力(2cmH₂O)。跨壁压 ΔP 虽然下降到 5.2cmH₂O,但仍然能有效地使气道扩张。在用力呼气的中期(图 5.17D),Ppl 升高远远超过大气压,并且将压力传给肺泡,此时由于肺泡隔弹性回缩力的存在,肺泡压仍然较高(高出 2cmH₂O)。

在高气体流速下,随着气道增粗,气道压力降低至某点,此时气道内压力等于周围组织的压力或 Ppl,这一点被称为等压点(EPP)。如果 EPP 发生在胸腔内小气道(远端第 11 级以下,这级气道没有软骨,被称为细支气管),这些气道在这一压力下受到邻近和周围肺组织的弹性回缩力的作用牵拉使气道保持开放。如果 EPP 发生在大气道(11 级以上,此处气道存在软骨,称为支气管),在这一压力下由于软骨的存在可以使气道保持开放。在 EPP 下游(无论在大气道或小气道),透壁压 ΔP 是负值(-6cmH₂O),气道将会闭合。因此使 11 级远端的气道开放是肺容量的作用,11 级近端的气道开放是胸(胸膜)内压的作用。在胸腔外有软骨的支气管,其后面的膜状鞘首先开始向腔内凹陷[81]。如果肺容量异常降低(如夹板

治疗),并用力呼气,则整个呼吸周期中气道的口径将会相对变小,这会使 EPP 和气道塌陷的点由大气道移向小气道(更接近肺泡)。

在肺脏正常的成年人,假如肺容量非常接近残气量时,即使不用力呼气,也会发生气道闭合。即使肺脏正常的患者,呼气期当肺容量降低接近残气量时,小气道(直径 0.5~0.9mm)趋向于闭合,而大气道依然开放[82,83]。因为扩张时跨肺压较小,呼气时容量变化较大,气道闭合首先发生在肺的低垂部分(正如直接用 CT 观察的结果那样)[32]。不论患者是仰卧位还是侧卧位,是自主呼吸还是正压通气,气道闭合均容易发生在肺的低垂部分[32,84,85]。

肺脏异常患者　肺气肿、支气管炎、哮喘、肺间质水肿的患者,在轻度主动呼气,较低气体流速,肺容量较高时,即可发生气道闭合,且闭合位置更靠近肺泡。在所有的这四种情况下,气道阻力的增加使从肺泡到大支气管的压力显著降低,因此就可能产生负的胸内跨壁压 ΔP,发生气道狭窄和萎陷。另外,由于炎症和瘢痕使传导气道结构完整性降低,在任何给定的肺容量或跨腔压 ΔP下,这些气道可能更容易闭合。

肺气肿患者,肺的弹性回缩力降低(图 5.17E 中降至 1cmH₂O)。肺实质对气道的支撑作用较差,气道阻力点接近肺泡压,跨壁压 ΔP 可以很快变为负值。因此,肺气肿患者,仅轻度用力呼气,EPP 和塌陷点就会靠近肺泡(图 5.17E)。在肺气肿患者,撅唇或打鼾样呼气(相当于在呼气期喉部分关闭)、PEEP、持续正压通气可重新建立有效的(扩张)胸内跨壁压 ΔP(图 5.17F)。患有气管炎时,气道的结构非常薄,很小的跨壁负压(当轻度用力呼气)就会导致其关闭。在哮喘患者,由于支气管痉挛,气道中度狭窄,当用力呼气时,由于跨壁负压 ΔP 的存在,气道更加狭窄。伴随肺间质水肿,肺泡周围间质水肿压

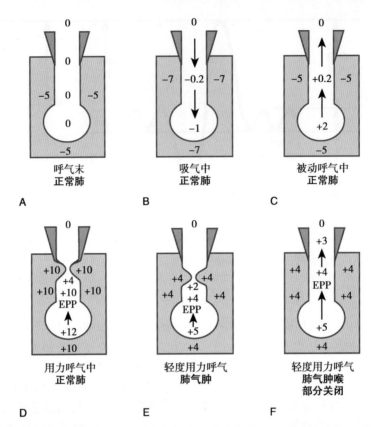

图 5.17   跨气道的压力梯度。气道包括薄壁的胸内部分(接近肺泡)、较硬的胸内部分(有软骨的)和胸外部分。呼气时,正常肺的弹性回缩力假定为 2cmH$_2$O(A-D),在不正常的肺为 1cmH$_2$O(E 和 F)。肺泡内的总压力是胸膜腔的压力与弹性回缩力的和。箭头代表气体流动的方向;EPP,等压点(Redrawn with modification from Benumof JL. *Anesthesia for Thoracic Surgery*. 2nd ed. Philadelphia:Saunders;1995[Chapter 8].)

迫肺泡使 FRC 显著降低;支气管周围水肿液呈套囊状(在大动脉和支气管周围的结缔组织鞘内)压迫支气管使闭合容量显著增加[86-88]。

闭合容量的测量   闭合气量(CC)是检验早期小气道疾病较敏感的指标,患者呼气达残气量时进行检测(图5.18)[89]。从残气量状态开始吸气以达到肺总量这一过程的开始阶段,在受试者吸入气中加入示踪气体(^{133}Xe,或氦气)。吸气开始时,首先进入肺泡的气体是 VD 气体和示踪气体。示踪气体只能进入开放的肺泡(可能在肺尖),不能进入已经关闭的肺泡(可能在肺底)。继续吸气时肺尖部的肺泡已经充满气体而肺底部的肺泡开始开放和充气,但气体中已不包含示踪气体。

肺顶部的示踪气体浓度比肺底部高(图5.18),因此示踪气体的浓度差已得出。呼气时膈上升,当达到某一点时,位于膈上面的小气道开始闭合,因此限制了该区域的气流。接近呼气末时气流更多来自肺上部,肺上部示踪气体的浓度较高,这样导致呼出气内示踪气体浓度突然升高(图5.18 的阶段Ⅳ)。

闭合容积(CV)是阶段Ⅳ起始时肺容量和残气量之间的差值。因为它代表肺活量的一部分,所以常用它占

肺活量的百分比来表示。CV 加残气量为 CC,也用所占TLC 的百分比表示。在吸烟、肥胖、高龄和仰卧位时,CC增大[90]。平均年龄 44 岁的健康成年人,仰卧位时 CC =FRC;而平均年龄 66 岁者,直立位时,CC=FRC[91]。

功能残气量和闭合容量之间的关系   FRC 和 CC 之间的关系比单独分析 FRC 和 CC 更重要,因为它们之间的关系决定了给定的肺功能是正常还是肺不张,或 $\dot{V}_A/\dot{Q}$比值低。FRC 和 CC 之间的关系如下所述:一些气道闭合时的肺容量比整个 VT 大,潮式呼吸时肺容量的增加不足以打开这些关闭的气道,因此在整个潮式呼吸过程中这些气道处于闭合状态。一直关闭的气道相当于肺不张(图5.19)。如果一些气道的 CV 在 VT 中,随着吸气时肺容量的增加,一些原来关闭的气道将短时间开放直到肺容量再次低于这些气道的 CV。由于这些气道开放时间短于正常气道的开放时间,所以这些气道很少有机会或时间进行新鲜气体交换,这相当于一个低 $\dot{V}_A/\dot{Q}$ 的区域。如果肺的 CC 比整个潮式呼吸过程中的肺容量都低,则在潮式呼吸的任何时间都没有气道闭合,这是正常的情况。任何情况下如果相对于 CC 降低 FRC 或相对于FRC 增加 CC,则相当于把正常的区域变为低 $\dot{V}_A/\dot{Q}$ 或

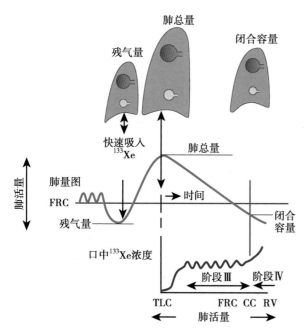

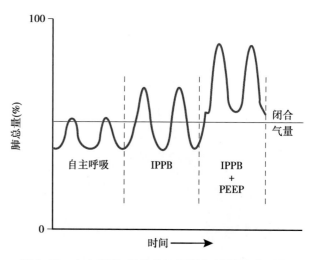

图 5.20　自主呼吸、间歇性正压通气（IPPB）和 IPPB 加呼气末正压通气（IPPB＋PEEP）时，功能残气量（FRC）和闭合容量（CC）之间的关系。关于两种通气方式（IPPB 和 PEEP）对 FRC 和 CC 关系影响的解释请参见正文。横坐标为时间

图 5.18　使用示踪气体，如氙（^{133}Xe），测定闭合容量。接近残气量时吸入示踪气体，由于肺低垂部分的气道是关闭的，故气体分布到气道仍然开放的非低垂部分的肺中（图中画有阴影交叉线的区域）。呼气期，当无效腔气体被洗出后，示踪气体浓度稳定。当低垂部分的气道再次关闭时非低垂部分肺泡内高浓度的 ^{133}Xe 是呼出气的唯一来源，因此示踪气体浓度在平台期（阶段Ⅲ）气体浓度稳定基础上逐渐升高（阶段Ⅳ）。CC，闭合容量；FRC，功能残气量；RV，残气量；TLC，肺总量（Redrawn with modification from Lumb AB. Respiratory system resistance：Measurement of closing capacity. In：Lumb AB，ed. *Nunn's Applied Respiratory Physiology*. 5th ed. London：Butterworths；2000，p 79.）

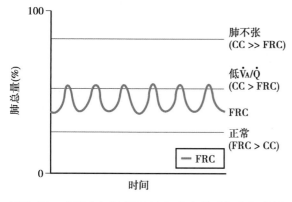

图 5.19　功能残气量 FRC 和闭合容量 CC 之间的关系。FRC 是在正常潮式呼吸时呼气末残留在肺内的气体量，表现为潮气量正弦波的每一个波谷。CC 是肺内必须维持小传导气道开放的气体量。该图用三条不同的直线代表三种不同 CC 情况。文中解释了图中描述的三种不同的 FRC-CC 关系导致正常、低通气-血流（$\dot{V}_A/\dot{Q}$）比值或肺不张的原因。横坐标代表时间（Redrawn from Benumof JL. *Anesthesia for Thoracic Surgery*. 2nd ed. Philadelphia：Saunders；1995［Chapter 8］.）

肺萎陷的区域，这些情况都会导致缺氧[83]。

　　间歇性正压通气（IPPB）对于低 $\dot{V}_A/\dot{Q}$（CC 高于 FRC，但低于 VT，如图 5.20 所描述的）自主呼吸的患者是有效的治疗方法，并且可以增加此前闭合（呼气末）气道在新鲜气体交换时的吸气时间，提高 $\dot{V}_A/\dot{Q}$（图 5.20 中间部分）。如果在 IPPB 的基础上加 PEEP，PEEP 可以增加 FRC 使其达到或超过 CC，恢复正常的 FRC-CC 的关系，以至于在潮式呼吸的任何时期都没有气道闭合，如图 5.20（IPPB＋PEEP）。因此，在患者肺低垂部分由于麻醉引起的肺不张（CT 显示为新月形高密度影）单独使用 IPPB 是不能逆转的，但是如果用 IPPB 加 PEEP（5～10cmH$_2$O）是可以逆转的[32]。

氧气和二氧化碳的运输

肺泡通气、无效腔通气和肺泡气张力

　　在正常的肺，每次呼吸大约有 2/3 的气体进入有灌注的肺泡参与气体交换。这构成有效通气或肺泡通气（$\dot{V}_A$）；剩下的 1/3 气体不参与气体交换，我们称之为总的（或生理）无效腔通气（VD）。其之间关系如下：肺泡通气量（$\dot{V}_A$）＝通气频率（f）×（VT－VD）。生理或总无效腔量（VD 生理）可以分为两部分：在传导气道中的气体量，解剖无效腔（VD 解剖）和没有灌注的肺泡中的气体量，肺泡无效腔量（VD 肺泡）。临床上，VD 肺泡通气的例子包括区域 1、肺栓塞、破坏的肺泡隔，这些情况下通气不参与气体交换。图 5.21 显示的是肺的两室模型，解剖无效腔和肺泡无效腔共同组成总（生理）无效腔；其他的部分是肺泡通气区，其最理想的 $\dot{V}_A/\dot{Q}$ 比值为 1。

　　解剖无效腔与肺的大小有关，大约为 2mL/kg（在

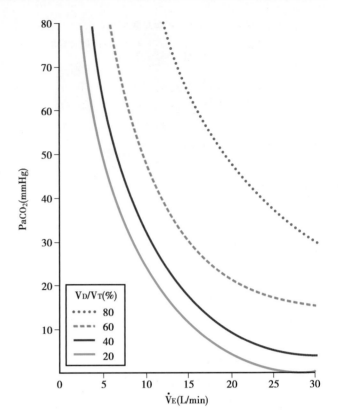

图 5.21　肺的两室模型,解剖无效腔和肺泡无效腔共同组成总的(生理)无效腔($\dot{V}_D$)。F_{ACO_2}=肺泡 CO_2 浓度;F_{ECO_2}=呼出的混合气中 CO_2 浓度;F_{ICO_2}=吸入气 CO_2 浓度;$\dot{V}_A$=肺泡通气;$\dot{V}_A/\dot{Q}=1$ 表示每分钟通气和血流灌注相等;$\dot{V}_{CO_2}$=CO_2 产生量;$\dot{V}_E$=每分钟呼出气量。在正常情况下,CO_2 通过气道($\dot{V}_E \times F_{ECO_2}$)排出量等于肺泡通气($\dot{V}_A \times F_{ACO_2}$)$CO_2$ 排出量,因为肺泡无效腔没有 CO_2 的排出($F_{ICO_2}=0$)

70kg 的成人为 150mL)。健康成年人仰卧位时,解剖无效腔和总(生理)无效腔近似相等,因为正常情况下,肺泡无效腔非常小。在直立位,最上方的肺泡没有血液灌注(区域 1),肺泡无效腔从可忽略的量增加到 60~80mL。图 5.21 显示在稳定状态时,进入肺泡的 CO_2($\dot{V}_{CO_2}$)的量与呼出气 CO_2 的排出量($\dot{V}_E$)(F_{ECO_2})相等,因此 $\dot{V}_{CO_2}$=($\dot{V}_E$)(F_{ECO_2})。呼出气体容量包括肺泡气($\dot{V}_A$)(F_{ACO_2})和无效腔气($\dot{V}_D$)(F_{ICO_2})。因此,$\dot{V}_{CO_2}$=($\dot{V}_A$)(F_{ACO_2})+($\dot{V}_D$)(F_{ICO_2})。第一个方程等于第二个方程,并且利用 $\dot{V}_E$=$\dot{V}_A$+$\dot{V}_D$ 的关系,经代数运算,设定 P_{ACO_2}=$PaCO_2$,得到处理后的 Bohr 方程:

$$V_D/V_T=(PaCO_2-P_{ECO_2})/PaCO_2 \qquad (10)$$

P_{ECO_2} 的数值可以通过测定大袋子中呼出气的 CO_2 的浓度测得,更常用的是以潮气末 CO_2 分压(P_{ETCO_2})来代表。在严重的肺疾病中,V_D/V_T 可以很好地说明无效通气的程度。在健康成人,该比例通常不超过 30%;也就是说有效通气应超过 70%;患有气道阻塞性疾病的患者,V_D/V_T 可以升高到 60%~70%,此时会发生明显通气不足。图 5.22 显示了在几种不同的 V_D/V_T 值时,每分钟通气量($\dot{V}_E$)与 $PaCO_2$ 之间的关系。$\dot{V}_E$ 降低时,对于所有

图 5.22　显示在不同的总无效腔量和潮气量比值(V_D/V_T)下每分钟通气量($\dot{V}_E$,L/min)和 $PaCO_2$ 之间的关系。这些曲线是双曲线(见公式 11),当 $\dot{V}_E$ 较低时曲线陡峭升高

的 V_D/V_T 值,$PaCO_2$ 均升高;V_D/V_T 升高时,$\dot{V}_E$ 降低将导致 $PaCO_2$ 更大幅度的升高;V_D/V_T 升高时,如果 $PaCO_2$ 保持不变,$\dot{V}_E$ 一定升高。

某种气体在肺泡中的浓度等于该气体的吸入浓度减去该气体排出(或吸收)的量与 $\dot{V}_A$ 的比值。在干燥的情况下,对于 X 气体,P_{AX}=($P_{dry\ atm}$)(F_{IX})±$\dot{V}_X$(排出或摄取)/$\dot{V}_A$,此时 P_{AX}=气体 X 在肺泡内的分压,F_{IX}=气体 X 的吸入浓度,$P_{dry\ atm}$(干燥情况下的大气压)= $P_{wet\ atm}$(湿润情况下的大气压)−P_{H_2O}=760−47=713mmHg,$\dot{V}_X$=气体 X 的排出量或摄取量,$\dot{V}_A$=肺泡通气。对于 CO_2,P_{ACO_2}=713(F_{ICO_2}+$\dot{V}_{CO_2}/\dot{V}_A$)。因为 F_{ICO_2}=0,且标准的转换系数为:

$$P_{ACO_2}=713[\dot{V}_{CO_2}(mL/min\ STPD)/\dot{V}_A \\ (L/min/BTPS)(0.863)] \qquad (11)$$

其中:BTPS = 身体温度和饱和压力(例如 37℃,P_{H_2O}=47mmHg),STPD = 干燥情况下标准温度和压力。例如,36mmHg=(713)(200/4 000)。对于 O_2,

$$P_{AO_2}=713[FiO_2-\dot{V}_{O_2}(mL/min)/\dot{V}_A(mL/min)] \\ \qquad (12)$$

例如:100mmHg=713(0.21−225/3 200)。

图 5.23 显示在不同水平的 $\dot{V}_{CO_2}$ 和 $\dot{V}_{O_2}$ 下,方程 10 和方程 11 分别在 $P_{A}CO_2$ 和 P_{A} 之间及 $P_{A}O_2$ 和 P_{A} 之间的双曲线关系。$P_{a}CO_2$ 可以代替 $P_{A}CO_2$,因为 $P_{A}CO_2 - P_{a}CO_2$ 的压力差非常小(相反的,$P_{A}O_2 - P_{a}O_2$ 的压力差则较大)。V_{A} 增加时,方程 11 和 12 的右侧的第二项接近于 0,这时肺泡气的主要组成成分接近吸入气的成分。从图 5.22、图 5.23、图 5.24 可以看出,麻醉时通常给予氧气含量较高的混合气,因此通气不足时更容易发生高碳酸血症而不是低氧血症。

氧气的运输

概述

心脏和肺脏的基本功能是根据代谢需要向组织运输氧气,带走组织中的 CO_2,将动脉血中的 O_2 和 CO_2 分压维持在精确的范围。呼吸系统和心血管系统相互联系共同完成这项功能,代谢需要的范围较宽,其功能从静息状态到剧烈活动可增加 30 倍。氧气运输环节相关的功能如下:①通气和与灌注相关的气体分布;②氧气向血液中弥散;③O_2 与 Hb 化学反应;④动脉血 $\dot{Q}_T$;⑤血液向组织

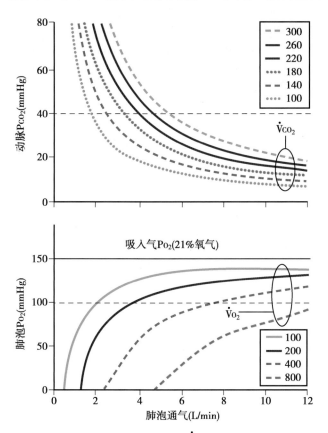

图 5.23 在不同的氧耗量($\dot{V}_{O_2}$)和 CO_2 产生量($\dot{V}_{CO_2}$)下,肺泡通气量、$P_{A}O_2$ 和 $P_{a}O_2$ 之间的关系是双曲线,由原文中的公式 10 和公式 11 得出。当肺泡通气量增加时,$P_{A}O_2$ 和 $P_{a}CO_2$ 接近于吸入气中的值;当肺泡通气量降低到小于 4L/min 时,$P_{A}O_2$ 急剧降低,$P_{a}CO_2$ 升高

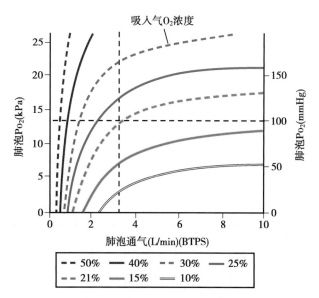

图 5.24 当吸入气中氧气浓度为给定值时,肺泡通气和 $P_{a}O_2$ 之间的关系是双曲线。吸入氧浓度增加时,肺泡通气量需要显著降低才会诱发低氧血症(BTPS,身体温度,环境压力,饱和的)(Redrawn from Lumb AB. Respiratory system resistance:measurement of closing capacity. In:Lumb AB,ed. *Nunn's Applied Respiratory Physiology*. 5th ed. London:Butterworths;2000,p 79.)

中分布并且释放 O_2(表 5.3)。该系统除了在运动情况下,很少发生应激反应,心肺疾病最早的症状经常只出现在运动中。

每个环节的最大功能容量可以分别测定。表 5.3 列出测定健康年轻人得出的功能容量。由于理论上通气、弥散和化学反应阶段的最大氧运输量(海平面健康成人约 6L/min)超过最大心排血量和分布时氧运输的量,因

表 5.3	在海平面下正常人 * 氧气运输链环节的最大潜在的运氧能力和功能储备	
链的环节	正常人的功能容量	理论上最大的运氧能力
通气	200L/min(MVV)	$0.030 \times MVV = 6.0L\ O_2/min$
弥散和化学反应		$D_{L}O_2 = 6.1L\ O_2/min$
CO	20L/min	
O_2 摄取	75%	$0.16 \times CO = 3.2L\ O_2/min$
($C_{a}O_2 - C\bar{v}O_2$)差值	(16mL O_2/100mL 或 0.16)	

$D_{L}O_2$ 为肺通过弥散方式获取氧气的能力;$C_{a}O_2 - C\bar{v}O_2$ 为动静脉氧含量差。

* 血红蛋白 = 150g/L;生理无效腔量占潮气量的百分比 = 0.25;肺泡氧分压 >110mmHg。

CO,心排血量;MVV,最大自主通气量。

此氧气运输量的最大限度由心血管系统决定。呼吸系统疾病时，并不能影响氧气最大运输量，除非肺功能容量降低40%~50%。

氧-血红蛋白解离曲线

当红细胞（RBC）经过肺泡时，氧气向血浆中扩散并且 P_{AO_2} 增加。P_{AO_2} 增加时，氧气向RBC内扩散并且与血红蛋白（Hb）结合。每个Hb分子由4个血红素分子和1个珠蛋白分子组成。每个血红素分子含有甘氨酸、α-酮戊二酸的 Fe^{2+}。每个二价铁离子可以与一个氧气分子疏松、可逆地结合。当二价铁离子与氧分子结合时，Hb分子被饱和。

氧-血红蛋白解离曲线是关于Hb氧饱和度（图5.25最右侧y轴）和 P_{AO_2} 关系的曲线（图5.25）。P_{AO_2} 为700mmHg时，氧离曲线也与氧含量（CO_2）（单位vol%或mL O_2/dL血液，图5.25右边第2条靠近y轴的线）有关。O_2 在血浆中的溶解度为0.003mL/mmHg PO_2/0.1L，达到Hb最大饱和程度（百分比）时，1g的Hb可结合1.39mL O_2：

$$氧含量 = (1.39)(Hb)(血氧饱和度) + 0.003(PO_2) \tag{13}$$

当患者Hb含量为15g/0.1L时，P_{AO_2} 为100mmHg，$P\bar{v}O_2$ 为40mmHg，动脉血氧含量 = $(1.39)(15)(1) + (0.003)(100) =$

20.9+0.3 = 21.2mL/0.1L，混合静脉血氧含量 = $(1.39)(15)(0.75) + (0.003)(40) = 15.6 + 0.1 = 15.7$mL/0.1L。因此，正常动静脉氧含量差大约为5.5mL/0.1L。

方程13中使用的常数1.39代表1g的Hb可以携带1.39mL氧气。这个数值的大小存在着争议，最初使用的数值是1.34[92]，但由于测出了Hb的分子量（64 458），1.39这一理论值开始被广泛接受[93]。经过大量临床研究，1974年Gregory认为在成人比较适用的数值为1.31mL O_2/g[94]。临床上测得的氧含量比理论值1.39低的原因，可能是血液中通常有少量的高铁血红蛋白（Met-Hb）和碳氧血红蛋白（COHb）的存在。

氧离曲线也描述了 O_2 运输（L/min）到周围组织（图5.25）与 PO_2 的关系。这个值可以通过氧含量乘以 $\dot{Q}_T$（O_2 运输 = $\dot{Q}_T \times CaO_2$）得出。为了作此乘法运算，必须用正常的 O_2 含量乘以10将容量单位mL/0.1L换算为mL/L（最后为mL/L）；接下来mL/L乘以 $\dot{Q}_T$ 将L/min换算为mL/min。因此，如果 $\dot{Q}_T = 5$L/min和 $CaO_2 = 20$mL/dL，$\dot{V}O_2 = 250$mL/min，动脉端 O_2 1 000mL/min流入外周，静脉端750mL/min回到肺脏。

氧离曲线也描述了周围组织对 O_2 实际利用情况和 PO_2 的函数关系（图5.25最左侧的y轴）。正常情况下，1 000mL/min的 O_2 到达外周，200mL/min的 O_2 不能被摄取。由于200mL/min的氧供使 PO_2 低于器官（如脑）生

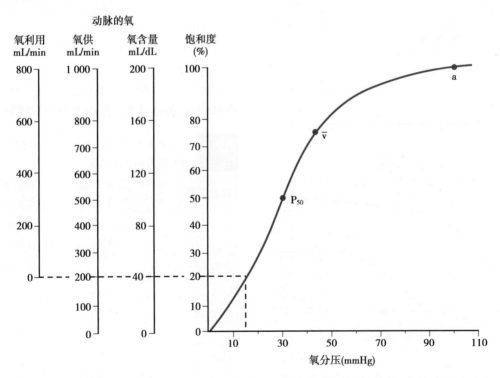

图5.25 氧合血红蛋白解离曲线。显示四个不同的纵坐标与氧分压（横坐标）的函数。从右到左的顺序为饱和度（%）、氧含量（mL/dL血液）、对周围组织的氧供（mL/min）和周边组织的氧利用（mL/min），它等于供氧量减去大约200mL/min，这是由于氧分压低于20mmHg，组织不能摄取到氧。曲线上的三点为：a，正常的动脉氧分压；$\bar{v}$，正常的混合静脉氧分压；P_{50}，血红蛋白50%饱和时的氧分压（27mmHg）

存所需（图 5.25 矩形虚线），因此组织可利用的 O_2 为 800mL/min。这个量是静息时 $\dot{V}O_2$ 的 3～4 倍。当 $\dot{Q}_T$ 5L/min，动脉氧饱和度低于 40% 时，到外周的总氧量减少到 400mL/min。现在可应用的 O_2 为 200mL/min，氧供正好等于氧需。结果，因为氧饱和度较低，需满足组织的需要只能增加 $\dot{Q}_T$。如果长时期处于此状态，将通过增加血红蛋白的浓度来满足组织需要。

在氧离曲线上，Hb 饱和度为 50% 时的 PO_2（P_{50}）可以很好地描述出 Hb 对 O_2 的亲和力。在健康成年人的 P_{50} 为 26.7mmHg（图 5.25）。PO_2 的改变对 Hb 氧饱和度的影响和 P_{50} 及氧离曲线发生变化的部分有关[95]。在 PaO_2 正常的部分（75～100mmHg），曲线相对平坦，所以曲线的移动对饱和度的影响很小。在混合静脉血 PO_2 部分，曲线相对较陡，曲线的移动导致饱和度发生很大的变化。P_{50} 低于 27mmHg 时氧离曲线左移，也就是说在任何 PO_2 下，Hb 对 O_2 都具有较高的亲和力，因此比正常时饱和程度要高。这么低的 P_{50} 就要求比正常更高的组织灌注，使 O_2 正常释放。氧离曲线左移的原因是碱中毒（代谢性和呼吸性——波尔效应）、体温过低、异常的 Hb 和胎儿的 Hb、碳氧血红蛋白、高铁血红蛋白、RBC 中 2,3-二磷酸甘油酸酯（2,3-DPG）减少（可见于输注陈旧的右旋枸橼酸储存的血液；用右旋枸橼酸盐磷酸盐储存血液可减少 2,3-DPG 的改变）[95]。当 P_{50} 高于 27mmHg 时，氧离曲线右移，这说明在任何 PO_2 下，Hb 与 O_2 的亲和力都很低，要比正常饱和程度低。P_{50} 增高时，比正常低的组织灌注就可以产生正常量的 O_2 释放。导致氧离曲线右移的原因如酸中毒（呼吸性和代谢性酸中毒——波尔效应）、体温过高、异常的 Hb、红细胞 2,3-DPG 含量增加和吸入麻醉药（见下文）[95]。酸碱平衡失调会导致 2,3-DPG 代谢改变，改变氧离曲线的正常位置。机体对 2,3-DPG 改变的代偿需要 24～48h。因此，当发生急性酸碱失调时，氧的亲和力和氧离曲线的位置会发生改变。随着时间的延长，2,3-DPG 使氧离曲线移位和对 O_2 亲和力的影响等变化均会恢复正常[95]。

许多吸入性麻醉药可以使氧离曲线右移[96]。1MAC 的异氟烷（1.25%）可以使 P_{50} 向右移动（2.6±0.07）mmHg[97]。相反，大剂量的芬太尼、吗啡和哌替啶不会改变曲线的位置。

$\dot{Q}_S/\dot{Q}_T$ 对 PaO_2 的影响

正常人中，PaO_2 直接与 FiO_2 相关。肺内有少量或没有由右向左分流（$\dot{Q}_S/\dot{Q}_T$）时，PaO_2、FiO_2 与 PaO_2 相一致。图 5.26 显示出假定 $\dot{Q}_T$ 和 $PaCO_2$ 正常不变时，在一系列右向左分流存在的情况下，FiO_2 和 PaO_2 之间的关系。如果没有分流，FiO_2 呈线性增加，PaO_2 也直线上升（直的实线）。当分流增加时，FiO_2 和 PaO_2 之间的 $\dot{Q}_S/\dot{Q}_T$ 线就会变得更加扁平[98]。当 $\dot{Q}_T$ 分流量为 50% 时，增

加 FiO_2 也不会增加 PaO_2。解决大分流量导致缺氧的另一个办法是不能靠增加吸入氧浓度，而应该是降低分流量（纤维支气管镜检查、PEEP、患者体位、抗生素、吸痰、利尿剂）。

$\dot{Q}_T$ 和 $\dot{V}O_2$ 对 CaO_2 的影响

除了增加 $\dot{Q}_S/\dot{Q}_T$ 以外，CaO_2 可以因为 $\dot{Q}_T$ 的降低（$\dot{V}O_2$ 不变）和 $\dot{V}O_2$ 的增加（$\dot{Q}_T$ 不变）而降低。在任一情况（降低 $\dot{Q}_T$ 或升高 $\dot{V}O_2$）下伴随着恒定的右向左分流，组织就会从单位血流量中摄取更多的 O_2，这样 $C\bar{v}O_2$ 首先就会降低（图 5.27）。当 $C\bar{v}O_2$ 较低的血液流经存在分流的肺时依然保持 $\dot{V}O_2$ 不变时，这部分血液不可避免地会与氧合的肺末端毛细血管血混合，导致 CaO_2 继发性降低。每分钟通过一段特定的肺通道的 O_2 流量，如图 5.27 所描述，等于血流量和血中 O_2 含量的乘积。因此，从图 5.27 中，$\dot{Q}_T \times CaO_2 = \dot{Q}c \times Cc'O_2 + \dot{Q}_S \times C\bar{v}O_2$。由于 $\dot{Q}c' = \dot{Q}_T - \dot{Q}_S$，经过进一步代数处理，得到[99]：

$$\dot{Q}_S/\dot{Q}_T = Cc'O_2 - CaO_2/Cc'O_2 - C\bar{v}O_2 \qquad (14)$$

肺内分流越大，则 CaO_2 降低也越多，因为更多 $C\bar{v}O_2$ 较低的静脉血与肺末端毛细血管中的血混合（图 5.27）[100,101]。因此，$P(A-a)O_2$ 是反映 $\dot{Q}_S/\dot{Q}_T$ 的大小和流经 $\dot{Q}_S/\dot{Q}_T$ 的血流量大小，即 $C\bar{v}O_2$ 的函数，而 $C\bar{v}O_2$ 是反映 $\dot{Q}_T$ 和 $\dot{V}O_2$ 的主要函数。图 5-28 显示了患者分流量为 50%、$C\bar{v}O_2$ 正常为 15%，CaO_2 中度降低为 17.5% 的肺循环的等效环路。当 $\dot{Q}_T$ 降低或 $\dot{V}O_2$ 增加，或两者均有，导致 $C\bar{v}O_2$ 进一步的降低至 10vol% 或更低，CaO_2 可继发性显著降低到 15vol%；在这个例子中分流量为 50% 时，$C\bar{v}O_2$ 和 CaO_2 变化的比例为 2:1。

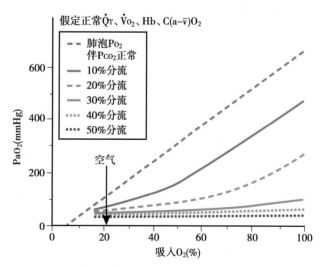

图 5.26 在肺内各种由右向左分流中不同的吸入氧浓度对 PaO_2 的影响。心排血量（$\dot{Q}_T$）、血红蛋白（Hb）、氧耗（$\dot{V}O_2$）和动静脉氧含量差[C(a-v̄)O_2]假定为正常

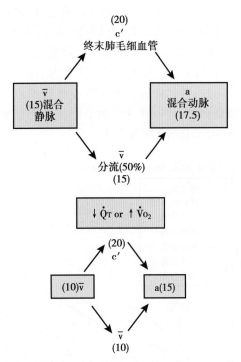

图 5.27 心排血量降低或氧耗量增加对混合静脉和动脉氧含量的影响。混合静脉血($\bar{v}$)进入有通气的肺毛细血管床($AL\dot{V}O_2$),变为氧合的肺内毛细血管血(c'),或流入任何分流旁路,保持原有的状态(未氧合)。这两种通路的血流最终会混合在一起形成混合动脉血。如果心排血量($\dot{Q}T$)降低或氧耗量增加($\dot{V}O_2$),或两者均有,组织比正常情况从单位体积的血中摄取更多的氧气。因此,心排血量降低或氧耗量增加主要的影响就是导致混合静脉血氧含量降低。氧含量较低的静脉血同以前一样(可保持容量不变)流经分流途径,使动脉血中氧含量降低。因此,$\dot{Q}T$ 降低或 $\dot{V}O_2$ 升高的继发作用是使动脉血氧含量降低

图 5.28 该图显示了患者有 50% 右向左分流的等效肺循环。血中氧含量用 mL/100mL(vol%)表示。心排血量($\dot{Q}T$)降低或氧耗量($\dot{V}O_2$)增加可以导致混合静脉血中氧含量的降低(此例从 15% 降低至 10%)。这样反过来可以导致动脉血氧含量的降低(从 17.5% 到 15%)。在这个分流量为 50% 的例子中,静脉血氧含量的降低是动脉血的 2 倍

如果 $\dot{Q}T$ 降低或 $\dot{V}O_2$ 增加时,伴随着 $\dot{Q}S/\dot{Q}T$ 降低时,PaO_2 可能不发生变化(引起 PaO_2 降低的因素被引起升高的因素抵消)(表 5.4)。这些改变有时可以发生在肺弥漫性疾病的患者。然而,如果 $\dot{Q}T$ 降低或 $\dot{V}O_2$ 增加时,伴随着 $\dot{Q}S/\dot{Q}T$ 增加时,PaO_2 降低更多(引起 PaO_2 降低的因素相互协同)。这些改变有时可以发生在区域性 ARDS 和肺不张的患者[102]。

表 5.4 心排血量($\dot{Q}T$)、分流($\dot{Q}S/\dot{Q}T$)、静脉($P\bar{v}O_2$)和动脉(PaO_2)氧分压

变化	临床表现
如果 $\dot{Q}T\downarrow\rightarrow\uparrow P\bar{v}O_2$ 和 $\dot{Q}S/\dot{Q}T=K$ $\rightarrow PaO_2\downarrow$	心排血量降低,稳定的分流
如果 $\dot{Q}T\downarrow\rightarrow\downarrow P\bar{v}O_2$ 和 $\dot{Q}S/\dot{Q}T\downarrow$ $\rightarrow PaO_2=K$	在 ARDS 中应用 PEEP
如果 $\dot{Q}T\downarrow\rightarrow\downarrow P\bar{v}O_2$ 和 $\dot{Q}S/\dot{Q}T\rightarrow$ $PaO_2\downarrow\downarrow$	休克伴随 ARDS 或肺不张

ARDS,成人呼吸窘迫综合征;K,常数;PEEP,呼气末正压;↓,降低;↑,升高。

菲克原理

通过菲克(Fick)原理计算 $\dot{V}O_2$,并认为机体 O_2 的消耗量($\dot{V}O_2$)等于离开肺的 O_2 量($\dot{Q}T$)(CaO_2)减去回到肺的 O_2 量($\dot{Q}T$)($C\bar{v}O_2$):

$$\dot{V}O_2=(\dot{Q}T)(CaO_2)-(\dot{Q}T)(C\bar{v}O_2)=(\dot{Q}T)(CaO_2-C\bar{v}O_2) \tag{15}$$

将方程化减后即为常用的菲克方程:

$$\dot{V}O_2=(\dot{Q}T)[C(a-\bar{v})O_2] \tag{16}$$

该方程说明 O_2 的消耗量等于 $\dot{Q}T$ 乘以动静脉 O_2 含量差。一般来说,(5L/min)(5.5mL)0.1L = 0.27L/min(参见"氧-血红蛋白解离曲线")。

同样,机体氧耗量($\dot{V}O_2$)等于通气时带及肺的 O_2 量($\dot{V}I$)(FiO_2)减去通气从肺中带走的 O_2 量($\dot{V}E$)(FEO_2)。在这里 $\dot{V}E$ 是每分钟呼气量,FEO_2 是混合呼出气中 O_2 的浓度。因此,$\dot{V}O_2=(\dot{V}I)(FiO_2)-(\dot{V}E)(FeO_2)$。因为 $\dot{V}I$ 和 $\dot{V}E$ 的差值取决于 $\dot{V}O_2$(正常是 250mL/min)和 $C\bar{v}O_2$(正常是 200mL/min)的差值,仅仅是 50mL/min(见下文)。$\dot{V}I$ 基本等于 $\dot{V}E$。

$$\dot{V}O_2=\dot{V}E(FiO_2)-\dot{V}E(FEO_2)=\dot{V}E(FiO_2-FeO_2) \tag{17}$$

通常,$\dot{V}O_2=5.0L/min(0.21-0.16)=0.25L/min$。通过这种方法计算 $\dot{V}O_2$ 时,$\dot{V}E$ 可以用肺量计测定,FiO_2 可以用 O_2 浓度监测仪测定或新鲜气流的浓度已知,FeO_2 可以通

过将几分钟内的呼出气体收集在大袋子中测定。呼出混合气样品用于测定 PE_{O_2}。将 PE_{O_2} 换算成 FE_{O_2} 只需除以干燥时的大气压即可得：$PE_{O_2}/713=FE_{O_2}$。

另外,菲克方程有助于理解 $\dot{Q}_T$ 改变对 PaO_2 和 $P\bar{v}O_2$ 的影响。如果 $\dot{V}O_2$ 保持不变(K),$\dot{Q}_T$ 降低($\downarrow$),动静脉血氧含量差升高：

$$\dot{V}O_2=K=(\downarrow)\dot{Q}_T\times(\uparrow)C(a-\bar{v})O_2 \qquad (18)$$

$C(a-\bar{v})O_2$ 差值的升高主要是因为 $\dot{Q}_T$ 降低首先引起 $C\bar{v}O_2$ 较大幅度的降低,CaO_2 继发性的小幅度降低[101]：

$$(\uparrow)C(a-\bar{v})O_2=C(\downarrow a-\downarrow\downarrow\bar{v})O_2 \qquad (19)$$

$C\bar{v}O_2$(和 $P\bar{v}O_2$)是 $\dot{Q}_T$ 改变的更敏感指标,因为当 $\dot{Q}_T$ 改变时它们的变化大于 CaO_2(或 PaO_2)(图 5.27 和图 5.37)。

二氧化碳的运输

体内循环的 CO_2 量是由其产生量和排除量决定的。CO_2 的排除依赖于肺血流量和肺泡通气。CO_2 的产量($\dot{V}CO_2$)与 O_2 的消耗量($\dot{V}O_2$)之比等于呼吸商(R)：

$$RQ=\frac{\dot{V}_{CO_2}}{\dot{V}_{O_2}} \qquad (20)$$

在正常静息状态下,R = 0.8,也就是 CO_2 的产生量只是耗 O_2 量的 80%。然而,该 R 值随代谢底物的性质改变而变化。当消耗物只是碳水化合物时,呼吸商为 1。相反,当消耗物质仅为脂肪时,需要更多的 O_2 与氢结合生成水,R 值下降到 0.7。CO_2 从线粒体运输到肺泡有许多形式。在血浆中,CO_2 以物理溶解的形式存在,与水结合形成碳酸(H_2CO_3),以碳酸根(HCO_3^-)的形式存在；在红细胞中 CO_2 与 Hb 结合形成氨基甲酸血红蛋白(Hb-CO_2)。H_2CO_3(H_2O+CO_2)、HCO_3^-、Hb-CO_2 在 CO_2 运输形式中所占的比值分别为 7%、80% 和 13%。

在血浆中,CO_2 以物理溶解和 H_2CO_3 的形式存在：

$$H_2O+CO_2\longrightarrow H_2CO_3 \qquad (21)$$

溶解的 CO_2 与 $PaCO_2$ 之间的关系符合亨利(Henry)定律[103]：

$$P_{CO_2}\times\alpha=溶解(CO_2) \qquad (22)$$

在这里 α 是 CO_2 在血浆中的溶解系数[在 37℃ 时为 0.03mmol/(L·mmHg)]。大部分 CO_2 进入了细胞。在血浆中 CO_2 与水结合产生 H_2CO_3 的反应较慢并且平衡点移向左侧；与在血浆中不同,在红细胞中该反应在碳酸酐酶这种含锌的酶的催化下,向右移动的速度比在血浆中快 1 000 倍,并且有 99.9% 的 H_2CO_3 分解为 HCO_3^- 和氢离子(H^+)：

$$H_2O+CO_2\xrightarrow[H_2CO_3\longrightarrow H^++HCO_3^-]{碳酸酐酶}H_2CO_3 \qquad (23)$$

在 H_2CO_3 分解为 HCO_3^- 的过程中产生的 H^+ 被 Hb 中和($H^++Hb\Longleftrightarrow HHb$),产生的 HCO_3^- 从红细胞中进入血浆,成为缓冲物质。为了维持红细胞的电中性,当 HCO_3^- 移出红细胞时,氯离子移入红细胞(Cl^- 转移)。

最后在红细胞内 CO_2 与 Hb 结合(产生 Hb-CO_2)。当 HCO_3^- 释放时,在该反应中产生的 H^+ 也被 Hb 中和。

波尔效应和霍尔丹效应

像血红蛋白氧饱和度与 PO_2 有关一样(已在氧离曲线中描述),在血中溶解的 CO_2 也与 PCO_2 有关。Hb 与 CO_2 的亲和力可变,CO_2 与游离形态 Hb 的结合力要高于氧合的 Hb[95]。波尔效应描述的是 PCO_2 和 H^+ 对氧离曲线的影响。高碳酸血症与酸中毒均可以使氧离曲线右移(降低 O_2 和 Hb 的亲和力),而低碳酸血症和碱中毒可以使氧离曲线左移。相反,霍尔丹(Haldane)效应描述的是 Hb 的氧合状态对 CO_2 解离曲线移位的影响。低 PO_2 使得 CO_2 解离曲线左移,这样血液可以带走更多的 CO_2。这种情况发生在代谢迅速组织的毛细血管中。相反,当 Hb 处于氧合状态下(发生在肺),Hb 与 CO_2 的亲和力降低,CO_2 解离曲线右移,可以加速 CO_2 的排除。

肺微循环、肺间质、肺间质液体动力学(肺水肿)

肺泡隔超微结构的形态如图 5.29 所描述[104]。毛细血管的血液与肺泡气体被一系列的解剖结构分开：毛细血管内皮,内皮基底膜,间质,上皮基底膜,肺泡上皮(肺泡 I 型上皮细胞)。

在肺泡隔的一侧(较厚,上面,液体和气体交换侧),上皮和内皮基底膜之间被充满了结缔组织纤维、弹性纤维、成纤维细胞和巨噬细胞的厚度可变的间隙隔开。这些结缔组织是肺实质的骨架,它和包绕气道和血管的结缔组织鞘形成一个连续的区域。因此,毛细血管和肺泡周围的间质和包绕着终末细支气管和血管的间质是连续的,这两个间隙组成肺的结缔组织间隙。在肺泡隔中没有淋巴系统。毛细淋巴管最先出现的部位是终末细支气管、小动脉和静脉周围的间质[105]。

肺泡隔的另外一侧(较薄,下面,气体交换侧),仅有融合的上皮和内皮基底膜。由于基底膜的融合,细胞间隙在这一侧受到很大限定。由于组织液不能将内皮和上皮互相分开,因此阻止组织液从毛细血管到肺泡腔的距离和空间屏障减少,只是由两层细胞及和它们相连的基底膜组成[106]。

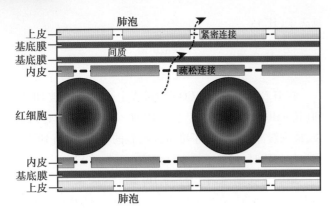

图5.29 图示概括了肺毛细血管的超微结构。在毛细血管的上面一侧为被间质分隔的内皮和上皮基底膜,而下面仅包括融合的内皮和上皮基底膜。虚线箭头显示的是液体从血管内腔向间质(通过内皮之间的疏松连接)和从间质向肺泡腔流动的潜在通路(通过上皮的紧密连接)(Redrawn from Fishman AP. Pulmonary edema:the water-exchanging function of the lung. *Circulation*. 1972;46;390.)

在内皮和上皮细胞之间存在孔或一些连接,这样就提供了液体从血管内到间质,再由间质到肺泡腔的潜在通路(图5.29)。内皮细胞之间的连接比较大,因此较疏松;上皮细胞之间的连接相对小,因此紧密。肺毛细血管的通透性主要与内皮和上皮连接中孔道的大小有关。

为了解肺间质的液体如何形成、储存、清除,首先必须清楚一些概念:①肺间质是连接动脉周围和支气管周围的结缔组织鞘及上皮和内皮基底膜之间连续的间隙结构。②间隙内 ΔP 从远端到近端负值越来越大。

结缔组织鞘-肺泡隔的概念和间质负压 ΔP 是理解间质液体动力学的必要条件。在进入肺实质后,支气管和动脉走行于结缔组织鞘内,结缔组织鞘是由胸膜在肺门内陷形成并终止于细支气管水平(图5.30A)。因此,在动脉和支气管及结缔组织鞘之间有一潜在的支气管和血管周围间隙。在肺实质内围绕在血管周围的结缔组织鞘的负压对鞘有一个向外呈放射状的牵引力。这种放射状的牵引力会在鞘内产生负压并传给气管和动脉,使它们趋向开放和直径增加[106]。肺泡隔位于毛细血管和肺泡之间(更准确地说,位于上皮和内皮细胞基底膜之间),并且和包绕着大动脉和支气管的间质相连续。有研究表明,肺泡间质的压力也是独特的负压,但是不像围绕在大动脉和支气管周围间质的负压那么大[107]。

决定跨毛细血管和间质液体流动的压力如下所述。从肺毛细血管中流出的跨毛细血管壁的液体净流量(F)等于(经过内皮进入间质)肺毛细血管静水压($P_{内}$)与间质静水压($P_{外}$)的差和毛细血管胶体渗透压($\pi_{内}$)与间质胶体渗透压($\pi_{外}$)的差。当毛细血管通透性(K)不变的情况下,这四种压力维持稳定的液体流量如 Starling 方程

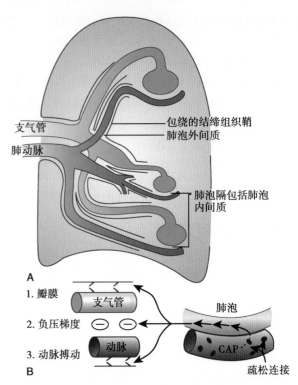

图5.30 (A)连续的结缔组织鞘-肺泡隔概念示意。在肺门处主支气管和肺动脉进入肺实质使胸膜内陷,形成包绕的结缔组织鞘。结缔组织鞘在细支气管水平结束。位于肺动脉、支气管和间质之间的间隙与肺泡隔相连续。肺泡隔被分别包含在毛细血管和肺泡的内皮和上皮基底膜内。(B)示意图显示组织液如何从肺泡隔(无淋巴)向结缔组织间隙(毛细淋巴管最先出现处)流动。淋巴流动的机制为负压梯度、淋巴系统中的单向瓣膜、动脉搏动的推动作用(Redrawn with modification from Benumof JL. *Anesthesia for Thoracic Surgery*. 2nd ed. Philadelphia:Saunders;1995[Chapter 8].)

所描述:

$$F=K\big[\,(P_{内}-P_{外})-(\pi_{内}-\pi_{外})\,\big] \tag{24}$$

K 是毛细血管滤过系数,单位为 mL/min/mmHg/100g。滤过系数是指某组织的有效的毛细血管表面积与毛细血管壁单位表面积某液体的通透性的乘积。在正常情况下,在肺垂直的高度相当于区域2和区域3交界处,血管内胶体渗透压(≈ 26mmHg)可以使水保留在血管内。与之相反的力量——肺毛细血管静水压(≈ 10mmHg)可以使水穿过疏松的内皮连接进入肺间质。如果只有这两种力存在,则肺间质及肺泡表面将持续保持干燥状态,也不会存在淋巴循环。实际上,肺泡表面是潮湿的,间质的淋巴流动是恒定的(≈ 500mL/d),这可能是因为 $\pi_{外}$(≈ 8mmHg)和负的 $P_{外}$(-8mmHg)的原因。

吸气引起间质负压(低于大气压)增加促进了液体通过内皮孔道缓慢的丢失[108]。实际上,严重的胸膜(和血管周围静水压)负压,如发生在呼吸道阻塞用力自主呼

吸的患者,可以导致肺间质水肿(知识框 5.1)[109]。相对于区域 2 和区域 3 的交界处垂直水平,当肺高度降低时(肺的低垂部分),绝对 $P_内$ 升高,液体有向外渗出的倾向;当肺高度升高时(肺非低垂的部分),绝对 $P_内$ 下降,液体有被重吸收的倾向。然而,由增加的 $P_内$ 引起的液体渗出,可以被随之发生的间质内的蛋白稀释所限制,因此 $\pi_外$ 降低[110]。内皮连接发生任何改变,即使是上述的四种力保持不变,液体流动的程度甚至方向都会发生变化。当内皮连接增大时(通透性升高)将会促进液体渗出,当内皮连接缩小时(通透性降低)将会促进液体重吸收。

知识框 5.1　肺水肿时肺间质高度负压($P_外$)的原因

在气道阻塞时用力自主呼吸
　　喉痉挛
　　感染,炎症,水肿
　　上呼吸道占位(肿瘤、血肿、脓肿、异物等)
　　声带麻痹
　　窒息
肺快速复张
剧烈的胸膜抽吸(胸腔穿刺术,胸腔引流管)

肺泡隔中没有淋巴循环。淋巴循环开始于带盲端的毛细淋巴管,最先出现在围绕终末细支气管和小动脉的间质鞘中,终止于锁骨下静脉。在正常情况下,间质中的液体通过槽机制(压力梯度)从肺泡间质进入淋巴系统,压力梯度是由围绕在大动脉和气管周围的负压形成的[3,111]。淋巴管中存在的瓣膜对槽机制有辅助作用。此外,由于淋巴循环和肺动脉走行在同一个鞘内,当动脉搏动时淋巴管受到挤压。负压、淋巴液管瓣膜、动脉搏动都有助于淋巴液向肺门处流动,通过淋巴结(由肺-支气管肺-气管支气管-气管旁-斜角肌到颈的淋巴结)最后流向中心静脉(图 5.30B)。当中心静脉压升高时,将阻止淋巴从肺内流出并减少肺脏淋巴循环,可能会促进肺间质水肿。

如果液体进入肺间质的速度超过肺间质液体的清除速度,肺间质将会充满液体;如果处于升高的正性驱动力(P_{ISF})下,液体将会通过相对不通透的上皮壁孔渗出,肺泡腔将会充满液体。肺泡内的水肿液将会引起肺泡萎陷和肺不张,这样将会导致液体进一步积聚。

麻醉期间的呼吸功能

不论是自主呼吸还是机械通气,在麻醉期间大多数患者动脉氧合功能都会受到损害[112-117]。在老年人[118,119]、肥胖患者[120]、吸烟患者[121]的麻醉期间,氧合能力受损更严重,这一观点已被普遍接受。对全麻下健康的青年及中年人进行多方面的研究显示,静脉血混合

(分流)占 10%, $\dot{V}_A/\dot{Q}$ 比值发生轻到中度失调[119,122]。在术前肺功能显著降低的患者,全麻会导致 $\dot{V}_A/\dot{Q}$ 分布变宽,低 $\dot{V}_A/\dot{Q}$ ($0.005<\dot{V}_A/\dot{Q}<0.1$)(通气不足)和分流区域显著增加。分流程度与肺不张的程度密切相关[118,123]。

除了前面对麻醉期间关于呼吸功能的概括,麻醉对呼吸功能的影响还取决于全麻的深度、患者手术前呼吸状况、术中特殊麻醉药的应用和手术情况。

麻醉深度对呼吸方式的影响

麻醉诱导和加深时能改变呼吸方式。当麻醉不充分时,呼吸的方式可以是从过度通气和发声到屏气;当麻醉深度接近或浅麻醉时,不规律的呼吸可以变得较规律,并且伴有比正常时大的潮气量。然而,当麻醉加深但仍处于浅麻醉状态下,较规律的呼吸可以被吸气末暂停打乱(吸气时急止),之后是相对延长的主动呼气过程,患者像是主动呼气而不是被动呼气;当麻醉深度到达中等程度,呼吸变快而且更加规则,但是呼吸较浅,呼吸模式是正弦波,没有吸气急停和较长的呼气暂停,吸气和呼气停顿较少或没有,而且吸气和呼气时间是相等的,吸气期肋间肌活动仍然存在,并且随胸腔升高胸廓正常运动。

用 N_2O 麻醉时比用卤族麻醉药麻醉时呼吸频率慢,潮气量大。在使用卤族麻醉药维持的深度麻醉下,呼吸抑制加重,其表现为呼吸变快变浅(气促);另一方面,深度 N_2O 麻醉时,呼吸变慢但可能仍很深。在所有吸入麻醉药维持的深麻醉下,呼吸在性质上变成为抽动或喘息,呼吸方式变得不规律,这主要是因为肋间肌没有主动参与吸气过程。结果吸气时胸壁出现不同步的凹陷,类似船的摇摆运动,胸廓下缘渐张,腹部呈波浪形。这种呼吸类型的原因是只有膈参与呼吸运动。除麻醉深度因素外,上、下呼吸道梗阻和局部麻醉时也可出现相似的呼吸运动。

麻醉深度对自主呼吸时每分钟通气量的影响

当麻醉加深时,无论呼吸形式和呼吸频率如何改变,所有自发性 $\dot{V}_E$ 都进行性降低。正常清醒时对吸入 CO_2 的反应与 $\dot{V}_E$ 呈线性增加(图 5.31)。清醒时, $\dot{V}_E$ 所对应的呼吸末 CO_2 浓度曲线的斜率是 2L/min/mmHg(在健康人中该反应曲线的斜率变异较大)。图 5.31 显示,氟烷的浓度增加使呼吸末 CO_2 通气-反应曲线逐渐向右移位(这意味着在任何 CO_2 浓度下,通气都比以前少),斜率降低,并且呼吸暂停的阈值与更高的呼气末 CO_2 浓度水平相同[124]。在使用其他麻醉药和卤族麻醉药时也观察到了类似的变化[125]。图 5.22、图 5.23 和图 5.24 显示 $\dot{V}_E$ 降低导致 $PaCO_2$ 升高、 PaO_2 降低。卤族麻醉药麻醉

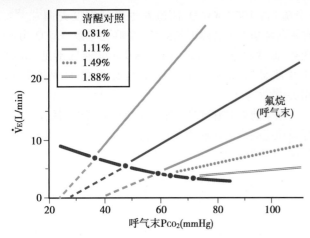

图 5.31 在清醒对照组(粗实线)呼气末 P_{CO_2} 的升高增加了肺的每分钟通气量。虚线是对零通气时 CO_2 反应曲线的推算,代表呼吸暂停的阈值。麻醉药(氟烷)浓度的增加(呼气末浓度)使 P_{CO_2} 反应曲线的斜率进行性降低,呼吸暂停的阈值达到更高的 P_{CO_2} 水平。有点间隔的粗线显示随着麻醉深度的增加,每分钟通气量降低,P_{CO_2} 增加 (Redrawn with modification from Munson ES, Larson CP Jr, Babad AA, et al. The effects of halothane, fluroxene and cyclopropane on ventilation: A comparative study in man. *Anesthesiology*. 1966;27:716.)

(<1.24MAC)抑制 $\dot{V}_E$ 导致 $PaCO_2$ 相对增加的顺序是地氟烷=异氟烷>七氟烷>氟烷。在更高浓度时,地氟烷对通气的抑制增加,其作用与氟烷相似,七氟烷与异氟烷相似。

已存在的呼吸功能障碍对麻醉时呼吸的影响

麻醉医生经常会遇到患有以下疾病的患者:①有急性胸部疾病的患者(肺部感染、肺不张)或系统性疾病(败血症、心力衰竭和肾衰竭、多重创伤)需要紧急手术的患者;②伴有气道和肺实质轻度病理性改变及气道高反应性的严重吸烟患者;③有典型肺气肿和气管炎问题的患者;④麻醉期间 FRC 有下降趋势的肥胖患者[126];⑤有胸廓畸形的患者;⑥老年患者。

这些预先存在的呼吸系统疾病的性质和程度部分决定了麻醉药对呼吸功能的影响。例如,图 5.32 显示了正常人、肥胖患者、气管炎和肺气肿患者的 FRC-CC 之间的关系。在健康人中,FRC 超过 CC 大约 1L,在后三种身体状态下,CC 比 FRC 小 0.5~0.75L。如果麻醉导致 FRC 降低 1L,在健康患者中 FRC 和 CC 之间的关系没有质的改变。而有呼吸系统疾病的人,FRC 降低 1L 将会导致 CC 超过 FRC,并且将以前处在正常范围边缘的 FRC-CC 关系变为低 $\dot{V}_A/\dot{Q}$ 或肺不张的 FRC-CC 关系。同样,患有慢性支气管炎的患者,由于呼吸道分泌物多,所以和其

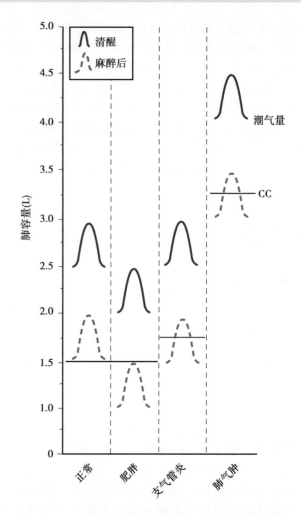

图 5.32 人从清醒状态到麻醉状态,潮气量(纵坐标)降低(1L)时的肺容量;功能残气量(FRC)即潮式呼吸末的肺容量也降低(1L)。在健康人、肥胖患者、支气管炎、肺气肿患者的清醒状态下,FRC 大大地超过闭合容量(CC);而在麻醉状态下时,肥胖、支气管炎、肺气肿患者的 FRC 低于 CC。在健康人,麻醉可以导致 FRC 与 CC 相等

他患者相比,麻醉降低黏液的流动速度对其影响更大。最后,如果麻醉药抑制 HPV,则该麻醉药可能增加分流,以前肺内存在 HPV 患者分流量的增加大于以前没有 HPV 的患者。因此,已存在不同程度呼吸功能障碍的患者,麻醉药的作用可引起不同程度的呼吸改变。

术中特殊情况对麻醉期间呼吸功能的影响

手术中一些特殊的情况(如手术体位、大量失血、肺切除术)都可以导致气体交换异常。例如,一些手术体位(如截石位、折刀位、肾体位)和手术暴露需要可能降低 $\dot{Q}_T$,在自主呼吸的患者中导致通气不足,降低 FRC。已有呼吸功能障碍的类型和程度以及手术中特殊情况的程度和次数都可以影响呼吸功能,都将加重某些麻醉药的呼吸抑制作用。

麻醉过程中缺氧的机制

设备故障

向患者供氧的麻醉设备的机械故障

患者的供氧系统或麻醉机出现机械故障导致低氧血症(参见第 17 章)是公认的麻醉危险。患者的供氧系统中断(常见在气管导管接头和转弯连接处)是目前患者机械供氧失败的最常见原因。在麻醉期间供氧失败的其他原因包括:使用空的或废弃的氧气瓶,气源识别结构缺失或异常时连接使用了非氧气供气瓶,氧气瓶充气错误,氧气瓶未全打开(它妨碍了压力降低时气体的流出),管道气体压力不足,氧气管道错误连接到麻醉机上,不慎关闭了管道上 Schrader 接头的开关,连接时管道折曲,减压阀门失灵或气体泄漏,不慎改变了 O_2 流量计的设置,流量计损坏或黏滞,转子流量计刻度管移位,误将液态氮装入液态氧气瓶,机器内新鲜气流连接管断开[127-131]。使用 FiO_2 监测仪监测吸入 O_2 浓度和监测气道压力可以发现供氧障碍的大多数原因[127-131]。

气管内插管失败机制:插入主支气管

气管插管插入食管内导致无通气。事实上,其他气管内插管的机械性问题(除外连接断开)如打折、分泌物堵塞、套囊破裂和形成疝状突起都导致气道阻力增加,引起通气不足。气管导管插入主支气管(参见第 42 章)导致对侧肺无通气,虽然可以部分被 HPV 代偿,但是对侧肺仍然有灌注,这样导致分流增加,PaO_2 降低。当患者转头或改变体位时,原先在气管内已固定好位置的气管导管可以进入支气管内[132]。当头部屈曲时,气管导管插入气管深部(尾向),当头向后伸展时,可以导致气管导管向头侧(向外)移动[132]。有报道证实,当患者处于 30° 头低脚高位时,气管导管进入主支气管的发生率很高[133]。在头低脚高位时隆突和纵隔向头部移位,导致"固定的"气管导管进入主支气管,主支气管插管可以引起同侧肺上叶和对侧肺阻塞[134,135]。气管导管可能恰好处于从支气管的外侧壁发出的右上支气管或段支气管分支位置而导致气道阻塞的情况比较罕见。

通气不足

全麻引起患者自发性 V_T 降低可能有两个原因:首先,全麻时气道阻力增加,CL 降低导致呼吸功增加。气道阻力升高主要是由于 FRC 降低、气管插管、外部呼吸装置和回路的存在、导管未插入合适位置可能导致的患者气道阻塞[136-138]。CL 降低主要是由各种降低 FRC 的因素引起的[89]。其次,全麻时患者自主呼吸的驱动力降低(呼吸的化学性控制减弱)(图 5.31)。

V_T 降低引起缺氧主要通过两个途径[117]。首先,浅呼吸可以导致肺不张和 FRC 降低[参见"通气模式(浅快呼吸)"][40,139];其次,$\dot{V}_E$ 减少可能降低整个肺的 $\dot{V}_A/\dot{Q}$ 比值,引起 PaO_2 下降(图 5.23 和图 5.24)[117]。这种情况可能发生在中度到深度麻醉期间自主呼吸情况下,因为在这种情况下呼吸的化学性控制发生明显的变化。

过度通气

低碳酸性碱中毒(过度通气)通过几种机制可以导致 PaO_2 降低:降低 $\dot{Q}_T$ 和增加 $\dot{V}O_2$[140,141](参见"心排血量降低和氧耗量增加")[99,101,140,141];氧离曲线左移(参见"氧-血红蛋白解离曲线");HPV 降低(参见"抑制低氧性肺血管收缩")[142];气道阻力增加和顺应性降低(参见"气道阻力增加")[143]。虽然这些因素理论上可导致低氧血症,但在临床中很少作为低氧血症的主要因素出现。

功能残气量降低

全麻诱导始终伴随功能残气量(FRC)的显著降低(15%~20%)[32,83,144],肺顺应性通常下降[89]。麻醉开始的最初几分钟,FRC 降低最为显著[32,145],如果没有其他复合因素存在,在麻醉过程中不会有进一步降低的趋势。在麻醉的过程中,无论是控制呼吸还是自主呼吸,FRC 降低的程度相同。相反,清醒的患者控制呼吸时 FRC 仅轻度降低[146]。肥胖患者 FRC 降低的程度明显超过正常患者,并且降低程度与体重指数(BMI)成反比[147]。FRC 降低的情况一直持续到术后阶段。FRC 的降低与麻醉时保持自主呼吸的患者[149]、控制呼吸的患者[146]和术后阶段[148]的肺泡-动脉 PO_2 压力梯度升高相关性较好。降低的 FRC 可以通过应用 PEEP 恢复到正常甚至超过正常值[82,150]。下面的讨论考虑了所有可能引起 FRC 降低的因素。

仰卧位

麻醉和手术通常需要患者处于仰卧位。当由直立位变为仰卧位时,由于腹腔脏器使膈向头侧移动 4cm(图 5.33),使 FRC 降低了 0.5~1.0L[32,83,144]。在仰卧位时肺血管充血也可以导致 FRC 降低,尤其是当患者在手术前有端坐呼吸时。

全麻诱导:胸廓肌肉张力的变化

在正常(清醒)呼气末,吸气肌有轻度张力,呼气肌没有张力。因此,在正常呼气末,存在维持肺容量的力而不存在使肺容量降低的力。在全麻诱导后,呼气末吸气肌的张力消失,腹部呼气肌出现张力。腹部呼吸肌呼气末的张力使腹内压增加,使膈向头侧移位,FRC 降低(图 5.33)[145,151]。因此,在全麻诱导后,维持肺容量的

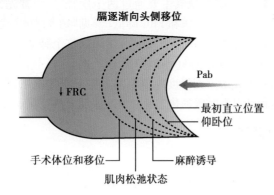

膈逐渐向头侧移位

↓FRC

Pab

最初直立位置
仰卧位
手术体位和移位
麻醉诱导
肌肉松弛状态

图 5.33　麻醉和手术可以导致膈进一步向头侧移位。顺序为仰卧位、麻醉诱导、肌肉松弛状态、一些手术体位、牵引器或挤压所致的移位。膈向头侧移位导致 FRC 降低（↓FRC）。Pab，腹腔内容物的压力（Redrawn with modification from Benumof JL. *Anesthesia for Thoracic Surgery*. 2nd ed. Philadelphia：Saunders；1995［Chapter 8］.）

力量消失，降低肺容量的力量增加。氟哌利多复合芬太尼麻醉可以使呼气肌张力升高到一定程度，导致 FRC 降低。单独使用氟哌利多复合芬太尼麻醉时 FRC 的降低比加用琥珀酰胆碱诱导麻醉时所引起的 FRC 降低更显著[151,152]。

肺气肿患者呼气时伴随双唇前突或鼾声（喉部关闭），肺气肿的患者可以采取这些方式中任意一种形式呼气，因为这两个动作都能使呼气延长，在气道内产生 PEEP，减少呼吸道闭合和 FRC 降低的可能性（图 5.17F）。在一些保持自主呼吸的患者中，气管插管经过嘴唇和声门，撅唇和打鼾的呼气方式消失，这促使气道闭合和 FRC 降低。

肌肉松弛状态

直立位时向头侧牵拉膈的肺弹性收缩力和向尾侧牵拉膈的腹腔内脏的重力之间的平衡决定了 FRC 和膈的位置[153]，不存在跨膈压力梯度。

仰卧位时更加复杂。膈将身体分为两个静水压明显不同的腔。在胸腔侧，随着肺高度的增加，压力大约升高 0.25cmH₂O/cm[38,154]。在腹腔侧，随腹腔高度的增加，压力升高 1.0cmH₂O/cm[153]，这意味着在水平位置，必须向膈下侧产生更大的跨膈压力使腹腔内容物处于胸腔之外。在非麻醉状态的患者，这个力可以通过膈被动牵张和形状改变（引起收缩力增加）或通过神经介导的主动张力中的任何一种形成产生。急性肌肉松弛的患者，这两种机制均不能发挥作用，并且膈进一步向头侧移位（图 5.33）[155]。最终的位置显示膈两侧真正的压力平衡，没有被任何被动或主动的肌肉活动所改变。

全麻下，呼气肌张力使膈 FRC 的位置向头侧移动，肌松状态（清醒或处于麻醉状态）也存在这种现

象[145,156]。这说明麻醉时呼气肌张力增加在膈上产生的压力与肌松状态下腹腔内容物的重力作用在膈上产生的压力相等。麻醉状态引起的 FRC 变化的程度可能也取决于体形。

麻醉过浅或不充分和主动呼气

全麻诱导可以导致呼气肌张力增加[151]，但增加的呼气肌张力并不协调，也不增加呼出气体流量。相反，在浅麻醉下自主呼吸时，通常出现协调的中度用力的主动呼气，并且呼出更多的气体。过浅的麻醉（与给予的刺激相关）可以导致用力主动呼气，呼出的气体量等于清醒时肺活量的呼出部分。

如同清醒状态下测定肺活量的呼气动作，麻醉状态下，用力呼气可以升高胸腔内压和肺泡内的压力，使之超过大气压（图 5.17）。压力的升高导致气体快速流出，由于呼气阻力部分由小气道产生，故压力的降低发生在肺泡和主支气管之间。此时胸腔内压升高大大地超过主支气管内的压力，如果这一反向的压力梯度非常大，超过胸内小支气管周围肺实质的压力或胸外大支气管软骨的硬度，将会发生塌陷。在正常受试者，最大用力呼气会导致气道塌陷，这也是清醒和麻醉状态的患者发生喘鸣的原因[157]。

在处于肌松状态的麻醉患者中，使用低于大气压的呼气压力呼气时相当于清醒患者的用力呼气；在相反过程可能产生相同的负 ΔP，将会引起气道闭合，阻止气体流动和 FRC 降低。在呼气阶段呼吸机风箱下降的速度过快可以引起低于大气压的呼气压从而导致喘鸣[158]。

气道阻力增加

在麻醉期间肺容量的各项指标均降低，导致气道管径减小，气道阻力因而增加，气道有塌陷的倾向（图 5.34）。气道阻力和肺容量之间的关系已被证实（图 5.35）。仰卧位（≈0.8L）和麻醉诱导（≈0.4L）引起的 FRC 降低可以充分解释健康患者麻醉下气道阻力升高的原因[137]。

在麻醉患者，除了这种可预料的气道阻力增加，还有许多其他特殊潜在的因素可增加气道阻力，包括气管导管（如果存在）、上、下呼吸道和外部的麻醉设备。气管内插管通常使气管的口径缩小 30%~50%（图 5.34）。咽部梗阻最常见，是意识消失后的典型表现，轻度咽部梗阻发生在打鼾时。喉痉挛和气管导管梗阻（分泌物、导管打折、气囊疝形膨出）并不经常发生，但却是致命的。

呼吸机经常引起气道阻力升高，显著高于正常人的气道阻力（图 5.34）[89]。如图 5.34 所示，某些特定的阻力装置相互连接形成麻醉气体环路，可以产生较大的气道阻力（就像电路中串联的电阻）。在通常使用的呼吸

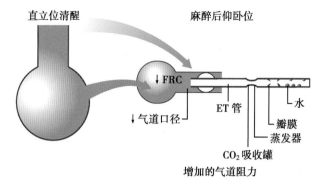

图 5.34　处于仰卧体位的麻醉患者由于 FRC 降低、气道口径缩小、气管内插管、气管导管与外部的呼吸机和环路的连接导致气道阻力增加（Redrawn with modification from Benumof JL. *Anesthesia for Thoracic Surgery*. 2nd ed. Philadelphia：Saunders；1995 [Chapter 8].）

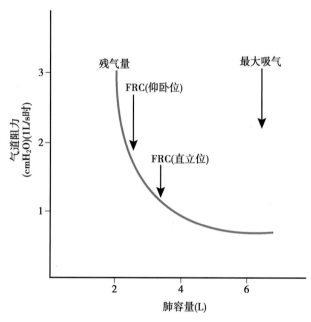

图 5.35　气道阻力增加和肺容量降低是一个双曲线的函数关系。当体位由直立位变为仰卧位时功能残气量（FRC）降低（Redrawn with modification from Lumb AB. Respiratory system resistance. In：Lumb AB，ed. *Nunn's Applied Respiratory Physiology*. 5th ed. London：Butterworths；2000，p 67.）

环路中，气管插管导致的气道阻力增加可以使呼吸功增加到正常的 2～3 倍[136]。

仰卧位、制动和静脉液体输入过量

在麻醉和手术时患者常处于仰卧位并且长时间制动。因此，一些肺区域持续处于低垂状态，并且位于左心房之下，处于区域 3 和区域 4 状态。在低垂状态下，肺容易发生液体蓄积。如果再有液体输入过量，这种情况就会促进液体渗出进入肺脏，导致肺水肿和 FRC 降低。

将犬置于侧卧位，麻醉几小时后（图 5.36，底部横

轴）积液使细胞外间隙扩张（顶部横轴），导致流经肺低垂部分（实心圆）血液的 Po_2（左轴）降低到混合静脉血的水平（无氧气摄取）[159]。流经肺非低垂部分血液的 Po_2 可以维持一段时间。但如果细胞外液持续增多，5h 后 Po_2 也会降低，经肺分流（右侧轴）进一步增加。如果将动物每小时翻一次身（接受相同的液体输入），则仅在每小时末，肺低垂部分出现 Po_2 降低。如果将动物每 30min 翻身一次，并且接受相同的液体输入，则肺中没有出现 Po_2 降低。

在侧卧位行手术治疗（如肺切除手术，在这种情况下肺血管床受限）和接受大量液体输注的患者，肺脏低垂部分发生水肿的风险性必定增加。重症患者使用持续转动的床（一侧到另一侧）可以降低肺部并发症的发生概率，以上实验可以对其做出部分解释[160]。

吸入氧浓度过高和吸收性肺不张

全麻时通常加大吸入氧浓度。存在中度低 $\dot{V}_A/\dot{Q}$（0.1~0.01）区域的患者，如果吸入氧气浓度高于 30%，可使足够的氧气进入这些区域的肺泡腔，消除已经存在的分流效应，并且降低由右向左分流。然而，当患者肺内有大量血液流经低 $\dot{V}_A/\dot{Q}$ 区域时，吸入氧浓度由空气变为 100% 时，低 $\dot{V}_A/\dot{Q}$ 区域消失了，实际上是出现了更大的右向左分流[16,17,161]。在这些研究中，增加的分流量等于吸空气时流经原来低 $\dot{V}_A/\dot{Q}$ 区域的血流量。此时吸入氧气的作用相当于将原来低 $\dot{V}_A/\dot{Q}$ 的区域转变为有分流的区域。从其病理学上看是将低 $\dot{V}_A/\dot{Q}$ 的区域转变为肺不张区域。吸入 O_2 过程中引起肺不张性分流的

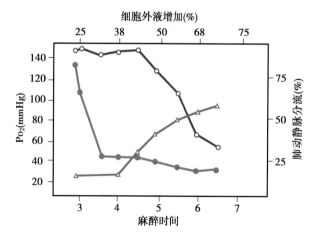

图 5.36　将杂种犬用戊巴比妥（底部横轴）麻醉后置于侧卧位，受逐渐增多的细胞外液扩张的影响（顶部横轴），流经肺低垂部分（实心圆）血液中 Po_2（左边纵轴）明显下降，而肺非低垂部分（空心圆）血液中 Po_2 下降缓慢，幅度较小。肺动静脉分流（右边纵轴）逐渐增加（三角形线）（Redrawn from Ray JF，Yost L，Moallem S，et al. Immobility，hypoxemia，and pulmonary arteriovenous shunting. *Arch Surg*. 1974；109：537.）

原因可能是低 $\dot{V}_A/\dot{Q}$ 区域的 O_2 吸收量增加[161,162]。在吸空气时低 $\dot{V}_A/\dot{Q}$ 区域 P_{AO_2} 也较低。当吸入富含氧气的混合气时，P_{AO_2} 升高，并且从肺泡向毛细血管血液内扩散的 O_2 显著增加。O_2 流量显著增加使进入血液的气体净流量超过吸入气流量，因此肺泡逐渐缩小。如果 FiO_2 过高，$\dot{V}_A/\dot{Q}$ 较低，低 $\dot{V}_A/\dot{Q}$ 区域暴露在高 FiO_2 中的时间过长，$C\bar{v}O_2$ 低，肺萎陷发生率增加。在给定的 $\dot{V}_A/\dot{Q}$ 和治疗时间下，FiO_2 约为 50% 时就会发生吸收性肺不张[161,162]。这种情况在临床上有相当重要的意义，主要有两个原因：首先，在治疗时经常使用富含氧气的混合气，了解这种治疗是否会引起肺不张是非常重要的；其次，常在吸入 100% 的氧气时评估分流，如果这种操作会加重分流，将使测量结果很难解释。

手术体位

仰卧位时，腹腔内的脏器可以使膈向头侧移位并且降低 FRC[83,145,151,156]。当采取头低脚高位时，腹腔内的脏器将推动膈进一步向头侧移位，因此，膈的作用不仅是维持肺通气，而且还能将腹腔脏器维持在胸腔之外。这必然会导致 FRC 降低和肺不张[163]。在肥胖患者中头低脚高位引起的 FRC 降低更加明显[147]。降低肺顺应性和 FRC 的其他因素包括肺血流量的增加和重力对纵隔结构的作用。头低脚高位时，大部分肺在左房水平以下，因此处于区域 3 和区域 4 的情况。此时肺脏更容易发生间质水肿。因此，Ppa 升高的患者，如二尖瓣狭窄患者就不能很好地耐受头低脚高位[164]。

当患者处于侧卧位时，肺的低垂部分 FRC 中度降低，易于发生肺不张，而肺脏的非低垂部分 FRC 升高。总的来说，全肺 FRC 轻到中度增加[165]。肾位和截石位可以导致 FRC 轻度降低，其 FRC 降低的量高于仰卧位时 FRC 降低的量。俯卧位时 FRC 可以中度增加[165]。

通气模式（浅快呼吸）

浅快呼吸是麻醉状态下常见的呼吸方式。单纯浅呼吸可以导致 FRC 下降，诱发肺不张，降低肺顺应性[40,139,166]。这些变化可能是由于表面张力进行性增加引起的[166]。开始时，这些变化会导致缺氧（二氧化碳正常），这一情况可以被大周期机械吸气、自发性叹息、PEEP 或联合使用这些方法防止和/或逆转[166-168]。

分泌物清除能力降低（黏液纤毛运动降低）

气管、支气管黏液腺和杯状细胞分泌黏液，可以由纤毛摆动运送到喉部而被咽下或被咳出。此过程可以清除肺内吸入的有机物和颗粒。分泌的黏液主要组成为：表面是凝胶层，下面是纤毛推动的溶胶层。当纤毛向前摆动时，纤毛的尖端推动凝胶体层向喉部（向上）移动。当黏液向上移动时，随着整个气道的横断面减小，溶胶层的不断吸收作用保证黏液层恒定为 $5\mu m$ 厚度[169]。

当机体水化作用差或吸入湿度较低的气体时，由于分泌物的黏度增加，纤毛摆动速度降低，黏液纤毛的运动减弱[170-172]。当机体或黏液的温度（低吸入温度）超过 $32\sim42℃$ [173,174]，黏液纤毛的运动就会发生改变。吸入氧气浓度过高也可抑制黏液纤毛的运动[175]。气管导管套囊充气膨胀 1h 即可产生对气管黏液运动的抑制作用，并且与所用套囊顺应性的高低无关。经声带插入无套囊的气管导管，即使连续几个小时，对气管黏液的速度也没有影响[176]。

气管导管套囊抑制黏液清除的可能机制如下所述。Sackner 和其同事研究表明在气管远端黏液的速度降低，但是套囊是在近端充气膨胀[176]。因此，该现象不能单独归因于黏液被拦截在套囊处。一种可能的解释是气管导管的套囊使套囊远端的黏液层厚度增加。另外的机制可能是气管导管套囊使气管机械性扩张，触发神经反射弧，改变黏液分泌或纤毛摆动的频率。

另外一些研究者证实，控制以上的条件，当氟烷吸入浓度为 $1\sim3MAC$ 时[177]，可进行性和可逆性抑制黏液运动，但不能使黏液运动停止。氟烷引起的黏液纤毛清除率降低可能是由于抑制了纤毛摆动，导致远端和外周气道黏液清除率降低。为了支持该假说，发现在动物界纤毛的形态学都较相似，并且已经发现临床剂量吸入麻醉药，包括氟烷可以可逆抑制原生动物的纤毛摆动[115]。

心排血量降低和氧耗量增加

当氧耗量（$\dot{V}O_2$）固定时 $\dot{Q}_T$ 降低，$\dot{Q}_T$ 保持不变时增加 $\dot{V}O_2$ 或 $\dot{Q}_T$ 降低并且增加 $\dot{V}O_2$，都可以导致 $C\bar{v}O_2$ 降低。当 $C\bar{v}O_2$ 较低的静脉血流经任何有分流存在的通路时，都会与已氧合的肺内毛细血管血液相混合，结果 CaO_2 降低（图 5.37 和图 5.38）。图 5.37 量化地显示了几种不同的肺内分流与氧含量的相互关系[100,101]。肺内分流量越大，CaO_2 降低得越多，因为更多 $C\bar{v}O_2$ 较低的静脉血与肺内毛细血管血液混合。$\dot{Q}_T$ 降低可以发生在心力衰竭和低血容量的情况下，导致这两种情况的特殊原因不是本章要讨论的内容。交感神经系统过度兴奋、体温过高或寒战时可以增加 $\dot{V}O_2$，这将进一步损害动脉血氧合功能[178]。

抑制低氧性肺血管收缩

局部 P_{AO_2} 降低可以导致局部肺血管收缩，这样可以使血液由缺氧的区域向通气较好、含氧量正常的区域流动。血液的重新分布会降低肺脏通气不足或无通气区域的静脉血混合。局部 HPV 受抑制时缺氧或肺不张区域的混合静脉血增加，损害了动脉氧合功能（见图 5.9）。

由于肺循环中平滑肌较薄弱，任何使肺血管收缩力

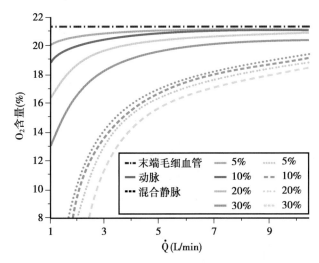

图 5.37　在肺内不同的右向左分流情况下，心排血量的改变对肺末端毛细血管、动脉、混合静脉血氧含量的影响。右向左分流程度用动脉血（实线）和混合静脉血（虚线）中不同的百分数标志表示。末端毛细血管内氧含量不受分流程度的影响。注意，Qᴛ减少导致动脉血氧含量降低越大，分流量就越大（Redrawn from Kelman GF，Nunn JF，Prys-Roberts C，et al. The influence of the cardiac output on arterial oxygenation：a theoretical study. *Br J Anaesth*. 1967；39：450.）

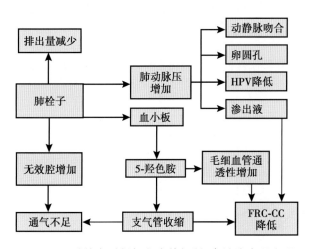

图 5.38　肺栓塞时低氧血症的机制，有关该病理生理流程图的解释请参见正文。CC，闭合容量；FRC，功能残气量；HPV，低氧性肺血管收缩（Redrawn with modification from Benumof JL. *Anesthesia for Thoracic Surgery*. 2nd ed. Philadelphia：Saunders；1995［Chapter 8］.）

（例如 Ppa）增加的情况都会抑制 HPV。在临床上有很多情况可以增加 Ppa，降低 HPV 反应。二尖瓣狭窄[179]、容量超负荷[179]、无疾病的肺脏吸入低浓度氧气（但高于空气中的氧气浓度）[74]、有病变的肺叶进行性加重[74]、血栓栓塞[74]、体温过低[180]、血管活性药物[64]都可以升高 Ppa。直接血管扩张药物（如异丙肾上腺素、硝酸甘油、硝普钠）[59,64]、吸入麻醉药[65]和低碳酸血症[64,142]均可直接降低 HPV。只对无病变的肺区域选择性使用 PEEP，可以选择性增加其 PVR，并且可以使血液流回到有病变的

肺组织中[181]。

肌肉松弛状态

仰卧位，腹腔内容物对膈后部或低垂部位的压迫最大，而对非低垂部位和膈前部影响最小。在清醒自主呼吸的患者中，膈的主动张力可以克服腹腔内容物的重力作用，膈后部运动幅度最大（由于膈进入胸腔时伸展的程度最大，曲率半径最小，因此产生的收缩力最强），而在前部最小。这种情况是益于健康的，因为最大通气量出现在灌注最佳的区域（后部或低垂的部分），最小通气量出现在灌注最少的区域（前部或非低垂的部分）。在肌松和正压通气的情况下，正压引起的膈移位最先发生于膈的前部非低垂的部分（那里膈的运动阻力最小），在后部低垂部位移位最小（那里膈的运动阻力最大）。这种情况是不利于健康的，因为在这种情况下灌注最少的部位通气量最大，而灌注最多的部位通气量最小[156]。在肌松状态下的患者，膈的运动模式变化的幅度与体位的改变有关[156,182]。

心房右向左分流

通过卵圆孔未闭（patent foramen ovale，PFO）发生短暂的右向左分流引起的急性动脉低氧血症，特别是麻醉中出现的这种情况在前文中已有论述[70]。然而，除非是应用一种实时的心腔成像技术（例如有彩色多普勒成像技术的经食管超声心动图检查）[71]，否则很难证明动脉低氧血症是由于急性短暂性的右向左心分流所引起的。但事实上，通过 PFO 发生右向左分流的临床情况已被详细描述，包括右心后负荷增加和右房压增加。当发现因 PFO 而发生右向左分流后，可通过吸入 NO 使 PVR 降低并促使 PFO 功能性关闭[183]。

特殊疾病引发低氧血症的机制

任何一种肺部疾病患都可能会涉及前述的多种低氧血症机制[117]。肺栓塞（空气、脂肪、血栓）（图 5.38）和 ARDS 的发病过程（图 5.39）将会阐明这一点。较大的肺栓子能引起肺动脉压显著增加，导致开放的动脉吻合处和卵圆孔（大约占患者的 20%）发生由右向左的肺内分流，未栓塞的区域发生肺水肿及 HPV 效应被抑制。栓子可增加无效腔通气从而导致肺通气不足。如果栓子中包含血小板，则会引起 5-羟色胺释放，使支气管收缩导致肺通气不足，肺毛细血管通透性增加导致肺水肿。最终，肺栓子可以引起 PVR 增加（通过血小板诱导 5-羟色胺释放等其他原因）和心排血量降低[4]。

严重低血压、休克、失血、败血症及其他情况，可引发非心源性肺水肿并进展为急性呼吸衰竭或 ARDS[184]。在麻醉中和麻醉后这些综合征会进一步恶化并以 FRC

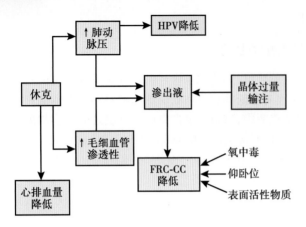

图 5.39 成人呼吸窘迫综合征时低氧血症的机制。文中为此病理生理流程图做出解释。CC,闭合气量;FRC,功能残气量;HPV,低氧性肺血管收缩 (Redrawn with modification from Benumof JL. *Anesthesia for Thoracic Surgery.* 2nd ed. Philadelphia:Saunders; 1995[Chapter 8].)

降低、顺应性下降和低氧血症为特征。休克和创伤后,血浆中的 5-羟色胺、组胺、激肽、溶菌酶、活性氧、纤维蛋白降解产物、补体代谢产物及脂肪酸水平的增加,可能诱发败血症和内毒素血症。创伤和胰腺炎患者,补体活性成分增加激活了中性粒细胞的趋化作用,进而损伤内皮细胞。这些因素,如果伴随肺挫伤,可单独或共同增加肺毛细血管的通透性。休克、酸中毒、循环中儿茶酚胺水平

增加和交感神经系统活性增加、白三烯和前列腺素释放、组胺释放、5-羟色胺释放引发的微血栓、颅内压增加(颅脑损伤)、肺泡缺氧,可以单独出现也可以联合出现,尤其是在复苏后,导致 Ppa 中度增加。休克后,低血容量的代偿反应是不含有蛋白的液体从组织间隙进入血管,恢复循环容量。不含有蛋白的液体稀释血管内蛋白,引起毛细血管胶体渗透压降低。肺毛细血管通透性和 Ppa 增加,连同毛细血管胶体渗透压的降低将导致液体渗出和肺水肿。此外,$\dot{Q}T$ 降低 HPV 受抑制、制动、仰卧位、过多的补液和过高的 FiO_2 均可以促进 ARDS 的发展。

麻醉时高碳酸血症和低碳酸血症的机制

肺通气不足、无效腔通气增加、CO_2 产生过多或 CO_2 吸收器失灵均可引起高碳酸血症(图 5.40)。

肺通气不足

麻醉中,由于患者呼吸较困难(不正常的手术体位、增加的气道阻力、下降的肺顺应性)及不愿意自主呼吸(由于麻醉降低了呼吸动力)易发生自发性通气不足。肺通气不足将导致高碳酸血症(图 5.22 和图 5.23)。

无效腔通气增加

在控制性低血压中 Ppa 的降低可以引起区域 1 和肺

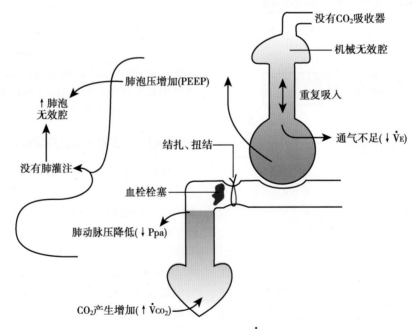

图 5.40 麻醉中高碳酸血症原因的示意图。CO_2 产生 ($\dot{V}CO_2$) 增加将使恒定每分钟通气量下的 $PaCO_2$ 升高。几种情况可使肺泡无效腔增加:肺动脉压 (Ppa) 降低,应用呼气末正压 (PEEP),血栓栓塞和机械阻碍肺动脉血流 (血管结扎和扭转);$\dot{V}CO_2$ 恒定时,$\dot{V}E$ 的下降引起 $PaCO_2$ 增加;一些麻醉装置可能引起 CO_2 重复吸入。此外,麻醉装置可以增加解剖无效腔。在新鲜气流量较低情况下 CO_2 吸收器失灵或碱石灰失效可引起 $PaCO_2$ 的增加 (Redrawn with modification from Benumof JL. *Anesthesia for Thoracic Surgery.* 2nd ed. Philadelphia:Saunders;1995[Chapter 8].)

泡无效腔通气的增加[185]。气道压增加（如应用 PEEP）也可以引起区域 1 和肺泡无效腔通气的增加。肺栓塞、血栓形成和血管闭塞（术中扭转或夹闭及阻断肺动脉）可以增加有通气无灌注的肺区域。随着年龄的增长，血管闭塞引起无效腔通气[（V_D/V_T）% = 33+年龄/3]增加。快速短暂地吸气，气体优先分布于顺应性不好（膨胀持续时间短）并且灌注较差的肺泡；而慢速吸气时，气体可以有充分的时间分布到顺应性较好（长时间持续膨胀）和灌注较好的肺泡。因此，快速、短暂吸气可产生无效腔通气效应。

麻醉装置增加总的无效腔量（V_D/V_T）有两个原因：①麻醉装置只增加解剖无效腔，加上正常的机械无效腔，行气管插管患者总的 V_D/V_T 从 33% 增加到 46%，通过面罩呼吸的患者 V_D/V_T 则可达到 64%[186]。②麻醉环路引起呼出气体重复吸入，这等于无效腔通气。由 Mapleson 提出的重复吸入的分类法已经被人们广泛接受。用 Mapleson 环路进行自主呼吸时重复吸入增加的顺序（临床价值降低）是 A（Mggill）、D、C 和 B；而控制呼吸时重复吸入增加的顺序是 D、B、C 和 A。如果患者呼吸的呼气期足够长允许新鲜气流洗出（通常情况）或新鲜气流量比最大呼气流速大（罕见的情况），E 系统将没有重复吸入（AyreT 管）。无效腔增加的效应通常可被相应增加的 $\dot{V}_E$ 所抵消。例如，如果 $\dot{V}_E$ 是 10L/min 而 V_D/V_T 增加到 50%，$\dot{V}_E$ 需要提高至 14L/min 才能使肺泡通气维持在 7L/min（14L/min×0.5）。

CO_2 产生增加

所有引起氧耗增加的原因也均可引起 CO_2 生成增加：体温过高、寒战、儿茶酚胺释放（浅麻醉）、高血压和甲状腺危象。如果 $\dot{V}_E$、总无效腔量和 $\dot{V}_A/\dot{Q}$ 不变，CO_2 产生增加将导致高碳酸血症。

不慎关闭 CO_2 吸收器

CO_2 吸收器失灵或碱石灰失效是否会导致高碳酸血症由许多因素决定，例如患者对 CO_2 蓄积的通气反应、新鲜气流量、环路设计、CO_2 产生。然而，对几乎所有系统所有患者，高新鲜气流量（≥5L/min）可以把这一问题降低到最小。

低碳酸血症

产生低碳酸血症的机制与产生高碳酸血症的机制相反。因此，在其他因素相同的情况下，过度通气（自主呼吸或控制通气）、VD 通气减少（从面罩通气到气管内插管通气、降低 PEEP、增加 Ppa、减少重复吸入）或 CO_2 生成减少（低体温、深麻醉、低血压）均会引发低碳酸血症。低碳酸血症最常见的机制是机械通气时的被动过度换气。

呼吸气体异常的生理效应

低氧

有氧代谢（氧化磷酸化）的最终产物是 CO_2 和水，在体内两者都很容易弥散和排出。乏氧的基本的特征是线粒体 P_{O_2} 低至临界水平时氧化磷酸化停止。无氧途径被启动，但它产生的能量（ATP）不充足，主要的无氧代谢产物为氢离子和乳酸根，不容易被排出体外。它们在循环中积聚，其浓度可以通过碱缺失和乳酸-丙酮酸比率进行定量测定。

不同器官血流量和氧耗量的比例均不相同，低氧的表现和临床诊断与最易受损器官的症状相关。这个器官在清醒患者通常指脑，在麻醉患者通常指心脏（见下文），但是在特殊情况下它可能是脊髓（大动脉手术）、肾（急性肾小管坏死）、肝脏（肝炎）或四肢（跛行、坏疽）。

低氧血症引发的心血管反应是反射（神经、体液）和直接效应共同作用的结果（表 5.5）[187-189]。首先出现的反射效应是兴奋和血管收缩。神经反射效应来自主动脉和颈动脉的化学感受器、压力感受器和大脑中枢兴奋，而体液反射效应来自儿茶酚胺和肾素血管紧张素的释放。乏氧直接的局部血管效应是抑制和血管扩张，发生较晚。机体乏氧产生的一系列反应取决于低氧血症的严重程度，它决定着抑制与兴奋成分的大小与平衡。此平衡可以根据麻醉类型和深度及预先存在的心血管疾病的程度发生变化。

轻度低氧血症（动脉氧饱和度低于正常但仍维持或高于 80%），能激活全身交感神经系统并引起儿茶酚胺的释放。因此，心率、每搏量、$\dot{Q}_T$ 和心肌收缩力（通过缩短的射血前期（PEP）、左室射血时间（LVET）和降低的 PEP/LVET 比值测得）增加（图 5.41）[190]。体循环血管

表5.5　心血管对低氧血症的反应

O_2 饱和度/%	HR	BP	SV	CO	SVR	显著的反应
>80	↑	↑	↑	↑	无变化	反射，兴奋
60～80	↑压力感受器	↓	无变化	无变化	↓	局部的，抑制>反射，兴奋
<60	↓	↓	↓	↓	↓	局部，抑制

BP，体循环血压；CO，心排血量；HR，心率；SV，每搏量；SVR，体循环阻力；↑，升高；↓，降低。

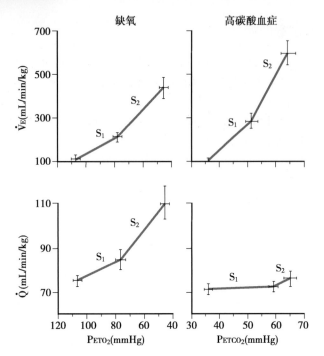

图5.41　在进展中的碳酸含量正常的低氧血症和含氧量高的高碳酸血症中,健康清醒患者的每分钟通气量和循环的变化。PETCO₂,呼气末 P_{CO_2};PETO₂,呼气末 P_{O_2};Q̇,心排血量;S₁,通气和/或循环缓慢增加的第一阶段的斜率;S₂,通气和/或循环快速增加的第二阶段的斜率;V̇E,分钟通气的呼出量(Redrawn from Serebrovskaya TV. Comparison of respiratory and circulatory human responses to progressive hypoxia and hypercapnia. *Respiration*. 1992;59:35.)

阻力的改变非常轻微。然而,使用 β 受体阻滞剂的麻醉患者,缺氧(合并高碳酸血症)引起的循环中儿茶酚胺的效应仅表现为 α 受体效应,心脏可能不被兴奋(甚至被局部低氧效应抑制),体循环血管阻力可能增加,因此,此类患者的 Q̇T 可能降低。中度的低氧血症(动脉氧饱和度 60%~80%)开始是局部血管舒张占优势,体循环血管阻力和血压降低,但由于体循环低血压兴奋压力感受器,心率可持续增加。严重的低氧血症(动脉氧饱和度<60%),局部抑制效应占优势,血压快速降低,脉搏变慢,休克发生,心脏发生纤颤或停搏。

预先存在的显著低血压将轻度低氧血症血流动力学转变成中度,将中度转变成重度。同样,在麻醉或镇静较好的患者(或二者兼有),早期交感神经系统对低氧血症的反应可能降低,低氧血症的效应仅仅表现为心动过缓伴严重的低血压,最终,循环衰竭[191]。

低氧血症也可加重心律失常,反过来又可加重上述有害的心血管反应。低氧血症可通过多种机制诱发心律失常。这些机制可互相关联,因为他们都可以降低心肌氧供需比值,而这反过来又增加了心肌兴奋性。第一,动脉血低氧血症可直接减少心肌氧供;第二,早期心动过速

可增加心肌氧耗,并且减少舒张期充盈时间可导致心肌氧供下降;第三,早期体循环血压增加可引起左心室后负荷增加,增加左心室的氧需求;第四,末期体循环低血压可降低心肌氧供,因为降低了舒张期的灌注压;第五,冠状动脉最大限度地扩张,末期引起冠状动脉血流最大限度地增加,冠状动脉血流储备耗竭[192]。引起心律失常的低氧血症的程度不可预知,因为每个患者心肌氧供-氧需都是未知的(例如冠状动脉硬化程度是不可知的)。然而,如果一个心肌区域(或多个区域)缺氧或缺血,或二者兼有,均可引发一处或多处室性期前收缩、室性心动过速、心室颤动。

缺氧的心血管产应还包括其他一些重要反应。脑血流增加(即使在低碳酸血症过度换气存在时);无论何种原因导致的缺氧,通气都将被兴奋(图5.41);因为肺动脉压的增加,肺血流分布更均匀。慢性缺氧引起 Hb 浓度的增加和氧离曲线右移(由于 2,3-DPG 增加或酸中毒),使组织中 P_{O_2} 升高。

氧过多(氧中毒)

吸入氧过多产生的危险是多方面的。很明显健康人暴露于高压氧会引发肺损伤[193,194]。从大量的研究中获得了人的时间-剂量毒性曲线。由于不能直接检测正常志愿者肺的毒性反应的发病速度和过程,一些间接的测量如症状开始发作时间被用于绘制剂量-时间毒性曲线[193-195]。观察该曲线得出,给予 100% O_2 不应该超过 12h;给予 80% O_2 不应该超过 24h;给予 60% O_2 不应超过 36h[193-195]。若吸入的 O_2 浓度<50%,即使时间很长,也未检测到肺功能和血气指标的变化[195]。然而,有一点重要提示,因为临床情况复杂多变,在临床情况下剂量-时间毒性关系通常很模糊[196]。

人类志愿者中 O_2 中毒的主要症状是胸骨下疼痛,开始为剑突区域轻度不适,可能伴有偶发的咳嗽[197]。当持续吸氧时,疼痛更加剧烈,咳嗽和深呼吸时加重。FiO₂ 为 1.0 持续超过 12h,这些症状可进展为严重的呼吸困难,阵发性咳嗽和肺活量降低。机械性肺功能恢复通常发生在 12~24h 之内,但个别人需要超过 24h[195]。当毒性进展时,其他肺功能指标如顺应性和血气都将恶化。动物实验说明病理损害的过程,从气管支气管炎(暴露 12h 至几天)到包括肺泡隔在内的肺间质水肿(暴露几天至 1周)到肺水肿的纤维化(暴露时间超过 1 周)[198]。

在由于药物或疾病原因一直以低氧作为呼吸驱动的患者,可能会发生呼吸抑制。增加吸入氧浓度后,去除了低氧因素的呼吸驱动会引起呼吸抑制,这将导致高碳酸血症,但并不一定会引起低氧(由于 FiO₂ 增加)。该现象对于高吸入氧浓度应用于 COPD 患者而导致高碳酸血症型呼吸衰竭所起到的促进作用,重要性可能逊于霍尔丹

效应引起的 CO_2 释放(参见"波尔效应和霍尔丹效应")以及肺通气不良区域 HPV 受抑制(参见"主动过程与肺血管张力")。

吸收性肺不张详见前述(参见"吸入氧浓度过高和吸收性肺不张")。暴露于高氧环境下可以发生晶状体纤维组织增生,即早产儿未成熟的视网膜血管异常增生。非常小的早产儿最容易发生晶状体后纤维组织增生症(尤其是出生体重小于 1kg,胎龄小于 28 周)。在胎龄和月龄之和小于 44 周的婴儿,FiO_2 使 PaO_2 超过 80mmHg,超过 3h,就有诱发晶状体后纤维组织增生症的危险。如果动脉导管未闭,应该从右桡动脉采血(脐或下肢动脉血的 PaO_2 比眼睛低,主要因为动脉导管分流了未氧合的血液)。

在组织中氧毒性的作用方式很复杂,但是普遍认为其干扰了新陈代谢。最重要的是,氧自由基可以使许多酶尤其是含有疏基的酶失活[196]。中性粒细胞聚集和炎症介质的释放,可以加速上皮细胞和内皮细胞的损伤和肺表面活性物质系统的损害[196]。当吸入气体压力超过两个大气压时,人类最常见的氧中毒反应是惊厥发作。

高浓度的氧气吸入可以作为一种有效的治疗方法。吸入 100% 的氧气可以加速体内气体腔的清除。吸入 100% 的氧气可以在气体腔与灌注的血液之间形成一个巨大的氮气梯度。其结果是,氮气离开气体腔并且该腔隙缩小。使用氧气排除气体可以用来降低肠梗阻患者肠内气体的压力,降低气栓的大小,促进气腹、颅腔积气和气胸的吸收。

高碳酸血症

CO_2 对心血管系统的作用同缺氧一样复杂。像低氧血症一样,高碳酸血症可以直接抑制心肌细胞和血管平滑肌细胞。同时,它还可以引起交感肾上腺系统兴奋反应,或多或少地补偿了最初的心血管系统抑制效应(图 5.41)[189,192]。中重度的高碳酸血症可以使循环处于高动力状态,导致 $\dot{Q}_T$ 增加和体循环血压增高[190]。即使在氟烷麻醉下,CO_2 增多导致的血浆儿茶酚胺水平升高的方式多数情况下与清醒患者相同。因此,高碳酸血症和低氧血症一样,可以增加心肌氧耗(心动过速、早期高血压)或降低心肌氧供(心动过速、晚期低血压)。

表 5.6 总结了人类麻醉和高碳酸血症之间的相互影响。在这里要强调一下 $\dot{Q}_T$ 的增加和体循环血管阻力的降低[199,200]。在使用增加交感神经活性的麻醉药物时,$\dot{Q}_T$ 增加最显著,而使用氟烷和 N_2O 麻醉时 $\dot{Q}_T$ 增加最不明显。在恩氟烷麻醉下高碳酸血症时体循环血管阻力降低最显著。即使吸入 3% 异氟烷 5min 后,高碳酸血症也

表 5.6 在不同类型的麻醉下心血管系统对高碳酸血症的反应($PaCO_2$ 60~83mmHg)(除氧化亚氮,其他麻醉药浓度相当于 1MAC) *

麻醉	心率	收缩性	心排血量	体循环阻力
清醒状态	↑↑	↑↑	↑↑↑	↓
氧化亚氮	0	↑	↑↑	↓↓
氟烷	0	↑	↑	↓
异氟烷	↑↑	↑↑↑	↑↑↑	↓

* 在清醒的受试者中,动脉二氧化碳分压($PaCO_2$)在正常水平(38mmHg)基础上增加 11.5mmHg。

可以引起强烈的肺血管收缩[199]。

有报道显示,急性高碳酸血症可以使未麻醉患者发生心律失常,但临床意义不大。全麻时高 $PaCO_2$ 更危险。氟烷麻醉时,如果 $PaCO_2$ 高于心律失常的阈值,心律失常的发生概率将增加。这个阈值在特定患者中通常是恒定的。有研究显示,氟烷、恩氟烷、异氟烷可以延长 $\dot{Q}_T$ 间期,增加了发生尖端扭转型室性心动过速的风险,进而失代偿转为心室颤动[201]。

$PaCO_2$ 在 100mmHg 左右时可以最大限度地发挥兴奋呼吸的效应。$PaCO_2$ 继续升高,兴奋效应降低;在极高水平时,呼吸被抑制,最后导致呼吸完全停止。在麻醉下或使用镇静剂时,$PaCO_2$ 通气-反应曲线普遍向右移并且斜率降低[202]。当麻醉加深时,反应曲线变得扁平,甚至向下倾斜,这时 CO_2 成为呼吸的抑制因素。在通气不足的患者,当 $PaCO_2$ 升高至 90~120mmHg 时,发生 CO_2 麻醉。CO_2 浓度为 30% 时即可发挥麻醉作用,引起脑电图全部变平,但这是可逆的[203]。正如预想的一样,在健康和有肺疾病的患者中,高碳酸血症可以引起气管扩张[204]。CO_2 除了对通气的影响,对血液的氧合也产生两个重要的影响[117]。首先,如果氮气浓度(或其他惰性气体)保持不变,只有在 O_2 被消耗即 O_2 被取代时,肺泡气中 CO_2 的浓度才能增加。此时,PAO_2 和 PaO_2 可能降低。其次,高碳酸血症可以使氧离曲线右移,有利于组织氧合[95]。

慢性高碳酸血症导致肾脏对碳酸氢盐的重吸收增加,使血浆中碳酸氢盐水平进一步升高并导致继发性或代偿性的代谢性碱中毒。慢性低碳酸血症患者的肾脏对碳酸氢盐的重吸收降低,使血浆中的碳酸氢盐进一步减少,导致继发性或代偿性的代谢性酸中毒。在这些情况中,血浆 pH 可以恢复正常,但碳酸氢根却可能与正常值相差很多。

高碳酸血症常伴有钾离子从细胞内向血浆中移动。多数钾离子来源于肝脏,可能发生于血浆中儿茶酚胺水平升高时的葡萄糖动员和释放[205]。由于血浆中钾离子

需要一定时间才能恢复,因此短时间内反复发生高碳酸血症可以导致血浆中钾离子浓度逐渐升高。在手术室中,高碳酸血症可以使患者更易于发生其他并发症(如眼心反射)[206]。

低碳酸血症

低碳酸血症常由被动过度通气造成(由麻醉医生或呼吸机引起)。低碳酸血症导致 $\dot{Q}_T$ 降低有三个独立的机制。第一,胸腔内压(存在时)升高导致心排血量降低;第二,低碳酸血症降低交感神经活性和心脏的收缩力;第三,低碳酸血症升高 pH,导致钙离子浓度降低,进而引起心肌收缩力降低。低碳酸血症伴随碱中毒还使氧离曲线左移,这样增强了氧和 Hb 的亲和力,影响了氧在组织中的释放。外周血流减少及向组织中释放氧能力降低,伴随 pH 介导的氧化磷酸化解偶联增加造成全身氧耗增加[207]。$PaCO_2$ 20mmHg 时使组织的氧耗量增加30%。结果,低碳酸血症在提高组织需氧的同时降低组织氧供。因此,当不能维持氧供时,为了向组织运送等量的氧,必须在同一时间提高 $\dot{Q}_T$ 或组织灌注量。低碳酸血症对脑的影响与脑酸中毒和缺氧的状态有关,因为低碳酸血症可以引起脑血流量选择性的减少和氧离曲线的左移[208]。低碳酸血症通过抑制 HPV 或引起支气管收缩和降低 CL,引起 $\dot{V}_A/\dot{Q}$ 比值异常。最后,被动的低碳酸血症可以导致呼吸暂停。

结论

呼吸系统的主要作用是促成肺泡内 O_2 和 CO_2 的气体交换。在肺泡内,O_2 与 Hb 结合,由循环系统输送至全身。与此同时,组织中产生 CO_2 的被输送至肺泡并呼出体外。呼吸功能的实现,需要上呼吸道、下呼吸道、肺泡、肺血流、呼吸肌、代谢感受器和控制中枢的协作。

如本章所述,肺脏除呼吸功能外,也发挥一系列重要的代谢与体液调节功能。

通气是指吸气时富含 O_2 的空气通过气道进入肺泡(气体交换的部位),随后在呼气时将消耗了 O_2 的空气与组织产生的 CO_2 排出体外的过程。该过程被神经及非神经机制精密调节。

血流是指流经肺泡的血量。肺血流与心排量大致相等,除非存在分流。通气与肺泡血流密切匹配。通气/血流(VA/Q)之间的相互关系最终决定了肺部的气体交换情况。

O_2 的运输需要 O_2 与 Hb 可逆地结合,然后在组织处释放。O_2 沿浓度梯度进入细胞外间隙及细胞内。细胞内不同区域的 O_2 浓度不同,线粒体的 PO_2 低于动脉血,甚至低于混合静脉血。此外,循环系统和呼吸系统的相互作用,也使血流、通气及通气/血流的相互作用更为精密和复杂。

心脏功能和呼吸功能存在很多反馈机制来使通气和血流相匹配。只有肺和心脏这两个器官接受了全部的心排血量($\dot{Q}_T$)。相应地,肺的解剖学部位有利于其行使很多非呼吸功能。肺的非呼吸功能被逐步发现,包括过滤代谢产物、酶的转化和免疫保护。

呼吸功能和非呼吸功能适应不断变化的身体需求。理解肺呼吸功能和非呼吸功能的基本生理机制,是掌握呼吸系统疾病的病理生理以及在复苏、围术期和重症监护中合理地管理呼吸功能的关键。

临床要点

- 参与气体交换的通气被称为肺泡通气($\dot{V}_A$)。不参与气体交换的通气量被称为无效腔量(VD)。总无效腔量被称为生理无效腔量(VD 生理),可分为两部分。在传导气道中的气体量被称为解剖无效腔量(VD 解剖),没有灌注的肺泡中的气体量被称为肺泡无效腔量(VD 肺泡)。

- 通气/血流($\dot{V}_A/\dot{Q}$)关系对于肺的气体交换非常重要。肺顶部的 $\dot{V}_A/\dot{Q}$ 相对较高,肺底部的 $\dot{V}_A/\dot{Q}$ 相对较低。然而,大部分的血流及通气存在于肺底部,并且在健康的年轻人中全肺的血流与通气有良好的对应关系。肺泡有通气无血流则形成无效腔,而肺泡有血流无通气则形成右向左肺内分流。

- FRC 是正常呼气末肺内的气体量。FRC 也等于补呼气量加上残气量。FRC 存在重要的临床意义,因为它反映体内的氧储备,并且和耐受呼吸停止的时长直接相关。FRC 还与肺泡 $\dot{V}_A/\dot{Q}$ 降低及分流的程度成反比。例如,病态肥胖的患者 FRC 低,血氧饱和度容易迅速降低,和相同年龄的患者相比,存在更多萎陷的肺泡及分流。

- 肺顺应性(C_L)与弹性成反比。C_L 在肺容量较高和较低时均偏低,在肺容量正常时(正常的 FRC)最高。用于计算顺应性的公式与电子学中用于计算电容的公式存在类似之处。

- 影响气道阻力的因素包括肺容量、支气管平滑肌张力和吸入气体的密度/黏滞度。

- 肺血管在低氧、高二氧化碳和酸中毒的情况下可发生收缩,而体循环的血管在上述情况下舒张。

- 呼吸功与每分钟通气量($\dot{V}_E$)、气道阻力(R_{AW})成正相关,与 C_L 成负相关,因此在临床上可用呼吸功方程进行计算(参见方程 9)。

- Hb 对 O_2 的亲和力增高可使氧离曲线左移(即,增加 Hb 对 O_2 的亲和力,使 P_{50}(Hb 饱和度为 50% 时的 P_{O_2})下降),而 Hb 对 O_2 的亲和力降低可使氧离曲线右移(即,降低 Hb 对 O_2 的亲和力,使 P_{50} 升高)。引起氧离曲线右移的四项主要因素为:氢离子浓度升高、P_{CO_2} 升高、2,3-DPG 含量增加,以及体温升高。
- 波尔效应描述的是 P_{CO_2} 和 H^+ 对氧离曲线的影响(促进 O_2 脱离 Hb)。
- 霍尔丹效应描述的是 Hb 的氧合状态对 CO_2 解离曲线移位的影响。低 P_{O_2} 使得 CO_2 解离曲线左移,这样血液可以带走更多的 CO_2(发生在代谢迅速组织的毛细血管中)。氧合状态下的 Hb(发生在肺)与 CO_2 的亲和力降低,CO_2 解离曲线右移,可以加速 CO_2 的排除。
- CO_2 在血液中运输主要有三种形式:物理溶解,与蛋白结合(如 Hb),碳酸根离子。

(侯大亮 译 吴秀英 审)

部分参考文献

1. West JB, Dollery CT, Naimark A. Distribution of blood flow in isolated lung: relation to vascular and alveolar pressures. *J Appl Physiol.* 1961;19:713.
17. West JB. Blood flow to the lung and gas exchange. *Anesthesiology.* 1974;41:124.
24. Benumof JL. Mechanism of decreased blood flow to the atelectatic lung. *J Appl Physiol.* 1978;46:1047.
40. Bendixen HH, Bullwinkel B, Hedley-Whyte J, et al. Atelectasis and shunting during spontaneous ventilation in anesthetized patients. *Anesthesiology.* 1964;25:297.
65. Lumb AB, Slinger P. Hypoxic pulmonary vasoconstriction: physiology and anesthetic implications. *Anesthesiology.* 2015;122(4):932-946.
112. Hedenstierna G. Gas exchange during anaesthesia. *Br J Anaesth.* 1990;64:507.
117. Wilson WC, Shapiro B. Perioperative hypoxia: the clinical spectrum and current oxygen monitoring methodology. *Anesthesiol Clin North America.* 2001;19:769.
147. Pelosi P, Croci M, Ravagnan I, et al. The effects of body mass on lung volumes, respiratory mechanics, and gas exchange during general anesthesia. *Anesth Analg.* 1998;87:654.
156. Froese AB, Bryan CA. Effects of anesthesia and paralysis on diaphragmatic mechanics in man. *Anesthesiology.* 1974;41:242.
184. Fanelli V, Ranieri M. Mechanisms and clinical consequences of acute lung injury. *Ann Am Thorac Soc.* 2015;12(1):S3-S8.
All references can be found online at expertconsult.com.

第6章　气道药理学

Srikanth Sridhar and Naveen Vanga

章节大纲

引言

通过药物的开发和应用取得对疾病的理想治疗效果对现代医学实践影响深远。这种影响涵盖医学实践的各个领域,同样对气道管理的实践也产生了很大的影响。在本章中,我们将讨论与正常气道的生理、功能和维持相关的药理学的各个方面。气道药理学的概念可以从不同角度来探讨。首先,药物可对气道有直接或间接的影响;其次,药物可以根据治疗目的进行分类,即是否以影响气道功能为首要目的给药,还是以其他原因给药同时伴随对气道产生次要或继发影响;第三,药物可以根据其在气道中的作用部位进行分类,即上呼吸道(声门上)或下呼吸道(声门下);最后,可以通过药物对气道的临床效应来分类,比如支气管扩张药或者气道松弛药(airway potency)。

本章涉及特定药物或特定类别药物时均将对上述内容进行阐述。讨论将首先回顾关于药理学、正常气道功能和生理学的相关概念;继而回顾围术期影响气道管理及气道功能的常见药物,包括气道疾病的临床相关病例,比如哮喘,以及常用药物在气道上的治疗效果。本章将以一些关于药理学的临床经验总结(clinical pearls)作为结尾,强调与临床管理气道相关的关键理念。本章不对任何影响气道的药物进行全面的文献回顾。事实上,这样的回顾完全可以形成一本独立的书,因此不在本章的讨论范畴。本章的目的是提供在日常实践中最有效的临床气道管理信息。对于希望对所述的药理概念进行更多学习的读者,本章最后总结部分包含一些参考文献,供进一步学习。

一般药理学概念及临床关注

首先,有几个基本概念需要明确,特别是一些基本的药理学概念和一些关于气道的基本概念及其相关临床意义。

药理学基本概念

当选择一种药物时,有多个方面要考虑。首先,确保获得理想的治疗效果,包括取得预期的作用时间和预期的药效程度。其次,获得正面疗效的同时,要权衡药物的潜在副作用及不良反应,与其他药物的相互作用,药物代谢以及经济成本。在下文中,每个概念都将与每类药物一起讨论,但是共同的基本概念将首先集中叙述。

药效学

药效学是指药物在作用部位的特性及其产生的效果,包括治疗效果和副作用。它是根据作用机制,如受体结合或酶的作用,以及引起的相应后续效应来描述一种药物或一类药物。药物的作用可以在分子水平来描述,例如 G 蛋白偶联受体介导的分子内级联反应或钠离子通道关闭及继发细胞膜上的静息离子传导性改变;或者,从机体整体角度描述其作用,也可以药物引起的治疗变化来描述其作用。例如,支气管扩张引起的气道阻力的变化,局部神经阻滞引起感觉传入缺失导致的气道麻木。根据药量和剂量-效应关系曲线分析药物的效果也属于药效学的范畴。最后,不同药物之间的药效比较也属于药效学的内容。例如,根据受体作用特点将药物分为激动剂、拮抗剂或部分激动剂也属药效学范畴。

药代动力学

药代动力学包括药物在体内的吸收、分布、代谢和排泄特性。简言之,即给药后药物在体内的去向或分布容积及排泄或清除。药物递送和药物从体内消除或清除都属于这些考虑范围。药代动力学更深入的内容还将描述药物在体内的分布和再分布、作用部位,如何起效、如何失效等复杂过程。药物的分布和再分布需要进行复杂计算,即在给药后的特定时间内,体内不同部位有多少药物。事实上,有几个复杂的数学模型独立的用来描述这个概念。最后,药物的物理性质和分子结构也影响其药

代动力学,因为这是决定药物在体内分布能力的决定性因素之一。例如,药物跨越脂质膜的能力可能决定其开始起效或起效所需的血液浓度。

不良反应、副作用和毒性

任何药物的使用都必须考虑其副作用、不良反应和毒性。首先要介绍的概念是药物的局部和全身效应。例如,直接参与气道管理的药物可以产生全身效应,相反,全身治疗用药也可能对气道产生影响。事实上,一种特定效应的药物完全可能是在身体的远隔部位产生效应。这就引出了药物副作用的概念,是指药物在特定预期的治疗用途之外可能产生的其他临床效应。例如,拟交感神经药物用于松弛气道平滑肌,但同时可引起心率增快和血压升高。药物的副作用不同于药物的不良反应,但有时也可能被认为是药物的不良反应。后者是一种可能对患者产生意外伤害或损伤的效应。药物过敏反应也是一种不良反应,但两者并不等同。

描述药物产生意外伤害或者不良反应的方法是毒性的概念。毒性是指药物对机体可能产生的伤害程度,通常与体内药物的量有关。许多药物根据临床使用观察,都有一个确定的中毒水平。例如,当血清浓度超过 $5 \sim 6\mu g/mL$ 时,利多卡因可产生毒性作用。由此引出了一个药物治疗剂量的概念,即药物产生最大预期治疗效果同时毒性最小的有效剂量。有些药物的治疗剂量低于毒性剂量,但有些药物的治疗剂量与毒性剂量相近。当药物的使用同时带来对等的好处和坏处的时候,医生的选择将变得困难,需要谨慎考虑。不幸的是,这种情况经常发生在围术期或危重患者气道过程中。

气道给药的途径

在考虑气道时,一个特殊的药代动力学关注点是药物的给药方式(途径)。选择的依据主要是基于特定药物或特定类型药物的可用给药方式,但还有其他因素可影响选择。作用于气道的药物的常用给药方式有:吸入、局部用药、口服和肠外用药。

吸入给药对作用于气道的药物尤其有效。该途径提供药物到肺部和气道(若是靶器官则尤其有效)的最佳路线,但是需要一个专门的给药装置来实施,后者并不总是可以获得[1]。首先,该装置必须能够将药物转化为一种可吸入的气溶胶状态。对于液体或粉末状的药物,需要使用搅拌器(振荡器)来搅拌药物形成气溶胶;对于气体或挥发性药物则不必要。气溶胶颗粒的大小非常重要。最佳颗粒大小为 $0.5 \sim 5\mu m$[2]。太小的颗粒吸入后立即又被呼出,无法起效;太大的颗粒往往沉积在气道近端组织中,如鼻腔和口咽部,而不能到达肺部并被吸收。其次,需要一种理想的输送装置,有助于将药物形成气溶

胶后向气道远端输送。不同的吸入装置效果不同。例如，许多吸入装置使用推进剂气体来携带气溶胶颗粒并帮助输送到气道。吸入气溶胶的方式最大的弊端是患者需要接受大量的学习培训和很好的配合才能成功使用，但这是应用最广泛的吸入给药方法之一。

吸入给药的另一种形式是雾化吸入。这是液体药物的一种理想给药方式，包括通过驱动气体(通常是氧气或空气)穿过液体，将其变成小分子由流动气体携带吸入[3]。遗憾的是，这是一种非常低效的药物输送方式，因为大量药物在体外以雾滴的形式丢失，并沉积在气道近端组织中。然而，这又是一种非常常用的方式，因为不需要患者太多的配合，适用于需要吸氧的患者(如许多伴有气道病理时)，而且对于有或者没有气道装置的地方，便于不同患者之间的使用和更换。

局部用药通常用于上呼吸道给药，可以是液体、药膏、凝胶或粉末。但下呼吸道的解剖特点限制了其相应使用。例如，在气道管理中，常常通过直接对口咽和上颚给药进行局部麻醉，为清醒插管做准备。

口服给药作用于气道并不常用，但却常用于吸入给药用药困难或不能吸入给药的患者。此外，当紧急需要产生气道效应，而通过其他途径给药效果不佳时，也可以使用该方法。

非肠道给药最常用于紧急情况下需要作用于气道的药物，但用于镇静和麻醉的非肠道给药也常常产生对气道的影响。这些药物产生的继发气道效应将在下文中讨论。

气道解剖和生理学

气道解剖已经在第一章中详细介绍，气道生理也在第5章有详细讨论。但是，对于经常使用的影响气道的药物的管理及效果，进行简要重点回顾是必要的。特别是上呼吸道，临床上有许多因素可影响调控气道(图6.1)。

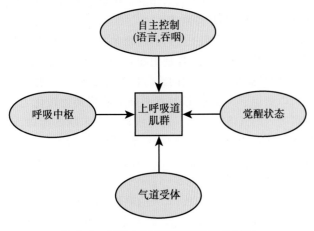

图 6.1 调节上呼吸道肌群活动的因素

解剖学

解剖因素包括年龄、体质、体位。气道的软骨结构可随年龄继续增长并变硬。肥胖，尤其颈部肥胖，可限制运动范围，减少上呼吸道的容积。仰卧位时，重力的作用可使气道塌陷，可能造成气道的部分或完全阻塞。同样，下呼吸道也受影响，表现为肺容量及功能残气量减少。

上呼吸道最容易发生解剖变化和失去张力，因为许多功能，如呼吸、吞咽和说话等，需要复杂的肌肉组织的协调[4,5]。这些肌肉的协调运动可以在吸气形成负压时避免气道塌陷。当不同的药物对神经肌肉功能和上呼吸道张力产生影响时，这些肌群将有不同的表现形式。

神经肌肉功能

上呼吸道主要由运动神经元支配的骨骼肌构成。这并不是说肌肉总是完全处于自主控制之下。事实上，维持气道的开放和肌肉的收缩舒张的复杂关系是由呼吸中枢以及一定程度的觉醒系统和网状激活系统控制的。口咽[6]及声门[7-10]肌肉的节律性收缩及舒张与大脑呼吸中枢有关并受其控制。此外，对机械及化学刺激产生反应的反射环路可使上呼吸道的肌肉产生协作运动以保护气道[11]。

下呼吸道主要由非自主神经控制的平滑肌构成。但是，当有害的刺激存在时，它依然可通过反射活动保护气道[12,13]，防止不必要的物质吸入肺部。

缺氧及高碳酸血症有助于增加呼吸动力，触发上呼吸道肌肉、膈肌和胸廓辅助肌肉，以增加气道的通畅及增强气道功能。

自主神经系统

气道张力是由周围的肌肉组织控制的，可产生扩张及收缩的效应。自主神经系统是气道张力的主要调控者。运动等环境应激可增加交感神经活性，从而扩张上呼吸道及下呼吸道。自主神经系统对下呼吸道影响更明显。肾上腺素能受体存在于下呼吸道，然而，实际上没有交感神经直接作用于气道平滑肌纤维。当循环中肾上腺素增加时，它通过交感神经系统产生作用。该现象是迷走神经控制(图6.2)。副交感神经活动激活毒蕈碱活性，可致支气管收缩、腺体分泌增加和肺血管舒张。

此外，还有一种因素影响下呼吸道的肌肉及功能，即非肾上腺能非胆碱能(nonadrenergic, noncholinergic, NANC)系统，主要由一氧化氮(NO)及其衍生物以及血管活性肠肽(vasoactive intestinal peptide, VIP)介导的[14-16]。目前，人们对该系统的了解较少且相当复杂，因此很难预测其对下呼吸道的生理作用。

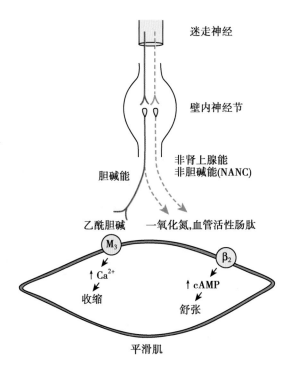

迷走神经

壁内神经节

非肾上腺能
非胆碱能(NANC)

胆碱能

乙酰胆碱　　一氧化氮,血管活性肠肽

M_3　　　　　　　β_2

↑ Ca^{2+}　　　　　　↑ cAMP

收缩　　　　　　舒张

平滑肌

图 6.2　下呼吸道平滑肌张力的调控通路。气道平滑肌 β_2 受体传入通路未标记。非肾上腺能非胆碱能(虚线)有无独立的神经通路尚不清楚,其递质一氧化氮、血管活性肠肽是否与乙酰胆碱为共存递质并一起从节后神经释放尚不清楚。cAMP,环磷酸腺苷

气道张力的自主调节

上呼吸道的开放在某种程度上依赖于觉醒系统[17]和网状激活系统维持肌肉的收缩及张力。睡眠通常会增加呼吸道阻力,从而产生相反的效果[18]。全身麻醉会减弱交感神经系统对疼痛等外部刺激的反应。

涉及肌肉协调活动的自主活动包括说话和吞咽。使用"自主"一词并不是指口咽肌肉由单独自主控制,而是指支配肌群协调运动的中枢信号处理及传出信号受自主控制。事实上,自主吞咽很容易,自主控制一个人的茎突咽肌的收缩却相当困难。对于这一点,在上呼吸道中舌头似乎是个例外,它的运动在很大程度上受自主控制,以利于完成说话及吞咽。然而,该肌肉的收缩与咽部其他肌肉的协调运动仍受中枢控制。

影响呼吸道的疾病

各种病理,比如恶性肿瘤、遗传条件、神经肌肉疾病、感染、哮喘、慢性阻塞性肺疾病(COPD)、限制性肺疾病、肥胖和阻塞性睡眠呼吸暂停(obstructive sleep apnea,OSA),都能以不同的形式影响气道。气道敏感性、气道阻力、气道张力和气道解剖都可以受到影响,在选择用药时必须加以考虑。

关于气道的临床问题

从药理学角度讲,具有临床意义的气道功能是指那些能被药物调控的气道效应。本章的后续内容将讨论药物对气道张力、气道保护、气道反应性和气道阻力的调控作用。这些是临床医生经常遇到的气道处理问题,在为需要气道处理的患者选择治疗方案时应予以考虑。

气道张力

上呼吸道的气道张力是一个备受关注的问题,也是药物调控的主要气道参数。药物可通过中枢或局部效应影响上呼吸道气道张力,包括运动传出信号和感觉传入反馈信号的调控。和所有其他药物一样,这些影响可能直接作用,也可能是由另一个作用位点间接引起的。

上呼吸道的气道张力也可被一些病理因素减弱,如恶性肿瘤、肿块和炎症。这些类型的阻塞可能并非药物能治疗的,但它们无疑会影响药物对气道的作用。

气道保护

气道保护较早即有论述,与觉醒系统和反射通路相关。睡眠时上呼吸道反射很重要,且被削弱。下呼吸道反射能够防止颗粒物或液体误吸入肺部,避免氧气供应和气体交换障碍。患者失去这些反射是非常危险的,致命性的并发症可能随之而来。因此,当使用药物使人体正常的气道保护功能丧失时,气道保护将成为一个重要的问题。

有些场合维持气道张力或者关闭气道(降低气道张力)是必需的,此时咽反射(比如呕吐反射)在气道管理中将起至关重要的作用。咽反射是由舌咽神经传入和迷走神经传出构成的一个反射环路,主要作用是防止误吸。药物可以直接或间接地抑制这种反射,有利于镇静或清醒患者的气道操作。无意的咽反射抑制也必须按气道保护的缺失对待,否则可导致胃内容物误吸。

气道反应性和阻力

上呼吸道阻力与气道张力密切相关,此点前文已经讨论过。下呼吸道阻力和反应性与症状密切相关。气道阻力和反应性增加是气道受到激惹的标志,此时进行气道操作要谨慎。气道反应性和气道阻力在一些情况下可产生可逆性变化,如疾病(感染和炎症等)、有害的外界刺激(如误吸胃内容物)和药物(如一些吸入麻醉药)。气道反应性将在本文结尾进一步详细讨论。

麻醉药物及其对气道的影响

几乎所有用于镇静和全身麻醉的药物都对气道有影响。有些是直接作用于气道,有些可能是间接产生效应,有些可能是两种方式共同产生的综合效应。本节将讨论各类麻醉药物对气道的影响。

局部麻醉药

局部麻醉药是一些最常用的对气道有影响的药物。最经典的例子包括，通过气道内表面麻醉用于清醒患者的气管插管准备及通过静脉给药以减轻或阻断气道内操作时的气道反射。一般来说，局部麻醉药对气道的作用是通过阻断反射活动环路中的传入神经来实现的（例如上呼吸道保护性反射，下呼吸道对有害刺激的反应）。此外，可使上呼吸道肌肉松弛，进而造成气道张力消失[19,20]。高浓度用药时，局部麻醉药可以直接刺激呼吸道黏膜，而这种不利的效应限制了一些药物的使用。

局部麻醉药与神经细胞膜上的钠离子通道结合，抑制动作电位的产生和传导，从而阻断神经电活动的传导[21,22]。局部麻醉药偏弱碱性，由亲脂基团组成，亲脂基团与由酯或酰胺链组成的可解离基团相连（图 6.3）。可解离基团使药物以两种形式存在于体内并维持平衡状态：一种以解离形式存在于血浆中，另一种非解离形式，亲脂性更强，使药物可通过细胞膜扩散。含有酰胺类中间链的局麻药在肝脏中代谢，含有酯类中间链的局麻药在血浆中水解。所有的代谢产物随尿液排出。这些药物的作用依赖于药物扩散至靶器官的药物浓度，后者则依赖于非解离药物的多少。生理状态下，减少非解离形式药物浓度，可影响局部麻醉药作用，但这种影响对不同解离常数的药物是不同的。

局部麻醉药具有多种浓度和剂型。上呼吸道的经典用法是，以凝胶或液体的形式，通过雾化或特殊装置注入气道远端，使药物更有效、更有针对性地作用于黏膜。局部麻醉药也可以通过吸入发挥作用，最常见的方法是通过液体雾化进入下呼吸道。最后，直接静脉注射给药也是可行的，或者将药物直接注射到靶神经周围软组织中，通过药物扩散到靶神经以达到效果，如在头颈部使用局麻药直接行神经阻滞。

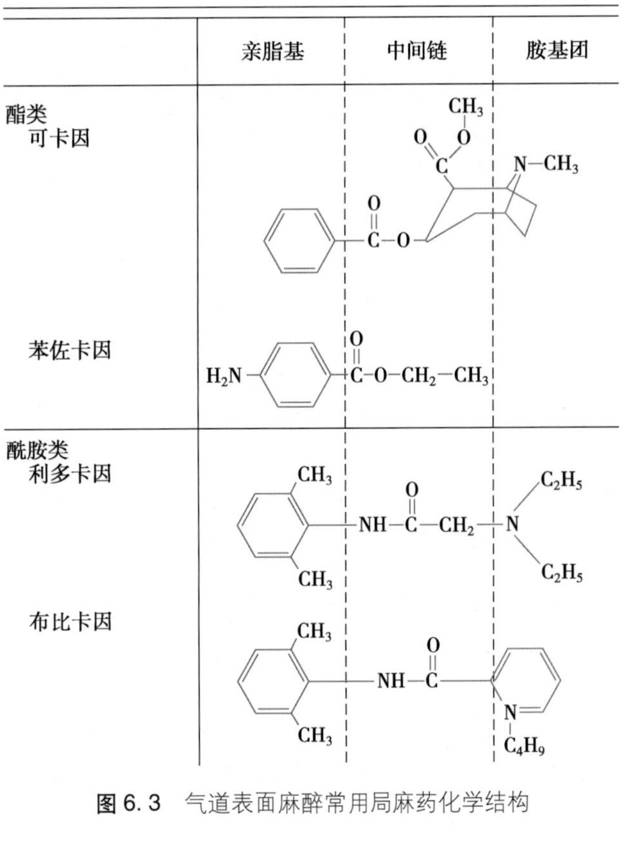

局部麻醉药在气道中使用时发生毒性反应是非常罕见的。利多卡因是目前应用最广泛、研究最深入的一种药物，本文将以利多卡因为例。利多卡因的血清毒性浓度一般为 $5\sim6\mu g/mL$，最大剂量通常为 4.5mg/kg；然而，尚无研究证实，使用临床相关剂量甚至在气道中应用更大剂量时其血清水平接近毒性浓度。事实上，一项研究表明，即使应用 9mg/kg 的利多卡因，也没有患者血药浓度达到中毒浓度[23]。唯一的例外是口服 6mg/kg 的该药物出现了接近中毒水平的血药浓度[24]。有一些病例报告涉及局部麻醉药的不良反应，因此，当局部麻醉需要使用大剂量的利多卡因时，建议谨慎使用和密切监测，而使用最小有效剂量是最佳做法。

长期以来，静脉注射利多卡因一直被用来作为降低气道反应性的一种方法，其通过抑制气道反射和防止支气管收缩使患者耐受气管导管（endotracheal tube，ETT）的刺激。但事实并非如此，证据也不充分。静脉注射一定量的利多卡因，确实可降低支气管反应性，松弛气道平滑肌[25]。但也有报道称利多卡因可使支气管收缩，因而起到相反的作用[26]。毫无疑问，静脉注射使用该类药在麻醉中仍将存在。因此，谨慎使用和密切监测是必要的选择，就像任何其他用于治疗目的的药物一样。

局部麻醉药中毒引起的不良反应包括：中枢神经系统的反应，如耳鸣，甚至抽搐；或心血管反应，如传导异常，甚至心血管衰竭。一些局部麻醉药（特别是酯类局麻药）可能与过敏反应有关，但这类反应很少见。苯佐卡因尤其与高铁血红蛋白血症有关，但目前尚不清楚需要多大剂量才能达到临床显著的供氧问题。最后，插管前口服大量的局部麻醉药，可能导致严重的恶心和呕吐，甚至复杂的气道管理问题。

肾上腺素能药物

影响气道的肾上腺素能药物通常属于拟交感神经类范畴。这些药物将在后面的呼吸道疾病管理内容中进行详尽的讨论，这是因为 β 肾上腺素能药物主要作用于下呼吸道。但是，α 肾上腺素能可能在上呼吸道问题的处理中有一定的作用。局部应用交感神经药物可通过 α 受体效应引起小血管收缩进而改变黏膜血流量。最常用的是肾上腺素雾化吸入，用于拔管后气道痉挛（哮喘）或其他有可能导致上呼吸道出血的临床情况。其他常用药物

	亲脂基	中间链	胺基团
酯类 可卡因			
苯佐卡因			
酰胺类 利多卡因			
布比卡因			

图 6.3 气道表面麻醉常用局麻药化学结构

还有去氧肾上腺素和甲氧唑啉,可引起黏膜血管收缩,在计划建立人工气道时可能有益,尤其适用于经鼻插管时,局部创伤发生率很高,且较难止血。此外,肾上腺素经常被添加到局部麻醉药中,可减少操作区域的血流量,防止全身扩散,减少药物全身吸收量和毒性,延长局麻药作用时间[27]。

在气道内使用肾上腺素能血管活性药物时,仍应谨慎并关注吸收入血后可能引起的全身效应,常见的是心血管效应,包括心动过速或心动过缓、高血压、心律失常、震颤和焦虑。

吸入麻醉药

吸入麻醉药可直接和间接地作用于上呼吸道和下呼吸道。上呼吸道的影响主要是间接效应。咽部肌群功能协调性丧失会导致气道梗阻风险。如前所述,中枢对觉醒和呼吸中枢的抑制使上呼吸道难以保持通畅。这种动力性丧失引起的梗阻在自主呼吸中最常见,正压通气时反而得到改善,可能与使用肌松药时的情况类似,本章稍后讨论。例如,较其他神经而言,舌下神经控制的肌肉张力更敏感[28],肌张力丧失可导致舌后坠造成气道梗阻。这表明肌肉的协调作用比肌张力对保持上呼吸道通畅更重要。

吸入麻醉药对下呼吸道的作用已被广泛研究。直接作用于支气管平滑肌可降低静息状态下的肌张力以及降低肌肉产生支气管收缩的能力[29-35]。其机制可能为:减少细胞外钙离子内流、细胞内钙离子释放及钙敏感性降低,抑制胞内细胞膜受体偶联的 G 蛋白第二信使,最终降低肌肉对刺激产生收缩反应,例如迷走神经引起的胆碱能效应[36]。此外,吸入麻醉药也可通过抑制引起支气管收缩的神经反射通路,从而发挥间接作用。吸入麻醉药对下呼吸道平滑肌的直接和间接作用在不同情况下可起重要的作用。例如,伤害性刺激引起的反射性支气管平滑肌收缩更容易对吸入麻醉药的间接作用做出反应,而局部炎症或组织损伤引起的收缩反应可能更容易对吸入麻醉药物的直接细胞内效应做出反应。

吸入麻醉药也可引起气道不良反应。在没有其他刺激情况下,部分卤化剂也可刺激气道产生支气管收缩。异氟烷和地氟烷较氟烷对气道刺激性更大[37]。地氟烷刺激性最强。尽管异氟烷对支气管平滑肌有刺激作用,但总体效应可使支气管平滑肌松弛。地氟烷即使有麻醉效应,总体效应仍可显著增加气道阻力[38]。吸入高浓度的地氟烷可刺激气道受体,引起心动过速和高血压[39]。尽管如此,研究表明这些气道刺激效应是可控或被降低的,如同时给予阿片类药物可减少其刺激作用[40]。与其他吸入麻醉药相比,七氟烷对气道的刺激作用较小[41],因此,它常被用作全麻吸入诱导的首选药物。吸入麻醉

药的其他有害作用包括降低黏膜纤毛功能,导致无法有效清除下呼吸道分泌物,其机制涉及直接或间接作用[42-45]。由此引起的术后肺部并发症,对患者可能是致命的。但是吸入麻醉药对任何特定肺部并发症的临床意义尚不清楚。

静脉麻醉药

静脉麻醉药对上呼吸道的作用与吸入麻醉药非常类似。其机制均与失去网状激活系统对上呼吸道运动神经元的支配有关。同样,相比单一肌肉组织,咽部肌肉群整体失去协调运动更易造成自主呼吸时气道机械性梗阻。不同静脉麻醉药,患者气道反应性并不完全相同。气道梗阻似乎更多是由于软腭及会厌后移造成的,而非舌后坠造成(图 6.4)。静脉麻醉对上呼吸道的作用与睡眠类似。

与吸入麻醉药类似,静脉麻醉药也是通过抑制引起支气管收缩的反射性神经通路对下呼吸道的产生间接效应。巴比妥类也有类似作用,但有报道称其也可造成支气管收缩。巴比妥类引起的各种气道效应机制均已明确,包括直接的收缩效应、组胺介导的收缩效应、血栓素

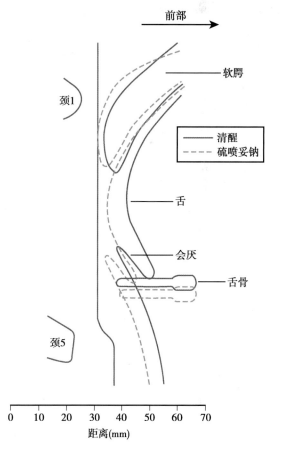

图 6.4　硫喷妥钠麻醉对气道的影响。麻醉前梗阻部位在软腭(Modified from Nandi PR, Charlesworth CH, Taylor SJ, et al. Effect of GA on the pharynx. Br J Anaesth. 1991;66:157.)

介导的气道阻力增加[47-48]。然而，没有任何一种机制可产生具有临床意义的气道阻力增加[49,50]。丙泊酚是一种可以显著减弱神经性气道反射的麻醉药。此外，该药物似乎具有直接扩张支气管的作用[51-54]。与巴比妥类相比，丙泊酚可以降低支气管痉挛患者的气道反应性[55]。

氯胺酮是一种比较有趣的静脉麻醉药，相较于其他静脉麻醉药物，其可产生拟交感神经药物效应，即导致支气管扩张[56]。因此，它被成功用于哮喘持续状态的治疗，因而具有显著的临床应用价值。与其他静脉麻醉药类似，氯胺酮也可抑制气道神经反应性反射，但它并不具有其他静脉麻醉药物对上呼吸道不同肌肉组织产生不同效应的特点[57]。这可能有利于保持上呼吸道张力和肌肉协调运动，但目前为止尚未得到很好的证实。

苯二氮䓬类药物

苯二氮䓬类药物对气道的作用不明显。其对上呼吸道的作用与其他催眠药物相同，可通过降低觉醒和肌肉张力间接地降低上呼吸道的气道张力。气道支配神经中存在 γ 氨基丁酸受体，可减弱支气管收缩反应性[58]，但其重要性尚不清楚。也可能通过中枢作用降低静息平滑肌张力，但是否具有临床意义尚不确切。然而，至少有一点可以确定，苯二氮䓬类药物对下呼吸道没有有害作用，并且具有与其他静脉催眠药物相当的维持上呼吸道气道张力的有益作用。

阿片类药物

阿片类药物对气道有多种影响[59]。首先，如果给患者服用足够引起嗜睡的阿片类药物，则可引起与安眠药类似程度的上呼吸道气道张力的降低。一些阿片类药物（如吗啡和哌替啶）可引起组胺释放，导致易感患者的支气管收缩，其临床意义仍有争议，因为阿片类药物已被证明可减少反射性支气管收缩和减弱迷走神经介导的支气管张力[60]。但也有相反的证据表明芬太尼和吗啡确实可增加气管张力[61]，只是似乎并无临床意义。

当阿片类药物与镇静催眠药联合使用时，与单独使用其中任何一种药物相比，气道反应性显著降低[62]，提示多种药物同时使用时可启动和增加不同机制共同作用用。这一点具有重要的临床意义，为高气道反应性的患者进行麻醉或单纯的气道管理提供了思路。该策略将在本章的最后进行讨论，尤其是针对有支气管痉挛风险的患者。阿片类药物对下呼吸道的其他影响尚不确切。

阿片类药物在短时间内大剂量使用，尤其是苯哌啶类阿片类药物（即芬太尼、舒芬太尼等），可引起肌肉强直效应，尤其"胸壁强直"可导致呼吸囊面罩通气困难。然而，对气管插管和气管切开患者的观察表明，胸壁强直使肺顺应性降低并不能解释给予大剂量阿片类后的面罩

通气困难[63]，而对诱导期间患者声带的观察表明，声门关闭是阿片类药物麻醉诱导时通气困难的主要原因[64]。小剂量的神经肌肉阻滞药（neuromuscular blocking drugs, NMBD）、纳洛酮或局部利多卡因（喉气管表面麻醉）可以有效地松弛声带，有利于面罩通气和/或气管插管。阿片类药物显著抑制气道反射的能力，再加上瑞芬太尼超短效的药代动力学特征，使医生在气道管理时有了更多的选择。即使不用肌松药，大剂量瑞芬太尼即可完成气管插管；由于瑞芬太尼的作用时间短，可显著减弱喉镜暴露引起的血流动力学变化，且可快速恢复[65,66]。另一个特点是允许患者在深度瑞芬太尼镇痛下从镇静麻醉中苏醒，并能在清醒时耐受气管导管。这可减少有气道高反应性的患者依赖深麻醉状态下拔管的需求，并允许麻醉后迅速苏醒和拔管，而不产生因气道反射引起的血流动力学不良影响。最后，在许多情况下，类似瑞芬太尼的短效麻醉药物，已经取代了其他镇静药，用于不需要全身麻醉但需要一定镇静的手术。但是，必须谨慎用药，因为随着阿片类药物剂量的增加，可出现上呼吸道梗阻和呼吸暂停。

神经肌肉阻滞药（肌松药）

神经肌肉阻滞药（NMBD）在气道管理中经常使用，通过消除对气道操作的运动反射反应，来防止患者体动并帮助气管插管。这些药物仅作用于烟碱型乙酰胆碱受体，这意味着它们只阻滞上呼吸道的骨骼肌，而对下呼吸道的平滑肌纤维不起作用。其与吸入麻醉药和静脉麻醉药一样，NMBD 对气道的各种骨骼肌产生不同的作用效果。膈肌和喉部肌肉是体内对肌松药敏感性最低的肌群[67]，即相较于上呼吸道或身体的其他肌肉，它需要更高的血清药物水平以达到肌肉完全阻滞。这种差异阻滞特点具有重要的临床意义。首先，使用这些药物完成气管插管时，必须给予足够的剂量来消除喉部的运动反射，阻滞不足可激活喉部肌肉反射，甚至喉痉挛。其次，在神经肌肉阻滞和气管拔管恢复过程中，患者出现的不良反应也可体现差异阻滞的意义。拔管前评估患者自主呼吸，如果不能证实神经肌肉阻滞完全恢复，则不能确定人工气道拔出后自主通气能否满足要求。因为充分的自主呼吸必须依赖于膈肌的完全恢复，但当人工气道被移除且上呼吸道肌肉组织肌力较弱时，可引起气道梗阻，甚至无法通气。建议监测敏感性最低的肌肉的神经肌肉阻滞状态，如受外周运动神经支配的肌肉，以防止这种情况发生。

NMBD 是调节上呼吸道张力（patency）的重要因素之一，其作用与其他麻醉药物基本相同。本质上（理论上），肌肉张力松弛和神经控制的丧失可导致弛缓性麻痹和气道梗阻。再次，当应用低剂量的药物，并存在差异阻

滞时,咽部肌肉失去协调性变得至关重要,并随着膈肌产生的负压吸引力而形成气道梗阻的趋势。然而,NMBD有些不同,足够大的剂量会使所有肌肉组织产生相同程度的弛缓性麻痹。虽然这种影响对自主呼吸患者(引起呼吸暂停)是明显的,但对正在接受正压面罩通气的患者NMBD 的影响仍有争议。过去气道管理的基本观点要求对于不能确定面罩通气是否可行的患者绝对避免使用神经阻滞药。其初衷主要担心因其可能导致出现既不能面罩通气也不能插管的可怕情况。事实上,最近的证据表明,在罗库溴铵肌松的情况下,管理上呼吸道能力得到了改善(图6.5)[68]。其机制主要归因于喉部肌肉组织的松弛,避免了声带闭合导致面罩通气困难。最新气道管理理念提倡在困难气道情况下尽早使用NMBD,有利于更好地实施一些操作,如面罩通气、声门上人工气道装置的放置、气管插管和外科气道[69,70]。事实上,如果 NMBD导致气道管理更容易,那么不使用 NMBD 的患者,上呼吸道"气道张力增加"仅仅只是停留在概念上。值得注意的是,"气道张力的增加"取决于积极的正压通气,没有它,就会发生气道梗阻。

　　NMBD 对下呼吸道有多种影响。一些药物,如筒箭毒碱和阿曲库铵,可引起组胺释放,导致气管收缩[71]。其他药物,如泮库溴铵和瑞库溴铵,已被证明可产生继发性毒蕈碱样拮抗作用(二相阻滞),并可能由于神经节前副交感神经 M_2 受体阻滞而增加气道阻力[72]。琥珀酰胆碱可通过结合毒蕈碱受体及促进迷走神经活动导致气管张力增加。琥珀酰胆碱已被证明能增加气道对乙酰胆碱的反应性,并由此引起支气管痉挛[73]。这些效应的临床意义尚不清楚,支气管痉挛的潜在风险并未能阻止琥珀酰胆碱被广泛应用于快速顺序诱导或任何其他需要去极化神经肌肉阻滞的目的。上述提到的其他药物在美国已经不再广泛使用,而且常用的较新的药物在药理学上也没有影响其使用的复杂的副作用。

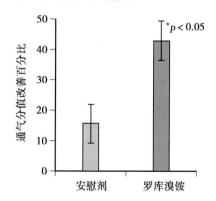

图 6.5　肌松或非肌松状态下麻醉患者的面罩通气效率(From Szabo TA, Spinale FG, et al. Neuromuscular blockade facilitates mask ventilation. *Anesthesiology.* 2008;109:A184.)

神经肌肉阻滞药拮抗剂

　　使用新斯的明或其他抗胆碱酯酶药物拮抗非去极化肌松药可能导致下呼吸道气道阻力增加。这种潜在的影响可通过与抗胆碱能药物(如格隆溴铵)联合使用来抵消的,通常不会引起气道平滑肌的变化[74]。然而,神经肌肉阻滞拮抗不充分的问题更受重视,因其引起的肺部并发症可导致更高的发病率和死亡率[75]。在美国,最近引入的药物舒更葡糖钠可解决非去极化药物拮抗不足相关的许多问题,因为包裹并将药物从结合部位移去比由抗胆碱酯酶药物产生的竞争性拮抗更有效。

反应性气道疾病的气道药理学

概述

　　与气道有关的药理学也涉及主要的气道病理和用于治疗这种病理的药物。其中最好的例子是一组被称为"反应性气道疾病"的疾病,包括哮喘和部分慢性阻塞性肺疾病。患有这些疾病的患者表现出更高的支气管收缩和气道易激惹的倾向,并且在围术期或建立人工气道时,可能出现并发症的风险更高[50,76]。本节将以哮喘的病理和治疗为例,讨论一些直接影响气道的常用药物,同时以其为模型探讨预防和治疗围术期支气管痉挛,因为两者相关的药理学是非常相似的。

病理学

　　哮喘是美国最常见的疾病之一,有一千多万例,在世界其他地区,还有三亿多病例。它也是增加医疗成本和医院就诊的高驱动因素,是一种潜在的致命疾病,每年有数十万人因此病死亡[77]。其病因尚不明确,与许多其他系统性疾病相似,可能由综合性因素引起。尽管如此,许多哮喘患者仍存在共同的特征,最常见的特征之一是高敏性,或对一个或多个过敏原易产生抗体反应的倾向。许多患者有明确的哮喘家族史,表明其产生与基因遗传有关。环境和其他可控因素通常在哮喘的发展和/或恶化中发挥作用,例如吸烟、尘螨和肥胖。

　　哮喘患者有多种与气道有关的特征,其中最重要的四个主要特征是:①下呼吸道炎症;②气道高反应性;③下呼吸道梗阻;④长期气道结构重塑。炎症反应可能是这四种特征中最重要和最隐匿的。有数以百计的介质参与在气道产生炎症反应,任何一种因素均可促发特定患者产生这种反应。过敏体质患者的体液免疫反应易被放大,炎症反应在这些个体中被更快地触发。控制炎症反应的介质也会在气道平滑肌中引起对伤害性刺激的过度反应,从而导致哮喘患者常见的气道高反应性的特征。

这些患者临床上常常可见比正常人更严重的支气管收缩。这种过度反应直接导致支气管平滑肌收缩引起气道梗阻，可能与先前讨论过的介导气道对不良刺激产生反应的反射通路有关。气道梗阻的另一个原因是哮喘患者气道结构成分的重塑。虽然平滑肌收缩是导致哮喘急性症状的部分原因，但气道重塑至少对患者疾病的慢性自然发展过程具有部分作用。图6.6为引起气道重塑相关的部分细胞类型。

哮喘的治疗

哮喘的临床治疗包括控制上述有关疾病进程的所有因素。每个患者都必须对疾病的程度及其症状类型进行评估。例如，有些患者可能只有间歇性喘息和气道反应，可能只需要对症治疗，而另一些患者则可能是伴有持续炎症的一个更严重的过程，需要使用多种药物进行持续的药物治疗。治疗的主要目的是减轻患者的症状，减少严重并发症的发生风险，例如，因急性发作而住院以及肺部状况不良引起的发病率。哮喘的治疗因病情的不同而不同，可观察到四种不同的临床状态：发作性哮喘、持续性哮喘、慢性症状加重和严重急性哮喘。最后一类包括最令人担忧和直接威胁生命的状态，哮喘持续状态，这种状态对常用药物具有抗药性，可能需要机械通气。多个国家的医学会推出了哮喘的最新治疗指南，更新了最新研究进展情况，并尝试教育培训医生掌握这一复杂疾病

表 6.1　成人哮喘治疗步骤

哮喘治疗步骤		治疗用药
1	轻度、间歇性哮喘	SABA±色甘酸盐
2	常规控制治疗	SABA+IGC
3	强化控制治疗	LABA+IGC（LM 和/或 MX）
4	长期控制不良的治疗	增加 IGC（增加 LABA 或加服 BA 和/或 LM 和/或 MX）
5	需要持续或经常服用激素的治疗	增加 IGC（加用其他药物）

BA，β 受体激动剂；IGC，吸入糖皮质激素；LABA，长效 β 受体激动剂；LM，抗白三烯类；MX，茶碱类；SABA，短效 β 受体激动剂。括号中列出的药物可考虑添加一种或多种。

的最佳治疗方案[78-80]。这些指南是公开的，目的是教育从业者和患者了解疾病过程，并提供关于治疗和应对策略的信息。表6.1为哮喘患者的阶梯式药物治疗方案。

哮喘的治疗药物

哮喘治疗的主要手段是药物治疗，包括多种类型的药物。对每种药物进行分类的有效方法是将药物分为缓解类或控制类。即有些药物（通常起效快、作用时间短）非常有助于缓解发作期哮喘的急性症状或抑制进一步恶化，有些药物则非常有助于长期控制持续症状，预防急性发作，减轻炎性进程，进而有望抑制气道重塑。为患者找到最好的药物配伍，实现患者依从性和疾病治疗性均最大化，是一项复杂而动态的工程。

β 肾上腺素能受体激动剂药物

肾上腺素能药物对上呼吸道作用已经在上文中进行了讨论，但这些药物的主要用途是调节下呼吸道气道平滑肌张力。因此，β 肾上腺素能受体激动剂的使用是由于在下呼吸道存在大量的 β₂ 肾上腺素能受体。这些药物与膜受体结合，启动细胞内 G 蛋白偶联反应，增加细胞内环磷酸腺苷（cyclic adenosine monophosphate，cAMP），从而降低细胞内钙离子，抑制平滑肌收缩[81]。因此，这种作用更多地与预防平滑肌收缩有关，而不是主动松弛平滑肌。但是，由于气道平滑肌受迷走神经的控制，其临床效果是相同的。虽然 β 受体激动剂的最主要、最有用的作用是调节气道阻力，但也有其他作用。有证据表明，它可协助调节其他神经递质如乙酰胆碱的作用，防止肥大细胞脱颗粒，减少炎症，并可通过调节血管张力来改变支气管血流量，刺激黏液纤毛运动，改变气道黏膜分泌物的成分。

β 受体激动剂药物在治疗哮喘时可分为短效或长效药物。它们还可以根据与 β 受体选择性进行分类：有些是 β₁ 和 β₂ 双受体激动剂，有些是 β₁ 选择性受体激动

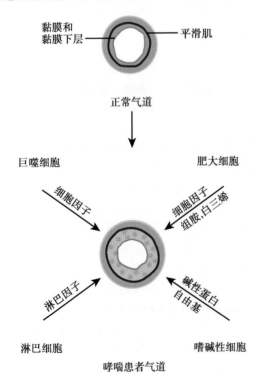

图 6.6　正常和哮喘患者气道冠状面变化及影响下呼吸道变化的部分因素。注意炎性细胞浸润引起的平滑肌和黏膜下层增厚

剂,有些是 β_2 选择性受体激动剂。由于气道中主要的肾上腺素能受体是 β_2 受体,因此本文不讨论选择性 β_1 受体激动剂。

区分各种药物的受体选择性对预测其疗效和不良反应具有重要的意义。治疗哮喘最常用的药物是沙丁胺醇,这是一种短效的 β_2 选择性药物。作为雾化悬浮剂,它可以通过计量吸入器或雾化吸入器使用,作用时间为 $4\sim6h^{[82,83]}$。特布他林是另一种选择性 β_2 受体激动剂,临床上并不常用于治疗哮喘。吸入时,它与沙丁胺醇的作用时间相似、作用强度基本相当[84];然而,它是唯一的可以通过肠外用药(静脉注射或皮下)的选择性药物,因此对无法直接经气道内给药的患者成为一种临床选择。最常用的长效 β 受体激动剂是沙美特罗和福莫特罗,这些药物的作用时间长达 $12h^{[85]}$。它们经常与糖皮质激素联合吸入使用,可用于长期控制哮喘症状和防止病情恶化。最后,非选择性药物,如肾上腺素和异丙肾上腺素,由于其非选择性肾上腺素能受体刺激的心血管副作用风险很高,一般来说避免常规使用,但在紧急情况下可能是有用的;尤其肾上腺素,已被证明是治疗严重支气管收缩急性发作的一线紧急药物,皮下注射或静脉注射均非常有效。

如前所述,β 受体激动剂具有潜在的心血管副作用,包括心动过速、高血压、低血压和心律失常。其他副作用还包括颤抖和焦虑。关于 β 受体激动剂治疗哮喘还有一点值得考虑,有证据表明,使用这些药物作为单一疗法会增加与哮喘相关的死亡率,这一现象被称为"哮喘悖论"[86]。对这一发现有许多的解释[87-91],其中有些认为长效 β 受体激动剂可能通过一种未知的机制导致气道反应性的增强。另一种理论认为,持续 β 受体产生的支气管扩张可能掩盖潜在的炎症症状,使其得不到治疗,致使气道持续炎症,气道壁重塑和增厚,最终无法得到逆转治疗[92]。无论其机制如何,目前的建议是避免单独使用 β 受体激动剂治疗慢性哮喘,以免增加死亡率。

糖皮质激素

糖皮质激素是治疗哮喘最有效和最广泛使用的药物之一。糖皮质激素可以通过各种途径给药,包括局部用药、口服和静脉注射,然而,最有效和有用的途径是吸入给药。吸入糖皮质激素已成为治疗哮喘和其他肺部疾病的主要药物。它们可被雾化吸入,并被计量吸入器所控制,就像 β 受体激动剂一样。然而,与 β 受体激动剂不同的是,它们对哮喘急性发作没有帮助,而是用于长期控制哮喘的慢性治疗。

糖皮质激素主要通过单一的机制发挥作用,它们进入靶细胞的细胞质与细胞质内类固醇受体结合,然后进入细胞核,通过激活或抑制转录改变 DNA 的活性和改变

基因的表达。其继发效应是细胞在多个水平上正常功能的改变,但观察到的结果是细胞产生的酶、受体、细胞因子、黏附分子等的数量和类型的变化,这些酶、受体、细胞因子、黏附分子等在细胞膜上表达,在细胞内发挥作用,或由细胞释放到周围环境[93,94]。糖皮质激素可显著减少炎症细胞的聚集、存活和活性而治疗哮喘[95,96]。糖皮质激素治疗的另一个有益作用是减少哮喘患者的肺血流灌注,导致肺部循环减少,进而减慢哮喘相关治疗药物在肺部作用部位的排出,作用时间延长,使相关药物的清除减少[97]。最后,糖皮质激素与 β 受体激动剂有重要的协同作用,导致 β 受体激动剂的作用增强[98,99]。在药代动力学方面,糖皮质激素在体内广泛的分布,并被肝细胞色素 P450 系统清除,因此它们受到药物相互作用和改变肝酶活性的生理状态的影响。

全身糖皮质激素治疗的不良反应是哮喘治疗中的一个值得关注的问题。虽然小剂量的吸入药物治疗通常不会带来很大的风险,但仍有可能被全身吸收。对于病情严重的患者,高剂量吸入疗法或口服疗法可能是必要的,因而存在全身性副作用风险,包括骨质疏松症、骨坏死、系统性高血压、糖尿病、肥胖、皮肤变薄、肌病、白内障和青光眼[79]。慢性全身类固醇治疗的一个常见问题是抑制下丘脑-垂体-肾上腺轴,如果治疗中断或停止,可能出现急性肾上腺能危象;低剂量吸入疗法不太可能发生这种情况。吸入性糖皮质激素治疗还可导致一种特殊情况,口腔念珠菌感染,因此,在接受慢性治疗的患者应及时监测[100]。

吸入糖皮质激素可单独给药或与长效的 β 受体激动剂结合来治疗。常用药物有倍氯米松、布地奈德、氟替卡松、氟尼缩松和莫米松。多种药物也可口服和胃肠外治疗,其中有些为日常处方用药,有些则常用于更高剂量,采用"冲击"疗法治疗病情加重或危及生命的患者,其中包括泼尼松、泼尼松龙、甲泼尼龙、倍他米松、地塞米松和氢化可的松。

茶碱类(甲基黄嘌呤)

甲基黄嘌呤是一种在哮喘治疗中常用的药物,已有几十年的历史。最常用的药物是茶碱和氨茶碱;其他自然生成的化合物,如咖啡因和可可碱也可能有效。这些药物通常被归类为磷酸二酯酶抑制剂,但它们的多种作用似乎与磷酸二酯酶的抑制无关[101,102]。它们可导致细胞内 cAMP 水平的增加,产生与 β 受体激动剂类似的支气管扩张效应,但在常规治疗剂量下并不能达到产生这一效果所需的血浆药物浓度。它们还能增加纤毛清除黏液能力,增加通气和膈肌功能,甚至具有一定程度的抗炎作用。然而,这些效应似乎没有通过临床意义的检验,但这些药物所观察到的总体效应是减轻了慢性哮喘患者的

症状。此外,氨茶碱静脉注射负荷剂量在治疗急性哮喘发作中也是有用的。

甲基黄嘌呤在肝脏中代谢,其清除率变化很大。吸烟者和低心排血量患者清除时间特别容易延长,这些药物在该类人群中应谨慎使用。建议在接受治疗的患者中定期监测茶碱水平,避免产生不良反应。最常见的问题是中枢神经系统刺激,震颤,失眠症,惊厥和心血管毒性伴房性和室性心律失常。恶心和呕吐也是使用甲基黄嘌呤常见的不良反应。

白三烯调节剂

白三烯是花生四烯酸代谢的终产物之一,是参与全身炎症反应的炎症介质,尤其是气道炎症反应;它们使支气管收缩,增加血流量,促进炎症进程。它们也会导致局部水肿、腺体分泌和炎症细胞的聚集[103-105]。调节这些效应被认为是治疗哮喘的一种潜在的新途径,事实上,作为哮喘治疗的最新进展,其拮抗剂已经被开发并进入临床实践。该类药物可分为白三烯拮抗剂(与跨膜受体结合并竞争性抑制白三烯作用)和5-脂氧合酶抑制剂,后者阻止白三烯的产生并降低其在体内的活性,避免产生不良效果。已上市的只有一种5-脂氧合酶抑制剂,即齐留通;可用的白三烯拮抗剂包括孟鲁司特、普仑司特和扎鲁司特。

白三烯调节剂用于慢性症状控制,而非急性哮喘发作时。作为单药治疗,它们的疗效不如其他的哮喘治疗药物,但它们经常被添加到患者的治疗方案中,可以有效地减少所需的类固醇剂量[106]。这些药物是口服的,而且每天常常需要多次服用,因此患者的依从性可能成为问题。其毒性反应较少发生,但需要监测肝酶是否升高,特别是齐留通。其他副作用包括腹部不适、肌肉无力和疼痛。

抗胆碱能药物

副交感神经活动在下呼吸道松弛气道平滑肌和增加毒蕈碱的活性进而降低气道阻力的作用已在上文中讨论。抗胆碱能药物活化的毒蕈碱受体有三种类型,M_3受体存在于气道平滑肌细胞的表面上,是其中最重要的一种。M_1受体是促进副交感神经传递的神经节受体,因此阻断这些受体对于控制哮喘也是有效的。M_2受体也是神经节受体,但是阻滞了神经节释放乙酰胆碱,阻断后反而增加副交感神经的传递,对哮喘的治疗是有害的。因此理想的抗胆碱能药物应是具有局部作用,并避免其全部神经节效应,这可通过吸入给药实现。可吸入的抗胆碱能药物包括:异丙托溴铵,起效时间为15~30min,作用持续时间为3~5h;塞托溴铵,其起效时间更长,作用持续时间可长达1周。其他的是众所周知的用于其他治疗目的的非肠道用抗胆碱能药,例如阿托品和格隆溴铵(胃长宁),因其副作用高发,较少使用,全身给药可引起心率增快、视物模糊、口干、谵妄等。

抗胆碱能治疗的使用依赖于个体及其副交感神经活动对支气管的作用。抗胆碱能药没有抗炎作用,因此不可能改变疾病的总体进程。但是,它们对于支气管收缩症状的急性期管理或长期治疗是有效的。事实上,异丙托溴铵与β受体激动剂联合用药,效果明显优于β受体激动剂单独用药,而且对于β受体阻滞剂过量引起的支气管收缩,使用异丙托溴铵也是有效的[107-109]。塞托溴铵已成为治疗COPD的常用药,但尚未成为哮喘治疗的主流用药。

色甘酸盐

色甘酸盐药物包括色甘酸钠和奈多罗米,属于植物衍生药物,对预防哮喘症状和支气管痉挛有一定的帮助。其作用较温和,可能机制为防止肥大细胞脱颗粒及由此产生的继发炎症效应。防止肥大细胞释放炎症物质的确切机制尚不清楚,但这些药物在免疫球蛋白介导的过敏性哮喘中似乎有一定的作用。它们也常被用作运动性哮喘患者活动前的预防用药。需要注意的是,在支气管痉挛发生后使用色甘酸盐是无效的;它们必须在症状发生前作为控制和预防使用,因此对于已知哮喘诱因并避免接触可预防患者哮喘发作是有益的。患者对这些药物的反应是多样的,单个患者的治疗效果将有助于明确这些药物的有效作用。

色甘酸盐是通过计量吸入器吸入的,基本不被吸收进入全身循环。色甘酸也可雾化使用。该制剂对口咽黏膜有一定的刺激性,但无明显的毒性或副作用。过敏反应非常罕见。这些药物不经代谢由尿液和胆汁排泄。

其他药物和未来的发展方向

对难以接受传统治疗或为减少类固醇的使用剂量或减少药物副作用而需要额外药物治疗的,还有其他几种不太常用的药物。该内容超出了本章的范围,这些药物在所列参考文献中有详细叙述。

目前的研究方向主要是开发专门作用于气道的新型药物[110];大多数研究集中在探索用不同的方法来调控哮喘过程中的炎症反应和气道重塑过程,因为这些是目前重病患者治疗的难点。

反应性气道患者的围术期管理

围术期是检验哮喘的管理和在急性环境下哮喘患者(哮喘急性状态)气道管理效果的一个很好时机。对于高反应性气道疾病患者,围术期可能出现的最危险的后果之一,是严重的支气管收缩,通常称为支气管痉挛。支气管痉挛的结果是无法通气和有效氧合,导致低氧和高碳酸血症,严重者可危及生命。

预防这种严重事件的要点包括:发现可能存在增加该事件风险的患者;评估该患者的病情是否已得到理想控制,风险已降至最低;制订围术期预防计划,包括合适的药物和最佳麻醉方案;以及制订气道管理过程中或手术中支气管痉挛发生后的治疗方案。本章的前几部分已经详细讲述了调控围术期气道风险的药理学基础概念及相关药物,因此剩下的任务是选择合适的药物并正确用药,以防止患者出现不良后果。

主动管理——支气管痉挛的预防

预防支气管痉挛的第一步是识别支气管痉挛的高风险人群。一般来说,哮喘或 COPD 患者毫无疑问具有较高的风险,因为疾病本身一个重要特征是气道高反应性。这类患者疾病控制不好的风险最高;而疾病控制良好且病情轻微的患者其风险不一定增加。此外,目前或最近患有呼吸道疾病的患者也被认为有较高的支气管痉挛风险;这一点对于儿童来讲更重要,尤其在上呼吸道和下呼吸道感染的高发季节。关于存在呼吸道感染时治疗时间、控制是否理想及择期手术时机是有争议的,在此不展开讨论。吸烟和胃食管反流病患者也是支气管痉挛高风险人群。既往围术期有过支气管痉挛史的患者是一个独立的危险因素,应尽可能地在术前评估中明确是否存在该病史。最后,手术部位也是一个风险因素,在气道或主要体腔(腹部或胸部)中进行手术的患者似乎具有较高的发生率。

第二步,在手术前将患者身体状况调整至最佳状态,尽可能地降低其支气管痉挛的风险。如果患者目前正在接受涉及气道疾病的治疗,需保证患者药物治疗的依从性,因为许多患者常常依从性差从而导致疾病控制不理想。尽可能尽早戒烟是降低支气管痉挛风险的关键因素[111]。理想情况下,择期手术之前需戒烟2个月。良好地控制胃食管反流也很重要,因为反应性气道疾病患者与胃食管反流症状之间存在关联。只要有可能,这些疾病的治疗用药应持续到手术当天,而且术后应尽早恢复用药。为预防此类潜在高危险事件的发生,最谨慎的选择是延迟择期手术时间,直到症状得到有效控制[112];为了任何其他便利借口,将患者置于高风险是不合适的。

围术期支气管痉挛的预防策略见知识框 6.1。首先,术前应使用足够剂量糖皮质激素以确保气道炎症控制在最低水平;对存在相关风险的患者,应在手术前5天行糖皮质激素"冲击"治疗,尤其要重视那些术前存在慢性或潜在下丘脑-肾上腺轴功能低下的患者,围术期需要

额外补充类固醇。其次,术前应充分镇静,因为情绪紧张或应激可加重哮喘;可用药物:苯二氮䓬类药物或其他药物(如 α_2 肾上腺素能受体激动剂可乐定或右美托咪啶);α_2 肾上腺素能受体激动剂甚至可以提供部分支气管扩张的效应。最后,在气道操作前后使用支气管扩张剂如 β 受体激动剂和抗胆碱能药,以减弱操作引起的反射性的支气管收缩。

选择合适的麻醉方案至关重要。局部麻醉可能是一个很好的选择,因为可以完全避免对气道的操作,但是作为保护措施缺乏证据支持。如果实施全麻,宜选择吸入麻醉药为主的麻醉方案,因为这些药物是有效的支气管扩张剂,将有助于减轻操作过程中遇到的任何气道刺激或气道反应。药物选择是关键,如上文所述,与其他药物相比,地氟醚具有更高的气道刺激性,应尽量避免。此外,氧化亚氮和阿片类药物可增加支气管痉挛事件,不是麻醉最佳选择。

当反应性气道疾病患者需要清醒插管时,采用局部麻醉药表面麻醉或上呼吸道神经阻滞进行充分的气道准备至关重要,因为这些方法可以降低气道对有害刺激的反射,并防止不良事件(见第 12 章)。最后,选择一个有益的平衡麻醉方案,包括使用阿片类药物充分镇痛或有利于减少支气管痉挛发生的药物(如异丙酚、氯胺酮和静脉注射利多卡因)。气道操作期间不提倡气管内给予利多卡因,因为可引起气道刺激。条件允许情况下,可以在深度麻醉下拔管,但应优先确保气道通畅性。

被动管理——支气管痉挛的治疗

术中支气管痉挛的发生率 1.7%~16%[113],因此成为麻醉管理及气道管理中经常遇到的一种现象。诱发因素包括过敏性反应、哮喘或 COPD 病史,甚至单纯的气管插管操作。其通常发生在诱导或苏醒期间,此时麻醉深度可能不足以抑制气道的保护反射,可有不同严重程度分级,但术中严重支气管痉挛是一种麻醉紧急状态。以下是术中支气管痉挛处理方案及相关药物(知识框 6.2)。

知识框6.2　术中支气管痉挛的处理

对高风险患者,术前充分准备各种相关资源

迅速识别,并进行鉴别诊断

如可能,使用吸入麻醉药加深麻醉

如需要,静脉注射镇静催眠药物加深麻醉(丙泊酚、利多卡因、氯胺酮)

迅速使用β-受体激动剂吸入剂,紧急或危险状态考虑使用肾上腺素

确定是否需要尽早使用氢化可的松,如需预防继发事件可静脉注射氢化可的松

调整呼吸参数,避免气道压过高,保证充分的呼气相时间

第一步是识别诊断支气管痉挛,以便启动适当的干预措施。这要求医护人员在患者护理期间保持高度警惕;通过查体可发现患者出现喘息、呼气延长,严重患者甚至呼吸声音消失;机械通气患者可见气道压力增加,二氧化碳波形呼气相呈斜坡上升,提示有气道梗阻。鉴别诊断很重要,包括气胸、机械性阻塞、误吸和肺水肿等。根据病情,应迅速排除这些情况,并立即给予适当的治疗。首要措施是增加麻醉深度,促进支气管扩张;可以加用或增大吸入麻醉药,但严重支气管痉挛时可能难以给药;此时,静脉药物如异丙酚、氯胺酮或利多卡因可替代使用。吸入性支气管扩张剂(如β受体激动剂)应尽快使用,因为它们可与吸入麻醉药产生协同效应;由于药物可在呼吸环路中沉积,以及急性支气管痉挛时药物输送效率降低,可能需要更高的剂量。

如果所有上述干预措施失败,即可静脉注射支气管扩张剂,以纠正严重的支气管痉挛。如果其他药物无效时,可选择肾上腺素,其效果已得到证明。应注意避免其心血管副作用,但紧急情况时可不必过于顾虑其副作用。对于严重的病例可考虑使用糖皮质激素(包括静脉注射和吸入),但其起效较慢,其益处在后续过程。硫酸镁和硝酸盐也可能有益。甲基黄嘌呤对急性治疗没有明显帮助,只会增加心律失常的风险。

急性支气管痉挛恢复后预后并不乐观。多达20%的患者术后肺部状况会恶化,因此必须安排额外的护理和适当的监测[114-115]。在某些情况下,可能需要住院治疗,严重者可能需要将患者送进重症监护病房。非预期的病例,应进行过敏测试,以寻找可能的过敏原,以利预防今后再次发病。

结论

气道药理学是气道管理中的一个重要内容。本章回顾了与气道有关的药理学和生理学的一般概念,并介绍了药物对气道的影响。麻醉药物对气道功能及气道张力的影响也进行了讨论,强调了使用这些药物后对气道的不良影响。以哮喘的药物治疗为模型,说明各种药物在气道中的作用。最后,对支气管痉挛的病理生理学进行了综述,重点介绍了术中支气管痉挛的防治药物。正确理解作用于气道的药物及其益处和副作用,对于深入了解气道管理至关重要。

临床要点

药物的使用选择应考虑对气道张力、气道反射和气道反应性的影响。

- 吸入性药物的给药方式应加以优化以防止低效的使用,使用专用的给药装置可以增加到达靶目标的药物量。

- 局部麻醉药可以安全地应用于上呼吸道,且毒性低。局部麻醉药使用剂量上限尚不清楚,但利多卡因剂量可高达9mg/kg已被证明是安全的。

- 麻醉中使用的镇静/催眠药通常会降低上呼吸道的气道张力,在使用时必须谨慎。气道张力的丧失与警觉性降低致上气道肌肉群失去协调有关。这些药物通常也有支气管扩张作用。

- 使用肌松药物可增加麻醉期间成功管理气道的机会。这些药物可以在全身麻醉诱导过程中安全使用,因为使用这些药物将有助于气道管埋的各个方面。

- 哮喘患者应进行有针对性的术前评估,讨论其目前所接受的药物治疗,并考虑是否获得充分的治疗及症状的改善。吸入糖皮质激素是其主要的治疗手段,应在围术期开始并持续使用。

- 合并反应性气道疾病及其他危险因素的患者应考虑围术期支气管痉挛的风险并在围术期的各个阶段做好充分的准备。

- 术中支气管痉挛可导致一种麻醉紧急情况,对其进行积极有条理地处理可获得很好的结果。

(皇甫加文　译　朱正华　审)

部分参考文献

46. Nandi PR, Charlesworth CH, Taylor SJ, et al. Effect of general anaesthesia on the pharynx. *Br J Anaesth*. 1991;66:157-162.

56. Sih K, Campbell SG, Tallon JM, et al. Ketamine in adult emergency medicine: controversies and recent advances. *Ann Pharmacother*. 2011;45(12):1525-1534.

59. Ehsan Z, Mahmoud M, Shott SR, et al. The effects of anesthesia and opioids on the upper airway: a systematic review. *Laryngoscope*. 2016;126(1):270-284.

65. Durmus M, Ender G, Kadir BA, et al. Remifentanil with thiopental for tracheal intubation without muscle relaxants. *Anesth Analg*. 2003;96:1336-1339.

69. Calder I. Could "safe practice" be compromising safe practice? Should anaesthetists have to demonstrate that face mask ventilation is possible before giving a neuromuscular blocker? *Anaesthesia*.

2008;63:113-115.

76. Pinto Pereira LM, Orrett FA, Balbirsingh M. Physiological perspectives of therapy in bronchial hyperreactivity. *Can J Anaesth*. 1996;43:700-713.

79. Bateman ED, Hurd SS, Barnes PJ, et al. Global strategy for asthma management and prevention: GINA executive summary. *Eur Respir J*. 2008;31:143-178.

86. Page CP. Beta agonists and the asthma paradox. *J Asthma*.

1993;30:155-164.

110. Pera T, Penn RB. Bronchoprotection and bronchorelaxation in asthma: new targets, and new ways to target the old ones. *Pharmacol Ther*. 2016;164:82-96.

113. Woods BD, Sladen RN. Perioperative considerations for the patient with asthma and bronchospasm. *Br J Anaesth*. 2009;103: i57-i65.

All references can be found online at expertconsult.com.

第7章 插管时生理及病理生理反应

DAVID P. DORSEY AND AARON M. JOFFE

章节大纲

引言

　　喉镜置入、气管插管及其他操作(如喉罩置入)都可通过反射引起心血管系统明显变化,是有害刺激。虽然这些变化对于健康人群可能作用时间很短,影响微不足道,但对于有潜在合并症,如冠状动脉疾病[1,2]、高反应性气道[3,4]或颅内神经系统疾病的患者[5,6]则可能发生严重并发症。

气管插管时的心血管反应

心血管反应

　　伤害性气道操作引起的心血管反应起始于本体感受器对组织刺激的反应,这些感受器位于声门上部及气管

内[7]。接近气道表面黏膜的这些本体感受器是由细有髓神经纤维机械刺激感受器、粗有髓神经纤维慢适应牵张感受器以及无髓神经纤维的多型神经末梢组成[8]。气管表面局部麻醉是一种有效地减轻插管时心血管反应的方法,其原因就是这些本体感受器以及神经末梢位置浅表。舌咽和迷走神经的传入神经将这些冲动传递给脑干,随后引起广泛的交感和副交感神经系统自主神经活动。婴儿和年龄较小的儿童喉镜显露或插管时经常引起心动过缓与喉痉挛反应均为自主神经反应。这种反射在成人中很少见,是由位于窦房结的迷走神经张力增加引起,实际上是对气道伤害性刺激的单突触反应。

　　成人及青少年常见的气道操作反应是高血压和心动过速,由心脏加速神经和交感神经所传递。这种反应包括肾上腺素能神经末梢广泛释放去甲肾上腺素和肾上腺髓质分泌肾上腺素[9]。值得注意的是,患有嗜铬细胞瘤或其他儿茶酚胺分泌肿瘤的患者可能具有灾难性的交

感神经反应[10]。一些气管插管的高血压反应也因为肾素-血管紧张素系统的激活,由 β 肾上腺素能神经末梢支配的球旁组织释放肾素。

喉镜置入及气管插管除了引起自主神经系统兴奋外,还可刺激中枢神经系统,增加脑电波活动、脑代谢率以及脑血流[11]。颅内顺应性降低的患者,脑血流增加可致颅内压增高,引起脑疝及严重神经系统并发症。

与全身循环相比,在气管插管对肺血管作用的认识上相对不足。肺血管和全身循环的改变可见于气管插管引起的气道反应性变化。急性气管痉挛或主支气管插管引起肺泡通气不良及灌注分布不均会使肺静脉血氧和不足,继而导致全身动脉血氧饱和度降低和缺氧性肺血管收缩引起的肺血管阻力增加。此外,气管插管后,设定呼气末正压(positive end-expiratory pressure,PEEP)减少肺静脉至左心的回流,降低心排血量。这些改变对于伴有严重心功能减弱或血容量减少的患者影响非常显著。

心血管疾病患者插管

心肌缺血是由心肌氧供和氧耗之间的不平衡引起的。在血液中存在稳定的氧含量的情况下,心肌氧供应几乎完全由冠状动脉血流和分布决定,因为即使在静止状态下,细胞水平的氧提取也接近最大值。

心肌需氧量主要来自心率和心肌壁张力。在这两者中,心率的增加最堪忧,因为心脏变力性(收缩力)会促进变时性(速率)。在持续的心肌壁张力下,心动过速不仅会增加每分钟的心肌耗氧量,而且速率的升高会明显地缩短舒张期。由于完全舒张期可能减少,加之静息心肌壁张力的增加将进一步减少心内膜下血流量,导致心肌氧供减少。

因此,气道操作的神经内分泌反应导致心动过速和高血压,这些可能导致有潜在心脏病的患者发生各种并发症,其中主要是心肌缺血。这解释了缺血性心电图 ST 段压低和动脉硬化患者插管时有时出现的肺动脉舒张压升高,对于在气管插管期间血压和心率增加较大的患者,其表现出缺血性心电图的概率更高[12]。偶尔,这些事件预示着围手术期心肌梗死的发生[2]。然而,通过心电图 ST 段压低证实的短暂性缺血事件(<10min),例如与短暂气道操作相关的那些,尚未显示与术后心肌梗死相关。相比之下,持续时间超过 20min[均值(SD)=(20±30)min]或累计持续时间超过 1h[SD=(1±2)h]的 ST 段改变确实是导致围手术期不良预后的重要因素[13,14]。

患有脑和主动脉的动脉瘤疾病的患者可能因气管操作期间血压的突然升高而导致与其相关的并发症发生的风险增加[15]。拉普拉斯定律将血管的透壁张力(其破裂可能性的决定因素)定义为血管内压力与其半径除以壁厚的乘积。存在薄壁血管动脉瘤(基线更高的透壁张力)以及腔内压力的突然增加可导致受累血管破裂以及患者状态突然恶化。主动脉瘤的破裂部分可由腹腔内压力压迫填塞,但在动脉高血压期间可突然扩展到腹膜后间隙。在手术切除病变和放置人造血管期间,这导致显著的失血和额外的技术挑战。类似地,BP 和收缩性的突然增加可导致主动脉夹层患者的假腔扩散。

对神经血管疾病患者的影响

颅内动脉瘤和动静脉畸形经常出现少量"轻微"出血,提示预后不良。随着动脉压升高,异常血管可能再次出血,引起突然且持久的神经系统损伤。许多神经外科医生和介入神经放射学家试图使动静脉畸形患者在入院后病情平稳,尽量减小再出血的危害,某些动脉瘤或动静脉畸形患者的血凝块极其脆弱,需要麻醉和气道操作,麻醉时动脉压轻度升高就可能引起血管的再次破裂[5]。因此,麻醉医生在麻醉诱导和气管插管过程中,应多加注意以减少这些反应。

神经系统疾病患者插管

颅内占位性病变、脑水肿或急性脑积水等可造成脑顺应性下降。气管内插管时的反射反应对于此类患者也是有害的。不能控制的呛咳能引起胸膜腔内压及腹内压明显升高,导致脑脊液压力升高,影响脑灌注。脑血流在平均血压 50~150mmHg 保持恒定自我调节的能力,而大脑自体调节功能减弱的患者(脑外伤、脑血管意外、脑肿瘤)丧失了这种功能。当气管插管引起动脉压升高时,脑血流量和脑血容量明显增加,引起颅内压的明显增加[6]。这种变化会被气道操作等有害刺激引起的脑血流增加放大,并与高血压反应一起,致使颅内压急剧增加(图 7.1)。

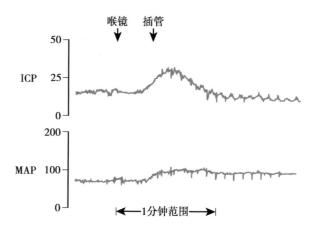

图 7.1　肿瘤患者气管插管时平均动脉压(MAP)和颅内压(ICP)升高。平均动脉压持续升高,颅内压为一过性升高。注意将喉镜置入反应降为最低。随着颅内血管自我调节作用,颅内压恢复正常(From Bedford RF. Circulatory responses to tracheal intubation. *Probl Anesth*. 1988;2:201.)

存在脊髓损伤的患者可能减弱或增强对插管的血流动力学反应,这取决于损伤的脊髓水平和急慢性。四肢瘫痪患者(第七颈椎以上的损伤)往往没有血压的典型升高,但确实表现出心率的增加。相反,患有急性截瘫(第五腰椎以下的损伤)的患者通常具有明显的高血压反应,其随时间趋于正常化[16]。此外,创伤性脑损伤患者可能对喉镜和插管表现出严重的高血压反应,这可能会加重脑水肿并导致继发性的脑损伤[17]。

神经肌肉阻滞药和心血管反应

为改善气管插管的条件,通常在使用神经肌肉阻滞药(neuromuscular blocking drugs,NMBD)后实施。故需要适当地考虑使用肌松剂时的心血管、脑血管反应。实际上,人们对于气管插管时的高血压-心动过速反应的认识直到 NMBD 用于临床后才开始,因为在此之前,仅在患者处于很深的麻醉水平下进行插管,因此产生相对较少的心血管反应[18]。

苄异喹啉类肌松剂(阿曲库铵和美维库铵)促进组胺释放[19]。这种作用可被视为喉镜显露和气管插管时的血压升高反应的拮抗因素。当患者有颅内高压危险时,组胺引起的脑血管舒张仍可使患者颅内压升高,即使同时血压可能下降[20]。相比之下,泮库溴铵、罗库溴铵和维库溴铵在较少引起高动力性的心血管状态,但浅麻醉下患者进行气管内插管时,可诱发明显心血管反应。

琥珀胆碱与儿童心动过缓有关,特别是在重复应用时,但在成人中是心血管兴奋剂[21],通常出现脑电图活跃,如果颅内顺应性受损并且脑血管自动调节功能受损,脑肿瘤患者在琥珀胆碱给药后可能会出现明显的颅内压增加[22]。在狗的动物实验中已经证明了这一结果是因脑血流增加而引起,主要与琥珀胆碱诱导的肌梭传入放电增加有关,其次是由于肌束震颤产生的二氧化碳引起的动脉二氧化碳分压升高[23]。然而,缺乏证实这些发现的临床相关性证据。虽然据报道中患有脑肿瘤的患者施用琥珀胆碱可使颅内压平均升高 $5 \sim 12$ mmHg,但脑灌注压不会显著改变,并且尚未确定对神经系统结果的负面影响[24,25]。此外,这种现象可以通过用非连续剂量的非去极化 NMBD 预处理来预防。此外,当维持足够的通气时,对接受治疗的各种原因的颅内高压的插管患者给予琥珀胆碱对颅内压,脑灌注压脑血流没有影响[26,27]。因此,琥珀胆碱仍然被认为是急性颅脑损伤患者快速诱导插管(RSI)的第一线药物,但理想情况下是在使用非连续剂量的非去极化剂和轻度低碳酸血症进行预处理后使用。

正压通气对心肺的影响

在插管时从自主呼吸、负压通气到正压通气(posi-tive-pressure ventilation,PPV)的过渡可通过肺部压迫纵隔结构显著改变血流动力学,因为正吸气压力导致平均胸膜腔内压增加。升高的胸膜腔内压降低了从周围到右心房的静脉血流量,减少了通过右心和肺循环的血液流动,最终损害了左心室前负荷。随着心排血量下降,平均动脉压(mean arterial blood pressure,MAP)下降,尤其是由于血管内容量不足或麻醉诱导的显著血管舒张反应而无法补偿的患者中出现的特别明显的低血压。一种常见的临床情况是患者在气管插管时血压一过性升高,然后随着 PPV 的开始突然发生急性低血压。在这种情况下,可能需要快速扩容,改变体位以及酌情地使用去氧肾上腺素等 α 肾上腺素能药物。

虽然先前存在心功能受损的患者可能在 PPV 的情况下恶化,但是一些患者存在心脏功能的改善,这取决于前负荷减少和后负荷减少的变量。PPV,特别是 PEEP或持续气道正压通气(continuous positive airway pressure,CPAP),通过提高心脏压力来减少左心的透壁张力,导致左心室后负荷减少并可能改善左心室性能。

还应注意的是,低氧血症和高碳酸血症都会导致应激诱导的儿茶酚胺反应,这可能会掩盖其他潜在的低血压原因。只有在危重患者插管后才能显露这一点。预防性扩容和血管活性药物的及时应用降低了在这种情况下发生严重血流动力学衰竭的风险[28]。

心血管反应的预防

操作要点:将对气道的刺激减为最低

总原则是:先对喉部进行处理,减小对气管本体感受器的刺激,从而尽可能地降低气管插管时的心血管反应。在一项双盲研究中,4.5kgf(44.1N)的环状软骨压力导致气管插管的心率和反应显著高于轻度触压环状软骨区的患者[29]。对压迫环状软骨的认识尚浅,对患者进行该操作时应充分考虑其利弊。

喉镜置入本身是一个中等程度的刺激。使用直镜片(Miller)提起会厌背面较用弯镜片(Macintosh)[30]时对迷走神经刺激明显,升高动脉压更显著。可视喉镜检查(video-assisted laryngoscopy,VAL)不需要重叠解剖轴,就可充分显示声门和随后的插管,有可能减少升压感受器对气道操作的反应。通过人体模型研究证明,与使用Macintosh 片的直接喉镜检查(direct laryngoscopy,DL)相比,VAL 只需更少的力来显露口咽组织[31,32]。

据报道,与 GlideScope(Verathon,Bothell,WA)或Macintosh 喉镜相比,使用 Pentax-AWS 视频喉镜(Pentax,Tokyo,Japan)可减弱芬太尼/异丙酚诱导后气管内插管的血流动力学反应[33](图 7.2)。这个发现并不具有普遍

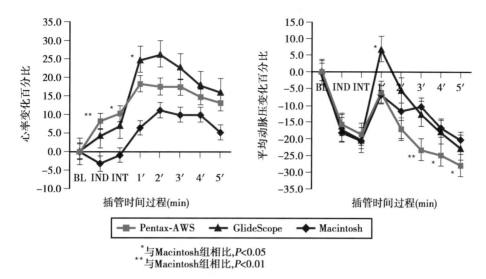

图 7.2　使用 Pentax-AWS、GlideScope 或 Macintosh 喉镜进行气管内插管时心率(左)和平均动脉压(右)与基线的百分比变化。数据值表示为平均值±标准误。BL,基线;IND,诱导后 1min;INT,插管;1′至 5′,气管插管后的分钟数(From Tsai P, Chen B. Hemodynamic responses to endotracheal intubation comparing the Airway Scope, GlideScope, and Macintosh laryngoscopes. *Internet J Anesthesiol*. 2010;24(2).)

性。比较 Pentax-AWS 与 Macintosh 喉镜检查的早期研究报道,插管后收缩压、舒张压或心率没有显著差异,两项单独的研究比较 GlideScope 和 Macintosh 喉镜也未能发现用这些装置插管后血流动力学反应有显著差异[34,35]。更小刺激的插管装置缺乏血流动力学优势的一个可能的解释是,气管内插管的行为比喉镜检查本身更具血流动力学刺激性。例如,一旦气管导管(endotracheal tube,ETT)超过声带,即使用光棒探条插管亦不能防止血流动力学刺激[36]。

硫喷妥钠或丙泊酚和芬太尼全麻诱导下置入喉罩(laryngeal mask airway,LMA)引起的心血管及内分泌反应较喉镜置入及气管插管时小[37-40]。喉罩的优点是避免了喉镜对分布有迷走神经的声门的刺激,较浅的全麻即可满足需要。此外,气道控制不要求肌肉松弛,可以进行自主通气,避免了正压通气对血流动力学的不良影响。相反,丙泊酚诱导后使用插管喉罩进行气管插管,引起的血流动力学和内分泌反应和直接喉镜置入气管插管类似[41]。故如果必须进行气管插管,插管喉罩和其他较小刺激的装置不具备对血流动力学影响的优势。值得注意的是,与气管内插管或置入喉罩相比,发现放置联合导管(Kendall-Sheridan Catheter Corp.,Argyle,NY)会导致血压和儿茶酚胺释放显著增加[40]。

无论采用哪种技术来控制气道,必须强调的是,机体对气管插管的高血压-心动过速反应是麻醉不足的一种表现,这通常是由于在多次插管失败的尝试下不能维持适当的麻醉水平。长时间插管时间可以影响压力反射,快速的首次尝试成功也是特别重要的,多次尝试与血流动力学并发症风险增加有关,包括心动过缓和心搏骤停[7,42]。

表面麻醉及局部麻醉

上呼吸道表面麻醉可有效地减轻气管插管时的血流动力学反应[43,44]。已证实气道表面麻醉基本上不如利多卡因全身用药更有效。在全身麻醉过程中,粗暴地置入喉镜和滴注利多卡因溶液与气管插管可产生相同的不良反应[45](图7.3)。此外,利多卡因溶液喉气管喷雾本身对成人可产生明显的心血管刺激,对儿童可产生与气管插管相关的心动过缓反应[46]。进行上呼吸道利多卡因表面麻醉时,气管插管前至少应有 2min 的间隔待麻醉起效[47]。

良好的气道表面麻醉是行清醒软镜插管(flexible scope intubation,FSI)比 DL 插管产生更少心血管反应的原因[48]。在全身麻醉下对患者进行的后期研究表明,两种插管模式之间在血流动力学影响方面没有差异。在患者进行清醒插管时,因为局部表面麻醉可以抑制 ETT 放置在声门以下所引起的更大的刺激[49,50]。这进一步支持了这样一种观点,即气管插管时,ETT 比喉镜检查刺激更重,是气管插管对血流动力学反应的主要驱动因素。

增加所用利多卡因的浓度,从而增加总剂量,并没有带来任何增加的益处,尽管它可以改善 FSI 期间的插管条件[51,52]。虽然 2% 和 4% 利多卡因通过插管软镜(flexible intubation scope,FIS)的"即用喷雾"技术提供了相似的插管条件和血流动力学特征,但前者总体剂量较小,血浆药物浓度水平低,从而降低毒性风险[52]。较低浓度的利多卡因(1%)可提供更低的血浆药物浓度水平和相似的血流动力学,但在气道操作前用于表面麻醉时,提供的

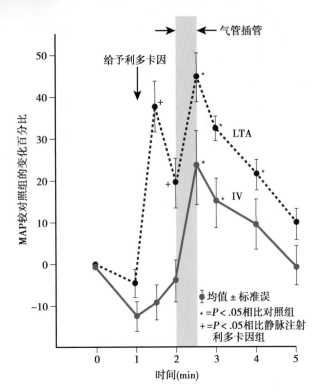

图 7.3 静脉注射或气管内滴入利多卡因后,气管插管时的反应平均动脉压(MAP)(From Hamill JF, Bedford RF, Weaver DC, Colohan AR. Lidocaine before endotracheal intubation: IV or laryngotracheal? *Anesthesiology.* 1981; 55: 578.)

插管条件不如雾化 2% 利多卡因理想[51]。

与气道表面麻醉相比,气道局部麻醉效果并不完全相同,已有证据显示区域气道感觉神经阻滞可防止插管时的血流动力学反应。喉上神经支配喉部的上表面,舌咽神经支配口咽。在舌骨的每个角上放置局部麻醉剂可以阻滞喉上神经。在腭咽弓或腭舌褶皱处进行舌咽神经的阻断[53,54]。但是,喉部和气管的下表面需要表面麻醉,因为它们受到喉返神经和迷走神经支配,不能直接阻滞(参见第 12 章)。

通过 ETT 滴注利多卡因以防止严重颅脑损伤患者的脑血管血流动力学改变可能有一定的好处。同体温下 1.7mg/kg 利多卡因缓慢(1mL/s)通过一根导管进入 ETT 末端,不接触气管黏膜,这种方法下接受治疗的患者有效率为 50%[55]。

吸入麻醉药

确定有效抑制(或减轻)气管插管时的血流动力学及颅内压反应的麻醉药剂量十分困难。围术期间进行气管插管,是典型的引起短时反应的操作,其药物浓度在血液和效应部位迅速波动。能预防插管反应的药物在气管插管前后产生明显的心血管抑制作用。同时,由于缺乏良好对照的量效药物研究,已有的研究所提供的信息对于临床医生来说参考价值不大。

对于吸入麻醉剂而言,1MAC 浓度下的氟烷-氧化亚氮(笑气)和氧化亚氮-吗啡吸入麻醉时气管插管引起的心血管刺激非常明显[56]。因此,简单的外科切皮时需要 1.5~1.6MAC(MAC-BAR)以防止肾上腺素能和心血管反应,1 个 MAC 浓度吸入药作用不足就不足为奇了[57]。成人七氟烷吸入预防气管插管时的呛咳反应 50% 的患者高达 4.5%(2MAC)[58],同样,儿童吸入的计量接近 2.7%(1.3MAC)[59]。

相应地,抑制气管插管心血管反应的吸入麻醉药剂量非常高,从而造成气管插管前明显的心血管抑制[60]。从脑血管角度看,这种方法不太适用于临床,高浓度吸入麻醉药扩张颅内顺应性差的患者的脑血管,明显升高颅内压。此外,脑血管疾病或脑损伤患者在插管前动脉低血压和脑灌注压降低是不可接受的。

静脉药

丙泊酚、巴比妥类、苯二氮䓬类药物抑制插管时的血流动力学及颅内压反应的剂量可产生低血压[61-63]。以依托咪酯为例,抑制插管心血管反应的剂量对脑皮质表面脑电波产生暴发性抑制,使大脑产生深度抑制[64]。因为依托咪酯在深度麻醉时可维持较平稳的血压,故其可能是目前唯一既可抑制心血管反应又不产生低血压,不影响冠脉和脑灌注的静脉药。单独使用一种静脉药或吸入药(依托咪酯除外)达到抑制插管时高动力血流动力学反应的麻醉深度,在临床上是不可行的,应该使用多种麻醉药物或辅助药,或两者联合用药以加深麻醉作用,降低血流动力学影响。

阿片类药物是最常与静脉或吸入麻醉药共同给药的辅助药,以促进麻醉诱导和随后的气道操作。在这方面的使用源于在心脏储备不足的患者中使用 N_2O-麻醉剂的历史方法。芬太尼(及其衍生物)具有更高的效力和更快的起效,已成为抑制插管血流动力学反应的优选阿片类药物。在静脉注射后 10min,芬太尼可能无法达到中枢神经系统中峰值效果[65]。芬太尼抑制血流动力学反应呈梯度变化:诱导前几分钟给予 $2\mu g/kg$ 静脉注射,在硫喷妥钠和琥珀胆碱 RSI 时,只能部分预防高血压和心动过速,而 $6\mu g/kg$ 更加有效[66]。Chen 等报道,使用 $11\mu g/kg$ 和 $15\mu g/kg$ 静脉注射芬太尼,几乎完全抑制了对插管的血流动力学反应,而更高的静脉注射剂量(30~$75\mu g/kg$)仅用于非常严重的插管反应[67]。有趣的是,在使用阿片类药物诱导后 FSI 插管的患者中,与未使用的患者相比,芬太尼预处理减少了对插管的交感神经反应,但并没有降低 DL 的患者的反应,这表明相对于 DL 引起的刺激,芬太尼对 ETT 通过气管的刺激抑制更有效[68]。

芬太尼不是短效药物,其用量能抑制插管时的心血管反应,但亦有术后延迟呼吸抑制的危险,需要权衡其利弊。考虑这种情况,人们发现静脉滴入丙泊酚使脑电双频指数(bispectral index score,BIS)值减小到 45,于插管前 10min 静脉给芬太尼 2μg/kg,较麻醉前明显抑制心率或血压升高[10]。使用 2μg/kg 芬太尼及单次浓度为 2.0~3.5mg/kg 丙泊酚后气管插管,可得到上述类似结果[10]。

芬太尼和丙泊酚在静脉单次给药后,效应部位浓度达到平衡分别需要 6.4min 和 2.9min[10]。与其他诱导药物同时给予芬太尼注射的常规做法预计不会产生所需的减弱血流动力学反应的效果,因为插管时药物还未在起效部位的充分积累。相反,插管后出现的峰值效应可能是气管内插管和手术切皮之间观察到的低血压的合理原因。为减少血流动力学刺激,喉镜置入和气管插管的时机应与这些药物的高峰时间相符合。

起效快和消除时间短的阿片类药物影响插管心血管反应,较芬太尼更优。阿芬太尼比芬太尼的稳态分布容积更小,消除半衰期更短[69]。Miller 等进行的一项随机安慰剂对照剂量研究表明,15~45μg/kg 阿芬太尼的诱导前静脉注入可有效地抑制血管动力学和儿茶酚胺对气管插管的反应[70]。

瑞芬太尼能有效地抑制插管血流动力学反应,但经常在气道操作前后出现心动过缓和/或低血压[71]。许多研究使用迷走神经抑制剂以避免插管时心动过缓,其风险是心率增快。瑞芬太尼在血液和效应部位的分布半衰期是 1.3min[72],由于组织和血浆中酯酶的水解作用,其半衰期短至 3~5min[73]。瑞芬太尼复合小剂量丙泊酚和非去极化肌松剂,抑制血流动力学反应剂量的输注速率是 0.25~1.0μg/(kg·min)[74]。使用硫喷妥钠和琥珀胆碱快速诱导插管,瑞芬太尼最适剂量是 1.0μg/kg,注药时间大于 30s,诱导后 1min 可置入喉镜。单次剂量 1.25μg/kg 时引起心动过缓,而 0.5μg/kg 时仍可出现心血管刺激[75]。另一份报道的推荐剂量是瑞芬太尼 1μg/kg 超过 30s,其次是硫喷妥钠 5mg/kg、罗库溴铵 1mg/kg 超过 100s,均能比利多卡因和艾司洛尔更有效地减弱 RSI 引起的血流动力学反应[76]。对于对阿芬太尼或瑞芬太尼引起的低血压特别敏感的老年患者,应注意这些药物的使用[77]。

静脉注射右美托咪定通过激活中枢突触前 α₂ 肾上腺素能受体起到镇静/催眠和儿茶酚胺抑制剂的作用,这些受体减少中枢交感神经递质释放的同时减轻外周交感神经症状。这些特性引起了对其抑制插管的血流动力学反应和潜在减少围手术期缺血事件的研究。Kunisawa 等的研究表明,静脉注射剂量为 1μg/kg 右美托咪定 10min,然后在麻醉诱导前 15min 以 0.7μg/(kg·h)的速度连续输注,减缓心血管气管插管的心血管反应,同时尽量减少

麻醉诱导相关的血压下降[78]。随机试验荟萃分析评估围手术期使用 α₂ 肾上腺素能受体激动剂(包括右美托咪定和可乐定),结果显示手术患者死亡率和心血管并发症的发生率显著降低[79]。

静脉利多卡因也可抑制插管时的血流动力学及脑血管反应。利多卡因单次 1.5mg/kg 静脉用药,可增加相当于 0.3MAC 麻醉作用[80]。采用大剂量芬太尼麻醉[81]或硫喷妥钠-N₂O-O₂ 复合浅麻醉时,辅助用利多卡因(3mg/kg)能有效地降低插管时血流动力学反应[82]。但小剂量利多卡因(1.5mg/kg)无明显降低喉镜置入及插管的血流动力学反应的作用[83,84]。

全身麻醉时使用利多卡因可降低大脑氧代谢率和脑血流,降低颅内顺应性下降患者的颅内压[85]。此外,利多卡因辅助用于可疑颅内高压患者插管时能有效地抑制颅内压升高。然而,据报道,只有一项人类研究专门评估了这一理论。Bedford 及其同事在诊断为脑肿瘤的 20 名患者中比较了 1.5mg/kg 静脉注射利多卡因和安慰剂。在插管前 2min 给药时,利多卡因未能阻止颅内压从麻醉前基线上升,尽管增加的效果比安慰剂组更为适中(−12.1mmHg;95% 置信区间 −22.8 ~ −1.4mmHg;P = 0.03)[86]。系统评价强调缺乏直接的益处,该研究未能确定任何证据表明在 RSI 之前用利多卡因预处理可持续降低颅内压或对神经系统起到积极作用[87]。

对于有颅内高血压风险的患者,重要的是既能用药物控制插管时的心血管反应,又要对颅内压的影响最小。如果存在严重的颅内高血压风险,通常可以避免使用作为脑血管扩张剂的药物,如挥发性麻醉剂、硝酸甘油、硝普钠或肼屈嗪。

非麻醉类药物

减轻插管心血管反应的最后方法,是使用直接作用于心血管系统的预防性血管活性药物。这个方法由 De Vault 和其同事 1960 年提出,他们发现,在巴比妥-琥珀胆碱浅麻醉时,插管前静脉给予酚妥拉明 5mg 预处理,可预防高血压和心动过速反应[88]。随后,大量文章亦主张在插管前预防性使用多种血管扩张剂和肾上腺素能阻滞剂。提到的药物是地尔硫草、维拉帕米、尼卡地平[89-92]、肼屈嗪[93]、硝普盐[94]、硝酸甘油[95]、拉贝洛尔[96]、艾司洛尔[90,97-99]和可乐定[100,101]。实质上,这些药物与安慰剂相比,在某种程度上有效,尤其大剂量使用时。

艾司洛尔经过最好的研究,在多中心大样本空白对照试验中,艾司洛尔 100mg 或 200mg 可抑制插管血流动力学反应,当复合中等剂量阿片类药物时,作用尤为明显[90]。艾司洛尔剂量为 200mg 时,与安慰剂相比,低血压发生率增加一倍。其他研究中,较小剂量的艾司洛尔(1mg/kg)与安慰剂相比,对喉镜置入和插管时血流动力

学反应的影响无差异[88]。最近,利多卡因(1.5mg/kg)和艾司洛尔以 1mg/kg 的剂量组合有效减弱了对气管插管的升压反应,但效果不如 1μg/kg 瑞芬太尼[76]。目前,任何这些药物的最佳使用量都未确定,尽管它们作为 RSI 的辅助用药是合理的,但具体推荐剂量缺乏研究证据支持。

气管插管对气道的影响

上呼吸道反射

由于上呼吸道要防止有害物质侵入,对呼吸气体交换起保护作用,故鼻子、口腔、咽、喉、气管和隆突分布有丰富的感觉神经末梢,并有迅速运动反应。麻醉医生尤其应熟悉声门闭合反射(喉痉挛),其在职业训练早期会不可避免地遇到这一情况。打喷嚏、咳嗽和吞咽反射在上呼吸道反射中同样重要。

喉痉挛和插管时心血管反应的传入途径,由刺激会厌的前上部开始,通过舌咽神经传入,同时也由会厌水平及向下气道的刺激通过迷走神经传入。喉痉挛反射由迷走神经传出至声门介导,实际是单突触反射,主要见于浅麻醉患者,迷走神经支配的感觉神经末梢被刺激后即发生,自主呼吸也不能克服此反射。

无效腔

严重慢性肺疾病患者可能感觉气管插管或气管切开术后呼吸更容易。这种改善极可能是由于无效腔减少所致。由尸体测量得到,正常的胸腔外解剖无效腔大约是 70~75mL[102]。气管内的精确容量可根据圆柱体积(V)公式 $V = \pi r^2 \cdot l$,计算出来,其中 r 为导管半径,l 为导管长度。当气管内径(ID)8mm,管长 25cm,容量为 12.6mL,则插管可减少无效腔约 60mL。气管切开导管比口腔气管导管短,无效腔更小,占潮气量比率差别可以忽略不计。

对于健康成人,这种无效腔减少与正常的潮气量相比也是可以忽略不计的,其作用也可忽略。而严重限制性肺疾病患者,如脊柱后侧凸末期,潮气量可低到 100mL,气管插管则作用重大。同样,肺气肿患者用口呼吸到气管切开,变化是所需分钟通气量减少,全身氧耗也减少,可能与呼吸做功减少有关[103]。患者所需分钟通气量的减少超过对阻力增加的代偿。

上气道阻力

麻醉医生很清楚绝大多数麻醉患者以内径 6mm 的气管导管即可维持足够的通气。内科医生对于呼吸衰竭患者,常常要求气管导管最小内径至少为 8mm。应当了解导管型号相适应的临床情况。6mm 气管导管的高阻力对要求低分钟通气的全身麻醉不成问题。相反,呼吸衰竭患者所要求的高流量会增加小内径气管导管的阻力。

气管导管固定在上气道,其产生的阻力对于自主呼吸患者是一种机械重负,降低了气道口径,增加了气道阻力。通过气管导管的气流由通过导管和导管内阻力的压差决定,自主呼吸产生的是低于大气压的压力,机械通气产生的是正压。

气管导管的阻力受导管形状及两种类型的摩擦力的影响。这两种摩擦力分别来自气体分子本身和管壁及气体分子之间[104,105]。分泌物或金属丝加强导致导管表面不规则,可产生更大的摩擦力和更大的阻力[106]。气管导管或气管切开比正常上呼吸道的阻力更高[107,108]。

压差和流量的关系取决于流体的特性:层流、湍流或二者混合。气管导管中,湍流占主导。湍流中,测得的阻力不固定并随着流速变化,高流速时会变得更高。层流的压力与流速成比例,气管导管中推动湍流气体的压力与流速的平方成比例。这种关系可描述为抛物线图,如图 7.4。导管阻力在层流中与半径的 4 次方成比例(泊肃叶定律),而在湍流中与半径的 5 次方成比例。假设湍流,6mm 气管导管的阻力与 8mm 插管相比是($4^5/3^5$),或高 4.2 倍,如图 7.4。压力-流速图的斜率是阻力。图形的抛物线形说明导管内气流的性质主要是湍流。

虽然气管导管的阻力可能几倍于正常上呼吸道的阻

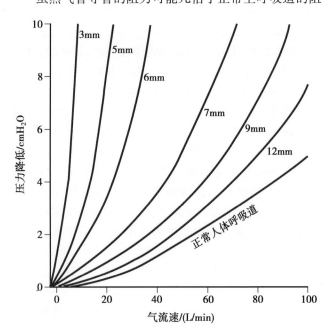

图 7.4 不同型号导管内流速压力 0~100L/min 时的压力曲线。注意呼吸衰竭患者,在 6mm 和 7mm 气管导管气流速增加时的明显不同(Adapted from Nunn JF. *Applied Respiratory Physiology*. London:Butterworths;1987.)

力,在低分钟通气时几乎没有影响。典型的峰值吸入气流是 25~30L/min,上呼吸道必须要接近 $0.5cmH_2O$ 压差来克服阻力[109]。其相当于呼吸总做功的 10%。气管导管产生的两倍或三倍的阻力在临床上不影响呼吸总做功[110]。

理论上,患者本身的气道比任何型号导管的阻力都要小。但插管时间延长的患者可能没有正常的气道。事实上,某些迹象表明呼吸做功在拔管后实际上是增加的,可能与高气道阻力有关[111,112]。如果患者有可能拔管,应当去试图拔管,而不是更换导管型号,同时也要意识到有二次插管的可能。另外,压力支持通气可用于补偿小气管导管所致的呼吸功增加,直到拔管条件成熟[113]。

气管切开导管比相同直径的气管导管短,阻力小。新鲜气管切开导管和内径相似的气管导管对呼吸做功的影响几乎没有差别[114]。另一方面,气管切开对于需长期气管插管和机械通气的患者,似可减少呼吸做功。这种自相矛盾的说法可能与气管插管时间过长后内径变小有关,或许与分泌物黏附或表面结构改变有关[115]。后者可解释患者停止机械通气有时比气管切开后停止更容易[116],也反映了呼吸畅通时,停止呼吸支持可增加患者的舒适感。

下气道阻力

麻醉诱导后支气管痉挛不常见,但对其应有足够的认识,可能是与气管插管有关的反射反应。某些研究提供了支气管痉挛发生频率的数据。Tiret 等研究了诱导时的并发症,指出支气管痉挛造成诱导期致命或几乎致命的并发症,占 5.3%[117]。Olsson 报道的大样本研究中,总数136 929 例中 246 例发生支气管痉挛,相当于 1.7‰[118]。毫无疑问,准确的数据依赖于病例的数。

因为越来越多的使用异丙酚作为诱导剂(异丙酚在预防这种并发症方面比硫喷妥钠更有效),因此插管后支气管痉挛的发生率可能有所下降。然而,由于急性支气管痉挛引起的通气问题和缺氧仍然是重要的麻醉诱导问题[119]。

临床支气管痉挛发生率很低,气道阻力反射性增加发生更频繁。喉与主气管的受体可引起插管远端大气道收缩,并可能波及更小的气道[120]。Gal 的研究支持这个假设,他发现志愿者表面麻醉下气管插管,其下气道阻力增加[121]。(图 7.5)

接受硫喷妥钠麻醉的健康个体在气管插管后也发生喉痉挛[122]。在麻醉前采用 β 肾上腺素能激动剂(沙丁胺醇)或吸入抗胆碱酯酶剂(异丙托溴铵)治疗的患者,插管后测量气道阻力,明显低于安慰剂治疗患者。(图7.6)

气道阻力增加可能与体内平滑肌张力改变、气道水

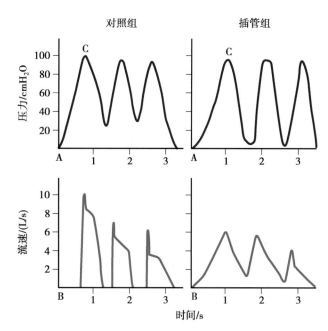

图 7.5　志愿者气管插管前和后三个连续咳嗽时的压力(A)和流速(B)曲线。注意插管后压力和流速轻度下降(From Gal TJ. How does tracheal intubation alter respiratory mechanics? *Probl Anesth*. 1988;2:191.)

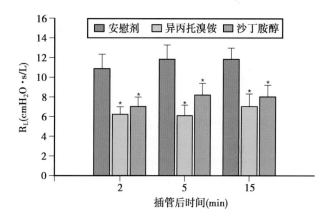

图 7.6　患者安慰剂、肾上腺素能受体激动剂沙丁胺醇或抗胆碱能抑制剂异丙托溴铵用药后气管插管 2min、5min、15min 的肺阻力。每种药物都降低硫喷妥钠-阿片诱导麻醉插管 15min 后的肺阻力(From Kil HK, Rooke GA, Ryan-Dykes MA, et al. Effect of prophylactic bronchodilator treatment on lung resistance after tracheal intubation. *Anesthesiology*. 1994;81(1):43-8.)

肿或管腔内分泌物有关。这些因素由细胞内、细胞外的神经激素因素控制。气道操作后的气道口径快速改变主要取决于气道平滑肌的副交感神经系统兴奋[123,124]。在中央大气道中,胆碱能神经支配占优势,其传出神经起自脑干迷走神经核与位于气道壁中的神经节以突触连接。节后副交感神经释放乙酰胆碱,兴奋气道平滑肌毒蕈碱受体,平滑肌收缩。毒蕈碱受体阻断剂有阻断平滑肌收缩的作用,可全身用或吸入抗胆碱能药物。

气管插管也可通过呛咳引发支气管痉挛。呛咳减少

肺容量,明显增加刺激时的支气管收缩[125]。若患者气道属于高反应性,预防气管插管时呛咳,可辅助采用加深麻醉或肌松剂,使支气管痉挛发生率降为最低。

气管导管阻力及呼气

正常患者在适当提高分钟通气量的情况下呼吸,呼气通常能在下一个吸气开始前完成的。相反,阻塞性肺疾病患者在下一个吸气开始前不能很好地完成呼气。这种情况下,吸气在呼气达到功能余气量(functional residual capacity,FRC)前开始,导致肺泡内持续正压。这种现象称为内源性呼气末正压或动力性高充气,引起气流受阻、胸膜腔内压增高、血流动力学障碍[126]。

内源性呼气末正压多见于阻塞性肺疾病伴高分钟通气量的患者,偶尔见于高分钟通气的气道相对正常患者。这种情况见于烧伤或脓毒血症患者,他们的分钟通气量需要 30~40L。在这些情况下,气管导管内阻力可限制呼出气流,不能进行充分的呼气[127]。实验证实,气管导管内阻力与自动呼气末正压的幅度直接相关。麻醉下,气管导管呼气时的主要阻力对一般患者没有影响,但除外危重患者。此外,高分钟通气量[116]和双腔管行单肺通气的患者常见到与气管导管阻力相关的低水平自动呼气末正压。

功能余气量

气管插管对功能余气量的作用一直有争议。重症护理人员很清楚,呼吸衰竭患者恢复后,其氧合作用在拔管后已经改善。这种改善归于"生理呼气末正压"——即假设正常情况下声门可产生一定正压,使呼吸维持在较高肺容量下进行。气管导管去除了声门的障碍,降低肺容量。但气管内正压从未被证实过,对清醒气管插管志愿者所做的研究中,未测得功能余气量的相应改变[128-130]。

相反,对呼吸衰竭好转后的患者所做的研究中,拔管前后得到了不同的结论。拔管后功能余气量和动脉氧分压都增加,支持气管插管减少功能余气量的结论[131]。对兔进行的研究解释了这些不同的结论:正常兔插管后氧合作用和气管内压无关,而呼吸衰竭动物模型组,气管插管使氧合作用更差[132]。这些结果说明,兔通过声门闭合维持气管内正压以代偿呼吸衰竭,而气管导管对功能余气量的影响取决于潜在的呼吸状态。

咳嗽

人们普遍认为气管插管后气管导管会降低咳嗽的作用,常见的是断开气管插管,刺激患者咳嗽,气管导管中可见痰栓。清醒插管的志愿者中,气道峰流量降低,但足以清除分泌物[121]。气管导管能够作为支撑物防止气管

塌陷。分泌物虽然能被移至大气道,但气管导管会妨碍痰的有效排出。大气道塌陷是产生排痰阻力的最大因素,这就是为何要用吸痰管辅助清除气管内的分泌物的原因。

气体湿化

正常情况下,上呼吸道每天加温、湿化、过滤 7 000~10 000L 吸入气体,加起来相当于对气体加入 1L 水。气管插管使上呼吸道"短路",未充分湿化气体必须在气管中加温湿化。麻醉患者呼吸干燥气体,10%平均代谢率用于对这些气体的处理[133]。气管纤毛黏液的传送是呼吸道的重要防御机制,吸入干冷气体对气管纤毛黏液的传送有明显影响。吸入不适宜气体可迅速引起黏膜纤毛异常运动,致使气管分泌物浓缩、结痂[134,135]。这一改变在气管插管后 30min 即可出现,理论上能增加胸廓活动受限患者的术后并发症。因此,应保证对所有气管插管患者的吸入气体进行处理,除外非常短时的气管插管。

气管插管反应的控制及处理

预防上呼吸道反应

气管插管时呛咳和喉痉挛是机体的正常保护性反应。绝大多数情况下,机体要防止异物侵入,并从气管排出去。在麻醉诱导或拔管时,这些反应令人烦恼。呛咳在肺容量降低时引起支气管痉挛,当肺容量降到残气量时血氧无法氧合。喉痉挛可引起血气异常,严重威胁生命。因此,麻醉医生应常规运用表面麻醉,吸入麻醉或静脉给药预防这些反应。

使用 NMBD 后气管肯定能抑制上气道反射。单独依靠加深全麻深度阻止喉和气管反射是很难的[136]。那么,当情况不允许使用 NMBD 时,麻醉医生必须考虑如何综合运用避免插管,使用局部麻醉和表面麻醉、深度全身麻醉等这些方法,预防插管时的不适、作呕、呛咳、喉痉挛等不良反应。

操作要点:尽量减小对气道的刺激

虽然喉罩置入比直接使用喉镜和气管插管伤害小,但该过程的刺激仍较大。例如,Scanlon 等观察到,硫喷妥钠 5mg/kg 诱导后插入喉罩,60% 作呕,30% 喉痉挛,19% 呛咳[137]。使用丙泊酚 2.5mg/kg 诱导,这些不良反应可减少 2/3,但没有消除它们。所以,必须采用局部和/或全身麻醉,以抑制任一气道操作引发的上呼吸道保护性反射。

表面麻醉及局部麻醉

口腔和鼻腔表面麻醉可容易地使用表面麻醉喷雾或

凝胶进行。利多卡因和地卡因一样有效,毒性小,复合血管收缩剂能提供同样的插管条件[138-140]。表面麻醉前30~60min给予抑制腺体分泌类药物能提供更好的麻醉及插管条件。分泌物减少能减少麻醉药稀释,提供更好的插管条件。

声门上喉部的神经支配来自喉上神经传入感觉神经,是迷走神经的分支,进行双侧阻断可改善插管条件[141]。喉上神经阻滞是在舌骨后角处阻断喉上神经的传导。当联合使用鼻腔或口腔表面麻醉,声门下喉部得到充分麻醉。神经阻滞提供的良好插管条件,让大多数患者插管时没有呛咳、作呕、喉痉挛。神经阻滞能成功抑制插管反射,仔细地对喉部喷雾进行表面麻醉,同样可成功地抑制上气道反射。鼻腔抽吸有助于药液到达喉部。表面麻醉可免除患者的两次注射。

声门下喉部的感觉神经支配来自喉返神经,走行于气管表面的后外侧。同样,表面麻醉比神经阻滞更适宜抑制插管反射。几毫升4%利多卡因环甲膜穿刺可获得极好的感觉阻滞。

抑制插管时气道反射,表面麻醉和神经阻滞有明显作用。某些研究证实,术前或术中施以表面麻醉能抑制拔管时呛咳和喉痉挛[142]。对扁桃体摘除患者的随机研究发现,插管时以利多卡因表面麻醉,拔管时喘鸣或喉痉挛的发生率从12%降至3%[143]。LITA 气管内导管包含一个小管,能在置入气管导管后向上气道喷雾。拔管前使用这个装置对气管导管进行喷雾,呛咳减少60%多,呛咳的严重程度也降低[144]。

据报道,插管后使用利多卡因-碳酸氢钠水溶液而不是空气来填充 ETT 的气囊也有助于减少刺激现象[145,146]。用40mg 利多卡因(2mL 2%溶液)加入 ETT 气囊,然后加入3~7mL 8.4%碳酸氢钠,没有出现气囊泄漏导致咳嗽、躁动和血压显著降低的不良情况。此外,与气囊充空气相比,术后咽喉疼痛、术后发音困难和拔管后声音嘶哑都减少了。当使用该技术时,在气囊充液后 2h,40mg 利多卡因中有超过 50%仍然保留在溶液中,并且即使在手术6h 后也仅释放了约75%[145](图 7.7)。由于标准的 8.4% NaHCO₃ 是碱性溶液,计算 pH 为 7.8(范围为 7~8.5),因此向 2mL 2%利多卡因添加 2mL 以上的碳酸氢盐(计算pH 为 6,范围为 5~7)注入 ETT 气囊中,得到 pH 为7.95~8.09 的溶液;这导致在气囊破裂时会有气管黏膜烧伤的危险。然而,2mL 2%利多卡因与 8.4%与 1.4%碳酸氢盐溶液的直接对比报告显示,两种方式对减少术后咽喉疼痛和各种不良反应有相似的效果[146]。在临床实践中,通过在 10mL 注射器中使用以下组合可以实现有效的风险-收益平衡:5mL 1%利多卡因,1mL 8.4%NaHCO₃ 溶液和 4~5mL 无菌稀释剂(JP Estebe,personal communication,2010)。作为一种可能更简单的替代方案,在插管前

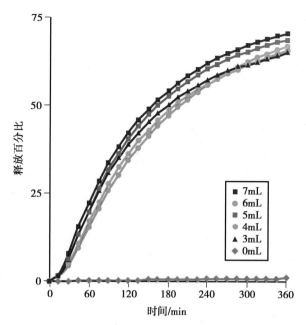

图 7.7　体外释放利多卡因的百分比作为时间的函数,气管导管气囊填充 2mL 2%利多卡因(40mg)和 8.4%碳酸氢钠溶液分别加入 0mL、3mL、4mL、5mL、6mL 或7mL(From Estebe JP,Dollo G,Le Corre P,et al. Alkalinization of intracuff lidocaine improves ETT-induced emergence phenomena. *Anesth Analg.* 2002;94:227-230.)

喷洒在 ETT 气囊外侧的盐酸苄达明(1.5mg/mL)也可减少术后咽喉疼痛[147]。

静脉用药

实际上,如果药物剂量足够大,所有静脉药物可以抑制插管时的呛咳反应。但是,若以抑制意识和心血管反应相同的程度进行比较,不同药物抑制上呼吸道反射的药效不同。丙泊酚-阿片麻醉,即使不用肌松剂,也足以为某些患者进行气管插管[148]。相反,临床上,满足外科手术需要剂量的氯胺酮,似乎能增加喉反射。

静脉利多卡因经常用于气管插管或拔管时抑制呛咳和/或喉痉挛。尽管研究在证实其有效性上并不一致,但有足够的证据支持利多卡因的使用[149,150]。由于缺乏利多卡因的血清水平,所以无法证实研究的有效性。利多卡因注射剂量为 1.5mg/kg 或更高,注射后 1~3min 达最大作用,所对应的血浆水平超过 4μg/mL。

静脉利多卡因抑制呛咳的作用似乎归于全麻诱导之外的因素,因为以利多卡因治疗的清醒患者可见到咳嗽反射受到抑制。利多卡因的止咳作用和哌替啶及硫喷妥钠的比较研究证实,在相同的止咳作用时,哌替啶及硫喷妥钠可致严重呼吸抑制,而利多卡因则无呼吸抑制[151]。

静脉利多卡因是否抑制喉痉挛仍存在争议。研究发现,扁桃体摘除患者静脉给予利多卡因 2mg/kg,1min 后

拔管,可抑制喉痉挛[152]。另一个研究中,扁桃体摘除患者静脉注射利多卡因 1.5mg/kg,未发现明显作用[153]。最近对儿童喉痉挛研究的荟萃分析显示,静脉注射利多卡因和局部利多卡因可有效地降低儿童喉痉挛的发生率[154]。

防止支气管痉挛

气管插管后,可发生支气管痉挛。早期记录中,发生于健康个体多为一般程度。但气道反应性高的患者可反应过度,危及生命。这种反应的预防和治疗可以通过表面麻醉,吸入支气管扩张剂或静脉药进行。吸入麻醉药也能通过直接被平滑肌吸收或抑制反射来抑制支气管痉挛。

插管后支气管痉挛可能是胆碱能受体介导的。传入副交感神经纤维分布于支气管平滑肌,兴奋支气管平滑肌上 M_3 受体引起支气管痉挛。此外,气道平滑肌上 M_2 胆碱能受体的刺激通过抑制 β 肾上腺素能介导的平滑肌松弛增强支气管痉挛[155]。

操作要点:尽量减小对气道的刺激

避免气管插管最合理的第一步是减少气道刺激和支气管痉挛。若需要全身麻醉,为防止支气管痉挛,喉罩可以替代气管插管,但如前面提到的,没有肌松剂时,喉罩不能预防呛咳[137]。与全麻诱导后插管相比,喉罩似乎能减少下气道阻力。这种差别可能归于气管导管诱导的可逆性支气管痉挛[156,157]。此外,在支气管肺发育异常的未成熟婴儿及无肺疾病的成人进行喉罩置入与气管插管相比,使用喉罩者肺部并发症减少,改善了患者的肺功能[158,159]。

表面麻醉

研究证明,表面麻醉下志愿者清醒气管插管后,下气道阻力成倍增加[128]。支气管痉挛反射很强,局部麻醉足以使志愿者耐受插管,但不能预防支气管痉挛。哮喘患者清醒纤维镜气管插管的研究证明,在插管后第 1 秒用力呼气容积(FEV_1)明显减少。尽管利多卡因在预防支气管痉挛方面不像沙丁胺醇那样有效,但表面应用利多卡因对局部还是有缓解作用[160]。

静脉用药

人们已经对多种扩张支气管功能的药物进行了研究。虽然静脉注射 β 受体激动剂能明确地扩张支气管,但吸入给药要优于非胃肠道给药途径[161-166]。麻醉诱导药中,大量实验证据提示氯胺酮通过非 β 受体机制可直接和间接地松弛气道平滑肌[167]。但支持氯胺酮用于支气管痉挛预防或治疗的临床资料多是无对照的或实验不

严格[168-170]。这可能与缺乏对一系列氯胺酮剂量的评估以及由于其副作用包括烦躁不安和交感神经刺激,因而没有常规大剂量使用氯胺酮有关。

丙泊酚、咪达唑仑、依托咪酯在体外都有松弛气道平滑肌的作用,尽管总体上来说,效应部位的浓度较临床浓度高[171-175]。相反,巴比妥类有直接支气管收缩作用[176]。丙泊酚可能通过抑制迷走神经张力间接引起气管收缩[166,177]。临床上,对于减少哮喘和非哮喘患者的喘息和气道阻力,丙泊酚优于巴比妥类和依托咪酯[178-180]。当哮喘患者使用等效的硫喷妥钠、美索比妥或丙泊酚诱导时,丙泊酚组的哮喘患者气管插管后无喘鸣,而两种巴比妥组都有明显的喘息发病率[178](图 7.8)。

在动物实验中,静注利多卡因可减弱由各种实验手段诱发的支气管收缩[181,182]。对支气管高敏感人群,静脉利多卡因能抑制组胺引起的支气管收缩反应,并与沙丁胺醇有协同作用[183]。但是,哮喘患者静脉利多卡因(1.5mg/kg)或吸入沙丁胺醇的双盲安慰剂对照实验研究发现:沙丁胺醇比利多卡因更好地抑制插管后支气管痉挛[184]。尽管利多卡因可能抑制反射诱导的支气管痉挛,但它也可能在没有反射机制的情况下引起支气管平滑肌的收缩。在一项对 15 名哮喘患者的研究中,静脉注射利多卡因减小了计算机断层扫描评估的总肺容量的气道直径,导致 FEV_1 显著下降[185]。一例病例报告强调了这种不良反应,用于促进插管时静脉注射利多卡因 1.5mg/kg 与 17 个月大的轻度间歇性哮喘患儿的短暂支气管痉挛相关[186]。已发表的最佳证据评价也未能支持在患有哮喘状态的患者插管期间使用静脉注射利多卡因[187]。故若不同时吸入 β 受体激动剂,静脉利多卡因抑制支气管痉挛上的效用尚不明确并且存在气道阻力恶化的潜在风险。

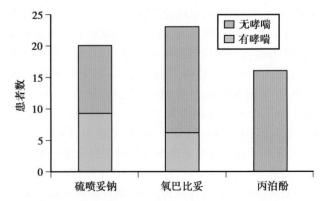

图 7.8 哮喘患者使用硫喷妥钠、氧巴比妥或丙泊酚诱导气管插管后的哮喘发病率(硫喷妥钠、氧巴比妥与丙泊酚比较,$P<0.05$)(From Pizow R, Brown RH, Weiss YS, et al. Wheezing during induction of general anesthesia in patients with and without asthma: a randomized, blinded trial. *Anesthesiology*. 1995;81:1111.)

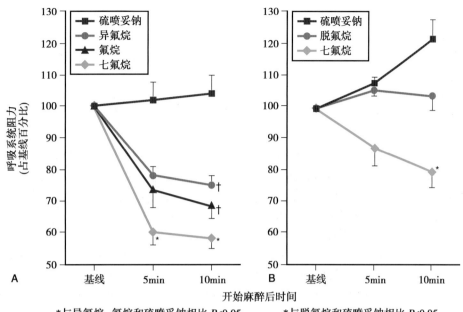

*与异氟烷、氟烷和硫喷妥钠相比，P<0.05　　　　*与脱氟烷和硫喷妥钠相比，P<0.05
†与硫喷妥钠相比，P<0.05

图7.9　麻醉维持期的呼吸系统阻力（基线百分数）。（A）将异氟烷、氟烷、七氟烷与硫喷妥钠 0.25mg/（kg·min）加 50% 氧化亚氮进行比较。（B）脱氟烷或七氟烷与硫喷妥钠 0.25mg/（kg·min）进行比较（A，Adapted from Rooke GA，Choi JH，Bishop MJ. The effect of isoflurane，halothane，sevoflurane，and thiopental/nitrous oxide on respiratory system resistance after tracheal intubation. *Anesthesiology*. 1997；86：1294；B，From Goff MJ，Arain SR，Ficke DJ，et al. Absence of bronchodilation during desflurane anesthesia：a comparison to sevoflurane and thiopental. *Anesthesiology*. 2000；93：404.）

吸入麻醉药

　　所有吸入麻醉药对实验模型都有直接或间接的平滑肌松弛作用[104,188-191]。尽管这些药在体外的效能不同，但这些差别的临床重要性尚不清楚[189,191,192]。成年人中，七氟烷比异氟烷、地氟烷、氟烷能更有效地减少插管后气道阻力[193-195]，但不预防哮喘儿童插管后气道阻力的增加[196]。根据已有资料，对于高危患者，七氟烷是可选择的较佳吸入药，而不是地氟烷（图7.9）。

　　对于高危患者是行深度吸入麻醉还是用支气管保护麻醉药如氯胺酮或丙泊酚等静脉诱导，现在还缺乏前瞻性、对照性研究。预防高危患者发生严重支气管痉挛最重要的一点是插管前使用支气管保护剂达到深度麻醉，而不是选择吸入或静脉诱导方式。

　　吸入 β₂ 肾上腺素能激动剂或胆碱能抑制剂进行预治疗的患者，插管后肺阻力明显减少，应常规用于可能有支气管痉挛的患者[122,197]。此外，在通气严重障碍的支气管痉挛患者中，当通过使用沙丁胺醇定量喷雾剂无效时，经气管导管使用沙丁胺醇液体剂也可起到相应作用[198]。

神经肌肉阻滞药的选择

　　肌松剂的选择能影响气管插管后支气管的张力。在大量严重支气管痉挛病例被报道后，瑞库溴铵退出市场，极可能与拮抗 M_2 受体有关[199]。在目前使用的 NMBD 中，罗库溴铵的过敏反应发生率较高[200]。一些病例报告已经有供应商成功使用拮抗剂舒更葡糖通过化学包裹来阻断罗库溴铵产生的免疫反应[201]。

结论

　　任何类型的气道操作都可能引发心肺生理反射所引起的改变。应针对不同的气道类型和所需的临床情况而提供个体化的麻醉类型和深度。此外，临床医生应准备好应对在气道操作期间或之后发生的心率、血压、气道阻力和颅内压的显著变化。尽管这些反应可能持续时间短且对健康个体的影响不大，但是患有潜在心血管、呼吸或颅内病变的患者可能会出现严重的并发症。

临床要点

- 喉镜置入可诱发心动过缓（通过迷走神经）或高血压和心动过速（由心加速神经和交感神经神经节介导）。前者在婴儿和儿童中最常见，而后者是青少年和成人的常见反应。
- 喉镜置入和气管插管可刺激中枢神经系统，增加脑血流量导致颅内压增高，从而引发脑疝。

- 在气道操作期间（<10min）出现的缺血性心电图改变尚未证实与术后心肌梗死相关。
- 琥珀胆碱与儿童心动过缓有关,特别是当重复使用时,但它对成人的心血管系统起到兴奋作用。
- 琥珀胆碱可以直接增加脑血流和颅内压,这种效果可以通过非去极化剂预处理和严格维持正常血碳酸水平来减弱。
- 在气管插管时应用环状软骨加压,可导致更快的心率和更大的血压反应;应根据患者的具体情况,个体化评估该操作的风险-受益比。
- 芬太尼在插管期间抑制血流动力学反应的作用呈梯度变化,诱导前几分钟静脉给 2μg/kg,只能部分抑制 RSI 期间引起的高血压和心动过速反应。
- 芬太尼和丙泊酚在静脉单次给药后,效应部位浓度达到平衡分别需要 6.4min 和 2.9min。因此,基于剂量不足和给药时间不当,通常观察到注射 50～100μg 芬太尼与其他诱导药物同时使用时的操作不会达到充分的效果。
- 利多卡因单次 1.5mg/kg 静脉用药,可增加相当于 0.3MAC 麻醉作用。但小剂量利多卡因（1.5mg/kg）无明显降低喉镜置入及插管的血流动力学反应的作用。此外,在 RSI 之前用利多卡因预处理不能持续降低颅内压或对神经系统产生积极效应。
- 对于持续时间超过 2h 的手术,用含有 40mg 利多卡因的缓释液注入 ETT 套囊,可以减少咳嗽和咽喉疼痛。可以通过在 10mL 注射器中加入含有 5mL 1% 利多卡因,1mL 8.4% $NaHCO_3$ 溶液和 4～5mL 无菌稀释剂完成,然后填充气囊,直至不出现漏气。

- 对于已知的高反应性气道患者和要避免急性支气管收缩的患者,麻醉诱导时使用异丙酚,咪达唑仑和依托咪酯要优于巴比妥类药物。

（王中玉 译　杨建军 审）

部分参考文献

14. Landesberg G, Mosseri M, Zahger D, et al. Myocardial infarction after vascular surgery: the role of prolonged stress-induced, ST depression-type ischemia. *J Am Coll Cardiol.* 2001;37:1839-1845.
23. Lanier W, Milde J, Michenfelder J. Cerebral stimulation following succinylcholine in dogs. *Anesthesiology.* 1986;64:551-559.
29. Saghaei M, Masoodifar M. The pressor response and airway effects of cricoid pressure during induction of general anesthesia. *Anesth Analg.* 2001;93:787-790.
39. Wood ML, Forrest ET. The haemodynamic response to the insertion of the laryngeal mask airway: a comparison with laryngoscopy and tracheal intubation. *Acta Anaesthesiol Scand.* 1994;38:510-513.
67. Chen CT, Toung TJK, Donham RT, et al. Fentanyl dosage for suppression of circulatory response to laryngoscopy and endotracheal intubation. *Anesthesiol Rev.* 1986;13:37-42.
76. Min JH, Chai HS, Kim YH, et al. Attenuation of hemodynamic responses to laryngoscopy and tracheal intubation during rapid sequence induction: remifentanil vs. lidocaine with esmolol. *Minerva Anestesiol.* 2010;76:188-192.
83. Miller CD, Warren SJ. Intraveous lignocaine fails to attenuate the cardiovascular response to laryngoscopy and tracheal intubation. *Br J Anaesth.* 1990;65:216-219.
87. Robinson N, Clancy M. In patients with head injury undergoing rapid sequence intubation, does pretreatment with intravenous lignocaine/lidocaine lead to an improved neurological outcome? A review of the literature. *Emerg Med J.* 2001;18:453-457.
97. Miller DR, Martineau RJ, Wynands JE, et al. Bolus administration of esmolol for controlling the haemodynamic response to tracheal intubation: the Canadian Multicentre Trial. *Can J Anaesth.* 1991;38:849-858.
146. Estebe JP, Gentili M, Le Corre P, et al. Alkalinization of intracuff lidocaine: efficacy and safety. *Anesth Analg.* 2005;101:1536-1541.
All references can be found online at expertconsult.com.

第二篇

困难气道：定义、识别、方案制订和管理流程

第8章 困难气道的定义和发生率

P. Allan Klock, Jr.

引言

保证患者充足的气体交换是每一个麻醉医生的基本职责。氧合失败只要几分钟就可以导致灾难性的缺氧损伤。1990年审结的诉讼统计显示,与呼吸事件相关的操作失误中,85%以上的患者出现了脑损伤或死亡[1]。2006年审结的诉讼统计显示,1990年后气道管理工具的进步和监测标准的提高,降低了插管相关诉讼的数量[2],但是紧急情况下困难气道的管理仍是导致严重围术期问

题的主要原因之一。在麻醉直接相关的死亡中,由不能成功管理困难气道(difficult airway)而导致的死亡约占30%[2]。

总之,保持气道通畅的困难程度越高,可能造成的脑损伤或死亡的风险越高。在讨论困难气道的特殊管理之前,我们必须:①明确困难气道的定义;②为维持气道通畅的困难程度分级;③确定每类困难气道的发生率。在讨论中,我们强调作为一个训练有素的麻醉医生,应该采取一切措施,尽可能地保障患者的气道通畅。

困难气道的定义和分类

通常有三种方法保证患者的气道通畅和气体交换。第一,吸入气体通过紧扣在患者面部的面罩供应,同时用或不用外部托下颌手法或内部的上气道工具,使从面部到声门的气道保持自然通畅。第二,吸入气体通过喉罩(laryngeal mask airway,LMA)等声门上气道工具供给。第三,气管插管,吸入气体通过一个连接呼吸回路和气管之间的跨越声门的导管进行输送。通过手术路径置入装置保持气道通畅的情况不在本章讨论范畴。

困难气道包括一系列的临床情况(图8.1),从面罩通气/喉罩通气困难或无法面罩通气/喉罩通气,到气管插管困难或失败都属于困难气道的范畴。"不能插管/不能氧合(cannot intubate/cannot oxygenate,CI/CO)"情况下脑损伤或死亡的发生风险最大。为了更好地描述困难气道的困难分层,我们将困难气道分为以下几类:面罩通气困难或无法面罩通气;困难声门上气道置入或通气;喉镜显露困难;直接喉镜、可视喉镜、软镜如可曲支气管镜下插管困难。

面罩通气困难或无法面罩通气

面罩通气困难的原因

面罩通气不充分主要由两个原因造成。一个原因是不能在面部和面罩间建立一个充分密封的空间,导致吸入气体泄漏。另一个原因是不能在鼻咽、口咽、下咽部、

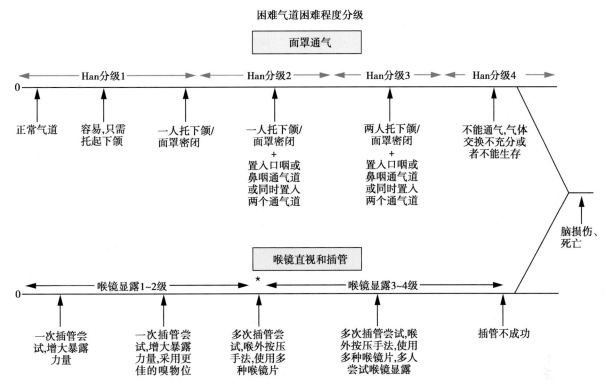

图 8.1　困难气道的定义。气管插管困难(DI)是以下情况中的一种或几种:喉镜显露困难,可视喉镜显露困难,可弯曲插管镜显露困难。声门上气道的广泛应用使它们作为不能插管/不能氧合时的即刻救援工具使用。面罩通气困难、声门上气道置入困难、插管困难三者联合增加了缺氧脑损伤和死亡的发生风险

喉部或气管保持气道通畅。上述两种原因或不能产生足够的气道压驱动气体进入肺,或尽管驱动压力正常却不能使气体进入患者肺部。

面罩通气困难的定义

现有文献中最简易的面罩通气困难分类由 Han 及其同事在 2004 年描述(表 8.1)[3]。在这个分类中,按照面罩通气困难等级的递增分为以下几类:①可面罩通气;②使用或不使用肌松药,置入口咽通气道或其他辅助设备可面罩通气;③面罩通气困难,定义为使用或不使用肌松药下,"两位麻醉医生无法充分地、稳定地"进行面罩

表 8.1　Han 面罩通气分级和面罩通气困难的发生率

分级	描述	发生例数/百分比
1	面罩通气	37 857(71.3)
2	面罩通气时使用口咽通气道/辅助物,使用或不使用肌松药	13 966(26.3)
3	通气困难(不充分、不稳定或需要双人参与)使用或不使用肌松药	1 141(2.2)
4	无法进行面罩通气使用或不使用肌松药	77(0.15)

通气;④无法进行面罩通气,无论使用或不使用肌松药。Langeron 及其同事将面罩通气困难定义为"单独一位麻醉医生,无法保证患者的脉搏氧饱和度在 92% 以上,或在给麻醉状态下患者实施正压面罩通气时,无法预防和逆转患者通气不足状况"[4]。在该研究中,若出现以下六种情况中的一种或以上则提示面罩通气困难:

- 吸入 100% 氧气行面罩正压通气时,单独一位麻醉医生不能保证患者的脉搏氧饱和度在 92% 以上。
- 面罩大量漏气。
- 氧流量在 15L/min 以上且按压快速充氧阀两次以上。
- 未见可察觉的胸廓运动。
- 需要进行双手面罩通气。
- 转变成外科气道。

EI-Ganzouri 及其同事将困难气道定义为"尽管采用了最佳的头颈位置,运用了肌松药,使用了口咽通气道且麻醉科已经实施了最佳的面罩通气操作,仍不能保证充分的胸廓运动,以使临床上可接受的呼气末二氧化碳波形持续存在"。

面罩通气困难的发生率

Kheterpa 及其同事的两项关于困难和不能面罩通气的研究,是迄今为止在该研究方向上的最大规模的调查

研究,代表性强。在一项纳入 22 660 例患者的研究中,面罩通气困难的发生率为 1.4%,在另一项纳入 50 000 例患者的研究中,面罩通气困难的发生率为 2.2%[6,7]。不能通气的发生率在两项研究中为 0.15% ~ 0.16%[6,7]。Langeron 及其同事报道面罩通气困难的发生率为 5%,在该项研究的 1 502 例患者中有 1 例出现了不能面罩通气的情况(0.07%)[4]。其他的大型前瞻性研究[5,8,9] 报道面罩通气困难的发生率在 0.07%~1.4%,尽管面罩通气困难的发生率并非这些研究的主要观察指标。总之,面罩通气困难发生率估计为 1%~2%,而不能面罩通气的发生率估计为 0.1%~0.2%。

促进气道通畅的方法包括倾斜头部,上抬下颌,仰头举颏手法,以及放入口咽或鼻咽通气道。如果面罩密封不良,麻醉医生应该更换其他面罩,使用双手或双人面罩通气技术,在齿槽和面颊之间放入软垫或用其他方法促进脸和面罩的贴合。当需要使用双人面罩通气技术时,主麻人员应当站在患者头侧,将左手置于左下颌角和面罩左缘上抬下颌,右手按压贮气囊。主麻人员的标准位置如图 8.2 所示。次要操作者(助手)站在患者一侧,与肩平齐,面对主要操作者。助手的右手应当覆盖主要操作者的左手,帮助主要操作者(主麻医生)压紧面罩左缘并提起左侧下颌,助手的左手提起右侧下颌并压紧罩右缘。通过这种方法,四只手同时发挥重要的作用并且不会互相干扰,而且这种方法几乎没有做任何无用功。助手站在上述位置同时可以持续观察监护仪,应用喉外按压手法,还可以向主要操作者递送设备。

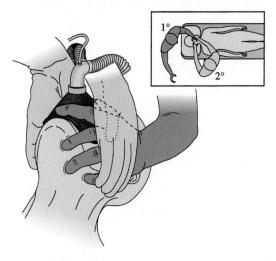

图 8.2 最佳双人面罩通气操作。主麻医生站在患者头端,用左手于患者左下颌角和面罩左缘托下颌和扣面罩,同时右手操作呼吸球囊。另一位操作者(助手)站于患者一侧齐肩部位,面对主麻医生。助手的右手帮助主麻医生的左手从患者左侧托下颌扣面罩,左手从患者右侧协助托下颌扣面罩

困难声门上气道

声门上气道置入已经成为气道管理的中流砥柱方法。声门上气道不仅在常规气道管理中发挥作用,也是所有困难气道处理流程中涉及的一个重要部分。大部分声门上气道的研究描述了首次置入成功率和总体成功率。困难声门上气道包括置入失败、因有阻塞或喉痉挛不能建立通畅气道,以及和不能在气道内形成有效的密闭[10,11]。

大部分研究困难声门上气道的研究主要关注的是喉罩(Teleflex,Inc.,Wayne,PA)。在这些研究中,一次性喉罩、插管喉罩(Intubating LMA,ILMA)和双管喉罩(LMA ProSeal,PLMA)的失败率为 1%,经典喉罩和可弯曲喉罩的失败率为 2%。

困难声门上气道的定义

一次、两次或三次尝试置入的成功率是定义声门上气道工具置入困难程度的一种普遍被认可的方法。其他方法包括成功置入声门上气道工具花费的时间、Likert 难度评分(非常容易、容易、困难),以及次要指标如置入过程中出现损伤的证据。

成功率

据报道,经典喉罩的成功率为 95.3% ~ 99.8%[9,12,13]。一项对一次性喉罩(LMA Unique,ULMA)的大型观察性研究发现其失败率为 1.1%。在该研究中,喉罩插入失败定义为由于缺氧、高碳酸血症或阻塞需要气管插管[11]。

PLMA 首次尝试的成功率为 76% ~ 100%(均数,87.3%),总体置入成功率为 90%~100%(均值 98.4%)[14]。2015 年发表了一项研究报道,回顾了 14 000 例使用各种声门上气道包括经典喉罩、PLMA、Supreme 喉罩、ILMA 以及 i-gel 喉罩(Intersurgical,Ltd,Wokingham,Berkshire,UK)的病例,证实通气困难的发生率为 0.5%,置入失败的发生率为 0.2%。在此研究中通气困难定义为严重漏气、密封不良或通气时阻力过大[15]。

喉罩的另一项重要急救功能是作为插管软镜(flexible intubating scope,FIS)的一个引导管。不能通过喉罩-FIS 技术手段看到声带,是实施成功气管插管的重要阻碍。使用 PLMA 时困难喉部显露的发生率为 0 ~ 26%[14]。尽管使用其他声门上气道工具的成功率可能不同,但是成功率的固有变异性也是重要的一点。早期识别置入失败并实施可选择的其他气道管理方案,对于避免声门上气道工具置入失败而导致死亡是至关重要的。

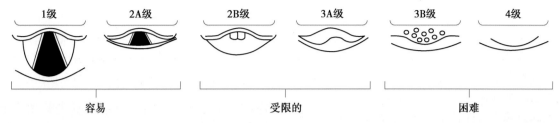

| 1级 | 2A级 | 2B级 | 3A级 | 3B级 | 4级 |

容易　　　　　　　　　受限的　　　　　　　　　困难

图 8.3 喉显露分级。上方:Cormack-Lehane 分级。1 级:看到整个喉裂;2A 级:看到部分声带;2B 级:只能看到声带后联合或杓状软骨;3A 级:只看到会厌(会厌可被提起);3B 级:只能看到会厌(会厌不能从咽后部提起);4 级:只能看到软腭。下方:Cook 分级。容易:可以看到喉裂;受限:可以看到声门后部结构且会厌可被提起;困难:会厌不能被提起或不能看到喉部结构(Adapted from Cook TM. A new practical classifi cation of laryngeal view. *Anaesthesia.* 2000;55:274-79.)

直接喉镜显露困难

喉显露

通常用喉显露的 Cormack-Lehane(CL) 分级来描述在直接喉镜下喉入口处的显露情况(图 8.3)[16]。喉镜显露困难通常定义为喉镜显露 3 级或 4 级[17]。可以通过几种操作来改善喉镜下的喉显露情况,但总体说来,喉镜显露越差成功实现气管插管的难度越大[16,18]。Cook 在 2000年提出了声门显露程度分级的另一种方法[19]。Cook 的分级方法采用"简单""受限""困难"三种递增的程度来进行分级。声带显露完全(CL 分级 1 或 2A),分级为简单的喉显露。只有杓状软骨或会厌是可以显露的或会厌可以被提起(CL 分级 2B 或 3A),分级为"受限"的喉显露。会厌贴在咽后壁(或无法被提起)或无法看到喉的结构(CL 分级 3B 或 4 级),分级为"困难"的喉显露。Cook 分级方法的优势在于,与 CL 分类方法相比,它更好地关联描述了插管耗费的时间和插管所需的辅助。

喉镜显露越困难,向前提起喉镜片需要的力量越大,需要多次调整插管时的最佳位置,多次进行插管尝试,使用喉外按压手法(见第 21 章),选择其他插管工具或更换更有经验的麻醉医生来实现气管插管的可能性更大。困难气道的管理是一门学问,缺乏经验的麻醉医生观察到的喉镜显露困难,当换一名经验丰富的操作者或者换另

一类型喉镜片后,显露情况可以很容易得到改善。尽管CL 喉镜显露分级为 3 级或 4 级时,可能通过"盲插"偶然实现成功插管,但是更多情况下这样的喉镜显露分级下,会出现不能插管的情况。因此,早期识别困难气道,立刻获取有经验医生的帮助,使用气道管理的高级设备是困难气道管理的重要组成部分。

喉镜显露困难的发生率

在接受手术的患者中,喉镜显露困难或插管困难的发生率很大程度上取决于喉部显露情况、研究人群以及采用何种定义。喉镜显露分级 2 级或 3 级时需要多次尝试和/或更换喉镜片(以及可能使用喉外手法)的情况是相对常见的,发生率为 1%~18%。喉显露分级 3 级时,插管成功率为 1%~4%。插管失败的发生率为(5~35)/10 000,CI/CO 的发生率为(0.01~2)/10 000(表 8.2)。

只有在喉镜显露最佳状态下进行描述和分级,喉镜显露困难以及喉镜显露分级才是有用的。实现最佳喉镜显露的要素包括:恰当的嗅物位,充分的肌松,喉镜的稳定上提,必要时加用最合适的喉外手法(optimal external laryngeal manipulation,OELM)。使用 OELM 可以将喉镜显露分级 3 级的发生率由 9% 降低至 5.4%~1.3%[9]。当喉显露不充分时,操作者在使用左手进行喉镜操作时,应当同时快速应用右手在喉软骨处进行喉外按压。几秒后,可以确定获取最佳喉显露的喉外按压方向和力度(即

表8.2　各级气管插管困难的发生率

气管插管困难的分级	发生率的变化		参考文献
	每 10 000 例中发生的例数	%	
气管插管成功,但经过多次尝试或更换喉镜片;2~3 级	100~1 800	1~18	9,16
气管插管成功,但须经多次尝试或更换喉镜叶片或多人次喉镜操作;3 级	100~400	1~4	9,18
气管插管不成功;3~4 级	5~35	0.05~0.35	9,6,18
不能通气不能插管;经气管喷射通气,气管切口开,脑损伤或死亡	0.01~2.0	0.000 1~0.02	9,20-23

OELM）。找到获得最佳喉显露的喉外按压位置后，喉镜操作者应当要求助手在同样位置进行按压。即使助手接受过充分训练，助手实施的 OELM 也必须在喉镜操作者的指导下进行。最佳的喉镜操作应避免过度抬高上臂，避免将喉镜叶片置于舌体中部，避免握住喉镜手柄和叶片的连接部沿水平轴旋转，避免选择错误型号的喉镜片，避免喉镜片安置错误。理论上讲，如果上述的各部分喉镜最佳操作都执行无误，而且避免了各种缺陷，所有的喉镜操作者（无论是初学者还是专家）都能获得同样的喉镜显露视野。

直接喉镜下气管插管困难

与面罩通气困难和喉镜显露困难不同，对于气管插管困难没有统一被认可的分类方法。由 Adnet 及其同事验证的气管插管困难评分（intubation difficulty score，IDS）描述了一系列的气管插管困难[24]。IDS 的评估变量有：额外尝试的插管次数、额外需要的插管操作者的数量、额外使用的插管工具的数量、喉镜显露的 CL 分级（简易版）、是否需要过多地向前提起喉镜片的力量、是否需要喉部手法进行喉部加压和声带内收操作。每种变量得分为 1 分，气管插管困难定义为 IDS 评分>5 分时表明中度至重度的插管困难，IDS 得分无穷大（∞）时代表无法气管插管。Kheterpal 及其同事将气管插管困难定义为 CL 分级 3 级或 4 级，或气管插管需要麻醉主治医生 3 次以上尝试才可插管成功建立气道[7]。

气管插管困难的发生率

在不同的研究中，择期手术的气管插管困难的发生率为 1%~18%。在多数医院，气管插管困难实际发生率为 5%~8%。一项针对某大学医院对急诊气管插管的研究表明，气管插管困难的发生率为 10.3%[21]。插管失败的发生率为 0.05%~0.35%，其中前者来自对择期手术患者的研究，而后者来自对产科患者的研究。产妇插管失败的发生率较非产妇高约 8 倍，而死亡率较非产妇高 13 倍。

面罩通气困难合并气管插管困难

在一项研究中面罩通气困难同时气管插管困难的发生率为 0.37%[6]。不能通过面罩进行通气的患者，气管插管困难的发生率为 25%，显著高于气管插管困难的总体发生率。1/3 不能面罩通气同时不能气管插管的患者需要另外的插管工具来完成气道的建立，并且其中 10%的患者需要建立外科气道。同样，另一项研究中的一个重要发现是，面罩通气困难的患者出现气管插管困难的风险较非面罩通气困难患者增加 4 倍，发生不能气管插管的风险增加 12 倍[5]。

不能面罩通气合并不能气管插管

CI/CO 的发生率为 0.01~2/10 000 例[22,25-27]。在 Kheter-pal 及其同事的一项纳入 50 000 例患者的研究中，CI/CO 的发生率为 3.75/10 000[7]。尽管近些年在气道工具和技术上有很多进步，但大部分患者数量多的医院每年都会遇到几例 CI/CO 的患者，因此困难气道的识别和管理，仍然是麻醉学科教育和培训中的一项核心内容。

喉镜显露困难和气管插管困难发生率间的不一致

在大多数患者中喉镜显露困难（喉显露分级 3 级或 4 级）与气管插管困难是同时发生的[16]。然而，气管插管和喉镜显露在技术方面有些许不同的要求，这可能是导致喉镜显露困难和气管插管困难间发生率不一致的原因。在一项纳入 1 005 例气管插管患者的前瞻性研究中，对发生呼吸系统并发症的患者进行分析，其中 3 例患者喉显露分级为 4 级。其中 1 例患者气管插管无困难，1 例为"中度困难"，1 例为"困难"[8]。该研究中，在 68 例喉镜显露分级为 3 级的患者中，13 例（19%）插管无困难，50 例（74%）为中度困难，5 例（7%）为重度困难。多种原因可以造成喉镜显露困难和气管插管困难间发生率不一致。第一，有些喉镜显露分级为 3 级的患者在第一次或第二次气管插管时，用韧性探条将气管导管末端塑性成为近似于曲线形（曲棍球杆形）或使用曲线形导引器（如树脂弹性探条）后可以完成气管插管。第二，对于喉镜显露分级为 3 级有不同的描述，有的描述为只看见软腭和整个会厌，有的描述为只看软腭和会厌尖端[28]。同样定义为三级，但有不同的辅助手法如 OELM，从而使气管插管的困难程度存在差异。第三，当弯曲喉镜片置于患者会厌谷时，喉镜显露由于长而松软的会厌导致分级为 3 级时，用弯曲型或直型喉镜片将会厌向前提起，可以使显露分级变为 1 级或 2 级[29]。第四，某些解剖问题或病理改变可能导致会厌固定或活动度下降，如感染或纤维化。第五，某些病理状态如会厌蹼、会厌肿物或气管狭窄，可能会出现喉镜显露无困难但气管插管困难的情况。

喉镜显露困难和气管插管困难的并发症

困难气道患者在麻醉时可以直接导致气道损伤，并可能因缺氧和高碳酸血症导致死亡。近年来，与气道灾难性事件相关的脑损伤、心搏骤停以及死亡的发生率有所下降[2,22,23]。操作直接导致的喉迷走神经反射（气道痉挛、窒息、心动过缓、心律失常或低血压）和喉脊髓神经反射（咳嗽、呕吐或呛咳）是造成部分患者死亡的原因。英国第四次国家审计项目（Forth National Audit Project，NAP4）中指出，误吸是呼吸道不良事件造成死亡的主要原因[30]。总之，困难气道的管理通常伴随喉镜显露时施加较大的物理力量，以及建立气道时的多次尝试，而这些共同增加了并发症的发生率。反复的喉镜暴露尝试常将能通气但不能插管的气道变为 CI/CO[20,30]。

可视喉镜显露困难

可视喉镜检查(video-assisted laryngoscopy, VAL)在困难气道和常规气道管理中的应用越来越多。一般,可视喉镜较直接喉镜可以提供更好的喉镜显露。需要注意的是,喉镜显露的 CL 分级改善并不能保证气管插管的成功[31]。很多可视喉镜使用弯曲度更大的喉镜片,并将镜头置于舌"拐角处",增大使用者视野范围。直接喉镜在操作者眼睛和声带间构成一条直线,使气管导管可以直接插入,而可视喉镜保持了气道的生理曲度状态,需要特殊的技术才能将导管插入气管中。

2010 年发表的一项关于可视喉镜在成人气道管理中的高水平综述,收集了 27 项相关的成人研究(表 8.3 和表 8.4)[31]。不同研究中,操作者使用的工具不同、插管成功的标准不同、困难气道的定义也不同,这使得纳入研究所使用的工具对插管的影响不能直接进行比较。然而,研究发现,插管的总体成功率为 97.1%~99.6%,插管在预计的困难气道患者中的成功率为 95.8%~100%。2012 年,Healy 及其同事的一篇综述更严格地分析了已有的可视喉镜插管的相关数据,并针对个别设备给出了具有有力证据的概述,但是总体成功率较之前的研究没有显著变化[63]。

研究可视喉镜管理困难气道患者的数据更少。一项纳入 2 000 多例患者的研究发现,GlideScope 辅助下已预料困难气道患者的插管成功率为 96%。对于直接喉镜插管失败的患者,GlideScope 辅助下插管成功率为 94%[37]。另一项纳入 300 例有气管插管困难危险因素存在的患者的 RCT 研究表明,Storz C-Mac 喉镜一次插管成功的成功率为 93%,而直接喉镜为 84%[60]。其他的纳入患者较少的研究,对于已预料气管插管困难的患者使用可视喉镜插管的成功率为 95%~100%。

软镜插管困难

软镜插管困难的定义

当前软镜插管(flexible scope intubation, FSI)的使用技术对于所有麻醉操作者都是很重要的。尽管 FSI 提高了患者的安全性,尤其是在已预料的困难气道的管理中有效避免了危险。但是由于喉显露不充分,同时伴有或不伴有气管导管推进困难,FSI 困难或失败的病例也不乏报道。Ovassapian 将喉显露的难易程度分为不困难、中度困难(需要一些镜头各个方向调整的操作)和困难(需要镜头各个方向的大量调整操作,同时伴有或不伴有体位的改变)[64]。

软镜插管困难或失败的发生率

喉显露不充分是下列因素单独或协同导致的结果:操作者缺乏经验、血液或分泌物的出现、表面麻醉不够充分(清醒 FSI)、气道解剖结构弯曲以及设备故障。对直接喉镜影响较少的因素,如大而下垂的会厌或少量的咽部出血可能会对 FSI 的成功造成巨大障碍。困难喉显露在清醒经口 FSI 中的发生率为 6.7%,清醒经鼻 FSI 时的发生率为 4.4%。全麻下经口困难喉显露的发生率更低(4.4%),这可能是因为被选择进行清醒 FSI 的患者(如上气道解剖结构扭曲或有严重的呼吸道问题)与全麻诱导后进行 FSI 的患者的气道困难程度不同。困难 FSI 的发生率在清醒经口条件下为 29.1%,在麻醉患者中为 24.1%。而清醒经鼻时困难 FSI 的发生率为 6%,麻醉时为 11%。两种路径在困难 FSI 发生率上的差异反映了两者间重要的技术差别。FSI 在清醒和麻醉患者中的失败率分别为 1.4% 和 2.1%,造成失败的主要原因是喉显露困难和不能推进气管导管,两者的发生率相似。

表 8.3　可视喉镜插管的总体成功率

仪器	插管成功例数	患者数	成功率百分比	参考文献
Storz V-Mac	1 395	1 400	99.6	32-36
GlideScope	3 164	3 250	97.4	34,35,37-47
McGrath	432	440	98.2	34,35,48-50
Pentax AWS	1 663	1 669	99.6	43,45,46,51-59

表 8.4　预计困难气道患者的插管成功率

仪器	插管成功例数	患者数	成功率百分比	参考文献
Storz V-Mac	405	415	97.6	33,34,36,48,60,61
GlideScope	1 490	1 546	96.4	34,37,38,40,42,44
McGrath	133	138	96.4	34,48,61,62

结论

不能充分通气或氧合仍然是麻醉相关死亡和致残的重要原因。麻醉医生的任务就是为患者提供充分的气体交换。

据报道，面罩通气困难发生率为 1%~2%，不能面罩通气发生率为 0.1%~0.2%。多数研究报道声门上气道工具中，经典喉罩和可弯曲喉罩失败的发生率约为 2%，ILMA、ULMA 和 PLMA 失败的发生率为 1%。2015 年的一项研究表明，困难声门上气道发生率为 0.5%，失败率为 0.2%。

喉镜显露困难在手术患者中的发生率为 1%~18%，但大多数患者都能插管成功。喉镜显露困难插管失败的发生率为 5~35/10 000 例，CI/CO 的发生率为 0.01~2/10 000 例。可视喉镜显露失败的研究更少，可视喉镜插管失败的发生率在普通患者为 0.4%~2.6%，在困难气道患者为 2.4%~3.6%。

因为严重气道问题的发生率很低，需要研究大量的人群以增进我们对这些事件发生的原因和发生率的了解。随着多中心数据的收集，我们对于困难气道的管理将有所提高。如果电子病历和麻醉记录可以使用一致的语言和定义，数据可以从多中心进行提取，就会为针对困难气道管理出现严重问题的有效分析提供资源。随着科学和技术的不断进步，困难气道的发生率将会更低，数据的搜集与共享将变得更加重要。

临床要点

- 大部分麻醉直接导致的死亡和致残是由困难气道管理的失败造成的。
- 尽管对于同一个问题使用一致的定义十分重要，但气道管理的相关文献仍然沿用多种命名。
- 了解严重气道问题的发生、发展对于专业人员在此领域有所建树非常重要。
- 面罩通气困难发生率为 1%~2%，面罩通气失败的发生率为 0.1%~0.2%。
- 多数研究报道声门上气道失败的发生率，在经典喉罩和可弯曲喉罩中的失败发生率约为 2%，在 ILMA、UL-MA 和 PLMA 中的失败发生率为 1%。2015 年的一项研究表明，困难声门上气道发生率为 0.5%，失败率为 0.2%。
- 可视喉镜的研究数据较困难气道更少，可视喉镜插管失败的发生率在气道正常患者中为 0.4%~2.6%，在困难气道患者中为 2.4%~3.6%。
- 当喉镜显露困难定义为 CL 分级 2 级或 3 级，需要多次尝试或更换喉镜片时，这种情况在手术患者中的发生率为 1%~18%，但是大多数患者都可以插管成功。
- 直接喉镜插管失败的发生率为 5~35/10 000 例，CI/CO 的发生率为 0.01~2/10 000 例。
- 仍需要大规模多中心研究来提高我们对严重气道问题发生率的认识水平。

（刘真 译 左明章 审）

部分参考文献

1. Caplan RA, Posner KL, Ward RJ, Cheney FW. Adverse respiratory events in anesthesia: a closed claims analysis. *Anesthesiology*. 1990;72:828-833.
2. Cheney FW, Posner KL, Lee LA, Caplan RA, Domino KB. Trends in anesthesia-related death and brain damage: a closed claims analysis. *Anesthesiology*. 2006;105:1081-1086.
4. Langeron O, Masso E, Huraux C, et al. Prediction of difficult mask ventilation. *Anesthesiology*. 2000;92:1229-1236.
5. el-Ganzouri AR, McCarthy RJ, Tuman KJ, Tanck EN, Ivankovich AD. Preoperative airway assessment: predictive value of a multivariate risk index. *Anesth Analg*. 1996;82:1197-1204.
7. Kheterpal S, Martin L, Shanks AM, Tremper KK. Prediction and outcomes of impossible mask ventilation: a review of 50,000 anesthetics. *Anesthesiology*. 2009;110:891-897.
11. Ramachandran SK, Mathis MR, Tremper KK, et al. Predictors and clinical outcomes from failed Laryngeal Mask Airway Unique: a study of 15,795 patients. *Anesthesiology*. 2012;116:1217-1226.
16. Cormack RS, Lehane J. Difficult tracheal intubation in obstetrics. *Anaesthesia*. 1984;39:1105-1111.
20. Tachibana N, Yukitoshi N, Michiaki Y. Incidence of ccannot intubate–cannot ventilate (CICV): results of a 3-year retrospective multicenter clinical study in a network of university hospitals. *J Anesth*. 2015;29:326-330.
30. Cook TM, Woodall N, Frerk C. Fourth National Audit Project. Major complications of airway management in the UK: results of the Fourth National Audit Project of the Royal College of Anaesthetists and the Difficult Airway Society. Part 1: anaesthesia. *Br J Anaesth*. 2011;106:617-631.
63. Healy DW, Maties O, Hovord D, et al. A systematic review of the role of videolaryngoscopy in successful orotracheal intubation. *BMC Anesthesiol*. 2012;12:32.

All references can be found online at expertconsult.com.

第 9 章　困难气道的辨别与评估

Jennifer Anderson and P. Allan Klock, JR.

引言

每一个需要接受全麻或需要进行气道管理的患者都需要进行气道评估。气道评估包括询问病史、体格检查及其他相关诊断检查[1]。2013 美国麻醉医师协会(American Society of Anesthesiologists, ASA)颁布的困难气道(Difficult Airway, DA)管理指南[2]中规定:麻醉前检查必须进行行气道评估。在英国第四次国家审计项目(The Fourth National Audit Project, NAP4)中,一项基于大规模人群的气道管理并发症调查研究的结论显示,气道评估的缺失与医疗计划不周和患者气道管理相关并发症的发病率和死亡率密切相关[3]。

气道评估的重点是病史和身体特征。这些病史和特征与是否会导致患者发生面罩通气困难(difficult mask ventilation, DMV)、气管插管困难(difficult intubation, DI)、声门上气道(supraglottic airway, SGA)通气失败,是否可建立存在外科气道困难,是否存在胃内容物反流误吸风险,以及对呼吸暂停缺氧耐受性差等有关。通过查看病例记录,获取麻醉和呼吸道相关病史,患者体格和相关的实验室和放射学检查,可以发现患者异常情况。

病史

社会心理状况

尽管患者的欲望诉求和心理健康,不是气道管理策略的决定性因素,但应具体情况具体分析。应该明确患者是否存在焦虑及其严重程度,尤其是在考虑实施清醒气管插管时。在接触歌手、演员或声音质量很高的患者时,应权衡利弊酌情使用特殊气道技术(如使用 SGA 或更小号的气管导管)[4]。

困难气道病史

困难气道病史是对未来出现气道问题很好的提醒和预测[5,6]。但反过来说,以前没有困难气道相关问题,却不能代表现在就一定没问题。因为之前手术完成后,诸如体重、年龄、牙齿问题或病理改变等气道因素,可能已经发生了改变。

如果患者有 DMV 或 DI 病史,则需要进行详细气道检查。如果可能,应尽可能获取当时医疗记录有关事件的性质、严重程度和相关背景。注意事件发生的年份很有必要,如果当时没有比较先进的气道管理设备,这也可能是当时发生困难气道的原因。如果有严重的咽喉痛、气道创伤、意外的术后再次气管插管病史,也提示当时的气道管理者遇到了困难和麻烦。另外,阻塞性睡眠呼吸暂停(obstructive sleep apnea,OSA)或其他呼吸系统疾病等疾病,可能也会影响气道管理的安全。

合并疾患

糖尿病

长期糖尿病患者中插管困难的发生率为 21% ~ 41%[7-10]。造成这一现象的原因可能是由于骨胶原蛋白的非酶糖基化可能导致关节活动受限[11]长期糖尿病血糖控制不良会加重关节活动受限[12]。如果累及寰枕关节或喉关节,则颈部伸展和喉活动度可能会受到限制,从而使喉镜检查或气管插管困难。骨胶原蛋白糖基化作用的发生开始于第四和第五指间关节,会导致患者出现手掌和手指靠近困难。因此,指骨伸展受限可以预测,可能存在颈部和喉部关节僵硬,提示有困难气道的可能。使用双手合十祈祷姿势和掌纹测试可以检测指骨关节活动性。双手合十祈祷姿势,要求患者将手放在胸前,手掌尽可能接近;手指放平,评估指间关节彼此相对应的能力[8]。不能指关节相对紧密合掌的患者,可能存在困难气管插管。掌纹测试是将患者的手涂上黑色墨水并印在一张纸上,掌纹显示越少,插管难度可能越大。有研究表明,以上两项测试的敏感度为 13% ~ 75%,特异度为 69% ~ 96%[9,13-15]。尽管这两项测试能力不是很强,但对糖尿病患者困难气管插管有一定的提示作用[9]。

类风湿关节炎

类风湿关节炎(rheumatoid arthritis,RA)是一种慢性自身免疫性疾病,会影响全身关节。可能导致下颌,喉和颈部关节的运动受限或运动过度。可能累及颞下颌关节、环构关节、环甲关节和颈椎[16,17]。

类风湿性关节炎可有喉结节性囊肿、黏膜水肿、构状软骨或周围组织肿胀。可能存在发音障碍、吞咽困难、咽喉痛和运动耐力差。环构关节炎会导致声音变化、声音嘶哑、吞咽疼痛、呼吸困难、喘鸣和喉咙压痛[16]。构状软骨水肿可导致声带移动不良[18],可能导致喉镜气管插管时喉部解剖结构难以识别[19]。严重的组织肿胀可能掩盖声门结构。关节炎不仅会影响气道的管理,而且使气道管理工具对气道的刺激和损伤变得更为严重。据报道,RA

患者气管插管或放置 SGA 后喉部的不良症状加重[20]。拔管后的喘鸣可能由于 RA 而加剧。对于 RA 患者,应询问其症状、诊断时间和类固醇使用情况,颈椎疾病与关节炎的持续时间、严重的外周关节侵害、长期使用类固醇激素、是否年龄较大和颈部是否有症状相关[17,21]。根据患者现有症状,将要进行何种手术,并综合其他多种因素,判断是否需要进行额外的特殊检查,如 X 射线检查、电子喉镜检查,甚至肺功能检查(pulmonary function tests,PFT)。

强直性脊柱炎

强直性脊柱炎是一种影响韧带-骨嵌入点的血清反应阴性脊柱关节炎。该疾病可导致脊柱,颞下颌关节以及环构关节融合和强直。该疾病是进行性的,导致脊柱固定不动以及 X 线片上特征性的"竹节样"改变。同时,存在进行性骨质疏松,导致强直性脊柱炎患者的骨骼更加脆弱[22]。术前不但要评估疾病的严重程度和也要了解手术步骤。强直性脊柱炎患病持续时间可以反映病情的严重性[23]。注意是否存在颈椎骨折和脊神经根受压。在气道评估时,应记录任何相关的神经功能缺损。21%的患者可能存在寰枢椎半脱位[23]。在这些患者中,气道工具的选择和对患者颈椎的保护至关重要,因为颈部伸展不当可导致位置较低的颈椎骨折。插管期间的颈椎损伤可导致高位截瘫[22,24]。

颞下颌疾病

颞下颌疾病可能由关节或非关节原因引起。关节疾病可能与 RA、强直性脊柱炎、痛风、感染性关节炎或骨关节炎有关。非关节原因包括纤维肌痛、肌肉痉挛和急性肌肉扭伤[25]。全身麻醉诱导后,患有肌肉疾病、椎间盘髁突疾病、关节发炎或颞下颌关节活动过度的患者一般不影响患者张口[26]。但颞下颌关节滑膜炎导致下颌活动受限,可导致张口受限。严重的青少年类风湿性关节炎(Still 病)可能涉及颞下颌关节,导致下颌发育不良(小颌畸形)。

在追溯患者病史时应注意是否存在颞下颌关节疾病或功能障碍。若有,则提示患者可能气管插管困难,增加术后不良事件的发生率和严重程度[27]。应询问患者下颌运动时有无咔嗒声或摩擦声;有无耳周疼痛,以及辐射到头或颈部的疼痛;是否存在咀嚼动作受限或关节活动过度[26]。若有上述症状出现,医生应充分论证术后不良事件的可能性和严重程度。即使没有上述症状和体征的患者,在常规喉镜气管插管的情况下,也可能出现颞下颌功能障碍或脱臼[27-29]。术前无异常症状患者,也不能排除,术后不会发生气道不良事件。

出血倾向

出血可模糊气管插管设备视野,妨碍声门显露。在可弯曲插管镜(flexible intubating scope, FIS)在插管或视频辅助喉镜检查中,出血对操作的影响尤其严重。先天或获得性凝血因子缺乏症的患者,可能会因鼻插管而造成严重鼻出血,因此有些学者认为这类患者应该禁用鼻插管。长期服用抗凝药的患者,停用抗凝药后,不是鼻腔插管的绝对禁忌证[30]。服用抗血小板药物的患者不禁忌鼻腔插管。患有严重凝血异常的患者可能会有发生舌部血肿的风险,这可能会导致部分或完全性的气道阻塞,而且常常在移除气道管理装置后才出现。

心肺疾病

虽然预氧合后达到氧合血红蛋白饱和的时间不是困难气道的预测指标,但是在制定气道管理策略时,这是一个需要考虑的重要考虑因素。插管过程中,血氧饱和度下降越慢,允许喉镜检查的时间就越长,成功插管的可能性就越大。功能残余气量(functional residual capacity, FRC)降低,氧气在肺组织中的弥散能力下降或氧气消耗增加的患者,耐受呼吸暂停时间缩短。限制性的肺部疾病、晚期妊娠和病态肥胖都是 FRC 降低的常见原因。

患有哮喘或慢性阻塞性肺病(COPD)等阻塞性气道疾病患者,在接受气道操作时可能会导致严重的支气管痉挛、缺氧,甚至死亡[31]。美国国家哮喘教育和预防计划(NAEPP)专家小组报告[32]和 GOLD 指南[33]提供了评估和应对哮喘和 COPD 患者的方针策略。临床医生在改善术前患者的医疗状况时可以针对性地参考这些指南[34]。另外,还应对心脏疾病进行评估。患有严重心脏病的患者可能无法承受长时间的呼吸暂停或对插管和拔管的交感反应。

先天畸形

第一和第二咽弓的发育异常会导致颅面畸形,包括唇裂、腭裂和小颌畸形。特殊的综合征包括 Treacher-Collins 综合征, Pierre Robin 综合征和 Goldenhar 综合征[35]。在某些严重的小颌畸形病例,即使在正常清醒期时也会发生气道阻塞。巨舌征——异常大的舌头,可能导致气道管理困难。巨舌征与唐氏综合征和黏多糖贮积症有关。重要的是医生应该通过学习,在术前就识别这些综合征,并在适当的情况下将患者转至第三级医疗中心进行治疗,而记住每种综合征及其伴随特征并不重要。

头、颈、气道肿物

鼻、脸、嘴、咽或喉有关的任何解剖异常都应彻底检查。这些改变可能是病理的,也可能是医源性的,如手术、放疗和化疗。发音改变的提示存在喉部病理改变。吞咽困难或大端气提示可能存在内在或外在肿块压迫导致的气道变窄;声带麻痹患者的误吸风险可能增加;头部和颈部的放疗可引起炎症和纤维化,这些原因都可能导致面罩通气困难或不能通气以及直接喉镜(direct laryngoscopy, DL)显露困难[36]。

在常规的体格检查过程中,许多声门上肿物,声门肿物或其他病理改变,在麻醉诱导前可能没被发现和确切诊断。在这种情况下,面罩通气和插管可能很会遇到困难。肿块占据舌根处或会厌谷处,妨碍 Macintosh 弯喉镜片的放置;也会使会厌移位,妨碍 Miller 直喉镜片显露声门[37]。增加喉镜检查难度的咽部疾病包括:急性舌扁桃体炎[38],舌扁桃体脓肿,舌甲状腺[39]和甲状腺舌囊肿[40,41]。在舌扁桃体肥大的情况下,淋巴样组织肿大会向后推动会厌,影响声门显露并阻碍面罩通气[42]。Ovassapian 教授团队分析了 33 例未预料的困难气管插管,这些患者术后纤维喉镜检查均显示存在舌扁桃体肥大[43]。面部和颈部的感染,如会厌炎或颌下间隙急性蜂窝织炎(路德维希咽峡炎),会使患者的气道解剖结构扭曲,并可能迅速发展为威胁生命的气道梗塞。患者可能无法吞咽口腔分泌物,更愿意端坐体位,向前倾吐口腔分泌物。他们的气道可能在仰卧位时被阻塞。在这些患者中,可能需要进行清醒气管切开术或使用气管插管软镜进行气管插管(体位可能需要坐位)。

多种医学影像都可以诊断声门上和声门肿物。影像诊断对临床管理具有重要的意义,但术前具备气道医学影像检查和诊断的患者并不多。

烧伤

头颈部的热损伤可以使气道管理在多种方面变得复杂化。一项回顾性研究表明,存在吸入性伤害的烧伤患者死亡率是没有吸入性伤害的烧伤患者的三倍[44]。当受害人被困在密闭火灾空间,而失去知觉或身边有其他受害人死亡时,应怀疑患者存在气道烧伤[45]。上呼吸道的热损伤可能会在 2~24h 内引起组织严重肿胀。

呼吸窘迫,喘鸣,声音嘶哑,口咽水疱,鼻毛烧焦,口腔、鼻腔或咽部有碳性物质是吸入性损伤的临床征象[45]。吸入性损伤患者发生气道受损和困难气管插管的风险非常高。对于这类患者,常常需要进行选择性和预防性的气管插管。如果认为不需要插管,则应定期进行气道评估。目前,已有一种基于鼻内窥镜评估黏膜损伤的评分系统[46]。

对于烧伤幸存者,常常存在慢性气道问题。面部和颈部的无弹性瘢痕限制了下颌关节和颈椎的活动性。这些变化都可能会导致张口受限和无法优化头位至嗅位。局麻下的瘢痕松解可恢复关节的活动性并改善插管条件。

肢端肥大症

肢端肥大症是由垂体肿瘤产生的过量生长激素引起的疾病。肢端肥大症患者困难喉镜检查和困难气管插管的发生率是普通人群的 4~5 倍[47]。典型的肢端肥大特征是，鼻子和舌头大，下颌骨增厚，嘴唇丰满，鼻唇沟高和额窦突出。肢端肥大症患者的黏膜和咽、喉及声带软组织的存在过度生长[48,49]。许多患者存在中枢性呼吸暂停或阻塞性睡眠呼吸暂停（OSA）[50,51]。在发病早期，关节间隙可能会变宽。后期，进行性关节炎，可能会限制颞下颌关节（TMJ）或环十字韧带关节的运动，从而分别导致张口受限或声带外展受限。组织过度生长会造成声带异常，从而导致声音嘶哑或喉返神经麻痹。

肢端肥大症的临床特征易发生面罩通气困难（DMV）、喉镜检查困难和气管插管困难（DI）。一项针对肢端肥大症患者的研究报道，困难喉镜检查发生率为26%，DI 的发生率为10%[52]。增大的舌头或会厌阻塞上气道，使喉镜检查变得困难。下颌增大或变长会增加牙齿与声门之间的距离，因此需要更长的喉镜片。声带变厚和声门下狭窄，可能会需要较小号的气管导管。鼻甲增大可能会阻塞鼻气道阻碍鼻导管通过。活动性呼吸困难，喘鸣或声音嘶哑提示喉部存在异常，可能使气管插管难度增加。

肥胖

体重指数（BMI）可估计人体内脂肪含量，可用于对肥胖进行分类。BMI 可通过千克为单位的体重除以平方米为单位的体表面积来计算。BMI 18.5~24.9kg/m² 为正常，25~29.9kg/m² 为超重，30~39.9kg/m² 为肥胖，大于40kg/m² 为极端肥胖[53]。一些研究表明病态肥胖可能发生困难气道[3,54-56]，但病态肥胖并不是很强的困难气管插管独立预测因子[57-61]，肥胖所导致的解剖学或生理学改变会使呼吸道管理更加困难。面罩通气和喉镜检查可能会因大脸颊，短而活动不良的颈部，舌体大以及咽部脂肪沉积而变得困难。咽侧壁脂肪组织沉积，会突出到气道中，阻塞气道。在气道负压期间，例如在吸气时，这些组织会进一步阻塞气道，引起 OSA 和其他气道问题（请参阅第 41 章）。BMI 的增加与 FRC 的降低相对应，降低患者对呼吸暂停的耐受性[62]。颈部和上背部的脂肪组织会妨碍颈椎屈曲和寰枕扩展。在评估过程中测量颈围（NC）可能有助于发现困难气道风险。NC>43cm，或NC 与甲颏距离（TMD）的比值>5，可作为预测困难气管插管的指标[54,63]。

阻塞性睡眠呼吸暂停

严重打鼾、白天嗜睡、记忆力减退、注意力不集中以及频繁发生事故的均可提示阻塞性呼吸睡眠暂停（OSA）的诊断。患者可能伴随低氧血症、红细胞增多症、全身性高血压、肺动脉高压和高碳酸血症。OSA 的危险因素包括：男性，中年或以上，肥胖，NC 升高，夜间饮酒和服用安眠药。OSA 需要通过多导睡眠图监测才能明确诊断。OSA 患者通常需要睡眠期间应用持续气道正压（continuous positive airway pressure，CPAP）治疗，但并非所有患者都能耐受面罩。替代疗法包括经口开放气道装置和夜间吸氧。也可以外科手术治疗，如腭垂咽腭弓成形术、颏舌肌提升术、上颌下颌前移术和气管切开术。

大多数睡眠呼吸暂停患者可能在术前并没有确诊[64]，因为很难做到对每位高危患者都进行多导睡眠图检查。现有的许多筛查工具中，STOP-BANG 问卷（知识框 9.1）易于使用，其阳性预测值（positive predictive value，PPV）具有较高的敏感性[65]。

OSA 是面罩通气困难和不能面罩通气的预测指标[36]。但以 OSA 作为 DI 的预测因素，还存在争议[66,67]。OSA 与术后血氧饱和度下降和其他并发症增加有关[68,69]。关于术前睡眠呼吸暂停的评估，在第 41 章有充分的讨论。

妊娠

气道管理问题是导致孕产妇死亡非常重要的因素之一[70,71]。困难气道会引起肺部误吸和低氧性心肺骤停。应为所有孕期患者制定全面的气道策略，因为孕产妇意外困难气管插管风险很高。Rocke 团队报告，约 8%的剖宫产足月妊娠孕妇在插管过程中存在一定程度的困难[58]。一项对 239 名接受剖宫产全身麻醉的患者研究发现，有 14 例患者（6%）插管困难，其中只有 3 例（21%）是已预知的困难气管插管[72]。

分娩期产妇 Mallampati 分级可能会增高，因此，产妇术前，都应评估孕妇的气道状态，并制定气道管理策略[73]。有关产科患者气道管理的更多内容，请参阅第 37 章。

知识框 9.1 STOP-BANG 调查问卷

1. 打鼾：您是否大声打鼾（比大声说话声音还大或从关好的房门外都能听到鼾声）？
2. 疲倦：您白天经常感到累、疲劳或困倦吗？
3. 观察：有没有人观察到您在睡眠期间呼吸暂停？
4. 血压：您有无高血压？是否正在接受高血压治疗？
5. BMI：BMI 是否超过 35kg/m²？
6. 年龄：年龄是否超过 50 岁？
7. 颈围：颈围是否大于 40cm？
8. 性别：性别是否为男性？

评分：

OSA 高风险：对三个或更多项目回答"是"

低 OSA 高风险：对少于三个项目回答"是"

（From Chung F，Yegneswaran B，Liao P，et al. STOP questionnaire：a tool to screen patients for obstructive sleep apnea. *Anesthesiology*. 2008；108：812-821. ）

误吸风险

评估误吸风险是术前评估的重要组成部分。对于评估高危的患者,可能需要快速序贯诱导或清醒插管。在择期麻醉手术中,误吸发生率在 1/3 000～1/2 000[74]。在 NAP4 研究表明,尽管误吸发生率不高,但胃内容物误吸是呼吸道不良事件中最常见的死亡原因[3]。可以通过对患者气道评估或制订完善的麻醉计划对误吸进行有效的预防[3]。误吸的危险因素包括:饱胃,胃肠道梗阻,胃食管反流,紧急手术,糖尿病或使用阿片类药物导致胃排空延迟,妊娠,食管裂孔疝,胃肠道手术后状态,肥胖,等。有关误吸风险和预防的完整讨论,请参见第 13 章。

体格检查

张口度

张口度决定了置入喉镜和气道设备的操作空间[75,76]。张口度的大小取决于颞下颌关节(TMJ),它既可上下咬合,也可平行滑动。

在咬合运动中,下颌骨以上颌骨为轴向上转动。反之,下颌骨越远离上颌骨转动时,张口越大。张口度可通过测量门齿间距离来评估。在正常成人,门齿间距离达到 3cm 时才有足够空间置入直接喉镜。可以使用小尺子或通过相当于 3cm 横指的距离来测量或估测患者张口度。

影响张口度的因素包括:咬肌痉挛,TMJ 功能障碍和面部皮肤病理改变(如烧伤瘢痕挛缩和进行性全身性硬化症)。下颌或面部骨折的患者张口时可能会因肌肉痉挛或疼痛导致张口受限;麻醉诱导和肌肉松弛药的使用可改善这类患者的张口度。但麻醉的诱导可能不会改善 TMJ 功能障碍的所导致的机械性张口受限。有时,清醒时具有足够张口的患者在麻醉诱导后却发生张口困难[77];该问题通常可以通过向前拉动下颌骨来缓解。另外,在接受 TMJ 手术或颞部神经外科手以后,张口度可能受限变小[78]。

对张口度预测值的研究,目前没有令人满意的结果。在 2005 年的荟萃分析中,张口度的受试者操作特征(receiver operating characteristic, ROC)曲线下方的面积为 0.72[79]。张口度很小的患者可能被排除在此荟萃分析研究之外。门齿间距离短,不是困难气道的独立危险因素,但张口度小会导致喉镜检查困难或喉镜不能置入。这时我们就需要选择那些对张口度要求不高的气道管理装置和设备。

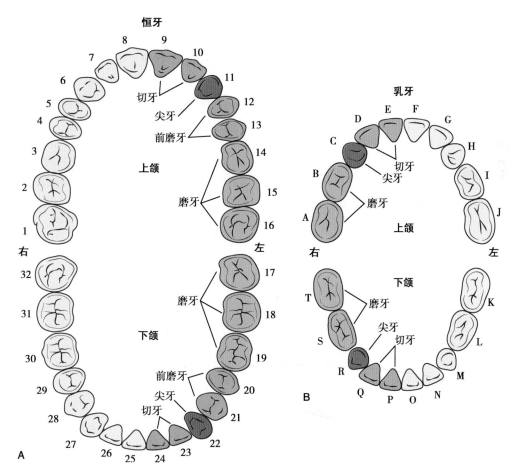

图 9.1　牙齿命名:通用编号系统(A)恒牙从患者的右上后齿开始依次编号为 1 到 32。(B)乳牙从患者的右后上牙开始,按字母顺序从 A 到 T 标识

牙齿

气道评估时应记录:牙齿缺失和牙科器械佩戴情况,牙齿松动或损伤的情况。使用系统的符号很有帮助。美国普遍使用通用编号系统。每个恒牙分配一个 1~32 的整数,每个乳牙分配一个字母 A~T。儿童通常在 6~12 岁换牙(图 9.1)。

气道的装置置入时会导致牙齿脱落、折断和受损的危险,可能造成疼痛、咀嚼障碍,并产生较高的修复费用。断齿会掉入支气管并引起支气管阻塞甚至导致支气管脓肿。在喉镜检查之前,应该用数字标记松动牙齿。牙列不良的患者更容易出现牙齿损坏或脱落。对于这些患者,尽可能地避免对上切牙施加压力。这就给喉镜显露声门造成了一定的困难。这种情况下,使用可视软镜或纤支镜可以防止牙齿受损。牙列不良可以导致口咽通气道和声门上气道(SGA)的通气困难。有研究报道,牙列不良(牙齿缺失或折断,假牙)是 SGA 置入失败的四个独立因素之一[80]。

上颌切牙齿列不良会导致喉镜检查困难,因为它们会突出进入口腔,阻碍喉镜视线。而无牙患者的喉镜视线角度比较容易调整,可能气管插管会容易一些。

舌

舌体占据于在口腔和口咽空间中,其根部靠近声门。用硬质喉镜将舌根向前推移,使其进入下颌空间(下颌骨两支之间的区域),显露声门。形成一条气管插管的视线。当舌头太大而无法充分进入下颌空间时,喉部的显露有时可能会不充分。大舌头、小下颌或大舌合并小下颌,可能会造成直接喉镜显露声门困难。

Mallampati 分级

为评估舌体对喉镜检查的阻碍程度,Mallampati 团队设计了一个分类系统,用以预测困难喉镜检查[81]。Mallampati 通过张嘴目测来筛查大舌头。Samsoon 和 Young 在 1987 年修改了原始分级系统,将分类从原来的三级增加到了四级(图 9.2)[82]。Samsoon 和 Young 分级通常被称为改良 Mallampati 分级,在当前临床实践中普遍应用。在舌头大小正常的患者中,可以看到多项口咽结构。随着舌头尺寸的增加,一些结构会变得看不见。

改良的 Mallampati 分级的实施非常简单:患者正坐位,嘴巴尽可能地张开,舌头尽可能地伸出,不发音(发音时软腭会抬高)[85],观察者需要寻找特定的解剖标志:咽腭弓,扁桃体基柱,腭垂和软腭。如果患者仰卧,则 Mallampati 分级可能偏高,但敏感性和特异性与正坐位相似。在患者坐位和仰卧位两种体位情况下都进行测试,评估效果可能会更加客观[83,84]。

气道评估是预测直接喉镜检查是否存在困难的常用方法。1984 年,Cormack 和 Lehane 描述了一种用于比较喉镜视图的评分系统[86]。Cormack-Lehane(CL)分级的 1 级视图为全部声门开口结构可见。2 级视图为声门下半部可见,未见上半部。3 级视图是会厌可见,但看不到声门。4 级视图为只能看见软腭,看不到会厌。研究表明,改良的 Mallampati 分级与 CL 喉镜分级之间呈正相关(即患者具有较高的改良 Mallampati 分级,也可能具有较高的 CL 喉镜分级)[81,82]。然而,1992 年,Rocke 团队研究了几种经典的困难气管插管预测指标,发现包括 Mallampati 分级在内的任何分级均不能作为预测困难气管插管的可靠指标(图 9.3)[58]。虽然仅做 Mallampati 分级评估的作用有限,但将其作为综合气道评估的指标之一,还是很有意义的。有研究表明,改良的 Mallampati Ⅲ 或Ⅳ级与面罩通气困难(DMV)和困难喉镜检查具有相关性[36,87]。

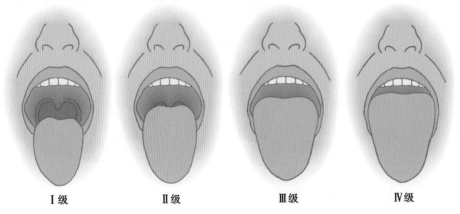

　　Ⅰ级　　　　Ⅱ级　　　　Ⅲ级　　　　Ⅳ级

图 9.2　改良的 Mallampati 分级:基于可视口咽结构不同,分为 4 个等级。Ⅰ级:可见软腭、咽门、悬雍垂、咽腭弓。Ⅱ级:可见软腭、咽门、悬雍垂。Ⅲ级:可见软腭、悬雍垂根部。Ⅳ级:软腭不可见(Modified from Samsoon GL, Young JR. Difficult tracheal intubation: a retrospective study. *Anaesthesia*. 1987;42:487-490.)

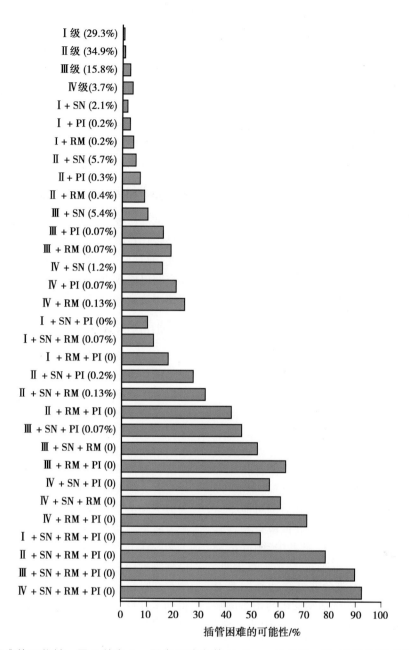

图 9.3　插管困难的可能性。罗马数字 I ~ IV 表示改良的 Mallampati 分级。PI，切牙前突；RM，下颌后缩；SN，短脖子（From Rocke DA，Murray WB，Rout CC，Gouws E. Relative risk analysis of factors associated with difficult intubation in obstetric anesthesia. *Anesthesiology*. 1992；77：67. ）

甲颏距离

　　小下颌与困难气管插管具有相关性。下颌骨的大小可以通过测量甲颏距离（TMD）来估算。患者寰枕关节处的头后仰，确定下颌骨和甲状软骨的位置，使用量规，直尺或观察者的手指测量甲状软骨和下颌骨之间的距离。TMD>6cm 提示无插管困难，而 TMD<6cm 则表示可能插管困难[88]。通常，三横指宽度大约是 6cm（示指、中指、环指三横指平均宽度女性为 5.38cm，男性为 5.91cm）[89]，从业者应使用直尺校准自己手指宽度。随着实际 TMD 变小，手指估测值有增加的趋势[79]。当使用 TMD 6cm 或更小的阈值时，由 CL 分级大于 3 级来确

定困难气管插管的阳性似然比为 4.1[90]。另一项研究显示：TMD 测量与 Mallampati 分级法合用，对困难气管插管的预测显示出良好的准确性（ROC 曲线下的面积为 0.84）。当肥胖患者将 TMD 与颈围（NC）结合使用时，NC/TMD 比为 5.0 或更高时，其敏感性和阴性预测值（negative predictive value，NPV）高于其他常见的床旁检查和指标（ROC 曲线下的面积为 0.86）[54]。

胸颏距离

　　胸颏距离为患者颈部完全伸展闭嘴的状态下胸骨柄到下颏的距离[91]。胸颏距离<12.5cm 对困难气道预测的敏感性和特异性优于 Mallampati 分级，甲颏距离，下颌

前移试验。这时，通常 Cormack-Lehane 3 或 4 级，提示可能需要使用插管探条(bougie)进行气管插管[91]。胸颏距离<12.5cm 的敏感度、特异度和 PPV 分别为 82%、89% 和 26.9%；而甲颏距离小于 6.5cm 的敏感度、特异度和 PPV 分别为 65%、81% 和 8.9%。尽管也有研究者报告，单独应用胸颏距离和甲颏距离测量，对喉镜显露的预测作用不强[92]，但它们与其他评估方法合用时，对于全面评估气道解剖结构状态非常重要。

颈部解剖和活动度

颈部活动度对于口轴/咽轴和喉轴对齐至关重要。口轴、咽轴和喉轴尽可能重叠时，直接喉镜更容易看到声门。因运动不便或功能受限(即运动疼痛)而导致颈部活动受限的患者，气道管理可能会非常困难。为了优化头位至嗅位，下颈椎必须弯曲，寰枢关节和上颈椎必须延伸[93]。应当在患者中立坐位时评估颈部的弯曲和延伸。让患者将下巴尽量接近胸部时测量弯曲度。评估颈部轮廓很重要，这可以确定有多少颈椎能够弯曲。寰枕关节的屈曲对直接喉镜检查困难的预测没有帮助，因此我们只需要在患者张开嘴向后延伸颈部时，测量寰枕关节的伸展程度。可以使用测角仪精确测量上下颌咬合面与地面的夹角来代表寰枕伸展度，正常值为 35°；寰枕伸展受限，提示可能存在直接喉镜检查困难[94]。如果颈部活动诱发颈部或手臂疼痛，刺痛或麻木，则在插管过程中应保持颈部正中位。这种保护措施会使直接喉镜检查更具挑战性。无法弯曲或伸展颈部提示存在困难气管插管的可能[95]。

Mashour 团队研究了颈部活动度与喉镜检查和气管插管之间的关系[96]。在 60 岁以下的患者中，颈部活动度受限与面罩通气困难，不能面罩通气，喉镜检查困难，困难气管插管以及面罩通气困难合并气管插管困难有关。在年龄≥60 岁的患者中，颈部活动受限与困难的喉镜检查和困难气管插管相关，而与面罩通气困难无关。年龄≥48 岁的患者，Mallampati Ⅲ级或Ⅳ级和甲颏距离<

6cm 是困难气管插管的独立预测因子。无论是屈曲受限还是伸展受限，困难气道的发生率无差异。

其他颈部特征也可能会影响气道管理：脖子粗大或肥胖会降低颈部的弯曲度和伸展度；颈部过多的软组织可能会造成托下颌困难。使用卷尺或细绳在甲状腺软骨水平测量颈围有助于预测困难气道。一项针对肥胖患者的研究发现，颈围大于 43cm 对预测困难气管插管的敏感度为 92%，特异度为 84%，PPV 为 37%[63]。

鼻部特征

鼻部检查很必要，特别是计划进行鼻插管时。应注意是否存在明显的鼻中隔偏曲。可以要求患者阻塞一个鼻孔，通过另一个鼻孔深呼吸。呼吸受阻较少的一侧鼻腔空间可能较大，更适合放置经鼻气管导管。出血倾向或使用抗凝剂的患者是经鼻气管插管的相对禁忌证。

下颌前移能力

直接喉镜气管插管时，喉镜片将舌体推入下颌空间的同时会使下颌骨前移。在这种情况下，下颌前移的程度取决于颞下颌关节的活动性。检查颞下颌关节活动度可以评价下颌前移的能力，这时要求患者将下颌切牙(下牙)放在上颌切牙(上牙)的前面。如果患者无法执行这个简单动作，则颞下颌关节可能不能滑动，从而提示存在困难气管插管的可能[97]。

有人提议将咬上唇试验(upper lip bite test，ULBT)作为颞下颌关节位移试验的一种改进方法[98]。通过要求患者将下颌切牙尽可能高地放在上唇上来检查，类似于下牙咬住上唇。下牙可以达到或超过嘴唇红色边界，可以预测喉镜显露无困难；反之，无法触及红色边界，则预测存在喉镜显露困难(图 9.4)。该动作的预测能力已经得到了证实[91,97]。ULBT 的特异度为 91.7%，ROC 曲线下的面积为 91%，比其他床旁诊断测试都要大[91]。在无牙患者，咬上唇试验也有着很高的特异性和准确性[99]。

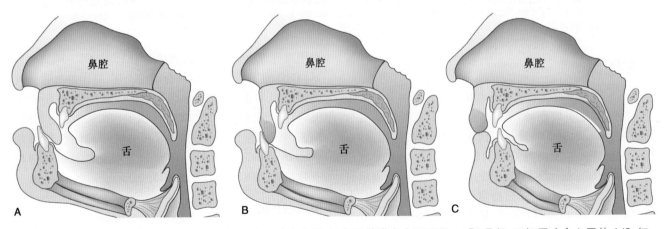

图 9.4　咬上唇测试的横截面图。(A)Ⅰ级；下门牙咬合上唇，红色唇黏膜完全不可见。(B)Ⅱ级；下门牙咬合上唇的 1/2，红色唇黏膜部分可见。(C)Ⅲ级；下门牙无法咬合上唇，红色唇黏膜完全可见(Adapted from Khan ZH，Kashfi A，Ebrahimkhani E. A comparison of the upper lip bite test[a simple new technique]with modified Mallampati classification in predicting difficulty in endotracheal intubation：a prospective blinded study. Anesth Analg. 2003；96：595-599.)

面部特征

不论是否诊断出特定的先天综合征,发现面部的异常或不对称都应引起医生重视,需要进行进一步呼吸道评估。必须考虑面部外伤,手术改变或扭曲性疾病过程的历史。许多先天性综合征与气道异常有关,可以从专门针对患有罕见疾病和先天畸形的患者麻醉管理的教科书中获得更多信息。

胡须影响面罩充分密封,而阻碍面罩通气[36,100]。术前可要求患者剃须。如果他出于个人或宗教理由拒绝,则需要用敷料、保鲜膜、凝胶或纱布覆盖包裹胡须[100,101]。

诊断研究

所有术前患者均应进行麻醉必需的相关实验室检查和评估[102]。射线照相和其他气道成像技术价格高,不便用作 DA 的常规筛查检查。但是,如果存在已知或怀疑的困难气道,则应使用专门的气道成像技术进行辅助诊断。计算机断层扫描、磁共振成像或超声检查可以发现肿大的甲状腺、可能压迫气道的肿瘤以及颈部喉和气管的前移或侧移。还可以发现一些更加严重的情况,如上气道或下气道内在的肿物,导致气道变窄;外在肿块压迫,使喉头向前方或侧向移位。当气道长期受压时,影像学检查可能有助于评估软骨软化症的存在。颈椎屈伸的 X 线平片可能对类风湿关节炎(RA)或唐氏综合征患者有用,因为这些患者可能存在的寰枢椎不稳定。

超声是一种安全、实时、动态的检查方式,在气道评估中推荐使用。在肥胖患者中,它可能显示气管前脂肪是否会干扰气管插管[103]。超声的其他临床应用包括:辅助头颈部病理检查,辅助诊断睡眠呼吸暂停,预测 ETT 的合适直径,评估胃内容物含量,定位气管和环甲膜,引导气道相关的神经阻滞。建议通过超声测量甲状腺水平处气道的宽度,用于评估拔管后喘鸣的发生风险(其预测价值仍有待确定,参见第 3 章)[104,105]。

内窥镜气道检查是耳鼻喉科医生进行的一项常规检查,用于评估鼻咽、喉和声门状态。可以确定声带和喉的肿瘤分期或病情发展。麻醉医师通过术前内镜气道检查(preoperative endoscopic airway examination,PEAE)结果,可以发现头颈部疾病、舌根异常以及扭曲正常解剖结构的肿瘤或脓肿。如果有近期的鼻内镜检查结果,就无须重新检查。对于喘鸣或呼吸困难的患者,内镜检查可指导气道管理策略。PEAE 还可以指导,全身麻醉诱导后能否气管插管或是否需要施行清醒插管的决定。Rosenblatt 团队对 138 例患者施行了 PEAE,其中有 44 例计划

清醒插管的患者,在 PEAE 检查后,发现仅 16 例真正需要清醒气管插管;其中有 94 例患者本来计划全麻诱导后气管插管,但 PEAE 检查后发现其中有 8 例应该进行清醒气管插管术[106]。

PEAE 可以在术前等候区或术前门诊期间进行。患者处于半卧位,鼻腔喷鼻血管收缩剂(如羟甲唑啉)使鼻黏膜收缩,增加了鼻腔通道的内径,从而降低了出血风险。局部麻醉可以使用多种表面麻醉药物,如:2%或 4%利多卡因加或不加肾上腺素,4%利多卡因和 1%去氧肾上腺素 3:1 混合物,或 4%可卡因。局部麻醉剂的选择取决于是否容易获得和患者的合并症。呼吸道局部利多卡因的最大剂量尚有争议。许多医生将剂量限制为 5mg/kg,以降低局部麻醉药中毒的风险。可以使用雾化器或连接导管的注射器将局部麻醉剂喷入鼻孔。或者,将药签或棉签浸入溶液中放入鼻孔。可以将 5%利多卡因的药膏放在棉签上,然后将其轻柔缓慢插入鼻孔。表面麻醉完成后,将可弯曲鼻内镜(外径 3.7~4.1mm)插入鼻孔,并通过鼻腔进入后鼻咽,直至看到会厌和声带。可以通过要求患者发声来评估声带运动状态。通常,患者对该 PEAE 操作耐受良好,该检查没有绝对的禁忌证。但是,建议服用抗凝剂或有出血性疾病的患者要谨慎应用[106]。焦虑症患者或心脏病患者可能会出现迷走神经反射。

气道评估研究挑战

近几十年来,困难气道评估的相关研究很多,但是没有一种单一的方法,就能够可靠预测哪些人存在困难气道,而哪些患者没有困难气道。首先,我们了解预测困难气道测试的创建方式。建立预测性测试需要三个步骤:必须定义结果,必须找到具有结果的患者,并且验证测试必须正确有效。要想预测困难气道,每个步骤都会有困难[107]。

第一个问题就是明确什么情况才是困难气道。根据 2013 年 ASA 实践指南,将困难气道定义为"常规接受培训的麻醉医生遇到上呼吸道面罩通气困难,气管插管困难或两者兼有的临床情况[2]"。该指南进一步定义了什么情况是面罩通气困难、困难声门上气道通气、困难声门上气道置入、喉镜检查困难和气管插管困难。

这些定义虽然有用,但并不能解决所有问题。在发布这些定义之前的研究可能使用了其他定义。这些定义本身可能达不到科学研究所需的精确度。例如,一些医生可能只进行了一次喉镜检查,并且基于所获得的视图,选择放弃再次尝试喉镜气管插管,转而选择

另一种气管插管技术。这种情况就不符合困难气管插管的正式定义，因为再次尝试喉镜插管根本就没有实施。插管失败虽然是一个容易理解的术语，但当医生主动放弃喉镜气管插管时，算不算常规插管失败呢？结局指标很清楚，就是困难气管插管的发生率，在急诊室的发生率是 1/100 例患者[108]，在产科发生率是 1/250 例产科患者[109]，在普通外科手术中发生率为 3/1 000 例患者[82-110]。随着视频喉镜的出现，医生可能会将其作为气管插管的第一选择，这也将会使传统喉镜检查困难发生率变得不准确。

第二个问题是识别预测困难气管插管的特征表现。虽然难以插管的患者的特征已经比较明确，但容易插管患者特征的信息比较缺乏。尽管有大数据的技术支持，但许多预测标准的正常值目前还不知道[111]。多变量分析可以在困难和容易的气管插管中进行单个因素比较，可能是较为合理的一种分析方法。当前存在的评分系统也比较多，例如 Wilson 评分和插管难度评分[95-112]。这些评分系统是将多个预测因素组合到一个公式中，但由于在统计学上存在问题或对于临床应用过于麻烦，到目前为止，其临床实用性还有待商榷。

第三个问题是验证测试。对相同人群进行的验证测试具有误导性，需要不同的样本种群。另外，同时出现面罩通气失败、困难气管插管和不能通气的严重危机情况的发生率很低，必须分析非常大的数据库才能得到有意义的结果。

第四个问题是试验方法。最大的问题是，患有明显气道困难危险因素的患者将不会被纳入研究，因为他们需要清醒下的纤支镜气管插管。观察者差异：观察者之间存在的主观差异对 Mallampati 分级有影响[84]，并且对其他测试也存在不利影响。操作者差异：同一时间，同一患者，对这名医生来说是困难气管插管，但另一位医生来说可能就不是。因此，涉及不止一名喉镜操作医生的试验设计，存在观察者和操作者偏倚，这不利于控制试验条件。只用一个喉镜操作医生可以解决此问题，但这又会限制可纳入研究的患者数量[113-114]。防止此问题的最佳方法是让所有试验由一个人完成。这样做限制了研究的入组患者人数，并且与真实临床环境不符。

敏感度、阳性预测值和阴性预测值是用于描述特定预测变量或测试有效性的统计量度。敏感度是指已被正确识别出的困难气道的患者的比例。例如，假设一个样本中有五个患者插管困难，如果预测变量正确识别所有五位患者，则其敏感度为 100%；如果预测变量正确识别出五位患者中的两位，则敏感度为 2/5，即 40%。

阳性预测值（PPV）所描述的是通过检查预测的插管困难患者，确实临床出现插管困难的概率。如果测试预测 5 名患者将会插管困难并且所有这 5 名患者都经历了困难气管插管，则测试的 PPV 为 100%。如果测试预测将有 10 例患者插管困难，但实际上只有 5 例插管困难，则其预测值为 5/10 或 50%。类似地，阴性预测值（NPV）是指被预测为不难插管的患者，在实际中确实不困难的概率。遗憾的是，目前经典的困难气道预测因子的灵敏度、PPV 和 NPV 的研究结果都不理想[14-107]。

经典的困难气道预测主要考虑体表解剖标志。筛选与气管插管相关的某些因素，但却忽视了其他因素的影响。有时通过检查体表解剖标志，可能不足以发现一些潜在的问题，例如：声门和声门上异常，如舌扁桃体肥大或会厌向声门开口脱垂，无法通过常规的体格检查来诊断，因此难以预测插管困难[6,115,116]。病理生理因素，如活动性颞下颌关节损伤或关节内间盘碎片，都可能会导致严重的张口受限[115]。在这种情况下，即便精确测量寰枢轴活动性，也无法准确预测困难气管插管[117]。常规的测试和检查可能无法识别声门上，声门或声门下病理改变，所以常规检查都正常，我们仍然会遇到困难气道[118]。在撰写本文时，尚没有一个因素能够让我们可靠地预测插管的难度。随着患者数量的增加，我们面临的困难也会越来越多[1,95,114,119,120]。

因此，只有通过使用综合多个因素的评分系统才能提高预测能力。但患者的解剖个体差异很大，有些患者可能无法很好地适应某些模型。对所有患者都进行多个评分系统的评估，并以烦琐的算法对其进行分析，在临床工作中也不可行。

结论

临床医生该如何综合分析已收集的患者有关病史、体格检查和诊断研究的等诸多信息，并作出准确判断呢？拥有一个具有理想的阴性预测值和阳性预测值的评分系统肯定是有益的。但遗憾的是，目前困难气道单一预测因素的研究和目前所创建多因素的评分系统，其临床指导作用尚不尽如人意[121]。

造成这一结果的主要原因可能是由于困难气道是由多种解剖或病理因素引起的。如，患有强直性脊柱炎的患者可能具有正常的口腔孔径和 Mallampati 分级，但却由于颈部固定而插管困难。另一位患者的颈部活动范围可能正常，但患有颞下颌关节功能障碍，限制了张口，直接喉镜根本无法置入。没有一项单独的测试可以检测出所有插管或通气困难原因。精心设计的多因素评分系统未能获得广泛使用，因为在一些特殊病例它们还是会出现漏检。

气道管理医生应根据患者病史，体格检查和诊断研究收集的信息进行全面评估。气道管理策略应基于评估者对临床情况承上启下的了解和对所具有气道管理能力的了解，来选择利大于弊的策略。策略制定时应考虑与面罩通气困难(DMV)相关的标准(知识框 9.2)，与声门上气道(SGA)通气的失败因素(知识框 9.3)及气管插管的困难因素(表 9.1)。

知识框 9.2　面罩通气困难和不能面罩通气的危险因素

预测面罩通气困难

肥胖

大胡子

齿列不良

打鼾

阻塞性呼吸睡眠暂停

年龄大于 55 岁

大舌头

舌体移动不良

寰枢椎伸展不良

咽部病理改变

舌扁桃体肥大

舌扁桃体脓肿

预测面罩通气困难

颈部处于放疗后状态

大胡子

男性

睡眠呼吸暂停

Mallampati Ⅲ级或Ⅳ级

(Modified from：Kheterpal S, Han R, Tremper KK, et al. Incidence and predictors of difficult and impossible mask ventilation. *Anesthesiology*. 2006；105：885-891, and Langeron O, Masso E, Huraux C, et al. Prediction of difficult mask ventilation. *Anesthesiology*. 2000；92：1229-1236.)

知识框 9.3　声门上气道通气失败危险预测因素

男性

体重指数高

齿列不良

术中需要旋转手术台

年龄大于 45 岁

甲颏距离短

颈部不能活动

(Modified from：Ramachandran SK, Mathis MR, Tremper KK, et al. Predictors and clinical outcomes from failed Laryngeal Mask Airway Unique：a study of 15，795 patients. *Anesthesiology*. 2012；116：1217-1226, and Saito T, Liu W, Chew STH, et al. Incidence of and risk factors for difficult ventilation via a supraglottic airway device in a population of 14 480 patients from South-East Asia. *Anaesthesia*. 2015；70：1079-1083.)

表9.1　目前公认的困难气管插管危险因素

评判标准	困难气管插管潜在危险因素
困难气管插管病史	阳性病史
上切牙长度	相对较长
张口度	小于两横指(<3cm)
龅牙	上颌切牙超过下切牙很多
颞下颌关节	下切牙不能前移超过上切牙
下颌空间	空间小，质地硬，被肿物侵占
颈椎活动度	向前下颏不能碰到胸或不能后仰
甲颏距离	小于 3 横直指(<6cm)
Mallampati 分级	Ⅲ~Ⅳ级，舌头相对较大，看不到腭垂(悬雍垂)
颈部状态	短粗

(From Apfelbaum JL, Hagberg CA, Caplan RA, et al. American Society of Anesthesiologists Task Force on Management of the Difficult Airway. Practice guidelines for management of the difficult airway：an updated report by the American Society of Anesthesiologists Task Force on Management of the Difficult Airway. *Anesthesiology* 2013；118：251-270.)

尽管我们竭尽全力，但常规筛查仍然不能预测到所有的插管困难或困难气道。临床实践中实际上，许多困难气道的患者都具有正常的病史和体格检查[87-121]。这可能使临床医生怀疑进行气道评估意义。由于同时出现插管困难(DI)和面罩通气困难(DMV)的后果非常严重，因此 ASA 和其他制定气道管理指南的相关组织都建议在制定麻醉计划之前必须进行气道评估。NAP4 研究发现，许多出现气道管理问题的患者都存在不重视和忽视气道评估情况，研究结论提示：气道评估不力会导致不良结果。许多患者在检查时会出现明显的困难气道体征，有些患者会报告先前有困难气道病史，这些患者应采用相应的困难气道管理策略。

未来的气道评估研究应集中于制定无痛、快速、易于临床应用，且无须硬件设备的气道评估测试系统。理想气道评估测试应客观、可靠、可重复，且不同检查者之间的差异很小。另外。敏感性高和阴性预测值高也是至关重要的要求。

由于目前我们的评估工具可能敏感性不高，因此我们需要采取的气道管理策略不应该是只有"一条路"——单一的气道管理计划。换句话说，气道评估正常的患者也可能出现插管困难和/或通气困难。因此，气道管理临床医生应该在面罩通气、声门上气道通气和气管插管方面具备快速应变能力。

临床要点

- 气道评估不良患者可能会出现不良结局。

- 所有接受气道管理相关治疗措施的患者，均应接受相应的气道病史问询和体格检查。主管医生应认真审阅患者与气道相关的影像学诊断和其他检查诊断。

（赵欣 译 左明章 审）

部分参考文献

2. Apfelbaum JL, Hagberg CA, Caplan RA, et al; American Society of Anesthesiologists Task Force on Management of the Difficult Airway. Practice guidelines for management of the difficult airway: an updated report by the American Society of Anesthesiologists Task Force on Management of the Difficult Airway. *Anesthesiology.* 2013;118:251-270.
3. Cook TM, Woodall N, Frerk C, Fourth National Audit Project. Major complications of airway management in the UK: results of the Fourth National Audit Project of the Royal College of Anaesthetists and the Difficult Airway Society. Part 1: anaesthesia. *Br J Anaesth.* 2011;106:617-631.
6. el Ganzouri AR, McCarthy RJ, Tuman KI, et al. Preoperative airway assessment: predictive value of a multivariate risk index. *Anesth Analg.* 1996;82:1197-1204.
36. Kheterpal S, Martin L, Shanks AM, et al. Prediction and outcomes of impossible mask ventilation: a review of 50,000 anesthetics. *Anesthesiology.* 2009;110:891-897.
79. Shiga T, Wajima Z, Inou T, et al. Predicting difficult intubation in apparently normal patients: a meta-analysis of bedside screening test performance. *Anesthesiology.* 2005;103:429-437.
80. Ramachandran SK, Mathis MR, Tremper KK, et al. Predictors and clinical outcomes from failed Laryngeal Mask Airway Unique: a study of 15,795 patients. *Anesthesiology.* 2012;116:1217-1226.
87. Langeron O, Masso E, Huraux C, et al. Prediction of difficult mask ventilation. *Anesthesiology.* 2000;92:1229-1236.
92. Khan ZH, Mohammadi M, Rasouli MR, et al. The diagnostic value of the upper lip bite test combined with sternomental distance, and interincisor distance for prediction of easy laryngoscopy and intubation: a prospective study. *Anesth Analg.* 2009;109:822-824.
106. Rosenblatt W, Ianus AI, Sukhupragarn W, et al. Preoperative endoscopic airway examination (PEAE) provides superior airway information and may reduce the use of unnecessary awake intubation. *Anesth Analg.* 2011;112:602-607.
110. Rose DK, Cohen MM. The airway: problems and predictions in 18,500 patients. *Can J Anaesth.* 1994;41:372-383.
121. Norskov AK, Rosenstock CV, Wetterslev J, et al. Diagnostic accuracy of anaesthesiologists' prediction of difficult airway management in daily clinical practice: a cohort study of 188 064 patients registered in the Danish Anaesthesia Database. *Anaesthesia.* 2015;70:272-281.

All references can be found online at expertconsult.com.

第 10 章　气道管理流程的制订

William H. Rosenblatt

章节大纲

引言

通过查阅文献,我们可以找到大量关于一般气道管理常规以及针对困难气道(difficult airway,DA)的多种处理办法、技术和意见。气道管理从业人员通过对气道进行评估以及了解相关病史制订气道管理方案,同时根据该方案启用相应的设备和操作。然而,并没有清楚地描述"如何"以及"为什么"制订这一气道管理方案。由于存在过多的方法、技术、观点和设备,以及工具的可用性和麻醉医生相关临床经验存在很大差异,导致大部分麻醉医生对气道管理方案的制订缺乏关注。因此,可预料的 DA 患者通常是一个谜。丹麦麻醉学会的大型数据库强调了麻醉医生对 DA 的预测与结果之间的差距[1,2]。在收集了接近 20 万例麻醉管理案例后,研究者发现,有93%的插管困难(difficult intubation,DI)和94%的面罩通气困难(difficult mask ventilation,DMV)是事先未被预料的,然而实现预测的困难气道只有25%的准确率。

同样,干扰一般产生于患者的状况以及操作者的经

验。例如,使用可视喉镜(video laryngoscope,VL)对在手术室中行择期腹部手术的患者进行气道管理相对容易。然而,当同一位患者一周后出现肠梗阻,低氧血症以及意识模糊,对于一个社区急诊科的初级医生而言,能够选择的设备只有普通喉镜,因此必须采取不同的治疗方法,随着气道管理决策的不同可能导致不同的结果。

必须个体化的决定一个患者选择何种通气方式[气管插管/通过面罩或声门上气道(supraglottic airway,SGA)]以及评估患者面临的其他风险(例如,胃内容物的反流误吸,氧合血红蛋白脱氧的耐受性),同时也要将麻醉医生,地点以及时间考虑在内。

决策的制定

决策可能存在缺陷。前文已经对各种认知模型进行了描述,并且所有认知模型都受到决策偏差的影响,这些偏差将导致在做出决策和制订计划的过程中,纳入或排除证据因素存在偏向性[3]。在气道管理中,一些偏倚会影响麻醉医生的认知过程。确认偏倚是指只收集那些用来巩固预先决定意见信息的行为,这种行为已在医学文献中进行过详细的描述。固定偏倚或"隧道视觉"导致从业者专注于患者的单个方面而损害其他(可能更重要的)信息。本能偏倚是 VIP 现象——"重要的"某人或因为与医生有特别关系而被特殊对待的人。回顾性偏倚指的是应用先前回顾性研究得出的正性或负性结果作为正确决策的证据。疏忽偏倚可能是气道管理领域最严重的一种偏倚——为防止对个人名誉造成损害而不采取措施的行为,特别是长久以来被冠以"权威"头衔的医生。英国皇家麻醉师学会和困难气道学会(Difficult Airway Society,DAS)的第四次国家审计项目(The Fourth National Audit Project,NAP4)证明了这些现象,临床医生出于对个人技术的自信,因而似乎总是逃避使用清醒插管,而更多的不恰当的使用 SGA 或局部麻醉以及忽视体检结果和提示有困难气道的病史[4]。

对影响气道管理决策过程的每个方面进行逐步分析的方法可以有效地消除偏倚,并使麻醉医生制订合理的计划。虽然衍生的计划可能超出了麻醉医生的舒适范围,也可能被合作的临床医生(例如外科医生)拒绝,但

是采用逐步递进的方法能够巩固结论。在某些情况下,这一决策可能需要寻求技术人员的帮助,延迟手术或改变手术计划。例如,被发现有气管插管困难的可能("我可以插管吗")的患者可能没有关于通气困难的发现("我可以通气吗"),但可能存在反流误吸的风险("我可以进行安全的通气吗")。这种逐步递进的决策方法是本章的基础。讨论完决策过程的每个组成部分之后,所有组成部分将被集成到决策流程图中[5]。

气道评估

　　气道管理困难病史的价值是有限的,除非有明确而有力的文件证据支持其价值[6]。例如,通过直接喉镜插管(direct laryngoscopy,DL)困难或失败的病史是未来气道管理困难的有力预测因素(分别为6倍和22倍)[7,8]。然而,多个研究表明,通过可视喉镜检查(video-assisted laryngoscopy,VAL)抢救失败的DL的成功率为94%~95%[9]。目前,可获得的技术支持和设备的数量是巨大的,特定设备使用经验在不同麻醉医生之间会有很大差异。喉镜插管成功通用评估通常依赖于Cormack和Lehane(CL)分级量表,该量表不适用于VAL、插管软镜(flexible intubation scopes,FIS)或其他现代设备[10]。CL等级别并未被证实是DL插管的容易程度或难度的指标,但是大部分文献都认为,观察声门的能力与气管插管的容易程度相关[5]。例如,Rose和Cohen在一项前瞻性研究中纳入18 500个气管插管病例,发现声门结构可视化不良与直接喉镜出现的插管困难率更高相关[11]。Cook修改了原始CL分级系统以更实际地描述全部或部分喉部视图的结果,分为可见和移动或不固定的会厌,或没有视图,能够将CL等级与插管时间以及气道连接部分相关联[12]。与之相反,Adent与他的同事们注意到,在一项纳入331例患者的研究中,大多数与CL级别较差的喉镜检查在第一次尝试时进行了插管,4名有喉部完整视图的患者出现了插管困难[13]。Aziz及其同事指出在使用GlideScope VL期间出现的35%气管插管失败的患者其喉结构的视图是完整的[13]。同样,Cooper及其同事发现该发生率达到54%[14]。在VAL观察发现喉部可充分暴露的比例很高(99.78%),充分的喉部暴露可能与插管的成功或失败无关——影响气管导管输送的其他因素更为重要[15]。

　　插管困难评分(the Intubation Difficulty Score,IDS)结合了诸如使用喉镜中用力、插管时间、尝试次数、喉部视野以及喉外压等对等级评分有影响的因素[13]。IDS也是为了描述使用DL进行插管易用性而开发的评分,但可能不完全适用于其他非直接技术。与CL等级相似,IDS可能对气管插管容易度的判断只有微不足道的关联,特别是在紧急情况下。

　　气道解剖结构中的隐形和无症状变化会对任意一种装置操纵气道的能力产生深远的影响[16]。舌侧扁桃体增生等可能随时间、季节、过敏或其他因素而变化[17]。因此有任何困难气道史的患者都应该引起麻醉医生的重视,不仅可能需要常规程序,更应该做好充分的准备。

　　如果从患者以往的病历中获得了该患者的困难气道史,那么接下来不仅要明确该病史性质,而且还要确定气道管理的每个方面(例如,插管,面罩通气,SGA通气)是如何进行的。该信息将指导麻醉医生对其气道管理的各个方面做出决策。

控制气道的必要性

　　控制气道虽然是麻醉医生最常见的工作程序之一,但却给患者带来了风险。不仅内在的呼吸驱动和反射被抑制,而且面罩、SGA通气困难或气管插管困难,或者即使在平稳的管理之后也可能遇到并发症并被索赔。在美国麻醉医师协会(American Society of Anesthesiologists,ASA)封闭索赔数据库中,80%的喉部创伤索赔发生在常规气道管理和无怀疑伤害的情况下[18]。应始终考虑和权衡气道控制的风险和益处。这种权衡的一个常见例子是在产科麻醉中偏向使用区域麻醉。尽管区域麻醉对于母婴麻醉是优选的,但孕产妇气道相关发病率和死亡率仍是普通人的10倍[19]。必须考虑患者和外科医生的偏好以及操作者的技能水平,并且后者应为首要考虑因素。尽管如此,在ASA封闭索赔项目中,失败的区域麻醉以及气道管理失败导致大量的麻醉的索赔项目数目还是很多[20]。ASA的DA管理工作组的指导方针同样谨慎,并建议选择区域麻醉进行任何手术时,应预先制定气道管理策略以及可获得的专用设备[21]。同样的建议也在其他国际专家组织的气道管理指南中列出[22,23]。

喉镜与插管

　　传统意义上,气道管理被理解为通过某种方式(例如,通过DL、VAL或FIS)进行气管插管。尽管有人认为面罩或SGA通气与气管插管一样是急救的一种措施,但本部分将讨论传统的气管插管。这并不是说所有关于气道管理的决策都是制订气管插管的计划,而是通过假设气管插管作为默认计划,在执行时逐步评估计划的安全性(即气管插管)。在任何特定情况下,患者可能难以进行气管插管的决定必须考虑几个因素:气道评估指标、医生经验和设备可用性。

气道评估指标

　　目前已经发展了多种气道评估指标,并已由独立研究人员进行了验证研究。Shiga 及其同事发现,困难 DL 的临床床边预测因子具有较差的敏感性和一般的特异性。El-Ganzouri 及其同事通过对多变量因素中的这些预测因子进行权衡,与单独使用 Mallampati 类相比,提高了较差喉部视野气道评估的可预测性[24]。

总体而言,医生评估气道时,尽管使用了这些指标,但气管插管困难的可预测性还是很低。从丹麦麻醉数据库(国家临床质量保证数据库)中提取的数据显示,75%~93%的困难气道不能根据病史发现及体格检查检查预测。被预计插管困难的患者中,只有 25%被证实是真的困难气道。

偶然地,一些研究检验了解剖学结构对其他评估指标预测性能的相对影响。例如,Ayoub 及其同事发现,当患者的甲颏距离(大于或小于 4cm)时,可提高 Mallampati 评分的预测性能[25]。Calder 证实,最大张口度取决于患者颈部伸展头部的能力[26]。如 Brodsky 及其同事所示,对于体重指数大于 $35kg/m^2$ 的患者,口咽喉视图的 Samsoon 和 Young 分类对预测困难 DL 的敏感性更高[27]。在 Yentis 的述评中,进一步解释了这些措施实用性的缺乏[28]。

在 Anaesthesia 上发表的一篇专业文章中,Greenland 回顾了可能有解剖学异常或气道"中柱"——舌后咽、下咽和声门占位性病变的患者的特殊问题[29],包括患有上气道癌或上气道癌治疗后的患者。在常规术前评估时,这些结构是不可见的。五官科医生在对患者手术前应进行上呼吸道内镜检查。尽管气道管理的专业人员可获得该检查的结果,但该评估与气道管理者所需的评估不同,应使用术前内镜气道评估(preoperative endoscopic airway evaluation,PEAE),评估是否进行快速诱导插管、面罩通气或使用 SGA[30]。PEAE 将在第 9 章中详细讨论。

医生经验

对气道评估因素及指标解释的混淆,被认为是医生对判断错误的容忍度。除非任意测试是 100%敏感的(即通过该测试检测到所有插管困难的患者),仍将存在一些无法预料的困难气道患者,将面临插管失败的风险。同样,如果测试不是 100%特异性的(即所有直接插管的患者都被排除在外),一些患者将通过不必要的程序进行处理,可能会浪费时间和资源,并可能引起患者压力、不适及增加发病率。正如 Yentis 指出的那样,许多用于评估困难喉镜或插管的指标都是连续的范围(例如,张口度,枕骨头颈活动度)[28]。设定某一数值作为阳性或阴性的节点,改变该数值,会影响该评估的敏感性和特异性。根据其他评估指标(如前所述)或专业人员近期或累积的经验,可改变该节点。Salkes 及其同事证明了麻醉医生在 7 年的工作经历后,VAL 和插管成功得到改善[31]。第一年的麻醉医生使用 Glide Scope 可视喉镜(Verathon,Bethel,WA)显示 74.4%的插管成功率,同一组第三年的麻醉医生成功率达

到 90%。来自同一数据的不太复杂但有趣的结果表明,整个部门(受训人员和主治麻醉医生)在同一时期内使用可视喉镜可增加插管成功率[32]。设备的可用性,引进更习惯使用 VAL 的教员以及其他因素共同导致了教学的改进。

设备的可用性

近半个世纪,大量的且多种多样的气管插管辅助设备被引进使用,每种都有其推崇者及反对者。很多研究、病例报告及评论文章等试图将先进的设备与病理学联系起来[33,34]。如前所述,很多特殊设备在文献中均被谴责过,但需要权衡从业人员使用辅助插管工具的经验[14,31,32]。同样,文献中鼓励使用的特殊情况辅助插管工具,可能在真正发生状况时无法获得该工具。

总结

医生对喉镜检查/气管插管简易性的评估指标的解释,可因考虑使用的装置、操作者的经验(累积和近期)、医生对错误的容忍度以及特定插管工具的可用性等方面,在类似临床情况下不同。当完全确信麻醉诱导(使用或不使用肌肉松弛剂)以及应用所选择的(并且可用的)以及喉镜技术可进行快速气管插管,操作者可以在不进一步考虑的情况下进行气管内插管。喉镜检查/气管插管失败可能会发生,许多专家组已经为这种可能性提供了处理流程[21,35-39]。知识框 10.1 有助于医生将其整合到术前访视计划中。

知识框 10.1　气道管理决策组成部分的术前整合

喉镜检查
- 若预测直接喉镜或视频喉镜有困难,且面罩通气或声门上气道(SGA)无困难,医生可考虑麻醉诱导。

通气
- 若预测通气困难,医生应评估气管插管困难的可能性,通气困难的可能性决定了是否使用其他方法进行通气,包括清醒插管或清醒外科气道。
- 若预测通气无困难,医生应注意胃内容物反流误吸的风险。

胃内容物反流误吸的风险
- 若通过评估认为患者可以通过气管插管快速管理气道,并且存在有胃内容物反流误吸的风险,则需要快速序贯诱导和插管。
- 若通过评估认为患者可能难以通过气管插管进行治疗且有胃内容物吸入风险,不应使用面罩或 SGA 通气作为替代治疗方法[4]。应考虑其他方法,包括清醒插管或清醒外科气道。

呼吸暂停耐受能力
- 对于可能难以插管但被认为可直接安全地使用面罩或 SGA 进行救治的患者,必须考虑救援失败的风险。若评估患者不能耐受呼吸暂停,医生可以选择避免依赖通气成功的途径。替代方法包括清醒插管或清醒外科气道。

通气设备

面罩和 SGA 通气比气管插管研究得更少[40]。面罩或 SGA 困难通气的发生率为 0.5%~5%；面罩或 SGA 通气失败率为 0.07%~0.2%[41,42]。医生判断面罩和 SGA 通气能够提供充分支持的预测因素见知识框 10.2。医生的 SGA 使用技能可随着应用经验的增加而迅速增加[43]。在解剖学正常的患者中，SGA 失败的原因大多数是技术性失误（Archie Brain MD,Michael Frass MD 和 Muhammad Nasir MD 的个人经验交流）。判断使用面罩或 SGA 的可行性需要基于从业者的个人经验和从业者熟悉的设备的可用性。如前所述，PEAE 可能有助于确定与面罩或 SGA 通气相关的风险。表 10.1 有助于医生将其整合到术前访视计划中。

知识框 10.2	面罩和 SGA 通气失败的危险因素

面罩通气失败的危险因素[15,41]

年龄>56 岁

身体质量指数>26

缺牙

络腮胡

打鼾/阻塞性睡眠呼吸暂停

Mallampati 3 级

头颈部放疗史

SGA 通气失败危险因素[40]

牙关紧闭

肿块病变

男性

年龄>45 岁

甲颏距离短

颈部活动度受限

表 10.1	没有建立气道的呼吸暂停患者中出现显著的氧合血红蛋白去饱和的时间[46-50]
新生儿	2.5min
1 岁	3.5min
儿童	4min
青少年	5.5min
健康成人	(8.6±1)min
健康成人吸烟者	(6.8±0.9)min
健康成人（未预氧化）	0.5~1.5min
肥胖成人	3~3.5min
怀孕（足月）成人	2~3min
成人（重症）*	1~4min

* 包括严重的心脏和/或肺疾病、脓毒血症或其他缺氧疾病。

胃内容物反流误吸风险

胃内容物的反流误吸入肺是镇静和麻醉诱导的罕见但严重的并发症，发病率在 0.025%~0.2%，发病率取决于特定人群的危险因素[44]；吸入的死亡率为 5%[44]。一个重要的危险因素是有无胃内容物的存在，专家组建议择期和急诊手术患者参考禁食指南[39]。多种因素可能影响危险因素的危险程度，包括肥胖、代谢疾病、妊娠、高龄、意识水平降低、肠梗阻、反流或食管裂孔疝史、疼痛和疼痛治疗、晚期肝或肾功能不全、严重疾病、ASA 分级增加，以及药物制剂如质子泵抑制剂或促动力药的正确使用[44,45]。

对于被评估为插管困难低风险，但误吸高风险的患者，通常选择快速序贯诱导。虽然快速序贯诱导和插管被认为是有胃内容物误吸风险的患者的标准做法，但对于气道可能难以控制的患者（由于气道持续时间不受保护），这种技术是禁忌的。同样，面罩和 SGA 这两种通气方式无法对误吸患者起到肺保护作用，在反流误吸高危患者中不被认为是安全技术[4]。

评估哪些患者有吸入胃内容物的风险，以及该风险在气道管理方面占多大比重，该考虑应是多因素的[44]。根据临床情况，即患者的生理状况以及困难气道管理的风险，临床医生必须仔细考虑相关风险程度。参见知识框 10.1，以便整合到术前访视内容中。

呼吸暂停的耐受性

错误的判断可能导致气道管理过程中出现呼吸暂停期。尽管进行了全面评估，无法通过面罩或 SGA 进行插管或氧合的可能性仍然存在。已经证明，充分的预氧合和连续的鼻氧可以延长安全的呼吸暂停期。一些患者的血红蛋白氧饱和度降低的速度快于其他人群。表 10.1 总结了文献中列出的通过脉搏血氧仪测量的关于患者状况和去饱和至低于 90% 氧合血红蛋白饱和度的时间。知识框 10.1 可帮助医生将其整合到术前计划中。

经皮紧急气道通路

在专家组公布的建议和指南中，当出现"不能插管/不能氧合"（cannot intubate/cannot oxygenate,CI/CO）情况时，建议采用通过颈部进入喉部或气管的气道方法[21,22,35,36,39]。因为在气道管理过程中，一个或多个的阶段均可能出现失误，应始终考虑经皮紧急气道通路（percutaneous emergency airway access,PEAA）挽救患者的可能性。ASA 困难气道管理工作小组等组织建议医生在开始气道管理之前评估患者的"外科困难气道"。当患者的解剖结构不利于快速经皮穿刺（如肥胖、先前的颈部手术或放射治疗）时，PEAA 抢救可能不适用。NAP4 研究发现，麻醉者的 PEAA 计划失败很常见。NAP4 的研究者认为，疏于对 PEAA 的学习和实践、对解剖结构的不熟悉以及对进行侵入性手术的犹豫不决是造成这种情况的原因。

整合：气道入路流程

前面介绍了在开始气道管理之前需要考虑的六个部分。考虑这些组件的顺序可以提供明确的管理选择。本部分讲述了一种用于术前评估的气道管理决策的流程，即气道入路流程（airway approach algorithm，AAA）（图 10.1）[51]。如 ASA、加拿大气道专业小组以及其他组织专家指南所建议[21,36,39]，该决策流程的最终目标是在麻醉诱导后管理患者的气道和清醒气道管理之间做出决策。AAA 决策流程图主要包含一个主干；主干的分支点指向临床路径。

进入 AAA 的切入点是决定进行气道管理（图 10.1 问题 I）。如果不需要气道管理，则操作员应在准备非全身麻醉处理。如果计划进行气道管理，气道管理者应考虑困难喉镜和插管的可能性（图 10.1 问题 II）。如果在对之前的讨论气道评估项目进行彻底的评估和考虑之后，喉镜检查和插管被认为是简单无困难的，则无须进一步评估。在这种情况下，患者可进行快速序贯诱导，可以

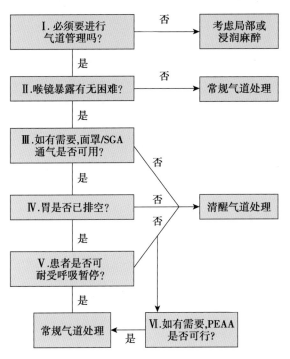

图 10.1　气道入路流程是一种决策树方法，集成了所有的气道管理决策。PEAA，经皮紧急气道通路；SGA，声门上气道（Modified from Rosenblatt，WH. The Airway Approach Algorithm；a decision tree for organizing preoperative airway information. *J Clin Anes.* 2004；16：312-316. ）

不通过面罩或 SGA 给患者通气。事实上，由于不可预见的原因，气道管理可能会失败，许多专家组的气道管理流程和讨论结果将提供进一步处理策略[21,22,35,36,39]。

如果出于任何原因，怀疑喉镜暴露或插管可能有困难，医生则继续进行 AAA 中的问题 II "是否可以使用面罩/SGA 通气（如果需要抢救）？" 如果在考虑了前面的讨论之后，医生对通气的抢救可能性有怀疑，医生应宣告患者有插管失败和通气失败的风险。由于这一结论通常在术前得出，医生有机会通过选择一种替代方法（包括清醒插管或清醒外科气道）来管理患者，从而避免潜在的 CI/CO 情况。

如果面罩/SGA 通气被判定为简单无困难，医生可暂不考虑喉镜暴露和插管方面的问题，应考虑误吸胃内容物的风险（图 10.1 问题 IV）。如前所述，当存在误吸风险时，面罩/SGA 通气被认为是相对禁忌证。如果医生判断有误吸的风险，并且判断插管可能失败和禁忌通气，应考虑清醒插管或清醒建立外科气道的替代方法。

如果医生判断无误吸风险，则应考虑是否判断错误（图 10.1 问题 V）。如前所述，喉镜暴露、插管和面罩/SGA 通气的易用性评估是多因素和不精确的。如果出现判断错误，麻醉诱导则可能出现 CI/CO 情况。临床医生必须权衡这种情况下患者的风险。如果患者被认为有血红蛋白去饱和的高风险，则选择清醒建立气道的方法。本部分的一个例外是 PEAA 既易行（解剖学清晰）又可行（适当的设备和人员可用）（图 10.1 问题 VI）。如果在采取纠正措施（包括建立外科气道）的同时判定患者能够耐受呼吸暂停，则医生可进行麻醉诱导和气道管理。

结论

困难气道至今仍是个谜。虽然这个术语的常见用法是指那些在麻醉诱导后才发现通气困难的患者，专家设计了多种的术前评估内容，以便在遇到危险情况之前识别出这些患者。困难可能涉及喉镜暴露和插管，面罩通气，SGA 通气，误吸风险，必要时进行快速外科气道的困难，或这些问题的组合。最后，各种偏倚和判断错误均会影响评估结果。对气道管理的每一个方面进行仔细的逐项考虑，并采用连贯的方法将其纳入气道计划，既能提供安全管理，又能消除气道决策中的疑虑。

临床要点

- 分别考虑气道管理的各个方面，可以减少决策偏倚。
- 任何气道设备的效用取决于使用经验和可用性；两名不同的医生可能各有充分理由提出相反的气道管理策略。
- CL 喉镜视图评分未被证实为判断气管插管的容易或困难的指标。

- 绝大多数的困难气道是不可预测的。
- 舌扁桃体增生程度及其对喉镜检查的容易程度可能因季节和患者条件而异。
- 有过困难的通气或插管史是困难气道的危险因素，但不绝对。
- 气道评价指标敏感性和特异性差。
- 术前内镜气道评估提供了关于隐形气道问题的改进信息。
- 检查颈部表面标志物应成为每个患者常规气道评估的一部分。

（张骁　译　苏殿三　审）

部分参考文献

1. Nørskov AK, Rosenstock CV, Wetterslev J, et al. Diagnostic accuracy of anaesthesiologists' prediction of difficult airway management in daily clinical practice: a cohort study of 188 064 patients registered in the Danish Anaesthesia Database. *Anaesthesia*. 2015;70:272-281.
10. Angadi SP, Frerk C. Video laryngoscopy and Cormack and Lehane grading. *Anaesthesia*. 2011;66:628-629.

16. Ovassapian A, Glassenberg R, Randel GI, et al. The unexpected difficult airway and lingual tonsil hyperplasia: a case series and a review of the literature. *Anesthesiology*. 2002;97:124-132.
23. Shiga T, Wajima Z, Inoue T, et al. Predicting difficult intubation in apparently normal patients: a meta-analysis of bedside screening test performance. *Anesthesiology*. 2005;103:429-437.
28. Yentis SM. Predicting difficult intubation-worthwhile exercise or pointless ritual? *Anaesthesia*. 2002;57:5-9.
29. Greenland KB. A proposed model for direct laryngoscopy and tracheal intubation. *Anaesthesia*. 2008;63:156-161.
30. Rosenblatt W, Andreea I, Sukhupragarn W, et al. Preoperative endoscopic airway examination (PEAE) provides superior airway information and may reduce the use of unnecessary awake intubation. *Anesth Analg*. 2011;112:602-607.
36. Law JA, Broemling N, Cooper RM, et al. The difficult airway with recommendations for management—Part 1—difficult tracheal intubation encountered in an unconscious/induced patient. *Can J Anaesth*. 2013;60:1089-1118.
42. Kheterpal S, Han R, Tremper K, et al. Incidence and predictors of difficult and impossible mask ventilation. *Anesthesiology*. 2006;105:885-891.
51. Rosenblatt WH. The Airway Approach Algorithm: a decision tree for organizing preoperative airway information. *J Clin Anesth*. 2004;16:312-316.

All References can be found online at expertconsult.com.

第11章 困难气道管理流程

Thomas Heidegger and Carin A. Hagberg

引言

　　困难气道(difficult airway, DA)是麻醉医生面临的危险临床挑战之一,因为气道阻塞会导致严重不良后果,如脑损伤,甚至死亡。有充分的证据表明,围术期气道管理成功与否,取决于所采取的具体气道管理策略是否正确。来自多医学专业领域的气道管理建议和策略,现在正在逐步链接融合在一起,从而形成更全面的治疗计划或管理流程。许多国家的麻醉学会已根据专家意见和科学证据制定了自己的困难气道管理指南并已经形成自己的流程和准则,希望能促进困难气道管理,从而减少不良结局发生的可能。

　　近年来,有关麻醉临床实践中困难气道管理方面的研究文献呈爆发性增长。为了使指南能够反映最新研究结果,应定期对指南进行更新。在过去的二十年中,困难气道指南的变化,主要集中于设备和技术的更新。伴随着气道管理的现代化进程,要求麻醉医生必须在非紧急和紧急情况下都能精通和熟悉各种气道管理设备和技术。然而,当麻醉医生面临困难气道的挑战时,也会涉及一些非技术因素。因此,麻醉学专家必须面对环境、技术和心理因素对临床医生气道管理操作的影响。更好地理解困难气道危机中所涉及的人为因素,对于确保患者安全,以及进一步研究这些因素对气道并发症的影响至关重要。

气道管理指南的作用

　　英国皇家麻醉医师学院的第四次国家审核项目(NAP4)和困难气道协会(DAS)一系列结果研究显示,在日常工作中气道管理指南的作用并不明显[1-3]。一项大规模气道管理结局研究分析了英国的 290 万例麻醉[4],其中与气道有关的主要并发症发生率为 1/22 000,与气道有关死亡率为 1/180 000。然而,作者认为数据可能存在严重的漏报,其实际并发症的发生率可能高出四倍(1/5 500)。根据泊松离散概率分布测算,发生率高达 1/1 375 的可能性为 5%[5]。从悲观的角度估计,未造成实际伤害的严重气道事件(接近差错事件:例如插管失败导致轻度或中度低氧)发生率通常为 1/5 500。

　　虽然来自英国 NAP4 的调查中显示,初期的 DAS 气管插管指南[6]在实际应用中的积极影响并不明显。但来自美国报道,认为美国麻醉医师协会(ASA)的困难气道管理实践指南[7]和机构实施指南,对日常工作中提高气管插管成功率具有积极意义[8-12]。

　　分析 NAP4 研究之所以得出阴性结果,可能是由于临床实践中操作者并没有严格按指南施行气道管理。临床医生在实际工作中可能会偏离预定计划。这与民航规章制度的执行完全不同,航空飞行在安全方面会将严格地"遵循规则"视为最重要的问题[13]。"Amalberti 团队指出,"对很多行业来说都有类似情况,这不是安全措施和指南的问题;而这是一个行业愿不愿意放弃"执行自主性"的历史和文化问题;但不断追求更加安全的行业文化对各行各业都是非常必要的[14]。"从这个角度来看,不难想象,气道管理的流程和准则本身可能并不是 NAP4 得到阴性研究的结果的主因。因此,也许应该强制性地遵循这种流程和准则,并应将其视为一种医疗标准。就像施行全身麻醉、区域麻醉或监护麻醉时,必须使用心电图、脉搏血氧饱和度、呼气末二氧化碳监测等基本监测一样[15]。

如果气道管理流程过于复杂或信息量过大,也可能会给临床医疗实践中的医生带来选择困难[16]。为了帮助流程易于遵从和执行,气道管理流程图应运而生。相类似的经典心肺复苏流程图(如美国心脏协会生命支持指南),已经能够在全球范围内对心肺复苏的实施提供循证医学指导[17]。流程图作为一种认知辅助手段越来越多地用于临床,已证明在紧急情况下可以明显改善医疗效果[18-19]与传统流程不同,气道管理流程图的设计不仅应结合困难气道管理所需的技术因素,还应考虑管理气道危机期间的人为因素对临床医生带来的影响。

管理流程的有效性由证据的质量决定[20],而临床经验和专家意见决定了流程的实用性[22]。如果仅仅靠强有力的证据(如临床随机对照试验)来管理困难气道,则可能会导致难以做出决定的情况。在气道管理领域,有时需要牺牲部分有效性,从而用以达到更好实用性[21]。

但是,气道指南确实可以帮助和指导临床医生提高整体医疗水平,为气道管理临床实践提供了"硬件"和"软件"方面的双重的准备和保证。既保证了气道管理应该准备哪些必需硬件设备,同时,也提出了按照指南使用这些设备之前,需要进行哪些相应技能和操作培训[23]。

气道管理流程和指南作用的正面评价和负面评价见表 11.1。

术语定义和执行级别

长期以来的麻醉实践中,已经有很多指南和标准用于临床。例如,许多国家麻醉学会都已经实施的围术期监测的强制性方案[15-26,32,33]。在气道管理发展过程中,也出现了许多管理流程、指南或规范。在 PubMed 中检索"流程"或"指南"和"气道管理"可获得超过 4 500 条结果。从理论上讲,流程、准则、建议、标准、规范等之间存在差异,但是实际上很难区分这些术语。表 11.2 对比了不同术语的定义和执行级别。这些术语之间的主要区别在于临床医生的执行级别。"标准"意味着必须强制执行,例如心电图监测,脉搏血氧饱和度和呼气末二氧化碳监测等必须强制执行,而其他的流程、指南、规范等严格来说只是需要自愿遵守[34,35]。在气道管理事故法律诉讼中,这些术语通常可以互换使用。

表 11.1 对气道管理流程和指南的正面评价和负面评价

正面评价	负面评价
质量保证(有客观证据证明其有效),可用于高危情况;支持不常见,却危及生命的危机事件处理[24,25]	削弱临床医生自主性;阻碍创新性[26];适合大多数人,但缺乏个性化[13]
利用指南内容进行患者术前告知,使患者了解风险并参与决策[27]	对患者健康和远期转归的持续影响尚不明确[28]
具有标准化意义[13]	可能脱离临床实际[29];存在被推翻的可能性[30]
常规应用指南可提高气道管理成功率[8]	缺乏执行的强制性导致对患者转归的作用不确定[30]
具有逻辑性的简明流程可提高生存率[17]	信息超载或过于复杂会导致可执行性差[16]
有利于完善气道管理标准和改善气道管理设备[23]	如果指导原则仅建立在专家意见和团队共识之上,或仅建立在确凿的研究证据之上,都会削弱其作用。随着新研究证据和新设备的出现,现有指南面临很快就会过时的危险[8-31]

表 11.2 术语定义和执行级别[36,37]

术语	定义	执行级别
标准	被普遍接受的患者管理原则;要求每一例都必须实施	强制执行
策略	为实现目标而精心计划的一系列步骤	自愿执行
指南	结合最佳科学证据和专家意见,经系统性地制定,用以在特定的临床情况下帮助临床医师做出决策	自愿执行
实践政策	现阶段有影响力的临床医师提出的干预决策的建议	自愿执行
专家建议	实用恰当的策略,但没有标准和指南严格	自愿执行
可选方案	提供可供选择不同方案;中性评估,无优劣之分	自愿执行
协议条款/流程算法	流程图或决策树,以指导医师完成各种临床问题的诊断和治疗	自愿执行

各国麻醉和气道管理学会指南

美国麻醉医师协会（ASA）[7]、英国困难气道协会（DAS）[38]、加拿大气道管理学组（CAFG）[39,40]、意大利麻醉镇痛与复苏和重症监护医学会（SIAARTI）[41]、法国麻醉与重症监护学会（SFAR）[42]、德国麻醉与重症监护医学学会（DGAI）[43]、中华医学会麻醉学分会[44]、和日本麻醉医师学会[45]都已经发布了自己国家的困难气道管理指南。

与 ASA 困难气道指南相似，CAFG 和 SIAARTI 困难气道指南都是对现有文献进行系统性回顾，并按证据级别进行分类。其他国家发布的指南也包括文献综述，但没有对证据进行系统地汇总和分类[46]。DGAI 指南将其建议表述分为"强烈推荐"、"推荐"和"不明确"三个级别。除了 DAS 指南仅关注未预期的困难气管插管的管理之外，其他国家指南都包含对已预期和未预期困难气道管理的建议。

所有国家的专业协会都将清醒软镜插管（flexible scope intubation，FSI）作为管理已预期困难气道的首选技术，并且所有国家都采用"气管切开术"作为管理"不能插管/不能氧合"（cannot intubate/cannot oxygenate，CI/CO）的方案。因此，培训使用并掌握上述两项临床技术至关重要。在这些指南中的都更新了一些内容：就是用声门上气道（supraglottic airway，SGA）装置代替原来喉罩气道（laryngeal mask airway，LMA）的位置，并增加了可视喉镜检查（video-assisted laryngoscopy，VAL）气管插管的内容[46]。所有国家均建议使用 VAL，预计在不久的将来 VAL 将会成为气管插管的首选技术[7,23,38,47]。各种指南中的都规定气管插管尝试次数不能过多，而且大多数管理流程也都严格限制了插管尝试次数。在许多指南中，越来越多地强调沟通的重要性（例如，如何宣布气管插管失败），而不是仅仅强调策略、计划、工具和设备的重要性，强调沟通是提高安全性的重要进步[23,48]。

美国麻醉医师协会困难气道管理实践指南

ASA 的困难气道管理工作组花费 2 年的时间，于1993 年以实践指南的形式制定了第一个的 ASA 困难气道管理流程（DAA）[7,49]。该团队成员包含了学者，麻醉专家和统计方法专家。随着新的科学证据和新技术的出现，2003 年 ASA 工作团队提出了修订的管理流程，该基本上保留了与第一版相同的理念，但根据较新的建议，推荐了比以前的指南更为广泛的气道管理技术。2013 年考虑到自上次修订以来，科学文献和技术又取得更多新进展，通过随机选取 ASA 成员作为专家顾问来进行调查研究，对 2003 年的修订进行了进一步修改（图 11.1）。

2013 ASA 困难气道管理流程 DAA 在以下几个重要方面与 2003 年版有所不同[50]：

1. 在整个管理流程中用 SGA 代替 LMA。
2. 增加对困难声门上气道置入的评估。
3. 怀疑有困难时考虑使用 VAL。
4. 一旦遇到困难气道，就将 VAL 添加至困难插管的备选方案中。
5. 从紧急无创呼吸道通气设备中删除硬性支气管镜和气管-食管联合导管。
6. 在 CI/CO 情况下，将用于通气的紧急无创气道限制为使用声门上气道 SGA。
7. 除了外科手术气管切开和经皮气管切开技术以外，喷射通气和逆行气管插管也被定义为有创气道技术。

面罩通气困难高危患者，应保持清醒，以确保气道的安全。为了成功进行清醒插管，必须为患者和临床医生做好哪些适当的准备，请参阅第 12 章内容。

当患者做好适当准备后，选用任何一种气管插管方法都可以。如果在患者麻醉后才发现气管插管困难，则应避免反复多次强行插管尝试，因为这样会造成喉头水肿和出血，进而会造成面罩通气困难。

在多次插管失败后，最好唤醒患者，在局部麻醉下进行手术，或者在适当的情况下，使用面罩通气或 SGA 通气麻醉下进行手术，或施行气管切开术建立外科气道。如果无法面罩通气，则应遵循紧急通道处理原则：立即进行 SGA 通气；若 SGA 通气也不能提供足够的气体交换，则应进行气管切开术。

ASA 困难气道管理流程（DAA）是以手术室为环境背景而制定的，但该流程可以外推应用至重症监护病房、普通病房、整个围术期环境以及其他医疗环境。它适用于所有类型麻醉气道管理实施过程，并涵盖所有年龄段的患者。它主要供麻醉医生或在麻醉医生直接监督下提供麻醉护理和气道管理的医务人员使用。

英国困难气道协会成人未预料困难气管插管指南

英国 DAS 指南侧重于未预期的困难气道，这与同时解决已预期和未预期的困难气道问题的美国 ASA 困难气道指南不同。2015 版 DAS 指南[38]与 2014 版 DAS 困难气道指南的不同之处在于，经过优化使指南变得更加简洁，更加务实，着重强调临床医生方面的准备和责任心（图 11.2～图 11.4），强调对医生接受替代气道管理设备和相关技术的培训（包括紧急有创气道），力图最大限度地减少困难气道的发生[51]。

困难气道管理流程

1. 评估临床可能性和临床影响的基本管理问题：
A. 患者沟通困难,不能获得患者知情同意
B. 困难面罩通气
C. 困难声门上气道置入
D. 困难喉镜检查
E. 困难气管插管
F. 困难外科气道

2. 在困难气道管理过程中努力提高氧供

3. 气道管理基本策略的相对优势和可行性：

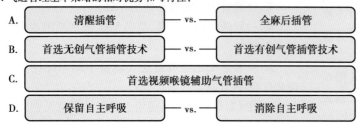

A. 清醒插管　vs.　全麻后插管

B. 首选无创气管插管技术　vs.　首选有创气管插管技术

C. 首选视频喉镜辅助气管插管

D. 保留自主呼吸　vs.　消除自主呼吸

4. 首选和替代策略

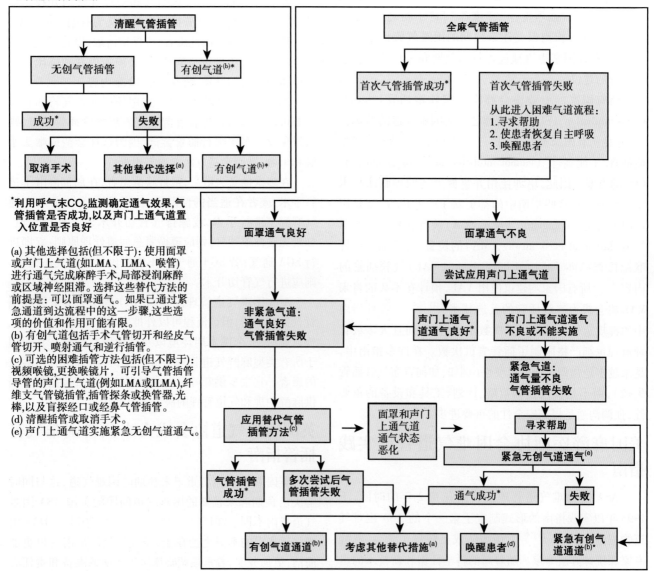

*利用呼气末CO_2监测确定通气效果,气管插管是否成功,以及声门上通气道置入位置是否良好

(a) 其他选择包括(但不限于): 使用面罩或声门上气道(如LMA、ILMA、喉管)进行通气完成麻醉手术,局部浸润麻醉或区域神经阻滞。选择这些替代方法的前提是: 可以面罩通气。如果已通过紧急通道到达流程中的这一步骤,这些选项的价值和作用可能有限。
(b) 有创气道包括手术气管切开和经皮气管切开、喷射通气和逆行插管。
(c) 可选的困难插管方法包括(但不限于): 视频喉镜,更换喉镜片,可引导气管插管导管的声门上气道(例如LMA或ILMA),纤维支气管镜插管,插管探条或换管器,光棒,以及盲探经口或经鼻气管插管。
(d) 清醒插管或取消手术。
(e) 声门上通气道实施紧急无创气道通气。

图11.1　美国麻醉师学会困难气道管理实践指南(From Appelbaum JL, Hagberg CA, Caplan F(A, et al. Practice guidelines for management of the difficult airway; an updated report by the American Society of Anesthesiologists Task Force on Management of the Difficult Airway. *Anesthesiology.* 2013; 118; 251-270)

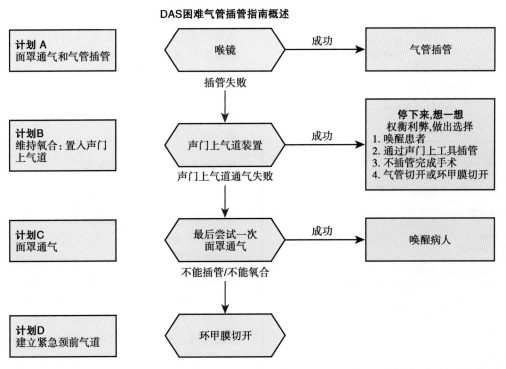

图 11.2　DAS 困难气道指南概述（From Frerk C，Mitchell VS，McNarry AF，et al. Difficult Airway Society 2015 guidelines for management of unanticipated difficult intubation in adults. *Br J Anaesth*，2015；115（6）：827-848.）

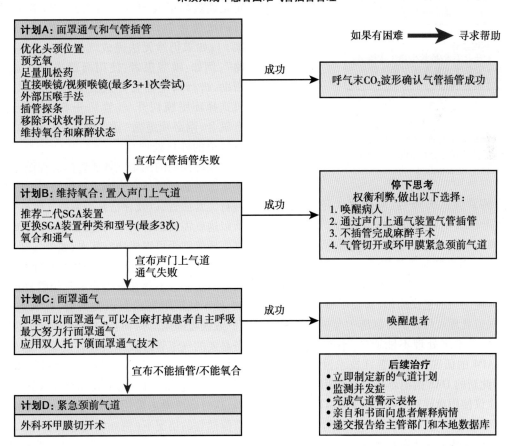

图 11.3　成人未预料困难气管插管的处理——DAS 困难气道指南。SGA，声门上气道（From Frerk C，Mitchell VS，McNarry AF，et al. Difficult Airway Society 2015 guidelines for management of unanticipated difficult intubation in adults. *Br J Anaesth.* 2015；115（6）：827-848.）

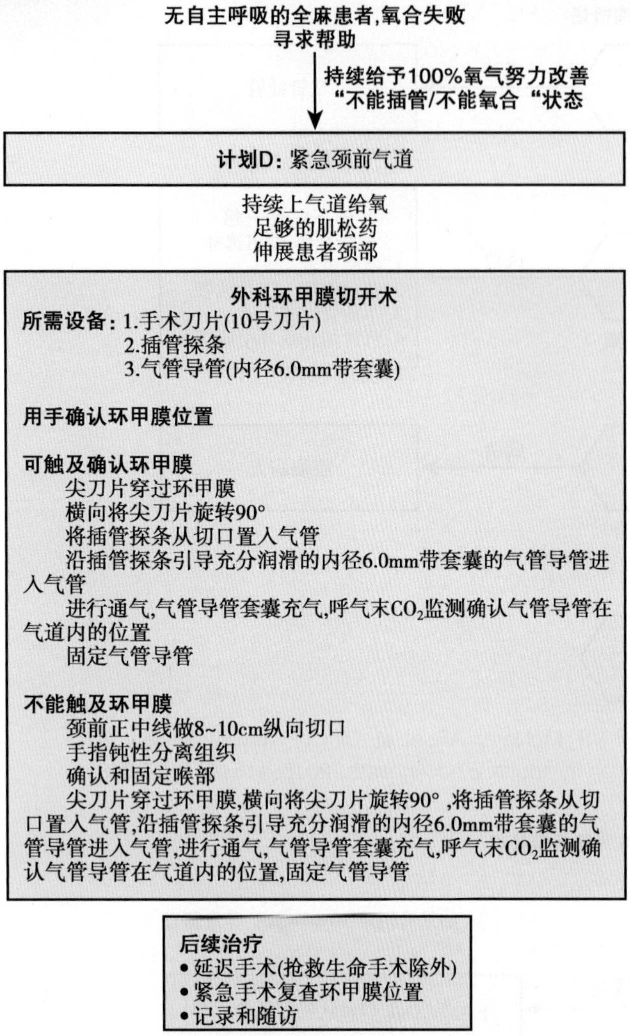

无自主呼吸的全麻患者，氧合失败
寻求帮助

持续给予100%氧气努力改善
"不能插管/不能氧合"状态

计划D：紧急颈前气道

持续上气道给氧
足够的肌松药
伸展患者颈部

外科环甲膜切开术
所需设备：1.手术刀片(10号刀片)
　　　　　2.插管探条
　　　　　3.气管导管(内径6.0mm带套囊)

用手确认环甲膜位置

可触及确认环甲膜
尖刀片穿过环甲膜
横向将尖刀片旋转90°
将插管探条从切口置入气管
沿插管探条引导充分润滑的内径6.0mm带套囊的气管导管进入气管
进行通气，气管导管套囊充气，呼气末CO_2监测确认气管导管在气道内的位置
固定气管导管

不能触及环甲膜
颈前正中线做8~10cm纵向切口
手指钝性分离组织
确认和固定喉部
尖刀片穿过环甲膜，横向将尖刀片旋转90°，将插管探条从切口置入气管，沿插管探条引导充分润滑的内径6.0mm带套囊的气管导管进入气管，进行通气，气管导管套囊充气，呼气末CO_2监测确认气管导管在气道内的位置，固定气管导管

后续治疗
• 延迟手术(抢救生命手术除外)
• 紧急手术复查环甲膜位置
• 记录和随访

图11.4　无自主呼吸全麻患者插管失败、氧合失败：困难气道协会指南的手术刀环甲膜切开技术(From Frerk C, Mitchell VS, McNarry AF, et al. 2015 guidelines for management of unanticipated difficult intubation in adults. Sr J Anaesth. 2015；115：827-848.)

首次气管插管尝试失败后，应通过无创性(例如SGA)或有创性干预或唤醒患者来恢复通气。不能因为反复尝试插管而延误置入无创通气道或建立紧急有创气道的实施。新指南更倾向于使用第二代SGA，因为二代SGA的设计，具有减少误吸风险和提供更好的气道密封的功能。与其他国家的建议相似，新指南将VAL的使用纳入了困难气道管理。尽管所有麻醉学会指南均纳入了环甲膜颈前切开术来处理不能通气/不能氧合(CI/CO)情况，但NAP4的研究发现套管针技术没有外科手术气道有效，因此新的DAS指南不再推荐使用套管针技术[3]。新指南建议使用鼻导管氧合(NO DESAT)[52]和经鼻湿化快速充气交换通气(THRIVE)[53]技术，以减少困难气道处理过程中氧饱和度下降的风险。

新的DAS困难气道指南广泛吸收采纳有价值的国际经验，提供了专家小组共识。同时强调人为因素问题影响，从个人、团队和组织层面进行改进和优化。在借鉴当前临床实践最新进展的同时，为可能威胁生命的临床情况提供了结构化的解决方案。但该指南并不是困难气道管理临床实践的最低标准，也不能完全代替其他的临床评价判断方法[51]。对于儿科[54]和产科[55]患者以及拔除气管导管，DAS指南都分别进行了独立阐述[56]。

加拿大气道学组指南

加拿大气道学组(CAFG)在1998年发布了第1版针对未预料的困难气道管理的建议。其在2013年发布的更新建议，是一份包含了已预期和未预期困难气道管理的指南[39,40]。指南的另一个显著特点是，该指南的关注重点不再是气道管理工具和设备，甚至在其流程图中，都没有提到特定技术和设备[48]；该指南重点关注的是计划与沟通。该指南还提出氧合至关重要——而不是传统意义的通气。在整个建议中，术语"不能通气"被"不能氧合"所代替，其形式与英国DAS指南类似。

该指南为失去自主呼吸能力的未预期困难气管插管患者提供了简单明了的流程图(图11.5)。如果第一次气管插管尝试失败(计划A)，则下一个最重要的决定是通过面罩或SGA进行氧合。指南建议最多可再进行两次插管尝试[换备用设备，换操作人员(备用方案)]；如果仍然无法完成气管插管，则应选择"退出策略"，例如：唤醒患者，使用面罩或SGA通气，寻求专家帮助，进行其他插管方式尝试；在极少数紧急情况下，可选择环甲膜切开/气管切开术。如果还不能保证患者氧合，则必须遵循"紧急策略"途径，这意味着必须进行气道的外科处理。

在已预期的困难气管插管的流程图起点(图11.6)，临床医生必须评估在全麻诱导后是否可以安全地对患者施行气管插管，以及评估是否清醒气管插管会更加安全。所以这就需要回答两个问题：首先，评估预测全麻诱导后气管插管能否可以成功？其次，如果气管插管失败，能否通过面罩或SGA进行氧合？如果两个问题都可以得到肯定回答并且不存在其他影响气道管理的相关问题(例如：处于气道阻塞或意识丧失后，有氧饱和度快速下降和/或误吸的风险)，而且应有相应的气道管理计划和具备必要的气道管理技术及设备的临床医生，这时才可以考虑全身麻醉诱导后进行插管。但是，如果气道检查或病史预示存在困难气管插管和全麻后氧合困难等重大风险，这时就应考虑采用清醒气管插管技术。在无法进行清醒插管的情况下(例如缺乏患者合作)，这时应考虑采用"两手准备"——人员准备和设备准备，以保证一旦出现气管插管失败和氧合失败的情况时，随时能够立即实施气管切开术。

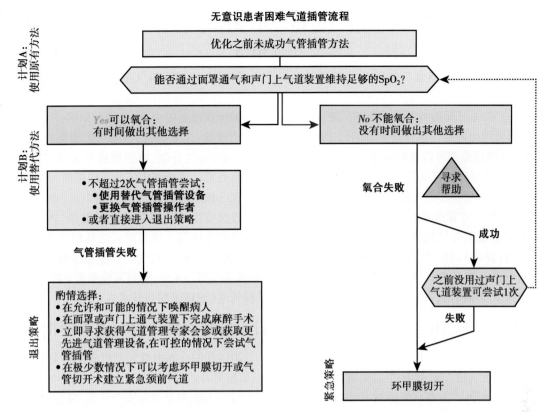

图 11.5　加拿大气道学组用于无意识患者困难气管插管管理流程图（From Law JA, Broemling N, Cooper RM, et al. The difficult airway with recommendations for management—part 1—difficult tracheal intubation encountered in an unconscious/induced patient. *Can J Anaesth.* 2013; 60: 1089-1118.）

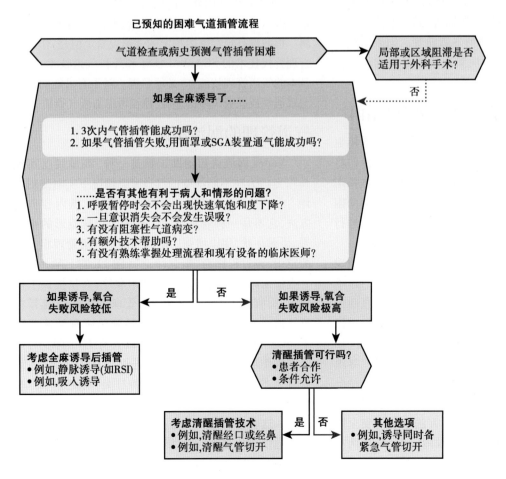

图 11.6　加拿大气道学组已预知的困难气管插管管理流程图。SGA, 声门上气道（From Law JA, Broemling N, Cooper RM, et al. The difficult airway with recommendations for management—part 2—the anticipated difficult airway. *Can J Anaesth.* 2013; 60: 1119-1138.）

意大利麻醉镇痛和重症医学协会气道控制和困难气道管理建议

2005 年意大利麻醉镇痛与复苏和重症监护医学会（SIAARTI）对原有的困难气道管理指南进行了更新[41]。他们将困难气道分为"不可预测的困难气道"和"可预测的困难气道"。不可预测的困难气道管理流程图以"呼叫寻求帮助"为起点，并确认是否可以进行面罩通气。如果不能面罩通气，建议快速进行气管插管。如果可以进行面罩通气，则最多可以尝试（更换其他气管插管装置）4 次喉镜检查。可预测的困难气道管理流程图分为"边界性困难气道"通路（可通气，低误吸风险以及具备可熟练使用的其他气管插管替代设备），和"严重困难气道"通路。如果是"严重困难气道"，建议进行清醒纤维支气管镜气管插管。否则，首选全身麻醉后，施行后续气道管理操作。

法国麻醉与复苏协会困难气道管理指南

法国麻醉与复苏学会（SFAR）于 2008 年更新了其 1996 年颁布的第一版困难气道指南[42]。指南包含两个基本流程图，用于可预测的困难气管插管和不可预测困难气管插管。在预期困难的情况下，下一步决策的依据是：能否对可预测困难气管插管的患者实施面罩通气和维持氧合能力？如果可以通气和氧合，则下一步可进行麻醉诱导使呼吸暂停，再进行气管插管；如果不能通气或氧合，应保持自主呼吸，进行清醒气管插管。如果出现意想不到的困难气管插管，后续决策取决于是否能够实施充分的面罩通气。

德国麻醉与重症医学协会气道管理指南

德国麻醉学和重症监护医学会（DGAI）在 2015 年更新了其 2004 年颁布的第一版困难气道指南[43]。他们将其建议分为"强烈建议"，"推荐"和"公开推荐"。该指南具有预期和未预期的困难气道处理流程图。对预期的困难气道管理流程图建议保持自主呼吸，"强烈建议"进行清醒纤维支气管镜气管插管。

未预料的困难气道管理流程图从一个不是十分明确的术语"气道保护失败"开始。在遇到意料之外的面罩通气困难和不能面罩通气的情况下，建议给予神经肌肉阻滞剂，使用 SGA 或直接/间接喉镜进行气管插管；或恢复自主呼吸后使用替代气管插管技术进行气管插管（如纤维支气管镜气管插管）。在流程图的开始，紧急"寻求帮助"至关重要。在不能插管/不能氧合（CI/CO）的情况下，他们推荐使用一种经喉或经气管通路技术进行氧合。如果可以施行面罩通气，则采用哪种方法来获得安全的气道都是可以的。例如优化的直接喉镜检查（最多两次尝试），VAL、SGA、FSI 和唤醒患者等。

中华医学会麻醉学分会困难气道管理指南

2013 年中国困难气道指南与美国 ASA 困难气道指南类似，其理念是阶梯式的准备、评估和执行气道管理程序以确保获得更安全、更有效的结果[44]。流程图中列出了八个步骤：预氧合，已预期与未预期的困难气道，麻醉诱导，面罩通气分级，喉镜视野分级，通气方式，判断，以及最终处理。该指南中区分了已预期和未预期的困难气道。在已预期的困难气道管理中对"确认的"困难气道患者建议使用清醒插管，对"疑似的"困难气道患者，建议保留自主通气。应对意料之外的困难气道时，其进一步措施取决于面罩通气的难度和等级，如果是不能通气的"紧急气道"（4 级，脉搏氧饱和度下降），建议采用有创外科气道（如环甲膜切开术）。

日本麻醉医师协会气道管理指南

2014 年的日本困难气道指南使用类似于交通信号方法，依据患者的风险程度和通气能力，将气道管理分为三个不同的区域：绿色表示安全状况，黄色表示半紧急状况，红色表示紧急状况[45]。该指南采用呼气末二氧化碳描记图波形作为通气是否充分的评判标准，将患者划分入不同区域，而不是以往用低氧血症的严重程度来进行评判。该指南被认为可用于一般的气道管理，而不是困难气道专属。指南没有规定使用特定的气道设备。但是，作为气道管理替代技术的 SGA、VAL、FSI 和外科气道技术，被视为基本的气道管理技能，应必须掌握。对于有可能面临困难面罩通气或误吸风险的患者，建议考虑清醒气管插管。

气道管理的涡流法则

Vortex 涡流认知辅助工具是一种"高敏锐度实施工具"，专门为在不断演变的气道紧急情况下实时使用而设计[57,58]。Vortex 的设计采用了一种简单、低内容负载的方法，它不是一种管理流程。该图使用螺旋形的视觉效果，呈漏斗状，用以增强团队对与困难气道管理相关概念的意识，该过程称为"概念印记"（图 11.7）。Vortex 并没有提倡采用特定的气道管理技术顺序，而是提供了视觉提示，提醒临床团队以紧急气道管理为目标，实施旨在恢复气道通畅的一般策略。这包括确保所有尝试都在面罩、SGA 和气管插管上进行"尽最大努力"的提示，如果这些操作均未成功，则应确保进行"CI/CO 抢救"（紧急外科手术气道）。涡流的一个特征是"绿色区域"的概念，在气道通畅恢复后，提示临床医生停下来并考虑其他选择。这表示试图解决在不良气道事件中经常重复出现的气道仪表化过程，这可能会将"可能氧合"的情况转换为"不能氧合"的情况。

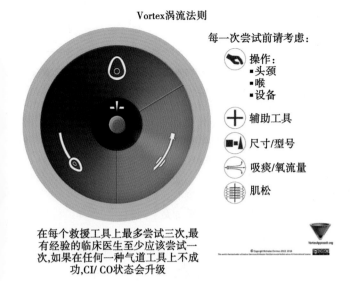

Vortex涡流法则

每一次尝试前请考虑：

操作：
- 头颈
- 喉
- 设备

辅助工具

尺寸/型号

吸痰/氧流量

肌松

在每个救援工具上最多尝试三次,最有经验的临床医生至少应该尝试一次,如果在任何一种气道工具上不成功,CI/CO状态会升级

图 11.7　Vortex 实施工具（Modified from *Chrimes* N. *The Vortex Approach to Airway Management*, 2nd ed. Melbourne：Simpact；2016. Available from http：//www. Vortex-Approach. org）

Vortex 的设计使其具有灵活性,可应用于发生气道管理的任何情况。这使得 Vortex 在提供通用工具方面独树一帜,不仅可以在麻醉科使用,而且可以在从事气道管理的所有专业中使用。尽管 Vortex 方法确实包含了更详细的基础材料,可将其用作独立工具,但由于其倡导的策略与上述所有准则的基本原理基本一致,因此也可以结合使用。因此,它不能替代国家气道指南,而是只是提供一种补充工具,有可能在气道紧急情况下促进指南的实施。

各国学会间困难气道场景比较

根据不同的临床情况对困难气道管理流程进行比较[36,59]。逻辑过程的分类如下：“已预料的困难气道”“未预料的困难面罩通气”“未预料的困难 SGA 通气”“未预料的困难气管插管”和“CI/CO”。有趣的是,许多指南并没有明确考虑未预料面罩通气困难或未预料 SGA 通气困难的管理,甚至会遇到麻醉诱导后同时出现未预料面罩通气困难或未预料 SGA 通气困难的情况。困难气管插管可分为：①喉镜检查困难但容易插管；②喉镜检查容易但插管困难；③喉镜检查困难和插管困难。但是,麻醉学会的管理流程并不能区分这些情况。表 11.3 比较了来自各国麻醉学会的关于这些临床情况的建议。

表 11.3　比较各国麻醉学会指南之间对各种困难气道情况的管理建议

管理流程	临床场景			
	已预料的困难气道	未预料的面罩通气困难或声门上通气困难	未预料的困难气管插管	不能插管/不能氧合
美国：ASA（2013）	清醒气管插管：无创（如：清醒纤维支气管镜气管插管）vs 有创（外科气管切开或经皮环甲膜切开术）	流程开始于未预料的困难气管插管；对于未预料的困难面罩通气或 SGA 通气没有具体建议	恢复自主呼吸唤醒患者；如果可以面罩通气,尝试更换气管插管设备（如：视频喉镜）如果不能面罩通气,尝试 SGA 通气,下一步是紧急途径	有创气道通路（外科气管切开或经皮环甲膜穿刺,喷射通气,逆行插管）
英国：DAS（2015）	无推荐	抬颏和托下颌手法,口咽或鼻咽气道,加深麻醉和使用肌松药	DL 或 VAL（最多尝试 3+1 次）：宣布气管插管失败二代 SGA（最多尝试 3 次）：宣布 SGA 通气失败恢复面罩通气,使用肌松药,如果气管插管仍不成功,宣布 CI/CO,下一步为紧急颈前气道	手术刀环甲膜切开
加拿大：CAFG（2013）	清醒气管插管 vs 全麻后气管插管（不超过三次尝试,很可能 FMV 或 SGA 通气）	如果氧合失败则寻求帮助；如果尚未尝试过 SGA 可进行 1 次尝试；紧急策略：环甲膜切开	最多 2 次气管插管尝试（换替代设备,换不同操作者）选择： ● 唤醒患者 ● FMV 或 SGA 通气 ● 专家援助（额外增加 1 次气管插管尝试）	环甲膜切开

表 11.3   比较各国麻醉学会指南之间对各种困难气道情况的管理建议(续)

管理流程	临床场景			
	已预料的困难气道	未预料的面罩通气困难或声门上通气困难	未预料的困难气管插管	不能插管/不能氧合
意大利:SIAARTI(2005)	"边界病例":全麻喉镜气管插管(DL vs VAL) "严重病例":合作患者局麻清醒气管插管(纤维支气管镜气管插管,逆行气管插管);不合作患者全麻下纤维支气管镜气管插管	流程开始于未预料的困难气管插管;对于未预料的困难面罩通气或 SGA 通气没有具体建议	如果可以面罩通气,可尝试第二次气管插管,接下来可更换替代设备在进行两次气管插管尝试; 如果不能面罩通气,寻求帮助,快速气管通路	气管切开,环甲膜切开
法国:SFAR(2008)	消除自主呼吸或保留自主呼吸下插管(如纤维支气管镜气管插管)取决于面罩通气能力和维持氧合能力	置入喉罩	如果可以面罩通气,可尝试二次气管插管; 如果不能面罩通气,置入喉罩; 如果不能经喉罩通气,氧合,CI/CO 流程	气管切开,环甲膜切开
德国:DGAI(2015)	保留自主呼吸清醒气管插管:(纤维支气管镜气管插管首选,经 SGA 气管插管,直接喉镜,经气管喷射通气)	寻求帮助;SGA,直接/间接喉镜检查,检查自主通气,VAL,经气管通路	优化喉镜(最多 2 次尝试),VAL,SGA,硬镜或纤维支气管镜气管插管 FSI,唤醒患者	经喉、经气管通路
中国:中华医学会麻醉学分会(2013)	清醒气管插管或保留自主呼吸气管插管	寻求帮助;SGA,再尝试一次气管插管,TTJV,环甲膜切开	非紧急气道,无创气道(VAL 或其他选择,如唤醒患者)vs 紧急气道(有创气道通路)	有创气道通路(环甲膜切开)
日本:日本麻醉医师协会(2014)	清醒气管插管(纤维支气管镜气管插管)	一次最大努力气管插管尝试;唤醒患者恢复自主呼吸,若唤醒失败则环甲膜切开或气管切开	每位操作者和每种气道设备尝试不超过两次;SGA;考虑唤醒患者	环甲膜切开(穿刺套装或手术切开)

CI/CO,不能插管/不能氧合;DL,直接喉镜;FMV,面罩通气;FSI,软镜插管;LMA,喉罩;SGA,声门上通气道;TTJV,经气管喷射通气;VAL,可视喉镜检查。

困难气道拔管

　　困难气道的患者拔管前应进行仔细评估。尽管 ASA 困难气道指南未包含专门用于拔管的管理流程,但自 1993 年指南首次颁布以来,就已经存在有关拔管的建议[49]。气道管理者应根据患者的手术类型、患者状况以及气道管理者的技能和特长来制定安全拔管策略。其注意事项包括:

- 清醒拔管与意识恢复之前拔管。
- 可能损害通气功能的临床症状(例如,精神状态改变、气体交换异常、气道水肿、无法清除分泌物、神经肌肉功能恢复不足);

- 如果患者不能保持足够的通气,则应制订呼吸道管理计划。
- 短期使用换管器(airway exchange catheter,AEC),换管器具备暂时通气和引导再插管的功能。

　　困难气道患者拔管的理想方式是循序渐进,逐步且可随时逆转。通过换管器进行拔管的技术非常接近这个理想状态[60]。困难气道拔管时应准备好再次气管插所需的设备。

　　DAS 和 DGAI 都分别制定了困难气道患者拔管指南,该指南将患者分为低风险和高风险两类[43,56]。DAS 指南阐明了分步拔管的过程:

　　第 1 步——制订拔管计划,进行气道评估,确认一般危险因素。

第 2 步——通过患者风险因素,将患者分类为"低风险"或"高风险",为拔管做准备。患者面临的危险包括:氧合能力不确定,可能难以再次插管和/或存在一般危险因素(例如特定的手术要求或医疗状况)的患者。

第 3 步——使用"低风险"或"有风险"管理流程进行拔管。

第 4 步——拔管后护理(恢复室,观察病房或重症监护室)。

有关更多详细信息,请参见第 48 章。

困难气道患者的后续治疗

ASA 气道管理指南建议应对困难气道患者进行随访。在病历中记录患者存在困难气道,并记录困难气道的性质,旨在指导和促进将来的治疗和护理。该记录应包括以下内容:

- 困难气道的描述,应区分面罩通气困难和气管插管困难。
- 说明所使用的气道管理技术,应指出每种技术在困难气道管理中有益或有害的作用。
- 提供给患者(或监护人)有关所遇到困难气道的信息。这种沟通的目的是协助患者(或监护人)指导和促进未来医疗和护理的安全性。传达的信息可能包括,例如:存在困难气道,出现困难的主要原因以及对未来治疗的影响。临床医生可向患者推荐 MedicAlert 警示手环(请参阅第 51 章)。最后,医生应评估和观察患者困难气道管理的潜在并发症,例如气道水肿、出血、气管或食管穿孔、气胸和误吸。

结论

我们可以将 DA 管理的特定策略链接在一起,以形成更全面的治疗计划或管理流程。ASA 于 1993 年引入了首个用于困难气道管理的综合气道管理流程,经过两次修订,该流程现已为临床医生提供了超过二十多年的指导。许多不同的气道管理学会,都已经制定并发布了各自的气道管理的流程,虽然各有特色,但大多数管理流程都与 ASA 指南非常相似。这些学会指南的共同点是,它们不代表国际公认的标准,也没有明确的科学证据支持。目前并没有足够的数据来支持这些流程中提出的每个建议。相反,根据文献,有关工作组的共识和知名专家的建议,而制定的困难气道指南更容易广泛传播且容易在日常临床实践工作中被采纳。

随着气道管理的实践变得越来越先进,这就要求气道管理医生必须熟练掌握各种气道设备的相关技术和理论。尽管无法定期完整地进行气道管理流程的训练,但是麻醉医生需要对气道管理替代设备和技术进行日常的训练,这样才能在紧急情况下具备成功的信心和技能。定期使用的这些替代设备有利于设备维护和获得适当的专业知识。如果对困难气道管理的预测、策略、培训或适当的设备准备不足,会导致许多不良气道事件发生。进一步的研究应解决在紧急情况下如何遵守国家和区域的指南,如何应用新设备和已有气道管理设备的详细经验,以及如何发现新设备在临床实践中的具体作用和局限性[57]。进行适当的随访,并且应进行相应的沟通,以使将来的气道管理者不会在不经意间重现同样的经历和风险。最后,气道管理医生需要进行终身培训,因为将来气道管理指南必将进一步更新,这都需要气道管理医生将指南成功地融入临床实践。

临床要点

- 气管插管困难是麻醉患者发生严重不良呼吸事件的最常见原因。
- 有充分的证据表明围术期成功的气道管理取决于所使用的具体策略。
- 遵守气道管理流程的原则,并广泛采用结构化的气道管理计划,可减少呼吸道危机事件,并降低围术期的发病率和死亡率。
- 发现潜在的困难因素,做好身心两方面的准备,会增加改善转归的机会。
- 气道评估应考虑可能导致以下表现患者特征:①面罩或 SGA 通气困难;②喉镜检查困难;③气管插管困难;④外科气道困难。
- 在已被证明存在气管插管困难的麻醉患者中,有必要在两次气管插管间隔期间和气管插管施行期间尽可能通过面罩通气进行气体交换。
- 对困难气管插管的患者反复施行气管插管尝试可能会导致严重的软组织损伤,并可能会迅速演变为不能插管/不能氧合(CI/CO)危险情境,这时可能需要进行环甲膜切开术来挽救生命。
- 如果声门上或声门下完全气道阻塞,则 SGA 通气设备将无法发挥通气作用。
- 应该有几种替代气道管理设备和技术,并且应定期进行临床实践演练。
- 应认真评估后再实施困难气道患者拔管,麻醉医生应针对的这些患者制定安全拔管的策略。
- 患者存在困难气道以及困难气道的性质应在病历中记录。
- 进一步的研究应解决在紧急情况下如何遵守国家和区域的指南,应用新设备和已有气道管理设备的详细经验,以及新设备在临床实践中的具体作用和局限性。

- 随着困难气道管理指南和流程的不断更新,气道管理医生必须保持对困难气道管理的相关技术和理论进行及时的知识更新。

(赵欣 译 左明章 审)

部分参考文献

4. Cook TM, Woodhall N, Frerk C, on behalf of the Fourth National Audit Project. Major complications of airway management in the UK: results of the Fourth National Audit Project of the Royal College of Anaesthetists and the Difficult Airway Society. Part 1: anaesthesia. *Br J Anaesth*. 2011;106:617-631.

5. O'Sullivan E, Laffey J, Pandit JJ. A rude awakening after our fourth 'NAP': lessons for airway management. *Anaesthesia*. 2011;66:331-334.

7. Apfelbaum JL, Hagberg CA, Caplan RA, et al. Practice guidelines for management of the difficult airway: an updated report by the American Society of Anesthesiologists Task Force on Management of the Difficult Airway. *Anesthesiology*. 2013;118:251-270.

8. Crosby ET. An evidence-based approach to airway management: is there a role for clinical practice guidelines? *Anaesthesia*. 2011;66(suppl 2):112-118.

10. Heidegger T, Gerig HJ, Ulrich B, et al. Validation of a simple algorithm for tracheal intubation: daily practice is the key to success in emergencies—an analysis of 13,248 intubations. *Anesth Analgesia*. 2001;92:517-522.

13. Woolf SH, Grol R, Hutchinson A, et al. Clinical guidelines. Potential benefits, limitations, and harms of clinical guidelines. *BMJ*. 1999;318:527-530.

38. Frerk C, Mitchell VS, McNarry AF, et al. 2015 guidelines for management of unanticipated difficult intubation in adults. *Br J Anaesth*. 2015;115:827-848.

39. Law JA, Broemling N, Cooper RM, et al. The difficult airway with recommendations for management—part 1—difficult tracheal intubation encountered in an unconscious/induced patient. *Can J Anesth*. 2013;60:1089-1118.

40. Law JA, Broemling N, Cooper RM, et al. The difficult airway with recommendations for management—part 2—the anticipated difficult airway. *Can J Anesth*. 2013;60:1119-1138.

50. Normand K, Hagberg CA. Understanding the ASA Difficult Airway Algorithm. In: Doyle DJ, Abdelmalak B, eds. *Clinical Airway Management: An Illustrated Case-Based Approach*. London, UK: Cambridge University Press; 2016. In Press.

58. Chrimes N. The Vortex: a universal "high acuity implementation tool" for emergency airway management. *Br J Anaesth*. 2016;117(suppl 1):i20-i27.

All references can be found online at expertconsult.com.

第三篇

插管前通气流程

第 12 章　清醒插管患者术前准备

Carlos A. Artime and Antonio Sanchez

章节大纲

引言

美国麻醉医师协会与其他国家的麻醉学会发表的困难气道管理指南共同提倡,对于已预见的困难气道,应该将麻醉诱导前的气道管理(清醒插管)作为主要策略[1,2]。虽然传统意义上,清醒纤维支气管镜或软镜插管(flexible scope intubation,FSI)一直是清醒插管的首选技术,但清醒可视喉镜检查(video-assisted laryngoscopy,VAL)技术也逐渐得到认可[3]。

然而,不管插管技术如何,清醒插管被认为是困难气道处理的金标准,有以下几点原因[4,5]:

1. 可保持自主呼吸。
2. 上咽部肌张力能保持气道开放。
3. 喉头不会像麻醉诱导后那样前移,有利于插管。

清醒插管也常用于颈椎病患者插管时和插管后的神经系统功能监测。保持患者清醒能通过监测其神经系统症状来避免后续的神经损伤,但是,对于不稳定性颈椎病的患者,必须注意确保局部麻醉和插管不会引起咳嗽,因为这可能会导致进一步的损伤。

知识框 12.1　清醒插管指征

1. 既往插管困难史
2. 体检时可预见的困难气道：
   张口度小
   下颌骨后缩/小颌畸形
   舌体肥厚
   颈短，颈部肌肉发达
   颈部活动受限（类风湿关节炎，强直性脊柱炎，椎体融合）
   先天性气道畸形
   病态肥胖
   气道病变（气管软化）
   气道肿瘤（舌头、扁桃体或喉的恶性肿瘤，巨大甲状腺肿，纵隔肿瘤）
   上呼吸道梗阻
3. 颈椎不稳
4. 上气道或颌面部损伤
5. 可预测的面罩通气困难
6. 误吸风险大
7. 严重的血流动力学不稳定
8. 呼吸衰竭

（From Kopman AF, Wollman SB, Ross K, et al. Awake endotracheal intubation: a review of 267 cases. Anesth Analg. 1975; 54: 323-327; Thomas JL. Awake intubation: indications, techniques and a review of 25 patients. Anaesthesia. 1969; 24: 28-35; Bailenson G, Turbin J, Berman R. Awake intubation: indications and technique. Anesth Prog. 1967; 14: 272-278. ）

另一个清醒插管的适应证是患者肺误吸的风险高，尤其是对于术前评估为困难气道的患者。局部麻醉时要格外小心，尽量避免或谨慎地使用镇静药，从而插管过程中患者能够自我保护，防止误吸。

知识框 12.1 总结了清醒插管的适应证，除了患者拒绝和难以配合（例如：儿童、智力低下者、昏迷者、攻击性强者）以外，清醒插管基本没有绝对的禁忌证。另外，随着使用瑞芬太尼或右美托咪定镇静而不使用局部麻醉药的清醒插管的成功施行，局部麻醉药过敏这个曾被认为是清醒插管的禁忌证已不存在（见后续讨论部分）。

术前准备

病历查阅

只要有可能，都应该检查先前的麻醉记录，尤其是涉及气道管理方面[1,6]。其中包括面罩通气的难易度，声门上工具的有效通气情况，以及先前成功插管的技术等信息都非常有价值。麻醉医生应该警惕局部麻醉药的中毒反应和阿片类呼吸抑制最小剂量。应当尽可能地查看患者的所有麻醉记录，因为有可能最近一次麻醉没有出现困难插管，但更早前的麻醉中曾出现过。麻醉医生还应注意患者的手术记录，因为可能患者此前不是困难插管，但之后的手术会造成困难气道。

阅读病历时，应该注意以下四点：

1. 气管插管的困难程度（遇到插管困难及其应对方法）。
2. 使用喉镜暴露时的患者体位（例如：嗅物位和斜坡位）。
3. 使用的工具（尽管插管通常是一次性成功但可视喉镜（video laryngoscope，VL）或插管软镜（flexible intubation scope，FIS）的使用，可能会掩盖潜在的困难气道）。
4. 必须熟悉你所用的技术（不应该试图在困难气道患者身上练习新技术）。

对于头颈部行五官科手术的患者，应该详细查阅耳鼻喉医生的病历笔记，特别要注意患者气道方面的特征和之前鼻咽镜检查的结果。对于气道影像学检查结果（例如 CT）也应在制订气道管理方案前了解。

术前访视

阅读病历后，应获得详细的患者病史，包括检查可能提示患者气道梗阻的症状，如哮鸣或阵发性夜间呼吸困难[7]。术前访视还应考虑，自上次麻醉后可能发生的影响插管难度的事件，如体重增加、气道放疗情况、面部整形手术以及颞下颌关节紊乱或类风湿关节炎恶化。

麻醉医生一旦决定施行清醒插管，与患者的沟通并让其做好清醒插管的心理准备能大大地提高插管的成功率。麻醉医生应仔细、从容地向患者描述常规插管与清醒插管的区别，着重说明尽管前者更容易、更省时，但根据患者自身的解剖结构或情况考虑后者更安全。麻醉医生应该充当一个专业知识丰富且关爱患者的角色，并愿意采取额外的措施来确保患者的安全。应明确向患者提出清醒插管的建议，如果患者对此持怀疑态度，可以寻求外科医生的帮助。因为患者与他们的外科医生已经建立良好的医患关系，外科医生对麻醉医生意见的支持会有利于说服患者。如果患者仍不接受清醒插管，麻醉医生应该在病历上进行详细记录。

还应介绍清醒插管的并发症，包括局部麻醉药的毒性，气道损伤，鼻出血，不适，咳嗽或恶心、呕吐，气道管理失败[8,9]。告知患者可能会留下清醒插管过程中的不愉快记忆，清醒插管后回忆发生率取决于使用的不同镇静药及其剂量。据报道患者回忆插管过程低的为 0，高的可达 90%，但是插管过程的高记忆似乎和患者的不满意度并无关联[10-12]。

人员安排

根据 ASA 困难气道管理指南,处理困难气道时应该至少有另一个机动人员能够随时待命进行协助[1]。有可能的话,最好还有另一名麻醉护理团队成员,可以协助完成患者的监测、通气和给药,在插管过程中提供帮助。对于处于极端情况和拒绝清醒插管的患者,应配备接受过气管切开/环甲膜切开术培训的外科医生,以便在必要时实施紧急外科气道。

监测

在清醒插管时,常规使用心电图、脉搏血氧仪、无创血压监测和呼吸末二氧化碳作为基本的术中监测。根据患者的心血管病史以及血流动力学状态、考虑是否在清醒插管前进行有创动脉血压监测(即动脉置管),具体的适应证包括血流动力学不稳定、严重缺血或心脏瓣膜病变,以及高血压和心动过速的患者(例如:主动脉夹层或颅内动脉瘤)。

充分供氧

美国麻醉医师协会(ASA)困难气道管理指南鼓励临床医生在困难气道管理的整个过程中,要尽可能积极地辅助供氧[1]。患者在室内空气条件下做支气管镜检查,动脉氧分压(PaO_2)平均降低 20~30mmHg,此时的低氧血症与支气管镜检过程中的心律失常有关[13]。另外,清醒表面麻醉插管时使用镇静药物可能导致意外的呼吸抑制或呼吸暂停。清醒插管过程(包括镇静,表面麻醉,插管,拔管)中的预充氧和充分供氧能有效地防止低氧血症。

传统的预充氧(潮气量通气≥3min)或快速预给氧(即 30s 内 4 次最大肺活量给氧)能在之后的呼吸暂停中,有效地延缓动脉血氧的去饱和[1]。充分给氧已被证实能够延缓动物因局部麻醉药中毒而导致的心搏骤停[14]。

无论采用何种插管技术,经鼻导管供氧均可在经口气管插管过程中施行。同样,经鼻气管插管过程中,也可以将鼻导管置于口腔上方。未来经鼻湿化快速充气交换通气(THRIVE)的清醒插管可能成为困难气道管理的新标准(见第 14 章)[15]。

对于个别极端危险的患者,可以使用经气管喷射通气(TTJV)给氧,同时建立气道[5,16,17]。

气道工具

ASA 困难气道管理指南建议应当准备一个便携式气道箱(或车)[1],内含处理困难气道的专用设备[1]。急救车的概念并不新鲜,例如用于心搏骤停的急救车和恶性高热急救车。建议收纳在便携式气道箱(或车)的内容物已经列在知识框 12.2 中。

知识框 12.2　推荐的困难气道处理便携式急救车工具

1. 常规使用的各种样式和型号的硬制喉镜片,可能包括一个硬制纤维喉镜。
2. 可视喉镜(配有普通喉镜片和高度弯曲或远端成角的镜片)。
3. 各种大小和型号的气管导管(ETT),如鹰嘴导管(Parker Medical,Highlands Ranch,CO)。
4. 气管插管导引器,如半硬质探条,可用于通气交换管、光棒和控制气管插管远端的插管钳。
5. 不同大小和类型的声门上气道工具,如插管型喉罩。
6. FIS 插管设备。
7. 适用于紧急开放气道(如环甲膜切开)的设备。
8. 一个呼气末二氧化碳监测器。

所列项目仅为建议。便携式气道车的各种工具的选择因地制宜,因人而异,旨在达到最好的急救目的。

(Modified from Apfelbaum JL, Hagberg CA, Caplan RA, et al. Practice guidelines for management of the difficult airway:an updated report by the American Society of Anesthesiologists Task Force on Management of the Difficult Airway. *Anesthesiology*. 2013;118(2):251-270.)

有许多技术可以用来保护清醒插管患者的气道,直接喉镜(DL)、可视喉镜(VL)、插管型喉罩(ILMA)、可弯曲镜插管(FSI)、硬纤维喉镜、逆行插管、光棒插管、盲探经鼻插管等均成功用于清醒插管[4,8,18,19]。无论选择哪种技术,所有必需的设备都应提前准备好,需要时随时可用。医生还应该多考虑几种备选方案以及所需的设备,一旦最初的方案失败可以采用。

术前用药和镇静

在清醒插管前,通常使用药物来缓解焦虑,减少气道分泌,使气道清洁干燥,降低误吸风险,使气道表面麻醉效果更好。清醒插管最常用的术前用药包括促止涎剂、黏膜血管收缩剂、预防误吸药和镇静/催眠药。

止涎剂

清醒插管术前用药最重要的目标之一是减少气道分泌物,使气道干燥。分泌物会导致声门视野模糊,尤其是使用 FIS 或可视喉镜插管时。此外,分泌物的存在会阻止局部麻醉药到达相应作用部位,导致表面麻醉阻滞失败,它们还可以冲掉和稀释局部麻醉药,降低其效力和作用时间。

最常用的止涎剂是抗胆碱能药物,它能通过抑制唾液和支气管分泌物的抗毒蕈碱作用来减少唾液分泌[20]。应当尽早给药,以达到最大效果(最好至少提前 30min),因为它们不会清除已有的分泌物,而是减少新的分泌物。临床常用的抗胆碱能药物有格隆溴铵(胃长宁)、东莨菪碱和阿托品。它们药理特性的总结于表 12.1。

表 12.1　抗胆碱能药物的药理特性			
药名	心动过速	止涎效果	镇静效果
格隆溴铵	++	++	0
东莨菪碱	+	+++	+++
阿托品	+++	+	+

0,无作用;+,效果最小;++,效果适中;+++,效果显著。
Adapted from Stoelting RK, Flood P, Rathmell JP, Shafer S. Stoelting's Handbook of Pharmacology and Physiology in Anesthetic Practice. 3rd ed. Philadelphia: Wolters Kluwer Health; 2015: 144.

格隆溴铵

格隆溴铵(胃长宁)[0.2~0.4mg 静脉(IV)或肌内注射(IM)]是大多数临床情况下使用的抗胆碱能药物,因为它具有明显的抗胆碱能活性,静脉给药 1~2min 后迅速起效;肌内注射给药后的起效时间为 20~30min。有中度的迷走神经抑制作用,可持续 2~4h,其抗胆碱作用持续时间较长。格隆溴铵无影响中枢神经系统的功能,因为它的季铵结构无法通过血-脑屏障。

东莨菪碱

东莨菪碱(0.4mg IV 或 IM)在静脉给药 5~10min 和肌内注射 30~60min 后起效。作用时间约为静脉给药后 2h 和肌内注射后 4~6h。东莨菪碱除了是一种非常有效的止涎剂外,还有非常强的中枢神经功能,具有镇静和遗忘作用。然而,在对于一些患者,这可能会导致躁动、谵妄,并导致一些短手术苏醒时间延长。由于它是临床使用的抗胆碱能药物中抗迷走神经作用最小的药物之一,所以它可能是心动过速患者的首选术前用药。注射用东莨菪碱在美国已停产[21]。

阿托品

阿托品(0.4~0.6mg IV 或 IM)静脉注射 1min 后迅速起效,肌内注射药物后 15~20min 起效。阿托品只能产生轻微的止涎作用,但由于其对迷走神经的阻滞作用强,能引起明显的心跳加速。因此,它不是一个用于干燥气道、减少分泌物的理想药物。作为一种叔胺类药物,它很容易穿过血-脑屏障,引起轻度镇静。也可能偶尔引起谵妄,特别是对于老年患者。

鼻黏膜血管收缩剂

鼻黏膜和鼻咽部具有丰富的血管分布。当患者需要经鼻气管插管时,充分的血管收缩是必要的,因为出血会使喉部的视野变得非常模糊,尤其使用 FIS 插管时。可在插管前 15min 应用鼻黏膜血管收缩剂。一种常用的收缩剂是 4% 的可卡因,它具有血管收缩和局部麻醉作用(见后面的讨论)。或者,将 4% 的利多卡因和 1% 的去氧肾上腺素按 3:1 的比例组合,可以得到 3% 的利多卡因和 0.25% 去氧肾上腺素的混合物[22]。它具有类似可卡因的局部麻醉和收缩血管的特性,可作为一种替代品。这种混合物既可以鼻喷也可以用棉签涂敷。市面上出售的鼻黏膜血管收缩剂含羟甲唑啉 0.05% 或去氧肾上腺素 0.5% 也可作用于鼻黏膜。常用剂量是每个鼻孔喷两次。

误吸预防

不推荐对吸入性肺炎做常规预防,但对有高误吸危险因素的患者可能有好处,如饱腹、胃食管反流症、胃肠排空障碍、病态肥胖、糖尿病性胃轻瘫或妊娠的患者[23-25]。在这些患者中,可单独或联合使用非特异性抗酸药、组胺(H_2)受体拮抗剂和甲氧氯普胺。

抗酸药

术前应用非颗粒状抗酸药,如柠檬酸钠,能增加胃酸 pH[26]。虽然胃内容物会增加,但胃酸 pH 也相应增高,因此当误吸发生时,发病率和死亡率都会明显降低[27]。柠檬酸钠的一个缺点是由于味道难闻,有可能引起呕吐[28]。颗粒状抗酸剂如三硅酸镁,不建议预防给药[23]。

组胺受体拮抗剂

H_2 受体拮抗剂选择性、竞争性地抑制胃壁细胞分泌氢离子(H^+),并减少胃液分泌。静脉给药西咪替丁 300mg、法莫替丁 20mg 或雷尼替丁 50mg,在 30~60min 内达到峰值,能增加胃酸 pH,减少胃容积[29,30]。在这三种药物中,雷尼替丁可能是首选药物,因为它的不良反应较少,效率高,作用时间更长[31,32]。

质子泵抑制剂

质子泵抑制剂(PPI),如泮托拉唑、兰索拉唑和奥美拉唑,尤其是术前口服后,在增加胃酸 pH 和减少胃容积方面,没有显示出与 H_2 受体拮抗剂同样有效的作用[33,34]。PPI 可能对慢性 H_2 受体拮抗剂患者的误吸预防有效[35]。

甲氧氯普胺

甲氧氯普胺是一种多巴胺(D_2)受体拮抗剂,可刺激上消化道运动,增加食管下括约肌张力。其净效能加快胃排空,而对胃酸 pH 无影响[36]。成年标准剂量为 10mg 静脉注射。甲氧氯普胺可引起锥体外系症状,帕金森病患者应避免使用[37]。

表 12.2 清醒插管的镇静药物

药名	分类	镇静剂量	注意事项
咪达唑仑	苯二氮䓬类	1~2mg IV,单次量(0.025~0.1mg/kg)	通常与芬太尼联合使用
芬太尼	阿片类	25~200μg IV (0.5~2μg/kg)	通常与其他药物(如咪达唑仑、丙泊酚)联合使用
阿芬太尼	阿片类	500~1 500μg IV (10~30μg/kg)	起效快,持续时间短于芬太尼
瑞芬太尼	阿片类	首次给药 0.5μg/kg IV 后 0.1μg/(kg·min)持续泵注	注射后可每隔 5min 滴入 0.025~0.05μg/(kg·min)以达到镇静效果
丙泊酚	催眠类	0.25mg/(kg·min)kg IV 单次间隔给药,或 25~75μg/持续泵注至起效	也可与瑞芬太尼联合使用(具有协同效果,应减少两种药物的剂量)
氯胺酮	催眠类	0.2~0.8mg/kg IV	与止涎剂一起预先给药。考虑联合使用咪达唑仑来减轻插管的不良心理影响
右美托咪定	α2 受体激动剂	单次给药 1μg/kg IV 10min 后,持续泵注 0.2~0.7μg/(kg·h)	老年人和心功能低下患者应减少剂量

From Hagberg CA, Artime CA. Airway management in the adult. In: Miller RD, ed. Miller's Anesthesia. 8th ed. Philadelphia: Elsevier/Saunders; 2015: 1647-1683.

镇静/催眠药物

根据临床情况,静脉镇静可能是有用的,通过其镇痛、抗焦虑和遗忘作用,使患者能够耐受清醒插管。苯二氮䓬类、阿片类、催眠药、α₂ 受体激动剂和神经安定药可单独使用,也可复合用药。这些药物应谨慎地从少量加药至有效,因为过度镇静会使患者不合作,增加清醒插管难度[5]。应始终保持自主呼吸和充分的氧供和通气。在严重气道阻塞的情况下,应格外谨慎,因为在这些患者中,清醒时的肌张力有时是保持气道通畅所必需的[38]。在这些情况下,镇静应谨慎使用或完全避免。避免过度镇静对饱胃的患者也很重要,因为如果发生反流,清醒的患者可以保护自己的气道[5]。清醒插管镇静方案总结于表 12.2。

苯二氮䓬类

苯二氮䓬类,通过与 γ 氨基丁酸(GABA)-苯二氮䓬受体复合,有催眠、镇静、抗焦虑药,和遗忘作用[39]。苯二氮䓬类还被证实能降低上气道反射敏感性[40],非常适用于清醒插管。苯二氮䓬类药物常与阿片类药物联合用于清醒插管时的镇静[41],或者当选择其他镇静剂(如右美托咪定、氯胺酮、瑞芬太尼)作为主要药物时联用,起到遗忘和抗焦虑的作用[42,43]。麻醉中常用的三种苯二氮䓬类受体激动剂为:咪达唑仑、地西泮、氯硝西泮[39]。

咪达唑仑

咪达唑仑因起效快、作用时间短,而成为最常用的药物。镇静剂量的咪达唑仑为 0.5~1mg 静脉重复给药,直

到达到所需的镇静水平。而肌内注射剂量为 0.07~0.1mg/kg。起效迅速,通常在静脉给药后 2~3min 内达到峰值。作用时间为 20~30min,药效消除主要是再分配的结果。尽管恢复很快,但其消除半衰期为 1.7~3.6h,并且对于肝硬化、充血性心力衰竭、肾衰竭或病态肥胖患者及老年人的半衰期明显延长。咪达唑仑多经肝肾代谢成核苷酸产物[39,44]。

地西泮和劳拉西泮

与咪达唑仑相比,地西泮的起效稍慢,作用时间较长且遗忘效果较差[39,44,45]。静脉注射时可能会引起疼痛并增加血栓性静脉炎的风险[46]。虽然劳拉西泮具有最强的镇静和遗忘作用,但是这很难用于临床,因为这些效果与咪达唑仑或地西泮相比,起效缓慢而持久[39]。

注意事项

苯二氮䓬类药物与其他镇静剂合用时必须谨慎。苯二氮䓬类的镇静作用会与其他药物增强和协同,例如:阿片类药物和 α₂ 受体激动剂[47]。丙泊酚可通过减少咪达唑仑的分布和清除来提高血浆中咪达唑仑的浓度[48]。用于气道表面麻醉的局部麻醉药吸收入体后也可能导致咪达唑仑的镇静/催眠作用增强[49]。

使用苯二氮䓬类药物过度镇静的主要不良反应是呼吸抑制,这可能导致低氧血症或呼吸暂停[39]。氟马西尼是一种特异性苯二氮䓬拮抗剂,如果患者镇静过度,可用于逆转苯二氮䓬类的镇静和呼吸抑制作用。它以 0.2mg/次静脉注射逐渐给药,直至最大给药剂量 3mg。氟马西尼的半衰期只有 0.7~1.8h,如果它被用于逆转高

剂量或长效苯二氮䓬类药物时,那么氟马西尼失效后患者有被再镇静的可能,因此,应当密切监护患者。氟马西尼通常是安全的,无明显不良反应[50,51]。

阿片类

阿片类药物通过其对大脑和脊髓中阿片受体的激动剂作用,提供镇痛作用,能抑制气道反射,并防止与疼痛或焦虑相关的过度通气。这些特性使它们成为清醒插管镇静方案的重要补充。尽管理论上所有阿片类药物都可以用于清醒插管,但芬太尼、阿芬太尼和瑞芬太尼因其起效快,作用持续时间短且容易滴定而最常使用[6]。

芬太尼

芬太尼广泛用于麻醉操作,似乎是清醒插管最常用的阿片类药物[52]。镇静剂量为 0.5~2μg/kg 静脉注射。2~3min 内迅速起效。单次剂量作用持续时间相对短(30~45min)是因为芬太尼重新分布到大的外周隔室而不是快速消除。因此,从外周隔室重新分配到中央隔室,长期输注停止后的作用持续时间明显延长[53]。

舒芬太尼

舒芬太尼的镇痛强度比芬太尼高 7~10 倍,并且在单次推注剂量后具有相似的药代动力学特征。与芬太尼相比,主要区别在于长时间输注后恢复时间更短[54]。对于成年患者,分次剂量为 5~20μg 的舒芬太尼静脉注射可充分镇静;或者选择先 0.2μg/kg 的负荷剂量,然后以 0.1μg/(kg·h)的输注速率与咪达唑仑组合的有效方案[55]。当使用靶控输注(TCI)时,0.2~0.3ng/mL 的效应室浓度可为清醒插管患者提供令人满意的镇静效果[56]。

阿芬太尼

与芬太尼和舒芬太尼相比,阿芬太尼的起效更快(1.5~2min)。它镇痛强度约是芬太尼的 1/70;但是,由于快速血浆效应室平衡,需要相对较小的剂量就能达到类似的峰值效果。因为相对于其镇痛强度需要较小的剂量,单次注射阿芬太尼时恢复比该类别的其他药物更快。当清醒插管需要单次注射后的瞬时峰值效应时,阿芬太尼可能成为首选药物[54]。镇静剂量为 10~30μg/kg 静脉注射,每次注射 3~5μg/kg[6]。在一项研究中,阿芬太尼 20μg/kg 静脉注射可明显改善纤维镜检查条件,并减轻口服地西泮后清醒鼻腔 FIS 插管对患者血流动力学的影响,发现中度呼吸抑制但是没有明显的呼吸暂停或缺氧[57]。

瑞芬太尼

瑞芬太尼是一种超短效阿片类药物,与其他短效药物相比,其独特之处在于它被非特异性血浆和组织的酯酶迅速代谢,其半衰期 3min 且不依赖于输注持续时间[58]。其镇痛强度接近芬太尼[59]。多个研究表明,瑞芬太尼镇静用于清醒插管是有效和安全的。它可作为单一药物联合表面麻醉[43,43,60],或联合咪达唑仑或异丙酚[10,52,61,62],甚至作为单一药物,无须术前用药或表面麻醉[63]。

瑞芬太尼通常基于体重输注给药。文献中描述了几种用于清醒插管的不同瑞芬太尼给药策略,输注速率在 0.06~0.5μg/(kg·min),初始推注剂量 0.5~1.5μg/kg 可用也可不用[52,60,64]。使用瑞芬太尼靶控输注(TCI)进行清醒插管的研究表明,清醒插管所需瑞芬太尼的平均效应室浓度为 2~3ng/mL[10,43,61,62]。当使用瑞芬太尼作为单一药物而没有表面麻醉时,则需要更高的效应室浓度 6~8ng/mL[63]。根据 Minto 药代动力学模型,Atkins 和 Mirza[59] 描述的剂量策略,先注射 0.5μg/kg,然后输注 0.1μg/(kg·min),迅速达到 2~2.5ng/mL 的效应室浓度。随后以滴定手法调整用药,每隔 5min 增加持续给药量 0.025~0.05μg/(kg·min),以达到充分镇静。

注意事项

阿片类药物最严重的不良反应是呼吸抑制导致明显的呼吸暂停。阿片类药物降低二氧化碳(CO_2)对通气的刺激作用,同时增加呼吸暂停阈值和静息呼气末 CO_2。增加阿片类药物引起的呼吸抑制易感性的因素包括老年,阻塞性睡眠呼吸暂停,CNS 抑制剂的联合用药[65]。

阿片类药物拮抗剂纳洛酮可用于在阿片类药物过量后恢复患者的自主呼吸。静脉注射给药后在 1~2min 内迅速起效,并且作用持续时间为 30~60min。纳洛酮应每 2~3min 以 0.04~0.08mg 静脉注射给药。在大多数情况下,1~2μg/kg 的剂量可恢复足够的自主呼吸,同时保持足够的镇痛作用。纳洛酮给药的潜在并发症是镇痛作用的逆转、心动过速、高血压,在严重的情况下,还有肺水肿或心肌缺血。由于纳洛酮的作用持续时间相对较短,应密切监测防止再次呼吸抑制,尤其是当它用于逆转长效阿片类药物如吗啡或氢吗啡酮时。在这些情况下,应考虑 IM 剂量为所需 IV 剂量的 2 倍或连续静脉输注(2.5~5μg/kg·h)[65]。

阿片类药物的潜在不良反应胸壁僵硬常导致球囊面罩通气无效,尤其是芬太尼、舒芬太尼、阿芬太尼和瑞芬太尼。阿片类药物确实有可能导致肌肉僵直,但临床上的僵直仅发生在阿片类药物剂量足以导致呼吸暂停时,而且仅在患者失去意识之后出现[65]。对插管患者和气管切开患者的研究表明,由于胸壁僵硬导致的肺顺应性降低不足以解释大剂量阿片类药物导致的无法球囊面罩通气[66,67]。在用舒芬太尼诱导期间对声带进行纤维镜检查表明,声带闭合是阿片类药物诱导麻醉后通气困难的主要原因[68]。小心滴定以防止过量可能是预防与僵直相关的通气困难的最佳方法。一旦僵直发生,用纳洛酮或神经肌肉阻滞剂治疗是有效的[69,70]。

静脉麻醉药

异丙酚

异丙酚(2,6-二异丙基苯酚)是目前最常用的静脉麻醉药[39]。其主要作用是催眠,通过与 GABA 受体的相互作用介导。异丙酚的快速起效时间约为 90s,由于消除和再分配,其恢复速度也很快(诱导剂量后 4~5min)。它诱导剂量时可减小气道反应(机制不明),诱导平稳,几乎没有兴奋作用。虽然它诱导时常以 1.5~2.5mg/kg 的静脉注射,但静脉注射每增加 0.25mg/kg 或连续静脉注射 25~75μg/(kg·min)可提供易于滴定的镇静剂量,而且恢复快速。

在清醒插管中使用异丙酚作为单一药物和与瑞芬太尼联合使用时多有报道[10,62,71]。TCI 研究表明丙泊酚用于清醒插管的有效血浆浓度为 1~2μg/mL[10,62,71]。如果患者有困难气道时应该谨慎使用,因为镇静剂量的异丙酚会导致潮气量减少和呼吸频率增加。当血浆浓度持续升高时,异丙酚会导致呼吸暂停。其他常见的不良反应是动脉血压下降和注射部位疼痛。异丙酚的另一个优点是其止吐性能。

右美托咪定

右美托咪定是一种作用于中枢的高选择性的 α_2 肾上腺素受体激动剂,具有多种特性,非常适合用于清醒插管。它具有镇静、镇痛、抗焦虑、镇咳和止涎效果,即使在高剂量时引起的呼吸抑制也最小。与可乐定相比,它对 α_2 肾上腺素能受体的特异性为对 α_1 的 8~10 倍,半衰期较短(2~3h)。右美托咪定镇静提供了独特的条件,患者虽然处于睡眠状态,但刺激时容易唤醒且合作。它可用于插管和机械通气患者的持续静脉镇静,以及用于非插管患者进行外科或其他操作的镇静[72-74]。

以下是关于清醒 FOI[75] 中右美托咪定镇静的几项研究,包括针对该适应证的美国食品药品监督管理局(FDA)Ⅲb 期研究[76]。清醒插管时,在 10min 内负荷剂量为 1~1.5μg/kg,通常随后连续输注 0.2~0.7μg/(kg·h)[75,77]。有些患者可能需要更高的维持剂量[78]。对于老年患者(年龄>65 岁)和肝肾功能不全患者,应考虑减少负荷剂量 0.5μg/kg 并减少维持输注剂量[79]。对于清醒插管,右美托咪定通常联合气道表面麻醉,尽管有报道称右美托咪定在不使用表面麻醉的情况下作为单一药物也可成功应用清醒插管[80]。据报道使用右美托咪定会降低脑电双频指数(BIS)和部分遗忘[81,82],但右美托咪定并不

是一种可靠的遗忘,因此经常复合咪达唑仑使用以降低回忆的发生率[83]。

右美托咪定可引起血流动力学波动,包括心动过缓、低血压或高血压。在负荷剂量期间,由于外周突触后 α_{2B} 肾上腺素能受体的刺激,可能发生高血压和心动过缓,导致血管收缩。中枢 α_{2A} 介导的交感神经阻滞最终导致心动过缓,低血压和心排血量减少[84]。通过抗胆碱能药(例如格隆溴铵)预处理或与氯胺酮组合利用其兴奋心脏的特性以减轻心动过缓作用[12,85]。收缩功能低下的患者应谨慎使用[79]。

氯胺酮

氯胺酮是一种苯环己哌啶衍生物和 N-甲基-D-天冬氨酸(NMDA)拮抗剂,可产生分离麻醉,临床上表现为睁眼凝视的木僵状态,但仍保留许多反射,包括角膜、咳嗽和吞咽反射[39]。氯胺酮诱导的麻醉与遗忘、眼球震颤、幻觉以及其他不良心理反应有关。苯二氮䓬类通常用于减轻或治疗这些反应。右美托咪定也被证明可以降低氯胺酮诱导的谵妄发生率和严重程度[86]。氯胺酮保留阿片类药物的效果,并且产生延伸至术后期的镇痛作用,因为镇痛所需的血浆水平远低于意识消失所需的血浆水平。镇静的常用静脉注射剂量为 0.2~0.8mg/kg,在 1min 内达到血浆峰值水平,持续作用时间 5~10min。在这些剂量下,每分钟通气量、潮气量、功能余气量(FRC),以及每分钟通气量对 CO_2 的反应都可以保持。氯胺酮能保持良好的气道反射和上呼吸道的肌张力,但对于有误吸风险的患者仍然需要气道保护。

氯胺酮通过中枢介导的交感神经系统刺激升高血压、心率、心排血量和心肌耗氧量。然而,氯胺酮是直接心肌抑制剂,在儿茶酚胺储存耗竭的患者(例如,休克患者)中,它可能引起低血压。它复合苯二氮䓬类药物已成功地应用于清醒插管,与单用右美托咪定相比,氯胺酮与右美托咪定联合使用可提供更好的镇静和稳定的血流动力学[4,12]。接受氯胺酮镇静的患者应始终提前使用抗胆碱药预防,因为氯胺酮会导致气道分泌增加,从而导致上呼吸道阻塞或导致 FIS 插管或可视喉镜插管困难。

氟哌利多

氟哌利多属于丁酰苯类,是一种神经安定药物,可用于麻醉操作,具有镇静和止吐作用[39]。其作用机制是对中枢神经系统中多巴胺受体的拮抗作用。它还会干扰 GABA,去甲肾上腺素和血清素介导的神经元活动。与芬太尼合用,可产生催眠、镇痛和静止状态,通常称为神经安定镇痛术。和催眠药或一氧化二氮组合,氟哌利多和芬太尼产生全身麻醉(神经安定镇痛术)与氯胺酮产生的解离状态一样。在这种状态下,尽管表现

出外表平静,但患者可能会感到极度的恐惧和焦虑。氟哌利多的遗忘作用也非常差。因此,应给予苯二氮䓬类药物用于遗忘和抗焦虑。神经安定镇痛术已被用于清醒插管,取得了良好的效果[4,87]。

氟哌利多用于神经安定镇痛术的剂量为 2.5 ~ 5mg 静脉注射,止吐剂量为 0.625 ~ 1.25mg。起效时间为 20min,半衰期约为 2h。不良反应包括由于外周 α 肾上腺素能阻滞引起的轻度低血压、烦躁不安和锥体外系症状。较大剂量时可导致 Q-T 间期延长。美国食品药品监督管理局(FDA)曾因氟哌利多潜在致命的尖端扭转型室速的风险发出"黑匣子"警告。因此,对于 Q-T 间期延长的患者(男性>440ms,女性>450ms)不应给予氟哌利多,用药期间和用药后 2 ~ 3h 应进行心电图监测[88]。2013 年氟哌利多在美国退市[89]。

表面麻醉

在大多数情况下,使用局部麻醉药对气道进行表面麻醉应该是清醒插管的主要麻醉方法;一般需要多次表面麻醉[5]。使用局部麻醉药时,应了解所选药物的起效速度、作用持续时间、最佳浓度、毒性体征和症状以及最大推荐剂量。局部麻醉药吸收率和吸收量随着应用部位、用量、患者血流动力学状态和患者个体差异而有所不同。呼吸系统中局部麻醉药吸收速率:肺泡>气管支气管树>咽喉部。气道局部麻醉最常用的药物是利多卡因和可卡因。

尽管通过气道表面麻醉清醒插管被认为是困难气道患者最安全的气道管理方法,但并非没有风险。局部麻醉药的毒性反应是一个严重的问题,已经发生过支气管镜检查的健康志愿者因利多卡因毒性而导致死亡[90,91]。此外,还报告过在一名气道问题严重的非镇静患者,表面麻醉过程中发生了完全气道阻塞。这被认为是由于局部麻醉导致的上呼吸道张力丧失引起的动态气道梗阻[92]。局部麻醉药中毒的早期症状包括欣快感、头晕、耳鸣、精神错乱和口腔中的金属味。严重局部麻醉药中毒症状包括癫痫发作、呼吸衰竭、意识丧失和循环衰竭。

利多卡因

利多卡因是一种酰胺类局部麻醉药,是最常用的气道表面麻醉用药[93,94]。它有各种浓度(1% ~ 10%)和制剂,包括水剂和黏性溶液、软膏和凝胶剂。对于做浸润麻醉和微小神经阻滞,通常使用 1% ~ 2% 的利多卡因;对于表面麻醉,使用的浓度为 2% ~ 5%。利多卡因是气道麻醉的最佳选择,因为它在 2 ~ 5min 内快速起效,并具有很高的治疗指数。表面麻醉或局部浸润后作用持续时间为 30~60min;当局部浸润时加入肾上腺素可将作用时间延长至 2~3h。它在肝内代谢,半衰期为 90min;对于肝功能衰竭的患者应谨慎使用。

不含肾上腺素的利多卡因浸润的最大推荐剂量是根据去脂体重 5mg/kg。对于气道表面麻醉,最大剂量不太明确。根据 Langmack 及其同事的研究[96],英国胸科协会建议最大剂量为 8.2mg/kg[95]。研究显示 6mg/kg 利多卡因雾化后血浆峰值浓度远低于中毒血浆浓度 5μg/mL[97]。有研究显示在肥胖患者中使用高达 10.5mg/kg 总剂量利多卡因时也未发生中毒的迹象或症状[98]。然而,这些研究的共同点是患者之间在局部麻醉药吸收方面存在显著差异。因此,一些研究者建议使用低于 5mg/kg 的剂量和 2% 浓度的利多卡因进行气道表面麻醉[99]。

可卡因

可卡因是一种天然存在的酯类麻醉剂,当计划经鼻腔清醒插管时,主要用于鼻黏膜的麻醉。它具有收缩血管作用,特别适用于经鼻插管,因为鼻腔血管丰富,出血可能使 FIS 插管或可视喉镜插管无法使用。最常使用的是 4%(40mg/mL)的浓度,可使用棉棒或棉签拭子涂在鼻黏膜上。鼻内应用的最大推荐剂量为 1.5 ~ 3mg/kg。放入鼻子的浸泡棉拭子的全身吸收率约为 40%[100]。将可卡因用于鼻黏膜后,在 30 ~ 45min 内达到血浆峰值水平,并且药物在血浆中可持续 5 ~ 6h[101]。

可卡因主要通过假性胆碱酯酶代谢,同时它还可经肝脏缓慢代谢,由肾脏原型排出。可卡因毒性的症状和体征包括心动过速、心律失常、高血压和发热。严重并发症包括惊厥、呼吸衰竭、冠状动脉痉挛、心搏骤停、休克和死亡。患有未控制的高血压、冠状动脉疾病、甲状腺功能亢进、假性胆碱酯酶缺乏症或先兆子痫的患者以及服用单胺氧化酶抑制剂的患者应禁用。

其他局部麻醉药

苯佐卡因是一种不溶于水的酯类局部麻醉药,主要用于表面麻醉。起效快(<1min),有效持续时间 5 ~ 10min。苯佐卡因最常见的是 20% 喷雾剂,用于口咽黏膜麻醉。限制其使用的原因是可能促进临床上显著的高铁血红蛋白血症。在一些患者中,可在喷雾后 1 ~ 2s 发生[102]。当苯佐卡因在 1 周内重复使用时,风险增加近 20 倍。尽管大多数患者耐受苯佐卡因气道表面麻醉且没有任何不良反应,但是要预先识别那些有严重高铁血红蛋白血症风险的患者是不可能的。一些人主张停止使用苯佐卡因进行气道表面麻醉[103]。高铁血红蛋白水平为 5% 时可见早期高铁血红蛋白血症的症状,包括发绀,心动过速和呼吸急促。当增加到 20% ~ 30% 时,患者可能出现胸痛、心电图缺血性改变、低血压、精神状态改变、晕厥或昏迷。最严重的案例是导致了神经缺氧损伤、心肌梗死

和死亡。如果出现症状性高铁血红蛋白血症,则静脉给予亚甲蓝1~2mg/kg,注射时间大于5min[104]。由于最近出现亚甲蓝的短缺情况,因此临床上仅在确认有亚甲蓝的情况下才能使用苯佐卡因。

丁卡因是一种酰胺局部麻醉药,其作用持续时间比利多卡因和可卡因更长。局部使用时的浓度为0.5%~1%。它通过血浆胆碱酯酶水解代谢。丁卡因过量后的严重毒性反应包括惊厥、呼吸停止和循环衰竭。有报道表明,丁卡因用于表面麻醉时,100mg可以引起致命反应[105]。尽管在大型队列研究中报道了其安全性,但这一问题仍限制了它作为主要麻醉药进行气道表面麻醉[106]。

西他卡因是一种局部应用的喷雾剂,含有14%苯佐卡因、2%丁卡因和2%氨基苯甲酸丁酯(一种类似于苯佐卡因的局部麻醉药)。与20%苯佐卡因喷雾一样,这种组合产生快速气道麻醉,与单独应用苯佐卡因相比,作用时间延长。但是仍然担忧高铁血红蛋白血症的风险,也报道过发生严重毒性反应的病例[107]。

EMLA膏(局部麻醉药的共熔混合物)是一种直接涂于皮肤表层的局部麻醉剂,包括2.5%利多卡因和2.5%丙胺卡因。因为吸收快,厂家并不推荐EMLA膏用于黏膜表面。但是已经作为表面麻醉药用于清醒插管。Larijani和同事们将EMLA每人4g用于20位成年人上呼吸道,进行清醒FIS插管。利多卡因或丙胺卡因的血浆峰值并没有达到中毒剂量,而且高铁血红蛋白值也没有超过正常水平(1.5%)[108]。

应用技术

可以通过几种不同的方法将局部麻醉药直接应用于气道黏膜。只要局部应用的总剂量低于最大推荐剂量,这些技术可以联合使用以实现充分的气道表面麻醉。将气道区分为三个不同的区域:鼻腔和鼻咽;口腔和口咽;喉、气管和下咽部。这种区分的基础涉及这些不同领域的神经支配,本章稍后将对此进行更详细的解释。

直接应用

可以通过直接应用局部麻醉药表面麻醉气道黏膜。鼻腔麻醉可通过将4%可卡因,4%利多卡因和肾上腺素的1:200 000混合物,或4%的利多卡因和1%去氧肾上腺素的3:1混合物浸泡的棉棒或棉签拭子放入鼻孔中来完成。该技术的优点是可以达到鼻腔的初步表面麻醉,可以预测气管导管插入的角度并评估鼻腔的通畅性。在移除棉棒或棉签拭子后可置入涂有2%~5%利多卡因软膏的鼻咽通气道(鼻喇叭);一个32F的鼻咽通气道预示着可轻松通过一个7.0mm内径的气管导管。

对于清醒插管而言,口腔表面麻醉不是必需的。然而,呕吐反射和口咽后部的麻醉却必不可少,尤其是选择

的气道管理技术将刺激到这些区域时(例如,清醒可视喉镜插管)。可用2%~4%的利多卡因水溶液或黏性溶液来漱口。尽管喉部和气管可能需要额外的表面麻醉,但该技术可充分麻醉口腔和咽部黏膜。

可以通过吸入局部麻醉药来麻醉喉部。有以下几种方法可以选择。通过将5%利多卡因软膏或2%~4%利多卡因凝胶放在压舌板的末端制成"利多卡因棒棒糖"[93]。然后将涂有利多卡因侧向下放在舌根处。鼓励患者不要吞咽,而是让利多卡因"融化"并沿着舌根滑下在声门上方汇集,然后吸气。"牙膏方法"是一个类似的概念,就是在舌头中间涂上一条5%利多卡因软膏[109]。告诉患者将舌头贴在上腭,并鼓励患者不要吞咽。吸入利多卡因溶液的方案:操作者用两块纱布扎住舌头,然后以2%利多卡因10~12mL缓慢滴入舌背部。这样可以防止患者吞咽并有利于利多卡因吸入,从而产生充分的喉气管麻醉[110]。

雾化器

雾化是另一种常用于气道的局部麻醉方法。一次性塑料雾化器可达到此目的(图12.1)。雾化器储液器装有2%~4%的利多卡因,其管道与可调节的氧气源(流量为8~10L/min)相连。拇指压向按钮,局部麻醉药喷向软腭和后咽部,表面麻醉黏膜。应尽可能地吸出口咽中的残留麻醉剂以减少胃肠道的吸收。该方法的缺点是难以控制所用的局部麻醉药的确切剂量。

另外,MADjic黏膜雾化装置(Teleflex Medical, Research Triangle Park,NC)(图12.2)是一种便宜的一次性无乳胶工具,当它与装有局部麻醉药的Luer注射器连接时,可用于向口咽或鼻腔黏膜喷射细雾。该管具有延展性,可以将局部麻醉药喷洒到深部的咽结构和声门。因为使用注射器,所以可以计算已用的局部麻醉药剂量。该装置的主要缺点是喷出的雾还不够细,限制了局部麻醉药到达气管的量。

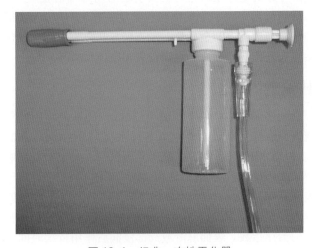

图12.1　经典一次性雾化器

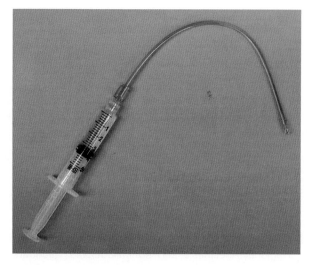

图 12.2 MADjic 黏膜雾化装置(Teleflex Medical, Research Triangle Park, NC)

喷雾器

喷雾器也可用来表面麻醉气道。该技术具有使用方便、安全可靠等优点。标准吹嘴喷雾器(图 12.3)可表面麻醉口咽和气管。如果需要鼻腔麻醉,可以使用面罩型喷雾器(图 12.4)告诉患者通过鼻子呼吸。这种方法用于颅内压增高、眼部开放性受伤和严重冠脉病变的患者很有优势[111]。一项研究比较利多卡因在接受支气管镜检查的患者中使用两种不同形式(喷雾器-雾化器联合和单独使用雾化器)。他们发现喷雾器-雾化器联合使用更有效,减少了上气道麻醉需要的麻醉剂量[112]。在标准喷雾器中使用的利多卡因的典型剂量是 4mL 的 4% 利多卡因,因此总剂量为 160mg,完全在安全剂量范围内。研究表明使用 6mg/kg 10% 利多卡因表面麻醉,即使所有利多卡因都被吸收,峰值血浆浓度也远低于预期,这证明一部分局部麻醉药在呼气过程中就已丢失了[97]。当使用喷雾器进行气道表面麻醉时,应该使用较低的氧气流速(2~4L/min),这样才能使更大尺寸的颗粒更容易沉积在口咽和上呼吸道中来满足清醒插管需要[113]。

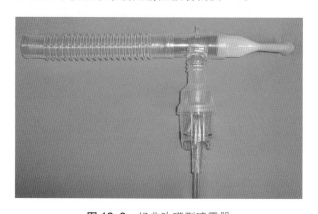

图 12.3 经典吹嘴型喷雾器

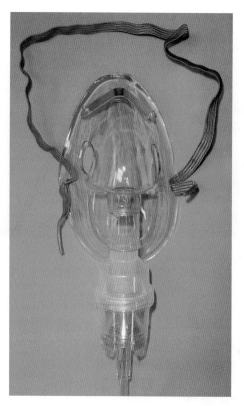

图 12.4 经典面罩型喷雾器

"边进边喷"表面麻醉技术

"边进边喷"表面麻醉技术可以通过可弯曲插管镜(FIS)或其他气道设备的工作通道注射等分剂量的局部麻醉药。该技术对于有误吸风险的饱胃患者特别有用,因为局部麻醉药在插管完成前几秒应用,允许患者尽可能长时间地保持气道反射。

最常用的方法是将 0.5~1mL 的 2%~4% 利多卡因吸入 5mL 或 10mL 注射器中。然后将注射器柱塞向后拉。当注射器倒置并插入 FIS 的工作通道时,空气就位于注射器里局部麻醉药的上方了。在 FIS 直视下,完全压下注射器活塞,局部麻醉药则喷射到气道的目标区域;空气的作用是将局部麻醉药完全喷射到目标区域。如果使用吸引,在注射局部麻醉药时应夹紧。然后,应该在喷洒 30~60s 后才继续向更深的结构推进,重复这个操作[93]。

另一种方法是将三通阀接到工作通道的近端部分。剪有排气孔的氧气管连接三通阀,把氧流量调节到 2~4L/min。同时将含有 2%~4% 利多卡因的注射器也连接到三通阀上(图 12.5)。在 FIS 直视下用 0.2~1mL 等分剂量的局部麻醉药喷射目标区域,同时将手指按在氧气管的排气孔上。氧气流不仅可以给患者供氧,还可将分泌物吹离镜头,保持 FIS 头部清洁,并有助于雾化局部麻醉药。Enk 纤维支气管镜雾化器(Cook Medical, Bloomington, IN)是一个独立的商业设备,原理相同[114]。

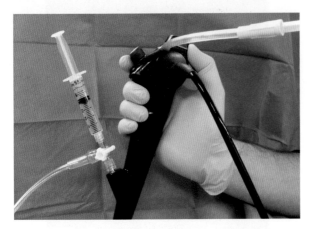

图 12.5　"边进边喷"表面麻醉技术。装有局部麻醉药的注射器和氧气软管通过三通连接到 FIS 的吸引口

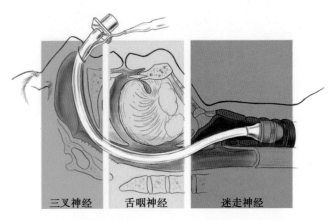

三叉神经　　舌咽神经　　迷走神经

图 12.6　上呼吸道的神经支配（From Brown D, ed. Atlas of Regional Anesthesia. 2nd ed. Philadelphia: Saunders; 1999.）

临床上可以通过 FIS 的工作通道来实现无创气管麻醉。将一根内径 0.5~1mm 的多孔硬膜外导管通过 FIS 工作通道插入气管，在直视下引导至气管内并注射 1~2mL 浓度为 2%~4% 的利多卡因[115]。

神经阻滞

支配气道的神经组织很丰富（图 12.6），没有哪一个部位进行阻滞后就可达到整个气道的麻醉。尽管在大多数患者中黏膜的表面麻醉可以充分麻醉整个气道，但是有些患者还需要补充额外的麻醉，以切断走行于黏膜表面深处的神经末梢的感觉，如鼻甲的骨膜神经末梢和舌根的牵张感受器，这些都与呕吐反射有关。一些研究显示，使用联合区域阻滞技术比起局部麻醉药雾化，患者的舒适度和血流动力学稳定性更高[116]。神经阻滞因其易

于操作，对患者的风险最小以及起效迅速而著称。神经阻滞可用于鼻腔、鼻咽、口咽、喉、气管和声带等的麻醉。

鼻腔和鼻咽

解剖

大多数鼻腔的感觉神经支配有两个来源：蝶腭神经节和筛前神经。蝶腭神经节（翼腭、鼻或 Meckel 神经节）是翼腭窝中的一种副交感神经节（图 12.7A），位于中鼻甲后面。其感觉根源于上颌神经，脑神经（CN）的蝶腭分支（V2）。当它们经过蝶腭神经节时，这些感觉分支形成腭大神经和腭小神经，为鼻腔以及口腔顶部、软腭和扁桃体提供感觉神经支配。筛前神经（图 12.7B）是睫状神经节的感觉分支之一，位于眶腔内，无法进行神经阻滞。它提供了鼻腔前部的感觉支配[117]。

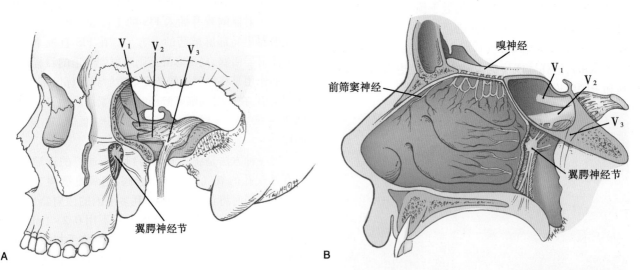

图 12.7　（A）去除颧骨的颅骨左侧视图描绘了三叉神经节处三叉神经的三个分支（V1~V3）。V2 是蝶腭神经节（翼腭神经节）的主要组成部分，它位于翼腭窝。（B）右鼻腔的左侧视图，描绘了前筛窦神经、嗅神经和三叉神经（V1~V3）。翼腭神经节位于蝶窦尾部表面的黏膜表面下方，形成翼腭窝的顶部（From Difficult Airway: Teaching Aids. Irvine, University of California, Department of Anesthesia.）

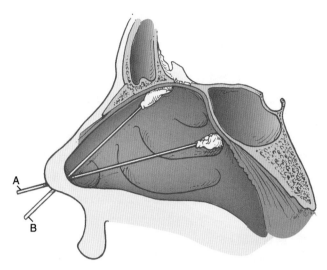

图 12.8　右侧鼻腔的左侧视图,显示浸有含有局部麻醉药的长棉签。(A)长棉签以 45°角到达硬腭,棉拭子在蝶腭神经节的黏膜表面。(B)棉签在平行于鼻背侧的表面,阻滞前筛神经(From Difficult Airway:Teaching Aids. Irvine, University of California, Department of Anesthesia.)

蝶腭神经阻滞

经鼻途径

经鼻是蝶腭神经阻滞最常用的路径,利用神经节位于鼻黏膜下浅层位置,具有无创的特点。此途径可以阻滞支配鼻腔感觉的腭大、腭小神经以及鼻睫神经和鼻腭神经。除了麻醉鼻腔外,蝶腭神经阻滞还可以阻滞口腔上壁、软腭和扁桃体的感觉,这对经口插管十分有用。蝶腭神经阻滞需要分两侧进行。

用长棉签浸泡 4%可卡因,或 4%利多卡因与肾上腺素 1:200 000 配比的混合液,或 3%利多卡因/0.25%去氧肾上腺素混合液,应用于覆盖神经节的黏膜表面(图 12.8A)。棉签沿着中鼻甲上缘,大约与硬腭呈 45°角的方向,向后下方直到鼻咽的后上壁(蝶骨)。棉签留在原位大约 5min。或者,可将棉纱块浸泡在可能用到的局部麻醉药溶液中,使用卡口镊子以同样的方法应用于鼻腔。

经口途径

经口途径蝶腭神经阻滞已有描述。然而,由于此途径的技术困难性和其高危并发症,现已较少用于气道麻醉;在此,仅为了完整性而叙述。患者取仰卧位,麻醉医生面向患者站在所需阻滞的神经的对侧。使用非优势手的食指确定腭大孔的位置。腭大孔位于第二和第三上颌磨牙之间的口腔顶部的两侧,距离齿龈缘大约 1cm 的地

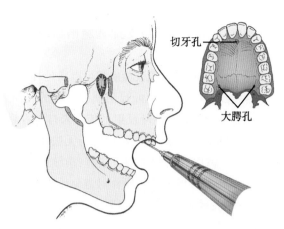

图 12.9　硬腭的内视图,显示腭大孔的位置。头部右侧颧弓视图和去掉下颌骨的冠突以暴露蝶腭神经节,以及成角的硬膜外针(From Difficult Airway:Teaching Aids. Irvine, University of California, Department of Anesthesia.)

方,可以在硬腭后缘触及一个小凹陷。约有 15%的人的腭大孔是关闭的,触及不到。用一个 25 号的硬膜外针,将前端 2~3cm 弯到 120°的角度,从腭大孔以向上和稍后侧方向插入 2~3cm 的深度。作回抽实验以确定没有穿破蝶腭动脉,然后注射 1~2mL 含有 2%利多卡因与肾上腺素 1:100 000 配比的混合液,肾上腺素用于收缩与神经伴行的蝶腭动脉以减少鼻出血的发生。局部麻醉药应缓慢而连续注射(防止凹内压力急剧升高)以减少交感神经刺激。并发症包括出血、感染、神经损伤、局部麻醉药注入血管以及高血压。在阻滞前的 1~2min 使用带有 2%的黏稠利多卡因棉签敷贴可以减轻由穿刺所导致的疼痛(图 12.9)[119,120]。

筛前神经阻滞

鼻腔的前 1/3 通常可以被表面麻醉或吸入局部麻醉药充分麻醉。然而,也可以使用选择性的筛前神经阻滞。将浸泡于 4%可卡因,或含有 4%利多卡因与肾上腺素 1:200 000 配比的混合液的长棉签,沿着鼻的背表面插入直到碰到筛板的前表面(图 12.8B)。将棉签保持在原位 5min[120]。

口咽

解剖

口咽部的躯体和内脏传入神经来自迷走神经(CN X)、面神经(CN VII)和舌咽神经(CN IX)。舌咽神经(GPN)从颈静脉孔出颅,并从颈内静脉和颈动脉之间向前穿

过,沿着咽侧壁走行。它通过舌支支配舌后 1/3 的感觉以及会厌谷,会厌前表面,咽后壁和侧壁,扁桃体的感觉。咽部唯一的运动神经支配茎突咽肌,吞咽肌群之一。

　　大部分患者,口咽黏膜表面麻醉可以满足气管操作。然而,一些患者有明显的呕吐反射使得单独的表面麻醉不足以满足清醒插管。呕吐反射的传入来自对舌后 1/3 的深部压力感受器的刺激,局部麻醉药无法通过黏膜的扩散达到此。减少这一问题的方法有:指导患者不停地做喘气式呼吸;当 FIS 经鼻腔操作时避免压迫舌根部;使用阿片类药物;或者作舌咽神经阻滞。舌咽神经阻滞操作容易,能有效地减轻吞咽反射和使用喉镜时引起的血流动力学改变,包括在清醒喉镜暴露。以下将介绍几种阻滞方法。

舌咽神经阻滞

后路(腭咽皱襞)

　　传统的经口舌咽神经阻滞包括将局部麻醉药注射到扁桃体后柱的底部(腭咽皱襞)[93,121,122]。由于在神经发出的近端位置,此入路可以阻断感觉纤维(咽、舌、扁桃体分支)和支配茎突咽肌的运动分支。

　　在充分的口咽局部麻醉后,患者取半坐位,麻醉医生站在所需阻滞的神经同侧。嘱患者张大嘴巴。医生以非优势侧手持压舌板,将舌推向尾侧和中间。暴露软腭、腭垂、腭舌弓、扁桃体和腭咽弓(图 12.10)。这种方法既可以拉伸腭咽弓也可以拉伸腭舌弓,使得操作更容易。3

号的 Macintosh 喉镜片也可用,因为它可以提供额外的光源。优势侧手持一个连接注射器的 23 号扁桃体针。或者用 9cm 的 22 号硬外针,并将其末端 1cm 折成 90°角。针从黏膜下插入后扁桃体柱的尾端。回抽无血后,缓慢注射 0.5%~1% 的利多卡因 5mL。如果在注射过程中,回抽有血或者患者诉说有头痛,则需退针并重新定位。对侧重复上述步骤。

　　由于舌咽神经的位置邻近颈内动脉,因此必须小心避免动脉内注射,否则可能会导致头痛或者癫痫发作。下咽部肿胀和黏膜出血也时有发生。阻断发自颈动脉窦的舌咽神经相关神经也可能会导致心动过速。

前路(腭舌皱襞)

　　舌咽神经(GPN)的舌支支配舌后 1/3 的感觉,也是呕吐反射的传入神经。前路法分离舌支,因为它从内侧到前扁桃体底部,这种方法由于需要更少的暴露,因而更容易为患者接受。

　　患者取坐位,医生面向患者站在所需阻滞的神经的对侧。嘱患者张大嘴巴并将舌头伸出。以非优势侧手持压舌板或者 3 号 Macintosh 喉镜片将舌推向中间,在舌与牙齿之间形成一个沟槽。这条沟槽在腭舌弓(也被称为前扁桃体柱)底部形成一个"死胡同",从软腭处形成一个 U 形或 J 形的结构,沿着咽的侧边走行。用一个 25 号腰麻针在腭舌弓底部即舌根的外侧,进针 0.25~0.5cm 深,进行回抽试验(图 12.11)。如果回抽到空气,提示针

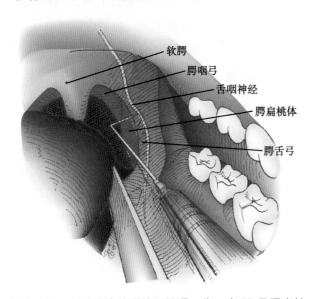

图 12.10　左侧后路舌咽神经阻滞。将一个 25 号腰麻针(或扁桃体针)弯成直角,置于腭咽褶皱中部(From Difficult Airway:Teaching Aids. Irvine, University of California, Department of Anesthesia.)

软腭
腭咽弓
舌咽神经
腭扁桃体
腭舌弓

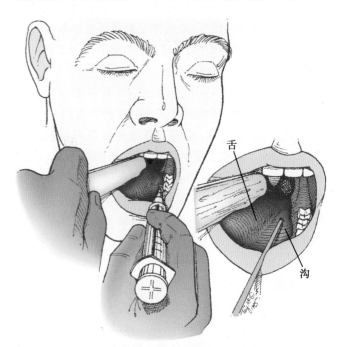

图 12.11　左侧前路舌咽神经阻滞。舌头被推向中间形成沟状(舌龈沟),远侧形成盲端。25 号腰麻针位于腭舌皱襞基部(From Difficult Airway:Teaching Aids. Irvine, University of California, Department of Anesthesia.)

舌
沟

置入过深(例如,针尖穿过了腭舌弓)此时需要退针直到回抽无空气;如果回抽有血,则针需要向内侧重新调整位置。注射 1% ~ 2% 的利多卡因 2mL,对侧重复此操作。同样的步骤也可以用浸泡 4% 利多卡因的长棉签无创操作,并于原位保持 5min。

即使此阻滞的目的是阻滞 GPN 的舌支,有研究表明,在一些病例中,使用亚甲蓝逆行黏膜下追踪局部麻醉药的扩散,阻滞的最多的是 GPN 的近端分支(例如咽支和扁桃体支)。此途径很少有严重并发症,但有研究表明 91% 的患者在舌咽神经阻滞后会有至少 24h 的口咽部不适。

外侧入路(茎突周围)

当患者张口受限无法满足经口在直视下进行阻滞操作时,外侧入路即是最为有用的路径[93,121]。患者取仰卧位,并保持头部中立位。乳突和下颌角的连线的中点即为茎突的定位。先用局部麻醉药在此处注射一个小皮丘,再用 22 号腰麻针垂直皮肤进针直到触及茎突,根据患者的体型,进针深度 1~2cm。此时向后调整进针方向,出现落空感后,回抽无血,注射 0.5% ~ 1% 利多卡因 5~7mL(图 12.12)。对侧重复相同操作步骤。外侧入路的

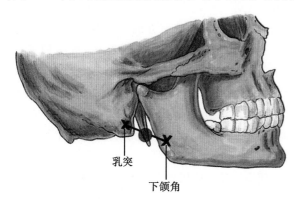

乳突
下颌角

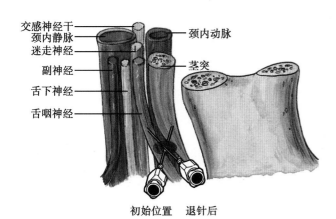

交感神经干
颈内静脉　　　　　　颈内动脉
迷走神经
副神经　　　　　　　茎突
舌下神经
舌咽神经

初始位置　　退针后

图 12.12　舌咽神经阻滞,茎突周围入路。将一个 22 号硬膜外针进针触及茎突,然后向后退针,将针尖置于舌咽神经附近(From Brown D, ed. Atlas of Regional Anesthesia. 2nd ed. Philadelphia:Saunders;1999.)

注意事项与后入路相同,即舌咽神经的解剖位置与颈内动脉、颈内静脉相邻。

喉

解剖

喉部的感觉由迷走神经的一个分支——喉上神经(SLN)支配。喉上神经发自位于颈动脉深部的结状神经节。然后向前走行,在舌骨水平分为内支和外支。外支支配环甲肌的运动,即声带的收紧与拉长。内支的感觉纤维分布于舌底、会厌谷、会厌、杓状会厌襞、杓状软骨、声门到声带水平。内支水平穿过舌骨大角和甲状软骨上角,然后穿过甲状舌骨膜与喉上动静脉伴行。之后进入梨状窝并在此发出分支,声门旁间隙则是由甲状舌骨膜的外侧和喉黏膜的内侧围成的封闭间隙(图 12.13)。

喉上神经阻滞主要在咽下和声门上产生麻醉作用,包括会厌谷和舌骨(图 12.14A)。当联合口咽表面麻醉时,无论有或没有舌咽神经(GPN)阻滞,都可以充分麻醉气道,满足各种清醒插管操作,包括直接喉镜检查。在外侧入路中,局部麻醉药被注入声门旁间隙或会厌前间隙,即神经穿过甲状舌骨韧带后的位点。内侧入路则是阻滞梨状隐窝区域内走行于黏膜下的神经。

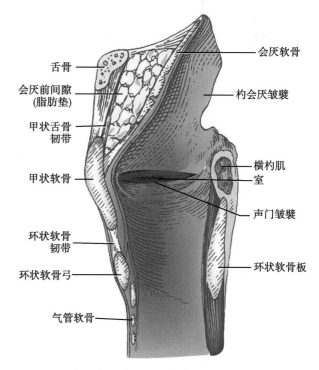

会厌软骨
舌骨
会厌前间隙
(脂肪垫)　　　　　　杓会厌皱襞
甲状舌骨
韧带
甲状软骨　　　　　　　横杓肌
室
声门皱襞
环状软骨
韧带
环状软骨弓　　　　　　环状软骨板

气管软骨

图 12.13　喉正中矢状面,图示含有脂肪垫的会厌前间隙和甲状舌骨韧带(From Difficult Airway:Teaching Aids. Irvine, University of California,Department of Anesthesia.)

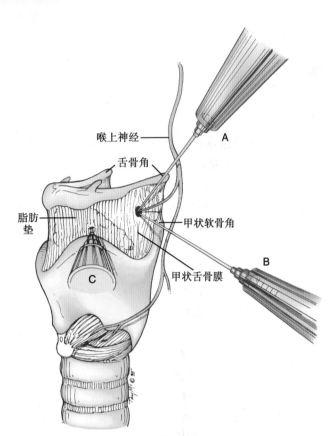

图 12.14 喉上神经阻滞,外侧入路。(A)以舌骨大角作为解剖定位标志。(B)以甲状软骨上角作为解剖定位标志。(C)以甲状软骨切迹作为解剖定位标志(From Difficult Airway:Teaching Aids. Irvine,University of California,Department of Anesthesia.)

喉上神经阻滞

外侧入路

采用外侧入路方法时,患者取仰卧位,头稍过伸,医生站在所需阻滞神经的同侧。两个需要认清的主要解剖结构分别是舌骨和甲状软骨上角。舌骨位于甲状软骨的上方,用深部触诊法可以识别它,但这可导致患者不适,而且在那些脖子短粗的患者很难摸到。由于舌骨不与其他骨头相接触且可以自由活动,这一点有助于识别它。舌骨大角是舌骨最外侧的部分,易于触及。将对侧推向需阻滞的一侧时摸起来更加明显。甲状软骨的上外侧角可通过触摸甲状软骨上切迹来确认。从喉结沿着甲状软骨上缘向外侧直到最外侧,以下将介绍不同解剖标志的 3 种方法(图 12.14)[93,122,128-130]。使用 1% ~ 2% 利多卡因,在 5min 内可达到良好的阻滞效果。成功率可达92% ~ 100%[128]。

舌骨大角 在确认舌骨大角后,以非优势侧示指将

颈动脉向后外侧推压,优势侧手持一个 25 号针从舌骨大角沿着前内侧方向朝向甲状舌骨膜中间进针(图12.14A)。在穿透甲状舌骨膜时会遇到一些阻力,通常约 1~2cm 深(较舌骨深 2~3mm),此时针尖在会厌前间隙,回抽确认位置。若回抽有气,说明进针太深,可能进入咽,需要退针直到回抽无气。若回抽有血,说明针尖进入喉上动、静脉或颈动脉,此时针尖方向需调整向前。当穿刺达到满意的位置时,注射 2~3mL 局部麻醉药,然后退针。对侧重复相同操作。

甲状软骨上角 此方法与前述使用甲状软骨上外侧角作为解剖定位标志的方法类似。此方法的优势在于,大部分的患者甲状软骨上角比舌骨更易触及,且患者的痛苦较轻。用一个 25 号穿刺针从甲状软骨角朝向甲状舌骨膜下 1/3 处向前上方进针(图 12.14B)。同样进行回抽试验后,注射 2~3mL 局部麻醉药后退针。对侧重复同样操作。

甲状软骨切迹 在大部分患者,尤其是病态肥胖患者,喉结是最易于辨认的解剖标志,位于甲状软骨正中最为表浅的位置。先确认甲状软骨切迹,然后沿着甲状软骨上缘,向外侧约 2cm(图 12.14C)。用一个 25 号穿刺针穿透甲状软骨上方的甲状腺韧带,针尖朝向后侧和头侧,深度约距离皮肤 1~2cm。此时针尖已到达会厌前间隙。会厌前间隙内通常有喉上神经内支终末包绕在脂肪垫内(图 12.13)。回抽试验后,注射 2~3mL 局部麻醉药到会厌前间隙,然后退针。对侧重复相同操作。此方法的另一优势为阻滞喉上神经运动支的可能性较小。

超声引导 使用超声引导辅助 SLN 阻滞对一些解剖结构难以辨认的患者,如肥胖、恶性肿瘤、脓肿有益。临床上最常用的超声引导技术包括在直视下看到舌骨以及喉上神经[131,132]。一个可能更简单的方法是识别甲状舌骨膜而不必识别喉上神经。此方法已在尸体标本上研究过,但仍需临床试验确认[133]。超声定位技术与解剖定位技术一个非常重要的区别在于超声引导技术是将局部麻醉药注入在喉上神经穿过甲状舌骨膜之前的位置。

在做喉上神经阻滞时要注意避免将针误入甲状软骨内,以避免将局部麻醉药注入声带水平的可能性。否则易造成喉头水肿和气道阻塞。在进行操作时需要辨认颈动脉并将其向后侧推压以减小血管内注射的风险;即使很小的剂量(0.25~0.5mL)的局部麻醉药注入颈动脉内也可导致癫痫发作[134]。

喉上神经阻滞还可导致低血压和心动过缓。关于导

致这种反应的原因有很多的假设:包括疼痛刺激的迷走反射,手指对于颈动脉窦的压力,喉部的过度操作导致迷走反射,大剂量局部麻醉药或者局部麻醉药意外注入血管内,针尖对于迷走神经分支的直接刺激[135]。推荐在阻滞前使用抗胆碱药物。

外侧入路的并发症还包括血肿和咽部损伤,咽部损伤时回抽有空气。在注射局部麻醉药之前需要退针直到回抽无气。外侧入路的禁忌证包括局部感染,局部肿瘤生长及凝血功能障碍。即使目前尚未被普遍接受,一些学者认为患者存在高误吸风险时需要避免实施喉上神经阻滞[136]。

内侧入路

内侧入路通过将局部麻醉药注入梨状隐窝可以实现无创 SLN 阻滞。在此解剖结构,喉上神经的内支分布于黏膜下,因此可以通过高浓度的局部麻醉药弥散来实现阻滞[137]。在充分的口咽麻醉后,患者取坐位,医生站在所需阻滞的神经的对侧。嘱患者张大嘴巴并伸出舌头。非优势侧手用纱布握住患者舌头并轻柔地向前拉,或者用压舌板压住舌头。优势侧手持一个 Krause 钳,钳上持有浸泡 4% 利多卡因的棉球,在舌的后外侧沿着弧度向前,沿着扁桃体窝向下(图 12.15)。钳的前端持续向前,直到遇到阻力无法再向前(图 12.16)。这时,钳柄应呈水平位,钳尖端位于梨状窝内。钳尖端的位置可以通过触诊颈部一侧甲状软骨面的后上方来判断。钳需在此位置保持 5min 以上。对侧重复相同操作。此入路需要相当长的时间且受患者张口度的限制。

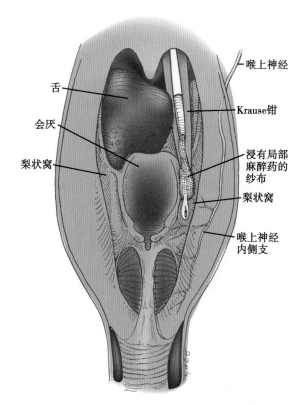

图 12.16　喉返神经阻滞,内侧入路。喉后视图显示梨状窝水平的 Krause 钳尖端(From Difficult Airway: Teaching Aids. Irvine, University of California, Department of Anesthesia.)

图中标注:舌、会厌、梨状窝、喉上神经、Krause 钳、浸有局部麻醉药的纱布、梨状窝、喉上神经内侧支

气管和声带

解剖

气管、喉下部、声带的感觉由发自于迷走神经的喉返神经所支配。右侧喉返神经起源于右侧锁骨下动脉水平,而左侧喉返神经则起源于主动脉弓水平,末梢到动脉韧带。左右两侧喉返神经均沿着气管食管沟上行,提供支气管树的感觉支配,包括声带,以及支配喉内肌的运动(除了环甲肌)。由于喉返神经的感觉和运动纤维走行在一起,因此双侧神经阻滞可导致声带麻痹,造成气道完全梗阻。

气管黏膜局部麻醉可作为替代选择方式。除了使用喷雾器,还可以通过经气管或经喉麻醉来实现。即使在严格意义上,这种方法并不算是神经阻滞,但此操作同样有创且需面临与其他气道神经阻滞相似的风险。我们研究比较了经气管麻醉、通过 FIS 边进边喷射局部麻醉药、雾化这几种方法,发现经气管注射是最受患者和麻醉医生喜欢的[138]。气管插管后需要进行神经检查的情况下,经气管局部麻醉十分有利,因为它使患者更加耐受气管导管。

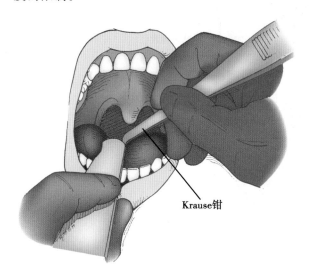

图 12.15　喉返神经阻滞,内侧入路。Krause 钳向前越过舌头到达梨状窝(From Difficult Airway: Teaching Aids. Irvine, University of California, Department of Anesthesia.)

图中标注:Krause 钳

经气管（经喉）麻醉

体位与解剖标志

理想的经气管麻醉的体位是仰卧位，同时患者颈部伸展。在此体位，颈椎会将气管和环状软骨推向前，同时暴露颈部侧面的带状肌，使环状软骨及其上下的结构更容易被触及。在正中确认甲状软骨（喉结），然后向尾侧移动直到触及一个凹陷及坚固的环形组织，分别是环甲沟和环状软骨，覆盖于环甲沟上方的即是环甲膜。

技术方法

医生应站在患者一侧，以优势侧手位于靠近患者侧。操作前告知患者不要说话、吞咽或者咳嗽。以环甲膜中点作为进针点，以非优势侧手的示指和中指标记此点并固定气管（图 12.17）。用一个结核菌素注射器或一个 25 号针注射一小皮丘。再用一个 20 号套管针连接一个含 3~5mL 盐水的 5~10mL 注射器。一边回抽一边垂直或略偏尾侧进针穿破皮肤。当回抽空气顺畅时，将套管针的鞘略微前进，取出针头，将含有 3~5mL 的 2%~4% 利多卡因的注射器小心地连接到留在原处的套管鞘上。再次回抽空气以确认，告知患者可能会出现剧烈咳嗽，并在深吸气时快速注射局部麻醉药（图 12.18）。将套管针的鞘留在原处直到完成插管，以免需要更多的表面麻醉药，以及减少皮下气肿的可能性。咳嗽有助于雾化局部麻醉

药，使声带上下表面以及支气管树及下喉部均被麻醉。也可能会麻醉会厌、会厌谷、舌及咽后壁但并不可靠。经气管麻醉的成功率高达 95%，因为局部麻醉药可以通过气道表面和全身吸收[93,120,136]。

此方法也可使用标准 20~22 号针，然而，在患者咳嗽时可能会由于尖锐的金属斜面造成患者的气道损伤。在操作时需要注意在注射局部麻醉药后及时拔出针头。此操作也曾使用 25 号针，但并不推荐，因为当患者咳嗽时，存在由于环状软骨头侧移动而导致针头断裂的危险。超声辅助经气管麻醉的应用曾有描述，对解剖标志难以识别的患者十分有用[139]。

针尖的方向不可以朝向头侧，以避免喉损伤及确保局部麻醉药在声带下方的充分扩散。由于经气管麻醉使患者失去气道保护能力，因此患者存在高误吸风险时需避免使用。由此操作所导致咳嗽可使患者心率、平均动脉压、颅内压、眼内压升高。因此，颅内压升高的患者及开放性眼球损伤的患者是经气管麻醉的禁忌证，有明显心脏疾病的患者也需小心。颈椎不稳的患者也被认为是相对禁忌证，即使常规使用此方法并没有相关并发症的报道[140]。患者存在局部肿瘤或巨大甲状腺肿物时需要避免使用经气管麻醉。

潜在并发症类似于逆行插管（参见第 22 章），包括皮下、气管内出血、感染、皮下气肿[141]、纵隔积气、气胸、声带损伤、食管穿孔。这些并发症很少见，在一项 17 500 例经喉穿刺病例的综述中表明并发症的发生率低于 0.01%[136]。

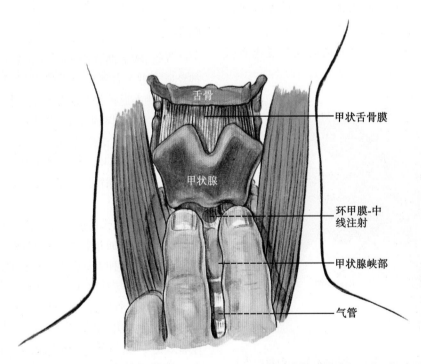

图 12.17　经气管麻醉解剖标志（From Brown D, ed. Atlas of Regional Anesthesia. 2nd ed. Philadelphia：Saunders；1999.）

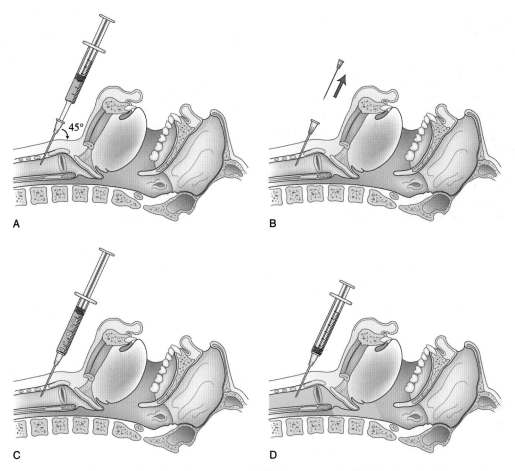

图 12.18　经气管麻醉(头部正中矢状观)。(A)套管针置入环甲膜,针尖朝向尾端,进行回抽试验已确定针尖在气管腔内。(B)将针芯从套管针中拔出。(C)将含有局部麻醉药的注射器连接到套管鞘上,重复回抽试验。(D)注射局部麻醉药,导致咳嗽并雾化局部麻醉药(阴影区域) (From Difficult Airway:Teaching Aids. Irvine,University of California,Department of Anesthesia.)

结论

　　一旦决定实施清醒插管,麻醉医生有很多种准备和技术方法可以选择。无论清醒插管的适应证如何,在这些情况下比标准的麻醉方法有更高的风险。操作安全性应作为最主要的考虑。镇静应该是气道表面麻醉的补充,而不能替代表面麻醉。只要患者是清醒的,积极配合,维持气道通畅和自主呼吸,通常不会出现问题。麻醉医生对于所使用的局部麻醉和插管方法应该很熟练;紧急的气道管理过程不是学习新技术的时候。在初始方案实施未成功时,应有一套详细的备用方案。一旦有了合适的计划、患者的准备和相应的技术,清醒插管将是困难气道管理中极有用的手段。

临床要点

- 面临困难气道时,清醒插管是气道管理的金标准。
- 清醒插管没有绝对的禁忌证,除了患者拒绝,或者患者无法配合(例如儿童患者、有智力障碍的患者、醉酒患者、好斗的患者)。
- 准备工作包括:仔细的病史阅读、体格检查,以及与患者对操作过程的详细讨论。
- 术前药的目的是减轻患者焦虑,减少气道分泌物,防范误吸风险,使表面麻醉完善。
- 鼻黏膜和鼻咽部血管丰富,当患者需要行经鼻插管时,需要使血管充分收缩,因为出血会使喉部显露极其困难。
- 镇静类药物可以选择单独或联合使用苯二氮䓬类药物、阿片类药物或静脉注射安眠药物,这些药物需要小心使用以保持患者合作和良好通气。
- 清醒插管成功的关键是使用局部麻醉药物使气道表面麻醉完善。使用局部麻醉药时,应熟悉起效速度、作用时间、最佳浓度、最大推荐剂量、中毒体征和症状。
- 如果气道表面麻醉不充分,气道神经阻滞可作为补充的气道麻醉方法。
- 在准备清醒插管时有很多选择,但安全应是首要考虑因素。

（王霞　李泳兴　陈娅璇 译　马武华 审）

部分参考文献

1. Apfelbaum JL, Hagberg CA, Caplan RA, et al. Practice guidelines for management of the difficult airway: an updated report by the American Society of Anesthesiologists Task Force on Management of the Difficult Airway. *Anesthesiology*. 2013;118(2):251-270.

5. Benumof JL. Management of the difficult adult airway with special emphasis on awake tracheal intubation. *Anesthesiology*. 1991;75(6):1087-1110.

8. Law JA, Morris IR, Brousseau PA, de la Ronde S, Milne AD. The incidence, success rate, and complications of awake tracheal intubation in 1,554 patients over 12 years: an historical cohort study. *Can J Anaesth*. 2015;62(7):736-744.

9. Woodall NM, Harwood RJ, Barker GL. Complications of awake fibreoptic intubation without sedation in 200 healthy anaesthetists attending a training course. *Br J Anaesth*. 2008;100(6):850-855.

15. Patel A, Nouraei SA. Transnasal Humidified Rapid-Insufflation Ventilatory Exchange (THRIVE): a physiological method of increasing apnoea time in patients with difficult airways. *Anaesthesia*. 2015;70(3):323-329.

59. Atkins JH, Mirza N. Anesthetic considerations and surgical caveats for awake airway surgery. *Anesthesiol Clin*. 2010;28(3):555-575.

93. Simmons ST, Schleich AR. Airway regional anesthesia for awake fiberoptic intubation. *Reg Anesth Pain Med*. 2002;27(2):180-192.

120. Hagberg CA. Airway blocks. In: Chelly J, ed. *Peripheral Nerve Blocks: A Color Atlas*. 3rd ed. Philadelphia, PA: Lippincott Williams & Wilkins; 2009.

137. Reed AP. Preparation of the patient for awake flexible fiberoptic bronchoscopy. *Chest*. 1992;101(1):244-253.

All references can be found online at expertconsult.com.

第13章 反流误吸的防治:饱胃患者的术前评估

Romain Deransy and Olivier Langeron

章节大纲

围术期误吸

围术期胃内容物反流,胃液、胆汁或固体食物颗粒进入气管和/或支气管引发的炎症称为吸入性肺炎。它的诊断依靠直接气管镜检查、纤维支气管镜评估支气管或术后影像学提示肺浸润而术前胸片并未查见。科研人员发现对胃内容物反流误吸进行的大量研究结论与所报道的发生率并不相称。吸入性肺炎是一种麻醉并发症,可能造成致命后果,但至少从理论上来讲,它是可以预防的。现在,为降低误吸风险而采取的术前常规禁食的传统标准受到了质疑,至少在禁水方面如此。

大多数反流误吸发生在麻醉诱导期、气道管理初期(约50%)、麻醉苏醒期间或苏醒之后[1-4]。降低高危者胃内容物反流误吸发生率的安全身麻醉醉管理计划包括:识别高危者,遵循术前禁食的实践指南,实施预防性药物治疗,以及应用可能降低误吸风险的适宜气道管理技术。

发生率

在围术期误吸的长期队列研究中,科研人员对其发生率进行了统计学分析。在法国进行的一项近 200 000 例手术患者的多中心、前瞻性研究表明,有临床症状的误吸发生率为 1.4/10 000[1]。Leigh 和 Tytler 用了近五年的时间观察了近 110 000 例麻醉患者,发现非计划转入 ICU 病房的重症误吸患者仅有 6 例[2]。Warner 和他的研究团队对 215 000 多例全身麻醉患者进行的回顾性研究表明,误吸发生率为 3.1/10 000[3]。Olsson 与他的团队在同一家医院历时 13 年观察了 175 000 多名麻醉患者,统计并记录误吸的发生率为 4.7/10 000[4]。Kallar 和 Everett 对 500 000 余例门诊患者进行的多中心研究表明,误吸的发生率为 1.7/10 000[1]。Kluger 和 Short 在 1999 年对 133 例澳大利亚患者的回顾性报道指出,胃内容物被动反流引起误吸的发生率是主动呕吐的 3 倍,大多数误吸的发生与麻醉面罩、喉罩(LMA)正压通气有关[5]。38%的误吸患者发生影像学浸润改变,且右肺多于左肺。作者同

227

时指出,大多数情况下,误吸的反复发生是因为麻醉不充分导致咳嗽、应激反射,继而出现反流、呕吐[5]。

据英国皇家麻醉学院第四次国家审计项目(NAP4)报告指出,17%的主要麻醉并发症中,胃内容物反流误吸是首要不良事件;英国困难气道协会调查并记录了英国2 900 000例全身麻醉和气道管理过程中的主要并发症[6]。审计记录了184例严重的气道相关并发症,这些并发症导致患者死亡、脑损伤、建立颈前紧急气道、意外入院或延长ICU住院时间。在NAP4报告中,胃内容物反流误吸仍然是一个严峻的问题,并且是导致与困难气道管理有关的半数患者麻醉相关死亡的原因[6]。

有趣的是,几位笔者注意到,只有50%或更少的围术期误吸发生在麻醉诱导和气管插管期间,这可能是因为在其他时段麻醉医生的关注度不够[1-9]。这些潜在的突发事件可发生于诱导前(当无气道保护措施的患者被深度镇静时)、麻醉维持过程中,同时可发生于拔管时、拔管后。

后果

当误吸发生时,后续的临床过程发展可能是从良性到致死。Olsson和他的团队报告指出18%的围术期误吸患者需要机械辅助通气,其中有5%患者死亡;死亡患者均是术前身体状况较差者[4]。Warner和同事们报道指出,64%的误吸患者并没有明显的咳嗽、喘鸣、影像学异常,同时对发生误吸的患者进行通气评价,发现与术前相比,误吸后最初的2h其血氧饱和度最多下降10%[3]。持续2h不出现任何症状的患者便不会再发生后续误吸相关并发症。在2h内发生肺部误吸症状的患者中,有54%需要至少6h的机械辅助通气,25%需要至少24h的通气支持。遗憾的是,机械通气24h及以上的误吸患者中有近50%会死亡,占所有误吸患者的5%[3]。

在其他相关报道中,有关围术期肺部误吸发生率从不足5%至超过80%均有报道[3,10,11]。在Warner和Olsson与其同事的研究中,健康择期手术患者没有死亡病例出现[3,4]。在观察了85 000多例麻醉患者后,Mellin-Olsen和他的同事们注意到:"只有3/25的误吸患者会出现病情恶化,其中2%的患者延长了病程,但全部生还[9]"。一般来说,多数健康患者只是误吸了胃液,是可以存活的,并不伴有相关呼吸功能障碍,尽管术后病情有时会大起大落。

危险因素

人口统计学

已有文章表明某些患者的个人特征或周围环境与增加的误吸发生率有关。Warner和他的团队注意到,与择

期手术相比,急诊手术时发生误吸的相关危险因素至少是前者的4倍[3]。美国麻醉医师协会(ASA)的身体状况分级与误吸的发生危险呈正相关。误吸的发生率波动在1.1/10 000(ASA Ⅰ级的择期手术患者)至29.2/10 000(ASA Ⅳ~Ⅴ级的急诊患者)。与传统观念不同,年龄、性别、妊娠、阿片类药物的联合使用、肥胖、麻醉医生的经验,以及手术方式,都不是误吸的独立危险因素[3]。在Warner的研究中,所有患者最常见的诱发因素是肠道梗阻[3]。在对小儿患者的回顾性研究发现,患儿具有严重的潜在性疾病的概率越高,误吸的发生率就越高(知识框13.1)[12]。Olsson和同事们发现儿童和老年人比中年人更易发生误吸[4]。据统计,急诊手术患者发生误吸的风险是择期手术患者的3倍。夜间实施手术发生误吸的概率比日间高6倍。近期对成人和儿童患者的研究已证实,急诊手术患者围术期误吸风险显著增加[6,9]。

据证实,在气道管理出现困难时,误吸更容易发生[1]。在Olsson和同事们的研究中,83例误吸患者中有15例不存在已知的误吸危险因素;而在这15例患者中,有10例是困难气道患者,这表明未预料的困难气道可能是误吸的重要危险因素[4]。

虽然有误吸高危因素的患者更倾向于使用局部麻醉,但已经有报道老年人在蛛网膜下腔麻醉时出现呕吐和误吸。

神经轴索节段的交感神经切除术引起的低血压可诱发恶心和呕吐,在长时间手术期间追加镇痛药和镇静剂可严重抑制气道的保护性反射[4,13,14]。

屏障压

传统认为,胃容量或胃酸增加、胃内压升高或食管下段括约肌张力降低的患者围术期误吸的风险增加(知识框13.1和知识框13.2)[11,15]。食管下段括约肌在胃和食管之间形成一个分界,在腹段食管周围形成一个吊索,防止胃内容物反流进入食管。胃内压正常情况下低于7mmHg;食管下段括约肌和胃内压力之差就是屏障压力,

知识框 13.1	胃内容物反流误吸的危险因素

反流或呕吐
清醒患者低血压
清醒患者使用阿片类药物
增加胃内容积和压力
降低食管(下段)屏障压力
喉保护性反射减弱
神经系统疾病
神经肌肉接头疾病
中枢神经系统镇静
高龄或体弱

增加胃充盈

面罩通气时的空气进入

胃酸分泌增加

胃泌素

H_2 受体激动剂

近期摄入乙醇

近期发生低血糖

减少胃排空

肠梗阻

糖尿病性胃麻痹

阿片类药物使用

抗胆碱能药物

交感神经兴奋（疼痛、焦虑）

在意识清楚的个体中通常是 15～25mmHg。当食管下段括约肌弛缓时，屏障压随即降低，胃内容物反流风险增高，正如那些罹患胃食管反流病的患者。同样，胃内压增高，比如餐后胃胀，也会降低屏障压力，增加反流的风险[16]。胃胀的同时胃内压增加会引起食管下段括约肌松弛，加剧反流。

麻醉药物可以松弛食管下段括约肌，降低屏障压力，使患者较容易发生胃内容物反流[17]。麻醉时应用环状软骨压迫法和喉镜检查也会降低食管下段括约肌张力[18]。可能降低食管下段括约肌张力的药物包括抗胆碱能药物、苯二氮䓬类、多巴胺、硝普钠、硫喷妥钠，三环类抗抑郁药、β 受体激动剂，阿片类药物及丙泊酚[19]。吸入麻醉药可以松弛食管下段括约肌降低压力，使之低于胃内压[17]。最近研究发现，酒精摄入或低血糖会刺激胃酸分泌，而吸烟会暂时性降低食管下段括约肌张力。研究还发现，胃液酸度、咖啡因、巧克力以及高脂食物都会降低食管下段括约肌张力[11]。增加食管下段括约肌张力的药物包括止吐药，胆碱能药物，琥珀胆碱、泮库溴铵、甲氧氯普胺、新斯的明，美托洛尔，α 受体激动剂和抑酸药[17]。

传统意义上认为，外科门诊手术患者胃内容量增加，胃液 pH 降低可能是由于患者术前焦虑。然而，临床研究并没有相关结论加以证实，也未能证明门诊手术患者误吸风险增加，与术前焦虑、门诊手术及胃残留之间没有关系[1]。此外，Hardy 及其同事发现胃容量和 pH 与术前焦虑、BMI、酒精摄入、吸烟量及胃食管反流病史均不相关，这一点与传统理念相悖[15]。

肥胖

传统观点认为，肥胖患者胃液量大、酸度高、胃内压高、胃食管反流发病率高，从而发生误吸的风险较高[19]，然而，这种观点已经受到了质疑。1998 年，Harter 和同事

以 232 名禁食的非糖尿病手术患者为研究对象，他们术前均未接受相关药物治疗。研究人员发现，与非肥胖患者相比，肥胖患者更不容易发生胃容量和胃液酸度升高[19]。他们按照 BMI 进行肥胖程度分级并发现肥胖程度与胃液容量和 pH 没有关系[19]。Verdich 和他的研究团队报道指出，在一次进食试验后肥胖患者与消瘦患者在进餐后 3h 内胃排空速率没有区别[20]。肥胖与非肥胖患者的食管下段括约肌张力没有显著不同[19]。

另一方面，由于肥胖引起气道管理困难，误吸风险随之升高，这似乎增加了肥胖患者误吸的发生率，而不管他们的胃肠蠕动如何。关于肥胖患者气管插管困难发生率的这方面临床研究一直存在争议[21-24]。对这一课题的综述中，有报道称肥胖患者比非肥胖患者的氧饱和度降低得更快，在预充氧状态下，安全窒息时间从至少 5min 缩短到 2～3min[8]。另外，肥胖患者存在较高风险的困难面罩通气[25]，在面罩正压通气时，气道压力增加可能会发生胃胀气，因此由于胃内压增加，肥胖患者发生反流的风险可能增加。然而，肥胖患者更容易发生于插管困难或插管失败时引起的低氧血症，而不是误吸[8]。

系统性疾病

有结缔组织疾病、神经系统疾病、代谢性疾病或神经肌肉接头病变的患者可能会并存食管功能障碍或喉闭合不全，渐进性的硬化症和肌强直性营养不良已在病例报告中特别提及[26-28]。Hardoff 和他的同事发现，与对照组相比，帕金森病患者的胃排空时间延长，而接受左旋多巴治疗的患者胃排空则更慢[29]。高龄患者咳嗽或呕吐反射可能会减弱。

通常认为长期罹患糖尿病的患者胃排空会减慢，同时可能影响食管下段括约肌功能[30]。几位学者发现，与对照组相比，至少对固体食物而言，糖尿病患者出现胃麻痹和平均胃排空时间延长的概率较高[31-34]。胃动力障碍通常与自主神经病变有关，但与周围神经病变或血糖稳定指数无关。

妊娠

妊娠构成了一系列胃内容物反流误吸的潜在危险因素。增大的子宫压迫胃，使胃内压力增高；压迫幽门使胃排空延迟；改变胃食管连接角度，促使胃食管反流发生。黄体酮可降低食管下段括约肌的张力，由胎盘分泌的大量胃泌素能促进胃酸分泌[30,35,36]。妊娠晚期咽喉部典型的解剖改变可影响到喉镜检查和气管插管。根据临床观察，与分娩前比较，分娩时产妇气道的 Mallampati 分级可能达到 3～4 级[37]。喉及其上部呼吸道水肿是临产妇的常见症状，可因先兆子痫而加重[38]。

有关孕妇胃排空的研究结果仍存在一些分歧。

Wong 和他的同事们发现,孕足月未分娩的非肥胖产妇胃内的水可以很快被清除[39]。目前,对孕足月无宫缩的临产期孕妇研究发现,孕期胃排空时间并没有延迟[39]。Chiloiro 和他的团队发现孕妇胃排空时间并没有随着妊娠的进展而减慢,但整个盲肠蠕动时间延长了[40]。

　　一个更常见的临床问题是分娩。Scrutton 和同事们对有宫缩的临产期孕妇做了一项临床研究,他们报道,在产程中产妇食用清淡固体食物与单纯饮水相比,前者的胃容量会更大[41]。尽管在任何情况下疼痛都被认为会造成胃排空延迟,但 Porter 和同事们坚持,疼痛不是妊娠晚期患者胃排空减慢的唯一原因,因为妊娠晚期患者无论是否接受硬膜外分娩镇痛均可出现胃排空延迟。

疼痛和镇痛

　　疼痛及其治疗措施被认为是误吸的危险因素,尤其是外伤的患者。Crighton 和同事们发现循环系统内的儿茶酚胺类物质有抑制胃排空的作用,创伤时,疼痛及应激反应刺激去甲肾上腺素的释放,它具有抑制胃动力和胃排空的作用[43]。创伤患者,尤其是那些预计进行急诊手术的急性疼痛患者,尽管术前禁食,但仍表现为胃肠动力下降,胃液肠液分泌增多。由于饱胃、意识障碍、气道保护性反射减弱或消失,以及应激时交感肾上腺系统激活,儿茶酚胺分泌增加引起胃潴留,创伤患者误吸的发生率明显增加。无论是摄入液体还是固体,对于脊髓或大脑受伤的患者均会表现出明显的胃排空延迟症状[44,45]。

　　应用阿片类药是缓解疼痛的一种有效方法,但或许会进一步损伤胃肠道功能。阿片受体存在于胃肠道内;人类试验和动物研究均表明阿片类药物可以通过中枢和外周机制来减缓胃排空[46]。在临床研究中发现即使静脉注射适量吗啡也会造成胃肠蠕动减慢[43,47-49]。

　　激动脊髓的阿片受体也能延长胃排空。在产科麻醉中,Kelly 和他的同事们得出这样的结论,与硬膜外注射布比卡因复合 50μg 芬太尼和硬膜外单纯给予布比卡因的产妇相比,鞘内注射 25μg 芬太尼用于分娩镇痛的产妇胃排空会延迟[50]。另外,在分娩过程中硬膜外使用芬太尼(2μg/mL 或 2.5μg/mL)以减少布比卡因用量时,并未发现影响胃动力[42,51]。

病理生理学

　　当胃内容物进入肺部时,其病理改变取决于误吸物本身的性质(知识框 13.3)。食物颗粒小到足以进入远端支气管时会造成异物性炎症反应,最终形成肉芽肿。抗酸性物质误吸同样会造成不良反应[38,52]。酸性物质造成的炎症反应可在数分钟后发生,持续 24~36h[52,53]。在 1940 年,Irons 和 Apfelbach 写道:"显微镜下典型的改变是明显的肺泡毛细血管充血,肺泡水肿、肺泡腔内淤血……

知识框 13.3　误吸的病理生理学

颗粒物质误吸
→ 气道梗阻
→ 肉芽肿性炎症反应
→ 酸性物质误吸
→ 嗜中性粒细胞性炎症反应
→ 出血性肺水肿
→ 呼吸道上皮损伤
→ Ⅰ型肺泡细胞消失
→ 表面活性物质消失
→ 肺泡不稳定或萎陷
→ 肺泡-毛细血管破坏
→ 肺毛细血管血浆外渗
→ 非心源性肺水肿
→ 血容量不足

另一个典型表现是支气管内皮脱落[54]。"其他学者也对肺出血、肺淤血、强烈的炎症反应以及肺泡上皮细胞异常增生等进行了描述[53,55]。产生肺泡表面活性物质的膜状上皮细胞被酸性物质损伤或破坏,取而代之的是颗粒上皮细胞[14]。没有表面活性物质的存在,肺泡逐步萎陷。纤维蛋白和血浆从毛细血管渗入肺间质及肺泡内,造成非心源性肺水肿,通常被称为成人呼吸窘迫综合征(adult respira-tory distress syndrome,ARDS)[14,53,56,57]。在有效的支持治疗下,急性炎症可得到控制,同时在 72h 内进行上皮细胞修复再生。

　　七十多年来人们已经充分认识了吸入性肺炎的临床特点。甚至在更早的 1887 年,Becher 便把胃内容物误吸作为术后并发症[54]。Hall 在 1940 年第一次描述了产科患者的胃液误吸。他区分了固体物质与胃液误吸的差别,前者可因窒息令患者即刻死亡,后者被他命名为"化学性肺炎"[58]。Mendelson 在 1946 年观察了 66 例(1932—1945 年)围生期误吸病例的临床特点[59]。固体物质误吸导致气道梗阻的患者中有 2 人猝死。此外,喘鸣音、湿啰音、干啰音、气促及心动过速症状明显。随后的研究结果发现哮喘在误吸中表现并不典型,大约仅有 1/3。当表现为哮喘时,则可能是由于支气管黏膜水肿和气道对酸性物质刺激所做出的反应[11,53,60]。

　　当发生支气管痉挛、气道水肿、梗阻、肺泡塌陷、毛细血管渗漏,或肺内分流增加时,很有可能会立即发生顽固性低氧血症(知识框 13.4)。清醒患者可能会出现严重的呼吸困难,咳出粉红色泡沫样痰,这是肺水肿的典型表现[11,36,53]。轻微的误吸可能不会在几小时之内表现出临床症状[36,61,62]。

上呼吸道梗阻

下气道阻力增加

呼吸道分泌物梗阻

呼吸道水肿

反射性支气管痉挛

肺泡塌陷出血

血流动力学指标波动同样需要处理。当肺泡毛细血管内皮细胞形态改变,血浆便从肺间质血管内漏出。如果漏出量大,有效循环量便会减少,以致血液浓缩、低血压、心动过速,甚至出现休克[11,36]。肺血管痉挛可能导致右心室功能障碍[11]。

如果误吸面积大,或在误吸发生几小时之后,就会迅速出现影像学证据。误吸在胸片上没有特异性表现。误吸物的浸润面积取决于它的量和误吸发生时患者的体位。由肺的解剖特点决定,仰卧位的患者误吸多发生在右肺下叶,左肺上叶发生概率最低[11,36]。多数情况下,误吸物炎性浸润可发生在肺组织的任何一部分,但以肺下叶最为常见(图13.1)。如果误吸没有其他合并症,症状将在24h内改善,但是影像学的不良改变可能持续到下一天[36]。

发病的决定因素

误吸物的 pH 和量

1946 年,Mendelson 对兔子进行了胃液与肺损伤之间

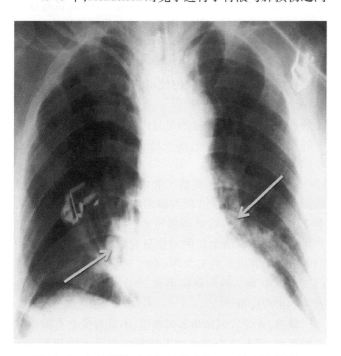

图 13.1　气管插管后胸部 X 线成像。下肺中箭头所示部位可见肺浸润

关系的研究。他模拟人发生胃液反流误吸时的原理,把盐酸灌入兔气管中,兔产生发绀、呼吸困难、咳粉红色泡沫样痰的症状[59]。另一方面,将中性液体灌入气管时,兔仅出现了一过性的轻微症状,几小时后,它们便明显恢复正常且活动不受限制。Mendelson 并没有阐明兔"活动不受限制"的状态为何。自他研究之后,大量的实验(及假说)试图找到能造成明显肺损伤的胃液"临界量"及pH"临界值"。如此精准地确定临界值在临床上可能并不现实但是专家学者们几乎都根据这些临界值来指导药物治疗。

1952 年,Teabeaut 把不同容积和 pH 的盐酸注入兔气管[63]。他发现 pH>2.4 的溶液可引发相应良性组织反应,这与支气管内注水诱发的反应相似[63]。pH 在 1.5~2.4 时,会造成渐进性较严重的组织应激反应。pH≤1.5 时引发的损伤最严重[63]。由这项实验得到一个共识,pH2.5 为化学性肺炎的临界值。

与临界 pH 相比,造成严重化学性肺炎的胃液"临界量"更具争议。有两组研究学者分别发现狗的误吸量从0.5mL/kg 增加到 4.0mL/kg 均会造成肺损伤,与 pH 无关[11]。之前一个动物实验将胃液灌入猴的右主支气管内,一段时间后发现 0.4mL/kg 的胃液量可作为误吸性肺炎的危险因素[64-66]。显然,讨论误吸量是否危险时,必须考虑其发病或病变程度。也有人对胃液应灌注到一侧肺还是双侧肺以制备肺损伤模型存在争议,同时对胃液容积测量的准确性也存疑。即使造成吸入性肺炎的胃液容量临界值是可靠的,但有多少胃液进入肺内仍无从知晓[64]。尽管对现有数据进行了详尽的分析,ASA 的术前禁食专家组仍无法确定胃液残余量与肺误吸量之间的关系[67]。

固体微粒

当然,当胃内容物反流误吸时,胃液容量和酸度并不是决定误吸后果的唯一因素。Bond 于 1979 年报道,存在抗酸性物质的胃液可造成严重的肺损伤,即使 pH 是中性,也会出现喘息、肺水肿、低氧血症,需要机械通气等症状[68]。动物模型证明,非颗粒胃酸与颗粒抗酸物质在误吸后造成的肺损伤程度是相似的[61]。尽管血液和消化酶不会引起化学性肺炎,但具有高菌群密度的肠胃消化物可造成肺炎和死亡(酸性胃内容物通常是无菌的)。有研究表明,肠梗阻的狗发生胃液误吸时会造成小气道梗阻及肺损伤[11]。

误吸的预防

围术期误吸的预防、防治和治疗是一个临床难题。首先是通过物理方法防止胃内容物进入肺内。若预防失

败,可以用药物改变胃内容物的量和性质,以减轻对肺的损伤。最后,发生吸入性肺炎需要严密的药物治疗和辅助通气。

非药物预防误吸的方法是术前禁食、胃肠减压和良好的气道管理。

术前禁食

防治胃内容物误吸入肺的常用方法是通过术前禁食将胃内容物量控制到最小。近几年,用传统禁食方法来清除胃液的有效性和必要性都遭到了质疑。Sethi 注意到因为胃液是持续分泌的,即使经过一夜的禁食也不能实现胃内容物完全排空[69]。在儿童和成年手术患者中已进行了相关研究,而在产科麻醉中,研究结论则颇有争议。

儿童

传统的术前禁食方法会造成儿童和家长的身体及心理不适,在门诊患者身上也很难实现。长时间禁食可能引起婴儿脱水和新生儿低血糖[1,10]。正常情况下,进食后 1h 内可排空 80% 的液体。由于胃液的持续分泌和禁食期间液体的重吸收,使得胃内液体完全进入十二指肠的时间是 2.25h[70]。一些学者因此认为,儿童可在择期手术 2~3h 前饮用清亮液体。

Van der Walt 和 Carte 以及其他一些研究小组发现,健康婴儿在术前 3~4h 饮用清亮液体不会影响胃内容量[71]。Splinter 和同事们发现,健康婴儿可以不加限制地饮水直到麻醉诱导前 2h,不会对胃液量和 pH 有影响[72](胃液 pH 波动很大,在所有研究组中患者平均 pH 都低于 2.5,无论禁食时程长短)。

最近 Cooker-Sather 和同事们对 97 例行择期手术的健康婴儿发现,禁食时间从 8h 缩减至 6h 或 4h 胃液量不会增加[73]。Schreiner 和同事们比较了传统禁食(平均禁食时间是 13.5h)和麻醉诱导前 2h(平均禁食时间是 2.6h)才开始禁水的儿童胃容量。事实上,在术前 2h 内允许饮用清亮液体的儿童中,胃液量往往要小一些,而且两组儿童中几乎所有的胃液 pH 都小于或等于 2.5[74]。其他几项研究都得出这样的结论:患儿术前 2~3h 饮用无颗粒清亮液体不会影响胃内容量和胃液 pH,甚至有利于胃排空[75-78]。因此,没有胃肠道疾病的患儿至少在术前 2h 饮用清亮液体似乎没有太大的风险。另一方面,在术日早晨(诱导前 4~6h)摄入牛奶或配方奶粉与胃液中存在的许多固体乳凝块有关。由这种固体凝块所造成的误吸风险则是不可接受的。因此,与先前的推荐一致,手术当日早晨,禁止婴儿摄入牛奶或配方奶粉[72]。

ASA 术前禁食及使用药物降低误吸风险的实践指南已于 2011 年更新。ASA 专家组建议接受择期手术的健康患者(婴儿和儿童)在饮用清亮液体后禁食 2h,新生儿和婴儿母乳禁食时间是 4h,配方奶粉要禁食 6h 以上[67]。

成年人

对于成年手术患者麻醉诱导前 2~3h 饮用清亮液体不会增加胃液误吸的危险。值得注意的是,这些观察对象是健康、未妊娠、非肥胖的择期手术患者,无胃肠道病变且行择期手术,同时没用使用阿片类或其他影响胃排空的药物。因此,该研究结果不适用于所有患者[79-82]。

成年患者和儿童一样,纯液体的禁食问题与液体清除速度有关。一次性饮用等张溶液 750mL,90% 以上完全从胃排出需 30min[83]。进食 2h 后,胃内液体是由胃自身分泌的。外源性液体可以稀释内源性胃液,甚至可以加速胃排空[74,81]。固体、脂类、高渗液体会减慢胃排空,所以需要在麻醉诱导前考虑此类物质的摄入情况。此外,Soreide 和他的同事研究报告指出,在进食少量清淡早餐后的 4h 后,胃内颗粒物质仍不能完全排出[84]。结合临床及前面提到的 ASA 专家组建议,少量清淡进食的患者需术前 6h 禁食,"油炸、脂肪类或肉类饮食"需 8h 或更长时间禁食[67]。

妊娠期妇女

随着禁食标准的逐渐放宽,也引发了分娩患者是否需要进行常规禁食的讨论。一方面,麻醉医生早就注意到妊娠晚期会增加胃内容物误吸的风险。另一方面,支持取消禁食者声称在现代医疗技术下产妇发生误吸性肺炎的情况极少出现,禁食对胃排空不起作用,而且对母体和胎儿的健康不利。在一项使用超声进行的研究中,发现无论她们禁食多久,几乎有 2/3 的临产妇的胃里都有固体物质,这一结果令传统的术前禁食指南难以立足[1]。

有学者认为麻醉药物的使用,而不是产程本身,是造成胃排空减慢的主要原因[85]。有证据表明,妊娠本身并不延迟胃排空,包括肥胖的足月产妇在内,她们也具有正常的胃排空功能。然而,这些结论只适用于还未分娩的孕妇[86]。

对 1982—1984 年英格兰和威尔士孕产妇死亡的诊断调查报告发现,在 19 例与麻醉有关的孕产妇死亡中,有 7 例是由于胃内容物误吸所致[87]。在一项产科与非产科麻醉医疗事故索赔的对比研究中发现,产科病例中的误吸相关并发症的发生率(4%)明显多于非产科麻醉(1%),其中 46% 的产科病例和 39% 的非产科病例符合误吸的护理标准[88]。

显然,无论区域镇痛如何改进,不可避免会有困难气道的孕妇,也会有全身麻醉下行剖宫产手术的孕妇。无论胃内容物的量和 pH 如何,存在固体食糜颗粒就有窒息的危险,目前的建议是,孕妇在择期剖宫产前应禁食

6~8h；阴道分娩的产妇应避免食用固体食物。最后强调的是，没有充分的证据表明，在产后的 24h 发生误吸的风险会有所下降，因此当手术方式很常见时，也应强调误吸的预防措施[89]。

围术期超声的应用

基于对产妇的相关研究，业内学者认为超声检查可以在围术期确定患者的胃内容物和胃容积，已成为一个无创便捷的，有诊断价值的床旁工具[90]。在一项前瞻性观察研究中，连续纳入 183 名接受择期手术的患者，需要进行 180 次胃窦横截面积的测量[90]。胃窦横截面积与误吸液体容量呈显著正相关，胃窦横截面积的临界值为340mm^2，超过此范围就可诊断为胃内容物反流误吸风险较高，这意味着胃内容物的吸引量大于 0.8mL/kg 和/或存在固体颗粒。诊断为"危险胃"的胃窦横截面积占受体工作特性曲线下面积的 90%，其敏感度为 91%，特异度为 71%。笔者总结道，超声测量胃窦横截面积对于麻醉医生可能是一个非常重要的辅助检查，可以减少由全身麻醉引起的胃内容物反流误吸的发生率[90]。另一项前瞻性试验 200 名接受择期手术禁食患者的胃窦进行了超声定性和定量分析，按照 3 分制对每位患者进行分级评估[91]。其中 86 名患者被评为 0 级，表明胃窦是空的（0mL）；107 名患者被评为 1 级，提示仅在右侧卧位检测到最小液体容积为（16±36）mL；7 名患者被评为 2 级，提示仰卧位和右侧卧位时胃窦膨大，可见液体容量为（180±83）mL[91]。对择期手术患者的研究结果表明，术前超声检查可能有助于辨别围术期肺误吸的高危患者。

由于某些患者群体（如创伤患者和晚期糖尿病患者）是已知的误吸高危人群，并了解其发病率和死亡率，那么术前使用超声作为筛查这些患者的工具似乎是明智的。

诱导前胃排空

当患者存在发生误吸的危险因素时，可以通过口胃管或鼻胃管（NGT）进行胃排空，至少可部分排空。许多患者已经进行了胃肠减压，特别是肠梗阻诊断明确的患者。在这些情况下，麻醉医生必须决定是否要在诱导前拔除胃管。但如果没有进行胃肠减压，麻醉医生应该保留患者的保护性气道反射。对于鼻胃管置入后应该在麻醉诱导前取出，还是在快速序贯诱导（rapid sequence induction，RSI）过程中放置原位仍存争议。长期以来，人们一直认为胃管的存在会影响食管下段括约肌的功能，反而促进胃食管反流[11,89]。另外，咽部胃管的存在也会影响喉镜的置入。Dotson 和同事们致力于研究胃食管反流疾病中胃管型号所起的作用[92]，用提升腹内压力到100mmHg 的装置来建立胃食管反流模型。在实验中出现无论胃管大小怎样在任何负压下都没有出现胃食管反流[92]。Salem 和同事们也证实在食管内压力达到100cmH$_2$O 时，环状软骨按压可有效地密封胃管周围食管[93]。作者也表明胃管作为"出气阀"可以在诱导时减少食管内压力[93]。Vanner 和 Asai 建议已插入的胃管在诱导时应该（吸引并）保留，因为它的存在并不会减小环状软骨按压的作用[94]。但是 Brock-Utne[12]认为"在快速麻醉诱导时插入胃管是没有根据的[95]，并没有任何论文表明什么样的手术患者应该在进入手术室前置入胃管。术中胃肠减压可以降低麻醉后反流误吸的风险。

一些学者研究通过吸引胃管实现胃完全排空，比较各种方法测量胃内残食量。Ong 早在 1978 年就报道说，通过胃管获得的胃液量和靠稀释法测的胃内残食量的相关性并不大，"吸出量往往小于计算量"[96]。作者下结论说"通过胃管不能完全实现胃排空"。麻醉诱导前机械按压胃部的可靠性有限并且制造了安全假象[96]。Hardy 和同事们通过 18F Salem Sump 管对 24 例患者进行胃液吸除，然后直接检查胃部并测量胃内残存液量。未被胃管排出的残存量是 0~13mL。作者因此下结论，吸除的胃液量可以较好地体现诱导时的胃内容物量，而且吸引胃管适用于在诱导前排空胃液[97]。

可以这样说，麻醉诱导前减少胃内容积和降低胃内压力是否可行目前还存在争论。另一方面，胃内的食糜颗粒是不可能通过一个普通的鼻胃管排出的。目前，没有证据表明非肠梗阻患者也需提前放置胃管。任何情况下，胃肠减压也不能替代手术中的气道管理，尽管鼻胃管有助于减少胃内容积和压力，但它不能保证胃完全排空的。术前置入鼻胃管和胃肠减压只推荐用于胃膨胀（如肠梗阻）的患者。术前已置入的鼻胃管的患者应在麻醉诱导前充分吸引胃内容物。目前，尚无足够证据就是否应该在吸引胃液后拔除或保留鼻胃管给出合理的建议。

清醒气管插管

对饱胃患者实施麻醉，麻醉医生必须首先决定建立人工气道是要在麻醉诱导前还是诱导后。若是在麻醉诱导前，通常可以考虑配合气道表面麻醉的清醒气管插管。在患者清醒的时候建立人工气道，对于饱胃患者和困难气道患者可以避免许多由于快诱导及气管插管引发的严重麻醉并发症，比如保护性气道反射丧失、环状软骨压迫预防反流误吸无效以及气管插管失败导致缺氧、脑死亡和严重心血管并发症。

一方面，已知困难气道（或插管困难）的饱胃患者需要清醒气管插管；另一方面，如果预知有困难面罩通气的患者不存在气管插管困难的，就可以用快速序贯诱导安全地进行麻醉管理。评估困难气道的体格检查中的固定特征不能准确预示气管插管的情况，但已有多种简单的诊断方法可用于鉴别困难气道的患者。对具有误吸风险的患者实施清醒气管插管成功与否取决于以下几个因素：包括充分的心理准备，静脉注射抑制腺体分泌的药物，合理使用镇静剂，喉部以上气道的局部表面麻醉，以及麻醉医生的专业技能。饱胃患者使用抗胆碱能药物的弊端是，它们可以降低食管下段括约肌张力和屏障压，从而增加胃内容物反流误吸的潜在风险。在这种情况下，镇静的目的是为患者提供舒适感以及对麻醉和手术操作的耐受性，同时保持患者对医生指令性动作的反应能力和对气道正常的保护性反射能力。下气道局部麻醉（即声带下方）技术对有误吸风险的清醒患者来说，这是有争议的。作者建议使用"随用随喷"技术，将喉和声门下结构的局部麻醉延迟到气管插管前（见第 12 章）。

快速序贯诱导和环状软骨压迫法

如果麻醉诱导先于气管插管，五十年以来，标准的保护性措施是快速序贯诱导（RSI）辅以环状软骨压迫。自从 1951 年引入琥珀胆碱进行麻醉诱导以来，使快速序贯诱导这项技术取得了重大发展，有利于保护气道免受胃内容物反流误吸的影响，十年以后，Sellick 对环状软骨压迫法进行了首次描述[98]。快诱导的首要目的是减少意识丧失和气管插管之间的时间间隔。这项技术一直以来包括肺的充氧去氮，采用快速诱导给药，应用起效时间短的肌松药，辅以环状软骨压迫法，同时避免使用面罩手控通气，（理想情况下）在意识丧失和肌松药起效后立即行气管插管术。丙泊酚取代硫喷妥钠成为快诱导最常用的麻醉诱导药[99]；其他静脉诱导药包括氯胺酮和依托咪酯。尽管大剂量罗库溴铵的使用更普遍，但琥珀胆碱仍然是快诱导中肌松剂的首选[99]。

正如 El-Orbany 和 Connolly 所言，快诱导已经达到近似于饱胃患者全身麻醉诱导标准流程的状态[100]。尽管这项技术已被广泛应用，但如何最优化地实施这项技术仍没有达成共识[100]。快诱导技术的实施引发了在麻醉诱导和插管之间，应用环状软骨压迫法和肌松后呼吸暂停需要正压通气二者的矛盾。在快诱导期间禁止正压通气（PPV）是因为 PPV 可能引起胃胀气，这将增加插管前胃内容物反流误吸的风险并可能延长插管时间。当然，如果患者表现出缺氧，那么人工正压通气就是必要的了！

环状软骨压迫法的应用在诸多方面都受到了质疑。由 Sellick 在 1961 年首先描述的"向后压迫环状软骨至颈椎椎体闭合食管上段，持续压迫直到气管导管（ETT）置入、套囊充气完成为止[98]。"Sellick 最初建议压迫环状软骨在开始时应轻轻按压，一旦患者失去意识，就应立即施加压力。一直以来，麻醉前辈授予我们实施环状软骨压

迫法施加的压力为 44N（4.4kg）[101]。Vanner 和 Asai 提出了一个合理的建议，当患者清醒时，施加 10N（1kg）的压力压迫环状软骨，一旦患者意识消失，就把压力增加到 30N（3kg）[102]。

Sellick 做了一项口头报告，在 26 例"高危"患者中，有 23 例在诱导期间都未出现呕吐或反流症状，而另外 3 例在插管后立即解除环状软骨压迫，就出现了胃、食管内容物反流，说明（但未证明）在此 3 例病例中，压迫环状软骨是有效的[98]。

数项研究中反对快速诱导时使用环状软骨压迫法的主要争论焦点之一认为，压迫环状软骨会导致食管下段括约肌张力降低[18]，屏障压降低，可能增加反流的潜在风险。虽然食管下段括约肌在胃食管反流相关疾病的药理学和病理生理学方面得到了相当多的关注，然而在食管上段也具有有效的且有收缩力的括约肌。如 Vanner 和同事们[155] 所描述的"食管上段括约肌由环咽肌组成，是一种位于环状软骨后的横纹肌，咽肌收缩形成压力，从而防止了清醒状态下的反流"[103]。作者发现全身麻醉所致的神经肌肉阻滞可以把食管括约肌压力从 38mmHg（清醒时）降低到 6mmHg，足以发生被动反流。尽管压迫环状软骨压力超过正常清醒状态下食管括约肌上端的压力，但在他们的研究中，仅有 50% 的病例可以达到这个水平[103]。

其他作者注意到环状软骨压迫法的应用有一些不一致的情况。在一项观察性研究中报道了环状软骨压迫法的应用具有较大可变性，在 32 例观察中确定了 10 种不同的技术。此外，错误的应用也可能对患者造成潜在性伤害[104]。Meek 和同事们在他们模拟环状软骨压迫法的研究中报告指出，达到环状软骨按压的目标压力时，屈曲手臂可持续 3.7～6.4min（平均），伸直的手臂为 7.6～10.8min（平均）[105]。

越来越多的人对环状软骨压迫法的有效性表示怀疑。在 Kluger、Short 和 Thwaites 以及同事们的综述中引用了尽管施行了环状软骨压迫法，但也出现了致命性误吸的报道。对需要进行急诊气管插管的危重病例的前瞻性研究中，Schwartz 和他的同事们观察到，12 例患者发生了不明原因的肺部感染，可能是因为误吸，其中 9 例在插管时进行了环状软骨按压[106]。特别是在法医学界，Jackson 声明，对于业内学者公认的不适宜的环状软骨压迫造成误吸，这点是没有科学证据的[107]。

尽管环状软骨压迫可部分限制被动反流的发生，但不能阻止患者在咳嗽、肌紧张或恶心、干呕时的反流[94]。Selick 反对在主动呕吐时按压环状软骨，以免增加食管压迫损伤[98]。另外，这种操作本身可引起清醒患者恶心或呕吐反应[10]。Ralph 和 Wareham[114] 报道，在麻醉诱导时，患者发生呕吐，进行环状软骨压迫出现了食管破裂，

从而导致致命的纵隔炎[108]。

有关环状软骨压迫会干扰肺部通气和气管内插管方面已得到广泛认同。Hartsilver 和 Vanne 报道，气道梗阻程度与压迫环状软骨程度成正相关。因此，如果出现面罩通气困难，应减小压迫环状软骨力度[109]。Asai 和同事们报道，压迫环状软骨同时可以阻碍喉罩通气，他们认为，尽管初始位置对位良好，在压迫环状软骨时喉罩位置会发生改变[110]。

环状软骨按压可能会改善或阻碍传统的喉镜使用技术，这是一个有争议的问题。根据 Vanner 和同事们[154]的研究，标准压迫环状软骨通常会有利于声门的暴露，同时使用喉镜，向前（头侧）和向后压迫环状软骨可以获得更好的视野[111]。目前还不清楚向头侧的压力对防止反流误吸效果有何影响。按压环状软骨不应与向后、向上、向右压迫甲状软骨，即使喉移位得"打嗝"操作相混淆。已证明这种手法有利于声门暴露，并在困难喉镜暴露的气道管理中可作为一个重要的辅助手段[112]。

压迫环状软骨对喉镜暴露的影响这方面的其他相关研究结果也不尽相同。一项研究的作者报道，压迫环状软骨对喉镜检查的影响是可变的[113]。在一些研究对象中，喉镜视野可能会改善，而在另一些人中，视野暴露反而会比较差。然而，在一小部分人群中，当施加接近当前推荐压力值（30N）时可能导致声门完全不能暴露[113]。其他学者还注意到了压迫环状软骨对光棒和纤维气管镜插管的干扰作用[114,115]。另一方面，在一项针对 700 名成人手术患者的随机对照研究中，Turgeon 和同事们得出结论，训练有素的医务人员应用环状软骨压迫法并不会增加插管失败的概率[116]。

Cook 强调对于压迫环状软骨带来风险的同时也有一定的好处，并建议以正确的方法压迫环状软骨不会使喉镜的视野变差，也不会显著影响面罩通气[117]。因此，为了确保正确应用环状软骨压迫法，应该按照 NAP4 报告中推荐的技术对操作者进行适当的培训[6]。据报道，所需要的力相当于将一个已充气的密封的 50mL 注射器从 50mL 压缩到 32mL 所需要的力；使用该模型培训的医务人员，提高了施加环状软骨压迫手法的可靠性[118]。

综上所述，尽管压迫环状软骨仍是一项常规预防误吸的方法，但许多学者目前都主张不应因此忽视其对气体交换和气道安全的危害。

气管拔管

气管拔管通常是气道管理的最后一步。然而，这也是发生严重、甚至可能致命的呼吸相关并发症的高风险的一步。据报道，气管拔管后立即或不久发生呼吸相关并发症的发生率明显高于麻醉诱导时[119]。最近，NAP4 报告指出，误吸是与气道相关麻醉死亡的主要原因，大多数病例

都有明确的危险因素[6]。本次审核中，发生在麻醉苏醒期和恢复期的不良事件占 29%，均与气道梗阻有关。尽管胃内容物反流误吸未被列入拔管气道并发症的主要原因，但作者不能排除，至少在某些操作环节中，误吸不是一个促成因素[6]。然而，当需要清醒气管插管或快诱导来预防肺误吸时，建议使用完全清醒的气管拔管来预防气道并发症，在全身麻醉苏醒、拔管和转入麻醉恢复室期间加强患者的安全管理[120]。拔管前患者应保持清醒，有意识，并能对指令做出适当反应。Daley 和他的同事对成年手术患者深麻醉状态下拔管进行了调查[121]。在这项调查中的大多数在深麻醉状态下拔管的受访者认为，患者具有肺误吸风险则是深麻醉状态下拔管的禁忌证。

困难气道协会已为成人围术期气管拔管的安全管理制定了指南[122]，提出了一种战略性的序贯拔管方法。指南讨论拔管和恢复期间出现的问题，特别是误吸，强调麻醉前计划和准备的重要性，包括在临床实践中运用实操技能以及对拔管后护理的建议。

误吸的预防性治疗

胃肠动力

尽管患者术前准备（传统的禁食策略和胃肠减压）和气道管理是防止误吸的两项重要手段，但药物预防在保障患者安全方面也起到了辅助作用。胃内容物必须首先通过食管才能进入咽和气管，食管下段括约肌已成为被医生关注的焦点。如 Criresi 描述的，食管下段括约肌由功能性的而非解剖意义上的平滑肌构成，长 2~4cm，和胃毗邻。此平滑肌通过强制性收缩关闭食管末端，同时在该区域管腔内形成高压[123]。通常情况下，当胃内压或腹内压增高时，食管下段括约肌压力增高，可激活胆碱能反射通路[4]。食管下段括约肌与胃之间压力梯度构成了屏障压力，负责预防胃食管反流（知识框 13.5 和知识框 13.6）[13,124,125]。

知识框 13.5　降低食管下段屏障压的因素
胃液成分
酸度增加
脂质
高渗性液
黄体酮
药物
多巴胺能激动剂
β 肾上腺素能激动剂
茶碱和咖啡因
抗胆碱能药
阿片类药物

多巴胺受体拮抗药
　　甲氧氯普胺
β 肾上腺素受体拮抗药
胃食管内胆碱受体激活
　　甲氧氯普胺

食管下段括约肌的功能受神经递质调控的。胆碱能激动剂可增加食管下括约肌张力，而多巴胺能和肾上腺素能激动剂则降低其张力[13,28,124]。β 肾上腺素能药物和茶碱会减弱食管下括约肌张力而促使胃食管反流的发生，通常在清醒患者中伴有胃灼热感的症状。另一方面，β-肾上腺素受体拮抗药会提高食管下段括约肌张力[126]。抗胆碱药物降低其张力，并削弱那些可以增加屏障压力的药物疗效[1,30,61,127,128]。丙氯拉嗪可增加食管下段括约肌张力（可能通过抗多巴胺能作用），而异丙嗪降低食管下段括约肌张力可能是由于其抗胆碱能作用[13]。苯二氮䓬类、阿片类、巴比妥类、多巴胺、三环类抗抑郁药、钙离子通道阻滞剂、硝酸甘油和硝普钠均属于降低食管下括约肌张力的药物[1,30]。尽管琥珀胆碱诱导出现的肌束震颤会提升腹内压，但食管下括约肌张力同时增加，而所形成的屏障压力保持不变或增加[1,13]。除去药物的影响，Rabey 和同事们认为"在麻醉置入喉罩后维持自主通气时，屏障阻力可能会减小"[125]。

在许多病例中，药物会增加食管下段括约肌张力，会将胃内容物向前推进，促进胃肠蠕动；同时，降低食管下段括约肌张力的因素也会减缓胃排空。这种相关性告诉我们药物既有保护作用又有伤害作用。阿片类和抗胆碱类药物减弱了胃动力，增加了胃内容物量，可能促使呕吐或反流的发生[128,129]。尽管疼痛和焦虑会通过兴奋交感神经延缓胃排空，但使用阿片类镇痛药会进一步减缓胃内容物向十二指肠推进[30,124]。

甲氧氯普胺

目前，研究认为胃动力药可以促进胃排空，同时刺激增加食管下段括约肌的屏障压力。甲氧氯普胺是此类药物的代表。甲氧氯普胺的作用机制包括中枢抗多巴胺活性、促进催乳素分泌、阻滞外周多巴胺受体，以及激活上胃部的胆碱能受体。在迷走神经切断术的病例中证明甲氧氯普胺对胃动力有影响，同时也证实了阿托品有阻断这种效应的作用[123,130]。甲氧氯普胺既可增加食管下段括约肌的屏蔽压力又可加速胃排空。后者的作用是在胃肠道括约肌松弛时通过胃部纵向肌肉收缩实现的，同时增加了胃肠道蠕动的协调性。甲氧氯普胺对胃酸分泌没有影响[61,123]。

甲氧氯普胺已经成为预防儿童和成年患者误吸的重要药物。在一些研究中，甲氧氯普胺的用量是 10~20mg，口服或静脉给药，有减少残余胃容量的作用[61,131,132]。Gonzalez 和 Kallar[35] 写道，甲氧氯普胺 10mg 口服或静脉给药，联合使用双枸橼碱化剂和 H_2 受体拮抗药，是控制胃内容量和 pH 最有效的方法[61]。甲氧氯普胺口服的起效时间是 30~60min，维持 2~3h[61]。Ciresi[18] 发现甲氧氯普胺静脉给药 10mg 或 20mg 可在 10~20min 内实现胃排空[123]。Manchikanti 和同事们观察到甲氧氯普胺 10mg 静脉给药可减少因服用枸橼酸钠和枸橼酸（双枸橼碱化剂）引起的胃内容物量增加，但不会影响双枸橼碱化剂的抑酸作用[131]。研究人员还发现甲氧氯普胺可减少外伤患儿的胃内容物量[133]。

其他学者发现，在合用阿片类药物或刚进食完固体食物时甲氧氯普胺与其他药物的协同性较差[127]。Christensen 和同事们指出，甲氧氯普胺 0.1mg/kg 对健康患儿胃液 pH 或胃内容量没有影响[134]。作为术前止吐药，甲氧氯普胺也有不利作用[127]。甲氧氯普胺的不良反应包括嗜睡、眩晕、无力。这些不良反应可能在老年和重症患者身上更为常见[12,123]。锥体外系反应是个较严重的并发症，但报道的发生率仅为 1%[123]。Deenhan 和 Dobb 报道了一例脑外伤患者两次甲氧氯普胺 10mg 静脉给药，导致颅内压严重升高同时脑血流量增加的案例[135]。

甲氧氯普胺在产科麻醉中的研究结果表明，此药可增加妊娠患者食管下段括约肌张力，且对行剖宫产术的患者而言也是一种有效的预防性药物[127,130]。然而，对产妇胃排空的研究并没有得到一致性结果。对于择期或急诊行剖宫产的患者，甲氧氯普胺可加速胃排空[130,132]。另一方面，Cohen 和同事们观察了 58 名禁食一夜的健康产妇，发现甲氧氯普胺 10mg 静脉给药对患者的平均胃内容量、pH，或胃容量大于 25mL 的比例没有显著影响[130]。作者认为这种药物在紧急情况下对有活跃性宫缩、进食不久、疼痛、焦虑的产妇会更有效。母体摄入甲氧氯普胺后可在新生儿体内测到不同程度的血药浓度，但对 Apgar 评分或神经反射试验没有影响[130,136]。

红霉素

红霉素是大环内酯类抗生素，已经应用了六十多年。静脉给药可促进糖尿病患者胃动力。肠内给药与对照组相比胃排空速度加快。其作用机制可能是激活了更多胃内平滑肌的促胃动素受体[137]。Boivin 和他的同事证明，静脉注射红霉素可以促进胃排空，并呈剂量依赖性，但应用到最高剂量（3mg/kg）时会增加恶心和胃痉挛的发生率[138]。在一项双盲交叉研究中，红霉素 250mg 静脉注射显著改善固体食物的胃排空，而不是液体；在接受标准急性疼痛刺激试验的志愿者中，静脉注射红霉素可以改善胃排空[139]。作者的结论是红霉素作为一种固态食物促动力药,在急性疼痛时是有效的[139]。另一项针对接受全身麻醉下急诊手术的患者所进行的前瞻性、双盲、安慰剂对照临床试验发现,与接受安慰剂的患者相比,接受红霉素 3mg/kg 静脉注射的患者胃内容物少于 40mL 且无固体食糜的可能性更大。然而,这种优势只出现在非创伤患者中。接受红霉素治疗的患者恶心和胃痉挛的发生率更高[140]。

降低胃酸含量

化学药物预防吸入性肺炎的方法包括抑制胃酸分泌或中和胃内已有的盐酸。前者可升高 pH,同时减少胃内容物量,但对胃内已存在的酸性物质无效。后者可以升高 pH,但可能增加胃内容量。抗酸颗粒物作为术前治疗药,当发生误吸时,其危害性等同于胃内酸性物质吸入。研究表明,兔在误吸抗酸性颗粒后发生了严重的肺部病变[141]。因此,口服的抑酸药物应该是可溶的非颗粒性药物。

中和胃酸

纯抗酸溶剂多数是 0.3mol 枸橼酸钠溶液和双枸橼碱化剂。枸橼酸钠溶液的 pH 明显大于 7.0,而双枸橼碱化剂的 pH 为 4.3[131]。Manchikanti 和同事们[82]让门诊手术患者口服双枸橼碱化剂 15mL 或 30mL,与对照组做对比研究,观察对象为非肥胖和禁食时间超过 8h 的患者;对照组中胃内容物 pH 小于或等于 2.5 的占 88%,而给予 15mL 双枸橼碱化剂组中,占 32%,给予 30mL 双枸橼碱化剂组中只占 16%[131]。

枸橼酸钠已经被认为是唯一一种可用于各种手术的预防性药物,但其作用效果不尽相同。Kuster 和同事们[70]发现,择期手术患者术前短期内服用枸橼酸钠 30mL,有 95% 的患者胃液 pH 高于 3.5[142]。然而,在其他报道中,枸橼酸钠未能改变手术患者胃液的 pH。使用剂量为 0.3mol/L 的枸橼酸钠 30mL 时,比 15mL 有更稳定的效果,但对于快速胃排空患者,30mL 的剂量并不会延长作用时间[13,143,144]。抗酸预防性药物适合于麻醉诱导使用,但不适合于清醒患者。大量枸橼酸钠可引起恶心、呕吐或腹泻[131]。

抑制胃酸分泌

H₂ 受体拮抗药

胃酸的分泌主要受 H₂ 受体活性的调控。H₂ 受体拮抗药抑制了基底部胃酸的分泌,同时抑制了食物刺激产生的胃液。H₂ 受体拮抗药和抗胆碱药物协同作用,可抑制神经刺激下的胃酸分泌[123]。但是,由于抑制胃肠蠕动平衡了抗胆碱的作用,所以胃内容物量并未减少,pH 升高也不一致[61]。尽管 H₂ 受体拮抗药不会延长胃排空时间,但是其抑制胃酸分泌作用与时间和血药浓度有一定的关系[89]。用于手术患者和产妇的多种 H₂ 受体拮抗药,不同剂量、不同给药方式,或无论有无其他预防性药物的联合应用,都会增加胃内容量。

西咪替丁　有学者证明择期手术前使用一定量的西咪替丁可确保多数患者胃液量和/或 pH 在"安全"范围内。西咪替丁使用方法包括:入睡前 300mg 口服,手术当天早晨口服或肌内注射 300mg;术前 1.5～2h 口服 300～600mg;术前 1h 静脉给药。在一项研究中,西咪替丁联合甲氧氯普胺术前使用,有效保证了胃内容量在安全范围内[1]。在手术前一天晚上和麻醉当天早上都服用西咪替丁,其效果多是有效的[11]。

在不同的研究中,5%～35% 的患者在单次使用(口服、肌内注射或静注)西咪替丁 300mg 时,胃液 pH 为 2.5 或更低。静脉给西咪替丁显著升高胃液 pH 需要 30～60min,肌内注射或口服需 60～90min。有效抑制胃酸分泌需要 4～6h[62,127]。Papadimitriou 和同事们观察了 20 名急诊手术患者静脉给予 400mg 西咪替丁的效果。对照组是 10 名接受安慰剂治疗的患者,比较后发现使用西咪替丁的患者胃液酸度显著降低,但是其 pH 仍为 1.6～7.2[145]。

对产科麻醉患者预防性使用西咪替丁已有相关研究。对 100 例急诊产科病例的研究中,决定实施剖宫产手术后便肌内注射 200mg 西咪替丁,随后在诱导前口服 0.3mol 的枸橼酸钠溶液 30mL。所有患者胃液 pH 没有低于 2.7 的,100 例患者中仅有 1 例 pH 低于 3.0[146,147]。这种使用西咪替丁的方法最可能降低拔管时胃液酸度,而枸橼酸钠则起到了中和胃酸的作用。

尽管西咪替丁在术前用于预防误吸的安全评价较好,但仍有其潜在的副作用。快速诱导插管时大剂量的西咪替丁(如 400～600mg)会升高血压,同时引发恶性的室性心律失常[124,127]。作者建议西咪替丁静脉给药时程至少要超过 10min[147]。西咪替丁其他偶见的不良反应包括:意识混乱、头晕、头痛、腹泻,而这些副作用都未见于术前单次剂量给药方式中[123,124,137]。西咪替丁竞争性抑制了肝脏混合功能氧化酶系统(细胞色素酶 P450),同时减少了肝脏的灌注[124,126,127]。所以西咪替丁可升高经肝脏清除的药物血药浓度,包括华法林、普萘洛尔、安定、茶碱、苯妥英钠、哌替啶、布比卡因和利多卡因。临床上更多关注的是长时间应用,而非 1 次或 2 次单独给药[123,127]。

雷尼替丁　雷尼替丁继西咪替丁后出现,它的出现使得 H₂ 受体拮抗药多了一种选择。雷尼替丁对肝酶的抑制作用很弱或没有,而且比西咪替丁作用时间长(6～8h)。药效相似或略强于西咪替丁[1,61,127,148]。Smith 和同事们观察了 20 名重症患者,通过静脉给予 50mg 雷尼替丁,静脉给药时长大于 2min,发现平均动脉压呈现不同程度地降低、循环阻力降低[147]。与给予西咪替丁 200mg 相比,雷尼替丁使血流动力学变化更平稳。西咪替丁或雷尼替丁使用后出现明显心动过缓的个案都有过报道[147]。

对成年门诊手术患者的研究中,Maltby 和同事们在麻醉诱导前 2.5h 让观察对象口服雷尼替丁 150mg,与对照组相比,雷尼替丁组显著减少了胃内残余量,并显著升高了胃液 pH。不是每个患者都具有胃液 pH 低于 2.5 或胃内容量大于 25mL 的危险因素[83]。McAllister 和同事们发现,与对照组相比,手术前 2h 口服雷尼替丁 300mg 的患者显著增加了胃液平均 pH,并显著减少了胃内容量。尽管雷尼替丁组仍有胃液 pH 值低于 2.5 的个例,但低 pH 的发生率显著少于对照组。笔者述依靠 H_2 受体拮抗药消除吸入性肺炎的危险因素是不安全的[149]。单次静脉给予雷尼替丁 40~100mg,可使成年患者胃液 pH 大于 2.5,比静脉给予西咪替丁 300mg 效果更好[1]。

Sandher 和同事们评估了 1~14 岁患者口服雷尼替丁的疗效,术前 2~3h 口服雷尼替丁 2mg/kg[70]。尽管与对照组相比雷尼替丁组显著减少了胃内容量,但 44 名患儿中仍有 6 名胃液 pH 小于或等于 2.5。这一结果与 Goudsouzian 和 Young[150] 的研究结果相似,尽管其他学者还未证明胃液量会持续减少[1,83]。

Papadimitriou 和同事们对比了于急诊手术麻醉诱导前 1h 静脉给予雷尼替丁 150mg;静脉给予西咪替丁 400mg 和安慰剂对照组[145]。雷尼替丁和西咪替丁在胃容量减少和胃酸度降低方面的效果相似,仅在酸度的降低程度上有统计学意义。尽管雷尼替丁和西咪替丁组平均 pH 相似,但仅雷尼替丁组始终保持安全的 pH(pH 至少为 5.0)[145]。Vila 和同事们评估了病态肥胖患者使用 H_2 受体拮抗药的情况,结论是在提升胃液 pH 方面雷尼替丁优于西咪替丁[151]。

观察 196 例择期手术患者口服雷尼替丁对胃内容量 pH 的影响(择期手术前 2~3h 给予 150mg),或同时服用甲氧氯普胺(术前 1h 给予 10mg),或同时服用枸橼酸钠(通知可以进手术室时服用 30mL)。虽然没有对胃容量和 pH 起到联合保障作用,但口服雷尼替丁在三重预防措施中效果显著[152]。在儿科患者中,两项独立研究表明,口服雷尼替丁(2mg/kg 或 75mg)有效地提高了胃液 pH,但对胃容量的改变没有明显影响[78,153]。Hong 在他的研究中得出结论,在麻醉诱导前 15min 静脉给予雷尼替丁 50mg 和甲氧氯普胺 10mg 预防性治疗可能是一种简单而有效的方法,可以在增加胃液 pH 的同时降低胃内容积[154]。

产科麻醉中雷尼替丁的预防性使用已做了评估。在最近的 Cochrane 数据库系统综述中,Paranjothy 和他的同事得出结论,虽然证据可靠性有待考量,但可以表明在提

高剖宫产患者胃液 pH 方面,抑酸剂与 H_2 受体拮抗药联合应用优于单纯使用抑酸剂的产妇。当单独使用一种药物时,使用抑酸剂优于 H_2 受体拮抗药[155]。

其他　大量资料证明术前使用西咪替丁和雷尼替丁对改善胃液酸度和容量是安全有效的。新型药物,如法莫替丁(10mg 口服)、尼扎替丁也得到了较好的评价[151,156]。Wajima 和同事们在术前 2h 让患者口服尼扎替丁 300mg,可有效地使胃液 pH 维持在 2.5 以上,使胃内容量在 25mL 以下[156]。基于 H_2 受体拮抗药带来的益处可能高于它所带来的风险,H_2 受体拮抗药已经被推荐用于胃内容物误吸风险较高的手术患者[1]。但是考虑到术中吸入性肺炎的发生很罕见,这种方法的实际临床收益还有待证实。Warner 和合著者们在观察了 215 000 例全身麻醉成年患者后发现,有 35 例存在已知围术期误吸的危险因素[3];35 例中有 17 例接受了预防性药物治疗。在这种小样本资料中,误吸的预防性治疗与肺部并发症的发生并无明显差异[3]。通常来讲,术前常规应用 H_2 受体拮抗药并不是必须或成本-效果划算的,因为它是否可以降低健康择期手术患者胃液误吸的发病率或死亡率还尚未被证明[1]。

质子泵抑制剂

质子泵抑制剂成为一种新型的抑制胃酸的药物。乙酰胆碱、组胺可刺激胃壁细胞分泌盐酸。尽管这些激动剂激活的是不同的受体,但是它们的作用机制基本都是通过 cAMP 起效的。cAMP 激活质子泵,即 H^+-K^+-ATP 酶,可置换细胞外钾离子和细胞内氢离子。氢离子因此从胃壁细胞分泌进入胃液[70,149]。奥美拉唑,作为质子泵抑制剂原型是一种前体药物,在肠内吸收,在胃壁细胞高度酸性的环境下激活。活化的奥美拉唑可在胃壁细胞中存在长达 48h,从而长效地抑制了质子泵[136,157-159]。几乎可完全抑制胃酸分泌,而且没有明显的副作用。单剂量 20~40mg 奥美拉唑可抑制胃酸分泌长达 48h。但是,在口服给药后,质子泵抑制剂通过各种首关消除效应,其血药浓度并不稳定。即使有 H_2 受体拮抗药,峰值血药浓度和最大抑制胃酸量之间的关系仍是个未知数[89]。

有关奥美拉唑作为术前预防吸入性肺炎的药物研究已经展开了。Bouly 和同事们的研究是让健康患者在手术前一天晚上或术前 2h 口服奥美拉唑 40mg[157]。尽管奥美拉唑组的平均胃液 pH 显著高于安慰剂组,但是奥美拉唑组的胃液 pH 明显低于西咪替丁泡腾片组。30 例服用奥美拉唑的病例中,有 6 例在诱导时胃液 pH 低于 2.5。与安慰剂组相比,奥美拉唑能显著减少胃内容物量[157]。

奥美拉唑也已被用于产科麻醉。在 Orr 和同事的一项研究中发现,对于择期行剖宫产术的产妇,奥美拉唑在

减少胃内容量和增加胃液 pH 方面是有效的[136]。手术前一天晚上口服奥美拉唑 40mg，手术当天早上再服 40mg 比单纯地手术当日早上口服 80mg 更加有效。联合甲氧氯普胺 20mg 肌内注射给药可提高奥美拉唑上述两种给药方案的疗效。

在其他研究中发现，质子泵抑制剂于手术前一天晚上和手术当日早晨两次给药效果最好[89]。然而，鉴于择期手术前住院患者比例不断下降，两剂量预防性给药方案似乎有些不切实际。另外，Nishin 和同事们报道，单次术前口服雷尼替丁，在减少胃液量方面，比两次雷贝拉唑或兰索拉唑给药更有效[160]。另一方面，Pisegna 和他的同事发现泮托拉唑 40mg 静脉给药后 1h 内降低了胃酸产量和胃液容积并提高了 pH。单一剂量给药效果至少可以持续 12h[161]。

肺误吸的处理

当一个完全清醒的人将异物误吸入气管或支气管时，一阵简单但有效的咳嗽就能清除异物。当注意到镇静状态下肺误吸的患者应立即对口腔和咽喉进行吸引，以恢复上呼吸道通畅。误吸固体或液体物质时可以充分吸引、吸除误吸物，使其不被肺误吸，并刺激咳嗽反射进一步排出误吸物。将患者的头部转向一侧，并将患者置于 Trendelenburg 体位，有利于避免胃内容物误吸入肺。当窒息危险解除后，可以行纤维支气管镜检查并清除下呼吸道梗阻的物质。支气管镜检查不应常规进行，它适用于那些误吸足够多的固体物质导致严重气道梗阻的患者[162]。误吸物对气管、支气管黏膜的损伤发生在几秒之内，但是气道分泌物在几分钟内就能中和误吸的酸性物质[163]。已经证明用盐水或碳酸氢盐支气管灌洗来中和误吸的酸性物质是无效的并可能增加损伤[164]。

胃内容物误吸治疗的目的是使肺功能尽快恢复正常。如果患者清醒并能够维持合理的动脉血氧分压（PaO₂），保守的方法是通过鼻导管或面罩补充给氧。可以增加吸入氧浓度（FiO₂）来维持 PaO₂ 在 60~70mmHg。对于病情较轻的患者，这种治疗措施足矣，但如果误吸非常严重，则需要更为积极的治疗。严重的支气管痉挛需要吸入 β 肾上腺素（受体激动剂）、支气管扩张剂治疗[164,165]。

当怀疑有严重的误吸时，早期的通气支持是主要的治疗方法。早期持续气道正压通气（CPAP）适用于对鼻导管和面罩吸氧没有效果的清醒患者。CPAP 通过一个紧闭的面罩施加高达 12~14mmHg 的气道压力。如果需要更高的气道压力，则应考虑机械通气。随着患者病情好转，应降低 CPAP 的压力，但不能完全撤机，直到肺泡功能保持稳定，治疗初期可以使用较高水平的 FiO₂，但应尽快降低[166]。

如果患者呼吸抑制，则应进行气管插管术，并启用机械通气。应使用呼气末正压（PEEP），在能够维持充足氧合时，应尽快降低 FiO₂。PEEP 常用于改善功能余气量，预防因通气效果不佳而引起的肺不张[165]。它还能改善通气/血流（V/Q）比例，并通过较低浓度的氧气为肺泡提供复张的机会[163]。使用 PEEP 时应当注意，高水平的 PEEP 可引起液体经损伤的毛细血管床渗出到肺泡，从而加重肺损伤[167]。Cereda 和他的同事研究了 PEEP 对急性肺损伤患者的效果，发现至少需要 15cmH₂O 的 PEEP 才能防止呼吸系统顺应性下降[168]。

尽管采取了这些措施，但如果低氧血症持续存在并伴有双侧肺浸润和肺顺应性降低，则应采取与成人呼吸窘迫综合征（ARDS）类似的治疗方法。由美国国立卫生研究院赞助的一项大型、多中心、随机试验比较了对 ARDS 患者施行小潮气量通气法与传统潮气量通气之间的差异，小潮气量（预计为 6mL/kg）辅以（低通气情况下）允许性高碳酸血症可使 ARDS 患者的死亡率降低 10%，同时减少机械通气的时间。小潮气量通气方法可以保护肺泡不过度扩张，同时改善几个影响 ARDS 患者预后转归的重要临床指标[169]。一种肺复张手法，即使用 CPAP 方法，维持气道压 40cmH₂O 并持续 40s，可改善早期 ARDS 患者的氧合情况，且不造成胸壁损伤[170]。不使用肺复张手法的常规通气模式的 ARDS 患者，生存率为 29%；而使用小潮气量肺复张手法，患者的生存率可以达到 62%[171]。

不推荐抗生素的预防性治疗[172]。抗生素会影响呼吸道的正常菌群，使易受感染的患者发生耐药菌的继发性感染。Mitsushima 和他的同事在小鼠身上证明了酸性物质误吸会引起的上皮损伤进而导致随后的细菌感染[173]。有 20%~30% 的患者最初表现为明显的胃内容物误吸，而最终发展为继发性感染[172]。抗生素适用于有临床感染迹象的患者和误吸严重污染物且已入肺的患者。

Wolfe 和他的同事发现，与未接受糖皮质激素治疗的患者相比，接受激素治疗的患者更容易在误吸后发生由革兰氏阴性菌引起的肺炎[174]。对兔子的实验研究发现，糖皮质激素能够影响肉芽肿性病变的愈合[175]。目前的共识似乎是糖皮质激素对吸入性肺炎的治疗没有作用[176]。

结论

显然，防治误吸最好的方法是防止任何胃内容物反流进入气管。尽管这一愿望可能并不总能实现，即使是临床技能最熟练的医生，也会因患者术前准备是否充分、麻醉诱导方案能否认真计划并严格执行以及包括拔管在内的气道管理计划是否周密而受到影响。在误吸高风险患者中能否顺利实施清醒气管插管和诱导前胃排空取决于患者的临床特点、医生的经验和信心。快速序贯诱导是一种被广泛接受、可降低肺误吸发生率的麻醉诱导方法。虽然按压环状软骨仍然是与快诱导麻醉联合使用的一种常用手法，但现已认识到，在某些情况下，按压环状软骨可能会影响喉镜暴露，在气道管理方面可能会影响通气效果，需要调整按压手法或停止按压操作。

上述一系列令人印象深刻的药物，可以用来促进胃排空，抑制胃食管反流，并减少胃液的酸度。这些药物已经有了用药安全记录并提供了合理的药效预期，大大地降低了胃液反流误吸的风险。然而，由于具有重大临床意义的围术期误吸的发生率较低，因此可能无法从统计学上证明这些药物的使用确实能改善患者预后。关于促胃动力药、抗酸剂和胃酸分泌抑制剂，ASA 围术期误吸专家组的结论是，对术前没有明显误吸风险的患者不建议常规使用此类药物[67]。化学预防只是健全的临床实践的附属品，而不是它的替代品。当然，与从未发生误吸相比，误吸发生后即使患者存活下来，这也不是令人非常满意的，因为预防大过治疗。

临床要点

- 肺误吸性疾病在普外科患者中发生率较低，但在产科、儿科和创伤患者中略有增加。
- 在没有行气管插管保护的患者中，由于浅麻醉（呛咳或干呕）可能引起的反流误吸
- 大约 50% 的围术期误吸发生在麻醉诱导期之外的时间（例如气管拔管时）。
- 在已知或疑似误吸发生后 2h 内未出现呼吸功能障碍的患者，极有可能在随后出现明显的症状。
- 术前胃窦超声检查可用于筛查围术期存在胃内容物反流的高危的患者
- 糖尿病患者胃排空延迟与自主神经病变有关，而与周围神经病变无关。
- 疼痛和阿片类药物都能显著延缓胃排空。
- 吸入抗酸药的微粒可引起严重的肉芽肿性肺炎。
- 在麻醉诱导前 2~3h 摄入透明液体，对无胃肠道疾病的患者来说，似乎不会增加胃内容物误吸的风险。

- 环状软骨压迫法可影响面罩或 LMA 通气，并可能妨碍直接喉镜检查，在某些情况下需要停止。
- 在大多数患者中，非颗粒性抗酸剂能迅速提高胃液 pH，但作用时间并不一致。
- H_2 受体拮抗剂降低胃液酸度比减少胃内容量更可靠。
- 甲氧氯普胺可降低大多数患者的胃内容量，但不能持续降低胃液酸度。
- 术前常规使用胃肠动力药，H_2 受体拮抗剂和 PPI 不推荐用于没有误吸风险的患者。
- 在诱导、苏醒和拔管过程中，进行细致周密的气道管理对有误吸风险的患者来说尤为重要。

（曹珑璐 译　容俊芳 审）

部分参考文献

3. Warner MA, Warner ME, Weber JG. Clinical significance of pulmonary aspiration during the perioperative period. *Anesthesiology*. 1993;78:56-62.
6. Cook TM, Woodall N, Frerk C. for the National Audit Project. Major complications of airway management in the UK. Results of the Fourth National Audit Project of the Royal College of Anaesthetists and the Difficult Airway Society. Part 1: Anesthesia. *Br J Anaesth*. 2011;106:617-631.
7. Fried EB. The rapid sequence induction revisited: Obesity and sleep apnea syndrome. *Anesthesiol Clin North Am* 2005;23:551-554.
60. Mendelson CL. The aspiration of stomach contents into the lungs during obstetric anesthesia. *Am J Obstet Gynecol*. 1946;52:191.
68. American Society of Anesthesiologists Committee. Practice guidelines for preoperative fasting and the use of pharmacologic agents to reduce the risk of pulmonary aspiration: Application to healthy patients undergoing elective procedures: An updated report by the American Society of Anesthesiologists Committee on Standards and Practice Parameters. *Anesthesiology*. 2011;114:495-511.
87. de Souza DG, Doar LH, Mehta SH, et al. Aspiration prophylaxis and rapid sequence induction for elective cesarean delivery: time to reassess old dogma? *Anesth Analg*. 2010;110:1503-1505.
90. Ng A, Smith G. Gastroesophageal reflux and aspiration of gastric contents in anesthetic practice. *Anesth Analg*. 2001;93:494-513.
98. Sellick BA. Cricoid pressure to control regurgitation of stomach contents during induction of anaesthesia. *Lancet*. 1961;2:404.
100. El-Orbany M, Connolly LA. Rapid sequence induction and intubation: current controversy. *Anesth Analg*. 2010;111:1318-1325.
117. Cook TM. The cricoid debate - balancing risks and benefits. *Anaesthesia*. 2016;71:721-722.
122. Difficult Airway Society Extubation Guidelines Group, Popat M, Mitchell V, et al. Difficult Airway Society Guidelines for the management of tracheal extubation. *Anaesthesia*. 2012;67:318-340.
155. Paranjothy S, Griffiths JD, Broughton KH, et al. Interventions at caesarean section for reducing the risk of aspiration pneumonitis (review). *Cochrane Database Syst Rev*. 2010;(1):CD004943.

All reference can be found online at expertsonsult.com.

第 14 章　预氧合法

Richard M. Levitan, Elizabeth C. Behringer, and Anil Patel

引言

　　麻醉诱导期间,在控制通气前,维持患者呼吸暂停时的动脉血氧饱和度至关重要,因为去饱和作用可导致心律失常、血流动力学紊乱、缺氧性脑损伤,甚至死亡[1,2]。麻醉诱导和气管插管前预吸氧已被广泛接受,目的是提高氧储备,以延迟通气不足和呼吸暂停过程中动脉氧合血红蛋白去饱和作用的出现。

　　呼吸暂停时间是指从呼吸或通气停止到出现明显的动脉氧去饱和,通常是动脉血氧饱和度(SaO_2)<90%的时间。在气道管理中增加呼吸暂停时间的主要方法是在麻醉诱导前,通过面罩自主呼吸 100%氧气进行预氧合。预吸氧可使肺部去氮并形成肺泡氧储备。通过头高位和提高平均气道压力,减少肺不张,从而增加氧储备。然而,最终氧储备量的大小在预吸氧结束时已固定,一旦呼吸暂停开始,除非恢复通气或采用其他策略,否则将不会得到补充。

　　呼吸暂停氧合是一种生理现象,在肺和大气之间存在开放气道(鼻咽和口咽)的情况下,肺内氧气吸入速度和二氧化碳排除速度的不同可产生高达 20cmH_2O的负压[3],该负压能驱使氧气从鼻咽和口咽进入肺内[4-10]。因此,持续的鼻腔供氧足以维持无自主呼吸或无控制通气时的氧合,比标准的面罩预氧合更能延长呼吸暂停时间。包括三种技术:鼻导管氧合(NO DE-SAT)[11]、咽部吹氧[12]和经鼻湿化快速充气交换通气(THRIVE)[13]技术。

　　美国麻醉医师学会(ASA)的第 1 版困难气道管理实践指南未提到预氧合。而在 2003 年更新的报告中,已加入"困难气道处理前应面罩预氧合"[14]。常规预氧合已成为一种新的最低标准,不仅在麻醉诱导期间,而且贯穿整个麻醉以及气管拔管过程[15-18]。

生理因素

　　重要原则是了解预氧合的生理学包括机体氧储备、呼吸暂停生理学和呼吸暂停氧合的概念。

机体氧储备

　　氧气在血液中的运输有两种形式:绝大部分是与血红蛋白(Hb)进行可逆的化学结合,少量是溶于血浆中[19]。血红蛋白运载大量氧气的能力很重要,因为如果没有这种能力,血浆中运载氧气的量太少,需要提高20倍心排血量才能提供充足的氧流量[19]。化学结合的氧气量与血红蛋白浓度、血红蛋白与氧气结合的饱和程度直接相关。动脉血氧含量(CaO₂)可由以下公式计算得出:

$$CaO_2 = (Hb \times 1.36SaO_2) + (PaO_2 \times 0.003)$$

其中:

1.36 是 1g 正常血红蛋白能结合的估计氧气量。

SaO_2 是动脉血氧饱和度(完全饱和时,$SaO_2 = 100\%$)。

PaO_2 是动脉血氧分压。

0.003 是人血浆的氧气溶解系数。

血红蛋白浓度为 150g/L 和 SaO_2 为 100% 时,血液的 CaO_2 大约是每 10L 血液中含 20mL 氧气。此外,在正常生理 PaO_2 下,10L 血液中物理溶解的氧气约为 0.3mL。溶解的氧气量一般仅占所有氧气的 1.5%,但当 PaO_2 提高时,这个比例也相应增高(溶解的氧气量与 PaO_2 呈线形关系)。可以用相同的公式计算,应用混合静脉氧分压(PvO_2)和混合静脉血氧饱和度(SvO_2)来计算静脉血氧含量(CvO_2)。

血红蛋白对氧气的摄取和释放的调节方式由氧合血红蛋白解离曲线表示,氧合血红蛋白解离曲线是血红蛋白氧饱和度与氧分压(PO_2)的函数关系图。S 形的曲线反映出一个现象,即特定的血红蛋白分子与其他分子间有四个结合位点[19]。当第一个位点结合 1 分子氧气时,会易化下一个位点与氧气的结合。因此,曲线在 PO_2 为 60mmHg 时较陡,饱和度接近 100% 时平缓。PO_2 为正常的动脉值 100mmHg 时,97% 的亚铁血红蛋白已经结合了氧;在静止状态下,PvO_2 为标准的 40mmHg 时,饱和度会降至约 75%。氧合血红蛋白解离曲线的形状有着重要的生理意义。PO_2 高于 80mmHg 时,曲线平坦度大,因此,无论肺泡内氧分压如何变化,都能保持 SaO_2 相对稳定。PO_2 为 20~60mmHg 时,曲线陡峭,因此在相对较高的 PO_2 时,血红蛋白会释放氧气,使得大量氧气弥散进入组织。

很多因素可以影响血红蛋白氧结合能力,包括 pH、二氧化碳分压(PCO_2)和温度[19]。这些因素会使氧合血红蛋白解离曲线右移或左移,但曲线的斜率不变。例如,活跃组织中温度升高或 pH 降低时,会降低血红蛋白对氧的亲和力,使氧合血红蛋白解离曲线右移。因此,达到合适的氧饱合度需要更高的 PO_2,从而有助于组织中氧的释放。为了量化氧合血红蛋白解离曲线移动的程度,采用 P_{50},即饱和度为 50% 时的 PO_2。正常

成人血红蛋白在 37℃、标准 pH 和 PCO_2 下的 P_{50} 是 26~27mmHg。

虽然氧气非常重要,但在自然界很难储存。呼吸空气的各个组织器官中,储存的氧都很少(表 14.1)[19,20]。相对陡的氧合血红蛋白解离曲线和较少的氧储备提示,影响 PaO_2 的各种因素会迅速产生效果。二氧化碳(CO_2)与其完全相反,体内有大量 CO_2 的储存,可缓冲这种快速变化。因此,对于呼吸空气的个体,脉搏血氧饱和度比 CO_2 测量能更早提示通气不足。相反,在吸入较高氧浓度(FiO_2)的个体,监测 CO_2 能更早提示通气不足[19]。

机体的基础氧储备在呼吸 100% 的纯氧时会显著升高(图 14.1,表 14.1)[19,20]。氧储备提高的最大限度取决于功能余气量(FRC)。评估组织中的氧储备非常困难,不过假设应用 Henry 法则,气体的分配系数接近气-水系数,那么吸氧 3min 可明显提高组织氧储备[21]。

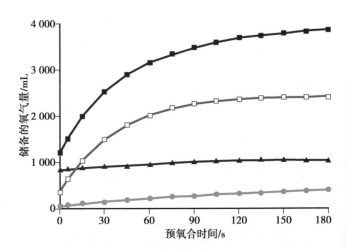

图 14.1 预氧合过程中的变量为功能余气量中(□)、血液(▲)、组织(●)和全身(■)的氧储备变量(From Campbell IT, Beatty PCW. Monitoring preoxygenation. *Br J Anaesth*. 1994;72:3-4.)

表 14.1 呼吸室内空气和 100% 氧气时的机体氧储备

氧储备	室内空气	100%氧气
肺内(功能余气量)	450mL	1 000mL
血液内	850mL	950mL
组织内溶解	50mL	100mL
肌红蛋白所结合	200mL	200mL
总量	1 550mL	4 250mL

(From Nunn JF, editor; *Nunn's applied respiratory physiology*, ed 4, Oxford, 1993, ButterworthHeinemann, p 288.)

呼吸暂停生理学

　　麻醉状态的患者呼吸暂停期间无膈肌运动或肺扩张，全身氧耗（$\dot{V}O_2$）相对稳定，大约为 230mL/min。因此，由于肺内氧储备减少，肺泡氧浓度（P_{AO_2}）会迅速下降。如果出现气道阻塞，氧气排出会产生较大的负压，从而进一步降低 P_{AO_2}。尽管 P_{AO_2} 下降与 SaO_2 有直接相关，但只要血红蛋白能在肺内再次氧合，SaO_2 就能维持 90% 或更多。只有在肺氧储备耗尽且 PaO_2 低于 60mmHg 时，SaO_2 才开始下降。因此，与 PaO_2 相比，血氧饱和度不是预测低氧血症发生的最佳生理指标。然而，由于 PaO_2 下降常早于其他临床体征，因此血氧饱和度监测是一种非常有价值的临床监测措施，可增加麻醉管理的安全性[22]。临界血氧饱和度下降定义为 $SaO_2 \leq 80\%$；对于 $SaO_2 \leq 80\%$ 的患者，呼吸暂停期间的下降率范围为每分钟 20%~40%。

呼吸暂停氧合

　　自 1908 年 Volhard 发现呼吸暂停氧合现象以来，描述其的生理学术语发生了多次变化[3]。Draper 和 Whitehead 将其描述为"扩散呼吸"[23]，Bartlett 等将其描述为"质量流通气"[4]，Frumin 等将其描述为"呼吸暂停氧合"[7]。所有这些研究所描述的氧合都是利用肺内氧气吸入速度和二氧化碳排除速度的不同作为气体流动的驱动力。

机制

　　在随后的呼吸暂停期间通过吹入氧气进行预氧合以维持 SaO_2，是通过弥散性氧合来实现的[7,10]。呼吸暂停的成人，全身氧耗（$\dot{V}O_2$）为 230mL/min 左右，而此时肺泡排出的 CO_2 只有 20mL/min 左右，其余大约 90% 的 CO_2 被机体组织缓冲。氧气和二氧化碳的气体溶解度的差异以及氧气对血红蛋白的亲和力解释了氧气和二氧化碳在肺泡膜上的运动差异。

　　因此，最初的肺容量下降量就是净气体交换率，即 210mL/min。如果气道是开放的，在上呼吸道和肺泡间产生的压力梯度会导致大量氧气沿着气管向下进入肺泡，延长呼吸暂停时间。与此相反，CO_2 很难排出，因为大量氧气进入气管，肺泡 CO_2 浓度（$PaCO_2$）在第一分钟内升高 8~16mmHg，随后会有一个线性升高，速度约为 3mmHg/min[9]。

　　Fraioli 等强调了 FRC/体重比值在呼吸暂停弥散过程中的重要性，并证实较低 FRC/体重比值的患者难以承受超过 4min 的呼吸暂停，不过较高 FRC/体重比值[超过（53.3±7）mL/kg]的患者要维持 PaO_2 在对照值 90% 的水平，持续 15min 或更长时间[10]。一些研究表明，如果气道且 FiO_2 为 1.0，通过呼吸暂停氧合使 SaO_2 保持在 90% 以上长达 100min[7,10]。

　　呼吸暂停氧合的成功与否取决于气道通畅程度以允许氧气进入呼吸暂停的肺部。在气道阻塞的情况下，不仅肺气体容积迅速下降，而且胸腔内压力也由于 $\dot{V}O_2$ 和胸廓顺应性的改变而迅速下降，从而导致 PaO_2 显著下降。当气道阻塞得到缓解时，氧气快速进入肺部，在高 FiO_2 的情况下，氧合快速恢复[22]。

　　呼吸暂停氧合能够通过预氧合来完成，预氧合主要是通过鼻咽或口咽导管，或在环甲膜或环状软骨气管膜插入的针头吹入氧气实施。如果不存在气道阻塞这种方法可以给健康的呼吸暂停者提供至少 10min 足够的氧合，因此被广泛应用[12]。对于插管困难或通气困难的患者，咽部氧气吹入法（上呼吸道梗阻时从气管吹入）可以为喉镜检查和气管内插管赢得更多的时间[6,12,24]。氧气吹入法对氧气储备减少的患者尤其有益，例如儿童、孕妇、肥胖患者和成人呼吸窘迫综合征（ARDS）患者[24]。联合使用预氧合和呼吸暂停氧合，可以用于支气管镜检查，也可以用于耳鼻喉科医生实施声门手术，因为这项技术可以为医生提供足够的手术时间，同时又不受气管导管（ETT）或患者呼吸运动的影响[6]。

　　在 McNamara 和 Hardman 的计算模型分析中，研究了环境氧含量与发生危险低氧血症（呼吸暂停时间）时间的关系[25]。无论分流情况如何，随着环境氧含量的增加，缺氧的发生被延迟，而且在高环境氧含量下，去饱和时间增加更快（图 14.2）[25]。与环境氧含量从 0.21 增加到 0.9 相比，将环境氧含量从 0.9 增加到 1.0 会使去饱和时间增加一倍以上[25]。在呼吸暂停期间，这种效应在较大分流范围内（心排血量的 1%~30%）保持不变。这些发现具有重要的临床麻醉意义，保证有效的呼吸氧合措施包括确保气道通畅和提供 100% 的氧气。如果不能为呼吸暂停患者的开放气道提供 100% 的氧气，将会加速低氧血症的发生[25]。

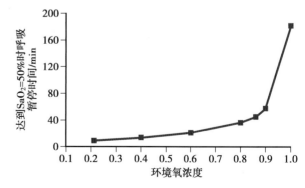

图 14.2　暴露于不同环境氧浓度的开放式气道达到 50% SaO_2 所需的时间（呼吸暂停的持续时间）（From McNamara MJ, Hardman JG. Hypoxaemia during open-airway apnoea: a computational modelling analysis. *Anaesthesia*. 2005;60:741-746.）

对二氧化碳清除率的影响

呼吸暂停氧合对 CO_2 的清除非常少。虽然呼吸暂停氧合在很大程度上可以满足生理需氧量的增长,但它并不能防止二氧化碳浓度快速甚至致命的上升。在 Frumin 的试验中,对 8 名受试者进行了 15~55min 的呼吸暂停氧合;其中有 2 名因发生呼吸性酸中毒引发室性心律失常而提前终止试验。在一项呼吸暂停氧合研究中,12 只狗中 1 只死亡,可能是二氧化碳中毒[5]。在呼吸暂停氧合早期的研究中也有报道患者死亡和发生脑功能的改变[26,27]。Joels 和 Samueloff 证实,呼吸暂停氧合可导致进行性呼吸性酸中毒,迅速瓦解血液的缓冲机制,并发展为混合性酸中毒,这种改变是致命的[28]。死亡的主要原因是心肌收缩的耐受性有限和酸中毒[29,30]。Joels 和 Samueloff 的实验确定了酸中毒引起死亡的 pH 值 95% 置信区间的上限定为 6.9[28]。

预氧合的效能和效率

对于预氧合的研究主要是测量反映其效能和效率的指标[31]。肺泡氧浓度[32-34]、肺泡氮浓度[35] 或 PaO_2 都能反映预氧合的效能,而呼吸暂停期间 SaO_2 的下降代表预氧合的效率[31,35-38]。SaO_2 作为肺泡去氮的指标有误导性。脉搏血氧饱和度(SpO_2)100% 的氧合不是停止预氧合的原因,可能早在肺充分去氮之前发生。相反,SpO_2 在去氮过程中没有显著增加并不意味着预氧化失败或没有价值;实质性肺分流的患者虽有良好的氧储存,但仍处于低氧状态[39]。

预氧合的效能

预氧合可以提高肺泡氧浓度,降低肺泡氮浓度,两者的变化是平行的(图 14.3);清除肺内的氮气是成功预氧合的关键[35,40]。预氧合和去氮可以用来描述同一过程,尽管已经有学者建议把焦点从预氧合转变为去氮[35]。肺功能正常的个体,氧气的吸入和氮气的排出是呈指数变化的;因此,预氧合(或去氮)率由指数曲线中的时间常数(τ)决定。吸入和清除曲线的 τ 是一样的,并且与肺泡通气量和功能余气量的比值($\dot{V}_A/FRC$)成比例。$\dot{V}_A$ 的氧气流是通过麻醉回路输送的,气流通过储存罐、平衡其容量所需的时间。因此预氧合按时间常数分两个阶段进行:

1. 氧气气流冲洗麻醉回路

$$\tau = 回路体积/氧流量$$

2. 肺泡通气冲洗 FRC

$$\tau = FRC/\dot{V}_A$$

1τ 时间常数后 FRC 的氧浓度可增至 63%;2τ 后增至 86%;3τ 后增至 95%;4τ 后约增至 98%。

为了加速去氮,建议在给患者面罩吸氧前用高氧气流量冲洗麻醉回路。在预氧过程中,应使用避免重复吸入的氧气流速。

总之,应遵循三个步骤以增强预氧合作用:①麻醉回路由高氧气流冲洗;②使用密闭的面罩以避免夹带空气;③5L/min 的氧气流量用于潮气量呼吸(tidal volume breathing, TVB),10L/min 的流量用于深呼吸(deep breathing, DB)。

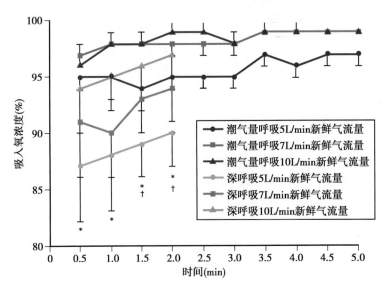

图 14.3 对比潮气量呼吸(TVB)和深呼吸(DB)预氧合技术,吸入氧气分别使用 5、7 和 10L/min 的新鲜气流量(FGF)。* FGF 在 5、7 和 10L/min 之间有显著差异($P<0.05$)。†DB 在 0.5 和 1.0min 时有显著差异($P<0.05$)(From Nimmagadda U,Chiravuri SD,Salem MR,et al. Preoxygenation with tidal volume and deep breathing techniques:The impact of duration of breathing and fresh gas flow. *Anesth Analg*. 2001;92:1337-1341.)

影响效能的因素

吸入氧浓度

- 漏气
- 使用的系统
- FGF,呼吸方式(TVB 或 DB)

呼吸持续时间

$\dot{V}A/FRC$ 比值

影响效率的因素

负荷氧气的量

PAO_2 和 FRC

CaO_2 和 CO

$\dot{V}O_2$

CaO_2,动脉氧含量;CO,心排血量;DB,深呼吸;FGF,新鲜气流量;PAO_2,肺泡氧浓度;TVB,潮气量呼吸;$\dot{V}A/FRC$,肺泡通气量与功能余气量的比值;$\dot{V}O_2$,氧耗。

最大肺泡预氧合或去氮的定义是,呼气末氧气浓度(EtO_2)接近 90% 及呼气末氮气浓度(EtN_2)为 5%[17,37]。在 FRC 和 $\dot{V}O_2$ 正常的成人中,90% 或更高的 EtO_2 意味着肺含有超过 2 000mL 氧气($\dot{V}O_2$ 的 8~10 倍)[22]。由于肺泡气体内存在 CO_2 和水蒸气,所以 EtO_2 很难超过 97%。影响预氧合效能的因素包括 FiO_2、呼吸持续时间和 $\dot{V}A/FRC$ 比值(知识框 14.1)。

吸入氧浓度

FiO_2 难以达到 1.0 的主要原因包括面罩漏气[31,41-44]、呼出气体的重复吸入以及使用不能提供高浓度氧气的系统,如简易呼吸器[40]。即使漏气量非常少,也不能试图通过增加新鲜气体流量(fresh gas flow,FGF)或延长预氧合时间来补偿漏气。使用面罩时,如果患者有胡须、无牙、颊部凹陷、使用鼻胃管、面罩或头带型号选择不当以及在面罩下方使用空气输送系统,都能引起面罩漏气,使 FiO_2 降低。临床上提示系统密闭的指标是呼吸囊随呼吸而运动、出现正常的二氧化碳曲线图和 $EtCO_2$、吸入和呼出氧气浓度数值[31]。

即使麻醉回路可以提供 100% 的氧气浓度,FiO_2 还会受到呼吸类型(TVB 或 DB)、FGF 水平以及呼吸持续时间影响[45]。在一项志愿者参加的研究中,为了比较不同的预氧合技术,使用半紧闭循环吸收系统,对于同一受试者使用不同的 FGF,结果发现 FGF 为 5L/min 时进行 TVB,吸入氧浓度为 95%;FGF 为 7L/min 和 10L/min 时,吸入氧浓度会提高到 98%。不过,在 5L/min FGF 时进行深呼吸,吸入氧浓度仅为 88%,7L/min 时为 91%,10L/min 时为 95%(图 14.3)[45]。这些结果提示:在 TVB 时,FGF 从 5L/min 增至 10L/min,对提升 FiO_2 影响轻微,但是在深呼吸时影响显著,这是由循环系统的呼吸特性决定的。深呼吸时每分钟通气量可以达到 FGF 水平,导致呼出气体(N_2)的重复吸入,从而使吸入氧浓度降低,但是在 TVB 时,呼出气体的重复吸入可以忽略,因此提高 FGF(5L/min 提高至 10L/min)对于 FiO_2 只有轻微的影响[45,46]。

呼吸持续时间、功能余气量和肺泡通气量

要完成最大的预氧合需要充足的时间。在 FiO_2 接近 1 时,进行 3~5min 的 TVB,大多数健康成人患者都可以使目标 EtO_2 超过或等于 90%(或 $EtN_2 \leqslant 5\%$)。对于非重复吸入系统,FiO_2 变化时,肺泡内氧浓度(FAO_2)指数变化的半衰期可由以下方程得出:

$$FAO_2 = 0.693 \times V_{FRC} / \dot{V}_A, V_{FRC} \text{ 为功能余气量}$$

当 $V_{FRC} = 2.5L$,$\dot{V}_A = 4$ 和 8L/min 时,半衰期分别为 26s 和 13s[31]。因此,在 FiO_2 为 1.0 的同时进行过度通气,会用 TVB 更短的时间来完成肺内的大部分氧气的储存[31]。这是深呼吸技术的基础,已经被引入临床,用以替代传统的 TVB 技术[31,37]。

在预氧合时,$\dot{V}_A$ 和 FRC 的变化对 EtO_2 的提高(EtN_2 的降低)率有明显的影响。因为孕妇的 $\dot{V}_A$ 升高、FRC 降低,所以其 EtO_2 的升高比非孕妇快[41,47,48]。与孕妇相似,婴儿和儿童比成人的预氧合完成要快[49]。

预氧合效率

预氧合可明显延缓呼吸暂停时动脉血红蛋白去饱和作用的发生。在呼吸室内空气的健康人中,1min 内可发生 70% 的去饱和,而在充分的预氧作用下,去饱和可在 5min 可发生。呼吸暂停时,动脉氧合血红蛋白去饱和的延迟取决于预氧合的效果、氧负荷量以 $\dot{V}O_2$(知识框 14.1)。呼吸暂停时,氧气负荷量下降(FRC、PaO_2、CaO_2 或 CO 下降)或 $\dot{V}O_2$ 提高或两者兼有的患者,比健康患者的去饱和更快[50-53]。当 SaO_2 在 100% 和 99% 之间时,可以观察到各预氧合技术的主要差异[22,31,49,50]。这个范围代表氧合血红蛋白解离曲线的平坦部分,当氧储备耗竭时,即使进行了预氧合,也会出现快速去饱和,这类似于在呼吸空气的患者中观察到的结果。

Farmery 和 Roe 开发了一个计算机模型,可以描述呼吸暂停期间氧合血红蛋白去饱和的速率[51]。如果已知患者的体重和预氧合的程度,这个模型与患者的实际资料吻合度很高(图 14.4)[50,51]。因为不可能在人体进行试验来标记氧合血红蛋白的去饱和过程,尤其当脉搏血氧饱和度(SpO_2)低于 90% 时,因此这个模型非常有意义[50,51]。70kg 的健康患者,在呼吸暂停前 FAO_2 分别为 0.87、0.8、0.7、0.6、0.5、0.4、0.3 和 0.13(吸空气),如

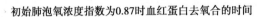

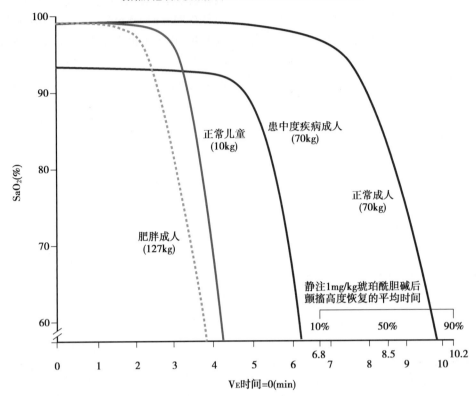

图 14.4 与健康成年人相比,肥胖成年人、体重 10kg 的儿童(功能残气量低、耗氧量高)和患中度疾病成年人的动脉血氧饱和度(SaO₂)与呼吸暂停时间的关系。FAO₂,肺泡氧浓度指数,VE,呼出气量(From Benumof JL,Dagg R,Benumof R. Critical hemoglobin desaturation will occur before return to unparalyzed state from 1mg/kg succinylcholine. Anesthesiology. 1997;87:979-982.)

果从停止呼吸到使 SaO_2 降低到 60%,需要呼吸暂停的时间分别为 9.9、9.31、8.38、7.30、6.37、5.40、4.40、3.55 和 2.8min[50,51]。图 14-4 表明,70kg 的健康成人、70kg 患中度疾病的成人患者、10kg 的健康儿童和 127kg 的肥胖成人,达到 SaO_2 80% 的呼吸暂停时间分别为 8.7、5.5、3.7 和 3.1min,达到 SaO_2 60% 的呼吸暂停时间分别为 9.9、6.2、4.23 和 3.8min[31,50]。

预氧合技术和延长呼吸暂停时间技术

各种已有的技术和方案,都是为了以下目的:①在麻醉诱导前进行充分的预氧合,以优化氧储备;②在麻醉诱导和给予肌松药后延长呼吸暂停时间。无论采用哪种技术,麻醉诱导后的预氧合和呼吸暂停时间的延长已成为快速序贯诱导(RSI)和插管技术的一个组成部分,由于"不能插管/不能氧合"(CI/CO)的情况在很大程度上是不可预测的,因此理论上所有患者都需要最大限度的预氧合[31]。

预氧合技术

文献报道的预氧合的方法如下。传统技术包括潮气

量呼吸(TVB)、深呼吸(DB)技术和气道正压通气(知识框 14.2)。经鼻湿化快速充气交换通气(THRIVE)技术也可用于预氧合(见下文讨论)。

知识框 14.2 预氧合技术

潮气量呼吸

传统潮气量呼吸(3~5min)

1 次肺活量呼吸后进行潮气量呼吸

深呼吸

单次肺活量呼吸

4 次深呼吸(4 次深吸气量呼吸)

8 次深呼吸(8 次深吸气量呼吸)

扩展的深呼吸(12~16 次深吸气量呼吸)

1 次肺活量呼吸后进行潮气量呼吸

预氧合与附加方法

预氧合与持续气道正压(CPAP)

预氧合与氧气吹入

预氧合与双水平气道正压(BIPAP)

THRIVE 经鼻湿化快速充气交换通气

闭口潮气量呼吸 3min

潮气量呼吸

传统的潮气量呼吸(TVB)吸入 100% 氧气仍然是一种有效的预氧合技术。使用该技术的最大有效预氧合需要 3~5min,同时保持 FiO_2 接近 1。不同麻醉系统(循环吸收器[37,46]、Mapleson A[54-56]、Mapleson D[55-58] 和非重复吸收系统)和 FGF(5~35L/min)已成功使用[41,44,55,56,58]。在使用手术室中最常见的循环吸收器时,即使 FGF 低至 5L/min,同样能够达到有效的预氧合[40]。在正常受试者中行 TVB 时,FGF 从 5L/min 升高至 10L/min 对改善预氧合效果甚微(图 14.5)[40]。

深呼吸技术

在假设深呼吸可以快速实现肺泡去氮的基础上,Gold 等提出 0.5min 内 4 次 DB(4DB/30s)的预氧合方法[37]。他们证明,4DB/30s 与持续 3min 的 TVB(TVB/3min)后的 PaO_2 没有差别。一些研究证实了他们的说法[59,60],但是也有一些研究认为,与 4DB/30s 相比,TVB/3min 能提供更有效的预氧合(图 14.6)和更长时间的保护,并防止呼吸暂停时出现低氧血症,尤其对于孕妇、病态肥胖患者和老年患者[41,46,57,58]。

认为 4DB/30s 预氧合效果不及 TVB 的主要原因是深呼吸时通气量远大于氧气注入速率,导致呼出氮气的

重复吸入,降低 FiO_2。Nimmagadda 等证实,4DB/30s 不能给志愿者提供最佳的预氧合状态(没有受试者达到 EtO_2 ≥90%)[45]。另外,用 4DB/30s 方法进行预充氧的患者血氧饱和度降低得更快,其可能的一个原因是组织和静脉腔室需要超过 30s 的时间才能充分氧合[31,45]。这些腔室具有额外的储氧能力,在呼吸高浓度氧时能储备更多氧气[31,45]。这种氧储存量是以指数形式增长的。尽管 4DB/30s 预氧合技术能使动脉血快速氧合,但组织氧储备并没有提高,因此在随后出现的呼吸暂停期间,其比用 TVB 进行较长时间预氧合的方法更快出现去饱和[31]。由于 4DB/30s 技术不能提供最佳的预氧合效果,其使用推荐于受时间限制的紧急情况下[45]。

为了优化深呼吸预氧合方法,研究者集中于:①延长深呼吸的时间至 1、1.5 和 2min,分别进行 8、12 和 16 次 DB;②使用高 FGF(≥10L/min)[41,42]。与最初的 4DB/30s 比,这些方法可以产生最大预氧合效果(表现为较高的 EtO_2、PaO_2 和较低的 EtN_2),并且能提高效率,延迟呼吸暂停时出现氧合血红蛋白去饱和的时间)[36,45]。一项研究表明,在 FGF 为 10L/min 时使用 8DB/1.0min,与 4DB/30s 和 TVB/3min 相比,氧合血红蛋白去饱和的速度更慢(图 14.6)[36]。对于此现象的解释很多,包括继发于过度通气的 $PaCO_2$ 下降引起的氧合血红蛋白解离曲线左移(图 14.7)以及在麻醉诱导期间进行的几次额外的 DB[31,61]。

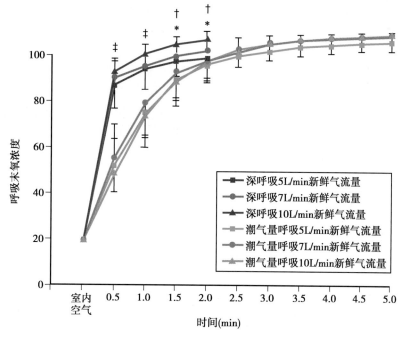

图 14.5　比较使用 5、7 和 10L/min 新鲜气流量时潮气量呼吸和深呼吸预氧合技术呼气末氧气浓度;* 深呼吸时在 5 和 7L/min 新鲜气流量有显著差异;† 深呼吸时在 0.5 和 1.0min 有显著差异;‡ 潮气量呼吸存在显著差异;当 P<0.05 时认为有统计学差异(From Nimmagadda U,Chiravuri SD,Salem MR,et al. Preoxygenation with tidal volume and deep breathing techniques:the impact of duration of breathing and fresh gas flow. Anesth Analg. 2001;92:1337-1341.)

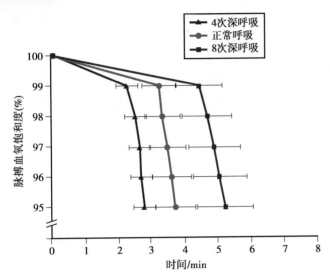

图 14.6　使用 3 种不同的预氧合技术后,呼吸暂停过程中氧合血红蛋白去饱和降至一定百分数的平均时间。(From Baraka AS, Taha SK, Aouad MT, et al. Preoxygenation: comparison of maximal breathing and tidal volume breathing techniques. *Anesthesiology*. 1999;91:612-616.)

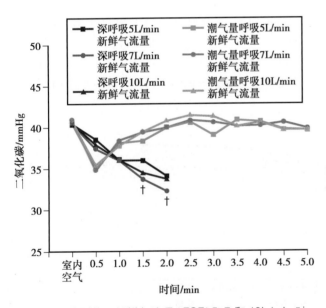

图 14.7　分别使用新鲜气流量(FGF) 5、7 和 10L/min 时,深呼吸(DB) 技术对呼气末二氧化碳的影响。†DB 在 0.5 和 1.0min 时比较差异有统计学意义(*P*<0. 05) (From Nimmagadda U, Chiravuri SD, Salem MR, et al. Preoxygenation with tidal volume and deep breathing techniques:the impact of duration of breathing and fresh gas flow. *Anesth Analg*. 2001;92:1337-1341.)

有人建议在进行任何的预氧合前都要最大限度地呼出气体[24,62]。FRC 为 3L 的健康个体,用力呼气至残余肺容积,可使肺容积降至约 1.5L。FRC 减少 50% 会使氧气吸入(氮气清除)曲线时间常数(T)减少 50%[63]。目前,已经有报道提前进行最大呼气量的呼气对 TVB 预氧合或深呼吸预氧合效果影响的研究[64]。最大呼气量呼气

后进行 TVB 与普通 TVB 相比在第一分钟内 EtO₂ 升高更迅速;然而,其达到最佳预氧合状态($EtO_2 \geqslant 90\%$)所需的时间是相同的(图 14.8)[64]。在深呼吸预氧合过程中,提前有或没有最大呼气量呼气,其去氮时间过程是相同的。显然,与深呼吸相关的 $\dot{V}A$ 水平相比,最大呼气导致的 FRC 降低较小。无论之前是否使用了最大呼气量呼气,要达到 90% 或以上的 EtO₂ 仍需要 1.5min 深呼吸。因此,先进行最大呼气量呼气对预氧合几乎没有额外的实际益处[64]。

已有研究证明,使用单次肺活量呼吸(SVCB)技术进行预氧合能在 30s 内获得与 TVB/3min 相当的 PaO₂[65]。SVCB 由三个阶段组成。第一阶段包括用力呼气至残余气量,这样可以使肺部的氮气含量降至最低,并降低对随后吸入的氧气的稀释。第二阶段是深吸气,扩张肺至肺总量,同时可最大限度地提高 PaO₂。第三阶段是在深吸气位屏住呼吸,可提高肺泡-毛细血管间氧气的弥散。由于不同部位肺泡充盈时间常数不同,这个动作可以使气体从顺应性好的肺泡向顺应性差的肺泡移动[65]。SVCB 技术能改善预氧合,尤其是适用于吸入麻醉的快速诱导[65]。

头高位

仰卧位不是预氧合的最佳体位。仰卧位患者不能进行深呼吸,容易导致依赖性肺不张和 FRC 降低。因此,呼吸暂停后氧合维持的时间缩短[1]。在正常和肥胖患者中,背高/头高位(BUHE 体位)与仰卧位相比,能提高预氧合效率,延长呼吸暂停时间[66-69]。对于制动患者(如有潜在脊髓损伤的患者),头部高于脚 30° 的反 Trendelenburg 体位可改善预氧合[1,68]。

BUHE 体位不仅能提高预氧合效率。LEE 和他的同事们发现,在喉镜检查中,BUHE 体位还可以改善喉部暴露情况[66]。Khandelwal 及其同事发现,在病房和重症监护室(ICU)紧急气管插管时,将患者置于 BUHE 体位能降低气道相关并发症(包括低氧血症)的发生率[69]。

无创正压通气

肥胖、妊娠或危重病患者因其病理生理状态导致 FRC 降低、肺不张和右向左分流的风险增加,从而降低传统方法预氧合的效率。最近的研究建议在肥胖和/或危重病患者中,通过无创正压通气(noninvasive positive-pressure ventilation, NIPPV)吸入 100% 氧气结合呼气末正压(PEEP)在反向 Trendelenburg 体位上进行最大限度地预氧合[1,70,71]。NIPPV 和 PEEP 能增加平均气道压力,从而扩张肺泡,减少右向左分流。Weingart 和 Levitan 详细介绍了几个支持增加平均气道压力的预氧合技术的研究(表 14.2)[1]。

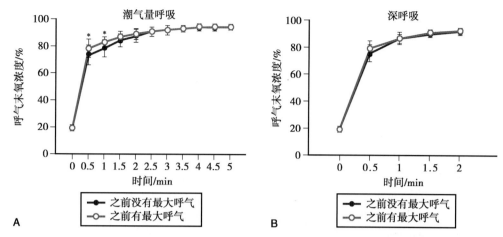

图 14.8　(A)在最大呼气(○)后使用潮气量呼吸(TVB)技术模拟预氧合过程中 5min 内结束的呼气末氧浓度值(平均值±标准差)与未经最大呼气(●)的 TVB 进行比较。(B)在最大呼气(○)后使用深呼吸技术模拟预氧过程中 2min 内的呼气末氧浓度值(平均值±标准偏差)与无最大呼气(●)的深呼吸的比较。* 两种技术(TVB 有或没有最大呼气)之间差异有统计学意义(P<0.05)(From Nimmagadda U, Salem MR, Joseph NJ, Miko I. Effi cacy of preoxygenation using tidal volume and deep breathing techniques with and without prior maximal exhalation. *Can J Anesth.* 2007;54;448-452.)

表 14.2　平均气道压升高作为预氧技术的证据

研究	患者	干预	比较	结果
Delay et al.[94]	28 例肥胖手术患者的 RCT	无创通气	零压力自主通气	NIPPV 组的患者比标准组更快、更彻底地脱氮,通过呼出氧水平>90%来测量
Futier et al.[114]	66 例肥胖手术患者的 RCT	两个治疗组:无创通气或气管插管后无创通气	零压力自主通气	在预氧合结束时,NIPPV 组和 MIPPV+RM 组 PaO_2 高于自然通气组,在插管和机械通气开始后仍高于自然通气组
Cressey et al.[90]	20 例肥胖女性减肥手术的 RCT	CPAP 预氧合	零压力自主通气	显示使用 NIPPV 使去饱和时间增加了 40s。非显著性主要结果
Gander et al.[93]	30 例病态肥胖手术患者的 RCT	CPAP 预氧合	零压力自主通气	CPAP 组呼吸暂停后达到 90%饱和的时间预计为 1min
Herriger et al.[115]	40 例 ASA PS 分期 Ⅰ~Ⅱ期手术患者的 RCT 分析	CPAP 预氧合	零压力自主通气	气道正压通气在成人麻醉诱导中的应用可延长呼吸暂停非缺氧时间超过 2min
Antonelli et al.[116]	26 例低氧血症 ICU 患者行支气管镜检查的 RCT 分析	无创通气	零压力自主通气	PaO_2/FiO_2 比在 NIPPV 组有所改善,而在高 FiO_2 组则恶化

ASA PS 分级,美国麻醉医师协会身体状况分级;CPAP,持续气道正压;NIPPV,无创正压通气;PaO_2,动脉氧分压;RCT,随机对照试验;RM,肺复张手法(From Weingart SD, Levitan RM. Preoxygenation and prevention of desaturation during emergency airway management. *Ann Emerg Med.* 2012;59 (3):165-175.)

　　Baillard 及其同事在法国的两个内/外科 ICU 进行了一项随机、前瞻性研究[72]。两个研究组在 RSI 前进行预氧合:对照组使用无呼吸袋阀呼吸面罩进行 3min TVB 预氧合,而研究组通过面罩连接 ICU 呼吸机接受 NIPPV 预氧合。研究组和对照组的年龄、疾病严重程度、诊断和 SaO_2 在预吸氧前没有差异。NIPPV 组在预吸氧结束时、插管时和插管后 5min 时的 SaO_2 均高于对照组。对照组 46%的患者 SaO_2 降至 80%以下,而 NIPPV 组仅有 7%。

术后胸片显示反流和误吸的发生率在两组之间无差异，分别有 3 例和 4 例。作者认为，NIPPV 预氧合法比 TVB 标准方法对低氧血症患者插管更有效[1,70,71]。

延长呼吸暂停时间技术

固定的鼻导管吸氧

固定的鼻导管吸氧(NO DESAT)是由 Levitan 最初使用的一种简单易行的技术，能延长急诊室 RSI 后呼吸暂停的时间[1,11]。在开始预吸氧时将鼻导管置于呼吸面罩下。在麻醉诱导之后呼吸暂停时迅速将鼻导管中的氧气流速调到最大 15L/min。这样高的流速，可以提供接近 100% 的 FiO_2，辅助呼吸暂停期间的氧合。这项技术依赖于通过提下颌的方法或采用喉镜本身维持气道通畅。

Bhagwan 描述了一组在幽门狭窄婴儿患者 RSI 前使用 NO DESAT 技术进行预吸氧的病例，作者评论认为这是一种简单而有用的技术，使用过程中氧饱和度下降和心动过缓的事件很少发生，也未发现鼻导管导致面罩密封不良的病例。此外，这组病例中也无鼻出血和气胸发生[73]。

Semler 等发表了一项随机试验，对 150 名重症监护病房患者进行气管插管时呼吸暂停的氧合实验[74]。这项研究的目的是比较使用 NO DESAT 技术进行额外供氧与不进行额外供氧相比，能否提高 ICU 接受气管插管的患者在进行喉镜检查呼吸暂停期间的最低动脉血氧饱和度。额外供氧组呼吸暂停期间最低动脉血氧饱和度中位数为 92%，而未额外供氧组为 90%。两组血氧饱和度低于 90% 的发生率无差异。因此作者得出结论，NO DESAT 技术不支持在危重成人患者常规使用。进一步的研究有必要全面评估这种简单易行的呼吸暂停氧合方法在更广泛的患者中的应用。

咽部吹氧

1988 年，Teller 等首次描述了呼吸暂停期间的咽部吹氧技术[12]。12 名计划接受择期手术的健康患者，通过呼吸环路吸入氧气 $FiO_2=1$，持续 3min；然后指导他们进行过度换气，直到 $EtCO_2$ 达到大约 25mmHg，确保在呼吸暂停 10min 后动脉血 CO_2 分压不会超过 100mmHg。在诱导麻醉和使用琥珀酰胆碱神经肌肉阻滞后，经鼻将一根 8F 导管插入咽腔。受试者被随机分到经 8F 导管每分钟给予 3L 氧气的供氧组或无氧气供应组。静脉输注琥珀酰胆碱、硫喷妥钠、芬太尼和咪达唑仑维持麻醉。呼吸暂停一直持续直到患者 SaO_2 达到 92% 或时间达到 10min。咽部吸氧组患者的血氧饱和度从未低于 97%，所有患者呼吸暂停时间均达到了 10min。而未接受咽腔氧气吸入的患者呼吸暂停时间仅可维持 6.8min，最低 SaO_2 为

91%。因此作者得出的结论，对于气道通畅且气管未插管的健康患者，预吸氧后咽部吹氧可以提供 10min 的安全呼吸暂停时间。

Barak 等对 34 名接受胃束带或胃旁路手术的病态肥胖患者用鼻咽吹氧(5L/min)的方法进行补充预吸氧[17]。其中一半患者在预吸氧后接受鼻咽吸氧吹入，而对照组仅接受预吸氧。比较两组从呼吸暂停开始到 SaO_2 达到 95% 的时间，切断时间为 4min。在对照组中，呼吸暂停期间 SaO_2 在(147±27)s 内从 100% 降至 95%；氧饱和度下降时间与体重指数(BMI)呈负相关。在咽部吹氧组，17 名患者中的 16 名在整个 4min 的研究期间保持了 100% 的 SaO_2 水平。作者认为，病态肥胖患者在预吸氧后补充咽部氧气吹入能延迟了呼吸暂停期间氧合血红蛋白的降低。

Heard 等研究了口腔吹氧对延长呼吸暂停时间的影响。他们剪短一根直径为 3.5mm 的气管导管，使其远端位于口腔[75]。40 名 BMI 为 $30\sim40kg/m^2$ 的病态肥胖患者被随机分配到对照组(无口腔吹氧)或每分钟 10L 的口腔氧气吹入组(10L/min)。全麻诱导后，在研究期间维持喉镜检查，直到 SpO_2 下降到 95% 或时间达到 750s(12.5min)。在呼吸暂停期间，接受口腔吹氧的患者发生很少出现 SpO_2 低于 95%。据此作者认为，在麻醉诱导时，向肥胖患者口腔吹氧，可以延长安全呼吸暂停的时间，具有重要的临床意义。

咽吹氧技术在急性肺损伤[76]的实验模型中，在 4 次深呼吸预氧合之后[77]，在改良的 Macintosh 喉镜片研究中[78]，以及在婴儿和幼童的 Airtraq 喉镜检查中均有报道[79]。

THRIVE

2015 年，Patel 和 Nouraei 首次描述了经鼻湿化快速充气交换通气(THRIVE)技术，其使用 Optiflow(一种商业化的经鼻湿化输氧系统)向困难气道成人患者提供高流量($30\sim70L/min$)的加温加湿氧气(图 14.9)[13]。在健康、清醒的志愿者中，以 60L/min 氧气的流速 THRIVE 3min 的预氧合效果与 10L/min 氧气进行 3min 面罩 TVB 相当[13]。

高流量氧气($15\sim70L/min$)只能加温加湿后经鼻输送。将从麻醉机出口流出的冷且干燥的氧气以高流速直接输送会导致患者黏膜干燥，引起严重不适，导致疼痛、窦性头痛和鼻黏膜出血。因此，对清醒患者干冷的氧气输送速度应低于 15L/min(例如鼻导管吸氧、咽氧气吸入)。传统的呼吸暂停氧合技术，包括鼻导管吸氧和咽部吹氧，虽然可延长呼吸暂停时间，但很少或不能清除 CO_2。THRIVE 延长呼吸暂停时间超过传统的呼吸暂停氧合技术，同时还能提高了 CO_2 的清除率，防止了 CO_2 蓄积引起的致命风险。

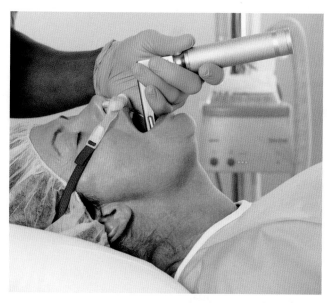

图 14.9　Optiflow 用于在直接喉镜检查期间提供经鼻湿化快速充气换气（THRIVE）以延长呼吸暂停时间（Image courtesy Fisher&Paykel Healthcare, Auckland, NZ）

Patel 和 Nouraei 研究了 25 名全麻下接受下咽部或喉气管手术的成人患者，已知晓其有困难气道存在，且其 BMI 或潜在的心肺疾病很可能在麻醉诱导时导致血氧饱和度快速降低[13]。从全身麻醉和神经肌肉阻滞的诱导开始，直到建立确切的气道，在此期间使用 THRIVE 法进行氧合。中位呼吸暂停时间为 14min，最短 5min 至最长 65min。没有患者血氧饱和度降到 90% 以下。呼吸暂停后 CO_2 的平均水平为（58.5±18）mmHg，范围为 36.8 ~ 114.8mmHg；CO_2 的平均上升率为 1.1mmHg/min。Patel 和 Nouraei 认为，THRIVE 有可能改变困难气道患者手术的性质，使其从匆忙的、具有潜在创伤性的手术转变为在延长的安全呼吸暂停窗口内进行的平稳手术事件[13]。

Humphreys 等在一项随机对照试验中调查了 THRIVE 在儿童中的应用，这项试验涉及 48 名年龄在 6 个月以下至 6 岁以上全麻下性择期手术的健康儿童[80]。吸入麻醉诱导后，给予肌松和静脉麻醉药后，所有患者均使用带气囊阀的面罩供氧，吸入纯氧至 EtO_2 达到 90%，THRIVE 组在呼吸暂停期间接受提下颌并进行年龄相适流量的 THRIVE 吸氧，而对照组在呼吸暂停期间仅接受下颌支撑而无供氧。THRIVE 可以有效地延缓呼吸暂停时 SpO_2 降至 92% 的速度，延长婴幼儿安全呼吸暂停时间[80]。在一篇评论中，Jagannathan 和 Burjek 认为作为一项新技术，尽管 THRIVE 并不是完全基于儿童的生理特点设计进行的，但有很大的发展前景，可能代表着一种变革性的困难气道患者气道安全管理技术和一种全新的麻醉下通气模式[81]。

预氧合呼吸系统

用于预氧合的呼吸系统的设计对脱氮的效率有显著的影响，自主呼吸时重复吸入的程度 Mapleson A 系统小于 Mapleson D 系统[55]。使用 Mapleson A 或循环系统用 TVB 法进行预氧合时，5L/min 的氧流量可在 3min 内使患者充分预氧合。而要达到和 Mapleson D 相同的 EtO_2 则需要 10L/min 的氧流量[55,56]。在使用深呼吸法预氧合时，无论哪种呼吸系统，都需要 10L/min 的氧流量[56]。

重症监护室中通常使用复苏球囊来进行预氧合。自然呼吸时，不同复苏球囊的效果明显不同[40]。由于设计的原因，即使 FGF 等于甚至超过 15L/min，某些球囊也难以提供较高的 FiO_2。根据活瓣原理的不同，复苏球囊可分为两类。盘型活瓣系统使用单个或多个圆盘使空气在吸气时进入患者的体内（封住呼气口）。在呼气时，圆盘会回到原来的位置，并打开呼气口（图 14.10）。由于这个盘形活瓣的功能不依靠贮气囊的挤压，因此这种呼吸囊在手控或自主呼吸时效果更好。在重症监护室中，这类复苏球囊可以有效地用来预氧合[40,82,83]。

在手控或自主呼吸时，鸭嘴型吸气活瓣的复苏球囊的功能与盘型活瓣系统有所不同[40,82]。在手控通气时，气体从活瓣的底部压入，打开鸭嘴型活瓣，输送新鲜气体至患者肺部。这个压力也可以使活瓣的底部和呼气口密封。在呼气时，活瓣底部恢复先前的位置，呼出的气体通

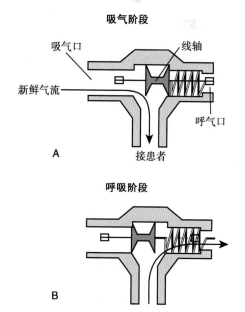

图 14.10　盘型复苏球囊中的典型盘型活瓣的示意图。在吸气时（A），活塞会封闭呼气口，使新鲜气流输送给患者在呼气时（B），新鲜气流接口被活塞封闭，此时气体可以流往呼气口（From Moyle JTB, Davey A, editors: *Ward's anaesthetic equipment*, London, 1998, WB Saunders, p 190.）

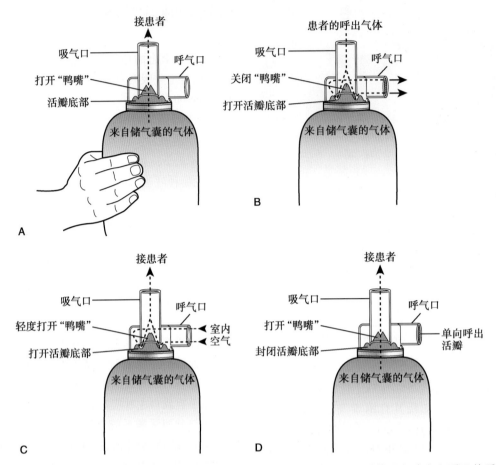

图 14.11　鸭嘴兽型复苏球囊的原理图。(A)手控通气时的吸气。(B)手控通气或自主呼吸的呼气。(C)无单向呼气活瓣的自主吸气。(D)有单向呼气活瓣的自主吸气(From Nimmagadda U, Salem MR, Joseph NJ, et al. Effi cacy of preoxygenation with tidal volume breathing:comparison of breathing systems. *Anesthesiology.* 2000;93:693-698.)

过呼气口排出(图 14.11)。Mills 等研究了自主呼吸时,鸭嘴型复苏球囊输送高 FiO_2 的效果。他们发现,在自主呼吸时,因为鸭嘴型复苏球囊没有单向呼出活瓣防止挟带空气,输送的氧气浓度有所不同[82]。Nimmagadda 等也证实了这一发现[40],他们观察到在自主呼吸时,即使使用较高的 FGF,某些鸭嘴型复苏球囊仍不能提供高 FiO_2。由于呼气口缺少单向活瓣,因此会产生足够的负压,使得鸭嘴型活瓣难以打开。在吸气时,通过部分开放的鸭嘴型活瓣,室内空气可从呼气口进入未封闭的活瓣底部,与氧气混合(图 14.11)。在呼气口加上一个单向活瓣,鸭嘴型复苏球囊在 FGF 15L/min 时,可以稳定地输送超过 0.9 的 FiO_2。在吸气时,活瓣密封了呼气口,使患者能产生足够的负压以打开鸭嘴型活瓣,氧气在未稀释的情况下流入(图 14.11)[40]。

在重症监护病房快速顺序诱导插管或转运有自主呼吸的危重症患者时,如果不能使用复苏球囊为其提供高 FiO_2 会导致严重的后果[40]。临床医生应该确保临床用于预氧合的复苏球囊在自主呼吸时能提供较高

的 FiO_2[40]。

特殊情况

研究已经强调了呼吸暂停期间低氧血症快速发展的危险因素。这些因素是可相加的,包括 FRC 降低、去氮不足、呼吸暂停前通气不足、$\dot{V}O_2$ 升高和气道阻塞[41,48]。有这些危险因素的患者应被认为是呼吸暂停期间低氧血症的高危人群。

孕妇

孕妇的 $\dot{V}A$ 升高和 FRC 降低,所以比非孕妇女达到最大预氧合的速度更快[41,48,59]。在呼吸暂停时,孕妇出现低氧血症的速度更快,因为降低的 FRC 和升高的 $\dot{V}O_2$ 使氧储备受限[47]。从怀孕第 5 个月开始,FRC 降至非孕时的 80%,$\dot{V}O_2$ 提高 30% ~ 40%。可导致气道保护延迟的妊娠期气道相关变化,加重妊娠患者诱导后低氧血症的程度。

对于孕妇,在麻醉诱导前可以通过 TVB 2~3min 或者深呼吸 1min 或更长时间达到预氧合,也可以同时使用两种技术。由于孕期 $\dot{V}A$ 的增加,在行 TVB 或深呼吸时,氧流量达到 10L/min 或更高是必要的(可应用循环系统设备)[84]。而 4 DB/30s 技术仅在时间受限时才使用。

已经有关于头高位 45° 和平卧位对于预氧合的影响的研究[47]。仰卧位的孕妇与非孕患者相比,达到 95% 的动脉氧合血红蛋白去饱和的平均时间会更短(173s vs 243s)[47]。头高位会增加非孕患者的呼吸暂停时间但对妊娠患者没有影响。这项发现的原因还不是很确切,可能与头高位能够增加孕妇的 FRC 有关[48]。

McClelland 及其同事应用诺丁汉生理学计算机模型,在产妇围生期进行 RSI 时,研究了分娩、肥胖、败血症、先兆子痫、出血和多胎妊娠对预氧合和呼吸暂停的影响。当 EtN2 降低到 7.5mmHg 时给予纯氧行预氧合后进行 RSI,发现分娩、肥胖、败血症同时加速预氧合和呼吸暂停期间的去饱和。BMI 为 50 的产妇,在分娩时去饱和的速度最快[86]。

产科麻醉学会和困难气道学组在 2015 年发布了关于产科困难气道的管理共识,其中就包括了关于产妇预氧合的具体建议[87,88]。头高位能增加产妇的 FRC;新鲜气体流量 10L/min 或更高能够有效地去氮,紧密的面罩吸氧对于减少空气混入是至关重要的。临床研究和计算模型表明,2min 的预吸氧对足月产妇来说是足够的[41,86];在呼吸暂停期间应该用鼻导管或鼻咽通气设备进行吸氧。

病态肥胖患者

在麻醉诱导后呼吸暂停过程中,病态肥胖患者的 SpO2 在麻醉诱导后降低的速度较快[54,67,89-91],由于这类并发阻塞性睡眠呼吸暂停的病态肥胖患者可能与插管困难(DI)和面罩通气困难(DMV)高风险相关,因此这种 SpO2 快速降低的情况相当危险。由于 $\dot{V}O_2$ 的增加和 FRC 的减少,此类患者很容易出现血红蛋白的快速去饱和。此类患者由于 $\dot{V}O_2$ 的增加以及 FRC 的减少很容易出现血红蛋白的快速去饱和。仰卧位由于腹腔内容物致膈肌上移进一步降低了 FRC,而麻醉诱导也额外降低 FRC;麻醉诱导后非肥胖患者的 FRC 降低 20%,而病态肥胖患者降低 50%。肥胖患者的潮气量会降到闭合能力范围内,导致肺不张和肺内分流增加。

通过 TVB 预吸氧 3min 后,肥胖患者 SpO2 降至 90% 的时间比非肥胖患者明显缩短[50,91]。一项研究指出,正常体重患者预吸氧后 SpO2 降至 90% 的时间为 6min,而肥胖患者为 2.7min[89]。BMI 与血红蛋白去氧合时间呈明显的负相关(图 14.12)[91]。

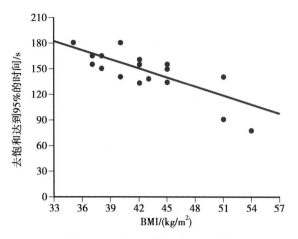

图 14.12　病态肥胖患者预吸氧后呼吸暂停期间去饱和达到 95% 的时间与 BMI 之间的相关性。去饱和时间与体重指数成反比:$R^2 = 0.06$($P < 0.05$)(From Baraka AS,Taha SK,Siddik SM,et al. Supplementation of preoxygenation in morbidly obese patients using nasopharyngeal O_2 insufflation. *Anaesthesia.* 2007;62:769-773.)

在麻醉诱导期间给予 $10cmH_2O$ CPAP 5min 能够延长呼吸暂停时去饱和的时间,同时减少肥胖患者气管插管后的肺不张情况[92,93]。Delay 和同事等证实了 NIPPV 能够增强肥胖患者预氧合的效果。一项随机对照试验表明应用 NIPPV 和 PSV 模式 $8cmH_2O$ 和 PEEP 模式 $6cmH_2O$ 预吸氧 5min 在肥胖组是安全有效的。在该研究中,试验组 95% 的患者 EtO2 可达到 90%,而单纯吸氧组只有 50% 的患者可达到同一水平。

SHah 等发表了一篇关于肥胖患者预氧合和术中通气策略的报道[95],文中介绍的包括头高位、NIPPV 和呼吸暂停氧合等几种通气方法,都可以改善病态肥胖患者的氧合。文献报道头高位增加患者的预氧合作用[67];CPAP 也可增加患者的预氧合[93];呼吸暂停氧合能够增加患者呼吸暂停过程中的安全[91]。

合并呼吸衰竭的严重病态肥胖患者,在传统预氧合有无后续的氧供支持的情况下,并不能减慢呼吸暂停期间的去饱和速率。这可能是由于肺不张,FRC 减少以及肺内分流所致。在这种情况下,使用 BiPAP 可以改善肺内分流。与传统方法相比,BiPAP 预氧合增加 SaO2 并减少低碳酸血症的发生[96]。

儿科患者

儿科患者因为 FRC 较小和新陈代谢升高,所以在氧供中断时,他们的氧合血红蛋白去饱和速度比成人快,风险也有所升高[49,97-102]。儿童年龄越小,出现低氧血症的速度越快[97-103]。如果使用满意合适的面罩,预氧合的效果取决于儿童的年龄和呼吸持续时间和方式[49,99,104]。对儿科患者的研究表明,儿童比成人更快获得最大预氧合。通过 TVB,几乎所有的儿童在 60~100s 内可以达到

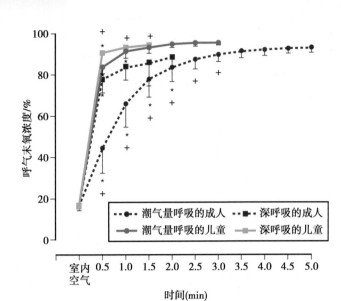

图 14.13 对比潮气量呼吸（TVB）和深呼吸（DB）预氧合技术的呼气末氧浓度。*与所有的其他时间阶段相比有显著差异（$P<0.01$）。*成人和儿童间存在显著差异（$P<0.01$）（From Salem MR, Joseph NJ, Villa EM, et al. Preoxygenation in children：comparison of tidal volume and deep breathing techniques［abstract］. *Anesthesiology*. 2001；97：A1247.）

EtO_2 90%[49,99,105]。1 岁以内的儿童需要 36s（20～60s），3～5 岁需要 50s（30～90s），5 岁以上 68s（30～100s）[99]。已经证实，儿童深呼吸比 TVB 能获得更快的预氧合，也比成人深呼吸时预氧合的速度快（图 14.13）[105]。因此，与成人相反，儿童深呼吸 30s 可以获得最佳预氧合[105]。

影响儿童呼吸暂停时氧合血红蛋白去饱和的因素包括：预氧合的效果，儿童的年龄（或体重），合并的疾病，肺部气体的构成。一些研究监测了 SpO_2 从 100% 降至 95% 的时间（图 14.14）[102]，也有一些研究把目标值定在 90%[97,102,104]。一项关于 3 组儿童的对照研究，他们在呼吸暂停前都吸入 100% 的氧气，时间分别为 1、2、3min，观察 SpO_2 从 100% 降至 98%、95%、90% 的时间，结果发现 1min 组所需时间较短[104]。在这些发现的基础上进一步研究，发现儿童在行 TVB 2min 的预氧合能达到最好，可以在呼吸暂停后提供 2min 或更长的安全时间。1 月龄的婴儿，呼吸暂停期间 PaO_2 的下降率是成人的 3 倍[106]。低龄儿童 SpO_2 从 100% 分别降至 95% 和 90% 所需的时间比高龄儿童短。大多数婴儿在 70～90s（图 14.14）内 SpO_2 可以降至 90%，出现上呼吸道感染时，去饱和的时间缩短[102]。预氧合对高龄儿童的好处远大于婴幼儿。1 个 8 岁的儿童，在没有预氧合的情况下，呼吸暂停时 SpO_2 降至 90% 的时间为 28s，而给予预氧合后时间超过 5min[106]。

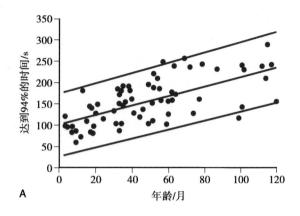

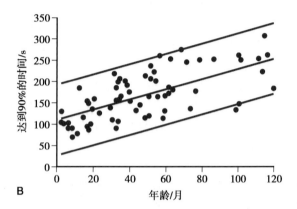

图 14.14 预测区间为 95% 时，去饱和达到 94%（A）和 90%（B）所需的时间与年龄间的关系（$P<0.001$）（From Dupeyrat A, Dubreuil M, Ecoffey C：Preoxygenation in children［letter］. Anesth Analg. 1994；79：1027.）

氧合血红蛋白去饱和的时间主要取决于肺部在呼吸暂停时的氧含量，但是其他的气体组成也很重要。如果吸入 60% 的氧和氧化亚氮的混合气体 SpO_2 降至 95% 的时间会缩短近 1/3，但是仍比吸入同样浓度的氧气和氮气混合气体要长。第二气体效应可以解释这种现象：氧化亚氮可以不断地从肺泡中离开溶解入血，导致 PaO_2 的升高，因此可以延迟去饱和的出现[97]。

应该强调的是，呼吸暂停-去饱和的研究是基于基本健康气道通畅的儿童中进行的。对于合并心脏或呼吸系统疾病或气道梗阻的婴儿和儿童，呼吸暂停时的去饱和速度会更快[97]。

因为担心出现视网膜病变，早产儿通常使用空气-氧气混合气体提供低 FiO_2。对于婴儿，即便是短暂的呼吸暂停，去饱和也会很快发生。因此，暂时提高 FiO_2，尽量限制呼吸暂停时间及严密监护是很重要的[107]。早产儿的呼吸频率为 30～60 次/min，快呼吸用于维持 FRC 而没有时间完全呼气；呼吸暂停期间，慢呼吸或呼吸暂停显著减少早产儿的 FRC 并引起快速去饱和作用[107]。

危重患者

正接受气道管理的危重患者容易发生显著的氧饱和度下降和低氧血症。可以导致心律失常、缺氧性脑病和死亡等灾难性并发症的发生。合并败血症、肺炎、肺水肿、ARDS 和创伤等疾病的患者风险都很大[2,108]。ICU 中应用气道管理的已知或疑似困难气道患者更脆弱[109]。

因此，对于危重患者最大化的预氧合是至关重要的。预氧合的目的就是在呼吸暂停期间维持血红蛋白的氧饱和以应对氧的持续消耗[108]。预氧合是肺泡去氮，就相当于把肺泡 FRC 当做肺泡氧库。临床上对肺泡 FRC 的不利因素将会对预氧合的效果产生不利影响。与健康患者相比，危重患者的预氧合作用不能仅仅局限于简单地去氮。不同患者的不同病理生理特点导致了预氧合效果的不同。呼吸暂停期间增加的氧消耗导致血红蛋白快速去饱和。危重患者随着肺泡-动脉（A-a）浓度梯度的增加，储存在 FRC 中的氧气与血红蛋白的结合效率降低[108]。由于并存各种疾病，预氧合除了涉及去氮之外也要改善 CaO_2 的转运[108]。ARDS 患者，肺损伤后会导致肺内分流增加（肺泡内能参与气体交换的气体减少），即便是最大限度地去氮，增加的分流也限制了血红蛋白的氧饱和能力。

Mosier 等发表了一篇有说服力的关于危重患者气管插管时预吸氧和呼吸暂停氧合变化的报道[108]。建议如下：①预氧合定义为从去氮开始到启动机械通气，期间包括呼吸暂停时间。②去氮应以高流量面罩通气持续 3min 以上，如果面罩不严密，可置入鼻咽通气道，在高 A-a 梯度的患者中应使用 NIPPV 进行预氧合持续至少 3min 以促进肺泡复原。有数据表明高流量鼻导管（high-flow nasal cannula，HFNC）吸氧也能达到同样效果。③呼吸暂停期间氧合的效果取决于去氮的效能、A-a 浓度梯度和肺内分流的程度。使用 40~60L/min 的 HFNC 进行预氧合可能是有效的，如果没有，辅以 15L/min 的鼻导管吸氧可以达到去氮效果。当患者口腔处于闭合状态时，利用鼻罩通过 NIPPV 模式并辅以适当的 PEEP 也能达到类似的氧合效果。

Mort 等对在三级医疗机构 ICU 中需要紧急气管插管的危重患者，应用密闭式面罩吸入 100% 纯氧进行预氧合研究[110,111]。这是一项非随机研究包括无法进行无创呼吸支持和需要紧急气管插管并行机械通气的危重患者。该人群中，吸入 100% 纯氧预氧合后，PaO_2 仅平均增加 37mmHg，超过 1/3 患者的 PaO_2 基线基本保持不变[基线为（67±19.6）mmHg（43~88mmHg）][110]。在随后的研究中，Mort 研究了一组肺功能异常的危重患者，预吸氧时间从 4min 延长到 6min、8min 的氧合效果。有趣的是，相比

4min 密闭式面罩吸入 100% 纯氧预氧合，8min 后约 1/4 患者的 PaO_2 降低。重要的是，大约 50% 的患者在插管过程中出现去饱和。Mort 的研究表明对于危重患者，这种传统的预氧合方式同时辅以其他技术，对预防气管插管期间的氧饱和度降低是十分必要的。

Baillard 等对低氧血症患者在气管插管前应用 NIPPV 行预氧合进行了研究。严重低氧血症定义为插管 30min 内 SpO_2 小于 80%，NIPPV 组发生率仅为 7%，而单纯吸氧组为 42%。NIPPV 组的患者半坐位接受 PSV 5~15cmH_2O、PEEP 5~10cmH_2O 以及 100% 纯氧吸入 3~5min。

Semler 等对 ICU 中的 150 例危重患者进行了随机研究，一组为喉镜置入时给予 15L/min 的鼻导管吸氧，另一组无供氧[74]。监测的主要结果是诱导后和插管后 2min 最低动脉氧饱和度。研究表明最低氧饱和度的平均值以及 SpO_2 小于 90% 和 80% 的发生率无差别。作者认为，他们的研究结果不支持在危重患者气管插管呼吸暂停时应用传统的预氧合。有人认为 15L/min 氧流量对于严重心肺疾病的患者是不足的，关于危重患者的 THRIVE 研究正在进行中。

Doyle 等最近发表了一项前瞻性研究，关于 ICU、OR 及 ED 中高危低氧血症人群在紧急气管插管时应用 THRIVE。该人群包括：ICU 或 ED 中的插管患者，代谢率高的患者，急性呼吸道疾病患者，预期困难气道者，BMI 大于 $30kg/m^2$ 者，慢性呼吸道疾病患者，或已知病理学确诊 FRC 减少的患者[112]。THRIVE 的方案实施是全麻诱导前应用 HFNC 60L/min 100% 纯氧通气。此研究并没有报告并发症的发生，同时发现在高危低氧血症人群中应用此技术可降低氧饱和度下降的发生率。

预氧合并发症

Nimmagadda 等最近发表了一篇关于预氧合及其相关风险的报道[113]，包括延迟气管插管误入食道的诊断、吸收性肺不张、活性氧的产生及心血管反应。

因为预氧合延长了低氧血症的发生时间，检测误入食道的时间可能延迟，这种风险强调了插管后 $EtCO_2$ 监测的重要性。

吸入性肺不张是预氧合最常见的不良反应，它的发生是因为肺泡内氧气取代溶解性差的氮气。由于麻醉后 FRC 减少以及压迫性肺不张引起小气道塌陷，气体从肺泡向血液转运的减少加速了肺不张的进展。诱导时限制 FiO_2 可以预防吸收性肺不张，但也减少了呼吸暂停的安全时间。相反，可以应用其他措施比如 CPAP、PEEP 等使肺复张[113]。

长时间吸入 100% 的纯氧可导致活性氧的产生,也可能导致肺水肿、ARDS、视网膜剥离和癫痫发作。肺损伤的迹象开始显现在吸入纯氧 12h 以后,因此预吸氧的时间较短还不能认为这是一个真正的风险[113]。

动物研究证明,对高氧的血管收缩反应,影响外周血管向肾脏、胃肠道和四肢供给。然而,相对短时间的预吸氧不应有太多临床顾虑。人体试验表明,高氧可以使心率减慢、心排血量相应降低,全身血管阻力及动脉血压升高,冠脉血流减少,以及因血管收缩导致的脑血流量减少。其临床表现轻微且多变。因此,即使是并存疾病的患者也没有理由限制预氧合的应用[113]。

结论

在各种临床情况下实施气道管理时,预氧合和维持氧合仍然是呼吸暂停期间安全简单的基本措施。文献中关于改善预氧合作用和呼吸暂停持续时间的各种容易实施的技术,包括患者头高位、NO DESAT、咽部吹氧、THRIVE 和 NIPPV。参与气道管理的临床医生应多理解这些技术的适用性,并将其应用到日常临床实践中。这些技术对存在氧饱和度低的患者至关重要。

临床要点

- 增加呼吸暂停安全期的主要技术是通过自主面罩通气并吸入纯氧。

- 预吸氧可使肺部去氮并形成肺泡氧储备。通过头高位和提高平均气道压力,减少肺不张,从而增加氧储备;然而,最终氧储备量的大小在预吸氧结束时已固定,一旦呼吸暂停开始,除非恢复通气或采用其他策略,否则将不会得到补充。

- 预氧合技术包括:潮气量呼吸面罩吸氧 3~5min,深呼吸面罩吸氧至 2min,CPAP、NIPPV 或者 BIPAP。

- 呼吸暂停氧合是一种生理现象,在肺和大气之间存在开放气道(鼻咽和口咽)的情况下,肺内氧气吸入速度和二氧化碳排除速度的不同可产生高达 20cmH$_2$O 的负压[3],该负压能驱使氧气从鼻咽和口咽进入肺内。呼吸暂停氧合技术用于延长呼吸暂停期间不发生去饱和的时间。

- 延长呼吸暂停期间不发生去饱和的技术包括:小于 15L/min 低流量固定的鼻导管吸氧(NO DESAT);咽部吹氧;30~70L/min 高流量经鼻湿化快速充气交换通气(THRIVE)。

- 对于改善预氧合的效果和延长呼吸暂停期间不发生去饱和的时间,头高位都十分有效。

(宋丹丹 译　刁玉刚 审)

部分参考文献

1. Weingart SD, Levitan RM. Preoxygenation and prevention of desaturation during emergency airway management. *Ann Emerg Med.* 2012;59(3):165-175.
11. Levitan R. NO DESAT! (Nasal oxygen during efforts securing a tube). *Emergency Physicians Monthly.* 2010.
13. Patel A, Nouraei SA. Transnasal Humidified Rapid-Insufflation Ventilatory Exchange (THRIVE): a physiological method of increasing apnoea time in patients with difficult airways. *Anaesthesia.* 2015;70(3):323-329.
34. Bhatia PK, Bhandari SC, Tulsiani KL, Kumar Y. End-tidal oxygraphy and safe duration of apnoea in young adults and elderly patients. *Anaesthesia.* 1997;52(2):175-178.
40. Nimmagadda U, Salem MR, Joseph NJ, et al. Efficacy of preoxygenation with tidal volume breathing. Comparison of breathing systems. *Anesthesiology.* 2000;93(3):693-698.
45. Nimmagadda U, Chiravuri SD, Salem MR, et al. Preoxygenation with tidal volume and deep breathing techniques: the impact of duration of breathing and fresh gas flow. *Anesth Analg.* 2001;92(5):1337-1341.
64. Nimmagadda U, Salem MR, Joseph NJ, Miko I. Efficacy of preoxygenation using tidal volume and deep breathing techniques with and without prior maximal exhalation. *Can J Anaesth.* 2007;54(6):448-452.
71. Tanoubi I, Drolet P, Donati F. Optimizing preoxygenation in adults. *Can J Anaesth.* 2009;56(6):449-466.
All references can be found online at expertconsult.com.

第15章 全身麻醉诱导技术

Shawn T. Beaman, Erica L. Sivak, and Joseph J. Quinlan

章节大纲

引言

在进行气道管理时,常需要麻醉来减轻气道工具引起的气道反应和血流动力学改变,使患者在接受操作时更加舒适。当有临床指征时,"清醒"插管技术,也就是在镇静或非镇静的状态下对患者气道进行局部麻醉后再进行气管插管,也可以达到同样的效果(见12章)。而对反应很差或昏迷患者进行急诊插管时,例如急性呼吸衰竭或心搏骤停患者,已经再没有进行麻醉的必要。然而,大多数情况下,气道管理通常是在全身麻醉(全麻)诱导之后进行的[1]。

能达到全麻诱导目的的药物通常会存在一些不良反应,比如导致气道梗阻和中枢性呼吸暂停;静脉诱导中使用神经肌肉阻滞药(NMBD,以下简称肌松药)导致呼吸暂停是肯定的。需要强调的是,全身麻醉诱导只应在仔细评估患者呼吸暂停出现后能否进行有效通气再进行(见第9章和第10章),虽然这并非这一章的讨论范围。此章主要回顾全身麻醉诱导的一些常用策略以及这些策略对气道管理的影响,章节前半部分主要讨论不保留自主呼吸的诱导技术,后半部分讨论可保留自主呼吸的全麻诱导技术。

进行神经肌肉阻滞的标准静脉诱导

全身麻醉诱导中最常使用的是标准静脉诱导,此技术需要用到速效静脉麻醉药和肌松药。肌松药所引起的肌肉松弛能使喉镜的置入更加方便,防止反射性的喉头紧张,预防插管后咳嗽,能有效地提升插管条件。

在气道管理中,应不应该使用肌松药以及何时使用肌松药是重要的议题。尽管由于肌松药会导致呼吸暂停,应当谨慎使用,但文献证实了此类药物在气道管理中的广泛应用和其有效性,包括在一些困难气道病例中的应用。在一项关于面罩通气困难(DMV)研究的53 041个病例中,有77个病例被发现无法进行任何面罩通气。然而,在这77个病例中除4例以外均在气道管理的某个时间点应用了肌松药[2]。在后续回顾环节,研究作者发现神经肌肉阻断有利于面罩通气,而在没有使用肌松药的患者中,面罩通气困难和随之而来的喉镜暴露困难的概率更高[3]。至少有一项前瞻性试验证实了肌松药是有利于面罩通气的[4]。英国皇家麻醉医师学院(Royal College of Anaesthetists)在第四次国家审计项目(NAP4)的研究中回顾了全国麻醉操作过程中气道管理的主要并发症发生率,并对肌松药的使用给出两个建议:①当患者低氧血症使用面罩通气或喉罩通气均无法改善时,应考虑尽早给予肌松药来治疗喉痉挛。②使用肌松药后建立气道失败意味着需要紧急建立外科气道[5]。

在美国,最新的临床进展让舒更葡糖(Sugammadex)得以在全球范围应用。其因能快速拮抗罗库溴铵和维库溴铵的肌松作用而在气道管理中有巨大潜力[6-9]。在16mg/kg的剂量下,舒更葡糖可以在3分钟内拮抗1.2mg/kg罗库溴铵导致的快速序贯诱导[10]。这一特性可能比琥珀胆碱的快速消除作用更具有临床价值。舒更葡糖最受关注的不良反应是超敏反应和过敏反应,目前为止其不良反应罕见,而且是与剂量相关的[11]。

不进行神经肌肉阻滞的静脉诱导

虽然肌松药在气道管理中起到了积极作用,但在一些特殊临床情况中使用肌松药可能是不合适的。比如,如何在避免琥珀胆碱可能引起的高钾血症、恶性高热和肌肉疼痛的同时又能达到短效肌松效果就是一个典型的例子。如上文所述,舒更葡糖的特性使得非去极化肌松药在短小手术中应用成为可能。然而,麻醉诱导药物的联合使用,比如丙泊酚和大剂量瑞芬太尼,已被证明能在不使用肌松药的情况下在成人和儿童患者中提供可接受的气管插管条件[12]。供参考的瑞芬太尼剂量为 1~5μg/kg;剂量越高可以使插管条件更优,但是也会相应增加心动过缓和低血压的发生率[12]。这项技术的缺点包括潜在的高插管困难概率和增加喉部发病率的风险[13]。同时,阿片类药物可导致肌肉强直,也可能导致面罩通气困难。虽然这一反应的诱因常常被归于胸壁强直,但大剂量使用阿片类药物所致胸壁强直导致的肺顺应性降低并不足以解释面罩通气困难。研究表明声带紧闭才是阿片类诱导麻醉中面罩通气困难的主要诱因[1,14]。小剂量使用肌松药或局部应用利多卡因表面麻醉可以松弛声带从而恢复面罩通气以及气管插管[1,14]。

另一种可行方案是不使用肌松药,仅使用大剂量丙泊酚全麻诱导进行气管插管。这种方法常常用于建立声门上气道;若需要进行气管插管则需要更大的剂量[1]。然而,丙泊酚的剂量增大将导致全身循环阻力的迅速下降。

使用氯胺酮进行麻醉诱导也是一种可保留自主呼吸的方法。氯胺酮是目前已知仅有的能够进行全麻诱导而不抑制呼吸的静脉药物。在镇静剂量下,使用氯胺酮可以保留患者的气道保护性反射[15]。当氯胺酮作为单一的诱导药物使用时,患者依然可以保留自主呼吸而极少出现中枢性呼吸暂停[16]。临床上使用氯胺酮进行保留自主呼吸的麻醉诱导经典病例之一是心包填塞患者的麻醉。保留自主呼吸可以有效减少体循环静脉回流,从而减轻对已经受损的右心室的压迫,避免血流动力学的崩溃。然而,使用氯胺酮导致呼吸暂停的病例也有报道,有导致气道梗阻的可能性[17]。同时,氯胺酮也是一种可引起心动过速和高血压的强效拟交感药物,特别是在麻醉诱导剂量下。这些不良反应使得氯胺酮不适用于有高血压病或心动过速的患者,在流速受限的冠状动脉病变患者上使用将异常危险。诱导剂量下使用氯胺酮导致气道分泌物增加也会影响气道管理。

快速序贯诱导及插管

快速序贯诱导(rapid sequence induction,RSI)以及快速序贯诱导插管(rapid sequence induction and intubation,RSII)普遍用于有饱胃反流误吸风险的患者,是一种久经考验的麻醉诱导插管方法。RSI 的目的是尽可能地减少患者从失去气道保护性反射到置入带套囊的气管导管之间的时间,从而使患者误吸风险最小化。RSI 具体应该如何实施需根据气道条件的个体差异而定。无论如何,此项技术的核心是快速使用诱导药物和肌松药从而在患者意识消失呼吸暂停后能够马上进行有效的气管插管。

Stept 和 Safar 两位医生在 1970 年提出了 RSI 的概念[18]。该技术关键点包括环状软骨压迫(cricoid pressure,CP),使用预剂量的麻醉诱导药物后紧接着使用快速起效的肌松药,并且避免正压通气(PPV)。最先用于此项技术的药物是硫喷妥钠和琥珀胆碱[15]。但随着 RSI 的普遍施行,方法与最先提出的理念有较大差异[19,21],差异主要体现在药物的选择,CP 的使用时机以及能否使用正压通气。2016 年一个涵盖英国顾问麻醉医生及受培训医生的调查显示,RSI 中最常使用的麻醉诱导药物依次是丙泊酚、硫喷妥钠、依托咪酯和氯胺酮[21]。尽管各个不同患者的血流动力学情况最常决定麻醉诱导药物的选择,仍有文献尝试着去总结 RSI 中不同诱导药物对插管条件的影响。一项使用高剂量罗库溴铵作为肌松药,硫喷妥钠和依托咪酯作为诱导药物进行 RSI 的对照试验发现,分别使用硫喷妥钠和使用依托咪酯作为诱导药物对气管插管条件并没有产生不同影响[22]。同样,使用罗库溴铵作为肌松药,比较硫喷妥钠和丙泊酚时,丙泊酚被发现能提供更好的气管插管条件[23]。依托咪酯常用于血流动力学不稳定患者的 RSI 中,当使用琥珀胆碱作为肌松药比较依托咪酯和氯胺酮对插管条件的影响时,也没有发现两者的差异[24]。不过一项随机对照多中心试验指出,由于依托咪酯能抑制肾上腺皮质功能,使得这种药物不适用于败血症患者[24]。

与进行 RSI 时诱导药物的选择相比,肌松药的选择似乎更加多样化。Stept 和 Safar 医生最初倡议使用琥珀胆碱因为其起效时间迅速;然而当时还并没有其他替代药物可供选择。使用何种肌松药进行 RSI 最为理想现在仍存在争议。一项比较高剂量罗库溴铵和琥珀胆碱在丙泊酚诱导时进行 RSI 的随机对照试验指出,1mg/kg 剂量的罗库溴铵和 1mg/kg 的琥珀胆碱能提供同样的插管条件[25]。有争议的是,实验证明当使用罗库溴铵作为肌松药时,使用不同的诱导药物进行 RSI 会产生不同的气管插管条件,而使用琥珀胆碱时,无论使用何种诱导药物均能提供更优的气管插管条件。由于琥珀胆碱能显著提高血浆钾离子浓度并可能诱发恶性高热,选择琥珀胆碱还是罗库溴铵进行 RSI 现在仍是一个重要的议题,而由于琥珀胆碱能快速起效,在处理困难气道(difficult airway,DA)插管失败时其仍被当做近似于最终手段使用。虽然罗库溴铵不会诱发恶性高热和升高血浆钾离子浓度,但是罗库溴铵使用后无法迅速恢复患者的自主呼吸,特别是在进行 RSI 的剂量下。2015 年,Cochrane 数据库上发表了一篇针对此主题的回顾性分析[20]。此次分析是 2008 年分析的更新,此次更新纳入了新研究 13 项,使纳入研究总数达到 37 个,共有 4 151 位受试者参与;使用非单一麻醉诱导药物的研究也被纳入此次分析中。分析的结论是剂量为 1.2mg/kg 的琥珀胆碱和罗库溴铵在对 RSI 插管条件的影响上并没有统计学差异。最后分析总结建议,除了其不良反应,琥珀胆碱因其更短的作用时间而在临床应用上存在优势。

进行 RSI 是否应该使用环状软骨压迫也是一个经典议题。Sellick 医生在 RSI 的概念被提出之前就发表了 CP 可作为一种防止误吸的策略。他最初在尸体上的研究显示 CP 可以防止胃内容物的反流和误吸[27]，其认为的机制是对环状软骨向后方的压迫可以向后方相应的椎体挤压食道，从而起到阻塞食道的作用。从 Sellick 最开始对 CP 的描述到后来被整合到 RSI 技术中，CP 已被广泛采用。多个研究分别从尸体和受试者身上证实了 CP 对防止误吸的有效性。虽然这项技术被广泛采用，还没有任何随机对照试验证据来支持其功效[28]。

不幸的是，在麻醉学、急诊医学和产科学杂志上均可以看到使用了 CP 仍产生了误吸的病例报道[26]。其原因部分可以归结于 CP 的使用降低了下食道括约肌的张力，在清醒志愿者身上的实验已经证明了这点（见第 13 章）。大量非规范化操作和个体解剖差异的证据都暴露了这项技术本质上存在缺陷。

更使人担忧的是，有证据显示 CP 可能会降低常规气道操作的成功率。一系列研究表明，CP 的使用对面罩通气有负面影响[29]。造成潮气量降低，气道峰压增大，甚至完全无法通气的情况都有过报道。Asai 医生的一系列研究表明，CP 会妨碍喉罩（LMA）的置入，影响使用喉罩进行通气，阻碍通过喉罩进行可弯曲镜插管（FSI）[30-32]。研究也进一步表明，CP 会加大单纯使用 FSI 进行插管的难度，还会阻碍喉管的放置[33,34]。大量数据表明，使用 CP 将影响直接喉镜对声门的暴露[29]。一项通过尸体对双手持握喉镜操作的研究证明，使用 CP 将影响喉镜的视野[35]。一项研究 CP 对探条置入影响的随机实验也偶然发现 CP 将影响直接喉镜对声门的暴露[36]。2015 年发布的困难气道协会成人未预测困难插管管理指南中提出，如果施行 RSI 时出现插管困难则应放弃使用 CP[37]。根据现有的临床证据，指南作者建议在施行 RSI 时若患者有误吸指征则常规使用 CP，但如果出现插管困难，需减轻 CP 的压力或放弃 CP。

最新的美国 RSI 调查显示了临床应用 RSI 时 PPV（正压通气）的使用与经典 RSI 定义上的巨大差别，71% 的调查参与者（均来自美国各教学医院）在施行 RSI 时在插管前会使用面罩进行正压通气[38]。此次调查提出将预给氧联合诱导后 CP 以及 PPV 作为改良的 RSI 方法使用[38,39]。

吸入麻醉诱导

吸入麻醉诱导常常应用于无法开放静脉通路的患者，特别是无法配合置入静脉留置针的小儿。另一指征是诱导时需要保留自主呼吸，比如前纵隔肿物患者。此章着重讲述吸入麻醉剂的特点、吸入诱导技术、患者的选择、吸入诱导在已预测困难气道中的使用以及小儿患者诱导的要点。

麻醉诱导中最常使用的挥发性麻醉剂包括氟烷、七氟烷和氧化亚氮 N_2O。异氟烷和地氟烷有明显的异味且对气道有刺激性，容易引起咳嗽、屏气和喉痉挛，因此不适用于面罩吸入[40,41]。氟烷发现于十九世纪五十年代，其因气味适宜且无气道刺激而被广泛用于吸入诱导中。在发达国家，九十年代七氟烷因其良好的心脏保护作用而开始替代氟烷[42]。N_2O 自从十七世纪初被发现以来就受到了广泛应用，其对气道无刺激且没有异味。N_2O 可单独作为麻醉剂用于手术中的镇静，特别是在牙科手术中应用广泛。如果不使用高压舱，N_2O 无法达到理想的最低肺泡有效浓度（MAC），因此不能作为单一麻醉剂使用，而是常常辅助其他强效吸入麻醉剂用于全身麻醉[43]。

使用吸入麻醉剂来进行麻醉诱导时有很多策略可供选择。如果患者配合，可实施肺活量快速诱导，也称"单次呼吸"诱导技术。肺活量是指从余气量到最大吸气量之间的肺容量。在施行这项操作前，麻醉机呼吸回路中需预充高浓度的吸入麻醉剂，患者在彻底做完呼气动作后需在面罩下尽可能地做深呼吸。浓度为 8% 的七氟烷复合 66% 的 N_2O 或单纯浓度 8% 的七氟烷被证实能够比浓度为 5% 氟烷复合 66% 的 N_2O 提供更快的诱导速度[44]。

对于不合作的患者，吸入诱导方法可能需要更加缓和，在维持患者正常呼吸模式的情况下，可以将回路中吸入麻醉剂浓度逐渐递增，也可以一开始便使用高浓度麻醉剂进行诱导，使用单一吸入麻醉剂或者复合使用 N_2O 均适用于这两种诱导操作。一项对比高浓度七氟烷（8%）复合 N_2O 和高浓度氟烷（5%）复合 N_2O 应用于小儿患者麻醉诱导的研究发现，两者在诱导时间上没有统计学差异，但使用七氟烷的一组患者体动挣扎评分更低[45]。另一对比小儿患者中使用递增浓度七氟烷/氟烷和高浓度七氟烷进行诱导的研究发现，高浓度七氟烷可提供更快的麻醉诱导速度[46]。

是否应在吸入诱导时加入 N_2O 现在仍存争议。诱导时将高浓度 N_2O 加入另一种吸入麻醉剂中使用时，原麻醉剂的肺泡浓度可较单独应用时有所提高，即"第二气体效应"[47]。然而，很难证明加入 N_2O 能够有效加快诱导速率[48,49]。N_2O 可以作为吸入诱导前给患者提供镇静的预用药。比如，在面罩上涂抹有香味的香油或者唇膏后可以合作进行面罩通气的小儿患者，在这种情况下使用无味的 N_2O 效果极佳，待患者进入镇静状态后，再加入其他吸入麻醉剂。若患者清醒时便在面罩吸入中使用七氟烷和氟烷，即便其气味较为舒适，小儿患者也不一定能合作。

吸入诱导在小儿患者中使用比在成人中起效更迅速，这主要是由于两者呼吸系统、心排血量以及吸入剂在组织和血液中溶解度的差异[50]。婴儿肺泡通气量与功能余气量比值更高（婴儿 5∶1；成人 1.5∶1），从而在吸入麻醉剂时其肺泡浓度提升更快。婴儿心指数更高，吸入麻醉剂能更快地运送至脑组织，而对于成人，分布到脂肪和肌肉部分会更多。对于一些高度可溶的吸入剂如氟烷和异氟烷，婴儿体内的溶解度相对成人较低，肺泡浓度能迅速升高[51]。但此特性不适用于七氟烷。

无论小儿或成人患者，"单次呼吸"法或传统吸入诱导法过程中均可保留自主呼吸。一项在成人患者中观察改良法肺活量诱导技术（呼气至余气量水平然后做三个最大吸气量呼吸随后进入辅助通气）的研究显示，此方法可以用于置入口咽通气道、喉罩和气管导管而无明显并发症[48]。气道梗阻在进行麻醉诱导时非常常见，梗阻可以出现在上呼吸道的不同解剖位置。进行面罩通气诱导期间需密切关注呼吸道梗阻的情况。在 Guedel 二期置入气道工具或喉罩可能导致喉痉挛，造成通气失败。如果患者出现呼吸道部分梗阻，在置入气道装置前需要谨慎行持续正压通气（CPAP）以及呼气末正压通气（PEEP）直到完成静脉穿刺，可以方便地给药。

对于已预见的困难气道，根据临床表现的不同也可实施甚至优先实施吸入诱导。对于小儿患者或不能合作行清醒插管的成人患者来说，吸入诱导可能有特别的优势。有数个文献报道在已知或疑似困难气道患者病例中成功用吸入方式完成了诱导[52-55]。有一种保留自主呼吸的插管方法是将鼻咽通气道用气管导管转换头连接至呼吸回路，在患者通过鼻咽通气道持续通气的同时完成气管插管。

部分学者认为当呼吸道一旦出现梗阻，通气困难或无法通气时，吸入麻醉剂将快速再分布，患者随之苏醒，呼吸道梗阻症状便会随之消失。通过在健康志愿者身上模拟吸入七氟烷和氟烷后呼吸道梗阻的实验，这种观点得到了认可。在这个研究中，氟烷被发现可以提供更快的苏醒时间，原因考虑是氟烷有着更高的溶解度[56]。然而，另一组实验却得到了与上述实验相反的结论，认为七氟烷在气道梗阻后能更迅速地再分布[16]。一项最新的研究使用了吸入剂与人体计算机模拟程序（Med Man Simulations，Inc.，Boston，MA）来观察多个指标下七氟烷及氟烷的复苏时间，观察指标包括梗阻前 MAC 水平、心排血量、功能余气量以及血流丰富组织（vessel rich group）灌注。此项研究表明呼吸道梗阻后吸入麻醉剂再分布使患者复苏是有可能的，但是复苏时间和所用的吸入麻醉药种类以及患者各项指标有很大的关系。使用七氟烷时复苏出现在梗阻后 35~749 秒，使用氟烷时复苏出现在梗阻后 13~222 秒[57]。此实验所得出结果的差异性也强调了每一例麻醉都是动态变化的，这是麻醉学永恒的话题。

临床要点

- 神经肌肉阻滞药被证明可以改善面罩通气，提高喉镜暴露质量。

- 使用氯胺酮进行麻醉诱导时可以保留患者自主呼吸，但仍有呼吸暂停的病例报道，且不排除使用后出现呼吸道梗阻的可能性。

- 琥珀胆碱虽然存在诸多不良反应，但因其能快速代谢，仍建议在进行快速序贯诱导（RSI）时将其优先于罗库溴铵使用，而舒更葡糖越来越广泛的应用可能将改变这一现状。

- 虽然环状软骨压迫（CP）在气道管理中能减少误吸的发生，研究证明在面罩通气、置入喉罩、使用喉罩通气以及通过喉罩插管时使用 CP 将增加上述操作的难度，也会降低食管下括约肌的张力。

- 进行吸入麻醉诱导时使用"单次呼吸"技术或传统诱导技术均可。

- 小儿患者相对成年人在进行吸入麻醉诱导时诱导速度更快，因为小儿肺泡通气量与功能余气量的比值更高。

- 吸入麻醉诱导可以使患者保留自主呼吸，但出现呼吸道梗阻时症状缓解时间可能较长，此时间存在较大个体差异。

（唐志航　译　　马武华　审）

部分参考文献

1. Hagberg C, Artime C. Airway Management in the Adult. In: Miller RD, Cohen NH, Eriksson LI, et al, eds. *Miller's Anesthesia*. 8th ed. Philadelphia: Elsevier; 2015.

2. Kheterpal S, Martin L, Shanks AM, et al. Prediction and outcomes of impossible mask ventilation: a review of 50,000 anesthetics. *Anesth.* 2009;110:891-897.

3. Kheterpal S, Healy D, Aziz MF, et al. Incidence, predictors, and outcome of difficult mask ventilation combined with difficult laryngoscopy: a report from the multicenter perioperative outcomes group. *Anesth.* 2013;119:1360-1369.

5. Report and findings of the 4th National Audit Project of the Royal College of Anaesthetists. Available at: http://www.rcoa.ac.uk/system/files/CSQ-NAP4-Full.pdf. Accessed 15 April 2016.

19. El-Orbany M, Connolly LA. Rapid sequence induction and intubation: current controversy. *Anesth Analg.* 2010;110:1318-1325.

21. Sajayan A, Wicker J, Ungureanu N, et al. Current practice of rapid sequence induction of anaesthesia in the UK - a national survey. *Br J Anaesth.* 2016;117(suppl 1):i69-i74.

29. Ellis DY, Harris T, Zideman D. Cricoid pressure in emergency department rapid sequence tracheal intubations: a risk-benefit analysis. *Ann Emerg Med.* 2007;50:653-665.

35. Levitan RM, Kinkle WC, Levin JL, et al. Laryngeal view during laryngoscopy, comparing cricoid pressure, backward-upward-rightward-

pressure and bimanual laryngoscopy. *Ann Emerg Med*. 2006;47: 548-555.

38. Ehrenfeld JM, Cassedy EA, Forves VE, Mercaldo ND, Sandberg WS. Modified rapid sequence induction and intubation; a survey of United States current practice. *Anesth Analg*. 2012;115: 95-101.

55. Kandasamy R, Sivalingam P. Use of sevoflurane in difficult airways.

Acta Anaesthesiol Scand. 2000;44:627-629.

57. Kuo AS, Vijjeswarapu MA, Philip JH. Incomplete spontaneous recovery from airway obstruction during inhaled anesthesia induction: a computational simulation. *Anesth Analg*. 2016;122: 698-705.

All references can be found online at expertconsult.com.

第四篇

气道管理技术

第 16 章　气道管理的历史

Christine M. Ball，David John Wilkinson

章节大纲

麻醉前

引言

气道开放

20 世纪 50 年代初，体外循环技术问世之前，维持气道通畅对抢救生命至关重要。气道通畅是麻醉实践的基本要求。在麻醉出现之前，由头部外伤、溺水或白喉感染等引起的气道梗阻往往导致灾难性事件（新生儿出生时出现呼吸暂停，可通过强刺激恢复自主呼吸）。直到 18 世纪中叶，对新生儿呼吸复苏的关注仍远大于对溺水、昏迷或白喉患者的呼吸复苏。

早期解剖学和生理学实验研究

在 16 世纪，Andreas Vesalius（1514—1564）对一只绵羊实施了气管切开术，并用风箱进行通气以维持其生命[1]。该研究首次提出解剖学在生物气道管理中的意义。17 世纪，Robert Hooke（1635—1703）在实验狗身上重复了该试验[2]。几年后，Robert 在此实验基础上为实验狗进行了开胸手术，通过肺穿刺测量肺完全膨胀时的气体量，并通过提供等量空气维持实验狗的生命[3]。由此 Robert Hooke 提出，维持生命不仅需要肺部运动，更需要新鲜空气供给。Richard Lower（1631—1691）在本实验中观察到，进入肺部的蓝色血液在返回左侧心脏时变为红色，认为这是由于血流在流经肺时吸收了用于维持肺膨胀的空气[4]，这在生理学上迈出了关键一步。John Mayow（1643—1679）进一步实验证实了 Richard 的观点[5]。尽管上述实验没有对当时医学实践带来巨大影响，但为呼吸生理学奠定了基础，并对后续气道管理产生了深远意义。

复苏

新生儿复苏

很久之前，尽管人们努力通过多种刺激手段诱发窒息新生儿呼吸，但仍有许多新生儿在出生时因缺氧而丧失生命。1754 年，Benjamin Pugh（1715—1796）发明了一种通气管，用于臀位分娩因胎头下降延迟导致窒息的新生儿，将通气管插入新生儿口中辅助呼吸（图 16.1）。"通气管长 25.4cm，由一根普通的细金属丝按照线弹簧的方式缠绕而成，表面覆以软皮革，使用时将一端伸入新

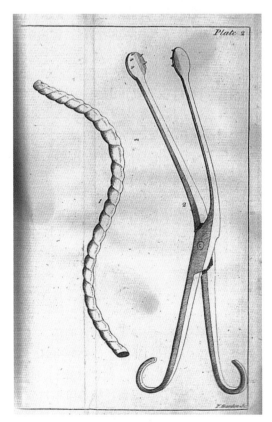

图 16.1　Benjamin Pugh 的通气管（From Pugh B. A treatise of midwifery. London，J Buckland，1754.）

生儿口中并伸到喉部，另一端留在体外。"Pugh 认为如果分娩后新生儿自主呼吸延迟，则可采用口对口通气方式。"如果胎儿在分娩后不能立即呼吸，……打开其嘴巴，用自己的嘴包住新生儿的嘴，同时用拇指和示指捏住新生儿的鼻子，以防止空气逸出；吹气使肺膨胀，直到自主呼吸恢复"[6]。Benjamin Pugh 通过这种方法拯救了大量新生儿。

成人复苏的新方法

早期人们普遍认为生命与运动有关，认为通过刺激溺水或其他事故致死者的身体，恢复其运动即可挽救生命。直至 18 世纪，人们对抢救复苏有了新的认识。John Wilkinson 博士在 1759 年《航海记事》中详实记载了溺水水手复苏方法（1764 年出版第 2 版）。具体如下：复苏者通过一管道（一根管子、漏斗、水龙头、芦苇、细罐、空心棒或羽毛笔等）将空气吹入溺水者口腔，同时捏住溺水者鼻孔使其肺膨胀，如果溺水者有生还迹象，循环很快恢复[7]。"该复苏方法很快被欧洲多国接纳，人们通过气道开放、膨肺，外界刺激及保温等方法复苏溺水或其他事故致死者。

1767 年 10 月 26 日，富商 Jacob de Clercq 和牧师 Cornelius van Engelen 在阿姆斯特丹建立了 Maatschappij tot Redding van Dren-kelingen 溺水拯救者协会[8]（至今仍然活跃）。该协会提倡使用口对口人工呼吸的方法拯救溺水者，并出版宣传册使这种复苏方法很快传播到欧洲各地。该协会通过颁发奖牌以及授予高额金币的奖励以嘉奖实施营救和复苏溺水者的拯救者。1773 年，该协会颁布了溺水拯救复苏流程。同年，Alexander Johnson 在英国宣传了这种复苏方法，并在伦敦建立了一个类似的协会[9]提议使用鼻管和风箱呼吸支持法进行人工通气。但该组织未能得到民众的响应最终淡出人们的视野。

1774 年 4 月 18 日，Tomas Cogan 博士（1736—1808）和 William Hawes 博士（1736—1818）与一些同道创建了一个拯救在泰晤士河中溺水者的协会。经过几次改名及最终获皇家赞助，该组织于 1787 年成为英国皇家人道主义协会，至今仍然存在。该协会不但为尝试复苏者提供奖章和奖励，也鼓励相关课题的研究。这促使一系列论文的诞生，并且有学者开始尝试开发专门用于盲插至气管的导管，并通过风箱对肺部进行人工通气。James Curry 是第一个提出这一建议的学者。英国皇家人道主义协会采纳了他的想法，并为想要尝试该技术的人提供了包括插管器械在内的成套设备（图 16.2）。James Curry 指出，如果不能经口将"套管"放入气管中，那么唯一的补救方法就是"气管切开术"。"该手术通过皮肤做一个约 2.54cm 长的纵向切口，暴露甲状软骨凸起下的部分气管；然后在气管环之间切出横向开口，该开口刚好允许银

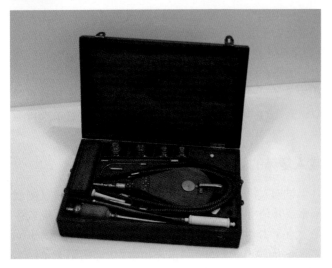

图 16.2 Royal Human 协会的复苏装置,永久借给大不列颠及爱尔兰麻醉师协会使用,其中包括用于盲探喉插管的弯曲金属管(Photograph reproduced with the kind permission of The Association of Anaesthetists of Great Britain and Ireland.)

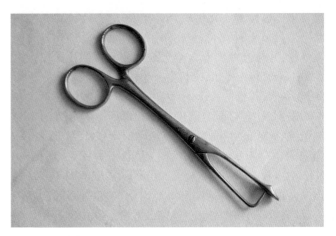

图 16.3 舌钳(Courtesy Geoffrey Kaye Museum of Anaesthetic History, Melbourne, Victoria, Australia.)

套管的尖端进入,通过该开口吹入空气使肺膨胀。必须要强调一点,这一手术只能由医疗人员来完成[10]。"

Jean Jacques Joseph Leroy D'Etiolles(1798—1860)证明了通过导管使用风箱对肺部施加高压和大容积气体可能会导致肺破裂并引起气胸而无法成功进行复苏。他向法国科学院介绍了这项工作后,法国科学院开始禁止使用气管导管和风箱[11]。英国的人道主义协会迅速效仿,但有证据表明这种复苏方法在伦敦医院至少沿用了 20年[12]。经喉插管术在新生儿复苏中经久不衰。1807 年,巴黎产科学教授 François Chaussier(1746—1828)发明了一种远端用海绵密封喉部的插管套管,并提出新生儿口对口人工呼吸法[13],此前他曾主张在呼吸暂停新生儿中使用氧疗法[14]。

麻醉学绪论

气道梗阻

初始气道管理史

在 19 世纪 40 年代,患者往往在浅麻醉下完成手术,甚至患者手术过程中可以活动或说话,因此该阶段手术期呼吸道梗阻相对罕见,当时吸入乙醚气体引起的意识不清与气道问题基本无关。随着临床需要麻醉程度的加深,患者手术时出现"鼾式"呼吸甚至缺氧发绀的现象越来越多[15]。早期大多数手术患者采取坐位,此时下颌、舌头和软组织前移使得气道保持畅通。随着手术要求的变化,患者需仰卧或颈过伸位,在这种体位下,患者麻醉

后易出现气道梗阻。尤其三氯甲烷麻醉时气道梗阻现象更为常见。

挪威外科医生 Jacob Heiberg(1843—1888)描述了解除气道梗阻的标准治疗方法:"……在三氯甲烷给药期间可能会出现呼吸道不畅、嘎嘎作响的呼吸(似气管的入口被阀门关闭),脸色苍白,脉搏微弱等情况。对此情况,使用一个特殊的塞子和螺丝使牙齿分开,然后用镊子或尖钩将舌头拉出来解决呼吸道梗阻[16]。"但 Jacob Heiberg认为该方法会导致牙齿断裂和舌头撕裂(图 16.3)。他提出了简单又有效的气道开放方式即"托颌气道开放法"。他的方法是"操作者站在患者身后,将两手拇指放在下颌骨的联合部,将弯曲的食指放在下颌骨上升支的后缘,紧紧扣住下颌骨并向前提,形成下颌骨'脱臼位',一旦患者深吸一口气,说明气道开放成功"[16]。他曾在一千多例连续三氯甲烷麻醉的病例中尝试过这种技术,并且麻醉中不需要任何其他操作或改变。Joseph Clover在《英国医学杂志》(British Medical Journal)中提出:"……抬高下巴,尽可能远离胸骨,通常可以解决气道阻塞[17]。"在欧洲大陆,该技术被 Friedrich von Esmarch 在他的战地外科手册中描述为"Esmarch Maneuver"法[18,19]。在 19 世纪末出版的诸如 Frederic Hewitt 和 James Gwathmey 等编写的麻醉教科书中[20,21]包含了对这种初始气道管理技术的说明。

口咽通气道

20 世纪初,简易直口咽通气道的发明促进了气道管理的发展[22]。Frederic Hewitt 爵士(1857—1916)是这个时代麻醉学的伟大创新者之一。他将麻醉下的呼吸道阻塞描述为"自动窒息",并认识到呼吸道阻塞常发生在脖子粗短或特殊手术体位的患者,如头低位会导致舌头后坠堵住气道。Frederic Hewitt 爵士设计的通气道为"圆形金属环,内径为 1.27cm,外周有一个可用于固定在牙上

的深槽"。最初的通气道是直径为 1.27cm,长度为 8.25cm 的橡胶管,连接到远端开口倾斜的金属环上,在正确插入时直接与喉头开口相对。几年后,直管变成更符合口腔和咽部解剖结构的弯管(图 16.4)。口咽通气道随后变得非常流行,并且出现了各种款式,每种都具有特定的名称和形状。材料也各不相同,包括橡胶、金属和塑料等。第一个金属通气道是由 Karl Connell 设计的 Hewitt 扁平式通气道(图 16.5)[23]。Liverpool 麻醉医生 Mona Dew Roberts(1878—1936)[24]和 Ralph Waters(1883—1979)设计(图 16.6)的金属通气道有一个用于充气的侧管,在 1930 年的 Foregger 目录中,该通气道被称为"Waters 通气道"[25]。在 Wisconsin 大学的档案馆该通气道产生日期追溯到 1928 年 8 月甚至更早[26]。1933 年,Arthur Guedel(1883—1956)描述了至今仍被普遍使用的 Guedel 通气道,它可以解决麻醉诱导和维持期间舌后坠的问题[27]。

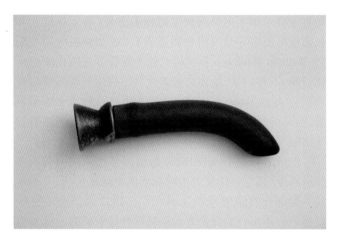

图 16.4　Hewitt 通气道(Courtesy Geoffrey Kaye Museum of Anaesthetic History, Melbourne, Victoria, Australia.)

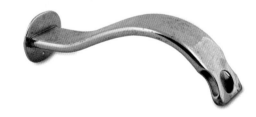

图 16.5　Connell 通气道(Courtesy Wood Library-Museum, Schaumburg, IL, USA.)

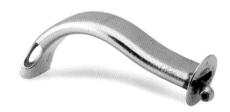

图 16.6　Waters 通气道(Courtesy Wood Library-Museum, Schaumburg, IL, USA.)

鼻咽通气道

1859 年,巴黎的 Gustave Faure 利用橡胶鼻咽通气管将三氯甲烷麻醉剂送入患者体内[28,29],橡胶管的直径为 8~13mm,经鼻插入深度达 17cm。这项鼻咽通气道技术最早是由 Malgaigne 在 1847 年乙醚麻醉中提出并临床应用。1881 年,Clover 采用了类似的技术[30],使用鼻咽通气道实施面部手术麻醉[31-34]。1913 年,Karl Connell(1878—1941)使用鼻咽通气道进行人工通气[35]。1968 年,Victor Goldman(1903—1993)描述了这种通气道的软胶版本,但其本人似乎并不是最初设计者[36,37]。尽管如此,现代鼻咽通气道在英国通常被称为 Goldman 通气道[38]。

感染——气道管理的另一挑战

在 19 世纪中期,白喉病席卷了欧洲和美国,该疾病的显著特征是在患儿喉部形成"皮革样"膜,并逐渐阻塞喉部引起气道梗阻[39]。1826 年,法国医生 Pierre Bretonneau 率先命名了这种疾病,并首先鉴别白喉与猩红热,Pierre Bretonneau 也是第一个用气管切开术成功治疗白喉气道梗阻的学者[40]。但在此之前,也有单个的报道声称气管切开术曾用于治疗膜性副气管炎(一种几乎可以肯定是白喉的疾病)[41]。气管切开术是恢复气道的最后希望,在窒息小儿患者中这种手术特别多。数个国家的医生(1839 年 Berlin 的 Dieffenbach,1855 年 Lyon 的 Reybard 和 1866 年 Vienna 的 Weinlechner)[42]试图在喉部插入某种形式的导管以解除白喉引起的气道阻塞,但成功率很低且不能被他人复制。1858 年,Eugène Bouchut(1818—1891)向巴黎科学院提交了 7 例喉部插管的实验病例[43],他将短金属管放入白喉患者喉部并保留数日,但由于金属管与喉部解剖结构不符,导致剧烈疼痛,且喉部经常出血。同期,Armand Trousseau 主张使用改良气管切开术治疗白喉。巴黎科学院接受 Armand Trousseau 气管切开术治疗白喉观点,反对 Bouchut 的气管插管方法,导致 Bouchut 的临床实验未能继续[41]。直至 30 年后,在医院太平间工作的 Joseph P. O'Dwyer(1841—1898)对纽约白喉患儿的死亡率感到震惊,并且在不了解 Bouchut 的工作情况下,Joseph P. O'Dwyer 解剖了白喉患儿的颈部,根据喉部解剖结构成功研制了多种金属管,并于 1885 年成功抢救了白喉引起的气道梗阻患者[44]。在随后的几十年里,他继续开发和完善了这种治疗方法(图 16.7)。后来发明了一系列用于治疗梅毒性气管狭窄的导管[45],此导管可与由 George Fell(1849—1918)发明的 Fell 风箱相连。Fell 风箱(原用于鸦片吸食过量患者的复苏)连接到面罩或通过气管切开术直接连接到气管[46]。Fell-O'Dwyer 设备是成人 O'Dwyer 管和 Fell 风

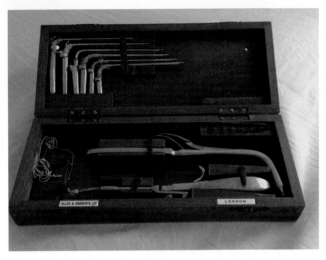

图 16.7　O'Dwyer 的插管装置（Courtesy Geoffrey Kaye Museum of Anaesthetic History, Melbourne, Victoria, Australia.）

箱的完美组合，已成功用于临床[47]。

麻醉插管

Trendelenburg 圆锥导管

1871 年，Friederich Trendelenburg（1844—1924）描述了一种在气管切开术中用于输送麻醉药的圆锥形带套囊的金属套管（图 16.8）[48]，以解决口腔手术期间血液污染气道的问题。该方法虽然有效，但从未被广泛采用。Karl Maydl（1853—1903）将玻璃 Trendelenburg 圆锥导管与 O'Dwyer 喉管连接，并用纱布填充咽部以保护气道[49]，Viktor Eisenmenger（1864—1932）将一根带套囊的硬橡胶管连接到 Trendelenburg 圆锥导管上[50]，两人都借助喉镜插入导管。虽然这些方法部分克服了口腔外科医生面临的问题，但如何在胸腔手术进行通气及呼吸支持

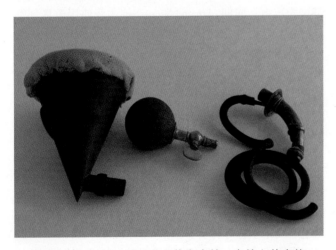

图 16.8　Trendelenburg 圆锥和套管。套管上的套箍已老化（Courtesy Geoffrey Kaye Museum of Anaesthetic History, Melbourne, Victoria, Australia.）

的问题仍未解决。胸腔手术时一旦打开自主呼吸患者的胸腔，患者不能保持自主呼吸且发生肺萎陷，这使得胸腔手术几乎不能实施。Eugene Doyen（1859—1916）发明了插入喉管的特殊导引器。喉管通过这个导引器插入后通过橡胶管连接到手动风箱，向肺内供气实施呼吸支持[51]。这是胸腔手术期间保持肺容量的初步尝试。Rudolph Matas（1860—1957）将 Trendelenburg 圆锥导管连接到 Fell-O'Dwyer 装置为胸腔手术提供了更有效的通气和麻醉系统[52]。

早期麻醉插管

William MacEwen（1848—1924）研发了一系列规格不同的弹性橡胶气管导管用于气道管理[53]。通过在尸体和自己身上的摸索，William 研发了一种用手指抵在舌后部的盲探插管方法。1878 年初，他首先在对需要切除咽部肿瘤的患者试验了这项技术[54]。该病例成功后，他又将该技术用于另外两例气道梗阻患者（吸入性烧伤和长期喉部溃疡导致气道梗阻患者）。成功解决气道梗阻后，William MacEwen 尝试将气管内插管方法应用于麻醉插管期，不幸的是，第四位患者在自己拔出气管导管后死亡[55]。此后 William MacEwen 没有再将该管用于麻醉插管，而是继续以类似于 Joseph O'Dwyer 的方式用该管治疗白喉气道梗阻患者[56]。

Franz Kuhn（1866—1929）是德国卡塞尔的一名头颈外科医生，他在一位患者因咽部出血突然死亡后，开始寻找一种确保气道安全的工具[57,58]。1902 年，Franz Kuhn 设计了一种带口腔保护套的金属气管导管以防止插管过深，并附有用于引导插管的管芯（图 16.9）。具体操作如下：插管时一只手触摸会厌和杓状软骨，另一只手将导管插入气管，然后是导管上的 Trendelenburg 圆锥导管，气管导管周围应用油纱布填塞防止呼吸支持时发生漏气。Franz Kuhn 不断研发新的工具，包括经鼻气管导管[59]。他用连接 Trendelenburg 圆锥导管侧面的单声道听诊器监听呼吸音和心音及正压呼吸回路，但由于种种原因（无效腔过大、呼吸管直径小、阻力过大），产品未能应用于临床[13]。尽管 Kuhn 金属气管导管拥有现代气管导管的雏形，也曾在英国用于口腔外科手术，但没有被广泛采用[60]。

手术要求

压力呼吸治疗室

19 世纪末到 20 世纪，胸腔手术的需求推动了麻醉和气道管理方面的诸多发展。1904 年，Ferdinand Sauerbruch（1871—1955）将压力呼吸治疗室用于胸腔手术。具体为：患者除头部以外其余身体部位均包绕在压力室中，室内压力低于大气压 10mmHg，整个外科手术团队都

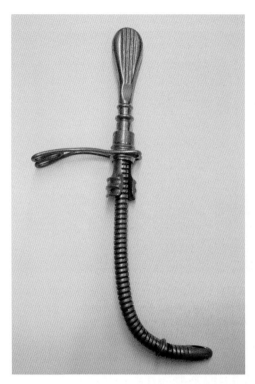

图 16.9　带管芯的 Kuhn 导管（Courtesy Geoffrey Kaye Museum of Anaesthetic History, Melbourne, Victoria, Australia.）

在负压室内工作,麻醉医生留在室外患者头侧[61]。压力呼吸治疗室确保患者行开胸手术时仍能自主呼吸。

Sauerbruch 的同事 Ludolf Brauer（1865—1951）推翻了这个概念。他设计了一种含有加压箱的装置,箱内压力高于大气压 10mmHg,加压箱包住患者的头部和麻醉医生的手臂,通过盒子顶部的窗口观察患者,在患者其余身体部位保持在大气压下、患者自主呼吸的条件下,在加压箱中施用氧-三氯甲烷麻醉[62]。该设备实现了与 Sauerbruch 压力呼吸治疗室相同的目的,即开胸患者开放胸腔时能保留自主呼吸,但更为便携。此后有学者沿着类似的路线开发了多种设备。尽管 Ferdinand Sauerbruch 和 Ludolf Brauer 的压力呼吸治疗室没有被广泛采纳,但他们引领了该研究领域约 20 年[13]。

无自主呼吸麻醉——吸入麻醉

1907 年,法国 Marc Barthélemy 和 Leon Dufour 发明改进了 Vernon Harcourt 麻醉机,在三氯甲烷蒸发器和空气旁路入口处安装了分隔的手动风箱。Marc Barthélemy 和 Leon Dufour 应用传统面罩进行麻醉诱导后,通过 18 号法制标准气管导管,将三氯甲烷和空气直接导入患者的气管[63]。这种技术被称为吸入麻醉（insufflation anesthesia）。1909 年,纽约洛克菲勒学院的 Samuel Meltzer（1851—1920）和 John Auer（1875—1948）证明了该技术在胸腔开放时也可以维持患者呼吸[64]。在一系列动物实验中,Samuel Meltzer 和 John Auer 将气管导管插至气管分叉处,通过脚

踏风箱将空气和乙醚吹入气管内,这种高流量的气体会产生 15~20mmHg 的压力。该实验成功复刻了 250 年前 Robert Hooke 的实验,并称之为"无呼吸运动的呼吸方式"。

1910 年,外科医生 Charles A. Elsberg（1871—1948）首次在人体中应用吸入麻醉,并证明其可应用于胸外科手术麻醉[65]。次年,Frederic J. Cotton（1869—1938）和 Walter Boothby（1880—1953）证实可以通过氧化亚氮/氧气来维持麻醉,并随后推广该技术[66,67]。吹入麻醉在英国由利物浦的外科医生 Robert E. Kelly（1879—1944）[68]所普及并被伦敦的 Frederick Silk（1858—1943）所采纳[69]。Rubens Wade（1880—1940）,与整形外科医生 Harold Gillies（1882—1960）合作,延续了 Frederick Silk 在 Aldershot 的军事医院及 Sidcup 皇后医院的研究[70]。John C. Clayton 可能是最早使用鼻腔导管麻醉的医生之一,这种方式允许外科医生可以在口腔自由操作。他将气管导管固定在漏斗上,然后将漏斗放至耳边,通过声音鉴别呼吸通畅度,将气管导管引导至会厌上方[71]。在 Harold Gillies 关于面部整形手术的开创性工作中,Rubens Wade 主张使用鼻咽通气管时,建议管周围的咽部肌肉要保持松弛,并在鼻翼水平使用特殊的直角金属连接器以防止鼻管弯折。在 Frederick Silk 提出口腔等手术采用气管内麻醉基础上[72],Rubens Wade 推荐使用 Francis Shipway 吹气装置,Shipway 吹气装置通过 Hewitt 金属气管导管吹入加热乙醚、三氯甲烷或两者的混合物,避免乙醚直接刺激导致患者呼吸道分泌物增加,呼吸道梗阻现象发生[73]。Shipway 吹气装置适用于手术时间较长、非坐位口腔手术,尤其是卧位患者使用（图 16.10）[74]。

宽口气管导管

第一次世界大战结束后,Rubens Wade 离开 Sidcup 皇后医院,返回圣巴塞洛缪医院工作。Ivan Magill（1888—1986）接替了 Rubens Wade 皇后医院的位置,与 Stanley Rowbotham（1890—1979）共同迎战新的挑战。第一次世界大战期间,6 万多名英国士兵头部和眼睛受伤[76],皇后医院是这些复杂面部创伤士兵的治疗中心。Ivan Magill 在 Wade、Silk 和 Clayton 前辈们的研究基础上,结合自己的发明创新,为气道管理提供了新的解决方案。吸入麻醉为患者提供了良好的气道安全保障,但也使外科医生在做手术同时持续吸入乙醚等药物。为此,Ivan Magill 利用改良喉镜在直视下置入 2 根咽腔导管,引流患者呼出的气体远离手术区域[77]。Magill 的喉镜在 Jackson 喉镜的基础上进行改良[78]。1920 年,Ivan Magill 研制出了众所周知的插管钳（图 16.11）[79],而早期人们往往用一根金属杆插入气管导管内调整导管位置辅助气管插管。

在处理一例特别复杂的面部创伤患者时,Ivan Magill 成功采用了"Kahn 法",即将一宽口径的气管导管插入患

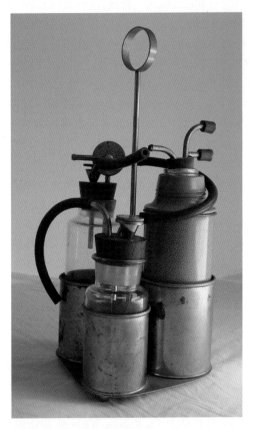

图 16.10 Shipway 制作的用于传输温热乙醚的吹入装置（Courtesy Geoffrey Kaye Museum of Anaesthetic History, Melbourne, Victoria, Australia. ）

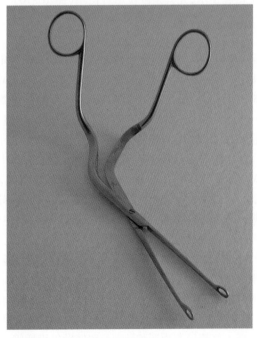

图 16.11 Magill 钳子（Courtesy Geoffrey Kaye Museum of Anaesthetic History, Australia, Victoria, Melbourne. ）

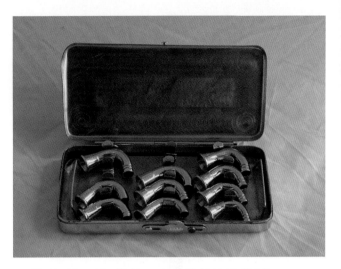

图 16.12 Magill 的一套鼻导管连接器（Courtesy Geoffrey Kaye Museum of Anaesthetic History, Melbourne, Victoria, Australia. ）

者的鼻咽部[77]，保留患者自主呼吸。宽口径气管导管通气成为当时首选通气方式。为了完善气管插管，Ivan Magill 与 Stanley Rowbotham 合作，发明了特殊的连接器可防止导管扭曲打结，保持呼吸道通畅（图 16.12）[80]。

Ivan Magill 乙醚麻醉下经鼻盲探气管插管技术令众多慕名而来的学者叹为观止。其灵巧的手指令人着迷，Ivan Magill 总在不经意间轻轻一旋，气管导管就已放置到喉部。（DJW 对 Ivan Magill 的评价）

气管导管的改良

在 Ivan Magill 与 Stanley Rowbotham 的努力下，宽口径气管导管通气法迅速在国际上传播，也有许多研究者在实践过程中不断改进这类气管导管。20 世纪 20 年代后期，Arthur E. Guedel（1883—1956）和 Ralph M. Waters（1883—1979）增加了充气套囊。气管套囊的效果在"淹狗"动物实验中得到验证。"淹狗"实验具体如下：在演讲厅舞台上，Arthur E. Guedel 和 Ralph M. Waters 将一只麻醉气管插管的狗沉浸在水箱中，1 小时后，实验狗苏醒并拔出气管导管，没有任何不良影响（图 16.13）[81]。这只狗在 Arthur E. Guedel 家住了一段时间，后来搬到了 Ralph M. Waters 家。遗憾的是，这只实验狗在两年后失踪了。Ralph M. Waters 解释说"我想它应该是被偷走了"[82]。随着材料学不断发展进步，用于鼻、口腔的红色橡胶气管导管诞生。Christopher L Hewer（1896—1986）在此基础上增加了指示气囊，可以反映套囊膨胀程度，提示套囊有无穿孔[83]。Frank Murphy（1900—1972）在导管侧面增加了一个开口，即所谓的 Murphy 眼[84]。

1940 年，生于奥地利的伦敦牙医 Sydney Leader 开始研发用于医疗和牙科用途的生物材料，成立了 Portland

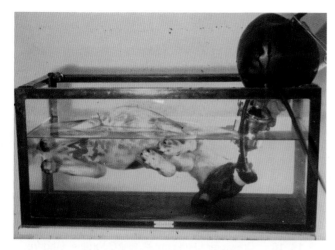

图 16.13　"淹狗"实验（Courtesy Wood Library-Museum, Schaumburg, IL, USA.）

Plastics 公司（因伦敦 Great Portland 街道命名），后更名为 Portex 公司，主要应用聚氯乙烯（PVC）生产牙管。1943 年，麻醉医生 Harry L. Tornton（1906—1987）邀请他到 Basingstoke 综合医院研制 PVC 气管导管[85]。随后，Harry L. Tomton 发现法国和比利时生产的气管导管尽管煮沸消毒易变色，但质量令人满意（图 16.14）[86]。法国和比利时的同事向 Harry L. Tomton 提供了一盘未经加工的 PVC 长管，Harry L. Tomton 和同事们将长管切成一定的长度，用剪刀剪出一个斜面，必要时还用热抹刀抹平尖端，然后用三氯甲烷浸湿的布擦拭管壁[87]。由此，PVC 气管导管诞生了。Portex 公司随后生产了适合成人和儿童各种尺寸的 PVC 气管导管[88,89]。贝鲁特的美国大学医院的 Bernard Brandstater 率先报道了应用 PVC 管成功对婴儿和儿童进行长期插管治疗[90]。1958 年出现了 X 线标记线和套囊指示气囊[91]，上述技术要求难以用橡胶

气管导管实现[92]。在 20 世纪 60 年代后期，随着插管时间不断延长，人们开始担心由于压力和 PVC 中的有毒物质的释放而引起黏膜损伤[93]，而保持套囊压力低于黏膜毛细血管压力的重要性是显而易见的，为此，低压套囊应运而生，最初研发的是气管切开套管低压套囊[94,95]。

1968 年，动物实验确定 PVC 可能引起毒性反应[96]。出于对其毒性的担忧以及各种设备连接之间缺乏兼容性的考虑，美国测试与材料学会（American Society for Testing and Materials, ASTM）和美国国家标准协会（the American National Standards Institute, ANSI）制定了 PVC 合格标准[97]。最初这些问题由 Z-79 委员会解决，经测试合格的 PVC 管标记为"Z79-IT"。最近，Z-29 委员会及麻醉与呼吸设备委员会将其接管。同年，人们首次呼吁使用一次性 PVC 管以避免灭菌过程中产生的有毒物质[98]。

气道保护——环状软骨加压

环状软骨加压首先由解剖学家/外科医生 John Hunter（1728—1793）和同时期的 Alexander Monro（1733—1817）提出，用于防止溺水者复苏期间的误吸[99,100]。James Curry 也在溺水者复苏的论文中提到了该方法[10]。德国 Dräger 公司的顾问兼外科医生 Otto Roth（1863—1944）特别强调环状软骨加压法的重要性，强烈建议在复苏时使用环状软骨加压法避免误吸发生。环状软骨加压（"Otto Roth 手法"）成为 Dräger 人工呼吸机培训手册重要组成部分。Dräger 人工呼吸机是 20 世纪早期国际上流行的的复苏设备（图

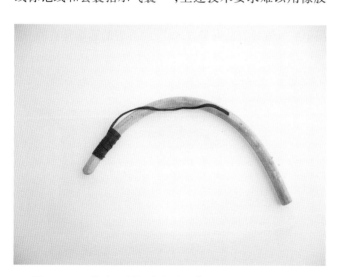

图 16.14　带有可拆卸套囊的早期塑料导管（Courtesy Geoffrey Kaye Museum of Anaesthetic History, Melbourne, Victoria, Australia.）

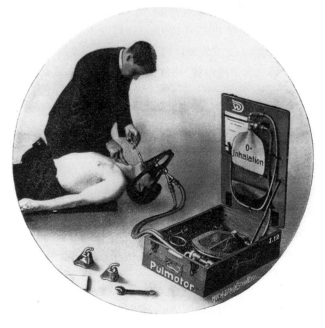

图 16.15　1912 年使用"Pulmotor"进行面罩机械通气期间的"Rothscher 手法"（Courtesy Dräger archives. Lubeck, Germany）

16.15)[101]。1961 年,Brian Sellick(1918—1996)将环状软骨加压和带套囊的气管导管引入英国麻醉界[102]。尽管其有效性经常受到争议[103,104],但环状软骨加压一直是快速序贯诱导的标准做法。

喉部可视化发展史

喉镜的早期发展

医学生 Benjamin Guy Babington(1794—1866)利用太阳作为光源,发明了一种"声门镜"观察喉部,并于 1829 年 3 月在 London 举行的 Hunterian Society 会议上展示了这一发明[105],但后期没有对之做进一步的研究。Manuel García(1805—1906)是西班牙伟大的歌手和音乐老师,也是第一个描述喉部功能解剖的人。他利用阳光和牙科镜为伦敦皇家学会准备了一份详细的关于喉部解剖结构的论文[106],这一成果让 Manuel García 于 1862 年获得了医学荣誉学位[107]。

Alfred Kirstein(1863—1922)因受同事在进行食管镜检查时意外进入气管启发,设计了第一台直接喉镜[108,109],这是第一台不需要额外使用光源的喉镜。早期 Kirstein 利用照明灯为食管镜提供直接照明,随后将尿道检查使用的卡斯珀灯(Casper lamp)添加到食管镜上,从而创建了内置光源。1895 年,在开始这项工作的三周后,Alfred Kirstein 向柏林医学协会演示上述设备,并将该设备命名为"自体检查镜",此后继续不断研究改进。如用现代喉镜片代替食管镜;"自体检查镜"放置最佳姿势即"嗅探"体位,"嗅探"体位沿用至今[110]。Alfred Kirstein 的"自体检查镜"可以用来去除呼吸道异物[109,111]。Gustav Killian(1860—1921)受 Kirstein 演讲的启发,研发出了支气管镜以检查和清除气管异物,同期也发明了第一台支撑喉镜,让外科医生双手自由进行操作治疗[112,113]。

1907 年,受 Gustav Killian 发明启发,在匹兹堡工作的美国外科医生 Chevalier Jackson(1865—1958)研发了用于食管、喉和气管的内窥镜器械。Chevalier Jackson 设计的 U 形喉镜,利用左手握持,大受耳鼻喉科医生的欢迎(图 16.16)。由此 Chevalier Jackson 成为内窥镜异物取出领域的世界引领者[114,115]。在其发表了关于"U 形喉镜用于吸入麻醉气管插管"的文章后,麻醉医生开始采用 U 形喉镜进行气管插管[116,117]。为了照明,Chevalier Jackson 将光源衔接在 U 形喉镜手柄的远端。然而,并非所有人都觉得这种喉镜易于使用,来自波士顿的 Harris Peyton Mosher(1867—1954)觉得 U 形喉镜难以观察到食道上端,于是设计了侧位内镜[118]。Rubens Wade 使用侧位内镜协助 Gillies 完成整形手术的气道管理。

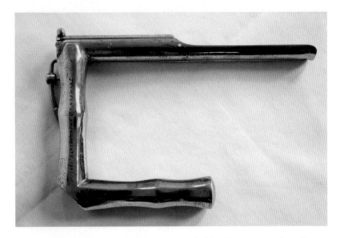

图 16.16　Chevalier Jackson 喉镜(Courtesy Geoffrey Kaye Museum of Anaesthetic History,Melbourne,Victoria,Australia.)

喉镜用于麻醉

Henry H. Janeway(1873—1921)首创设计了专门用于麻醉插管喉镜[119]。装置包括一个伸缩式棱镜和一长长的目镜,气管导管顺着目镜管腔的方向进入气管,并固定在中央卡槽中。最后,他缩短了目镜,去掉了棱镜,在镜柄上安装了干电池和光源开关。但是只有 Janeway 广泛使用这种设备。

Ivan Magill 发明双通道插管术时,也设计了双通道插管喉镜用于气管插管[78]。与 Jackson 的喉镜相似,Magill 的喉镜最初外接电源照明,后来改进为喉镜柄中加入电池(图 16.17)。当他想要插入单腔宽口气管导管时,发现这种喉镜同样有用[77]。Paluel Flagg(1886—1970)在设计自己的喉镜之前使用了 Jackson 喉镜(图 16.19)[121],在了解到 Magill 在单腔、宽口气管导管方面的工作后,与 Chevalier Jackson 密切合作,研发了一种使用单腔气管导管的麻醉技术[120]。导管的远端是直的、刚

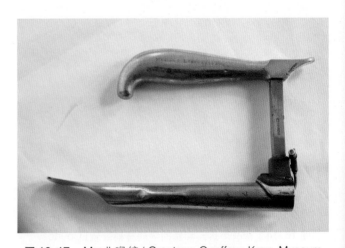

图 16.17　Magil 喉镜(Courtesy Geoffrey Kaye Museum of Anaesthetic History,Melbourne,Victoria,Australia.)

性的,而近端部分是带有可拆卸橡胶涂层的紧密螺旋状钢丝(图 16.18),与支气管镜相似通过管芯引入导管。导管长而直,末端微弯,用于深乙醚麻醉下挑起会厌,它保留了支气管镜医生喜欢的 C 形截面[122-124]。喉镜由几种尺寸的可拆卸叶片制成,叶片和灯都可以煮沸消毒,但实际上 Flagg 使用乙醇或乙醚消毒。

在 20 世纪 30 年代早期,John Lundy 根据自己的要求描述了由 Welch Allyn 公司生产的喉镜[125]。此后不久,几乎每一位著名的麻醉医生都要求制造商进行喉镜改制。Arthur Guedel 发明了一种与众不同的喉镜,其镜片与手柄呈固定的 28°锐角,"在不以牙齿作为支点的情况下上提下颌"[126]。这种设计由伦敦的 Victor Goldman 改良,认为儿童插管时的锐角有助于最大限度地减少头部伸展[127]。Noel Gillespie(1904—1955)与整形外科医生 Tomas Kilner(1890—1964)在伦敦东部的多兰克工作时,对许多患有唇腭裂的小儿实施了麻醉。Noel Gillespie 发

现 Magill 喉镜对小儿来说过于笨重,在 Mayer 和 Phelps 等帮助下,他将小号 Chevalier Jackson 喉镜改制为"Shadwell"喉镜[128]。"Shadwell"喉镜由 A. Charles King 有限公司销售,专用于儿童气管插管(图 16.20)。

Robert Miller(1906—1976)关注气管插管时损坏牙齿的问题,发现喉镜片过厚易导致牙齿损伤。在 Welch Allyn 的帮助下,Robert Miller 于 1941 年研制了长而窄的 Miller 喉镜片。这种镜片可以越过会厌,特别适用于张口受限的患者(图 16.21)[129]。Miller 喉镜片是修改最成功的直镜片,至今仍然有各种尺寸可供选择[130]。Robert Macintosh(1897—1989)在使用 Boyle-Davis 开口器进行

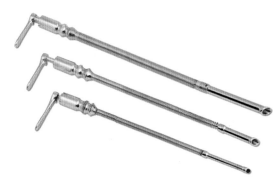

图 16.18 Flagg 气管内导管(Courtesy Wood Library-Museum,Schaumburg IL,USA.)

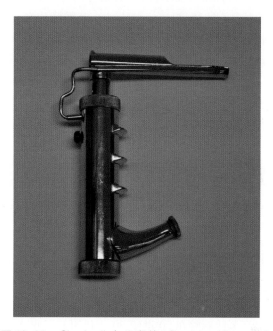

图 16.20 Shadwell 小儿喉镜(Courtesy Harry Daly Museum,North Sydney,NSW,Australia)

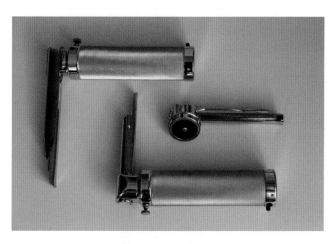

图 16.19 带可拆卸叶片的 Flagg 喉镜(Courtesy Geoffrey Kaye Museum of Anaesthetic History,Melbourne,Victoria,Australia.)

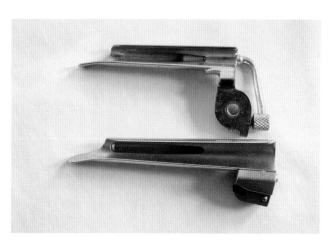

图 16.21 Miller 叶片。上面是早期的可拆卸销轴连接,下面是现代销轴连接(Courtesy Geoffrey Kaye Museum of Anaesthetic History,Melbourne Victoria Australia.)

扁桃体切除术时发现声带显露清晰[131]，意识到这一发现的潜在价值，Robert Macintosh 与技术员 Richard Salt 经过一上午时间研制，成功将 Davis 喉镜片焊接到了喉镜手柄上。由此，Macintosh 喉镜片诞生了。Macintosh 喉镜片成功之处在于喉镜片不需要通过会厌只需要插入会厌谷即可显露声门。1943 年，Macintosh 描述了这一新技术并介绍了弯喉镜片[132]。弯曲的 Macintosh 喉镜片成为全球最受欢迎的喉镜片。Macintosh 喉镜片还标志着 C 形横截面喉镜片的终结。Macintosh 喉镜片的 Z 形横截面允许在插入气管导管期间更好地观察喉部。Macintosh 认为这一特征和新插入技术（而不是镜片的弯曲）是该喉镜的重要特征（图 16.22）[133]。Macintosh 喉镜片在美国由 Foregger 公司制造和分销。当时 Macintosh 向 Richard von Foregger 提供了一个喉片的原型，令人惊讶的是 Foregger 直接以这个原型制造了美国的 Macintosh 喉镜片，除设计尺寸不同外，未做任何修改[134]。

将喉镜片固定在喉镜手柄上的方法有很多种。早期的可拆卸喉镜片拧入手柄，如 Flagg 喉镜（图 16.19）。医疗和工业设备有限公司和 Longworth 公司生产的喉镜都采用了铰链式接头，Longworth 公司的由可拆卸的铰链销和弹簧夹组成（图 16.21）。Welch Allyn 设计的挂钩式连接方式最终被所有公司采用[135]。

咽部通气道的发展史

带套囊的咽部通气道

循环紧闭麻醉在 20 世纪 30 年代引起了很多关注。1934 年，格拉斯哥的 William B. Primrose（1892—1977）在

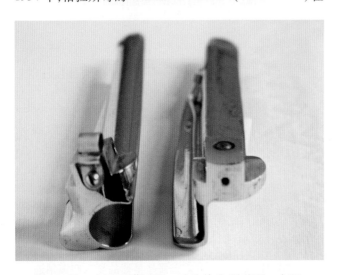

图 16.22　左图：早期 Miller 叶片的 C 形截面。右图：Macintosh 叶片的 Z 形截面（Courtesy Geoffrey Kaye Museum of Anaesthetic History, Melbourne Victoria Australia.）

设计咽部通气道时试图完善闭合麻醉输送系统[136]。咽管的远端有一个套囊，在置入靠近喉口的位置后将套囊充气，这可能是咽部通气道的第一个例子。次年在伦敦，Francis Shipway（1875—1968）描述了球形咽部通气道，其带有套囊，可用于鼻腔手术期间保护气管免受血液或脓液的污染[137]。一年后，Foregger 公司的产品目录中出现了几乎完全相同的"Lessinger 气道套囊"。1937 年，加拿大的 Beverley Leech（1898—1960）描述了一种"咽部球形气体管道"，它有一个坚固的、不能充气的橡胶球形套囊（图 16.23）[138]，套囊与咽后壁软组织及舌体前端形成密封。与 Primrose 通气道一样，它旨在于环丙烷麻醉过程中提供一个密封气道，允许闭路麻醉而无须气管插管。随着带套囊气管导管的气道保护广泛接受，带套囊的咽部气道逐步被人遗忘了。

喉罩的发展

经过几十年毫无进展的研究，Archie Brain（1942—）重新审视了带套囊的咽部通气道的概念，再次寻找一种无须气管导管就能封闭气道的方法[139]。在伦敦东部工作的 Brain 注意到，Goldman 牙科面罩的充气套囊与喉部周围解剖结构的形状非常相似。Archie Brain 通过研究尸体模具，于 1981 年研制了喉罩通气道的原型（黑色橡胶模型，laryngeal mask air-way，LMA），即将 Goldman 面罩的套囊与 10mm 塑料气管导管的近端用丙烯酸粘合剂粘在一起。1983 年 Archie Brain 报道 LMA 的第一次临床试验时，已经成功将黑色橡胶模型（喉罩通气道的原型）用于一千多个案例（图 16.24）[140]。Brain 认为硅胶是 LMA 更好的材料，于是向 Dunlop 橡胶公司寻求帮助。经过多次改进后，Brain 向 Northwick Park 医院的 John Nunn 博士提供了两个硅胶 LMA 进行首次临床验证[141]。1988 年，第一个商用的 LMA——LMA Classic 在英国上市。LMA Classic 一经推出就获得了成功，在 3 年的时间里，已成功应用于 200 多万患者[142]。特别幸运的是，LMA 推出的时

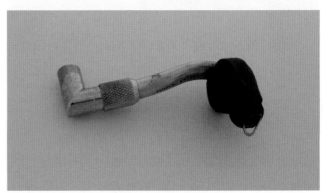

图 16.23　Leech 的咽部球形"气体管道"（Courtesy Geoffrey Kaye Museum of Anaesthetic History, Melbourne Victoria Australia.）

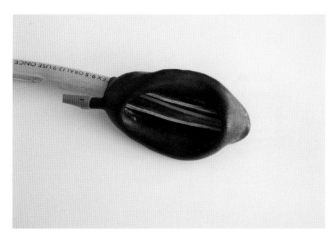

图 16.24　喉罩通气道的原型（Courtesy Geoffrey Kaye Museum of Anaesthetic History, Melbourne Victoria Australia.）

机与丙泊酚作为诱导剂的流行时间相吻合——诱导剂量的丙泊酚产生的深度麻醉能抑制喉反射，允许 LMA 的置入。在此之前，最常用的静脉麻醉药硫喷妥钠的诱导剂量不能有效抑制喉反射，导致 LMA 置入困难。

喉罩的改进

随着临床需求，新一代喉罩不断出现[143,144]。1990年 Archie Brain 通过金属丝加固制成易弯曲的 LMA，成功通过了首次临床试验[145]。传统的 LMA 辅助气管插管存在诸多缺陷，一些人尝试使用分离式 LMA 插管仍存在不足之处[146]。1995 年，在 Royalb Berkshire 医院进行了 LMA 插管的首次临床试验，结果令人相当失望[147]。经过进一步的设计和改进，插管式 LMA 于 1997 年发布，其配有一根会厌提升杆[148,149]以及带套囊的硅胶气管导管。Archie Brain 非常清楚传统的 LMA 不能有效预防胃内容物反流误吸，因此他明确表示"这不是该装置的最终形式"[150]。1995 年，他设计了一种可以分隔食管上端的第二代 LMA 模型，然而被证明仍需要进一步改进[150]。改进后的第二代 LMA 虽硬挺笨重，但临床试验证明它们可以有效地预防误吸[151]。1999 年，双管型 LMA 开始进行临床测试[152]。此后，又进一步改进产生了 Supreme LMA，它结合了双管 LMA 和插管 LMA 的优点。应该指出的是，当今医学界拥有大量不同品牌的一次性喉罩，制造商最初发行的一次性喉罩可能不能令人满意，Archie Brain 愿意协助完善其设计。

其他声门上气道装置

20 世纪 60 年代，虽然口对口呼吸已成为一种主流的复苏技术，但许多人都在探索使其成为更易为社会所接受的复苏方法。TA Don Michael 及其同事设计了一种巧妙的装置"口对肺"通气道[152]。该装置由长的带套囊的空心管组成，插入食管后其远端大的套囊封住食管，在咽后部近端部分的小孔可与肺进行通气[152]。该装置经多次修改后，被广泛地用于急救服务。Smith 及其同事报告了该设备的故障率为 18%[153]。

TA Don Michael 通气道的主要问题是，如果它进入气管就无法通气。食管气管联合导管（the esophageal tracheal combitube, ETC）克服了这个问题，无论它是进入气管还是食管都可进行通气[154]。它有两个腔，其中一个在远端开放，以便在插入气管时通气。如果导管进入食管则如传统款 LMA 那样通过咽孔进行通气。ETC 的设计主要是为急救人员提供急救和复苏的辅助工具，从未打算应用于麻醉。目前，ETC 在市面上还在不断变化，且成为声门上气道（supraglottic airways, SGA）管理工具中的一员，但有许多麻醉医生对它并不熟悉[155]。然而，除了 LMA，SGA 救援设备的使用也是全球困难气道指南的一部分[156]。

困难气道的管理

识别和早期方法

探条和管芯

Magill 和 Rowbotham 推广气管导管的应用，但人们很快发现气管导管通过喉口并不容易，有时需要探条或管芯帮助气管导管塑型，且往往临时操作。1939 年，Emery Rovenstine 建议 Robert Macintosh 可以用编织针代替管芯。最初管芯用金属和塑料的编织针代替[157]，但由于其具有一定的危险性。随后人们设计了带有限制深度润滑的钝头铜管芯（图 16.25）[158,159]。1948 年，Robert Minnitt 和 John Gillies 提出，一种通常用于尿道扩张的半刚性胶弹性导管可用作插管的辅助工具。次年，Robert Macintosh 为此提供了详细说明[160]。

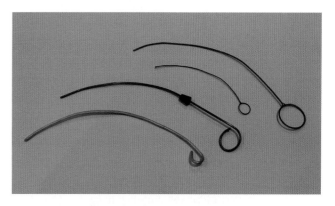

图 16.25　早期的管芯模型，最下方是现代管芯（Courtesy Geoffrey Kaye Museum of Anaesthetic History, Melbourne Victoria Australia.）

1957 年，Macintosh 和 Harry Richards 设计了一种远端带有灯光的乙烯基涂层导引器[161]。两年后，Hideo Yamamura 和他的同事报道了第一例通过气管透照技术成功盲插带有导光器的气管导管[162]。20 世纪 70 年代早期，Eschmann Bros. & Walsh 有限公司的麻醉顾问 Paul Venn 开发了一种新的导引器，俗称树胶弹性导管探条[163]。这款 60cm 长的 Eschmann 导引器并非由橡胶弹性材料制成，它有三个特征：树脂涂层的聚酯编织芯，远端 40°弯曲以及长度长于其他导引器。20 世纪 80 年代，这类导入器在英国非常流行，但在美国很少使用；随后的研究证明了它们的功效，并最终被纳入美国麻醉医师协会（ASA）指南[164,165]。在 20 世纪 90 年代，对一次性设备的需求越来越大，Eschmann 导引器被一次性 Portex Venn 气管导入器取代。

用于困难气道插管的喉镜

气管插管有明显的优势，但也伴随着与气管插管过程相关的诸多危险[166]。有些医生在没有技术培训或经验的情况下就使用经鼻盲探气管插管，存在一定危险性。在与气管导管相关并发症发病率的报告中指出："据了解，因盲插管而导致的大量持续性咽部出血会导致死亡[166]。"20 世纪 40 年代，肌松剂的引入进一步增加了对可控气道的需求，此后的 50 年代，随着脊髓灰质炎在世界范围内蔓延流行，气管插管呼吸支持变得更加必要。

早年脊髓灰质炎患者在负压呼吸机的管理下治疗，时有气管插管需求，而呼吸机的物理限制使得气管插管操作成为一项艰巨的任务。1955 年，Atwood Beaver 专门为此设计了一种喉镜[167]。由 A. Charles King 有限公司制造的喉镜片与手柄成 155°。美国 Foregger 公司出售了一种改良的 Macintosh 喉镜片，名为"polio 喉镜片"即"脊髓灰质炎喉镜片"，角度略小，为 135°[91]。这些喉镜片适用于产科患者，但是钝角角度过大使操作者难以向上抬起下颌露出喉部。1977 年，澳大利亚珀斯的 John Kessell 描述了一个角度略小的喉镜片（110°），特别适用于紧急剖宫产的产妇[168]。在接下来的几年中，市场上出现了各种连接器，允许标准喉镜片以不同角度连接到喉镜手柄上。大量可用的连接器使得 Dhara 和 Cheong 在 1991 年设计了一个可调节的多角度连接器。连接器提供 5°~180°的增量角度，满足许多不同的情况需要[169]。

1956 年，Ephraim Siker（1926—2013）提出导致困难气管插管的一些解剖学问题：下颌骨凹陷，上切牙突出，舌大等。具有这些解剖学特征的患者可能具有较高的喉头位置，Siker 发现通过在成角度的喉镜片中放置镜子更便于观察。为防止镜面起雾，镜子周围用铜包裹，虽然可

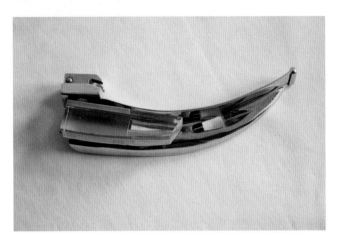

图 16.26　Macintosh 叶片上的 Huffman 棱镜（Courtesy Geoffrey Kaye Museum of Anaesthetic History，Melbourne Victoria Australia.）

能更容易看到喉部，但是镜像图像增加了使用的难度[170]。Henry Janeway 在最早的麻醉喉镜中使用过棱镜[119]，John Huffman 建议将棱镜作为困难插管的辅助设备[171,172]。起初，他在 Macintosh 喉镜片上加了一个棱镜，尽管喉部的视野得到了改善，但由于棱镜塞满了咽部，导致插管困难（图 16.26）。因此，他设计了自己的喉镜以容纳棱镜以及后来的含两个棱镜的模型。Christopher P. Bellhouse 结合了 Siker 和 Huffman 的设计理念，在 1988 年设计了一种带有棱镜的成角喉镜片[173]。3 年后，Jay Choi 设计了一种多角度喉镜片，旨在摒弃对镜子或棱镜的需求[174]。

1993 年，北爱尔兰的 Eamon P. McCoy 和 Rajinder K. Mirakhur 设计了另一种新方法。他们对标准的 Macintosh 喉镜片进行修改，取下尖端并用铰链结构重新连接。一旦插入会厌谷，铰链的顶端通过弹簧加载的杠杆升高，抬起舌骨会厌韧带，暴露喉部[175]。这种喉镜在咽内提供支点，降低损伤患者牙齿的风险。在过去的 30 年中，出现了各种喉镜片，随着现代技术进步，一些喉镜片保留下来，而另一些逐渐被淘汰。

经气管通气

1667 年，Robert Hooke 的实验首次证实了经气管通气可以作为维持生命的手段。1877 年，Joseph Clover（1825—1882）使用环甲膜切开术成功复苏了一名患气道完全梗阻的麻醉患者[176]。80 年后，人们对这种技术重新产生了兴趣，将其作为气道完全阻塞患者的复苏手段，尤其是与麻醉有关的复苏。Reed 和他的同事们在实验狗身上进行的实验[177]，并在 20 世纪 70 年代报道了一系列病例，提出在气道梗阻的紧急情况下使用环甲膜切开设备的救治方法[178,179]。1989 年，随着 Jon Benumof 对经气管通气的评论文章的出版，经皮气管喷射通气抢救得

者进行了气管插管和建立了多个部位的血管通道。改善氧合的原因被认为是塌陷的肺泡复原、胸膜压力梯度分布更平衡、膈肌下移[44]。

持续旋转治疗应用重症监护室的专用床将患者沿纵轴缓慢持续的旋转。它的理论基础是患者旋转可以防止重力依赖性气道闭锁和塌陷、肺顺应性及肺不张恶化、分泌物蓄积、长时间制动可能导致的肺部感染[45]。与用常规病床护理的患者相比，应用旋转治疗可以显著降低肺炎的发生率[46]。

操作期间需要持续评估患者的耐受性。包括对生命体征、氧合监测、一般状况、意识水平、主观评价的评估。

拍击和振动疗法

拍击法和振动疗法治疗与体位引流联合应用来松动和清除与支气管壁黏连的分泌物[8,47]。拍击法是用手以不同的强度和频率进行有节律的振动。在患者位于体位引流的适当体位下，"拍打法"（杯状手）的动作是在吸气和呼气时在病变部位上方进行拍击（图 17.9）。

杯状手与胸壁间空气压缩产生机械能量。适当的拍击应产生爆音（与拍打番茄酱瓶底的声音相似）。若要获得适当的压力与节律，手掌距离胸壁不要超过12.70cm，然后交替进行腕部的屈伸运动（类似挥动）。每个病变部位的操作过程应持续 5~7min。

与所有的呼吸治疗一样，拍击法必须遵循医嘱进行。治疗不能实施于裸露皮肤、手术伤口、骨性突出部位、肾脏、女性乳房或坚硬物体上。如果出现刺痛感或皮肤发红，应重新评估该技术。对虚弱的患者必须进行特殊治疗。肋骨骨折、局部疼痛、凝血异常、骨转移灶、咯血和脓胸是拍击法的相对禁忌证。

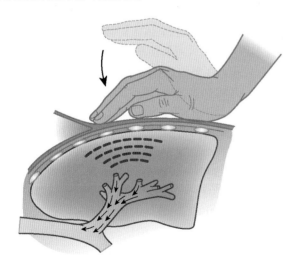

图 17.9　胸部拍击治疗时手的经典位置。手呈杯状位于胸壁上方大约 12.70cm，手腕屈曲。挥动手掌拍击胸部（From Vender JS, Clemency MV: Oxygen delivery systems, inhalation therapy, and respiratory care. In Benumof JL, editor: Clinical procedures in anesthesia and intensive care, Philadelphia, 1992, JB Lippincott.)

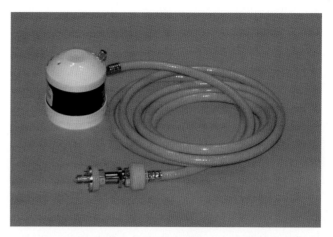

图 17.10　肺部胸壁叩击装置的图像。它应用牛顿第三运动定律帮助呼吸科专家控制叩击强度。专家通过对装置实施的程度来控制叩击强度。这个装置不用医生拍击即可进行振动治疗。治疗者不易疲劳，患者更易耐受（From Vender JS, Clemency MV: Oxygen delivery systems, inhalation therapy, and respiratory care. In Benumof JL, editor: Clinical procedures in anesthesia and intensive care, Philadelphia, 1992, JB Lippincott.)

振动疗法形式与胸部叩诊相似，用于促进支气管清洁。在呼气时，手工或机械（图 17.10）轻柔地将振动从胸壁传递到病变部位。如果操作正确，振动频率可以达到每分钟 200 次。对于接受间歇正压通气（IPPB）的患者，所有胸部物理治疗均应在 IPPB 时实施。

诱发性肺活量测定法

在 20 世纪 70 年代，一些预防性的支气管清洁的替代疗法得到了发展，取代了造价昂贵且存在争议的 IPPB。因为发现一些利用呼气操作（如鼓肺和主动过度通气）和二氧化碳诱发过度通气的技术在使用后临床效果不好或可引起其他风险，诱发性肺活量测定法（incentive spirometry, IS）从而得到了发展[6,8,10]。

IS 的发展与强调持续最大吸气（sustained maximal inspiration, SMI）的观点有关。IS 提供一个视觉目标或激励患者达到 SMI。正常自主通气模式下，浅潮气通气量会造成肺泡塌陷，正常自主通气模式下有周期性的过度膨胀可以防止这种肺泡塌陷发生。麻醉药，镇静药，全麻，大脑创伤，腹部或者胸部手术都可以诱发浅潮气量通气呼吸模式。这种呼吸模式的并发症包括肺不张，分泌物蓄积和肺炎。

SMI 的生理学基础是通过制造一个更大的胸膜内负压来产生最大的跨肺压梯度。这个压力梯度使肺泡在吸气相通过最大气体流量保持过度膨胀[48]。

IS 与 SMI 的适应证首先与支气管清洁相关。这些技术应该用于易发生肺部并发症的围术期外科患者。IS 可用于患者的治疗和恢复过程，它有助于患者改善心理状态,相比其他呼吸疗法的形式(如 IPPB)也更经济。

IS 与 SMI 的治疗目的是改善肺膨胀来预防肺不张、通过提供较大的肺容积来改善咳嗽机制、提供一个评估治疗有效性的基线标准或发现急性肺疾病的开始(记录恶化表现)。为达到这些目标,必须对患者进行最佳的指导与监督。术前教育可以改善术后支气管清洁治疗(如 IS 与 SMI)的效果。对合适的呼吸技术进行恰当的指导可以有助于产生有效的咳嗽机制。

许多种诱导性肺量器可以在临床上应用[10]。这些装置的工作方式、对治疗的指导及对结果的判定有所不同。使用前应认真阅读制造商提供的使用说明书,这些装置的目的是在 10～15s 内产生最大吸气容量。所选装置和气体流速没有使用频率、最大吸气容量和持续吸气时间重要。仅仅凭借使用者的教育程度就可以使大多数装置达到最高效果。

进行 IS 与 SMI 治疗的患者需要有稳定的生理和心理状况。患者的配合和主动性是非常重要的。为了使治疗达到最佳效果,患者不能患有急性肺疾病,用力肺活量要超过 15mL/kg,自主呼吸节律小于 25 次/min。理想状态下患者不需要高 FiO_2。当患者清醒时,每间隔一小时进行一次治疗。理论上,患者每隔 30～60s 应进行 4～5 次 SMI 以防止疲劳和过度换气。指导患者缓慢吸气以达到最大吸气。

主要的并发症与 IS 和 SMI 的治疗无关。唯一的相对禁忌证是患者不配合,身体功能障碍伴有急性肺疾病或不能产生使肺膨胀的最小容积(如 12～15mL/kg)的患者。

虽然 IS 在美国广泛使用,但许多评论对 IS 在减少术后肺部并发症优于其他术后呼吸治疗方法的优势提出了质疑[49]。荟萃分析表明,IS 不能预防冠状动脉旁路移植术(CABG)或上腹部手术患者的肺部并发症[50-52]。

间歇正压呼吸

在过去的 40 年间,很少有呼吸疗法像间歇正压呼吸(IPPB)那么受到争议[6,8,10]。客观数据评估显示,该治疗获益相对于价格和其他疗法来说优势并不确切[53,54]。医药机构赞助了很多次会议来评估支持和反对 IPPB 的文献。但这些努力没有得出确切的结论从而减少 IPPB 的应用。IPPB 已在很大程度上被其他形式的无创正压通气(PPV)所取代,如持续气道正压通气(continuous positive airway pressure, CPAP)和双水平气道正压通气(bi-level positive airway pressure, BiPAP)。本文要定义 IPPB,认识到它的适应证、描述本技术的使用、可能的不良反应和并发症。本章中不对 IPPB 的争议进行广泛的历史性分析和深入的讨论。

适应证

IPPB 是在吸气时对气道给予正压的治疗手段,它明显不同于间断正压通气(PPV)或其他长期、持续的通气方法。IPPB 的临床适应证在该治疗的整个周期中不断发展,包括需要提供大的 V_T 使肺扩张,提供短期通气支持(尽管这已被无创 PPV 替代),并给予雾化治疗[55]。IPPB 的基本根据和主要目的是以生理上可以耐受的方式为自主呼吸患者提供一个较大的潮气量。如果能够达到此目的,IPPB 则可以用于改善和促进咳嗽机制,改善通气分布,增强吸入药物的输送。

咳嗽机制减弱或不充分的患者,其支气管卫生清洁能力下降。潮气量必须充足(15mL/kg)才能提供充分的肺容量和呼气气流量进行有效的咳嗽。尽管 IPPB 可以显著增加潮气量,但治疗效果仍旧取决于所产生的压力和气流量的形式以及对咳嗽技巧的掌握。因此,若咳嗽得到改善,就可以间接体现出 IPPB 在清除分泌物及减少相关并发症方面的有利之处。

IPPB 所增加的潮气量可以用于改善通气的分布。与大多数呼吸疗法的治疗一样,疗效取决于患者自身状态、患者选择、恰当的技术、使用频率。治疗中必须进行持续的评估。如果通气增加,理论上可以预防或治疗肺不张。

对于吸气量不足的患者,IPPB 可以改善药物的输送与分布。对于可以充分咳嗽与自主进行深呼吸的患者,一个手动雾化器的效果与 IPPB 是相同的。IPPB 很少单独用来给药。

应用

IPPB 的疗效依赖于个体人对该治疗方法的使用情况[10]。它取决于个人对所使用医疗设备的恰当操作、维持和临床应用的了解;合适病例的选择;对患者进行必要的培训帮助其能有效使用;评价与治疗目的和适应证相关的疗效;判定与治疗相关的并发症或不良反应。

该设备需要使用一个气压源、一个主控阀门、一个呼吸回路和一个自动周期控制。典型的 IPPB 是定压型的呼吸器。正压(如 20～30cmH_2O)使肺部膨胀。有效的治疗必须使 IPPB 治疗提供的潮气量超过患者有限的自主呼吸潮气量的 100%。需强调的是,应通过延长吸气的动作来达到预设的压力限度。治疗一般呼吸 6～8 次/min,持续 10min。

治疗成功的关键包括机器对患者吸气动作的敏感性;定压型呼吸器与患者连接的密闭性;为了达到理想的呼气容量,在患者耐受的情况下吸气压力的进行性升高;能够配合、放松地接受良好教育的患者。

与 IPPB 相关的生理学不良反应与并发症在文献中

已有充分的阐述[10]。IPPB 治疗会导致过度通气和氧合改变。潮气量和呼吸频率增加造成的低碳酸血症(导致呼吸性碱中毒)可能产生电解质浓度(如 K^+)改变、眩晕、肌颤、肢端麻刺感与麻木。对患者进行适当的指导并且治疗后有 5~10min 的休息间隔可以减少其发生。对于严重 COPD 患者,必须注意 FiO_2 值不当会导致低氧血症或氧过多。

IPPB 可能会引起平均胸膜腔内压增加,导致静脉回流减少。与其他形式的正压通气(PPV)相同,静脉回流(前负荷)的减少可以造成心排血量减少和相关生命体征的变化(低血压或心动过速)。患者可能无法与 IPPB 呼吸模式相协调,因此,随着呼吸做功的增加和胸膜腔内压力的升高,患者可能会出现自动 PEEP。除了心血管系统改变,IPPB 还会阻碍头部的静脉引流。颅内压升高的患者,如果采取坐位适当进行 IPPB,这种潜在的影响会降低。

所有形式的 PPV 治疗都会涉及气压伤的问题。PPV 导致气胸和肺叶破裂确切的病原学机制还不清楚。显然,PPV 可以增加肺内容量和压力,但同时改善的咳嗽机制可以导致压力突然发生显著的变化和肺叶破裂。在进行 IPPB 治疗时,对于任何胸痛的主述都必须要认真评估以排除气压伤。

其他报道的并发症包括胃胀气,继发性恶心、呕吐,心理依赖性,院内感染,气道阻力改变和对通过 IPPB 系统使用药物的不良反应。这些不良效果的出现与加重常常由于使用不当,患者不配合,患者选择不当及缺乏对细节的关注。

IPPB 很少有明确的禁忌证[56]。IPPB 的相对禁忌证集中在其缺乏有效性证明上。未经治疗的气胸是明确的 IPPB 禁忌证。相对禁忌证包括颅内压升高(>15mmHg),血流动力学不稳定,食管和胃部疾病,如近期手术和瘘管,近期颅内手术。临床禁忌证是缺乏 IPPB 治疗的明确的适应证或有效的经济的替代疗法。

无创通气

以无创的方式进行正压通气,例如面罩、鼻罩或头罩,避免与气管插管相关的不良事件(例如肺炎、气道创伤)。无创通气(NIV)是治疗 COPD 急性加重期[57,58]和心源性肺水肿的基础[59],但对 NIV 及应用在重症监护医学中的全面讨论超出了本章的范围。它在围术期的使用正在得到认可,并值得进一步讨论。

持续气道正压(CPAP)是指在整个呼吸周期中持续施加一定水平的气道正压。随后胸膜腔内压和肺泡压力的增加支持了气道的通畅,防止了肺泡塌陷和肺不张,保证了功能余气量,并减少了呼吸做功。正压通气(PPV)通过降低左心室跨壁压减少后负荷,并支持左心室的心

室输出量。在吸气阶段,BiPAP(双水平气道正压通气)增加的压力超过 CPAP 水平的压力支持。随着压力支持的增加,CPAP 在呼气时的基线压力并被定义为 PEEP。压力支持允许较大的 V_T 和 VC 值,扩张肺不张的肺泡,增加通气,改善氧和。

适应证

围术期 NIV 的使用被认为具有预防性和治疗性[60]。预防性使用 NIV 包括拔管后对呼吸窘迫有风险的患者(如心脏、胸部或腹部手术、阻塞性睡眠呼吸暂停、COPD、充血性心力衰竭)。关于围术期应用 CPAP 降低心胸腹部手术患者术后肺部并发症的潜在益处的数据不断出现[61,62]。NIV 在围术期的治疗应用可能有助于减轻呼吸窘迫、低氧血症或通气不足的症状。

心胸外科和上腹部外科患者的无创通气

接受心胸或上腹部手术的患者术后呼吸系统并发症的风险特别高[63]。这些手术创伤通过以下几个方面影响呼吸系统:手术切口破坏呼吸肌的功能;呼吸肌收缩可能引起膈神经反射抑制;术后疼痛可能引起呼吸肌使用受限和最小化[64]。不管手术过程如何,急性呼吸衰竭患者术后行 NIV 可能有助于改善患者的预后,减少插管的需要[65]。然而,临床医生必须始终认识到 NIV 的劣势和局限性,这些在本章讨论。后面将讨论 NIV 在特定手术人群的应用。

预防性使用 NIV 在心脏手术患者中的早期分析中未能显示出结果差异[66]。然而,在 2009 年对 500 名患者进行的大型随机研究显示 NIV 可以提高氧合,减少再插管率,降低在重症监护病房每天使用 NIV 至少 6h 的患者再入院率[62]。NIV 已经预防性用于心脏术后患者和首次拔管后出现的急性呼吸衰竭[67]。然而,临床医生必须谨慎使用 NIV,因为可能存在较高的失败率(10%~55%),以及死亡风险的增加[66,67]。

接受胸外科手术和肺切除术的患者常常出现合并症,这可能使他们患上术后肺部并发症(包括 COPD 和限制性肺病)的风险更高。此外,与胸部手术相关的并发症可以增加急性呼吸衰竭的可能性,包括支气管瘘和肺炎[68]。对肺切除术 COPD 患者行预防性通气后进行评估;然而,在来自 7 家不同医院的 360 例患者的队列研究中,使用 NIV 并不能降低急性呼吸衰竭、进入 ICU 及住院时间和肺炎的风险[69]。一项 2015 年 Cochrane 回顾报告进一步支持了肺切除术后预防性应用 NIV 缺乏疗效,由于没有发现其益处[70]。在肺切除术后发生急性呼吸衰竭的情况下,NIV 可以防止高达 86% 的患者进行机械通气。无创通气失败与心脏合并症、对 NIV 初始反应差和高死亡率有关(46%)[71,72]。

一项 2014 年 Cochrane 回顾报告的 10 项研究和 709 名接受预防性 NIV 的患者在接受腹部大手术后表明 NIV 可能改善肺不张并降低肺炎和再次插管的风险[73]。尽管样本量相对较大，但作者指出，证据质量较低，并且排除了允许在手术室使用 PEEP 的研究。此外，尚不清楚 NIV 还有哪些影响，如果有，可能对吻合术和其他手术因素有影响。Cochrane 协作组还回顾了在接受腹部大手术后急性呼吸衰竭患者应用 NIV 的情况。这项综述包括两项研究和 269 名患者，表明 NIV 与氧疗法相比，可以降低插管率，缩短 ICU 和住院时间，但数据质量被认为是低的[74]。

肥胖外科患者的无创通气

肥胖引起呼吸系统的变化，可能增加这些患者术后呼吸衰竭的风险，包括呼吸系统顺应性和肺容量降低引起的呼吸做功增加[75]。阻塞性睡眠呼吸暂停在这类患者中很普遍，如果体重指数（BMI）大于 $40kg/m^2$，发病率可能高达 50%[76]。阻塞性睡眠呼吸暂停可能导致术后呼吸抑制的风险。此外，其他复杂的睡眠呼吸紊乱（即肥胖-低通气综合征）也可能出现在该类患者中。这些因素使肥胖患者术后发生肺部并发症的风险更高。有趣的是，Weingarten 及其同事[77]的一项研究表明，肥胖的严重程度与肺并发症的发生率相关，而与睡眠呼吸障碍的严重程度无关。肥胖治疗手术后，阻塞性睡眠呼吸暂停患者也有较高的非计划入住 ICU 风险，以便进行呼吸监测[78]。NIV 用于肥胖和睡眠呼吸障碍患者可能有助于降低肺部并发症的风险[79]，ASA 实践指南建议，如果术前使用 NIV，术后应继续使用 NIV[80]。2015 年英国和爱尔兰麻醉师协会发布了一份出色的指南[81]，全面的评估、评估和风险分层可能有助于降低肥胖手术患者的围术期风险。

手术室的无创通气

在手术室镇静过程中使用 NIV 出现了新经验。病例报告和一系列报道出现表明，NIV 在心导管实验室房颤消融[82]、眼科手术、剖宫产和轻型开颅手术中具有安全性和有效性[83]。初步数据显示在 NIV 中，危重患者使用低剂量异丙酚镇静可能是安全的[84]。作者建议用一种谨慎的方法来使用 NIV 和镇静剂，因为在这方面知之甚少。

无创通气预给氧

有证据表明插管前使用无创通气改善了预给氧与自主呼吸吸入 100% 的氧气相当。病态肥胖患者和需要快速气道管理的患者都可能受益。在一项对择期手术患者的研究中，使用 NIV 可将预给氧时间缩短近 1min，无不良事件[85]。在病态肥胖患者中，NIV 预给氧改善了呼气末氧浓度，以及预给氧与自主通气所需的时间。这些患者出现轻度胃扩张，但未报告误吸事件[86]。

局限性

NIV 要求患者配合治疗，自主通气，并能保护气道。在气道周围进行适当的密封，以尽量减少漏气是最有效的方法。使用高于 $25cmH_2O$ 以上水平正压增加了胃胀气的风险，因此限制了在这种情况下的使用。由于对支气管持续保持清洁的要求，有大量分泌物的患者不适合使用 NIV。拔管后伴有喘鸣或喉水肿的患者要谨慎使用 NIV，因为它不会降低插管率，并与插管延迟相关[87]。NIV 作为拔管后的急性呼吸衰竭（一种常见的应用）抢救治疗应谨慎使用，因为荟萃分析显示，与标准治疗相比[88]，没有降低再插管率，NIV 失败后插管与较高的并发症发生率相关，包括低氧合、低血压、误吸和死亡[89]。在许多临床情况下，HFNC 的出现也被证明是非劣效的，导致低氧性呼吸衰竭，而 NIV 以前曾是标准治疗方法[90]。

吸入疗法

吸入疗法经常与"呼吸疗法"同义使用。在一般情况下，吸入疗法可以被认为是进行通气和氧合、雾化吸入疗法或一种给药的方式。

对于患有支气管痉挛性气道疾病、COPD、肺部感染的肺病患者可以使用雾化吸入疗法。雾化吸入疗法的基本目的是改善支气管清洁、加湿人工气道内的气体及吸入给药。本章前面已讨论了前两个目的。

通过吸入给药的优点有很多。给药更加方便、起效迅速、肺外不良反应降低、药物减量并且可联合雾化吸入疗法进行加湿，以及心理学上的优势都得到了证实[6,8,10]。在非气管插管患者，进行雾化吸入治疗需要患者的配合和帮助。装置有可能是院内感染源[28]。雾化吸入疗法的许多缺点与湿化治疗相似。虽然药物的用量有所减少，但由于药物在气道内的沉淀程度不同，精确的药物剂量很难确定。

本文描述了吸入药理学的概况，基本原理、给药设备和应用的特殊药物进行了讨论。若要获得更加广泛综合的回顾和特殊药物信息，请参阅相关文献[91,92]。

基本药理学原理

吸入疗法的基本药理学需要一个简短的回顾。药物是用来诱发生理反应并用于治疗，但也会产生非治疗作用（不良反应）。药物可以通过直接作用与受体发生相互作用（局部疗效），也可以吸收入血。

呼吸疗法可以使用多种给药途径。治疗肺部疾病时，经常采用皮下、胃肠外、胃肠道和吸入给药的途径，药物必须达到肺泡和气管支气管黏膜表面才能被全身毛细血管吸收。

虽然吸入给药可以产生局部疗效，但它的首要原因是因为这是一种简便、安全的自我给药方法，可以使肺部产生最大疗效而减少不良反应。如果药物依赖于全身吸收，那么药物的分布和血药浓度非常重要。血药浓度受一些机制的影响，如剂量、给药途径、吸收、代谢和排泄。肝肾功能的改变可使药物浓度水平难以预料且产生不良反应。

如果吸入疗法使用了多种药物，可能会发生药物间的相互作用。增效作用是指一种活性有限的药物改变了机体对另一种药物的反应；协同作用是指两种作用相似的药物同时应用产生的药效大于单独应用两种药物产生的效果之和。相加作用指两种药物同时应用的效果等于单独应用两种药物产生的效果之和。耐受性是指需要加大药物剂量才能产生同样的反应。快速免疫性是指加大剂量也不能产生预期的效果。

还应理解药物剂量的术语。两个常用的表达药物剂量的方式是比率强度（药物稀释）和百分比强度（溶液百分比）。溶液是指两种物质在一起的匀质的混合物。溶质是溶解的药物，溶剂是溶解药物的液体。1g 水等于1mL 水，1g 等于 1 000mg。比率强度可以表示溶质部分与溶剂部分的关系（或溶质克数比溶剂的克数）。一个1 : 1 000 的溶液是 1g 药物溶解在 1 000g 溶剂中［或1 000mg/1 000mL（1mg/mL）］。强度百分比表示为 100份溶剂中溶质的份数（或每 100g 溶剂中溶质的克数）。一个 1% 的溶液是指 100g 溶剂中含有 1g 药物。

雾化给药系统

治疗性的雾化气体常用于吸入疗法。吸入给药途径可以减少毒性而产生治疗效果。雾化治疗的有效性与吸入肺内的药物数量有关。雾化药物在肺部实际沉积量是药物沉淀的结果，它与重力、气道直径造成的惯性碰撞、气体流量和动能方向的改变有关[8]。雾化气体的吸入也取决于颗粒的大小、吸气方式和气道阻塞程度。颗粒应小于 5μm；否则，颗粒可能会滞留在上呼吸道而不能到达肺的作用部位。能够通过人工气道（如气管插管）的雾化颗粒的直径通常小于 2μm。小于 2μm 的颗粒也会沉积于外周气道。直径小于 0.6μm 的颗粒往往还未到达作用部位而被呼出。

理想的吸入方式应为大口缓慢地吸气（5～6s），然后屏住吸气（10s）。通过屏气可以促进药物的沉积与扩散。快速吸气会促使药物颗粒在口咽和上呼吸道表面沉积。若气道阻塞明显，会限制药物的充分沉积。如果气道阻塞没有解除，需要增加药物剂量和给药频率。吸气早期在使用雾化吸入可以使药物更好的渗透进入肺组织，而在呼气末期给予药物会使药物在肺单位内填充缓慢。应该注意的是因气道梗阻和顺应性降低导致通气不足的肺。目前可以采用以下几种雾化给药方式：喷射雾化器、加压定量雾化器（pressurized metered-dose inhalers，MDI）、干粉吸入器、超声雾化器和 IPPB。

干粉雾化器和加压 MDI 成本低、易于使用是最常使用的给药装置。MDI 是一个简便的、独立包装的常用的雾化给药装置（图 17.11 和图 17.12）[6,10]。通过按压可以激活预充好的药罐输出一个预设药物剂量。适当进行使用指导是很用必要的[93]。将药罐倒置，每吸一次，只按压一次。推荐的最经典的吸气方式是缓慢最大吸气并屏气。舌头一定不能阻碍气体流量，关于装置应放入口内，还是应该尽量张口离开嘴唇几厘米仍具有争议。当装置远离口腔使用时，大颗粒药物可能沉积在口中，需要给予补偿。其他关于 MDI 使用的问题包括理想肺容量、吸气的屏气时间和吸入气体流速。如果需要雾化吸入不同剂量的药物，应在每次喷药之间间隔几分钟。大多数药物制造商推荐两次给药间隔时间为 1～2min。然而，研究并没有显示出在延长两次给药间隔时间时肺功能有差异[94,95]。

MDI 给药系统存在以下几个问题。激活药罐需要手动协调配合。关节炎会导致按压失误可能造成给药困难。药物在咽部沉积会造成局部异常（如继发于雾化皮质激素的口腔念珠菌感染）。如果给药后进行咽部清洗可以减少药物在口咽的沉积，从而减少由于吞咽药物导致的全身反应[6]。新的 MDI 装置在设计上可以减少一些上述的问题。另外，还有一些定距装置可以作为 MDI 的扩展应用。调节点可以不需要手-呼吸协调并减少大颗粒在上呼吸道的沉积。

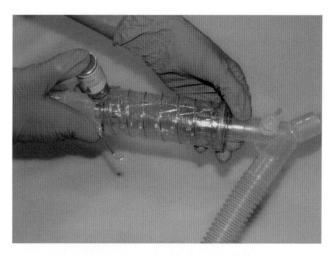

图 17.11　定量吸入器和回路吸气分支的调节垫（Aero Vent）（Courtesy Monaghan Medical，Plattsburgh，NY，USA.）

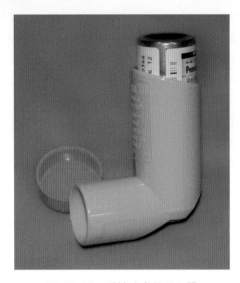

图 17.12　手持式定量吸入器

气动雾化器可以手提或置于通气回路上（图17.13）[6,10]。手持式装置可以用于更加急症的患者，可以替代 MDI 治疗，整个手持式系统应用于一个雾化器、一个加压气源和一个接口管或面罩。不需要患者的配合，可以输送大剂量药物。缺点是价格高和使用不方便。

这些系统的价格更高、使用麻烦且经常不如 MDI 有效。药物准备和应用过程经常需要监督。药物一般在盐水中稀释。大多数药物通常没有被雾化或者在呼气中丢失，所以药物经常被浓缩。只有吸入的药物才能到达肺部。

气体流量为 6~8L/min 时总的雾化容积一般为 3mL（参见"药物"）。治疗时间一般为 5~10min。在治疗期间，必须观察患者的生命体征和主观耐受性。以给药为目的的药物雾化过程和以湿化为目的的雾化治疗有所不同（参见"加湿器"）

MDI 和气动雾化器均可以用于人工气道或通气回路上（图17.11 和图17.13）。给药装置应放在吸气支上，

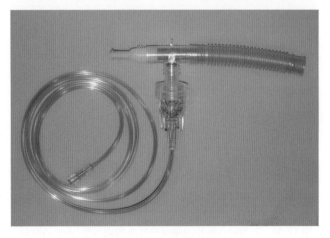

图 17.13　气动雾化系统

尽量接近人工气道近端。在这种配置下，MDI 和雾化器在药物输送上是等效的[54]。由于呼吸模式、药物在气管导管上的沉积和气道疾病，机械通气患者管路内给药的疗效比自主通气的非插管患者差[96]。

药物

多种药物可以用于治疗肺部疾病。吸入药物给药比静脉和口服给药具有更多的优势，包括特异性靶向作用部位和低剂量限制了全身不良反。雾化（气溶胶化）通常是使用促进黏膜纤毛清洁作用的药物（促黏液动力药）和缓解支气管痉挛性气道疾病的药物。因此，大多数吸入疗法应用的药物可以根据它们的作用分为以上两类。另外，抗炎药、抗哮喘药、抗真菌药、抗病毒药和抗生素也可以雾化给药。以下只是对常用雾化吸入药物的回顾并不是对呼吸药理学的广泛评述。所列剂量均是针对成人的（如果需要，在应用前应参考特定的药品说明书）。

促黏液动力药物

促黏液动力药物用于增强黏膜纤毛的清洁能力。这些药物可以根据他们的作用机制分类。低黏度药物是最常使用的促黏液动力药物。盐水、碳酸氢钠、乙醇是通过破坏黏液的主要成分黏多糖链来影响黏液的黏度。另一类促黏液动力药物由黏液溶解药物组成。下面是对这两类药物的一个简单概述[97]。

低黏度药物

盐水是最常用的促黏液动力药物。它可以作为一种主要药物或作为一种溶剂使用。它的作用机制是通过稀释黏多糖链来降低黏度。适应证是黏液分泌物稠厚、黏滞。一般使用浓度为 0.45%~0.9% 的氯化钠溶液（NaCl）。与雾化吸入盐水相关的两个主要的不良反应是水中毒和对气道高反应性疾病的患者易诱发支气管痉挛（尤其是新生儿）。

高渗盐水（hypertonic saline, HTS）作为一种咳嗽刺激物促进水从肺间质和肺泡渗透到黏液中。HTS 可诱发支气管痉挛，吸入支气管扩张药物用来减轻相关的支气管痉挛效应。由于这一机制依赖于肺泡组织水的迁移，HTS 在减少外膜水肿方面具有额外的理论上的益处。重复使用后，再给药可能会出现低血容量反应。

酒精（乙醇）降低肺内液体的表面张力，常用浓度为30%，剂量为 4~10mL[98]。主要的适应证为肺水肿。此药应通过侧臂喷雾器或 IPPB 给药，但是不能使用加热的

雾化器。禁忌证为对酒精及其衍生物过敏的患者。不良反应包括气道激惹、支气管痉挛和局部脱水。

黏液溶解药

黏稠的分泌物对插管患者或慢性肺病患者是个问题。分泌物可以直接阻塞气道，形成感染病灶，使患者易患阻塞性肺炎。为了清除分泌物阻塞而进行的剧烈吸痰可能会对呼吸道造成直接伤害。因此，改变黏稠分泌物的流变学特性有助于恢复正常的肺功能。

10%的乙酰半胱氨酸（痰易净）是一种有效的黏液溶解药。它的作用机制是溶解黏多糖链的二硫键，降低黏液的黏度。适应证是分泌物黏稠、浓缩、脓性。它在抑制黏液分泌方面的实际疗效还没有定论，对每个患者均要进行监测来评价治疗效果。常用剂量为每 6 小时 2～5mL[54]。过敏是一个禁忌证。总体来说，痰易净是相对无毒性的。不良反包括令人不愉快的味道和气味、局部刺激、抑制纤毛运动和支气管痉挛。因此，建议使用支气管扩张剂进行预处理。其他报道的不良反应包括恶心、呕吐、胃炎、鼻漏和全身荨麻疹。痰易净与多种抗体配伍禁忌。对于支气管痉挛气道疾病的患者应避免使用或慎用。其他特殊的注意事项有需要冷冻保存、与橡胶发生反应、开封（96h）后的使用期限[99]。

美司钠（巯乙磺酸）是一种含硫醇的化合物，可以分解黏液蛋白上的二硫键，它已经被证明可以促进分泌物变得稀薄[100]。除了直接的黏液溶解活性外，美司钠是一种高渗溶液，可能通过第二种机制降低分泌物的黏度。就乙酰半胱氨酸而言，尽管合用支气管扩张剂治疗，对美司钠的研究未能证明其对分泌物清除或改善肺顺应性的确切益处[101]。当使用喷雾器时，1mL 美司钠与一剂支气管扩张剂合用，如沙丁胺醇或柳丁胺醇。它也可以通过 ETT 给药，剂量为 600mg（3mL）。通常耐受性良好，支气管痉挛和过敏可能是其不良反应。

重组人 DNA 酶（rhDNase）促进存在于囊性纤维化患者或感染患者分泌物中的 DNA 裂解。大量的 DNA 增加了这些分泌物的黏度。少数报道和回顾性分析表明，rhDNase 可以改善分泌物清除和肺不张[102]。rhDNAse 成本的增加限制了其在临床的广泛应用。

支气管扩张剂和抗哮喘药物

急性和慢性支气管痉挛气道疾病折磨着很多患者。许多作用机制和不同给药途径的药物可以处理这个问题。本文仅介绍广泛用于治疗支气管痉挛气道疾病的雾化药物（表 17.8）[16,103,104]。药物通过作用机制分为：拟交感药、抗胆碱药、皮质类固醇和色甘酸钠。对这些药物广泛深入的回顾、支气管扩张的不同机制和特殊病理生理问题的解决不在本文中讨论。

拟交感药物

拟交感药包括 β-肾上腺素能激动剂和甲基黄嘌呤（不能作为气雾剂）。β-肾上腺素能药物通过 G 蛋白 α 亚单位与 β_2-肾上腺素受体偶联激活腺苷酸环化酶，导致细胞内环磷酸腺苷（cAMP）增多，cAMP 可以激活蛋白激酶 A。活化的蛋白激酶 A 抑制特定肌肉蛋白的磷酸化，从而调节平滑肌张力并抑制钙离子从细胞内释放。总体来说，对交感药物的反应根据效果可以分为 α、β_1 或 β_2。β_2 受体主司支气管平滑肌松弛。β-肾上腺素能激动剂常见的不良反应是由于药物还有 β_1 和 α 作用。β_1 效应引起心率加快、心律失常和心脏收缩；α 作用增加血管张力。强效的 β_2 激动剂可以产生其他症状：焦虑、头痛、恶心、肌颤和失眠。长期应用能导致受体下调和对药物的反应性下降。理论上，β_2 选择性越高，治疗效果越好，不良反应越少。以下是临床上常用的拟交感药物[6,8,48,100]。

沙丁胺醇（喘乐宁，舒喘灵）是一种可通过 MDI 给药的拟交感药。它有强大的 β_2 效应和有限的 β_1 效应。它的 β_2 效应持续时间大约 6h。

2.25%消旋肾上腺素是一种肾上腺素左旋和右旋异构体的混合物。它有弱的 β 作用和轻度 α 作用。α 作用使黏膜紧缩。在雾化形式，此药可发挥很好的缓解黏膜充血作用。此药的支气管扩张作用很弱。心血管方面不良反应有限。常用剂量是 0.5mL 溶于 3.5mL 盐水（2.25%），成人给药频率为每小时一次。消旋肾上腺素常与 0.25mL（1mg）地塞米松或布地奈德混合应用治疗拔管后的肿胀与喉炎（参见"抗过敏和哮喘药物"）。

异丙肾上腺素（治喘灵）是标准的纯 β-肾上腺素能支气管扩张剂。支气管扩张作用依赖于充分的血药浓度。另外，异丙肾上腺素是肺和黏膜血管的扩张剂。这会导致药物吸收速度加快、血药浓度增高、β_1 不良反应增强。此药的不良反应十分显著，限制了心血管病患者的应用；心律失常、心肌缺血和心悸都可能发生。如果在低通气区域的肺血管扩张，通气-灌注不匹配更加严重，肺内分流进一步加重。常用剂量是 0.25～0.5mL（0.5%）溶于 2～2.5mL 盐水中。药效持续 1～2h。异丙肾上腺素也可通过 MDI 给药。

新近的吸入 β-肾上腺素能药物包括沙美特罗、吡布特罗和比托特罗（一种儿茶酚胺）。沙美特罗可以通过加压 MDI（21μg）或干粉雾化器（50μg）给药。吡布特罗醋酸盐经常通过加压 MDI（200μg）给药。比托特罗可以通过加压 MDI 或以溶液形式给药。沙美特罗是在美国第一个证实有效的长效肾上腺素能支气管扩张剂。它的作用时间将近 12h，大约 20min 起效，3～5h 达到效应峰值。它的长效尤其适用于夜间哮喘的患者。一些新出的长效支气管扩张药是由于它们的脂溶性增高（表 17.9）。

表 17.8 雾化支气管扩张剂和抗哮喘药

药物类型(机制)	方式	剂量[a]
拟交感药		
(β-激动剂增加 cAMP)		
短效 β-激动剂		
沙丁胺醇(喘乐宁、舒喘宁)	MDI/Neb	2 喷(每喷 90μg)q4h prn
盐酸左沙丁胺醇(左旋沙丁胺醇)	Neb	0.63~1.25 雾化溶液 q6~8h
吡布特罗醋酸盐(吡布特罗)	MDI	2 喷(每喷 200μg)q4h prn
消旋肾上腺素	Neb	0.25mL 入 3.5mL 盐水
长效 β 受体激动剂		
沙美特罗昔萘酸酯(施立稳)	DPI	1 喷(50μg)bid
富马酸福莫特罗(福莫特罗)	DPI	1 粒(12μg)雾化吸入 bid
抗胆碱药		
(胆碱能阻滞增加 β 刺激)		
异丙托溴铵(爱喘乐)	MDI/Neb	2 喷(每喷 17μg)qid 17μg(0.02%)qid
噻托溴铵(思力华)	DPI	1 粒(18μg)雾化吸入 qd
抗炎药		
吸入皮质类固醇		
(抗炎,抑制白细胞迁移,β 受体激动剂)		
丙酸倍氯米松(丙酸倍氯米松气雾剂,倍可稳)	MDI	1~4 喷(每喷 40μg)bid
氟尼缩松(氟尼缩松吸入剂)	MDI	2~4 喷(每喷 250μg)bid
曲安奈德(曲安奈德吸入剂)	MDI	2~8 喷(每喷 100μg)bid
布地奈德(普克米)	DPI/Neb	1~4 喷(每喷 200μg)bid 0.25mg 入 2mL 盐水 bid 0.5mg 入 2mL 盐水 bid
丙酸氟替卡松(丙酸氟替卡松吸入剂)	MDI	44,110,或 220μg; 最高可达 880μg/d
糠酸莫米松(糠酸莫米松干粉吸入剂)	DPI	1~2 喷(每喷 220μg)qd
化合产物		
硫酸沙丁胺醇/异丙托溴铵(可必特)	MDI/Neb	2 喷(每喷 0.09mg/0.18mg)qid 1 瓶(3mg/0.5mg)qid
丙酸氟替卡松/沙美特罗(氟替卡松和沙美特罗吸入剂)	DPI	100,250,或 500μg/50μg;1 喷 bid

AMP,腺苷一磷酸;bid,每天两次;DPI,干粉吸入器;MDI,加压定量雾化器;Neb,喷雾器;prn,必要时;qd,每天一次;qid,每天四次。
[a]药物剂量可能会有所不同,建议参考特定的药物说明书。

表 17.9　常用支气管扩张剂的起效和持续时间

药物	起效/min	峰效/min	维持/h
异丙肾上腺素[a]	2~5	5~30	1~2
乙基异丙肾上腺素[a]	2~5	15~60	1~3
比托特罗[a]	3~5	30~60	5~8
沙丁胺醇	15	30~60	3~8
吡布特罗	5	30	5
沙美特罗	20	180~300	12

[a]一种儿茶酚胺。

抗胆碱能药物和抗生素

抗胆碱药在治疗支气管痉挛性肺病的作用日益重要,但它在 COPD 患者支气管收缩的维持治疗更加有效。这些药物在胆碱受体位点抑制乙酰胆碱,减弱迷走神经活性。由此导致支气管舒张(大气道优先)和黏液分泌减少。主要不良反应包括口干、视物模糊、头痛、肌颤、神经过敏和心悸。

异丙托溴铵(爱喘乐)是一种常用的抗胆碱能药物。其作用主要于支气管平滑肌的毒蕈碱受体。可通过 MDI 给药。标准剂量为一天 4 次,每次 34μg(每喷 17μg)。禁忌证是药物过敏。窄角性青光眼患者必须谨慎用药。噻托溴铵作为一种长效抗胆碱能药物,已显示出每天一次给药可改善肺功能和减少 COPD 的恶化[105]。用干粉吸入器(DPI)进行喷雾,剂量是每天一次 18μg 胶囊喷两喷。其不良反应与异丙托溴铵相似,最常见的症状是口干和上呼吸道感染。吸入抗胆碱能药物很少导致反常性支气管痉挛。

抗生素也可以通过吸入途径给药。妥布霉素雾化用于囊性纤维病患者,利巴韦林雾化用于对抗儿童呼吸道合胞体病毒。戊双脒可用于预防性治疗肺孢子菌肺炎。然而,在呼吸机相关性肺炎(ventilator-associated pneumonia,VAP)中应用雾化抗生素的效果尚不确定。因此,雾化抗生素多被作为多重耐药性肺炎的一线治疗方案。除了全身性抗生素外,使用雾化的庆大霉素或万古霉素治疗气管支气管炎,可以更快地消除肺炎,降低细菌耐药性,减少 VAP 的复发[106]。雾化黏菌素(如黏菌素)具有集中输送抗生素的功能,而这些抗生素由于全身给药具有较强的肾毒性而未被充分利用。使用雾化黏菌素的证据很有前景,但仍然没有定论。当在多重耐药性革兰氏阴性细菌的患者中加入全身性抗生素治疗方案,雾化黏菌素已显示有益于肺炎的治疗而没有全身性不良反应[107,108]。

抗变态反应和哮喘药物

此类药物的两个主要分组为色甘酸钠和皮质类固醇。这些药物通常与其他药物同时使用。

新出的拮抗剂已经可以应用,包括扎鲁司特、孟鲁司特和齐留通。扎鲁司特和孟鲁司特作用同白细胞三烯受体拮抗剂并选择性地抑制白细胞三烯受体 LTD$_4$ 和 LTE$_4$。5-脂肪氧化酶作用于花生四烯酸产生白细胞三烯,白三烯刺激白三烯受体引起支气管收缩和炎性细胞趋化性。与色甘酸钠相同,这些药物不能用于哮喘的急性发作,但可用于长期的支气管收缩的预防[103]。

慢性哮喘患者常用皮质类固醇进行维持治疗[109,110]。作用机制是由于它的抗炎特性、减少液体渗出、抑制巨噬细胞和白细胞的趋化性、可能还会阻断多种炎性介质的反应。有报道皮质类固醇可以产生拟交感药物的效果[10]。吸入皮质类固醇可以产生全身和局部不良反应,包括肾上腺机能减退、急性哮喘发作、可能的生长迟缓和骨质疏松。局部不良反应包括口咽部真菌感染和发声困难。剂量小于 800μg/d 一般不会出现肾上腺抑制。

倍氯米松(Vanceril)是一种雾化吸入的皮质类固醇,它的局部活性很高而全身吸收和全身作用有限。常用剂量是每天 1~4 次,每次 2 喷(每喷 42μg)。报道的不良反应有声嘶、咽喉溃疡和口腔念珠菌病。念珠菌可以用局部抗真菌药来处理。有报道大剂量使用会出现轻度的肾上腺机能减退,当类固醇从口服转为吸入时,建议慎用。

上述药物代表了呼吸疗法中雾化吸入的常用药。适当的药物治疗需要评估对治疗的反应。成功的吸入疗法的目标是药物在不良反应最小时使主观和客观症状缓解及肺功能改善。有效的吸入疗法包括症状缓解,肺功能改善和药物不良反应最小化。

结论

氧疗、支气管清洁技术和吸入疗法是临床医生改善患者肺功能的一些干预措施。氧气输送系统通过阻止呼出气的再吸入,来维持相对稳定的氧气输送能力。低流量供氧系统依赖室内空气的吸入来满足患者的通气需求,但随着通气模式的变化,吸入的氧浓度变得不可预测。高流量供氧系统具有高流速,并且尽管分钟通气量有变化,但仍可提供可靠的氧气浓度。在这些供氧系统中加入湿化剂,以防止呼吸道的冷却和干燥。

可能需要采取其他方式来纠正特定或更严重的肺功能紊乱。吸痰术通常被用于清除分泌物并优化气管支气管条件。胸部物理疗法,包括体位引流及拍击和振动疗法,其可协助纤毛活动促进排痰。诱发性肺活量测定法可改善肺部炎症预防肺不张,但它需要耐心指导及配合。无创 PPV 可增加胸腔内压和肺泡压,以此预防肺不张,维持功能残气量,保持气道通畅,减少呼吸肌做功。

吸入疗法将治疗药物和气溶胶带入气道使气道湿润或引起生理反应。MDI、喷雾器和 DPI 可用作气道用药装置。促黏液动力药物可以降低分泌物黏度,其中包含高渗盐水和黏液溶解剂。β-肾上腺素能激动剂、甲基黄嘌呤和抗胆碱药通过不同的机制可致支气管扩张。皮质类固醇、白三烯受体拮抗剂和肥大细胞稳定剂常用于预防或治疗因哮喘或过敏性刺激所致的支气管痉挛。

大多数轻度肺功能障碍患者仅需增加吸入氧浓度,而更严重的肺功能障碍则需要了解肺部生理学并选择适当的治疗方案。在围术期,低氧血症最常见的原因是通气灌注不匹配、通气不足和毛细血管分流。如果不加以治疗,低氧血症会导致心动过速、酸中毒、心肌耗氧量增加和呼吸功增加。

临床要点

- 低氧血症可能被定义为动脉血中氧张力不足。通常定义为 PaO_2 小于 80mmHg。围术期低氧血症最常见的原因是毛细血管分流(肺不张)。

- 低流量、可变性能系统取决于室内空气吸入,以满足患者的最大吸气量和分钟通气量需求,而这种需求仅靠吸入气流量或者氧储备是不能满足的。

- 高流量、固定性能系统是提供整个吸气环境的无复吸系统,这个系统需要满足患者最高吸气流量和分钟通气量的要求。为满足患者的最高吸气流量、流量比例和储备是非常重要的。流量 30~40L/min(或测得分钟体积的四倍)通常是必要的。

- 氧疗对于严重的 COPD 患者一定要适当应用,因为存在呼吸抑制的风险。COPD 患者通过缺氧性肺血管收缩形成通气和灌注比例不匹配,将灌注重新分配到氧气高张区。增加混合静脉或肺泡氧张力可以扭转这种分流和通气-灌注匹配严重失衡。

- 氧中毒在临床上要重视,尤其是 8~12h 吸入高流量纯氧后最易发生。氧中毒可能由肺泡直接接触高 FiO_2 水平所致。健康的肺部可以承受 FiO_2 水平低于 60%。在受损肺部,FiO_2 水平大于 50% 就可能造成有毒的肺泡氧浓度。

- 对于危重患者,气道护理通常采用呼吸道吸痰促进最佳气管支气管和气道的通畅。气道吸痰经常被采用的原因是其操作简单并且并发症少。

- 冲击和振动疗法联合使用姿势引流可使与支气管壁粘连的分泌物松动。拍击涉及一个手动操作,要求不同强度和频率的节奏振动。

- 正常的自发呼吸模式有周期性的过度通气,联合浅潮气量通气呼吸模式可防止肺泡萎陷。阿片类药物、镇静药物、全身麻醉、脑外伤、固定、腹部或胸部手术可以促进浅潮气量通气呼吸模式。诱发性肺活量测定法(IS)通常用于术后鼓励患者产生最大潮气量呼吸。但是,IS 对于减少术后肺部并发症尚未得到证实。

- 围术期无创通气(NIV)既是预防性的又是治疗性的形态。预防性使用 NIV 已成为减少行心胸和腹部手术,合并肥胖和阻塞性睡眠呼吸暂停患者术后肺部并发症的一种措施。在围术期治疗性使用 NIV 可能对减少呼吸窘迫,低氧血症或通气不足的发生有所帮助。

- 加压定量雾化器(MDI)和气动喷雾器可以单独应用于人工气道或呼吸机回路,也可配合使用。药物输送系统位于吸气端并尽可能使用人工气道。这个位置使药物输送等效于 MDI 和雾化器。

致谢

部分文本来自 Vender JS,Clemency MV:Oxygen delivery systems,inhalation therapy,and respiratory care. In Benumof JL, editor:Clinical procedures in anesthesia and intensive care,Philadelphia,JB Lippincott;1992,pp63-87.

(石宝兰 周琪 译 张析哲 审)

部分参考文献

6. Kacmarek RM, Stoller JK, eds. *Current respiratory care.* Toronto: BC Decker; 1988.
8. Shapiro BA, Kacmarek RM, Cane RD, et al. *Clinical application of respiratory care.* 4th ed. St. Louis: Mosby; 1991.
60. Jaber S, Chanques G, Jung B. Postoperative noninvasive ventilation. *Anesthesiology.* 2010;112:453-461.
96. Dolovich MB, Ahrens RC, Hess DR, et al. Device selection and outcomes of aerosol therapy: evidence-based guidelines: American College of Chest Physicians/American College of Asthma, Allergy, and Immunology. *Chest.* 2005;127:335-371.
All references can be found online at expertconsult.com.

第18章 非插管气道管理

James Ducanto and Adrian Matioc

章节大纲

概述

引言

核心气道管理技术对院前急救、急诊医学、重症监护和麻醉医生来说首先应识别气道通畅性,在进行有创气道管理前用熟悉的气道管理工具和技术来维持氧合和通气。医生总认为气道管理需要气管插管。非气管插管气道管理中面罩通气(face mask ventilation,FMV)在患者发生急性呼吸衰竭是最先进行的操作,是医生在救治危重患者时需要掌握的基本功。自1961年心肺复苏技术被引进以来,保持气道通畅是复苏和生命支持的首要原则[1]。尽管美国心脏协会(American Heart Association,AHA)在最新的复苏指南[2]中降低了气道管理的重要性(通常被专业人员和非专业人员曲解),非气管插管气道管理方法和工具依然是维持和复苏危重患者生命的一个重要组成部分。本章将具体讨论实现气道通畅的简单工具和方法,以及使用FMV作为被动、辅助和主动通气支持。此外,我们将讨论上气道的功能解剖及其对气道通畅和阻塞的作用。

面罩通气的重要性

FMV和上气道非气管插管气道管理是维持患者氧合的核心。自1847年以来面罩(FM)是最古老的气管管理工具,当时英国医生John Snow用它实施吸入麻醉。无

303

论气道管理设备如何发展,球囊面罩(bag-valve mask, BVM)装置[或称为空气-面罩-球囊套件(AMBU)]都是院前和院内最普遍使用的通气设备[3,4]。尽管 FMV 可以用 BVM 以及麻醉呼吸环路系统实施,但对于不熟练这项技术的医生而言,很难学习、保留并在紧急情况下使用[5]。FMV 在声门上气道(supraglottic airway,SGA)或气管导管(endotracheal tube,ETT)放置失败时是一项必需的后备技能(在所有困难气道指南中都有提到)。因此无论何时医生必须加强这方面的能力。

对新手和熟练使用者最近改革简化了 FMV,救援者使用自动复苏管理系统(Automatic Resuscitation Management Systems,ARMS),其中以流量控制为动力的人工呼吸器简化了面罩通气的使用。这些设备可以使用双手确保足够的面罩密闭性包括仰头和提起下颌,使用流量控制系统进行加压避免气道阻塞。一项研究对 104 名院前使用标准 BMV 系统进行 FMV 麻醉的患者与氧气驱动的自动化人工呼吸器(Oxylator FR-300)进行比较,证明后者可以降低胃部吹入气并增加每次呼吸周期的潮气量[6]。这项研究表明,初学者通过 FM 使用 ARMS 可以简化操作并提高通气质量,更多简化 FMV 的调查研究证明这一点。

在过多的插管气道管理设备使用的现在(比如 SGA),FMV 技术已经被年轻的麻醉医生忽略,导致了他们不一致和不合格的操作[7]。当今和未来强调学习和保持 FMV 技术应该作为麻醉学、急诊医学和重症监护以及院前急救的培训项目的目标之一。

功能解剖与上气道阻塞

上气道功能解剖

非插管气道管理追求以最少的设备及干预维持上气道通畅。我们应该回顾上气道相关的解剖生理学来提供对临床有效地降低气道梗阻的操作。上气道自鼻前孔或嘴唇延伸到喉,包括两个腔(鼻腔和口腔)再细分为咽腔。成年人的咽腔为长 12~15cm 的肌肉管道,细分为功能间隔:鼻咽、腭咽(软腭后)、口咽(舌后)和喉咽(会厌后)(图 18.1)。颈椎为上气道的后壁,软组织形成前壁和侧咽壁。咽部支持吞咽、发声和呼吸。上气道是由软组织(肌肉、黏膜和淋巴组织)和骨性结构(颈椎在后方、前方有软骨和下方的甲状软骨)组成的动态结构。在仰卧位无意识患者,软组织向后和中间塌陷形成上气道梗阻。医生可以通过操作两个部位(颈椎和下颌骨)以延长颈前部,使塌陷的软组织绷紧以缓解这种情况导致的上气道梗阻。

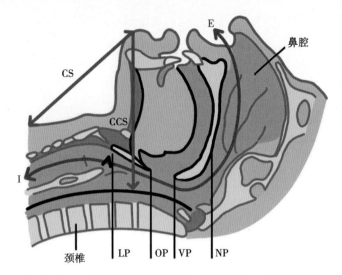

图 18.1 上气道咽腔:鼻咽(NP)、腭咽(VP)、口咽(OP)和喉咽(LP)。无意识的患者上气道软组织塌陷的解剖部位为软腭,其中最重要的部位为舌和会厌。颏部抬高的通用指标是颏-胸骨(CS)和颏-颈椎(CCS)的距离增加。鼻腔通路(闭口)(红线)包含了所有潜在的阻塞部位:鼻腔、NP、VP、OP、LP 以及在呼气(E)和吸气(I)时的声门

上气道塌陷和阻塞

上气道维持开放是由向内的力量(吸气和重力导致的负压)和向外的力(咽部扩张肌)二者共同作用导致的。咽部扩张肌由传出神经控制维持上气道开放。当由神经控制的咽扩张肌受损或被镇静药、麻醉药、快动眼睡眠、神经肌肉疾病导致功能障碍时,上气道会塌陷造成气道梗阻[8]。上气道塌陷导致上呼吸道梗阻(UAO)从鼻腔到喉可以发生在好几个解剖平面上,取决于患者的解剖和生理状态。

鼻腔通路(嘴闭紧)有 5 个可能阻塞的平面:鼻腔和鼻咽、软腭、舌根、会厌和声门(图 18.1)口腔通路(张嘴)有 3 个潜在阻塞平面:舌根、会厌和声门。这些潜在的阻塞平面中有两个(舌根和会厌)是实施气道操作的基础。以下是总结 UAO 的潜在平面和镇静药物的影响。

身体畸形会导致鼻咽阻塞,如鼻中隔偏曲和鼻腔异物(常见于儿童)和生理紊乱,如鼻炎或鼻出血。术前评估鼻腔通气可以要求患者用手指轻轻堵住一侧鼻孔,使用另一侧通气。用这种方式临床医生可以通过鼻部气流强度预估鼻腔阻塞程度并确定鼻咽通气道(nasopharyngeal airway,NPA)放置的位置。

无意识的患者在急救人工呼吸(嘴对嘴)时舌头在 UAO 中有着重要的作用。当然也与颈部屈曲导致会厌下降遮挡以及软腭阻碍有关[9]。一项最近使用超声监测评估麻醉诱导过程中舌头引起 UAO 的研究表明舌头并不是气道梗阻的主要原因[10]。软腭被认为是无意识患者或麻醉患者引起 UAO 的主要原因,因为它是正常和阻

塞性睡眠呼吸暂停(obstructive sleep apnea,OSA)患者中软组织最多的部位[11,12,13]。麻醉患者使用纤维支气管镜检查发现会厌比舌头在 UAO 中发挥更多作用,会厌紧贴咽后壁导致气流受阻[14]。

由于没有可靠的指导深度镇静的药效动力学指标,药物引起的 UAO 如丙泊酚[15]、舒芬太尼[16]、异氟烷[17]、七氟烷[18]之间的比较很困难。氯胺酮可以维持下咽的形态,但会造成骨骼肌松弛(包括上食道括约肌)。镇静的患者,上气道梗阻的发生与舌平面相比更大程度上取决于软腭和会厌平面。

不完全 UAO 隐匿发作导致低氧血症、高碳酸血症和呼吸性酸中毒。临床症状包括嘈杂的呼吸(吸气性喘鸣)、使用辅助肌、心动过速、呼吸急促、矛盾呼吸、腹部运动("波动")、烦躁、意识水平降低以及晚期出现发绀。没有呼吸声的完全 UAO 是紧急事件,如果处理不及时则会发生缺氧和心搏骤停。

在呼吸周期中气道梗阻部位可能会改变。镇静/麻醉的患者吸气会导致咽腔塌陷是负压作用于咽、舌和会厌[19]。无意识的患者,任何软组织平面都可能形成吸气阻力。

呼气性 UAO 是鲜为人知的。在肌无力患者样本中,闭口呼气性 UAO 发生率为 34%。梗阻的部位是腭咽,软腭作为单向阀阻塞鼻腔气体呼出[20]。呼气性 UAO 在所有无效 FMV 且经过常规的调整不能改善的患者中都应该被考虑。在不正规的气道操作情况下,正压通气在吸气时可能强行打开气道,但在呼气时低气道压会导致气道塌陷。出现"噗"声迹象应该考虑呼气性 UAO:由于鼻腔闭塞气道而被迫从关闭的口腔呼气[21]。其他呼气性 UAO 临床表现:胸部上升但不下降(呼吸叠加)和缺乏实质性呼气末 CO_2 波形。插入一个口咽或咽鼻通气道可以在吸气和呼气时绕过软腭阻塞平面。

UAO 在特定情况下可能与患者的性别、年龄、身体体型有关。男性气道塌陷由于咽部长度增加以及软腭延长导致[22]。老年患者气道塌陷机制可能是由于负压反射减弱,咽旁脂肪堆积,老年女性咽长度增加以及"后天形成的"下颌后缩[23]。同时,鼻炎是老年患者常见但经常被忽视的鼻部阻塞的原因。肥胖患者的 OSA 是由于过多的脂肪组织堆积在前咽壁,特别是侧咽壁导致上气道狭窄,增加咽壁的可塑性和腔外压力。严重的 OSA 和气道梗阻定义为有限的颅面骨内大量增加的软组织导致的解剖失衡[24]。不肥胖患者的 OSA 可能与舌骨尾部的定位有关。这些患者的舌头可能是肥大的并且增加了尾部的垂直直径,可能导致咽长度增加以及颏舌距[25]。其他病理学相关 UAO 有扁桃体增生;口腔、上颌骨、咽或喉的肿瘤;长时间上气道操作导致气道水肿、喉痉挛、颈部肿块压迫或颈部血肿以及上气道外伤。

气道操作应用于骨性结构

将患者头沿寰枢关节向后倾斜达到颅颈延长的操作定义为提颏/头后仰(CL/HE)并保持一定张口度。颅颈延长困难的患者(由于高龄、创伤、颈椎疾病)可能限制了 CL/HE 和嘴张开,这会增加插管和非插管气道管理的难度。甲颏距离缩短可以造成头后仰不足[26,27]。颞下颌关节(TMJ)是下颌骨和颞骨间的滑膜关节可以做出旋转和平移的动作。TMJ 可以自然地做出两种类型的动作,旋转(发生在张口和闭口时围绕 TMJ 内一个固定轴)和平移(TMJ 内髁的滑动形成下颌前移)。平移运动发生后才形成下颌前移或托下颌[19]。颈椎和头-寰枢关节在矢状面是定位的,TMJ 和下颌骨在横截面是定位的。最佳的气道管理策略应该实施于这些特定的关节上。

了解气道软组织与可移动骨性结构间的关联

了解阻塞性软组织与可移动骨性结构间的关联是了解气道管理机理必不可少的一部分(图 18.2)。舌(颏舌肌)与下颌骨有直接的关联。会厌是移动性软骨结构通过甲状会厌韧带(作为一个链)连接到甲状腺以及通过舌骨会厌韧带(作为一个杠杆)。因此,会厌的可操作性与舌骨相关。舌骨附着于口底、舌、喉、会厌、咽的肌肉群。舌骨

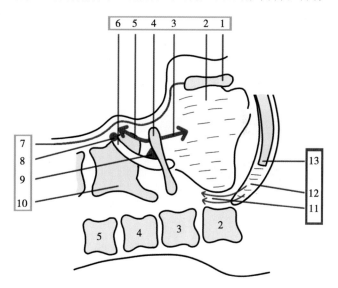

图 18.2　上气道软组织与骨组织间的关系是使用气道操作解除气道阻塞的关键。1. 下颌骨;2. 舌(颏舌肌、舌骨舌肌);3. 舌骨上的肌肉(二腹肌、茎突舌骨肌、胸骨甲状肌、下颌舌骨肌);4. 舌骨;5. 舌骨下的肌肉(胸骨舌骨肌、胸骨甲状肌、甲状舌骨肌、肩胛舌骨肌);6. 会厌;7. 阔肌;颈浅筋膜和颈中筋膜;8. 甲状会厌韧带(铰链作用);9. 舌会厌韧带(杠杆作用);10. 甲状腺;11. 舌腭肌、咽腭肌、腭帆张肌;12. 软腭;13. 硬腭。绿色框:软组织与骨组织直接连接,一起响应气道操作;红色框:软组织与骨组织间接连接,不一起响应气道操作(可通过口咽通气道和鼻咽通气道绕过)

在肌肉群中央连接舌骨上（下颌骨、舌）和舌骨下（喉、茎突、胸骨、锁骨）结构。沿颈深筋膜和颈阔肌拉伸肌肉群使舌-舌骨-甲状腺-会厌集合体得到充分的伸展，致咽部气道扩张。软腭只与相邻的软组织（舌腭肌、咽腭肌、腭帆张肌）相连没有与可移动骨性结构相连。由于舌和会厌直接与骨性结构相连可以进行外在的气道操作，而软腭缺乏直接相连的结构不能进行外在气道操作。仰卧位患者通过提下颌可以缓解梗阻的上气道，有效地扩大被软组织占用的气道空间以增加颏-颈椎间距（骨结构和上气道扩大）和颏-胸间距（颈前和上气道拉伸）（图18.1）。

与软组织塌陷无关的气道阻塞原因

与软组织塌陷无关的气道梗阻是由于喉痉挛和声门关闭，通常发生于喉部受到伤害性刺激时外部喉部肌肉的收缩所致。解决喉痉挛（伴声门关闭）的方法可以选择随着时间和轻柔的面罩加压通气（脉搏氧饱和度监测维持氧合和生命体征平稳）或通过药物（神经肌肉松弛剂如琥珀胆碱或罗库溴铵，或由临床医生决定使用催眠药）。位于咽下端、喉后部的上食管括约肌有两个主要功能：在呼吸时防止空气进入食管和防止食管内容物反流入咽腔。

确保气道通畅的技术和工具

正规气道操作

正规气道操作是由 Elan 和 Safar 发明的在没有 BVM

系统，复苏通气时用的双手技术（嘴对嘴复苏）[28]。上气道软组织结构通过提下颌和颈前软组织拉伸产生张力使气道开放[29,30]。

CL/HE 是对枕后-寰枢关节和颈椎进行操作。手于矢状面定位：一只手位于颏下托起下颌，同时另一只手向下压额头。CL/HE 操作时保持嘴巴闭合。在清醒仰卧位患者中最大头后仰是 42°。这个角度可以在 FMV 时做一条水平线（平手术床），FM 弹性垫水平做一条纵轴估算这两条线的夹角。这可以作为 CL/HE 操作的客观指标（图18.3）[31]。老年患者颈椎活动受限导致头后仰不能达到最佳程度。

在下颌用力推挤下颌升支使 TMJ 形成半脱位。手放置于下颌升支向前用力推挤下颌骨，张口使下颌门齿突出于上颌门齿（图18.4）。操作结束后下颌骨很容易回到颞下颌关节中。提下颌操作需要双手进行[32]。正常成年人进行丙泊酚麻醉时，需要下颌前伸到最大限度使咽腔气道恢复到麻醉前尺寸。下颌门齿较上颌门齿前伸（16.2±3.2）mm[33]。下颌和上颌门齿距离是提下颌成功的客观指标。与 CL/HE 相比，提下颌引起不稳定的 $C_1 \sim C_2$ 水平的活动更少[34]。

三联气道操作由双手操作，需要同时进行 CL/HE、提下颌以及张口。它是解除软腭水平 UAO，达到上气道通畅最有效的方法[35]（图18.5）。

提颏、头后仰和提下颌增加了颏-颈椎的距离，使骨外形扩大增加了颏-胸距离，拉伸颈前结构。气道操作应该在整个呼吸周期中维持。

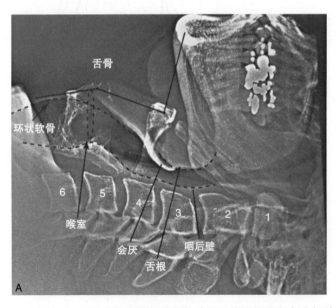
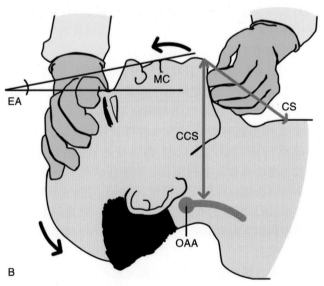

图18.3 （A）头部和颈部的侧位片显示清醒仰卧患者头部的伸展位置。下颌在舌骨上，舌根和会厌接近咽后壁，甲状腺和环状软骨在颈 $C_4 \sim C_5$ 水平。舌骨由 $C_3 \sim C_4$ 升高到 $C_2 \sim C_3$。（B）经验证的 CL/HE 是一种应用于矢状面的双手技术，一只手放在颏部，另一只手放在前额/枕后，在寰枢关节（OAA）向颈椎伸展头部，伸长颈前结构。CL/HE 的客观指标是伸展角（EA）和增加颏-胸骨（CS）和颏-颈椎（CCS）距离。最大的 EA 在男性和女性都是 42°。MC，闭口

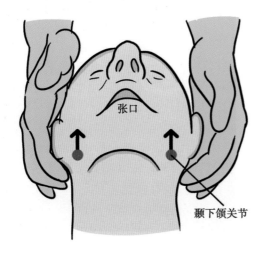

图 18.4　经过验证的提下颌是一种双手技术,应用于横向平面,双手在下颌升支通过双侧颞下颌关节半脱位来推进下颌。下颌前伸的客观指标是下颌门牙与上颌门牙间的距离,最多为(16.2±3.2)mm,随着颏-胸骨和颏-颈椎距离的增加。张口且下颌门牙位于上颌门牙前

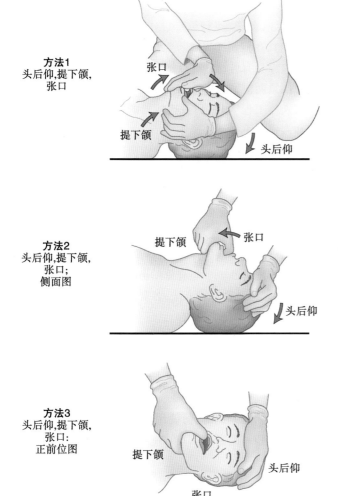

方法1
头后仰,提下颌,张口

方法2
头后仰,提下颌,张口;
侧面图

方法3
头后仰,提下颌,张口:
正前位图

A

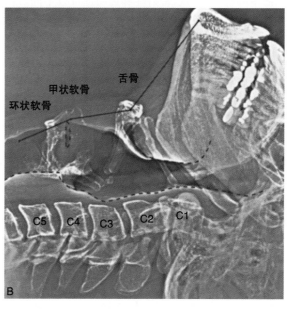

图 18.5　三联气道操作包括头后仰、提颏和提下颌以及张口。(A) 图中显示了执行这个动作的三种方法:①头部在寰枢关节伸展;②张口把咬合牙齿分开;③下颌向上抬,使下颌髁突位于颞颌关节前。(B) 头部和颈部的侧位片显示下颌突出、伸展位。注意下颌门齿突出于上颌门齿外,下颌髁突向前半脱位于颞颌关节

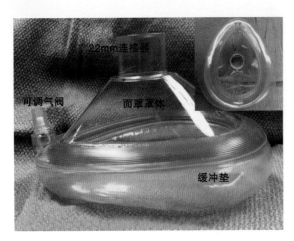

图 18.6 复苏/麻醉面罩(RAFM):主体解剖(由上至下)。1. 22mm 内螺纹连接器;2. 罩体(透明)与 22mm 内螺纹连接器相连;3. 面罩底座(缓冲垫)-面罩与患者面部接触。面罩基座有一个可调气阀以适应患者的需要

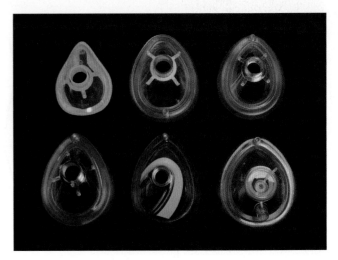

图 18.7 中型一次性透明面罩。上排从左至右:无充气垫面罩(FM)、前充气阀 FM、后充气阀 FM。下排从左至右:通用对称面罩、不对称面罩、内镜专用面罩

复苏/麻醉面罩设计和使用

复苏/麻醉面罩(Resuscitation/Anesthesia Face Mask,RAFM)是可以连接患者气道至正压装置的经典起始部位。面罩的材料、形状、密封性和透明度可以不同。面罩由三个部分组成:罩体、密封圈(或弹性垫)和一个 22mm 的接口(图 18.6)。罩体是面罩的主要结构,是面罩形状的决定因素。由于罩体高于面部,因此所有的面罩都会增加无效腔。然而,在自主呼吸通气和控制通气时罕有临床意义。密封圈(或弹性垫)是与面部接触的实际边缘,从鼻梁到下巴尖端。最常见的密封圈是一种可充气的缓冲气垫圈。接口位于罩体的顶端,成人和大型儿童面罩提供一个 22mm 的内螺纹接头或小儿和新生儿面罩提供一个 15mm 外螺纹接头连接到 BVM 或一个标准的呼吸回路。

面罩固定带挂在接口周围的小钩上有助于面罩紧贴于面部。固定带的准确使用(如交叉固定或不交叉固定)是依个人喜好选择的,也需要在患者个体中反复尝试以获得最好的密封效果。面罩固定带可以置于枕骨后连接到面罩。这项技术可能会在颈部使头部屈曲影响气道开放以及限制提下颌。头带可能以降低气道通畅性来增加面罩密封性。在使用头带前应使用双手技术进行气道操作,优化面罩密封性。同样,轴环的出现意味着罩顶更容易抓握也限制了使用者的手法。尽管轴环很少被使用,但自 1880 年以来它一直存在于罩顶,只有当需要时才会被使用。

一次性透明塑料面罩 RAFM 是当前医院和院前最常用的面罩(图 18.7)。RAFM 有高容、低压的气垫,适合不同的脸型。一些气垫缺少阀门。RAFM 构造不符合颅

部曲线(就像"飞行员"风格的面罩需要双水平气道正压通气),在控制通气时需要尝试来形成良好的密封性。面罩边缘具有可塑性可以适应宽或窄的脸型。做到这点需要压紧两侧的面罩并在罩顶给予一定的侧压力。不对称的人体工学 FM 以及连接器的偏心设计都是为了适应和加强单手提下颌操作[36]。

合理地使用 FM 达到最佳初次尝试与患者面部形成有效的密封性以及气道操作达到开放上气道。密封时气道压允许维持在 20~25cmH₂O,极少或完全没有泄漏。面罩应适合医生的手和患者的面部并感觉舒适。若面罩过长,可以通过置入一个口咽通气道使脸部拉长 1~2cm。若面罩过短,可以将面罩沿鼻梁挪动 1~2cm,在颏部形成良好的密封性。小心避免损伤眼睛。描述几种扣面罩的方法,无论选择哪种方法,客观的监测手段(密封性、气道操作)和结果是必要的。

支持非插管通气的人工气道装置

通气道常用于支持非插管通气,在未预料道的困难面罩通气(diffi cult mask ventilation,DMV)中补充使用,在预料到的 DMV 提前使用。下一小节将讲解一些常用的设备和讨论它的插入的技巧、适应证、禁忌证和相关并发症。

口咽通气道

口咽通气道(oropharyngeal airway,OPA)是维持上气道最常用的设备。OPA 设计包括在嘴唇处保持稳定的对称性凸缘,一个牙垫,一个半圆形部分曲率按照口咽解剖结构。气体通道便于口咽吸引。它从嘴唇延伸到咽

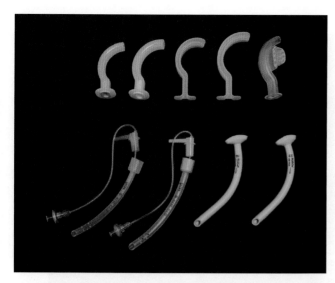

图 18.8　上排从左至右:9 号 Guedel、10 号 Guedel、9 号 Berman、10 号 Berman 尺寸的口咽通气道,有两个牙垫的用于电休克治疗的特殊口咽通气道。下排从左至右:25 号和 29 号鼻咽通气道(带有 ETCO$_2$ 连接器和氧气接口),通用鼻咽通气道

喉,通过张口经口通气。OPA 在吸气和呼气时绕过鼻腔、鼻咽和软腭的阻碍,把舌头甚至会厌挑起,下颌前伸,使面部拉长 1~2cm,使面罩更适合无齿的患者。OPA 有各种尺寸适应从新生儿到体型巨大的成人,材料主要是塑料或橡胶(图 18.8)。它的宽度应该足够与上颌和下颌上的两到三个牙齿接触,这样牙齿咬紧的压力可以分配到所有接触的牙齿上,保持管腔通畅。最受欢迎的一次性 OPA 是 Guedel(1933)和 Berman(1949)发明的。Guedel 通气道内腔较窄而 Berman 通气道内腔宽敞。从顶点到凸缘末端水平测量通气道长度,成人尺寸有 8 号(8cm)、9 号(9cm)、10 号(10cm)、11 号(11cm)。不同的OPA 制作厂家可能形状和长度会有所差异。习惯上可以通过外部测量来评估使用尺寸,比如耳屏到口角的距离或者门齿到下颌角的距离。这些测量不能适用于有个人解剖差异的(舌大小,上腭高)患者。在中等身材成年人中男性最适合 9 号而女性最适合 8 号[37]。如果尖端位于舌底部表示 OPA 过小,尖端位于会厌谷将会厌推至声门口表示 OPA 过大。有大约 25%FMV 使用 OPA。Marsh和同事在 1991 年使用 X 线研究了头正中位下 OPA 引起梗阻的原因。OPA 压住舌(41%)、会厌谷(18%)、会厌折叠(13%)[38]。临床观察不能判断梗阻的部位。OPA梗阻可以通过气道操作(包括 CL/HE 和提下颌)、重新插入或选择不同的尺寸来纠正。

Ovassapian 通气道有一个大的向前的凸缘来控制舌头,在牙齿水平(朝后方)开口很大,可经其放置纤维支气管镜和气管导管,随后可将其退出气道。

OPA 使用看似很简单,但必须正确地使用。插入前应该抑制患者的咽反射和喉反射。口张开,将压舌板置入舌底部并向上抬,使舌离开咽后壁(图 18.9A)。仰卧位无意识患者张口度小,直压舌板可能不能置于舌底部。可以使用弯曲的吸引器"钩住"舌头进行 OPA 置入和吸引咽腔。通气道置入后 OPA 刚好离开咽后壁,凸缘超出切牙 1~2cm(图 18.9B)。如果下端刚好位于舌底部,而凸缘在牙齿水平,说明所用通气道过小,应该插入更大尺寸的。OPA 只是被动的工具:操作者使用了牙垫仍需提下颌。嘴唇上对称的凸缘限制了提下颌到最大程度(下颌门牙置于上颌门牙前),在 20 世纪 50 年代气道操作验证前确定了牙垫的次优设计(图 18.9C)。固定下颌骨于"下降"位置放入 OPA 牙垫使下颌门牙低于上颌门牙,这样会造成医源性气道阻塞并不是 OPA 最佳使用方法(图18.10)。

另一种插入方法是将通气道反向插入(凸面向舌)直至下端贴近口咽部的咽壁时,再旋转 180°从侧面使尖端转入舌底(图 18.9D)。这种方法不如刚才提到的压舌板辅助法可靠,由于扭转动作会增加牙齿损伤风险或使活动的牙齿脱落。如果放入口咽通气道后气道仍不通畅,必须考虑到以下情况。过于弯曲的短通气道会在舌底部硌伤舌,或者舌还可以在 OPA 的下方堵塞咽部气道。如果长通气道仍导致气道堵塞,可能是因为通气道的弯曲部分进入会厌谷或通气道把会厌推入声门或咽后壁。最好的解决办法是将 OPA 退出 1~2cm。

使用 OPA 有两个主要的并发症:医源性创伤和气道高反应。由于对唇和舌的挤压,造成轻度的创伤是常见的。有报道由于压力和长时间接触(几天)可能导致口咽结构溃疡和坏死[39]。在应用过程中必须定期监督这些问题。牙齿损伤是由于通气道的扭曲、无意识地咬紧下颌或直接的轴向压力导致。牙齿损伤最常见于牙周病、龋齿、牙齿明显前突和孤牙的患者。

气道高反应是 OPA 使用的潜在严重并发症,人工气道的置入可以刺激产生口咽和喉的反射。咳嗽、干呕、呕吐、喉痉挛和支气管痉挛是常见的反射反应。任何 OPA接触到会厌或声带都可能导致这些反应,但在应用较大的 OPA 时更常见。首先应将 OPA 退出一部分。如果正在进行麻醉,则加深麻醉(最简单方法是追加静脉药物)来降低气道高反应。在喉痉挛发生时,可能需要轻度的正压通气,并由有经验的医生慎重的使用小剂量的神经肌肉阻滞剂来迅速终止发作。表面麻醉喷雾或溶于水的局部麻醉剂降低了咽部活性,但有增加误吸风险的患者应该谨慎或避免使用。OPA 是一种未被充分利用的设备。在肥胖、OSA、无齿、颈椎固定的患者第一次 FMV 时就应该使用。FMV 合并(口咽通气道和鼻咽通气道)提高住院心脏骤停患者神经系统的转归[40]。

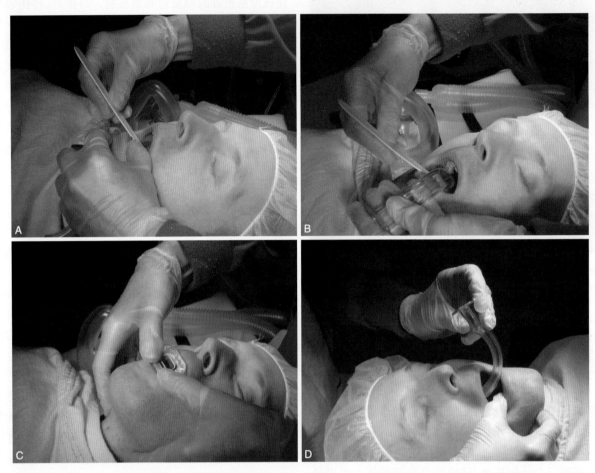

图 18.9 插入口咽通气道技术:标准技术(AC)和无压舌板可用的一个替代法(D)。(A)压舌板放置在口腔深处并在舌后半部分压住舌头。然后将舌头向前拉,尝试使它离开咽后壁。(B)将通气道的凹面朝向舌插入,直到通气道刚好离开咽后壁并在门齿上方突出 1~2cm,然后移除压舌板。(C)提下颌同时拇指置入通气道。下巴放松后,检查嘴唇确保嘴唇不会卡在牙齿和通气道之间。(D)替代技术,通气道以相反的方式置入(凸面朝向舌头),然后旋转180°使通气道的下半部在舌头与咽后壁之间旋转

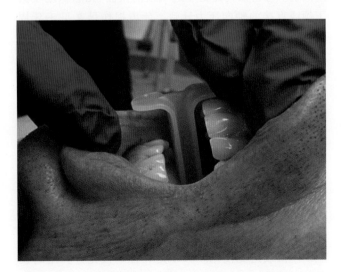

图 18.10 口咽通气道的使用。操作者需要在牙垫上实现提下颌。锁定下颌骨在"下降"的位置(下颌门齿位于上颌门齿下方),这是一个非首选的技术

鼻咽通气道

鼻咽通气道(nasopharyngeal airways,NPA)是一种一次性软管装置,用 French 单位(F)表示其外径:24F、28F、30F、32F 和 34F。NPA 尺寸越大,导管越长。近端凸缘使装置固定在鼻孔,末端使有斜面的(图 18.8)。NPA 维持鼻腔通气,解决鼻腔、鼻咽、软腭部位导致的阻塞,如果足够长也能解决舌根部位的阻塞。它应该在会厌上方大约 10mm 位置[41]。NPA 尺寸通常根据测量鼻尖到耳道的距离来估计,在决定尺寸时长度比宽度更重要。根据患者小手指或鼻子选择 NPA 的尺寸是不可靠的[42]。中等身材的女性使用 6 号(24F),男性使用 7 号(26F)。置入后,NPA 比 OPA 的刺激小,因此清醒、半昏迷或浅麻醉的患者更容易耐受。对于口咽外伤的患者,经鼻通气道通常是更好的选择。凹面是沿着硬腭上侧和鼻咽后壁(图 18.11)。通气道的斜面倾斜有助于它沿鼻腔和鼻咽

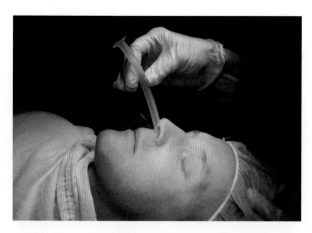

图 18.11　插入适当的尺寸以及润滑的鼻咽通气道,斜面朝向鼻甲(侧面),整体解剖曲线与通过鼻咽的气流方向一致。如果有必要插入对侧鼻孔,再次插入鼻咽通气道,斜面朝向鼻甲以便于插入

前进并将黏膜损伤降至最低。细的鼻咽通气管创伤小,但有可能太短而不能达到舌后方。斜面侧应该朝向鼻甲(侧面),使前缘沿鼻中隔移动以免损伤鼻甲。鼻中隔位于内侧,鼻甲位于外侧。左侧插管可以沿着自然弯曲(弯曲朝下)进入鼻子,而右侧插管弯曲是颠倒的(弯曲最初朝上)。

插入 NPA 前应检查鼻孔的大小、通畅性、是否有鼻息肉和明显的鼻中隔偏曲。黏膜的血管收缩可以通过羟甲唑啉或去氧肾上腺素滴入或喷雾完成,也可以用棉签蘸取溶液后插进鼻孔(插入 NPA 前小心地移除棉签)。NPA 通常需要水溶性润滑液(使用或不使用水溶性局麻药)润滑,使通气道凹面与硬腭平行轻柔稳定的通过鼻腔通道,直到感觉到鼻咽后部有阻力为止。

当在鼻腔内遇到阻力时,有时将 NPA 斜面向鼻中隔旋转是有帮助的,使斜面开口部分抵靠在鼻咽后黏膜上。如果管子弯曲扭折(通道阻力相对消失)应旋转回原位。若适当用力后导管仍不能通过,有两种解决方法:换一根更细的通气管或者换另一侧鼻孔。如果管子不能通过口咽,应该将其退出 2cm,经鼻通道放入一根吸引管作为引导。如果鼻通气道全部插入后患者出现咳嗽或反应,应该将其退出 1~2cm 避免尖端接触到会厌或声带。若插入后患者气道仍梗阻,应经其放置一个小吸引管来检查通气道是否堵塞。如果梗阻持续存在,可能 NPA 型号太小尖端没有到达舌底部。NPA 的适应证包括缓解清醒、半昏迷或浅麻醉患者的上呼吸道梗阻;OPA 治疗不彻底的患者;有牙齿疾病或口咽外伤的患者;需要口咽和喉咽吸引便利的患者。NPA 适合张口困难不能插入口咽通气道的患者。禁忌证(完全的或相对的)包括鼻通道堵塞、鼻骨骨折、明显的鼻中隔偏曲、凝血系统疾病(鼻出血风险)、曾行经蝶骨垂体切除术或 Caldwell-Luc 操作(鼻填充)、脑脊液鼻漏、已知或疑似颅底骨折和腺样体肥大。

NPA 的并发症包括气道通路建立失败、黏膜撕裂或鼻甲撕脱导致的鼻出血、黏膜下窦道和压力性溃疡形成。在退出 NPA 或取出填塞物时鼻出血通常变得明显。鼻出血一般是自限性的。鼻孔出血通常是由于前丛出血,可以用鼻孔加压治疗。如果是后丛出血(血流入咽腔),医生应该保留 NPA、吸引咽部、进行通气,如果出血不能立刻停止要考虑气管内插管。将患者置于侧卧位避免血液误吸。后丛出血需要耳鼻喉科的会诊进一步处理。出现咽后黏膜下窦道时应退出通气道并请耳鼻喉科会诊。

面罩通气技术

单手通气技术

"E-C"手法

"E-C"手法是一种通用的单手 FMV 技术。这项技术从未被验证过,它代表着传统、个人和机构经验的混合。拇指和示指环绕罩顶轴环("C");第 3、第 4、第 5 根手指沿下颌骨伸展,使第 5 根手指扣住下颌角("E")。手腕是弯曲的(图 18.12)。由于罩顶压力分布不均匀并且不能产生边对边的压力来提高密封性,可以通过左手技术的"C"改善部分面颊的密封性,因此泄漏通常发生在面罩的右侧。连接器处的钩子决定了可用于抓握的有限表面,加强了"E-C"技术并且避免了对整个罩顶的抓握。使用带挂钩的头带可以改善密封性,但也会使下颌后移,在颈椎部位弯曲头部,限制了下颌骨的向前移动。传统的习惯是通过透明罩顶观察患者,可能观察到临床医生最关心的并发症,比如呕吐和发绀。"E-C"中的 E

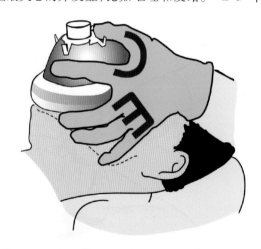

图 18.12　通用的"E-C"单手面罩通气技术是将拇指和示指放在罩体轴环("C");第 3、4、5 手指沿下颌骨伸展,使第 5 根手指扣住下颌角("E")。手腕是弯曲的。这项技术完成需要两步:首先密封(将面罩置于面部),然后"气道操作"(将下颌拉入面罩)

是无严格定义的气道操作动作。成人下颌骨在非矢状面上的单侧支撑不能产生足够的扭矩以获得最佳的 CL/HE，也不能在横向面上产生或保持下颌骨向前移动。第5根手指在下颌角形成下颌推力已经被证明是无效的[43]。

操作者习惯左手拇指和示指环绕罩顶轴环。面罩左边符合手掌大小，小鱼际隆起在面罩左侧下方延伸。对操作者来说面罩太大的情况下，如果需要手掌向下密封住右侧就不能用小鱼际隆起使面罩左侧与面颊紧贴保持密封性。面罩鼻部由拇指向下压密封住。若要密封颏部，应用手指抠住下颌部，旋转手腕同时拇指向下推面罩并将下颌向上拉入面罩内。习惯上将"E-C"技术分为两个步骤：首先在面部"密封"，然后将下颌骨"提升"到面罩中[44]。通常操作者只关注密封性，忽略了气道操作的准确性。

"提颏"手法

文献中有关于提颏的描述，但临床很少应用[45]。摘下带钩的轴环后，拇指和示指间只有连接口。剩下三个手指伸向颏部以实施 CL/HE（图 18.13）。颏上的手指维持矢状面上的扭矩。手内旋，手腕伸直。这是一种有力量的扣法，在罩顶产生均匀分布的压力，可以顾及整个面罩和边对边的压力。前两个手指之间有一个空间可以对患者进行观察。"抬下颌"的实施顺序与 E-C 正好相反：首先，使用双手法"提"起下颌（CL/HE）（图 18.3），用左手使头保持后仰（图 18.14A），使用整个面罩"抬下颌"来达到面罩的密封性（图 18.14B）。这项技术能立即反馈实施 CL/HE 的能力：如果不能实施气道操作，在封闭面罩前可能需要放置 OPA。非对称性人体力学面罩设计是用来实施和加强左手"抬下颌"技术，增强了面罩密封性并且减少了操作者的疲劳[46]。

双手面罩通气技巧

双手技术包括最佳面罩通气的特点：面罩缓冲垫的对称压力产生最佳的密封性，双侧下颌推力形成有效的气道操作。患者嘴巴张开（不论 OPA 使用或没使用）。当使用 BVM 或麻醉循环系统通气袋进行通气时，需要另一名助手。或者，调节通气模式为压力控制（适当的范围和呼吸频率）或者 ARMS 系统单一操作时可以使用双手 FMV[47]。双手面罩通气比 E-C 技术使用压力控制通气时可以获得更大的潮气量[43]。Isono 建议压力控制通气常规使用双手的三联气道操作[48]。双手技术是双侧的"E-C"或"E-V"。后者利用鱼际隆起和拇指对面罩实施向下的力，2~5 手指到达下颌角进行提下颌（图 18.14）。"E-V"（手掌）技术可以面向患者使用。在人体模型研究中，推荐给新手时双侧"E-V"技术优于"E-C"技术[49]。

衡量面罩通气的有效性

主观指标

表明充分通气的主观指标是面罩顶周期性凝结的水珠（与潮气量无关）、胸部扩张（肥胖患者难以观察）、双侧呼吸音（在危急情况下、肥胖患者、穿衣患者不可靠）、手控吸气时阻力小呼气时肺迅速回缩（"皮球顺应性"在 BVM 复苏系统不可靠）。人们普遍认为"受过训练的手"可以使医生探测到呼吸顺应性的变化和形成适当的潮气量，这一观点在儿童和成人患者中都遭到了驳斥[50,51]。通过两种技术（伸展或向前）抬高颏部拉伸颈前结构，正中头位颈部皮肤皱纹也因此消失。上腹部听到声音或腹部膨胀代表可能发生胃充气。

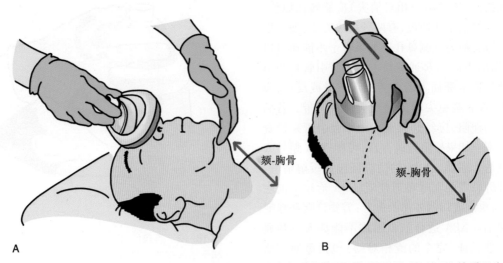

图 18.13 "提颏"使用单手面罩通气技术需要两步：首先气道操作（双手 CL/HE，图 18.3）然后用左手保持头后仰（A），密封是通过拇指和示指环绕连接口控制整个罩体顶部（B）手是内旋的，手腕伸直

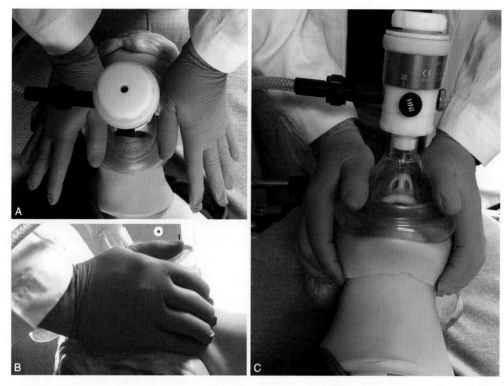

图 18.14　演示手的位置,使用"E-V"双手面罩通气技术。(A)在面罩通气(FMV)过程中,双手的鱼际隆起对称的放在面罩罩体顶部,提供对称的持续压力。每只手的手指自由地环绕下颌骨来完成和维持气道操作(第 2~5 手指可以进行提下颌或三联气道操作)。(B)完成"E-V"操作的侧面图。(C)完成"E-V"操作的俯视图。FMV 期间注意明显自然放松的手和手腕的位置

客观指标

ASA 困难气道指南指出需要客观指标来定义 FMV 效果和 DMV[52]。客观指标应该用于评估 FMV 技术和效果。CL/HE 技术可以通过颏-胸距离的增加和颈椎伸展角度来量化(图 18.3)。提下颌是通过颏-胸距离的增加和下颌门齿较上颌门齿前进距离量化的(图 18.3 和图 18.4)。预期效果是正常的氧饱和度、呼气末二氧化碳浓度以及可接受的气道压力和满意的潮气量[53]。

FMV 失败包括"不能"FMV 和 DMV 情况,在特定的临床情况下导致通气"不充分"氧供应不足。氧饱和度下降是被常规预充氧掩盖的通气失败的晚期标志。成年患者低潮气量(如 3~5mL/kg)或无效腔通气量(<150mL)合并高气道压(如>30cmH$_2$O),即使面罩上有凝结的水珠和有微小的呼气末二氧化碳曲线也表现出差的效果和"不恰当的"操作。不能 FMV 是不恰当操作的极端表现。在第一次最佳尝试时使用客观的通气参数可以在氧饱和度降低前承认操作失败。实现客观指标应该在日常工作中根据老师、研究人员和操作者操作进行调整,建立一个新的 FMV 心理模型。使用客观指标会改变 DMV 的定义和可识别的发生率。当面对不能 FMV 时合适的处理包括:立即过渡到声门上气道通气、如果有可能并且临床批准的情况下使患者从麻醉状态下清醒过来(比如在麻醉方式任意选择的患者),保证临床安全情况下使用神经肌肉松弛剂、气管插管术、在最坏的情况下进行气管切开术。

减少胃充气的方法

最理想的 FMV 的目标是以最大的吸气流速和最小的充气压保持气道长期开放。伴随着胃反流的胃充气是面罩通气过程中高峰值吸气流速和高峰值气道压力导致的,在 BVM 或麻醉循环体系皮球被快速强有力的挤压时发生。当在 FMV 过程中使用无效的气道操作时,会出现高峰值流速和气道压力,因为救援人员试图通过增加驱动气体流速和压力来弥补通气和操作的不足。临床已经观察到胃充气时吸气流速增加,但迄今为止,很少有关于这方面的文献报道,因为目前麻醉机的呼吸系统中存在复杂的流量计技术,并且不可用于 BVM 系统。习惯上胃充气是通过在 FMV 时测量气道压峰值描述的,因为压力计是广泛可用的(甚至对于 BVM 系统)。AHA 关于在基础生命支持(Basic Life Support, BLS)和高级生命支持(Advanced Cardiac Life Support, ACLS)期间面罩通气的建议,自 20 世纪 90 年代以来,在 BLS 和 ACLS 抢救期间使用小于 40L/min 的吸气流速可以预防中心静脉塌陷。

AHA 提出这一建议是依据在 20 世纪 70~80 年代常见的一类特定的通气设备的副作用,即手动触发按需供气阀复苏器,它的流速可以超过 120L/min。作为参考,当 BVM 被快速有力的挤压时其吸气流速通常超过 120L/min(作者通过 BVM 与肺活量计相连观察到)。ARMS 设备将吸气流速控制在 30L/min 并将吸气压力控制在最大限度地减少胃充气的范围内(然而反常的是,这些设备可以在气道压峰值高于 20cmH$_2$O 进行通气并且没有可察觉的胃充气-作者通过 Oxylator ARMS 设备观察)。

当单用吸气压研究胃充气时,听诊器可以从吸气压 20cmH$_2$O 开始监测,超声检查在 15cmH$_2$O 就可以监测到[54,55]。这些数字的临床意义尚不清楚,因此充分通气所需的充气压力范围与产生胃充气的压力范围有重叠。在这些研究中观察胃充气的可能原因与测量期间使用的吸气流速有关。饱胃、食管裂孔疝、咽憩室和食管运动障碍的患者发生吸入性肺炎的风险增加。长时间的次优 FMV 伴随着高峰值气道吸气流量和压力,可能导致胃充气,从而增加胃内压力、抬高膈肌、限制肺运动、降低呼吸系统顺应性,并进一步增加 FMV 需要的气道压力[56]。

使用自带内置安全功能(气道压压力计、有限的气道压峰值和吸气流量峰值)的儿童自动充气袋或成人自动充气袋可以降低气道峰值[57]。在手术室,麻醉机用压力控制模式控制并降低吸气峰值流速、气道压力和胃充气的风险[47,58]。

在环状软骨压迫的快速序贯诱导(RSI)中应用"温和"的 FMV 可以平衡误吸风险和持续氧合的益处。麻醉诱导期间的"温和"FMV 假定为在允许的充分通气的情况下最低的气道压力[59,60,61]。环状软骨压迫可能防止胃充气,但也可能导致高气道压和喉部的梗阻[62]。如果实施环状软骨压迫导致不足/不能通气,应该考虑逐步释放压力直到改善通气。

面罩通气困难

FMV 困难表现为无法在面罩和面部之间形成足够的密封和/或无法提供畅通的气道[63]。El Orbany[64] 回顾了 DMV 的定义;然而,大部分 FMV 研究使用了 Han 的主观 DMV 分级表[65]。Han 分级系统定义 1 级为简单面罩通气,2 级为困难面罩通气需要辅助 OPA 或 NPA,3 级为非常困难面罩通气需要两人操作,4 级为不能通气。文献报道成人外科手术人群 DMV 发生率为 0.9%~7.8%,反映缺乏标准化的 DMV 定义、客观指标和 FMV 标准化技术[66-69]。不能面罩通气的发生率分别为 0.07%[68] 和 0.16%[70],DMV 的发生率和与困难喉镜检查相结合发生率在 0.4%[71]。Joffe 及其团队发现 19% 的成年麻醉患者,用"E-C"单手技术发生通气不足(3~5mL/kg)和无效腔通气(<150mL)[43]。在围手术期、急诊、院前使用 FMV,

DMV 在这些环境的发生率很可能高于已发表的麻醉学文献中的统计数据。DMV 是患者、操作者和设备相关因素间的"情景相互作用"[72]。

预测指标

患者因素

Langeron 及其团队在文章中观察到,存在两个与患者相关的条件(年龄>55 岁、BMI>26kg/m^2、无齿、有胡须、打鼾史)是 DMV 最准确的预测指标[68]。另外,对于 DMV 病例,困难插管的发生率增加了 4 倍[68]。在 22 660 例患者中,Kheterpal 及其团队确定了以下 DMV 的独立预测因素:BMI>30kg/m^2、有胡须、Mallampati 气道分级Ⅲ或Ⅳ级、年龄>57 岁、下颌前突严重受限、有打鼾史。在这项研究中,明确 5 个不能面罩通气的独立预测因素:颈部放疗改变、男性、OSA、Mallampati 气道分级Ⅲ或Ⅳ级、胡须。同时有两个、三个或更多危险因素的患者不能进行面罩通气的风险显著增加[73]。上唇咬合试验作为下颌骨运动的一种测量方法,在 DMV 预测指标中增加了一个更有用的预测指标。在 KHan 对 DMV 前瞻性研究中,上唇咬合试验、打鼾史和颈围增加的联合预测值为 95%[74]。

肥胖患者 DMV 发病率的增加与男性、颈围增加、下颌前伸受限、Mallampati 分级大于 3 级有关[75]。这些独立预测因素与肥胖严重程度相互关联增加了 DMV 的发生率。咽部脂肪沉积增加(软组织/骨组织不平衡)、颈部(骨性活动度降低)和胸壁(肺顺应性降低)是肥胖的特征。颈围代表着咽气道附近区域性肥胖,与 OSA 相关性强于 BMI[76]。在一项对 OSA 患者咽部解剖的研究中,Isono 及其团队发现在肥胖人群中,下颌前伸并不能改善软腭后区气道,但可以改善舌根后区气道。因此,对于肥胖患者最好在 FMV 操作前使用 OPA 绕过软腭阻塞[77]。

无齿患者由于牙齿、骨(牙槽嵴)和肌肉张力(颊肌)缺失出现下面部结构塌陷。FMV 期间漏气是由于 ARFM 与脸颊不完全接触造成的。无齿的患者可以使用一个大的面罩,使颏部与面罩完全贴合并在颏的尾部密封。在这样的结构中,面颊在面罩的内侧,面罩两侧沿上下颌骨外侧进行密封。这些基于临床判断的操作可以使困难面罩变成适合的面罩,可以避免气管插管或使用 SGA 工具。在诱导时将义齿留在口内可以保持面部结构正常(尽管有异移位导致气道阻塞的风险)[78]。在诱导过程中留下义齿的一个潜在风险是,操作者缺乏 FMV"困难"的相关知识,认为在拔管阶段不需要义齿存在。解决这个潜在风险的方法是更换一个塑料义齿保护装置代替患者的义齿来恢复面部结构。EndoraGard 保护装置(DUX 牙齿)是一种塑料铰链式的上下牙齿保护装置,旨在减少喉镜检查和口腔内手术时对牙齿的损伤。该装置以下上下牙槽嵴为中心,在 FMV 期间为上下颌骨提供一个增加结构(图 18.15)。另外,在没有义齿的无齿患者中,很高比例的患者需要使用 OPA,因为 OPA 可以稳定口腔结构并能解决可能覆盖软腭的相关舌膨大[79]。因此,在无齿患者 FMV 前使用 OPA 来重建口腔结构和支撑舌头可能是有益的。其他稳定口腔结构的操作是将面罩的尾端放在下唇和牙槽嵴之间同时将嘴唇拉到面罩上或将尾端放在下唇上方同时仰头。张口和使用 OPA 是这项技术的一部分[80]。这两种技术可以通过单手或双手来实施。改进有胡须患者 DMV 的具体方法是:剃掉部分胡须、黏性凝胶或透明敷料(厨房保鲜膜)用在胡须上或鼻腔通气[81]。在无齿和有胡须的患者中,重点在于密封性,缺乏经验的操作者可能通过对 ARFM 施加更大的压力来补偿漏气,会导致颈部屈曲和医源性气道阻塞。

在 DMV 期间使用气道操作如果应用不当,可能产生反作用甚至有害影响。在发生寰枕或寰枢椎松弛或外伤的紧急气道,应谨慎使用 CL/HE 操作。在 FMV 期间过度使用环状软骨压迫可能导致气道阻塞和氧合不足[82]。

操作者因素

DMV 可能是由于操作者缺乏技能、知识、判断力或不正确使用镇静药或诱导药物所致[64]。人为因素(语言障碍、疲劳、压力)和时间压力也可能影响 FMV 效果。单手 FMV 技术依赖于手与患者和设备相互作用的复合握力。在单手 FMV 过程中符合人体力学的握法是假设手与设备间有良好的耦合,通过 FM 罩体均匀的将压力分布到密封垫处,伸直手腕使前臂肌肉活动使腕管压力降至最低。偏离正中手腕的位置会降低握力和扭矩[83]。操作者手的大小(握力范围),手、腕、上肢残疾(左腕管综合征、关节炎)和技术差都可能导致未达标准的 FMV。女性麻醉医生罹患左腕管综合征的风险增加[84]。手小握力弱的操作者应该承认单手技术的局限性,并制定替代管理方案的策略。在手术室病例应选用双手面罩通气技术,以保持操作人员的熟练程度和辅助人员的熟悉程度。FMV 期间符合人体力学的站姿为假定脊柱直立,膝盖最小限度地弯曲,躯干和头最小限度地伸展。手/手臂的力量和稳定性可以通过手臂向躯干内收来获得。患者的头部位于手术床顶端,患者的面部处于或略低于肘部的高度,便于操作者进行操作[85]。通过调整姿势来适应床的高度会适得其反。不符合人体力学的姿势可能没有被操作者注意到,但可能会影响操作者在长时间和紧急 FMV 的效果[86]。

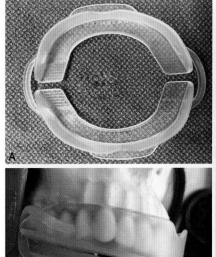
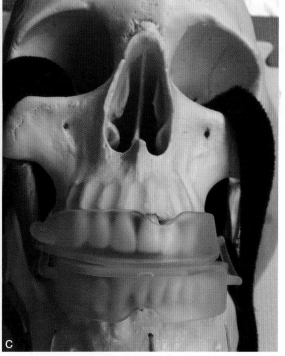

图 18.15 EndoraGard 保护装置作为辅助无齿患者面罩通气设备。(A)EndoraGard 打开状态。(B)颅骨模型从侧面安装 EndoraGard。照片显示 EndoraGard 的位置相当于完整的齿列;在没有牙列的情况下,EndoraGard 的形状将重建通常由假牙(或完整的牙列)形成的上颌骨和下颌骨的形态。(C)正面 EndoraGard,显示其相对于颅骨模型完整牙列的位置

设备因素

理想的紧急气道管理设备(如 ARFM)应该使首次通气效果达到最佳并能弥补经验的不足。ARFM 及其配件并未按照人体工程学和结构方面的既定标准进行校准,不同品牌之间尺寸和设计存在差异。医生间对不同 ARFM 设计的性能和满意度存在较大差异[87,88]。目前 OPA 和 NPA 的设计、大小和形状可能不能满足现代最全面的临床需要,因此这些装置的设计和尺寸已经有数十年的历史,当时它们为体形较矮和较瘦的人群服务。大多数医疗机构提供最低限度的 ARFM 类型和尺寸。ARFM、OPA、NPA 的大小不合适或使用技术不好可能影响效果。在这种情况下,医生有义务去了解并适应设备、环境和患者特殊因素的限制,这些因素将影响 FMV 的效果。

一种解决困难面罩通气的实用方法

虽然根据患者因素预测 FMV 困难程度是很重要的,但是还不知道哪些患者因素或组合因素表现出 DMV 的最高风险。与目前直接喉镜下预测困难气管插管模型不同,DMV 当前的预测模型不能指导操作者根据术前发现采取具体的步骤。因此,只能由个人处理这些信息和令人失望的结果[89]。DMV 预测因素是在常规气道检查中收集的,但医生忽略或不处理就会造成一连贯的反应。大多数医生采用传统的逐步渐进式 FMV 方法,从基础的单手(CL/HE)到高级的技术:单手(CL/HE)并用 OPA/NPA,双手(提下颌),双手(提下颌)并用 OPA/NPA,双手三联气道技术(图 18.16)。这种模式可能导致呼吸暂停时间延长,因此操作者从简单到复杂的操作延长了呼吸暂停在气道管理间的总时间,导致低氧血症。

一个前瞻 DMV 过程应该问两个问题。第一个问题(患者的软组织容易塌陷吗?)识别男性、体重/颈围增加、打鼾、OSA、高龄、无齿和 Mallampati 分级 Ⅲ/Ⅳ 级("圣诞老人"模型)。第二个问题(FM 密封性是最佳的吗? 气道操作受限吗?)探讨以下问题:下颌前伸试验和颈部伸展受限、有胡须、甲颏间距短、无齿、颈粗,有放射治疗史,但也包括特定操作者(小手、缺乏技术)和设备限制(不适当的设备)因素。软组织增加和骨组织可操作性有限以及特定的非患者相关变量的结合表明了预期 DMV 的可能性和严重性。在预期的 DMV 中,任何先进的 FMV 技术都可以作为最佳的首次尝试(图 18.16)。意料之外的 DMV,就像意料以外的困难插管一样,使用客观指标及时诊断和接受失败并作出恰当的反应。FMV 是一个动态的概念,在不恰当的气道管理下,可能逐步形成一个意料之外的/不能 DMV 的结局。

首次面罩通气的最佳策略

一次最佳的 FMV 可以根据患者的 DMV 预测提供充足的氧合并不引起胃充气。首次最佳尝试应该为后续调整留下最小的空间,也就是说,应该在第一次尝试时证明是有效的,而不需要多次调整。

患者头位和体位

患者的头颈部位置反映了咽肌和颈前结构的纵向张力。将头部和颈部置于"嗅闻位":下颈椎屈曲,上颈椎伸展,头部沿颈部伸展("被动的"上气道伸展),可降低上气道塌陷性和增加咽部的纵向张力。嗅闻位产生的下颈椎屈曲需要枕叶轴向复合体最大的伸展[90]。Greenberg 建议在成人患者肩膀下放一个垫肩,这样可以进一步伸展头部使下咽结构更加通畅[91]。OSA 患者的嗅闻位以及病态肥胖患者坐卧位有助于进一步维持被动的咽部气道[92]。肥胖和病态肥胖患者,"斜坡"位(图 18.17)是通过用常规或特制的枕头抬高背部和肩部,使外耳道

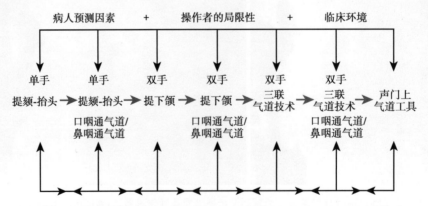

图 18.16 首次最佳通气尝试。传统的渐进式面罩通气(FMV)方法(红色箭头),从简单到复合的技术,阻碍了操作人员对预料到的困难面罩通气(DMV)做出最佳的第一反应,导致长时间的呼吸暂停。在预料到的 DMV 患者中,任何先进的 FMV 技术都应该作为首次最佳尝试(黑色箭头)。在特定的临床情况下,首次尝试声门上气道通气是一种有效的方法

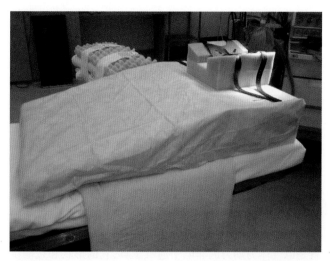

图 18.17　仰卧位和斜坡位用于上气道的"被动"伸展,以优化面罩通气(FMV)。用枕头将患者整体抬高(楔形泡沫枕头)有助于患者达到对 FMV 和插管气道管理有利的体位

与胸骨切迹成一条直线,使头部高于嗅闻位来实现的[93]。这个位置可减少肺和胸壁的顺应性。

预料到的困难面罩通气

传统渐进式的 FMV 方法阻止了操作者对 DMV 的特定预测因素的反应,因此在对 DMV 病例做出正确反应的同时,导致长时间的呼吸暂停。在预测的 DMV 患者中任何先进的 FMV 技术都应该在首次尝试中使用(图 18.16)。建议对预测有软腭阻塞和舌体肥大的患者使用 OPA 和 NPA[94]。当嗅闻位和头后仰都不能做时,建议采用双手三联气道操作同时采用 OPA 和压力控制通气模式[95]。小手操作者在第一次尝试 FMV 时应该使用双手操作。目前关于面罩通气的研究尚未涉及 DMV 高危患者的类型(如产科、病态肥胖、饱胃、紧急气道、院前),因此缺乏针对这些人群基于证据的无保护气道管理策略。DMV 可能与困难插管有关,制定并实施最优的通气策略。有必要对控制吸气流速、通气压力峰值和分钟通气量的装置使用进一步研究,并允许在这些患者群体中使用双手面罩通气技术。

未预料到的困难面罩通气

当在最佳尝试时出现未预测的 DMV,操作者不能确定发生原因。从鼻腔通气转为口腔通气可能是有利的。OPA 置入可以绕过两个对气道操作(鼻腔、软腭)反应不一致的阻塞部位,并支持舌和下颌向前移动。许多医生在氧饱和度降低和面罩无法通气时,延迟置入 OPA。

使用神经肌肉松弛剂的面罩通气

临床医生和研究人员对有无必要在使用神经肌肉松弛剂之前确认可以进行 FMV 存在分歧[96-99]。困难气道协会 2015 版成人未预料到的困难插管管理指南指出神经肌肉松弛剂有助于 FMV[100]。这对于传统的麻醉诱导注射神经肌肉松弛剂之前确认可以进行 FMV 提出了挑战。这种传统做法的目的是帮助医生避免潜在的不能插管/不能氧合的情况,可以选择"退出"麻醉药物让自主呼吸恢复。使一个不能通气肌肉有力的患者在诱导后苏醒的过程可能是不实际和危险的(例如在急救医学、院前、危重护理领域),因为患者可能暴露于缺氧、喉痉挛、吸入性肺炎、负压性肺水肿的情况中以及在次优情况下需要救命性的气道操作[101]。使用肌肉松弛剂可以确保声门开放,避免喉痉挛,通过降低肺顺应性促进正压通气,并可能有助于气管插管和 SGA 置入。

舒更葡糖的使用将持续逆转罗库溴铵引起的神经肌肉阻滞,但不能逆转诱导药物、阿片类药物和麻醉气体的作用。当患者仍处于麻醉状态,神经肌肉松弛剂快速逆转后肌肉张力恢复时,需要有效的基础气道管理来支持恢复的自然通气[102]。不良的结果可能表现在不能给无力的患者插管,也不能给一个有肌力"清醒"患者进行供氧。这两个事件是时间相关性的。在诱导期使用肌肉松弛剂的决定应考虑 DMV 和插管的术前预测因素、全身麻醉技术的选择以及可用和掌握的气道管理方法。

使用面罩控制通气

双手面罩通气技术需要另一名助手操作 BVM 或麻醉循环系统,除非使用机械通气。本节将具体讨论在面罩通气期间使用现代麻醉机进行控制通气。此外,我们还将讨论如何使用美国食品药品管理局批准的标准 BVM 复苏系统以及 ARMS,可以在择期或紧急情况下发挥 BVM 的作用。对于有胃内容误吸风险增加的患者,面罩控制通气是禁忌证。然而,这种禁忌证主要适用于择期麻醉病例,因为面罩通气在需要高级气道管理的由于呼吸衰竭导致的危重患者中是强制使用的。

麻醉呼吸环路系统(麻醉机)

作为麻醉机功能的一部分,面罩可以促进患者自主通气而且有各种支持或控制通气的标准和模式。当麻醉机的呼吸机用于 FMV 期间进行支持通气,可以使用双手面罩通气以及正确有效的使用气道操作来保持气道通畅。现代麻醉机有多种通气模式,如压力控制、容积控制和压力支持,可以给予呼气末正压(PEEP)。在临床实践中,有效的呼吸机设置是吸气流速限制在小于 40L/min,吸气压力峰值限制在 20cmH$_2$O,达到规律且轻快的通气速率,使每分钟通气量(呼吸频率和潮气量的乘积)等于或超过 9L/min。图 18.18 显示了用于控制面罩通气的带有适当设置的控制面板,具体来说,压力控制为 20cmH$_2$O,呼吸频率为每分钟 20 次,吸呼比为 1:1,PEEP 为 4cmH$_2$O(基于作者的临床经验)。在控制性面罩通气

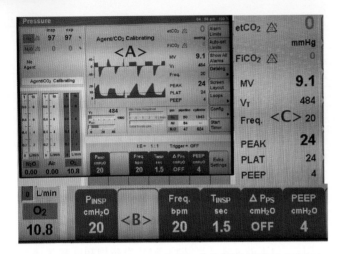

图 18.18 Draeger Apollo 麻醉机的控制面板界面,可以对机械面罩通气进行调整。呼吸机明确调整为压力控制模式(即压力限制),分钟通气量为 9~10L/min。呼吸频率为 20 次/min;吸气:呼气设置为1:1(吸气时间等于呼气时间,减少吸气流量,避免胃充气)。呼气末正压设置为4cmH₂O,对肺泡复张有积极的影响,提高静态气道压进一步维持气道通畅

过程中使用 PEEP 可以增加肺泡复张并进一步维持气道通畅。

复苏器套件

空气-面罩-球囊套件

空气-面罩-球囊套件(AMBU)或 BVM 在 1955 年由 Henning Ruben 提出[103]。BVM 为标准麻醉循环系统提供了一种简单有效的控制性通气的替代方法,或用于手术室外的气道管理。BVM 可以接在面罩、声门上气道或气管导管上。它的主要优点是自动充气和容易携带,但它缺乏"感觉"(气道顺应性和阻力)临床医生在麻醉机可以感受到,它需要一个压缩的氧气源以提供高于房间空气的氧气浓度。虽然在使用中有各种类型的 BVM 系统,所有都包含有单向阀,以允许 PPV 和防止复吸入。BVM 是一种手术室外提供 PPV 和辅助供氧的很好的选择,便于携带、使用简单。

自动复苏管理系统

自动复苏管理系统(ARMS)套件,如 Oxylator FR-300,主要为了方便院前复苏和转运时辅助呼吸。该设备已经与 BVM 进行了大量的比较,它可以提供类似的氧合功能并降低了胃胀气和过度通气的风险[6]。Oxylator ARMS 装置是以气体为动力的非电子通气工具,它的形状和按需供气阀与它上一代很相似,但它包含了复杂的技术更新以确保在患者通气护理方面的灵活性。双手面罩通气有利于 ARMS 的使用,该技术可以帮助操作者在通气循环期间使用流量和压力敏感释放阀确保专利面罩的密封。Oxylator 装置有 3 种型号:FR-300,具有简单的开/关按钮,吸气压力限制在 20cmH₂O(固定压力释放点);HD 型号,具有 15~30cmH₂O 的可调压力释放点(通过有标记的旋转挡板进行调节);EMX 模型,具有 20~45cmH₂O 的可调节压力释放点(图 18.19)。Oxylator ARMS 系统具有 10~12L/min 固定的分钟通气量;但是可使用限流软管将设备的分钟通气量降至 4.5L/min。ARMS 主要是院前设备。然而,在深度镇静的情况下(作者自己的经验),它们有望作为院内复苏、患者转运和 BiPAP 呼吸支持。总的来说,ARMS 系统代表了复苏器的技术发展,它们的灵活性和耐久性已经被在水中和水下使用,以及用于矿难的救援[104,105]。

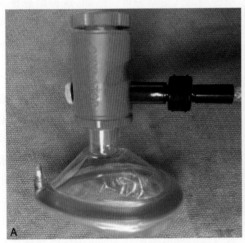
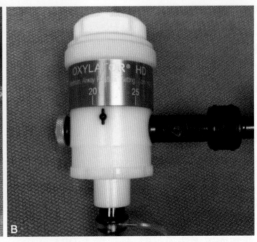

图 18.19 (A) Oxylator 自动复苏管理系统(ARMS)-预先设置压力释放(压力限制),释放压为 20cmH₂O。可能用于"自动模式",将自动周期性激活吸气伴随被动呼气,或可以用于"手动模式",允许救助者手动启动(和终止)吸气阶段并手动按下释放 O₂ 的释放按钮(图中金色部分)。(B) Oxylator HD-ARMS 系统,压力释放(压力限制)可调节于 15~30cmH₂O。可能用于"自动模式"将自动周期性激活吸气伴随被动呼气,或可以用于"手动模式",允许救助者手动启动(和终止)吸气阶段并手动按下释放 O₂ 的释放按钮(图中金色)。也能用"吸入器模式"提供被动氧气,激活时提供 15L/min 被动供氧(单独的控制按钮在图片中未显示)

总结

在麻醉和危重患者的护理中,面罩在非插管气道管理中仍然是一项重要的技能。虽然它作为主要的气道管理技术已经被 SGA 取代,但它仍然是其他气道管理方法的重要组成部分,在诱导期间作为过渡技术,或在其他技术失败时作为备用方案。随着手术室中度至深度程序性镇静的增多,麻醉医生经常需要采取无创气道通气操作和人工气道设备来提供辅助供氧,并监测和支持通气。同样,无创气道的操作有助于急救医学和危重病护理医生在有创气道操作期间患者有足够的氧合。充分理解每一种气道管理方法的优缺点和局限性仍是麻醉科、急诊科、重症监护以及院前气道管理安全有效的基石。

临床要点

- 最重要的上气道软组织梗阻部位是软腭。
- 单手面罩通气(FMV)气道操作是应用于矢状面(枕寰轴关节)的 CL/HE。双手气道操作是应用于横向平面(TMJ)上的提下颌。
- 颏部抬高(通过头部伸展或下颌前移)可以通过增加颏-胸骨(上气道拉伸)和颏-颈椎(上气道扩大)的距离来估算。
- CL/HE 的客观指标是头伸展角度(最理想 = 42°),下颌前伸是下颌门齿与上颌门齿间的距离[最理想 = (16.2±3.2)mm]。
- 面罩通气有效的客观指标是潮气量、气道压力和呼气末 CO_2。未预料到的困难面罩通气(DMV),就像未预料到的困难气管插管,使用客观指标快速诊断。脉搏氧饱和度下降是 FMV 失败的晚期象征。

- 最有效的气道操作是三联气道操作包括同时 CL/HE 和提下颌以及张口。
- 传统的渐进式 FMV 方法(从简单到复合技术)阻止了操作者对预料到的 DMV 做出最佳的反应,延长了呼吸暂停的时间。
- 口咽通气道(OPA)是一种未被充分利用的设备。对于肥胖、阻塞性睡眠呼吸暂停、无齿、颈椎固定、已预料到的 DMV 患者,首次尝试通气就应该使用,未预料到的 DMV 应该尽早使用。

（任德龙 译　张惠 审）

部分参考文献

11. Nandi PR, Charlesworth CH, Taylor SJ, et al. Effect of general anaesthesia on the pharynx. *Br J Anaesth.* 1991;66:157-162.
20. Buffington CW, Wells CMQ, Soose RJ. Expiratory upper airway obstruction caused by the soft palate during bag-mask ventilation. *Open J Anesthesiol.* 2012;2:38-43.
24. Isono S. Obstructive sleep apnea of obese adults. *Anesthesiology.* 2009;110(4):908-921.
31. Paal P, von Goedecke A, Brugger H, et al. Head position for opening the upper airway. *Anaesthesia.* 2007;62:227-230.
33. Kuna TS, Woodson LC, Solanki DR, et al. Effect of progressive mandibular advancement on pharyngeal airway size in anesthetized adults. *Anesthesiology.* 2008;109:605-612.
43. Joffe AM, Hetzel S, Liew EC. A two-handed jaw thrust is superior to the one handed "EC clamp" technique for mask ventilation in apneic unconscious person. *Anesthesiology.* 2010;113: 873-879.
56. Wenzel V, Idris AH, Dorges V, et al. The respiratory system during resuscitation: a review of the history, risk of infection during assisted ventilation, respiratory mechanics, and ventilation strategies for patient with unprotected airway. *Resuscitation.* 2001;49:123-134.
64. El-Orbany M, Woehlck HJ. Difficult mask ventilation. *Anesth Analg.* 2009;109:1870-1880.
68. Langeron O, Masso E, Huraux C, et al. Prediction of difficult mask ventilation. *Anesthesiology.* 2000;92:1229-1236.
70. Kheterpal S, Martin L, Shanks AM, et al. Prediction and outcomes of impossible mask ventilation. *Anesthesiology.* 2009;110: 891-897.

All references can be found online at expertconsult.com.

第19章　声门上气道技术:喉罩气道

Helen A. Lindsay，Tim M. Cook，Sebastian G. Russo，Carin A. Hagberg

章节大纲

引言

喉罩(laryngeal mask airway,LMA)由 Archie Brain 博士发明,于 1988 年应用于临床。在第一篇关于喉罩的文献中,Brain 博士是这样描述喉罩的:"除气管导管(endotracheal tube,ETT)和面罩通气之外的替代选择,既可维持自主呼吸和也可用于正压通气(positive-pressure ventilation,PPV)"[1]。近三十年后的今天,它被认为是气道管理最重要的发展之一,成为许多国家最常用的全身麻醉气道管理工具[2]。喉罩不仅改变了麻醉操作的传统习惯,实现了革新,还推动了声门上气道(supraglottic airway,SGA)工具技术及其应用的不断进步。

喉罩创伤小,最初设计旨在用于意识消失患者的气道管理。喉罩由一个充气罩连接一根导管组成,通过置入患者口腔以实施肺通气。罩体贴近声门周围组织,占据下咽腔及食道上空间,在声门上而不是气管内密封气道(图 19.1)。相对于面罩来说,喉罩通气更加可靠,不但能解放操作者双手,还可以减少插管所带来的损伤。在喉罩的研发过程中,Brain 博士很快意识到尽管模型的大小有各种尺寸,但单一模型的喉罩是无法满足所有临床需求的。继经典喉罩(LMA Classic,cLMA)之后,Brain 与其合作公司又推出了几款其他类型的喉罩:可弯曲喉罩(LMA Flexible,fMLA),主要用于头颈部手术的麻醉(图 19.2);uLMA(LMA Unique),是 cLMA 的一次性使用版本;插管喉罩(intubating laryngeal mask airway,ILMA;

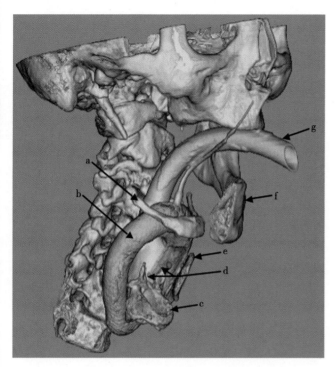

图 19.1 三维立体成像技术重建成人气道和喉罩立体模型：a. 舌骨；b. 喉罩套囊；c. 环状软骨；d. 杓状软骨；e. 甲状软骨（部分移除以显示喉罩的位置）；f. 下颌骨（部分移除以显示喉罩的位置）；g. 喉罩通气管；喉罩罩囊封闭声门周围组织，使人体内的自然气道与喉罩通气道紧密贯通在一起

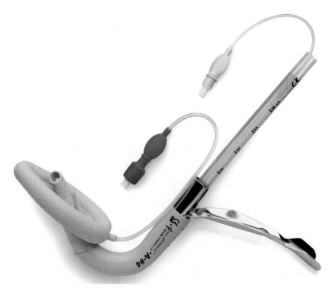

图 19.3 插管喉罩（ILMA-Fastrach）于 1997 年引入临床。它是由与经典喉罩 cLMA 相同的罩体和一个内径为 13mm 带有手柄的不锈钢通气管组成，此通气管可以容纳最大内径为 8.5mm 的气管导管。通气管为统一大小，罩体有三种尺寸：3 号、4 号和 5 号。现有同款一次性使用插管喉罩（Teleflex Medical Europe Ltd., County Westmeath, Ireland.）

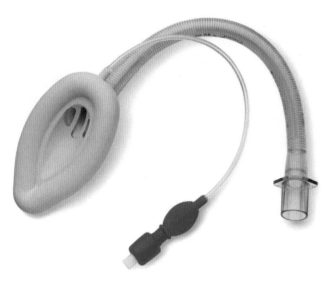

图 19.2 可弯曲喉罩（FLMA）于 1994 年投入临床应用，设计上在喉罩的通气管内部嵌入螺旋状金属丝，从而增加导管柔韧性并可以防止导管折折。这样使得手术医生在手术过程中能够拨动喉罩通气管以显露最佳手术野（Teleflex Medical Europe Ltd., County Westmeath, Ireland.）

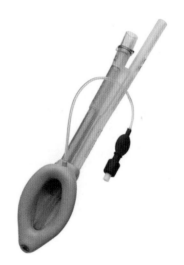

图 19.4 PLMA（ProSeal LMA）的设计用于隔离呼吸道和胃肠道，并在声门周围提供更好的密封压，为行正压通气提供比 cLMA 更可靠的保证（Teleflex Medical Europe Ltd., County Westmeath, Ireland.）

Fastrach），主要用于盲插气管导管及联合可视软镜进行气管插管（图 19.3）；LMA Classic-Excel，类似 cLMA 的喉罩，其特点在于更适合与插管软镜（flexible intubation scope，FIS）联合使用，此款喉罩仅在北美发售；PLMA

（ProSeal LMA）是第一款二代喉罩，其通气管为钢丝螺纹管的加强管，在机控通气过程中可以改善通气效果降低误吸风险（图 19.4）；SLMA（LMA Supreme）是一款一次性使用的二代喉罩，同时具有 uLMA、PLMA 和 ILMA 的一些特征（图 19.5）；LMA Protector，是一款硅胶材质的二代喉罩，截至 2016 年 LMA Protector 是最新发布的一款喉罩（图 19.6）。本章将着重讲解 cLMA 以及 fLMA，ILMA 和 PLMA 在设计过程中的逐步演变。

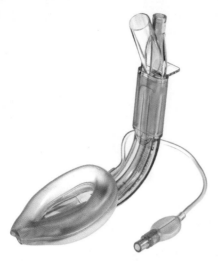

图 19.5 Supreme LMA 由 PVC 材质制成。在通气管的近端有一个整合的咬合块结构,咬合块近端还有一个固定短板。有两个导管从咬合块内伸出,其中一个较粗的,直径为 15mm 的为导气管,用来连接呼吸环路。近端较细的管为食管引流管,它包含在通气管内延伸通过喉罩罩体开口在末端,在通气管内食管引流将其分为左右两个较窄的通气管居中而行。Supreme LMA 的罩体不同于 ProSeal LMA 的,它没有背部套囊。罩囊通过充气导管与充气球囊相连(Teleflex Medical Europe Ltd.,County Westmeath,Ireland.)

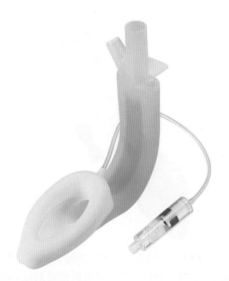

图 19.6 LMA Protector 是一种硅胶材质的一次性使用喉罩,具有许多早期 LMA 的功能。它有一个相对较大的中央导气管和两个侧向引流管。充气套囊采用"交通灯"系统,可在使用过程中连续监测罩囊压力(Teleflex Medical Europe Ltd.,County Westmeath,Ireland.)

正确地选择一款类型和型号都恰当的喉罩是个复杂的过程,需要参考诸多因素,特别是患者因素、手术因素及操作者因素。没有一种理想的气道工具可以应对所有的临床情况,因此如同各种国际困难气道指南中所认识到的那样,高级气道管理要依赖于对多种气道工具综合

运用的能力[3-5]。虽然有些人可能会认为带有套囊的 ETT 是提供安全气道的金标准,但如果操作者没有受到充分的培训,对导管如何正确置入及何时拔除没有良好的判断力,那么这种"金标准"将无从谈起。通常使用 ETT 时不会发生意外,然而还是有发生并发症的可能,轻至琐细重至危及生命[6]。使用 SGA 时其结果和 ETT 也并没有多大差别。而且随着近十年来第二代 SGA 的发展,这些设备的安全性已经得到了显著提升。[7]事实上,美国困难气道协会(Difficult Airway Society,DAS)颁布的困难气道处理流程中建议,出于安全考虑,应在插管失败的情况下使用第二代 SGA 工具[5]。

在本章中,我们旨在概述 SGA 的重要设计,功能和安全性,强调它的局限性和最佳应用基本技巧。对大量文献和工具(特别是各种一次性喉罩变异类型)的全面评述超出了本章范围。在此我们探索当前的临床争议,并为特定设备在扩展高级适应证中的合理化应用提供框架指导。

命名法

对于 SGA 没有普遍认同的专业术语、定义以及分类,这是目前气道管理文献中众多争议的原因之一。

术语

自从 LMA 出现以来有各种名词对其进行描述,有描述为声门上的(缩写为 SAD 或 SGA)、声门外的(EAD 或 EGA)或称为声门周围的。用声门上的概念来描述它是因为通气口正好在声门上方,而不同于咽部气道工具或从声带下方输送麻醉气体或氧气的声门下气道工具(例如,气管插管、经气管喷射通气、环甲膜切开术)。2004年,Brimacombe 建议使用术语"声门外",用来强调在喉罩放置位置正确时,其末端是在下咽腔食管上端位置,而此位置实则位于声门水平以下[8]。虽然这些描述都有合理的理论基础,但为了简单起见,我们还是选择应用文献中使用最普遍的术语。

注意缩写 LMA(但不是术语喉罩通气道)是由 cLMA(LMA 北美和相关国际公司)的制造商注册的,并且应该仅用于指该公司生产的喉罩通气道。首字母缩略词 LM 指的是由原始制造商以外的任何人制造的喉罩。虽然其他公司生产的喉罩表面上可以被视为 LMA 仿制品,但在过去 15 年中已经发布和退出市场的许多产品之间,确实存在设计和制造差异。几乎没有证据评价这些差异对临床效果的影响,更不用说将它们与最初的有大量参数数据可查的 cLMA 进行比较了[9,10]。因此,非 LMA 系列以外的特定喉罩在本章中不予讨论。

的 SGA 工具时，没有强有力的临床证据表明其中一种在防止反流误吸方面优于另一种。误吸发生率低意味着，欲使此种性质的试验结果可信，需要提供足够的研究效力，目前的样本量是不可行的（研究 1∶10 000 的发病率，患者应为 300 万）。因此，决定特定 SGA 在不同临床情况中的相对安全性和适用性将继续依赖于综合考虑设计特征、操作台实验、模型和尸体证据，而非临床试验的证据。大型病例系列性研究指出了误吸和 SGA 使用相关的主要问题，包括肥胖、使用第一代 SGA 工具、麻醉维持阶段麻醉深度较浅、或使用对位不良的工具进行控制通气[6,47]。

尽管误吸并不常见，但仍然是一个非常重要的问题，皇家麻醉医师学院的第四次国家审计项目（NAP4）和 DAS 强调了如下三点。首先，在使用 SGA 时，误吸是最重要的安全考虑因素，50% 的 SGA 并发症与误吸相关。其次，如果真的发生严重并发症（包括死亡），误吸会是麻醉期间严重气道并发症患者死亡的最常见原因。最后，在使用 SGA 的 17 例危及生命的重要病例中（在所分析的大约 300 万病例中），大多数被认为是可以避免的。这些危重病例发生的根本原因是未能很好地识别误吸风险，且对误吸高风险患者的气道工具选择不佳[6]。在文献中作者明确指出二十多个误吸危险因素[48]，就此应对误吸风险评估进行逐级划分，而不是笼统的将其分为高风险和低风险，第二代 SGA 工具为处于两个极端风险之间的患者提供了适当的解决方案[6]。

防止置入损伤

任何与气道结构接触的异物或气道工具都有可能造成伤害和并发症。与 SGA 使用相关的轻微和一过性最常见的咽部并发症是咽喉痛、发音困难和吞咽困难，所有这些都比使用 ETT 的发生率低[49,50]。文献中报道的其他严重但非常罕见的损伤包括杓状软骨脱位、咽部破裂、迟发性纵隔气肿或纵隔炎[51]。虽然原发性黏膜损伤本身可重可轻，但其潜在的继发性并发症包括出血、喉痉挛和水肿却很重要。

据报道，涉及血管和神经结构的更严重并发症是非常罕见的，并且主要与 SGA 的不正确使用和使用时间过长引起的压力性损伤有关。当 SGA 没有置入到足够深度或者管子位于舌体侧面时，舌体血管可能受压导致舌体充血和发绀[52]。压迫舌神经、喉返神经或舌下神经可导致短暂或长期的神经麻痹，文献中还记载了多例声带麻痹[49,53-55]。

对应用 SGA 过程中发生的并发症病因仍知之甚少。正确的置入技术和确保对位正确，理论上可避免相关并发症的发生，特别是在防止压迫性损伤方面尤为关键。动物研究表明，长时间使用 SGA 可能会导致损伤[56]，就像在高级适应证中进一步讨论的那样。已证实囊内压会影响咽喉痛和咽喉部并发症的发生率[57-59]，并且可能导致压迫性损伤（参见麻醉维持和苏醒期间安全使用的重要注意事项）。确保 SGA 放置位置正确并且控制囊内压保持其不高于 $60cmH_2O$，是降低此类并发症风险的明智之举。

使用适应证

最初，Brain 提出"LMA 可能在所有类型的吸入麻醉中起到重要的作用"，并且在某些难以插管的情况下，它"可能对全身麻醉的安全性有所裨益"[60-62]。Colin Alexander 主任总结道"只要气管插管指征不包括保护气道防止胃内容物的反流误吸，就应考虑使用 LMA"，其所在麻醉科是英国第一批采用 LMA 进行气道管理的麻醉科之一[63]。这就是 cLMA 在英国的深远影响，在第一份出版刊物描述其使用后，不到一年所有英国医院都完成了 cLMA 订购。三年后在美国发布，美国食品和药物管理局增加了"LMA 不能替代 ETT"的限制。随后在北美的接纳速度相对较慢，比在英国更为小心谨慎、思虑周全。反之，在现代麻醉实践中，超过 50% 的全身麻醉都是通过 SGA 进行的气道管理，而且已经应用于各种高级适应证、并在文献中不断涌现[2]。对 SGA 最初的接纳采用历史突出了当前实践中的一个重要问题。对于个体临床医生来说，不熟悉某种设备或技术，则可能意味着在他或她手中进行实践并不安全，这是主要考虑因素。然而，该评价并不一定与熟悉设备或技术的个人实践相关，也不能确定哪些新颖的实践操作有待进一步研究。

基础适应证

常规使用

cLMA 作为一种新型气道工具，最初的适应证设定是相当谨慎的。原始设计 cLMA 的应用标准是用于麻醉状态下、美国麻醉医师协会（ASA）身体状况分级为 Ⅰ 或 Ⅱ 级、低误吸风险、正常的体重指数（BMI）、将进行择期短小且低风险的外周手术的患者。新手使用 SGA 工具时也应同样谨慎也选择合适的患者，但这些影响选择的因素不仅与操作者的技能、经验和安全意识相关，同样与工具本身的实用性相关。

SGA 工具特别适用于手术室中误吸风险较低的外周手术和门诊手术，如常用在骨科、整形科、乳腺外科和泌尿外科手术中。SGA（特别是 fLMA）也适用于许多耳鼻喉科和颌面外科手术。SGA 的适用范围并不一定局限在手术室内，尤其在儿科需要麻醉下让患儿合作和制动的情况。当面罩通气困难、不充分或失败时，或者反复进行

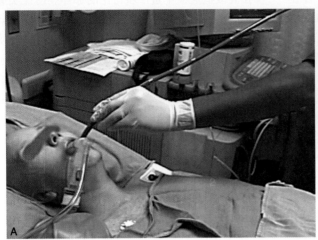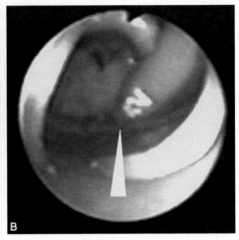

图 19.7　休斯敦得克萨斯大学安德森癌症中心在经食管超声心动图(TEE)监测中使用 LMA。在放置 TEE 后置入 LMA。(A)LMA 不会影响 TEE 检查。(B)通过 LMA 的光纤视图显示 TEE 的探头(箭头所指处)在 LMA 的罩体内

气道有创操作,导致患者气管溃疡、肉芽肿形成甚至继发气道狭窄时,SGA 往往能显示出它特有的优势[64]。SGA 适用于小儿的小型操作包括但不限于:放射成像术[65,66]、心脏介入治疗[63,64]、腰椎穿刺或鞘内注射、骨髓穿刺,血管通路的建立和小活检术。在成人经食管超声心动图检查[67](图 19.7)和心脏转律[68]时的应用也有文献描述。

控制通气

　　Brain 博士关于 LMA 的第一篇论文就描述了 SGA 用于自主呼吸或 PPV 的功用[1]。在 LMA 的第一次独立试验中,人们对应用 PPV 的可靠性有所怀疑,因为只有一个 3 号尺寸的样品,而要应用于主要由中型到大型身材的英国男性组成的样本[69]。包含超过 15 000 名患者(儿童和成人)的多项研究,长期以来已经证实 LMA 可用于 PPV,其功效可与 ETT 相媲美[44,47,70-73]。这来源于各种类型 LMA 控制通气的临床经验,而今 LMA 用于 PPV 全麻已成为主流做法。

　　正如功能特征中所讨论的,在使用 PPV 时 SGA 的通气效果在很大程度上取决于气道工具末端开口与喉部连接的紧密程度以及有无足够的口咽密封压。密封压是由套囊和周围黏膜之间的相互作用力产生的,其取决于多种因素。选择大小合适的工具、良好的对位以及维持适当的套囊压力,对于实现特定患者选用特定工具时的最佳密封效果至关重要。而安全性依赖于良好的对位、避免漏气引起的通气不足、避免胃胀气以及预防反流和误吸。

　　谨慎选择患者和气道工具是安全操作的关键,这适用于所有 LMA 操作。BMI 增加、肺顺应性差、气道异常、饱胃或合并胃食管反流疾病的患者,在使用 SGA 控制通气时会更加困难或危险。SGA 能够有效、安全地使用,需

要一定程度的口咽部密封压,这取决于许多因素,包括工具的正确对位、患者的肺顺应性和具体通气要求,这些在性能测试中会进一步讨论。cLMA 具有最低的口咽密封压(中位数 18~20cmH_2O,见表 19.2),在大多数情况下,这不足以防止临床上明显的气道漏气。随着气道峰压的升高,会有越来越多漏出的气体进入胃内[47]。除风险最低的病例外,所有病例都应使用拥有最佳口咽密封压的 LMA,在大多数病例中,第二代 SGA 工具的确增加了安全性。SLMA 套囊的形状和面积比 cLMA 更符合咽部解剖学特点,贴合更加紧密,而以优质硅胶为材料的 PLMA 套囊及其特有的背部套囊可以提供更高的气道密封压[74-76]。PLMA 具有最高的口咽密封压,具有控制通气的最佳性能特征[77]。

　　患者的面容,包括他的或她的口咽结构中的容量和弹性,也会影响 SGA 与气道紧密接触贴合。Brain 发表在 PLMA 上的早期研究强调了这一事实,并指出在一项针对 20 名 BMI 为 20~35kg/m^2 的女性患者的小型研究中,随着 BMI 的增加,口咽密封压随之增加[27]。本章作者尚未发表的研究发现在肥胖患者中有类似情况出现,而老年患者的口咽密封压会降低。同理,由于其影响气道张力的特性,神经肌肉阻滞剂的使用可能会降低气道密封压,使一小部分患者的漏气程度增加(在约 10% 的 PLMA 患者中增加 10%)[78]。

　　优先选择压力控制或压力支持通气模式,因为与容量控制通气模式相比,它降低了气道峰压。也可以应用 PEEP,但如果口咽部密封不理想,会发生气道漏气或加重漏气情况,往往不被接受。相比之下,使用口咽密封压最高的 PLMA,在应用 PEEP 控制通气时可以改善通气效果,尤其适用于肥胖患者[79]。

　　总之,当正确使用恰当的工具时,SGA 可以安全地应

用于恰当选择的患者和手术，进行控制通气。

急救适应证

心肺复苏

在心肺复苏期间使用 SGA 已早有认知，在一些文献中使用术语"快速序贯气道"（rapid sequence airway, RSA）来描述[80]。在急救情况下，其首次置入成功率高（包括缺乏经验的操作者）、迅速充气就位、可靠的通气（包括在胸部按压期间）以及防止误吸都是理想气道工具的特征。虽然一些人仍然认为，在进行 PPV 时或保护气道防止反流误吸方面，ETT 是保障安全气道的金标准，但国际复苏机构提供的证据表明此观点正在不断演变。在撰写最近的国际复苏联络委员会（International Liaison Committee on Resuscitation, ILCOR）2015 年指南时认为，在心博骤停期间使用 ETT 能改善即刻生存率或后续神经系统结局这一观点，缺乏高质量的证据支持[81]。尽管文献内容存在分歧、仍需进一步的研究证实，ILCOR 将 ETT 和 SGA 两者都视为复苏时的高级气道模式，每种模式都有其自身的优缺点，具体应用还要取决于临床情况、操作者经验和患者状况。与气管插管一样，放置 SGA 可能也需要暂停胸部按压[82]。气道工具的选择对于患者生存率的影响是北美和欧洲的热门研究领域。

未预料困难气道的处理

在开发过程中，Brain 反复改进 cLMA 来应对预料和未预料的困难气管插管[60,62,83]。在某种程度上，这种经验促成他开发了专为插管而设计的 ILMA。在将这些工具引入临床实践后，有许多关于 LMA 成功处理困难气道的病案报道。自 Benumof 在 20 世纪 90 年代早期对文献进行回顾以来[84]，LMA 已在所有国际"未预料困难气道"指南中得到充分的认可[3-5]。最近，ILMA 和 PLMA 都被认为具有特定的作用[5,85]。SGA 有两个主要作用，第一个是当面罩通气或 ETT 插管失败时作为通气和氧合的急救工具，第二个是作为 ETT 插管的引导管。在难于接触气道或面罩通气及 ETT 插管非常困难的情况下，可以不尝试面罩通气或 ETT，直接使用 SGA 保护气道，例如头颈部用钢钉或框架固定时，或者患者处于俯卧位时。

高级适应证

SGA 的高级适应证正在不断扩大，这里讨论的内容并非详尽无遗。

已预料困难气道的管理

除了已讨论过的急救适应证外，还有一套完善的文献资料支持在成人和儿童患者中，选择性应用 SGA 来进

行氧合/通气，或作为已预料困难气道插管的引导管，包括颈椎不稳定[86-89]、小颌畸形和巨颌[90,91]、克利佩尔-费尔（Klippel-Feil）综合征[92]、特雷彻·柯林斯（Treacher Collins）综合征[93]、皮埃尔·罗班（Pierre Robin）综合征[94]、戈尔登哈尔（Goldenhar）综合征[95]、黏多糖贮积症 IH 型（Hurler 综合征）[96]、和唐氏综合征[97]。然而，正如 NAP4 报告中所强调的那样，SGA 不应仅仅作为一种用于避免预期困难插管的工具，还应该有一个明确的行动计划来处理 SGA 失败的情况[6]。

cLMA 拥有大量的文献基础，支持其用于困难气道的管理。这可能是因为它应用的时间最长，应用范围比其他 LMA 更广。事实上，cLMA 不大可能是处理大多数已预料困难气道的首选 SGA。由于 cLMA 有会厌提升栅栏，且通气管较长，一旦经其置入 ETT 很难移除喉罩，因此通常认为 cLMA 在引导插管方面不如 PLMA、ILMA 和 i-gel[7]。在使用 cLMA 进行盲插 ETT 时，报告的总体首次插管成功率为 52%，总体插管成功率为 59%[98]，但在实际操作中成功率通常较低。在 ILMA 用于 254 名困难气道患者的研究中，盲插和 FIS 引导气管插管（最多三次尝试）的总体成功率分别为 97% 和 100%[99]。然而，需要注意的是，在一些研究中 uLMA（20%）和 cLMA（34%）的成功率要低得多[100,101]。

克服 cLMA 局限性的方案有两个，可以使用长 ETT 或使用 Aintree 插管导管（AIC；Cook Critical Care, Bloomington, IN），在整个过程中使用支气管镜配适接头连接麻醉机以维持通气和氧合[25]。理论上讲，AIC 联合 PLMA 使用更有优势，因为 PLMA 通气罩较大且没有会厌提升栅栏[77,102]。人体模型研究报告也表明，使用 PLMA 和 cLMPA 在推进 FIS 的难易度或声带的视野方面没有显著差异[103]。已经报道了一系列关于 AIC 与 cLMA[104] 和 PLMA 联合应用的案例[105]。AIC 导管也可以通过 SLMA，但是狭窄的通气管腔、硬性成角的通气导管和会厌的存在会在矢状平面内阻挡 AIC 通过，从而限制了这项技术的实用性[106]。Classic Excel（如前所述），特别是 ILMA（后面描述）都是替代解决方案。

头、颈及共用气道手术

fLMA 特别适用于头颈部手术。例如，进行扁桃体切除术或腺样体切除术时应用 fLMA 有如下优点：与无套囊的 ETT 相比它能更好地保护气道免受污染[107,108]；它具有更好的耐受性，在苏醒过程中可减少不良气道事件；它不需要肌肉松弛剂；它提高了手术室周转率。然而，放置 fLMA 并非每次都会成功，它必须尽可能地放置到远端，以避免其套囊影响术野，当需要显露扁桃体切除术术野，特别是当使用 Boyle-Davis 开口器时，大约 5% 的患者可能发生气道阻塞。在这些病例特别是小孩中使用 fM-

LA,要求麻醉医生和外科医生技术高超,并能进行良好的沟通和协作。

同样,在眼科手术中使用 SGA 的优势包括,在麻醉诱导和苏醒期间可以减少眼内压的变化、减少血流动力学波动及降低呛咳发生率[73,109,110]。在成人或儿童牙科和口腔手术中使用 SGA,也与改善预后和减少气道不良事件相关,不良事件包括气道梗阻和氧饱和度降低[111-119]。

评估喉部及呼吸树

头颈部手术与控制喉部运动功能的神经损伤风险相关。在颈淋巴结清扫术、甲状腺或甲状旁腺手术结束时,如果在整个手术过程中没有使用 LMA,可以在 ETT 后面置入 LMA 并在拔除 ETT(Bailey 手法)前进行充气[120]。当患者仍然处于麻醉状态时,可以在使用 LMA 的情况下恢复自主呼吸。通过 LMA 的通气管置入 FIS 可以观察声带功能[121]。这不仅提供了术后优化气道管理的方法,还可以使术后麻醉苏醒更加平稳;应用 SGA 与咳嗽和喉肌紧张的低发生率相关[122]。类似方法也可用于评估脑干手术后后组颅神经的功能(图 19.8)。

文献中充分描述了使用 LMA 作为可弯曲喉镜和可弯曲支气管镜检查通道的优势,尤其是在儿科患者中[123-128]。同样,需要在成人气管支气管树中放置支架时,cLMA 和 PLMA 的通气管允许通过 6mm 的 FIS,其横截面积大于通常使用的 9mm ETT。cLMA 和 PLMA 可以在支架置入过程中实现更好的通气,并且在近端气管支架置入时,不会因拔除气管导管而使支架发生移位(图19.9)[129]。

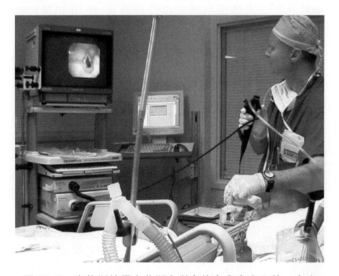

图 19.8 在休斯敦得克萨斯大学安德森癌症中心的一名患儿进行脑干手术后入住重症监护病房。使用异丙酚麻醉,将 LMA 置入气管导管(ETT)后面。在成功置入 LMA 后移除 ETT,以便在自主呼吸期间观察声带并评估其功能。这有助于重症监护医生和外科医生确定患者术后是否能够维持气道通畅

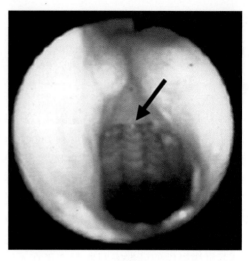

图 19.9 通过 LMA 观察放置在气管高处(声带下方1.5cm)的气管支架(箭头所指)的 FIS 视图。LMA 的通气管允许使用 6mm 的支气管 FIS,并且提供比 9mm 气管导管(ETT)更大的横截面积,在支架放置期间,对已经有呼吸功能受损的患者提供比 ETT 更好的通气

俯卧位手术

关于在俯卧位使用 LMA 的报道首次发表于 20 世纪 90 年代初。现在有超过 1 600 个病例[130-133]描述了俯卧位手术中使用 LMA 的置入技术(参见最佳置入基本技术),在这些病例中主要使用的是 PLMA。虽然在特殊体位无意识患者中可实现置入,且有一些潜在优势[134,135],包括放置过程中损伤少及减少资源浪费(时间和人力),但以当前的病例数量不足以将其确定为安全或合理的技术[136]。在 Lopez 和 Valero 的综述中,PLMA 首次置入成功率高达(97%),且没有严重的并发症。在 0~15% 的病例中发生了一过性事件,比如由于扭折、移位、喉痉挛引起的梗阻,以及轻微漏气导致的通气不足,其中大多数通过简单的矫正操作可以解决。其中有两位患者需要翻转为仰卧位来进行充分控制通气[130]。在另一项随机对照试验中,有 134 例行脊柱手术的患者,手术时间不足 2h,其中有两名肥胖患者(BMI 30~33kg/m²),虽然置入很成功但由于 SGA 密封压不足,需要将患者翻至仰卧位以控制气道[135]。这项研究再次强调了遇到困难事件时制定备用计划的重要性。此外,选择合适的患者对于安全使用至关重要,但目前没有足够的数据来充分告知该如何选择。

有文献报道俯卧位置入喉罩实现气道管理可以作为一种急救技术,例如在意外脱管的情况下[137-141]。如果具备必要的技能和熟悉程度,这种不改变体位的气道管理方法可能较比传统的初始反应翻转体位处理气道更有利,因为由俯卧位改为平卧位很烦琐,需要中断手术并处理开放的手术区域。在这种情况下,使用 PLMA 和 SLMA 的引导置入技术可能比其他 LMA 更合适。

长时间手术

文献报道各种 SGA 在重症监护病房（ICU）使用时间长达 9h，甚至 24 小时，并无不良反应[142-146]。然而，少数病例并不能为这种做法的安全性提供有力证据。长期使用 SGA 的潜在并发症在很大程度上仍停留在理论层面；20 世纪 90 年代早期的文献一般推荐使用第一代工具时间不要超过 2h[86]。在使用第二代工具的临床实践中，人们不在过分担心胃胀气。然而，一项以猪为样本的研究引起了人们对潜在压力性损伤的关注，PLMA 的安全使用时间可达 9h，但不能超过 12~24h，因为如此长时间的压迫会引起黏膜损伤[56]。恰当监测和管理套囊压力可能会降低压力性损伤发生的风险，当需要长时间使用 SGA 时应非常小心谨慎。

腹腔镜微创手术

SGA 可以安全用于妇科和腹部微创手术（如腹腔镜胆囊切除术），这在文献中已得到很好的证实，几项研究表明第二代 LMA 的临床应用功效与 ETT 相当[58,74,122,147-152]。然而，这种技术有一些公认的风险，需要积极管理以确保使用安全。二氧化碳气腹不仅可以增加通气压力，还需要进行过度通气来维持正常的二氧化碳指标。当需要头低位或患者存在肺实质性病变时通气压力可能会进一步增加。目前，文献中概述的 SGA 安全用于腹腔镜手术的建议包括：选择合适的患者；使用第二代 SGA；适当的定位和功能测试，如在开始手术前确认口咽漏气压力大于或等于 $25cmH_2O$ 或比仰卧正常通气时所需气道峰压大 $8cmH_2O$ 或更高；并确认最大分钟通气量（MMV）在气腹持续期间是否足够（约为静息分钟通气的两倍）[153]。随着普外科越来越多地施行腹腔镜手术，SGA 很可能成为该领域的主流气道管理工具。但目前没有证据支持这种做法。上腹部手术时理论上存在胆汁反流的风险，特别是在施行胆道手术（包括腹腔镜胆囊切除术）期间，但目前没有证据表明在这种情况下使用恰当的 LMA 是不安全的。一些研究支持在行胆道手术时使用 PLMA[122,154]。在手术开始之前确认没有胃胀气是非常谨慎的做法，最好能通过第二代工具的引流管放置胃管增加安全性。一旦胃被排空，就可以拔除胃管以使引流管恢复正常功能。

肥胖患者

肥胖患者（BMI>$35kg/m^2$），特别是涉及使用第一代 SGA 的患者，在 NAP4 中特别指出发生气道方面相关并发症的病例过多[6]。但这一结论与第二代工具的相关性尚不确定。此外，越来越多的文献表明在中度肥胖患者行外周手术时使用第二代 SGA 具有潜在优势。Zoremba 及其同事研究了 134 名 BMI 在 30~$35kg/m^2$ 的患者，进行手术

时间不超过 2h 的外周手术，发现那些使用 PLMA 控制气道的患者呼吸参数有明显优势，包括外周血氧饱和度和延续至术后 24h 的标准肺功能检查[155]。PLMA 组的喉痉挛/支气管痉挛发生率较低，但未达到统计学意义。这些发现在随后的 Cochrane 系统评论中得到进一步验证，该评论指出在肥胖患者中使用 PLMA 优于 ETT，前者可以改善氧合并减少呛咳。然而，有 3%~5% 的病例由于通气不足早在诱导期便需要将 PLMA 转换为 ETT[156]。

妊娠患者

已有报道阐明近 5 000 名产科患者成功和安全地使用了 SGA（主要是 PLMA 和 SLMA），包括择期和紧急病例[157-159]。这些研究中发现，首次置入成功率高（98%~99%）、没有误吸的报告（仅一例反流）、未发生明显缺氧或喉痉挛/支气管痉挛。假设采用全身麻醉进行剖宫产手术误吸发生率为 1:1 000，那么 5 000 的样本量仍然不足以对这种做法的安全性提出有意义的推荐[160]。虽然产科患者使用第二代 SGA 尚未形成惯例[161]，但该方法作为剖宫产期间发生意外困难插管的可行处理手段，仍然非常重要（有关产科患者气道管理的更多信息，请参见第 37 章）[3,162,163]。

总之，SGA 有许多高级的用途，其中许多在十年前从来没有考虑过。其中一些仍然存在争议。但在大多数情况下，第二代工具最适合这些高级用途。PLMA 尤其如此，因为它在极具挑战性的环境中最可能提供有效无漏气的通气，而且从设计上讲，它可能是预防气道漏气、胃胀气或误吸方面最安全的 SGA 工具。

尚未确定使用 SGA 的安全限制。但问题是，只有超越极限，才有可能确定这些极限的所在，而这会将患者置于危险之中。因此，谨慎、缓慢地发展、以证据为基础的推进才是合理恰当的，相信本章下次修改时，应用 SGA 的适应证很可能会进一步增加而不会减少。

正确使用的基本原理

NAP4 报告认为，气道不良事件最常见的促成因素和原因是训练不足和缺少判断力。以下是临床医生安全使用 SGA 必须满足的两个最重要条件：特定技术的能力培训和充分的知识和判断力，用以决定是否选择使用 SGA，如果选择使用，则要为每种特定情况选择正确的 SGA 工具。永远无法想象 ETT 在未经训练的人手中能起作用，他们无法避免牙齿损伤、无法察觉 ETT 置入到食管、无法判断拔管的适当时机。安全有效地操作使用 SGA，特别是用于高级适应证时，同样需要严格的学习培训和实践锻炼。

从训练的角度讲，型号的选择、使用正确的置入技术

以及对位测试,对于确保 SGA 的正确对位和最佳功能都至关重要。在使用 SGA 的整个过程中,性能测试和保持警觉也是非常重要的,包括全程牢靠固定和正确定位、认真监测套囊压力、保持足够麻醉深度、掌握拔除 SGA 的最佳条件和时机、制定普适所有类型气道管理的安全临床操作规程(包括应保持足够警惕以迅速识别气道梗阻或移位,并制订出现并发症或失败事件时实施备用计划的条款)。

正确置入 LMA 的学习曲线估计在 70~80 个病例[164],但安全使用 SGA 进行高级适应证气道管理所需的知识和能力,仍不太清楚确切需要完成多少病例。从实用角度看,Brain 建议掌握基本适应证的用法,再逐步发展到更复杂的用法。Brimacombe 报道了短期和长期的学习曲线,长期将病例数扩展到 750 个[165]。基本 LMA 置入技术和常规使用的培训应该是每个新手麻醉医生早期培训的基本内容。在进行临床培训之前,人体模型可以作为练习对象。学习应用 ILMA 的技术可能更具挑战性,但使用它的并发症发病率低、且适用于气道正常的患者,在取得患者知情同意的前提下,可以拓展和熟悉此项操作技能,以备不时之需,增加紧急情况下置入成功率。

优化置入的基本技术

基础喉罩置入技术

LMA 占据呼吸道和消化道共同的潜在空间,这些空间接受几个复杂反射的控制和协调。虽然麻醉医生使用 LMA 时不需要详细了解这些特定的反射,但他们确实需要了解推荐置入技术所依据的基本概念,这样才能保障最大的置入成功率及最小的并发症发生率。在生理学上,消化道能够接受(即吞咽)或拒绝(即呕吐)以液体或固体形式存在的食物。相反,呼吸道在被液体或固体(例如 ETT)侵入时会启动防御反应(例如,咳嗽、喉痉挛、支气管痉挛)。正确置入 LMA 时不会刺激呼吸道反射,因为该工具是对会厌周围组织的端对端密封。

推荐的标准置入技术是 Brain 通过十多年的经验中总结来的。在尝试了许多替代置入技术和辅助手段后,他意识到他的技术变得越来越类似于吞咽食物的生理行为。通过更深入地研究这一机制,并考虑到麻醉患者的这种反射通常已被消除,得出了以下置入要点:

1. 设备准备 先检查气道工具,使用最大推荐体积的空气完全放气和再充气检查套囊的完整性,随后在置入前将套囊完全放气(至 -40cmH$_2$O 的真空压力)。将罩体的前部按压到无菌平面上同时进行放气,这样可以确保将罩体塑形成容易插入的形状。这一过程的目的是将 LMA 塑形成为一种柔软的食物样团块,置入时使其产生的压力广泛分布在上颚表面,避免任何可能引起反射刺

激的局部高压点,当然这也取决于麻醉深度。另外,将中空的套囊背部表面压入硬腭穹窿内,类似于向后向下的翻转动作,使其像拱桥一样,将压力均匀地分散在硬腭上。部分罩体充气后无法达到此目的,因为罩体末端会向后反折,如果是加强版罩囊其背部末端还会刮擦腭面。置入完全充气的罩体会占用过多的空间,可能会刺激患者反射而难以置入,就像难以吞下过大的食物团块一样,还可能会有牙齿划破套囊的额外风险。罩囊的背部在使用前应使用无菌的水溶性润滑剂充分润滑。正如润滑是吞咽的关键部分一样,罩体的润滑对于帮助其顺利置入非常重要。

2. 患者准备 麻醉技术对于改善置入条件非常重要。置入 SGA 前需要足够的麻醉深度使患者能够耐受推开下颌[166]。使用 cLMA 时异丙酚[167]、阿片类药物[168]、喉部喷洒局麻药[169]、笑气[170]和静脉注射利多卡因[171]都可以改善患者置入条件。不需要常规使用神经肌肉阻滞剂。正确的头颈部位置也很重要,cLMA 和 PL-MA 需要嗅物位,SLMA 和 ILMA 自然仰卧位即可。头颈部后仰姿势可以通过调整枕头位置和临床医生用非惯用手向尾端推动枕后部来实现。尸体研究证明如果临床医生手心向上握住患者枕后部向患者的尾端方向推头,则可同时实现头部伸展,颈部向后弯曲和张口动作。这个动作使正常受试者的口咽角大于 90°,并使喉部远离咽后壁。这两种效果都有助于 LMA 的置入。另外通过助手托起下颌,可以增加咽腔空间,从而帮助 LMA 顺利置入。

3. 将罩体背面抵向硬腭 LMA 置入的第一步包括将罩体的背面平压在硬腭上。使喉罩向硬腭施加力量的最佳方法是将示指放在通气导管的前面,位于通气导管与罩体交界处,罩体放气口位置。

4. 用惯用手推进 LMA 非惯用手应该从置入开始直到罩体已过舌根后,持续向尾端推动枕后部,以开放口咽角,这是非惯用手的第一用途。

**5. 示指沿着颅后方向移动,在吞咽时,通过从舌头开始的几个肌肉群的精确协作,将食物推进到咽、食道和胃里。在 LMA 置入期间,临床医生必须使用示指沿颅后方向推进罩体,模仿舌头吞咽食物的动作。这使得完全放气的 LMA 尖端沿着硬腭、软腭和咽后壁平稳滑动,同时减少罩体与舌底、会厌和喉入口等前部和下部结构的接触。即使解剖结构迫使罩体和手指向尾端移动,手指也必须继续向颅后方向推动。手指带着罩体沿着气道曲线前进,将手指置入伸展到最大程度或将罩体尖端推进到食管上括约肌(upper esophageal sphincter, UES),感觉到有阻力为止。从解剖学上讲,如果不伸展示指的掌指关节和腕关节,就不可能正确地完成这个动作。

**6. 非惯用手的第二用途是保持喉罩位置不变协助示指的移除。对于许多操作者来说示指长度不够,不能

将 LMA 罩体尖端推至 UES 处。当需要尽可能置入 LMA 时，非惯用手可以握住 LMA 近端通气管进一步将 LMA 插入至更深位置，直至达到 UES 感觉有阻力为止。示指应始终保持在原位以防止轴向旋转。为了防止 LMA 在完全插入后移动错位，非惯用手应该在示指被移除之前握住 LMA 通气管近端起固定作用。这样在示指移除后仍可以保持喉罩位置不变。

7. **罩体充气**　当给罩体充气时，其尖端膨胀会推动罩体向头端滑动，可以看到通气管部分轻微地从口腔滑出。从解剖学上可以看出，这将使罩体尖端不再与 UES 紧密接触。在给 LMA 充气期间不应将其位置固定，因为这样会在罩体尖端充气时扩张 UES。所有 LMA 充气的囊内压应不超过 60cmH$_2$O 的压力（参见有关维持和苏醒期间安全使用的重要注意事项）。

8. LMA 固定即恢复了对 UES 密封的稳定性。握住通气管沿着硬腭曲线方向再次将 LMA 向深处置入，以确保罩体尖端与 UES 紧密接触。在保持这种压力的情况下，用胶带或绷带将 LMA 固定在适当位置。固定时应适度向口腔内用力，以保持 LMA 的位置（例如，可将胶带贴在患者面部一侧的上颌骨上，而后将胶带绕通气管下段缠一圈再固定到对侧上颌骨上）。

如果在环状软骨加压时置入 LMA，则必须在置入前去除环状软骨压力。如果不去除环状软骨上的压力，那么下咽腔将被压闭，这样就无法推送 LMA 使其尖端位于 UES 的位置。置入后再次进行环状软骨加压会显著阻碍 cLMA 的通气，但不会影响 PLMA[172,173]。

基本置入技术对于大多数类型的 LMA 都是有效的，其中 SLMA 和 ILMA 技术的差异最大，针对 PLMA 又描述了几种技术。除了下面几节的进一步讨论之外，cLMA/fLMA、PLMA 和 SLMA 的手册还提供了有关每种工具推荐的置入技术，以及置入步骤的具体说明[31,32,174]。

良好的置入技术对于任何 LMA 的正确对位和实现最佳功能都至关重要，尤其对于 fLMA 和 PLMA 而言。标准置入技术可以帮助建立可靠的气道，使置入过程中应激反应最小和并发症风险发生率最低，这可能是由于标准技术可使 LMA 处于相对于呼吸道和消化道的最佳位置。虽然有些人认为 10% 的失败率是可以接受的，但良好的置入技术和对细节的关注可能会大大地降低这一比率。文献中提到过多种可替代的置入方法，这可能会产生混淆，但值得注意的是，在描述标准技术之前，Brain 也尝试过很多种方法，而这些方法由于创伤或不可靠最终没有被采纳。置入失败不仅会对个体患者造成伤害，而且技术不良也会阻碍麻醉医生获得将 LMA 应用于更高级临床用途所必须具备的技能。

另外，LMA 也可以在直接或可视喉镜的辅助下置入。这项技术可以帮助置入并检查对位和尺寸大小是否

合适。但是并不作为常规使用方法。

ProSeal 和 Supreme 喉罩置入技术

PLMA 比 cLMA 更难置入，因为它具有大而软的罩囊和庞大的尖端，这两者都增加了置入期间反折的可能性。与 cLMA 相比，PLMA 罩囊背部缺少硬性支撑也增加了反折的风险。

无论采用何种置入技术，足够的麻醉深度、套囊充分放气、罩囊背部充分润滑、主动提下颌以及良好的置入技术都是最终成功的关键。

有三种置入技术：

1. **徒手技术**　这种方法正如前面针对 cLMA 所描述的一样，但示指可以放在通气管与罩体连接部前方的小口袋中。

2. **置入工具技术**　将专门设计的置入导引器尖端放入通气管与罩体连接前部的凹槽中（图 19.10），并将近端夹在咬合块近端 PLMA 导气管和胃肠引流管中间。这样置入导引器可使 PLMA 的通气管部分弯曲成弧形并固定，在其末端形成一个置入手柄。然后将 PLMA 沿着气道的后上方推进，非常类似于置入 ILMA 的方式（稍后描述）。PLMA 放置到位后，可轻松取下置入导引器，取出时注意避免损伤牙齿。当使用徒手或借助置入工具置入法时，一旦置入罩体，可将一根手指置入口腔，朝向硬腭后方，以辅助确保 LMA 尖端没有反折。要减小罩体与口咽连线的成角，才能避免罩体尖端反折，防止整个罩体折叠或错位（参见识别错位）。

3. **Bougie 引导技术**　使用喉镜轻柔的显露食道，而后在直视下将 Bougie 直接插入食道内[175]。在 Bougie 插入食管之前或之后，充分润滑 Bougie 近端，然后使其穿过 PLMA 的食管引流管，将 PLMA 整个套在 Bougie 上，随后沿着 Bougie 推进 PLMA 将其尖端推至 UES 处，置入过程中辅助推下颌可以提高成功率。最初该技术使用的 Bougie 是弹性树脂材质的（Eschmann 气管插管导引器），其他质地的 Bougie 同样可以进行此操作。替

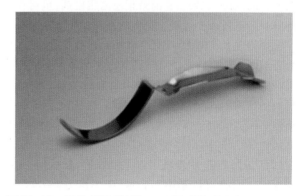

图 19.10　插管喉罩（ILMA）置入导引器（Teleflex Medical Europe Ltd，County Westmeath，Ireland）

代的 Bougie 可能非常硬,在插入食管过程中需要非常小心避免创伤。

在比较徒手置入技术和使用置入引导器技术时,两者成功率没有明显差异,但 Brimacombe 在使用 Bougie 引导技术时,在常规和模拟困难喉镜显露中实现了 100% 的首次插入成功率,且没有增加气道损伤和相关并发症[102,176]。使用鼻胃管及柔软的插管探条也可以成功辅助置入 PLMA,但支持这些技术的证据较少[177]。

与 PLMA 相比,SLMA 具有内置硬性支撑设计,因此不需要置入引导器。虽然胃管可以很容易地通过 SLMA 的食管引流管,但由于塑形后轴线角度太大,所以 Bougie 不容易从其食管引流管内穿过。在 SLMA 近端有一个固定片,有助于标识置入深度,在设计上置入 SLMA 后此固定片应距离嘴唇约为 2cm。

插管喉罩置入技术

ILMA 的应用技术并不完全凭直觉获得。一些备受关注的气道灾难事件的特点是错用或不了解如何最好地使用 ILMA,因此详细了解正确的置入技术非常重要。

ILMA 的设计只需要患者的头颈部位于自然仰卧位即可,当然它也适用于嗅物位。与其他 LMA 一样,建议在置入时辅助提下颌的手法,从而可以提升会厌离开咽后壁增加咽部空间。在开始置入前将手柄尖端放在患者胸部并将罩体尖端放在嘴上,这样有助于置入。然后握住 ILMA 手柄,沿着通气管曲度旋转手柄,将罩体轻轻地推进气道,直到它到达 UES 位置。有时会需要一些操作来将通气管旋转至上咽部。然后用空气(10 至 20mL)将套囊充气,直至获得有效密封压或使囊内压达到 60cmH$_2$O。通常 10mL 空气给套囊充气已足够。然后,将 ILMA 与 15mm 接头连接,再连接到呼吸器,以评估是否能获得充足通气。

在进行气管插管之前,应评估和调整 ILMA 对位以优化通气(例如,最高顺应性和潮气量,最佳二氧化碳波形和肺活量测定)。在插管前通常使用肌松剂来最小化声门闭合的风险,如果插管前禁止使用肌松剂,也可使用局部麻醉药进行表面麻醉。操作前患者都需要充分预充氧。选择适当大小的 ETT(通常较小),套囊完全放气,导管充分润滑。ETT 的类型对于插管成功很重要。使用专门设计的 ILMA 气管导管(ILMA-TT,导管尖端为弹性硅胶材质的子弹形、导管整体为未塑形的加强管,导管外标有横向和纵向的黑色标记线以引导插管)将最大限度地提高插管成功率,同时尽量减少气道损伤的风险。值得注意的是,ILMA-TT 套囊既可以是低容量、高压(可重复使用版本)的,也可以是中等容量、中等压力(一次性使用版本)的,在选择使用和放置 ILMA-TT 后都应加以考虑。

应拆卸下(但不要丢弃)ETT 接头,并通过 ILMA 将 ETT 插入 12~15cm 的深度(或直到 ILMA-TT 上的水平标记线进入 ILMA 通气管)。当水平标记线刚刚进入 ILMA 通气管时,ETT 远端的尖端则会恰好在 ILMA 通气管位于罩体腔内的开口处。通气管在罩囊腔内的开口处有一个称为会厌提升栅栏的硅胶条,它仅有一端与 ILMA 相连。ETT 通过这个位置时会将会厌提升栅栏顶起,此时会厌提升栅栏便将会厌从其保护声门入口的位置移开。当 ETT 通过通气管时,有一个斜坡确保它在中线位置上离开通气管,并引导它向声门方向前进。尽管文献大都支持 FIS 引导下经 ILMA 插管技术,实际上还有几种可接受的方法能将 ETT 推送至气管中。

软镜插管技术

FIS 穿过 ETT 进入气管。根据先插入导管还是先插入 FIS 进而分成两种技术。在"FIS 优先技术"中,FIS 是在事先没有推进 ETT 的情况下被推进声门的,操作者在 FIS 进入声门之前必须在会厌提升栅栏周围进行调整。在"导管优先技术"中,ETT 和 FIS 一起向前推进,ETT 直接推开会厌提升栅栏。随后 FIS 通过 ETT 进入声门。导管优先技术需要较少的操作技能,而且当声门直接位于会厌提升栅栏后面时,则可以迅速完成插管,但如果不是这种情况时,那么将很难找到声门并使 FIS 朝向声门推进。如果怀疑解剖结构困难或使用导管优先技术不能看到声门,则操作熟练者使用 FIS 优先技术很有可能会成功(图 19.11)。看到隆突时,保持 FIS 位置不变,将 ETT 以 FIS 为引导顺势推入 ETT。此时较细的 ETT 更有优势,因为这样推送导管更加容易。然后给 ETT 套囊进行充气,移除纤维支气管镜,连接 ETT 接头。FIS-ILMA 组合是一种可视插管技术,成功率高达 100%[99,178]。

盲插技术

Chandy 手法是通过 ILMA 进行盲插气管导管的推荐技术[99]。它需要先后两个步骤完成此操作。第一步对于建立最佳通气非常重要,适用于任何 ILMA 技术。握住 ILMA 的金属手柄在矢状面上轻轻地旋转,直到获得最佳通气位置(最大顺应性和最小通气阻力或最少漏气)。第二步是在准备盲插气管导管之前进行,握住金属手柄将 ILMA 向前提升远离咽后壁(但要避免使罩体倾斜)。这样有利于 ETT 顺利进入气管(图 19.12)。然后,将麻醉环路连接到 ETT 接头上,通过观察二氧化碳波形来判断是否插管成功。如果推进时遇到阻力,则应重新调整 ILMA 位置。

使用上述任何一种技术成功气管插管后,应将 ETT 套囊充气,并应通过观察双侧胸部运动、听诊、二氧化碳波形或测定肺活量来评估通气是否充足。

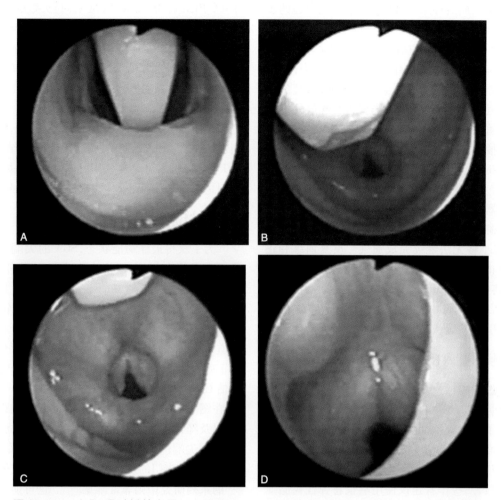

图 19.11　(A-D)通过插管喉罩(intubating laryngeal mask airway, ILMA)插管的 FIS 视图。(A)从通气管内部看到的会厌提升栅栏(EEB)。(B)气管导管(ETT)通过 ILMA 时其尖端将 EEB 抬起。(C)抬起的 EEB 将会厌推开使气道通畅。(D)为 ETT 进入声门提供了通畅的通路

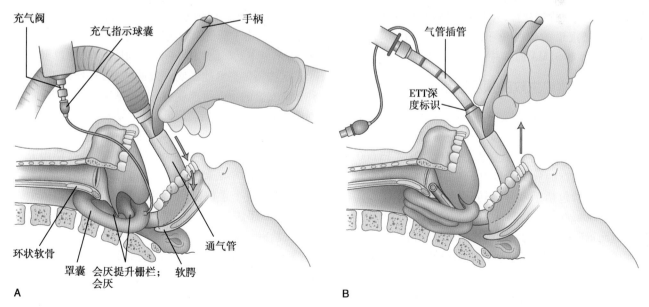

图 19.12　Chandy 手法由先后两个步骤组成。(A)第一步对于建立最佳通气非常重要。使用金属手柄将 ILMA 在矢状和/或冠状平面上轻微旋转,直到使用球囊通气时获得最小通气阻力。(B)第二步是在盲插管前进行。握住金属手柄轻微上抬(但不倾斜)使 ILMA 远离咽后壁。这样操作有利于气管导管(ETT)顺利进入气管

在保留 ETT 的同时移除 ILMA 是最常出现问题的步骤。因为如果留在原位,ILMA 一定会对气道造成压力,所以应该在尽可能保障安全的情况下将其移除。当确认 ETT 的位置正确后,移除 ETT 直径 15mm 的接头,使用 ILMA 换管器移除 ILMA。换管器尖端为锥形,用其尖端顶住气管导管近端。移除 ILMA 前先要将套囊放气以便移除。当用换管器稳定住 ETT 的位置时,ILMA 沿着换管器缓慢向外抽出,离开患者的口腔,但离开口腔后不要继续移除。此时必须移除换管器并且在口腔内抓住 ETT。当用手轻柔扶住 ETT 后就可以完全移除 ILMA 了。如果保留换管器同时要完全移除 ILMA,则 ETT 的充气指示球囊将不可避免地被扯断。这种情况一旦发生,ILMA-TT 罩囊就会缩小将无法继续完成通气。反复训练和正确操作可以防止发生这个问题,但是如果确实发生了这种情况,可以将 18G 或 20G 套管针连接在注射器上,针头插入剩余的细充气管中并重新充气。最后再连接上 15mm ETT 接头,重新确认 ETT 在气管中的位置。

俯卧位患者喉罩置入技术

在俯卧位患者中插入 SGA 的技术与在仰卧位患者使用的技术相同(如前所述)。已公布的插入技术之间唯一的差别在于患者头颈部位置不同,一种是在助手的帮助下在矢状面上伸展和抬高患者头部[178,179],另一种是选择可倾斜的工作台使患者面朝外侧[75,135,180,181]。如果第一次插入失败,一些作者建议使用喉镜将弹性树脂质地的 bougie 一端插入食管,然后将 PLMA 导引到正确位置[180]。在使用期间可以将 bougie 留在原位,以便在 PLMA 部分移位时能够重新定位。其他人通常通过食管引流通道插入吸痰管到食管,为 LMA 尖端提供更可靠的引导[75,181]。已报道的俯卧位下第一次插入成功率对于 cLMA、PLMA 和 SLMA 而言并没有组间差异[130]。

SGA 使用困难或失败的预测因素

SGA 置入失败和无法进行通气的发生率是很低的,在 0.2%~4.7%[43,182-185]。文献中缺乏对困难预测因子的概述,主要限于回顾性数据分析。最近对美国 15 000 多名成人患者进行的病例对照试验中,uLMA 失败的四个独立危险因素包括手术台旋转、男性性别、牙列不良和 BMI 大于 30kg/m²[183]。与此相关的是,放置 uLMA 失败的患者面罩通气困难的发生率也会增加三倍。该研究组还完成了近 12 000 名儿童患者使用 uLMA 和 cLMA 的类似研究,并确定了导致失败的独立危险因素:患者转运、耳鼻喉科手术、非门诊入院状态、长时间手术和先天性/获得性气道异常[186]。有趣的是,两个患者群体中没有一个风险因素重叠。

来自新加坡的另一个研究小组确定了 SGA(包括

cLMA、PLMA、SLMA、ILMA 或 i-gel)失败的四个风险因素,包括男性、年龄大于 45 岁、甲颏距离小于 6cm、颈部活动受限[185]。随后对基于这些因素的风险评分进行前瞻性验证,发现其作为筛查工具具有实用性、较高的特异度(95%)和阴性预测值(99.6%),但敏感度较低(23%)[187]。

除了观察性研究固有的局限性外,这些信息的普遍性也存在根本性限制,不仅在 SGA 设备之间,在患者群体之间也是如此。PLMA 使用失败的荟萃分析结果中强调并指出 PLMA 在亚裔患者中使用可能会增加失败率和创伤率,特别是当根据性别而非体重选择 PLMA 型号时[188]。

识别对位不良

为了获得最佳功能状态,SGA 的尖端需要位于下咽腔以及食管上部,在环状软骨后方,杓状软骨的后下方。喉部应该保持开放通畅而不受压的状态,且不会被反折的会厌阻碍通气。影像学研究表明 SGA 错位的发生率多达 50%~80%[189]。PLMA 和 SLMA 由于存在食管引流通道,在使用前通过该通道下胃管,可以评估证实该工具的正确位置、或方便诊断对位错误。这个方法不能用于评估 CLMA、ULMA、FLMA 和 ILMA。

- 在图 19.13 中显示了 SGA 的正确对位(图 19.13A),以及经常发生的且常常没被发现的错位[18,190]。
- SGA 尖端进入声门。据报道,在一个系列研究中 PLMA 插入声门的发生率为 6%[191],但在另一个大得多的系列研究中则非常罕见[192]。这可能会严重影响通气,及发生气道并发症的风险(图 19.13B)。
- 置入深度不足。当 SGA 置入深度不足时,尖端离食管上端太远,不能对食管上端进行很好的密封,并且还会增加舌根受压的风险(图 19.13C)。会导致喉罩密封压低,由于漏气而无法进行通气。
- 反折,基本上都是罩体中间位置向后反折(图 19.13D)。

这些错位都可能影响有效的通气,并且该工具的多种保障安全的功能可能受损,尤其是与预防误吸和气道创伤有关的那些功能。因此,要尽早发现并纠正这些错位。在使用其高级功能前,对位正确尤为重要。

一旦发现,有许多方法可以纠正错位。在使用 ILMA 时,"up-down"手法和 Klein 手法可以用于纠正向下反折的会厌,这两个手法广泛适用于所有 SGA 工具[193,194]。"up-down"手法是在套囊充气的情况下部分撤出 SGA(约 6cm),然后再次插入。Klein 手法是在同样的技术基础上,再加上一个推下颌的动作,这对于增加口咽部的空间以及会厌和咽后壁之间的距离特别有用[189]。通过使用 Bougie、胃管或吸痰管来放置第二代 LMA,可以很好地防止尖端旋转错位或向后反折(如前所述的基本技术中优化置入部分)。最后,可以使用可视喉镜协助找出错位的具体原因,从而进行必要的纠正调整[1,189]。

位置	位置和功能测试结果
正确放置,尖端在下咽腔 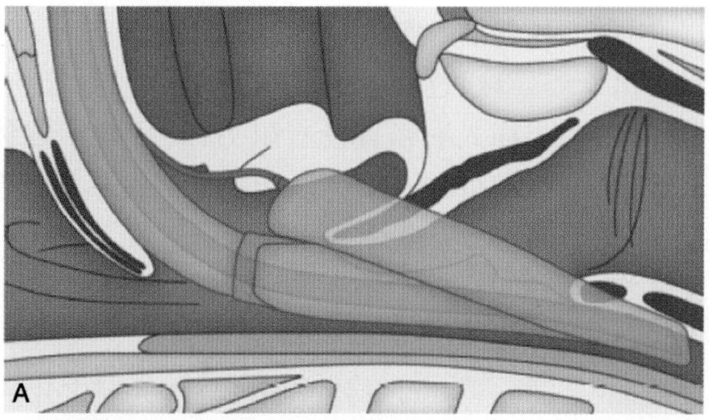 A	• 最小插入阻力 • 咬合块漏出嘴唇外比例大于50% • 置入胃管容易 • 通气或APL阀关闭时,肥皂或凝胶不会移动 • 按压胸部时,肥皂或凝胶不会移动 • 按压胸骨上窝时,肥皂/凝胶柱会有泡泡 • 充分的气道密封
尖端插入声门 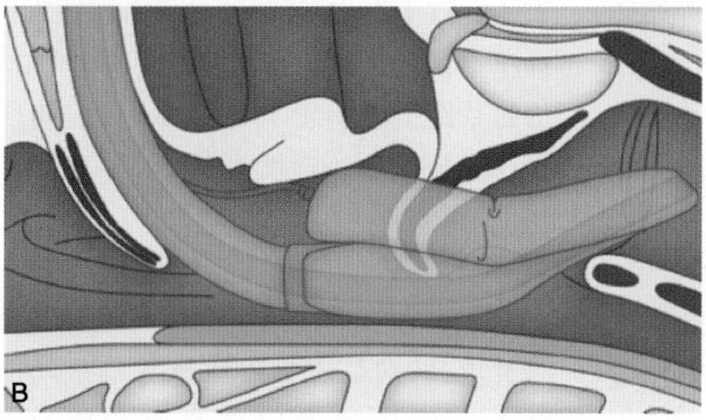 B	• 通常可见咬合块漏出50%比例 • 肺不能通气 • 按压胸廓时,肥皂/凝胶柱会随之移动
SGA插入深度不足 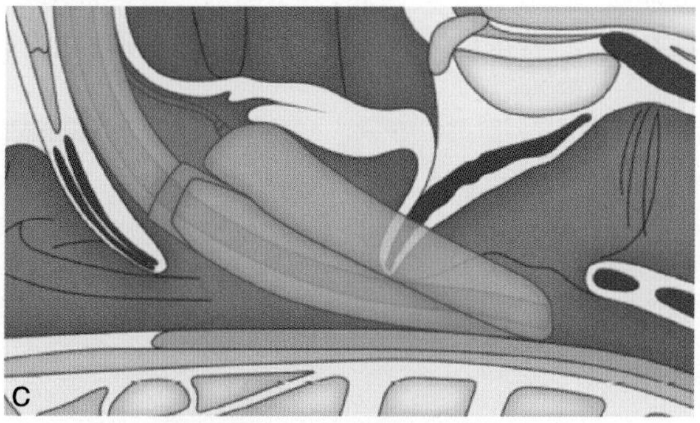 C	• 内置牙垫>50%可见 • 在通气或APL阀关闭期间,肥皂/凝胶柱会随之移动 • 低气道密封压
罩体向后反折 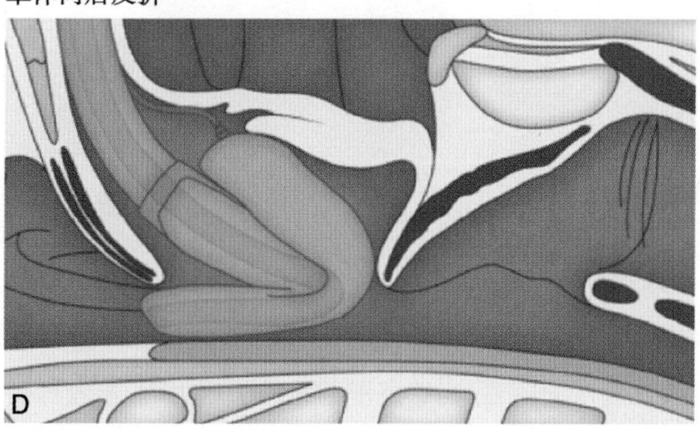 D	• 置入时感到阻力 • 内置牙垫>50%可见 • 不能置入胃管 • 按压胸骨上窝时,肥皂或凝胶柱不会移动 • 气道密封压可以高或低

图 19.13　正确放置的评估(A)和第二代声门上气道工具的错误对位(B-D)。APL,通过漏气调节压力;SGA,声门上气道(Adapted from Bercker S,Schmidbauer W,Volk T,Bogusch G,Bubser HP,Hensel M,et al. A comparison of seal in seven supraglottic airway devices using a cadaver model of elevated esophageal pressure. *Anesth Analg*. 2008;106(2):445-448.)

位置测试

肥皂泡或"气泡"实验

该实验最初应用于 PLMA，也可以用于其他有食管引流管的 SGA，用以确认罩体尖端正确对位[27,32,195-197]。该实验是在食管引流管内注入凝胶（最小量以密封引流管）或肥皂从而在近端引流管内形成薄膜。然后给麻醉回路加压并观察引流管处形成的薄膜。本质上，该实验评估了此工具对胃肠道（食管引流管）和呼吸道（通气管）两部分的隔离程度。如果 SGA 位置正确，凝胶柱将保持不受干扰，测试结果为阴性（图 19.14A）。如果 SGA 没有完全插入，食管引流管与气道相通，则凝胶柱会被推出（或肥皂膜膨胀）（图 19.14B）。如果患者进行自主呼吸且 SGA 置入不充分，则凝胶柱（或肥皂膜）将随着通气移动。

胸骨上窝实验

这个实验用于检查 SGA 是否发生反折[197]。将一滴凝胶滴入食管引流管内，然后用手指按压胸骨上窝。如果尖端处于正确位置，则该压力会通过气管传递到食道，并且压力波会通过食道上传进入引流管。凝胶柱会与压力同步移动。如果 PLMA 发生反折，压力波无法传递，凝胶柱也不会移动。重要的是按压位置应为胸骨上窝而不是喉或环状软骨，因为即使罩体已经反折，压迫喉或环状软骨也会通过直接压迫 SGA 导致凝胶柱移动。提及该

实验的局限性，在一项对 50 名成年人使用 PLMA 的研究中，假阴性率很低，但当引流管被堵塞或食道口开放时，也会传导微弱的压力变化，出现假阴性[197,198]。

胃管插入实验

通过食管引流管可以插入胃管使其进入食管，如果插入顺畅且没有阻力，就排除了罩体尖端扭曲或反折的可能[27,32,197]。但这个测试不能提示插入深度是否足够。

外部标识

一些设计特征如咬合块或固定片的位置，旨在帮助确定正确的插入深度。当使用 PLMA 时，如果内置牙垫有 1/2 以上突出于前牙，必须考虑插入深度不足[199]或选择了错误的尺寸。在早期试验研究中，当 SLMA（4 号）的固定片距上唇小于 1.5~2cm 时，表明所选尺寸太小，超过 3cm 则表明所选尺寸太大[28]。

功能测试

患者和手术的诸多因素可能需要提高对 SGA 的通气要求，特别是需要用到 SGA 高级功能时。此外，置入 SGA 后可导致声门狭窄或会厌反折，部分阻塞气道[69,190]。因此，为了确认声门是否充分开放以及预测是否可以有效通气，建议完成两项功能测试。

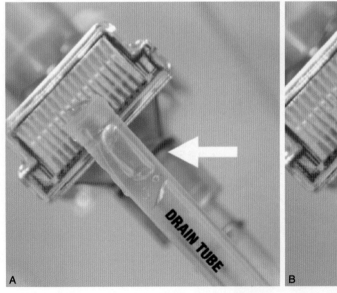
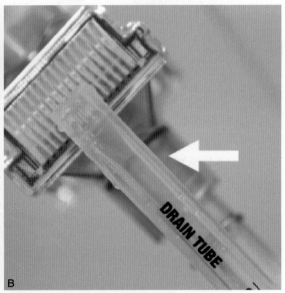

图 19.14 食管引流管"气泡"测试。（A）食管引流管试验阴性：当给麻醉回路施加压力时，凝胶保持在相同位置（白色箭头）。（B）食管引流管试验阳性：当给麻醉回路施加压力时，凝胶被推出引流管（白色箭头）（From Timmermann A, Bergner UA, Russo SG. Laryngeal mask airway indications: new frontiers for second-generation supraglottic airways. *Curr Opin Anaesthesiol*. 2015;28(6):717-726. ）

口咽漏气压测试

该试验用于确定在漏气前可达到的最大气道压力,伴随损害通气功能和增加胃胀气的风险。为了确定口咽漏气压(OLP),切换呼吸机至手动模式,调节压力漏气(APL)阀至 $30cmH_2O$,新鲜气体流量设定为 $3L/min$(在一些参考文献中为 $40cmH_2O$ 和 $5L/min^{[200]}$)。气道与回路内压力将逐渐增加,直至其压力平稳或听到了漏气音,这时的气道压力等于 OLP。应用于高级适应证时,特别是腹腔镜手术,建议 OLP 应大于或等于 $25cmH_2O$,或比仰卧位正常通气下气道峰压大 $8cmH_2O$ 或更高。来自 9 项使用 PLMA、SLMA 或 i-gel 进行腹腔镜手术的研究数据得出,从开始建立气腹到气腹后 60min,正常通气下气道峰压较之前增加了 $2\sim7cmH_2O^{[153]}$。

最大分钟通气量测试

该测试也是由 Stix 及其同事在 21 世纪初开发的,用于确定可实现的最大每分钟通气量(maximum minute ventilation,MMV)$^{[201]}$。当 SGA 位置不佳时,最大通气能力受气道漏气和呼气流量减速的影响,这种情况下 MMV 就不依赖于通气速率和潮气量。这为 SGA 通气功能的充分性提供了一个很好的客观指标。在置入 SGA 后,APL 阀关闭至 $30cmH_2O$,给患者进行手动通气,最大充盈时间为 15s(尽管以更快的速度或不同的潮气量进行通气能获得相似的结果)。如果成人 MMV 大于 $12L/min$ 或儿童 MMV 是依据患儿体重得出静息分钟通气量的两倍,那么表明即使应用于许多高级适应证,SGA 也足以维持正常血二氧化碳水平。

维持和苏醒期间安全使用的重要因素

保障 SGA 安全使用的注意事项,这些注意事项对于所有类型的气道管理是相同的,包括保持足够的警惕性,以迅速识别阻塞的气道或气道工具从其初始最佳位置移位,在发生并发症时实施备选策略。应该有适当的监测,包括连续呼气末二氧化碳波形监测。使用 SGA 时还需要考虑一些更具体的因素,包括套囊压力、维持足够的麻醉深度、反流和误吸的管理以及移除 SGA 的最佳条件和时机。

套囊压力

使用制造商给出的"最大容积"来指导套囊充气是对数值意义的误解。数值代表的是不得超过的容积,而不是常规使用的"常用容积",这可能会导致囊内压远远超过 $120cmH_2O$。在使用过程中套囊压力应限制在 $60cmH_2O$,特别是在长时间手术中,可以使用压力计或内置套囊压力监测仪来监测并维持适度压力$^{[57,202]}$。甚至有证据表明,当 SLMA 的囊内压低至 $25cmH_2O$ 时,会显

现额外的优势$^{[58]}$。如果囊内压限制范围内不能获得充足的口咽密封压,除了要考虑增加麻醉深度外,应重新定位或考虑更换更大尺寸的工具,此为一系列恰当的纠正处理步骤。

当使用一氧化二氮作为全身麻醉剂的一部分时,还需要额外的警惕,特别是使用由硅树脂制成的 SGA,因为气体会扩散到罩体中并增加套囊压力。在这种情况下,需要定期监测套囊内部压力,并根据需要定期抽出气体。在麻醉气体混合物中一氧化二氮浓度不变的情况下,$20\sim25min$ 后,囊内压力会变稳定。气体通过 PVC 材质的套囊扩散更加有限但也时有发生。

维持足够的麻醉深度

维持足够的麻醉深度非常重要,原因很多包括预防恶心、呕吐和喉痉挛,特别是在手术刺激大或移动患者之前,应适当加深麻醉$^{[203]}$。

反流误吸的防护

即使采取适当的保护措施,也可能发生胃内容物的反流。通过食管引流管放置胃管可以降低误吸的风险。一旦胃被排空,应移除胃管以使食管引流管能够按设计行使功能。如果出现反流和/或误吸,应采取以下行动计划以减少潜在发病率:①如果出现气道阻塞、严重缺氧或气道工具移位,应将气管插管视为紧急处理措施。②在不需要立即插管的情况下,先不要移除 LMA。因为此时在套囊后面可能存在大量的反流液。通过套囊的屏蔽可以保护喉部免受积存液体的侵害,一旦移除 LMA 可能会使情况恶化。③用吸引器从食管引流管和口腔中清除任何可见的胃内容物。④暂时断开呼吸回路,以便评估和清理通气管,同时将患者置于头低位并使头偏向一侧。⑤使用 100% 氧气和小潮气量手动给患者通气,以最大限度地降低液体从气管进入小支气管的风险。⑥使用具有吸引能力的 FIS 评估气管支气管树,并清理任何残余液体。⑦条件允许时重新插入胃管并排出其他胃内容物。⑧如确认声带下方存有误吸物,则需要考虑对患者进行气管插管并制订适当的治疗方案。

拔除喉罩的最佳条件及时机

目前仍没有明确的证据表明,SGA 是在早期(深麻醉状态下)还是晚期(完全清醒)状态下拔除更好。Cochrane 最近的一篇综述研究了这一问题,分析了 15 个随机对照试验,涉及 ASA Ⅰ级和Ⅱ级的两千多名成人和儿童患者,均使用 cLMA 行择期手术。虽然有证据表明早期拔除与咳嗽发生率降低有关(非常低质量的证据),也与气道梗阻风险增加(低质量证据)有关,而喉痉挛发生率(低质量证据)或氧饱和度降低的风险没有差异(非常

低质量的证据)。由于研究质量较差、存在偏倚风险、盲法和随机分配过程隐蔽性不充分,数据质量受到很大限制[204]。实践经验表明,如果在患者处于半梦半醒的浅麻醉状态拔除 SGA,更容易发生并发症。在缺乏对立证据的情况下,临床医生和组织机构应该在实践中采用并发症发生率最低的技术。

选择正确的工具

在安全使用 SGA 时,选择合适的工具至关重要,这取决于各种因素如患者、外科手术和临床医生,如表19.3 所示。影响这一决策过程的关键细节已经在前面讨论过。常规使用第二代工具仍然存在强烈争论。

从早期开始使用 cLMA 以来,大量文献已经证实它相对于 ETT 和面罩的多重潜在优势[205]。最近,在 29 项随机对照试验的荟萃分析中发现,与 ETT 相比,恰当应用 cLMA 与术后声嘶、咽喉痛、恶心、呕吐以及恢复期间喉痉挛和咳嗽的发生率较低相关[34]。这一证据可扩展到儿童和肥胖患者[156]。

谈及在特定临床病例中使用哪种 SGA 最佳的证据基础,数据是有限的。不仅某些工具基本上不存在证据基础,且某些工具只是在不改变品牌的情况下对原始设计进行了修改,这意味着基于旧工具发布的数据不一定与当前可用的产品相关[206]。文献质量也存在严重缺陷。尽管研究成千上万,但不仅缺乏有效性研究,而且在确定个体工具的并发症和安全性方面,甚至没有更可靠的数据。首先,当相关结果和并发症不常见或罕见时,很难设定试验的统计效力。许多试验只收集早期有效性(如是

否插入成功和 OLP)或微小并发症(如咽喉痛)的数据,这些数据在低风险患者中无法推广到更广阔的高级应用范围中,从而限制了进一步进行荟萃分析。其次,大多数试验样本量都非常小(使用 OLP 等替代措施赋予统计效力)并且未能收集与安全问题相关的数据。第三,在研究中辨别 SGA 失败或并发症确切原因的能力通常不明确,纠正设备和人为因素缺陷所需的反应步骤毕竟截然不同[203]。

第二代和更新的 SGA 中许多设计特征具有清晰可辨的性能优势,例如更高的气道和食道漏气压力,使 SGA 在功效方面得到了改善[77,207,208]。然而,这些改善的性能特征是否能够转化为改善临床结果尚不能确定并且可能无法证实。出于同样的原因,其他功能优势,如设计用于降低误吸风险和帮助正确对位的食管引流管,在临床结果方面也尚未显示出优越的效果。同样,缺乏证据也并不一定表明没有影响。本章作者的观点是,就目前对其潜在优势的了解,足以证明常规使用第二代 SGA 是合理的,尤其是 PLMA 和 SLMA,特别适用于更高级的适应证[7]。当前做法与标准做法相差甚远,英国使用的所有SGA 中有 90% 是第一代工具。另一些人表示不愿改变这种做法,对普遍使用第二代工具的必要性或可行性提出质疑,认为只要正确使用,第一代工具仍然有其一席之地[23]。目前,由于缺乏广泛的共识声明或国际气道学会的指南,临床医生和部门只能根据本章的论点和更广泛的文献做出自己的判断。

结论

LMA 史无前例地开启了声门上气道管理方法的先河,它在许多临床情况下安全可行并列为首选。最初推出 LMA 时是将它作为面罩的替代品。而后发现其作为ETT 替代品时,具有创伤微小的特点,从而其临床应用远远超过了最初的适应证。SGA 不仅是大多数全麻时的首选气道管理工具,其在处理困难气道和在危重患者中的应用,也越来越受到国际指南和实践操作的认可。

自从将 LMA 引入临床实践以来,已经开发了许多可供选择的 SGA。没有一种工具符合理想 SGA 的所有标准,因此基于不同的临床情况,可能会需要用到几种不同的气道工具。气道管理者应熟练掌握多种气道工具和技术,这样才能被认为可以胜任气道管理工作。关于决定在何种情况下使用哪种气道工具的临床判断也很重要。尽管认识到目前许多 SGA 在有效性和安全性数据方面的局限性,但这一判断还是应该尽可能以基于证据的方法得出。

表 19.3	特定临床病例选择合适的声门下气道工具时需要考虑的因素

患者因素	手术因素	临床医生因素
误吸风险	手术的位置(例如,用于头颈部手术的 fMLA;腹膜内与肠道手术的误吸风险)	训练
上呼吸道解剖异常(例如,较小的 SGA 用于张口受限;声门或声门上气道阻塞的潜在禁忌证,存在潜在的出血源)		熟悉
		在气道困难时提供援助
		有效性
	手术时间长短	
	定位要求,包括在手术过程中进入气道的能力	
肺/胸壁的顺应性		
通气要求(例如,随着代谢需求的增加而增加)		
体重指数		
特殊人群,包括儿科、产科患者		

临床要点

- LMA 款式众多，必须熟悉掌握几种工具，以便为不同环境下的患者提供最佳的 SGA 麻醉。
- 尽管 LMA 的适应证范围不断扩大，其中许多工具的安全性仍不确定。在尝试更高级的技术之前，每个操作者必须掌握最佳使用的基本技能。在评估 LMA 对特定患者和临床环境的适用性方面，进行谨慎的判断也是至关重要的。
- 操作者必须理解使用 LMA 的优缺点。虽然操作者是基于认识到目前 SGA 研究的局限性，因而选择了某种工具而非另一种工具，但使用基于证据方法的重要性仍然至关重要。
- 与第一代工具相比，第二代 LMA 具有一些经过验证的优势和其他潜在优势。
- LMA 并不能取代 ETT 的所有功能，它主要适用于禁食的患者，在行没有气管插管特别指征的外科手术时应用。
- 虽然麻醉医生是 SGA 的主要使用者，但麻醉经验有限的临床医生也可在有抢救适应证时应用 SGA，例如心肺复苏。
- 在恰当地选择了患者和手术的情况下，正确地选择并正确地使用气道工具，可将 LMA 安全用于控制通气。
- 专家使用 LMA 时误吸风险较低，主要是通过仔细筛选病例、专业置入技术以及置入后对气道精细管理来实现的。
- SGA 的功能取决于它的设计和正确使用情况。SGA 从置入到拔除都要求操作者保持警惕，在使用期间还需要维持套囊压力及麻醉深度。所有气道工具都可能失败或引起并发症，对这些罕见事件应保持警惕和充分准备，要将患者受伤的风险降到最低。

- 对市场上众多喉罩的最大担忧是缺乏严格的评估。有关 SGA 的大多数研究都侧重于功效，而临床医生在 SGA 使用和选择方面更关心其安全性。
- 临床研究不大可能证明哪种 SGA 最安全。必须对非临床信息和研究充分理解，以得出综合权衡的意见。这一权衡技术尚存一定技能技巧。

（闫春伶 译　左明章 审）

部分参考文献

6. Cook TM, Woodall N, Frerk C, eds. *Fourth National Audit Project of the Royal College of Anaesthetists and the Difficult Airway Society. Major complications of airway management in the UK. Report and Findings*. London: Royal College of Anaesthetists; 2011. ISBN 978-1-9000936-03-3.
22. Pandit JJ, Popat MT, Cook TM, et al. The Difficult Airway Society 'ADEPT' guidance on selecting airway devices: the basis of a strategy for equipment evaluation. *Anaesthesia*. 2011;66(8):726-737.
27. Brain AI, Verghese C, Strube PJ. The LMA 'ProSeal'–a laryngeal mask with an oesophageal vent. *Br J Anaesth*. 2000;84(5):650-654.
28. Verghese C, Ramaswamy B. LMA Supreme—A new single-use LMA with gastric access: A report on its clinical efficacy. *Br J Anaesth*. 2008;101:405-410.
34. Yu SH, Beirne OR. Laryngeal mask airways have a lower risk of airway complications compared with endotracheal intubation: a systematic review. *J Oral Maxillofac Surg*. 2010;68(10):2359-2376.
77. Cook TM, Lee G, Nolan JP. The ProSeal laryngeal mask airway: a review of the literature. *Can J Anaesth*. 2005;52(7):739-760.
130. López AM, Valero R. Use of supraglottic airway devices in patients positioned other than supine. *Trends Anaesth Crit Care*. 2012;2(2):65-70.
156. Nicholson A, Cook TM, Smith AF, Lewis SR, Reed SS. Supraglottic airway devices versus tracheal intubation for airway management during general anaesthesia in obese patients. *Cochrane Database Syst Rev*. 2013;(9):CD010105.
208. Maitra S, Khanna P, Baidya DK. Comparison of laryngeal mask airway Supreme and laryngeal mask airway Pro-Seal for controlled ventilation during general anaesthesia in adult patients: systematic review with meta-analysis. *Eur J Anaesthesiol*. 2014;31(5):266-273.
All references can be found online at expertconsult.com.

第 20 章　声门上气道技术：非喉罩气道

Sonia Vaida, Luis Gaitini, and Michael Frass

章节大纲

引言

随着经典喉罩（laryngeal mask airway, LMA）的巨大成功，各种声门上气道（supraglottic airway, SGA）工具被应用到临床实践中。现在，已有多种多样的气道工具可以在手术室（operating room, OR）内、外选择应用。虽然喉罩及其改进装置是最常用和最广泛研究的声门上气道工具，但是它们并不总是成功的。

具有不同设计和性能特征的替代性声门上气道工具可在喉罩失效的情况下提供充分的氧合和通气。在使用常规方法通气失败后，美国麻醉医师协会的困难气道管理实践指南推荐使用替代性声门上气道工具进行紧急无创通气[1,2]。麻醉医生应该熟练掌握喉罩以外的至少一个或两个声门上气道工具，并准备好在气道紧急情况下使用它们。在危及生命的情况下，例如"不能通气，不能插管"时，熟练掌握并具备有效使用替代性无创气道装置所需的技能可能是至关重要的。本章将讨论喉罩之外的声门上气道工具的具体优势和局限性。

有食管套囊的咽周密封装置

食管气管联合导管

食管气管联合导管(Combitube;Medtronic,Minneapolis,MN,USA)是一种用于紧急插管的双腔、双套囊的气道装置(图20.1)。该装置的独特价值在于无论其位于食管还是气管中,都能实现肺部通气。它由 Michael Frass 博士、Reinhard Frenzer 和 Jonas Zahler 博士于 1983 年在奥地利维也纳的 Mödling 合作设计[3-5]。

技术说明

大的口咽套囊由乳胶制成,位于导管的中部,气管食管套囊位于导管的远端[6]。两个管腔各自独立。在近端,两个管腔由两段短的通用型 15mm 衔接管隔离衔接。在远端,咽部第一段管腔被封闭,且在两个套囊之间有八个侧孔,而气管食管第二段管腔是开放的(图20.2)。当联合导管插入食管中时,这种设计允许通过口咽管腔的侧孔进行通气;当它插入气管中时,允许通过气管食管腔的远端开口通气。口咽套囊充气后密封口腔和鼻腔。口咽套囊附近的环形标记表示适当的插入深度。37F 小成人(small adult,SA)型联合导管可用于 120cm～200cm 高的患者,41F 型可用于高于 200cm 的患者(与 SA 型有一些重叠)。37F SA 型联合导管通常是首选型号,因为它适用于身高 2m 以下的患者。有几种不同的包装规格可供选择,如包括联合导管、注射器、吸引管和弯头连接器的硬塑料包装,具有相同内容的软包装,或仅有联合导管的。

当患者的头部处于正中位置时,可通过盲法插入联合导管。操作者位于患者头部后面,拇指和示指抬起下颌和舌头。用拇指向前压住舌头,沿着舌体舌根的弧度插入联合导管,直到印刷的环形标记位于牙齿之间或无

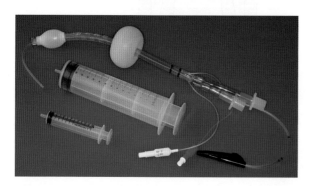

图 20.1　食管-气管双腔导管需要一个大注射器用于口咽套囊充气和一个小注射器用于远端套囊充气

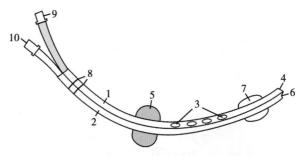

图 20.2　食管-气管双腔导管的横截面图:1,咽部管腔(即远端封闭的较长管);2,气管食管腔(即远端开放的较短管);3,咽部管腔 1 的侧孔;4,咽部管腔 1 的封闭远端;5,口咽套囊(黄色);6,气管食管腔 2 的开放远端;7,用于封闭食管或气管的远端套囊;8,牙齿或牙槽嵴之间的印刷环形标记,用于指示插入深度;9,连通咽部管腔 1 的衔接管(蓝色);10,连通气管食管腔 2 的衔接管(透明)

牙患者的牙槽嵴之间(图20.3A,B)。接下来使用带有蓝色刻度的 140mL 大注射器通过蓝色指示气囊给口咽套囊充气,对于 37F SA 型联合导管最多充 85mL 空气(41F 型联合导管最多 100mL)(图20.3C)。然后使用 20mL 小注射器通过白色指示气囊给远端气管食管套囊充气 10mL。盲法插入时,超过 95% 的病例很可能将联合导管置入食管[5]。因此,建议首先通过较长的蓝色衔接管(1 号管)进行通气测试(图20.3D)。因为口鼻和食管被套囊封闭,所以空气进入咽部然后通过声门进入气管。当联合导管在食管中时,通过听诊有呼吸音而没有胃注气来确认通气正常。然后,通过该管腔继续进行通气。在这个位置时,通过联合导管可进行胃闭合抽吸和主动减压。通过该管腔通气失败的最常见原因是导管远侧尖端置入气管内(图20.3E)。在不改变联合导管位置的情况下,改为较短的透明衔接管(2 号管)进行通气,并且再次通过听诊确认导管位置。然后通过直接进入气管的管腔进行通气。当发生胃食管反流时,对口咽套囊放气后可用常规导管进行抽吸。此外,口咽套囊应保持充气以维持联合导管的稳定。

如果在通过蓝色衔接管通气时肺部没有听到呼吸音或没有二氧化碳波形,则第二个最常见的原因是联合导管插入太深,口咽套囊恰好位于喉头的上方而遮挡了气道[7]。另外,如果盲法插入失败,可以使用喉镜辅助插入联合导管。在这种情况下,联合导管可以在直视下直接插入食管。

插入联合导管的操作者可以位于患者后面,特别是当使用喉镜时(图20.4A)。操作者也可以站在患者的胸旁并面向患者(图20.4B),或者站在患者头部的一侧(图20.4C)。无论操作者的位置如何,联合导管都应向下向尾端弧形推进插入。

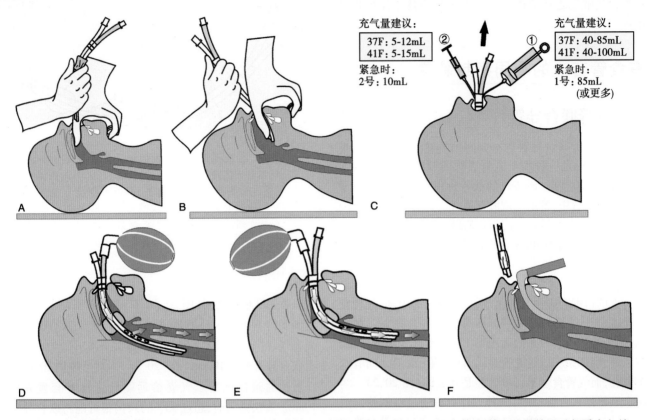

图20.3 食管-气管双腔导管的插入指南。(A)通过抬起下巴和下颌开始插入。(B)食管-气管双腔导管沿舌部弧度向前向下插入。(C)口咽套囊充空气 85mL,远端套囊充空气 5~10mL。(D)食管-气管双腔导管位于食管中时,通过较长的 1号衔接管(蓝色)进行通气。空气通过侧孔进入咽部并进入气管(蓝色箭头)。(E)食管-气管双腔导管位于气管中时,通过较短的 2 号衔接管(透明)进行通气。(F)喉镜辅助下插入食管-气管双腔导管

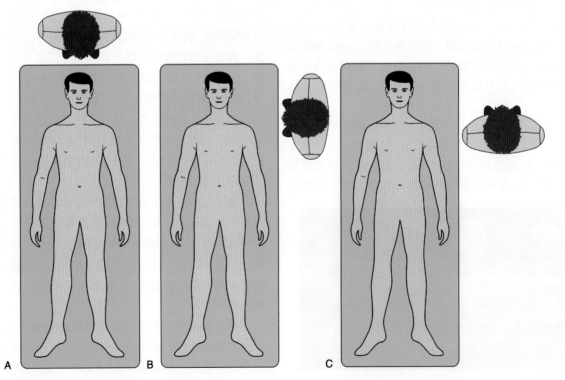

图20.4 插入食管-气管双腔导管时操作者的位置。(A)操作者站在患者身后,特别是在使用喉镜时。(B)操作者站在患者的胸旁,以使他们处于面对面的位置。(C)操作者站在患者头部的一侧

适应证和优势

联合导管主要用于紧急气道管理。它可以用于对头部或颈部运动受限和开口受限的患者(上下切牙间距小于 15mm)进行盲法插管。它对于有大量气道出血或进入气道受限的患者(例如在事故发生后被困在车内的患者)特别有用[8]。联合导管降低了需要反复抽吸操作或呕吐患者的误吸风险[9,10]。在口咽套囊充气后联合导管不需要额外的固定,因为口咽套囊的前上壁恰好位于硬腭后端之后,从而保证了联合导管在通气过程中的有力固定。联合导管比气管内导管(endotracheal tube,ETT)更容易插入[11],并且可以被仅有有限的正规培训[12]和相对缺乏经验的麻醉医生成功使用[13-15]。

下列患者禁忌使用联合导管:呕吐反射存在(不管意识水平如何),身高小于 1.83m(使用 41F 联合导管)或小于 1.22m(使用 37F SA 联合导管),中央型气道阻塞,摄入腐蚀性物质,已知有食管上段病变者(例如 Zencker 憩室)。

院前使用

• 心搏骤停

在一项前瞻性研究中,Atherton 和 Johnson[14] 调查了医护人员在农村紧急医疗服务系统中抢救院前心搏骤停患者时使用联合导管的能力。当用作主要气道装置时,联合导管的成功插管率为 71%;作为抢救装置用于无法直接使用喉镜进行气管内插管的患者时,成功插管率为 64%。

在 Rumball 及其同事[15] 报告的 470 例患者中,与咽气管腔通气管、喉罩和口腔通气道联合面罩简易呼吸器通气相比,联合导管被评为最佳。该研究由急诊医疗技术人员(emergency medical technicians,EMT)在心跳呼吸停止患者中进行。尽管一些 EMT 先前已接受过在手术室中使用喉罩的培训,但他们使用联合导管(成功插入率为 86%)作为插管装置时,插管成功率明显更高。

在一项持续了 18 个月的前瞻性野外研究中,研究者评估了在院前环境中训练 EMT 有效使用 41F 联合导管的能力。在 195 例院前心肺停搏患者中尝试插入联合导管,整体插管成功率为 79%[16]。Lefrancois 和 Dufour[17] 评估了没有掌握高级气道技术的 EMT 在心跳呼吸停止患者中使用联合导管的安全性和有效性。在尝试插入联合导管的 760 例患者中,725(95.4%)例患者插管成功,695(91.4%)例患者通气成功。对 133 例患者进行尸检,未观察到食管损伤或严重的气道结构损伤。在 Cady 和 Pirrallo[18] 的一项研究中发现了类似的结果,他们发现由气管插管经验丰富的医护人员进行的 860 个联合导管插入操作的成功率为 89.4%。

• 创伤

Blostein 及其同事[19] 研究了飞行护士在快速序贯气管内插管失败的创伤患者中使用联合导管的情况。在尝试置入联合导管的所有 10 例患者中实现了令人满意的气道控制。在需要联合导管的患者中 7 人有下颌骨骨折。作者得出结论,联合导管可能对颌面部创伤患者特别有用。

在一项为期 4 年的前瞻性研究中,Timmermann 及其同事[20] 随访调查有麻醉训练的急诊医生进行的气道干预。在 2% 的插管失败患者中使用了联合导管或 LMA,成功率分别为 85% 和 89%。

对于颈部已经使用硬性颈托中的患者,不推荐插入联合导管[21]。联合导管只有在患者颈前部固定临时移除后,同时头部保持在正中位置时才能成功插入[13]。

院内使用

• 困难气道

手术室中联合导管的主要指征是作为气管插管失败病例的替代气道装置,特别是在"不能通气,不能插管"的情况下[13]。这里有几例在气管插管困难或失败的情况下有效使用了联合导管的报道[22-27]。Mort[28] 回顾性地评述了麻醉人员在手术室之外进行的紧急插管,并报告了在喉罩和探针失败后成功使用联合导管抢救气道的 18 例病例。在所有病例中,联合导管都被置入食管中。

• 心肺复苏

评估联合导管的首批研究之一是在院内心肺复苏(cardiopulmonary resuscitation,CPR)期间进行的,报告了 31 例患者得到令人满意的通气和氧合[3]。Staudinger 及其同事[29] 评估比较了重症监护室(intensive care unit,ICU)护士在医生监督下使用联合导管与 ICU 医生操作气管内插管,在 CPR 时的使用情况。联合导管的插管时间较短。作者认为,在 CPR 期间 ICU 护士使用的联合导管与重症监护医生使用的气管内气道一样有效。

• 择期手术

在中等持续时间的择期手术中,联合导管可以被安全地用作通气装置[10,30-33]。有效的密封允许进行压力高达 20~30cmH$_2$O 的机械通气[34,35]。

在一项有 25 例经历择期手术患者的系列报道中,Urtubia 及其同事[10] 报告所有患者的通气都令人满意,并且没有胃胀气的迹象。Walz 及其同事[30] 报告,104 例持续时间为 45~360min 行自动心律转复除颤器植入术的患者均得到了充分的氧合和通气。作者选择在喉镜辅助直视下进行食管插入。Hoerauf 及其同事[31] 在 50 例全身麻醉下行择期手术的患者中,使用直接光谱仪分析检查了患者口腔和麻醉医生呼吸区域内的七氟醚和一氧化二氮的浓度,得出联合导管提供的密封效果与气管插管一样好的结论。

在一项有 200 例病例的系列报道中,Gaitini 及其同事[32] 研究了联合导管用于常规手术气道管理的安全性和有效性,包括机械和自主通气。在 97% 的患者中,实现了良好的通气、氧合和呼吸力学以及血流动力学的稳定,手术持续时间在 15～155min。研究建议,在使用联合导管建立可靠的气道后,可能没有必要中止麻醉或做更改气道的尝试。

- 用气管导管替换联合导管

在许多情况下,使用联合导管作为抢救装置用于持续气道管理是一种合理的选择。然而,用气管导管替换联合导管往往是持续气道管理的理想选择。已经有几种联合导管-气管导管交换技术被报道[36-40]。

直接喉镜和可视喉镜(video-assisted laryngoscopy, VAL)已被成功用于将联合导管直接插入气管[8,36]。将口咽套囊部分放气后,沿着联合导管置入可弯曲插管镜(flexible intubation scope,FIS)进行 FIS 引导的气道替换。Gaitini 及其同事[37] 表示,由于咽部肌肉张力的保留以及会厌和声带的自发运动,自主通气时会厌和喉部的识别与暴露更容易,提高了这种交换技术的有效性。虽然耗时,但这种交换技术在整个过程中具有充分氧合的优点。Harrison 及其同事[38] 描述了通过逆行插管成功用 ETT 替换联合导管而无须移除原位的联合导管。

在经皮扩张气管切开术中,联合导管被成功用于维持通气[39]。该方法的一个优点是气管不被气管导管占据,并且在建立外科气道时可以继续通气。缺点是气管不能防止在外科手术过程中产生的血液吸入。还有报道联合导管保留原位使用 Trachlight 引导的气管内插管[40]。

并发症

食管套囊的过度充气可导致创伤性损伤,例如食管撕裂或穿孔和气管阻塞[41-45]。在一项使用联合导管管理 1 139 例院前心搏骤停患者的气道研究中,Vezina 及其同事[43] 报告 8 例患者并发了皮下气肿。这 8 例患者中有 5 例进行了尸体解剖,其中 2 例患者发现了食管前壁的纵向透壁撕裂。在这些病例里,远端套囊被充入 20～40mL 空气而导致充气过度(而不是 37F ETC 时的 10～15mL 或 41F ETC 时的 15mL)。在后来的一项研究中,Vezina 及其同事[44] 回顾性的审查了高并发症发生率的心跳或呼吸停止患者的医疗记录。该研究在 Quebec City Health Region 进行,在那里的医护人员使用联合导管作为心跳呼吸停止患者的主要气道装置。已有 12 例患者被发现作者归类的联合导管严重并发症。有报道称在联合导管使用 4h 后舌头出血[46]。口咽套囊过度充气可能导致咽部黏膜损伤,并引起术后咽喉痛和吞

咽困难。据报道,使用联合导管后的术后咽喉痛的发生率为 25%～48%[37,47]。

有两篇文献报道在插入联合导管期间发生的梨状窝穿孔[48,49]。

小结

联合导管是一种易于插入的双腔/双囊声门上通气工具,置入食管和气管均可实施良好的通气。盲法插入时,联合导管绝大多数情况将进入食管。联合导管的主要适应证是作为气道管理的备用设备。对于医院内外的抢救通气,以及直接危及生命的"不能通气,不能插管"的情况,它是一个很好的选择。对于食管大量出血、开放气道受限以及颈部运动受限的患者尤其有用。在许多情况下,使用已放置的联合导管持续进行气道管理是一种合理的选择。遵守制造商关于套囊充气的指导非常重要。为避免创伤,在插入过程中切勿使用暴力。当盲法插入面临困难时,应使用喉镜在直视下将联合导管直接插入食管。此外,可以将联合导管放入一瓶温盐水或温水中以软化设备,或者可以使用 Lipp 操作(在近端和远端套囊之间的某点处将联合导管弯曲成 90° 角)来辅助其放置[13]。

EasyTube

EasyTube(Well Lead,中国广州)是一款类似于联合导管的声门上通气工具。它于 2003 年在欧洲市场推出,并于 2005 年获得美国食品和药物管理局的批准。EasyTube 的开发旨在提高联合导管的性能[50]。

技术说明

EasyTube 是一种无乳胶、无菌、一次性使用的双腔管,当置于食管或气管中时可提供有效通气(图 20.5)。

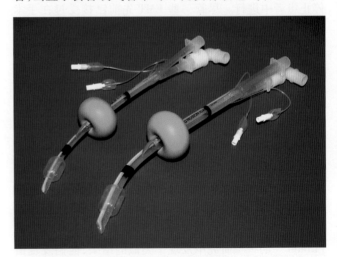

图 20.5　两种尺寸的 EasyTube:41F(大)和 28F(小)(Well Lead Medical Company,中国广州)

它可以盲法插入或使用喉镜插入[51]。其盲法插入类似于联合导管的操作方式。应首先通过导向食管腔的较长的彩色导管进行通气测试,因为 EasyTube 盲法插入时被置入食管的可能性很高。空气进入咽部并从会厌上方进入气管,因为口腔、鼻腔和食管被套囊封闭(图 20.6)。EasyTube 在食管中时,可经无色导管插入胃管。使用包装中的两个预装注射器向咽部和远端套囊分别充入80mL 和 10mL 空气。如果在肺部听到呼吸音且胃部没有充气,EasyTube 很可能已经被置入气管中。在这种情况下,将通气切换到通向气管腔的较短的无色管,并且通过听诊再次确认深度。

喉镜插入法与气管内插管操作。导管远端的黑色标记表示正好位于声带下方的正确插入深度。在这种情况下,通过无色导管进行通气。遇到困难气道时,如果难以看到声门开口,可将 EasyTube 直接插入食管。由于改善了解剖结构的可视化和舌头的位移,喉镜的使用可以减轻潜在的创伤。

适应证和优势

EasyTube 的使用适应证与联合导管大致相同。EasyTube 与联合导管相比具有以下几个优势:

1. 它有一个咽部管腔,在口咽套囊正下方提供一个声门上通气孔,允许 FIS 通过,以检查气管、抽吸气管分泌物,或者在必要时通过导丝进行 ETT 替换(图20.6)。

2. 较长的气管食管管腔具有较小的外径和较大的内径,其末端类似于内径为 7.5mm(41F,成人用)或5.5mm(28F,儿童用)的 ETT。

3. EasyTube 有两种规格可供选择。28F 型号专为身高为 90~130cm 的儿科患者设计。41F 的 EasyTube 专为大多数身高在 130cm 以上的患者设计。

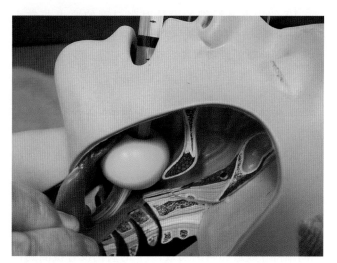

图 20.6　EasyTube 的解剖位置(Well Lead Medical Company,Guangzhou,China)

4. 口咽套囊不含乳胶。

5. 较大的吸引导管可以通过两个管腔(16F 吸引导管可通过 41F EasyTube)。

6. 联合导管口咽管腔终端的八个小通气孔可能导致更大的通气阻力,导致气道压力峰值测量值的较大差异[52]。EasyTube 只有一个声门上通气孔。

与联合导管类似,EasyTube 的口咽套囊可防止口腔和鼻腔的血液或分泌物的吸入,远端套囊密封食管,防止食管或胃分泌物的吸入。

Bercker 及其同事[34]比较了 7 种声门上通气工具(经典喉罩,ProSeal 喉罩,插管型 LMA,引流型喉管,Ⅱ代引流型喉管,联合导管和 EasyTube)的密封性。联合导管、EasyTube 和插管型 LMA 显示出最佳的承受食管压力增加的能力。

使用 EasyTube 的禁忌证与联合导管的相同。

人体模型研究

Robak 及其同事[53]研究了 50 例没有气道管理方面经验的医学生在模拟的困难气道条件下插入声门上通气工具(LMA Unique,LMA Supreme,一次性使用插管型LMA,D 型喉管,i-gel,联合导管和 EasyTube)的速度。事实证明,所有设备都能成功建立气道。作者得出结论,联合导管和 EasyTube 在困难气道情况下可能具有优势,例如牙关紧闭、颈椎移动受限以及综合模拟气道病理条件下,主要是因为纤细的设计允许为张口度小的患者插管。

在 Bolling 及其同事[54]的一项研究中,26 例具有气管插管经验的医护人员,在仅仅参加了联合导管和 Easy-Tube 的简短培训课程后,能够用联合导管(36.0s)和 Ea-syTube(38.0s)在气道人体模型中建立有效的气道,与ETT(45.2s)相比时间明显缩短。

在另一个人体模型研究中,Ruetzler 及其同事[55]使用七种气道装置(气管导管,一次性单管 LMA,ProSeal 喉罩,LTS-D,i-gel,联合导管和 EasyTube)研究了医护人员插管的表现和技能保持情况。3 个月后,5 个 SGA(即LMA Unique,双腔喉罩,i-gel,联合导管和 EasyTube)被报告了 100%有效的技能保持,气管内插管技能保持率仅为 58%。

临床研究

Chenaitia 及其同事[56]在院前环境中进行了为期 12个月的前瞻性、多中心、观察性研究,评估了 EasyTube 在困难气道患者中使用的有效性和安全性。在 14 例患者中使用了 EasyTube,最长通气时间为 150min,平均时间为65min。

Lorenz 及其同事[57]比较了 EasyTube 的盲法插入与气管内插管。EasyTube(15.5s)的插入时间短于 ETT

（19.3s）。EasyTube 插入更容易，并且咽喉痛、吞咽困难和声音嘶哑的发生率没有差异。

Sethi 及其同事[33]对 EasyTube 的喉镜插入与联合导管和 ETT 进行了比较。插管全部成功，与 ETT（32s）相比，成功插入 EasyTube（55s）和联合导管（46s）的时间更长。作者的最终结论是：联合导管和 EasyTube 可用于手术时间适中的非腹腔镜手术患者的气道管理，可以安全进行全身麻醉。

Gaitini 及其同事[58]在 80 例随机分组患者中比较了 EasyTube 和联合导管的操作简便性。在所有患者中导管均被盲探插入食管中。与联合导管（30.6s）相比，使用 EasyTube（19.4s）建立有效气道所需的时间更少。参与该研究的麻醉医生认为 EasyTube 明显比联合导管容易插入得多。

并发症

迄今为止，尚未报道与使用 EasyTube 相关的重大并发症。可能出现的并发症与联合导管相似。然而，由于 EasyTube 的气管食管管腔的远端外径较小，预计出现创伤性损伤的风险较低。与其他 SGA 类似，高囊内压可能会导致周围的口咽组织创伤。建议经常使用压力计进行囊内压检查，以避免压力过大[11]。据报道，通过识别拔出后的设备上的血液来定义的轻微创伤，在喉镜引导下插入的发生率为 70%[33]，盲插发生率为 17.5%[58]。

小结

EasyTube 是用于紧急气道管理有价值的声门上气道工具。使用 EasyTube 的主要适应证是在院前和院内环境中作为气道管理的备用装置。尽管 EasyTube 延续了联合导管的概念，但它仍具有多种优势，包括更容易插入以及在盲法插入时更快建立有效气道。

喉管

喉管（laryngeal tube，LT）（VBM，Medizintechnik，Sulz，Germany）是由 Volker Bertram 设计并推出的具有高容低压套囊的 SGA 工具，可提供更好的密封性且易于插入。LT 于 2002 年首次引入欧洲市场。2004 年，一次性喉管（Laryngeal Tube disposable，LT-D）由 King Systems（Ambu，Noblesville，IN，USA）以"King LT"的名义在美国推出。"LT 和 King LT 是同样的产品，但 King Systems 因营销原因将其命名为 King LT。LT 的设计已经过改进，并且已经开发了该装置的几种变体。引流型 LT（LT Suction，LTS）于 2002 年首次作为多用途装置推出，具有用于放置

胃管的额外通道。随后又推出改进版引流型喉管（LTS Ⅱ）和一次性的引流型喉管（LTS-D）。最近，一次性使用插管引流型喉管（Intubating Laryngeal Tube Suction Disposable，iLTS-D）已在欧洲推出。

技术说明

LT 是一种多用途单腔声门上通气工具，由不含乳胶的医用级硅胶制成。它的远端封闭，有口咽和食管两个低压套囊，套囊之间有通气孔（图 20.7）[59,60]。一次性喉管（LT-D）由医用级聚氯乙烯制成。除主通气孔外，前后两侧还有两个小通气孔（图 20.8）。远端套囊封闭食管并且可以防止反流，近端口咽套囊封闭口腔和鼻腔并固定导管[61]。LT 适用于 6 种尺寸（0~5），适合新生儿和大型成人。选择合适型号的 LT，可根据患者的体重选择 0~2 号，或根据患者的身高选择 3~5 号。

将远端尖端顺着硬腭平滑地滑向下咽部，直到牙齿与导管上的黑色标记对齐或直到感觉到阻力，将 LT 盲探着插入食管（图 20.9A，B）。在插入期间，患者的头部可以定位在嗅花位或正中位置。托起下腭使其插入更容易[62]。套囊是互相连接的，通过独特的连接器依次充气至 $60cmH_2O$ 的压力，优选使用压力计或注射器（图 20.10A，B）。每个型号的两个套囊的最大充气量为：0 号 10mL，1 号 20mL，2 号 40mL，3 号 60mL，4 号 80mL，5 号 90mL。一个带有颜色编码的注射器用于 LT 套囊的充气，根据导管接头的颜色确定推荐的充气体积（例如红色接头的 4 号 LT 对应带红色标记的 80mL）。插入深度不正确时可能会导致通气不良。如果未正确插入 LT，即尖端被置入声门或舌周的软组织中时，松开固定手时 LT 会反弹出来，此时应重新置入喉管[63]。

适应证和优势

LT 的特点是纤细的设计对张口度的要求非常小（23mm）[60]。它易于插入，提供良好的口咽密封压力，并最大限度地降低误吸风险。正确插入后，可以使用手控通气、机械控制通气或自主通气。

- 择期手术——机械控制通气

一些研究证明了机械通气期间 LT 的有效性[64-67]。成功的机械通气要求 LT 的通气孔与喉口对齐。

Asai 及其同事[64]前瞻性地研究了 LT 在间歇性正压通气期间的有效性，在首次尝试插入该装置后 50 例患者有 94% 实现成功通气。获得良好的口咽泄漏压力的中位数为 $30cmH_2O$，中位潮气量为 8.8mL/kg。Asai 及其同事[65]的另一项包括 100 例患者的研究证实了 LT 在麻醉期间维持呼吸道通畅的功效，97% 的病例没有检测到口咽漏气。

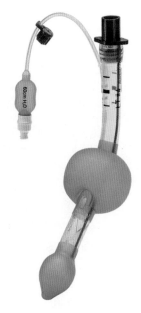

图 20.7 多用途喉管(Courtesy VBM Medizintechnik GmbH,Sulz am Neckar,Germany.)

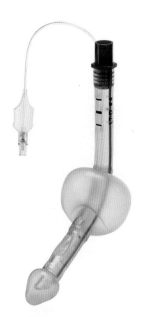

图 20.8 一次性喉管(Courtesy VBM Medizintechnik GmbH,Sulz am Neckar,Germany.)

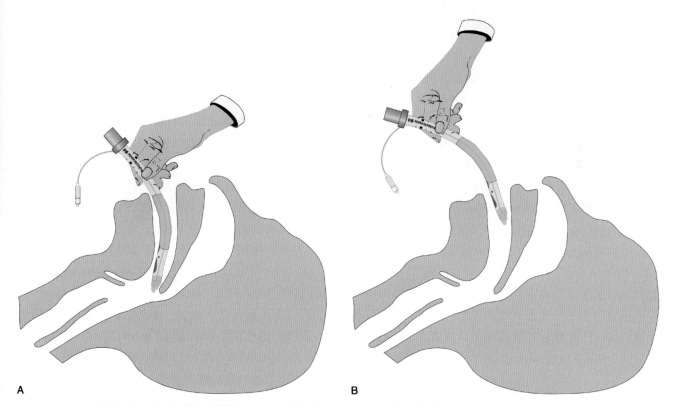

A B

图 20.9 (A,B)插入喉管(Courtesy VBM Medizintechnik GmbH,Sulz am Neckar,Germany.)

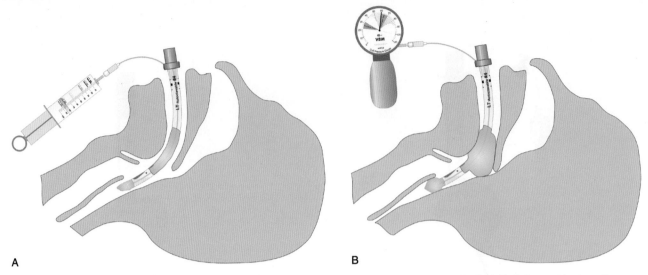

图 20.10 （A，B）用注射器或压力计（首选）给套囊充气（Courtesy VBM Medizintechnik GmbH，Sulz am Neckar，Germany.）

在有 30 例全身麻醉机械通气患者的研究中，Döerges[66] 发现口咽套囊充气压力为 80mmHg 时口咽部漏气压力为 27cmH₂O。Gaitini 及其同事[67] 前瞻性地研究了 175 例在机械通气下行选择手术的患者，记录了他们在机械通气期间的有效肺功能测定数据。

LMA classic 与 LT 的比较表明，LT 在机械控制通气麻醉方面与 LMA Classic 一样有效，并提供了比 LMA 更好的口咽密封性[68-70]。Brimacombe 及其同事[71] 在接受压力控制通气的麻醉患者中对 LMA ProSeal 与 LT 进行了比较，发现二者建立有效气道的时间和首次插管成功率相似，使用制造商推荐的充气量时气道泄漏压力也相似。然而，LT 需要更多的气道干预措施。

Figueredo 及其同事[72] 发现 LMA ProSeal 的首次尝试插管成功率更高（71% vs 51%），但三次尝试后的成功率相当（100% vs 97%）。使用 LMA ProSeal 的一例患者发生了胃胀气，使用 LT 的没有发生。在另一项比较 LMA ProSeal 和 LT 的研究中，Cook 及其同事[68] 发现两者的气道泄漏压力相当。然而，LMA ProSeal 具有更快的插入时间和更好的通气效率等优点。据 Amini 及其同事[73] 报道，在容量控制机械通气模式下，可重复使用的 LT 和 LT-D 在麻醉下的肌松患者中同样表现良好。

• 择期手术——自主通气

关于 LT 在全身麻醉时拥有自主呼吸的患者中的疗效还存在争议。Miller 及其同事[74] 报告 LT 在自主通气期间表现不佳。需注意，气道阻塞的高发生率可能与会厌向下折叠阻塞通气孔有关。研究人员使用

的第一代 LT 只有一个通气孔，没有侧向通气开口。Chiu 及其同事[75] 报告了类似的结果。Hagberg 及其同事[76] 评估了 50 例在自主通气下接受择期手术的患者的 LT 使用情况。98% 的患者 LT 实际置入时间不到 5s，并且所有患者均成功建立了通畅的气道和自主通气。

• 困难气道

在意外的困难气道情况下，LT 已成功用作抢救气道装置。Matioc 和 Olson 报道[77] 的两例严重的声门上阻塞患者中，在直接喉镜检查失败后成功使用了 LT。Asai 及其同事[78] 在 3 例患者中尝试使用 LMA 插管失败后，使用 LT 建立了通畅的气道。据 Winterhalter 及其同事报道[79]，LT 在声门上气道肿瘤患者的临时通气中作为主要气道装置具有很高的成功率，该患者计划在全身麻醉下进行咽喉食管镜和支气管镜检查。

对于持续的气道管理，可能需要用 ETT 替换 LT。Genzwuerker 及其同事[80] 描述了在 FIS 辅助下使用 Aintree 插管导管（AIC；Cook Medical，Inc.，Bloomington，IN，USA）进行的腔内插管技术。这项技术需要一个可通过 LT 的通气通道进入气管的预装有 AIC 的 FIS。在确认看到喉部结构后移除 FIS 和 LT，将 AIC 留在原位，接着 ETT 沿着 AIC 轨道行进。将套囊部分放气后，也可以通过腔外插管技术进行 FIS 辅助下的替换[81]。如果在替换过程中难以看到声门开口，可以给 LT 套囊重新充气并恢复通气。

• 紧急气道管理

人体模型研究表明，在模拟心搏骤停情景中，没有经

验的人员可以轻松有效地使用 LT[82-85]。Wiese 及其同事[86]回顾了医护人员将 LT 用于临床环境中的心搏骤停患者的主要气道管理时的表现。在所有的心搏骤停情况中有 46%使用了 LT-D,其中超过 90%的病例在第一次尝试插入时就成功了。在对大型区域航空医疗服务中使用 LT 的回顾性分析中,Guyette 及其同事[87]报告了 27 例成功置入导管而没有并发症的病例,和技能娴熟的院前医护人员所使用的效果一样。在 Russi 及其同事[88]的一项类似研究中,在农村环境中 EMS 投递者使用 LT 有效地用于 13 例患者。Kurola 及其同事报告,接受过人体模型培训的 EMS 学生在麻醉患者中插入 LT 的成功率很高(100%)[89]。

Hubble 及其同事[90]对院前气道控制技术的荟萃分析表明,LT 在替代性气道装置中的插入成功率最高(96.5%)。美国心脏协会的心肺复苏和心血管急救医疗科学指南[91]和欧洲复苏委员会已将 LT 用于心搏骤停期间的气道管理[92]。

- 儿科患者

Genzwuerker 及其同事[93]进行的一项包括 80 例接受择期手术的儿科患者(平均年龄为 5.8 岁)的观察性研究显示,2 号和 3 号 LT 的总体成功率高达 96.3%。Richebe 及其同事[94]的另一项研究评估了 LT 在 70 例接受择期手术或磁共振成像的年龄范围较大(1 个月至 15 岁)的儿童中的使用情况。两次尝试后累计的 LT 插入成功率为 95.7%;然而,35%的病例需要进行额外的优化通气操作,主要是体重小于 10kg 的儿童。Bortone 及其同事[95]发现 LT 对于 10 岁以下儿童的自主或辅助通气效果低于 LMA。

Genzwuerker 及其同事[96]对 LT 与经典 LMA 进行的另一项比较研究发现,在随机分组的 60 例平均年龄为 5.2 岁的儿童中两种装置的插入率都很高,LT 的气道泄漏压力更高。

- 禁忌证

与其他 SGA 一样,对于存在呕吐反射、食管上段病变、已知摄入腐蚀性物质和上呼吸道阻塞的患者,禁用 LT。

并发症

LT 具有 S 形设计,因此插入气管的可能性非常低。由于尖端柔软和套囊压力低,轻微的创伤性术后并发症如咽喉痛、声音嘶哑、吞咽困难、发音困难和气道出血的发生率较低。

没有报道使用 LT 的食管损伤病例。然而,套囊过度充气可能导致食管或口咽黏膜损伤[97]。此外,增加的囊内压可能损害舌头的血液循环并产生短暂的缺血性改变[70,71]。另外,使用氧化亚氮时囊内压可能会增加,原因在于氧化亚氮向套囊内扩散比氮气向套囊外扩散更快[98]。强烈建议遵守制造商的使用建议,使用压力计和监视器来为套囊充气,并经常调整囊内压力[99]。

会厌向下折叠时可能会导致气道阻塞,主要发生在自主通气期间[74,75]。正压机械通气比自主通气可以更容易地克服会厌对通气孔的阻碍。气道阻塞的另一个原因是 LT 的插入深度不理想[68]。

由于远端套囊封闭了食管的顶端和两个套囊之间的大液体储存空间使误吸的风险最小化。然而,依然存在胃胀气和反流的风险[100]。

引流型喉管

引流型喉管(laryngeal tube suction,LTS)是 LT 的进一步发展。它由医用级硅胶构成,并具有额外的、后部放置的胃管通道,将呼吸道和胃肠道的分离。LTS 的盲插技术类似于 LT,并且可以通过托起下颌将下颌向上和向前推动。Mahajan 及其同事[101]描述了一种用于插入 LTS 的托起下颌的改良技术。根据这种技术,拇指插入舌头和口腔底部之间,以便将下颌和舌头抬离咽后壁,同时将舌头推向口腔的一侧。此外,还可以使用光棒来辅助插入[102]。压迫环状软骨不利于 LT 和 LTS 的正确插入[103]。

Dörges 及其同事[104]报道了在 32 例机械通气患者中成功使用 LTS。LTS 插入时间的中位数为 21s。Gaitini 及其同事[105]在 150 例随机分组患者中比较了 LMA ProSeal 与 LTS 的使用情况,这些患者均在容量控制机械通气的全身麻醉下行择期手术。96% 的 LMA ProSeal 患者和 94% 的 LTS 患者在整个手术期间(约 60min)成功维持了氧合、通气和呼吸动力学的稳定。

Park 及其同事[106]评估了 LMA ProSeal、LTS 和 Cobra 鼻咽通气道在不同头颈位置时的口咽泄漏压力和套囊压力。在正中位置时 LTS 的口咽泄漏压力大于 LMA ProSeal。作者提出,在不同的头颈位置使用这些装置时可能会发生胃胀气和呼吸困难(LTS Ⅱ = 30.2cmH$_2$O,LMA ProSeal = 26.5cmH$_2$O,Cobra 鼻咽通气道 = 28.7H$_2$O)。在颈部伸展、屈曲和旋转后,LTS 可以保持高于 20cmH$_2$O 的口咽泄漏压力但在头部屈曲后不能保持。因此,LTS 在原位时应避免头部屈曲,以尽量减少胃胀气和通气困难的风险。Zand 和 Amini[107]报道,在全身麻醉下行剖宫产的产妇在气管插管失败后成功使用 LTS 作为急救气道装置。

II 代引流型喉管

2004 年,对 LTS 进行了改进,取而代之的是 LTS II。LTS II 具有较长的轴、较小的尖端和椭圆形的远端(食管)套囊,以便更好地适应食管入口[103](图 20.11)。可以置入最大为 16 号的胃管以排出胃内容物。

Mihai 及其同事[108]评估了 100 例患者在控制和自主通气期间的 LTS II 使用情况,报告了第一次和第二次尝试的成功插入率为 95%,平均插入时间为 15s。8 例患者出现气道部分阻塞,可通过气道操作进行矫正。2 例患者需要拔出并更换 LTS II。Kikuchi 及其同事[109]将 LMA ProSeal 与 LTS II 进行了比较,发现在压力控制机械通气期间 LMA ProSeal 具有更为优越的性能。50 例患者中有 5 例 LTS II 被误置入气管中。

在一项平均年龄为 7.1 岁的儿童的研究中,LTS II 的口咽封闭压力在头部伸展(22cmH$_2$O)时低于正中位置时(25cmH$_2$O),但在潮气量为 10mL/kg 的通气期间没有检测到明显的泄漏[110]。

Scheller 及其同事[111]描述了年龄范围从 4 天至 6 个月的 10 例儿科患者,在遇到预期或意外的困难气道后,LTS II 被有效地用作主要或备用气道装置。

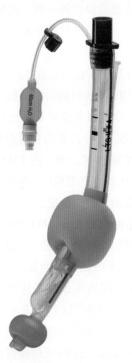

图 20.11　多用途 II 代引流型喉管(Courtesy VBM Medizintechnik GmbH,Sulz am Neckar,Germany.)

一次性使用引流型喉管

LTS-D 由医用级聚氯乙烯制成,是 LTS II 的一次性产品。它于 2005 年引入欧洲,2006 年引入美国(图 20.12)。LTS-D 有 7 种尺寸(0,1,2,2.5,3,4 和 5)(表 20.1)。它能被盲探着插入,类似于之前介绍的 LT 型号。导丝可用于辅助插入[112]。

LT-D 和 LTS-D 已被医护人员和急诊医生用作院前插管失败后的主要或急救气道装置。在使用 LT-D/LTS-D 的 157 次院前插管尝试中,有 152 次(96.8%)成功[113]。

在 Schalk 及其同事[114]的另一项为期 40 个月的研究,评估了 LTS-D 在创伤患者中的应用情况。它被用作 27 例患者(47.4%)的主要气道管理装置和 30 例患者(52.6%)气管插管失败后的急救气道装置。整体成功插管率为 98%,并在不到 45s 内建立有效气道。有 3 例患者在 LTS-D 通气下进行了急诊手术。

表 20.1　一次性使用引流型喉管—型号选择

LT 型号	患者	患者体重/身高	胃管
0	新生儿	<5kg	10F
1	婴儿	5~12kg	10F
2	儿童	12~25kg	16F
2.5	儿童	125~150cm	16F
3	成人	<155cm	18F
4	成人	155~180cm	18F
5	成人	>180cm	18F

LT,喉管。

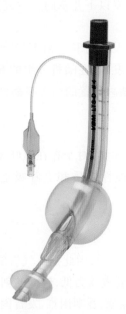

图 20.12　一次性使用引流型喉管(Courtesy VBM Medizintechnik GmbH,Sulz am Neckar,Germany.)

Russo 及其同事[115] 比较了 i-gel、LMA Supreme 和 LTS-D 在压力控制通气下接受全身麻醉的择期手术患者中的使用情况。LTS-D 的插入成功率显著低于其他两种装置（i-gel = 95%，LMA Supreme = 95%，LTS-D = 70%）。观察到相似的插入时间（i-gel = 10s，LMA Supreme = 11s，LTS-D = 14s）以及口咽泄漏压力（i-gel = 25.9cmH$_2$O，LMA Supreme = 27.1cmH$_2$O，LTS-D = 24.0cmH$_2$O）。LTS-D 的气道并发症发生率更为显著。作者得出结论，认为所有装置都适合在择期手术期间为患者进行肺部通气。

在模拟研究中，Ophir 及其同事[116] 评估了穿戴化学防护装备的人员使用气管内插管、LMA Unique、LMA Supreme 和 LTS-D 实现气道控制的成功率。总体而言，本研究中使用的声门上通气工具表现优于气管内插管。LMA Supreme 和 LTS-D 优于 LMA Unique。这些发现表明，LTS-D 可在大规模毒理学事件中作为过渡直到建立稳定的气道控制。

2014 年，推出了 LTS-D 的新改进型号。新型号设计为 60° 而不是 45°，以更好地适应咽部解剖结构。较薄的套囊以及锥形曲面使导管更纤细，以便于插入。此外，更薄的低压套囊能提供最佳的泄漏压力并同时降低黏膜压迫。之前的型号有 2 个大通气孔和 4 个侧面小孔。新型号有 2 个侧面孔眼、4 个长通气槽和 1 个大通气孔。新的 LTS-D 具有漏斗形的近端孔以便于插入胃管。所有型号都设计有引流管。可通过胃管引导槽置入最大 18F 的胃管（表 20.1）。

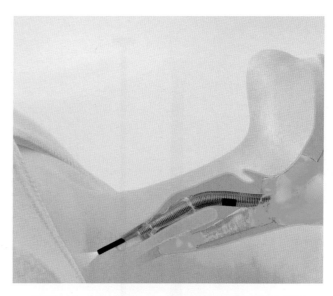

图 20.14　通过使用一次性可插管引流型喉管进行纤支镜引导插管（Courtesy VBM Medizintechnik GmbH, Sulz am Neckar, Germany.）

一次性使用可插管引流型喉管

一次性可插管引流型喉管（Intubating Laryngeal Tube Suction Disposable, iLTS-D）是 LTS-D 的改进版，增加了气管内插管的能力（图 20.13）。它有一个内径为 13.5mm 的通气通道，允许盲探或在 FIS 引导下插入 ETT（图 20.14）。有两种型号可用于身高超过 125cm 的患者。2.5/3 号 iLTS-D 适合 125~155cm 高的患者，允许气管内插入最大号为 6.5mm 的 ETT。4/5 号 iLTS-D 适合高于 155cm 的患者，并允许气管内插入最大号为 8mm 的 ETT。

制造商提供了一种带软尖端和换管稳定器的钢丝加强 ETT，以便移除 iLTS-D 而使气管导管保持在原位（图 20.15）。在一项前瞻性随机人体模型研究中，对 iLTS-D 与 Fastrach LMA 进行了比较，显示 iLTS-D 和 Fastrach LMA 在插入和插管时间方面具有相似的性能[117]。

Bergold 及其同事[118] 最近报道了在接受择期手术的 30 例正常气道患者中成功使用 iLTS-D。首先进行的 iLTS-D 插入时间中位数为 17s，并为所有患者提供了足够的通气。通过 iLTS-D 进行的 FIS 辅助气管内插管在 29 例患者中取得成功，插入时间中位数为 32s。

胃镜喉管

胃镜喉管（G-LT）是对 LTS Ⅱ 的改进，具有插入胃镜的专用通道，同时充当 SGA 进行通气（图 20.16）。它由不含乳胶的医用级硅胶制成，内置咬合器以保护内镜。内镜通道的内径为 16mm，可插入和使用外径最大为 13.8mm 的胃肠内镜（图 20.17）。它涂有特殊的聚合物，可最大限度地减少内镜插入和移动引起的摩擦。胃镜喉管仅生产了一种型号，可用于身高在 155cm 以上的患者。

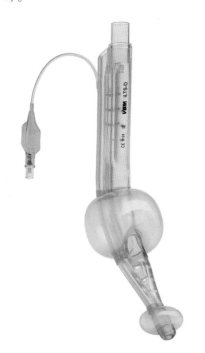

图 20.13　一次性使用可插管引流型喉管（Courtesy VBM Medizintechnik GmbH, Sulz am Neckar, Germany.）

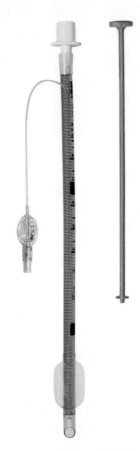

图 20. 15 钢丝加强气管内导管和换管稳定器,便于移除 iLTS-D 而使气管导管保持在原位(Courtesy VBM Medizintechnik GmbH,Sulz am Neckar,Germany.)

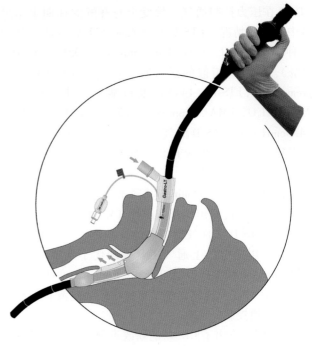

图 20. 17 通过胃镜喉管的内镜通道插入内镜(Courtesy VBM Medizintechnik GmbH, Sulz am Neckar, Germany.)

Gaitini 及其同事[119]评估了胃镜喉管在患者处于俯卧位时气道管理的有效性以及通过专用内镜通道进行内镜逆行胰胆管造影的可行性。在整个过程中,所有患者的氧合和通气都是成功的,平均持续时间为 43min。12 例患者需要进行气道干预以优化通气。所有患者均成功进行了内镜逆行胰胆管造影术。

在 Fabri 及其同事[120]的另一项研究中,22 例仰卧位患者使用胃镜喉管的内镜通道进行了内镜逆行胰胆管造影和内镜超声检查。内镜医生评价内镜的可操作性在所有患者中都很好。

小结

LT 及其改进版是很容易插入的声门上通气工具。最初的 LT 经过了多次改进以提高性能。由于缺乏经验的人员容易和快速插入,LT 作为主要的气道装置或气管插管失败后的急救装置在院前领域的紧急气道管理方面越来越普及。机械控制通气比自主通气更可靠。气道密封性优于 LMA。并发症的发生率非常低,气管内置入非常罕见。

无食管套囊的咽周密封装置

Cobra PLA

Cobra PLA(Engineered Medical Systems,Indianapolis,

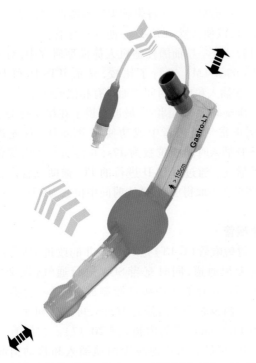

图 20. 16 胃镜喉管(Courtesy VBM Medizintechnik GmbH,Sulz am Neckar,Germany.)

IN)是一种一次性使用的无乳胶 SGA 装置,由 David Alfery 博士发明,并于 1997 年上市。它被命名为"Cobra",因为头部类似于眼镜蛇;"perilaryngeal"指的是装置的解剖位置[11]。

技术说明

Cobra PLA 由聚氯乙烯和聚碳酸酯制成,有三个主要部分:前端、咽周套囊和通气导管[121](图 20.18)。正确插入后,Cobra PLA 的前端位盖住喉部,尖端位于食管入口的近端。前端的喉面具有防阻塞结构,由柔韧的软条网格组成,其覆盖于气道口(图 20.19)。Cobra PLA 的前端为三角形,可将软组织远离网格结构。当进行充气时,咽周的高容量、低压套囊抬起舌根和软腭,暴露喉部入口。成人型号的呼吸导管的内径为 10.5~12.5mm,所有型号都可以被连接到标准的 15mm 连接器上。新生儿的套囊容量小于 8mL,青少年和大人的套囊容量分别小于 65mL 和小于 85mL。

根据患者体重,Cobra PLA 有 8 种型号可供选择(表 20.2)。如果在插入过程中遇到困难,则应选择相对小一号的装置。

表 20.2　Cobra 声门外通气道——型号选择

Cobra PLA 型号	患者	患者体重/kg	套囊容量/mL
1/2	新生儿	>2.5	<8
1	婴儿	>5	<10
1.5	儿童	>10	<25
2	儿童	>15	<40
3	成人	>35	<65
4	成人	>70	<70
5	大型成人	>100	<85
6	大型成人	>130	<85

PLA,声门外通气道。

根据对 110 例患者进行临床研究的结果,Agro 及其同事[122]建议采用改良的标准来选择合适的 Cobra PLA 型号:3 号适用于体重小于 60kg 的患者,4 号适用于体重为 60~80kg 的患者,5 号适用于体重超过 80kg 的患者。

在达到足够的麻醉深度后,使患者的头部处于嗅物位,将 Cobra PLA 盲探地插入。用非惯用手将患者嘴张开,并上提下颌。充分润滑后,在舌头和硬腭之间将 Cobra PLA 直接向前置入,直到遇到中等阻力[11,121]。适当的插入深度对于获得最佳通气至关重要。如果将 Cobra PLA 插入太深,则在大多数情况下需要退回 1~2cm 来重新固定装置。注意在患者张嘴时不应看到套囊。建议使用套囊压力计将囊内压调节至 60cmH_2O。

Cobra PLA 可用作插管导管,头部的柔韧网格允许 ETT 通过。最初的 Cobra PLA 在 2006 年由一个改进的新产品所取代,该新产品具有更软的管路和避免通气导管打折的远端扭结。Cobra PLUS(图 20.20)的所有型号都有一个额外的温度监测器,儿科型号(1/5、1/2、和 1)带有远端气体采样器[121]。

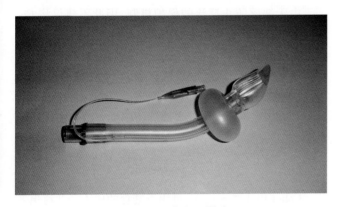

图 20.18　Cobra PLA

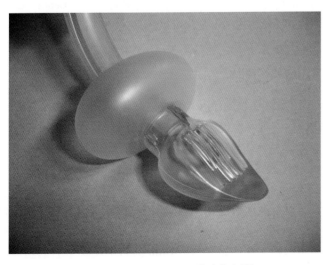

图 20.19　Cobra PLA 前端的喉面

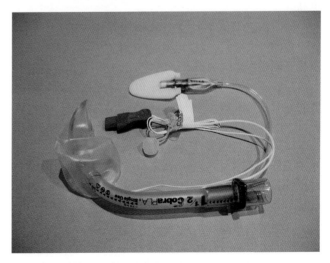

图 20.20　Cobra PLUS 的所有型号都有温度监测器,儿科型号带有远端气体采样器

适应证和优势

Cobra PLA 可以选择性地用于自主和机械控制通气，或在院前环境中作为急救气道装置。一般地，应该避免在有胃反流和肺吸入风险的患者中使用它。

- 择期手术——成人患者

Akca 及其同事[123]对 Cobra PLA 和经典 LMA 进行了比较，试验是在自主或机械控制通气下进行小手术的具有正常气道的健康成人中进行的。这些装置在插入时间、插入成功率、气道充分性和术后并发症等方面具有可比性。监测发现 Cobra PLA 在潮气量为 8mL/kg 时无泄漏，它提供了更高的密封压力和密封质量。

Gaitini 及其同事[124]在自主呼吸患者中对 Cobra PLA 和 LMA Unique 进行了比较。两种装置都成功被插入。LMA 的插入时间和插入困难度较少，而 Cobra PLA 的口咽泄漏压力较高。van Zundert 及其同事[125]在 320 例随机分组患者中比较了 LMA Unique、Soft-Seal 喉罩和 Cobra PLA 的插入和性能特点。他们发现与 Cobra PLA 相比，LMA Unique 和 Soft-Seal 喉罩更容易插入。然而，Cobra PLA 具有更好的内镜确定的解剖位置。与 LMA Unique 相比，Cobra PLA 和 Soft-Seal 喉罩的套囊密封压力更高。

Kurola 及其同事[126]比较了实习学生在接受择期手术的患者中使用 Cobra PLA、LT 和插管型 LMA 的表现。Cobra PLA 首次插入成功率较低，但插入时间与插管型 LMA 和 LT 相似。

Andrews 及其同事[127]在自主呼吸的成人患者中对 Cobra PLA 和经典 LMA 进行了比较。发现 Cobra PLA 在气道泄漏压力方面优于经典 LMA。其他的性能特点相似。Turan 及其同事[128]对 Cobra PLA、LMA 和 LT 进行了比较，报告了类似的氧合和通气参数。Cobra PLA 和 LT 更容易插入，但 Cobra PLA 引起的气道创伤发生率明显更高。

Mathew 及其同事[129]将 Cobra PLA 作为 FIS 引导下气管内插管的导管，与插管型 LMA 和 C-Trach LMA 在颈部被坚硬颈托固定的患者中进行了比较。所有装置的气管内插管成功率相似，但 Cobra PLA 需要更长的时间才能建立有效的气道。

- 儿科患者

Gaitini 及其同事[130]在机械通气全身麻醉下进行较小的择期手术的 80 例健康儿童中，比较了 Cobra PLA 和 LMA Unique。所有患者都实现了令人满意的氧合。虽然 Cobra PLA 需要更长的时间来建立有效的气道，但是口咽密封压力明显更高。

Smuck 及其同事[131]比较了 Cobra PLA 和 LMA Unique 在婴幼儿中的表现。两种装置的累积插入率均为 99%。关于插入的容易性，装置之间没有显著差异。然而，较小型号的 Cobra PLA 和 LMA Unique 的插入时间明显缩短。和 LMA 相比，Cobra PLA 发生更少的胃胀气。

Polaker 及其同事[132]通过支气管镜检查获得的视频图像评估了 Cobra PLA 在儿童中的位置。所有受试者均获得了可接受的氧合和通气，但在体重 10kg 及以下的患者中，有 76.9%喉部视野被阻塞。

Tan 及其同事[133]研究了通过 Cobra PLA Plus 获得的儿童喉部结构视图。87.5%的病例获得了无阻碍的喉部视野。此外，Cobra PLA PLUS 能够可靠地监测术中体温。

- 紧急气道管理

在 LMA 或插管型 LMA 插入失败后，Cobra PLA 被成功用作急救气道装置[134-137]。还有报告介绍了在执行紧急经皮扩张性气管切开术[138,139]和经皮环甲膜切开术/气管切开术期间[129]，使用 Cobra PLA 进行了气道维持[140]。Szmuk 及其同事[141,142]报道了在患有 Desbuquois 综合征的新生儿和预期的困难气道以及作为可弯曲镜插管（flexible scope intubation，FSI）的导管等情况下，Cobra PLA 的成功应用。

并发症

由于缺乏防止反流的保护机制，因此不建议将 Cobra PLA 用于有吸入风险的患者。Cook 及其同事[143]在发生两次肺误吸后停止了 Cobra PLA 的临床试验。据报道，体重小于 10kg 的儿科患者气道阻塞的发生率很高[132]。

套囊的过度充气可能对周围组织具有潜在的破坏性影响，并且可能增加术后咽喉痛的发生率。

小结

Cobra PLA 易于插入，可用于禁食的成人和儿科患者进行短小的外科手术时的自主和控制通气。其性能特征与 LMA 相似，可提供更好的口咽密封压力。Cobra PLA 对张口度要求极小，因此可以用作紧急气道情况下的备选装置。

Tulip 气道装置

Tulip 气道装置（Age of Aquarius，Great Yarmouth，UK）是一种一次性使用的口咽通气道，旨在取代 Guedel 通气道并消除对面罩的需求。它由 Amer Shaikh 博士发明并于 2013 年推向市场。Tulip 通气道是具有多种型号的 Tulip Guedel Type（Guedel Type，GT）（图 20.21），配有头带时可在使用过程中将其固定在合适地方，也可不配头带。Tulip 升级版（图 20.22），其新颖的特点是一个型号可以用于所有成年人。Tulip 的名字反映了它的整体形状和外观。

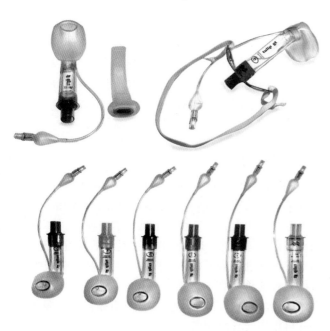

图20.21　多种型号的 Tulip GT（Courtesy of Dr. Amer Shaikh. ）

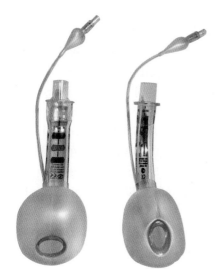

图20.22　Tulip GT 和相应的 Guedel 通气道（Courtesy of Dr. Amer Shaikh. ）

技术说明

Tulip 是一种由聚氯乙烯制成的一次性使用的气道装置。它由一个简单的气道导管组成，其远端气道口由高容、低压的多面型斜面套囊围绕。充气后，套囊位于软腭下方、舌头后面、会厌上方的口咽内。Tulip 的设计类似于套囊口咽气道（cuffed oropharyngeal airway，CO-PA）[144]，但它有一个更大、更靠近远端的非对称型套囊和内径达 10mm×14mm 的更宽的呼吸导管。Tulip GT（图

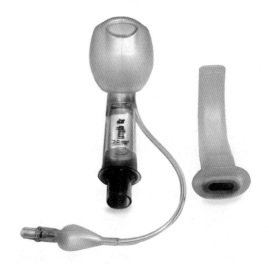

图20.23　单一型号的 Tulip Advance 通气道（已充气）（Courtesy of Dr. Amer Shaikh. ）

20.23）的防咬型呼吸导管有一个直角弯曲，而 Tulip Advance 的导管是平滑弯曲的，近端具用三种颜色的深度标记，以指示成年型的小号（绿色）、中号（橙色）和大号（红色）的正确插入深度。Tulip Advance 是一种"易于插入，易于充气"的装置[145]，而 Tulip GT 具有多种特殊颜色，类似于 Guedel 口咽通气道。Tulip GT 和 Tulip Advance 装置都可以充气以适应解剖结构，可带有或不带泄压阀。泄压阀的设计用于减少多余的囊内压并允许没有经验的使用者使用该装置而无须担心过度的充气量和压力。Tulip 是首个使用这种泄压阀的装置。

插入 Tulip Advance 时套囊处于完全放气或半充气状态，患者的头部处于嗅物位。根据颜色选择型号，将该装置沿着硬腭和软腭进入咽部，直到达到适当的深度。将套囊充气至推荐的最佳内部压力 50cmH$_2$O 或推荐的最大充气量 60mL。

适应证和优势

Tulip 的设计是为了让缺乏经验的使用者、基本生命支持提供者和麻醉医生在院外急救或禁食的择期麻醉患者中容易置入导管。Tulip 的主要优点是简单、易于插入和花费低。

Harrison 及其同事[146]使用人体模型对 Tulip 进行了评估，表明它或许可以作为简易呼吸器的替代品。Robinson 及其同事[145]进行了一项小型的初期临床试验，他们报告称 75 例患者中的 74 例实现了成功的气道管理，没有发生胃胀气或胃反流。其中 14 例患者为了维持呼吸道通畅，需要进行气道操作，例如抬起下颌或伸展头部。

最近，Shaikh 及其同事[147]对 Tulip GT 通气道与

Guedel 通气道和面罩进行了比较,它们由受过基本生命支持培训的气道管理者在接受了麻醉的患者中使用。Tulip GT 更容易被缺乏经验的人员插入,潮气量平均增加 77%,呼气末 CO_2 读数增加 101%,通气压力增加 36%。

并发症

关于 Tulip 的文献目前是有限的,因此讨论该装置的潜在并发症还为时过早。正如 Robinson 及其同事[146]所建议的那样,套囊初始充气不足会导致通气不良。

小结

初步研究显示,Tulip Advance 是一种快速、易于使用的装置,单一型号且一个型号可以用于所有成年人。Tulip GT 是一种多型号、一次性使用的口咽通气道,旨在取代 Guedel 通气道和简易呼吸器。需要更多的临床试验来评估 Tulip TG 在择期手术、紧急气道方面的性能以及在取代 Guedel 通气道方面的作用。

解剖预成形的非充气声门上气道装置

i-gel

i-gel(Intersurgical,Wokingham,United Kingdom)是由 Muhammed Nasir 博士发明并于 2007 年上市的解剖预成形的一次性使用的 SGA 装置。它由医用级热塑性弹性体凝胶(苯乙烯-乙烯-丁二烯苯乙烯)制成,它被称为 i-gel,因为制成它的是柔软的凝胶状材料。儿科型号于 2009 年推出。

技术说明

i-gel 是一种依据解剖学设计的 SGA,具有通气管、柔软的非充气罩杯和胃管通道(图 20.24)。i-gel 具有宽的、半硬性的通气管,横截面为椭圆形曲面,以及硬性集成的咬合块。气道导管末端为宽大的通气孔道,没有栅栏或格栅。柔软的非充气套囊设计为解剖学上适合咽、喉和喉周结构。提供内在整合的胃管通道用于置入胃管(对于 5 号 i-gel,最大为 14F)。在罩杯近端边缘有一隆起("会厌架"),有助于防止向下折叠的会厌阻塞通气口。i-gel 被固定在保护性托架里,共有七种型号用于从新生儿到高大的成人的使用(图 20.25)。根据患者的体重选择合适的型号(表 20.3)。

在插入之前,建议使用水溶性润滑剂润滑罩杯的背面、侧面和前面。插入 i-gel 时将患者的头部和颈部置于嗅物位,轻轻下压颈部,托起下颌便于插入。沿着硬腭向前推进,直到感觉到阻力。主管近端附近的黑色标记用作正确插入深度的指示。插入后,应使用胶带在上颌骨两侧交叉固定 i-gel。i-gel 在插入期间产生有限的血流动力学变化[148]。或者,可以使用"反向倒置"技术,即将 i-gel 的凹面朝向硬腭插入,当到达口咽时旋转 180°[149]。喉镜也可用于辅助 i-gel 插入[150]。插入时应避免压迫环状软骨[151]。

适应证和优势

i-gel 设计用于自主和控制通气的择期手术麻醉期间的使用。非充气罩杯使得其插入可能比带套囊的装置更快更容易。插入的简易性加上易于学习使用,使人们认识到其在紧急气道管理中的作用。良好的气道泄漏压力加上胃管通道预示了在一定程度上可以防止肺误吸,尽管尚未对这种潜在的优点进行研究。由于其管腔直径大,以及远端的气道导管和导管口没有栅栏或格栅,因此 i-gel 可用作气管内插管的导管。i-gel 不含金属部件,可安全用于患者在磁共振成像期间的全身麻醉[152]。

- 解剖位置

Levitan 和 Kinkle[153]的第一份 i-gel 报告评估了在 63 具尸体中插入 i-gel 累计 73 次后的解剖位置。使用光学内镜进行检查,在 73 次插入中有 44 次显示了声门的全貌。对 16 具尸体进行的所有颈部解剖和 8 个 X 线片中,i-gel 的瓦盆状套囊覆住了喉部入口。

Schmidbauer 及其同事[154]比较了 i-gel 与 LMA classic 和 LMA ProSeal 在食管高压尸体模型中的食管密封性。在缓慢增加压力期间,i-gel 在 $13cmH_2O$ 时失去其密封性,而 LMA classic 和 LMA ProSeal 在相当高的压力(分别为 37 和 $58cmH_2O$)时仍保持食道密封性。尽管密封失效,但 i-gel 排水导管可以迅速排出液体。Russo 及其同事[155]使用磁共振成像研究了在 12 例麻醉的人类志愿者中 i-gel 和 LMA Supreme 的解剖位置。LMA Supreme 的尖端比 i-gel 更深入食管上括约肌。然而,LMA Supreme 压缩喉部入口比 i-gel 更多。

- 择期手术——队列研究

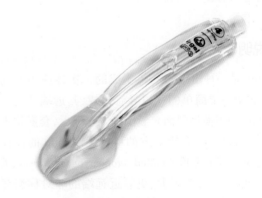

图 20.24   i-gel(Courtesy Intersurgical Company,UK.)

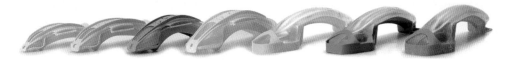

图 20.25　i-gel 被固定在保护性托架里,共有七种型号(Courtesy Intersurgical Company,UK.)

表20.3　i-gel 型号选择

i-gel 型号	患者	体重/kg
1	新生儿	2~5
1.5	婴儿	5~12
2	幼儿	10~25
2.5	少儿	25~35
3	小型成人	30~60
4	中型成人	50~90
5	大型成人	90+

Richez 及其同事[156]评估了 71 例正常气道的健康女性患者,这些患者计划进行择期妇科手术。插入成功率为 97%,平均气道泄漏压力为 30cmH$_2$O。100% 的病例成功插入胃管。发生一例咳嗽和一例轻度咽喉痛。

Gatward 及其同事[157]报告了 100 例患者在控制和自主通气期间使用 i-gel 的情况。86% 的患者首次尝试插入成功,总插入率为 100%。98% 的患者在手术过程中可以保持足够的通气。26 例患者需要进行 53 次管理操作。插入时间中位数为 15s,气道泄漏压力中位数为24cmH$_2$O。在 FIS 检查中,91% 的患者可以看到声带。有一例发生反流但无误吸。

Wharton 及其同事[158]检查了经过人体模型培训的缺乏经验的医生和助理医生在 40 例患者中使用 i-gel 的情况。第一次尝试的成功率为 82.5%,第二次尝试的成功率为 15%。插入时间中位数为 17.5s,气道密封压中位数为 20cmH$_2$O。发生一例反流。

在一项大型前瞻性多中心的观察性研究中,Theiler 及其同事[159]报告了 2 049 例 i-gel 的使用情况。首次通气成功率为 93.4%,总体成功率为 96%。与首次通气失败相关的因素有男性、损伤性下颌半脱位、牙列不全和年龄偏大。平均泄漏压力为 26mmHg。并发症包括喉痉挛(1.2%),短暂性神经损伤(0.1%),1 例短暂性血管迷走神经性心脏停搏,1 例声门血肿。据报道,咽喉痛发病率非常低(2.3%)。

• 择期手术——比较性研究

Uppal 及其同事[160]在交叉研究中比较了 i-gel 和 LMA Unique,该研究纳入了 39 例接受压力控制通气的择期手术的患者。与 LMA Unique(15.2s)相比,i-gel 的插入时间明显更短(12.2s)。两个装置在气道泄漏压力方面没有显著差异(i-gel 为 25cmH$_2$O,LMA Unique 为 22cmH$_2$O)。

在另一项随机交叉研究中,Janakiraman 及其同事[161]对 50 例自主呼吸的健康患者的 i-gel 和 LMA Classic 的使用情况进行了比较。研究人员报告,i-gel 的首次尝试插入成功率(54%)显著低于 LMA Classic(86%)。经过两次尝试并且更换型号后,插入率相似(i-gel 为 84%,LMA Classic 为 92%)。i-gel(20cmH$_2$O)的泄漏压力高于 LMA Classic(17cmH$_2$O),并且 FIS 视图明显更好。

Cattano 及其同事[162]在 50 例健康患者中对 i-gel 和 LMA Unique 进行了比较。更快插入(21.0s vs. 30.0s)使 i-gel 受到青睐,但是其往往需要第二次尝试插入,并且有 3 例患者的 i-gel 最终被 LMA Unique 替代。体重 80~90kg 的患者更容易出现术后咽喉痛和吞咽困难。研究人员表示,较大型号的 i-gel 可能仅限于体重超过 90kg 的患者。

Shin 及其同事[163]在 167 例健康患者中对 i-gel 与 LMA Classic 和 LMA ProSeal 进行了比较。LMA ProSeal(30cmH$_2$O)的气道泄漏压力高于 i-gel(27cmH$_2$O)和 LMA Classic(25cmH$_2$O)。插入成功率和不良事件的发生率相似,尽管 LMA Classic 组的咽喉痛更多。

Amini 和 Khoshfetrat[164]在 120 例患者中对 i-gel 与 Intersurgical Solus LM 进行了比较。Solus 组的泄漏压力明显较高(22.7cmH$_2$O vs. 19.3cmH$_2$O)。Solus 提供了更好的 FIS 喉部视图,并且需要较少的气道操作来保持气道通畅。两种装置的表现同样出色。

Keijzer 及其同事[165]研究了 218 例患者的术后症状,这些患者的气道采用 i-gel 或一次性使用的 La Premiere LM 进行管理。使用 i-gel 时,咽喉痛的发生率明显低于 LM,还可以减少吞咽困难和颈部疼痛。

Ragazzi 及其同事[166]比较了缺乏经验的操作者在麻醉患者中使用 LMA Supreme 和 i-gel 的情况。i-gel 组报道的插入失败例数明显更多(15%),而 LMA Supreme 组则没有。两个装置的插入时间均为 28s。与 i-gel(8%)相比,LMA Supreme(17%)中出现短暂的咽喉痛的患者明显更多。

在 Trendelenburg 体位下进行妇科腹腔镜手术的患者中,Theo 及其同事[167]对 i-gel 与 LMA Supreme 进行了比较。研究纳入了 100 例女性患者。两种装置在所有患者中均成功插入。两种装置的气道泄漏压力相似(LMA Supreme 和 i-gel 分别为 $26.4cmH_2O$ vs. $25.0cmH_2O$),没有胃胀气出现。

Jadhav 及其同事[168]对 60 例接受择期小手术的患者使用 i-gel 与 LMA ProSeal 的情况进行了比较。i-gel (29s)比 LMA ProSeal(41s)插入得更快。与 i-gel ($20cmH_2O$)相比,LMA ProSeal($25.7cmH_2O$)的气道密封压力更高。使用 i-gel 建立有效气道所需的最常见的气道操作是增加插入深度。在另一项比较 i-gel 和 LMA ProSeal(80 例患者)的研究中,Chauhan 及其同事[169]报道两种装置的整体插入成功率均为 100%,与 LMA ProSeal(15.13s)相比 i-gel 的插入速度更快(11.2s)。使用 i-gel 需要更少的气道操作。纤维镜检查显示 i-gel 的解剖位置明显更好。

de Montblanc 及其同事[170]对 31 项成年患者随机临床试验进行了系统评价和荟萃分析,比较了 i-gel 和 LMA 的使用情况。i-gel 需要的插入时间更短,并且降低了术后咽喉痛的发生率。此外,i-gel 和 LMA 的泄漏压力没有差异。

Uppall 及其同事[171]比较了 25 例患者通过 i-gel 和 ETT 进行压力控制通气时的泄漏量(吸入量-呼出量)。泄漏量在 15 或 $20cmH_2O$ 时没有差异,但在 $25cmH_2O$ 时 i-gel 比 ETT 泄漏得更多。未检测到胃胀气。

- 作为气管内插管的导管

i-gel 具有的几个特征使其适合用作气管插管的导管,包括管腔直径大、相对较短的气道导管、远端的气道导管和导管口没有栅栏或格栅、瓦盆状套囊尺寸大。表 20.4 显示了每种型号的 i-gel 可以通过的 ETT 型号。

在人体模型研究中,Michalek 及其同事[172]证明了通过插管型 LMA 和 i-gel 进行 FSI 是一项非常成功的技术。然而,通过 i-gel 进行盲探插管的成功率不高。据 Theiler 及其同事[173]报道,在符合至少一项困难插管标准的患者

表 20.4 通过 i-gel 插入气管内导管的型号选择指南

i-gel 型号	ETT 型号
1	3.0
1.5	4.0
2	5.0
2.5	5.0
3	6.0
4	7.0
5	8.0

ETT,气管导管。

中通过 i-gel 进行盲探插管的成功率也很低。同一作者报道了使用标准的 Rüsch Magill ETT 通过 i-gel 成功进行了 FSI[174]。Halwagi 及其同事[175]报道与 LMA Fastrach (74%)相比,使用 i-gel(69%)进行盲探插管的成功率较低。

最近,Moore 及其同事[176]在 120 例随机分组患者中比较了使用 Parker ETT 通过 i-gel 与 LMA-Fastrach 进行 FSI 的情况。报道了相似的插管成功率(i-gel 为 100%,LMA Fastrach 为 95%)。i-gel 具有插管时间短、声门可视性好的优点。

- 困难气道

Theiler 及其同事[177]在通过使用解救项圈创建的模拟困难气道情景中,对 60 例随机分组患者使用 i-gel 和 LMA Supreme 的情况进行了比较。LMA Supreme 的总体成功插入率为 95%,i-gel 为 93%。i-gel 具有更好的 FIS 视图,但插入时间较长。

i-gel 已被用于困难气道管理,包括用于声门下狭窄患者[178],及作为预测存在困难气道的患者的选择性插管导管[179,180]。i-gel 也被成功用作 LMA 失败后的备用气道装置[181]。

- 儿科患者

对 9 项在儿童中使用 i-gel 与 LMA 的研究进行的系统评价和荟萃分析中,Choi 及其同事[182]发现了相似的首次插入率、插入时间和插入方便性。i-gel 的平均口咽泄漏压力较高。Maitra 及其同事也发现了类似的结果[183]。

Smith 及其同事[184]回顾了 14 项随机对照试验和 8 项观察性研究,比较了 1 号,2.5 号 i-gel 与其他 SGA。他们得出结论,在儿童中 i-gel 至少相当于其他 SGA,且具有更高的口咽泄漏压力和更好的声门 FIS 视图的优点。

并发症

使用 i-gel 的并发症包括舌创伤[185]、环状软骨黏膜糜烂[186]、气管受压[187]、神经损伤[157,188-190]、气道阻塞[191]、反流和误吸[157,158,192]。

小结

i-gel 具有几个优点,包括易于插入、在自主或控制通气期间的良好表现以及术后咽喉并发症的低发生率。进入声门进行气管内插管是可靠的,但需要 FIS 引导。它的局限性是有时密封性很差和尺寸较大。

SLIPA 喉罩气道导管

SLIPA 喉罩气道导管(streamlined liner of pharynx airway,SLIPA)(Hangzhou Fushan Medical Appliances Co.,

Ltd. ,China）是由 Donald Miller 博士研制的，2002 年在第二届全非洲大会上推出，2004 年又在欧洲推出。

技术说明

SLIPA 是一种一次性使用的无套囊 SGA 装置，由软塑料（乙烯-乙酸乙烯酯共聚物）制成的预成形的咽部密封装置（图 20.26）。它是空心的，设计有用于储存咽部分泌物和潜在性胃内反流物的收集室（50mL 容量）。它沿着咽部形成类似靴子的形状，有尖部、梁部、跟部和一个前向气道口。在正确置入后，尖部位于食道，梁部位于舌根处，而跟部将装置固定在食道和鼻咽之间。SLIPA 有六种型号（47~57）供成人使用，带有颜色编码的标准 15mm 连接器（图 20.27）（表 20.5）。型号编号表示设备的最大横向宽度（mm）。通过将测量的患者甲状软骨宽度与 SLIPA 梁部的宽度相匹配，可以最精确地选择合适的型号，也可以使用患者的身高来选择型号。

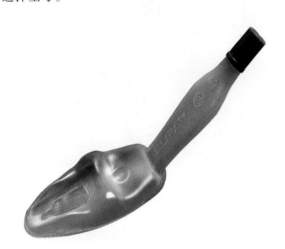

图 20.26　SLIPA

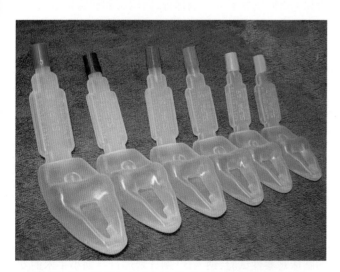

图 20.27　SLIPA：带有颜色编码的标准连接器的六种型号（47~57）供成人使用

表 20.5	SLIPA 型号选择	
SLIPA 型号	患者	身高范围/cm
47	极小型女性	145~160
49	小型女性	152~168
51	中型女性	160~175
53	大型女性/小型男性	163~182
55	中型男性	173~193
57	大型男性	180~200

密封部位和插入技术与 LMA 不同。使患者的头部处于嗅物位，盲探着向食管方向插入 SLIPA。用拇指和其他手指托起下颌并使空心室变平可以便于插入。

适应证和优势

SLIPA 适用于麻醉期间的自主或机械通气。SLIPA 的独特之处在于包含储存室，有效降低了肺误吸的风险。因为它可以被压平，所以在张口受限的情况下特别有用。SLIPA 禁用于上呼吸道解剖异常或气道畸形的情况。

由 Miller 和 Lavelle[193] 在 22 例患者中进行的首次临床试验研究表明，使用 SLIPA 可获得 90% 的成功率。在一个试验性的实验室肺模型中，Miller 和 Light[194] 研究了 LMA、ProSeal LMA 和 SLIPA 的储存容量。在快速和慢速"反流"的情况下 SLIPA 都能够在装置内储存多达 50mL 的水，证明了其在所研究的 SGA 中具有最佳的存储容量。

Hein 及其同事[195] 研究了 SLIPA 为 60 例接受全身麻醉的择期手术患者提供充分的氧合和通气时的插入成功率和有效性。主要研究者使用时的总体插入成功率为 100%，而其他提供者使用时则为 92.5%。23% 的患者报告了轻度咽喉痛。

Lange 及其同事[196] 对在全身麻醉下进行眼科手术的患者使用 SLIPA 与 LMA 进行了比较，这些患者接受低于最大密封压力的压力控制通气。所有使用 LMA 的患者和 98% 的使用 SLIPA 的患者成功确保了气道的安全。尽管使用 SLIPA 的患者有 19% 的胃胀气发生，但没有肺吸入的病例。SLIPA 被报告的咽喉痛发病率非常低（2%）。

几项研究报道了 SLIPA 在腹腔镜妇科手术正压通气全麻中的成功应用[197-199]。Miller 和 Camporota[197] 在接受腹腔镜妇科手术的 150 例健康成年女性中对 SLIPA 与 ProSeal LMA 和 ETT 进行了比较。LMA classic 的首次插入成功率为 95%，SLIPA 则为 92%。LMA ProSeal（31cmH_2O）和 SLIPA（30cmH_2O）均报道了高的气道密封压力。30% 的 LMA ProSeal 患者和 45% 的 SLIPA 患者出现轻度术后咽喉痛。

Huong 及其同事[198] 的另一项研究比较了 SLIPA 和 ETT 对在 Trendelenburg 体位下行腹腔镜妇科手术患者的

呼吸力学和口咽泄漏压力的影响。在通气开始后口咽泄漏压力和峰值吸气压力显著增加,但通过腹腔镜目视检查没有发现胃胀气的迹象。手术后 1 小时咽喉痛的发生率,ETT 为 35%,SLIPA 为 30%。

Woo 及其同事[199]在接受腹腔镜妇科手术的机械通气患者中比较了 SLIPA 和 ProSeal LMA。SLIPA 的喉周泄漏(定义为吸气量和呼气量相差超过 10%)发生率较低。当患者的头颈部位置发生变化时,SLIPA(50 例患者中有 3 例)的咽周泄漏例数少于 ProSeal LMA(51 例患者中有 11 例)。

Lim 及其同事[200]报道了在 LMA 失败后成功使用 SLIPA 作为急救气道装置。作者建议将 SLIPA 作为困难气道的替代气道装置,特别是在咽部狭窄的患者中。

并发症

有报道称通过移除后装置上的污染血迹判断,气道创伤和咽喉痛的发生率增加[201]。将 SLIPA 预热至 37℃ 可以减少咽喉痛的发生率[202]。Ma 和 Fang[203]报告了两例患者在使用 SLIPA 后出现声音嘶哑。

小结

一些研究表明了在自主或机械控制通气(包括妇科腹腔镜手术)期间选择性使用 SLIPA 的有效性和安全性。因为它是无套囊的,所以增加了使用的简便性,但建议仔细选择合适的型号。SLIPA 有一个独特的储存室,旨在防止反流和肺误吸。尽管没有充气套囊,但口咽泄漏压力与 LMA 相似。需要更多的临床证据来确定该特征是否会降低误吸的发生率。

Baska Mask

Baska Mask(Baska Versatile Laryngeal Mask Pty. Ltd.,Strathfield,Australia)是一种新型的一次性使用 SGA 装置,由医用级硅胶制成[204,205]。它是由 Kanag 和 Meenakshi Baska 博士设计的,于 2011 年在欧洲上市。

技术说明

Baska Mask 有一个贯穿整个装置的椭圆形通气导管,其带有标准的 15mm 连接器和一整合的咬合块(图 20.28)。通气道开口位于通气导管的远端。非充气展开式膜质套囊随着每个呼吸周期进行充气和放气,产生有效的气道密封(图 20.29)。此外,在通气导管的两侧有两个用于胃液引流的引流导管,并在位于食管上部的远端孔中开口。连接到套囊上的内置手动手柄可以用于手动调节装置的角度以便于插入。Baska Mask 提供一次性使用和多次使用的型号,带有彩色编码连接器的四种型号可用于不同体重的成人。

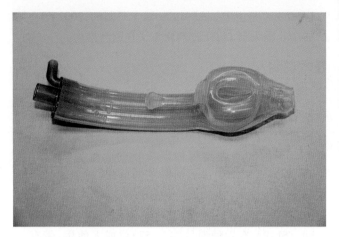

图 20.28 Baska Mask(Courtesy Baska Ltd.,Strathfield,Australia.)

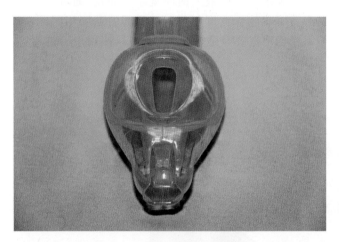

图 20.29 Baska Mask——非充气展开式膜质套囊(Courtesy Baska Ltd.,Strathfield,Australia.)

在插入之前,应通过装置两端的密封和压缩来检查 Baska Mask 的完整性。用水溶性胶浆充分润滑该装置的两侧。使头部和颈部尽可能处于正中位置。使用拇指、示指和中指握住喉罩的近端部分,向软腭和硬腭推进,直到遇到阻力。如有必要,可以拉动手柄以弯曲设备的尖端。患者的门齿应大致位于连接器与导管相接处。如果患者通气困难,则需要调整插入深度或更换一个不同型号的 Baska Mask。其中一根引流管可连接至负压吸引装置,以便在插入或移除该装置时进行连续或间歇的咽部抽吸。

适应证和优势

正确插入和定位后,Baska Mask 可用于人工、机械或自主通气。该装置的独特之处在于它的非充气展开式膜质套囊。没有指示套囊,也不需要给套囊充气,使插入更容易。

Alexiev 及其同事[204]进行了第一项使用 Baska Mask 的临床观察性试验,纳入 30 例计划进行择期小手术的女性。所有插入操作均由主要研究人员进行,他们之前使用 Baska Mask 的经验非常有限。有76.7%的患者在首次尝试时成功插入 Baska Mask，总体成功率为96.7%。插入时间平均为24s。很快就可以学会插入 Baska Mask，一般经历10例患者后插入能力就会有显著提高。

在 Alexiev 及其同事[205]的另一项研究中，将 Baska Mask 与一次性使用的经典 LMA 在150例具有正常气道的女性患者中进行了比较。Baska Mask(73%)的首次插入成功率明显低于 LMA(98%)。然而，它们的整体成功率相似：LMA 为99%，Baska Mask 为96%。与 LMA(22cmH₂O)相比，Baska Mask(40cmH₂O)的气道密封压力明显更高。作者得出结论，在声门的密封性优先于便于插入的临床情况下，Baska Mask 可以作为 LMA 的有用替代物

并发症

Baska Mask 是一种新设备，因此讨论与之相关的潜在并发症还为时过早。Alexiev 及其同事[205]报告说，反复调整插入深度是获得良好气道密封性的必要条件。选择正确装置型号的标准仍未明确定义。

小结

Baska Mask 是一种新的 SGA 装置，到目前为止，临床研究的数据非常有限。该装置的独特之处在于其非充气展开式膜质套囊。没有指示套囊，也不需要给套囊充气，使插入更容易。由于其独特的设计，在对气道密封性要求高于气道置入的简易性时具有优势。

结论

各种非喉罩型声门上气道工具的引入和改良极大地促进了气道管理的安全性。没有一种装置符合理想声门上气道工具的所有标准。非喉罩型声门上气道工具在择期和紧急气道管理方面具有公认的作用，并且它们在手术室以外的作用正在扩大。现有文献支持其安全使用，强调适当的患者选择和无创伤插入的重要性。将囊内压限制在60cmH₂O 可显著提高安全性。随着第二代声门上通气工具的使用，反流和误吸的风险显著降低。尽管已经报道了几种通过声门上气道工具协助气管插管的技术，但仍应该优先选择 FIS 引导技术。尽管非喉罩型声门上气道工具易于插入且易于学习，但仍需要足够的技能、临床判断和专业知识来确保正确使用。特定非喉罩型声门上气道工具的选择应根据可用性、熟练程度和用户偏好来确定。这一领域的持续研究将推动气道管理达到更高的安全标准。

临床要点

- 非喉罩型声门上气道工具可用于机械控制通气或自主通气的择期全身麻醉，在院前环境中或紧急气道情况下作为抢救装置。
- 在 LMA 失败的情况下，非喉罩型声门上气道工具可以提供一种可行的替代方案。
- 为了成功插入，患者应处于足够的麻醉深度或无意识状态。
- 非喉罩型声门上气道工具可用作气管插管的通道。
- 在大多数情况下，盲探插入的非喉罩型声门上气道工具是有效的。插入时应避免用力过大。喉镜辅助插入是一种选择。
- 气道操作，包括托起下颌、调整头颈部位置、改变插入深度或装置型号以及重新插入可能有所帮助。
- 理想情况下，应使用压力计将套囊充气至60cmH₂O。这不适用于紧急情况，但在插入后可以监测囊内压，特别是对于持续超过60min 的手术。
- 非喉罩型声门上气道工具禁用于呕吐反射存在、食管上段异常、已知摄入腐蚀性物质和上呼吸道阻塞的患者。
- 在紧急情况下，使用最熟练的气道工具。
- 麻醉医生应该熟练掌握替代性气道装置和技术。

（张腾蛟 译　华震 审）

部分参考文献

11. Hernandez MR, Klock PA Jr, Ovassapian A. Evolution of the extraglottic airway: a review of its history, applications, and practical tips for success. *Anesth Analg.* 2012;114:349-368.
32. Gaitini LA, Vaida SJ, Mostafa S, et al. The Combitube in elective surgery: a report of 200 cases. *Anesthesiology.* 2001;94:79-82.
57. Lorenz V, Rich JM, Schebesta K, et al. Comparison of the Easy-Tube and endotracheal tube during general anesthesia in fasted adult patients. *J Clin Anesth.* 2009;21:341-347.
58. Gaitini L, Yanovsky B, Somri M, et al. Prospective randomized comparison between EasyTube and Esophageal Tracheal Combitube during general anesthesia with mechanical ventilation. *J Clin Anesth.* 2011;23:475-481.
65. Asai T, Shingu K, Cook T. Use of the laryngeal tube in 100 patients. *Acta Anaesthesiol Scand.* 2003;47:828-832.
67. Gaitini L, Vaida S, Somri M, et al. An evaluation of the laryngeal tube during general anesthesia using mechanical ventilation. *Anesth Analg.* 2003;96:1750-1755.
76. Hagberg C, Bogomolny Y, Gilmore C, Gibson V, Kaitner M, Khurana S. An evaluation of the insertion and function of a new supraglottic airway device, the King LT, during spontaneous ventilation. *Anesth Analg.* 2006;102:621-625.
121. Hooshangi H, Wong DT. Brief review: the Cobra Perilaryngeal Airway (CobraPLA and the Streamlined Liner of Pharyngeal Airway (SLIPA) supraglottic airways. *Can J Anaesth.* 2008;55:177-185.
159. Theiler L, Gutzmann M, Kleine-Brueggeney M, et al. i-gel™ supraglottic airway in clinical practice: a prospective observational multicentre study. *Br J Anaesth.* 2012;109:990-995.
176. Moore A, Gregoire-Bertrand F, Massicotte N, et al. I-gel™ versus LMA-Fastrach™ supraglottic airway for flexible bronchoscope-guided tracheal intubation using a Parker (GlideRite™) endotracheal tube: a randomized controlled trial. *Anesth Analg.* 2015;121:430-436.

All references can be found online at expertconsult.com.

第21章 喉镜气管插管

Paul A. Baker, and Arnd Timmermann

引言

　　气管内插管是指在气管内插入气管导管（endotracheal tube，ETT）以便于通气或其他肺部治疗。气管内插

知识框 21.1　气管内插管的优势

1. 经口、鼻或气管建立通畅气道
2. 控制通气时可以提供浓度高达 100% 的氧气
3. 高气道压机械通气
4. 气道保护防止误吸
5. 吸引分泌物
6. 肺隔离
7. 可通过导管给药，如麻醉性气体

管的优势见知识框 21.1。最早的气管内通气因通过气管切开进行心肺复苏而兴起，随着 ETT 的发展，气管内通气技术也不断进步，ETT 可起到肺脏保护的作用，避免误吸。最终，吸入麻醉剂的发现促进了要求气道保护、控制通气和肺脏治疗等外科技术的发展。本章将先回顾在心肺复苏、院前气道管理、急诊医学、重症监护和麻醉方面进行气管内插管时的主要适应证，然后再探讨非技术和技术方面的问题。

气管内插管在心肺复苏中的应用

　　气管插管的记录最早可追溯到一千多年前，一位叫 Avicenna 的波斯医生对猪进行了最早的气管插管实验。1543 年，比利时解剖学家 Andreas Vesalius 通过气管切开将藤管插入猪气管内进行了气管内插管。这些具有里程碑意义的发展使得控制通气成为可能，并为心肺复苏的后续发展奠定了基础。1754 年，英国外科医生 Benjamin Pugh 用他的"空气管"对一名窒息的新生儿首次实施了经口气管插管。随后在 1788 年，另一位英国外科医生 Charles Kite 报道称：他使用弯曲的金属套管，盲插到几个泰晤士河溺水者的气管内[1]。

　　对于需要心肺复苏（cardiopulmonary resuscitation，CPR）的患者，气管内插管仍然被认为是控制气道和提供通气的"金标准"[2]。尽管可替代的通气技术已成功的使用，其中包括气囊面罩通气（bag-mask ventilation，BMV）和声门上气道工具（supraglottic airways，SGA），但目前没有任何证据支持它们可以作为 CPR 期间控制气道和提供通气的专门技术[3]。在心肺复苏过程中气管插管有许多明显的优势。气管内插管可在持续胸部按压

过程中提供无间断通气[4]、保持气道通畅、保证有效通气（尤其是在低肺顺应性和高阻力的情况下）、防止误吸、降低胃胀的发生率（尽管没有可靠的证据表明与气管内插管相比 BMV 可增加在 CPR 期间误吸的发生率）。气管内插管的缺点包括未被识别的食道插管或支气管插管[5]，长时间的插管尝试会导致 CPR 中断，气管导管脱出和过度通气。这些问题在缺乏经验的插管者中较为常见。

心肺复苏期间最佳的气道技术取决于患者的需求、临床情况、有无合适的工具以及抢救人员的技术[6,7]。解决这些问题的方法包括气道管理的培训、气道工具的合理选择以及患者的监测。呼气末二氧化碳波形图可在 CPR 期间提供气管插管位置的临床评估，它是确认和监测气管导管位置最敏感、最准确的方法。但它不能区分气管导管位置位于气管还是支气管[3]。

新生儿心肺复苏时需要气管内插管的指征包括气囊面罩通气时间过长或无效，需要胸外按压，需要使用气管表面活性剂，需要管理先天性气道异常的新生儿（如先天性膈疝或严重小下颌畸形）[8,9]。胎粪阻塞气道也是气管内插管的指征，但是对于羊水被胎粪污染但出生时有活力的新生儿，不建议常规进行气管内插管和吸引[10,11]。插管时应该谨慎小心，避免损伤和误入食道。

因溺水而导致心跳呼吸骤停的患者最好采用带套囊的气管导管，尽早逆转低氧血症，保护气道[12]。对于溺水患者早先已提出一系列的通气技术建议。气管内插管的优势是在低肺顺应性和高气道阻力的情况下，通过正压通气（positive pressure ventilation, PPV）保持气道环境通畅、安全。溺水患者肺脏的生理功能发生改变，其生理特点是高气道阻力、低肺顺应性，可能需要高达 40cmH$_2$O 复张压力来治疗此类患者的低氧血症。此压力已超过所有的 SGA 的漏气压，会导致 SGA 通气失败[13]。因此，气管内插管是此类患者气道管理的首选。

电灼伤者的气道管理：如果面部和颈部周围有损伤而导致软组织水肿和气道梗阻，应尽早为此类患者实施气管内插管[12]。

气管内插管在院前抢救中的应用

在不乐观的条件下，通常需要在院前环境中紧急气管内插管，如休克、心跳呼吸骤停、外伤性脑损伤（traumatic brain injury, TBI）、气道创伤或未纠正的呼吸衰竭等重症患者。目前还没有关于成人创伤患者的基础和高级院前气道管理的前瞻性对照研究，但是在一些研究中已提示气管内插管的益处[14-16]。一些证据表明，对于儿童患者在院前插管的临床预后并不比仅使用 BMV 好[17]。然而，针对儿童的另一项研究表明，由直升机运输医疗队实施的院前气管内插管是安全有效的，但由急救医护人员进行此操作所引起的并发症高得令人无法接受[18-19]。

对于格拉斯哥昏迷评分（Glasgow coma scale, GCS）≤ 8 分的所有患者[20]，国际脑外伤基金会指南建议进行院前气管内插管。早期纠正低氧、恢复正常通气、防止误吸与这类患者的良好预后息息相关[15]。尽管有这些指南建议，但实施的依从性很低[21,22]，并且一些临床数据显示早期插管与死亡率增加之间存在相关性[23]。

院前插管死亡率的增加可能由插管操作不当和过度通气所致[24]。在院前环境中，气管内插管更难实施。一项样本量为 1 106 例的院前插管（由麻醉科培训过的急诊医生实施）研究发现，与非创伤患者相比，创伤患者发生困难气道（difficult airway, DA）以及插管失败的可能性更大[25]。在该研究中发现，院前插管发生 DA 的概率为 14.8%，而在手术室发生率仅为 1%~4%[26]。在一项针对 472 例创伤患者的院前气道管理的研究中发现，由护理人员实施插管的患者中 57% 仍有气道问题，36% 插管失败和 11% 误入食道的患者需要医生团队进一步处理[27]。这使得一些人建议使用 SGA 或替代直接喉镜（direct laryngoscopy, DL）的工具来进行院前气道管理，尤其是针对经验不足的人员[7,28]。

众所周知，控制通气可改善 TBI 的预后，但院前对 PACO$_2$ 的控制却比较困难。对院前通气的 TBI 患者的随机对照研究中，当不使用二氧化碳波形监测时，通气正常仅为 12.9%，而使用监测时则能达到 57.5%[29]。尽管通常建议使用二氧化碳波形监测来确认 ETT 的正确放置和监测机械通气，但 PETCO$_2$ 并不是反应 PaCO$_2$ 的可靠指标。建议使用动脉血气监测以提高院前机械通气的质量，特别是针对那些需要严格控制 PaCO$_2$ 或需要长时间转运的患者[30]。

气管内插管在急诊医学中的应用

急诊科的气道管理通常是紧急和风险之间的最佳权衡。由于患者正处于病情恶化和危急的状况下，所以评估患者、检查气道和制定气道方案的时间可能是有限的。急诊科的患者通常有生理功能不稳定、有误吸风险、不能配合和意识丧失等特点，需要紧急关注处理。在可能有潜在不稳定颈椎的情况下管理气道也是常见的。病史通常不完整或无法获得。在急诊室（emergency room, ER）可能无法进行术前气道评估[31]。基于临床状况的紧迫性，上述的这些风险就显得没那么重要了。

在急诊科，许多临床状况的紧急性意味着气管内插管的益处大于其风险。对急诊科患者进行气管内插管的益处与外科择期手术患者相似：提供安全的气道管理、控制通气、保护气道和清除分泌物。对危重患者气管内插管的风险包括血流动力学不稳定、食管内插管、气胸和肺部误吸[32]。正因为这些风险，为此类患者插管的医务人员应具备熟练的气道管理技术和选择合适气道工具的能力。当不在手术室内、需要气道管理并且多次尝试插管之后，气管插管的风险显著增加[33,34]。在一项样本量为2 500例的手术室外气管内插管的观察性研究中，Mort统计发现尝试两次以上的气管内插管会显著增加低氧血症、胃内容物反流、胃内容物误吸、心动过缓和心脏骤停等并发症的风险。

气管内插管的适应证通常与临床情况的紧急性相关。例如，在急诊科，患者突然心脏呼吸骤停、肌肉张力几乎丧失或者气道保护性反射消失，则气管内插管成为紧急情况。出现这种情况应立即用DL经口插入带套囊的ETT，而不需要使用辅助药物。

紧急气管内插管也适用于一系列创伤患者，如气道可能存在直接或潜在风险的患者，或者患者的病情状况需要紧急气道管理。这类患者可以通过快速序贯诱导（rapid sequence induction，RSI）来进行气管内插管。RSI是ER内经口气管内插管的金标准技术，是指在预充氧后给予强效麻醉药（依托咪酯、异丙酚、氯胺酮或硫喷妥钠）和速效肌松药（琥珀酰胆碱或罗库溴铵）。RSI的成功率很高，也是其他经口或鼻插管失败后需要抢救时的主要备选方案，该情况的发生率在紧急插管中高达2.7%[35]。RSI期间是否应对环状软骨加压是有争议的，因为那可能有碍于气道管理[36,37]。临床中可根据呼吸窘迫和呼吸肌疲劳程度评估情况的紧急性（知识框21.2）。

其他的一些疾病（如过敏反应、烧伤、哮喘、喉气管支气管炎或急性会厌炎等）可能采用保守的气道管理方法更合理，当然这主要取决于医疗水平的进步程度。如果临床情况恶化或病情进展加剧，这些患者可能需要气管内插管。对于因药物过量而失去意识的患者进行气道管理，通常不需要气管内插管。

如果患者张口不能或张口严重受限，喉部、气管或远端气道本身存在疾病，则应禁用RSI。这其中包括因穿透性颈部损伤出现喘鸣的患者，或因纵隔肿块导致呼吸窘迫的患者。张口受限可能是由于血管性水肿、Ludwig咽峡炎、下颌骨不能活动、颈椎病、下颌内固定或气道变形所致[38]。这类患者可能需要其他的插管技术，并可能需要多学科协作来进行气道管理[39]。

对于明确或怀疑有DA的可稳定配合的患者建议用支气管软镜（flexible bronchoscope，FB）进行清醒插管（awake intubation，AI）[40]。在急诊科对于病情快速恶化的患者，使用这种技术是不适合的，尤其不适合由缺乏经验的医生实施。

对于病情不稳定的急诊患者如果在转运到计算机断层扫描（computed tomography，CT）室、磁共振成像（magnetic resonance imaging，MRI）室或重症监护病房（intensive care unit，ICU）期间需要安全的气道管理，有必要进行气管内插管。

气管内插管在重症监护室中的应用

ICU内气管内插管最常见的适应证是急性呼吸衰竭、休克和神经系统疾病[41]。控制通气需要气管内插管，用以治疗顽固性低氧血症（通常存在多器官功能衰竭）。知识框21.3列出了低氧性呼吸衰竭的预测因素。

插管的决定通常是在临床环境背景下基于患者病情的预期预后而做出的。临床体征（知识框21.2）或不断恶化的客观指标（表21.1）可支持这一决定。

在ICU中患者出现呼吸暂停、气道阻塞、需再插管或心搏骤停、呼吸停止等情况需要紧急插管。如果患者意识丧失，没有气道反射或瘫痪，气管内插管可以在没有药物支持的情况下进行。

急诊科常用的RSI技术可能不适用于ICU中不稳定的患者。呼吸功能储备有限的患者的预充氧效果会因功能残气量（functional residual capacity，FRC）的降低和死腔的增加而大打折扣[42]。常用的诱导药物会对不稳定的患者产生不利的影响。在这种情况下，可采用镇静和局部麻醉的非快速顺序诱导技术。

知识框21.2 呼吸窘迫和呼吸肌疲劳的症状

1. 焦虑表情——皱眉
2. 交感兴奋的迹象——瞳孔扩大、额头出汗
3. 呼吸困难——说话减少
4. 辅助呼吸肌的使用——头抬高
5. 吸气时张嘴——舔干燥的嘴唇
6. 自主呼气末正压通气（PEEP）——噘嘴、呼气咕噜声、呻吟
7. 嘴唇发绀
8. 烦躁不安——淡漠和昏迷

Data from references 166-169.

知识框21.3 低氧性呼吸衰竭的预测因素

1. 1~2h后，P_aO_2/FiO_2 没有或极少的增加
2. 患者年龄超过40岁
3. 紧急入院（简化生理评分大于35分）
4. 存在ARDS的症状
5. 社区获得性肺炎伴或不伴败血症
6. 多器官衰竭

ARDS，急性呼吸窘迫综合征

（Adapted from Nava S, Hill N. Non-invasive ventilation in acute respiratory failure. *Lancet*. 2009;374:250-259.）

表 21.1　气管插管的客观定量标准

呼吸功能		可能插管		
分类	变量	可接受范围	胸部 PT, 吸氧, 药物治疗, 密切监测	可能插管和通气
呼吸力	肺活量(mL/kg)	67~75	65~15	<15
	吸气力(mL H_2O)	100~50	50~25	<25
氧合作用	吸室内空气 A-aDO_2(mmHg)	<38	38~55	>55
	FiO_2=1.0	<100	100~450	>450
	吸室内空气 PaO_2(mmHg)	<72	72~55	<55
	FiO_2=1.0	>400	400~200	<200
通气	呼吸频率(次/min)	10~25	25~40 或<8	>40 或<6
	$PaCO_2$(mmHg)	34~45	45~60	<60

PT,物理疗法;A-aDO_2,肺泡动脉氧分压差;PaO_2,动脉氧分压;$PaCO_2$,动脉二氧化碳分压;FiO_2,吸入氧浓度。
Adapted from Pontpoppidan H, Geffin B, Lowenstein E. Acute respiratory failure in the adult;2. *N Engl J Med*. 1972;287:743-752.
PT, Physical therapy;*A-aDO2*, alveolar-arterial partial pressure of oxygen difference;*PaO2* and *PaCO2*, arterial partial pressure of oxygen and carbon dioxide, respectively;*FiO2*, inspired concentration of oxygen.

知识框 21.4　气管插管的指征和无创通气的相对禁忌证

1. 生命体征不稳定
2. 躁动且不能配合
3. 无法保护气道
4. 吞咽障碍
5. 分泌物过多,且未得到充分处理
6. 多器官功能衰竭(两个以上)
7. 近期有过上呼吸道或上胃肠道手术
8. 无创通气失败

(Adapted from Nava S, Hill N. Non-invasive ventilation in acute respiratory failure. *Lancet*. 2009;374:250-259.)

在过去的 20 年中,随着适应证的明确定义和一系列面罩及接口的发明,无创通气技术越来越受欢迎。其适应证包括心源性肺水肿和恶化的慢性阻塞性肺疾病(chronic obstructive pulmonary disease,COPD)等。对于呼吸暂停或无法面罩通气的患者,禁止进行无创通气[43]。知识框 21.4 列出了更适合于气管内插管和无创通气相对禁忌证。

在皇家麻醉学院和困难气道协会(DAS)NAP4 调查研究中发现,184 例患者因气道管理而出现严重并发症,其中包括:死亡、脑损伤、紧急气管切开、意外入住 ICU 和延长 ICU 入住时间[44]。其中 36 例患者发生于 ICU 中。尽管发生于 ICU 中总的报道例数不到 20%,但其中超过 60% 的病例导致死亡或脑损伤,而麻醉中只有 14%。评估人员发现 ICU 的气道管理标准低于麻醉科和急诊科。作者建议在气管插管前使用插管核查表来帮助你做好对患者、设备、药物和团队的准备。图 21.1 是这种核查表的范例。对于危重患者的插管建议使用二氧化碳波形监测。ICU 中气管内插管所引起的气道意外事件发生率相对较低。在一项 5 046 例 ICU 插管患者的研究中发现,气道意外事件发生率为 0.7%。气管内插管的意外发生率低于气管切开[45]。患者自己拔管是最常见 ETT 意外事故,发生率高达 16%。通过严格的临床监测和在职教育,这一发生率可降至 0.3%。意外拔管后,再插管率为 14% ~ 65%[46]。在一项前瞻性多中心队列观察研究中发现,ICU 中肥胖患者困难插管发生率是手术室中的两倍(16.3% vs 8.2%,P<0.01),并且 ICU 中插管相关的严重危及生命并发症的发生率是手术室中的 20 倍[47]。

除了机械通气外,气管内插管还有助于其他类型的呼吸治疗。中重度一氧化碳中毒患者吸 100% 纯氧可获益。在正常气压环境下,通过 ETT 能最可靠的达到这种吸入氧浓度。通过 ETT 进行的其他治疗包括给予合成表面活性剂以治疗早产儿的呼吸窘迫综合征(respiratory distress syndrome,RDS)。还可通过气管内插管对接受机械通气治疗的急性肺损伤、急性呼吸窘迫综合征(acute respiratory distress syndrome,ARDS)和 RDS 的成人、婴儿和新生儿给予一氧化氮(nitric oxide,NO)。氦氧是氧气和氦气的混合物,可用于改善气道狭窄患者(如哮喘患者)的气道通畅度。另一方面,由于血浆浓度的不可预测性,不再推荐在 CPR 期间通过气管内途径紧急给药,骨内途径更加可靠[6]。

通过 ETT 吸引清除气道内分泌物有助于避免肺不张和肺实变,这对维持通气很重要。吸痰可引起如下并发症:低氧血症、心血管不稳定、颅内压升高、肺不张、感染和气道创伤等。知识框 21.5 列出了 ICU 内成人插管患者气管内吸引分泌物的循证建议[48]。

知识框 21.5　对监护室内插管的成人患者吸痰的建议

1. 吸痰时间不超过 15s
2. 连续而不是间歇吸痰
3. 避免盐水灌洗
4. 吸痰前后给予过度氧合
5. 常规过度氧合的同时给予过度充气
6. 始终保持无菌操作
7. 使用密闭式或开放式吸引系统

Adapted from Pedersen CM, Rosendahl-Nielsen M, Hjermind J, et al. Review. Endotracheal suctioning of the adult intubated patient—What is the evidence? *Intensive Crit Care Nurs*. 2009;25:21-30.)

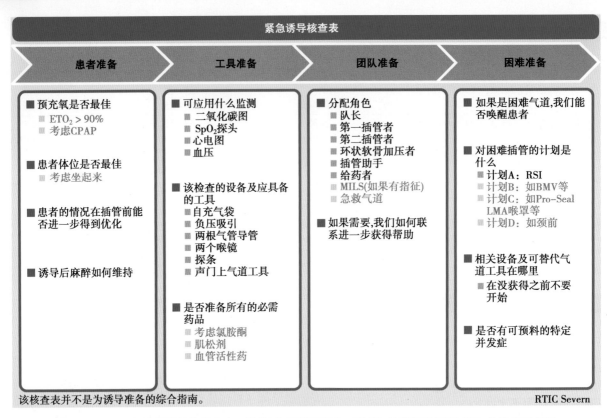

图 21.1 用于急诊插管前的检查表。BMV,气囊面罩通气;CPAP,持续气道正压;RSI,快速序贯诱导

气管内插管在全身麻醉中的应用

外科技术的不断发展极大地促使 ETT 设计的不断改进。19 世纪初,因上呼吸道手术中产生的手术碎屑的误吸,导致术后肺炎的增加。1878 年,William Macewen 首次在一位舌根肿瘤患者的麻醉中使用了 ETT[49]。Macewen 也关注误吸的问题,他在 1880 年设计了一种带海绵项圈的金属 ETT,并且经口盲插入气管内。在 1888 年,O'Dwyer 设计了一个带有圆锥形末端的弯曲金属套管,可为喉部提供密封作用。该工具有助于提高气管内压力,可避免胸外科手术中肺塌陷。1895 年,Alfred Kirstein 用内镜进行了清醒的直接喉镜检查[50]。该原始工具是 Jackson 及其他人研制其他喉镜的前身,辅助了 ETT 的使用。第一次世界大战,带来了大量头部和颈部需要整形手术的伤者,促使 Rowbotham 和 Magill 设计出带有咽部或气管套囊的经口和经鼻的 ETT。胸外科手术的麻醉管理促成 ETT 设计的另一个进步;1932 年,Gale 和 Waters 设计出第一个支气管内导管[1]。自此,气管内插管技术已经建立,Macintosh 宣称"能在直视下把 ETT 置入气管是麻醉医生成功的标志"[51]。

在现代麻醉中,气管内插管作为主要气道管理方法和急救手段,已广泛用于择期和急诊手术。患者的特点和预行手术往往决定了 ETT 的合理选择。需要在全身麻醉下进行重大手术的患者需选择气管内插管,控制通气、心肺复苏、建立气道通路、患者体位、手术时间都是整个气道计划要考虑的因素。特别的通气导管用于特定的手术类型。例如,需要肺隔离的胸外科手术、需要显微喉镜或激光治疗的喉部手术、需要经鼻插管的张口受限的手术、口腔手术和颌面外科手术。

当主要手术方案改变时,可能会需要气管内插管。例如,将支气管镜检查变成肺叶切除术就需要气管内插管。有时,在简单的麻醉期间会出现大出血、过敏反应、恶性高热等严重并发症,在复苏期间需要进行气管内插管。

禁食患者的气道管理既可选择 SGA 也可选择气管内插管,但 SGA 的局限性在于 PPV 不足(特别是在气道梗阻、肺顺应性低或高气道阻力的情况下),并且 SGA 占据口腔内一定的空间,无法使用鼻咽通气道。这些都是选择合适的气道工具所要考虑的重要因素。第二代喉罩改进了套囊密封压和胃引流管,扩大了 SGA 的应用范围[52,53]。过去被认为只适合气管内插管的手术,如腹腔镜手术、俯卧位手术、肥胖患者、长时间手术、扁桃体切除术和镇静患者开颅术,现在经验丰富的医生可通过密切监护通气质量使用 SGA 进行麻醉[54-61]。应仔细地对患者进行个体化评估并根据病情特点来选择 SGA 作为通气工具。

安全的气道管理应准备好针对面罩或 SGA 通气失

败的方案 B。面罩或 SGA 通气失败后,气道管理可能如方案 B 所示转换成气管内插管。麻醉期间无法进行面罩通气的相关因素有:颈部放疗史、男性、睡眠呼吸暂停、Mallampati Ⅲ 或 Ⅳ 级以及有络腮胡等,其发生率为 0.15%[62]。Kheterpal 在一项 53 041 例手术研究中发现,77 例患者无法面罩通气(0.15%)。其中的 19 例(25%)插管困难,但最后 15 例插管成功。最终,77 例不能面罩通气的患者中有 74 例插管成功,这加强了气管内插管对于通气失败患者的重要性[62]。

美国麻醉师协会(ASA)"困难气道管理实践指南"建议为已知 DA 患者实施清醒插管(AI)。这通常指的是用插管软镜(flexible intubation scope,FIS)行气管内插管,但其他技术如逆行 AI、颏下 AI、通过插管喉罩的 AI、清醒光棒技术和清醒的可视喉镜(video-assisted laryngoscopy,VAL)等也被报道过[63-67]。这些技术的最终目的都是用 ETT 提供一个安全的气道。

虽然气管内插管被认为是防止麻醉患者胃内容物误吸的"金标准",但是由于液体流过套囊的风险很大,所以评估套囊的密封性很重要[68]。这尤其适用于高压低容量套囊[69]。评估 ETT 或 SGA 的肺脏误吸相对风险的证据有限。一项样本量为 65 712 的手术相对风险分析发现,与 ETT 相比,喉罩的使用并不增加肺脏误吸的风险[70]。

气管插管前的决策

在实施气管插管前,要考虑为什么实施、在什么地方实施、如何实施、什么时候实施以及由谁实施[71]。气道管理实践指南为明确这些决策提供了有用的建议(见第 11 章)[42,72-76]。如果忽视重要决策,可能会出现严重的并发症和死亡率。NAP4 中发现判断力差(59%)是导致气道管理严重并发症的第二常见原因和促成因素,仅次于患者因素(77%)[44]。

NAP4 研究中发现困难或延迟插管、插管失败和"不能插管/不能氧合"(cannot intubate/cannot oxygenate,CI/CO)的情况占麻醉期间意外事件的 39%,其中 CI/CO 占麻醉相关死亡率的 25%。在很多情况下坚持用喉镜插管而忽略其他选择(如唤醒患者)是一种固执的错误,会导致严重不良后果。明确气管插管的适应证,制订气道方案,确定何时何地实施,使用成功率最高的技术,具备必要的技能、设备和支持,这些都是安全气管插管的重要要求。

喉镜及气管插管前的准备

花一定的时间做好气管插管前的准备是明智的。首次气管插管成功率最高,随后的每次尝试成功率都会降

低。所有的最新气道管理指南都建议限制插管次数[40,72-75]。因此,最明智的是让你的第一次尝试成为最佳尝试。这需要提前准备好方案以备在最佳条件下插管。

设备

实践指南建议使用含有专用设备的存储箱来管理 DA[40,76]。此外,还建议在所有实施气道管理的地方能立即获得实施紧急气道的设备[77]。插管设备的安全原则基于标准、充足和安全理念。避免气道车中过度杂乱和不必要工具的重复(标准)[78]。这一原则有利于整个团队对设备的熟悉,并有助于教学和学习。充足可确保在发生设备故障时备用设备的安全性(各种型号的备用喉镜;可替代设备,如 Macintosh、Miller、McCoy、可视喉镜)。安全理念包括培训、核查表、设备更新、消毒和备用方案。设备的性能需要符合标准,并应定期检查设备以确保其符合用途[77]。知识框 21.6 中列出了进行气管插管的适合的设备清单。

知识框21.6 气管内插管的基本设备

预充氧和通气
1. 氧气(O_2)源
2. 通气球囊或麻醉回路(用于正压通气)
3. 合适型号的面罩
4. 合适型号的口咽、鼻咽通气道
5. 压舌板

气管内导管
6. 合适型号的 ETT(至少两个)
7. 可塑形管芯
8. 套囊注射器,10mL
9. 4%利多卡因胶浆或软膏(普鲁卡因)

药物
10. 静脉麻醉剂和肌松剂(可随时使用)
11. 可靠、自由流动的静脉通路(一些儿科例外)
12. 表面麻醉剂和血管收缩剂(用于经鼻气管插管)

喉镜检查
13. 工作状态的带有扁桃尖端的负压吸引装置
14. 各种类型的带有功能电池手柄的 Miller 镜片
15. 各种类型的带有功能电池手柄的 Macintosh 镜片
16. 头部和肩部摆体位时所用的垫子(折叠床单、毛巾)

固定气管导管
17. 安息香酊
18. 合适的胶带或面带
19. 听诊器
20. ETCO$_2$ 监测
21. 脉搏血氧饱和度仪

喉镜检查

DL 的作用是暴露喉部解剖结构并为随后的气管插管提供喉部照明。对于经验丰富的医生,82% 的喉镜检查可轻易地显示喉部视野,16% 显示视野受限,2% 显示视野困难[79]。在困难的喉镜检查中,如果会厌被邻近的黏膜牵拉变形或遮盖,很容易见不到喉头。在这种情况下,喉镜的最佳照明度对于提供良好的光学条件很重要。在 DL 检查期间对视觉灵敏度的研究发现,在不同照明度水平下,麻醉医生更喜欢 2 000lux 的照明度。国际标准化组织规定,来自喉镜钩的照明度应超过 500lux,并能维持至少 10min[80]。

评估

气道管理指南建议在气道管理之前,要采集病史、检查患者、回顾病案,并进行其他检查以评估气道[40,72,73]。几种鉴别困难喉镜暴露和困难气管插管的床旁检查曾被描述。但改良的 Mallampati 气道分级、甲颏距离、胸颏距离(胸骨角到下颏角的距离)和张口度等床旁检查,单独作为预测困难气管插管的检查都缺乏准确性[81]。结合床旁检查和多种体格检查可以提高预测 DA 的概率,但不足以作为可靠的预测检查。一些研究已经指出了与气道管理技术和患者因素相关的危险因素[82]。这些信息在计划管理患者气道时非常有用,但由于术前 DA 的预测只能达到 50%,对意外出现的 DA 存有备选方案是明智的[44,83]。新西兰的一项研究发现,68% 的麻醉记录中有气道评估证据,但只有 1/2 的 DA 患者在术前被成功预测[83]。此外,气道评估得出的证据往往被忽视。丹麦麻醉数据库中 15 499 例患者有困难插管或插管失败史,其中 24% 的先前有过困难插管病史患者,在随后的麻醉中成功接受了全身麻醉。先前有过插管失败史的患者中,30% 在随后的手术中也接受了全身麻醉[84]。虽然说面对先前有过 DA 的患者再次全身麻醉插管时并不一定注定失败,但如果在相同条件下,困难的可能性很大。这就强调了 DA 管理后详细文书记录的重要性,其中应包括有关患者体位的信息和所用设备的具体细节。

协助

对于管理气道的医生来说,有一名训练有素的助手是很重要的。在模拟困难气道演练中发现,助手可以提高气道管理的安全性[85]。鉴于困难插管的不可预测性,应向助手简要介绍气道计划,理想情况下应在核对世界卫生组织手术安全检查表(诱导前)阶段进行简要说明[72,86]。助手需要了解他们的角色并熟悉他们的环境,特别是熟悉和了解可用的设备和气道车内的工具[87]。

体位

早在 1930 年,Ivan Magill 就曾写道:在麻醉插管过程中出现的一些主要困难可归因于患者头部错误的体位[88]。

在过去的一百多年中,人们对使用 DL 插管时的最佳体位的看法各不相同。1865 年的 Johan Czermak 和 1895 年的 Alfred Kirstein(第一台喉镜或内窥喉镜的发明者)是间接喉镜的最早使用者。为间接检查声带的前连合,Czermak 和 Kirstein 让患者坐在椅子上,颈部后仰弯曲,头伸展。在 Czermak 的病例中,对接受清醒喉镜检查的患者使用喉外按压手法(external laryngeal manipulation,ELM),影像学显示他们的头处于“嗅物位”。1915 年,来自波士顿的著名外科医生和支气管镜专家 Chevalier Jackson 强调在颈部弯曲位置将头部抬高 10cm 的重要性,这会使得气管、颈部和胸部的轴线对齐[89]。1930 年,Magill 描述了在仰卧位时气管插管的体位。他建议在枕后放一个枕头,在寰椎水平使头部略微伸展,使下颌骨与桌子大致成直角。这是正常站立的人呼吸空气时所采用的姿势[88,90]。1944 年,Bannister 和 Macbeth 提出了三轴线理论,通过颈部后仰弯曲和寰枕关节水平头前伸,使口轴、咽轴和喉轴接近重合于一条直线[91]。

2010 年,Greenland 和他的同事提出了双曲线的新理念,它是由一条口咽初级曲线和一条口咽-舌咽-气管次级曲线组成[92]。利用 MRI,通过改变不同的头颈体位,得出结论:患者处于“嗅物位”时,初级曲线和次级曲线的近端部分最大限度地接近于插管操作者的视线。伸展、抬头和中立位等其他体位,效果都较差。这为 DL 时采用“嗅物位”提供了客观依据,即颈部弯曲 35°,面部平面伸展 15°。

Hochman 和他的同事证实了头部抬高的重要性,他们发现在使用直喉镜片喉镜时,通过将头部抬高至屈曲-屈曲位,可以实现完全的喉部暴露。Levitan 及其同事把这个体位称为“头抬高喉位”(head elevation laryngeal position,HELP),这是因为寰枕关节并没有真正的弯曲[94]。事实证明,肥胖和妊娠患者在使用 DL 时尤其适合采用 HELP 体位,使外耳道和胸骨切线水平一致[95,96]。

患者体位有助于优化喉镜显露和气管插管,通过升高病床使得患者的额头到达麻醉医生剑突水平有助于提供更好的喉部显露(图 21.2)[97]。将患者移到床头为喉镜操作者提供了更舒适的位置。半坐位或反向 Trendelenburg 体位有助于延缓长期呼吸暂停的肥胖和非肥胖患者的缺氧。对麻醉期间机械通气的非肥胖患者采用头高 20° 仰卧位可改善氧合,优于仰卧位或给予呼气末正压(positive end expiratory pressure,PEEP)的患者[98]。用喉镜对儿童进行气管插管时对头部体位的要求是不同的,因为儿童头的相对大小随成熟度的变化而变化。对于新

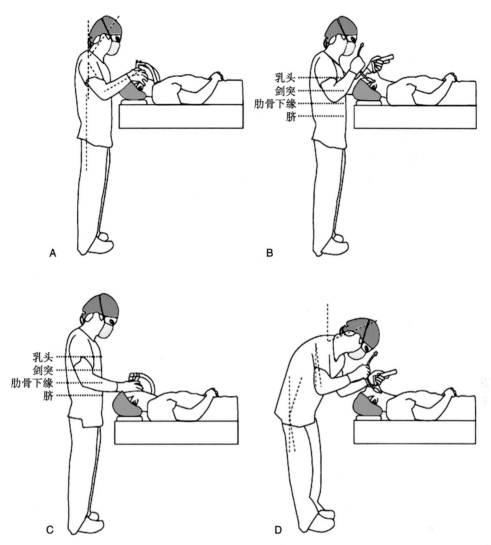

乳头
剑突
肋骨下缘
脐

乳头
剑突
肋骨下缘
脐

图 21.2　A 和 B 是乳头水平示意图。C 和 D 是脐水平示意图。面罩通气时手术床高度应在 A 和 C 水平。气管插管时高度应在 B 和 D 水平。测量的手臂仰角、颈部角度、下背部角度、膝关节屈曲角度和手腕偏移角度在图中用虚线表示。地标的高度用虚线标出（Adapted from Lee H-C, Yun M-J, Hwang J-W, Na H-S, Kim D-H, Park J-Y. Higher operating tables provide better laryngeal views for tracheal intubation. *British Journal of Anaesthesia*. 2014；112：749-755, with permission from Oxford University Press.）

生儿，喉镜暴露时在肩部后面垫一个小枕头可能有利于使口轴、咽轴和喉轴接近重合于一条直线。对于婴儿，则不需要在枕部或肩部垫任何东西，直到小儿长到八岁，才需要在头下垫一个小枕头。

预充氧和围术期氧合

目前的气道管理指南建议在气管插管前预充氧及在插管过程中保持氧供[40,72,74]。这些技术增加了肺脏的氧储备，因此会延长呼吸暂停直到血氧饱和度过低（90% 或更低）的时间（duration of apnea without desaturation, DAWD），从而为喉镜检查和气管插管争取更长的时间，避免缺氧的发生[99]。在无氧供的情况下，麻醉诱导呼吸暂停后，一旦血氧饱和度降至 94%，之后氧饱和度便会迅

速下降，尤其是在呼吸暂停期间存在气道梗阻的情况[100]。DAWD 至 90% 或更低的时间取决于预充氧技术、呼吸暂停开始时的氧储备、氧耗（肥胖和怀孕患者的氧耗增加）以及将 SpO_2 维持在 90% 所需的氧气量。理论上，健康成年人吸纯氧后停止呼吸，SpO_2 降至 90% 的时间为 6.9min，而吸空气后停止呼吸，SpO_2 降至 90% 的时间仅为 1min。在麻醉诱导前，所有患者都需要进行预充氧，因为 50% 的 DA 患者都是无法预测的[83]。预充氧的具体适应证包括：预测有困难面罩通气和/或困难插管的患者，插双腔管的患者，肥胖患者，怀孕患者及患有肺脏疾病的患者。

预充氧技术是指用密闭的面罩潮气量呼吸（tidal volume breathing, TVB）纯氧 3min。与 TVB 等效的快速技术是 60s 内 8 次深呼吸。预充氧可结束的标志是呼气末

氧气浓度（end-tidal oxygen concentration, FEO_2）达到90%。另一种快速技术：在30s内吸纯氧做4次深呼吸，其效果不如上述的两种，不建议使用[99,101]。FEO_2不能达到90%可归因于新鲜气体流量低、FiO_2低、预充氧时间不够和面罩周围漏气。DAWD的时间取决于预充氧的质量、肺功能残气量（function residual capacity, FRC）和氧耗。坐位可增加FRC，让患者在坐位下预充氧可提高其质量。在此背景下，对PEEP的应用进行了研究，几项研究已表明，应用PEEP可改善给氧去氮状况，延长DAWD的时间[102]。

在喉镜检查和气管插管期间，建议使用鼻导管维持氧供至麻醉诱导后期。经鼻吸入15L/min的干燥氧可使FiO_2接近100%，但由于鼻腔干燥会导致患者不耐受，该预充氧方法受限。尽管有此限制，该技术可有效地延长给予镇静剂和肌松剂后呼吸暂停的耐受时间[102]。该技术有一个首字母缩略词的名字：NO DESATS，即"确保安全插管过程中经鼻供氧"（简称经鼻供氧）[103]。为使患者舒适，预充氧开始时可用2L/min的经鼻供氧，诱导后流量可以增加到15L/min。相比之下，使用加温加湿的高流量鼻导管（heated humidified high-flow nasal cannula, HHHFNC）（70L/min），有意识的成人患者均可很好地耐受，这一点已在AI期间接受HHHFNC的患者中得到证实[104]。在ICU中，HHHFNC在困难插管期间也得到了有效的应用，并且在手术中也可作为一种氧合方法来延长患者对呼吸暂停的耐受时间[105,106]。

药物

麻醉药可以影响喉镜检查和气管插管。肌松剂使气管插管更容易，创伤更小[107]。普遍适用于儿童和成人[108,109]。肌松剂的选择也很重要。使用罗库溴铵后呼吸暂停至血氧饱和度下降的时间比琥珀胆碱（司可林）长。这可能是由于使用司可林后引起肌颤增加代谢所致[110]。如果在给予司可林之前先给予利多卡因和芬太尼，呼吸暂停至血氧饱和度下降的时间也会延长[110]。如果插管失败，迅速唤醒患者可能是安全的选择。如果使用的肌松剂为罗库溴铵或维库溴铵，则应立即使用舒更葡糖钠（16mg/kg）拮抗。

并发症、死亡率和气管插管

改善气管插管的条件可以降低喉部并发症的发病率。根据ASA审结的索赔数据发现，喉部是最常见的气道损伤部位，占所有气道索赔事件的33%[111]。喉部损伤主要包括声带麻痹、血肿和声音嘶哑。危险因素包括气管导管尺寸、导管的塑形和套囊压力。

反复插管与缺氧、反流和胃内容物误吸、心动过缓和心搏骤停等并发症的发生率明显相关[112]。许多发表的文献已明确这种相关性，因此建议限制气管插管的次数[40,72,73]。插管失败、导管误入食管、胃内容物误吸以及插管辅助设备（如换管管芯）造成的气道损伤也有可能导致严重的并发症或死亡[113]。

牙齿损伤是麻醉医生被投诉的最常见原因之一，在气管插管期间的发生率为1:1 000~1:150。然而，有些人认为实际发生率不止这些。术前牙齿检查和使用护齿装置可保护牙齿免受损坏，并将牙齿损伤的发生率降低90%。尽管如此，由于护齿装置也会增加插管难度，使用它的可行性很低。护齿装置是否会真正增加插管难度尚无定论。一项样本量80例的研究发现，对安有护齿装置的患者插管时，插管时间只增加了7s[114]。

喉镜评估

现已提出了各种各样的方法用以评价喉部视野和气管插管的质量。这些评价标准可用于科研和宣传气道知识。评分大小并不一定与困难插管直接相关，喉部评价取决于所用喉镜设备和实施者的技术以及观察者的主观意见。这引发了关于有效性和可靠性的思考。

最著名的DL评分系统由Cormack和Lehane提出（CL评分），最初制定这一系统的目的是在喉镜检查期间帮助培训和决策[115]。这是一个四点量表，已经应用于不同形式的DL和VAL[116]。该评分系统从第一次提出开始，经过细分修改，并尝试将四点量表简化为三类，即简单、受限和困难（图21.3）[79]。CL评分存在的问题是它难以被理解，因此作为评分系统可靠性较低[117]。

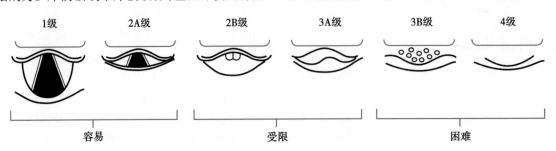

图21.3　Cormack和Lehane分类及喉镜视野下的新分类。视野分类分为容易、受限和困难（Courtesy Cook TM. A new practical classification of laryngeal view. *Anaesthesia*. 2000;55;274-279 with permission from John Wiley and Sons.）

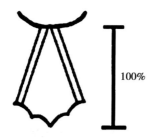

图 21.4　声门开放百分比（POGO）评分法（Courtesy The AirwayCam guide to intubation and practical emergency airway management. Edited by Levitan RM. Wayne, Pennsylvania, USA, AirwayCam Technologies Inc. ,2004, p94. With permission from Dr. RM Levitan.)

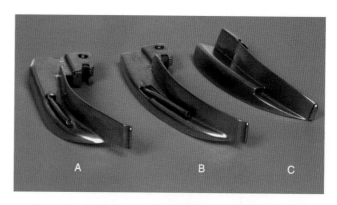

图 21.5　美式 Macintosh 喉镜片（A），英式或 E Mac Macintosh 喉镜片（B），德式 Macintosh 喉镜片（C）（A and B, Welch Allyn, Skaneateles Falls, NY, USA. C, Heine USA Ltd,Dover,NH,USA.)

Ochroch 和他的同事发明另一种替代方法，即声门开放百分比（percentage of glottic opening，POGO）评分法（图 21.4）[118]。该分数代表从前连合到杓间切迹之间可看到声门的部分。得分为 0% 表示看不到声门，100% 表示可看到整个声门。该评分方法具有很好的可靠性。

Adnet 及其同事发明了插管难度量表（intubating difficulty scale,IDS）[119]。IDS 是一个综合的量表评分系统，是由 CL 评分和 IDS 两部分组成。IDS 包含气管插管的实际细节，内容有：声带活动度、上提喉镜的力度、喉部活动度、尝试次数、操作员人数、ELM 的使用和替代设备的使用。0 分表示容易插管，小于 5 分表示轻度困难，大于 5 分表示中度到重度的困难插管。

喉镜检查和气管插管技术

喉镜气管插管可以概括为五个步骤：开放口腔，识别会厌，控制舌体，暴露喉部与识别喉部标志，以及气管插管[120]。这些步骤可适用于弯镜片或直镜片的直接喉镜和可视喉镜。

Macintosh 喉镜和气管插管

Macintosh 根据两个观察结果设计出他的 Macintosh 弯曲喉镜片[121]。首先，喉镜检查时会将喉镜片深入口腔，直到会厌出现在视野中；其次，弯曲的喉镜片可改善喉部的视野[122,123]。

Macintosh 喉镜片柔和连续的曲线设计有利于向上推动舌根。Greenland 描述，这样的设计会达到使原始口咽曲线变平的效果，有利于获得从操作者眼睛到患者喉部的直线视觉效果。喉镜片的尖端放置在会厌谷内，拉紧舌骨会厌韧带，进而间接提起会厌。Macintosh 喉镜片有各种改进设计版本，改变了喉镜片近端的高度（图 21.5）（美式、英式 Macintosh 或 E-Mac，以及德式）、尖端移动度（McCoy）、手柄角度（Polio）和尺寸大小从 1 号到 4 号不等。

Macintosh 喉镜片是世界上最广泛应用的喉镜，具备很多优势[124]。用此喉镜插管的成功率很高，失败率只有

1%～3%[125,126]。由于 Macintosh 喉镜片不会触及会厌的声门面，因此它比直镜片刺激更小。最初认为会厌的舌面由舌咽神经支配，声门面由迷走神经支配。现在已知会厌的两面都被迷走神经和舌咽神经紧密支配。然而，由于声门面神经末梢比舌表面多，因此更敏感[127]。Macintosh 喉镜相对容易学，这使得它很受欢迎。Macintosh 在 1943 年发明了他的弯喉镜片，那时候不用肌松剂插管，并且一些人采用不佳的中线入路，使得直镜片的应用变得困难[128]。

Macintosh 喉镜片的缺点：当喉镜检查困难时，镜片的曲度可能会阻碍插管线路[128]。舌根可被压至远端，从而导致会厌后移[129]。

技术

1. 检查患者并确定是否适合用弯镜片喉镜（嘴、腭和口咽等上呼吸道空间狭小的患者使用可能会受益）。

2. 选择合适长度的镜片。可参考甲颏距离（the thyromental distance，TMD）来选择镜片的长度。如果 TMD 为 5cm，则使用 2 号 Macintosh 镜片；如果 TMD 为 6cm，则使用 3 号 Macintosh 镜片；如果 TMD 超过 7cm，则使用 4 号 Macintosh 镜片[130]。历史上，第一个成人 Macintosh 镜片是 3 号的。在 1943 年，Macintosh 在妇科手术中对其进行了测试使用。因此，应将其视为适合女性的镜片，不适合体格较大的患者。1951 年，在男性身上用 Macintosh 3 号镜片进行喉镜检查效果不佳，从而促进 Macintosh 4 号镜片的研制[124]。

3. 将患者置于"嗅物位"，以使外耳道与胸骨切线对齐（HELP 体位）。可通过将患者的头部在寰枕关节水平伸展 80° 并将颈部向前弯曲约 35° 来实现（图 21.6）。

4. 口腔开放。一种方法是"剪刀技术"，使用右手的第一和第三根手指分开嘴唇和上下颌骨（图 21.7）。用手指彻底分开门牙，可实现口腔内交叉剪式操作，这会使颞下颌关节（temporomandibular joint，TMJ）旋转。然后利用下颌门牙后面的指压使下颌向前移动。或者，用右手

头颈部体位和头颈部上气道轴线

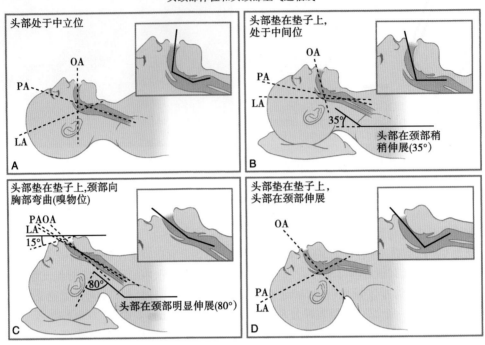

图21.6 示意图显示了四个不同头部体位的口腔轴(OA)、咽轴(PA)和喉轴(LA)。每个头部体位都有一个放大上气道(口、咽和喉)的小插图,并且在上气道内叠加综合(弯曲粗体线)这三个轴线。(A)头部处于中立位,LA、PA和OA明显不对齐。(B)头部垫在一个大垫子上,垫子使颈部向胸部弯曲,并使LA与PA对齐。(C)头部垫在垫子上(使颈部向胸部弯曲)同时头部在颈部的伸展使得三个轴对齐。(D)头部在颈部伸展,但头部未垫垫子使其抬高,这导致PA与LA和OA不对齐(From Benumof JL, editor, Airway management, principles and practice, St. Louis, 1996, Mosby, p 263.)

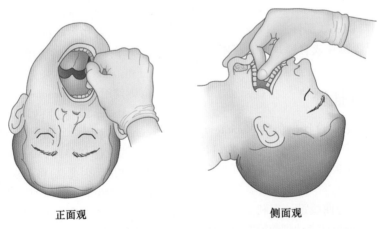

正面观   侧面观

图21.7 用右手拇指向尾侧方向按右、下、后磨牙,同时用右手食指向头侧方向按右、上、后磨牙便可使口腔张开(口内技术)。喉镜检查时应戴手套,因为手可能接触到患者的分泌物

推枕部,使患者头部最大限度地伸展。这样可以扩大张口度,增加上颚和舌头之间的空间(图21.8)[131]。

5. 考虑使用护齿装置

6. 左手握住喉镜柄近镜片端,将喉镜片沿中线缓慢置入口腔,依次暴露并识别舌头、悬雍垂和会厌。仔细识

别会厌是喉镜暴露成功的关键步骤。

7. 喉镜片从舌头的右侧插入,将舌头推向左侧[121]。该操作需要用喉镜片的侧翼控制舌头。

8. 将喉镜片的尖端放在会厌谷,然后改变上提角度至45°(图21.9)。

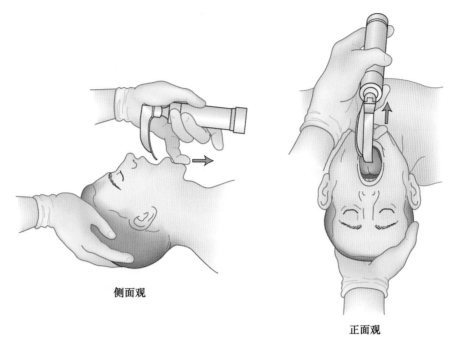

侧面观

正面观

图 21.8　用右手推头使头伸展至脖子以上,同时用小指和左手内侧缘向尾侧方向推下颌骨前部,便于使嘴张开(口外技术)。当镜片接近口腔时,应朝向右侧口角进入。喉镜检查时应戴手套,因为手可能接触到患者的分泌物

传统弯喉镜片的喉镜暴露

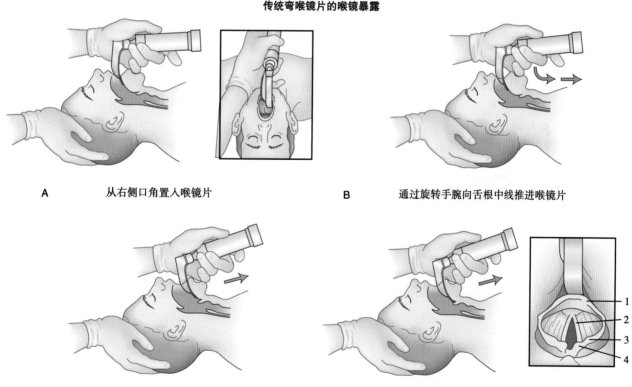

A　从右侧口角置入喉镜片

B　通过旋转手腕向舌根中线推进喉镜片

C　到达舌根部以45°角上提喉镜片

D　触及会厌后以45°角上提喉镜片

图 21.9　使用 Macintosh 镜片如何进行喉镜检查的示意图(弯镜片)。(A)正如侧面观和正面观所示,喉镜片应从右侧口角插入,这样舌头就被推到喉镜的左侧缘。(B)侧面观:镜片绕着舌根前进,部分是通过旋转手腕使镜片的手柄变得更垂直于水平位的(箭头所示)。(C)侧面观:当喉镜尖端到达会厌谷,喉镜柄角度抬高至 45°(箭头所示)。(D)侧面观:持续保持喉镜柄45°的角度使喉部暴露清楚。正面观可见:1. 会厌;2. 声门;3. 杓状软骨的楔形部分;4. 杓状软骨成角部分

9. 向上抬起舌头和下颌,间接抬高会厌,声门就暴露出来了。喉镜的操作要依靠上臂,主要是肩膀和肘部的运动,避免手腕过度活动,那会导致牙齿损伤。喉镜片位置的正确性比蛮力更重要。正确插入和提起喉镜对喉部暴露至关重要(图21.9)[132]。

10. 从喉镜右侧直视下插入适当塑形的气管导管。气管插管的成功率可以通过很多技术来提高。

a. 导管选择。相比于粗的导管,外径细的不会遮挡声门的视野,插管更容易。细导管创伤更小,引起杓状软骨脱位的可能性更小。一些专用导管可避免杓状软骨脱位的问题,包括 Parker flex-tip 管(Parker Medical,Highlands Ranch,CO 80126,USA)和插管型 LMA 导管(Teleflex Medical,Morrisville,NC 27560,USA)。

b. 助手帮忙或用自己右手按压甲状软骨可以改善喉镜暴露时的视野(图21.10 A 和 B)。VAL 可凸显出这种技巧,因为助手可通过屏幕看到他或她的喉外按压效果。向后、上、右推压(backward-upward-right pressure,BURP)操作以及环状软骨加压也可能会使喉部视野变差[133]。如果发生,应释放压力。

c. 在1949年,Robert R. Macintosh 先生描述使用橡胶探条作为 ETT 的导引器[134]。该应用促使 Venn 在1970年设计出当前所用的 Eschmann ETT 导引器[135]。利用尖端35°的弯曲,可用探条在会厌下盲探,实现气管插管。将喉镜固定到位,把 ETT 穿过探条置入,就可完成气管插管。

d. 可塑形的金属管芯可增加放置 ETT 的成功率。应注意避免管芯引起咽部、喉部、气管或食道的损伤。确保管芯前端位于离气管导管尖端至少2cm 的位置[120]。把导管塑形成"套囊以上部分笔直,远端弯曲35°"可增加插管成功率(图21.11)[136]。

e. 需在气管内正确放置 ETT。立即确认插管的位置很重要,可避免支气管内插管、食管内插管或错误的气管插管。在成人中,导管前端最好距隆突2~4.5cm。这样可避免在颈部活动时导管进入支气管或近端导管移位,进而避免不必要的拔管或套囊位于声带导致的漏气。对于儿童的经鼻插管,正确的插管位置可以通过导管上的标记来指导,这比通过公式计算的方法更可靠[137]。应在20cm H_2O 的压力下检测带套囊的 ETT 是否漏气(适合),然后用压力计充气并保持在20cm H_2O 压力下(密封)(图21.12)[138]。尤其是对儿童患者,需认真选择合适管径的 ETT。儿童阶段,多样的导管设计和制造,使导管外套囊直径有很大不同。理想情况下,应选择容量大、压力低的短套囊导管,并且导管上需带有标记,以确保套囊不会在声门下区充气[138]。ETT 型号过大和套囊压力过高会导致气管撕裂等并发症的显著增加[139]。在儿童患者中使用的微套囊 ETT 远端配有高容量、低压套囊[140]。声带上的导管标记可清楚地识别正确的插管深度标记位置[140]。

食管内插管是一种可危及生命的气管插管并发症,它可发生于任何一次插管中,即使是有经验的医生也不例外。气管插管的位置必须通过二氧化碳波形或用 FB 沿着 ETT 间接观察气管环来确认。其他确认插管位置的方法见第30章。

f. 固定气管导管是避免导管移位或意外拔管和再插管的关键。在 ICU 中,气管切开和气管导管移位是导致并发症和死亡的主要原因[113]。肥胖和卧床的患者风险尤其高。无论哪个国家和地区,ICU 中所有的高危插管患者都应使用二氧化碳波形监测。同样,所有气管切开

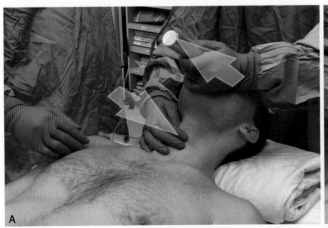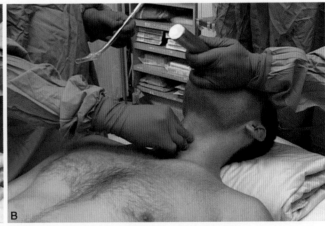

图21.10 (A)双手喉镜检查下的喉外按压手法(ELM)。操作者的右手按在颈前部,最常见的是在甲状软骨,同时直接观察对喉部的影响。(B)当操作者找到最佳视野后,一名助手接替将喉外按压手法保持在最佳位置,操作者的右手释放出来以放置气管导管(Courtesy the AirwayCam guide to intubation and practical emergency airway management. Edited by Levitan RM. Wayne,Pennsylvania,USA,AirwayCam Technologies Inc.,2004,p106. With permission from Dr. RM Levitan.)

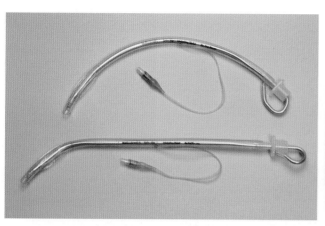

图 21.11　管芯塑形。用管芯将导管塑形成到套囊处笔直的形状可改善喉镜检查者的视线，可沿着径直的导管长轴观察到导管尖端。另一种弧形曲线会干扰视线（Image courtesy Covidien, a Medtronic company, Mansfield, MA, USA. www.medtronic.com.）

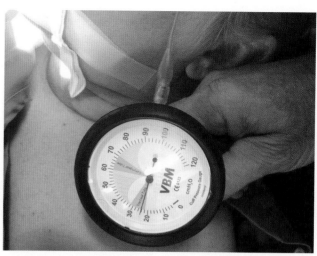

图 21.12　套囊压力计，用于精确充气和保持套囊压力（Image courtesy VBM, Einsteinstrasse 1, DE-72172 Sulz a. N., Germany. www.vbm-medical.de.）

和气管插管患者在机械通气过程中也建议连续使用二氧化碳波形监测[113]。

可靠的导管固定技术是避免不必要的气管导管移位或拔管的关键[141]。成熟的技术应被使用并写入科室章程（图 21.13 和图 21.14）。最常用的固定导管的方法是用胶带将导管粘在脸颊上。在贴胶带之前，在皮肤上涂抹安息香酊可以改善胶带和皮肤之间的粘合。插管时间超过 2 天需要更换胶带。

面部有胡须的患者可用棉带固定导管。俯卧位插管的患者可能因回路的重量和口腔分泌物导致胶带松动进

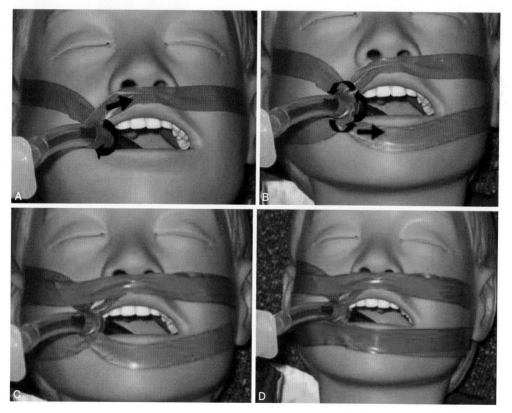

图 21.13　儿童经口插管固定（彩色胶带用于显示三层固定）（Reproduced with permission from Starship Children's Hospital Pediatric Intensive Care Unit. Auckland, New Zealand.）

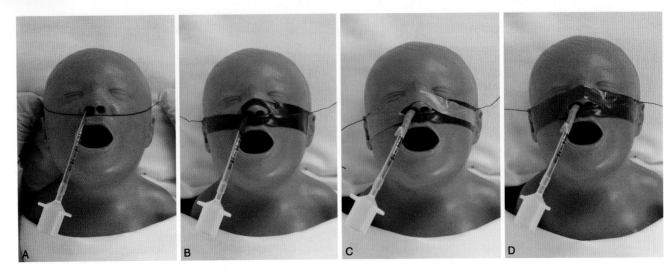

图21.14 儿童经鼻插管固定(彩色胶带用于显示三层固定)(Reproduced with permission from Starship Children's Hospital Pediatric Intensive Care Unit. Auckland, New Zealand.)

而引起意外拔管。这种情况下需用棉带加固胶带,包括胃镜检查、耳鼻咽喉外科手术、整形外科手术、牙科手术或颌面外科手术等在内的,与气管导管共用气道的操作都有意外拔管的危险。在某些情况下,可能需要颏下插管等特殊插管方式。其他不常用的导管固定技术:将导管固定在牙齿上或将导管缝到邻近组织上。一种市场上可买到的导管固定器有利于转运患者时使用。

直镜片喉镜

Miller 于 1941 年开发出 Miller 镜片,当时它的研发目的是纠正其他现有直镜片中出现的许多缺陷[142]。

1. Miller 将镜片的近端部分减小,将 C 形横截面压缩改良成 D 形。这可用于张口度小的患者的气管插管,并且有助于防止牙齿损伤。

2. 从导管尖端 5cm 处开始变为远端曲线,而不是原来那样在更远端才变为曲线,从而改善了会厌的上抬动作。

3. 将镜片尖端缩窄,提高了镜片的灵活性。

4. Miller 镜片的底部是圆形的,可防止舌头被推入口腔底部。

5. 据说镜片的长度足以适应除婴儿以外的所有患者。

1941 年 Jackson 和 Magill 描述了舌旁插管技术[88,143]。Miller 建议使用探条来克服口腔空间狭小的问题。Miller 镜片是现在最常用的直喉镜片,许多制造商生产,并对其进行一系列改良和设计。并非所有的 Miller 镜片都一样。设计不良的 Miller 镜片光线在左翼前缘,容易使镜片嵌入舌体,对喉部照明效果不佳。其他在右侧安装灯泡的 Miller 镜片会干扰视线[144]。现代喉镜在手柄上装有玻璃棒和发光二极管(light-emitting diode, LED)光源,并配有可充电的电池。这些喉镜可以发出超过 2 000lux 的强光(图 21.15)。

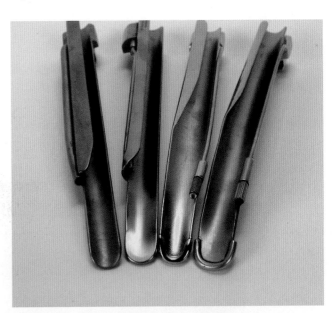

图21.15 Miller 镜片设计的变化体现在尖端设计和光源位置(From the AirwayCam guide to intubation and practical emergency airway management. Edited by Levitan RM. Wayne, Pennsylvania, USA, AirwayCam Technologies Inc., 2004, p190. With permission from Dr RM Levitan.)

技术

Henderson 最近描述 Jackson 和 Magill 首选的舌旁直喉镜技术(paraglossal straight laryngoscope technique, PGSLT)是这样的[145]:

● 镜片从右口角进入。

● 沿着舌头和扁桃体之间的凹槽插入。

● 向镜片的左前方施加压力将舌头推向并保持在左侧(图 21.16)。

● 镜片继续向前,识别会厌,将镜片定位在会厌的后面,并保持在视野之外(图 21.17)。

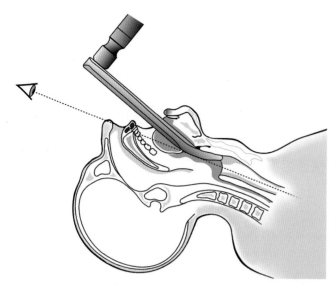

图 21.16　用 Miller 镜片的舌旁喉镜技术。请注意,镜片位于舌头的右侧,而镜片的左侧凸起。当容易插管时,喉镜靠近中线的位置令人满意。图中所示的视线(在磨牙上方)是插管困难时所需寻找的视线,可通过将头部向左旋转并将喉镜的后跟向右移动来获得(From Henderson JJ. The use of paraglossal straight blade laryngoscopy in difficult tracheal intubation. *Anaesthesia*. 1997;52;552-560 with permission from John Wiley and Sons.)

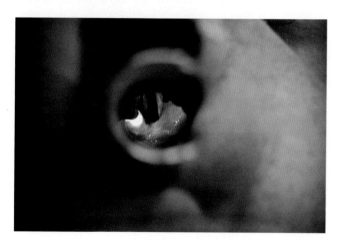

图 21.17　使用 Wisconsin 镜片的舌旁直喉镜片技术(From the Airway Cam guide to intubation and practical emergency airway management. Edited by Levitan RM. Wayne,Pennsylvania,USA,AirwayCam Technologies Inc. ,2004,p166. With permission from Dr. RM Levitan.)

- 镜片向前抬起,抬高会厌并暴露声门。

尽管解剖结构弯曲,Bonfils 提出了一些建议,以获得直线插管路径。他的建议有:对环状软骨加压,将喉部推向一侧,使颈部过度伸展,调整屈曲度,将头部推向或旋转到左侧,或用管芯适当弯曲导管[146]。助手可帮助回拉右口角,以扩大视野和插管空间[145]。还有一种技术是先将直镜片插入食管,然后回撤直到声门进入视野,但该技

术可能会对杓状软骨和杓会厌皱襞产生创伤,因此受到质疑[147]。

指征

舌旁直喉镜插管技术特别适用于上颌骨颧突到喉部视线受阻的情况:

- 上门牙突出。
- 过度覆咬合。
- 舌体宽大。
- 会厌大而松软。
- Macintosh 喉镜暴露失败。Macintosh 喉镜暴露失败发生率为 1%~3%,而改用直喉镜后成功率为 44%~68%[148]。

困难

PGSLT 的困难可归因于技术差和喉镜设计:

- 导管尖端与声门匹配不良。
- 对会厌控制不佳。
- 软组织遮挡光源。
- 口腔空间不足。
- 对舌体调控不佳。

对于在儿科麻醉期间使用弯喉镜片还是直喉镜片还没有统一意见。两项针对 2 岁及以下儿童的研究比较了 Macintosh 和 Miller 镜片[149,150]。在这两项研究中,已知的 DA 的儿童都已排除。在这些研究中,对于每种类型的镜片,DL 的视野都是相同的。然而,方法不同,喉镜的放置位置也不同。PGSLT 并没有具体的方法。在 6 例 Pierre-Robin 综合征患儿中,在常规喉镜暴露失败后采用 PGSLT 方法均插管成功[151]。有许多儿科喉镜片,其中包括:儿科直镜 McCoy 1 号(基于 Seward 直镜片),Anderson Magill,Robertshaw,Seward,Wis Hipple,Henderson,Dórges 和 Flagg。镜片的选择是由现有可供选择的工具、个人偏爱和技能擅长所决定的。

1952 年,Macintosh 写道:"无论使用什么喉镜,喉镜的原理都是一样的。"如果忽视正确的头部位置和充分的麻醉,那么喉镜暴露就不会成功。成功插管的秘诀取决于麻醉医生,而不是任何特定的喉镜。从这些不同类型的喉镜片都有自己的支持者这一事实可以看出,很多不同的模式都可以获得良好的结果[152]。

经鼻插管

经鼻插管有许多适应证,其中包括张口受限、口腔解剖变形、口腔外科手术和紧急清醒经鼻盲插管。由于有鼻出血的风险,所以经鼻插管对凝血功能异常的患者是相对禁忌的。另外,由于存在较小的颅内插管的风险,面部外伤所致的颅底骨折是经鼻插管的相对禁忌证。

与经口插管相比经鼻插管有以下优势：良好的通向喉部的解剖路径，鼻腔的表面麻醉相对更容易，不易发生呕吐，经鼻插管后患者耐管更好。其缺点包括：鼻出血、菌血症、寒战、发热、下呼吸道感染、清醒经鼻插管时的不适以及经鼻 ETT 可能会在会厌上受阻[153,154]。

准备

1. 选择合适的鼻导管。为减少鼻出血的风险，选择管径相对较小的导管（成人选择内径为 6.5~7.0mm 的导管）。与标准聚氯乙烯（polyvinyl chloride，PVC）Magill 导管相比，用 Parker Flex Tip 导管经鼻插管后疼痛和创伤更小[155]。在插管前，可把导管在温水中浸泡软化，并用水溶性胶浆（利多卡因胶浆会干燥，有堵塞 ETT 的风险，所以不能使用）润滑。

2. 用血管收缩剂（0.5% 的去氧肾上腺素或甲氧唑啉）收缩鼻腔黏膜，用局麻药（利多卡因喷雾剂和/或 5% 软膏或 2% 胶浆，剂量限制在 5mg/kg 以内）表面麻醉口腔以利于气管插管（见第 12 章）。

3. 确定最通畅的鼻孔。让患者分别用两侧鼻孔嗅物加以判断。检查鼻中隔是否偏曲。用鼻咽镜检查鼻孔，观察有无鼻中隔偏曲、鼻甲肥大或远端骨刺。如果两侧鼻孔看起来通畅度相同，选择左侧鼻孔。因为标准的 PVC Magill ETT 的尖端可沿着鼻中隔向下，避免侧鼻甲损伤。

插管

1. 在经鼻插管期间，可通过前进的 ETT 或经口导管给予氧供。

2. 轻轻地推进导管。在通过鼻咽后，将 ETT 的基底部朝向对侧乳头，这会使 ETT 的尖端移向中线。

3. 一旦 ETT 通过鼻咽，就需要将导管的尖端从咽后壁抬高并朝向喉部。专门的 Endotrol 管（Mallinckrodt，St. Louis，MO，USA）可实现这种提升。或者，通过使 ETT 套囊稍微膨胀可实现。如果 ETT 在喉部遇有阻力，可能是被会厌阻碍。在这种情况下，推下颌，旋转导管斜面，使其指向前方[154]。如果导管被前连合或环状软骨阻碍，则弯曲头部，旋转导管，然后重新推进导管。如果 ETT 在梨状窝受阻，则向对侧旋转 ETT 然后重新推进[156,157]。

4. 经鼻盲插，如果患者有自主呼吸，当导管接近声门时，连接在 15mm 的 ETT 接头上的 Beck 气道气流监测器（BAMM，Great Plains Ballistics，Lubbock，TX，USA）会在患者呼气时发出一声哨声。

5. 在直接喉镜下的插管，可通过喉镜暴露喉部，并在直视下将 ETT 向下推进气管。如果 ETT 受阻，用 Magill 镊子在直视下轻轻引导 ETT 通过喉部。使用 Magill 镊子时要小心，避免使套囊破裂。

6. 经鼻插管可通过经鼻气管插管 Airtraq（Pradol Meditec，Vizcaya，Spain）间接技术加以实现。一项随机对照研究发现，与 Macintosh 喉镜相比，经鼻气管插管 Airtraq 对预期困难气道的插管成功率更高。

7. 用二氧化碳波形确认气管插管的位置，明确 ETT 插入鼻孔的正确长度（女性为 26cm，男性为 28cm），然后用胶带将 ETT 固定在鼻孔和上颌骨上。

快速序贯诱导

饱胃患者有出现反流和误吸的风险，如果不能选择清醒插管，最常用的气道技术是快速序贯诱导。顾名思义，该技术的重点就是快速插管，以最大限度地减少从意识丧失到气管导管安全放置之间的时间。建议的技术包括：预充氧，快速注射计算好剂量的速效麻醉剂和肌肉松弛剂，对环状软骨加压（cricoid pressure，CP），不进行正压通气，以及使用合适型号的带套囊的 ETT 插管。该诱导技术在急诊科、ICU 和麻醉中广泛应用。该技术用于与误吸相关的几种情况，包括创伤手术、急诊手术、产科手术、肥胖患者、糖尿病患者和肠梗阻手术。

Sellick 在 1961 年提出了在 RSI 中使用 CP 技术[159]。Sellick 对该技术原理的陈述是：通过对颈部的环状软骨环施加反向压力来阻塞食管上部，可防止胃内容物到达咽部[159]。从那时起，该技术不断发生衍变。Sellick 最初建议在诱导后进行通气，但由于担心这一过程会使胃膨胀，建议在插管前不予通气。现在的情况恰恰相反，在诱导后谨慎地进行 PPV 认为是可以接受的。现在对 CP 的建议是在患者清醒时对环状软骨施加 10N 的压力，在意识丧失时将该压力增加到 30N。

CP 受到质疑的原因有很多。有些人认为缺乏对环状软骨加压支持的科学依据，唯一有效的证据是在尸体研究上。在 CP 期间，食管底部的压力下降会诱发恶心和呕吐。如果 CP 练习不精，会导致高达 48% 实施者错误的加压。众所周知，许多患者的食管并不直接位于环状软骨后面，这使得 CP 并不可靠[37]。

CP 可能会干扰喉镜暴露和气管插管[160]。它可能会使直接喉镜的视野有所改善，也可能对视野造成不良影响，这与施加压力的大小有关。当施加压力超过 40N 可能会影响气道通畅，甚至堵塞气道。CP 也可能会对球囊面罩通气和最佳的 SGA 位置产生不利影响[36,161]。CP 会对通过喉罩的纤维支气管镜插管产生阻碍[162]。如果在 RSI 期间喉镜检查困难，则应释放作用于环状软骨的压力[72,163]。

可视喉镜

已设计出许多设备可将舌体后面的喉部间接图像传递给医生。这些设备中所使用的技术包括棱镜（Truview)、透镜（Airtraq）、光学纤维（Bullard）和视频芯片（Glidescope，McGrath，C-MAC 和 Pentax AWS），它们被整合组装在硬质间接喉镜（rigid indirect laryngoscope，RIL）里。设计上的细微差异可能会对这种最佳技术获得喉部视野的能力产生影响[131]。

可视喉镜通常可以获得满意的间接喉部视野，但插管时间可能更长，甚至比 DL 插管更困难。对颈椎僵硬患者使用 VAL 插管的系统回顾和荟萃分析发现，Airtraq 设备可降低插管失败的风险，但其他设备与 Macintosh 喉镜和 DL 相比并没有表现出任何优势[164]。

Evitan 描述了使用 VAL 的三个特异步骤[164]。

1. 将可视喉镜放置到喉部。该步骤有时需要推动患者的头颈部，并下推下颌，为推进喉镜创造空间[131]。

2. 将气管导管插至喉部。此操作要求将喉镜片放置在最佳位置和正确运用抬高会厌的方法。在 Macintosh 镜片基础上设计出的镜片，应把镜片尖端被放置在会厌谷。在直镜片喉镜使用时应把会厌压住。一些镜片含有一个可将 ETT 引导至声门的通道（Airtraq，Pentax AWS，King vision）。使用间接喉镜时，声带的间接视野通常容易获得，但插入 ETT 可能很困难。在使用无通道镜片时，可能需要管芯插入导管成角塑形，应垂直上提镜片，以便为 ETT 操作提供空间、使 ETT 以正确轴线对准声门。

3. 气管插管是最后一步。这可能是最困难的步骤，但可通过调整颈部和头部的体位来降低难度。使用过度弯曲的管芯可能会使得 ETT 尖端在环状软骨环受阻，这时需要回撤 ETT 和管芯，并不带管芯旋转推进 ETT。

VAL 通常可提供优质的喉部视野，但需要随后的操作才能实现气管插管的目的。不同于以往 DL 所使用过的新的可视喉镜插管技术仍有待研发。

结论

气管内插管因其优势可适用于许多临床状况。虽然近些年 SGA 的发展为气道管理提供了有效的替代方法，特别针对日间手术或紧急情况下供缺乏经验的医生使用，但气管内插管在很多情况下仍然是首选。限制该重要技能安全应用的因素有：医生的技术水平不够，患者监测护理不足以及对气管内插管适应证的误解。安全地实施气管插管的能力仍然是气道专家最重要的技能之一。

临床要点

- 心肺复苏期间最佳的气道技术取决于患者的需求、临床情况、是否有合适的工具以及抢救人员的技术[6,7]。
- 国际脑外伤基金会指南建议对 GCS≤8 分的患者进行

院前气管内插管，可早期纠正低氧、恢复正常通气、防止误吸，改善患者的预后[15]。

- 院前插管相关死亡率的增加可能是由插管不当和过度通气所致[24]。
- 气管内插管的适应证有：需要全身麻醉进行大手术的患者进行控制通气，心肺复苏，建立气道通路，患者体位和手术时间也是整个气道计划需要考虑的因素。
- 对于禁食择期手术患者的气道管理选择经 SGA 和经口 ETT 相比效果差不多，但 SGA 的局限性在于 PPV 不足（特别是在气道受阻，肺顺应性低或气道阻力高的情况下），并且 SGA 占据口腔内一定的空间，无法使用鼻咽通气道。
- 气管内插管可防止麻醉患者胃内容物误吸[68]。然而，与 ETT 相比，使用 SGA 并不增加肺脏误吸的风险[70]。
- 气管内插管可促进各种类型的呼吸治疗，其中包括：机械通气，用 100% 纯氧治疗一氧化碳中毒，给予 NO，经气管导管给予表面活性剂，给予氦氧混合气，吸引分泌物。
- 当在手术室以外的地点需要气道管理，及多次尝试气管插管时，气管插管的风险显著增加[33,34,112]。
- 影响安全实施气管内插管的因素有：医生的技术水平，患者的监测以及对气管内插管适应证的理解。安全地实施气管插管的能力仍然是气道专家最重要的技能之一。

（包杰　杨宁 译　左明章 审）

部分参考文献

1. White GM. Evolution of endotracheal and endobronchial intubation. *Br J Anaesth.* 1960;32:235-246.
2. Benoit JL, Gerecht RB, Steuerwald MT, McMullan JT. Endotracheal intubation versus supraglottic airway placement in out-of-hospital cardiac arrest: a meta-analysis. *Resuscitation.* 2015;93:20-26.
13. Baker PA, Webber JB. Failure to ventilate with supraglottic airways after drowning. *Anaesth Intensive Care.* 2011;39:675-677.
27. Lockey DJ, Healey B, Crewdson K, Chalk G, Weaver AE, Davies GE. Advanced airway management is necessary in prehospital trauma patients. *Br J Anaesth.* 2015;114:657-662.
33. Mort TC. Complications of emergency tracheal intubation: immediate airway-related consequences: part II. *J Intensive Care Med.* 2007;22:208-215.
34. Mort TC. Complications of emergency tracheal intubation: hemodynamic alterations–part I. *J Intensive Care Med.* 2007;22:157-165.
37. Ovassapian A, Salem MR. Sellick's maneuver: to do or not do. *Anesth Analg.* 2009;109:1360-1362.
42. Mort TC, Waberski BH, Clive J. Extending the preoxygenation period from 4 to 8 mins in critically ill patients undergoing emergency intubation. *Crit Care Med.* 2009;37:68-71.
43. Nava S, Hill N. Non-invasive ventilation in acute respiratory failure. *Lancet.* 2009;374:250-259.
44. Cook TM, Woodall N, Frerk C. Major complications of airway management in the UK: results of the Fourth National Audit Project of the Royal College of Anaesthetists and the Difficult Airway Society. Part 1: anaesthesia. *Br J Anaesth.* 2011;106:617-631.
47. De Jong A, Molinari N, Pouzeratte Y, et al. Difficult intubation

in obese patients: incidence, risk factors, and complications in the operating theatre and in intensive care units. *Br J Anaesth*. 2015;114:297-306.

51. Jephcott A. The Macintosh laryngoscope. A historical note on its clinical and commercial development. *Anaesthesia*. 1984;39: 474-479.

52. Timmermann A, Bergner UA, Russo SG. Laryngeal mask airway indications: new frontiers for second-generation supraglottic airways. *Curr Opin Anaesthesiol*. 2015;28:717-726.

62. Kheterpal S, Martin L, Shanks AM, Tremper KK. Prediction and outcomes of impossible mask ventilation: a review of 50,000 anesthetics. *Anesthesiology*. 2009;110:891-897.

65. Ferson DZ, Rosenblatt WH, Johansen MJ, Osborn I, Ovassapian A. Use of the intubating LMA-Fastrach in 254 patients with difficult-to-manage airways. *Anesthesiology*. 2001;95:1175-1181.

67. Rosenstock CV, Thogersen B, Afshari A, Christensen AL, Eriksen C, Gatke MR. Awake fiberoptic or awake video laryngoscopic tracheal intubation in patients with anticipated difficult airway management: a randomized clinical trial. *Anesthesiology*. 2012;116:1210-1216.

69. Young PJ, Ridley SA. Ventilator-associated pneumonia. Diagnosis, pathogenesis and prevention. *Anaesthesia*. 1999;54:1183-1197.

70. Bernardini A, Natalini G. Risk of pulmonary aspiration with laryngeal mask airway and tracheal tube: analysis on 65 712 procedures with positive pressure ventilation. *Anaesthesia*. 2009;64:1289-1294.

71. Baker P. Preparedness and education in airway management. *Anesthesiol Clin*. 2015;33:381-395.

72. Frerk C, Mitchell VS, McNarry AF, et al. Difficult Airway Society 2015 guidelines for management of unanticipated difficult intubation in adults. *Br J Anaesth*. 2015;115:827-848.

73. Law AJ, Broemling N, Cooper RM, et al. The difficult airway with recommendations for management-Part 1-Difficult tracheal intubation encountered in an unconscious/induced patient. *Can J Anaesth*. 2013;60.

74. Law AJ, Broemling N, Cooper RM, et al. The difficult airway with recommendations for management-Part 2-The anticipated difficult airway. *Can J Anaesth*. 2013;60:1119-1138.

75. Piepho T, Cavus E, Noppens R, et al. [S1 guidelines on airway management]. *Anaesthesist*. 2015;64:859-873.

77. Baker PA, Flanagan BT, Greenland KB, et al. Equipment to manage a difficult airway during anaesthesia. *Anaesth Intensive Care*. 2011;39:16-34.

79. Cook TM. A new practical classification of laryngeal view. *Anaesthesia*. 2000;55:274-279.

80. Baker PA, Raos AS, Thompson JM, Jacobs RJ. Visual acuity during direct laryngoscopy at different illuminance levels. *Anesth Analg*. 2013;116:343-350.

81. Yentis SM. Predicting difficult intubation–worthwhile exercise or pointless ritual? *Anaesthesia*. 2002;57:105-109.

82. Baker P. Assessment before airway management. *Anesthesiol Clin*. 2015;33:257-278.

83. Baker PA, Moore CL, Hopley L, Herzer KR, Mark LJ. How do anaesthetists in New Zealand disseminate critical airway information? *Anaesth Intensive Care*. 2013;41:334-341.

92. Greenland KB, Edwards MJ, Hutton NJ, Challis VJ, Irwin MG, Sleigh JW. Changes in airway configuration with different head and neck positions using magnetic resonance imaging of normal airways: a new concept with possible clinical applications. *Br J Anaesth*. 2010;105:683-690.

93. Hochman II, Zeitels SM, Heaton JT. Analysis of the forces and position required for direct laryngoscopic exposure of the anterior vocal folds. *Ann Otol Rhinol Laryngol*. 1999;108:715-724.

94. Levitan RM, Mechem CC, Ochroch EA, Shofer FS, Hollander JE. Head-elevated laryngoscopy position: improving laryngeal exposure during laryngoscopy by increasing head elevation. *Ann Emerg Med*. 2003;41:322-330.

95. Collins JS, Lemmens HJ, Brodsky JB, Brock-Utne JG, Levitan RM. Laryngoscopy and morbid obesity: a comparison of the "sniff" and "ramped" positions. *Obes Surg*. 2004;14:1171-1175.

97. Lee H-C, Yun M-J, Hwang J-W, Na H-S, Kim D-H, Park J-Y. Higher operating tables provide better laryngeal views for tracheal intubation. *Br J Anaesth*. 2014;112:749-755.

98. Ramkumar V, Umesh G, Philip FA. Preoxygenation with 20

head-up tilt provides longer duration of non-hypoxic apnea than conventional preoxygenation in non-obese healthy adults. *J Anesth*. 2011;25:189-194.

99. Tanoubi I, Drolet P, Donati F. Optimizing preoxygenation in adults. *Can J Anaesth*. 2009;56:449-466.

100. Hardman JG, Wills JS. The development of hypoxaemia during apnoea in children: a computational modelling investigation. *Br J Anaesth*. 2006;97:564-570.

101. Pandit JJ, Duncan T, Robbins PA. Total oxygen uptake with two maximal breathing techniques and the tidal volume breathing technique: a physiologic study of preoxygenation. *Anesthesiology*. 2003;99:841-846.

102. Weingart SD, Levitan RM. Preoxygenation and prevention of desaturation during emergency airway management. *Ann Emerg Med*. 2012;59:165-175.e1.

104. Badiger S, John M, Fearnley RA, Ahmad I. Optimizing oxygenation and intubation conditions during awake fibre-optic intubation using a high-flow nasal oxygen-delivery system. *Br J Anaesth*. 2015;115:629-632.

105. Miguel-Montanes R, Hajage D, Messika J, et al. Use of high-flow nasal cannula oxygen therapy to prevent desaturation during tracheal intubation of intensive care patients with mild-to-moderate hypoxemia. *Crit Care Med*. 2015;43:574-583.

106. Patel A, Nouraei SA. Transnasal humidified rapid-insufflation ventilatory exchange (THRIVE): a physiological method of increasing apnoea time in patients with difficult airways. *Anaesthesia*. 2015;70:323-329.

108. Aouad MT, Yazbeck-Karam VG, Mallat CE, Esso JJ, Siddik-Sayyid SM, Kaddoum RN. The effect of adjuvant drugs on the quality of tracheal intubation without muscle relaxants in children: a systematic review of randomized trials. *Paediatr Anaesth*. 2012;22: 616-626.

109. Mencke T, Echternach M, Kleinschmidt S, et al. Laryngeal morbidity and quality of tracheal intubation: a randomized controlled trial. *Anesthesiology*. 2003;98:1049-1056.

111. Peterson GN, Domino KB, Caplan RA, Posner KL, Lee LA, Cheney FW. Management of the difficult airway: a closed claims analysis. *Anesthesiology*. 2005;103:33-39.

112. Mort TC. Emergency tracheal intubation: complications associated with repeated laryngoscopic attempts. *Anesth Analg*. 2004;99:607-613, table of contents.

113. Cook TM, Woodall N, Harper J, Benger J, Fourth National Audit P. Major complications of airway management in the UK: results of the Fourth National Audit Project of the Royal College of Anaesthetists and the Difficult Airway Society. Part 2: intensive care and emergency departments. *Br J Anaesth*. 2011;106:632-642.

124. Scott J, Baker PA. How did the Macintosh laryngoscope become so popular? *Paediatr Anaesth*. 2009;19(suppl 1):24-29.

135. Venn P. The gum elastic bougie. *Anaesthesia*. 1993;48:274-275.

140. Weiss M, Dullenkopf A. Cuffed tracheal tubes in children: past, present and future. *Expert Rev Med Devices*. 2007;4:73-82.

141. Patel N, Smith C, Pinchak A, Handcock D. Taping methods and tape types for securing oral endotracheal tubes. *Can J Anaesth*. 1997;44:330-336.

145. Henderson JJ. The use of paraglossal straight blade laryngoscopy in difficult tracheal intubation. *Anaesthesia*. 1997;52:552-560.

153. Woodall NM, Harwood RJ, Barker GL. Complications of awake fibreoptic intubation without sedation in 200 healthy anaesthetists attending a training course. *Br J Anaesth*. 2008;100: 850-855.

158. St Mont G, Biesler I, Pfortner R, Mohr C, Groeben H. Easy and difficult nasal intubation–a randomised comparison of Macintosh vs Airtraq laryngoscopes. *Anaesthesia*. 2012;67:132-138.

161. Aoyama K, Takenaka I, Sata T, Shigematsu A. Cricoid pressure impedes positioning and ventilation through the laryngeal mask airway. *Can J Anaesth*. 1996;43:1035-1040.

162. Asai T, Murao K, Shingu K. Cricoid pressure applied after placement of laryngeal mask impedes subsequent fibreoptic tracheal intubation through mask. *Br J Anaesth*. 2000;85:256-261.

163. Vanner RG, Asai T. Safe use of cricoid pressure. *Anaesthesia*. 1999;54:1-3.

164. Suppan L, Tramer MR, Niquille M, Grosgurin O, Marti C. Alternative intubation techniques vs Macintosh laryngoscopy in patients with cervical spine immobilization: systematic review and meta-analysis of randomized controlled trials. *Br J Anaesth.* 2016;116:27-36.

165. Levitan RM, Heitz JW, Sweeney M, Cooper RM. The complexities of tracheal intubation with direct laryngoscopy and alternative intubation devices. *Ann Emerg Med.* 2011;57:240-247.

All references can be found online at expertconsult.com.

第 22 章　盲插管技术

Mathieu Asselin, Kathryn Anne Sparrow, and Orlando R. Hung

引言

在气管内放置气管导管(ETT)进行通气和氧合已有一千多年的历史,公元 980 年至 1037 年,Arab Avicenna 在猪身上完成了首次操作[1,2]。现代的喉镜法气管插管直到 20 世纪初,随着 Kuhn 引入柔性金属管[3] 和 Jackson 引入喉镜才出现[4]。多年来,已经证明直接喉镜插管是有效、安全和相对简单的方法。实际上,使用喉镜直视喉部开口已成为手术室、重症监护室和急诊科的常规气管插管方法。遗憾的是,即使是经验丰富的喉镜操作者,这种插管方法也有局限性,尤其是存在特定的解剖变异时,如下颌骨后退、上切牙突出、张口受限或颈椎运动受限等。使用这种技术的困难插管和插管失败发生率有可能高达 21%,特别是在紧急情况下[5]。据报道,在产科人群中,直接喉镜(direct laryngoscopic, DL)插管失败的发生率在 0.05% ~ 0.35%[6]。在过去的几十年里,文献中已经提出了许多直接喉镜困难插管的预测指标[7,8],但这些指标的灵敏度和特异性相对较低[9-11]。此外,研究还表明,在受训者熟练掌握 DL 插管之前,需要积累大量的经验。Konrad 和 Mulcaster 构建的学习曲线表明,需要 47 ~ 57 例的 DL 插管才能达到 90% 的成功率[12,13]。

这些与 DL 插管相关的困难和失败,推动了许多替代插管设备和技术的发展,如硬质和可弯曲内镜、视频喉镜和可视插管管芯等,并获得了一定程度的普及。遗憾的是,这些设备的价格远比传统的硬质喉镜高。此外,某些设备的清洁和消毒过程,例如可弯曲插管镜(flexible intubation scope, FIS),平均需要 50 ~ 60min 才能完成,妨碍了用于紧急气道和院前急救的有效性和实用性。

鉴于直接喉镜下有时不能看见声门,特别是经常出现的起雾、存在血液、分泌物和呕吐物等紧急情况,临床医生只能通过几种已有的工具将气管导管"盲探"或"非可视"置入气管内。这些困难也促使人们更加积极地探寻非可视技术,如手指引导插管、经鼻盲探插管和逆行插管,并证实了这些技术简单、有效和安全。

这些非可视技术在资源有限的欠发达国家尤其有用。作为加拿大麻醉师协会[14]资助的全球推广计划的一部分,非可视技术的实用性在卢旺达得到了临床证实。由于成本高昂或缺乏配套设备,现代的气道管理设备在卢旺达的使用较为困难,无法有效使用。因此,在资源有限的国家,廉价的非可视技术有可能在气管插管失败时发挥重要作用。尽管有些非可视技术可能已经过时[15],但气道管理的基本原则是为患者提供足够的氧气和通气,使用的工具应取决于临床医生的特定环境[16]。

手指引导插管

历史

尽管 1796 年 Herholt 和 Rafn[17]在溺水患者首次介绍了手指引导插管法,但并未在医学文献中引起关注,直到 1980 年代中期 Stewart 在急诊科和院前急救中使用,才再次进入大众的视线[18,19]。多年来,有关该主题的著名出版物将手指引导技术描述为传统直接喉镜插管可接受的替代方法,特别是当传统技术不能使用、插管失败或因缺乏工具而无法插管时。1880 年,Macewen[20,21]介绍了在清醒患者中使用弯曲金属管的技术。Sykes[22]在 1930 年代推荐在麻醉实践中常规应用手指引导技术,而 Siddall[23]和 Lanham[24]则认为该技术是其他传统气管内插管技术失败后的最后手段[19]。该技术还能用于新生儿复苏[25-27]和辅助经鼻盲探气管插管[28]。目前,在麻醉、急诊[29,30]和院前急救等领域,对手指引导技术的认识、专家意见和应用均存在较大的差异。遗憾的是,在紧急情况下选择替代技术时[31],手指引导插管常常被遗忘,虽然最近的尸体研究表明,在紧急医疗的住院医生和工作人员三次尝试的成功率高达 90%[32]。尽管气道管理设备和专业技术的进步已不再常规使用手指引导插管,但在某些患者,尤其是紧急情况下[19]或资源有限,以及临床医生不能到达患者头端,无法使用喉镜插管时,手指引导插管仍然是一项有价值的技能。

适应证

使用手指引导插管技术缺少美感,不易成功,也缺少绝对安全。由于要将手指向下深入患者喉咽部抬起会厌,并引导气管导管进入气管内,需要临床医生选择合适的患者,手法熟练,并熟悉解剖特点。由于院前救治时受到体位摆放困难、光线条件差、解剖改变、潜在的颈椎不稳定和未知的传染性疾病等因素的影响,手指引导技术的使用较为普遍。

成功的手指引导气管插管必须在患者无意识状态下进行,因为患者必需耐受能触发呕吐反射的口咽部强烈刺激,还要防止咬伤临床医生,并时刻牢记存在感染传染性疾病的风险。肌肉松弛药有利于该技术的操作,但存在解剖困难和气道损伤时为相对禁忌。临床医生的技能水平,和以往的使用经验,是手指引导插管技术成功的重要前提。不能过分强调非紧急情况下使用该技术的重要性。

手指引导插管的适应证包括:

1. 缺少气管插管工具或工具不能使用。

2. 患者或临床医生的体位妨碍使用传统喉镜插管。

3. 临床医生具有手指引导技术的技能和经验,在其他插管方法失败或可能失败时,可以成为合理的替代方法。

4. 存在潜在或急性颈椎不稳定时,临床医生需要权衡利弊后使用。(尽管尚无证据表明该方法能够改变患者神经系统的预后,但与传统的喉镜经口插管相比,该技术不需轴线重合,能减少颈椎的移动。)

5. 口咽部有大量分泌物、血液、呕吐物,或上呼吸道解剖结构的损伤,传统插管方法不能清晰暴露气道。

技术

准备

与其他气管插管技术一样,为了确保成功及维持通气和氧合,插管前的准备包括必要的设备、人员、急救药物、抢救性气道工具、氧源和吸引器,并选择合适型号的 ETT。气管插管时,使用具有一定硬度和韧性的管芯有助于操作且方便 ETT 通过声门。这是对该技术的经典描述[33]。用水溶性的润滑剂充分润滑管芯,确保在 ETT 尖端进入声门后管芯能顺利拔出。管芯的远端末梢插入到 ETT 的 Murphy 孔水平。管芯到位后,将带管芯的 ETT(SETT)远端 1/2 作为一个整体弯曲成 U 形(图 22.1)。气管插管操作时,在 SETT 近端 1/2 处向临床医生优势侧折弯约 90°,便于临床医生用优势手操控 SETT(图 22.2 和 22.3),弯曲的角度取决于临床医生的经验,因人而异。

气管导管尖端用水溶性润滑剂充分润滑。在特殊情况下,有些患者需要清醒插管,尤其是不能配合时,可在患者的上下磨牙间放置牙垫,临床医生站立在牙垫对侧,以减少咬伤临床医生手指的危险。

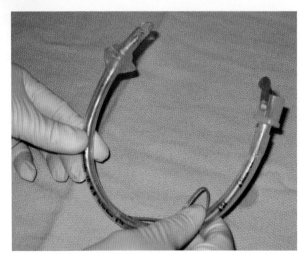

图 22.1　管芯到位后,将气管导管远端 1/2 作为一个整体弯曲成 U 形

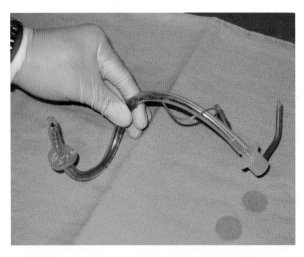

图 22.2　在气管导管 1/2 处向临床医生优势侧折弯约 90°

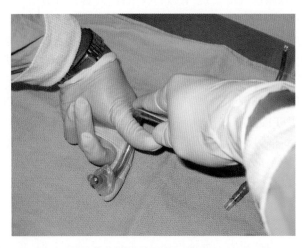

图 22.3　带管芯气管导管(ETT)的最终形状能增强双手对 ETT 的控制,插管时,优势手的示指帮助推进 ETT,而非优势手的示指和中指则引导 ETT 尖端进入声门

体位

与直接喉镜插管一样,患者仰卧,头略呈"嗅物位"(颈椎不稳定除外)。临床医生站于患者一侧(患者躺地上则跪下),面向患者头部,非优势侧靠近患者。有一助手协助插管操作。在颈椎不稳定的情况下要保持直线固定。有临床指征时可按压环状软骨。

步骤

由助手向前牵拉舌头有助于触及会厌,提高手指引导插管的成功率。患者张口,助手用纱布轻轻地抓住患者的舌体,向前牵拉舌头。舌头上的牵引力可以使会厌向头侧轻微地移动,便于会厌的触及,并有助于 ETT 的尖端进入声门开口。随后,临床医生将非优势手的示指和中指插入口腔,掌心朝下,手掌沿着舌头表面向下滑动(图 22.4 和图 22.5),中指的尖端触到会厌尖端,并将其向前推移(图 22.5)。触及和上抬会厌的难易程度取决于临床医生的手指长度,患者的身高、口咽解剖结构以及是否缺牙。

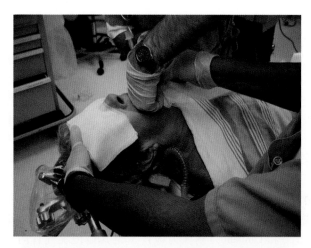

图 22.4　将非优势手的示指和中指插入口腔,掌心朝下

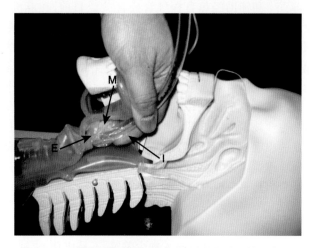

图 22.5　喉部视图(模型)显示,通过非优势手的示指(I)和中指(M)的尖端引导气管导管进入声门开口。手指向前推进到中指(M)可以触及会厌(E)尖端并将其前推

这些改进措施包括先通过导丝插入空心导管,便于在移除导丝时越过 CTM 进一步向下进入气管内[69];将硬膜外导管(或导丝)从外向内插入 ETT 的 Murphy 孔[70],增加 ETT 插入气管内的深度。同样,还可以将穿刺点移到环状软骨下[71],用牵引技术替代引导技术[72]以及采用多腔管引导[73]。为增加硬度,使 ETT 更容易通过口咽进入气管,将尖端为锥形的逆行引导管(如小儿换管器)放置于导丝上,能改善逆行插管的效果[62,74]。虽然这些改进措施有效,但插管过程中确定 ETT 尖端位置的难题依然没有解决。如果预先经鼻放入软镜,则可以实时获得 ETT 通过的图像。

尽管通过导丝逆行插入 FIS 工作通道的逆行插管方法,是在间接视野下引导 ETT 尖端进入声门,其有效性已经得到证实[75-77]。但 FIS 价格高,导丝逆行通过 FIS 的工作通道还有可能损坏通道的内壁[78]。此外,存在血液和分泌物时,通过 FIS 显示喉部结构同样可能出现困难。

ETT 的尖端还可以通过透光法引导进入气管。逆行插管时,将光棒的灯泡放于 ETT 尖端,将有助于 ETT 的推送。当 ETT 的尖端进入声门开口并推进到 CTM 穿刺部位时,可以很容易地在前颈部看到明亮清晰的光斑,提高逆行插管的成功率。已经证实,颈椎不稳定患者使用软性 Trachlight 光棒(无硬质内芯)的光引导逆行插管技术安全有效[61]。Sharma[79]还对该技术加以改进,增加 $EtCO_2$ 监测的可能性。

近年来,还有超声引导的逆行插管[80]和经放置的声门外工具完成逆行插管的报道[81]。

临床应用

尽管困难气道协会 2015 年修订的成人未预料困难插管管理指南[82]中没有提及逆行插管,但 ASA 困难气道流程图[43]仍将逆行插管列为备用选方案。逆行插管可以在预料和未预料到的困难气道的管理中发挥重要的作用,但前提是患者的氧合容易维持——也就是说,用于"不能插管/能够氧合"(cannot intubation/can oxygenate)的情况,因为逆行插管需要时间。笔者的观点与 2013 年加拿大气道学组修订的指南一致[83],即在不能插管/能够氧合时并不建议逆行插管,因为逆行插管比环甲膜切开术耗时更多。

逆行插管可以在全身麻醉,或在皮肤浸润和局部麻醉的清醒状态下进行[61,62]。许多近期文献[79-81,84-89]和 Dhara 综述中的许多早期文献都报道了逆行插管的成功应用[62]。同样,该技术还可以用于颈椎不稳定患者[61]。

逆行插管的禁忌证包括声门下建立通路困难、凝血障碍、穿刺部位周围感染或肿瘤[62]以及无法触及体表标记[90]。

并发症

逆行插管虽然是一种有效的插管技术,但也存在一些并发症,包括咽喉痛、声音嘶哑、出血(穿刺部位和气管周围血肿)、皮下气肿、上呼吸道阻塞(继发于皮下气肿)、气胸、纵隔气肿、气管前脓肿和三叉神经损伤等[62]。幸运的是,这些并发症大多数为轻微、自限性。需要强调的是,与 Tuohy 针相比,使用 18 号留置针或针头行 CTM 穿刺操作更容易,创伤更小。此外,为了避免口腔菌群对伤口造成污染,插管后应尽可能从头端移除硬膜外导管或导丝[62]。

总结

尽管喉镜直视下气管插管是传统的气管插管方法,但在少数患者依然面临挑战。在过去的几十年中,为提高插管成功率,研发了许多替代插管技术。然而,这些技术往往需要昂贵的设备和专业技能,在资源有限的紧急情况下以及合并血液和分泌物的情况下,有时也不能发挥有效作用。

在气道管理中,非可视插管技术也起着重要的作用。在过去的几十年中,已经证明了这些技术在气道保护上的安全性和有效性。然而,如同所有的技术技能一样,非可视插管技术同样存在一条学习曲线,需要不断练习。

临床要点

- 已经证明盲探插管技术是有效、安全、简单的技术,尤其在合并起雾、血液、分泌物和呕吐物,直接喉镜无法看到声门的紧急情况下,以及其他替代方案无法使用或不能使用时。插管能否成功主要取决于临床医生的准备、经验和技能。
- 不能获得常规插管体位的情况下,可以使用手指盲探插管。
- 助手前拉患者的舌头,可以提升会厌,进而提高手指引导插管的成功机会。
- 气管探条能有助于手指引导盲探插管,并可以在引导 ETT 前,通过气管产生的"咔嗒"感确认位置。此外,还可以用多种工具和技术来帮助手指引导盲探插管。
- 听诊器、BAAM、Endotrol ETT、光棒和套囊充气等都是有用的帮手和方式,可以提高经鼻盲探插管的成功率。
- 如无禁忌,使用颈部屈曲(ETT 被会厌前端卡住)或后仰(ETT 进入食管)可以帮助临床医生成功完成经鼻盲探插管。
- 不能插管/能够氧合时可考虑使用逆行插管。

- 逆行插管时,用硬膜外导管代替导丝的优点:①ETT可以通过 CTM 的穿刺部位进一步深入气管内;②硬膜外导管能放置在 ETT 接头和麻醉回路之间,在拔除前实施机械通气、氧合和确认 ETT 位置;③在 ETT 置入错误时,可以避免重新放置硬膜外导管,并可以尝试多次气管插管。

(王磊 译　邓晓明 审)

部分参考文献

18. Stewart RD. Tactile orotracheal intubation. *Ann Emerg Med*. 1984;13:175-178.
43. Apfelbaum JL, Hagberg CA, Caplan RA, et al. Practice guidelines for management of the difficult airway: an updated report by the American Society of Anesthesiologists Task Force on Management of the Difficult Airway. *Anesthesiology*. 2013;118:251-270.
45. Danzl DF, Thomas DM. Nasotracheal intubations in the emergency department. *Crit Care Med*. 1980;8:677-682.
52. Van Elstraete AC, Mamie JC, Mehdaoui H. Nasotracheal intubation in patients with immobilized cervical spine: a comparison of tracheal tube cuff inflation and fiberoptic bronchoscopy. *Anesth Analg*. 1998;87:400-402.
56. Lu PP, Liu HP, Shyr MH, et al. Softened endotracheal tube reduces the incidence and severity of epistaxis following nasotracheal intubation. *Acta Anaesthesiol Sin*. 1998;36:193-197.
57. Kim YC, Lee SH, Noh GJ, et al. Thermosoftening treatment of the nasotracheal tube before intubation can reduce epistaxis and nasal damage. *Anesth Analg*. 2000;91:698-701.
62. Dhara SS. Retrograde tracheal intubation. *Anaesthesia*. 2009;64:1094-1104.
66. Lamb A, Zhang J, Hung O, et al. Accuracy of identifying the cricothyroid membrane by anesthesia trainees and staff in a Canadian institution. *Can J Anaesth*. 2015;62:495-503.
82. Frerk C, Mitchell VS, McNarry AF, et al. Difficult Airway Society 2015 guidelines for management of unanticipated difficult intubation in adults. *Br J Anaesth*. 2015;115:827-848.
83. Law JA, Broemling N, Cooper RM, et al. The difficult airway with recommendations for management–part 1–difficult tracheal intubation encountered in an unconscious/induced patient. *Can J Anaesth*. 2013;60:1089-1118.

All references can be found online at expertconsult.com.

第23章 插管探条、光棒和可视管芯

Kathryn Anne Sparrow, Mathieu Asselin, Orlando R. Hung

章节大纲

引言

直接或间接(可视)喉镜气管插管安全有效且相对简单,然而在某些患者,即使是技术熟练的操作者,准确而快速地置入气管导管(endotracheal tube,ETT)仍然面临挑战,尤其在"未预料"或紧急插管的患者。当出现解剖异常时,如下颌后缩、上切牙突出、张口受限或颈椎活动受限,使用任何标准喉镜都可能出现声门显露困难。据估计,1%~3%的外科患者存在困难气道(difficult airways,DA),导致直接喉镜插管困难,甚至插管失败[1]。产科患者的喉镜插管失败率在0.05%~0.35%[2]。在过去几十年里,文献报道了一些预测直接喉镜插管困难的指标[3,4],但这些指标的敏感性和特异性较低[5-7]。因此,所有的临床医生都必须准备好应对已预料和未预料的困难插管。

不管是使用直接或间接喉镜都有可能出现声门的显露困难,尤其是紧急情况下,出现了很多帮助操作者将ETT置入气管的辅助工具。在过去的几十年里,管芯、探条、光棒和可视管芯等均被证实为简单、有效、安全的插管引导工具。本章拟简要回顾这些可供选择的插管引导工具的原理和技术。

尽管多种插管引导工具如光棒和可视管芯已上市多年,本章重点关注已被文献证实有效和安全的工具。需要强调的是,这并非对所有管芯工具的全面回顾,但文中的概念和技术亦适用于其他类似工具。

插管探条和管芯

Eschmann 探条

1949年,Macintosh首先描述了一种ETT辅助推送工具"橡胶弹性探条"的使用方法,但直到1973年Venn研制出Eschmann探条(Eschmann Introducer,EI;现为Portex Venn Introducer,Smiths Medical,UK)后这种方法才广为流传。Venn的设计包含几个主要特征:首先,该探条60cm,相对较长(图23.1A),可以在探条置入声门后再从其远端推送ETT。与套入ETT的探条相比,使用单纯探条的操作更灵巧,触感更敏感[8];其次,EI的前端上翘(40°角),可以沿会厌下方进入声门。EI为聚酯纤维内核和外覆树脂表层的复合结构,有助于成功使用[8]。EI具有可塑性,既有引导方向的足够硬度,又能在接触组织

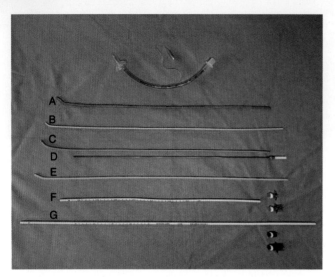

图 23.1　插管探条。(A)带 J 形前端的 Eschmann 探条(现为 Portex Venn Introducer, Smiths Medical, UK)。(B) Muallem 管芯(VBM Medizintechnik, Sulz am Neckar, Germany)。(C)中空的 Frova 插管探条(Cook Inc., Bloomington, IN, USA)。(D) Frova 插管探条的内置硬质管芯(Cook Inc., Bloomington, IN, USA)。(E) SunMed 气管导管探条(SunMed, Largo, FL, USA)。(F) Cook Aintree 导管(Cook Inc., Bloomington, IN, USA)。(G) Cook 气道交换导管(Cook Inc., Bloomington, IN, USA)

时弯曲变形。此外,EI 消毒后还能重复使用。尽管 EI 既不是由橡胶制作,亦根本不是探条,但依然被归类为"橡胶弹性探条"(探条本意为一种扩张工具)[9,10]。

尽管 EI 可以引导 ETT 到达"前方"或狭窄的喉部,其真正的强项是喉镜下声门无法显露[喉镜显露 3 级, Cormack 及 Lehane(CL)分级]时的插管辅助工具[11]。如果根本看不到会厌(喉镜显露 CL 4 级),EI 引导插管的成功率较低,最好放弃使用。在可以看见会厌的情况下, EI 上翘的前端可以沿会厌下方盲探进入声门。如果将 EI 预制成弯形,可以提高操作的成功率[12]。如果 EI 位置正确,探条推进时,约 90% 的时候能感到滑过气管的"咔嗒"感。如果 EI 进入食管,则没有"咔嗒"感[13]。笔者认为,只要 EI 前端进入声门,探条以相对患者身体较小的角度前移,就能感知到"喀嗒"感。操作时要确保探条前端在前移过程中能接触到气管前壁软骨环以产生"咔嗒"感。可以想象,如果 EI 沿气管后壁,甚至气管肌滑行,气管仅与探条的折弯部分接触,就不可能出现"咔嗒"感。气管定位的其他提示还包括,EI 进入右主支气管时会发生轻微右偏,且在进入 30~35cm 标记处感到"受阻",因 EI 卡在了远端气道。相反,如果 EI 进入食管则前进毫无阻力(据报道可靠性 100%)[13]。然而,如果存在咽囊时,理论上也可能出现"阻挡"。一些作者反对以"受阻"作为标志,认为增加了气道损伤的风险。如果已经出现"咔嗒"感,则不需要"受阻"的测试。

EI 置入气管后,ETT 可沿 EI 推进到气管内。操作者用非优势手提颏或托下颌,或使用喉镜提升舌体和会厌将有助于 ETT 沿 EI 的推进。如果 ETT 推进持续受阻,逆时针旋转 ETT 90° 以使 ETT 斜面向后,降低 ETT 卡在声门处的风险[15]。插管后使用传统方法如呼气末 CO_2 监测和听诊以确定 ETT 位置。

EI 的长度可以用于经鼻气管插管[16],也可用于喉罩或双腔管置入。EI 的长度还能确保其作为气管导管交换器使用:将 EI 置入位置正确的 ETT 或喉罩管腔中,在新气道置入前将 ETT 或喉罩沿探条拔出丢弃。整个操作过程 EI 必须始终位于气管内,并引导新的气道装置放置到正确位置。EI 拔出后,再次用标准方法确认新气道位置。

其他类型插管引导工具

数十年来,研制出了许多不同型号、形状、长度和材质的插管引导工具,这些产品与 EI 功能类似又各有特征。重复使用气道工具可传染朊病毒的概念,催生了一次性工具的研制,而重复使用消毒的医疗设备是否真的会增加疾病传染的风险备受质疑。同时,受临床评估体系的限制,而不能使用最佳气道设备对患者的风险却是真实存在。临床医生应坚持使用已经证实安全有效的工具,谨慎使用新型设备[17]。为确保插管引导工具使用合适型号的 ETT,建议仔细阅读产品说明。

- Muallem 管芯(VBM Medizintechnik, Sulz am Neckar, Germany)(图 23.1B)是一款可弯曲、一次性、65cm 长、带柔软前端的插管探条。但缺少与其他插管引导工具比较的文献。

- 一次性 Frova 插管探条(Frova Intubating Introducer; Cook Inc., Bloomington, IN, USA)较 EI 硬,前端弯曲 35° 角,带两侧孔,中空(图 23.1C)。带有的快捷接头可连接标准通气设备,如 Ambu 简易呼吸器或麻醉回路,使 Frova 探条也可用于给氧和/或通气。Frova 连接上食管探测装置,可以在推送 ETT 前先确定探条的准确位置[18]。用于增加 Frova 的硬度的刚性可抽取内置管芯(图 23.1D),有增加损伤的风险,临床适应证有限。Frova 探条有两种型号:长 70cm 的 14F 成人型用于内径 6.0mm 及以上 ETT;长 35cm 的 8F 儿童型用于内径 3.0~5.0mm 的 ETT。Frova 探条的首次成功率与 EI 类似,显著优于外形相似的一次性 Portex 探条[19],其原因可能与 EI 和 Frova 的可塑性强,能预先塑形有关。

- 气管导管探条(SunMed, Largo, FL, USA)是另一版本的一次性 EI(图 23.1E),与 EI 大小和形状类似,但长度多 10cm(70cm)。如 Frova 一样,比 EI 硬。SunMed 探条在近端 10cm 处有标记,可以提示置入深度。虽然是一次性工具,也可重复消毒。

- Schroeder 经口/鼻定向管芯(Parker Flex-It Directional Stylet;Parker Medical,Englewood,CO)是一次性关节式管芯,插管前无需弯曲。管芯插入 ETT 后,操作者用四根手指握住 ETT 近端,拇指按压管芯尾部使 ETT 前端上抬(图 23.2)。虽然这种管芯可用于经口和经鼻插管,但由于只能上抬导管的前半部分而非尖端,临床使用并不方便[20]。但有解决盲探插管的难题的报道[21]。
- Introes 便携式探条(BOMImed,Winnipeg,Manitoba,Canada)由聚四氟乙烯制作而成,无需润滑。便携式探条为弧形,可塑形,前端圆钝、质软。尚未见与其他插管引导工具比较的相关文献。

插管引导工具用于 DA 的有效性已经明确[22-24],但多数研究使用 EI。除少数情况外,这些新工具用于气管插管,尤其是有 DA 史的患者,目前尚缺乏足够的数据支持。需强调的是,这些新型插管引导工具和管芯多为一次性使用,而 EI 可重复使用,更加经济。

气管导管交换器

ETT 交换器,或称气道交换管(airway exchange catheters,AEC),是设计用于 ETT 或声门上气道(supraglottic airway,SGA)更换的引导工具。尽管 EI 可作为 ETT 交换器使用,但也研制出了几种专用工具。

- Cook 气道交换管(Cook Inc.,Bloomington,IN,USA)是中空、软性直管,用于 ETT 更换。长 83cm 的 11F、14F 和 19F 分别适用于内径 4.0mm、5.0mm 和 7.0mm 的 ETT。遇到困难情况时,在连接近端快捷接头后可通过内腔和远端开口供氧(图 23.1G)。长 45cm 的 8F 适用于 3.0mm 及以上 ETT。增强型交换管(EF)只有 11F 和 14F,前端柔软无创,近端部分质硬,用于更换双腔管。
- Aintree 插管导管(Cook Inc.,Bloomington,IN,USA)为较短的(56cm)中空软性套管,可容纳最大外径

4.2mm 的插管软镜(flexible intubation scope,FIS)(图 23.1F)。它可简单地完成 ETT 更换或将 SGA 换为内径 7.0mm 及以上的 ETT。此外,Aintree 导管可套在儿童型(11F)AEC 外以增加硬度,便于 ETT 的推送。由于其中空设计,困难情况下也可以连接近端快捷接头通过内腔和远端开口供氧。

- Sheridan 导管交换器(Sheridan Catheter Corp.,Oregon,NY,USA)与 Cook AEC 功能类似。

管芯

ETT 管芯是外覆塑料的金属丝,插管前置入 ETT 管腔内可以硬化和/或塑形 ETT。与 EI 和其他探条不同,管芯不能超出 ETT 前端以免损伤气道。应用水溶性润滑剂,且插管前需确定管芯的置入和拔出 ETT 不会出现困难。带管芯的 ETT 最佳塑形取决于操作者的偏好、患者的体位及解剖,也与所用喉镜类型有关。然而,Levitan 认为,如果保持管芯"笔直到套囊(straight-to-cuff)"[25],并在此点折弯成所需角度,呈"曲棍球杆"状的 ETT 可以改善喉部视野(图 23.3),弯曲 35° 或更小角度可降低损伤的风险[25]。一旦 ETT 通过声带,拔出管芯并推送 ETT 进入气管内。

Gataure 等在一项随机研究中,比较了 100 例模拟困难气道(CL3 级)患者在直接喉镜(direct laryngoscopy,DL)下使用 EI 和金属管芯的效果,EI 组的两次成功率为 96%,而管芯组为 66%。

与可视喉镜合用

可视喉镜(video-assisted laryngoscope,VAL)改变了直接喉镜处理已预料的困难气道的方式。可视喉镜(videolaryngoscopes,VL)根据镜片形状分为经典型和大角度型。经典镜片的可视喉镜具备 Macintosh 的特点,操作者既可以直视声门,也可以通过显示器间接地观察声门。而大角度镜片的 VL,如 GlideScope(Verathon,Bothell,WA)及 C-MAC D 镜片型(Karl Storz,Tuttlingen,Germany)必须依赖显示屏上的声门影像间接完成 ETT 置

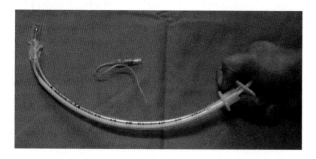

图 23.2　用四根手指握住 ETT 近端,拇指按压管芯尾部使气管导管前端上抬的 Schroeder 定向管芯(Parker Flex-It Articulating Stylet,Parker Medical,Highlands Ranch,CO,USA)

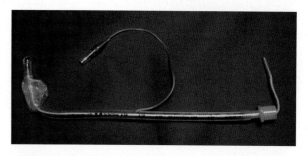

图 23.3　带管芯的气管导管(ETT)。管芯保持"笔直到套囊(straight-to-cuff)"处,并在此点折弯成所需的"曲棍球杆"状

入[27]。VAL 尤其是大角度镜片存在的问题是，即使声门显示良好也可能出现 ETT 置入声门困难。

使用 VL 实施操作时应常规使用带管芯的 ETT[28-30]。可塑形管芯或探条通常用于大角度 VL，而 Macintosh 型叶片的可视喉镜是否使用无管芯的 ETT，通常取决于操作者的习惯[31]。探条技术是否优于管芯，目前尚不清楚[32]。

除了可塑形管芯外，还有可视喉镜专用的硬质管芯。GliedScope 厂商生产的 GliedScope 专用管芯（GlideRite 管芯）（图 23.4），为硬质可重复使用管芯，每次使用之间还需要进行处理。一些比较 GlideRite 和可塑形管芯间插管时间和总成功率的研究，结果并不一致[33-35]。

与 DL 一样，对于 VAL 时使用带管芯 ETT 的最佳角度也进行了大量研究[33,35,36]。推荐的各种形状包括螺旋状扭曲[37]、90°的"曲棍球杆"状、其他不同角度[38]及模仿 VL 镜片曲线的角度[29]。

进行 VAL 时，即使获得良好的声门视野，也常出现 ETT 置入困难。使用大角度镜片 VL 时，ETT 通过声门后，向前推送的 ETT 会贴附和抵在气管前壁。有操作者提出了将导管曲面向上的"反向套入"方法准备带管芯 ETT[39]。由于研究的规模小且多为模拟研究，理想的 ETT 管芯角度仍不明确。和发表的研究一样[35,38]，笔者应用 VL 时，通常用生理盐水或灭菌水加热 ETT，并反向套入弯曲成 90°（"曲棍球杆"）[39]。

并发症

尽管广泛应用，但 ETT 探条、导管交换器或管芯的相关并发症较为少见。自 VAL 应用以来，有多篇不能排除带管芯 ETT 造成软组织和咽部损伤可能性的病例报道[40-49]。这些病例强调了 VAL 使用探条或带管芯 ETT 操作时，关注和知道 ETT 的初始和行进中位置的重要性。气道管理中损伤的报道多见于多次尝试及使用多种工具，难以归结到某种单一工具。一次性 ETT 探条的硬度大于重复使用的 EI，其前端可施加更大的压力[19]，但是否会增加气道创伤的风险目前尚不清楚[18]。夹持 ETT 探条折弯处附近（用 Magill 钳）可进一步增加前端的压力，不推荐使用。

插管后要检查所有探条和管芯，确保没有设备上的任何物品遗留。有一例 EI 前端脱落并卡在患者气道里的个案报道[50]，另一相似病例报道了管芯的塑料表皮脱落并堵塞 ETT 管腔[51]。还有一罕见病例报道了 EI 退出时 ETT 前端内卷，将 EI 和 ETT 牢牢地卡在一起，不得已只能一同拔出[52]。常规充分润滑插管引导工具可降低此类并发症的发生率。

临床应用

插管探条、管芯及导管交换器成功用于气管插管已数十年。探条是一种经济、可靠及麻醉医生熟悉的工具，近来也用于急诊[53]和院前急救[54-56]。尽管 VAL 的广泛应用可能导致这些非可视插管技术的使用减少，但这些工具在可视插管中仍发挥作用，有许多研究报道了 VL 插管时管芯和探条辅助的有效性和实用性[57-62]。

光棒

1959 年，Yamamura 等首次介绍了透光技术，并使用光棒完成了经鼻气管插管[63]。现代光棒利用颈前软组织的透光原理，引导 ETT 前端进入气管。由于气管位置比食管表浅，当带有光棒的 ETT 前端进入声门时，喉结稍下方容易见到清晰的光斑（图 23.5A）；如果 ETT 前端位于食道内，透光点则弥散，且环境光线下不易看到（23.5B）；如果 ETT 前端位于会厌谷，则光斑弥散且位于喉结稍上方。利用这些标志和原理，操作者可轻松而安全地引导 ETT 前端进入气管而无需使用喉镜。

过去 30 年，相继研制出了多种版本的光棒，包括 Fiberoptic Lighted Intubation Stilette（Benson Medical Industries Inc.，Markham，ON，Canada）、Flexi-lum（Concept Corporation，Clearwater，FL，USA）、Tube-Stat（Concept Corporation，Clearwater，FL，USA）、Fiberoptic Lighted Stylet（Fiberoptic Medical Products，Inc.，Allentown，PA，USA，图 23.6）及 Trachlight（Laerdal Medical Corp.，Wappingers Falls，NY，USA，图 23.7）。多年来的临床经验已经证实这些工具可安全、有效用于经口和经鼻插管[64-67]。

和其他工具相比，Trachlight 有较长和柔软的棒体，内置可抽取式金属管芯和改良的光源。这些特点增加了其柔韧性，将用途扩大到了经口和经鼻插管，不仅插管更容易，还可行插管后 ETT 定位。Trachlight 是迄今为止应用最广泛、研究最透彻的光棒。虽然 Trachlight 已不再生

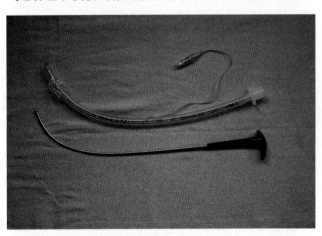

图 23.4 GliedScope GlideRite 硬质管芯和标准气管导管（Verathon Inc.，Seattle，WA，USA）

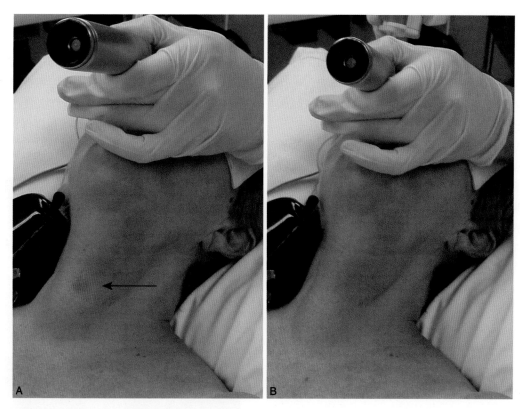

图 23.5　（A）当光棒和气管导管（ETT）前端在直接喉镜下一起置入声门时，颈前喉结稍下方可见一边界清晰的局限性光斑（箭头）。（B）如果 ETT 前端位于食管内，则光点弥散，环境光下不易看到

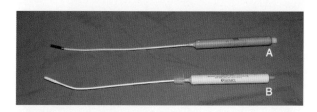

图 23.6　各类的光棒：（A）Flexi-lum；（B）Tube-Stat（Alero Inc.，Chino，CA，USA）

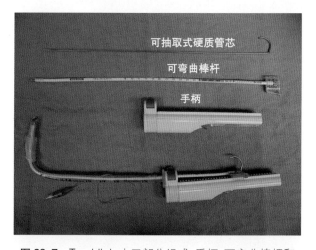

图 23.7　Trachligh 由三部分组成：手柄、可弯曲棒杆和可抽取式硬质金属管芯。光棒套入气管导管后气管导管-光棒组合在套囊近端折弯 90°呈"曲棍球杆"状（Laerdal Medical Corp.，Wappingers Falls，NY，USA）。

产，但另一种类似 Trachlight 的新型光棒正在研制中，本章的笔者之一（O. H.）也参与了 Trachlight 的设计和研发。因此，下列内容更多反映了 Trachlight 的使用经验和特点，但透光技术插管的理念和原则适用于所有的其他光棒。

对于经口气管插管，光棒最好将 ETT 塑形成"曲棍球杆"状（图 23.7）。这种形状将灯泡的光束指向咽喉和气管前壁。此外，"曲棍球杆"状增强了插管过程中的操控性，有助于 ETT 通过声门，但"曲棍球杆"状难以进入气管内。因此，如果 Trachlight 用于插管，一旦气管导管-光棒组合（ETT-lighted stylet unit，ETT-LS）前端通过声门，内置金属管芯应抽出约 10cm，使得 ETT-LS 远端变软以便安全容易地进入气管内。

看到 Trachlight 发出的光斑向患者颈部下方移动，可以确认 ETT 位置正确。当光斑抵达胸骨上窝时，ETT 前端位于声带和气管隆突之间[68]。退出光棒，保持 ETT 位置不变。

光棒插管：技术细节

准备

准备工作容易被忽略或仅仓促完成，但其重要性不容忽视。充分的准备可使光棒的应用更加简单，也增加了插管成功的可能性。

光棒的棒杆用水溶性润滑剂充分润滑,有助于插管后拔出。使用 Trachlight 时,内置金属管芯最好使用硅油润滑剂,以确保插管过程中容易抽出。光棒置入 ETT 时,灯泡应接近但不超过 ETT 前端。

光棒套进 ETT 后,ETT-LS 组合在套囊近端折弯 90°呈"曲棍球杆"状。尽管光棒的折弯角度存在个体差异,但通常认为 90°折弯插管最容易,也是笔者经口气管插管时的首选角度。当 ETT 前端位于声门时,90°折弯在皮肤表面投射的亮度最大,透过颈部软组织形成一边界清晰的光斑。如果光棒折弯 45°角,最大光亮会指向气管下方,光斑不易看到。而肥胖患者或短颈患者,更大的弯曲角度(>90°)可能产生更好的透光性。根据经验,在距离前端 6.5~8.5cm 处折弯适用于大多数患者,但光棒的准确折弯点仍有争议。Chen 等的研究显示光棒折弯长度应根据患者的喉结-下颌角距离(thyroid prominence-to-mandibular angle distance,TMD)调整,并证实短的折弯长度(6.5cm)更适用于 TMD 小的患者(<5.5cm)[69]。显然,光棒形状应取决于患者的解剖。

最后,ETT 前端涂抹水溶性润滑剂便于进入气管内。

体位

在医院环境中,医生通常站在手术台或病床的头端操作,也可以面对或在患者侧方使用光棒,这也使其成为能在院前环境使用的有效工具。插管时应根据医生的身高降低手术台或使用脚凳以获得患者颈前部最佳视野。与喉镜插管相比,患者的头颈部应处于正中位或相对伸展位而不是"嗅物位","嗅物位"时会厌紧贴咽后壁使光棒难以通过会厌后方。相反,头部伸展可使会厌抬离咽后壁,有助于 ETT 进入声门。

环境光线的控制

与早期产品相比,Trachlight 发光十分明亮,发出的定向光束增强了颈部软组织透光性。多数情况下,可以在自然照明下轻松完成气管插管。事实上,Trachlight 在自然照明条件下实施气管插管的成功率为 85%[70]。虽然从食管内发出的光斑更为弥散,但在体形瘦小患者或儿童,依然有可能误入食道。只有在必要时如肥胖或颈部肥厚患者,才需要调暗房间内的灯光。在急诊科或院前急救场所,环境光线无法控制时,可以使用毛巾或用手遮挡颈部。

插管技术

经口插管

如同其他插管技术,实施气道操作前进行给氧去氮。如果临床条件许可,推荐充分的肌肉松弛。在一项 176 例患者的研究中,Masso 等证实,使用光棒行经口气管插管,肌肉松弛能提高插管的成功率、缩短插管时间、减少插管次数[71]。处于麻醉状态的仰卧位患者,可出现舌后坠,将会厌推向咽后壁(图 23.8)。为了获得到达声门的通路,操作者须使用非优势手的拇指和食指提颏或下颌(图 23.9),使舌体和会厌抬离咽后壁,便于光棒通过会厌下进入声门。非优势手应紧贴嘴角以保证光棒在中线位置畅通无阻。

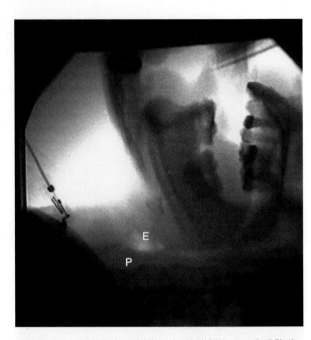

图 23.8　麻醉状态下侧位上气道放射显示,舌后坠将会厌(E)推向咽后壁(P)

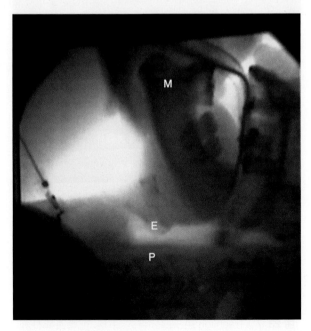

图 23.9　麻醉状态下侧位上气道放射显示,上提下颌(M)可将舌体和会厌(E)抬离咽后壁(P),为气管导管-光棒进入声门提供开放通路

开启光源,用优势手握住 ETT-LS,沿口咽中线置入,保持 ETT-LS 在中线位,沿矢状面的假想弧线缓慢推进,移动光源到达喉部。在寻找的颈前光斑时,在口咽部盲探使用 ETT-LS 的习惯方法并不妥当,存在增加咽部损伤风险。相反,在颈前组织寻找光斑前,可以在直视下置入和调整 ETT-LS 角度,使其前端到达声门附近。保持轻柔操作 ETT-LS。

一旦在颈前部出现光斑,临床医生可以认为 ETT-LS 的前端接近声门。此时优势手可缓慢左右轻微旋转光棒,这种移动可以在 ETT-LS 前端放大,并观察到患者颈部光点从一侧移动至另一侧,旋转的幅度要求能保持光棒前端位于中线位置。在中线位的喉结上方出现模糊光斑表示 ETT-LS 前端位于会厌谷,提颏或牵拉舌体[72]有助于抬升会厌,有利于 ETT-LS 从会厌下方通过,同时后倾手柄以使光棒前端向声门前进。当 ETT-LS 进入声门后,颈前喉结稍下方可见边界清晰局限的光斑(图 23.5A)。但光棒的"曲棍球杆"状外形可使 ETT-LS 难以进入气管(图 23.10)。

Trachlight 插管时,抽出内置金属管芯约 10cm,可使 ETT-LS 远端变软,还能降低推送导致的气管损伤风险(图 23.11)。在退出光棒前,推送变软的 ETT-LS 进入气管能提高插管的成功率,与置入静脉留置针时针尖进入静脉后套管和针芯再继续前进数毫米的情况类似。ETT-LS 进入气管后,可见透光点向颈部下方移动。当光斑在胸骨上窝处消失时(图 23.12),ETT-LS 前端约在成人气管隆嵴上方 5cm 处[73]。

然后从 ETT 中退出光棒。将 ETT 套囊充气并确认气管导管位置正确,如胸部听诊或 CO_2 曲线图。虽然插

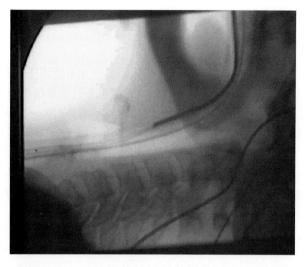

图 23.11　麻醉状态下侧位上气道放射显示,内置金属管芯后退约 10cm 后气管导管-光棒组合远端变软,气管导管容易进入气管内

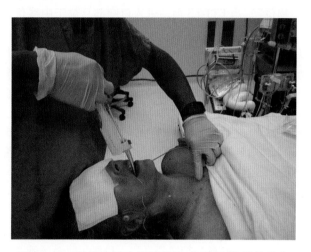

图 23.12　退出内置金属管芯后,气管导管-光棒组合变软,气管导管(ETT)继续前行进入气管。ETT 一直前行到在胸骨上窝处可见一边界清晰的光斑

管过程中光棒出现结构损坏的概率较低,但每次插管后保持检查工具结构完整的良好习惯,可避免因疏忽遗留气道异物。

由于解剖原因出现颈前光斑不易看到时,如病态肥胖或短颈,前面介绍的颈部伸展可能有用,垫肩还可进一步提高颈部伸展的效果[74]。由助手向尾端牵拉乳腺或胸壁组织及气管周围组织可增强颈前软组织透光性。只在特定情况下才需要调暗环境光线。

如使用其他类型的光棒插管,在 ETT-LS 前端进入声门后,必须稍稍后退光棒有利于 ETT 进入气管内。然而,推送 ETT 进入气管有时还是会出现困难,这可能是 ETT 前端卡在前庭襞或抵在喉或气管前壁。这种"阻挡"通常可以通过顺时针或逆时针旋转 ETT 90°或更多来解决,ETT 前端转向侧方或向下后,可以解除"阻挡"使 ETT 进入气管。此外,使用非优势手抓住喉前部上提,也有助于

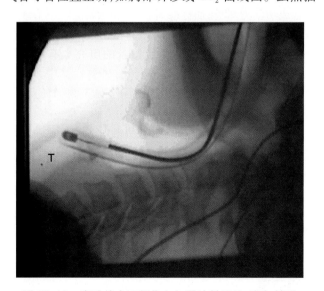

图 23.10　麻醉状态下侧位上气道放射显示,当气管导管-光棒组合前端进入声门时,由于 Trachlight(Laerdal Medical Corp., Wappingers Falls, NY, USA)的"曲棍球杆状"特点,气管导管不易进入气管(T)

ETT 前端脱离前庭襞或气管环。

经鼻插管

除 Trachlight 外,大多数光棒因太硬并不适用于经鼻气管插管,但在张口受限或颈椎不稳患者的紧急情况时,使用 Trachlight 引导经鼻气管插管特别有效。Trachlight 经鼻插管技术和经口气管插管类似,但也存在明显不同。

将内置金属管芯全部抽出可使 ETT-LS 组合变软,避免经鼻气管插管的损伤。使用异形鼻插管时,将 Trachlight 的内置金属管芯抽出 1/2(约 15cm),可以异形导管的近端弯曲部分"变直"(图 23.13),使插管更容易。

插管前鼻腔黏膜使用含血管收缩剂的喷雾可减少出血。如果时间允许,将 ETT-LS 浸入温热的灭菌水或盐水软化 ETT,可进一步降低鼻插管的黏膜损伤风险。鼻腔应用水溶性润滑剂有助于 ETT-LS 顺利通过。

如同经口气管插管,头部取正中位或伸展位(不是"嗅物位"),当 ETT-LS 前端进入口咽部且位于中线位时开启 Trachlight,并在光斑引导下缓慢前行,通过提颏可以使会厌上抬离开咽后壁(图 23.14)。由于 Trachlight 光棒引导经鼻插管时缺少硬质金属管芯,ETT 前端不易控制,尤其是 ETT 的自然弯曲,其前端通常向下进入食道。插管时,可通过一些技巧帮助 ETT 前端保持向上。技巧一就是在缓慢推送 ETT-LS 时前曲患者颈部。当患者颈部需要制动时,可在插管过程中往 ETT 套囊内缓慢注入 20mL 空气,使 ETT 前端抬起并对准声门[75]。此外,使用前端可控制的 ETT(如 Endotrol 导管,Mallinckrodt Medical,Argyle,NY,USA)经鼻插管,可直接对着声门[76]。一些困难情况下,还可在保留内置金属管芯的情况下安全有效地实施经鼻气管插管[77,78]。虽然保留金属管芯有

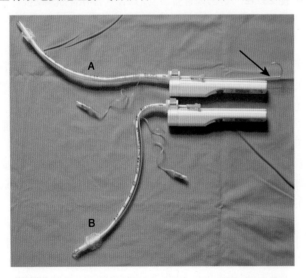

图 23.13　使用异形鼻插管(ETT),Trachlight 内置金属管芯(箭头)抽出 1/2(约 15cm),ETT 的近端弯曲部分变直(A)或完全抽出(B)(Laerdal Medical Corp.,Wappingers Falls,NY,USA)

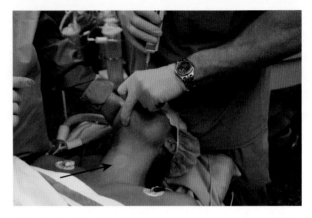

图 23.14　Trachlight 经鼻气管插管时,非优势手抓住下颌骨并上提使舌体和会厌抬离开咽后壁,帮助气管导管前端进入声门。当气管导管-光棒组合进入声门后,颈前喉结正下方可见一边界清晰的局限光斑(箭头)(Laerdal Medical Corp.,Wappingers Falls,NY,USA)

增加鼻部损伤的风险,但该技术能更好地控制 ETT 前端,减少头颈部调整。

光棒的临床应用

常规应用

光棒气管插管简单易学,Trachlight 的学习曲线为 10~30 例插管[79,80],一旦掌握即可快速完成 Trachlight 插管。一项 950 例择期手术的大规模研究证实,Trachlight 插管显著快于直接喉镜气管插管[Trachlight(15.7±10.8)s,直接喉镜(19.6±23.7)s],但这种较小的时间差并无临床意义。该研究还证实,Trachlight 与直接喉镜的有效性和失败率基本一致,Trachlight 失败率为 1%,首次插管成功率为 92%,而标准 Macintosh 喉镜失败率为 3%,首次成功率为 89%,Trachlight 组的损伤情况和咽痛均低于喉镜组。Tsutsui 等在 511 例患者的研究也有相似结果[81],Trachlight 插管的成功率高达(99%),其中大多数首次插管成功(93%),三次尝试后仅有 3 例(1%)插管失败。

其他光棒的研究相对较少。1991 年报道了一篇历时两年,共 1 200 例 TubeStat 插管的单中心研究,这些 TubeStat 插管均不用喉镜辅助,多数在全身麻醉下插管,只有一些预期的 DA 在局部麻醉下完成操作。结果提示 TubeStat 用作首选工具的失败率低,而用于直接喉镜插管失败后的补救措施成功率很高。作者的结论是:"对于多数择期手术,TubeStat 插管是首选方法[82]。"

困难气道

Trachlight 可用于已预料的和未预料的经口及经鼻 DAs[83]。在 Trachlight 的研发过程中,一项涉及 265 例 DAs 的临床研究,其中 206 例(Ⅰ组)有困难喉镜插管史

或预料喉镜插管困难,59 例(Ⅱ组)为麻醉后未预料的直接喉镜插管失败患者。Ⅰ组除两例外全部插管成功,平均插管时间(25.7±20.1)s。两例 Trachlight 插管失败患者(一例为体重 220kg 的病态肥胖,另一例为颈椎严重屈曲畸形的患者)改用纤维支气管镜成功插管。Ⅱ组患者全部用 Trachlight 完成经口气管插管,平均插管时间(19.7±13.5)s。除轻微出血外(多为经鼻气管插管),未观察到任何严重并发症。

其他研究者也发表了用 Trachlight 成功完成 DA 气管插管的报道,包括张口受限[84]、严重烧伤挛缩[85]、小儿舌部皮瓣手术[86]、Pierre-Robin 综合征[87]、小儿颅面畸形[88]及有 DA 的心脏病患者等[89]。

Trachlight 还可用于颈椎病变的患者。在一项 36 例健康受试者的随机交叉研究中,Trukstra 等采用直线固定手法(manual in-line stabilization),比较了 Macintosh 喉镜、GlideScope 可视喉镜和 Trachlight 插管的颈椎运动情况[90]。通过透视录像发现,GlideScope 可视喉镜和 Trachlight 插管时颈椎的运动幅度约为 Macintosh 喉镜的 50%。本研究和 Huang 等[91]研究还发现,在麻醉下模拟的颈椎直线固定健康受试者中,Trachlight 气管插管明显快于 GlideScope 可视喉镜。在 Huang 等纳入 60 例病例的随机研究中,Trachlight 组的插管时间为(15±5)s,而 GlideScope 组为(33±9)s(P<0.05)[91]。在近期的一项 20 例前瞻性随机交叉研究中,处于麻醉肌松状态的颈椎正常患者,用 Trachlight 插管与纤维支气管镜插管的颈椎运动一样少[92]。另一项包含 148 例颈椎病变患者的前瞻性随机研究比较了 Trachlight 与 Fastrach 插管型喉罩的气道管理,证实 Trachlight 较 Fastrach 插管型喉罩更快[(23±9)s 和(71±24)s)],更可靠(两次尝试插管成功率分别为 97.3% 和 73%)[93]。

光棒用于处理已预料的 DA 患者并不局限于 Trachlight。2009 年,Rhee 等随机选择了 60 例 Mallampati 评分Ⅲ或Ⅳ级患者,分别使用标准喉镜或 Surch-Lite 光棒(Aaron Medical Industries,St. Petersburg,FL,USA)实施气管插管,Surch-Lite 光棒组的一次插管成功率明显更高(97%,80%),速度更快[94]。

血流动力学影响

虽然一些研究比较了 Trachlight 和直接喉镜插管相关的血流动力学改变,但结果并不一致。一些样本数量较少(26~60 例)的研究显示,使用光棒或喉镜气管插管引起的血流动力学改变并无显著区别[95-99]。但这些研究多数缺少功能分析来评估需要的样本量,故容易出现二类误差。尽管 Siddiqui 等比较传统 DL、Trachlight 及 GlideScope 对血压和心率影响的研究进行了适当的功能检验,但组间差异并不显著[98]。还有一项研究缺少全身麻

醉方案的标准化[95]。

这些研究结果与光棒插管对血流动力学影响小于喉镜的其他研究结果并不一致[81,100-102]。在一项大样本(n=511)的研究中,Tsutsui 等认为用 Trachlight 插管的血压升高小于喉镜插管[81]。在 Trachlight 研发的过程中,一项 450 例择期手术患者的研究也显示,Trachlight 插管后引起的平均动脉压(mean arterial pressure,MAP)升高和心率升高均低于 DL[100]。遗憾的是,本研究的麻醉方案并未标准化。在 Rhee 等包含 60 例 Mallampati 评分(Ⅲ或Ⅳ级)的患者中,用 DL 插管的 MAP 和心率升高也较 Surch-Lite 光棒组明显[94]。

Nishikawa 等的小样本(40 例)研究发现,在血压正常患者,光棒技术引起的血流动力学改变明显小于喉镜技术[101],但这两种技术在高血压患者却无明显统计学差异。而另一项比较 Macintosh 喉镜、Trachlight 和 Fastrch 插管型喉罩引起的血流动力学改变的对照研究结果则完全不同[102],研究者认为,在高血压患者,Fastrach 和 Trachlight 引起的血流动力学反应较 Macintosh 喉镜轻,而正常血压患者则并无区别。

在一项 80 例冠心病患者的随机对照研究中,Mondes 比较了 Trachlight 和 DL 插管对血流动力学的影响[103],尽管结果无显著性差异,但 Trachlight 组在插管过程中的血压和心率趋于更低[103]。显然,有关光棒插管引起的血流动力学反应,未来还需要大样本的研究来明晰这些矛盾的数据。

小儿患者

小儿型 Trachlight 已用于经口及经鼻气管插管[104],包括已预料的 DA 患者[86,105]。2008 年,Xue 报道了 4 例 DL(CL 显露 4 级)及纤维支气管镜插管失败的颅面畸形患儿[88],用 Trachlight 在 30s 内成功气管插管。根据已发表的小儿 Trachlight 的零散经验,提示有必要对现有技术进行调整。包括:①折弯 Trachlight 60°~80° 而非 90° 以更好地适应小儿解剖;②Trachlight 的折弯长度应反映出小儿较短的呼吸道;③较短距离意味着 Trachlight 置入后能很快看见透光;④尽管有经验的临床医生可以辨别来自气管或食管的透光不同,但由于组织相对较薄,透光性增强,容易出现将来自食道的光斑误认为是气管光斑的情况[88]。

与直接喉镜联合使用

如同 Macintosh 喉镜,Trachlight 气管插管也会失败。在一项 950 例的早期研究中,所有 Trachlight 失败后均用 DL 解决[70]。同样,所有 DL 失败后均用 Trachlight 解决,提示这两种技术的联合使用能获得 100% 的插管成功率。

将两种技术联合用于未预料的困难喉镜(如 CL 显

露 3 级)插管特别有效[106]。操作者保持显露 3 级的喉镜不变,使用折弯 90°的 ETT-LS,在直视下将其前端通过会厌下方。如果 ETT 前端进入声门,可在颈前喉结稍下方看见一边界清晰的局限光斑。如果未见光斑则重新置入 ETT-LS 直到颈前出现光斑。自 Trachlight 问世以来,笔者已遇到不少或 Trachlight 或 Macintosh 喉镜插管失败的情况,但均通过 Macintosh 喉镜与 Trachlight 联合应用完成插管。其他的研究人员也有这种联合技术成功使用的报道[107],Agro 等将 Macintosh 喉镜联合 Trachlight 用于 350 例模拟 DA 患者,成功完成气管插管。

与其他气道工具联合使用

除与 DL 联合使用外,Trachlight 已成功与其他插管技术联合使用,包括经 LMA Classic 插管[108,109]、经 Fastrach 插管型喉罩插管[110]、与 Bullard 喉镜[111,112]以及与逆行插管技术联合使用[113]。

经皮气管切开术

经皮气管切开术中,Trachlight 可用于确定 ETT 前端的位置[114],这种简单技术可避免穿破 ETT 和/或套囊,并确保操作过程中的足够通气和氧供。该技术还十分经济,并最大限度地降低设备(如纤维支气管镜)损坏的风险。如果使用得当,这种简单的光导技术同样还可以用于气管切开的定位,指导 ETT 前端准确后退到气管切开处的上方。

局限性

尽管已经证实光棒类工具可安全有效地用于经口和经鼻气管插管,但该技术是利用颈前软组织的透光性而不是直视咽部结构,因此不能用于已知的上呼吸道异常的患者,如肿瘤、息肉、感染(如会厌炎或咽后脓肿)及上呼吸道外伤或存在上呼吸道异物的患者。这种情况可以考虑用其他替代方案,如直接或间接喉镜。光棒应慎用于颈前透光性差的患者,如过度肥胖或颈部伸展受限的患者。此外,在使用牙垫防止损坏设备或伤害操作者前,该技术不能用于清醒不合作的患者。有研究显示,反复清洁 Trachlight 能降低其光线强度[115]。

并发症

自 1995 年问世以来,Trachlight 已在多个国家广泛应用。虽然插管过程中使用盲探技术存在损伤声门的潜在风险,但并发症鲜有报道。

2001 年,Aoyama 等报道 Trachlight 插管时部分会厌可以随 ETT 进入声门[116]。为了研究 Trachlight 插管可能对咽部造成的损伤,研究者使用经鼻纤维支气管镜观察。发现 Trachlight 插管时,在置入 ETT 过程中声门周围的结构包括会厌和杓状软骨会瞬时移位,某些情况下会厌被推进声门。幸运的是,会厌往往可以自己复位。研究者提示,Trachlight 插管时,置入 ETT 过程中除会厌反折外,还存在潜在的喉损伤的风险,但并不造成永久性损害。与 DL 相比,Trachlight 插管的咽痛发生率较低,提示此类报道的临床意义有限[70]。

虽然少见,也有使用早期型号光棒如 Tubestat 造成环杓软骨半脱位的报道[117]。由于 Trachlight 的金属管芯可以抽出,插管时损伤杓状软骨的风险很低。

2008 年,Zhang 等报道了一例患者出现了用于气管插管时保护 Trachlight 棒杆和灯泡破碎的硅胶防护套部分脱落,并停留在 ETT 管腔中情况[118],虽然还有 4 例其他光棒部件脱落的类似报道[119-121],但这是涉及 Trachlight 仅有的报道。在本病例中,出现了"光棒从 ETT 中退出困难"。插管前将 ETT 浸入温热的盐水或灭菌水可软化 ETT,使用水溶性润滑剂润滑 Trachlight 棒杆也能使 Trachlight 更容易从 ETT 中退出。以上步骤再加上始终避免暴力操作就能减少 Trachlight 结构性损伤的风险。即便如此,依然需要养成插管后检查 Trachlight 完整性的良好习惯。

Noguchi 等报道,使用 8% 利多卡因喷雾剂润滑 Trachlight,可出现设备的打印标记消失[122],而利多卡因凝胶和甘油对打印标记不起作用。建议利多卡因喷雾不要用于 Trachlight 润滑。

尽管光棒是安全有效的插管工具,其潜在风险、并发症以及适应证应铭记于心。

可视管芯

可视管芯为金属管芯,当置入 ETT 时,操作者可通过目镜或显示器观察 ETT 前端的推进情况。除使用视频微型磁片技术的 Clarus Video System(CVS)外,多数可视管芯为光纤式。已有多种不同外径、角度、分辨率、光源、显像功能和柔韧性的可视管芯问世[123]。分清这些工具是非可塑性的(硬质的)还是可塑性的(半硬质的)非常必要。在已上市的可视管芯中,硬质 Bonfils 磨牙后插管纤维喉镜(Bonfil Retromolar Intubation Fiberscope,Karl Storz Endoscopy,Culver City,CA,USA)是仅有的一款硬质可视管芯。本章介绍的可塑性可视管芯包括 Shikani 可视管芯(Shikani Optical Stylet,Clarus Medical LLC,Minneapolis,MN,USA)、Levitan FPS 喉镜[Levitan FPS(first-pass success)Scope,Clarus Medical LLC,Minneapolis,MN,USA]及 CVS(Clarus Medical LLC,Minneapolis,MN,USA)。可视管芯的潜在优势包括便携、较纤维支气管镜便宜以及可单独或联合其他气道工具使用。所有工具需按照制造商的说明书消毒,通常也比纤维支气管镜耐用。对于有经验的操作者,可视管芯容易寻找声门,成功率高。和前述

提到的光棒相似,应用可视管芯相关血流动力学反应较
DL 轻[124,125]。使用可视管芯的挑战,是气道内有血液或
分泌物时不能看清气道结构。一些可视管芯比较短,使
用前需将 ETT 剪短到特定的长度。同时,还需要适当的
准备工作,管芯的硬质前端需位于 ETT 内,可以降低气道
损伤。病例报道显示,一些经验丰富的操作者将这类工
具成功用于上呼吸道解剖变异或畸形的患者,但使用时
应注意可视管芯远端的硬度[126,127]。

可视管芯的类型

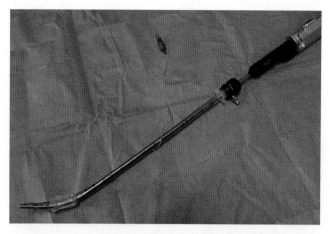

图 23.15 Bonfils 磨牙后插管纤维喉镜(Karl Storz, Tutlingen, Germany)是唯一非可塑性可视管芯,可选用便携电池包或通过光缆连接显示器

- Bonfils 磨牙后插管纤维喉镜是仅有的一款非可塑性可视管芯(图 23.15)。该硬质喉镜有两种外径:3.5mm(儿童型)和 5.0mm(成人型),喉镜杆长 35~40cm,远端部分成 40°角,视角为 90°。型号不同的硬质喉镜通过目镜或连接摄像头观察。成人型 Bonfils 适用于最长 39cm、内径 5.5mm 及以上的 ETT,ETT 通过一个 15mm 标准接头固定在可视管芯上。可选用便携电池包或通过光缆连接 Storz 显示器。厂家说明通过注汽孔给氧时流量不超过 3~6L/min,因有报道显示过高流量会导致皮下气肿[128]。通过注汽孔还可实施局部麻醉。

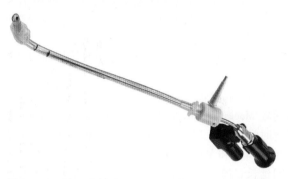

图 23.16 半可塑性 Shikani 可视管芯((Clarus Medical, Minneapolis, MN, USA)有一个可以调整视角的折弯器,通过目镜或有适配器的摄像机接大屏幕观看

- 半可塑性 Shikani 可视管芯长 37.9cm,外径 5.0mm(图 23.16),适用于内径 5.5mm 及以上的 ETT。专用折弯器可将管芯折弯达 120°,喉镜视角 70°。ETT 连接到可滑动接头上,有一个通过 ETT 供氧的接头,没有工作通道。光源有多种选择:光纤接口、LED、GreenLine 喉镜手柄或光缆。通过目镜或有适配器的摄像机接大屏幕观看。

- Levitan FPS 由医生 Richard Levitan 设计(图 23.17)。他称其为紧急喉镜的光纤增强型[129]。该半可塑性管芯能折弯 90°,但推荐角度为 25°~35°。因 Levitan FPS 管芯长 30cm,且 15mm 接头不可移动,须剪短 ETT 至 27.5cm。5.0mm 的管芯适用于内径 5.5mm 及以上 ETT。有一个供氧接头。光源可由 LED 或 GreenLine 喉镜手柄提供。

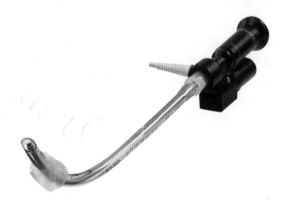

图 23.17 半可塑性 Levitan 可视管芯((Clarus Medical, Minneapolis, MN, USA)能折弯 90°,但推荐角度 25°~35°

- CVS 是带显示器的可视管芯(图 23.18),角度可变的 4 英寸 LCD 显示器可满足操作者的舒适使用,管芯长 31.7cm。由于导管接头固定,外径 5.0mm 的管芯适用于剪过或未剪过的 5.5~9.0mm ETT。CVS 有两种光源:LED 白光用于观察气道而附加的 LED 红光用于穿透患者的皮肤。

可视管芯的临床应用

可视管芯的临床应用和前述光棒类似,可用于张口受限、颈椎异常或 DA 患者。可视管芯还能够用于气管内定位。

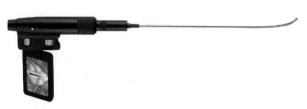

图 23.18 Clarus Video System(Clarus Medical, Minneapolis, MN, USA)是带角度可变的 4 英寸 LCD 显示器的可视管芯,增加的 LED 红光用于穿透患者皮肤

VAL 或 DL 用于张口受限可能出现插管困难或插管失败。虽然光引导经鼻气管插管已有报道，但依然有人担心这种盲探技术可能造成组织损伤，或在某些患者具有一定的挑战性[130]。Lee 等在 80 例张口受限的口腔颌面手术患者，进行了经鼻气管插管的随机对照研究[131]。全身麻醉后，患者随机接受纤维支气管镜或 Trachway（Biotronic Instrument Enterprise Ltd.，中国台湾；是与 CVS 类似的可视管芯）插管。结果表明，Trachway 经鼻气管插管较纤维支气管镜更快更容易，Trachway 组和纤维支气管镜组的平均插管时间分别为 35.4s 和 71.8s，不仅有统计学的显著差异，还有临床意义。由于多数纤维支气管镜插管需由两人完成，这可能与纤维支气管镜组的插管时间增加有关。Trachway 组比纤维支气管镜组的鼻腔出血（38% 和 28%）和口咽内积血（35% 和 25%）更多。遗憾的是，作者并未提到插管过程中出血对这两组气道视野的影响。

可视管芯也在颈椎不稳定患者进行了研究。有两项研究表明，可视管芯插管的颈椎运动少于 DL[132,133]。一项由 Turkstra 等在 24 例健康受试者开展的随机对照交叉研究，插管过程中采用直线固定手法。研究结果显示，应用 Shikani 时，枕骨至 C_1、$C_2 \sim C_5$ 及 C_5 至胸椎节段的颈椎运动较 Macintosh DL 少 52%，但 Shikani 较 Macintosh 组插管时间延长[（28±17）s 和（17±7）s，$P<0.01$]。Wahlen 等在 Bonfils 和 Macintosh 喉镜的研究中也有同样的插管时间延长。另一项健康志愿者的研究再次显示，Bonfils 的颈椎运动少于 Macintosh，但没有记录插管时间[134]。与前述 Bonfils 的研究结果相呼应[135]，Kim 等在颈托模拟 DA 的健康受试者比较了 CVS 和 Pentax AWS（一种带槽的 VL）的使用情况[136]，Pentax AWS 的平均插管时间（30.4±16.5）s 长于 CVS（18.9±15.2）s（$P=0.003$），但两组的血流动力学参数相似。而对于潜在或已经存在颈椎损伤的患者，这些小样本的研究结果依然不能决定谁是最佳的插管技术。

可视管芯也用于 DA 患者[134]。在一项 34 例模拟 CL 3A 级显露患者的随机交叉研究中，Greenland 等发现 Levitan FPS 与一次性插管探条的成功率相似[137]。虽然 LFPS 的平均插管时间（13.3～21.1s）显著长于插管探条组（8.6～8.9s），但笔者认为这种差异缺少临床意义。值得注意的是，LFPS 组有 3 例因大量分泌物导致的插管时间延长（50～52s）。这些结果与使用人体模型模拟困难 CL 的研究相结果相符[138,139]。Kok 等在 94 例采用直线固定手法模拟 DA 患者的随机对照研究中发现[140]，由 CL 分级评定的模拟 DA 使用 FPS 联合 Macintosh 喉镜并不能提高插管的安全性和有效性，虽然使用 Levitan FPS 能得到更高的声门显露百分比（percentage of glottic opening, POGO）评分，但对操作者并不代表插管更快更容易。另一研究中，DL 失败后使用 Bonfils 的成功率很高；尽管有 76% 的患者为 CL4 级，但除 1 例外均插管成功，插管时间也在临床可接受范围内[134]。

可视管芯还可用于双腔管（double-lumen tube, DLT）插管[141]。一项前瞻性随机对照研究中，Yang 等发现使用 OptiScope（Pacific Medical, Seoul, Korea，一种类似于 CVS 的可视管芯）较 Macintosh 喉镜的成功率更高，首次插管更快，损伤更少。近来，许多病例报道突出了 CVS 或 Trachway 在 DA 中的重要性[126,127,142-144]。

使用可视管芯时，起雾、分泌物或出血会造成视野模糊，因此基于人体模型的研究结果套用在真实 DA 场景下可能面临挑战。所有的可视管芯生产商都会提供使用说明，尽管缺少证据支持，这些说明均提示可视管芯可用于各种情况，如环甲膜切开术的定位，与 VAL 联合使用定位气管导管，通过 SGA 插管[145]。了解这些工具的使用技巧能提高成功率。Jagannathan 等通过 7 例 DA 患儿的处理，强调了经 SGA 应用 Shikani 插管的理念[146]，7 例患儿均需托下颌及颈前加压来辅助 Shikani 插管，托下颌还有助于缩短插管时间[147]。

联合技术

随着 VAL 的出现，气道的可视化和气道的管理能力发生巨大的变化。但这些工具还有局限性：起雾、出血、分泌物可使气道视野模糊。此外，随着更大角度的 VL 的使用，气道暴露的能力不断改善，但通过声门置入 ETT 的能力将面临更多的挑战。光棒和可视管芯很容易与 DL 或 VAL 联合使用（图 23.19）[148]，可用于出血气道的透光定位、喉镜显露困难患者的 ETT 实时定位、为减少颈椎运动的限制声门显露等。有趣的是，在这些气道工具中，有些（如 Levitan FPS）的最初研究就鼓励使用联合技术[129]。但联合技术还需要更多研究。

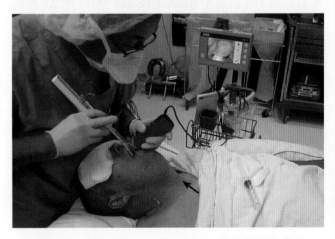

图 23.19　喉镜显露 CL3 级患者，使用 VAL 技术，此处为 Karl Storz C-MAC（Karl Storz, Tutlingen, Germany）和 Trachlight（Laerdal Medical Corp., Wappingers Falls, NY, USA）（或其他可视或视频管芯）联合技术。操作者使用 90° 角的气管导管-光棒组合（ETT-LS），在 VAL 下，ETT-LS 前端可沿会厌下成"钩状"。当 ETT-LS 前端进入声门时，颈前喉结稍下方可见一边界清晰局限性光斑（箭头）

结论

　　偶发的困难喉镜插管促进许多 ETT 置入的替代技术发展。当喉镜直视下声门显露不佳时,插管引导工具如可重复使用的可塑性 EI(或称"橡胶弹性探条")已被证明是一种安全、有效,并能快速引导 ETT 进入气管的方法。大量研究及 60 年的临床应用支持 EI 的使用,尽管一些新型的一次性探条,如 Frova 插管探条较 EI 更硬,可塑性更差,但在研究中也显示出良好的性能。一些 ETT 探条增加了中空内腔,可进行供氧和/或通气。更长和直径较粗的专用 ETT 交换器,可以在安全地置入气管后,沿其推送 ETT 进入气管内。由于 ETT 交换器为中空设计,同样也可以作为供氧和通气的临时通道。当一个稳定的气道必须更换或临时退出又可能存在 DL 暴露困难时,ETT 交换器十分有用。插管前用管芯增加 ETT 硬度和改变其形状的方法,已使用多年但缺少深入的研究。有限的证据表明,在处理 DA 时,这些管芯不如探条有效。近年来,探条和管芯均已用于辅助 VAL。

　　数十年来,利用颈部软组织透光性的光棒技术已被证实为有效的插管技术。虽然存在多种版本的光棒,但 Trachlight 包含诸多设计改进,使其适用于清醒或麻醉状态的经口和经鼻气管插管,并通过大量各种类型的手术包括已知的 DA 患者的应用,证实 Trachligh 是一种安全有效的插管工具。但上呼吸道解剖异常的患者,最好不用光棒。可视管芯主要用于 DA 患者,可能更多地与其他气道工具联合使用。和任何插管技术一样,规范使用和练习这些工具能改善插管结果,降低并发症的发生率。

临床要点

- EI 最适用于直接喉镜下可见会厌(CL3 级)的情况。上翘前端可以沿会厌下方盲探进入声门。如果将 EI 提前塑形成弧状,可以提高操作的成功率。
- 用"受阻"作为确定 EI 正确置入气管的标志比气管的"咔嗒"感更可靠。

- 通过提颏或最好使用喉镜来上提舌及会厌,有助于 ETT 沿 EI 推送到气管内。
- 光棒插管时,要开放通向声门的通路,操作者可通过提颏使舌及会厌抬离咽后壁,有助于 ETT 前端通过会厌下进入声门。
- 由于光棒利用颈前软组织的透光性原理,不能直视咽部结构,不能用于上呼吸道异常的患者,如肿瘤、息肉、感染、上呼吸道损伤。
- 虽然可视管芯插管过程中提颏能使舌及会厌抬离咽后壁,但最好与其他气道工具联合使用,如 Macintosh 喉镜或可视喉镜。

（刘具会 译　邓晓明 审）

部分参考文献

25. Levitan RM, Pisaturo JT, Kinkle WC, Butler K, Everett WW. Stylet bend angles and tracheal tube passage using a straight-to-cuff shape. *Acad Emerg Med*. 2006;13:1255-1258.
29. Cooper RM, Pacey JA, Bishop MJ, McCluskey SA. Early clinical experience with a new videolaryngoscope (GlideScope) in 728 patients. *Can J Anaesth*. 2005;52:191-198.
32. Batuwitage B, McDonald A, Nishikawa K, Lythgoe D, Mercer S, Charters P. Comparison between bougies and stylets for simulated tracheal intubation with the C-MAC D-blade videolaryngoscope. *Eur J Anaesthesiol*. 2015;32:400-405.
33. Turkstra TP, Harle CC, Armstrong KP, et al. The GlideScope-specific rigid stylet and standard malleable stylet are equally effective for GlideScope use. *Can J Anaesth*. 2007;54:891-896.
36. McElwain J, Malik MA, Harte BH, Flynn NH, Laffey JG. Determination of the optimal stylet strategy for the C-MAC videolaryngoscope. *Anaesthesia*. 2010;65:369-378.
39. Hung OR, Tibbet JS, Cheng R, Law JA. Proper preparation of the Trachlight and endotracheal tube to facilitate intubation. *Can J Anaesth*. 2006;53:107-108.
83. Hung OR, Pytka S, Morris I, Murphy M, Stewart RD. Lightwand intubation: II. Clinical trial of a new lightwand to intubate patients with difficult airways. *Can J Anaesth*. 1995;42:826-830.
90. Turkstra TP, Craen RA, Pelz DM, Gelb AW. Cervical spine motion: a fluoroscopic comparison during intubation with lighted stylet, GlideScope, and Macintosh laryngoscope. *Anesth Analg*. 2005;101:910-915.
98. Siddiqui N, Katznelson R, Friedman Z. Heart rate/blood pressure response and airway morbidity following tracheal intubation with direct laryngoscopy, GlideScope and Trachlight: a randomized control trial. *Eur J Anaesthesiol*. 2009;26:740-745.
146. Jagannathan N, Kho MF, Kozlowski RJ, Sohn LE, Siddiqui A, Wong DT. Retrospective audit of the air-Q intubating laryngeal airway as a conduit for tracheal intubation in pediatric patients with a difficult airway. *Paediatr Anaesth*. 2011;21:422-427.

All references can be found online at expertconsult.com.

第24章　可视喉镜

Michael F. Azizand Ansgar M. Brambrink

引言

可视喉镜检查（video-assisted laryngoscopy，VAL）是指由视频组件如光导纤维束或视频芯片与特殊硬质喉镜片连接，以改善直接喉镜显露视野（视频辅助的直接喉镜）或完全依赖视频图像的喉镜检查（成角型可视喉镜）。VAL 对于潜在的困难气道（difficult airway，DA）非常有用，因为可视喉镜可改善喉显露，且无需对齐口-咽-气管轴线。本章将重点介绍在各种临床状况中使用 VAL 的科学依据和局限性、VAL 相关并发症以及注意事项。

简史

VAL 是多年前与 Bullard 喉镜和 WuScope 等概念一同引入临床的，起初仅由部分气道管理专家使用。当时大多数医生认为纤维支气管镜是处理困难气道的标准方法。21 世纪初，随着新的视频技术问世，VAL 迅速得到普及。特别是发光二极管（light-emitting diode，LED）、液晶显示屏（liquid-crystal display，LCD）和互补金属氧化物半导体（complementary metal-oxide semiconductor，CMOS）视频芯片技术的应用，使 VAL 更加便携，易于操作，也更经济可行。随着对 VAL 研究的进一步深入，强有力的证据表明，当前的实践正保持着最好的发展势头。然而，新问题的不断产生也引导着当前的研究方向。总体上讲，与直接喉镜（direct laryngoscopy，DL）相比，VAL 能提供更好的视野，并且气管插管成功率更高。

影像记录

目前大多数可视喉镜（video laryngoscopes，VL）选择动态视频或静态图像记录，为教学、临床评估和气道管理记录提供了机会，而这些是传统喉镜无法提供的。第一，回顾 VAL 期间拍摄的视频短片或静态图像，能使对喉部结构不甚清楚的人获益。这些资料也可作为教学指导的一部分，在临床操作前展示，或供学生回顾自身在老师指导下的操作。第二，在回顾这些资料时，临床医生可发现操作当时并未注意的并发症。例如，回顾录像时可发现气道损伤或误吸,由此促进对患者的进一步评估及采取适当的干预措施。此外,我们还可发现如喉部肿瘤或病变等早已存在的病理改变,有利于进一步的诊断评估。第三,在录像期间,VAL 可准确记录气道管理全过程。传统的气管插管记录虽然包括了使用的设备以及喉镜显露(Cormack-Lehane,CL)分级,但缺乏对气管导管(endotracheal tube,ETT)通过过程的细节描述,完全依赖操作者的主观判断。相反,气管插管过程的视频不仅能够记录喉显露情况,而且还能记录 ETT 通过的细节。虽然暂未实现,但其在不远的将来通过视频记录气管插管过程可能会成为患者气道管理和电子病历记录的标准方法。

临床方案

正常气道

目前尚不清楚使用 VAL 能否提高经验丰富麻醉医生对常规(非困难)气道管理的气管插管成功率。与 DL 相比较,VAL 能改善喉显露程度[1-3],这可能是由于图像被放大、喉镜叶片前曲、视轴延长,或者降低了口、咽、气管三条轴线对齐的要求。当喉显露不满意时,DL 气管插管常常会失败,但是 VAL 可克服这一缺陷。然而,改变喉显露程度并不意味着提高气管插管成功率。DL 在正常气道中的气管插管成功率非常高,因此目前并不确定,对于正常气道,使用 VAL 是否能进一步提高气管插管成功率[4]。

对于正常气道,使用 VAL 气管插管常常更慢。操作 VAL 需要更长的时间可能与以下几个因素有关。如眼睛需要注视两个不同的地方,ETT 插入有困难,或缺乏使用新技术的经验。然而,目前尚没有系统研究证实,与操作 VAL 相关的气管插管时间延长是否会增加脉氧饱和度降低或气管插管失败的概率。

针对正常气道的管理,麻醉医生提出了一些有趣的问题。许多麻醉医生认为,基于上述证据,VAL 并未使正常气道获益。然而,这些研究中大多数仅探讨了成角型 VL 在正常气道管理中的作用。相比之下,具备标准喉镜片的 VAL 有以下两个优势:①操作者熟悉,ETT 推送容易;②在未预料到的 DA 中能够及时提供视频图像。由此可预见,未来所有的气道管理都将具备视频辅助功能。

综上所述,针对麻醉医生在手术室内的常规气道管理,目前尚不清楚 VAL 是否会带来明显的益处。

初学者

VAL 能够使气道管理方面经验较少的初学者获益。与 DL 相比,使用 VAL 的初学者气管插管成功率更高,这主要得益于视频辅助和成角型喉镜片[5,6]。此外,使用可视喉镜教学也能加快初学者掌握使用 DL 的方法。

长期以来,关于 VAL 存在着某种担忧,即任何潜在 DA 下均常规使用 VAL 可能会造成 DL 技能生疏。事实上,将 VAL 作为气道抢救以及已预料的困难气管插管患者的首选,随着时间的推移,困难气道使用 DL 将会越来越少。尽管如此,VAL 本身可部分解决这个问题:在常规培训中,使用带有直接喉镜片的可视喉镜,使受训的操作者能够在直视下进行喉镜操作,而指导教师则可通过屏幕来指导 DL 的技能。因此,当与初学者一起工作时,许多指导老师惯例使用带有直接喉镜片的 VAL。

许多专家认为,与其他气管插管技术相比,VAL 更易掌握。然而,迄今为止,尚无严谨的研究证实掌握各种气管插管技术的难易程度。许多关于 VAL 的临床研究也难以解释这一问题,因为并不清楚研究中的操作者对每种气管插管技术的掌握水平。另一方面,了解早期掌握某种技术是否能够维持或提高现行使用传统 DL 的成功率非常有必要。在一项纵向观察性试验中,Cortelazzi 等确定了对于 CL 评分 1 级的患者,使用 GlideScope 首次尝试气管插管成功率达到 90% 以上所需的气管插管次数为 76 次[7]。这些结果很新颖,它提示 VAL 的应用与 DL 一样,需要进行足够多的训练才能达到熟练应用的效果。其他研究则发现,使用 DL 气管插管时,成功率达到 90% 以上所需的气管插管次数为 57 次[8]。

综上所述,与使用 DL 相比,初学者使用 VAL 的气管插管成功率更高,但这两种技术的学习曲线似乎并无差异,因为熟练掌握这两种技术所需要的训练次数基本相同。此外,使用一种 VAL 技术的经验可能不会转化为使用另一种 VAL 技术的能力。

已预料的困难气管插管

目前尚不确定对使用 DL 后喉镜显露欠佳的患者,使用 VAL 改善喉镜显露能否提高气管插管成功率。虽然绝大多数相关的试验还不足以确定这一重要的关系,但少数试验表明,使用 VAL 时,由于喉显露更好,气管插管难度量表(intubation difficulty scale,IDS)评分有所降低[9,10]。目前仅有少数临床研究将"气管插管成功率"作为比较 VAL 与 DL 的主要结局指标;在一项随机交叉研究中,通过应用人工在线颈椎稳定(manual in-line stabilization,MILS)模拟困难气管插管条件,Pentax AWS 可视喉镜的气管插管成功率高于 DL 组[11]。另一项大型随机对照试验研究表明,Mallampati 评分较高的患者使用 VAL 后气管插管成功率也提高[12]。另一项随机对照试验在放宽了 DA 的入组标准后探索了大批医疗服务者使用 VAL 的成功率。研究显示,与 DL 相比,视频辅助的直接喉镜首次气管插管成功率更高[13]。综上所述,现有数据表明,VAL 可提高已预料的 DA 患者的气管插管成功率,最新的美国麻醉医师协会(American Society of Anesthesiologists,ASA)发布的困难气道管理指南也反映了这一点[14]。然而,还需要更多设计严谨的试验来了解在不同的气管插管环境下以及使用其他 VAL 设备是否会有类似结果。

未预料的困难气管插管

病例报告已经证实,VAL 可作为 DL 气管插管失败时的救援措施[15-18]。一项大型的双中心临床研究评估了71 570 例围术期气管插管患者,研究显示 DL 气管插管失败后使用 VAL 救援的成功率为 94%(224/239)[19]。另一项关于 VAL 的研究显示,在使用 DL 后由于喉镜显露不满意引起气管插管失败后使用 VAL 救援的成功率为99%(268/270)[20]。这些研究反映了在不同患者群体中由不同的操作者使用不同种类的 VL 等各种情况,他们提供了强有力的证据表明,在任何情况下,对于任何未预料的 DA 患者,VAL 都具有特殊的优势。此外,反复尝试DL 气管插管与发病率和死亡率密切相关[21,22]。因此,大部分最新指南指出,在 DL 气管插管失败后使用 VAL 可进一步提高患者的安全性。然而,当主要气管插管技术失败时,其他气道管理技术[如可弯曲插管镜(flexible intubation scopes,FIS)]作为救援措施仍发挥着重要的作用。实际上,迄今为止,尚没有足够的证据表明一种救援措施优于另一种。因此,专家建议操作者使用最舒适和最熟练的气道工具。

可视喉镜在清醒气道管理中的应用

研究显示,在潜在的 DA 患者中,清醒 VAL 气管插管与清醒时可弯曲镜插管(flexible scope intubation,FSI)性能相似[23]。然而,该研究结果的有效性受到一定程度的限制,首先患者是镇静状态,而非"清醒"。另外,颈部疾病的患者被排除在外,而研究设计允许随机后剔除[24]。另一项清醒经鼻气管插管研究显示,FIS 与 VAL 性能相似[25]。该项研究两组患者均被注射镇静剂,因此研究结果可能不适用于真正的"清醒"气管插管。尽管存在上述局限,与可曲支气管镜相比,清醒 VAL 气管插管技术可能更易掌握,并且将来有可能改变清醒气管插管的操作方式。

但是,这项技术需要认真练习,并且具备先前使用VAL 的经验。由于会厌非常敏感,因此在喉镜插入前,有必要进行充分的表面麻醉或镇静。此外,由于该区域耐受性很差,VAL 上提用力不宜过大。最后,在插入 ETT时需要格外注意。对于没有气管插管引导槽的 VAL,可能需要在 ETT 内放置硬质管芯或使用带有气管插管引导槽的 VAL,以使 ETT 轻柔地进入气管而不伤及喉或气管结构。

手术室外可视喉镜的应用

早期针对手术室外各种临床环境使用可视喉镜的研究显示,VAL 可能具有潜在的益处。当患者为困难气道或者操作者经验不丰富时尤其具有挑战。在危重护理和急诊医疗环境中,对于预测 DL 气管插管困难的患者,VAL 具有更高的气管插管成功率[26-28]。一项随机对照试验证实了这个结论,即在危重患者 VAL 的气管插管成功率高于DL[29]。另一项随机试验显示,在急诊医疗环境中,VAL 和 DL 的气管插管成功率并无明显差异[30]。事实上,关于头部受伤患者的亚组分析进一步显示,使用VAL 时,气管插管时间越长,预后越差。然而,上述研究仅涉及特定的患者群体和少数操作者,因此得出的结论有限。虽然这些研究是在 VAL 进入临床的早期阶段进行的,但最近的试验表明,至少在紧急气管插管方面,VAL 优于 DL[29]。

在产科患者,VAL 已被应用于紧急气道管理、潜在的困难气管插管及作为 DL 气管插管失败的救援措施[31]。距离手术室较远、人群易发生 DA、在最紧迫的情况下(如紧急剖宫产)通常需要气管插管使产科尤其具有挑战性。在第 37 章将作详细讨论。

最后,在院前急救医学中,与 DL 相比,VAL 可减少气管插管次数,缩短气管插管时间[32,33]。但迄今为止大部分研究主要为回顾性研究,因此结果的解释需谨慎。类似地,两项前瞻性随机试验均未能证明,与 DL 相比VAL 有任何优势,甚至气管插管成功率更差[34,35]。然而,如前所述,这些研究结果均具有一定的局限性:在其中一项研究中,操作者几乎没有接受过研究所使用的设备 Airtraq 的相关培训,甚至到目前为止还没有建立完善的培训体制。但令人惊讶的是,GlideScope 未能很好地发挥作用,这可能是由于尽管喉镜显露情况良好但 ETT 插入困难或者镜头被口腔分泌物污染。另一项前瞻性随机试验表明,与 DL 相比,VAL 能够提高首次气管插管成功率[36]。然而,在临床实践中,前瞻性随机对照研究很难开展。

总之,VAL 在手术室外的临床实践环境中正变得越来越为人们所接受,但研究尚未证明它的普遍优势。观察性研究显示使用 VAL 能够获益,但迄今为止前瞻性随机试验的结果好坏参半,还需要更多的前瞻性随机对照试验来明确这些临床实践环境中 VAL 的潜在优势。

可视喉镜显露困难或失败

虽然 VAL 可为 DA 提供了很多有利条件,但是 VAL失败也时有发生。一种情况可能是未达到喉显露要求。另一个更常见也更令人困惑的情况是,虽然喉显露良好但却无法将 ETT 插入气管。这种情况可发生在任何

VAL 设备,无论是传统喉镜片、成角型喉镜片或是带有气管插管引导槽的可视喉镜。对 GlideScope 这种成角型 VAL 而言,我们将肿瘤、放射线或手术瘢痕引起的颈部病理改变确定为 VL 气管插管失败的具体预测因素[19]。其他预测因素包括甲颏距离过短、颈部肥胖和颈部活动受限。上述研究结果提示,尤其是对于耳鼻喉科患者,麻醉时 FSI 仍然是一项重要的技术,因为颈部病变同样是面罩通气困难和喉镜显露困难的预测因素。另一项研究显示,咬上唇试验被认为是 GlideScope 操作困难最有力的预测因素[37]。其他人使用了 El-Ganzouri 多变量危险指数[38],结果显示它也能够预测 VAL 困难程度[39]。综上,这些研究均表明,某些客观的预测指标可用来确定哪些患者应该准备备选方案,如清醒 FSI。有趣的是,许多 DL 气管插管困难的经典预测因素并不是 VAL 气管插管困难的预测因素。特别是,从未将肥胖和高 Mallampati 评分认为是 VAL 气管插管困难的独立预测因子。因此,对于预测 DL 气管插管困难但无 VAL 气管插管困难的患者,VAL 仍然是高度可行的选择。另外,对于具有多个 DL 气管插管困难预测因素的患者,如果同时存在颈部病理改变,也可能有 VAL 气管插管困难或失败的风险。

当使用成角型 VL 时,如果插入喉镜片过深,会厌上提,ETT 进入声门可引起损伤。此时虽然喉显露良好,但喉上提使 ETT 通过更加困难,而将喉镜回撤,会厌下降,喉显露可能不太理想,但 ETT 通过路径可能改善,从而成功气管插管。

虽然 VAL 是一项非常成功的技术,但仍然可能失败。VAL 失败可能仅仅是由于喉显露不满意或虽然喉显露满意但 VAL 仍然失败。患者有颈部病变(肿瘤、手术瘢痕或放射线史)时应特别注意,因为这些预示着 VAL 失败风险增加。

使用可视喉镜的上提用力

可以将压力传感器放置于气道内感兴趣的区域来评估喉镜引起的损伤风险。研究表明,与常规直接喉镜相比,可视喉镜在常规气管插管过程中施加在上颌切牙上的压力较小[40]。在测量对舌头施加的压力时,结果显示与 DL 相比,GlideScope 所需的力更小[41]。使用 Airtraq 喉镜也得到了类似的结果[42]。有趣的是,使用 VAL 时上提用力与颈椎活动并无直接联系[43]。

临床中有时能够观察到与常规 DL 相比,VAL 对血流动力学影响更小,但这是否与使用 VAL 时上提压力更小有关仍有待研究。然而,几份报告结果显示,VAL 和传统 DL 对血流动力学的影响相似[43,44]。类似地,FSI 和 VAL 对血流动力学的影响也相似[45]。仅有一项研究表明,与传统的 DL 相比,使用 VAL 对血流动力学影响更小,BIS 值也更低[46]。

综上所述,与 DL 相比,VAL 所需的上提用力更小。但尚不清楚这是否会减少对血流动力学影响及引起颈椎脱位的风险。如前所述,降低上提用力可能使 VAL 成为清醒气道管理的可行策略。

可视喉镜在颈椎固定患者的应用

虽然在许多具有挑战性的气道条件下 VAL 能够提高气管插管成功率,但仍然需要特别考虑 VAL 对有颈椎损伤风险患者的益处。多项研究已通过 MILS 模拟急性颈部损伤或疑似颈椎不稳定的情况,以明确在这些情况下,VAL 能否提高气管插管成功率(表 24.1)。数据显示,当颈椎固定时,与 DL 相比,使用 VAL 可改善喉显露[9,11,47-49]。与此类似,研究表明 VAL 整体气管插管条件(IDS 评分)[50]优于 DL[9,47-49,51]。另一项研究也表明,类似情况下 VAL 气管插管成功率较 DL 高[11]。同样,在这些条件下,与无气管插管引导槽的设备相比,有气管插管引导槽的设备成功率更高[52]。

然而,在颈椎固定的情况下,VAL 并不能解决所有的气管插管问题。最近我们发现,无论是既往疾病导致还是通过 MILS 引起的颈部活动受限都是 VAL 失败的独立预测因素(相对危险度 1.76;95% 置信区间 1.01～3.06)[19]。综上所述,与 DL 相比,虽然 VAL 在气管插管方面具有优势,并可提高气管插管成功率,但使用 VAL 并不能保证在颈椎病变患者或通过实施手术预防颈椎损伤的患者中成功。因此,正如在第 35 章和 40 章所述,对颈椎可能损伤的患者进行气道管理时,建议通过 MILS 以保持患者颈椎固定不动,并使用操作者最熟悉的工具。

使用可视喉镜时的颈椎活动度

由于改善了喉显露程度,VAL 可减少气管插管过程中的颈部活动度。几项研究通过在气管插管过程中使用 X 线透视技术证明了这一结论(表 24.2)。在不采用 MILS 的情况下,与 DL 相比,VAL 颈椎活动度减少[53-56]。然而,当使用 MILS 时,结论却与一些研究不一致,该研究结果显示 VAL 仅在某些颈椎节段活动度减小[42,57-60],而其他研究也发现,使用 VAL 和 DL 颈椎活动度并无明显差异[61]。

目前,尚不清楚在有颈髓损伤风险的患者中选择何种气道管理设备是否会影响神经系统预后。因此,最好的方法是使用成功率最高的技术,同时在整个过程中使用 MILS。虽然 FSI 时颈椎受到的牵引力最小,但在清醒患者中实施该操作需要熟练的技术和患者的配合。在麻醉患者中 FSI 通常需要提下颌操作,这可牵拉患者的颈椎。与 FSI 相比,VAL 更易学习,同时与 DL 相比,VAL 能明显改善气管插管条件。因此,VAL 已被更多地应用于需要预防颈椎活动患者的气道管理中。

表 24.1 可视喉镜在 MILS 患者中的气管插管研究

作者	设备	对照	样本量	结果评估	主要结论
Malik 等[9]	GlideScope Pentax AWS	DL	120	喉镜显露程度 IDS 评分 气管插管时间 气管插管成功率	改善喉镜显露程度, 降低 IDS 评分, 延长气管插管时间, 气管插管成功率无差异
Mahara 等[77]	Airtraq	DL	40	IDS 评分, 气管插管次数, 喉镜程度	降低 IDS 评分, 减少气管插管次数, 改善喉镜显露程度
Smith 等[49]	WuScope	DL	87	IDS 评分, 气管插管次数, 喉镜显露程度	降低 IDS 评分, 气管插管次数及成功率无差异, 改善喉镜显露程度
Malik 等[47]	Pentax AWS	DL	90	IDS 评分, 喉镜显露程度	降低 IDS 评分, 改善喉镜显露程度
Enomoto 等[11]	Pentax AWS	DL	203	喉镜显露程度, 气管插管时间, 气管插管成功率	改善喉镜显露程度,缩短气管插管时间, 提高气管插管成功率
Liu 等[52]	Pentax AWS	Glide-Scope	70	IDS 评分, 气管插管时间, 规定时间内的气管插管成功率	降低 IDS 评分, 缩短气管插管时间, 提高气管插管成功率
McElwain[51]	Airtraq C-MAC	DL	90	IDS, 气管插管成功率, 喉镜显露程度, 血流动力学	降低 IDS 评分, 改善喉镜显露程度

DL,直接喉镜;IDS,困难气管插管分级。

表 24.2 使用可视喉镜对颈部活动的研究

作者	设备	对照	颈椎预防措施	X 线透视检查	主要结论
Hastings 等[55]	Bullard	DL	无	部分患者 $C_0 \sim C_4$ 所有患者均使用角度探测仪	$C_0 \sim C_4$ 活动范围缩小
Robitalli 等[61]	GlideScope	DL	MILS	几个时间点持续 $C_0 \sim C_5$	颈椎活动度无变化
Maruyama 等[53]	Pentax AWS	DL 和 McCoy	无	C_1/C_2,C_3/C_4	相邻椎体活动度减小
Hirabayashi 等[54]	Pentax AWS	DL	无	$C_0 \sim C_4$	所有椎体活动度减小
Turkstra 等[59]	GlideScope Lightwand	DL	MILS	$C_0 \sim C_5$	使用 GlideScope $C_2 \sim C_5$ 活动度减小;使用 Lightwand 所有椎体活动度减小
Watts 等[57]	Bullard	DL	一侧 MILS, 一侧无	$C_0 \sim C_5$	使用 MILS 椎体活动度减小
Maruyama 等[58]	Pentax AWS	DL	MILS	$C_0 \sim C_4$	累及颈椎活动度减小
Turkstra 等[60]	Airtraq	DL	MILS	$C_0 \sim T$	$C_1 \sim C_2$ 无变化,$C_2 \sim C_5$ 及 $C_5 \sim T$ 活动度减小
Hindman 等[42]	Airtraq	DL	无 MILS	$C_0 \sim C_5$	$C_2 \sim C_5$ 活动度减小

DL,直接喉镜;MILS,人工在线颈椎稳定。

总之,目前尚不清楚的是,在使用 MILS 时,VAL 是否能够减少颈椎活动度。但是,与 DL 相比,为达到良好的气管插管条件,VAL 所需的颈部活动度通常更小。

可视喉镜联合技术

VAL 可联合使用其他辅助工具。一项包含 VAL 使用例数最多的研究显示,2% 的患者联合使用探条[19]。其他研究则使用了额外的视频引导设备来协助 ETT 通过。一项研究联合使用 FIS 与 VAL 以评估是否能够改善气管插管条件[62]。当 VAL 配合硬质管芯气管插管失败时,在 FIS 引导下进行气管插管,结果显示气管插管时间延长[62]。这项技术需要不同的操作者使用不同的设备,使用方式各不相同。气管插管可能由 FIS 引导,而 VAL 放置于口咽部;或者气管插管主要通过 VL 进行可视化,而 FIS 仅用作 ETT 导引器。这两种方法联合可使气管插管过程更完整地可视化,以减少对敏感的气道结构造成损伤的风险。

可视喉镜相关损伤

VAL 相关的损伤风险与 DL 不同,最令人担忧的可能是咽喉部损伤。几篇出版物记录了即使由经验丰富的麻醉医生操作,VAL 下气管插管仍然有引起咽部穿孔的可能[63]。但这种损伤可通过采取一些措施来预防:当 ETT 首次进入气道时,这种风险最高,当 ETT 进入口咽部时,操作者应直视气管导管,直到 ETT 的尖端随着喉镜弯曲并能在屏幕上看到。此外,一些 VL 比标准 DL 宽,由于可操作空间有限,操作需更加谨慎。

几种可视喉镜的比较

注意事项

可视喉镜是否理想取决于所使用的临床环境。一般来说,可视喉镜可分为标准(Macintosh)喉镜片设计和成角型喉镜片设计。可视喉镜可根据是否存在气管插管引导槽进一步分类。本节仅简要描述每种类别中的几种喉镜,这些喉镜可作为该类别其他喉镜的示例。

标志性的特征能帮助选择设备类型。在某些临床环境中,尤其是手术室外,灭菌处理成为了负担,此时一次性设备很有意义。该设备可能是全弃的,作为镜片和手柄的一部分与可重复使用的视频组件分开放置。

另一个重要的考虑因素是屏幕的位置。有些屏幕直接与手柄连接便于携带,视频图像与气管插管视线在同一方向。有些屏幕与手柄分开,通过数据线连接一个更大的屏幕,屏幕可放在便携袋中运输或者安装在固定杆上。较大的屏幕能够提供更好的视觉效果和放大倍数。

虽然该屏幕与气管插管视线不在一个方向,却允许其他人更好地参与进来并帮助指导气管插管过程。

进一步的考虑包括设备的大小和重量。在航空医疗中,重量要求更小,重量对航空医疗来说是一个重要的考虑因素。较小的设备也更适合急救中的运输与携带,如密码箱。但是,与较大的设备相比,较小的装置更容易失窃和错位并且需要更频繁地更换,尤其是那些需要连接固定杆的装置。

最后,成本仍然是全球范围内将 VAL 广泛地应用于气道管理的主要障碍。需要考虑的因素包括预期使用频率、单次使用成本、维修或更换成本,以及设备的覆盖范围,例如每个气管插管地点需要配备多少设备。毫无疑问,最受欢迎且性能最好的设备,其价格最高。新的设备层出不穷,目标都很明确,就是提供更有竞争力的价格。如前所述,目前并不清楚各个价位的产品性能是否相同。因此,设备降价可能是因为性能较差。好消息是视频芯片技术和 LCD 屏的成本正在降低。这些变化在未来可能降低 VAL 的成本。

遗憾的是,VL 之间相互比较的数据非常有限。在一项常规的、择期气道管理的试验中,与没有气管插管引导槽的设备相比,有气管插管引导槽设备的气管插管时间更短[64]。然而,另一项常规气道管理中比较两种 VL 的研究表明,McGrath MAC 在首次气管插管成功率和气管插管时间方面均优于有气管插管引导槽的 King Vision[65]。在另一项比较两种成角型 VL 的研究中,作者并未能证明在 DA 人群中,C-MAC D-Blade 在首次气管插管成功率方面并不差于 GlideScope[66]。虽然两组的成功率都非常高,且成功率的绝对差异小于 3%,研究结果可能与操作者对新设备使用的经验不足有关。在另一项研究中,在已预料的困难气管插管患者中,与 McGrath 系列 5 相比,使用 C-MAC 时代表气管插管难度的参数值更好[67]。这些不同研究结果表明,操作者的经验可能比设备的设计更为重要。

Macintosh 喉镜片

Storz C-MAC/DCI

Storz 系列首次将视频辅助直接喉镜技术引入市场。最初,产品采用 Macintosh 3、Macintosh 4 喉镜片并在光源上安装一个光纤摄像头(图 24.1),通过数据线将屏幕与喉镜相连。新一代可视喉镜,以 C-MAC 为代表,喉镜片有从婴儿到大成人的各种型号(图 24.2)。该系列不带气管插管引导槽,有一次性及可重复使用的型号供选择。可放置于移动的架子上、气道车或便携式袋子里(图 24.3),且可将袖珍显示屏直接安装到手柄上进一步减小体积(图 24.4)。

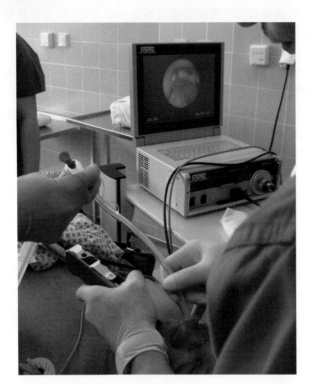

图 24.1 配备 Macintosh 喉镜片的 Storz DCI 可视喉镜（© 2016 Courtesy of KARL STORZ Endoscopy-America, Inc）

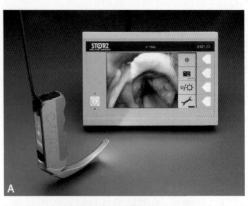

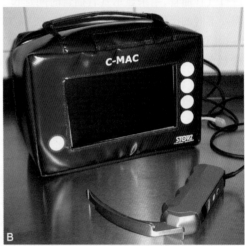

图 24.3 Storz C-MAC（A）和便携袋（B）（© 2016 Photo Courtesy of KRL STORZ Endoscopy-America, Inc. ）

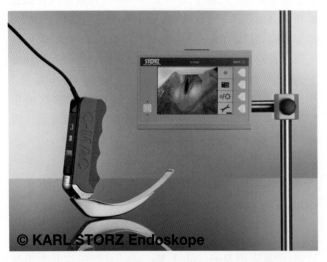

图 24.2 Storz C-MAC 可视喉镜（© 2016 Photo Courtesy of KARL STORZ Endoscopy-America, Inc. ）

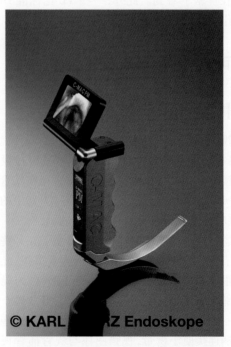

图 24.4 带有监视器的 Storz C-MAC 可视喉镜（袖珍显示器）（© 2016 Photo Courtesy of KARL STORZ Endoscopy-America, Inc. ）

Storz C-MAC 的气管插管操作方法与 DL 相同。喉镜片插入口腔内，用镜片将舌体推向左侧将镜片前端推送至会厌谷，然后上提喉镜，即可在直视下或屏幕上获得喉显露。此类可视喉镜的优势是操作与直接喉镜气管插管相同，令操作者感到熟悉，而单纯间接喉镜不具备此特点。

有证据表明，通过 Storz 系统获得的喉部视野优于 DL[2,13]。因此，可视喉镜的优点远不止有利于教学，而且有助于气管插管，并提高困难气道时直接喉镜的气管插管成功率。

McGrath MAC

McGrath MAC 是一款便携式可视直接喉镜。它体积小、易携带，屏幕与手柄直接相连且有不同规格的一次性喉镜片可供选择（图 24.5）。电池供电，在开机不使用的情况下会自动关机，使用方法与上述直接喉镜相同，与其他 VL 相比，价格相对较低。

有证据表明，与标准的直接喉镜相比，可视喉镜的可视性提高了双腔管插入成功率[68]。然而，仅作为直接喉镜而不使用视频组件还不够，因为 McGrath MAC 直接喉镜下 IDS 评分比标准直接喉镜或 McGrath MAC 可视喉镜下分级均差[65]。

GlideScope Direct

GlideScope Direct 是配备不可拆卸的 3.5 号 Macintosh 喉镜片的金属喉镜。喉镜通过数据线与显示器相连，显示器安装在移动架子上或便携袋里（图 24.6）。此喉镜也可像本节中的其他可视直接喉镜一样用做可视喉镜检查或教学[69]，用法与 DL 相同。

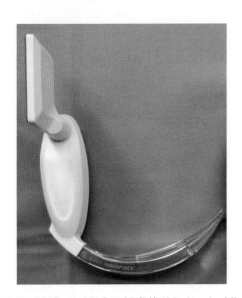

图 24.5　McGrath MAC 可视喉镜（Medtronic,Minneapolis,MN,USA.）

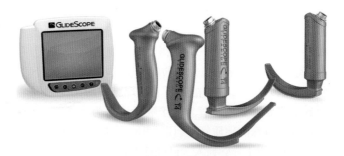

图 24.6　GlideScope AVL 钛金属喉镜片（Courtesy Verathon Medical,Bothell,WA,USA.）

带有成角镜片的可视喉镜

GlideScope

GlideScope 是新一代首个投放市场的 VL。最大的特点是属于间接喉镜，配备有成角镜片。最初，GlideScope 采用可重复使用的塑料喉镜片，配有大号显示器或便携的小号显示器（图 24.7）。目前喉镜片已变为可重复用的钛金属或一次性塑料喉镜片套在喉镜上使用（图 24.6～图 24.8）。

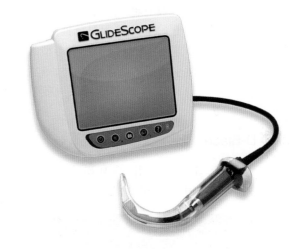

图 24.7　GlideScope AVL 的一次性喉镜片（Courtesy Verathon Medical,Bothell,WA.）

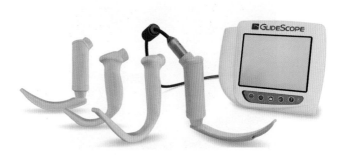

图 24.8　便携式 GlideScope LoPro 的一次性喉镜片（Courtesy Verathon Medical,Bothell,WA.）

与 DL 不同,GlideScope 沿口腔正中插入。如果口腔内没有足够的空间或患者胸部影响喉镜插入,则可能需要斜行插入。在直视下将喉镜片缓缓送入口腔,直达舌根,观察屏幕,直至喉镜片的前端位于会厌谷。直视下先将导管送入口腔,直至在屏幕上显现。最后在视频屏幕引导下将导管插入气管。由于喉镜成角为锐角,因此专门设计了特殊的硬质管芯(GlideRite 管芯)与 GlideScope 配合使用,便于导管插入。已经证明使用可 90°弯曲的管芯与其配合可达到类似的效果[70]。

正如前几节所述,几乎在所有气道管理场景中均对 GlideScope 进行了研究,它有可能是目前被研究最多的 VL。它可积极应用于院前急救、重症监护、急诊医疗、产科以及手术室内的困难气道管理。

McGrath 5 型

McGrath 5 型可视喉镜是自带屏幕的便携式成角型 VL(图 24.9)。它由电池供电,手柄较短,手柄上安装了一个可旋转的小屏幕。喉镜片部分是可拆卸的,并且其相对于手柄的位置可以调节。这种特性使其能够单独插入口腔中,避免了某些情况下喉镜片与手柄整个系统受损。再者,喉镜片与手柄位置的可调节性使同一型号的喉镜片能够应用于不同体型的患者,具有更大的通用性。

实际上,在 VAL 历史上,该喉镜很早就推向市场,但是支持它用于临床的试验很少,仅限于一项小型的临床研究[71],一项在实习生中使用的临床试验[72],一项关于管芯使用的评估[73],以及描述 DL 气管插管失败后的案例分析[74]。

C-MAC D-Blade

Storz 系列于 2010 年推出了 D-Blade 以补充其 C-MAC 系列(图 24.10)。D-Blade 与 GlideScope 喉镜角

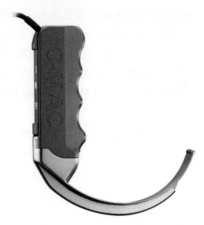

图 24.10 安装 D-Blade 的 C-MAC(Karl Storz, Tuttlingen, Germany.)

度相似,属于间接喉镜。使用方法类似于 GlideScope(中线插入法)。该喉镜片可与便携式设备连接,或者将显示器直接固定在手柄上(图 24.11)。该类型喉镜片也有一次性的可供选择。

D-Blade 在几项研究中专门做过测试,其中一项研究显示,20 名使用 DL 后 CL 评分为 3 或 4 的患者在使用 D-Blade 后 CL 评分全部提高到 1 或 2A[75]。另一项随机对照试验旨在明确 D-Blade 在首次气管插管成功率方面是否"不逊于"GlideScope,虽然两种设备的成功率均很高,但该试验并未得出此结果[66]。

King Vision

King Vision 是一种较新的便携式可视喉镜,具备显示屏,可使用带有气管插管引导槽或不带有气管插管引导槽的一次性喉镜片(图 24.12)。使用方法也是直视下喉镜从中线进入,直达舌根。此时,在视频屏幕引导下将

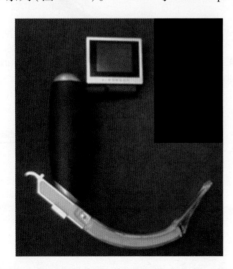

图 24.9 McGrath 5 型可视喉镜(Aircraft Medical, Edinburgh, UK.)

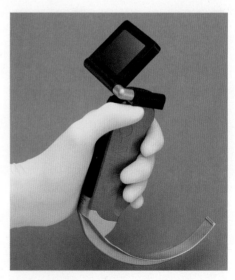

图 24.11 连接监视器并使用 D-Blade 的 C-MAC (Karl Storz, Tuttlingen, Germany.)

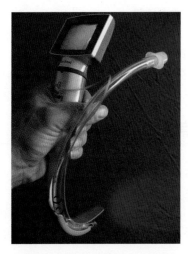

图 24.12　具备气管插管引导通道的 King Vision 可视喉镜（Ambu，Columbia，MD，USA.）

喉镜尖端置于会厌谷，随后将带有管芯的气管导管或通过气管插管引导槽插入气管导管。

　　King Vision 已在院前环境中进行了评估。观察数据表明，在这种充满挑战的情境中，与 DL 相比，King Vision 首次气管插管成功率更高[33]。而在手术室内的常规气道管理中，对于经验丰富的医生使用视频辅助的直接喉镜可能比 King Vision 更容易[65]。该设备已在北美院前气道管理中进行推广，低价、便携和具备一次性喉镜片等特点使该设备在院前急救中极具吸引力。但需要进一步研究的是，在院前环境和其他环境下与其他 VL 相比，该喉镜性能如何。

带有气管插管引导槽的可视喉镜

Airtraq

　　Airtraq 是一种小型、便携式、带有气管插管引导槽的喉镜，通常被归为 VL，但实际上并未配备视频摄像机，是通过光学系统提供声门的影像（图 24.13）。但是 Airtraq 喉镜能够与特殊设计的无线视频摄像机联合应用以播放视频图像，也可通过适配器将其与智能手机连接，手机安装软件后即可查看图像。喉镜可一次性使用，也可套上保护套多次使用，目前还没有可完全重复使用的版本。

　　使用方法是沿口正中插入，将声门置于屏幕中央，气管导管顺着引导通道进入声门，随后将气管导管与 Airtraq 向相反的方向牵拉，使导管脱离引导通道。

　　文献已经将 Airtraq 作为手术室内 DA 管理工具。特别是在患者颈椎固定的情况下，与 DL 相比，Airtraq 可改善喉显露，降低气管插管操作难度，减少气管插管次数（表 24.1）。然而，文献尚未证实在手术室之外是否还具备这些优点。在唯一一项关于院前气道管理的随机对照试验中，Airtraq 表现明显差于 DL。原因可能是在该研究

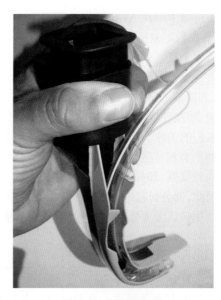

图 24.13　Airtraq 可视喉镜（Teleflex，Wayne，PA，USA.）

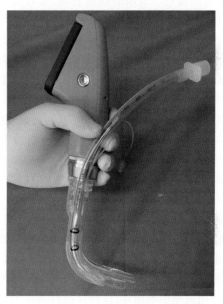

图 24.14　Pentax AWS 可视喉镜（Hoya，Tokyo，Japan.）

之前，缺乏对其使用方面的培训。但是，不排除喉镜设计方面的因素导致 Airtraq 与其他设备相比，在院前环境中性能更差。

Pentax AWS

　　Pentax AWS 是另一种小型、便携式、带有气管插管引导槽及一次性喉镜片的可视喉镜（图 24.14）。但是，与 Airtraq 不同，它是真正的视频驱动，并且视频组件可反复使用。视频屏幕连接在手柄上且可旋转，喉镜插入角度的变化都能即刻在屏幕上显示。喉镜沿患者口正中插入，将患者喉部结构置于屏幕上十字光标的位置，随后将 ETT 推进气管中，使 ETT 脱离引导通道并撤出喉镜。

文献支持将 Pentax AWS 用作已预料的 DA 管理和 DL 气管插管失败的救援措施[10,20]。特别是,Pentax AWS 已被证明适用于需要颈椎固定的患者(表 24.1)。但除了在模拟人身上进行研究以外,该喉镜目前还没有在手术室以外(如院前或紧急气道管理)进行严格的测试。

在美国,一次性喉镜片不能完全遮盖手柄的问题越来越受到人们的关注。监督小组一直致力于寻求将气道管理设备的所有组件进行处理的方法,Pentax AWS 的显示屏始终在外暴露,却并没有合适的方式来进行标准化的清洗。因此,部分研究中心正在寻找如下设备:全一次性或可以使用公认无菌处理标准进行清洗的设备。

未来可视喉镜的发展方向

未来的研究着重于解决一些新问题。尤其是,鲜有研究去比较不同的 VL 类型和设计特点,从而明确理想的可视喉镜的特征。有限的数据表明,带有气管插管引导槽的喉镜(即预装有 ETT 的喉镜)比不带引导通道的喉镜气管插管更快更容易[64]。但是,其他研究却得出了相反的结论[65]。此外,针对喉镜片设计的问题层出不穷。例如,可视直接喉镜(如 Macintosh)对医生来说很熟悉,ETT 易于通过且喉镜片窄是潜在的优点。另一方面,成角型喉镜片设计可进一步增加气道视野,超越了常规可视喉镜达到的范围。然而,迄今为止,尚没有研究表明,不同设计类型的喉镜片在气管插管成功率方面有明显的差异[67,76]。另一个常见的问题为 VAL 是否会取代 DL。目前,阻碍这一进步的因素主要有两个。首先,设备维护费用过高。然而,随着视频技术越来越普及,该项费用可能会下降,同时能够平衡常规 DL 因为处理需求而增加的成本。其次,对有经验的麻醉医生而言,在常规气道管理中,DL 比成角型 VAL 更易操作。由于绝大多数 VAL 采用成角型喉镜片,这种设计对潜在 DA、初学者以及手术室外操作是优选,然而对有经验的医生在手术室内的麻醉管理并非如此。VAL 无论何时对何种患者都是很好的工具,并可能进一步降低未预料的困难气管插管的风险。未来的研究将致力于解决上述问题和不确定性,并进一步明确针对手术室外的麻醉管理,各种可视喉镜的潜在优势。

结论

VAL 的临床应用导致了气道管理方法的革命性改变。针对不同的患病人群和操作者,VAL 改善喉显露,改善气管插管条件,最终提高气管插管成功率。但 VAL 气管插管也存在困难。经验可能会克服许多由 VAL 带来的技术问题,但是特殊患者、初学者、环境因素这些仍然

可能给 VAL 带来挑战。

VAL 的应用范围已经不仅仅局限于手术室,现已用于清醒气道管理或与其他气道设备(如 FSI)联合使用。未来研究旨在针对不同的患者人群和医生群体进行最优化的设计。

临床要点

- 拍摄静态图片或用视频记录气道管理过程将会改变病历记录方式。
- VAL 对于经验丰富的麻醉医生在手术室内常规气道管理似乎并没有帮助,因为使用传统 DL 的成功率已经很高。
- 对于初学者或已预料使用 DL 气管插管困难的患者,VAL 可提高气管插管成功率。
- 当 DL 气管插管失败时,VAL 有很高的救援成功率。
- VAL 应用于清醒气道管理可与可曲气管插管镜相媲美。
- 手术室外环境中使用 VAL 的情况已大大地增加,许多观察性研究也支持这种做法。但是,前瞻性随机对照试验有限。
- 虽然成功率很高,但 VAL 仍可发生失败,已经明确了多个预测 VAL 失败的重要因素。
- 与 DL 相比,VAL 只需要较小的上提用力就可达到满意的喉显露。然而,还没有明确 MILS 是否可减少颈椎活动度。
- VAL 使用可增加咽喉部损伤的风险。
- 在特定喉镜或设计功能方面,文献结论不一。临床经验是最重要的参考因素。

(邵刘佳子 译　薛富善　田鸣 审)

部分参考文献

13. Aziz MF, Dillman D, Fu R, Brambrink AM. Comparative effectiveness of the C-MAC video laryngoscope versus direct laryngoscopy in the setting of the predicted difficult airway. *Anesthesiology*. 2012;116: 629-636.

19. Aziz MF, Healy D, Kheterpal S, Fu RF, Dillman D, Brambrink AM. Routine clinical practice effectiveness of the Glidescope in difficult airway management: an analysis of 2,004 Glidescope intubations, complications, and failures from two institutions. *Anesthesiology*. 2011;114:34-41.

23. Rosenstock CV, Thogersen B, Afshari A, Christensen AL, Eriksen C, Gatke MR. Awake fiberoptic or awake video laryngoscopic tracheal intubation in patients with anticipated difficult airway management: a randomized clinical trial. *Anesthesiology*. 2012;116: 1210-1216.

28. Sakles JC, Mosier JM, Chiu S, Keim SM. Tracheal intubation in the emergency department: a comparison of GlideScope video laryngoscopy to direct laryngoscopy in 822 intubations. *J Emerg Med*. 2012; 42:400-405.

29. Silverberg MJ, Li N, Acquah SO, Kory PD. Comparison of video laryngoscopy versus direct laryngoscopy during urgent endotracheal

表 25.1　多种 FIS 的特性比较

型号	特性	光源	外径/mm	工作通道/mm	工作长度/cm	尖端视野范围/°	上下移动范围/°
Olympus							
LF-V	Fib;CCD	电	4.1	1.2	60	120	120/120
LF-DP,LF-GP,LF-TP	Fib	电池/电	3.1~5.2	1.2~2.6	60	90	120~180/120~130
LF-P	Fib;新生儿	电	2.2		60	75	120/120
MAF-GM,MAF-TM	Fib/混合视频;自带显示屏;摄像	电池	4.1~5.2	1.5~2.6	60	90	120~180/130~180
BF-XP60,BF-3C40,BF-MP60,BF-P60,BF-IT60,BF-XT40	Fib;用于治疗	电	2.8~5.9	1.2~3	可达 55~60	90~120	120/130
BF-H190,BF-1TH190,BF-Q190,BF-P190,BF-XP19	HD 和 SD 的 CCD 视频用于诊断和治疗		2.8~6.0	1.2~2.8	60	110~120	180~210/130~130
BF-Q180-AC	可完全高压灭菌;部分有 CCD;通常用于治疗(包括插管)						
Ambu							
Ambu aScope	CMOS;一次性,无吸引	电池	5.3	0.8	63	80	120/120
Ambu aScope Slim	CMOS;一次性,有吸引	内置 LED	3.8	1.2	60	80	150/130
Ambu aScope 3	CMOS;一次性,有吸引	内置 LED	5	2.2	60	80	150/130
Karl Storz							
K.S.1130 AB,K.S	Fib;CCD	电池/电	5.5	2.3	65	115	140/140
11 302 D,K.S.11301 BN	Fib;CCD	电池/电	4	1.5	65	115	140/140

预计还有两种尺寸(2.8mm 和 6.4mm)。
期待生产自动、免刷洗的 EVOTECH 处理系统。
屏幕(4:3)可显示工作区域全视野(无像素点、无裂纹)。

型号	特性	光源	外径/mm	工作通道/mm	工作长度/cm	尖端视野范围/°	上下移动范围/°
Pentax							
FI-7BS,FI-7RBS	Fib;新生儿;目镜;CVS	电	2.1	—	60	95	130/130
FI-9BS,FI-9RBS	Fib;目镜;CVS	电/电池	3.4	1.2	60	90	130/130
FI-10BS/FI-10RBS	Fib;目镜;CVS	电/电池	3.5	1.4	60	90	130/130
FI-13BS,FI-16BS	Fib;目镜;CVS	电/电池	4.2	1.8	60	95	160/130
FI-16BS/FI-16RBS	Fib;目镜;CVS	电池/电	5.2	2.0	60	95	160/130
EB-1 570K	CCD;CVS	电	5.1	2.6	60	120	210/130
EB-1 970K	CCD;CVS	电	6.2	2.8	60	120	180/130
Congentix Medical							
BRS-4 000	Fib;带有吸引的一次性内鞘	电池	插入管,4.1+鞘 5.2~5.6~6.0	1.5~2.8	57	95	215/410
BRS-5 100	CVS		插入管,4.1+鞘 5.2~5.6~6.0		60	110	215/410

内鞘有三种不同尺寸的通道:1.5mm、2.1mm、2.8mm,吸力逐渐增大,支气管镜能通过不同型号的气管导管。
Fib＝光导纤维镜(据生产商描述)。
CCD＝使用电荷耦合器件数码相机。
HD＝高清。
SD＝标清。
CMOS＝使用互补金属氧化物半导体的数码相机。
CVS＝闭式阀门系统(允许液体注入不能虹吸进入)。

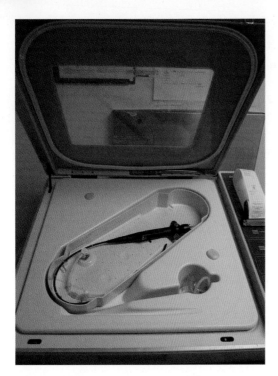

图 25.5 Steris 光导纤维支气管镜消毒机（Steris Corporation，Mentor，OH）。冲洗工作通道后，小心地放入灭菌容器

大部分细菌、真菌和病毒，包括人类免疫缺陷病毒（human immunodeficiency virus，HIV）和肝炎，均可经消毒被灭活。对于某些感染疾病（如肺结核），可能需要长达 24h 的环氧乙烷消毒和通气行气体灭菌，通气帽固定在通气接头上。对疑似朊病毒感染（如克-雅病）或高度传染危险的疾病（如埃博拉出血热），建议避免使用 FIS，或使用一次性 FIS[20-22,24]。

由于缺少确定检测频率的标准、阳性结果的相关性、检测流程以及检测的成本[32-34]，目前 AARC、AACP、AABIP 或 APIC 并不推荐常规检测培养。然而，一旦发现感染率的异常升高，建议进行生物学检测[35]。

在处理和消毒时，应保持 FIS 呈平直状态。清洁后，用手柄固定装置将其悬挂在光线适度、温度和湿度适中的地方。避免 FIS 接近辐射区域损伤镜体[36]。

如何选择一次性或部分一次性插管软镜

由于可高压消毒的 FIS（如支气管内镜，Andromis，Geneva，CH）并未被广泛接受，故存在较多其他防止交叉感染的方法。

部分一次性——非一次光导纤维软镜保护鞘

套入式内鞘（Slide-On EndoSheath）是一种透明、耐用、预消毒的软质热塑弹性、带有工作通道的保护鞘（各种型号），其仅适用于成人无工作通道的 PrimeSight FOB 或 FOB 系统。这种保护鞘可防止 27μm 大小微生物的传播，可使 FOB 的消毒时间缩短至其他 FIS 消毒时间的 1/3[37,38]。目前尚不清楚其出现破损的使用时长，可在使用后的保护鞘中注入亚甲蓝并置入盛水的器皿中进行检测，还没有破损率的研究报道。保护鞘无破损时，美国食品药品管理局（Food and Drug Administration，FDA）允许这种 FOB 使用公司的产品进行上下擦拭清洁，避免 FOB 损坏。所有带有保护鞘的设备（包括泌尿镜）的广告称"售出 500 万件，交叉感染率为 0"。并通过 FIS 的需要下降、消毒设备或人工需求减少降低成本。由于这种 FOB 的使用寿命只有 9 年，而 FIS 的使用寿命为 15 年[37,38]，能否真正降低成本还无法确定。目前，该设备主要在重症监护室（intensive care units，ICU）使用，但其他领域也有可能用到。

完全一次性——非光导纤维插管软镜

Ambu aScope 是一款一次性使用、无菌、由电池供电、带有工作通道的非光导纤维 FIS。该 FIS 配备有一个 CMOS 芯片、一个可调节 FIS 前端弯曲角度的转向杆和远端的 LED（图 25.1）。图像通过手柄处的视频连接电缆，沿插入管的电缆传输到小型便携显示器。这种完全一次性使用的 FIS 可用于高风险的接触性传染疾病患者（如克-雅氏病、埃博拉）、免疫抑制患者或医疗资金紧缺的场所。

最初的 Ambu aScope 2 研究显示，正常和困难气道患者的插管成功率无明显差异，但可重复使用的 FIS 视觉效果更优，插管次数更少[39]。Kristensen 等发现按键系统虽然使用方便，但与可重复使用的 FIS 相比，分泌物污染较为严重[40]。操作时，Ambu 的镜头常常需要在清洁两次，如果利多卡因给药后再次出现视野完全模糊，需改用 FIS。

Tvede，Aïssou 和 Reynolds 研究显示 Ambu 几乎不降低成本[41,42]。McCahon 等的新近报道并不相同，在英国，FIS 的人均使用费用是丹麦和法国的两倍，是 Liu 等在美国和 Reynolds 在加拿大花费的三倍[42-44]。除了可能的成本收益外，没有任何研究显示 Ambu-Ascope 3 的使用效果更好。此外，许多专业人士也关注到使用不可回收产品的危害。

软镜插管的基本原理

气道管理失败是患者索赔的主要原因。自 1975 年至 1985 年，34% 的索赔与困难气道相关，其中 70% 涉及死亡或脑损伤[45]。在 1985 年至 1992 年，62% 的索赔与麻醉诱导后死亡/脑损伤有关，而 1993 年至 1999 年，源于气道管理失败的索赔占 35%[46]。

在 1999 年至 2005 年,在美国 2211 例与麻醉相关的死亡病例,有 2.3% 归因于插管失败或 DI[47]。硬质喉镜(rigid laryngoscope, RL)DI 的发生率为 1% ~ 13%[48-52]。Shiga 等对 50 760 例患者进行荟萃分析,估算 DI 的平均发生率为 5.8%[53],范围为 4.5% ~ 7.5%[54,55],产科或肥胖患者的发病率甚至更高[56-58]。Benumof 估计"不能插管,不能通气"发生率为 0.007%,并得到 Heidegger 的证实[59,60]。Kheterpal 等在 53 041 例患者的前瞻性研究中,不能面罩通气的发生率为 0.15%[61]。

尽管声门上气道(supraglottic airway, SGA)工具、光棒、VL、光学喉镜(optical laryngoscopes, OL)、视可尼喉镜等售价不断下降,插管成功率不断提高,但 FIS 仍然需要。Rosenblatt 等调查显示,美国麻醉医生更偏爱选择 FSI 处理困难气道[62]。法国麻醉医生 Avarguès 等在 1999 年的调查也显示,64% 的受调查者认为需要更多的 FSI 培训[63]。在修订 2013 版困难气道指南(Difficult Airway Algorithm, DAA)时,美国麻醉医师协会(American Society of Anesthesiologists, ASA)困难气道管理实用指南专家小组中 69.7% 的成员强烈认为,应将 FIS 用于紧急无创气管插管。他们还认为,在大多数困难气道,FIS 均应该保持随时可用[64]。在 2009 年,Frova 和 Sorbello 回顾了现有的困难气道管理指南,证实 FIS 被普遍认为是清醒、镇静或麻醉后困难气管插管患者的金标准[65]。

FIS 可用于营救其他气道设备的失败,甚至包括最新的气道设备,保证气道管理成功(单独或联合其他设备),以 2013 版的 DAA 为例[13],在困难气道患者,FIS 引导插管成功率高达 87% ~ 100%[64-67]。

与其他气道设备相比较,FIS 使用灵活、能够沿着较为弯曲的气道转动;无需活动颈椎,是颈椎病患者理想的气道工具;可经口或经鼻入路,并可用于任何体位、任何年龄的患者;在理想的局部麻醉配合下,FIS 操作时血流动力学稳定;可用于多模式、问题排查、诊断和治疗中。

使用标准

为避免麻醉或其他清醒/麻醉插管技术的失败,通常选择清醒 FSI。使用时应考虑困难气道病史和/或现有指征:①重度困难气道;②高风险的面罩通气困难和潜在的气管插管困难;③中度困难气道,患者同时合并无法耐受低氧,或可能由气道管理引发损伤。尽管许多麻醉医生常规在麻醉下 FSI,但大多数仍然遵循一定标准。FSI 的麻醉指征包括清醒麻醉标准(只在无清醒麻醉困难的情况下)和其他情况,如知识框 25.1 所示。

1. 常规气管插管
2. 困难气管插管(DI)
   a. 既往 DI 史
   b. 根据病史或体格检查怀疑 DI
   c. 插管失败的补救
   d. 插管前使用过联合通气管或 Rüsch 简易管
3. 颈椎运动受限的高危患者
4. 避免由现有解剖结构(如牙齿松动、鼻息肉)造成的插管损伤
5. 避免高风险患者误吸
6. 用于诊断
   a. 排除气道高压
   b. 排除低氧血症
   c. 观察气道病变(如阻塞性睡眠呼吸暂停、气道狭窄、气管软化、声带麻痹、肿瘤、脓肿等)
   d. 清除气道病变(如分泌物,异物)
7. FSI 其他用途
   a. 气管导管交换
   b. 协助放置气道装置(例如 SGA 装置、逆行插管等)
   c. 定位双腔管或支气管阻塞器
   d. 定位气管导管深度
   e. 在气管内观察气管切开设备进入气道

禁忌证

FIS 最主要的禁忌证通常是缺乏 FIS 内窥操作技能,主要是操作者培训不足或操作技能减退。其相对禁忌证取决于具体情况,如缺乏指导、设备不可用、病人不配合、已知气道严重狭窄(图 25.6),或选用其他气道设备更为适合(如气管切开术用于面部创伤大出血)。清醒和麻醉状态下 FSI 禁忌证见知识框 25.2 和知识框 25.3。

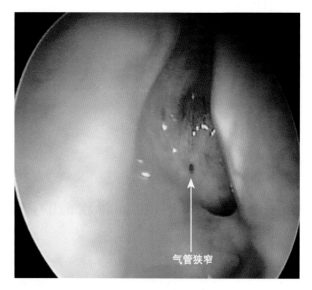

气管狭窄

图 25.6　严重声门下狭窄出现的针尖状气管开口(箭头)

1. 绝对禁忌证
   a. 完全不合作患者
   b. 缺乏内镜检查技能、协助或设备
   c. 上气道几乎完全梗阻，诊断除外
   d. 大面积创伤（但如果选择逆行插管，FIS 或许可以；参见正文）
2. 中度禁忌证
   a. 相对不合作患者
   b. 梗阻或气道内模糊视野的血液、分泌物、解剖结构或异物，可能影响操作成功
   c. 入口空间过小
3. 相对禁忌证
   a. 顾虑经 FIS 盲法推送 ETT 对声带的损伤
   b. 某些喉周肿物，盲法推送 ETT 可能导致"拔木塞"效应或肿瘤播散（如果可以，这种情况应与耳鼻喉科专家讨论）
   c. 有明确的或怀疑有非常规传染源、多重耐药病原体或传染性疾病，并缺乏一次性设备

1. 绝对禁忌证
   a. 缺乏内镜检查技能、协助或设备
   b. 上呼吸道几乎完全梗阻，诊断除外
   c. 大面积创伤（但如果选择逆行插管，FIS 或许可以；参见正文）
2. 中度禁忌证
   a. 高误吸风险或重度困难气道
   b. 无法耐受极短时间窒息
   c. 支气管梗阻或血、分泌物、解剖结构或异物等阻塞支气管可能影响操作成功
   d. 入口空间过小
3. 相对禁忌证
   a. 顾虑经 FIS 盲法推送 ETT 对声带的损伤
   b. 某些喉周肿物，盲法推送 ETT 可能导致"拔木塞"效应或肿瘤播散（如果可以，这种情况应与耳鼻喉科专家讨论）
   c. 有明确的或怀疑有非常规传染源、多重耐药病原体或传染性疾病，并缺乏一次性设备

设备

光导纤维和非光导纤维插管软镜的内部工作机制

　　FIS 的使用规范和特性见表 25.1。有些 FIS 配备目镜或视频附件，并有不同程度的便携性。Olympus 开发了一种便携式 MAF-GM FIS 系统，该系统采用锂电池充电，手柄上带有固定的、可旋转屏幕；可完全浸入消毒。其 CCD 相机有一个存储卡和一个用于静态摄影和录像的 xD 芯片，其中一款 FIS 可高压消毒。

插管软镜手推车

　　充分的准备是 FIS 成功的基础。可移动 FIS 手推车必须易于快速运送，以备日常或紧急情况使用。手推车可用于机构的教育项目或教学研讨班。理论上，手推车的构造应易于识别且配备标准。最好有两个分开的管状结构用于悬挂干净的和使用过的 FIS（图 25.7）。通常，手推车配有光源、视频显示器（理想情况下）、内镜面罩、插管型通气道、牙垫、喷雾器、压舌板、棉签、纱布、软质鼻咽通气道、酒精湿巾、支气管镜旋转接头和局部麻醉药。麻醉科负责日常物品更新。

　　也可将 FIS 手推车与困难气道手推车合并使用，具体物品摆放要求参考 DAA（可视喉镜和显示屏、SGA 装置、插管 SGA 装置、ETT 引导器/换管装置、有创气道建立设备）[68,69]。

辅助设备

支气管镜旋转接头和内镜面罩

　　支气管镜旋转接头可用于诊断检查、治疗或插管，能连接通气系统和面罩、SGA 或 ETT。这种旋转接头形似

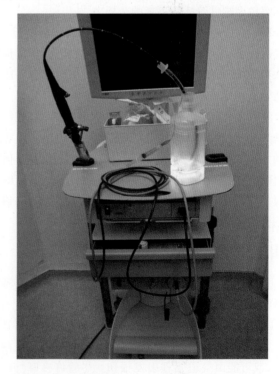

图 25.7　带有显示屏和补给装备的可移动光导纤维内镜手推车。未使用的 FIS 放于左侧干净的容器内，右侧的持管装置用于放置使用过的 FIS。套有气管导管的 FIS 插入部放入温盐水中

肘形,顶部配有翻盖端口,端口覆盖有中央开口的膜(图25.8)。旋转接头可保证通气时使用 FIS 无气体泄漏。

旋转接头仅允许较小型号的 ETT 通过(导管型号≤5.5mm;无套囊的6.0mm 导管与接头贴合非常紧密)。除可连接通气系统外,内镜面罩的开口较大,其设计的功能类似于旋转接头上的端口(图25.9)。持续面罩通气时允许 FIS 或 FIS 和 ETT(≤8.0mm)通过。有些内镜面罩设计有凹式阀门样开口。

插管型口咽通气道

对清醒或无意识的患者使用插管型口咽通气道(intubating oral airways,IOA),可保持 FIS 在经口插管时处于口腔正中位(图25.10),但 IOAs 在口中不能放入太深。

理想的 IOA:①保护 FIS 不受损坏;②保持 FIS 处于口内中线;③隔开软组织;④确保 FIS 在其内灵活操作;⑤长度适中,末端临近声门;⑥方便 ETT 通过;⑦易于取出;⑧减少软组织不适感(减轻挤压)、软组织损伤或 ETT 套囊破损;⑨协助面罩通气。清醒患者如无法使用 IOA(因不适用、内镜操作者的习惯或张口受限),可在磨牙或门齿之间放置牙垫以防 FIS 受损。

大多数 IOA 的比较研究是非困难气道患者[70]。除了 Patil-Syracuse 铝合金口咽通气道[Anesthesia Associates,Inc.(AincA),San Marcos,CA],其余 IOAs 均为一次性用品。

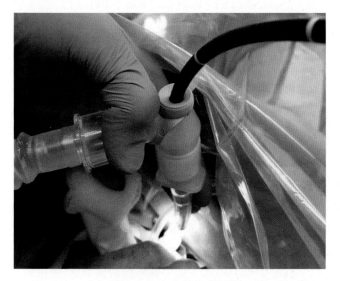

图25.8　支气管镜旋转接头带有密封膜,保证通气时无气体泄漏

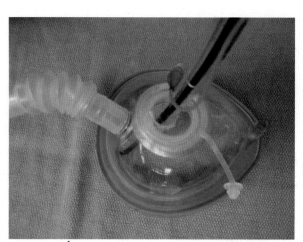

图25.9　内镜面罩连接一个通气管道(左侧),套有气管导管的光导纤维支气管镜从密封膜(顶部)穿过

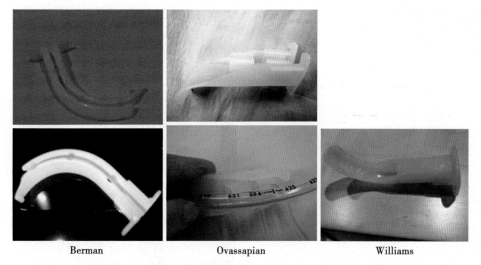

Berman　　　　　Ovassapian　　　　　Williams

图25.10　从左到右:Berman 型插管型咽气道(Teleflex Medical Research,Triangle Park,NC);Ovassapian 光导纤维插管通气道(Teleflex Medical Research,Triangle Park,NC);Williams 通气道插管器(SunMed Medical Systems,LLC,Grand Rapids,MI,USA)

Berman 插管型咽通气道(Teleflex Medical Research, Triangle Park, NC)分为新生儿型、儿童型、成人型,允许最大内径为 8.5mm 的 ETT 通过。该通气道较长,不利于 FIS 操作,但其侧面有纵向开口,气管插管后,可以撑开通气道纵行开口使其与 ETT 分离、取出(可能会出现 ETT 与声门周围组织卡顿造成取出困难)。将通气道放置在口腔正中位,如长度合适,声门暴露较好[71]。如 IOA 过长,远端置入会厌谷,可后退 1~2cm 调整位置。

Ovassapian 光导纤维插管型通气道(Teleflex Medical Research, Triangle Park, NC)可通过最大内径 9mm 的 ETT。侧壁较软,后侧的开口便于轻松移出 ETT。通气道远端宽平、弯折,可向前推开软组织,便于 FIS 操作。沿通气道纵向正中走行的标记线便于 FIS 置入时定位[72]。在 ETT 经牙齿置入气道过程中,通气道可保护气管导管防止套囊撕裂。

Williams 通气道插管器(SunMed Medical Systems, LLC, Grand Rapids, MI, USA)有两种成人型号,允许最大内径 8.5mm 的 ETT 通过。其近端呈密封的圆柱状,远端弯曲,在舌面有扇形开口,方便 FIS 移动。若将通气道置于正中,且长度适宜,则便于声门显露[73]。若通气道型号过小,大于 7.0mm 的 ETT 套囊易损坏。可能会出现通气道退出困难,应预先在通气道内涂抹润滑剂[74]。取出通气道后,将气管导管重新连接 15mm 气管导管接头。

非常规改造的短小质软的鼻咽通气道

两种鼻咽通气道(nasopharyngeal airway, NPA)可用于 FIS。Lu 等人报道了一种简单的经鼻 FSI 技术。通过一个侧面有纵行开口,且可完全打开的鼻咽通气道引导行经鼻 FSI(图 25.11)[75]。使用时将润滑剂涂抹于 NPA 内外,经优选的鼻孔轻柔放置鼻咽通气道至最深处,FIS 经 NPA 引导通过声门进入气管下段,随后助手将 NPA 打开并取出。继续推进 FIS 至气管隆嵴上 1~2 个软骨环,引导 ETT 进入气管。

第二种 NPA 技术是在 FSI(常用于小儿患者)期间作为通气道向患者提供氧气和吸入麻醉剂[76,77]。这种切掉 ETT 远端 Murphy 孔后的通气道对维持自主呼吸的患者极为有利。

将改造后的 NPA 经一侧鼻孔置入,近端通过 15mm ETT 接头连接呼吸回路[78],从另一侧鼻孔行 FSI。

气管导管:何为最优?

普通聚氯乙烯(polyvinylchloride, PVC)ETT 可用于大多数情况的 FSI。然而,ETT 尖端可能会损伤杓状软骨,尤其是在右旋置入导管的情况下。以前使用的软质、尖端向正中弯曲的 ETT 插管成功率高于 PVC ETT[79-81]。然而,Joo 等证明在清醒患者 FIS,如果将 Murphy 孔朝向患者前面置入 PVC ETT 时,则两种类型的 ETT 插管成功率或操作方法无差别。在 PVC ETT 尖端置入时,Murphy 孔朝向患者前面可避免触碰杓状软骨[82]。这相当于在直接喉镜检查期间,ETT 从其正常位置逆时针旋转 90 度(图 25.12)。

以下是相关问题的处理方法和建议。

问题 1:如果接头端口或者内镜面罩端口漏气如何处理?

回答 1:用 2~3 层小的 3M Tegaderms 贴膜贴于端口处,用刀片在贴膜上做很小的十字切口,置入 FIS 后,无须再切开贴膜即可沿着 FIS 轻松置入 ETT。

问题 2:没有可用于成人麻醉患者的 IOA,使用的小儿 FIS 不断出现向一侧移动,怎么办?

回答 2:如果患者处于深麻醉/肌肉松弛,让助手向正中弯曲示指在舌周围把持 FIS 于中线位置(不建议清醒患者采用此方法,除非使用较大牙垫保护手指)。或者采用其他类似牙垫的物品,留出中线空间(例如,使用两个紧紧缠绕的纱布条阻挡舌体向中线移动)。

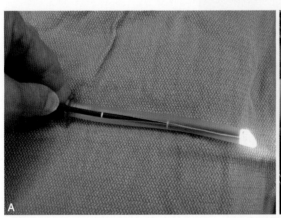
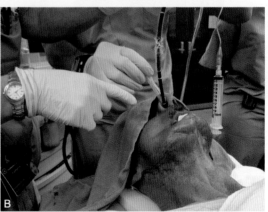

图 25.11　(A)可分开的鼻咽通气道(NPA)。(B)一旦看到气管隆嵴,从光导纤维支气管镜分离,并退出 NPA,以便于置入气管导管

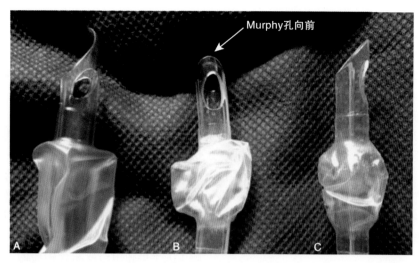

图 25.12　（A）向正中弯曲的气管导管尖端。（B）逆时针旋转 90°。（C）常规硬质喉镜插管方向

成人软镜插管

任何情况下，寻求经验丰富的操作人员帮助或援助都是合理的，应加以鼓励。

清醒经口软镜插管的准备

FSI 技术在清醒患者更易成功，即使是极具挑战的困难气道。肌张力可防止软组织塌陷，患者自主呼吸能保持气管周围结构组织扩张，按指令深呼吸便于显露模糊的气道通路，并使声门进一步张大。

清醒 FSI 时，患者的意识状态可以是完全清醒，也可以达到中等刺激唤醒程度（Ramsay 镇静量表 3~4 分）（知识框 25.4）。

知识框 25.4　Ramsay 镇静量表

1. 焦虑不安、激动，或两者兼而有之
2. 安静合作，定向准确
3. 仅对指令作出反应
4. 对轻叩眉间或大声呼喊反应敏捷
5. 对轻叩眉间或大声呼喊反应迟钝
6. 对刺激无反应

设备、监测及药品

最好经静脉注射（IV）给药，不合作患者可能需要肌内注射（IM）给药。

除非紧急情况，推荐的标准设备应包括 FIS 推车、常规气道推车、供氧设备、两套可用的吸引器（一个用于 FIS，另一个用于气道吸引）、监护仪（血压、心电图、脉搏血氧饱和度、呼气末二氧化碳，甚至包括特殊监护仪，如近红外光谱分析、经皮二氧化碳监测等）、药物（局部麻醉药、血管收缩药、镇静药、阿片类药物、拮抗药，甚至吸入麻醉药）以及靶控输注装置。

如果是可预料的困难气道患者，风险超过普通的清醒 FSI，或者 FSI 不能顺利进行，尤其是呼吸困难患者，建议准备好困难气道推车。

患者心理准备

患者的心理准备可以通过术前的告知、安慰和专业讨论实现，应向患者详细讲解 FSI 引导气管插管的过程，包括患者安全、插管过程的记忆（如果可能发生）、内镜操作者的经验（是否丰富）、局部麻醉和供氧。如果担心气道的安全，不能或仅少量给予镇静药或阿片类药物，最好向患者详细解释可能出现不适，求得最大的谅解。

告诉患者表面麻醉药口感较差，类似汤力水（添加奎宁的饮料），要求患者在气管插管过程中积极配合（如漱口、吞咽、深呼吸或根据需要配合呼气），并描述牙齿之间的感觉就像放了一个塑料哨（自然，此时不对患者明说是 IOA 或 FIS）。

同样，向患者、亲属或者朋友描述的时候，可以类比为并非不可接受的经历（即患者可以接受的感觉），例如局部麻醉能够减轻痛苦或便于经鼻内镜检查。把局部麻醉描述可接受的雾化、喷洒、漱口水或细针扎。如不能静脉给药或镇静，向患者说明清醒经口 FSI 任何人都可以耐受。如能够给予适度镇静，则引导患者不必关注镇静与全麻的差异。向患者解释如何配合才能顺利快速完成气管插管[83]。

催眠疗法已被用于 FIS，但需专业培训才可使用。

药物治疗：原理

建议给予患者吸氧，尤其是气道损伤或不能耐受缺氧患者。

如无禁忌证,经口实施表面麻醉前,应提前 15 ~ 20min 给予止涎剂。格隆溴铵（3μg/kg）效果可能优于阿托品（6μg/kg）,且很少引起心动过速,但儿童除外。分泌物过多可稀释局部麻醉药,在局部麻醉药和黏膜间形成屏障,将局部麻醉药冲进食道,影响 FIS 视野清晰。

如无呼吸系统或其他并发症,在 FIS 操作前和/或操作中可给予镇静药或阿片类药物。常用药物包括咪达唑仑、芬太尼、瑞芬太尼、氯胺酮、右美托咪定和异丙酚。阿片类药物可有效缓解疼痛,减轻操作引起的不舒适感。劳拉西泮和地西泮药物作用时间长,可用于不能耐受操作,需要记忆消失的患者。舒芬太尼、阿芬太尼和可乐定也可以使用。

呼吸监测方法

给予镇静药/阿片类药后应监测连续脉搏血氧饱和度,呼气末二氧化碳分压（End-tidal carbon dioxide pressure,$P_{ET}CO_2$）,设置 $P_{ET}CO_2$ 和呼吸频率的报警参数。然而,某些情况下呼吸监测会影响 FIS 操作者,尤其在未确定 ETT 置入是否成功时,操作者会紧急从鼻导管上断开 $P_{ET}CO_2$ 采样管,并连接至通气系统以验证 $P_{ET}CO_2$。此外,呼吸监测在未监测到 CO_2 时会频繁错误报警,为避免发生此种情况,可在 CO_2 采样管和监护仪之间连接一个三通,将采样管同时连接鼻导管和通气系统,通过简单的旋转三通,以确保每个位置监测就绪（图 25.13）。

镇静和镇痛

实施 FSI 操作,尤其在清醒 FSI 时,安静、轻松的氛围至关重要。操作前向团队成员解释 FSI 的适应证,并预估操作时间。对于来自非气道管理者的施压必须给予温和且肯定地制止。

FSI 操作开始后,持续滴定镇静药和/或阿片类药物,应避免患者出现呼吸抑制、血流动力学不稳定、烦躁不安等不良反应。即使是小剂量此类药物,也可能出现软组织塌陷（梗阻）、误吸和喉痉挛（分泌物引起）。

首剂量可选择 1 ~ 3 种镇静/阿片类药物单独使用或联合用药,并根据患者反应持续给药。Johnston 和 Rai 回顾了关于单独用药或联合用药的多项研究,并记录了药物的平均剂量及特性[84]。

- 咪达唑仑（0.015 ~ 0.03mg/kg；记忆消失/镇静）
- 芬太尼（0.7 ~ 1.5μg/kg 剂量；镇痛/止咳）
- 氯胺酮（0.07 ~ 0.15mg/kg 剂量；镇静/镇痛）
- 瑞芬太尼[0.05 ~ 0.1μg/kg 首次剂量；0.03 ~ 0.1μg/（kg·min）泵入；镇痛]
- 右旋美托咪定（0.7 ~ 1.0μg/kg 首次剂量持续 10min；此后 0.5 ~ 1.0μg/kg/h 泵入；镇静/镇痛/血流动力学稳定性/止涎/遗忘）
- 异丙酚[25 ~ 75μg/kg 注射；25 ~ 75μg/（kg·min）泵注；镇静]

在他们的一项关于异丙酚靶控输注前瞻性研究中,

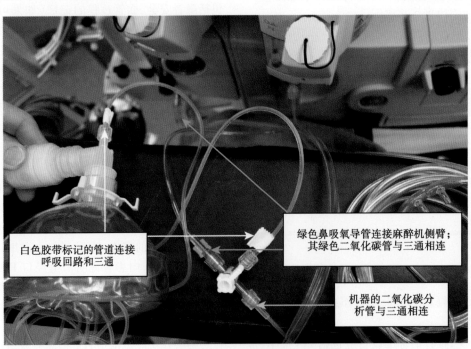

白色胶带标记的管道连接
呼吸回路和三通

绿色鼻吸氧导管连接麻醉机侧臂；
其绿色二氧化碳管与三通相连

机器的二氧化碳分
析管与三通相连

图 25.13　三通开关的调节:可快速完成从鼻导管到呼吸回路监测 $P_{ET}CO_2$ 的转换。白色胶布缠绕的是来自于呼吸系统的监测导管端；绿色鼻导管连接着机器氧源,而绿色 CO_2 管与三通相连

20% 患者发生呼吸抑制,88% 反应淡漠。大量研究证实丙泊酚的非镇静效应和抑制效应之间范围较小。

在镇静剂量下,氯胺酮不会引起呼吸抑制、血流动力学变化、幻觉或唾液分泌,且尚无拮抗剂。研究显示,氯胺酮和赛拉嗪在灵长类动物体内可被阿替帕米唑(抗血清)拮抗。阿替帕米唑是一种 α-肾上腺素能拮抗剂,而塞拉嗪与可乐定类似,单独使用氯胺酮是否会以相同程度被拮抗尚不确定[85]。

右美托咪定可引发心动过缓和低血压,较少引起呼吸抑制和血流动力学不稳定。滴注给药患者既舒适,还能服从指令。在动物中,α_2-肾上腺素能激动效应可被阿替帕米唑拮抗;而在人体中,高剂量阿替帕米唑可增加交感神经活性[86]。

单独使用地西洋可以升高血压(24%)和加快心率(48%)。

靶控输注可精确滴注镇静药物。异丙酚和瑞芬太尼靶控输注给药研究较为广泛[87]。异丙酚和瑞芬太尼平均血浆浓度分别为 1.3μg/mL(标准差,0.2μg/mL)和 3.2ng/mL(标准差,0.2ng/mL)。Rai 等发现两种药物的病人满意度无差别,瑞芬太尼的 FSI 条件优于丙泊酚,但瑞芬太尼对操作过程产生的记忆发生率更高[88],与 Cafiero 等的研究相似[89]。令人惊讶的是,如果单独使用瑞芬太尼,记忆的发生率可高达 100%,且为不愉快回忆。在颈部外伤者中,瑞芬太尼的效应室靶浓度低到 0.8ng/ml,也能有效用于清醒 FSI[90]。瑞芬太尼诱导和恢复时间短,使用过程中应注意胸壁强直和喉痉挛发生[91]。

局部麻醉的原理和准备

本书其他部分详细介绍了气道局部麻醉的多种方法(见第 12 章)。本章列出简短的提纲,包括实用的经验和首选方法。整个气道的完全神经阻滞可在 3min 内完成。理想情况下,局部麻醉的实施可防止患者不适、焦虑、呼吸窘迫、血流动力学变化、窒息、咳嗽、不配合、误吸、并发症及对操作的记忆。局部麻醉效果良好,FSI 更易在短时间内获得成功。给予止涎剂后,如患者仍有分泌物,可在给予局部麻醉药前,用纱布清除口腔内分泌物。给药前应了解相关解剖结构、药物浓度、常用剂量和最大剂量、起效时间、毒性和替代方法,还应考虑患者年龄、健康状况、身高体重、用药部位和局部麻醉药选择。准备好可随手可用的治疗药物,包括拮抗药和抢救复苏设备。

经口气道的神经支配

第 IX 对脑神经,即舌咽神经(glossopharyngeal nerve,GPN),支配软腭后、舌后三分之一、扁桃体及大部分咽部黏膜[92,93]。部分神经纤维分布于会厌[94],控制咽反射。

三叉神经是第 V 对脑神经,支配舌前 2/3,但此部位很少需要局部麻醉。

第 X 对脑神经,即迷走神经,构成咽丛的一部分,支配软腭和咽肌运动。在喉部分上下两支支配喉部感觉。喉上神经(superior laryngeal nerve,SLN)内侧分支支配声门以上的舌根、会厌谷、会厌、梨状隐窝、声门上黏膜和喉前庭。喉上神经外支为运动神经,支配咽下缩肌、环甲肌的收缩/舒张。

迷走神经下支即喉返神经,接收声带下方包括声门下黏膜的感觉传入。

经口气道内局部麻醉技术

局部麻醉技术的实施取决于 FSI 通道管径大小[95]。相对或绝对禁忌证包括局部感染、解剖畸形、患者不配合、合并症如心率增快(可卡因)或凝血功能障碍(注射)以及局麻药过敏或交叉敏感。

如果可以镇静,应在咽部深处/喉部实施局麻前使用,可以避免患者产生不愉快的窒息感。薄荷条或无糖的甜味剂可掩盖局部麻醉药的味道。

口内局部麻醉

口内局部麻醉可麻醉从咽喉、舌后部到声门表面的所有黏膜的感觉。指示患者深呼吸(而不是咳出喷雾剂)、漱口(最大限度地提升局麻药效果)和/或吞咽(给予新鲜局麻药前去除局部麻醉-唾液混合液)

高效、经济的 MADgic 雾化给药装置(Teleflex Medical,Morrisville,NC)可以对 GPN 产生良好的阻滞效果或表面局部麻醉。行 GPN 局部麻醉时,对准腭垂,深呼吸时喷洒 3% 利多卡因(<1mL 每次)。患者休息 5s 后,漱口,如此重复至给药 4mL(图 25.14)。给予利多卡因 5~7mL 漱口(不喷药)可阻滞喉返神经内支。其他方法如棒棒糖法,将 2%~5% 的利多卡因凝胶涂抹于压舌板一端 3cm 处。或直接牙膏法(在舌体中部挤压出一段凝胶)(图 25.15),5~10min 后药物溶解。

或者将 Tessalon Perle(苯甲酸酯)在舌体中部溶解(可能需要轻咬一次)。

避免予清醒患者经口注射局部麻醉药,不仅容易发生患者咬伤、血肿形成,还会因注射部位血管丰富导致局麻药大量吸收而继发毒性反应。

口外入路喉上神经阻滞

在口内局部麻醉难以实施时,可以选择口外入路 SLN 阻滞,具体情况包括:无法行口内入路(如用无工作通道 FIS,拟行经鼻咽 FSI);经扁桃体处只能快速少量局麻药喷洒(如配合能力有限);利多卡因凝胶、喷洒给药、雾化给药、或喷洒给药行 SLN 神经内支阻滞失败;经 FIS

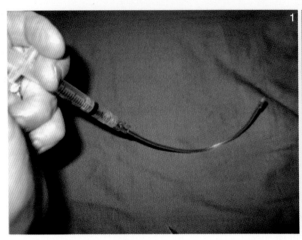
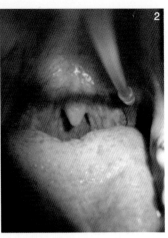

图25.14　舌咽神经阻滞和喉上神经内支阻滞

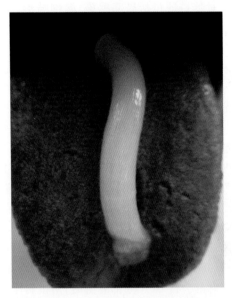

图25.15　口内麻醉:5%利多卡因牙膏法

通道喷雾给药失败或血流动力学改变;防止口内局部麻醉引发严重喉痉挛。

　　最简单的实施方法是用10mL注射器中抽取1%利多卡因6mL,连接21或22G注射针头,对准舌骨角进针(图25.16)。针尖触碰舌骨后,将手靠在颈部固定注射器。嘱患者轻轻吸气,回抽注射器,如无回血,缓慢注射3mL。在对侧施以同样方法。回抽和手部固定至关重要,可避免将局麻药注入血管(尤其是颈内动脉),该方法类似区域神经阻滞(如肌间沟)。与表面麻醉相比,该方法喉痉挛或呕吐等并发症发生率较低。

　　使用利多卡因纱布条按压梨状隐窝,一种非常规的口内SLN阻滞方法,局部麻醉药在20min后起效。

　　以下是相关问题处理的方法和建议。

　　问题1:GPN喷洒给药时看不到悬雍垂。

　　回答1:根据需要弯曲MADgic给药管,尽可能向深部喷洒给药。

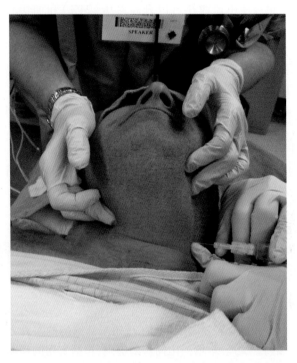

图25.16　喉上神经阻滞:助手在右侧舌骨角施加压力,同时操作者在左侧舌骨角用22G注射针头进行局部麻醉

　　问题2:每次喷洒给药时都出现患者咳嗽,将药物喷出、喷到我身上。

　　回答2:嘱咐患者深呼吸,在其吸气时快速喷洒给药。

　　问题3:舌骨角找不到。

　　回答3:助手使用两个手指的指腹辅助按住对侧舌骨向阻滞侧轻推暴露效果较好。

　　问题4:行SLN阻滞时回抽有血。

　　回答4:如果回抽仅是血丝,则轻退注射器,重新定向、重新开始。如果回抽出血较多,则退出排出血凝块(避免回抽假阴性,是防止血管内注射的关键),重新开始。

问题 5：SLN 阻滞时碰到了舌骨角，但不能注射。

回答 5：针尖可能刺入骨膜内。使用两手支撑，缓慢退出 1mm，回抽，注射。如此重复，直至可轻松注入局麻药。如退出较多，则会导致失败。

经气管阻滞

在所有气道阻滞中，该方法对临床医生和患者最有价值。经气管阻滞（transtracheal blocks，TTB）可为患者提供良好的气管内局部麻醉。其他优点包括促进了人工评估（准确的即时检测方法是回抽注射器可见大量气泡）定位环甲间隙（cricothyroid space，CTS）技能的提高（图 25.17），尤其在没有超声的情况下。

这项操作技能还可扩展为紧急环甲膜切开术，有可能挽救患者生命。据英国第四次国家审计项目（NAP4）调查显示，43%~64% 紧急环甲膜穿刺、切开失败源于无法定位 CTS[96]。此前，Elliott 等证实，在经验丰富的住院医生和主治医生中，能够准确定位 CTS 仅占 30%，女性或肥胖患者更难定位[97]。Aslani 等指出，在 56 例女性患者的 CTS 定位中，有 46 例定位有误，发生侧位偏移 1.6cm，向上偏移 2.5cm，向下偏移 4cm[98]。在 16 例肥胖患者，仅 1 例定位准确。这些结果提示，要鼓励临床医生尽可能多地使用 TTB。笔者的经验也证明在 TTB 后行 FSI 的成功率为 100%。

利多卡因 TTB 和口外入路 SLN 神经阻滞，即使操作标准，仍有可能出现异常的气管内和舌周麻醉。偶尔，也有一些气道内镜操作者建议，除局部麻醉外，不再教授其他气道麻醉方法。他们认为有创技术即不舒适，效果也无明显优势，还有发生并发症的顾虑。目前，有创技术更多用于环甲膜切开术或喷射通气，而非 TTB。

事实上，文献调查显示，TTB 仅可见少量出血。Gold 等回顾 17 500 例行经喉穿刺的患者，并发症的发生率低于 1/10 000[99]。相比之下，究竟有多少患者出现表面麻醉效果欠佳，或在不充分的表面麻醉下清醒插管？而在其他专科，又有多少患者在区域阻滞麻醉时抱怨针刺的

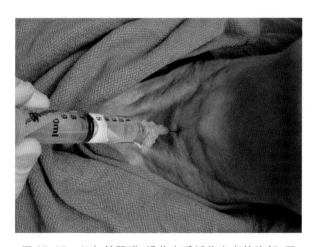

图 25.17　经气管阻滞：操作者手抵住患者的胸部，同时行环甲膜穿刺并回抽空气

轻微不适？因此，不应像那些"观点不同的医生"所言，这种阻滞不合适或应当取消。相反，Rajan 等建议在耳鼻喉手术中用 TTB 替代丙泊酚以避免肌肉松弛[100]。

与区域阻滞不同，血管收缩剂对气道局部麻醉药作用时间和相关毒性无影响。幸运的是，局部麻醉药的最大安全剂量远高于区域阻滞。对于平均体重 75kg 患者，利多卡因剂量如下：GPN 雾化 120mg，SLN 阻滞 60mg，TTB160mg。总剂量 340mg（<5mg/kg）远低于英国口腔协会指南推荐的 FIS 诊断的利多卡因的最大剂量 8.2mg/kg[101]。据 Nydhal 等分析，口腔给药的最大剂量如此高的原因是大多数药物被吞咽，经肝脏代谢了[102]。

TTB 成功实施的要点：注射器带负压，稍向尾端倾斜刺入环甲间隙，避免损伤声带；在最大呼气末回抽至出现气体，固定穿刺针持续注射给药。此时患者会出现轻微咳嗽，做一次深呼吸促进局麻药在气道表面扩散，并鼓励患者多咳嗽。针刺技术的优点：①比套管针给药的方法快；②步骤少；③较少发生套管针刺激气管后壁引起的咳嗽或损伤（有人喜欢用类似静脉置管的方法）；④成功率更高（针较短、质地较硬，即使从气管拔除，也可轻松再次进针）。多位作者推荐使用针头，而不用套管针[103-105]。

TTB 时咳嗽对颈椎病有影响吗？Todd[106] 和 Crosby[107] 的回答是否定的。因为这些患者的咳嗽并没有继发性神经损伤，他们认为对 TTB 的担忧没有依据。

气溶/雾化法

气溶法的优点是经面罩雾化吸入 4% 的利多卡因 5mL 可平缓麻醉整个气道，无须穿刺或更多的操作配合。经口含式直接雾化（经口插管）给药时，需持续关注患者 15min，指导患者经口呼吸，以减少经鼻呼吸造成的局部麻醉药丢失。如果起效，是减少局部麻醉时咳嗽发生的最好方法。

"边进边喷"技术

该方法适用于不能配合患者或无 GPN、SLN 和/或 TT 阻滞的患者。使用注射器快速向 FIS 工作通道推注 2% 利多卡因 1mL 喷洒至需要局麻的气道区域，不能使用负压吸引。为避免喷药时引起的视物模糊，将注射器通过三通连接硬膜外导管（内径 0.5~1mm；远端单开口）通过吸引端口伸出至 FIS 尖端 1~2cm（图 25.18）。硬膜外导管与小儿 FIS 工作通道内径相近，0.2mL 药液即可使 FIS 远端呈现喷射状。

究竟哪种技术最好？通过 TTB 和"边进边喷"两种技术的比较研究，Webb 等认为 TTB 组患者的咳嗽发生更少[108]。Gupta 等证明，与雾化给予局部麻醉药相比，TTB 的效果更好[109]。此项研究中，尽管每个患者均用利多卡因漱口，但 TTB 组的呕吐和喉痉挛发生较少。其他研究者也发现，经鼻咽 SLN 和 GPN 联合阻滞优于雾化给药，患者反应小，痛苦少、血流动力学波动小[110,111]。

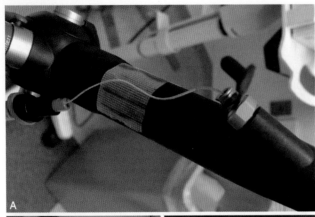

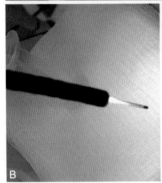

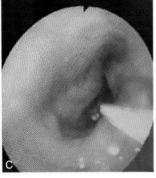

图 25.18 （A）硬膜外导管近端通过工作通道后用胶带固定在手柄上。（B）导管远端伸出尖端 1cm。（C）运用"边进边喷"技术喷洒利多卡因

局部麻醉药选择

不同气道阻滞方法的局部麻醉药剂量详见表 25.2。不推荐使用含有苯佐卡因的局部麻醉药（Hurricaine, Exactacain），因其可引起高铁血红蛋白血症[112-114]。虽然高铁血红蛋白血症的报道多见于经食管超声心动图检查患者，但一些无限制的、连续喷洒含有苯甲卡因的局麻药的 FIS 使用患者也有发生[114]。

表 25.2 口咽部局部麻醉药

药物	组成	阻滞范围
利多卡因	Pacey 糊剂（浆料） 两个注射器中分别加入 2% 溶剂 7mL 及 2% 胶浆 7mL，以及各 3mL 空气，加入甜味剂（通过三通管来回混合）；分成两份口内使用	
	2%～4% 溶液	除下列的都可以阻滞
	1% 溶液	颈部 SLN 阻滞首选
	4% 溶液	气管阻滞首选
	2% 利多卡因胶浆	口内或鼻咽
	2%～5% 胶体/膏体/糊状	口内
Tessalon Perle（苯甲酸酯）	200mg 胶囊	口内

SLN，喉上神经。

经口软镜插管技术

患者准备详见知识框 25.5。取消或改变特定患者的不适宜操作步骤。

经口软镜插管技术的实际应用

循序进行 FSI 的准备工作，根据个体情况进行调整（知识框 25.5）。及时给予止涎剂、有或没有镇静药/阿片类药物的情况下实施局部麻醉，如患者仰卧位，将床/桌调至最低，操作者使用脚凳有利于保持 FIS 垂直。如果患者处于坐位（非紧急患者或呼吸困难患者），设备应摆放在顺手位置。

过去，内镜医生在使用硬镜时喜欢使用毯子将超重患者的肩背部、颈部、头部"垫高"，使气道保持直线，并将此方法推广至 FIS。这种方法费时、费钱、费人力，除非抬高床头端或反向 Trendelenburg 功能无效（需注意后者在低血容量患者中的应用）。Rao 等比较了垫高和升高床头（患者外耳道与胸骨切迹平齐）两种方法，发现两组的插管时间、Cormack-Lehane 声门显露、硬镜尝试插管成功的次数均无差别（图 25.19）[115]。当时每条毯子的干洗费用 75 ¢；垫毯子和撤毯子占用手术室的使用时间以及雇佣辅助人员搬动体格较大患者都极大地增加了成本。

知识框 25.5 清醒 FSI 患者准备的总体方案

1. 检查 FIS 设备
   - 选择最接近 ETT 内径的 FIS 型号（保持润滑剂可用）；
   - 连接电源和光源，根据 FIS 说明进行调整；
   - 通过参照周围物体成像，调节 FIS 控制杆、尖端运动、清晰度和焦点；
   - 如果为困难气道，选择至少小半号的 ETT；
   - 根据需要使用除雾器，并将 FIS 和 ETT 插入盛有温水的灌洗瓶中。
2. 访视和检查患者；讨论计划（心理准备）。
3. 口服局部麻醉药前，至少提前 15min 服用止涎药。
4. 如果没有禁忌证，则静脉注射镇静剂，可行局部麻醉。
5. 如果存在较小的吸入风险，则可以服用柠檬酸钠。
6. 如果在手术室进行，进入手术室，连接监测。
7. 除非患者身体健康，否则给患者吸氧，监测 SpO2。
8. 开始或结束局部麻醉给药时，可给予患者静脉滴注镇静剂或阿片类药物。
9. 摆放患者体位：如果仰卧位，最大限度地降低床的高度。如果是坐位，将设备摆放在最佳操作位置。记住一些 FIS 带有可调节的指示箭头。

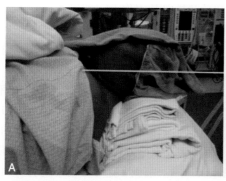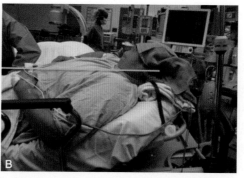

图 25.19　体重指数较大患者的插管体位比较。(A)患者枕着多个叠放的毯子上,在插管完成后将毯子移走。(B)可以直接升高手术床的床头。反向 Trendelenburg 位或将床头升高,使外耳道与胸骨切迹平齐(蓝线)。插管完成后,床复位容易

在不同时期,许多专家在局部麻醉前让患者闭上眼睛,将一条手术无菌巾轻轻地放在患者上半面部,以减少患者焦虑、促进镇静、避免患者观察、避免眼睛受伤(如局麻药喷洒)。气道局部麻醉完成后,用软管沿喉部中线吸引分泌物或血,检查神经阻滞情况。若患者干呕,表明 GPN 麻醉不足,若患者咳嗽,表明 SLN 麻醉不足。可采用适宜的阻滞方法进行补救,或使用"边进边喷"的方法。

助手用纱布握住患者舌头的前后面,轻轻地向外牵拉,避免损伤舌系带[116]。这样舌头可以离开上腭,会厌上抬(图 25.20)。如使用 Ovassapian 或 Berman IOA,置入前,由助手握住患者舌头中将5%利多卡因软膏2cm涂于远端舌面,或在前磨牙间放入牙垫替代 IOA(如 BiteGard, Gensia Automedics, San Diego, CA)(图 25.21)。

许多 FIS 专家推荐用非优势手握持手柄,因为拇指按压操控杆和示指按压吸引阀的操作,没有优势手控制的 FIS 尖端移动复杂[117]。为防止 ETT 下滑,将 ETT 向上

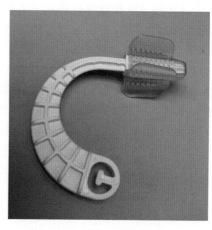

图 25.21　放于前磨牙之间保护牙齿和光导纤维支气管镜的 Bitegard 牙垫

轻推紧贴 FIS(去掉接头),或将接头粘贴固定在 FIS 上,或使用 FIS 的 ETT 固定组件(图 25.1)。用优势手的拇指、示指和中指以执笔式控制 FIS 沿口腔正中逐步进入。环指和小指固定在 IOA、唇部或颊部以避免手部颤抖、损伤患者眼睛(注意力集中在患者时,气道从操作者手中脱出)。以前教材中,双手操作正好相反,现在依然有人习惯这样操作。

除非习惯用手臂伸直的操作方法,操作者在靠近胸廓的前外侧弯曲手柄控制手臂的肘部,让 FIS 轻度弯曲,从肩部放松控制手柄的手部,减轻内镜操作的疲劳。

将 FIS 插入患者口内,穿过插管型通气道向下,置入时保持插管型通气道和黏膜之间的分界位于视野中央。使用内镜操作杆调节上或下方向,同时转动 FIS(双手一致)观察左或右,始终保持熟悉的解剖结构位于视野中心。要绕过障碍物,如分泌物,或将其吸引清理干净。如果不是紧急情况,可以将 FIS 垂直缓慢插入咽部 6~8cm,通过上腭和腭垂后,再移动操纵杆检查会厌和声门,抬起下颌能抬高会厌[118,119]。严重张口受限患者,可经后磨牙进入。然后考虑三个连续转弯的操作。

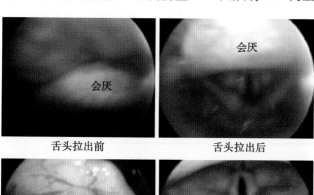

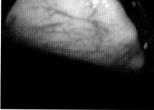舌头拉出前　　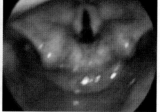舌头拉出后

托下颌前　　托下颌后

图 25.20　拉出舌体和托下颌对会厌、声门显露的影响

软镜插管的三个连续转弯操作

气道专家非常熟悉硬镜观察到的上气道结构特点。在传统教学中，对 FSI 不同轴面的连续空间结构，以及空间之间的相互关系重视不足。此外，许多医学教科书的草图或绘图并不准确，将口咽和鼻咽（NP）之间的上呼吸道连接描绘成规则弧线。这是误导，因为 FIS 必须通过三个连续的转弯才能从鼻腔或口腔进入气管内[115]。仰卧位患者的三个连续转弯分别是：①向下到口咽或鼻咽咽后壁；②向上到声带的前联合；③再向下进入喉部和气管管腔至气管隆嵴（图 25.22）。即：先向下，再向上，最后又向下[117]。

实施经口 FSI 时，FIS 很难保持在正中矢状面，特别是存在咽部软组织阻挡时，可以通过使用 IOA、助手辅助，或通过 SGA 置入 FIS。

在第二个转弯处，向声带前联合缓慢推进时，声门的后部将进入视野。保持 FIS 前端向上/向前继续前行，可到达前联合。在解剖正常情况时，不必怀疑地朝此方向径直推送 FIS，接近前联合时，FIS 尖端角度转向第三个方向，向下朝喉部的最宽处前行。这样，FIS 的操作走向与声门上、声门下及喉的解剖轴线保持一致，避免了黏膜和杓状软骨的损伤。

FIS 沿第三个方向进入气管，直至尖端位于气管隆嵴上方 2~3 个气管环。避免触及气管隆嵴引起咳嗽（尚未麻醉）。

此时，不再观看屏幕/目镜，转向观察患者，并判断气管导管尖端何时靠近喉部。如果使用 PVC ETT（90°旋转），保持 FIS 不动，向前滑动气管导管并保持 Murphy 孔向前，以防导管尖端抵在杓状软骨上（常见右侧杓状软骨）[116,120]。嘱患者深呼吸使声门打开，快速推入气管导管，判断 ETT 通过声带后，观察屏幕/目镜，将 ETT 推至气管隆嵴上方 2~3 个气管环。充气和固定 ETT，将 FIS 放回垂直支架中，或交给助手。连接呼吸回路，查看 PETCO$_2$，确认气管导管安全。

FIS 从口部到气管的前进过程中，如果无法辨认解剖结构，可稍微后退 FIS 并缓慢移动操纵杆向四周转动，直至辨认出熟悉的解剖结构后继续推进。如果气管导管置入非常困难，重新检查 FIS 上的 ETT，尤其是患者体位变动后，可以出现 ETT 移位。

以下是相关问题的处理方法和建议。

问题 1：FIS 插入前，患者深睡眠，无法握住舌头？

回答 1：使用大口径吸引管缓慢将舌头吸出，用纱布

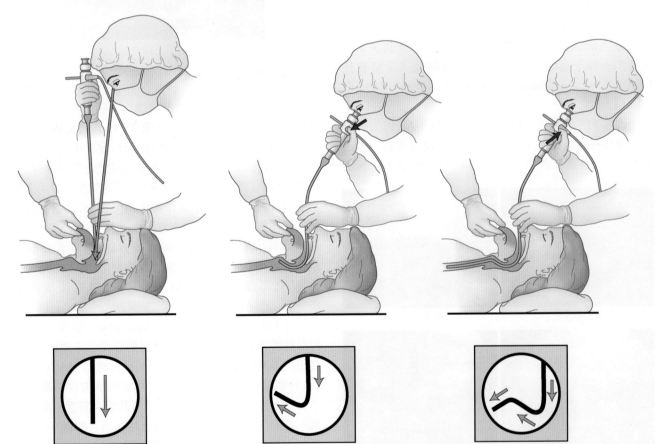

图 25.22　光导纤维支气管镜引导插管在解剖路径上的三个方向（从左到右）：向下进入咽部，向上通过声带，再向下进入气管

握住。如果舌体较大,可用钳子(例如卵圆钳)或粗缝线缝合牵拉。

问题 2:FIS 视野不清楚,是因为起雾吗?

回答 2:可通过以下方式改善:用 FIS 尖端触碰黏膜;通过 FIS 或单独的吸引管吸引;检查焦距调节旋钮或目镜。仍未解决,退出 FIS,小心地握住 FIS 末端并用乙醇轻轻地擦拭清洁前端。

问题 3:操控杆只能使尖端上下移动,不能横向观察怎么办?

回答 3:同时旋转双手,顺时针右旋(如果仰卧),逆时针左旋,随后调节上下。作为替代的选择,旋转手柄时,可以松开 FIS 远端插入部分握持的拇指和两个手指,以避免 FIS 扭转和损坏。

问题 4:FIS 尖端卡在咽后部,不能通过会厌,怎么办?

回答 4:让助手稍向外牵拉舌头和/或向上托下颌(图 25.20)。或尝试在会厌下使 FIS 尖端形成一定角度向侧方和尾端移动,或者使用其他气道设备辅助抬高会厌(联合 RL[25]、ETT[24]、管芯)。

问题 5:如果 FIS 前进时患者不停呕吐或咳嗽,怎么办?

回答 5:表面麻醉欠佳,使用"边进边喷"技术。

问题 6:分泌物和/或出血太多视野不清,如何处理?

回答 6:使用一两个吸引器持续吸引。使用 IOA。沿着上腭正中置入 FIS,进入口角至耳垂距离的 2/3,关闭房间灯光,翘起 FIS 尖端,利用 FIS 体表透光观察其前进方向,类似光棒(图 25.23)。进入气管后,通过 FIS 吸引分泌物,直至观察到气管或气管隆嵴。如仍不确定,将硬膜外导管插入工作通道监测 $P_{ET}CO_2$。其他选择:①插入第二代 SGA 以密闭声门周围区域。经 SGA 的通气管腔吸引、通气、监测 $P_{ET}CO_2$ 波形,置入 FIS 至接近气管隆嵴。②将长(≥80cm)的导丝插入 FIS,远端超过 FIS 尖端 3cm,近端固定,将 ETT 固定到 FIS 上,使 FIS 尖端不超过 ETT 尖端。同时行口腔吸引,该方法可以避免 FIS 镜头被分泌物遮挡,并可以将导丝引导至声门。一旦导丝超过声门 8cm,快速推进 FIS,随后推入 ETT,快速给套囊充气,并吸引 ETT。③使用逆行-FIS 辅助插管(见组合)。④任何情况下,出现氧合、通气或误吸危及生命安全,考虑建立外科气道。

问题 7:如果 FIS 已经通过声门且能看到气管环,但呼吸道变狭窄,患者出现烦躁不安、血氧饱和度下降,该怎么办?

回答 7:可能为不能耐受的气道。气道狭窄或梗阻导致 FIS 周围的空间不足,难以进行通气。不能通过 FIS 喷射给氧,因为只进而不能出(气胸风险),应快速插管,尽快退出 FIS。如果是使用成人 FIS,可退出更换儿

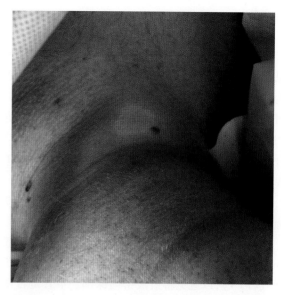

图 25.23 FIS 作为光棒可用于无视频显示器的教学或不清洁气道,声门周围的光斑

童 FIS。

问题 8:如果 FIS 确定在气管隆嵴上方,但不能置入 ETT,怎么办?

回答 8:将 ETT 后退 1~2cm,保持凸向右侧,在患者深呼吸时推进 ETT。如果不成功,轻轻向外牵拉舌头/托起下颌,重复操作,和/或顺时针旋转 ETT 180°。Han 等研究发现,这些操作可以使 FIS 引导 ETT 插管的首次成功率翻倍。奇怪的是,有时即使不托下颌也有帮助[121]。其他方案包括尝试轻压环状软骨或屈曲颈部;退出 FIS 并尝试使用稍小 ETT 或导管尖端质软偏向管腔中心的 ETT[92]。用小儿 FIS 插入 Aintree 插管引导管(Cook Medical Inc.,Bloomington,IN)并沿两者滑动推送 ETT(减小内径差),或改为经鼻插管路径。

问题 9:用 RL 和 VL 以及中等硬度面罩通气(FMV)情况危急,血氧饱和显著降低,最终使用小儿 FIS 看到气管环并推入 ETT,连接呼吸机后通气不成功。拔除 ETT,通气后重新插入 FIS,直至看到气管隆嵴,插管顺利完成!为什么?

回答 9:重要步骤是要看到气管隆嵴上 2~3 个气管环,特别是儿童 FIS 用于成人(内径差异)。如果 FIS 在气管内插入较短,推送较粗,偏硬 ETT 在声门附近受阻,产生的压力可以使 FIS 弯曲,将 FIS 从气管中退出至食管或口咽部。

问题 10:一根 7.5mm ETT 用 VL 似乎很容易通过声门,但两次尝试均无法通过,出现血氧饱和度下降,密闭鼻子/嘴巴并通过 ETT 进行通气,类似口咽呼吸道(oropharyngeal airway,OPA)的作用。氧饱和度上来后,用小儿 FIS 引导 ETT 插管,插入 FIS 至气管隆嵴上 2~3 个软骨环,向前推送 ETT,尝试各种方法,均无法置入 ETT。

该怎么办?

回答 10:退出 FIS,如果感觉退出 FIS 存在阻力,应将 FIS/ETT 整体退出。FIS 可能进入了 Muphy 孔,这种情况可见于"ETT 先于 FIS 插入情况"。由于 Muphy 孔的边缘较为锋利,强行退出 FIS 会损坏 FIS 外皮(图 25.24)。还有可能是 ETT 型号相对较大,此时,退出使用不同的方法(首选 FIS 或 Aintree 导管解决方案,或更换大号 FIS)重新开始。如果设备随手可用,无缺氧,可以在拔出 ETT 前用 VL 或其他 FIS 探查出现问题的原因。

问题 11:采用 TTB,插入 FIS、ETT。气管内有活动性出血,应该做什么?

回答 11:将 ETT 连接到氧气[5 个持续气道正压通气(continuous positive airway pressure,CPAP)],不要给予正压通气(PPV),以避免将血液挤向深部。不管是否使用肌松剂,都给患者麻醉剂,防止咳嗽,并吸出血液。如果是中等量的出血考虑在拔管时吸引聚集在 ETT 气囊上部的血液,边吸引边缓慢拔出 ETT。

清醒患者经鼻软镜插管的准备

询问病史,了解既往的凝血功能、抗凝治疗情况、鼻腔有无异常、经鼻呼吸异常情况以及相邻区域的手术史或创伤史。插管准备与经口 FSI 相似,无须进行 GPN 阻滞,但需要给予鼻咽部局部麻醉和血管收缩剂。选择鼻孔较大的一侧,避免出现 FIS 通过鼻咽部,而 ETT 无法通过的情况。

鼻咽气道的神经支配

第 V 对脑神经——三叉神经的第一支支配鼻咽气道的前半部,三叉神经的第二支参与组成翼腭神经结,支配鼻咽的前上及中央部[92,93]。第 IX 对脑神经,即舌咽神经,支配鼻咽的副交感神经,颈丛支配交感神经[122]。第对 VII 脑神经,即面神经,具有副交感神经的功能,参与组成翼腭神经节并辅助支配鼻咽的神经反射。

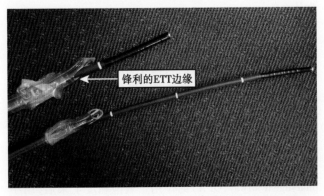

图 25.24 成人和儿童 FIS 从 ETT 的 Murphy 孔穿出。FIS 外皮可能在退出过程中被 ETT 边缘切割损坏

鼻咽局部麻醉技术

经鼻 FSI 的完善局部麻醉,涉及鼻咽、咽后壁、声门区域、喉和气管的麻醉。有效技术包括三种方法的联合阻滞(鼻腔黏膜表面麻醉,SLN 和 TTB)、面罩雾化吸入和/或局部使用"边进边喷"方法。

使用局部麻醉进行局麻时,两侧鼻腔均应给药,避免出现首选侧鼻腔过小需再次局麻另一侧鼻腔,造成时间延迟。鼻腔给予血管收缩剂可以减少鼻黏膜出血(表 25.2)。每侧鼻孔使用两根含有去氧肾上腺素或羟甲唑啉的利多卡因,或单纯的可卡因棉签。每次用一根棉签连续涂抹鼻孔内的外壁,用指尖捏住棉签末端轻轻垂直向内插入,直至感觉到轻微阻力。四根棉签放入后,鼻黏膜血管收缩,可以用相同方式将棉签插入更深,直到没有阻力,这样可以估计鼻道内径便于 ETT 通过。在每侧鼻孔的三个不同方向上用 20G 血管套管针(拔除针头),用脉冲式分别喷药 0.2mL,以减轻创伤,整个过程共使用 2mL 药液(例如 4% 可卡因 80mg)。

或者,在直立位时,每侧鼻孔喷药液两次。切勿在平卧位过量喷药。此外,还可以使用 MADgic 雾化器。根据纽约州的指南,过量使用去氧肾上腺素,要避免使用 β 受体阻滞剂,并防治肺水肿[123]。

一些 FIS 内镜医生建议,使用涂抹有利多卡因凝胶和去氧肾上腺素的短 NPA 来估算鼻通道。多余的未吸收药物通常会滴入并麻醉 NP 后壁。

有些专家认为,依次插入增大一号的 NPA 可以机械性扩张 NP 通道。然而,Adamson 等认为,该方法只会导致创伤、出血和插管延迟[124]。

血管收缩剂和局麻药的选择

详见知识框 25.6。

经鼻软镜插管技术

选择至少比经口插管小半号、润滑过的 ETT。局部麻醉准备与经口插管相似,如果不准备经口局部麻醉,是

知识框 25.6　进行 FSI 前的鼻咽部药物处理
血管收缩剂
0.5% 去氧肾上腺素喷雾剂
0.05% 羟甲唑啉喷雾剂
局部麻醉剂
2%~4% 利多卡因喷雾、凝胶、胶浆、药膏
既是血管收缩剂又是局部麻醉剂
4% 可卡因,最大剂量为 1.5mg/kg
2%~4% 利多卡因(3mL)+0.5% 去氧肾上腺素(1mL)或
0.05% 羟甲唑啉(1mL)

否使用止涎剂并不重要。在下列三种方式中选一种方法插入润滑过的 FIS：①经较暗的鼻咽部 FIS 直接放入 12~15cm 直到可以看到声门。②通过润滑过、可分离的 NPA 插入 FIS，直至尽可能接近气管隆嵴（然后由助手移除 NPA，并继续前推 FIS）。③在 ETT 进入 NP 后放入 FIS。由于 Mishra 等报道第三种方法使鼻出血的风险增加 4 倍，且 FIS 容易穿过 Murphy 孔，该种方法使用较少[125]。轻轻向外牵拉舌头和托下颌可以改善插管效果。

　　定位气管隆嵴后，旋转推进 ETT，该过程与经口 FSI 相似。无论是在 FIS 插入后还是插入前，都要引导 PVC ETT 的前缘沿着鼻中隔前进，以防损伤鼻甲。在右侧鼻孔，保持 ETT 凸面朝前，直至鼻咽后部，随后将 ETT 旋转 180°。在左侧鼻孔，保持 ETT 凸向后部。无论哪种方式，在 ETT 接近声门入口时，围绕 FIS 将 ETT 旋转 90°，避免损伤声门。

　　此外，将鼻胃管或吸引器管轻柔地插入润滑过的 PVC ETT，填充 ETT 管腔，防止 ETT 边缘损伤软组织（图 25.25）。

　　另一种方法是使用尖端向中心弯曲的软头 ETT。

　　如果 NP 太小不能同时通过 FIS 和 ETT，则 FIS 穿过较小一侧的鼻腔，ETT 穿过相对较大一侧鼻腔。助手将 ETT 推送至 NP，同时用 FIS 观察 ETT 的位置，并指导助手操纵或转动 ETT 和/或移动患者的头部和颈部以调整与声门的对位。

　　以下是相关问题处理的方法和建议。

　　问题：部分插入 ETT，鼻黏膜开始出血（没用 FIS），怎么办？

　　回答：将 ETT 球囊充气压迫出血部位，和/或从外部压迫鼻部 5~10min。如果血液流到咽后壁或从鼻孔涌出，尝试给 ETT 套囊放气，少许后退后再次充气。止血后，在另一侧鼻孔尝试使用 FIS。如果出血不止，退出 ETT，在头高位压迫整个鼻腔。必要时请耳鼻喉科会诊。

麻醉患者经口或经鼻软镜插管

常规全身麻醉

　　麻醉下 FSI 有两种类型：选择性或有适应证。单纯的选择性 FSI 可用于正常气道患者，可行且符合伦理，许多专家经常使用，无须预先告知患者[126]。

　　有适应证的麻醉下 FSI 可用于预料 FMV 相对容易患者，伴有或不伴有合并症的轻、中度插管风险患者。这些患者有可能受到气道管理设备选择困难的不利影响。

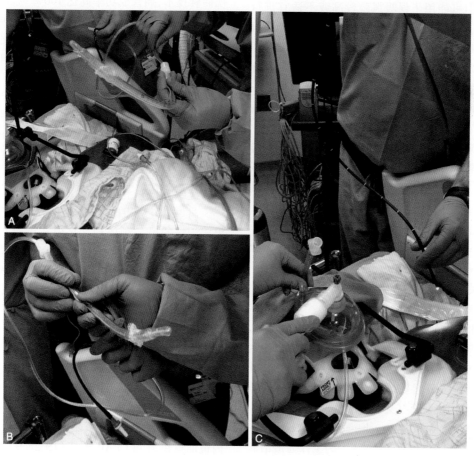

图 25.25　（A）带有 halo 支架的颈椎病患者，内置鼻胃管的经鼻气管导管（ETT）。（B）涂抹润滑剂。（C）插入 ETT 后留出 FIS 的位置

准备步骤同前。由于松弛组织可阻挡气道,选择小半号的 ETT 并保持头高倾斜位。5~10 次 CPAP 预先给氧。麻醉诱导肌肉松弛后,给予 FMV,助手轻拉患者舌体置入 IOA(经口途径),和/或托起下颌,和/或掌控时间。FSI 操作过程同前。在两次尝试插管间期,继续 FMV 并检查麻醉深度/肌松程度。或者使用 FIS 联合方法(如 SGA[25],RL[25],VL[26])。

以下是相关问题处理的方法和建议。

问题:选择性 FSI 时如果不能快速到达喉部,担心发生低氧血症,有何建议?

回答:12~15L/min 鼻导管吸氧,可以延缓所有类型气管插管时低氧血症的发生速度。即使没有氧气,严密监测并有意控制操作在 2~3min 内,也可以避免低氧血症发生(即使经验不足)。如果操作不成功,重新开始 FMV 并寻找原因,包括解剖结构异常、FIS 操作时偏离中线,辅助不到位、设备缺乏。再次尝试操作前先吸痰、加深麻醉或肌松。如果经过 1~2 次尝试还不成功,则考虑实施替代方案,比如改用更熟悉的设备或使用更简单的 FIS-SGA 联合。

快速顺序诱导全身麻醉

虽然少见,但可能用于误吸风险较高或不适宜进行清醒 FSI 的困难气道患者。全麻对于年龄较小不能理解或不能配合的患者可能是最好的选择,可以防止患者挣扎、牙咬对患者本人、FIS 或内镜专家的伤害。在全身麻醉快诱导时,需要助手协助,并选择经验丰富、成功率较高的内镜专家实施 FIS。理想的准备包括,小号 ETT、两个可工作的吸引器(一个连接 FIS,另一个连接 Yankauer/软吸痰管)以及待命的内镜医生。在没有禁忌时,准备过程包括口服抑酸药、组胺 H_2-阻滞剂和/或胃动力药,用或不用止涎剂、用或不用鼻血管收缩剂均可,预氧、麻醉诱导以及环状软骨按压直至肌肉松弛[127]。FIS 技术需要 IOA 配合快速完成,尽可能牵引出舌并托起下颌。任何不顺情况都应尽早使用 SGA 和/或 FIS 组合技术(联合 NPA[23] 用于经鼻入路或 VL[26] 用于经口入路最合适)。

以下是相关问题处理的方法和建议。

问题:发生喉痉挛怎么办?

回答:当 FIS 接近喉部时,声门活跃,FIS 视物模糊,并且无法进入声门。如怀疑喉痉挛,用 2%~4% 利多卡因喷洒实施局麻。另一方法是使用神经刺激器检查并补救神经阻滞不全。等待起效,同时用 12~15L/min 的鼻导管吸氧、经鼻湿化快速充气交换通气(transnasal humidified rapid insufflationsventilator exchange,THRIVE)、FMV(轻柔)或 SGA(移除 FIS 后)或通过 FIS 的工作通道给氧(FIS 仅在咽部)。如果神经肌肉阻滞效果良好,则轻压环状软骨,Stewart 等认为有可能会影响声门显露[128]。如果发生反流,重新压迫环状软骨并直接吸引反流物;随后可用 FIS 实施临时胃内减压。

无意识的非麻醉患者软镜插管

对于无意识的非麻醉患者紧急 FSI,需准备所有气道设备。只有经验最丰富的 FIS 内镜医生才能进行尝试。在紧急情况下,要为缺乏经验的人员提供详细指导。按饱胃处理,行动有效、预氧充分、按压环状软骨并全力配合气道操作。

联合技术:可与插管软镜联合使用的设备

清醒或全麻下,FIS 可联合其他多种气道设备实现多种目的:插管、诊断、治疗和急救。

插管:Fastrach 插管型喉罩(Teleflex Medial,Morrisville,NC)有助于隔离咽部出血部位,使口内出血患者以及潜在困难 FMV 和/或困难插管的患者能够实现通气。该插管型喉罩的 ETT 盲探插管成功率中等(三次插管尝试或操作调整后为 90%~96.2%)[129-131]。然而,在 Ferson 等的研究中,将 FIS 与 Fastrach 插管型喉罩相结合变为可视插管技术,插管成功率高达 100%[132]。

诊断和治疗:在俯卧位脊柱手术中,可通过旋转接头进行 FIS 检查,用于明确气道压力升高的原因和实施补救措施:例如,吸引分泌物,重新定位支气管内 ETT 或调整扭转打折的 ETT(图 25.8)。

抢救:全身麻醉下的病理性肥胖患者,Cormack Lehane 喉镜显露分级 3 级或 4 级,尽管使用了插管引导管或探条,仍出现 RL 插管失败。多次尝试插管和组织损伤会增加插管难度,尤其是在 FMV 较差时。单独使用 FIS 或 VL 可能均难以成功,如联合应用,RL 或 VL 可推开软组织,为 FIS 留出通道。

与单一方法相比,综合多种方法管理困难气道是多模式治疗的另一种体现。多模式治疗被用于日常医疗中,如不同类别的药物联合组成全效"特制的"麻醉药,或不同的镇痛药联合用于慢性疼痛的治疗。由于气道设备或技术单独使用时存在明显的缺陷或不足,因此多模式气道管理方法被越来越多的人接受[133-138]。

辅助设备

内镜面罩

呼吸系统受损的患者在清醒 FSI 期间,在鼻导管、经鼻 CPAP 或 THRIVE 供氧不足或不能使用时,可以使用内镜面罩供氧和 CPAP 支持(图 25.9)。内镜面罩在持续给氧期间(特别是高流量),还可以间断移开面罩实施局部麻醉。

准备好套有 ETT 的 FIS,取下并保留 ETT 的 15mm 接头。通过面罩端口和 IOA 将 ETT-FIS 插入喉部行气管插管。插管成功后,退出 FIS 和面罩,连接 ETT 和接头至呼吸回路。如需紧急通气,可推后取下面罩。

在麻醉患者行 FSI,内镜面罩为操作者提供了更加充分的时间,特别是择期使用。麻醉诱导后,行 FMV,置入 IOA,需要助手托起下颌和固定面罩,维持 100% 氧气吸入。使用肌肉松弛剂后,助手可行 PPV。如果不用肌肉松弛剂,应确保患者达到足够的麻醉深度(防止发生喉痉挛),或使用"边进边喷"的局部麻醉方法。

经鼻气管插管时,要在 ETT 进入面罩端口前先放入 FIS。如果 FIS 从 ETT 的退出路径与进入鼻通道的方向不一致时,ETT 提前放入或与 FIS 同时放入都会影响 FIS 的操作。

支气管镜旋转接头

类似于可供氧的 FIS-内镜面罩组合,通过一个接头可成功连接 FIS 至面罩或喉罩(SGA)。首先,在自主呼吸或机械通气时,通过旋转接头的端口插入套有 Aintree 插管导管(ID 4.7mm,OD 6.3mm)(图 25.26)的小儿 FIS。当 FIS 进入气管内,到达气管隆嵴上方 2~3 个气管软骨环时,置入 Aintree 导管,注意置入深度并固定 Aintree 导管,拔除 FIS。经 Aintree 导管通气验证 $PETCO_2$ 后,取下接头换回原有的气道装置。将 FIS 套上充分润滑过的 ETT(≥6.5mm),并通过 Aintree 插管导管置入气管内,接近气管隆嵴后,从 Aintree 导管外推送 ETT 到达气管隆嵴附近。稳固把持 ETT,拔除 FIS 和 Aintree 导管。如果 ETT 未能进入气管,经 Aintree 导管供氧,直至其他控制气道的方法获取成功。

是否可以不用 Aintree 导管或导芯,直接将套有 ETT 的 FIS 穿过旋转接头?由于大于 5.5mm 的 ETT 不易通过接头,即使有这个可能,受到润滑过的较细 ETT 的限制也只能使用足够小号的 FIS。在成人,还可考虑使用微型喉管(micro laryngeal Tube,MLT)(Rüsch Incorporated,Duluth,GA)ETT(≤5.5mm)等工具。

如果是用于检查或排除故障,可经面罩、SGA 或 ETT 上的接头直接插入 FIS。

短而软的鼻咽气道

可分离开的 NPA 用于 FSI 前文已详细阐述(见光导纤维内镜经鼻插管技术)。

这种改良的 NPA 可作为全麻吸入气体和供氧的管道。特别是在儿童,这种经鼻使用的技术也并不少见,可在另一侧鼻孔使用 FSI,甚至可在另一侧鼻孔放入可分离开的 NPA 行 FSI。

声门上气道

FIS-SGA 联合应用有助于 ETT 插管以及判断/解决 SGA 的操作问题。最初,由于喉罩(laryngeal mask airway,LMA)(Teleflex Medical,Morrisville,NC)挽救了无数患者的生命,特别是用于困难 FMV 和/或 DI 的患者,因此被列入 ASA 的 DAA 中。FIS-SGA 联合行气管插管可用于清醒患者(在局部麻醉下)或麻醉患者,成功放置 SGA 后类似于 FIS-Fastrach 联合法[132]。多种 SGA 可行 FIS-SGA 联合应用(图 25.27)。

声门上气道和多种气管内插管技术

并非所有润滑剂的润滑效果都是一样的。一些黏稠的利多卡因软膏和杆菌肽、新霉素、多黏菌素 B 药膏等比普通外科润滑剂的润滑效果更好。如果采用 FIS-SGA 联合行气管插管,首先确定润滑过的 ETT 是否能通过 SGA。

许多 SGA 标有能允许通过的最大型号 ETT,和允许使用的成人 FIS 粗细。比较 ETT 和 SGA 的长度,因为

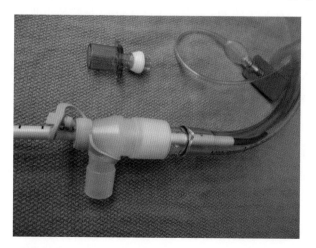

图 25.26　带有 Aintree 导管(Cook Medical Inc., Bloomington,IN)的 FIS 通过 MC-3125 支气管镜吸引器旋转接头(MEDICOMP,Princeton,MN)

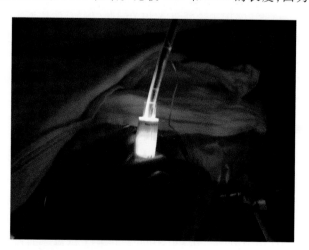

图 25.27　FIS 联合 Ambu Aura-i 引导气管插管(Ambu A/S,Ballerup,DK)

SGA 罩体开口距离患者声带约为 3.5cm 或更远,没有注意到长度问题可能会出现 ETT 过短情况。在成人,使用 MLT 可以避免此情况,因为相对于管径,MLT 更长,套囊较大。

使用 LMA SGA 时,使 ETT 斜面处于横向位或预先切断 ETT 前端 Murphy 孔,可以避免 FIS 和 ETT 尖端紧贴或 FIS 尖端穿过 ETT 前端的 Murphy 孔。

在清醒患者,行局部麻醉以便于 SGA 放置和气管插管;在麻醉患者,诱导后直接置入 SGA,在这两种情况,FIS-SGA 联合引导气管插管技术相似。清醒患者、保留自主呼吸患者或肌肉松弛行机械通气的患者均应吸入 100% 氧气。置入 SGA 后,确认 $P_{ET}CO_2$ 波形佳,胸廓起伏良好(无论何种操作)。断开 SGA,并置入套有 ETT 的 FIS,进入声门。FIS 尖端靠近气管隆嵴时,向下推送 ETT。退出 FIS 并观察 $P_{ET}CO_2$。取下 15mm 接头,使用小型退喉罩管芯(类似于 Fastrach 退喉罩管芯)推送 ETT 进入 SGA 管腔长度的 2/3,在退出 SGA 的同时,抓住位于口咽部的 ETT 最先显露的部分。退出退喉罩管芯和 SGA,再次连接 15mm 接头进行通气。

如果考虑到其他因素,只要 ETT 位于声门下,可以不必拔除 SGA,但需要将 SGA 套囊放气。

FSI 通过 SGA 的更简单方法是事先准备好 ETT-SGA 组合,经 SGA 插入润滑过的 ETT,导管尖端穿出 SGA 罩口 1~2cm,将 ETT 套囊充气。将 ETT-SGA 组合视为单一的 SGA 置入患者口内,通过 ETT 进行通气,在获得良好的 $P_{ET}CO_2$ 波形后,卸下 ETT 的 15cm 接头,插入 FIS,一旦 FIS 接近气管隆嵴,再将 ETT 套囊放气,完成气管插管。

FIS-SGA 联合使用还有助于 SGA 本身的成功放置。在置入 SGA 时,将 FIS 尖端放置在 SGA 罩口处进行观察,让助手把持 FIS 手柄并牵拉患者舌体,可将 SGA 的置入变为可视过程,位置调整更加便捷。

已将 FIS 用于诊断 SGA 相关问题(例如,放置不当导致气道压力过高或漏气;通常是由于声门周围结构反折入 SGA 罩囊内所致)。

如前所述,旋转接头和 Aintree 导管或 MLT 均有助于 FSI 通过 SGA。

声门上气道和 Aintree 导管

如声门上气道和多种气管插管及旋转接头部分所述,外推法就是套 ETT 的 FIS 和带有 Aintree 的 FIS,通过有或没有旋转接头的置入位置正确的 SGA 完成插管。这种联合可以避免小儿 FIS 和成人 ETT 内径相差太大造成的使用不协调。在 FIS、Aintree 和 ETT 接近气管隆嵴时,退出 FIS 和 Aintree。确认 ETT 通气,完成气管插管(图 25.28)。

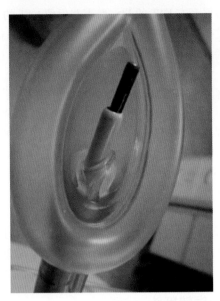

图 25.28　FIS、Aintree 导管 (Cook Medical Inc., Bloomington, IN) 和气管导管 (Teleflex Medical, Morrisville, NC) 联合用于喉罩

同样,拔管有顾虑时,FIS 也可以在手术结束时发挥作用。通过患者 ETT 插入带有 Aintree 导管的 FIS,可在 FIS 和 ETT 退出后,留下 Aintree 导管作为气道安全的过渡。如果患者需重新插管,可以重新置入套有 ETT 的 FIS。间断滴注利多卡因,患者可以很好地耐受 Aintree 导管。

声门上气道和导丝

如果声门开口难以辨认,有时细导丝可协助进入声门。将一根长的导丝(110cm × 145cm,直径 0.38mm × 0.97mm)放入 FIS 工作通道,通过带有或不带有旋转接头的 SGA 置入。在成人,在气管内留下 8cm 长的导丝,牢牢握住导丝,退出 FIS 和 SGA。随后,将导丝的头端插入套有 ETT 的 FIS 或套有 ETT-Aintree 导管的小儿 FIS,直至其从工作通道的手柄端口穿出,这可构成 FIS-ETT-Aintree 导管-导丝-SGA 组合。使用 FIS,直视下将导丝插入气管内,并到达适当的深度。导丝尤其适用于 FIS 插入罩口较小的 SGA,例如 King LTD(图 25.29)。

以下是相关问题的处理方法和建议。

问题 1:在小口患者,只有一个小号 ETT 能通过 SGA。ETT 导管接头刚刚露出 SGA,我担心导管套囊卡在声门上,以及在退出 SGA 时拔除气管导管。应该怎样处理?

回答 1:缩短 SGA 管腔长度,并进一步向下推送 ETT。首先,确保相同型号 SGA 在取下接头,切掉 3~5cm 后仍然可用。如果可用,剪短置入的 SGA,将 ETT 套囊放气,并向深部推送,重新给套囊充气并检查 $P_{ET}CO_2$。拆下 ETT 的 15mm 接头,并使用退喉罩管芯防止导管移动,

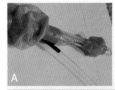
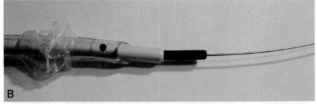

图 25.29 （A）可将小儿 FIS 和穿过工作通道的导丝插入 King LTD(Ambu A/S, Ballerup DK)。（B）退出 FIS 和声门上气道,保留导丝,将套有 ETT±Aintree 导管的 FIS 沿导丝置入,完成气管插管 (Cook Medical Inc., Bloomington, IN)

退出 SGA。可供选择的替代方法还包括:如果气管插管容易,拔除 ETT,置入小儿 FIS 和较长的 MLT(26~33cm 长,套囊直径相当于 8mm ETT);或者插入"加长"ETT,尝试用大一号的 ETT,能包绕套在涂抹润滑液的小号 ETT 近端。并测试稍大号 ETT 在管腔外涂抹润滑剂后能否进入 SGA 近端至少 1/4 长度。如果能用此方法置管,在置管成功后检查 PETCO₂,退出 SGA,确保 ETT 安全后,拆分 ETT 并继续后续操作;或使用 FIS-Aintree 或导丝行 ETT 换管。

插管型声门上气道

FSI 经 LMA 的报道促进了硅胶材质罩体、钢质通气导管的 Fastrach 诞生。其可移动的会厌上抬条消除了喉罩罩口受阻的难题。与非 90°旋转的 PVC ETT 相比,其配套的向正中弯曲、尖端柔软的 ETT 更容易通过声门。许多 SGA 内径较大,可通过 FSI,Ambu Aura-i(Copenhagen, Denmark)是一种柔软的圆形 PVC SGA,其 J 形曲线弧度比 Fastrach 小,咬合部位内径决定了允许通过的 ETT 最大型号(图 25.30)。

研究显示,不同的 SGA 具有不同的供氧能力、盲探插管成功率和 FSI-SGA 成功率[129-137]。在 Erlacher 等研究中,180 名患者通过 Cobra PLUS(Pulmodyne, Indianapolis, IN)、air-Q(Mercury Medical, Clearwater, FL)或 Fastrach 设备进行盲探插管,成功率分别为 47%、57% 和 95%[139]。在约 60 例盲探插管失败患者中,FIS-SGA 组合的插管成功率超过 98%。

硬质喉镜

正如硬质喉镜(RL)偶尔会发生气道管理失败一样,单独使用 FIS 时,障碍物也可能会阻挡 FIS 进入声门,例

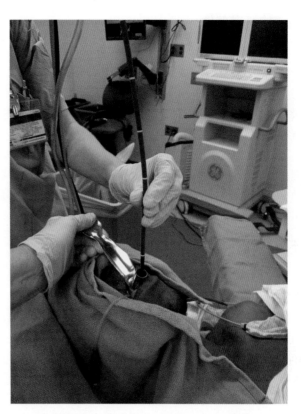

图 25.30 Fastrach 与 FIS 联合行气管插管

如:不可活动或下垂的会厌,会厌周围肿块,或上呼吸道水肿。RL 可以抬升下颌,并推开阻塞的组织(图 25.31)。FIS-RL 技术需要两位内镜医生或者一位内镜医生和一位熟知内镜操作知识的助手。相关人员的临床状况、知识和技术决定了其在联合技术中扮演的角色[140]。虽然尚未得到证实,但是 FIS-RL 可减轻气管插管损伤,因为在困难气道患者,联合应用较单独使用 RL,其喉镜片对软组织的压力较小。

据报道 FIS-RL 联合已成功用于 ICU 困难气道患者的拔管/再插管[141]。

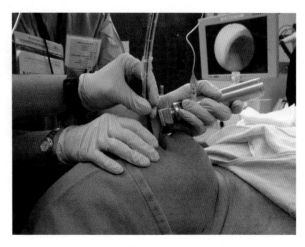

图 25.31 硬质喉镜辅助 FOB,画面显示气管内视野

清洁的气道条件

FIS-RL 技术可以通过两种方式进行:首先,用 RL 推开阻挡声门显露的组织结构,固定 RL,根据需要吸引分泌物。在 RL 口内直视下,插入 FIS,直至其尖端位于会厌下方(类似于插入 ETT)。一旦 FIS 绕过会厌,在 FIS 直视引导下,继续完成 FSI。

或者,固定 RL,借助 RL 光源尽可能深地插入 FIS。继而,通过 FIS 显示器,操作 FIS 插入部并且指导助手移动 FIS 实施 FSI。同时,考虑使用 Yankauer 吸引器或其他工具将阻挡声门显露的软组织移开(例如会厌)。

不清洁的气道条件

使用 FSI 通常需要准备两个吸引器。如果 ETT 误入食管,胃内容物可污染气道,则可经 ETT 吸引污染物。将吸痰管或鼻胃管由外向内穿过 ETT 的 Murphy 孔,吸引声门附近的污血。吸痰管或鼻胃管穿出 ETT 尖端后,还可作为朝向声门的引导管(图 25.32)。或者,如果需要更大吸力,可直接将 ETT(不用 15mm 接头)与 jerry-rig 吸引器的粗大吸引管连接,吸引管是否去除接头取决于 ETT 型号。如果 ETT 进入声门,必须立即停止吸引,以避造成肺损伤(图 25.32)。

如前所述,FIS 尖端放置于 ETT 前端内 2~3cm(防止污染镜头),将 110~145cm 长的导丝插入 FIS 工作通道,看到声门后即可推送导丝(图 25.33)。如果视野清晰,可选择任何一种 ETT 行气管插管。

另外,使用 RL 有助于获得良好的显露视野,在行深部吸引的同时置入套有 ETT 的 FIS,可以通过气泡引导

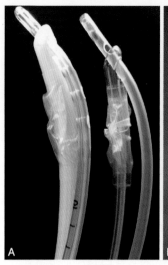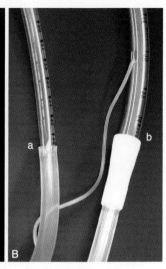

图 25.32 (A)小号和大号 ETT,鼻胃管(左侧)和吸痰管(右侧)直接穿过 Murphy 孔。(B)小号和大号 ETT,直接安装在截断(a)和未截断(b)接头的吸引管中

寻找声门。

此外,套有 ETT 的 FIS 也可以使用透光法,如果无法看清 FIS 走行,则插入第二代 SGA 或插管型 LMA,经喉罩吸引(如果有食管开口)、通气,随后经喉罩完成 FIS 引导气管插管。在任何时刻,建立外科气道管理都是一种最好的选择。

视频喉镜和光学喉镜

VL 或 OL 是非常棒的气道管理设备,在气道管理和 DAA 中具有不可动摇的地位。广角摄像功能、超清晰的光学元件和视频显示,使 VL 可提供高质清晰图像。OL 光学元件不太清晰。学习曲线短。Cooper 等人指出,与

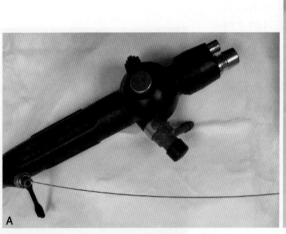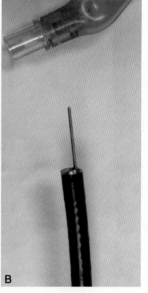

图 25.33 (A)从支气管镜顶端伸出 110cm 长的导丝。(B)从工作通道口下端伸出的导丝

RL 相比较,60° 视角的 GlideScope VL(Verathon, Seattle, WA)可提高大多数患者 Comack-Lehane 声门显露一至两个等级[142-145]。VL 和 OL 正影响着 RL 在气道管理中的使用,导致 RL 使用率大幅下降[143]。

尽管 VL/OL 具有卓越的可视功能,但仍有可能出现插管失败,且不仅仅出现在困难气道的情况下[137,143,146]。令人失望的是,即使声门显露较好,也可能无法完成气管插管[137,145,146]。鉴于 FIS 的特性,尤其是在灵活性和联合功能方面,VL/OL 无法也不可能取代 FIS。与 FIS 不同,VL/OL(尽管有 ETT 加载通道)无法套入 ETT 将其送入气管内,也无法辅助声门下区域的诊断或治疗。

此外,ETT 尖端有可能导致咽部穿孔(上腭或扁桃体),虽然罕见,但已经在目前使用最为广泛的两个 VL 品牌中出现了报道。毫无疑问,随着使用率的增加,所有 VL 都将有可能发生这种并发症。原因很简单,虽然 ETT 最初是在直视下置入口内,但随后是在盲视下向前推进导管尖端,直至最后才在视频屏幕上再次出现[147-150]。弯曲 ETT 的中段和尾端,使其沿舌体走行,大大地减少了咽部穿孔的发生率。这种类型损伤不太可能发生在 FIS,因为 ETT 是沿着 FIS 走行。与 VL/OL 相比,FIS 也有一些局限性,因为 FIS 视野窄、焦距短,在不清洁气道中镜头被遮挡的可能性更大,无法打开气道,且插管时还需保持气道在中线位置[151]。理想状态是将 FIS 与 VL/OL 联合使用,利用两者的优势提高插管成功率,并优化异常气道管理。FIS 与 VL/OL 联合使用,可持续打开口咽部、上抬软组织、显露会厌和声门。在 VL/OL 直视下置入 FIS,同时再加上 FIS 的解剖视野可促进插管的成功。

VL/OL 可以显示声门区域套在 FIS 上 ETT 的走行,减少 ETT 触碰声门。这种内镜医生需和经验丰富助手的组合技术可用于困难气道患者的营救,例如乳头状瘤出血导致 VL 气管插管失败[66,152],而改用 FIS-VL 联合技术后插管成功,且无继发损伤。

FIS 联合 VL/OL 还可以帮助学员更好地观察操作者

的 FIS 操作,改善 FSI 教学[153]。

无通道设备

FIS 和无通道 VL 联合辅助气管插管,类似于 FIS-RL 联合法。将 FIS 和 VL 屏幕彼此靠近(如果是分开的),寻找可插管的 VL 视野,操作过程类似于前文描述的 FIS-RL 联合法(图 25.34)。同样类似于 FIS-RL 联合用于非清洁气管插管技术。

以下是相关问题的处理方法和建议。

问题 1:VL 光线太强,在置入 FIS 时出现视野白化,该怎么办?

回答 1:调暗 VL 亮度(如果有此功能)防止炫光刺眼(图 25.35)。或者插入 VL,声门显露良好后插入 FIS,直至 FIS 视野变白,关闭 VL 电源,使用 FIS 的气道解剖视野。需要时,可重新打开 VL 电源。

问题 2:如果 FIS 不能通过会厌,我该怎么办?

回答 2:可能是由于会厌体积较大或相对固定,FIS

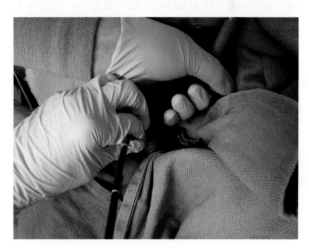

图 25.34　可弯曲插管镜(Karl Storz GmbH&Co. KG, Tuttlingen, DE) 和可视喉镜(Verathon, Seattle, WA) 联合气管插管

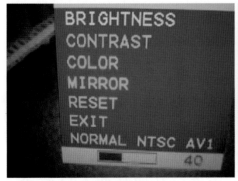

调节 VL 亮度使 FOB 的清晰度良好

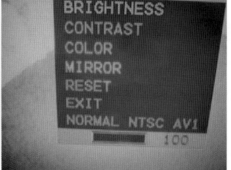

VL 亮度过高会降低 FOB 的清晰度

图 25.35　在联合使用 FIS 时,调节 GlideScope 可视喉镜亮度,防止炫光(Verathon, Seattle, WA)

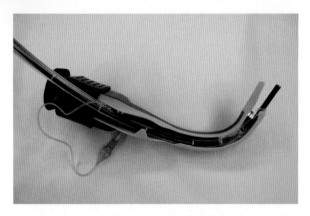

图 25.36 FIS 和带有气管导管引导槽的 Airtraq 光学喉镜(Teleflex Medical,Morrisville,NC)联合使用

操作力量相对较小(尤其是在成人使用小儿 FIS)。嘱助手牵拉舌体、托下颌或两者合用;使用 VL/OL 配合声门显露,直至 FIS 尖端接近会厌;侧入路绕过会厌也可能有效;推送 ETT 至刚刚越过 FIS 尖端,将相对较硬的 ETT 尖端滑至会厌下,继而推送 FIS 穿出 ETT、进入声门。值得注意的是,如果 ETT 比较靠后,给套囊充气可以抬高 ETT 尖端,使其离开咽壁。

问题 3:有一位呼吸困难患者,颈中部下段被刺伤,伴有中度皮下气肿。患者间断咳出大量鲜血。外科医生不能确定患者气道解剖是否改变或气管切开术是否可行。如果拟行气管插管,我应该选择 RL 还是 VL/OL?

回答 3:两者都不可用,除非是紧急插管。上述气道工具除了可看到声门,气管内的 ETT 路径均为盲视,ETT 没有跨过气管撕裂处可导致严重肺气肿。间断出血意味着可能在某处需要清理气道,使用 FIS 或联合技术可能更好,FIS 可绕过受伤部位,甚至可到达支气管。

通道设备

使用 VL/OL 引导插管,虽可显示声门,但仍会导致插管失败。在这种情况下,可使用 FIS 引导 ETT。如果需要,稍微后退 VL/OL 以便于 FIS 操作,引导 FIS 进入声门,完成气管插管(图 25.36)。

插管软镜的特殊用途

定期尝试使用气道管理的备选设备或技术。操作开始前,确保有能力的操作者在场,氧气、监测设备和紧急气道设备随手可用,尤其在困难气道和无法耐受短时间缺氧的患者。考虑备选实施方案,以及可能出现的危急情况,提前标记 CTS 位置,应用消毒液消毒颈部,并铺好无菌盖巾,为实施外科路径做好准备。

更换气管导管

患者可能需要更换现有的 ETT,原因包括 ETT 型号不合适、导管漏气、ETT 阻塞、需要不同类型的 ETT,或 ETT 需要改变入路。建议使用辅助设备。

临床常常使用 Cook AEC 进行盲视换管,将 AEC 插入现有 ETT 一定的深度后,拔除 ETT,沿着 AEC 推送新的 ETT 进入气管。但该方法在困难气道成功率不高,因为困难气道存在着气道失控、损伤和死亡的风险。McLean 等回顾性分析显示,失败率为 13.8%,损伤率为 7.8%,肺气肿发生率为 1.5%[154]。对可预料的 DI 或不能耐受缺氧时,换管通常需要在拔除旧 ETT 的同时插入新的 ETT。在 RL 或 VL/OL(被认为优于 RL)直视下从声门内拔除旧的 ETT,同时置入新的 ETT。

使用 FIS 进行 ETT 换管更可控,更易获得成功。将 Aintree 导管套在 FIS 上,可使盲探换管技术转变为可视技术。使用 ETT 的 ID 至少 6.5mm,Aintree 必须良好润滑。多种技术联合使用可能有益:根据需要予患者预氧、给予肌肉松弛剂、镇静剂/阿片类药和/或声门/舌周行局部麻醉,以减少患者抵抗,降低气道反应和血流动力学波动。

使用 FIS-Aintree 联合技术时,确保 Aintree 足够长度,以便在拔除旧 ETT 的同时保持 Aintree 在气管内,或将旧 ETT 的近端剪短 2~3cm。在旧 ETT 中插入 FIS-Aintree 后,拔除 FIS 和 ETT,然后插入套有新 ETT 的 FIS。使用 FIS-导丝技术,经旧 ETT 插入带有导丝的 FIS 靠近气管隆嵴,退出旧 ETT,沿着导丝置入套有新 ETT 的 FIS,完成气管插管。此外,还可以并行使用 FIS-ETT 或 FIS-导丝技术:在可视下,将套有 ETT 的 FIS 或带有 ETT 和导丝的 FIS 插入气管,从声门前联合处沿着旧 ETT 进入气管,当 FIS 尖端到达旧 ETT 套囊处,抽出套囊内气体以便于 FIS 或导丝进入,直至 FIS 尖端或导丝靠近气管隆嵴,退出旧 ETT,如前所述置入新的 ETT,或沿导丝置入套有新的 ETT 的 FIS[155]。

以下是两个相关问题的处理方案和建议。

问题 1:FIS 不能沿着旧 ETT 旁进入气管,有何建议?

回答 1:除非解剖条件太困难,尝试保持 FIS 尖端位于声门开口,在缓慢退出旧 ETT 时,迅速将 FIS 尖端或导丝推送入声门。FIS-VL/OL 联合或 FIS-SGA 可能效果更好。

问题 2:分泌物太多,使用 FIS 时不能看到声门,怎么办?

回答 2:尽可能在声门附近吸引分泌物。如果效果不佳,则尝试给旧 ETT 套囊放气,行两次 PPV,吹出套囊上方的 ETT 周围区域的分泌物。再次给套囊充气,吸引分泌物,然后重新尝试换管。

更换已放置的联合导管或 Rüsch Easy-Tube

用 ETT 更换联合导管(Tyco Healthcare,Mansfield,

MA)或 Rüsch EasyTube(Teleflex Medical,Research Triangle Park,NC)的理由是,这类导管体积较大,对食道或气道产生直接压力,不宜长时间应用。此外,由于其固有的体积,以及盲探插管中只有5%的气管插管率使得气管内吸引比较困难。

如果是紧急情况(饱胃风险),尽可能地在拔除联合导管之前行气管插管以防反流和误吸。一些看护人员采用向左侧轻推联合导管,给口内套囊放气,并辅助使用 RL 或 VL/OL 进行气管插管,该操作并不容易。Ovasapian 等发现,联合导管的体积妨碍了 FIS 操作。然而,意想不到的是,该情况下的 FIS 插管成功率很高,可能于联合导管能上提会厌,声门显露更佳有关[156]。

使用 FIS-ETT 和/或 Aintree 和/或导丝联合技术,可在 FIS 上套一个或两个或三个装备(如前所述),给予预吸氧并预防插管抵抗。给联合导管口内套囊部分放气,既能达到维持通气的"刚好密封",又可以让 FIS 联合装置通过。继续行 FSI,插管成功后,退出 FIS,吸引清理食管周边,拔除联合导管。

如果设备位于气管中,可使用类似于 ETT 换管的操作技术。

辅助经鼻盲探气管插管

使用 FSI 可视技术可以将既往的经鼻盲探插管(加温 ETT)成功率提高80%[157]。另一方面,在患有阻塞性鼻咽和/或口腔病变,需保留自主呼吸的患者,在寻找声门时,当 FIS 在移动到解剖异常部位附近,可能出现视野模糊不清。如果患者一侧鼻道呼吸通畅,听着患者的呼吸声,缓慢轻柔地置入一根润滑过的鼻插 ETT,类似于经鼻盲探插管,在 ETT 尖端距离声门较近时,呼吸音增强,插入 FIS 进行可视确认,完成 FSI。此外,FSI 联合可分离开的 NPA 也有助于鼻插管。

作为光棒使用

有经验的操作者,光棒盲探插管的成功率可能接近90%(Bovie Aaron Surch-Lite;Bovie Medical Corporation,Clearwater,FL)。在灯光较暗的房间里,可用相同的方式可以提高 FIS 的插管成功率至100%[158]。重要的是,与光棒相比较,FIS 柔软灵活,较少发生插管损伤(图25.23)。

没有视频显示器时,FSI 透光法有利于教学。培训老师通过持续观察 FIS 在颈前的光点移动,代替了需要经常中断培训人员操作的目镜观看。该技术还可能对气道污染影响观察视野的患者有益,在某一点的视野可能更为清晰。

此外,FIS 透光法还可以在困难气管切开术时帮助外科医生气管定位[159]。气道专家更喜欢使用超声辅助,既可获得额外的颈前信息,又以避免外科损坏 FIS,减少高碳酸血症的发生率[160,161]。

如果没有超声可用,为保护 FIS,可采用双设备法:即 FIS 和光棒。在 GA 下,通过 ETT 旋转接头插入 FIS,如果能看到颈前透光点,或者内镜操作者从气管内看到手术钳在颈部压下的凹痕,把持 FIS,在旋转接头处用胶带标记 FIS 后,拔除 FIS 并关闭旋转接头。测量从 FIS 尖端到胶带的长度,并在光棒上也用胶带标记同样长度。经旋转接头将光棒轻柔置入相同深度,并间断开灯以辅助外科医生定位。清醒患者需实施气道局部麻醉(例如,边进边喷)。

辅助单肺隔离

单肺通气(one-lung isolation,OLV)时,FIS-DLT 联合法可用于 DLT 定位,并可吸引气管内的分泌物、脓液或血液。在某些支气管封堵器,FIS 实际上也是置入技术的重要组成部分。

辅助插入双腔管

OLV 盲探插管技术是在 RL 或 VL 下进行的 DLT 插管,旋转90°后、推进直至出现阻力,双肺听诊确认 OLV[162]。据 Alliaume 等研究,左侧和右侧 DLT 需要重新定位的概率分别为78%和83%[163]。

使用小儿 FIS 沿导管进入气管,可看到进入支气管侧的导管套囊有一部分靠近气管隆嵴。Klein 等指出,这些患者中只有33%需要进一步的重新定位,进入0.5cm 或更多[164]。

据报道,右侧 DLT 有10%~90%的概率出现右上叶(right upper lobe,RUL)塌陷。Campos 等在20例患者应用了改良技术:经声门置入 DLT 后,稍稍推进,并右旋 DLT 90°,用 FIS 进行认真仔细支气管 DLT 定位[165],结果右肺塌陷发生率降为0%。

DI 患者,也可以使用 FIS-DLT 联合法进行支气管插管。

辅助插入支气管封堵器

支气管封堵器(bronchial blockers,BB)可具有多种功能结构,例如:与 FIS 连接的尼龙导引环、轮状结构、扭矩调节装置、尖端弯曲塑形,或上述结构均无。

采用 FIS 行 BB 前,先在 FIS 引导下将一个大号 ETT 置于气管隆嵴上方2~3个气管环。BB 放置技术根据不同使用说明会有所不同。BB 与 FIS 共同通过三通接头(在某些 BB)或旋转接头,可同时供氧。一旦 BB 进入支气管,拔除 FIS。无论是否采用 FIS 辅助引导,均要用 FIS 检查充气套囊的正确位置:左侧封堵器套囊位于气管隆嵴下方2cm,右侧位于气管隆嵴下1cm。

对于某些特殊 BB,例如将 6F 或 8F 带管芯的 Fogarty 静脉栓子切除导管作为支气管封堵器时,FIS 还可用于诊断。

辅助逆行插管

逆行插管(retrograde intubation,RI)盲探技术可作为气道管理备选方案或其他气道设备失败后的补救方法,尤其适用于非清洁气道或气道解剖结构重度异常。除非气道管理者经验丰富,否则应避免用于紧急、严重困难气道。行 RI 操作时,通过针头或留置针经 CTS 或环甲间隙向头端推送导丝,直至导丝从口腔或鼻孔引出,用钳子夹住导丝。同时,在距离颈部皮肤 2cm 处夹住导丝另一端。为了减小导丝和 ETT 内径之间的差异,沿着导丝同时推送 Teflon 引导管和 ETT 进入气管,保持头端导丝张力,松开颈部钳子以便于成功插管。由于直径差距或导丝在气管入口的成角,ETT 有可能会嵌顿于患者喉部。

FIS-RI 联合使用可在直视下操作 RI,以提高 RI 成功率,缩短完成时间。采用相同方法使导丝穿过套有 ETT 的 FIS(±Teflon 引导管或 Aintree 导管),从手柄端口穿出后,钳夹导丝,保持其张力(图 25.33),继而推送 FIS 进入声门,待 FIS 进入气管后松开颈部钳子,推进 FIS,同时观察导丝向内翻转(根据需要将导丝从头端缓慢抽出),到达气管隆嵴后沿着 FIS 推送 ETT。

插管软镜供氧(很少推荐)——仅作为补充

在成人使用 FSI 时,通过工作通道给氧 3~5L/min 可延迟缺氧,有助于清理分泌物,防止起雾[59,166,167]。Benumof 描述了此技术,并建议谨慎使用[59]。如果进入患者肺内的氧流速度超过氧气扩散到大气的速度,则可能发生严重的气压伤,尤其是在气道狭窄或喉痉挛时。据报道,小儿使用过大的成人氧流量可以发生气胸[168,169]。既往报道了一例患者经 FIS 供氧后发生急性颈部、面部和胸部气肿[170]。有记录表明使用该方法后患者发生了胃破裂和继发死亡,可能原因是 FIS 直接进入某一未被识别的区域[171-173]。Ovassapian 和 Mesnick 不建议在插管期间使用该方法,他们只在明确的解剖区域辅助局部麻醉喷雾时采用这种方法[174,175]。

氧供可以是单一模式或组合模式,包括鼻导管(12~15L/min)、口内导管、NPA、面罩、面罩加 CPAP(口腔或鼻腔)、喷射通气、经皮气管内氧疗(transtracheal oxygen therapy,TTO)单独供氧(通常用于氧供依赖患者),或 THRIVE 方法,如 Optiflow 高流量鼻导管给氧(Fisher & Paykel, Healthcare, Auckland, NZ)(图 25.37)。气道 CPAP 和 THRIVE 的压力效应可扩开 FIS 前端的软组织。

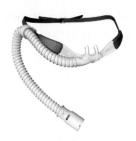

图 25.37　Optiflow 高流量鼻管(Fisher & Paykel Healthcare,Auckland,NZ)

THRIVE 是在窒息氧合期间采用高流量给氧填充无效腔,可以维持 20min 或更长时间的氧饱和,是近年来一项振奋人心的给氧模式,可抑制 $P_{ET}CO_2$ 的升高。THRIVE 的加湿系统(60~70L/min)可防止黏膜干燥损伤和不适,如果气道畅通,效果显著[176-178]。

尽管经 FIS 给氧不断遭到反对,但其作用可能是无价的[179]。Hung 等报道了一例俯卧位开颅术患者,采用头钉系统维持颈部弯曲[180]。在手术中,患者的 ETT 完全脱出,由于俯卧位舌体肥大及颈前屈,SGA 装置无法置入。调整患者反向 Trendelenburg 体位,并向左侧倾斜,经鼻置入 FSI,内镜操作者(坐在地上)予患者经 FIS 间断给氧和面罩给氧。期间,血氧饱和度大于 90%,时长约 6min。

婴幼儿软镜插管

小儿多模式困难气道管理的案例较多。很多人认为婴儿和幼儿除了年龄较小以外,插管标准和 FSI 技术与成人相同,忽略了小儿在解剖、生理和心理上与成人的主要差异。

婴幼儿的 FSI 标准与成人标准几乎相同,但婴幼儿先天性综合征以及遗传性和后天获得性疾病,会对局部和/或全身多处的解剖和系统产生影响(知识框 25.7)[181-183]。通常,年龄较小的患者可能对药物更敏感(偶尔相反)。

知识框 25.7　汇总影响儿童气道的异常解剖情况
鼻咽部异常:后鼻孔闭锁,鼻咽部肿瘤,鼻中隔弯曲。
导致口咽入口变小的异常:下颌骨发育不全;张口受限或颞下颌关节损伤;舌体肥大,舌下垂,扁桃体增大,口内肿物,腭裂。
下颌骨突出,下颌骨畸形,面中部发育不良。
下颌骨肥大或面部畸形。
会厌异常:会厌炎,会厌裂,会厌畸形。
声门异常:喉软化,囊肿,先天性多发性关节软骨综合征,杓状软骨间蹼,猫叫综合征,喉前肿物,Plott 综合征。
气管异常:声门下狭窄,食管蹼,闭锁,囊肿,血管瘤,气管食管瘘,血管环,气管外压迫。
支气管肺异常:哮喘,细支气管炎,囊肿,感染。
颈椎损伤:脊柱僵硬或不稳定,脑疝,颈部或脑后肿物。

在小儿患者,有一些情况可能更为敏感,且困难气道的发生率更高,如气道高反应、支气管痉挛、误吸、咳嗽、分泌物增加、睡眠呼吸暂停、呼吸功能下降以及术后拔管失败。在 Altman 等研究中,37% 的先天性综合征患者伴有多发气道畸形,且喉部畸形比气管畸形高出三倍[182],反流发生率为 28%,其中喘鸣最常见(74%),其次是发绀、呼吸暂停和发育不良,19% 患者需行气管切开术。

上述小儿患者往往伴有 FMV 困难,若患儿舌头向后卷曲或会厌过长向下折叠,则置入 OPA 可能会加剧气道阻塞情况[183]。舌体过大、咽腔过小、小下颌或颈椎活动受限的患者极不适用 RL,VL 的使用效果可能也比较差,甚至操作损伤也会增加气道管理困难。FIS 操作灵活、气道管理成功率高,是困难气道患儿的最佳选择。

清醒患儿经口软镜插管

心理更成熟或年龄较大的患儿行清醒经口 FSI 的方法与成人相似。在不成熟或低龄患儿行 FIS,其所需设备、监护、心理准备、药物和操作技术与成人差别较大。

设备和监护

小儿患者容易发生缺氧、心动过缓和困难气道,需准备小儿专用设备和监护,并常备困难气道车。尽管不同型号的 FIS 最小可适用 ID 2.5mm ETT 的早产儿(表25.1),但如果 FIS 的 OD 小于 2.8mm,可能会缺乏工作通道。在小儿患者,常用经鼻和足部(婴儿)血氧探头。

心理准备

心理准备对有理解能力的患儿是有用的,监护人在场有助于患儿合作和理解。如果小儿患者对清醒气道管理计划有顾虑,通常会放弃这种方法。

药物治疗:原理

止涎剂、镇静剂、阿片类药物、局部麻醉和/或血管收缩剂可根据用药剂量和临床效果进行给药。在操作前,经静脉或肌肉给予止涎剂(如未建立静脉通路)。在小儿患者,阿托品是首选止涎剂,可防止气道刺激出现的心动过缓。短效镇静剂或阿片类药物是首选,以避免呼吸抑制或气道梗阻发生血氧饱和度下降。恐惧通常会增加患者耐药性,甚至导致气道条件明显恶化。小儿用药剂量见表25.3。维持患儿自主呼吸、镇静、镇痛和/或记忆消失是麻醉管理的目标(除非有禁忌)。

肌内注射氯胺酮适用于婴儿、幼儿和智力障碍患儿,正如 Hostetler 等报道,氯胺酮可维持患儿呼吸功能且并发症较少[184],但有时会发生持续时间小于 40~60s 的短暂呼吸暂停[184,185]。据报道,在 FSI 期间,使用氯胺酮并不会增加气道反应性[185]。止涎剂可用于抑制氯胺酮导致的腺体分泌增强和可能的喉痉挛。在 FSI 操作前,吸引气道分泌物。

表 25.3　小儿 FSI 辅助用药剂量

药物	剂量
阿托品	0.02mg/kg IV 或 IM
格隆溴铵	0.004mg/kg IV 或 IM
芬太尼	0.5μg/kg IV
氯胺酮	0.5mg/kg IV(4~5mg/kg IM,如果气道狭窄程度较轻)
氯胺酮	每 1mL 丙泊酚添加 2mg 氯胺酮,丙泊酚静脉滴注速度为 50~200μg/(kg·min)
咪达唑仑	10~20μg/kg IV(0.4~0.5mg/kg 鼻内使用 0.5% 溶液)
丙泊酚	单次给药剂量为 0.5~2.0mg/kg IV;静脉滴注速度为 50~200μg/(kg·min)
瑞芬太尼	0.05~0.1μg/(kg·min)静脉滴注
右美托咪定	单次给药剂量 0.5~0.7μg/kg×10min;静脉滴注 0.5~1.0μg/(kg·min)

IM,肌内注射;IV,静脉注射。

与丙泊酚相比较,右美托咪定具有镇痛作用且对呼吸抑制较轻。两者均为可静脉输注的镇静剂,起效迅速、苏醒快。

关注小儿气道解剖的差别

第 36 章比较了成人、儿童和婴儿的气道。解剖差异包括:小儿患者舌体相对较大,喉头较高,声带更倾斜[183,186-190]。与成人相比,新生儿的喉部相对于身体较小,更柔软、更敏感。新生儿喉部位于 C_4,青春期至 C_6 ~ C_7(表25.4)。婴儿环状软骨呈椭圆形,虽然不如喉部狭窄,但其不能扩张,这使环状软骨成为婴儿气道解剖中狭窄的"限制"区。婴儿 Ω 形的会厌下垂、较长、呈管状,位置靠后。除左侧喉返神经在主动脉弓处走行较长,且可能更容易发生病理改变外,气道内神经支配与成人相似。

经口气道局部麻醉

局部麻醉技术有利于清醒 FSI 的实施。即使在 GA 下,局部麻醉也可减少血流动力学波动,在小儿患者中尤为突出。局部麻醉技术与成人相似。

表 25.4　从胎儿期到青春期喉部对应脊髓节段的变化

年龄	脊髓节段(颈椎)
胎儿	C_2 和 C_3
新生儿	C_4
6 岁	C_5
青春期	C_6 ~ C_7

如果患者能够配合，经口局部麻醉技术效果更好，尤其是雾化局部麻醉（如果患者熟悉雾化吸入器的使用）。因靠近解剖危险区，外入路 SLN 阻滞不可取。对于 TTB，在 6 个月以下的婴儿，环甲间隙较小，难以触及。即使是年龄较大的患儿也不推荐使用气管穿刺针，气道内的血滴可能会严重损害气道。

局部麻醉药物选择

药物剂量和容量应根据患者情况进行调整。在使用前核对所有患者局部麻醉推荐剂量（表 25.5），并避免使用苯佐卡因。

婴幼儿体位

通常，婴幼儿头部和颈部保持正中位。如果患者头部较大，仰卧位时颈部前屈，可以在患者肩背部垫肩垫，使颈部伸展。调整操作台或手术床的高度，以保持 FIS 相对拉直状态。用长毛巾或床单的一端包裹婴儿，其另一端包裹婴儿手臂，并塞在患儿背部下方。与全身环绕包裹方法相比，这种包裹方法不影响患儿通气。

气管导管选择：有套囊或无套囊

在过去几十年，出于各种考虑，对于 8 岁以下儿童通常选择无套囊的 ETT。其中一个原因是套囊增加了气管导管外径，因此可能需要选择小一号 ID、大容量低压套囊的 ETT。而 ETT 型号的减小引发了对小儿供氧时气道阻力增加的担忧。实际上，相对于身体发育而言，小儿气管内径较粗，如果 ETT 型号选择适合患者年龄和气道直径，则不必有此担忧[191]。

另外两个担忧是，气管导管的套囊压可能导致声门下缺血并继发声门下狭窄，虽然 ETT 尖端在气管内，但如果嵌顿在声带间，可能会导致声带损伤，尤其是年龄较小的儿童[192,193]。最新文献，包括外科和 ICU 患者发病率和结果的比较，反驳了其中某些观点[192-197]。椭圆形的环状软骨可能需要更大的无套囊的 ETT（相较于有套囊 ETT），

以减少导管漏气，从而在声门下区域产生更大压力[190]。Weiss 等比较了两组小儿术中有套囊 ETT[带距离标记的 Microcuff PET（Microcuff GmbH，Weinheim，DE）]与无套囊 ETT（有多个品牌）的使用情况[195]。在 2 246 例小儿（平均年龄<2 岁，ASA Ⅰ级或Ⅱ级），因无套囊 ETT 组导管太小或过大、换管次数增加，导致有套囊 ETT 组需重复喉镜检查的概率，较无套囊 ETT 组低 15 倍，且创伤更少。两组患儿喘鸣发生率几乎相同（分别为 4.4% 和 4.7%）。持续监控 ETT 套囊内压，最大为 20~25cm H_2O[198]。

经口软镜插管技术

婴儿和儿童的 FSI 技术可借鉴成人 FSI 操作程序（例如牵出舌体）。建议操作时持续供氧，内镜面罩（例如 VBM）有婴儿和儿童尺寸（图 25.38），内镜端口居中，可完成经口或经鼻的 FSI。同样，在某些操作时，还可使用连接支气管镜旋转接头的常规面罩。

给予止涎剂后，插入 IOA，如 VBM 支气管镜通气道（VBM Medical，Noblesville，IN），可用于新生儿和儿童。IOA 开口端的 3/4 是封闭的，其远端开口像小铲一样弯曲，类似于 Ovassapian 通气道。也可选择使用牙垫。轻柔地将执握 FIS 的手支撑在患者面部，保持 FIS 位于中线，也是识别解剖结构的关键步骤。通常，尽量持续识别正中的解剖结构，FIS 操作方法与成人相同。

两步法软镜插管技术

有些患者的气道较细，FIS 无法通过所需型号的 ETT。此时，FSI 可以分两步进行。首先，将 PAEC（Cook 小儿气道交换导管）的导丝沿着 FIS 工作通道穿出。PAEC 型号为 8F 或更大（2.7mm），长度为 83cm。导丝穿出 FIS 尖端至多 1cm，将 FIS 置入患儿口内，在看到声门后，推送导丝推进到气管内，接近气管隆嵴后退出 FIS。第二步，沿导丝推送 PAEC 和/或 ETT。

表 25.5　雾化吸入利多卡因：建议根据体重给药

体重/kg	利多卡因/mL	生理盐水/mL
10~14	0.5	2
15~19	1.0	2
20~24	1.5	3
25~29	2.0	4
30~34	2.5	0
35~39	3.0	0
40~44	3.5	0
≥45	4.0	0

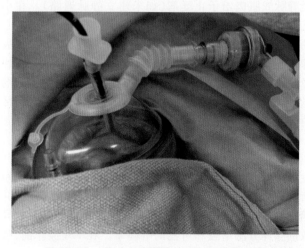

图 25.38　通过内镜面罩的 FIS 和 ETT 组合

经鼻软镜插管技术

在小儿患者行经口或经鼻 FSI，建议先置入 FIS，后推送 ETT，因为置入的 ETT 可能会限制 FIS 的操作。与成人相似，行小儿经鼻 FSI 前需先排除鼻腔异常。给予适当的止涎剂（主要避免心动过缓）、镇静剂和/或阿片类药物、局部麻醉和血管收缩剂。去氧肾上腺素或羟甲唑啉以及 ETT 加温处理可降低鼻出血 40%[157,199]。

与成人相似，在小儿 FIS 之前盲探放入 ETT，容易发生鼻腔黏膜出血，可能与腺样体肥大有关，尤其是在 2~6 岁的小儿患者。内镜面罩、旋转接头、改良 NPA 和可分离开的 NPA 可能有助于经鼻 FSI。

下面是一个相关问题的处理方案和建议。

问题：ETT 的型号刚好适合鼻腔，但不能通过 ETT 置入 FIS，怎么办？

回答：可经一侧鼻孔插入合适型号的 ETT，经另一侧鼻孔或经口置入 FIS，观察位于咽后的 ETT，指导助手调整患者头部或颈部角度以完成 FSI。或者，使用装载导丝的 FIS 经 NP 行使两步法插管。

麻醉患儿经口或经鼻软镜插管

常规全身麻醉

根据需求给予抗胆碱能剂和血管收缩剂。优化设备，包括 FIS 组合方式。无论是否存在预计困难 FMV 或 DI，确保第一选择是最佳技术，避免血氧下降；尤其是年龄较小或高风险患儿。准备两个吸引器，以防发生反流。由经验丰富的助手行 FMV，在 GA 诱导后通过 FMV 给予 100% 氧气。如果未计划通过内镜面罩进行 FSI 检查，则短暂移除面罩行气道局部麻醉或"边进边喷"法以减少气道反应。短暂 FSI 操作后，要重新间断 FMV，避免血氧下降。联合技术（如，FIS-SGA 或 FIS-插管型 SGA）更有可能取得成功。

使用短而软的鼻咽通气道全身麻醉

可分离开的 NPA 适用于年龄较大的儿童。对年龄较小、需维持自主呼吸的患者，可将 15mm ETT 连接头连接至润滑过的改良 NPA（切断远端 Murphy 孔）[200-203]。将其放置在较小的一侧鼻孔，连接至麻醉回路上行吸入麻醉和供氧[204]，经口或经鼻 FSI。

或者，经口或经鼻置入润滑过的 ETT，连接呼吸回路以维持气体供应，经另一侧鼻孔行 FSI。轻堵鼻孔，尽量减少气体污染。

以下是一个相关问题的处理方案和建议。

问题：一例小儿患者 FMV 容易，但可能存在 DI，张口度小，无法正常气管插管，没有内镜面罩，其一侧鼻腔堵塞。如何给这例患儿实施麻醉，如何插管？何种途径？

回答：探查后磨牙间隙是否允许套有 ETT 的 FIS 行 FSI。通过改良 NPA 供应麻醉气体和氧气。或者尝试经口（后磨牙）能否置入一个较小型号的 ETT 作为气体通道，留下患者一侧鼻孔行 FSI。

插管软镜的优点

众所周知的事实是，FIS 长期以来辅助完成了多种类型的气道管理，并可营救其他气道管理设备失败，是困难气道管理的金标准。FIS 可以通过受限的气道开口及异常结构，并能根据患者体位、身形或年龄调整走行。FIS 多模式组合能力几乎可与所有气道工具（包括外科方式）联合应用。FIS 可以拯救生命，甚至改变生活，通过安全完成气道管理或诊断及治疗操作，使气道不可控的患者完成 GA 下的手术，甚至是下颌及颏部与前胸相连的强直性脊柱炎患者手术（图 25.39）。

确认呼吸道插管的准确位置

FIS 能够在可视下确认详细的呼吸道解剖，精确定位气管插管和 OLV。

学习曲线更短——缩短严重困难气道插管时间

初学者学习使用设备插管时，追求更短的学习曲线和更快地获得专业知识，而 FSI 也是一种掌握最快的插管技术。回想一下，跟随主治医生训练插管操作时，在

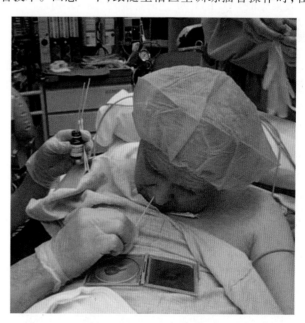

图 25.39　重度"颏-胸相连"的强直性脊柱炎患者，拟行清醒气管插管，实施鼻部局部麻醉，理想的管理方法是使用 FIS

RL 插管中要经历多少困难尝试，即使经过数十例的插管练习，插管的成功率仍然很低。相关研究支持了 FSI 的学习曲线更短。

　　Heidegger 等发现，初学者在进行 10 次 FSI 尝试后，即可达到 50% 的操作成功率（25 例后成功率可达 94%）[60]。Johnson 等报道，10 位初学者在尝试 10 例后，FSI 的成功率可达 90%，尝试 15 例后成功率可达 100%[205]。相比之下，Erb 等估计需要进行 100 例 RL 操作训练才可获得较好的水平[206]。VL 具有初始学习曲线较短，然而，获得更高插管成功率的学习曲线较长（例如，可视声门但插管困难）。Cortellazzi 等指出，具有 RL 使用经验的学员在多次插管后需要 VL 协助时，"到 VL 第 76 次尝试时，最佳插管成功率也只达到 90%"[207]。

创伤小或不良反应少

　　Ovasapian 等指出，在良好的局部麻醉下，清醒 FSI 几乎无明显血流动力学变化[16]。各种 GA 研究证明，FSI 插管时血流动力学变化与 RL 和 VL 相比无明显差异[208-210]。

　　与其他气道设备相比，FIS 较少引起 NP、嘴唇、牙齿、口咽和气管损伤。Heidegger 等研究显示，清醒 FIS（向正中弯曲的软质尖端 ETT）插管引发喉损伤发生率为 8.5%，RL（PVC ETT）为 9.3%，两组术后声音嘶哑发生率为 4%[211]。

　　请注意，硅胶或钢丝 ETT 对气道压力小且引发创伤少，而向正中弯曲的软质尖端 ETT 可减少喉部损伤[212]，其效果类似 PVC ETT 90° 逆时针旋转（图 25.40）。

减少颈椎活动

　　与其他气道设备（包括 VL）相比，FSI 和经鼻盲探插管时患者的颈椎活动度最小（知识框 25.8）（例如，比 RL

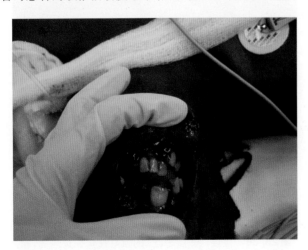

图 25.40　车祸导致多颗牙齿松动和移位的患者，计划使用光导纤维镜经鼻气管插管

知识框 25.8　颈椎风险与气道管理：相关文献[a]

Todd M. Cervical spine mechanics, instability and airway management.

Ovassapian Memorial Lecture. Presented at the Society for Airway Management Annual Meeting, Chicago, September 2010.

Wong DM, Prabhu A, Chakraborty S, et al. Cervical spine motion during fl exible bronchoscopy compared with the Lo-Pro GlideScope. Br J Anaesth. 2009; 102: 424-430.

Crosby E. Considerations for airway management for cervical spine surgery in adults. Anesthesiol Clin. 2007; 25: 511-533.

Crosby E. Airway management in adults after cervical spine trauma. Anesthesiology. 2006; 104: 1293-1318.

Brimacombe J, Keller C, Künzel K, et al. Cervical spine motion during airway management: a cinefl uoroscopic study of the posteriorly destabilized third cervical vertebrae in human cadavers. Anesth Analg. 2000; 91: 1274-1278.

Crosby T. Tracheal intubation in the cervical spine injured patient. Can J Anaesth 1992; 39: 105-109.

Meschino A, Devitt H, Koch J, et al. The safety of awake tracheal intubation in cervical spine injury. Anesthesiology. 1992; 39: 114-117.

Suderman V, Crosby T, Lui A. Elective oral tracheal intubation in cervical spine-injured adults. J Anaesth. 1991; 38: 785-789.

Crosby E, Lui A. The adult cervical spine: implications for airway management. Can J Anaesth. 1990; 37: 77-93.

Graham J. Complications of cervical spine surgery: a fi ve-year report on a survey of the membership of the Cervical Spine Research Society by the Morbidity and Mortality Committee. Spine. 1989; 14: 1046-1050.

Grande CM, Barton CR, Stene JK. Appropriate techniques for airway management of emergency patients with suspected spinal cord injury. Anesth Analg 1988; 67: 714-715.

[a] 建议阅读更多有颈椎危险因素的气道管理文章，加深认识。

喉镜检查减少 95%）[213]。值得注意的是，尚无研究证明插管设备可以导致或预防颈椎高风险患者继发神经损伤（图 25.41）[106,107]。

诊断功能

　　FIS 能够探查气道状况、喉返神经损伤后的声带运动、气管软化症的气管活动、高气道压、辅助支气管插管、单肺隔离的 DLT 定位、探查支气管或气管缝合效果、异物取出、探明 SGA 位置不当、气道损伤的原因等[214]。

治疗功能

　　FIS 可以辅助吸引气道内血液、分泌物或异物，放置或调整各种气道设备，精确定位 ETT 越过气道梗阻段，

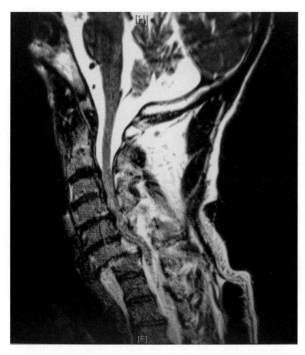

图 25.41　颈椎风险的患者用 FIS 气管插管,可降低颈椎移位的风险

ETT 换管或气管切开导管置换[215]。

软镜插管的缺点：是否显著?

本章仅详细说明与 FIS 直接相关的问题,不包括非 FIS 设备或方法的常见问题(例如 ETT 对气管壁的套囊压力)。

插管不成功

FIS 插管不成功的原因和解决方案：

为避免 FIS 插管失败,请抬高患者头部位置,优化辅助操作,考虑联合技术,如与 RL 联合以推开阻碍操作的解剖组织。

为减少 ETT 沿 FIS 盲视推送导管出现声门卡顿,使用向正中弯曲、尖端较软的 ETT,或逆时针旋转 PVC ETT 90°[81,211,212]。使用与 ETT 型号相接近的 FIS 或增加填充物(如 Aintree 导管)来减少直径差异。此外,使用 RL、VL、OL、光棒或其他 FIS 观察 ETT 尖端,及时调整 ETT 前进方向或改变患者体位。

FIS 脱出通常发生在患者缺氧的紧急情况下,操作者慌乱采用 FIS 处理气道,看到气管即乐观的置入 FIS,但留在气道中的 FIS 插入部太短导致插管失败。为避免 FIS 脱出,应确保 FIS 尖端位于气管隆嵴附近,并减少 FIS 与气道的直径差异。

为防止 FIS 穿出 Murphy 孔(图 25.24),要先插入 FIS。如果需要先插入 ETT,可以用 FIS 寻找到 ETT 末端两个开口,并从最远端的开口穿出。

为避免不清洁气道对 FSI 操作的影响,请使用吸引器、FIS-SGA 以及其他联合方法(请参阅不清洁气道的 FSI 使用部分)。

为防止将食管当成气管,一定要寻找气管隆嵴或支气管。在极少数情况下,FIS 可误入小儿食道,尤其是年龄较小的患儿,原因是食管毗邻气管也可出现气管环样压痕,或者操作者将食管远端环误认为气管环。这类情况更易发生在镜头起雾、有分泌物和/或操作者缺乏经验时。

加重呼吸道梗阻

为避免 FIS 进入气道病变区域,加重气道梗阻或狭窄,请谨慎操作 FSI。或者,撤回原有 FIS,改用小儿 FIS(如果最初未使用)。

损坏和维修费用

为降低维修成本,请避免以下操作:弯折 FIS,清洁镜头时在垫子上敲击 FIS 尖端,在 ETT 内移动 FIS 尖端角度操作杆,无牙垫保护致 FIS 被咬伤,关抽屉时夹坏 FIS,掉落或用力推送或撤出 FIS。要确保 FIS 可轻松穿过 ETT,防止刮破外皮。

为降低 FIS 成本,组建一个 FIS 团队,进行宣讲、培训和讨论。这可使 FIS 每次使用成本降低至 89$。

为确保一次性 FIS 价格更便宜,每月使用次数应不超过 22.5 次[17]。

请记住,要小心使用,爱护 FIS。

储存和使用的后勤空间

为缩减 FIS 设备所占空间,需要不断发展、创新。由于电缆适配器可连接到手术室的显示屏、电池供电系统、附加视频屏幕,以及具有小型独立显示屏和轻巧的 FIS。因此,大型 FIS 视频监控塔已大幅缩小或淘汰。但仍然需要有足够的存储空间来悬挂干净和用过的 FIS(图 25.7)。

患者附近的使用空间被占,将影响 FIS 操作,必须寻求后勤帮助。

插管时间

在正常气道使用 FSI 要快,不能比其他设备慢[216]。事实令人惊讶,FSI 仅需要稍微多一点的时间,有些人可以在 10~30s 内完成 FSI。

当然,在困难气道情况下,FSI 通常也是最快的方法。Tawfeek 等观察了 100 例困难气道患者的插管时间,发现 FIS 辅助插管成功的速度(79.9s±27.2s)几乎比 RL(128s±93.7s)快两倍[217]。Heidegger 等调查了不同操作者在不同患者群的使用情况,955 例患者 3min 内经鼻插管的成功率为 92.3%,657 例 2min 内经口插管的成功率为 90%[218]。Rosenstock 等在 93 例可预料的 DI 患者中,对比观察了 FIS 和 McGrath VL 的使用情况,发现二者插管时间分别为 33 ~ 424s 和 20 ~ 678s,四分位数间距(interquartile range,IQR)无差异[219]。

并发症

在 GA 下插管或舌体牵出/托下颌对血流动力学的影响,FSI 小于或近似于 RL 或 VL 插管。给予局部麻醉后,FIS、RV 和 VL 插管时的血流动力学波动均减少[16,208-210]。

实施局部麻醉、减少气管导管与 FIS 的直径差、选择尖端合适的 ETT、旋转 ETT 等,可以减少鼻咽损伤、喉痉挛、支气管痉挛,以及与 ETT 置管相关的喉及杓状软骨损伤。非困难气道患者术后咽喉痛、发声困难和吞咽困难在 FSI 和 RL 的发生率相似,但使用 RL 后,牙和软组织损伤更常见[49,60,125,216,217]。

预防和避免软镜插管失败

避免经验不足

FSI 失败的首要原因是培训和实践不足,缺乏经验。一些有经验的临床医生认为 FSI 较难学习并放弃尝试,另一些人认为 FIS 的使用成本高,进而不推荐使用 FIS。这会影响 FSI 技术的发展,缺乏经验积累,造成损失。令人难以置信的是,有些人仅主张对困难气道患者使用 FIS 来节省成本,但却忘记了 FIS 的任何成本都比气道失控的成本少太多,例如患者的发病率和死亡率、诉讼、心理创伤、时间、设备、用于救援的人员成本以及名誉损失等。通过了解 FSI 适应证和禁忌证,在正常气道患者不断实践,并对困难气道或困难气道相关患者使用 FSI,使 FSI 被越来越多的人认可。滥用 RL 或 VL 导致血肿形成和/或组织结构水肿,使 FSI 的成功希望也变得渺茫。

为保持 FSI 操作能力,应每周操作 FIS(考试或插管)一次,一年 50 次。笔者仅经历过一次 FSI 失败。

避免出现糟糕的三个最少(3M)等式:最少使用(minimal usage)=最少体验(minimal experience)=最少成功(minimal success)。学习 FSI:经验=成功+安全。

避免准备不足

为防止失败,需为做好充分的准备、制订全面的计划并进行完善的设备准备。

最大化辅助

随时准备寻求帮助是正确的;特别是向有经验的内镜医生咨询困难情况的处理。向经验不足的助手演示如何实施操作,并解释为什么这样做。

跳出思维定式,提高应变能力

"音乐已经改变,舞步的节奏必须同时改变",这是 Tuareg 的一句名言。如果考虑了所有可能性,并分析了多种可行计划,就不难克服困难。多种模式的 FIS 使用方法可避免气道管理人员的思维局限于设备的"日常"工作状态。

补救局部麻醉不足

要检验局部麻醉效果,甚至在局麻药雾化吸入后,通过吸引试探喉部的 GPN(呕吐)阻滞和 SLN(咳嗽)阻滞效果。如果效果不佳,重复局部麻醉阻滞或使用"边进边喷"的方法。

在 TTB 注射期间,如果患者不出现咳嗽,要怀疑效果。经气管注射 1mL 进行局部麻醉测试,如果出现患者咳嗽,将剩余局部麻醉药注全部射入气管内。

联合应用 A、B 和 C 方案

考虑将 A、B 和 C 方案联合应用。甚至是患者、设备和助手等方面的准备,也应该有所思考。例如,FIS 目镜也可能会起雾,视物不佳也有可能是内镜医生呼气造成[155]。

规避直径差异

如前所述,避免因直径差异而引发触碰和弯曲问题(图 25.42)。

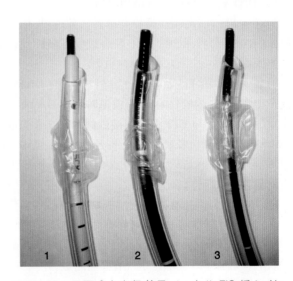

图 25.42　尽量减小直径差异:1. 小儿 FIS 插入 Aintree 导管再一同插入 ETT;2. 成人 FIS 插入 ETT;3. 小儿 FIS 插入 ETT(Cook Medical Inc.,Bloomington,IN)

初学者、中等水平或专家的练习技巧

50 年来, Shigeto Ikeda 致力于 FIS 的推广实践, 将气道管理工具从 20 世纪 40 年代盛行的钢制 RL 逐渐转变为带新式视频芯片的 FIS, 并不断改进 FIS 设计, 以提升其对 RL 或其他气道设备失败的补救能力。FIS 的应用减少了手术的推迟或取消, 保护了患者牙齿、颈部, 避免了并发症及脑死亡的发生, 患者的生命得以挽救, 也减轻了医护人员的心理压力。

在这个年代, Ikeda 还能想出的有助于患者的更好方法, 也许就是培训麻醉科、急诊科或重症医学所有气道管理人员掌握 FIS 操作技术, 使初学者在第 10 例患者的 FIS 首次插管成功率达到 95%, 平均操作时间只有 91s[205]。2007 年, 在 23 所医学院中, 94% 的响应者将 FSI 视为住院医生的基本技能[126]。FIS 策略的收获就是使用者能在不利条件下做出适当的决策, 并能够在医疗环境中担任团队领导者, 抵挡不合理的成本削减。

游戏、网络和学习研讨会等系列学习

无论是否缺乏经验, 任何人都可进行 FIS 操作; 要设定优先次序, 成为一位称职、全面的气道管理专家; 要享受克服困难气道的挑战, 而不是畏惧挑战。FIS 可能看起来难以操作, 但事实并非如此。与学习、艺术、运动或电脑游戏等领域一样, FIS 技能的获得需要加强练习。

知识框 25.9 提供了一份由 Ovassapian 博士撰写的参考资料, 供 ASA 为期两天的基础和高级成人光导纤维可弯曲镜插管的研讨会使用。自 2007 年以来, 历年研讨会都引用了这些资料: 研讨会上将提供可实际操作的灵活体验, 设备来自以下章节中列出的不同类型的气道模型。研讨会是非常好的资源——教师可传授其使用经验, 并给予良好的指导。

知识框 25.9	自 2007 年起, 这句话在每年的美国麻醉师协会的基础和高级成人光导纤维软镜研讨会上都会被重复阐述

"通过观察住院医生, 追踪记录他们操作提升情况等, 我个人的经验是: 在美国, 似乎住院医生使用任何一款光导纤维镜操作 50 次, 都能够建立起足够的信心。当他们进入一个新环境、开始新的工作时, 就能够比较自信地使用 FOB。'50'这个数字来自一些胃肠镜检查和外科领域的文献, 这些文献表明在 50 次结肠镜检查或其他操作后, 住院医生可以较好地独立操作结肠镜。"

"据此, 应用 FOB 行 50 次清醒或麻醉患者气管插管、气道评估、双腔管放置等操作, 就将给他们提供足够的经验和成功率来独立使用 FOB。"

——Andranik Ovassapian, MD

尽量抽出些时间学习 FIS 相关知识。可在网络观看演示视频, 也可查阅光导纤维插管或气道麻醉的内容, 从 FIS 销售代表处也可获得 FIS 使用服务——这些都是极好的资源。此外, 还有各种免费赠品, 比如视频光盘 (DVD)、录像、在线教育资源 (见后文)、期刊、书籍 (借阅或购买) 和 FIS 研讨会 (免费或付费)。这些资源相当有教学水平和趣味性, 值得探索学习。相信 Ovassapian 博士所言。

网站资源:

http://www.bronchoscopy.org/education/BiEducEB_.asp

http://www.bronchoscopy.org/education/BiEducArt_vw_.asp

http://www.bronchoscopy.org/education/BiEducStep_.asp

http://www.thoracic-anesthesia.com/?page_id=2

http://pie.med.utoronto.ca/BI/ (sponsored by the University of Toronto)

http://samhq.com (sponsored by the Society for Airway Management)

http://www.youtube.com/results?search_query=gil+5+minute+fi ber+optic+deterity

http://www.youtube.com/watch?v=UG4n7AwRRBU

http://www.lumen.luc.edu/lumen/MedEd/medicine/pulmonar/procedur/bronchd.htm

在免费和设计复杂的模型上练习

头部模型和全身模型

在头部插管模型、简单或复杂的全身模型 (中等到稍高的价格) 上练习插管十分具有趣味性, 但短时间练习后, 即使是侧位或俯卧位也显得简单, 毫无挑战性。FSI 研讨会 (花费不多) 可提高操作的灵活性, 并提升操作者的自信心, 即胜任感, 也是人们最关注的问题。

Di Domenico 等制作的呼吸道模型极具有艺术感 (价格便宜), 并可让参与者成功获得操作灵活性[220]。

灵活的模型和复杂的模拟人

有许多可用的灵巧模型。研究表明, 与单纯授课相比, 在灵巧模型上授课并实践更能使学员获益。一些学习资源是免费的, 另一些则需要花费数千美元。

这种学习类型是分解任务训练, 将复杂的 FIS 任务分解为几个基本任务。例如, 在仿真模型上进行分步练习, 分别训练操作 FIS 进入口咽部、穿过喉部、再进入气管, 完成三个不同方向 (向下, 向上, 再向下) 的任务。多个分步任务训练综合起来就是全部的操作步骤[221]。

高仿真气道模型练习

高仿真的灵巧气道模型解剖逼真,可模拟气道到支气管树的解剖(图 25.43)。Laerdal 气道管理培训模型(价格中等)和 SimMan(价格高)(Laerdal Medical, Wappingers Falls, NY)在计算机上有许多已编程的病理状况,模仿患者身体发生的变化,如舌后坠或喉痉挛。可以单独使用 FIS,也可联合其他气道工具以及置入支气管封堵器。CLA 支气管系列(中等价格)(CLA, Coburg, DE)可模拟人体病理状况,包括用于自体荧光支气管镜检查的荧光气管树。

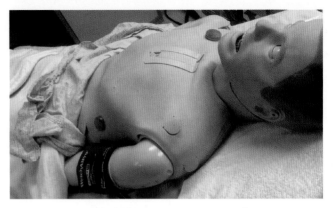

图 25.43　高仿真模型:Laerdal SimMan 模拟人(Laerdal Medical, Wappingers Falls, NY)

尝试完全计算机控制的支气管镜模型

Diemunsch 研发的虚拟光导纤维内镜插管(virtual fiberoptic intubation, VFI)程序(免费)是计算机模型,用于提高对气道解剖(包括远端细支气管)、FSI 技术和灵活性的理解(图 25.44)[222],可在任何计算机上通过图像模拟伴有或不伴有多种病变的临床场景,从而达到训练目的。同时给出三个独立的图像以便于更好的理解整体解剖:①由计算机断层扫描或磁共振成像扫描得到的透明重建图像;②扫描图像本身;③模拟气道成像,并引导 FIS。可以选择通过图像化的口咽或鼻咽途径插入 FIS。在每个场景,通过计算机控制可以启动预先设计的动作,推进 FIS。从 FIS 的角度看,计算机生成的解剖图像可以与其他图像同步比较,阐明空间关系。VFI 程序以 DVD 形式由 Karl Storz 公司免费提供,不需要昂贵或复杂的模拟装置,且不占用空间。

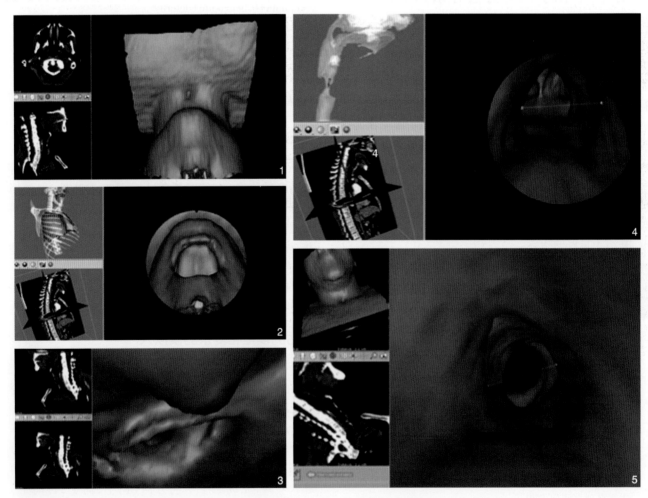

图 25.44　虚拟光导纤维镜插管(VFI)图像:1.影像学扫描对比;2.咽部入路的解剖透视及影像学的对比;3.腭垂上方和咽后壁下方的鼻咽后部视图;4.气管隆嵴与相应成像平面的对比;5.气管内的视图

ORSIM 支气管镜检查模拟器（价格高）（Airway Simulation Limited, Auckland, NZ）是一个公文包大小的便携设备,包括三部分:视频支气管镜的复制品（插入部被缩短）、台式传感器（配有 FIS 尖端进入的入口）和计算机软件程序（图 25.45）。模拟器具有多个相对逼真的气道场景,训练者可以通过移动 FIS 手柄选择进入这些场景。

AccuTouch 内镜系统（价格中等）（Immersion Medical, Gaithersburg, MD）也有类似的短 FIS、带软件程序的计算机系统,以及类似人脸的物理控制区域（带有 FIS 插入孔）。操作人员进行支气管镜检查、支气管灌洗和活检时的感觉很真实[223,224]。

令人惊讶的是,Chandra 等人研究发现,与低成本、低仿真的模型相比,AccuTouch 模拟器训练并没有带来更大的益处[225]。

低仿真培训模型如何?

商业上可用的低仿真模型,如选择穿孔模型（相对便宜）、Dexter（中等价格）（Dexter Endoscopy, Wellington, NZ）和 Oxford 光导纤维内镜教学盒（相对便宜）（Pharmabotics Ltd. , Winchester, U. K.）不需要计算机（图 25.46）,是半解剖或非解剖的仿真模块化系统,具有多个路径、分叉、导管和/或路径图,通过这些路径图可以引导 FIS 到达目标。Naik 等发现,使用"选择穿孔模型"（三块木板带有小孔,用于 FIS 从不同方向插入）的学员比只接受讲座的学员学习效果更好。虽然两组观察到气管隆嵴所用时间没有显著差异,但模型组往往更快（除教学环节,两组学生还在模型上练习）[226],记住:经验＝成功＋安全）。

5 分钟制作免费模型

只需要 5 分钟就可以制作出低仿真可供 FIS 练习的 Gil 光导纤维内镜培训模型（免费）;制作步骤见 YouTube. com（图 25.47）。此模型是由 OR/ICU/ER 里随手可得的材料（即,胶带、几段回路螺纹管、ETT、吸引器管等）组装而成[227]。根据不同培训目的按顺序连接起来,观察后用毛巾盖住。用临床 FIS 操作手法在毛巾覆盖的模型下训练 10min 或更长时间。灵活性挑战包括选择更多的远端路径:穿过每个模拟的支气管,瞄准特定的管状靶点。如果需要增加难度,可以通过轻微改变设备的方向,或在其下方放置一些东西,从而在支气管和靶点之间产生微小的垂直方向上的偏差。

人体经验:最好的实践

需要多少次模型/模拟器实践训练? 停止培训的标志是进行 FIS 操作很容易,无须过多后退或重复。

任何模型都无法与使用 FIS 观察真实解剖结构相比。选择手术部位远离气道（无论何时开始检查和/或插管都可以进行）、年轻、健康的 GA 患者最容易操作。这有助于训练困难气道患者所需的 FSI 视觉真实感和灵活手法。

McNarry 等对受训者的调查显示,82.7% 的受训者认为,在未经患者事先知情或同意的情况下,对 GA 患者进行 FIS 检查或插管并不涉及伦理问题[126]。许多麻醉医生常规选择 FIS 用于日常非困难气道经口插管,甚至更多地用于所有的经鼻气管插管。

在讨论如何熟练使用 FIS 时,应对同事、辅助人员、机构管理者们表现出积极和专业的态度。这将有助于减轻他们的担忧,争取他们的支持,并节省插管失败的成本。要学习一个新的公式:经验＝成功＋安全!

健康插管患者检查的经验

对于有或没有肌松的深麻醉状态下的全麻患者,应轻柔使用充分润滑的最细 FIS 检查口咽和 NP。为避免单纯检查时鼻黏膜出血,不使用血管收缩剂或在 NP 遇到阻力时仅施加轻微的力量。在 2~3min 内将 FIS 顺着 ETT（带或不带旋转接头）向下插入气管隆嵴。

麻醉患者使用内镜面罩或旋转接头

如果有助手监测通气状况、生命体征和时间,深麻醉的肌松患者,FIS 可通过内镜面罩、面罩或 SGA（带或不带旋转接头）进行检查,甚至实施插管。压力控制通气对单人 FIS 操作技术有一定帮助。

排除气道压力升高、氧饱和下降、气管内或声门上气道位置不确定或单肺通气

使用 FIS 旋转接头查明 ETT 阻塞原因、吸引分泌物或者 ETT、SGA 和 DLT 定位。有助于增加操作灵活性和专业性。

选择实施常规全身麻醉和插管

提前 15min 在训练模型上练习。经验不足的医生应该选择年轻、健康患者。告知工作人员在诱导、给予肌松药和 100% 氧气行 FMV 后,仅可在 2min 内尝试一两次有或没有 FSI 的 FIS 检查,视频屏幕有助于成员的理解和合作。一位助手拉出患者舌体/托下颌,保持 IOA 于中线位,监测氧供、生命体征和时间。2min 后,如果 FIS 进入气管,则推送插入 ETT。如果 FIS 没有进入气管,则重新 FMV,并根据需要给予麻醉剂。如果患者情况稳定,可以再尝试一次（可能需要吸引分泌物）,或选择备选插管技术（如 RL）。首先,需要有意愿进行 FIS 检查。

转为清醒软镜插管

清醒 FSI 技术需要患者同意。除非在有经验操作者的指导下,否则不建议在这种情况进行 FIS 的灵活性或实践经验的积累。在全麻患者完成 10~20 次 FSI 后,即使在中度困难气道患者,操作者对清醒 FSI 也会建立一定程度的信心。寻求更有经验的医护人员帮助,特别是使用局部麻醉和镇静/阿片类药物。

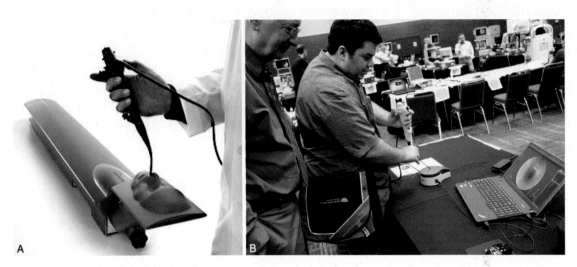

图 25. 45　基于计算机的支气管镜模拟器（A）AccuTouch 内镜系统（Immersion Corporation，SanJose，CA）。（B）ORSIM 支气管镜模拟器（From ION Design，LLC；网站：http://www. idsa. org/awards/idea/medical-scientifi c/immersion-medical-accutouch%C2%AE-endoscopy-simulator）

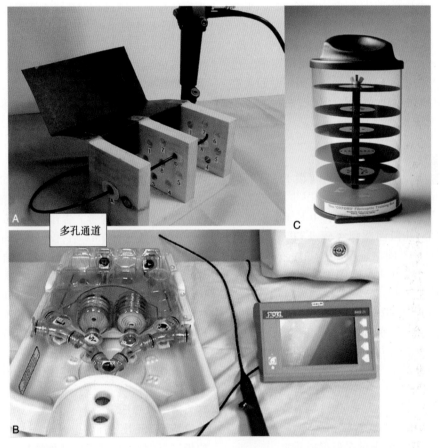

多孔通道

图 25. 46　低仿真灵活的模型：（A）选择穿孔模型（Dr. Arthur Frederick David Cole，University of Toronto，ON，Canada 设计）。（B）Dexter（Dexter Endoscopy，Wellington，NZ）。（C）Oxford 光导纤维内镜教学盒（Pharmabotics Ltd. ，Winchester，UK）

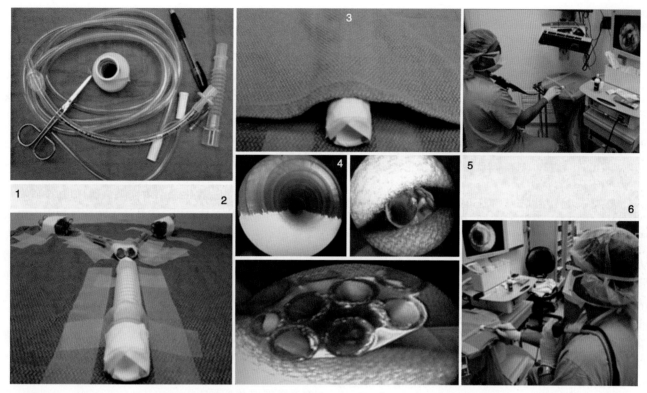

图 25.47　Gil 5 分钟灵巧模型:1.用于模型制作的简单废弃的或廉价材料;2.向受训者展示模型,沿"气管"行至"气管隆嵴"后到达两个"目标物";3.遮盖模型;4.光导纤维内镜下可见"气管"环、后壁的胶带以及一组吸引器管组成的"目标物";5.运用正确的操作手法并仔细观察 FIS 的视野,受训者找到一组目标物;6.受训者成功找到选定的目标

丰富的教学经验:有帮助吗?

指导

指导必须包括了解何时使用 FIS、影响因素、设备、患者准备以及众多的技术选择。除了模型和灵活性训练,只有通过临床教学才能精通 FSI。指导教师可以为 FIS 初学者选择相对容易的全麻患者,并帮助其优化实施方案、设备和操作。对于经验丰富的操作者,也应定期使用联合技术和其他技巧,以防技能减退。

如果只有目镜可用,可在 FIS 插入后关闭房间光源,通过颈前透光法来观察 FIS 移动,鼓励学员/操作者口述其所见。如果不确定,在他们把持 FIS 时,间断从目镜观察。

对于初学者,许多指导老师会选择带有 IOA 的口咽路径,或者是可分离开的 NPA 经鼻插管,通常会在 10s 内将 FIS 直接送至喉部。

指导者和需要培训的操作者得知 FIS 学习曲线缩短后感到鼓舞。Delaney 等对急诊科实习医生的经鼻气管插管的研究与 Johnston 的研究相似,在操作 10 例患者后实习医生有明显进步[228]。

建立 FIS 团队有助于对相关知识的理解,并促进相关研究。

知识评估、计划和技能熟练程度

受训者的熟练程度评估包括明确 FIS 使用的适应证和禁忌证、患者评估和准备、知情同意、药物管理、设备准备和使用、监测、定位和助手配合。这可以通过临床观察和书面测试来评定。

通常,临床观察方法只简单记录 FSI 总数。然而,正如 Ovassapian 医生(见知识框 25.9)所指出的,50 次 FIS 检查/插管能够具备独立完成 FSI 的能力,其中 15~20 次应该用于麻醉患者 FSI,15~20 次用于清醒患者 FSP。困难气道患者的 FIS 能力很难确定,但 Ovasapian 医生在本章中也有叙述,超过 100 次的 FIS,即可达到专家水平。

除了用数字来评估熟练程度以外,其他几项研究也提供了评估方法。Chandra 等详细列出了建议纳入评估的几个项目,包括成功或失败、所需时间、经过验证的全面评分量表和表现核查表[225]。

前面提到过一个不错的教学和测试网站(见游戏部分),被称为内镜操作者必备。其评估问答表格是免费的,且有五种语言版本:英语、法语、日语、葡萄牙语和西班牙语(http://bronchoscopy.org/)。

在不同临床情境中使用插管软镜的技巧

无须担忧 FIS 培训不足或操作技能生疏。无论在私

知识框 25.10　光导纤维软镜插管技术的练习步骤

第一步:浏览网站,阅读文献;观看 DVD 和视频。

第二步:参加有关 FIS 使用的研讨会,或参加 FIS 代理商提供的培训,两者兼可。

第三步:模型或模拟人上练习。

第四步:提前准备好所有设备。

第五步:选择全身麻醉状态下,健康、年轻、手术部位远离气道的患者。

第六步:用 FIS 检查和观察麻醉状态下患者的正常气道解剖结构,而不是塑料模型。

第七步:寻求外科医生、护士和身边技术人员的帮助。重视更好的公式:经验=成功+安全。

人诊所还是在教学医院,经验不足都很容易弥补。缺乏经验的操作者应该多进行几分钟 FIS 练习,而不是 20~60min 营救困难气道的场景模拟培训,否则可能导致严重后果。需要克服一切妨碍 FIS 使用的阻力,在与他人看法不一致时(包括,对 FIS 技术发展持消极态度的人,以及不熟悉气道管理专业技术或难题的非气道管理人员),尝试采用角色转换的方式,从家属或患者的角度与对方讨论,也就是说,医护人员希望自己或者希望患者及其家属由缺乏 FIS 技能或没有现场临床经验的内镜医生实施治疗。强调责任、声誉和金钱损失,并将这些想法写在电子邮件中发给机构财务总监。要警惕反对意见、权宜之计,以及采用成功率较低的气道设备来承担呼吸道风险的安排。不能认为 VL/OL 可以在大多数情况下代替 FIS,或者 FIS 应该只用于严重困难气道患者,这些观点阻碍了内镜技术的发展。悲剧发生后,没有人会站出来支持缺乏经验的医疗人员。

对经验较少的专业人员,获得 FIS 使用经验并不需要太长时间(10~15 次 FSI)。最好的体验就是经历一次特别的抢救,并获得成功和赞誉。但是,首先你必须按步骤开始学习旅程(知识框 25.10)。

技能维持的要点

为防止心理因素的技能退化,遵循以下三条建议:①参加灵巧性训练模型、人体模型和/或 FIS 网络培训;②参加系统培训,获得全面的 FIS 教学指导(如 ASA 光导纤维内镜研讨会);③选择某一天作为使用 FIS 的操作日,每周或每月(每年至少 12 次),让工作人员习惯在日常工作中使用 FIS,提高或保持技能(即使是 FSI 使用指征较少的部门)。

小故事:我已经在私人医院工作 10 年。我们的 FIS 在 5 年前坏了。虽然我反复提出申请,但医院拒绝再配置新的 FIS。上周我采用 VL 进行困难气管插管,过程非常困难——真的让我惊魂未定!我给首席执行官、外科

和护理主管写了一封电子邮件,在一份 5 页的文章中,我提到了责任、脑死亡、瘫痪、死亡、诉讼损失、医疗事故成本、复苏和重症监护室成本、手术室占用时间以及声誉损失,每隔几段内容就重复这些内容,大约重复了 30 次——他们终于购买了一台 FIS。评论:"我的朋友,我能说什么呢? 干得漂亮!"

总结

气道失控(airway loss)只有两个单词,但却令所有气道管理专业人员心惊胆战。无数的索赔分析和审查揭示了掌握全面的气道管理技术十分重要[46,96,97,229]。卓越表现的 FIS 证实需要培训来提高和保持 FIS 技能。与使用较为廉价的气道管理设备营救困难气道所花费的时间和金钱相比,FIS 的成本微不足道。气道管理失败所产生的费用远远超过 100 台全新 FIS 的成本。

在麻醉学、重症监护或急诊医学中,每一篇关于气道综合管理的文章都对 FSI 技术给予极高的评价,这是一项金标准。它不是备选方案,而是理想方法,应推荐给所有气道管理专业人员。

困难气道协会在 2015 年 11 月发布的成人非预料困难气管插管(DI)管理指南强调,如果出现困难气道,应立即使用第二代 SGA 装置来维持氧合。该指南特别指出:气道干预次数有限制,使用探条或通过 SGA 的盲探插管技术已经被视频喉镜或光导纤维内镜引导插管技术所取代。换句话说,建议直接行可视插管。这种新的指导思想与旧的想法完全相反,即 FIS 不再作为二线工具,喉镜检查失败后应在紧急气道管理时直接使用 FIS。

无论是预料还是非预料的 DI,很显然在氧合可能不稳定的情况下是不推荐通过 SGA 进行盲探插管,常在与 FIS 组合的多模式方法中进行选择。

临床要点

- 使用硬质 VL、OL 或管芯会使本已严峻的气道形势更加恶化,阻碍 FIS 营救。

- FIS 通常非常精密和昂贵。然而,与多设备气道营救成本;心脏、气道、大脑、心理等其他系统损伤,以及诉讼和名誉损害相比,FIS 成本劣势可被抵消。

- 如果计划口内局部麻醉,应提前 15~20min 给予止涎剂。给氧、镇静剂、阿片类药物和/或局部麻醉的使用取决于患者气道的紧急程度和呼吸状况。适当局部麻醉有助于预防患者不适,减轻心理压力,预防血流动力学波动和患者抵抗。

- 在 FIS 操作过程中,单一或组合方式给氧可能是有利的,如:高流量鼻导管、口导管、鼻咽气道、面罩、面罩

加 CPAP(口腔或鼻腔)、喷射通气、TTO 或经鼻快速湿化通气(THRIVE)。在极少数情况下,可根据需要通过 FIS 工作通道供氧,但需要适宜的氧流量,并且通过观察确保 FIS 尖端位于食管/胃的上方,或者在非常狭窄的声门/气管上方。

- FIS 沿三个连续方向依次经鼻或经口路径,进入喉部,到达气管。在仰卧位患者中,三个连续方向分别为:向下至口咽后壁或鼻咽壁,向上至声带前联合,再向下进入较宽的声门入口下方。

- FSI 失败的首要原因是缺乏经验,缺乏足够的培训和实践。对健康麻醉患者进行 FIS 检查/插管符合伦理。每周一次常规使用 FIS,达到 50 次后能够熟练使用,100 次后可以达到专家水平,从而为真正需要时成功实施 FIS 气道管理做好准备。

- 如果患者、设备和人员准备不充分,即使 FIS 不失败也注定很困难。为每位患者进行最优和个性化准备,包括心理准备、止涎剂、镇静剂、阿片类药物、设备和局部麻醉。建议向未经训练的人员演示牵拉舌体、托下颌、沿正中线行经口气管插管以及经 FIS 工作通道行局麻药注射。

- 在 DI、没把握的设备放置和抢救中,最好优先考虑 FIS 与其他气道设备联合应用。多模式组合法有可能造成上呼吸道体液污染、水肿或气道病理改变。

- 少数情况下 FIS 也会表现出劣势,由于 FIS 尖端细小,几乎无法移开较大的软组织结构,也无法在污染的气道中操作。与其他气道设备联合应用,可克服 FIS 的这些不足。

- 已存在上气道梗阻的气道狭窄患者,在狭窄区域放置实心物体可能会比较困难。如果换用较细 FIS 也没有帮助,可采用快速进入呼吸道的操作来避免接近完全或完全性气道梗阻。

致谢

本章目的是扩展为患者服务的教育做出了很多贡献

的人员的视野。我们持续衷心感谢 Andranik Ovassapian 医生对医疗和教学远见卓识的热情,正如他与 Mellissa Wheeler 医生在本书第 1 版和第 2 版的合著章节所述。我们特别感谢本版编辑 Carin Hagberg 医生和 Michael Aziz 医生,感谢他们为编写一本以证据为基础的参考书籍所付出的努力,这本书详细介绍了气道学习和气道管理各个方面的知识,以造福人类。

（徐瑾 译　杨冬　邓晓明 审）

部分参考文献

20. American Association for Respiratory Care. Bronchoscopy assisting: 2007 revision and update [clinical practice guideline]. *Respir Care*. 2007;52:74-80.

40. Kristensen M, Fredensborg B. The disposable Ambu aScope vs. a conventional flexible videoscope for awake intubation – a randomised study. *Acta Anaesthesiol Scand*. 2013;57(7):888-895.

60. Heidegger T, Gerig H, Ulrich B, Kreienbühl G. Validation of a simple algorithm for tracheal intubation: daily practice is the key to success in emergencies—An analysis of 13,248 intubations. *Anesth Analg*. 2001;92:517-522.

80. Ruari G, Smith S, Strang T. A comparison of tracheal tube tip designs on the passage of an endotracheal tube during oral fiberoptic intubation. *Anesthesiology*. 2001;94:729-731.

100. Rajan S, Puthenveettil N, Jerry Paul J. Transtracheal lidocaine: an alternative to intraoperative propofol infusion when muscle relaxants are not used. *J Anaesthesiol Clin Pharmacol*. 2014;30(2):199-202.

119. Takenaka I, Kazuyoshi Aoyama K, et al. Malposition of the epiglottis associated with fiberoptic intubation. *J Clin Anesth*. 2009;21:61-63.

140. Kaplan MB, Hagberg CA, Ward DS, et al. Comparison of direct and video-assisted views of larynx during routine intubation. *J Clin Anesth*. 2006;18:357-362.

160. Gadkaree S, Schwartz D, Gerold K, et al. Use of bronchoscopy in percutaneous dilational tracheostomy. *JAMA Otolaryngol Head Neck Surg*. 2015;30:1-7.

180. Hung MH, Fan SZ, Lin CP, et al. Emergency airway management with fiberoptic intubation in the prone position with a fixed flexed neck. *Anesth Analg*. 2008;107:1704-1706.

200. Alfery DD, Ward CF, Harwood JR, Mannino FL. Airway management for a neonate with congenital fusion of the jaws. *Anesthesiology*. 1979;51:340-342.

220. Di Domenico S, Simonassi C, Chessa L. Inexpensive anatomical trainer for bronchoscopy. *Interact Cardiovasc Thorac Surg*. 2007;6:567-569.

All references can be found online at expertconsult.com.

第 26 章　肺隔离技术：双腔管、支气管封堵器、支气管内单腔管

Ovidiu Moise, Roy Sheinbaum, Gregory B. Hammer, and Edmond Cohen

章节大纲

引言

本章主要讨论肺隔离和单肺通气（single-lung venti-lation, SLV）技术，及其生理和适应证。肺隔离最常应用于胸外科和心血管外科手术，而在其他某些情形下，肺隔离也颇有帮助，甚至能挽救患者的生命。新近设计的双腔气管导管（double-lumen tubes, DLT）、内置支气管封堵器的单腔管（single-lumen tubes, SLT）（也称为支气管封堵器）及各种新型支气管隔离器具的不断涌现，加之光纤技术的发展，肺隔离及单肺通气变得更容易也更安全。因此麻醉医生必须具备这些方面的知识。

生理

单肺通气最为常见的问题在于肺内分流的增加。这种分流可能导致低氧血症，甚至出现终末器官严重的不可逆损伤。因此，大多数的麻醉医生都会维持动脉血氧

饱和度 90% 以上（$PaO_2 > 60mmHg$，基于氧解离曲线的特点，一旦动脉血氧饱和度低于 90%，动脉血氧饱和度和氧含量将会急剧下降）。

在大多数手术病例中，单肺通气时患者都被放置于侧卧位，通气侧肺在下。其生理目的就是促进血流更多地流向非手术侧的通气侧肺。还可以通过最大限度地降低通气侧肺的肺血管阻力（pulmonary vascular resistance, PVR）来改善通气/血流（$\dot{V}/\dot{Q}$）比值。过高的呼气末正压（positive end-expiratory pressure, PEEP）、高气道压、低氧、高碳酸血症和低血容量可能导致通气侧肺的肺血管阻力增加，从而增加肺内分流。还可以通过减少非通气侧肺的血流和/或向非通气侧肺供氧来减少分流。

低氧性肺血管收缩是一种强大的生理反射，它增加了低氧区肺泡和肺的肺血管阻力，从而将血液分流到氧气充足的肺区域。因此，应限制那些抑制低氧性肺血管收缩的药物，如硝酸酯类药物和高浓度的吸入麻醉药。

向非通气侧肺供氧也可缓解低氧血症的发生。这可以通过给非通气侧肺应用持续气道内正压（continuous

positive airway pressure,CPAP）或简单的部分膨胀非通气侧肺来实现。目标在于给非通气侧肺足够的氧气来逆转缺氧,同时又不让肺过度膨胀而遮掩术野。

肺隔离适应证

绝对适应证

肺隔离的绝对适应证(知识框 26.1)是在肺顺应性或肺病理发生变化时保护和隔离正常侧肺免受污染,并建立足够的气体交换。还有一些胸外科操作也需要肺隔离。

健侧肺内进入积血、脓液或任何污染物可导致严重的肺不张、肺炎、脓毒血症甚至死亡。肺隔离技术简单地隔离了通气侧肺与非通气侧肺,可以防止通气侧肺被淹或受到严重污染,从而可以挽救生命。对一侧肺的保护可防止出现整体肺功能的进一步恶化。

一些单侧肺疾病会导致通气不足。较大的支气管胸膜瘘或支气管皮肤瘘可导致肺通气严重不足甚至无通气。在这种情况下,病变侧肺气道阻力的下降导致大多

知识框 26.1　双肺隔离或单肺通气的适应证

绝对适应证

肺隔离,以避免双肺交叉污染
  1. 感染
  2. 大量出血
控制通气时气流的分布
  1. 支气管胸膜瘘
  2. 支气管皮肤瘘
  3. 主要气道上的手术开口
  4. 巨大的单侧肺囊肿或肺大疱
  5. 与单侧肺疾病相关的危及生命的低氧血症
单侧支气管肺泡灌洗
  1. 肺泡蛋白质沉积症

相对适应证

外科术野暴露——高优先级
  1. 胸主动脉瘤
  2. 肺切除术
  3. 胸腔镜
  4. 肺上叶切除术
  5. 纵隔手术
外科术野暴露——中(低)优先级
  1. 中、下叶切除及亚肺段切除术
  2. 食管手术
  3. 胸椎手术
体外循环后肺水肿
一侧慢性肺动脉完全性栓塞行栓塞清除术后肺出血
与单侧肺疾病相关的严重低氧血症

数正压通气(positive-pressure ventilation,PPV)时的气流都流向病变侧肺。这就导致正常侧肺的通气严重不足从而导致气体交换不足。而对于肺移植手术,移植肺的顺应性不如自体肺的顺应性,从而导致移植肺通气不足。此外,对于肺大疱、肺囊肿及气管支气管断裂等患者,侧卧位单肺通气时常常由于气道压力的升高而导致张力性气胸或张力性纵隔气肿[1]。

肺泡蛋白沉积症患者需进行支气管肺泡灌洗治疗。支气管肺泡灌洗时需反复将大量的灌洗液输入患侧肺,然后再引流出来。为防止大量的灌洗液流入或污染健侧肺,应用肺隔离技术非常的必要[2-4]。

相对适应证

肺隔离的相对适应证包括方便术野暴露、避免肺创伤及改善气体交换。单肺通气有利于手术野暴露的手术包括:胸主动脉瘤修补术、肺切除术、肺叶切除术(尤其是肺上叶)、胸腔镜手术、食道手术和前路脊柱手术(知识框 26.1)。单肺通气减少肺手术器械的应用,降低对非通气侧肺的损伤,从而更好地促进肺功能的康复。对于单侧肺损伤的病例,单肺通气可以通过改善通气/血流($\dot{V}/\dot{Q}$)比值来优化氧合和促进康复。

单肺通气的适应证还有支气管胸膜瘘和支气管皮肤瘘,因为这种病变情况下病变侧肺气道阻力下降,从而导致正压通气时的实际潮气量降低。为肺泡蛋白沉积症或肺囊性纤维化患者行支气管肺泡灌洗时,必须隔离并保护对侧肺,以防止对侧肺被淹或受到污染。单肺通气的其他适应证就是促进手术时术野的暴露,如胸腔镜检查和胸腔镜手术。大多数使用单肺通气的目的都是肺隔离,很少用于肺保护。选择肺隔离技术方法时需要重点考虑是为了肺隔离还是肺保护。在肺保护时,DLT 优于支气管封堵器,因为 DLT 可以提供更好的密封保护,以防止污染对侧肺。一旦支气管封堵器的球囊被破坏,健侧肺就会受到患侧肺的污染。而且使用支气管封堵器时,如果封堵器球囊不放气,则无法对堵塞侧肺进行强力吸引和清理。

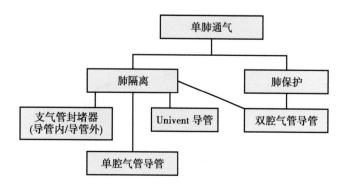

肺隔离技术

双腔气管导管

解剖

双腔气管导管（DLT）由两根导管构成，两根导管均能分别为一侧肺通气。根据设计的不同，双腔气管导管可分为左侧或右侧双腔气管导管。左侧双腔气管导管的支气管开口被设计放置于左侧主支气管内，主气管开口则置于隆嵴上方；右侧双腔气管导管的支气管开口被设计置于右主支气管内，气管开口同样于隆嵴上方。此外，右侧双腔气管导管的套囊呈斜角状，使 Murphy 孔正对右上肺支气管开口，以便为右上肺叶通气（图 26.1）。

早先的双腔气管导管为红色橡胶导管，可重复使用，其套囊为高压性套囊。随着使用次数的增加，橡胶导管将逐渐变硬变脆，导管放置时的难度与创伤也会随之增加。新型双腔导管（DLT）为一次性使用的无毒塑料制品（标有 Z-79），在体内逐渐升温后，双腔气管导管可以更好地贴合人体的解剖结构，但是延展性的增加提高了重新对位该导管的难度。目前的 DLT 应用大容量低压套囊，并使用特定的颜色。支气管套囊、充气球囊及接头均为蓝色，而主气管套囊、充气球囊及接头均为白色。套囊压力应在保证密封的同时保障气管黏膜的血运。通常，15～30mmHg 即可满足上述要求[5-8]。如使用笑气，则应在术中定时检查套囊压力，因为笑气会弥散到套囊内从而升高套囊内的压力。

双腔气管导管的尺寸用 F 值表示，目前型号有 28F、32F、35F、37F、39F、41F。相差 1F 大概在导管外直径上相差 0.33mm。对于大部分的成人男性，都适用 39F 和 41F 双腔气管导管，其长度和外径都比较合适，并可以通过其进行吸引和软镜插管（flexible scope intubation，FSI）。而 37F 和 39F 双腔气管导管适用于成年女性。在 DLT 的

两个远端开口处，分别有一条显影线，能在 X 线下显影以便判断导管的位置。DLT 的双管腔通过 Y 形接头相连，接入呼吸回路。DLT 的横切面设计为一个圆形支气管腔和一个新月形主气管腔。左、右侧 DLT 在远端会有弯曲，使其能够推进到各自的主支气管内。来自不同厂家的 DLT 会有自己特性和基本设计上轻微的修改。DLT 插入的深度与患者的身高有关。对于身高 170～180cm 的成年人，左侧 DLT 插入的平均深度为 29cm。身高每增加或减少 10cm，DLT 进或退 1.0cm[9]。

优点

DLT 具有一些固有的优点。只要导管的位置正确，无论哪侧肺都可以进行单肺通气，这一点在需要对两侧肺使用不同的通气模式时尤为重要。此外，使用 DLT 时，在通气侧肺正常通气时手术侧肺连接 CPAP 或进行间断膨胀也都比较简单，有助于防止血氧饱和度的下降。DLT 的两个管腔内径都较大，可以方便地进行吸引和光导纤维支气管镜检查。主支气管外排通道可以确保肺内气体的排出和肺萎陷以利于手术野的暴露。DLT 的其他优点包括坚固的结构和改善的套囊密封性，可以防止摆放体位后的导管位置改变。

缺点

DLT 最大的缺点与它的尺寸有关。DLT 插管往往比单腔气管导管（SLT）插管困难[6]。而对那些困难插管的患者，完成 DLT 插管无疑将更为复杂[10]。对于气管支气管扭曲或狭窄的患者，由于其尺寸和硬度的限制，DLT 的放置是不可能完成的。由于 DLT 的尺寸过大，会在放置过程中或长时间放置时造成气道损伤。在重症监护室使用 DLT 时脱机或气道内吸痰存在一定的困难，因此常将 DLT 更换为 SLT。将 DLT 换成 SLT 的过程也存在一定的风险，尤其当气道存在一定程度的水肿时。虽然 DLT 管腔相对较大，但由于每个管腔的长度较长，且主气管管腔呈狭窄的新月形，FSI 时可能也会比较困难。DLT 的多个

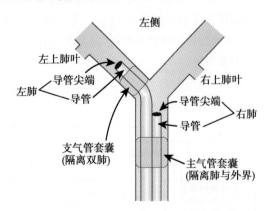
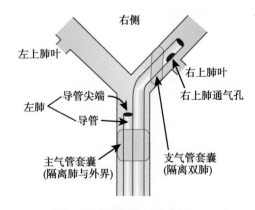

图 26.1　左、右双腔管的基本特征及构件（From Benumof JL：Anesthesia for Thoracic Surgery. Philadelphia：Saunders；1987.）

端口和连接也要求操作者对 DLT 的解剖有良好的认知,以防止出现错误的通气和管理。

选择

左侧/右侧双腔气管导管

通常建议将 DLT 的支气管端置入非手术侧肺以增加导管处于正确位置的概率(例如右肺手术选择左侧 DLT)(图 26.2)[11]。然而,由于右肺上叶支气管开口的解剖变异,左肺手术时的选择存在一些争议。很难保证右侧 DLT 的支气管端处于完全合适的位置以保障右上

肺能得到足够的通气,这可能导致手术期间右肺单肺通气时出现严重的低氧血症[12]。

因此,许多麻醉医生对所有的肺部手术均使用左侧 DLT(图 26.2)。然而,以术中缺氧、高碳酸血症和高气道压力为评判标准时,并没有足够的证据来证明其能提高实际的安全性[13,14]。使用左侧 DLT 时,如果手术操作涉及左主支气管,则将左侧 DLT 撤至主气道,使导管的支气管开口位于隆嵴上方。对于涉及左主支气管的手术,包括左主支气管袖套样切除术,最好使用右侧 DLT(图 26.3)。

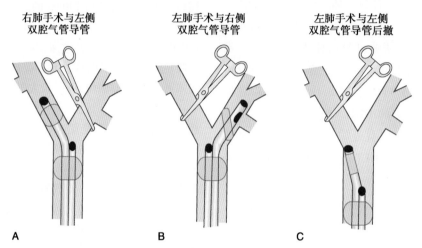

图 26.2　左、右双腔气管导管(DLT)通过止血钳钳夹导管应用于左、右肺手术。(A)右肺手术时,应使用左侧 DLT。(B)左肺手术时,可使用右侧 DLT。(C)然而,由于右上肺叶支气管开口很难对位,左肺手术也可选用左侧 DLT。如果左肺手术时需要在左主支气管的高位钳夹一把止血钳,则应将支气管套囊抽瘪并将支气管导管退至主气管内,通过 DLT 的两个管腔共同为右肺通气(From Benumof JL:Anesthesia for Thoracic Surgery. Philadelphia:Saunders;1987.)

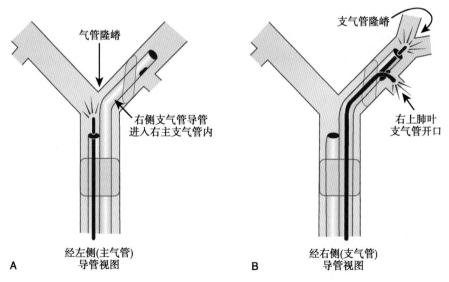

图 26.3　本图描述如何利用纤维支气管镜进行右侧双腔管的精确对位。(A)经右侧双腔管的左侧管腔(主气管管腔)置入纤维支气管镜,清楚的识别气管隆嵴并明确看到右侧支气管导管进入右主支气管内。(B)经右侧支气管管腔置入纤维支气管镜后,应在远端见到支气管隆嵴;轻度弯曲并稍回撤纤维支气管镜,通过导管上的右上肺通气孔,应能见到右上肺叶支气管开口(From Benumof JL:Anesthesia for Thoracic Surgery. Philadelphia:Saunders;1987.)

DLT 的禁忌证为患者存在解剖学上的异常，使得不能对位或对位时存在危险，如隆嵴或支气管损伤、狭窄、主动脉瘤压迫气管和支气管畸形[6,15,16]。主气管或左主支气管受压或扭曲导致左侧 DLT 无法放置时可以选用右侧 DLT。新型的 DLT 可能适用于特殊情况的患者，包括那些解剖异常的患者[17]。

双腔气管导管的尺寸

DLT 的理想尺寸是该 DLT 在没有套囊充气的情况下可以几乎完全封闭支气管腔。插入过细导管会使正压通气时气道压过高，造成的黏膜损伤并不比插入过粗导管时损伤小[18]。即使通过身高体重进行估测，也不可能每次都选择到正确尺寸的导管[15,19]。一般情况下，男性选择 39F 或 41F 的 DLT，中等身高和身材的女性选择 37F 或 39F 的 DLT。有意使用较小尺寸的 DLT 并没有显著的临床益处[20]。可以通过支气管腔置入纤支镜来评估放置 DLT 的合适直径和长度（表26.1）。

对位

DLT 对位不当会导致危及生命的严重后果。通气功能严重受损，导致低氧血症、气体潴留、张力性气胸、双肺交叉污染及阻碍手术操作。多项研究表明 DLT 对位不当其实很常见[15,19]。基于这些研究结果，应常规使用纤维支气管镜来直接观察对位。接下来将讨论使用纤维支气管镜的各种技术。

表 26.1　纤维支气管镜尺寸与双腔管型号之间的关系

纤维支气管镜外径尺寸/mm	双腔管型号/F	纤维支气管镜能否通过双腔管
5.6	其他所有尺寸	不能通过
	41	轻松通过
	39	可以通过
4.9	37	比较紧，需要充分润滑，需要用力推进
	35	不能通过
3.6~4.2	所有尺寸	轻松通过
2.0 左右	所有尺寸	绝大多数手术室都应配备该型号的纤维支气管镜

a Lubricant recommended is a silicon-based fluid made by the American Cystoscope Co.

双腔气管导管的置入

DLT 的置入与 SLT 基本类似，只是需进行一些额外的操作与考虑。DLT 的直径比 SLT 大，长度比 SLT 长，这使得 DLT 插管更为困难。不要强行插入 DLT。应用喉镜时，Macintosh 喉镜叶片肩部可使得舌体移位充分，以便暴露出更多的空间来插入导管。可视喉镜可以提高 DLT 插管的成功率和速度[21]。一旦 DLT 的支气管尖端通过声门，应及时拔除管芯以防止组织损伤。当支气管导管部分通过声带后，DLT 必须向选定侧旋转 90°才能正常放置。如果在旋转或推进导管时遇到阻力，则需要考虑使用较小的导管。身高 170cm 的患者，导管置入的平均深度为 29cm。身高每增加或减少 10cm，DLT 进或退1.0cm[15]。导管置入合适深度后，给主套囊充气，患者与呼吸机连接。插管时应注意不要损坏套囊。在牙齿上覆盖未开封的乙醇棉块，可以最大限度地减少套囊损伤。

经呼气末 CO_2 证实导管位于气管内并开始通气后，经 DLT 的主气管管腔置入纤维支气管镜（图 26.4）。前行纤维支气管镜，并确认隆嵴。确认 DLT 的支气管管腔进入相应的主支气管（例如，左侧 DLT 的支气管导管应进入左主支气管内）。支气管导管的套囊应在直视下充气，并应正好位于隆嵴的远端。无法识别支气管套囊时应及时调整导管的位置直至看到支气管套囊。直视下观察套囊充气有助于判断导管的位置与尺寸是否合适。有些 DLT 在支气管套囊的近端有一条指示线，其应正好位于隆嵴水平。借助纤维支气管镜的直视观察是十分必要的，其可以确保 DLT 的支气管套囊没有骑跨在隆嵴上，或 DLT 主气管端没有直抵隆嵴（图 26.5）。

确定左、右主支气管首先得确定气管的前后。可以通过气管环来识别气管的前后，气管环位于气管的前部并贯穿气管的前 2/3 区域。气管的后部为膜性结构并带有纵向条纹。确定了气管的前后，那确定气管的左右也就很简单了。插入纤维支气管镜前最好吸引干净 DLT。

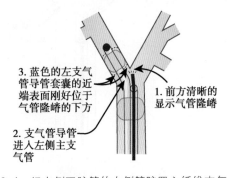

3. 蓝色的左支气管导管套囊的近端表面刚好位于气管隆嵴的下方

1. 前方清晰的显示气管隆嵴

2. 支气管导管进入左侧主支气管

图 26.4　经左侧双腔管的右侧管腔置入纤维支气管镜进行双腔管对位。明确看到：1. 前方清晰的隆嵴；2. 支气管导管进入左侧主支气管；3. 蓝色的支气管导管套囊的近端表面刚好位于气管隆嵴的下方（From Benumof JL: Anesthesia for Thoracic Surgery. Philadelphia：Saunders；1987.）

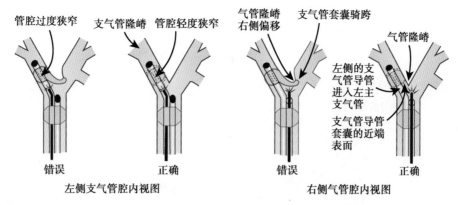

图 26.5　当使用纤维支气管镜对位左侧双腔管(DLT)时正确及错误的图像。左图:经左侧双腔管的左侧管腔置入纤维支气管镜,应能在前方看到清晰的支气管隆嵴、管腔内轻度狭窄。应避免出现左侧管腔过度狭窄。右图:经左侧双腔管的右侧管腔置入纤维支气管镜,应能在前方看到清晰的气管隆嵴;左侧的支气管导管进入左主支气管;蓝色的支气管导管套囊的近端表面刚好位于气管隆嵴的下方。应避免支气管套囊压力过高——表现为气管隆嵴向右侧偏移,支气管套囊骑跨隆嵴(From Benumof JL:Anesthesia for Thoracic Surgery. Philadelphia:Saunders;1987.)

润滑和防雾剂的应用可以使得纤维支气管镜使用时更方便,图像也更清晰。在 DLT 置入前,适当使用止涎剂也有助于限制分泌物的生成。

另一种置入 DLT 的方法是使用纤维支气管镜作为插管引导器来引导 DLT 的支气管导管前端直接进入正确的主支气管(图 26.6)。在支气管导管尖端通过声门后,通过 DLT 的支气管管腔插入纤维支气管镜。纤维支气管镜沿着气管前进,同时确定气管的前后和左右方向。纤维支气管镜进一步识别隆嵴和左右主支气管后进入所需的主支气管。然后,顺着纤维支气管镜置入 DLT。确认支气管导管尖端没有阻塞且靠近次级支气管分支后,退出纤维支气管镜。然后,经 DLT 的主气管导管置入纤

维支气管镜,以确定支气管导管套囊的位置,并确保主气管导管没有顶着隆嵴。使用这种方法时可以很好地对隆嵴和气管环进行评估,可以通过这种方法对气道扭曲的患者进行插管。然而,这种方法耗时较长,对一些肺储备功能较差的患者有发生低氧血症的风险。

导管位置的确认

判断 DLT 导管位置是否正确的方法很多,包括夹闭/松开 DLT 主气管或支气管管腔,同时观察双侧胸壁运动以及肺部听诊[22,23](图 26.7),还有放射线下确认导管位置[24,25]。

在判断 DLT 位置是否正确方面,最正确可靠的方法还是使用纤维支气管镜(图 26.8)。Smith 和他的同事[26]

纤维支气管镜辅助左侧双腔管插管

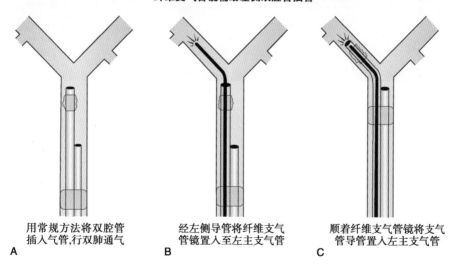

用常规方法将双腔管　　　经左侧导管将纤维支气　　　顺着纤维支气管镜将支气
插入气管,行双肺通气　　　管镜置入至左主支气管　　　管导管置入左主支气管
A　　　　　　　　　　　　　　**B**　　　　　　　　　　　　　　**C**

图 26.6　(A)用常规方法插入双腔管,双腔均可对双肺进行通气。可通过左侧支气管导管接头处的自封膜置入纤维支气管镜,由于自封膜的存在,此时能经右侧管腔进行双肺通气且无气体泄漏。(B)向前推进纤维支气管镜并进入左主干支气管。(C)顺着纤维支气管镜将支气管导管置入左主支气管,然后撤出纤维支气管镜。最后再经右侧导管置入纤维支气管镜以确认双腔管的位置(图 26.19 和图 26.20)(From Benumof JL:Anesthesia for Thoracic Surgery. Philadelphia:Saunders;1987.)

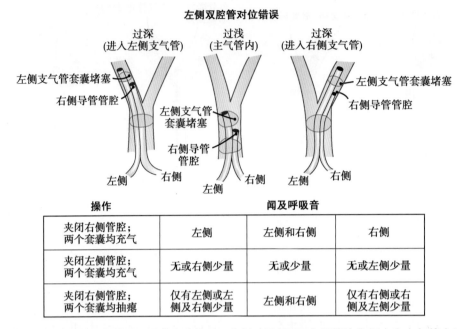

左侧双腔管对位错误

操作	闻及呼吸音		
夹闭右侧管腔； 两个套囊均充气	左侧	左侧和右侧	右侧
夹闭左侧管腔； 两个套囊均充气	无或右侧少量	无或少量	无或左侧少量
夹闭右侧管腔； 两个套囊均抽瘪	仅有左侧或左 侧及右侧少量	左侧和右侧	仅有右侧或右 侧及左侧少量

图 26.7 左侧双腔管对位错误主要有三种情况。左侧过深（即两个导管均位于左主支气管内）；太浅（即两个导管均位于主气管内）；或插入右主支气管（即至少左侧支气管导管位于右主支气管内）。无论上述何种类型的对位异常，一旦支气管套囊充气，均将阻塞右侧导管的通气。夹闭左侧支气管导管后，支气管导管套囊充气或抽气后分别听诊呼吸音，即可鉴别这些导管对位错误（From Benumof JL: Anesthesia for Thoracic Surgery. Philadelphia：Saunders；1987.）

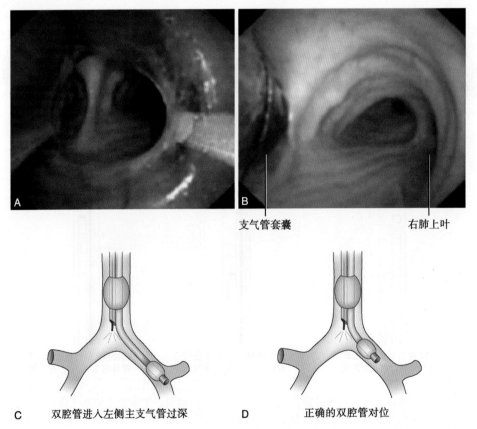

支气管套囊   右肺上叶

C   双腔管进入左侧主支气管过深   D   正确的双腔管对位

图 26.8 纤维支气管镜对位左侧双腔管。（A 和 C）双腔管进入左侧主支气管过深。（B 和 D）正确的双腔管对位

证明，当通过听诊和体格检查认为 DLT 在正确的位置时，随后的纤维支气管镜检查显示仍有 48% 的导管对位不良。有些 DLT 对位不当可能没有临床意义，可能被临床医生忽视。当使用左侧 DLT 时，通常首先通过主气管导管置入纤维支气管镜，以显示隆嵴，并确保支气管套囊没有突出。蓝色支气管导管套囊的近端表面应刚好位于气管隆嵴的下方；DLT 蓝色的支气管导管套囊易于识别。然后通过支气管导管置入纤维支气管镜来识别左上肺叶支气管开口。当使用右侧 DLT 时，通过主气管导管应可以看到隆嵴，而且通过支气管导管的右上肺通气口可以看到右上肺叶支气管的开口。

儿童用纤维支气管镜具有以下几种标准尺寸：5.6mm、4.9mm 和 3.6mm 直径。直径 4.9mm 的纤维支气管镜可以通过 37F 及以上尺寸的 DLT。直径 3.6mm 或更小的纤维支气管镜可以很容易地通过所有尺寸的 DLT[27-29]。

当患者改变体位时，必须重新检查 DLT 的位置，因为改变体位时很容易发生导管位置的改变。纤维支气管镜操作的培训可以通过纤维支气管镜引导 SLT 插管或使用气道模拟培训工具和人体模型来实现[30]。

对位不良及并发症

使用 DLT 时容易出现一些问题，而其中最重要的是问题就是对位错误（图 26.7）[26,31]。DLT 对位不良也有几种方式。

DLT 可能会插入与预计相反的主支气管。在这种情况下，相反侧的肺会萎陷。隔离不充分、气道压力增加和 DLT 不稳固也常常会发生。由于 DLT 的弯曲形态，还可能导致气管或支气管撕裂。如果左侧 DLT 被插入右侧主支气管，还会阻碍右肺上叶的通气。尽快认识和纠正这一错误是至关重要的。

DLT 还可能过深地进入右或左主支气管内。在这种情况下，对侧肺的呼吸音会大大地减弱或听不见。此时应将 DLT 往外撤退，直至主气管导管开口位于隆嵴上方。

DLT 还可能插得过浅，导致支气管导管开口位于隆嵴的上方。在这种情况下，通过支气管导管进行通气时，双肺都可以听到良好的呼吸音，而通过主气管导管进行通气时则听不到呼吸音，这是因为充气的支气管导管套囊阻塞了主气管导管的气流。此时应抽瘪套囊，旋转并推进 DLT 进入所需的主支气管。

右侧 DLT 可能会阻塞右上肺叶开口。男性隆嵴距右上肺叶开口的平均距离为（2.3±0.7）cm，女性为（2.1±0.7）cm。当使用右侧 DLT 时，支气管导管一侧的通气口必须位于右上肺叶开口的上方，以确保该肺叶通气。然而，右上肺开口对位的准确性不高，误差为 1~8mm[32]。

在手术操作过程中，很难保证右上肺叶得到充分的通气以及 DLT 不产生移位。

左侧 DLT 也可能会阻塞左上肺叶开口。一般来说，左肺上叶支气管的开口与隆嵴之间存在着足够的安全距离，它不会被左侧 DLT 所阻塞。然而，男性左上肺叶开口距隆嵴的平均距离为（5.4±0.7）cm，女性为（5.0±0.7）cm[33]。左侧 DLT 主气管导管开口与支气管导管开口之间的平均距离为 6.9cm。当主气管导管开口仍在隆嵴上方时，左上肺叶支气管开口也可能被阻塞。支气管导管上的蓝色支气管套囊的位置也有 20% 的变异率，因为这个套囊是在整个导管制作过程的结束阶段被组装上去的。

如果支气管导管套囊充气过多，则可能会疝出并阻塞对侧支气管开口。对于左侧 DLT，如果支气管导管套囊疝到隆嵴上方的话，则会阻碍右主支气管的通气。DLT 较为罕见的并发症为由于坚硬的支气管导管尖端导致的气管撕裂或破裂（图 26.9）。使用 Robertshaw 导管或一次性 DLT 时，支气管导管套囊充气过多、导管位置不当、术中导管移位损伤气道损伤，均可能导致支气管破裂[34]。如果支气管导管套囊充气过多，则应重新评估支气管导管套囊的压力并降低其压力。如果不再需要肺隔离，则应将支气管导管套囊抽瘪，以避免对支气管壁造成过大压力。在改变患者体位的过程中也应抽瘪支气管导管套囊，除非在此过程中也需要进行肺隔离。

一项包含 60 例患者的前瞻性试验对比评估了支气管封堵器与 DLT 的使用情况。SLV 是通过支气管封堵器或 DLT 来实现的。术后 24h、48h 和 72h 评估声音嘶哑和咽喉疼痛的发生情况。术后立即使用纤维支气管镜评估支气管损伤及声带损伤的情况。研究表明 DLT 组术后

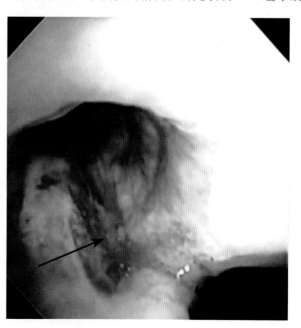

图 26.9　左主支气管损伤（箭头所指）

声音嘶哑发生率明显高于支气管封堵器组（44% vs 17%）。声带损伤情况也类似（44% vs 17%）。两组支气管损伤发生率无明显差异[35]。

最常见的轻度并发症是咽喉疼痛和一过性声音嘶哑。其他并发症包括喉部和支气管损伤、气管支气管树断裂[36]、意外将 DLT 缝合到胸部组织，以及直接声带损伤[37]。除去对位不良因素，尽管大多数并发症，均见于老式的 DLT（如 Carlens，Robertshaw），但新型的 DLT 也有产生并发症的风险[38-40]。

双腔管更换为单腔管

过程

如果手术结束后患者仍需保留气管导管，通常会在手术结束时将 DLT 更换为 SLT。

将 DLT 更换为 SLT 的过程可能会危及患者生命，必须非常谨慎地进行。在更换 DLT 之前，麻醉医生必须为再次插管做好准备。给予患者足够的预充氧和肌肉松弛。准备好带管芯的 SLT，面罩以及负压吸引器。左、右支气管内分别吸净分泌物，然后支气管导管套囊松气并吸净口咽部分泌物。

然后置入喉镜，Miller 喉镜片更有助于控制会厌。如果 DLT 和喉部暴露清楚，则可以顺着 DLT 置入喉镜片并暴露声门。喉镜就位后，助手（在指示下）抽瘪 DLT 的套囊，直视下拔除 DLT。拔除 DLT 后，助手将 SLT 交到操作者的右手，操作者同时保持好喉部的暴露，然后将 SLT 直接放入喉部。操作重点在于始终保持喉部的暴露，而不要改变喉镜片的位置。麻醉医生应根据自己的操作熟练程度和气道安全性考虑来选择合适的喉镜片或者可视喉镜。当 SLT 通过声门后予套囊充气，然后给患者通气并经呼气末 CO_2 证实导管位于气管内。如果在最初的喉镜检查气道时发现声带水肿太明显、出血或无法暴露，则应终止换管。

换管器

换管操作也可以通过使用换管器来完成。其中，Cook 换管器（Cook Critical Care，Bloomington，IN）操作简便，需要时还可以用来通气。操作时首先经 DLT 置入换管器，然后移除 DLT。选择主气管导管或支气管导管均可以。经支气管导管腔可以获得更好的稳定性，但在拔除 DLT 时需要拔除更长的导管才能露出远端的换管器。在拔除 DLT 时，必须注意保持换管器的位置。拔除 DLT 后，经换管器引导置入 SLT，然后保持 SLT 的位置拔除换管器。SLT 套囊充气，经呼气末 CO_2 证实导管位于气管内后给开始给患者通气。

在换管操作过程中，换管器随时可能脱落。换管器和 SLT 之间的间隙常常使得 SLT 在声门水平处被卡住。

旋转 SLT 可以解决这个问题，但这个操作也可能会导致气管内导管（ETT）和换管器的移位。

在直视下使用换管器的联合技术可能是一种更安全的方法。用这种方法时，当通过 DLT 置入换管器时，通过喉镜暴露喉部和 DLT。换管器进入远端气道后，直视下拔除 DLT，确定换管器位置。直视观察下顺着换管器推进 SLT，并将 SLT 置入气管，然后拔除换管器。经呼气末 CO_2 以及双肺听诊确认气管导管位置。

Cook Critical Care（Bloomington，IN）和 Sheridan Catheter Corporation（Argyle，NY）公司商业化生产了数款换管器。这些换管器上都用厘米标好了深度。该产品具有多种外径型号可供选择，易于通过其吹入氧气或进行喷射通气。在给患者使用前，应该对换管器的尺寸和气管导管的尺寸进行测试。11F 换管器可以通过 35～41F 的 DLT，而 14F 换管器则不能通过 35F 的 DLT。

为了防止肺损伤，不要在有阻力的情况下强行置入换管器。由于第一代换管器材质非常坚硬，因此使用时存在气管或支气管撕裂伤的风险。同样，由 Cook Critical Care 公司制造的具有柔软的可弯曲尖端的换管器用于 DTL 的换管操作可能会更安全。使用换管器进行换管的过程中应该使用喉镜来协助气管导管的置入。

禁忌证

并非所有需要行肺隔离的患者均适合应用 DLT，DLT 的禁忌证可分为以下几类：①已知或预计 DLT 插管困难的病例，比如解剖异常导致的困难气道，患者过于瘦小或气道过细，由于出血、分泌物过多或咽喉部肿物导致插管视野受阻的患者。②血流动力学不稳定的患者，不适合进行复杂的气道管理。这些患者，可以考虑使用其他的肺隔离方法。

单腔气管导管

有时我们需要对患者进行肺隔离，但 DLT 又不可行。此时可考虑使用整合有封堵器的改良单腔管（比如 Univent 导管，见图 26.10）或单腔气管导管配合支气管封堵器。

适应证

困难气道

为困难气道患者行肺隔离无疑是种挑战，传统的 DLT 插管可能根本无法完成[41]。对这些患者，建议使用 SLT 或 Univent 导管（Fuji Systems，Tokyo，Japan），因为这些工具可能比 DLT 更容易置入[42]。

对于带有单腔气管导管的患者，如果出现严重的气道水肿，或者正处于俯卧位或侧卧位，而此时又需要进行肺隔离，那么支气管封堵器可能是最安全、最适用的方法。同样，对于带有单腔气管导管并出现气道损伤或出

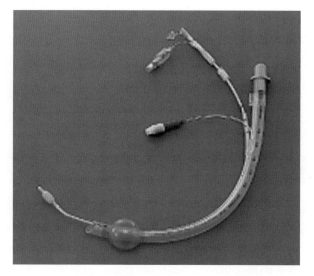

图26.10 Univent 导管(Courtesy LMA North America,Inc.,San Diego,CA.)

血的患者,即使使用纤维支气管镜也可能无法看清气道的解剖结构,此时改插 DLT 将非常困难,而使用单腔管或 Univent 导管进行肺隔离,能更方便地引流气道内出血或分泌物,更好地保障患者的安全。

在某些患者,术后气道水肿不可避免,而术后将 DLT 改为 SLT 对患者来说风险太高。此时应考虑使用 SLT 加支气管封堵器或 Univent 导管。一旦患者不再需要进行肺隔离,即可取出封堵器而不用更换任何气管导管,患者可直接送至 ICU 并逐步脱机拔管。

对于气道细小的患者,通常无法置入 DLT。此时使用 SLT(有或没有支气管封堵器)或 Univent 导管是肺隔离的唯一方法,而无须外科操作压缩肺组织。内径5mm的单腔气管导管尚可允许支气管封堵器通过。而当气管导管内径(ID)小于5.0mm 时,支气管封堵器和纤维支气管镜则无法同时通过导管。对于需要使用小号气管导管(ID<5.0mm)的患者,可以将单腔管直接插入主支气管内来实现肺隔离。

肺叶隔离

临床工作中有时需要选择性地隔离肺叶。此时,只需将封堵器推进至所需阻断的肺叶支气管内即可[43]。例如,对于患有左侧肺炎,并合并有右下或右中肺叶支气管皮肤瘘的患者,单纯的右肺通气无法保证正常的右上肺叶的通气而导致严重的低氧血症。选择性的肺叶隔离技术是一种可以避免全肺塌陷和改善氧合的有益方法[44]。SLT 联合支气管封堵器隔离右肺中、下叶则能保障患者足够的氧合,从而患者的肺炎可以逐步好转而支气管皮肤瘘也可以逐步愈合。使用 DLT 时很难完成肺叶隔离,此时可能需要 DLT 和支气管封堵装置的联合使用才能达成肺叶隔离。

缺点

肺萎陷

使用支气管封堵器时,由于堵塞侧肺内的气体无法直接排出,只能通过血流慢慢吸收,因此堵塞侧肺的萎陷速度较慢。Univent 导管由于其封堵器内有一细小管腔,肺萎陷速度会稍快一些。可以对 Univent 导管封堵器的管腔进行负压吸引,以促进肺萎陷。为了加速肺的萎陷,可在支气管套囊充气前,纯氧通气几分钟,因为氧气的再吸收速度要快于空气。如果患者的肺功能允许,可以将患者与呼吸机回路暂时断开,让双肺自动萎陷,然后给支气管套囊充气,再将患者与呼吸机相连并进行通气。

分泌物清除

DLT 管腔相对较大,能通过小的吸痰管,因此可以很好地清除血液或分泌物。单腔管联合支气管封堵器及 Univent 导管则不行,肺隔离时无法跨过封堵器进行吸引。通气侧肺的吸引是可行的,但吸引时必须注意不要引起支气管封堵器的移位。

支气管黏膜损伤

与 DLT 的高容量低压套囊不同,支气管封堵器和 Univent 导管的套囊为低容量高压套囊。支气管套囊长时间充气可导致黏膜缺血和不可逆损伤的发生。因此,有必要在肺隔离结束后尽早抽瘪支气管套囊。

某些学者推荐"恰好封堵"(just seal)技术来给支气管套囊充气以减少支气管黏膜缺血和损伤的可能[5,8]。然而,这种技术可能并没有什么价值,首先这种技术操作复杂,并且需要在气管导管、封堵器和呼吸回路之间使用特殊的连接器;其次由于通气侧肺的顺应性是不断变化的,因此支气管套囊压力也需相应不断改变。

低氧血症的处理

对所有单肺通气时低氧血症患者,首先必须要确保100%纯氧通气、通气和灌注充分、气管导管和封堵器的位置正确。这些问题明确后才可以进一步处理低氧血症。

使用 DLT 时,SLV 的低氧血症可以通过以下几种方法来处理:对非通气侧肺应用 CPAP,对非通气侧肺进行部分膨胀,对通气侧肺应用 PEEP,如果必要的话,可以间断或全程进行双肺通气。但并不是所有这些方法都可应用于 SLT 和 Univent 导管。由于支气管封堵器完全堵塞了非通气侧肺,因此无法对非通气侧肺应用 CPAP。由于支气管封堵器的稳定性不够,封堵器套囊充气/放气可能会导致封堵器位置的改变,因此每次还都需要使用纤维支气管镜进行重新定位。间断或全程进行双肺通气也很麻烦。

表 26.2 导管尺寸对比

Univent 导管内径/mm	Univent 导管/F	Univent 导管外径:左右/前后/mm	同等单腔管外径/mm	同等双腔管/F
7.5	31	11.0/12.0	9.6	35
8.0	33	11.5/13.0	10.9	37
8.5	35	12.0/13.5	11.6	39
9.0	37	12.5/14.0	12.2	41

Data from MacGillvray RG:Evaluation of a new tracheal tube with a moveable bronchus blocker. *Anaesthesia*. 1988;43:687;Slinger P:Con:the Univent tube is not the best method of providing one-lung ventilation. *J Cardiothorac Vasc Anesth*. 1993;7:108-112.

Univent 导管

解剖

Univent 导管是一种硅橡胶的 SLT,其内有整合的封堵器(图 26.10)[41,45,46]。其封堵器内全程有一较细的管腔,有利于肺的萎陷,并可通过其进行一定程度的吸引以清除分泌物。封堵器的远端带有套囊,而近端有带有一个腔帽,在双肺通气过程中,封堵器球囊并未充气时,需要盖好腔帽,否则会导致呼吸回路漏气。Univent 导管有多种尺寸可供选择(表 26.2),均按照内径尺寸大小标注。由于管壁的厚度较厚以及整合有封堵器,这些导管的外径会明显大于同型号的 SLT。例如,7.5mm 内径的 Univent 导管的外径为 11.2mm,而 7.5mm 内径的 SLT 的外径只有 10.2mm。尽管尺寸较大,这种导管还是十分有用处的。

对位

在插入 Univent 导管前,需做一定的准备工作,包括去除近端及远端的张力导丝(储存时维持导管的形状),检查气管导管及封堵器套囊并放气,将封堵器远端回撤至主管腔内。将支气管封堵器的尖端塑型弯曲成曲棍球杆的形状后,将其回撤至主管腔内,使其远端尖端与气管导管远端并齐。然后,将气管导管插入气管,并保证气管套囊刚刚跨过声门的位置。然后将主气管套囊充气并保证气管导管远端与隆嵴间至少 2~3cm 的间距,以便确保

支气管封堵器推出气管导管尖端后其尖端仍能维持弯曲的形状(图 26.11)并能继续顺利向前推进。如果气管导管远端与隆嵴间的距离不够,支气管封堵器的导向操控会非常困难。

由于 Univent 导管的材料特性,没有充分润滑的纤维支气管镜很难通过,因此在将纤维支气管镜插入主气管导管之前,应对纤维支气管镜进行良好的润滑。在 Univent 导管与呼吸回路的接头之间应用某些自封性隔膜装置是很有用处的,其可以确保在经纤维支气管镜定位封堵器位置时维持患者的通气。纤维支气管镜通过气管导管远端后,先确认气管前部的气管环以便确认左右主支气管,此后直视下将封堵器置入所需主支气管(图 26.11)。

将封堵器顺时针或逆时针旋转并推进,即可将封堵器顺利置入所需的主支气管。如果这样操作仍不能将封堵器对准所需要的主支气管,则可同时向所需方向旋转 Univent 导管,以辅助封堵器的对位。封堵器位置合适后,注意盖好封堵器近端上的腔帽,以免呼吸回路漏气。记住封堵器置入的深度标记。如果需要肺隔离,则将封堵器套囊充气(最好在纤维支气管镜直视观察下进行),并移除近端腔帽以加速隔离侧肺内气体的逸出(图 26.11)。盲法放置封堵器多难以成功,并且可能导致气管支气管损伤,出血甚至张力性气胸等并发症。表 26.3 总结了 Univent 导管的局限性。Univent 导管使用相关问题的解决方案也适用于其他类型的支气管封堵器。

表 26.3 Univent 导管的局限性及解决方案

局限性	解决方案
肺膨胀速度慢	抽瘪支气管封堵套囊,经主导管进行正压通气。然后小心地进行一次短暂的高压(20~30psi*)喷射通气
肺萎陷速度慢	抽瘪支气管封堵套囊并挤压该侧肺组织,以促进肺内气体经主导管管腔排出。然后通过支气管封堵器的管腔对封堵侧肺进行负压吸引
血液或脓液阻塞了支气管封堵器的管腔	负压吸引,或者用导丝通开后再进行负压吸引
套囊压力过高	控制充入套囊内的气体量,刚好能封堵住即可
术中封堵器套囊漏气	确保支气管封堵套囊刚好位于隆嵴下方。增加套囊内气体,并重新调整术野

* 1psi ≈ 6.9kPa。

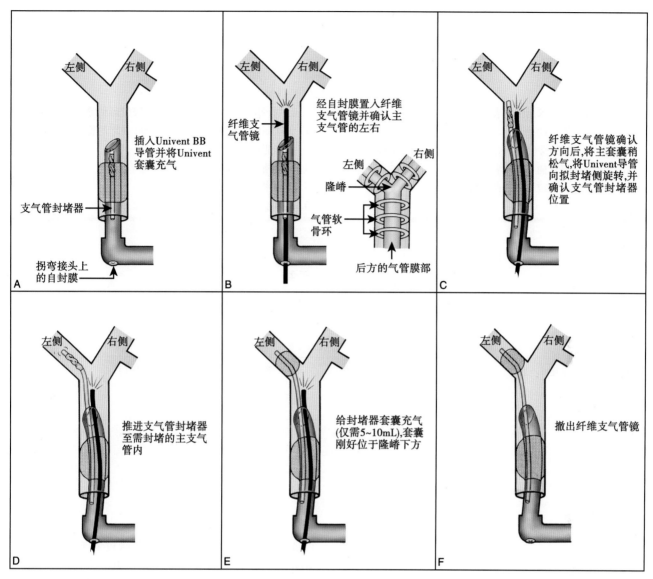

图 26.11 纤维支气管镜辅助下插入 Univent 导管并对位至左主支气管内的顺序步骤(A-F)。分别通过支气管封堵套囊的充气或抽气来实现单肺或双肺通气(From Benumof JL: Anesthesia for Thoracic Surgery. Philadelphia: Saunders; 1987.)

支气管封堵器

在目前的胸科麻醉中,支气管封堵器也可以用来实现肺隔离[47]。封堵器远端的套囊充气后阻断了该侧肺的通气。现在所用的支气管封堵器都带有一个管腔,可以通过封堵器的尖端对远端气道进行吸引。临床需要时还可以通过该管腔向肺内吹入氧气。这些封堵器的主要优点是它们可以通过传统的 SLT 放置。当封堵器被放置在右主支气管时,它通常被放置在靠近隆嵴的位置以堵塞右肺上叶。由于封堵器球囊需要很高的膨胀压力,在患者改变体位或手术操作时,它很容易从支气管脱落到主气管内。这种移位会导致通气堵塞,两肺之间的隔离失败。如果肺隔离的目的是防止脓、血或支气管肺泡灌洗液体进入对侧肺,那么肺隔离的失败可能会危及患者

的生命。因此,支气管封堵器很少用于这类需要肺保护的病例。

适应证

知识框 26.2 列出了使用支气管封堵器的适应证。由于支气管封堵器是通过 SLT 放置的,这就避免了对困难气道患者使用 DLT。术后需要带管的患者使用支气管封堵器还可以避免在手术结束时将 DLT 更换为 SLT。由于分泌物和水肿的原因手术后的气道可能与最初的气道有所不同,这点就显得尤为重要。在过去,Fogarty 取栓导管被用来实现肺隔离,但在现在的胸科麻醉中已经不再使用这类导管了。Fogarty 取栓导管的套囊是低容量高压套囊,而且其没有通道来排出堵塞侧肺内的气体,不能加速肺的萎陷。支气管封堵器的特点见表 26.4。

知识框 26.2　使用支气管封堵器的适应证

肺隔离与肺分离

胸腔镜手术,增加了单肺通气的需求

避免换管

困难气道患者

　1. 喉部或咽部手术后的患者

　2. 气管切开术后的患者

　3. 支气管解剖异常(如动脉瘤压迫、支气管腔内肿瘤)的患者

　4. 需要经鼻气管插管的患者

　5. 脊柱不能活动或脊柱后凸的患者

胸腔内非肺部手术

　1. 食管手术

　2. 需要经胸入路的脊柱手术

　3. 微创心脏外科

一些特殊情况

　1. 计划行胸腔镜胸部快速活检或肺楔形切除术的患者

　2. 无法耐受单肺通气而需要行肺叶封堵的患者

　3. 病态肥胖患者

　4. 小体格成人或儿童患者

　5. 需要术中肺隔离的患者

　6. 从重症监护室转入手术室的带管患者

表 26.4　支气管封堵器的特性

特性	Arndt 支气管封堵器	Cohen 支气管封堵器	Uniblocker	EZ-Blocker
型号	9F,7F,5F(儿科)	9F	9F,5F(儿科)	7F
引导方法	纤维支气管镜圈套环	尖端可转向	预弯曲好的尖端	尖端分叉
匹配的气管导管尺寸/mm	9F 匹配 8.0ETT 7F 匹配 7.0ETT 5F 匹配 4.5ETT	8.0ETT	8.0ETT	8.0ETT
导管中心管腔	1.8mm	1.8mm	2.0mm	1.4mm(远端减半)
Murphy 孔	只有 9F 有	有	无	无
缺点	置入过程中无法直视封堵器	价格高	无转向装置,导管尖端可预弯曲	每个管腔都太细,无法吸引

导管内封堵器

Arndt 支气管封堵器

　　Arndt 支气管封堵器(Cook Critical Care)是一种经圈套环引导的支气管封堵器,其可用于肺隔离。Arndt 封堵器的置入是通过将其远端的引导圈套环(图 26.12)套在纤维支气管镜上,并随纤维支气管镜进入选定的支气管内,然后释放圈套环将封堵器推入选定支气管。纤维支气管镜可视下确认封堵器的位置以及支气管封堵情况(图 26.13)。

　　这种尖端带套囊的导管带有一个 1.6mm 中空的管腔(最大的型号),可以通过这个管腔来进行吸引以促进肺的萎陷或者通过这个管腔向非通气侧肺内吹入氧气。其带的套囊有球形和椭圆形两种。该装置包含一个多通路接头(图 26.14),它可以确保在封堵器对位过程中也都能对患者进行不间断的通气。取出圈套环然后可以通过 1.6mm 的中空管腔进行吸引或吹入氧气。第一代Arndt 支气管封堵器的圈套环取出后无法再次置入,因此无法再次调整封堵器的位置。目前使用的 Arndt 支气管封堵器的圈套环导线可以再次通过管腔置入。根据Arndt 支气管封堵器型号的不同,与其联合使用的 SLT 最小型号分别是 4.5/5.5/7.5。Arndt 支气管封堵器的一个缺点是它套在纤维支气管镜上并顺着进入选定的支气管的过程中无法直视观察封堵器,在有些情况下封堵器的尖端可能会被隆嵴或 SLT 的 Murphy 孔卡住。

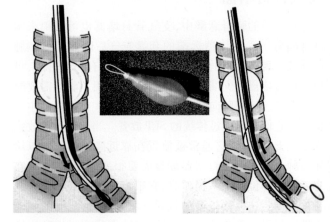

图 26.12　Arndt 支气管封堵器(Courtesy of Cook Medical,Bloomington,IN)

左侧支气管封堵

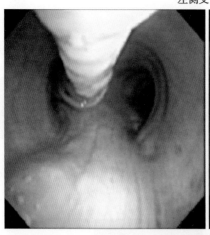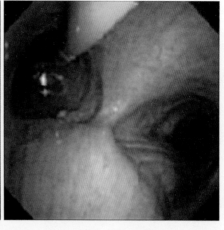

右侧支气管封堵

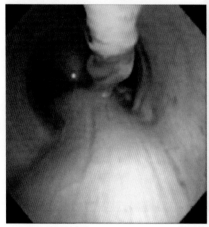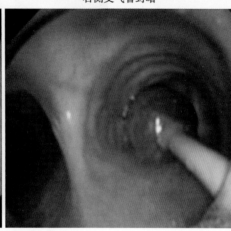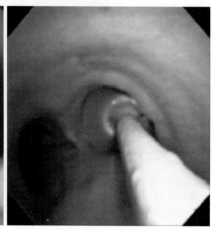

图 26.13　上排图：对位合适的左支气管封堵器在封堵前（左）和封堵后（右）。下排左图：右支气管封堵器进入右主支气管。下排中图：支气管封堵器置入过深，仅阻塞中间段支气管。下排右图：支气管封堵器位于右主支气管，充气合适

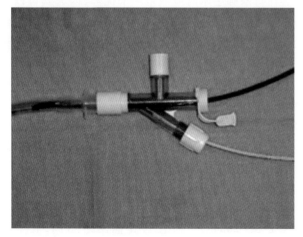

图 26.14　Arndt 支气管封堵器的多通路接头（Courtesy of Cook Medical, Bloomington, IN）

Cohen 尖端可弯曲支气管封堵器

　　Cohen 尖端可弯曲支气管封堵器（Cook Critical Care）是一种可以与小直径（4.0mm）纤维支气管镜一

起通过 SLT 的支气管封堵器（图 26.15）[48]。Cohen 支气管封堵器带有一个转轮，通过旋转转轮可以使柔软的支气管封堵器尖端弯曲 90°以上，使其可以很容易地导向所需的支气管。支气管封堵器套囊是一种高容量低压套囊，通过封堵器管壁内 0.4mm 的管腔向套囊充气。套囊的梨形结构确保提供了足够支气管密封性。套囊封堵支气管需要注入 6~8mL 的空气。独特的蓝色套囊很容易在纤维支气管镜下识别。最好是在纤维支气管镜的直视下给套囊充气，尤其是封堵右肺时。封堵右肺时，充气的套囊应该刚好堵在右主支气管靠近隆嵴的位置，套囊的位置以及套囊的充气程度至关重要。9F 的支气管封堵器带有一个中空的主管腔（1.6mm），通过这个管腔可以进行一定程度的分泌物吸引或向萎陷侧肺吹入氧气。

Uniblocker

　　Uniblocker 是日本富士公司推出的一款 9F、尖端带套囊并带有一定角度，以及带有一个多通路接头的支气

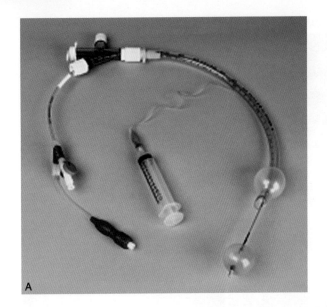

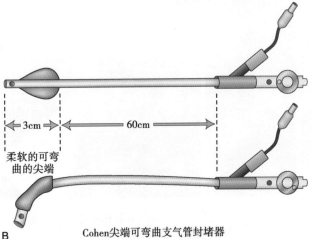

Cohen尖端可弯曲支气管封堵器

图 26.15 Cohen 支气管封堵器（Courtesy of Cook Medical，Bloomington，IN）。（A）封堵器照片。（B）示意图

管封堵器，其设计本质上与 Univent 导管的封堵器相同，但它可以通过一个特殊的连接头与标准的气管导管相连从而作为一个独立的支气管封堵器来使用（图 26.16）。它的尖端带有一定的角度，以便于插入所需的支气管内。5F 的 Uniblocker 也可用于儿童。

EZ-Blocker

　　支气管封堵器设计的最新产品是 EZ-Blocker（IQ Medical Ventures，Rotterdam，The Netherlands）。这是一种 7F、四腔、长 75mm 的一次性使用支气管封堵器，可用于选择性的肺通气（图 26.17）。它的尖端有一个对称的 Y 形分叉，每个分叉上都有一个可折叠的套囊以及带有一个中心管腔。它的分叉类似于气管的分叉。在通过标准的气管导管置入时，两个分叉的远端分别插入左右主支气管。在纤维支气管镜观察下，为封堵

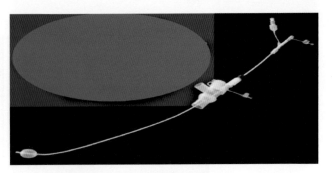

图 26.16 Uniblocker 是一款 9F、尖端带套囊并带有一定角度的支气管封堵器（Courtesy Fuji Systems Corp，Tokyo，Japan.）

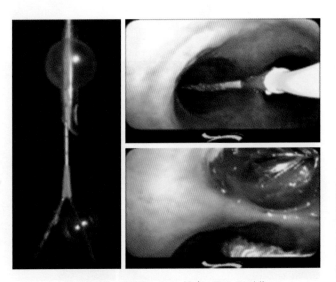

图 26.17 EZ-Blocker：设备、置入及对位

套囊注入合适体积的气体将选定侧肺隔离。这种封堵器在行双肺手术时应该是一个优势，因为其可以分别对两侧肺进行隔离，而不需要重新调整封堵器的位置。然而，目前这种封堵器的临床使用经验还比较有限。

　　在一项前瞻性随机对照试验中比较了左侧 DLT、Univent 导管和 Arndt 支气管封堵器这三种肺隔离装置的肺隔离效果[49]。这三种装置放置位置不良的发生率无明显差异，但是与左侧 DLT 和 Univent 导管相比，Arndt 支气管封堵器的对位时间更长（86s vs 56s）。除对位时间外，与 DLT 组（18min）和 Univent 导管组（19.5min）相比，Arndt 支气管封堵器组肺萎陷所需时间也更长（26min）。而且与其他两组不同，大多数 Arndt 支气管封堵器组患者还需要通过负压吸引才能实现肺萎陷。肺隔离完成后，三组患者的手术野暴露总体评分均为优秀（图 26.18）。使用支气管封堵器时对位完成增加的 1min 或肺萎陷延长的 6min，对于胸科手术操作时间来说没有明显的影响。在选择肺隔离方法时，应综合考虑风险受益比、患者的个体安全状况以及麻

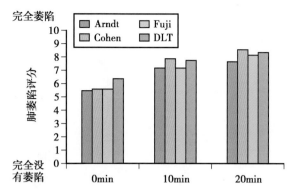

图 26.18　三种支气管封堵器和双腔管肺萎陷时间的比较

醉医生的临床经验[50]。

另一项研究评估了 Cohen 尖端可弯曲支气管封堵器、Arndt 支气管封堵器、Uniblocker 和 DLT 在四组各 26 例患者中的使用情况。研究人员发现，这些肺隔离装置的置入时间和肺萎陷质量方面，四组患者之间没有差异[51]。肺萎陷质量由外科医生来评定，而这些外科医生并不知道使用的是何种肺隔离工具。支气管封堵器组的封堵套囊移位的发生率较高，其中 Arndt 支气管封堵器组的封堵套囊移位发生率最高，这可能是因为该研究方案中 Arndt 支气管封堵器组使用的是椭圆形封堵套囊。无论选择何种类型的支气管封堵器或 DLT 来提供 SLV，肺隔离技术的选择应该取决于临床情况、医生的临床经验以及对特定设备使用的熟练程度。然而，临床医生不应该只会使用一种设备，而要熟悉并掌握多种设备的应用。

不使用特定的气管导管也可以进行肺隔离。在这些病例中，支气管封堵器是通过 SLT 管腔置入（图 26.19）或在 SLT 外气管导管套囊和气管之间置入的（图 26.20）。需在纤维支气管镜直视下放置。

任何尖端带有套囊的导管都可以用作支气管封堵器（图 26.19）[52]。最常用的设备是 Fogarty 取栓导管和 Cook 支气管封堵器[53]。

Fogarty 取栓导管

Fogarty 导管内带有一根较硬的钢丝。通过这根钢丝可以将导管远端塑性成曲棍球杆状，以便很好的控制封堵器远端的方向。通过纤维支气管镜可视下对位导管后，取出导管内的钢丝，在纤维支气管镜观察下给套囊充气，直至所选支气管管腔被堵塞。然后将 Fogarty 导管固定在气管导管上。该设备的主要缺点是无法对封堵远端进行吸引或吹氧，以及其封堵套囊为低容量高压套囊。

导管外支气管封堵器

通过 SLT 外置入支气管封堵器的优点是，由于封堵器不占用气管导管管腔，因此可以与较小型号的气管导管一起使用（图 26.20）。因为封堵器与纤维支气管镜不会在导管腔内互相干扰，用这种方法时支气管封堵器的对位也会更容易。这种导管外封堵器技术的缺点包括需要喉镜下将支气管封堵器置入气管，在支气管封堵器对位时需要抽瘪气管导管的套囊，以及在置入支气管封堵器时可能导致气管导管的套囊破裂。鉴于这些缺点，只要气管导管的管腔大小允许，还是建议使用导管内支气管封堵器。

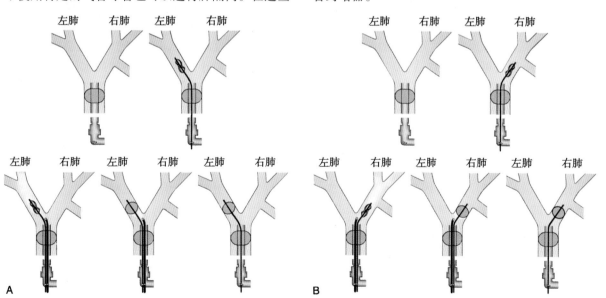

图 26.19　使用单腔管（SLT），并经单腔管内置入支气管封堵器的各个步骤。（A）左肺支气管封堵器。（B）右肺支气管封堵器。支气管封堵器（Fogarty 取栓导管）在纤维支气管镜引导下放置到正确的主支气管内（From Benumof JL: Anesthesia for Thoracic Surgery. Philadelphia：Saunders；1987. ）

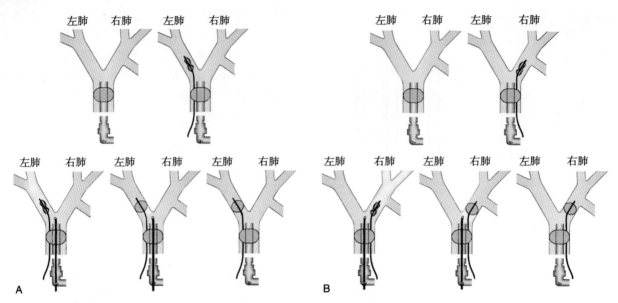

图 26.20　使用单腔管(SLT),并经单腔管外置入支气管封堵器来隔离左肺(A)和右肺(B)的各个步骤。插入单腔管,给予患者机械通气(上排左图)。通过气管导管外途径置入支气管封堵器(上排右图)。通过连接气管导管与封堵器的拐弯接头处的自封膜置入纤维支气管镜,在纤维支气管镜直视下将支气管封堵器置入适当的主支气管内(下排左图)。在直视下给支气管封堵套囊打气,并确认封堵套囊位于气管隆嵴的下方(下排中图)。在置入和使用纤维支气管镜期间,自封膜可以确保纤维支气管镜位于气管导管内时可以通过其与气管导管壁间的间隙继续为患者提供正压通气(From Benumof JL:Anesthesia for Thoracic Surgery. Philadelphia:Saunders;1987.)

小儿肺隔离

胸科手术中的通气-灌注

如前所述,机械通气时气流优先分布到通气好的肺组织区域去,因此在通气最不好的肺段与通气最好的肺段之间存在着一个逐渐增加的通气等级。由于重力作用,血流灌注的分布也与此相似,通气侧肺内组织的血流灌注也会多。通气和灌注通常能达到很好的匹配。在胸科手术中,有几个因素可能会导致 $\dot{V}/\dot{Q}$ 比值不匹配。全身麻醉、肌松药和机械通气会导致双肺功能残气量(functional residual capacity, FRC)的下降。侧卧位时对健侧肺的压迫可能会引起肺不张。手术时的挤压或SLV,或两者共同作用导致手术侧肺的萎陷。低氧性肺血管收缩,一种将血液分流至通气较好的区域以减少($\dot{V}/\dot{Q}$)比值失衡的生理反应,将因为吸入麻醉药或其他扩血管药物的应用而受到抑制。这些因素对婴儿、儿童和成人均有影响。与大一些的儿童和成人相比,婴儿侧卧体位对($\dot{V}/\dot{Q}$)比值的影响有所不同。

对于单侧肺疾患的成人,当患者处于侧卧位并且健康侧肺通气而病变侧肺不通气时,氧合是最佳的[54]。据推测,这可能与侧卧位时两肺之间静水压力差(或重力作用)导致的通气的健康侧肺血流增加,而不通气的病变侧肺血流减少有关。这可以改善侧卧位胸科手术患者的

($\dot{V}/\dot{Q}$)比值匹配程度。

对于存在单侧肺疾病的婴儿,侧卧位时当健侧肺位于上方时,氧合会得到改善[55]。有几个因素可以用来解释成人和婴儿之间的这种差异。婴儿有一个柔软的容易压缩变形的胸腔,无法对其内部的肺提供一个完善的保护作用。婴儿的 FRC 更接近残气量,因此即使在潮气量呼吸时,通气侧肺也有发生气道闭合的可能[56]。成人在侧卧位时,由于腹部脏器的静水压力梯度,通气侧膈肌被负荷而存在机械优势。但在婴儿身上,腹部脏器产生的静水压力梯度减弱,从而导致通气侧膈肌功能优势降低。婴儿的体格较小,上下侧肺间的静水压力梯度也较小。因此,侧卧位增加通气侧肺血流灌注的作用在婴儿身上相对减弱。

婴儿对氧的需求量较大,FRC 较小,因此容易发生低氧血症。通常,婴儿氧耗为 6~8mL/(kg·min),而成人只有 2~3mL/(kg·min)[57]。基于上述原因,婴儿在侧卧位手术时更容易发生低氧血症。

婴儿、儿童单肺通气适应证及技术

1995 年以前,几乎所有的儿童胸外科手术都是开胸手术。对于大多数的患者,麻醉医生都使用传统的气管导管行双肺通气,外科医生压迫手术侧肺以暴露术野。在过去的十年中,视频辅助下胸腔镜技术(video-assisted thoracoscopic surgery, VATS)无论在成人还是儿童手术中都有了飞速的发展。与开胸手术相比,VATS 的优点包括

胸部切口小,术后疼痛减轻而且患者术后恢复更快[58-60]。手术技术以及器械的发展,包括高分辨率微芯片相机及更小尺寸的内镜设备的发展,使得 VATS 应用于年龄更小的患者成为可能。

　目前,VATS 广泛地用于脓胸患者的清创引流、肺活检、间质性肺病的楔形切除、纵隔肿物切除以及肺转移病灶的楔形切除。VATS 还可用于更大范围的肺切除,包括为肺脓肿、肺大疱、隔离肺、肺气肿、肺囊性腺瘤样畸形或肺肿瘤患者施行肺段或肺叶切除术。在某些医疗中心,VATS 甚至可以用于施行动脉导管结扎术、食管裂孔疝修补术以及脊柱前融合术。

　双肺通气时,可以通过注入 CO_2 气胸或使用拉钩在手术中充分暴露术野。而 SLV 无疑更适合于 VATS,因为肺组织的萎陷可以改善胸部组织结构的暴露,并可减少拉钩对肺组织的损伤[11]。尽管最近的一份报告显示在儿童胸腔镜手术中,与双肺通气相比,使用单肺通气并不能明显改善儿童患者的预后,但是在美国和世界各地的许多儿科中心还都是会常规使用 SLV。儿童实施单肺通气的方法有下述几种[61]。

单腔管

　最简单地施行单肺通气的方法就是将普通气管导管插入一侧主支气管[62]。左主支气管插管时,需要将气管导管旋转180°,同时将患者的头部转向右侧[63]。逐步向支气管内推进气管导管,直至手术侧肺的呼吸音消失。可通过气管导管内或导管外使用纤维支气管镜确认气管导管的位置或引导气管导管进入主支气管。当使用带套囊的气管导管时,气管导管尖端至套囊近端的距离必须短于主支气管的长度,这样套囊的近端就不会在主气管内[64]。理想情况下,套囊远端至导管尖端的距离应小于主支气管的长度,这样上叶支气管的开口就不会被堵塞(图 26.21)。该方法施行简单,除纤维支气管镜外不需要其他的特殊设备。在紧急情况下,比如气道内出血或对侧张力性气胸时,该方法可作为 SLV 的首选方法。

　使用 SLT 行 SLV 也存在一定的问题。如果使用较细且不带套囊的气管导管,其可能无法对该侧支气管提供足够的密封性。这样患侧肺就不能很好的萎陷,也不能为健康的通气侧肺提供足够的保护以避免来自对侧肺感染性物质的污染。使用带套囊的气管导管可能会导致主气管的阻塞,尤其是在婴幼儿身上。使用 SLT 行 SLV 时,也无法对患侧肺进行吸引。上叶支气管的堵塞可能会导致低氧血症的发生,尤其是将气管导管插入相对较短的右主支气管时。

　针对这种情况,已经提出了一些改进的技术方案,其中包括分别插入两根较细的气管导管[65-68]。先将一根气管导管插入一侧的主支气管,然后在纤维支气管镜引导

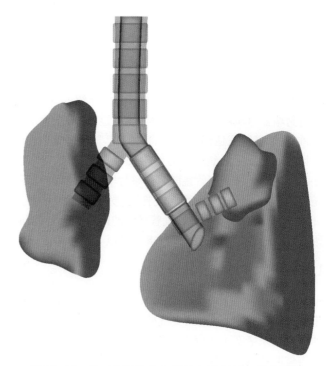

图 26.21　使用常规的带套囊的气管导管行单肺通气时,会堵塞上肺叶支气管开口。当使用带套囊的气管导管时,套囊远端至气管导管尖端的距离应小于主气管的长度。否则的话,要么套囊仍位于主气管内,有堵塞主气管的风险,要么气管导管的尖端阻塞上肺叶支气管开口,导致通气侧肺上肺叶不张

下将另一个气管导管插入对侧主支气管。考虑到其对声带和气道黏膜的损伤以及需要使用非常细小的气管导管,这种技术方案的使用十分有限。

支气管封堵器

　Fogarty 取栓导管或尖端开口带套囊的导管均可用于支气管阻塞以实行 SLV[52,69-71]。将 Fogarty 取栓导管的尖端塑性并弯向手术侧的支气管有助于导管的置入。纤维支气管镜可用于重新定位导管并确定其位于合适的位置。还有一些方法便于放置气管导管外封堵器。其中有一种方法是[69]首先将气管导管置入手术侧主支气管内,然后经气管导管置入一根引导导丝并拔除气管导管,再经该引导导丝将支气管封堵器置入主支气管内,最后重新将气管导管插入气管内,与封堵导管并行。经纤维支气管镜确认球囊位于主支气管的近端。与 SLT 支气管插管相比,封堵导管套囊充气后能提供更完全的密封性,以及更佳的手术侧肺萎陷和术野情况。

　这项技术的一个潜在问题是封堵器球囊可能会移位至主气管内。此时,双肺的通气均被充气的套囊所阻塞,手术侧肺无法萎陷。此外,目前使用的大多数导管的支气管阻塞套囊都是高压低容量套囊,套囊过度膨胀会导致气道损伤甚至破裂[72]。然而,有一项研究报道显示支气管封堵器套囊对气管黏膜的压力要低于双腔管套

囊[73]。当使用尖端无开口的支气管封堵器时,无法对手术侧肺进行吸引,CPAP 也无法在需要时应用于手术侧肺。

经气管导管内置入封堵器时需要使用特殊的接头以保证能同时进行正常的通气[74,75]。前文介绍的 5F 的支气管封堵器(Cook Critical Care)与多通道接头,联合使用纤维支气管镜,就适用于儿童的肺隔离[76]。这样在放置封堵器期间发生低氧血症的风险大为降低,而且可以在手术期间经纤维支气管镜随时调整封堵器的位置。即便是使用 2.2mm OD 的纤维支气管镜,要想允许封堵器和纤维支气管镜能同时通过,气管导管的内径至少为 5mm。因此,该项技术一般只适用于 18 个月至 2 岁的儿童。

Univent 导管

Univent 导管是一种常用的气管导管,其第二个腔内带有一根导管,可以置入支气管内[45,77,78]。该导管远端的套囊用来堵塞主支气管(见前述)。置入 Univent 导管时需借助纤维支气管镜来完成对位。目前可供使用的小号 Univent 导管尺寸为 3.5mm ID 和 4.5mm ID,其适用于 6 岁以上的儿童[79]。由于封堵器导管紧密固定在主气管导管上,与使用其他支气管封堵器相比,Univent 导管封堵器套囊发生移位的可能性较小。封堵器导管内带有中空的管腔,有利于封堵侧肺内气体的排出,或者可以通过该管腔对手术侧肺进行吸引或吹入氧气。

Univent 导管的缺点之一是封堵器通道占用大量的导管空间,导管直径较小时尤其明显。使用小号的 Univent 导管时,通气气流阻力明显增加[80]。此外,Univent 导管封堵器套囊为高压低容量套囊,正常充气时也有发生气道黏膜损伤的风险[81,82]。

双腔管

所有的 DLT 均由两个不等长的导管组成。较短的导管置于主气管内,而较长的导管则置于主支气管内。Marraro 描述了一种可适用于婴儿的 DLT,它由两根并列的不等长的无套囊气管导管联合组成[83]。在美国没有这种导管。用于较大儿童或成人的双腔管,其气管及支气管导管远端均有套囊。主气管导管套囊充气后可以进行正压通气。支气管导管套囊充气后,则可以进行双肺通气或对任一侧肺进行通气,并能有效地保护健侧肺避免患侧肺的污染。

目前,可选用的带套囊的双腔管的最小尺寸为 26F(Rusch,Duluth,GA),其适于 8 岁左右的儿童。而对于 10 岁及更大的儿童可以使用 28~32F 的 DLT(Mallinckrodt Medical,St. Louis,MO)。

儿童置入 DLT 的技术与成人相同[84]。气管导管尖端通过声门后拔除管芯,向相应的方向旋转导管 90°并将导管送入支气管内。对于成人,气管导管置入的深度与患者的身高直接相关[85]。而在儿童中尚无相应的估测方法。可经纤维支气管镜调整并确认导管的位置,但需选用粗细和长度都合适的纤维支气管镜[86]。

DLT 的优点包括易于置入,能够对手术侧肺进行吸引,以及在需要时对手术侧肺实施 CPAP 以改善氧合。由于右侧主支气管较短,因此会优先选择左侧 DLT[19]。由于堵塞右上肺叶的风险较大,因此右侧 DLT 的对位会相对困难一些。

DLT 使用安全且操作简单。与其相关气道损伤的报道,在成人中非常少见,而在儿童中则几乎没有。只要充气正常,且没有置入后笑气扩散导致的套囊过度膨胀,DLT 的高容量低压套囊很难导致气道损伤的发生。

儿童尤其是青春期儿童,其个体大小及气道尺寸的差异十分明显。对于 8~10 岁中等身材的儿童,适用的 DLT 尺寸为 26F。而对于 11~14 岁的患者,适用的 DLT 尺寸为 26~32F。对这个年龄段的患者,应根据导管外径尺寸来选择合适的带套囊的 DLT。如果无法选择到合适尺寸的 DLT,则应考虑使用其他的 SLV 技术。最终,应根据患者的具体情况及手术的需求综合考虑,以选择合适的技术方法并确保患者的安全。

结论

麻醉医生处置需要单肺通气和肺隔离的患者面临许多挑战。了解原发性基础病变以及可能影响围手术期处理的相关异常情况是至关重要的。计划和实施适宜的术中管理方案需要掌握呼吸生理和解剖的相关知识。熟悉各种适用于患者的 SLV 技术,可以最大限度地暴露术野,并减少对肺部和气道的损伤。

临床要点

- 肺隔离只能由那些受过良好训练且经验丰富的医生来进行,他们了解这种技术的风险和好处。
- 肺隔离的绝对适应证包括隔离感染、污染物或出血;控制通气时气流的分布以及支气管肺泡灌洗。
- 肺隔离的相对适应证包括提供术野暴露和单侧肺疾病相关的严重低氧血症。
- DLT 型号有 28F、32F、35F、37F、39F 和 41F,导管长度的选择取决于患者的身高、体型和气道检查结果。导管置入的位置可以通过纤维支气管镜、双肺听诊或放射学检查来确认。
- DLT 的优点包括两肺均可单肺通气、可以支气管内吸引、肺萎陷迅速、稳定性高等,而其缺点包括置管困

导丝,使用扩张钳(例如,带沟槽的 Howard-Kelly 钳)扩张该部位,以获得所需大小的裂口。与其他扩张技术相比较,该技术可以显著减轻扩张钳对气道的压迫。由于该方法最初是盲探操作,可以出现诸如路径错误和皮下气肿等并发症,而使用可视化内镜可降低这些风险,尽管在扩张钳置入和打开时,会撕裂周围组织(如甲状腺峡部)发生出血,给内镜观察带来不便。

Fantoni 技术是在早期气管穿刺基础上实施的逆行扩张法。该操作是在气管环之间(第 1 和第 2,或第 2 和第 3)刺入穿刺针,针尖朝向头端,随后朝口腔方向经穿刺针置入导丝。经口腔的导丝插入圆锥形套管扩张穿刺口,在此期间,借助一种特制的小号 ETT 维持通气,并允许圆锥形套管从 ETT 旁通过。最终,气管切开套管经颈部的皮肤和气管逆行置入。由于操作耗时、过程复杂,且不能保证套管最终位置正确等潜在的气道丧失风险,该技术主要在发源地意大利使用,北美很少应用。

经气管喷射通气

经气管喷射通气(transtracheal jet ventilation,TTJV)是在环甲膜水平经小孔径穿刺针套管或导管进行喷射通气,使氧气快速进入气道的技术。TTJV 主要作为急救技术使用,也可以选择性地用于建立更安全气道前和上气道手术中的临时过渡。在文献中有许多不同的术语和首字母缩写来描述该技术,例如经皮 percutaneous(或者简单的"trans-")、喉 laryngeal(对应气管 tracheal)、供氧(insufflation 或 oxygenation)(对应通气 ventilation)等术语可能都适用。本章将重点介绍开放气道技术,而 TTJV 作为一种通气技术将在第 38 章单独介绍。

麻醉医生、急诊科医生、耳鼻喉科医生的角色

在遇到困难气道或在其他医生努力尝试也不能建立安全气道以及标准插管技术失败等情况时,会立即呼叫麻醉医生提供帮助。在极少数情况下,熟练掌握高级气道管理技能,包括紧急有创气道技术的医生能挽救患者生命。笔者认为,麻醉医生应该承担这样的职责。适宜的环甲膜切开工具应该在整个医院随手可得,或放在紧急气道管理套装内。目前还缺少手术室外呼叫麻醉医生参与气道安全管理的相关数据,在许多医院,更多是由其他科室医生,包括急诊科医生来承担这项重任[22-25]。

每个医疗机构都应该有一个明确方案:当医院里某个区域需要建立紧急气道时,紧急呼叫有资质的医务人员[26]。许多文献介绍了各种各样高级气道管理设备,报道了这些设备的实用性,介绍使用模拟装置讲解困难气道(DA)管理技能,以及大量文章指出高级气道管理技能需要传授给住院医生。

管理困难气道的行政资源和工作人员,以及保持适当的培训,对患者安全和临床质量至关重要[27,28]。在 2000 年,Showan 和 Sestito 提出一套成功的气道管理体系包括人员、培训、紧急响应系统、监督流程、标准化设备和患者教育[29]。与任何紧急情况一样,在规划应对措施时,准备工作至关重要[30-33]。

1996 年,Johns Hopkins 大学推出了一个综合困难气道项目[28]。该项目的核心内容包括沟通、电子病历信息(包括气道文书)、设备、人员和教育。调查人员基于该项目开展了一项调查,总结了麻醉医生无法插管、无法通气以及需要建立外科气道的原因:无法获得书面医疗记录,导致缺乏患者气道的术前信息;缺乏即刻获取的困难气道管理设备和用品;缺乏训练有素的人员来协助管理和保护气道。

医学继续教育是维持紧急有创气道技能的至关重要的培训,但单纯标准化的模拟培训并不是最佳培训方式。由于个人技能、设备的实用性和特定技术的培训可能与标准的指南存在偏差,因此有必要制定专用的指南。

位于休斯敦得克萨斯大学健康科学中心的麦戈文医学院,将基础模式升级,提出了一项"受威胁气道"的管理方案[34]。该管理方案基于六个基本原则,指导医生对住院患者进行识别和管理,若影响上气道的情况出现迅速恶化则需要立即给予干预措施,维持或恢复通气和氧供。这六个原则包括气道管理者之间适当的沟通;维持氧合;避免镇静直至患者处于安全环境中;全面的气道评估;尽可能维持自主呼吸;除预测气道管理容易且饱胃患者外,避免 RSI(即在未预先测试通气的情况下使用肌肉松弛剂)。四个主要特征构成了受威胁气道患者的管理基石:识别气道紧急情况并升级管理方法,选择适当的镇静或麻醉技术,优化体位和详细的干预计划。受他人工作的启发,绘制了逐步升级的气道管理流程图(图 27.4),列出了不断推进的必要步骤[34,35]。为了成功保护气道或根据气道可能出现的变化,在首选和备选气道管理计划中,允许使用特定的气道设备或工具(图 27.5)。

耳鼻喉科医生在气道管理中至关重要,他们拥有的技能不同于麻醉医生,但两者又可以相互补充。其工作领域可能从控制良好的择期气道到所有其他方法失败时孤注一掷地尝试建立气道[36]。耳鼻喉科医生熟知上呼吸消化道的三维解剖知识以及在病理情况下可能出现的

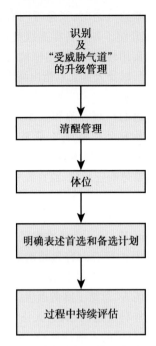

图 27.4 受威胁气道的逐步升级管理

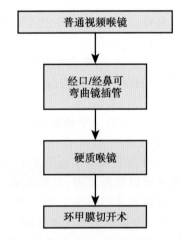

图 27.5 受威胁气道的气道管理流程

各种变化。这些知识和专业的内镜检查技能可以辅助麻醉医生管理困难气道。

解剖和生理

安全快速地实施环甲膜切开术需要熟知环甲膜及颈前毗邻解剖(图 27.6A)[11,12,37-41]。在成人,环甲膜长约 10mm,宽约 22mm,大部分是由黄色弹性组织构成,覆盖于环甲间隙之上,位于颈前甲状软骨下缘和环状软骨上缘之间。环甲间隙通过触摸很容易识别,为喉结下方可触及的一个浅凹隙。

环甲膜包括前正中三角区域(弹性圆锥)和两侧部分。致密而强韧的弹性圆锥上窄下宽,连接甲状软骨和环状软骨。位于皮下中线处常有环甲血管横向穿过环甲膜上 1/3 区域,为减少出血,应在环甲膜下 1/3 处切开。环甲膜的两侧部分很薄,靠近喉黏膜,从环状软骨上缘向真声带下缘延伸。环甲膜两侧缘为环甲肌,膜外侧有来自甲状腺下静脉和颈前静脉的分支经过。由于声带常位于环甲间隙上 1cm,因此即使在紧急环甲膜切开术中也不会损伤声门[42]。颈前静脉在颈部两侧垂直走行,极少受损,但偶尔会有分支穿过环甲间隙表面,故在操作中可能会受损伤。环甲膜的特点是不会随年龄钙化,且正好位于皮下。

环甲膜解剖和尺寸大小的变异很常见。环甲前间隙呈梯形,横切面积约为 2.9cm²。甲状软骨下部的前缘到环状软骨上缘的平均距离为 9mm(5~12mm),环甲前间隙的宽度为 27~32mm,环甲间隙的垂直长度不超过 7mm,并且随着环甲肌收缩进一步缩窄。真声带下表面至甲状软骨前缘下方的垂直距离为 5~11mm。从环状软骨上缘到甲状软骨下缘环甲膜在中线上的垂直距离为 8~19mm(平均 13.69mm),距离较长可能源于测量的是新鲜标本,而不是固定后的标本。

颈部环甲膜周围动、静脉血管同样存在较多变异。尽管动脉总是走行在气管前筋膜的深部,在做皮肤切口时,很容易避免损伤,但可在气管前筋膜内以及气管前筋膜和颈浅筋膜之间发现静脉。血管结构可能会垂直交叉穿行于环甲膜前方,在环甲膜切开术中要预先处理。一条细小的环甲动脉是甲状腺上动脉的分支,通常横向穿过环甲膜的上部,并与另一侧环甲动脉相吻合。外部可见的、可触及的解剖标志可用于定位环甲膜,喉部突起和舌骨很容易触及,环甲膜常位于喉结下一指到一指半宽处。环状软骨常可在环甲膜下方触及。

强调这些标志的重要性是因为一旦将环甲膜切开套管置入甲状软骨舌骨间隙而不是环甲间隙,将导致致命性后果。尽力识别这些解剖标志,可以减少发生可预防性错误的概率(图 27.6B 和 C)。当正常解剖发生变异,识别这些解剖标志出现困难。此时,胸骨上切迹可作为备选标志。头部保持正中位,将右手小手指放在患者胸骨上切迹的上方,紧贴颈部依次向上放置环指、中指和示指,通常食指就位于环甲膜上或接近环甲膜。

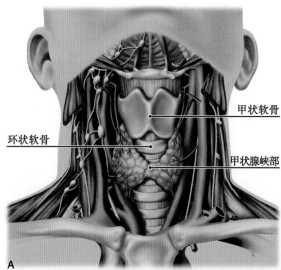
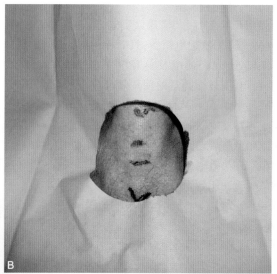
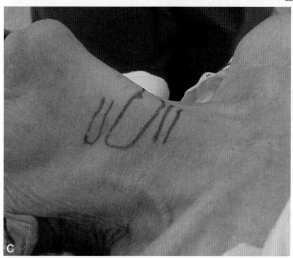

图 27.6　(A) 颈前解剖。(B) 体表标志,从头端至尾端依次是:甲状软骨切迹、甲状软骨下缘、环状软骨上缘和胸骨上切迹。(C) 体表标志,从头端至尾端依次是:舌骨、甲状软骨和环状软骨(A From De Leyn P, Bedert L, Delcroix M; Tacheotomy; Clinical review and guidelines. *Eur J Cardiothorac Surg*. 2007;32;412421.)

适应证和禁忌证

环甲膜切开术

环甲膜切开术被认为是经口或经鼻气管插管和光导纤维支气管镜引导插管失败后气道管理的标准方法[5,7]。在急诊室或院前[43,44],环甲膜切开术可用于颌面部、颈椎、头部和/或颈部多发创伤后即刻建立气道,也可用于不能实施气管插管或禁忌的患者,还可用于立即缓解上气道梗阻。在手术室或 ICU,该技术适用于常规插管方法失败,如面部创伤患者,难以或不能应用其他气道管理方法建立气道。在近期实施过胸骨切开术、需要建立有创气道的患者,由于切口不能与纵隔组织平面相通,可用环甲膜切开术替代气管切开术。一种针式环甲膜切开套管可与 Luer-Lok 接头(用于喷射通气)或麻醉回路连接,

可用于胸部和其他涉及气道的手术,尤其是气管、喉、会厌和舌根部的手术。

由于环甲膜切开术简易快捷,并发症少,因而在急诊室紧急环甲膜切开术已经在很大程度上取代了紧急气管切开术。此外,经皮技术正在逐渐替代外科有创操作[45,46],紧急气管切开术仅用于喉部创伤并伴有局部水肿、出血、皮下气肿、甲状软骨或环状软骨损伤等不能实施环甲膜切开术患者。

环甲膜切开术的绝对和相对禁忌证极少。经喉插管超过 3 天(许多作者认为 7 天)的患者不应该接受环甲膜切开术,因为有声门下狭窄的倾向。对于既往存在喉部疾病(如肿瘤、急性和慢性炎症或会厌炎)的患者实施环甲膜切开术,声门下狭窄发病率较高。颈部正常解剖结构因疾病或损伤变形后也难以实施此操作。正常解剖标志出现变异或移位,可以使环甲膜难以识别。对于出血性体质或有凝血障碍病史的患者,环甲膜切开术有可能

导致患者出血,操作危险性极大。

　　环甲膜切开术在小儿患者难以实施,这是因为儿童喉部较小,支持气道的纤维组织少,只有稀松的黏膜组织黏附在气道入口处。由于儿童实施环甲膜切开术存在技术上的限制,在 10 岁以下儿童的使用需要格外小心。除非将导丝置入环甲间隙并且证实进入气道,否则环甲膜切开术不能用于年龄 6 岁以下的儿童[47],更好的选择是在可控情况下实施紧急气管切开术[48]。Johansen 等证实,在未成年实验猪模型中失败率(83%)极高,原因可能与未发育成熟的环状软骨无法起到周围支撑作用有关[49]。

　　如果缺少上级医生或医疗团队中知识丰富成员的充分监督,不鼓励操作不熟悉或没有实践经验的医生实施环甲膜切开术,缺乏经验是出现并发症的最主要因素[50,51]。正确识别解剖标志主要依赖于医生经验,而医生经验通常较为有限,表明只能在紧急情况下实施经皮技术,在择期操作时,提倡使用超声或高清视频的可视化技术。

经皮扩张气管切开术

　　经皮扩张气管切开术(percutaneous dilational tracheostomy,PDT)主要适用于成年插管患者(知识框 27.1)。这类患者实施 PDT 的主要适应证与外科气管切开术相同:预防因插管时间过长导致上气道损伤,便于吸引呼吸系统分泌物,为长期需要机械通气和供氧支持的患者提供稳定气道。

　　不同层级的证据都支持需要长时间通气的患者实施气管切开术的一些益处[52],其中最公认的好处是能缩短 ICU 和住院时间,减少镇静需求。然而,虽然有 PDT 能提高患者的舒适度、减少呼吸肌做功、改善口腔卫生、改善长期喉部功能、更快脱离呼吸机、减少呼吸机相关性肺炎(ventilator-associated pneumonia,VAP)风险以及降低死亡率的报道,但支持证据的水平较低[52]。

知识框 27.1	ICU 成年插管患者行经皮气管切开术的适应证和禁忌证

适应证
预防因长时间插管导致的上气道损伤
便于吸引呼吸系统分泌物
为长期需要机械通气和供氧支持的患者提供稳定气道
禁忌证
不能触及环状软骨
颈部中线处肿块或增大的甲状腺
高位无名动脉
未纠正的凝血障碍(相对禁忌证)
未受保护的气道(除了紧急情况,极少应用)
儿童
呼气末正压 PEEP ≥15cmH₂O
争议
用于气道创伤或急性梗阻时建立紧急气道
用于肥胖患者

　　在成人危重患者,PDT 是实施气管切开推荐的选择技术[52,53]。在伤口感染风险较低时,可在危重患者的床旁实施 PDT,无须转运至手术室。与外科气管切开术相比,PDT 提高了成本效益[53]。

　　因肿瘤、水肿、感染、狭窄或外伤引起的上气道梗阻是气管切开术的另一类主要适应证。然而,在紧急情况以及未受保护气道实施 PDT 的安全性存在争议,此时 PDT 只能由经验丰富的人员在挑选的患者中实施[21]。操作前患者伸展颈部,便于辨识颈前解剖结构。颈部最大程度伸展可增加气管长度,更容易识别重要的解剖标志,如环状软骨和胸骨切迹。如果在胸骨切迹上方触及不到环状软骨,则为 PDT 的禁忌证。此外,对于颈部中线处有肿块、高位无名动脉或巨大甲状腺的患者,也应在手术室行外科气管切开术。

　　有凝血功能障碍患者行 PDT 前应纠正凝血功能。理想情况下,功能性血小板数目应≥50×10⁹/L,纠正国际标准化比值(international normalized ratio,INR)≤1.5。然而,有严重血小板减少症患者安全实施 PDT 的文献报道[54]。

　　当患者的呼气末正压(positive end-expiratory pressure,PEEP)≥15cmH₂O 时,实施 PDT 出现皮下气肿和气胸的风险较高,可能的情况下,应推迟 PDT。急性气道受压的非气管插管患者和小儿是 PDT 的相对禁忌证,非气管插管患者气道压迫的风险与操作时间过长,以及没有 ETT、无法在可视化内镜直视下操作有关。儿童不宜行 PDT 的原因,包括气道解剖和大小的差异,以及内镜通过细小 ETT 后影响维持足够通气的技术难题。但在这些实施 PDT 的禁忌证中,也可能有个别病例出现例外,主要取决于操作者的临床经验[21]。

经气管喷射通气

　　行 TTJV 最常见的适应证是 CI/CO 情况下的营救性供氧(紧急适应证)、完全性上气道梗阻时的气道营救(紧急适应证)、困难气管插管期间辅助性供氧技术(选择性适应证),以及上气道手术期间的通气(选择性适应证)。

不能插管/不能氧合时营救性供氧

　　TTJV 主要适应证是在紧急 CI/CO 时通过小孔径套管营救性供氧。第 38 章描述了几种相关技术,并有更为详细的叙述。在完全性气道梗阻情况下,TTJV 可引发胸腔内压剧烈升高,从而导致气压伤和血流动力学紊乱;因而,完全性气道梗阻被认为是 TTJV 的禁忌证,但在特定情况下使用专用设备行 TTJV 也可能是适宜的(见后面的讨论)。

完全性上气道梗阻时气道营救

虽然存在争议,但也有支持完全性上气道梗阻时使用 TTJV 技术的证据,这种情况较为罕见,主要的依据源于动物实验[55-57]、肺模型[58,59]或紧急情况下的病例报道,尽管此时气压伤的风险在一定程度上较高,但仍在安全范围内[60]。使用特定的替代技术可降低气压伤的风险。因此,别无选择时,TTJV 仍然是完全性上气道梗阻的可用技术。

在大型动物模型(34kg 的猪)实验中,用 2L/min 的低流量氧气进行经喉营救性供氧就可以维持氧合,并可以在确切的外科气道建立前提供短暂的救援选择[55]。

近年来,利用文丘里效应(the Venturi effect)将主动呼气相的概念用于 TTJV。呼气辅助装置(如 Ventrain)能减少通过小孔径套管在呼气相注入潮气量的所需时间,也可增加有效的分钟通气量[59]。但上气道没有阻塞时,呼气辅助的效果欠佳,可能是穿刺部位周围的空气优先通过阻力较低的上气道进入 TTJV,从而减少肺泡气体的排出[61]。

困难气管插管期间供氧

在存在气道管理失败的高风险情况下,可以选用 TTJV 预防 CI/CO。一篇报道介绍了预防性使用 TTJV,为已知的困难气管插管患者供氧[62]。TTJV 能够确保接受麻醉,并给予肌松剂的患者在安全、非紧急状态下完成气管插管。在另一报道中,下颌骨骨折后继发颞下颌关节强直的 13 岁女孩在麻醉诱导前选用 TTJV,并在 FOB 辅助下完成气管插管[63]。第三篇报道,在一例上气道巨大肿瘤患者用 TTJV 辅助自主通气,因而在非紧急状态下确保了气道安全[64]。

上气道手术期间通气

有几篇文献报道,在外科手术中选择性使用 TTJV 可以避免气管切开,既不妨碍手术视野,又便于安全实施气管插管。Spoerel 和 Greenway 发现,在喉内手术时使用 TTJV 技术,可以提供满意的肺通气,并为显微手术提供清晰的视野[65]。Smith 等在儿童头颈部外科手术中,选择性应用了经气管喷射通气[66]。Depierraz 等观察了伴有明显上气道梗阻小儿(从小于 1 岁至 12 岁),选择性使用 TTJV 的情况[67]。

经皮扩张环甲膜切开术

原理和方案

本部分重点介绍经皮扩张技术在环甲膜切开术的应用。外科环甲膜切开术和 TTJV 分别详见第 29 章、第 38 章。

经皮扩张环甲膜切开术(PDC)操作简便,即使颈部粗短或颈椎损伤也可以实施。对颈部解剖具有技术挑战的创伤患者,可以选择环甲膜切开术替代气管切开术。因为环甲膜切开术不需要外科医生的技能就可以获得气道,且术中和术后并发症较少[68-71]。现已有几种商业化产品用于 PDC。这些设备通常经导丝引导扩张器,再经扩张器置入气道套管,导丝经由穿过皮肤切口的针头或套管针(如 Seldinger 技术)置入。这种技术麻醉医生非常熟悉,常用于中心静脉穿刺的扩皮和置管。由于该技术固有的安全性,并能置入更大内径的导管,故经由扩张器和导丝建立气道更加可取。

一些设备的扩张器可以直接穿过针头插入或者直接进入皮肤切口。虽然没有置入导丝的步骤,但有皮肤切口,并需要将扩张器置入气道,所以也在本章讨论。尽管该设备的操作更快,但总体安全性较差,与 Seldinger 技术相比较,并发症(如多次插管尝试、无法置入导管、路径错误)的发生率较高。

与直接扩张技术或针刺技术相比,导丝引导技术具有一些优点。虽然直接扩张技术和针刺技术操作更快捷,但出现困难和并发症的报道较多。其并发症包括无法进入气道、多次置管尝试、纵隔损伤、食管损伤、气胸和严重出血。另一方面,导丝引导技术也有可能出现导丝折弯的问题。几项基于临床和尸体的研究比较了经皮穿刺和导丝引导技术的安全性和有效性[72-78],针刺技术和导丝引导扩张技术较为安全,适用于不同水平的临床医生(不同培训时间和不同专业),而且操作更为快捷。尽管经常有报道称不需要导丝的针刺技术操作更简易、快捷,但其并发症的发生率也较高。以上提到的快速建立气道的方法均可在偏远地区营救患者生命,对严重损伤气道的营救作用远远超过潜在的并发症。然而,在非紧急情况下使用这些方法存在争议,尤其是初次使用者。

在过去几年里,随着气道工具的改进和气道管理流程的不断完善,气道管理领域发生了许多变化。正如 Timmerman 和 Combes 等的观察,即使在紧急气道情况下,按照气道管理流程(假设没有重大颈部创伤)进行处理,环甲膜切开术也极为罕见[79,80]。然而,仔细阅读文献发现,许多并发症的发生可能正是与有创技术使用不足以及使用时机偏早有关,这取决于培训水平、场所和临床条件。为了能够安全、快速、有效实施有创操作,适宜的培训是熟练掌握这些技术的基础。

专用环甲膜切开套装

Melker 紧急环甲膜穿刺置管套装

Melker 紧急环甲膜穿刺置管套装(Cook Critical

Care, Bloomington, IN)经皮肤切口置入导丝,继而置入扩张器和气道套管(如,环甲膜切开导管)。可利用的 Melker 套装包括内径(ID)为 3.5mm、4.0mm 和 6.0mm 不带套囊的气道套管,其长度分别为 3.8cm、4.2cm 和 7.5cm,以及 ID 为 5mm 的带套囊气道套管,其长度为 9cm。该套装包括手术刀片 1 个、连接有 18G 穿刺套管针

和/或薄壁穿刺引导针的注射器、导丝、适宜长度和管径的扩张器、带套囊或不带套囊的聚乙烯气道套管(图 27.7)。通用套装是将环甲膜切开术和经皮技术工具一同放在一个托盘里。在制造商网站和用户手册上有详细的套装使用说明。

Melker 置入技术如下(图 27.8):

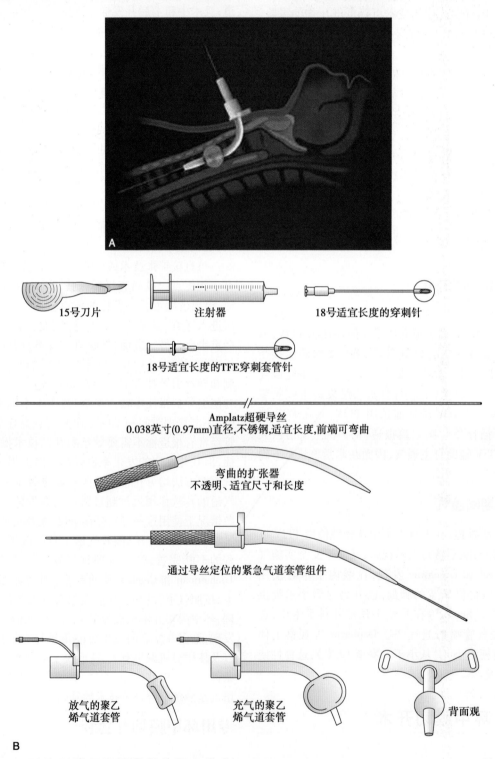

图 27.7 (A)置入模型的 Melker 带套囊套管。(B) Melker 环甲膜切开套装的组成(Courtesy Cook Medical, Bloomington, IN.)

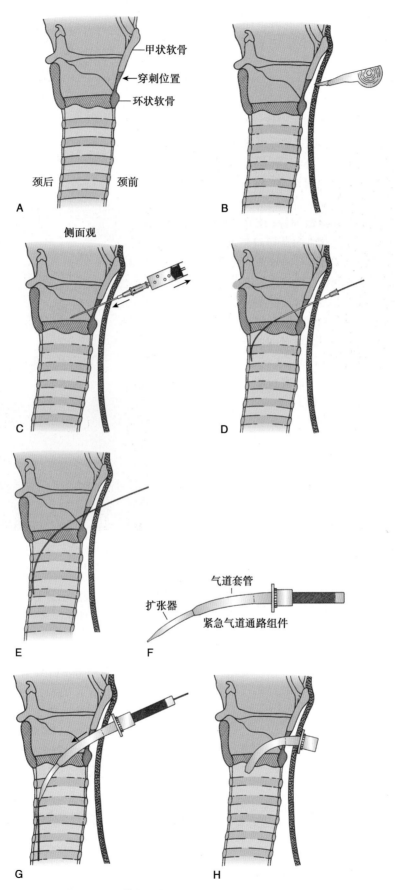

甲状软骨

穿刺位置

环状软骨

颈后 颈前

A

B

侧面观

C

D

E

气道套管

扩张器

紧急气道通路组件

F

G

H

图 27.8 （A-H）Melker 置入技术，详见正文叙述（From Melker emergency cricothyrotomy sets: suggested instructions for placement, instruction pamphlet. Cook Critical Care, Bloomington, IN, 1988. ）

1. 患者仰卧位,若无禁忌证,在颈部或肩下用圆卷托起颈部,使其轻度伸展。若怀疑有颈椎损伤,则适当固定头颈部,保持颈部正中位。

2. 打开预先准备的环甲膜切开术套装,安装组件,尽可能使用无菌操作和局部麻醉。

3. 在环状软骨和甲状软骨之间识别环甲膜。

4. 仔细触摸环甲膜,固定软骨,用手术刀纵向或水平切开皮肤。在环甲膜下 1/3 处刺穿环甲膜(横向或纵向),穿刺口大小足以置入扩张器和气道套管,随后放置导丝(见下文讨论)。

5. 使用带有注射器的 18G 塑料套管针(或是穿刺针),在中线上与冠状面成 45°,向尾端方向从切口刺入气道。在向前推送穿刺针时,回抽注射器,一旦注满盐水的注射器中出现空气或气泡,证实穿刺针已经进入气道内。

6. 取下注射器和针芯,保留塑料套管或穿刺针在适宜位置。不要将塑料套管完全置入气道,因其可能使套管打折,导致无法穿过导丝。推送柔软、可弯曲的导丝末端穿过套管或穿刺针在气道内前推几厘米。

7. 取下套管或穿刺针,保留导丝在适宜位置。如果先前没有皮肤切口,现在完成皮肤切口。

8. 将带手柄的扩张器插入气道套管内,扩张器的锥形尾端先进入气道套管的连接口末端,推送扩张器直至手柄到达连接口处。使用润滑剂润滑扩张器表面可改善两者之间的润滑度,便于放置紧急气道套管。

9. 沿着导丝推送紧急气道套管装置,直至较硬的导丝近端完全穿过气道套管,并见于扩张器的手柄末端。在置入气道套管过程中,一定要始终看到导丝近端,以防其意外留置在气管内。保持导丝位置不变,采用一进一退的方式沿着导丝置入紧急气道套管装置。

10. 在气道套管完全进入气管后,同时拔除导丝和扩张器。

11. 如果置入带套囊的导管,用注射器给套囊充入10mL 空气。

12. 使用气管切开术专用布胶带条,采用标准方法固定紧急气道套管在适宜位置。

13. 采用标准 15~22mm 连接接头,将紧急气道套管连接到适宜的通气设备上。

Arndt 紧急环甲膜穿刺置管套装

Arndt 环甲膜穿刺置管套装(Cook Medical, Bloomington, IN)是专为 TTJV 设计的经皮扩张导丝引导套管(图27.9;又见图27.3)。

Pertrach

Pertrach(Pulmodyne, Indianapolis, IN;图 27.10)是使用一种专用分离引导针的直接扩张设备。当扩张器远端进

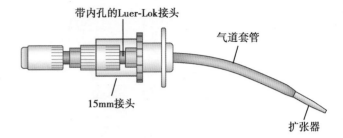

图 27.9　Arndt 环甲膜穿刺套管组成部分(Courtesy Cook Medical, Bloomington, IN)

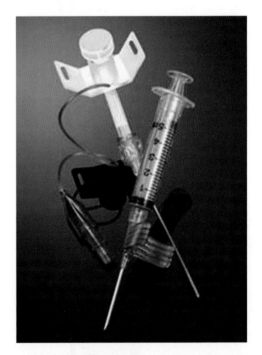

图 27.10　带有分离引导针的 Pertrach 套管(Courtesy Pulmodyne, Indianapolis, IN.)

入气道后,分离并拔除引导针(图 27.11)。制造商和使用者均报道过引导针偶尔出现难以或不能分离的问题。

QuickTrach

Rüsch QuickTrach(VBM Medizintechnik, Sulz am Necker, Germany)提供了一种经皮肤切口穿刺针一步引导的技术。用一个可移动的阻止器防止穿刺针置入"过深",以避免气管后壁穿孔。锥形针尖的针刺孔非常小,可减少出血风险。成人规格的内径 4mm, QuickTrach Ⅰ型套装的套管无套囊(图 27.12),而 QuickTrach Ⅱ型套装有套囊(图 27.13)。

Portex 环甲膜切开套装

Portex 环甲膜切开套装(PCK; Smiths Medical, Minneapolis, MN)是另一种用于 PDC 的穿刺针直接扩张设备(图 27.14)。其设计有一个气腹针系统,用于检测气管后壁的压力。切皮后经环甲膜直接入 PCK。详细置入过程如图 27.15 所示。

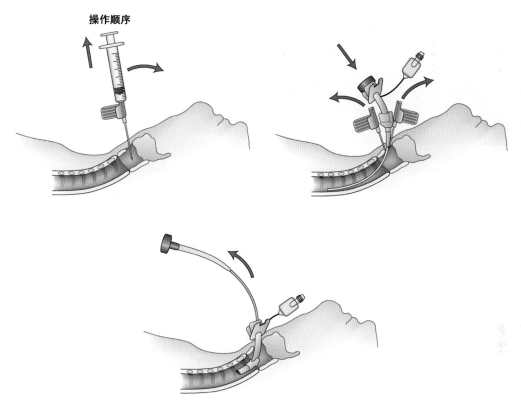

操作顺序

图 27.11 Pertrach 套管穿刺技术

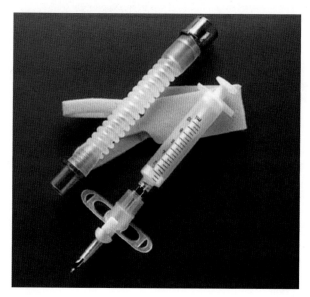

图 27.12 QuickTrach Ⅰ型环甲膜穿刺套装（Courtesy Teleflex Medical，Research Triangle Park，NC.）

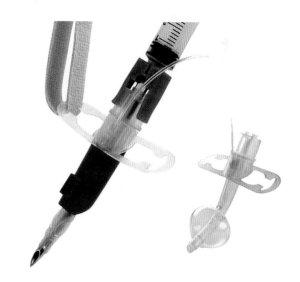

图 27.13 QuickTrach Ⅱ型环甲膜穿刺套装（Courtesy VBM Medical，Noblesville. IN.）

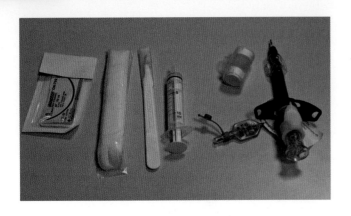

图 27.14　Portex 环甲膜切开套装（Courtesy Smiths Medical，Minneapolis，MN.）

预先组装的Portex环甲膜切开套装(PCK)，使用一种新型穿刺针，可以显示进入气管内以及随后与气管后壁的接触

Ⓐ　15号刀片

Ⓑ　10mL注射器

Ⓒ　穿刺针

Ⓓ　扩张器

Ⓔ　带有15mm接头的内径6mm的骨环甲膜切开导管

PCK套装：还包括图上没有显示：导管固定器、尼龙绳、T形湿热交换器

Portex® PCK

① 使用前器械准备

② 用拇指和示指固定气管，定位甲状软骨和环状软骨之间的环甲膜

甲状软骨
环甲膜
环状软骨
环气管韧带
气管环
胸骨切迹

③ 用刀片水平切开皮肤2

④ 定位针尖在环甲膜上方，垂直进针

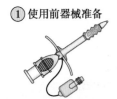

⑤ 在置入器械时持续观察针内红色指示标识，可提示针尖触及的组织

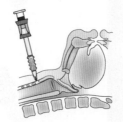

⑥⑦ 继续推进装置，直至针内红色指示标识消失，确认进入气管。继续小心推送装置，直至红色指示标识再此出现，表明针尖触及后壁软骨

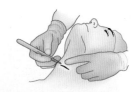

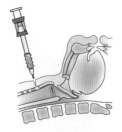

⑧ 将器械向尾端倾斜，向气管内推进12cm，拔除穿刺针

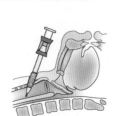

⑨ 固定扩张器位置不变，沿着扩张器将环甲膜切开导管全部滑入气管内，轻轻扭动导管内的扩张器有助于拔除

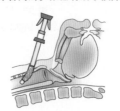

⑩ 导管全部置入后，拔除扩张器，建立气道

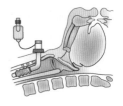

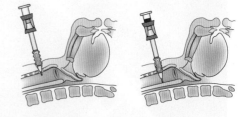

图 27.15　Portex 环甲膜切开套装置入技术（Modified from Smiths Medical，Minneapolis，MN.）

特殊考虑事项

穿刺前做皮肤切口

在实施导丝引导下 PDC 技术时,通常不建议在置入套管前做皮肤切口,原因有两个,首先,拔除针芯时套管更易打折,以致导丝穿过困难。其次,有文献报道,因皮肤切口没有靠近导丝,导致不能置入扩张器,为解决这一问题需要延长切口到达导丝部位。麻醉医生和重症监护室医生通常在导丝置入后再做皮肤切口。此时,建议在邻近导丝部位切开并穿过环甲膜,仔细操作以防切断导丝。在置入气道套管前,预先扩张切口利于套管置入,以减少套管对组织的挤压(即气道套管与扩张器之间的间隙)。

垂直切口与水平切口的对比

皮肤切口究竟是水平还是垂直切开更好尚不清楚,该问题主要涉及外科环甲膜切开术。在紧急环甲膜切开术中,垂直切口更好,因为如果皮肤切口和环甲膜位置不同(常常发生),方便向上或向下延伸切口。推荐在环甲膜下 1/3 处垂直刺入,易于置入扩张器,避开常在环甲膜上部中线处吻合的环甲动脉。

套管针与穿刺针对比

在没有皮肤切口时,经穿刺针置入导丝要优于套管针置入。但是如果有皮肤切口,这两种技术的成功率相似。在尝试推送套管全长进入气道时,有可能出现套管打折的情况。

经皮扩张气管切开术

原理和方案

PDT 是一种公认的外科气管切开术的替代方法,尤其适用于已经插管或者预计需要长时间气管插管的 ICU 患者[52,81-85]。尽管一些文献报道了 PDT 可安全用于特定的紧急情况[21],但在大多数情况下,PDT 是一种择期操作。环甲膜切开术是建立紧急气道的首选方法。

任何一项操作都需要一定的病史回顾和体格检查。触摸重要的解剖标志,如环状软骨和胸骨切迹,检查颈部以排除高位走行的无名动脉或颈部中线肿块。必要的术前检查包括最近的胸片和血清学检查、凝血酶原时间(prothrombin time,PT)、部分凝血活酶时间和血小板计数。通过计算反映 PT 的 INR,可以最好地反映凝血功

能。尽管 INR 的标准值是 1,但小于 1.5 也可以接受。由于操作出血极少,即使在血红蛋白低的情况下也不需要交叉配血。

在操作过程中应在附近备有设备齐全的困难气道抢救车,以防意外脱管等情况发生。对颈部短粗的患者,应考虑使用加长气管切开导管,防止意外脱管或导管误入颈前软组织。最好是四人合作完成操作,包括:一名操作医生,一名实施支气管镜检查的住院医生或重症监护医生,一名协助调节呼吸机参数、固定气管插管的呼吸机技师或其他有资质的人员,以及一名负责给药、监测生命体征、获取所需材料和器械的护士。外科医生和必备器械通常位于患者右侧,呼吸机技师位于左侧,支气管镜检查者站在床的头端。

按使用顺序将这些设备摆放在患者床头,选用带有吸引通道的支气管镜,型号与 ETT 或经鼻气管导管相匹配,同时还能保证充分通气。在导管 ID 小于 7mm 时,需要使用儿科支气管镜。如果可能,将支气管镜连接视频显示器上,便于操作者和其他人员都能全程直视气管内。对患者而言,任何牵涉到气管的操作都是强刺激,需要充分的局部麻醉,并辅助静脉镇静。含 1:100 000 肾上腺素的 1% 或 2% 的利多卡因,用于切口部位向下至气管水平的浸润麻醉。2% 或 4% 的利多卡因可通过支气管镜喷洒,有利于减弱气管内操作引发的咳嗽反射。需要静脉麻醉时,根据患者和具体情况选用特定的药物联合应用。常用药物包括咪达唑仑、芬太尼、瑞芬太尼、丙泊酚、右美托咪定。建议麻醉医生到达现场,但这取决于科室在医院的位置和方便程度。在 ETT 管理、支气管镜检查和使用药物时应特别注意,尤其是老年患者,即使是小剂量药物也有可能引起血压和心率的较大波动。为便于操作,建议使用神经肌肉阻滞剂。

置入技术

Seldinger 导丝和单扩张器套装

有许多可使用的商业化套装可用于操作,其中基于最初的 Ciaglia 技术(图 27.16)和随后的改良技术研制的单扩张器套装使用最为广泛。这类套装包括 Ciaglia Blue Rhino G2 高级经皮气管切开套装(Cook Medical, Bloomington, IN),Portex ULTRAperc 单扩张器(Smiths Medical, Minneapolis, MN),以及 Dolphin BT Ciaglia 球囊辅助气管切开引导器(Cook Medical, Bloomington, IN)。

单扩张器套装的通用操作技术如下:

1. 参照常规气管切开术摆放患者体位,头部伸展,标记解剖标志(图 27.6B 和图 27.6C),常规无菌准备和铺单。

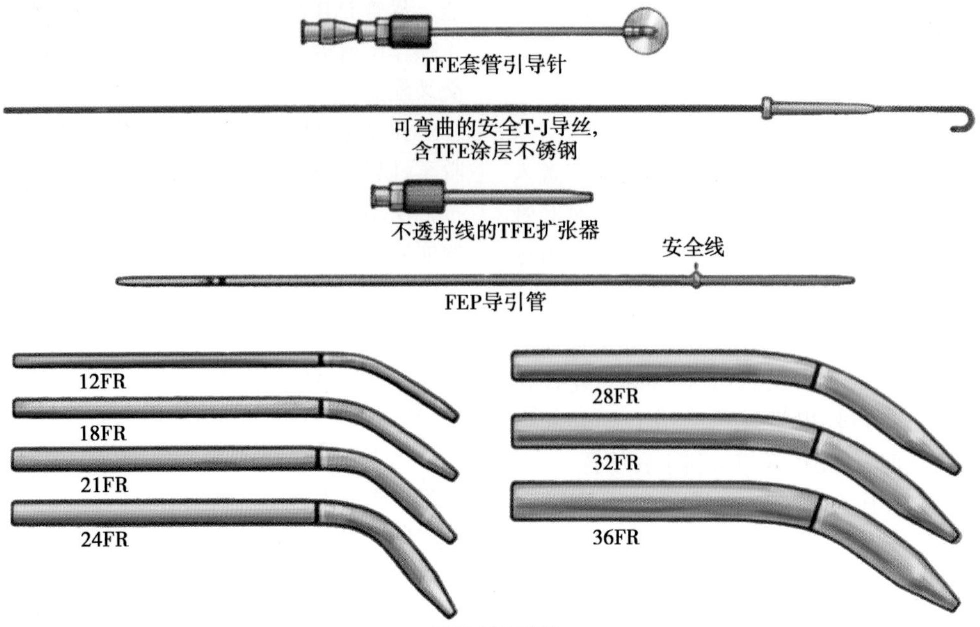

图 27.16 Ciaglia 经皮气管切开套装,配备多个扩张器(Courtesy Cook Critical Care,Blooming-ton,IN.)

2. 气管切开部位在第 1、第 2 气管环,或第 2、第 3 气管环之间(图 27.17A)。在先前触摸和标记的环状软骨下方一或两横指处,用含 1∶100 000 肾上腺素的 2% 利多卡因浸润皮肤及皮下组织。

3. 做一个 1.5cm 的水平切口,皮下组织用止血钳钝性分离,操作中不要触碰带状肌肉或甲状腺。

4. 可弯曲支气管镜(flexible bronchoscope,FB)经 ETT 向前推送,直至其尖端到达 ETT 远端水平。如果 FB 通过喉罩(声门上气道)向前推进,直至可见环状软骨。颈前按压和经气管透光便于结构识别。

5. 解开 ETT 固定绷带,同时缓慢后退 FB 和 ETT,直至切口处出现最大透光。

6. 连接到显示屏的 FB 在整个过程保持位置不变,可直视操作的每一个步骤。

7. 注射器连接 16G 或 17G 引导针,在颈前中线,与冠状平面成 45°角向尾端刺入穿刺点,向前推送穿刺针,并通过回抽注射器确认是否进入气道,当充有盐水的注射器回抽出现空气或气泡证实进入气道(图 27.17B)。

8. 用支气管镜确认中线上的软骨间隙位置。

9. 拔除穿刺针,保留可通过导丝的管鞘,回抽注射器再次确认管鞘位于气管内(图 27.17C)。

10. 通过管鞘置入导丝(图 27.17D)。

11. 拔除管鞘,经导丝置入 14F 引导扩张器(可尝试几次),该操作可充分扩大气管穿刺口,以便于轻松置入 12F 引导管(图 27.17E)。

12. 保留引导管和导丝位置不动,以支撑单个扩张器的置入。

13. 经引导管和导丝置入单个扩张器(图 27.17F),如果需要可尝试几次,直至阻力最小。扩张的深度取决于置入套管的大小。

14. 将扩张器插入气管切开导管(图 27.17G)。

15. 气管切开导管最终替代扩张器进入气管,在扩张器和气管切开导管之间的内表面可能会有一些阻力。

16. 拔除导丝、引导管和扩张器,留置气管切开导管(图 27.17H)。

17. 连接呼吸机和气管切开导管,用缝合线四边固定。

通气充足时,在检查声带的同时,拔除 ETT,术后拍摄胸片以排除气胸。对颈部短粗的患者,使用加长气管切开导管以防止导管误入气管前软组织。若患者在气管切开术后 5 天内出现意外脱管,建议 ICU 人员再次行经口气管插管,而不是再次行气管切开术。

使用该技术的注意事项:反复通过回抽气泡确认导管位于气管内;在扩张过程中,时刻注意观察导丝、引导管和扩张器的安全定位标识,防止损伤气管后壁;气管切开导管应顺畅地沿着扩张器置入气管,充分润滑扩张器表面可使气管切开导管与其更加匹配,并方便置入气管切开导管。

Ciaglia Biue Rhino G2 高级经皮气管切开套装

Ciaglia Biue Rhino G2 高级经皮气管切开套装(图

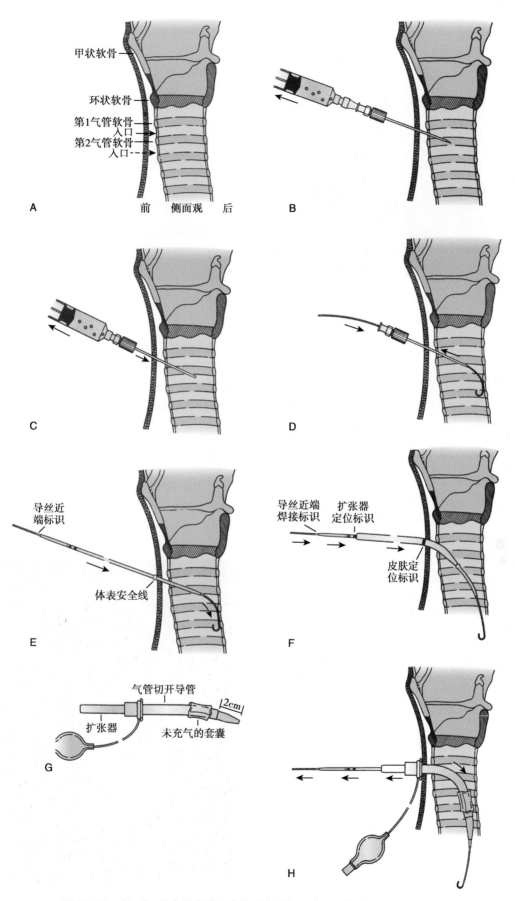

甲状软骨

环状软骨

第1气管软骨
入口
第2气管软骨
入口

A　　前　侧面观　后

B

C

D

导丝近端标识

体表安全线

E

导丝近端焊接标识　扩张器定位标识

皮肤定位标识

F

气管切开导管

2cm

扩张器　　　未充气的套囊

G

H

图 27.17　Ciaglia 单个扩张器经皮扩张气管切开术置入技术。详见正文讲解

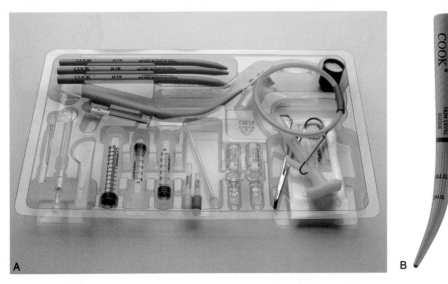

图 27.18 （A） Ciaglia Blue Rhino G2 托盘。（B） Blue Rhino 经皮气管切开扩张器（Courtesy Cook Medical，Bloomington，IN.）

27.18A）配有一个弯曲的扩张器，其可穿过引导管一次性扩开气管切开入口，同前述套装不同的是，其无须使用多个扩张器（图 27.18B）。质地柔软、有亲水涂层、单次扩张技术等是该经皮气管切开套装被广泛使用的主要优点，多项研究表明，该套装至少同其他 PDT 一样安全[86-91]。

Portex ULTRAperc 单个扩张器

Portex ULTRAperc 单个经皮扩张气管切开套装（Smiths Medical，Minneapolis，MN）是基于广泛接受的 Seldinger 导丝技术。该套装配备了蓝线超吸气管切开导管，可通过组合的吸引通道来清除堆积的分泌物（图 27.19）。

在人体模型和猪模型研究中，比较了 ULTRAperc 和 Blue Rhino 两种套装。通常认为使用 ULTRAperc 套装扩张更容易、更省力，气管切开置管用时较短[92]。研究人员指出，与 Blue Rhino 套装相比较，ULTRAperc 套装在人体模型和猪气道模型中使用更加简单、快速，并且在置入气管切开导管时对气管前后壁的压力也较小。这一优点可能源自 ULTRAperc 套装气管切开导管的引导管，其可使气管切开导管顺利通过扩张口。

Dolphin BT Ciaglia 球囊辅助气管切开引导器

Dolphin BT Ciaglia 球囊辅助气管切开引导器是对单扩张器 PDT 技术的改进。该套装将球囊扩张和气管插管两个步骤合二为一（图 27.20）。基本原理是球囊扩张应最大限度地降低气管前壁压力，并提供一个均匀、可控

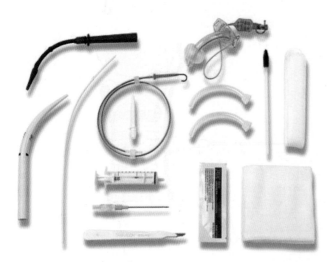

图 27.19 Portex ULTRAperc 套装（Courtesy Smith Medical，Minneapolis，MN）

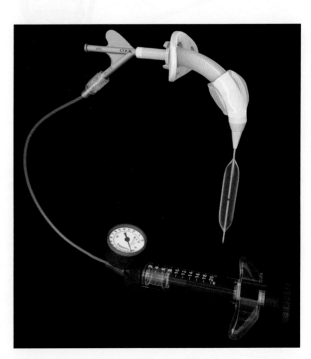

图 27.20 Dolphin BT Ciaglia 球囊辅助经皮气管切开引导器（Courtesy Cook Medical，Bloomington，IN.）

的径向扩张。一项研究通过比较 Dolphin BT 和 Blue Rhino 套装得出结论:两者均可用于 ICU 患者的 PDT,但 Rhino 操作用时更短,似乎气道损伤更少[93]。

Portex Griggs 经皮扩张气管切开套装

　　Portex Griggs 经皮扩张气管切开套装(Smiths Medical, Minneapolis,MN)的特点是使用导丝扩张钳,这是 Griggs PDT 的核心技术(图 27.21)。扩张钳的设计是沿着预置的导丝滑动,以扩张气管前组织和气管前壁,为插管做准备。其操作特点与 Ciaglia 技术相似,包括气管穿刺(18G 针头)、导丝置入和皮肤切口。用一个小扩张器轻轻扩张所有颈部结构。随后,将特制的扩张钳经导丝插入,直至进入气管内,通过打开钳臂以扩张皮肤和气管前组织。在光导纤维内镜下,小心推送扩张钳进入气管,使钳子尖端指向隆嵴,通过撑开钳臂扩张气管。正如 Ciaglia 技术,最后借助经由导丝的引导管置入气管切开导管。

　　与锥形单扩张器相比较,使用扩张钳可以减少压力。一项前瞻性、随机对照研究比较了渐进性扩张和经钳扩张经皮气管切开术[94],结果表明,渐进性扩张气管切开术比经钳扩张气管切开术操作耗时,更易引起高碳酸血症,引发各种困难。经钳扩张技术安全、易学,与渐进性扩张技术相比较,可能操作更快捷。有时,因颈前皮下组织较厚,扩张钳难以完全置入,可将扩张钳转换为渐进性扩张器,使其在没有并发症的情况下完成操作[34,95]。

PercuTwist

　　PercuTwist(elefex Inc.,Wayne,PA)是一种可供选择的单步法经皮气管切开方法(图 27.22 和图 27.23)。准备、气管穿刺和导丝置入参照 Ciaglia 技术(图 27.23A 和图 27.23B)。拔除穿刺针,切开皮肤 1cm(图 27.23C),将一根专用的亲水性扩张螺钉(适用于 8mm 或 9mm 内径的气管套管)沿着导丝滑入皮肤切口(图 27.23D)。轻压扩张螺钉并顺时针旋转,直至第一个螺纹进入气管前软组织(图 27.23E)。随后,小心向前推进,勿压,直至在光导纤维内镜下看到扩张螺钉尖端进入气管(图 27.24)。

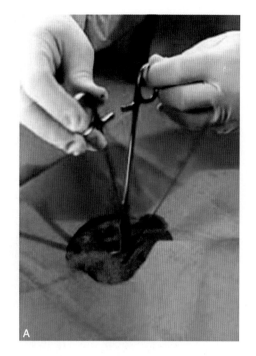

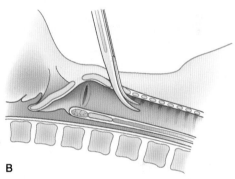

图 27.21 　(A)使用 Portex Griggs 扩张钳进行扩张操作。(B)扩张钳的扩张示意图(Courtesy Smith Medical,Minneapolis,MN.)

轻轻抬高气管前壁,旋转螺钉进入气管。逆时针旋转取出扩张螺钉,经保留在原位的导丝置入扩张器,再引导置入气管套管(见图 27.23F 和 G)。

　　PercuTwist 的优点是增强了从开始到结束的可控性。另一优点则是能够抬起气管前壁,便于操作过程中在内镜下直视扩张部位。虽然有气管后壁损伤的病例报

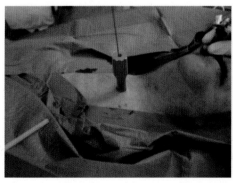

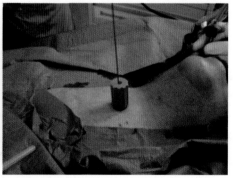

图 27.22 　通过 PercuTwist 进行气管切开(Courtesy Rüsch,Vienna.)

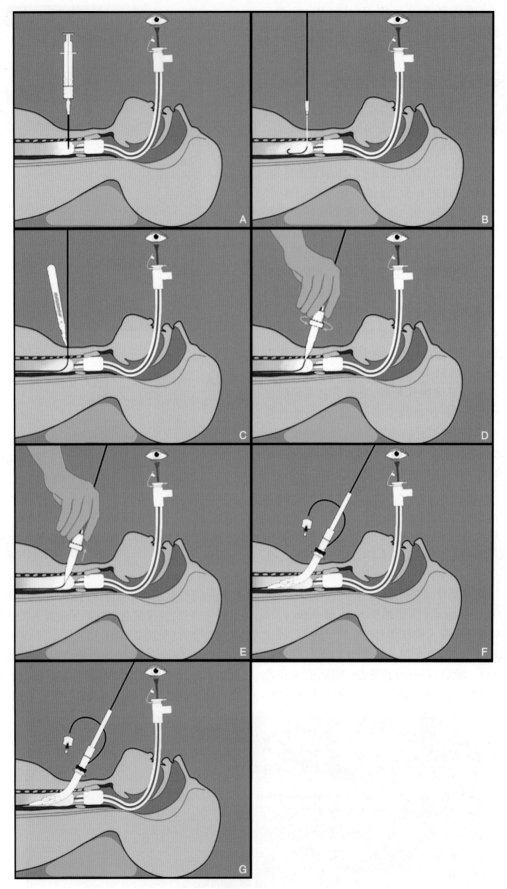

图 27.23 PercuTwist 插入操作,详见正文(Courtesy Rüsch,Vienna)

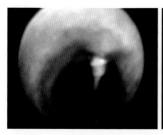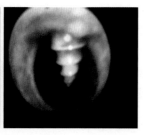

图 27.24　PercuTwist 技术的光导纤维内镜监控（Courtesy Rüsch,Vienna.）

告,但应用扩张钳逐步扩张可提高该技术的安全性[87,96]。

经喉气管切开套装

根据 Fantoni 于 1997 年引进的技术,大多数欧洲国家采用经喉气管切开套装(Mallinckrodt,Mirandola,Italy)实施经喉气管切开。与其他所有经皮技术相比,该方法是先朝向头端穿刺,刺入气管后,经穿刺针置入导丝,导丝在气管导管旁或气管导管内进入口咽部。随后用套装内的内径 5mm 导管行再次插管,连接导丝和气管套管,不断牵拉导丝,使得套管经咽部进入气管。随后,将尖端从颈部气管前壁和颈部软组织拉出,切断尖端,使用塑料封闭器向下旋转套管 180°。最后,经套管置入可弯曲镜,检查其在气管中的正确位置。

该技术的主要优点是皮肤切口小或者无切口,最大限度地减少出血的风险。Fantoni 技术常遇到的问题是套管在气管内旋转困难,需要更换 ETT,以及导管经过口咽通路时的污染。

争议

应用支气管镜和超声检查

关于可弯曲支气管镜在 PDT 中的应用,在过去 20 年里文献中争论激烈。支持观点包括:易于操作,增加安全性,显著降低或消除路径错误、纵隔气肿、气胸和皮下气肿的风险;支气管镜检查可以早期发现并吸引气管内的血液和分泌物。此外,支气管镜(FB)可以辅助穿刺针在中线上第 2 和第 3 气管软骨环之间准确进针,并防止气管后壁损伤。

反对观点包括:增加操作时间和费用,并不增加有经验者操作的安全性。此外,在 ETT 中使用支气管镜可能导致二氧化碳潴留和通气困难。更多的文献证据指出,支气管镜的优势在于其安全性[97,98]。然而,在降低总体死亡率和围术期主要并发症方面,大的荟萃分析并没有表明 FB 引导下操作具有明显优势[99]。

超声被认为是很有用的工具,可以识别气道解剖结构、血管和其他结构,如甲状腺峡部。在一些病例中,超声取代了支气管镜引导[100]。然而,两者联合(取决于可用资源)可提供更好的效果。超声能否降低气管无名动脉瘘(一种罕见但致命性并发症)的发生率尚需进一步研究[101]。

患者体质

肥胖患者是否可以使用 PDT 仍存在争议。肥胖妨碍仔细触摸重要的解剖标志,增加路径错误或意外颈部软组织内插管的风险。最佳的颈部位置通常可以定位环状软骨和胸骨切迹。在操作过程中,用力扩展皮下组织有助于触摸气管软骨环,便于准确进针。路径错误的风险可以通过使用 FB 处理,确保每个操作步骤在可视下完成。

在肥胖患者,因导管在大量软组织中移位,有可能发生意外脱管。使用近端加长的气管切开导管可显著降低这种风险。Ben Nun 等报道了 154 例重症成年患者在床旁采用 Griggs 技术行经皮气管切开术[102],其中 18 例颈部短粗,也是复杂 PDT 的唯一危险因素。颈部短粗的定义是颈围大于 46cm,环状软骨与胸骨切迹的距离小于 2.5cm,以及环状软骨与气管前软组织的距离大于 2.5cm,该研究没有报道并发症。Heyrosa 等对比研究了 89 例行 PDT 的肥胖患者[体重指数(BMI)>35mg/m²]和 53 例行开放性气管切开术的肥胖患者(相同 BMI),发现两组患者的并发症发生率相同(6.5%)[103]。

Aldawood 等对 50 例 BMI>30mg/m² 的肥胖患者实施 PDT,大多数没有支气管镜引导[104]。他们认为,肥胖患者的主要并发症发生率比非肥胖患者高(12% vs 2%,P=0.04),但次要并发症两组相似。最常见的主要并发症是"操作终止,未做明确说明",但两组均未出现改变手术方式、气胸或死亡。研究人员得出结论,在大多数肥胖患者,能够安全实施 PDT。

在一项前瞻性研究中,共 500 例持续气管插管的 ICU 成人患者行内镜辅助评估 PDT,BMI>30mg/m² 的患者出现并发症的人数(15%)明显多于 BMI<30mg/m² 的患者(8%)(P<0.06)[105]。对于 ASA 分级为 4 级的肥胖患者,并发症的发生率更高(56 例中有 11 例[20%])(P<0.02)。Byhahn 等报道了 73 例肥胖患者的并发症发生率高达(43.8%),同时发现肥胖患者(BMI>27.5)围术期并发症的风险也比非肥胖患者高出 2.7 倍,严重并发症的风险比非肥胖患者高 4.9 倍[106]。研究人员认为,肥胖患者行 PDT 显著增加围手术期并发症风险,尤其是严重不良事件。由于肥胖定义的标准各异、主要和次要终点不同,以及使用不同的经皮技术行 PDT,这些研究结果和结论的比较充满疑问。

经气管喷射通气

原理和方案

有可能预料的 TTJV 紧急需要极少发生,在可能出现气道完全失控时，没有临床医生会诱导麻醉。相反，在大多数患者气道管理并没有出现严重事件时，麻醉医生的工作就是做好需要时能随时建立有创气道的方案。

准备使用 TTJV 是其应用的最重要方面，其次是使用的意愿。由于培训的缘故，绝大多数麻醉医生更偏爱无创方法。在过去20年里，随着 SGA 和高级气管插管技术的广泛应用，即便外科和经皮气道营救操作得当，但在丧失气道的情况下，通常还是应用太迟，以至于无法改变结果、防止死亡或脑死亡[107]。一定要避免反复尝试喉镜插管和不成功的 SGA 通气，证据表明，这些不仅无用，还会导致更加严重的后果[107,108]。

设备

过去，有各种静脉套管针可供使用[64,109-111]。有关 TTJV 技术的文献报道了很多工具，包括商品化和手术室自制的工具[112-116]。尽管手术室自制工具的工作原理差不多，但其在实际临床紧急情况下的性能仍未知[117]。使用预先组装、商品化 TTJV 套装的最大优点是商业产品的质量有保证。

套管尺寸对氧合成功与否至关重要。总体而言，小号套管 ID<3mm（8G）的供氧和通气不可靠，除非使用高压调节系统，并配有呼气口；小于 14G 的套管，即便使用高流量调节系统，效果也不可靠。TTJV 系统的理想特点如知识框 27.2 所示，详见第 38 章。

有几种可用于 TTJV 的商品化套管。Cook 紧急经气管气道套管（Cook Critical Care, Bloomington, IN）是一种内径 6F，长度 5cm 或 7.5cm 的钢丝加强防弯折导管。近端配有一个 Luer-Lok 型接头（见图 27.1）。Ravussin 喷射套管（VBM Medizintechnik, Sulz am Necker, Germany）有 13G 和 14G 两种规格，该套管配有环形固定装置，便于套管固定于患者，近端有 Luer-Lok 和 1mm 两种接头，并且

知识框 27.2　理想的经气管喷射通气装置的特点

- 经临床或实验室研究验证
- 最小号套管：14G
- 低顺应性导管，固定的组件连接
- 能够连接到高压（50psi*）氧源
- 能够连接到麻醉回路/自充气球囊（如果 ID≥3mm）
- 抗弯曲
- 可测量气管内压力
- 可测量 ETCO₂
- 流量可控
- 提供压力调节
- 预先组装
- 无菌

ETCO₂，呼气末二氧化碳浓度；ID，内径。
* 1psi≈6.9kPa。

有预塑形的弯曲（见图 27.2）。Arndt 紧急环甲膜穿刺套管（Cook Critical Care. Bloomington, IN）是一种预塑形的、由抗弯曲材料制成的内径 9F、长 6cm 的套管。与其他套管不同的是，其需要使用导丝引导的 Seldinger 技术置入（图 27.3）。

置入技术

环甲膜是公认的 TTJV 套管针穿刺进针点，具有许多优点，有几个体表标志可用于识别环甲膜。环状软骨也是气道中唯一完整的环形软骨，成熟的环状软骨支撑喉部，使气管前后壁富有弹性，可在刺入套管针时减少损伤[77]。环状软骨后壁从环甲膜下方延伸，为 TTJV 套管置入提供了稳固的支撑，降低了气管后壁和食道的损伤概率。

即使环甲膜难以识别，也有一些报告介绍了预料和非预料的气管 TTJV 套管置入。Salah 等在猪尸体气道的研究中发现，经皮技术会增加一些标本（但并非全部）气管结构的损伤，强调优先选择环甲膜入路[118]。能够识别环甲膜的临床医生不多，一项研究表明，只有30%的临床医生能够识别体表标志[39]。知识框 27.3 列出了几种识别环甲膜的方法。

知识框 27.4 列出了经喉置入 TTJV 套管所需的设备。标准置入技术如下：

1. 体位：右优势手的操作者站在患者左侧。
2. 时间允许，要使用消毒液。
3. 经喉穿刺套管针需要准备一个 5mL 或 10mL 注射器，有无液体均可。值得注意的是，如果生产商没有预先塑形，则在距离远端 2.5cm 处折一个小弯（15°）[119]。

知识框 27.3　识别环甲膜的方法

- 甲状软骨切迹（喉结）下操作者一指宽（成人）
- 甲状软骨切迹下患者一指宽
- 第二颈纹位于环状软骨上
- 胸骨切迹上操作者四指宽（成人）
- 甲状软骨切迹下 2cm（成人）

知识框 27.4　经皮经喉喷射通气套管设备

- 个人防护设备
- 皮肤记号笔
- 消毒液，无菌单
- 环甲膜套管针
  - Luer-Lok 注射器（5~10mL）
  - 手术刀做皮肤垂直小切口
- 生理盐水
- 含肾上腺素（1:200 000）局部麻醉药
- 小号穿刺针（22~25G）

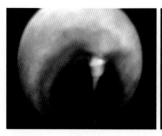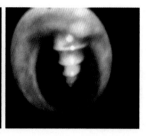

图 27.24 PercuTwist 技术的光导纤维内镜监控（Courtesy Rüsch,Vienna.）

告,但应用扩张钳逐步扩张可提高该技术的安全性[87,96]。

经喉气管切开套装

根据 Fantoni 于 1997 年引进的技术,大多数欧洲国家采用经喉气管切开套装(Mallinckrodt,Mirandola,Italy)实施经喉气管切开。与其他所有经皮技术相比,该方法是先朝向头端穿刺,刺入气管后,经穿刺针置入导丝,导丝在气管导管旁或气管导管内进入口咽部。随后用套装内的内径 5mm 导管行再次插管,连接导丝和气管套管,不断牵拉导丝,使得套管经咽部进入气管。随后,将尖端从颈部气管前壁和颈部软组织拉出,切断尖端,使用塑料封闭器向下旋转套管 180°。最后,经套管置入可弯曲镜,检查其在气管中的正确位置。

该技术的主要优点是皮肤切口小或者无切口,最大限度地减少出血的风险。Fantoni 技术常遇到的问题是套管在气管内旋转困难,需要更换 ETT,以及导管经过口咽通路时的污染。

争议

应用支气管镜和超声检查

关于可弯曲支气管镜在 PDT 中的应用,在过去 20 年里文献中争论激烈。支持观点包括:易于操作,增加安全性,显著降低或消除路径错误、纵隔气肿、气胸和皮下气肿的风险;支气管镜检查可以早期发现并吸引气管内的血液和分泌物。此外,支气管镜(FB)可以辅助穿刺针在中线上第 2 和第 3 气管软骨环之间准确进针,并防止气管后壁损伤。

反对观点包括:增加操作时间和费用,并不增加有经验者操作的安全性。此外,在 ETT 中使用支气管镜可能导致二氧化碳潴留和通气困难。更多的文献证据指出,支气管镜的优势在于其安全性[97,98]。然而,在降低总体死亡率和围术期主要并发症方面,大的荟萃分析并没有表明 FB 引导下操作具有明显优势[99]。

超声被认为是很有用的工具,可以识别气道解剖结构、血管和其他结构,如甲状腺峡部。在一些病例中,超声取代了支气管镜引导[100]。然而,两者联合(取决于可用资源)可提供更好的效果。超声能否降低气管无名动脉瘘(一种罕见但致命性并发症)的发生率尚需进一步研究[101]。

患者体质

肥胖患者是否可以使用 PDT 仍存在争议。肥胖妨碍仔细触摸重要的解剖标志,增加路径错误或意外颈部软组织内插管的风险。最佳的颈部位置通常可以定位环状软骨和胸骨切迹。在操作过程中,用力扩展皮下组织有助于触摸气管软骨环,便于准确进针。路径错误的风险可以通过使用 FB 处理,确保每个操作步骤在可视下完成。

在肥胖患者,因导管在大量软组织中移位,有可能发生意外脱管。使用近端加长的气管切开导管可显著降低这种风险。Ben Nun 等报道了 154 例重症成年患者在床旁采用 Griggs 技术行经皮气管切开术[102],其中 18 例颈部短粗,也是复杂 PDT 的唯一危险因素。颈部短粗的定义是颈围大于 46cm,环状软骨与胸骨切迹的距离小于 2.5cm,以及环状软骨与气管前软组织的距离大于 2.5cm,该研究没有报道并发症。Heyrosa 等对比研究了 89 例行 PDT 的肥胖患者[体重指数(BMI)>35mg/m²]和 53 例行开放性气管切开术的肥胖患者(相同 BMI),发现两组患者的并发症发生率相同(6.5%)[103]。

Aldawood 等对 50 例 BMI>30mg/m² 的肥胖患者实施 PDT,大多数没有支气管镜引导[104]。他们认为,肥胖患者的主要并发症发生率比非肥胖患者高(12% vs 2%,P=0.04),但次要并发症两组相似。最常见的主要并发症是"操作终止,未做明确说明",但两组均未出现改变手术方式、气胸或死亡。研究人员得出结论,在大多数肥胖患者,能够安全实施 PDT。

在一项前瞻性研究中,共 500 例持续气管插管的 ICU 成人患者行内镜辅助评估 PDT,BMI>30mg/m² 的患者出现并发症的人数(15%)明显多于 BMI<30mg/m² 的患者(8%)(P<0.06)[105]。对于 ASA 分级为 4 级的肥胖患者,并发症的发生率更高(56 例中有 11 例[20%])(P<0.02)。Byhahn 等报道了 73 例肥胖患者的并发症发生率高达(43.8%),同时发现肥胖患者(BMI>27.5)围术期并发症的风险也比非肥胖患者高出 2.7 倍,严重并发症的风险比非肥胖患者高 4.9 倍[106]。研究人员认为,肥胖患者行 PDT 显著增加围手术期并发症风险,尤其是严重不良事件。由于肥胖定义的标准各异、主要和次要终点不同,以及使用不同的经皮技术行 PDT,这些研究结果和结论的比较充满疑问。

经气管喷射通气

原理和方案

有可能预料的 TTJV 紧急需要极少发生,在可能出现气道完全失控时,没有临床医生会诱导麻醉。相反,在大多数患者气道管理并没有出现严重事件时,麻醉医生的工作就是做好需要时能随时建立有创气道的方案。

准备使用 TTJV 是其应用的最重要方面,其次是使用的意愿。由于培训的缘故,绝大多数麻醉医生更偏爱无创方法。在过去 20 年里,随着 SGA 和高级气管插管技术的广泛应用,即便外科和经皮气道营救操作得当,但在丧失气道的情况下,通常还是应用太迟,以至于无法改变结果、防止死亡或脑死亡[107]。一定要避免反复尝试喉镜插管和不成功的 SGA 通气,证据表明,这些不仅无用,还会导致更加严重的后果[107,108]。

设备

过去,有各种静脉套管针可供使用[64,109-111]。有关 TTJV 技术的文献报道了很多工具,包括商品化和手术室自制的工具[112-116]。尽管手术室自制工具的工作原理差不多,但其在实际临床紧急情况下的性能仍未知[117]。使用预先组装、商品化 TTJV 套装的最大优点是商业产品的质量有保证。

套管尺寸对氧合成功与否至关重要。总体而言,小号套管 ID<3mm(8G) 的供氧和通气不可靠,除非使用高压调节系统,并配有呼气口;小于 14G 的套管,即便使用高流量调节系统,效果也不可靠。TTJV 系统的理想特点如知识框 27.2 所示,详见第 38 章。

有几种可用于 TTJV 的商品化套管。Cook 紧急经气管气道套管(Cook Critical Care, Bloomington, IN)是一种内径 6F,长度 5cm 或 7.5cm 的钢丝加强防弯折导管。近端配有一个 Luer-Lok 型接头(见图 27.1)。Ravussin 喷射套管(VBM Medizintechnik, Sulz am Necker, Germany)有 13G 和 14G 两种规格,该套管配有环形固定装置,便于套管固定于患者,近端有 Luer-Lok 和 1mm 两种接头,并且

有预塑形的弯曲(见图 27.2)。Arndt 紧急环甲膜穿刺套管(Cook Critical Care. Bloomington, IN)是一种预塑形的、由抗弯曲材料制成的内径 9F、长 6cm 的套管。与其他套管不同的是,其需要使用导丝引导的 Seldinger 技术置入(图 27.3)。

置入技术

环甲膜是公认的 TTJV 套管针穿刺进针点,具有许多优点,有几个体表标志可用于识别环甲膜。环状软骨也是气道中唯一完整的环形软骨,成熟的环状软骨支撑喉部,使气管前后壁富有弹性,可在刺入套管针时减少损伤[77]。环状软骨后壁从环甲膜下方延伸,为 TTJV 套管置入提供了稳固的支撑,降低了气管后壁和食道的损伤概率。

即使环甲膜难以识别,也有一些报告介绍了预料和非预料的气管 TTJV 套管置入。Salah 等在猪尸体气道的研究中发现,经皮技术会增加一些标本(但并非全部)气管结构的损伤,强调优先选择环甲膜入路[118]。能够识别环甲膜的临床医生不多,一项研究表明,只有 30% 的临床医生能够识别体表标志[39]。知识框 27.3 列出了几种识别环甲膜的方法。

知识框 27.4 列出了经喉置入 TTJV 套管所需的设备。标准置入技术如下:

1. 体位:右优势手的操作者站在患者左侧。
2. 时间允许,要使用消毒液。
3. 经喉穿刺套管针需要准备一个 5mL 或 10mL 注射器,有无液体均可。值得注意的是,如果生产商没有预先塑形,则在距离远端 2.5cm 处折一个小弯(15°)[119]。

知识框 27.2　理想的经气管喷射通气装置的特点

- 经临床或实验室研究验证
- 最小号套管:14G
- 低顺应性导管,固定的组件连接
- 能够连接到高压(50psi*)氧源
- 能够连接到麻醉回路/自充气球囊(如果 ID≥3mm)
- 抗弯曲
- 可测量气管内压力
- 可测量 ETCO$_2$
- 流量可控
- 提供压力调节
- 预先组装
- 无菌

ETCO$_2$,呼气末二氧化碳浓度;ID,内径。

* 1psi≈6.9kPa。

知识框 27.3　识别环甲膜的方法

- 甲状软骨切迹(喉结)下操作者一指宽(成人)
- 甲状软骨切迹下患者一指宽
- 第二颈纹位于环状软骨上
- 胸骨切迹上操作者四指宽(成人)
- 甲状软骨切迹下 2cm(成人)

知识框 27.4　经皮经喉喷射通气套管设备

- 个人防护设备
- 皮肤记号笔
- 消毒液,无菌单
- 环甲膜套管针
  - Luer-Lok 注射器(5~10mL)
  - 手术刀做皮肤垂直小切口
- 生理盐水
- 含肾上腺素(1:200 000)局部麻醉药
- 小号穿刺针(22~25G)

4. 无颈部伸展禁忌证时,在颈部伸展位触摸环甲膜。

5. 时间允许,可在局部麻醉药中加肾上腺素以减少出血。

6. 在环甲膜体表标志下 1/3 颈前中线处穿刺皮肤。

7. 首先,套管针与设想的颈椎位置成 90°进针。

8. 向下加压时,回抽注射器,保持恒定负压。粗针头难以穿刺皮肤,可用手术刀片在皮肤上纵向切一个小口,便于穿刺针通过。

9. 回抽注射器可见气体是穿刺针进入喉部的标志。13G 或更大口径的穿刺针进入气道可以轻松抽出气体。

10. 注射器向头端倾斜 30°,沿着穿刺针将套管向前推送入气道。

11. 当套管中心部位触及皮肤时,完全拔除穿刺针,安全丢弃,保持套管位置不动,再次回抽空气确认套管位于气管内。

12. 用手将气管套管固定在合适位置,直至建立确切气道。

术后注意事项

环甲膜切开术

环甲膜切开术经常用于紧急情况营救困难气道,但也可用于择期操作[120]。在非理想情况下,可将环甲膜切开术作为一种临时方法,待患者情况稳定后,实施气管插管(使用或不用可弯曲镜辅助插管)或气管切开术,可弯曲插管镜提供了一个评估气道的机会,尤其是环甲膜切开术的部位。

应反复检查环甲膜切开部位,是否出现感染征象。所有患者在出院前都应该接受详细的神经功能和气道评估,确保没有损伤声带或其他毗邻结构。在紧急环甲膜切开术后,需要何种检查的意见尚不统一,但对于吞咽困难或发声困难的患者都应该仔细评估。只要正确实施紧急环甲膜切开术,并发症的发生率很低。

经皮气管切开术

实施 PDT 时,随着强刺激操作的结束,可以出现镇静效果的增强,必须加强监测生命体征的变化,如低血压、心动过缓或低氧血症。一些病例可能需要药物干预。分泌物过多和出血均可能影响肺通气,导致低氧血症,需要及时吸引。术后拍摄胸片,以排除气胸和纵隔气肿。

许多需要行 PDT 的患者在气管切开部位有大量分泌物,这与其肺部情况有关。气管切开导管内有一套管,便于护理,如果出现分泌物阻塞,易于拔除,增加了气道的安全性。

经皮技术主要使用扩张器最小限度分离组织,形成一个与气管切开导管贴合紧密的通道。该技术不允许在气管水平进行缝合固定。因此,在 PDT 的最初 5 天内,该通道相对不稳固,如果出现意外脱管,应行经口气管插管。紧急情况下置换气管切开导管有可能导致出血、路径错误、纵隔气肿、低氧,甚至死亡。

经气管喷射通气

TTJV 术后注意事项与使用情境(紧急或择期)有关,取决于患者情况。常规注意事项包括,为确保气道安全,在将患者从急诊室转送至适宜的监护病房之前,拍摄胸片,以排除气胸和纵隔气肿。

并发症和预后

环甲膜切开术

据报道,择期环甲膜切开术的并发症发生率为 6%~8%,紧急操作发生率为 10%~40%[121,122]。择期环甲膜切开术的并发症发生率和死亡率与择期气管切开术相似。Boyd 等发现 147 例环甲膜切开术患者有 10 例出现并发症(6.8%),在择期和紧急操作之间并无差异[10]。1976 年,Brantigan 和 Grow 报道了 655 例环甲膜切开术患者的并发症发生率为 6.1%,且大多数是可治疗的和自限性的,与气管切开术的并发症发生率相当[123]。该研究者还表明,急性喉部病变(尤其是在环甲膜切开术之前气管插管时间较长)是随后出现声门下梗阻的诱发因素。

环甲膜切开术的不良反应分为两类:操作后早期发生和晚期发生。早期并发症包括与不能建立气道相关的窒息、出血、置管不正确或不成功、皮下或纵隔气肿、操作时间过长、气胸和气道阻塞。还可能发生食管或纵隔穿孔、声带损伤、误吸和喉部撕裂[124]。晚期并发症包括气管和声门下狭窄(尤其是已经存在喉部创伤或感染)、误吸、吞咽困难、导管阻塞、气管食管瘘和声音改变[125]。声音改变是最常见的并发症,发生率高达 50%[22]。声音问题包括声音嘶哑、发声无力以及音调降低,可能是损伤了喉上神经外侧支,减弱了环甲肌收缩力,或者与甲状软骨和环状软骨前部缩窄所致的机械性梗阻有关[126]。感染、后期出血、拔管后气孔持续存在和气管软化均有报道。

儿科患者环甲膜切开术并发症的发生率较高,气胸是儿童患者最常见的并发症(5%~7%),成人少见。气管切开术后并发的声门下狭窄,成人为 1%~2%,而儿童为 2%~8%。儿童行环甲膜切开术的死亡率达 8.7%。

院前环甲膜切开术是由急救人员(EMS)实施,与院内相比,并发症的发生率较高。Spaite 和 Joseph 报道了 16 例急诊患者的急性并发症发生率为 31%[44],主要并发症是不能成功建立气道(12%),次要并发症包括:右侧支气管插管、误入舌骨下以及环状软骨骨折。接受过培训的航空医疗系统人员实施 60 例外科环甲膜切开术,并发症的发生率为 8.7%[127],这些并发症包括:明显出血、软组织血肿以及置管不正确。

上述提到的所有并发症均源自外科环甲膜切开术或者外科和经皮混合技术的研究。与经皮环甲膜切开术密切相关的问题和并发症包括:置入困难、误入食管或纵隔以及出血[128]。总体报道的并发症发生率为 5%。晚期并发症包括环甲膜钙化、分泌物阻塞、营养不良性骨化以及异形骨形成。还可能发生导管误入纵隔,导致气肿、呼吸抑制和气胸[129]。2% 的患者发生出血,但需要外科干预的明显出血罕见。Seldinger 技术似乎可以降低出血发生率,是一种更加精准的置入技术[130]。

经皮气管切开术

许多研究报道了 PDT 令人瞩目的成功和较低的并发症发生率[101,131,132]。自从 PDT 成为常用的临床操作,其实用性以及相对于标准气管切开术潜在的优势在文献中有大量报道[82,101,131,133,134]。

气管切开术可能出现的并发症,无论是外科操作还是经皮穿刺,都包括术中、术后早期或晚期,见知识框27.5。大量的研究、系统回顾和荟萃分析报道 PDT 总体并发症发生率为 6%~15%[96,136-138]。有研究表明,与没有支气管镜引导相比,支气管镜引导下行 PDT 的并发症发生率较低[97,98,139],但这些数据资料错综复杂,其他的研究很难证实这种假设[99]。过早拔管和出血是最常见的术中并发症,报道最多。术后早期并发症包括导管移位、出血、皮下气肿和气胸,而最典型的术后晚期并发症是声门和气管狭窄以及穿刺部位感染。气管无名动脉瘘是一种罕见的致命性晚期并发症[101],该并发症是否与某些特定技术或解剖变异(如气管切开位置过低、套管规格选择不当、血管解剖变异)有关,以及应用超声能否降低其发生率仍有待进一步明确。尽管声门下狭窄是环甲膜切开术后报道最多的主要并发症[140],但气管切开术后罕见。气胸和主要血管损伤也与气管切开术有关,其他相关并发症包括纵隔气肿、意外脱管、心搏骤停和死亡。

因所选技术、操作者经验、患者选择标准以及操作指征和耗时各不相同,所以很难根据现有文献资料准确地比较 PDT 和标准气管切开术的总体安全性。然而,似乎有大量证据支持,PDT 穿刺口周围出血和伤口感染率低于开放性气管切开术[81-84,86,99]。因此,有人建议在危重患者择期气管切开时应考虑选择 PDT[81,99]。出血率的降低可能与没有锐性分离损伤和扩张器填压作用有关。PDT 技术创口面积较小,可减少表面细菌繁殖,这正好解释了穿刺口感染发生率低的原因。远期预后研究评估了与 PDT

术中并发症
出血
气道丧失或过早拔管
气胸
气管食管瘘或气管后壁损伤
低氧血症或通气困难
低血压
心肺衰竭
喉返神经损伤
术后并发症
早期
　出血
　穿刺部位感染
　气胸或皮下气肿
　导管阻塞
晚期
　气管切开导管移位或意外脱管
　肉芽肿
　声门下狭窄
　穿刺部位感染或下呼吸道感染
　气管皮肤瘘

相关的严重远期并发症,表明需要给予干预治疗的明显气管软化或气道狭窄的临床发生率很低[141]。

在一项研究中,通过体格检查、标准化访视和经喉可弯曲气管镜检查评估了 16 例经皮气管切开的拔管后患者。所有患者主观评价均很好,喉气管镜检查发现 2 例气管异常改变,分别为软组织肿胀和黏膜结痂,这些改变均无须治疗[142]。在 21 例行 PDT 或标准气管切开术患者喉组织标本的组织学研究表明,PDT 组 1/3 患者出现软骨骨折并伴有严重炎症反应,而在标准气管切开术组则出现限制性炎症反应,且两组均无喉气管狭窄的临床证据。

Carrer 等在一项前瞻性观察研究中,对 181 例接受过 PDT 的 ICU 患者进行了为期 6 年的跟踪,其中 0.7% 气管狭窄患者需要放置气管支架,1.4% 穿刺部位反复出现肉芽肿需要激光切除治疗。延迟拔管似乎是这些少见而临床意义较大的晚期并发症的最主要危险因素之一[131]。

经气管喷射通气

在一份回顾性图表中,Patel 介绍了为期 53 个月的急性呼吸衰竭患者 ICU 经历[143]。352 例需要气管插管,29 例尝试行紧急 TTJV,其中 79% 患者成功插入气道套管,2 例出现皮下气肿,22 例随后需要经口气管插管,1 例行外科气管切开术,6 例 TTJV 失败,原因包括近期甲状腺手术(1 例)、肥胖(2 例)、TTJV 套管弯折(2 例)和套管移位(1 例)。只有 1 例在 TTJV 失败后可见皮下气肿,另 1 例皮下气肿是接受双侧胸管治疗的重度纵隔气肿患者。在 6 例 TTJV 失败患者中，2 例随后在 bougie 辅助下经口气管插管，其余 4 例死亡。

Smith 等报道了 28 例接受 TTJV 提供紧急气道的患者，并发症的发生率为 29%[111]，其中皮下气肿（7.1%）、纵隔气肿（3.6%）、呼气困难（14.3%）和动脉穿孔（3.6%），无死亡报道。使用 TTJV 后的其他并发症也有报道，如刺破食管、出血、血肿和咯血[144]。

在一项对 265 例接受择期 TTJV 和其他方式喷射通气行耳鼻喉外科手术的回顾研究中，Jaquet 等报道了与 TTJV 相关的并发症，包括血流动力学不稳定（8 例）、颈部皮下气肿（3 例）、气管后壁黏膜撕裂（1 例）、套管弯折（3 例）、严重纵隔 / 皮下气肿（1 例）、单侧气胸（1 例）以及双侧气胸（1 例）[145]。其中后三项是主要的并发症，均与 TTJV 期间咳嗽或喉部痉挛有关。在大动物模型行 TTJV，同样证实有气管壁的损伤，所有标本可见全层侵蚀和气管后壁黏膜出血[146]。在没有明显套管移位的情况下，皮下气肿的发生与套管撕裂有关[147]。

在另一组择期 TTJV 病例中，次要并发症的发生率为 3%[111]。这些并发症（轻度出血、皮下气肿）常见于多次尝试置管过程。

套囊压力

气管切开导管和环甲膜切开导管的套囊可在气管黏膜处产生密闭作用，能减少误吸，便于正压通气，防止漏气。在 20 世纪 60 年代，气管切开术的主要并发症是由低容高压低顺应性套囊造成的气管狭窄。这类套囊对气管黏膜的压力高达 180~250mmHg，远远超过正常毛细血管 20~30mmHg 的灌注压，气管黏膜出现与时间相关的进行性缺血损伤，从炎症改变到软骨坏死、气管狭窄或气管软化。大量证据表明，高压低容套囊危害较大，在过去 30 年里，逐渐转变为更加安全的低压高容套囊。

在 20 世纪 70 年代，采用低压高容套囊使与套囊相关的气管狭窄发生率下降了 10 倍，这是因为套囊密闭气道的压力低于毛细血管灌注压。套囊充气均匀，能适应气管轮廓，在较大面积上分散了压力。采用以下措施可以降低套囊过度充气造成套囊内压力过高的风险：使用带有压力控制阀的套囊，以防充气压超过 20mmHg（尽管充气压低于 20mmHg 会增加套囊周围致病菌进入下呼吸道的风险）[148]；将压力表连接到三通或四通（后者测量结果更准确），常规测量套囊内压；不需要机械通气的患者，在安全前提下，尽可能长时间抽空套囊。

感染

风险因素

气管切开术的皮肤切口，破坏了抵御感染的最有效

自然屏障。开放性的外科伤口为来源于伤口周围皮肤、已经存在感染的肺部分泌物、误吸的消化道分泌物以及仪器设备、气管切开导管柄的细菌繁殖提供了大面积培养基。

正常情况下，鼻、鼻黏膜和咽部具有过滤、湿化及局部抗菌保护作用，而气管切开后就失去了这些保护作用。在气管切开患者，由于声带活动受损和导管的存在，无法进行有效咳嗽。口咽分泌物中有革兰氏阴性病原菌繁殖，如果不能及时有效清除或吞咽，将导致一定程度的误吸和气管支气管内的污染。

大多数气管切开导管、ETT 和套囊均由聚氯乙烯制成，细菌容易黏附。已经证实，杆状和球状细菌能在 ETT 表面生长，并不断蔓延至气管切开导管，细菌培养可发现大量革兰氏阴性和革兰氏阳性细菌，包括铜绿假单胞菌、金黄色绿脓葡萄球菌、奇异变形杆菌和表皮葡萄球菌。在吸痰或气管镜操作过程中，这些细菌可通过分离、吸引或脱落到达气管支气管和肺。由聚氯乙烯制成的气管切开导管，也可能成为气管支气管持续感染的培养基。

感染部位

在环甲膜切开术或气管切开术后 24~48h 内发生伤口感染，主要是革兰氏阴性菌，包括克雷伯菌、铜绿假单胞菌、大肠杆菌以及偶尔的金黄色葡萄球菌[15,149]。尤其在最初的 7~10 天内，伤口边缘可表现为轻度红斑，并有大量黄色或绿色分泌物。与 PDT 相比，这些感染表现在标准开放性气管切开术中更常见，原因可能与 PDT 皮肤切口小、通道贴合紧密有关。频繁细致地护理伤口和必要时清创，是处理感染的最佳方法。进行性蜂窝织炎通常是多种细菌感染，要加强局部护理，并建议全身使用抗生素。在极少情况下，可能发生气管切开处的坏死性感染，出现下方软组织包括气管壁在内的组织缺损，对维持合适的机械通气造成困难，进一步发展还可导致颈动脉暴露及其伴随的风险。处理方法包括用 ETT 替换气管切开导管、积极伤口清创并使用抗菌敷料清洁创口，罕见情况下，可能还需要局部软组织皮瓣来覆盖重要结构。

伤口细菌繁殖，以及来自导管、套囊和导管尖端的机械性刺激均会引发局部可逆性气管炎症，表现为分泌物增加，进一步发展可导致气管失去支撑、气管狭窄和气管软化。管壁全层破坏可出现致命性并发症，如气管食管瘘或气管无名动脉瘘。选择合适型号的导管、材质和套囊能够最大程度减少机械性刺激。套囊应只在需要时充气。鉴于聚氯乙烯材质的设备容易细菌繁殖，强烈建议增加换管频率，呼吸机依赖的重症患者可以每周更换一次导管。

医院获得性和呼吸机相关性肺炎

医院获得性肺炎（hospital-acquired pneumonia，HAP）

占所有 ICU 感染病例的 25%，占抗生素处方病例的 50% 以上[150]。在所有插管患者中，呼吸机相关性肺炎（VAP）占 9%~27%[151,152]。

在 ICU 患者，约 90% 的 HAP 发生在机械通气期间。在机械通气患者，HAP 发生率随着通气时间延长而增加[148]。HAP 重要的风险因素包括暴露于有创呼吸机设备，口咽部病原体吸入或 ETT 周围含细菌的分泌物渗出[148]。

与标准 Hi-Lo 套囊相比，新研发的锥形（taper-shaped）套囊和带有吸引口的套囊（Mallinckrodt TaperGuard Evac tube 和 Portex SACETT）似乎可明显减少微量误吸，降低 VAP 发生率。对气管切开导管进行类似改进也有可能降低长期机械通气患者 VAP 的发生率。

正常情况下，鼻子可有效加温、湿润和过滤吸入的空气，而气管切开患者，这些功能必须人工完成。呼吸道脱水会导致黏膜纤毛功能受损，引起分泌物浓缩和肺不张[153]。为所有患者提供充足的湿化至关重要。吸引分泌物维持肺部清洁和气管切开导管通畅，是气管切开接受机械通气患者治疗的重要环节，要根据患者的需要进行。

吸引和导管护理

缺氧、心律失常、气管支气管损伤、肺不张和感染均与分泌物吸引的操作有关，关注操作细节可减少这些并发症。导致缺氧的因素包括：吸引时间过长以及使用大号吸引管。为防止缺氧，吸引时间应短于 2s，吸引管的管径不超过气管切开导管的 1/2，并且在吸引前后至少纯氧通气 5 次。必须严格使用无菌处理的一次性吸引管，减少交叉感染。

细致入微地护理气管切开导管和穿刺部位，对于维持气道通畅、预防感染和皮肤破溃十分重要。必须使用带有内套管的气管切开导管，在气管切开的术后早期阶段，应每日多次拔除清洗内套管。血块、硬皮或分泌物均可以完全堵塞管腔，导致缺氧，甚至死亡，此时，迅速拔除内套管，有可能挽救患者生命。

抗生素无法预防穿刺点周围的细菌繁殖。用过氧化氢清洗伤口周围积聚的分泌物和硬皮，可以预防皮肤破损和创口感染加重。气管切开颈托下面的皮肤上放置一个薄的、没有黏性的敷料保持干燥。由于油性制品可刺激肉芽组织生成，避免用于开放性伤口。

吞咽和语言交流困难

需要机械通气的气管切开患者，吞咽困难发生率高达 80%[154,155]，大多数与多种因素相关，可能的原因包括：既往经口或经鼻气管插管对声门的损伤；气管切开导管的固定作用限制了正常的喉部活动；食道受压，尤其在

套囊充气时；由于通过导管的气流长期改道，喉部的敏感性和保护性反射消失；声带内收功能受损；使用抗焦虑药和/或神经肌肉阻滞剂；以及精神状态的改变或患有神经肌肉疾病。

使用呼吸机的患者如果吞咽功能基本正常且误吸很少，可以经口喂食，尤其是在语言障碍治疗师的帮助下。选择合适的食物干稠度并注意特定的头部位置，可以减少或防止误吸。轻度或中度误吸时，可以通过在开或关呼吸机时使用 Passy-Muir 阀获益，该设备通过恢复声门下气压来减少误吸和改善吞咽功能。

不幸的是，大多数呼吸机依赖的气管切开患者均伴有吞咽功能失常，以致无法经口摄取营养。在这些病例，如果胃肠道功能正常，推荐使用鼻饲。与肠外营养相比较，该方法便捷，代谢性和感染性并发症少，费用低。

放置带套囊、无孔气管切开导管必然会导致失声，必须尽力重建有效交流。语言障碍治疗师介入以及充分评估患者的认知和语言功能尤为重要。在建立良好的交流之前，语言障碍治疗师可在耳鼻喉科医生帮助下，确认患者上气道的开放和生理完整性。如果临床允许，可使用无套囊或带孔的导管替换有囊气管切开导管，便于呼气时通过手动闭合导管，或者通过放置一个如 Passy-Muir 阀的设备，允许患者说话，同样该阀门还可以辅助患者咳嗽和吞咽。交流策略和设备的成功应用取决于语言障碍治疗师对护理人员、患者和家属的无微不至的鼓励与支持。

训练模型

由于 PDC 很少实施，因此需要高质量的教学和培训指导[27,156]。虽然 PDC 技术高度模拟了导丝置入血管的方法，但仍有许多不同之处，麻醉医生应该从常规基础训练开始[30,50]。简单、廉价的模型可用来培训住院医生和没有经验的人员，也可用来维持学员和专家的技能及熟练程度。

在所有可利用的动物模型中，狗似乎最接近于人类。犬类的环甲膜、颈部肌肉以及环甲膜面积均与人类相似。25kg 狗的气管内径与成年人气管内径相当[13]。在其他动物也实施过环甲膜切开术，包括猪、绵羊和山羊。这些动物模型的喉部相对较小，必须使用内径 3.5mm 或 4.0mm 的导管进行教学。在猪模型中，尝试将穿刺针或套管针刺入环甲间隙时，总是触碰到软骨，只有将针朝向头端，而非尾端倾斜才能够进入环甲间隙。喉部解剖显示在甲状软骨的下表面有一个凸起，其与环状软骨形成关节连接。该突起先前已提及，为开展环甲膜切开术研究需要将其切除[126]。在教学机构、研讨会和气道管理课程（如气道管理协会的困难气道研讨会和美国麻醉医师

协会年会），猪气管模型（专业性分离和准备）常用于气道培训，并与人体模型联合用于住院医生和全体人员的外科和经皮环甲膜切开术的教学培训。

新鲜或处理过的尸体标本均可使用[73,157-159]。新鲜尸体标本更好，处理过的尸体标本因肌肉收缩，导致喉部结构一定程度的缩窄，从而可能很难识别环甲间隙。模拟人也是可以接受的培训模型，虽然有好几种模型可用，但廉价、简单的模型仍常用于技能维持和模拟培训[160]。将模拟培训和操作示教用于教学项目，或作为气道管理课程或会议中的一部分教学内容[51,161-163]。

结论

从 20 世纪 70 年代，时隔 50 年，环甲膜切开术被公认为紧急气道管理的一项重要操作。虽然大量证据表明环甲膜切开术能够营救生命，其并发症发生率低，但仍然没有且不大可能进行对照研究来比较各种技术。这主要是由于临床医生或其他医护人员遇到需要行紧急环甲膜切开术的概率很低。麻醉医生被认为是气道管理专家，问题是其缺少实施环甲膜切开术或其他紧急气道管理操作的机会。尽管实施环甲膜切开术的机会很少，但在需要时必须能够迅速而准确地实施。作者认为 PDC 因与置入套管和管鞘的 Seldinger 技术相似，是一种常用的基本技术，应该易于麻醉医生学习。麻醉医生应接受良好的紧急气道管理技术培训，并且在任何时候都有适宜的工具随手可用。尽管麻醉医生的主要工作场所在手术室，但很有可能被呼叫去其他场所实施紧急气道操作。此外，还经常被同事邀请做关于困难气道和紧急气道的讲座。

相对于开放性外科气管切开术而言，PDT 是一种安全、操作简单的技术，其可在手术室外实施，无须转运危重患者，从而避免了相关风险。然而，虽然 PDT 操作简单，但仍不能忽略制定详细的术前计划、细致入微的准备、精心的操作实施以及适宜的术后护理。

临床要点

- 临床医生应迅速识别需要立即进行干预的严重气道梗阻和低氧血症。

- 正确识别气道解剖是成功管理和避免并发症的第一步，即便只能通过超声辅助才能识别。
- 麻醉医生在实施经皮有创气道技术时，应始终牢记存在穿透气管后壁和颈中线血管的风险。
- 环甲膜切开术是紧急情况和即将发生气道梗阻时保护气道安全的技术选择。
- PDT 在直视下更方便实施（如支气管软镜）。
- 应在活体模型和专用模拟人上每年至少进行两次操作培训。
- 经皮扩张技术不能杜绝并发症的发生，不良事件能够通过全面的知识、准备、解剖识别、操作指征、技能获取和维持来预防。
- 除非使用内径大于 3mm 的套管，否则经喉供氧需要高压氧源。
- 营救生命技术只能使用商业化产品，不应使用临时组装的器械。
- 使用专用经喉套管（14G 或更大型号）行 TTJV，不应使用留置针。

（赵旭敏　杨冬 译　邓晓明 审）

部分参考文献

2. Caplan RA, Posner KL, Ward RJ, Cheney FW. Adverse respiratory events in anesthesia: a closed claims analysis. *Anesthesiology.* 1990;72(5):828-833.
4. Cook TM, Scott S, Mihai R. Litigation related to airway and respiratory complications of anaesthesia: an analysis of claims against the NHS in England 1995-2007. *Anaesthesia.* 2010;65(6):556-563.
5. Benumof JL. Management of the difficult adult airway. With special emphasis on awake tracheal intubation. *Anesthesiology.* 1991;75(6):1087-1110.
16. Corke C, Cranswick P. A Seldinger technique for minitracheostomy insertion. *Anaesth Intensive Care.* 1988;16(2):206-207.
19. Al-Ansari MA, Hijazi MH. Clinical review: percutaneous dilatational tracheostomy. *Crit Care.* 2006;10(1):202.
22. Cole RR, Aguilar EA 3rd. Cricothyroidotomy versus tracheotomy: an otolaryngologist's perspective. *Laryngoscope.* 1988;98(2):131-135.
28. Berkow LC, Greenberg RS, Kan KH, et al. Need for emergency surgical airway reduced by a comprehensive difficult airway program. *Anesth Analg.* 2009;109(6):1860-1869.
102. Ben Nun A, Altman E, Best LA. Extended indications for percutaneous tracheostomy. *Ann Thorac Surg.* 2005;80(4):1276-1279.
158. Ben Nun A, Altman E, Best LA. Extended indications for percutaneous tracheostomy. *Ann Thorac Surg.* 2005;80(4):1276-1279.
All references can be found online at expertconsult.com.

第28章 硬质支气管镜检查

Soham Roy, Irving Basañez, and Ronda E. Alexander

章节大纲

引言

硬质支气管镜检查是一项外科技术,可以观察咽、喉、声带、气管和近端肺支气管的情况。硬支气管镜检查的起源可以追溯到希波克拉底(公元前460—370年),他建议在窒息患者的喉部插入导管来评估气道。由于受到光线的限制,直到1879年白炽灯的出现才使内镜技术得到了发展。1880年局部麻醉的发展也使支气管镜检查更容易接受。1897年,Gustave Killan使用内镜,用可卡因麻醉从右侧主支气管取出异物[1]。Chevalier Jackson通过改善照明,研发异物取出的辅助仪器,以及实施硬质支气管镜检查培训计划,进一步推动了硬质内镜检查领域的发展[2]。由于他在此领域的卓越贡献,因此被公认为当代硬质内镜检查之父[3]。自Jackson时代以来,设备进行不断的改进,目前硬质支气管镜和通气系统可以对呼吸道进行更精确的评估和干预。英国的H. H. Hopkins发明了第一个传统的透镜系统,用玻璃棒代替小透镜,这样可以产生更明亮的图像,占用更少的空间,并且可以在独立的空间内对物体进行更大的可视化[1]。这为现代纤维支气管镜检查提供了基础。

适应证和禁忌证

硬质支气管镜或支气管软镜可以直接用来检查气

管、支气管树的形态。与硬质支气管镜检查相比,虽然支气管软镜可以进行可弯曲操作从而使得医生能够更好地接近气管支气管树的更远端部分,患者不适更少[2]但是仍然有几种情况,硬质支气管镜检查更合适。硬质支气管镜的开放管腔和硬质结构有利于在气道内的手术操作,例如异物和肿块的去除[4]。同时,支气管镜可用于建立和维持通气困难患者的气道,包括阻塞肿块,外部压迫和出血[4]。与软镜相比,硬质支气管镜具有可直接连接麻醉呼吸机的通气口,允许在进行气道操作时进行外部通气。事实上,美国麻醉师协会(ASA)早期版本的困难气道管理实践指南包括在困难气道中使用硬质支气管镜,但是,它在最新版本中已被删除[5]。

硬质支气管镜检查的其他适应证,包括深部和/或大块组织活检诊断、狭窄扩张、支气管支架置入、创伤后的气道修复、激光治疗或冷冻治疗、肿瘤切除和诊断血管环。硬支气管镜适应证的总结见知识框28.1。

硬质支气管镜的禁忌证很少。实际上,限制硬质支气管镜检查的大多数因素与全身麻醉的要求有关,例如不稳定的心血管或呼吸系统的疾病[6]硬质支气管镜检查的一个绝对禁忌证是不稳定的颈椎,因为在操作过程中需要头部过度伸展。在这种情况下,使用可弯曲支气管镜检查能够避免进一步的脊髓损伤。其他禁忌证包括因

知识框28.1	硬支气管镜的适应证

喘鸣
气管切开术监测
异物评估和管理
喉气管重建术后的间隔评估
慢性咳嗽
严重咯血
严重喉气管感染的治疗
气道创伤
评估有毒吸入或误吸
喉部病理的评估
呼吸道肿块处理,包括反复呼吸道感染
乳头状瘤病
支架置入术

Adapted from Hartnick CJ, Cotton RT: Stridor and airway obstruction. *In* Bluestone CD, Stool DE, Alper CM, et al (eds): *Pediatric otolaryngology*, ed 4, Philadelphia, 2003, Elsevier.

喉部狭窄支气管镜无法通过,下颌骨活动范围受限,严重的后凸畸形,严重的凝血功能障碍,以及肺通气功能严重障碍[7,8]。

仪器使用

1966 年推出的 Storz 内镜使用了霍普金斯棒透镜光学系统是应用最广泛的硬质支气管镜系统,已在很大程度上取代了 Jackson 和 Holinger 内镜[9]。这种棒透镜系统提供了更好的照明,更大的可视化和角度视图。支气管镜是一种中空的、硬的金属管,在远端呈锥形和斜角,在近端有一系列作用不同的端口。在支气管镜的远端有侧孔,以便在近端进行通气[10]。远端端部的斜边有助于支气管镜进入气道或切除肿瘤。在近端下端口连接麻醉回路以便通气和给氧,上端口连接到光学棱镜和光源(图28.1 和图 28.2)。

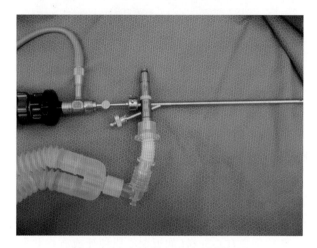

图 28.1　支气管镜与麻醉回路的连接

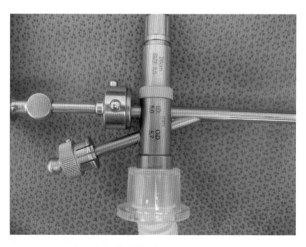

图 28.2　通气支气管镜的特写视图。麻醉回路接在下方,棱镜光源接在上方与吸入接口成一定角度

中心的直插式端口用于插入仪器如内镜、活检钳、激光纤维、球囊装置、冷冻治疗探头和支架。根据所使用的通风方式和麻醉技术,可以将端口打开,使室内空气进入系统,也可以关闭端口以防止空气或麻醉气体泄漏。支气管镜的大小、长度和内外径各不相同。仪器的大小必须根据患者的具体情况而定;表 28.1 描述了根据患者不同的年龄所适用的 Storz 支气管镜的大小。理想的大小是最大限度地提高外科医生的视野,同时对气道造成最小的损伤[9]。不同角度(0°、30°和70°)、长度和直径的内镜可以通过主工作端口插入,可以显示出用硬质支气管镜难以看到的区域,即左、右上支气管开口和右中支气管开口[9]。老式的内镜有一个端口,放置便携式光载杆,这样光线就可以照射到镜子的远端。这种镜子通常带有一个纤维光缆并与白炽灯光源相连。现在的内镜有放置棱镜光反射器的开口(图 28.3 和图 28.4),以提供近端和远端的照明。硬质支气管镜检查应在手术室或内镜室进行,与所有需要全身麻醉的手术一样,手术室应配备血压、心电图、氧饱和度及二氧化碳监测。操作前应备有全套通气支气管镜和备用光源。标准成人硬质支气管镜直径 8mm,长 40cm。其他准备的器械如抓钳、活检钳、光学钳和吸引器(图 28.5)。还可以准备能够通过硬质支气管镜的支气管软镜,用于进一步检查支气管树。同时可以选取视频功能(图 28.6)。

表 28.1	根据患者年龄建议的支气管镜大小			
型号	长度	内径/mm	外径/mm	年龄
2.5	20	3.5	4.2	早产
3	20,26	4.3	5.0	早产儿,新生儿
3.5	20,26,30	5.0	5.7	新生儿至 6 个月
3.7	26,30	5.7	6.4	6 个月至 1 岁
4	26,30	6.0	6.7	1~2 岁
5	30	7.1	7.8	3~4 年
6	30	7.5	8.2	5~7 年
6.5	43	8.5	9.2	成人

Adapted from Tom LWC, Potsic WP, Handler SD: Methods of examination. In Bluestone CD, Stool DE, Alper CM, et al (eds): *Pediatric otolaryngology*, ed 4, Philadelphia, 2003, Elsevier.

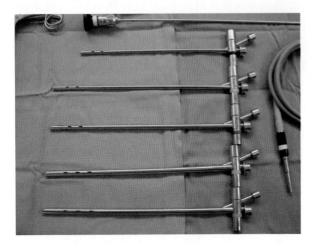

图 28.3　示例不同型号的支气管镜

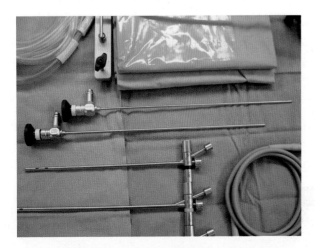

图 28.4　通过支气管镜观察的光学内镜

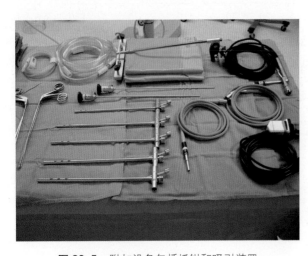

图 28.5　附加设备包括抓钳和吸引装置

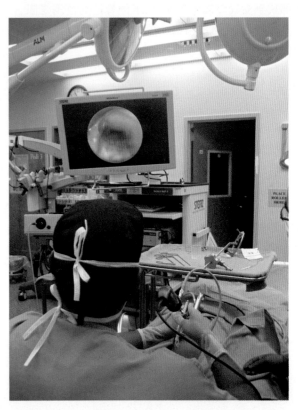

图 28.6　支气管镜检查操作中。监护仪共用,以便术者和麻醉医生同时看到监护仪

术前注意事项

由于硬质支气管镜检查通常在全身麻醉下进行,术前评估不仅要考虑气道状态,还要注意患者的合并症情况。既往病史有心脏病(如近期心肌梗死或有症状的心律失常)或肺部疾病(如哮喘)的要详细评估,在支气管镜检查之前可能需要支气管扩张剂[4]。为了减少术中出血的风险,患者术前血小板计数应在正常范围内;术前凝血检查不作为常规要求,除非有异常的出血史。对于疑似出血性疾病的患者,可以进行血栓弹力图的检查来评估凝血功能。尿毒症患者血小板功能存在异常,容易导致出血过多,肌酐和血尿素氮值也要进行评估[4]。对于服用阿司匹林或抗凝药物的患者还应询问他们使用情况以及最后一次服药的时间。根据患者的病史可能需要其他针对性的实验室检查。

对于有心脏危险因素的患者,如吸烟、糖尿病、高血压或高胆固醇血症,以及有明显心脏病史的患者,需要12导联心电图。胸片可提供有关充血性心力衰竭、肺实变或慢性阻塞性肺疾病(chronic obstructive pulmonary disease,COPD)的情况。动脉血气分析可用于评估肺部疾病患者的酸碱状态。肺功能检测不再是呼吸系统疾病的常规术前评估,但可能有助于确定术后方案[11]。例如,用力肺活量(FVC)小于20mL/kg的患者术后肺部并发症的风险增加,并可能要术后长期监测。[10]此外,用力呼气量低于50%的患者有高碳酸血症和缺氧的风险[12]。围手术期或术后心脏并发症的临床预测因素包括不稳定或严重心绞痛、失代偿性充血性心力衰竭、严重心律失常和严重瓣膜病[13]。术前应评估心脏状况,优化药物治疗。评估患者整体心肺状况最简单的方法是询问运动耐力。

临床上应在术前对这些方面进行评估并改善。硬质支气管镜检查可能会在紧急情况下使用,了解相关的风险因素,对术中、术后的管理都会有所帮助。围术期进行气道评估的目的是确定患者是否存在面罩通气或气管插管的困难。气管插管困难与病态肥胖、头颈部和下颌活动受限、下颌退缩、牙齿过度外凸、Mallampati分级高、甲颏距离以及气管插管困难病史有关[5,14,15]。面罩通气困难的五个独立危险因素是年龄大于55岁,体重指数大于26kg/m^2,胡须,牙齿缺失和打鼾史[14]。由于严重的颈椎病是硬支气管镜检查的禁忌证,术前应仔细评估患者的下颌及颈部活动度。

支气管镜检查的麻醉

由于硬质支气管镜操作时要与麻醉医生共用气道,这就要求术者与麻醉医生要很好的沟通和合作。支气管镜检查麻醉的目的包括镇静,镇痛,充分的肌松便于暴露完全,降低气道的反应性,维持足够的氧合,并在检查结束后能够快速恢复。全身麻醉可以防止患者体动及气道的意外损伤。根据患者和手术的具体情况以及外科医生和麻醉医生的经验,麻醉可以选择全凭静脉麻醉(TI-VA),吸入麻醉或静吸复合麻醉有或无神经肌肉阻滞药(neuromuscular blocking drugs,NMBD)的组合。

如前所述,硬质支气管镜有通气口,可以直接连接到麻醉回路,使麻醉气体和氧气在手术过程中持续输出。虽然可以采用自主通气、正压通气(positive pressure venti-lation,PPV)、呼吸暂停通气、喷射通气或负压通气(nega-tive-pressure ventilation,NPV),但这是硬支气管镜检查期间保持患者充分通气的最常用和最直接的方式。

传统上,儿童在硬质支气管镜检查中采用自主呼吸下的吸入麻醉诱导,诱导后应用全凭静脉麻醉维持。自主呼吸吸入麻醉的缺点包括难以保持足够的麻醉深度和支气管镜周围气体泄漏对手术环境的麻醉污染[16]。Mal-herbe及其同事提出在自主呼吸下使用异丙酚和瑞芬太尼全凭静脉麻醉诱导,替代吸入麻醉并且不会引起严重的并发症[16]。在保留自主呼吸的情况下,患者不使用神经肌肉阻滞药,支气管镜的通气口与100%氧气流量麻醉回路相连(图28.1),允许术中持续通气。然而,手术本身所需的麻醉深度会抑制循环和呼吸,可能造成患者通

气不足[17]。此外,手术本身所需的器械可以增加气道阻力,降低自主呼吸的效果。[18]

如使用PPV,应给予神经肌肉阻滞药或大剂量阿片类药物使呼吸暂停,完全由麻醉环路提供气体支持。正压是通过挤压呼气囊或使用机械通气使气体压力通过硬质支气管镜[19]。这项技术可减少肺不张,改善氧合,并补偿硬质支气管镜内器械引起的气道阻力增加[18]。PPV的一个缺点是在通气过程中要求近端目镜保持在原位,防止使用负压吸引或其他仪器[20]。由于缺乏密封性,在PPV过程中通常也会出现一些气体泄漏,从而降低效果。最后,支气管镜的大小和管腔内镜增加了气流的阻力,增加了死腔量,使通气更加困难。因此PPV最适合用于诊断。

在呼吸暂停麻醉过程中,外科医生和麻醉医生要协调在操作时停止通气的时间。患者首先过度通气,产生明显的低碳酸血症。在直视下,导管通过隆突后设定氧气流速。外科医生操作的时间由二氧化碳的增加决定,之后患者在下一个通气周期中被允许等量的时间返回基线。二氧化碳分压(PCO$_2$)将以每分钟3mmHg的速度持续升高。有大量报道这项技术操作期间用于有CO$_2$蓄积病史(如COPD)的患者中是有风险的。

高频喷射通气通常用于激光治疗过程中,它是由喷射通气机和喷射导管组成的,也称为Saunders喷射器[21]。该技术用于克服术中PPV因漏气引起的通气不足[22]。插管有三个管腔,其中两个管腔近端打开,在远端管腔测量气道压力的同时进行喷射通气[21]。喷射导管直径为3mm,也有其他不同的长度,由不锈钢制成,因此气管内着火风险低[21,22]。喷射导管进入病变的远端可以提供最佳的通气。高压氧(0.344MPa)以高速输送到气道产生负压发生文丘里效应[16]。由于气体高速进入气道所造成的负压会将喷射器外气体吸入气道并扩张肺部。呼气是被动的,有赖于气道压力的降低。高频通气期间要有足够的时间和开放的通气道,以防止呼吸堆积和肺充气过度。异物取出术是高频喷射通气的禁忌证,因为高流量的气体可能会将异物排到远端导致完全阻塞[18]。另外,喷射通气不能预防酸血症或高碳酸血症,并可能增加空气栓塞、气胸和微粒扩散到肺部和远端气道的风险[20]。对于肺顺应性差的患者,这种方法还可能会导致通气不足。

负压通气,与自主辅助通气相比,负压通气可减少阿片类药物的使用,缩短麻醉后的恢复时间,并可预防高碳酸血症[20]。它可以通过与负压呼吸机连接的包埋式防水衣型肺来完成,氧气流量为2L/min,负压为-2.5kPa,呼吸频率为15次/min,吸气/呼气比为1:1。对高碳酸血症耐受性差的患者,如心肌缺血患者,负压通气可能更安全。

如果患者的病史没有发现先前的不良反应，并且潜在的益处大于预期的风险，可以使用静脉注射和局部用药。阿片类药物通常是用于镇痛、镇静和减少咳嗽反射。然而，由于它们抑制呼吸运动，对存在呼吸道阻塞或气道异物的患者应谨慎使用。既往已证实，在丙泊酚基础麻醉中复合阿片类药物可降低脉搏血氧仪测定的平均氧饱和度（SpO_2；96.4 ± 1.1 vs 97.8 ± 1.6，$P<0.01$）[23]。然而，两组患者的咳嗽程度（用 100mm 视觉模拟量表测量）并无差异（分别为 73.4 ± 22.7 和 72.2 ± 18.5）。丙泊酚的内在止咳作用可能使许多患者不再需要阿片类药物。

抗胆碱类药物常被用于减少气道分泌物，并已被证明能增强局部镇痛药物如利多卡因的吸收和延长镇痛作用，抗胆碱药物用于气道以减少气道反应性，预防支气管痉挛，并抑制对气道操作的全身反应[24]。静脉注射抗胆碱能药物也很常见，其用于预防副交感神经介导的心动过缓和在硬质支气管镜检查中可能发生的低血压[11]。但抗胆碱药物的日常使用仍有争议[25]。地塞米松等类固醇可用于减少术中和术后由于气道内仪器操作而引起的水肿。

麻醉结束后，关闭所有麻醉气体，逆转神经肌肉阻滞，患者机械通气，直至恢复自主呼吸。再次局部利多卡因浸润用于预防喉痉挛和减少咳嗽[12]。

外科技术

在开始麻醉诱导前，外科医生应检查是否有必需的器械。在所有患者支气管镜操作中，均应准备比预先选择小一号或者二号的支气管镜，以防患者气道比预期的要小[9]。外科医生还应选择适合长度的器械，以保证其正常工作。

获得患者手术知情同意后，患者被带到手术室或内镜室。患者的体位应保持颈部屈曲，头部后仰[9]。此位置即嗅物位，用于向前定位气管[4]。成年人和年龄较大的儿童通常会用肩垫来抬高肩膀，泡沫头圈垫于头下以固定头部。对于年幼的孩子来说，一个泡沫头圈就足够了。其目的是对齐口、咽和气管轴线，以便于置入支气管镜。用橡胶或热塑性防护罩保护患者的牙齿，用润滑剂和胶带保护患者眼睛[4,12]。

麻醉医生可以用面罩通气或静脉注射药物诱导麻醉，然后麻醉医生开始内镜检查口腔、口咽和声门上的喉部[12]。然后识别声带，此时用局部药物如利多卡因表面麻醉，以减少气道反应和喉头痉挛。在儿童和成人中，在插入硬质支气管镜之前，可使用带槽的喉镜和内镜联合检查喉部和气道，更快捷地评估喉部，避免盲目性，以及无意的高气道异物移位的风险[12]。同时在前期检查中，氧气可以通过一个灵活的大孔径导管供氧，为术者提供更多的操作时间（图 28.7）[12]。

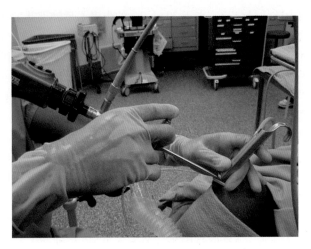

图 28.7　术中用于通气的支气管镜

然而，在年龄较大的儿童和成人中，支气管镜可以在没有喉镜辅助的情况下直接进入气管；而在年龄较小的儿童中，使用喉镜引导硬质支气管镜更为简便和安全[9]。常规将喉镜置入会厌处，暴露声门。然后，硬质支气管镜在喉镜腔内或邻近腔内进入，通过声门[9]。如果声门没有打开，提示患者就没有充分的放松，此时需要继续给予静脉麻醉药或者神经肌肉松弛药[3]。当硬质支气管镜进入声门时，旋转 90°，使硬质支气管镜前缘与声带轴线对齐，该置入路径阻力最小，同时声门损伤的风险最低[7]。继续轻微的转动，将硬质支气管镜置入声门下[9]，然后可以将其旋转回原来的方向。虽然硬质支气管镜的斜面尖端通常是向前放置，但一些外科医生主张将其沿气管后壁放置，以防止对膜性气管的损伤[8]。

对于年龄较大的儿童和成人，并不总需要喉镜检查。医生用左手抓住患者的上颌骨，同时为硬质支气管镜提供支撑，用非优势手的拇指进一步固定外置的牙套，保护患者牙齿[4,9]。硬质支气管镜垂直于患者的平面进入口腔，可以看到后咽部。然后将硬质支气管镜旋转到与气道轴线平行的平面上。会厌显像后，用硬质支气管镜尖端向前移动会厌和舌体。这一操作是在非优势手拇指上（而不是牙齿上）轻轻转动硬质支气管镜，显露声门[4]。声门暴露后，即可将硬质支气管镜置入声门下[9]。

对于插管患者，可将硬质支气管镜沿气管内插管向前推进，在直视下取下气管导管，将支气管镜通过声门开口。如果患者已经通过手术切除或关闭了喉部，那么只能通过喉部造口处放置硬质支气管镜[8]。

一旦硬质支气管镜成功地进入气管，取下患者头下的枕头和泡沫头圈，降低床头板，将嗅物位转换为颈部过伸位[4,26]，这是成年人常用的体位。在手术过程中，非优势手握支气管镜，优势手用于气道内固定。如果在手术过程中感觉到任何阻力，外科医生应该重新评估患者的头部和位置、张口度、硬质支气管镜的大小以及确保患者的嘴唇没有被卡住。此时麻醉回路可以通过侧口连接到硬质支气管镜上,取出氧气管(图 28.8)。除非使用全凭静脉麻醉,否则应将镜头盖遮住工作端口,以防止麻醉气体通过硬质支气管镜近端泄漏。

在进行任何干预之前,都要对气道进行初步检查。检查声门下区和气管,应彻底检查有无肿块或黏膜变色[9]。即使在使用抗胆碱能药物治疗前,在硬质支气管镜检查中也经常会遇到分泌物,可以通过在工作端口接入一根硬质或柔软的吸引管来吸引分泌物。吸引管也可以通过较小的侧口插入,这样可以保证麻醉环路的密闭性[12]。必须注意不要过度吸引,因为这可能导致黏膜水肿和炎症,并导致患者呼吸状况的恶化。这种情况可以通过预先给患者应用类固醇激素(如地塞米松)来减轻。

然后将硬质支气管镜进入气管隆嵴的水平。在呼吸过程中注意到气管隆嵴的出现和运动。气管隆嵴运动的减少可能是肺门淋巴结病的一个指标[9]。为了将硬质支气管镜推进到主支气管,应将患者头部稍微转向待检主支气管的对侧。远端气道可以通过插入不同角度的内镜观察气管支气管树进行评估。选择 30° 和 90° 光学系统,内镜可以更好地检查双肺上叶及肺段,尤其是右肺上叶[3,7]。远端气管支气管树也可通过从硬质支气管镜插入一个支气管软镜进行检查[7]。

在气道初步评估完成后,可以开始任何必要的干预。诊断支气管镜检查、支气管刷、冲洗和活组织检查——按照这个顺序依次进行[3]。如果有出血,可以通过电灼或局部应用血管收缩剂如肾上腺素、羟甲唑啉或去氧肾上腺素来控制[3]。值得注意的是,去氧肾上腺素可能导致肺水肿或心脏抑制,应谨慎使用。手术过程中使用的任何外用药物,外科医生应与麻醉医生沟通。根据所选择的麻醉技术,可能需要间断暂停和密闭工作端口,以尽量减少麻醉气体泄漏到周围环境中,同时保证充足的通气。手术完成后,应彻底吸引气道分泌物,防止肺不张[12]。

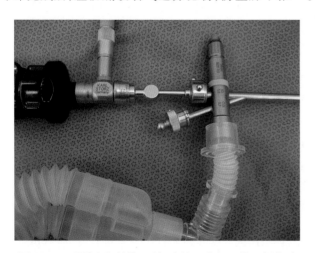

图 28.8 硬质支气管镜,后部连接一个望远镜及摄像头

硬质支气管镜操作结束后,如果患者需要继续机械通气,当脉搏氧饱和度大于 90% 时,可以在直视下取出硬质支气管镜[3,12]。支气管痉挛和暂时性缺氧在硬质支气管镜取出后并不少见,麻醉医生必须准备好面罩通气或气管插管支持通气,直到自主呼吸恢复[3,12]。

并发症

通过充分的术前评估和适当的技术,可避免在硬质支气管镜检查期间或之后相关并发症的发生[3]。并发症包括牙列损伤、杓状软骨错位、呼吸抑制、喉痉挛、支气管痉挛、声门下水肿、缺氧、心律失常、黏膜或实质出血、穿孔、气胸、纵隔气肿和死亡[3,9,27]。在小儿硬支气管镜检查中,并发症发生率为 1.9%~4%[27];在成年人中,这一比例为 5%~13.4%[28,29]。术前风险增加、肿瘤疾病、异物存在或气管隆嵴受累的患者应密切监测,因为这些情况导致成年并发症发生率显著增加[29]。Hoeve 和他的同事发现儿童并发症发生率增加的三个危险因素是法洛四联症病史,支气管镜检查时需要活检或病灶引流,以及异物吸入史[27]。

由于松动的牙齿在手术过程中有损坏或脱落的危险,因此术前评估患者的牙列状况是非常必要的。如果颈椎疾病合并颈部挛缩,则不能安全地进行硬质支气管镜检查;由于颈椎活动范围有限,无法将内镜安全推进到气道内,导致牙齿损伤、咽后壁、膜性气管及远端气道的穿孔等并发症[26]。这种气道穿孔可能导致纵隔气肿或气胸。这类患者可以选择其他检查气道的替代方法(例如,支气管软镜检查)[16]。

出血可发生在硬质支气管镜检查中,尤其是在组织活检中。可以用硬质支气管镜对出血部位施加压力,彻底抽吸,局部应用肾上腺素或静脉应用加压素。当这种情况发生时,患者最大的危险是误吸而不是失血性休克[27]。

术中偶尔发生支气管痉挛和喉痉挛。通过维持足够的麻醉深度和表面麻醉的局部应用,如利多卡因,可降低其发生率。其他药物,包括阿片类药物和 β-受体阻滞剂,可以用来减弱对气道刺激的血流动力学反应[16]。

晚期并发症包括气道水肿、气胸和肺不张[12]。喉部水肿通常在儿童中更为严重,因为他们的气道腔更小,阻力随着气道肿胀呈指数增长[12]。加湿氧气、雾化吸入肾上腺素和全身类固醇激素应用可改善病情。如果患者对药物治疗没有反应,可能需要气管插管。如果术中发现严重的、潜在的阻塞性喉部水肿,应考虑留置气管插管,直到水肿消退。喉水肿可通过静脉注射类固醇药物治疗来减轻。在文丘里通气或高通气压力的情况下,气胸可由气压伤引起。硬质支气管镜检查需要麻醉医生和外科医生之间良好的沟通。沟通障碍可能导致对气道的控制不足，并可导致高碳酸血症、低氧血症或死亡，尤其是对即将发生完全性气道阻塞的患者[26]。通过让所有参与手术的人在硬质支气管镜检查前熟悉手术流程能够降低不良事件的发生。同时必须针对气道丢失的情况，制订应急方案。在绝对紧急情况下，需要准备气管切开术或者通气旁路术。

异物取出术

气道异物取出仍然是硬质支气管镜的主要适应证之一，尤其是在儿童中，相对而言，在儿童中应用支气管软镜风险较高。2013 年，因误吸、误食包括食品在内因异物而死亡的人数高达 4 864 人[30]。大多数因气道异物死亡发生在院前[31]。气道异物在较大的婴儿和蹒跚学步的幼儿中发生率最高，其中 74% 的病例发生在 3 岁或更小的儿童中[32]。在儿童中，男女比例约为 2∶1[32]。在成年人中，气道异物在 60 岁发生率最高[33]。

气道异物的临床进展分为三个阶段。第一阶段的特征通常是窒息，然后咳嗽、呕吐，甚至是气道阻塞[32]。Barrios 及其同事报道的 100 例病例中，有窒息危象病史对诊断气道异物的灵敏度最高（97%），同时也有一个相对较好的特异度（63%）。在一些气道异物的患者中，胸片检查可能正常，临床症状也不明显[31,34]。在可疑气道异物的病例中，硬质支气管镜检查仍然是诊断和治疗的金标准。肺不张在成人中更为常见，而肺气肿在儿童中更为常见[33]。异物最常见的位置在成人（右支气管树）和儿童（中央气道）之间也有差异。第二阶段通常是无症状的，最初的症状经常因为咳嗽疲劳而消失，高达 50% 的首次气道异物患者，在 7 天及更长的时间内并没有得到诊断[29]，这主要发生在成年人身上。第三阶段是异物相关并发症，有肺炎、咯血、支气管扩张、慢性咳嗽、肺脓肿、发烧或不适[32]。

影像学检查包括颈部和胸部的正侧位检查。在可能的情况下，必须同时获得吸气相和呼气相的视野来评估单侧肺气肿情况[32]。支气管口阻塞的四种主要类型是旁通阀阻塞、止回阀阻塞、截止阀阻塞和球阀阻塞。双向阀效应，指气流可进可出但部分受限，影像学检查可正常；止回阀效应，指气流进入多于流出，导致阻塞性肺气肿，这种通常很严重，由于呼出气流受限可导致纵隔移位；截止阀效应，指气流无法进出，肺内气体吸收导致阻塞性肺不张；最罕见的阻塞类型，球阀效应，气流能进入但不能流出，导致阻塞性肺气肿。这种现象的结果是肺不张，以及在呼气相纵隔向阻塞侧移位。其他的研究，当诊断不明确时，选择透视或者视频透视检查帮助诊断[31,32]。

气道异物的处理取决于临床影像。如果怀疑急性完全性阻塞，必须立即行硬质支气管镜检查。然而，更常见的情况是，患者出现在第二或第三阶段。这样有充足的时间进行成功安全的硬质支气管镜检查。如有可能，应在有经验的人员在场时实施检查，并选择合适的仪器，患者适当禁食，防止胃内容物误吸[19,32]。有经验的医生可以明确气道异物的性状以选择合理的检查设备。

对于硬质支气管镜下异物取出术的麻醉方法仍存在争议。主张保留自主呼吸的医生认为正压通气可能造成气道急性梗阻，病情恶化[18,32]；而其他医生认为可以应用神经肌肉阻滞剂进行机械控制通气，以防检查中患者移动，降低气道损伤的风险。一项 94 例的回顾性研究发现在不同的通气管理模式中，不良事件发生无明显差异[18]。然而 Chen 及其同事开展的一项前瞻性研究中，纳入 384 例儿童，发现全凭静脉麻醉（total intravenous anesthesia，TIVA）以及保留自主呼吸的患儿术中身体移动的概率增加，麻醉苏醒时间延长，气道异物取出的成功率下降以及术后喉痉挛发生率增加[35]。另外，其在研究中发现术中低氧血症的（$SpO_2 \leqslant 90\%$）五个危险因素，包括：年龄较小，异物类型为植物种子，手术时间较长，术前存在肺炎以及保留自助呼吸。人工喷射通气可以降低术中低氧血症的风险。与术后低氧血症相关的因素有：异物为植物种子和麻醉后苏醒时间延长。术后应密切监测具有这些危险因素的患者。

如果异物足够小，可以直接通过硬质气管镜管腔取出，然而，大的异物需要在硬质支气管镜撤出时一并取出。一旦异物进入钳内，将异物从气道中取出，并将硬质支气管镜向前推进以覆盖异物，防止异物在取出时从钳中脱落[32]。撤除支气管镜时可能会影响气道，因而，如前所述，退镜期间手术医生与麻醉医生的沟通是至关重要的。植物类异物应轻抓或吸出，避免异物碎裂进入远端气道[32]。取出异物后，应重复支气管镜检查，以确保没有残余或额外的异物滞留，并评估阻塞处远端气道的通畅性。出血通常通过反复抽吸及血管活性药物来控制。如果有残留肉芽组织存在，并且是出血或者残留物阻塞的根源，那么进行多次支气管镜检查予以切除[32]。

结论

尽管支气管软镜的开展有了很大的发展，但硬质支气管镜仍然是外科医生的必备工具。当气道处于紧急状态和需要直接气道操作的情况下，硬质支气管镜检查是首选。最常见的适应证是气道异物和大量咯血，但也可用于保护或评估其他不稳定的气道。宽的管腔能够保证支气管镜气道内固定，同时满足内镜下气道操作，如活检和激光治疗等。通常在全身麻醉下进行，同时可以选择多种安全的通气管理模式。

无经验的医生实施支气管镜检查,发生并发症的风险会显著增加。美国胸科医师学会(American College of Chest Physicians)建议,学员至少在指导下完成 20 例支气管镜手术,才能掌握基本技能;学员每年至少要做 10 例支气管镜操作,才能熟悉并保持。同时,支气管镜医生和麻醉医生之间的沟通尤为重要。如果应用得当,硬质支气管镜可以在气道管理中挽救生命。

临床要点

- 在硬质支气管镜检查中,外科医生和麻醉医生之间的沟通是最重要的。
- 在支气管镜操作前,对设备仪器进行监察,确保支气管镜、光源、光载体和连接器都处于正常工作状态。
- 检查所选的支气管镜(吸痰器、抓握器、内镜)的长度是否合适。
- 准备一套比你计划使用的尺寸小一个型号的仪器,做备用。
- 对于儿科患者,计算每种局麻药物(如利多卡因)的最大安全剂量,并限制其只在手术野中使用。
- 放置牙齿/牙龈保护装置,切忌支气管镜损伤牙齿。

- 只有当管腔能够完全识别时,才能推进支气管镜。

(乔辉 译　李天佐 审)

部分参考文献

2. Hass AR, Vachani A, Sterman DH. Advances in diagnostic bronchoscopy. *Am J Respir Crit Care Med*. 2010;182:589-597.

7. Ernst A, Silvestri GA, Johnstone D. Interventional pulmonary procedures: Guidelines from the American College of Chest Physicians. *Chest*. 2003;123:1693-1717.

8. Shepherd RW, Beamis JF. Understanding the basics of rigid bronchoscopy. *J Respir Dis*. 2006;27:100-113.

17. Litman RS, Ponnuri J, Trogan I. Anesthesia for tracheal or bronchial foreign body removal in children: an analysis of ninety-four cases. *Anesth Analg*. 2000;91:1389-1391.

18. Farrell PT. Rigid bronchoscopy for foreign body removal: anaesthesia and ventilation. *Paediatr Anaesth*. 2004;14:84-89.

23. Yoon HI, Kim JH, Lee JH, et al. Comparison of propofol and the combination of propofol and alfentanil during bronchoscopy: a randomized study. *Acta Anaesthesiol Scand*. 2011;55:104-109.

27. Hoeve LJ, Rombout J, Meursing AE. Complications of rigid laryngobronchoscopy in children. *Int J Pediatr Otorhinolaryngol*. 1993;26:47-56.

28. Lukomsky GI, Ovchinnikov AA, Bilal A. Complications of bronchoscopy: comparison of rigid bronchoscopy under general anesthesia and flexible fiberoptic bronchoscopy under topical anesthesia. *Chest*. 1981;79:316-321.

All references can be found online at expertconsult.com.

第 29 章　外科气道

Michael A. Gibbs and Nathan W. Mick

引言

基本原则

　　急诊外科气道管理包括四个不同而又相互联系的进

入声门下气道的技术:环甲膜穿刺术(needle cricothyrotomy),经皮环甲膜切开术(percutaneous cricothyrotomy),外科环甲膜切开术(surgical cricothyrotomy),外科气管切开术(surgical tracheostomy)。因为环甲膜切开术简单、快速、并发症少,所以在紧急情况下环甲膜切开术明显优于气管切开术。在环甲膜水平上的气道位置表浅,位于皮下脂肪及颈前筋膜之下。沿颈部向下,气管的位置越来越深入,致使颈前入路更困难并增加了额外的解剖障碍(例如甲状腺峡部)。环甲膜穿刺并经皮气管通气能够给一些患者提供暂时的氧供,但是这项技术并不能建立安全的气道,并且不能支持通气。环甲膜穿刺术将在本书其他章节讲述(参见第 27 章)。本章重点是外科和经皮环甲膜切开术,前者和某些情况下的经皮环甲膜切开术是将带囊气管导管置入气管中。

　　任何关于外科气道管理技术的讨论必须考虑以下三个重要内容:

　　1. 大多数气道管理相关专业的医生没有或者仅有有限的建立外科气道的经验。

　　大多数气道管理相关专业的临床医生没有或者具有有限的建立外科气道手术操作步骤的经验。主要因为临床医生们预先判断困难气道(difficult airway,DA)的能力提高,应用直接喉镜(direct laryngoscopy,DL)熟练度高,并且当直接喉镜检查法不能应用或不能成功实施时,还有多种精密的气道管理设备可选用,所以无论是在院前、急诊室、手术室、病房或是重症监护室,外科气道管理均很少应用。在过去 20 年中,急诊外科气道操作应用越来越少。其中有很多原因,但最主要的原因还是以下两点革新:①创伤气道管理的重点已经由避免经口直接喉镜检查法转变成广泛接受的温和的、可控的、维持颈椎稳定的直接喉镜检查法。②多个专业的临床医生已经能够熟练应用快速序贯诱导插管(rapid sequence intubation,RSI)技术。近几年可视喉镜(video-assisted laryngoscopy,VAL)应用也逐渐增多。目前急诊科研究表明,由于急诊患者的不确定性和大量外伤造成的困难气道比例比择期手术要高,应用快速序贯诱导插管技术仍有较高的成功率(97% ~ 99%),很少再行外科气道技术(0.5% ~ 2.0%)[1-6]。尽管对其他气道急救设备(如纤维支气管镜、可视喉镜、声门上气道、逆行插管和光导探针)越来越熟悉,使环甲膜切开术的应用越来越少,但是当所有建立气道的方法失败时,外科气道仍是最后的方法[7]。这就造成一个矛盾。临床医生对于新技术和新设备的喜欢使得外科气道管理技术变得少见,但在某些情况下这项技术却是维持患者生命的唯一方法,而实施外科气道所需的技能现在变得越来越难掌握。

2. 外科气道管理通常应用于不稳定的患者。

外科气道管理很少应用,即使曾应用于稳定的患者,但大多数用于那些"不能插管"和"不能通气"的情况下。当不能迅速、及时、准确地完成此项操作很有可能导致灾难性的后果。需要行急诊环甲膜切开术的患者往往存在严重的气道解剖异常,或已经进行过多种插管尝试均告失败,或者上述两种情况都存在。因此,在潜在的极度困难出现时需要术者用极短的时间来完成环甲膜切开术。

3. 如果一种外科方法建立人工气道失败了,那么可能也没有足够的时间进行其他的尝试。

大多数人认为环甲膜切开术是一系列气道处理方法中最终的选择。此外,失败的环甲膜切开术可能导致出血并失去气道的完整性,或者使气道解剖更加异常,使其他建立气道的方法无法成功实施。

因此,急诊环甲膜切开术是一项很少应用的技术,经验不足的临床医生被严格限制行此技术,也很难在患者身上练习,因为一旦失败,患者很有可能死亡。对于从事气道管理的人来说这是很大的挑战,需要花时间来掌握这项关键的可拯救生命的技术。幸运的是,虽然环甲膜切开术神秘且操作难度大,但它是一个相对简单明了的过程,能够通过充分的专门训练达到很高的成功率和低并发症,可以应用多种动物解剖模型和医学模拟模型来完成环甲膜切开术的训练。

历史概况

近千年来,外科气道一直被认为是一项能够抢救生命的技术。第一个关于气管切开术的记载出现于公元前3600 年的埃及[8]。在公元 2 世纪,Galen 提议对呼吸道梗阻患者应用垂直切口行气管切开术建立有效的人工气道[9-11],随后在 16 世纪,Vesalius 发表了第一篇详细描述气管切开术的文章并应用芦苇进行肺通气,讽刺的是,他应用气管切开术对西班牙贵族进行复苏,却招致西班牙人对他的责难并最终导致了他的死亡[12]。1852 年,在美国第一例气管切开术成功实施,遗憾的是,不久这个患者便死于气管狭窄,这在那时是一个常见的并发症。1886年,一篇文章报道了气管切开术有 50% 的死亡率以及很高的气道狭窄发生率,其中因气道狭窄造成的死亡占了很高的比例[13]。

1909 年,Chevalier Jackson 发表了一篇关于气管切开术里程碑式的文章,他所描述的原则今天依然适用[14]。

气管切开后的病死率仅为 3%,这归功于以下因素:术前选择最佳的气道方式,应用局部麻醉替代镇静,应用设计良好的导管,细致地进行术中和术后护理。Chevalier Jackson 赢得了国际赞誉,然而他也因为气管切开术引起的声门下狭窄而受到了责难。他所提到的气管切开术即环甲膜切开术,但在那时也包括切割甲状软骨和环状软骨,现代的环甲膜切开术仅仅包括环甲膜处的切口。在1921 年,Chevalier Jackson 发表了一篇关于 200 例患者术后狭窄的研究,除了明显的偏倚,研究结果显示,上呼吸道的炎性损伤是造成狭窄的首要原因。这样就可以解释声门狭窄的高发生率[15]。

回想起来,尽管这项技术与潜在的情况造成声门下狭窄的高发生率,但因为惧怕这个并发症人们一直不认可环甲膜切开术这项技术有半个多世纪的时间。为了使新技术发展地更快和更安全,Toye 和 Weinstein 于 1969年描述了第一例经皮气管切开术[16]。然而,直到 1976年,当 Brantigan 和 Grow 发表了一篇关于 655 例患者应用环甲膜切开术作为长期气道管理的结果之后,才被广泛地认为是建立外科气道的方法之一[17]。这一系列病例中发生声门下狭窄的概率仅为 0.01%,没有严重的并发症,手术步骤简单、快速,和气管切开术相比不易出血。随后的研究也证明了这个结论,环甲膜切开术是个安全有效地建立外科气道的方法。实际上,当需要建立紧急外科气道时,环甲膜切开术是最好的选择[8,18,19]。同时,一系列病例显示提供院前护理的医生和其他医务人员(例如护士、医疗相关人员)都能够成功实施环甲膜切开术并且并发症很少[14,20-26]。

外科气道的定义

外科气道的定义很广泛,几乎包括所有在气道上产生新切口的气道管理办法。环甲膜切开术是在环甲膜上做一个切口,并且放置一个带囊气管切开导管或气管内导管。环甲膜切开术还被称为环甲软骨切开术(cricothyroidotomy)、环甲软骨造口术(cricothyroidostomy)、喉造口术(laryngostomy)或喉切开术(laryngotomy)。环甲膜切开术(cricothyrotomy)是目前的首选术语。气管切开术与环甲膜切开术的不同点在于进入气道的解剖位置不同,气管切开术的开口可以在气道的任何位置,包括第一气管环。

外科气道由于所用技术不同细分为以下几种类型:①外科开放性切口(某些时候指的是开放途径或者是全开放途径)。②经皮(在各项技术中有更详尽的描述,例如 Seldinger 技术)。③扩张(一种特殊的经皮方法)。④经气管导管(endotracheal tube,ETT)。

环甲膜切开和气管切开术是指应用手术刀和其他外科器械在气道上做一个切口[27,28]。通过插入一个内径足够的带囊气管切开导管进行通气、氧合、吸痰,从而建立一个安全的气道通路。

经皮扩张技术应用一个手术器械包或设备来建立外科气道,从而避免做环甲膜切开术(详细讨论请参阅第27章)。顺着一个很小的皮肤切口,用 Seldinger 技术放入一个可弯导丝,再通过导丝放入细针,扩张器引导人工气道,类似于中心静脉置管那样,经过导丝进入气道。另一种已被使用的替代经皮技术是通过直接穿刺气道来放置人工气道,例如 Nu-Trake 成人紧急环甲膜切开术装置(Smith,Keene,NH)。使用一个内径较大的金属针或锋利的套管针来直接刺破气道,不需要应用导丝。这种器械很危险,因为很有可能出现并发症且成功率低,目前已经被淘汰[29-33]。

经气管导管通气被认为是创伤最小的建立气道的技术,通过在环甲膜处放置一个中等大小内径的导管来进行通气[34]。除了很小的儿童,小内径的导管若不与高压氧源或喷射通气机相连就无法保证充分的氧供和气体交换。为了解决这一问题专门设计了 6.0F 由含氟乙烯、丙烯材料制备的、不易弯曲的紧急气管导管。

外科气道的作用

经皮扩张气管切开术是否优于开放气管切开术直到现在仍有争论。虽然开放气管切开术最初是由外科医生来操作的,经皮扩张气管切开术经常由麻醉医生和其他非外科医生来操作,尤其是在重症监护室。这一技术于1969 年由 Toye 和 Weinstein 首次提出,但是直到 1985 年Ciaglia 和其同事发表了一篇关于应用改良器械行经皮扩张气管切开术的结果后才被广泛地应用[13,16]。现在并没有临床研究表明任何一种建立气道的方法优于另外一种,或者任何一种办法优于环甲膜切开术。

解剖学

充分了解上呼吸道和颈部解剖对于成功快速建立外科气道尤为重要。紧急情况下,手术视野经常因出血而迅速变得模糊不清,实际上手术步骤常常为"盲"操作。在这种情况下解剖定位尤为重要。

骨和软骨

马蹄形的舌骨是颈前区最为坚硬的结构,可在喉结上方一指处触及,在呼吸和发声过程中依靠甲状舌骨膜和肌肉附着于喉部。

甲状软骨是喉软骨中最大的一块,由两块近似四方形的左板和右板融合而成,在中线处形成喉结。两板融合处的角度在男性较为突出,被称为喉结(Adam's apple)。融合处形成可触及的甲状软骨上切迹。在建立气

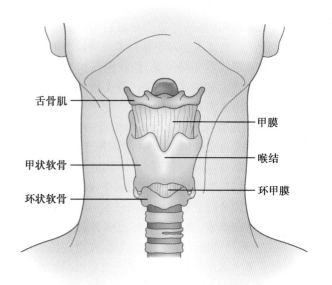

图 29.1　喉部表面解剖(From Walls RM,Luten RC,Murphy MF,Schneider RE:Manual of emergency airway management,ed 2,Philadelphia,2004,Lippincott Williams & Wilkins.)

道时甲状软骨形成的喉结是颈部最容易辨别的解剖标志。左右板的后缘向上,向下延伸形成甲状软骨的上下角。甲状舌骨韧带与上角相连,下角的内侧面有关节面与环状软骨融合形成环甲关节。

环状软骨是上呼吸道中唯一完整的软骨环,形成喉下界(图 29.1)。它形似带印章的戒指,向后延伸形成较宽的锥板。向上环状软骨形成光滑的关节面与杓状软骨和甲状软骨相连,向前通过环甲膜与甲状软骨下缘相连。

环甲膜

环甲膜是一层覆盖于甲状软骨和环状软骨之间的弹性纤维组织,呈斜方形,在普通成人平均高 1cm,宽 2~3cm,位于中线处,喉结下约 2~3cm。声带位于环甲膜上方约 1cm,因此在行环甲膜切开术时很少会伤及声带。

环甲膜的解剖特点使其成为紧急气道切口的最佳选择。在多数患者中,它位于皮下,在少量皮下脂肪、颈前筋膜之下。因此,环甲膜在甲状软骨下方很容易触及,下界是坚硬隆起的环状软骨,此韧带并不随着年龄而钙化。其上没有覆盖肌肉、主要的血管或神经,而是由比较薄弱的颈前筋膜支持。

血管结构

颈部主要的动脉经常位于气管前筋膜的深部,在经过皮肤行环甲膜穿刺时不必担心伤及主要的动脉。成对的甲状腺上动脉由颈动脉外侧上升而来,向上、向外经过环状软骨。这些动脉的前分支沿着甲状腺峡部上侧走

（图中标注：舌骨肌、甲状软骨、环状软骨、甲膜、喉结、环甲膜）

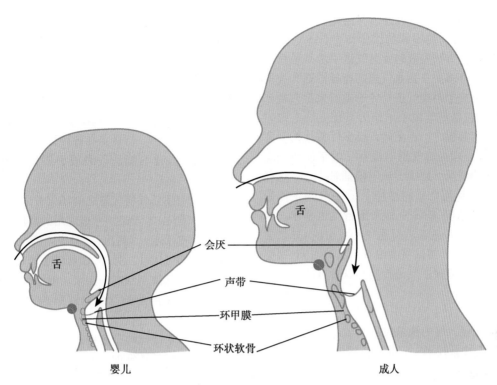

图 29.2　小儿与成人气道的解剖差异：①声门入口位置相对较高且靠前；②婴儿的舌体较大位于口和声门入口之间；③儿童的会厌较大且松软；④儿童喉部最狭窄的部位是声门下腔而成人则为声带；⑤婴儿的环甲膜位置和大小与成人不同；⑥经鼻气管插管存在多个弯曲；⑦婴儿的枕部相对较大（From Walls RM，Luten RC，Murphy MF，Schneider RE：Manual of emergency airway management，ed 2，Philadelphia，2004，Lippincott Williams & Wilkins.）

行，且在其中部吻合。不成对的甲状腺下动脉也在峡部与甲状腺上动脉吻合。仅有 10% 的人群，潜行的甲状腺胸廓内动脉沿气管前方上行加入吻合。甲状腺峡部还有大的静脉丛。

左、右环甲动脉分别是左、右甲状腺上动脉的分支，在大多数患者左、右环甲动脉跨过环甲膜的上方并在中线处吻合[35]。尽管在环甲膜切开术过程中有损伤环甲动脉的危险，但并无临床意义。出血能够自止且易于用纱布填塞来控制出血。环甲膜处并无静脉丛。

甲状腺

甲状腺峡部一般位于第 2、第 3 气管软骨环的前方，有时可能会延伸至第 1～4 气管软骨环的前方。尽管它的大小和位置是可变的，但它的平均高度和厚度是 1.25cm，大约 1/3 的人群有甲状腺锥状叶，并由甲状腺峡部向上伸展出，跨过环甲膜和喉达到中线左边。

解剖变异

在婴儿时期，舌骨和环状软骨是颈部最突出的结构。喉结直到青少年时才发育。儿童和青少年的喉部起始位置偏高，平第 2 颈椎，成人平第 5 或第 6 颈椎[36]。与女性相比，男性喉结发育较快，因而较为突出，这也导致了男性声带延长和声音低沉。

环甲膜在成人中的大小不一，可以小至 5mm，这个空间可能会因环甲肌的收缩而变得进一步狭窄[37]。儿童的环甲膜较成人不成比例地缩小（图 29.2）。婴儿环甲膜的宽度仅仅是 1/4 气管直径，成人则占 3/4。因为儿童的环甲膜小且解剖标志难以辨认，故紧急外科气道时行环甲膜切开术在儿童是困难的和危险的。小于 10 岁的儿童不推荐使用，在这个年龄群使用经皮经气管通气针的放置是更好的选择。

肥胖、水肿、颈部外伤患者的体表标记区分可能会比较困难，环甲膜一般位于喉结下 1.5 横指（使用患者的手指进行测量），另一种测量方法是在颈部摆成正中位时，环甲膜位于胸骨上切迹上 3～4 指。需要注意的是，尤其肥胖患者，根据体表标记区准确预测环甲膜位置的概率仅为 45%～60%[38]。

颈前的动静脉可能会有显著的变异，有些大的动脉跨过中线，但是对于环甲膜切开术并不是问题，因为颈部大多数异常的血管位置都较低。

外科环甲膜切开术

适应证与禁忌证

建立紧急外科气道的首要适应证是气管内插管或其

他无创的建立气道的技术失败而患者又需要立即行气道控制时（知识框 29.1）。美国麻醉医师协会（ASA）困难气道指南认为在其他方法失败时紧急气道手术是最后的选择[39,40]。文献中许多关于困难气道的指导原则和大量美国麻醉医师协会关于困难气道指导原则的大量改良方法。然而，这些都包括把气道手术作为其他方法失败时选择的技术这一点共识[40-42]。虽然有很多可替代的复苏设备的引进，但在处理困难气道时最常见的错误还是应用喉镜插管失败的情况下持续尝试喉镜插管[43-45]。这种行为导致了发病率和死亡率的增加[43]。一旦判定插管不能或通气不能的情况，应该立即考虑行气道手术。当不能应用气囊和面罩对患者进行通气和氧合时，如果尝试其他通气办法，无益的尝试将会浪费宝贵的时间，到那时再行环甲膜切开术耽误了气道控制和氧合可能因低氧血症造成脑损伤。

在大多数情况下，环甲膜切开术被认为是一项对于失败气道且在其他非侵入性的挽救技术失败或预计失败或无效时的气道紧急挽救技术[1]。此项技术仅偶尔应用，尽管如此，一旦需要，环甲膜切开术是气道通气的主要方法。例如，面部严重外伤的患者经口或经鼻无法建立气道时。选择性环甲膜切开术在手术中的作用又重新引起了临床医生的兴趣，比起需要给患者行正中胸骨切开的气管切开术，心胸外科医生更喜欢用环甲膜切开术，认为较高位置的气道切口减少了胸骨创伤后的潜在的污染[12]。一项研究描述了那些颈部解剖复杂的患者在重症监护室中选择性环甲膜切开术取代气管切开术。环甲膜切开术过程相对简单，短期和长期并发症并无明显差别[46]。

对于伴有不稳定颈椎损伤的患者，在确保颈椎制动的情况下，环甲膜切开术是比较安全的建立人工气道的方法[47,48]。虽然凝血异常是环甲膜切开术的一个相对禁忌证，但也不乏急性心肌梗死患者行全身纤溶治疗后，又成功实施环甲膜切开术的报道[49]。

知识框 29.1　环甲膜切开术的适应证

无法用无创技术建立气道
上呼吸道大量出血
大量胃反流
颌面部外伤
先天性或后天获得性气道结构异常
气道梗阻
外伤性的
　气道水肿
　异物
　气道狭窄或中断
非外伤性的
　气道水肿
　气道压迫（例如肿瘤、血肿、脓肿）
　上呼吸道炎症（声门上感染）

实施环甲膜切开术的主要障碍就是不能简单地做一个放弃进一步喉镜暴露或其他挽救技术的尝试而直接行气道手术的决定。目前，非侵入性的气道管理方法已被大家熟练掌握和应用，使得环甲膜切开术成为一个多余的技术。但是一味地追求非侵入性地气道管理方案反而耽误了外科气道的建立，延误了抢救时机，给患者带来严重的缺氧性损伤。特别是在各种尝试方案交替使用的时间间隔内，患者不能从气囊或面罩得到充分的氧合和通气。

在决定建立外科气道之前还应考虑到其他一些重要的因素。首先，术者必须考虑应用的具体技术（即开放手术或者经皮手术）。其次，要考虑术者的经验、患者的表现和设备的可用性。另外，在衡量手术难度时，一定要考虑患者的局部解剖和病理因素。例如，由烧伤、创伤或者感染所致显著的解剖学畸形将影响建立外科气道的决策。再如，如果气道受阻部位位于声门以下，这时再实施环甲膜切开术就纯粹是浪费时间。

因为外科气道管理是所有困难或失败气道方法的最后一步，其禁忌证是相对的，仅有一个例外。10 岁以下的儿童环甲膜较小，使得传统外科技术变得困难，如果条件允许的话，环甲膜穿刺术或细针气管切开术均被认为是婴儿和儿童的首选技术。

另外两种情况也已经被视为绝对禁忌证——气管横断和喉部骨折[50]。对这两种情况，气管切开术被推荐为更佳的实施办法。这种主张从解剖角度和哲学角度是说得过去的，但临床上却行不通。首先，上述两种情况很难得到及时诊断。其次，对于濒死患者来说，没有其他建立人工气道的方法供我们选择。最后，考虑到气管切开比环甲膜切开要复杂得多，在没有专家支援的情况下，进行气管切开未必是最佳选择。因此，这两种情况也应当被视为相对禁忌证。当出现这两种情况时，如果没有其他的气道管理办法，应该仍旧考虑实施环甲膜切开术，但要承担很大的风险。

环甲膜切开术的相对禁忌证包括手术区域存在喉或气管病理变化时，如肿瘤、感染或脓肿；手术区域的血肿或其他解剖结构的破坏，使手术困难增加或使手术无法进行时；机体存在凝血异常时；术者经验不足时。解剖异常可能使外科环甲膜切开术更难实施，进而促使术者考虑替代气道管理技术。然而，可能存在无法替代的情况，此时外科气道管理（或者儿童环甲膜穿刺术）即使实施起来困难，但也是正确的选择。

手术步骤

手术器械和设备

气管切开导管有多种设计样式和制造材料[16]。一般是一个单腔管,大多数还有一个内套管,这个内套管可以轻易取出,便于日常清洁,防止黏液阻塞管腔。多数气管切开导管配有一个钝头的管芯,其作用是辅助进管和减少损伤。管子可以是硬性的,也可以是可弯的,可弯管还有防打结的性能,还有多种不同的弯曲形状、弯曲角度和大小的导管,具体操作时可以依据患者的解剖特点而定。气管切开导管可以用斜纹布或垫扣将其固定到颈部。导管可以带套囊也可以不带。套囊的充气压要保持在 20~25mmHg,充气时间不要太长,充气压的大小可以通过触诊贮气囊的压力来判断[51]。充气不足可以导致患者误吸,而充气过度可以导致黏膜缺血从而继发气管狭窄或组织坏死。

　　需要重点强调的是,不管采用哪种外科技术建立人工气道,术者对手术器械和局部解剖都要熟知于心。手术前要备好现成的手术器械包,把器械包放在困难气道专用车上,置于手术室内,随需随用(图 29.3)。这种情形下,一般不使用手术室专用的气管切开导管器械盘,因为它们多较笨重且繁杂。一般建议使用常规的环甲膜切开术器械包,包内要尽量包括知识框 29.2 中列出的所有器材,还可以使用专门为环甲膜切开术定制的商业化器械包。目前市面上已有专门的环甲膜切开术器械包,不仅包括 Seldinger 技术的设备,还包括带套囊的气管切开导管在内的必要外科器材(图 29.4)。

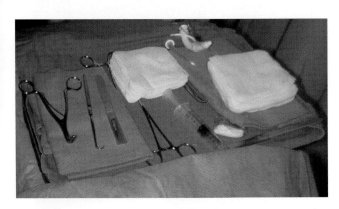

图 29.3　环甲膜切开术托盘包括:气管拉钩,Trousseau 扩张器,解剖刀,气管切开导管(Photograph courtesy R. M. Walls,Boston,MA.)

知识框 29.2　推荐的环甲膜切开术器械包

Trovsseau 扩张器
气管拉钩
11 号刀片的解剖刀
带套囊的、无孔的 4 号 Shiley 气管切开导管
几块 4cm×4cm 大小的纱布,两把小止血钳,外科孔巾

From Walls RM,Luten RC,Murphy MF,Schneider RE:*Manual of emergency airway management*,ed 2,Philadelphia,2004,Lippincott Williams & Wilkins.

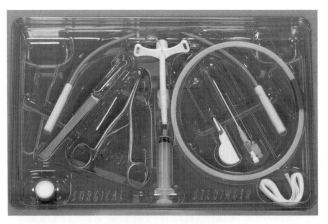

图 29.4　一个新的环甲膜切开术器械包。包括:经皮、Seldinger 技术环甲膜切开术器械包(右侧),一套简单的外科环甲膜切开术器械(左侧),两种技术都用相同的气管切开导管,但是在插入时用钝性的引导管替代(Photograph courtesy Cook Critical Care,Bloomington,IN. Copyright by Cook Critical Cair.)

解剖标志

　　不管采用哪种技术建立外科气道,环甲膜都是一个重要的解剖入路。一般来说,环甲膜位于喉结正下方 1~1.5 横指处,是个柔软的凹陷,体型较瘦的患者比较明显。男性患者因其突出的喉结更容易定位。环甲膜位于坚硬的甲状软骨下缘和环状软骨上缘之间。10 岁以下的儿童,其环甲膜非常小,甲状软骨和环状软骨之间存在很大的重叠区域,使得环甲膜难以辨别,穿刺术难以实施。

　　当患者存在病理性肥胖、创伤或感染改变正常颈部解剖结构时,术者对局部解剖位置的辨认就会变得困难。解决的办法是指测法——四指并拢平放在患者颈前,小指置于胸骨上切迹处,示指所在部位大约就是环甲膜的位置。术者可以采用这个方法粗略估计皮肤切口的位置。在紧急情况下最好用垂直切口,因为这样可以避开颈部的一些大血管,还便于对环甲膜进行定位。无论选择何种技术,环甲膜的解剖辨认是不可靠的,因此最初必须垂直切开至少 2cm,可以把手伸到切口内,通过触诊周围解剖结构进行进一步定位。还可以使用定位针进行辅助定位,具体方法是把定位针接到含生理盐水或利多卡因的注射器上,手持注射器把针头扎入切口内,如果抽吸注射器后管内出现气泡,则说明注射针进入气道,但是这种方法不能把环甲膜和气管间隙区分开。

　　尽管在大多数患者身上很容易触诊到环甲膜,但是造成气道困难的特殊情况也可以使这些解剖结构变得难以辨认。如果情况特别紧急,再加上首次人工气道建立失败,都会使手术或再次手术的难度大大地增加。因此,在预计可能为困难气道的情况下,麻醉医生一般在手术开始之前先在颈部皮肤上进行粗略的标记,作为环甲膜切开术的皮肤切口。我们也建议大家在平时的工作中多对患者的环甲膜进行触诊,了解和熟悉这一区域的解剖结构。

外科环甲膜切开术

传统的外科环甲膜切开术："喉-气管固定"技术

准备：对手术区域进行消毒，尽量遵循无菌技术。紧急切开时无须严格消毒，以免延误抢救时机。立即备好吸引器、面罩以及吸氧设备。打开气管导管，随时准备插管。如果患者意识清醒，最好用1%的利多卡因对局部皮肤或皮下组织行浸润麻醉。同时，术者可用一个20G的针头对环甲膜进行局部定位。把针头插入气道中，抽吸注射器，待注射器内出现气体后，把管内的利多卡因打入气道中。这时如果患者存在完整的气道反射，气道中的利多卡因会促发患者咳嗽，但咳嗽又使利多卡因迅速分布到气道的各个部位，降低了进一步的气道刺激症状。但是当患者伴有不稳定颈椎损伤时，一定要格外小心和谨慎。

解剖定位：在行紧急环甲膜切开术时，最好采用触诊而非视诊的方法对局部解剖进行定位。手术成功的关键就是在切开皮肤前先把局部的解剖标志搞清楚，同时要采用一定的方法理清局部的解剖关系（见后文的讨论）。术者一般位于患者的右侧（如果术者的右手是优势手的话，也就是说用右手做手术切口的话，那么术者就应站在患者右侧，反之，术者则站在患者左侧）。找到喉结的位置后，用非优势手的拇指和中指紧紧固定住甲状软骨上角，也即把甲状软骨上角固定在左手的拇指和中指之间，这样就可以空出示指随时对环甲膜进行定位——在手术过程中，只要不松开甲状软骨，根据固定的解剖关系，在任何时候都可以用示指摸清环甲膜的位置。在没有置入气管拉钩之前，一定不要松开这只手的中指和拇指，这对整个手术过程至关重要（图29.5）。

垂直皮肤切口：术者用右手沿颈前正中线做一个垂直切口，切口应跨过环甲膜。切口长度不小于2cm，当患者肥胖时或难以进行解剖定位时应适当延长手术切口。切口要穿透皮下组织向下到甲状软骨和环状软骨水平，但不进入（图29.6）。

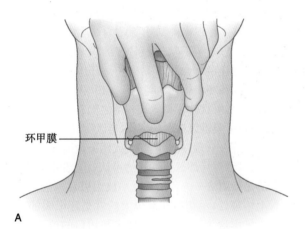

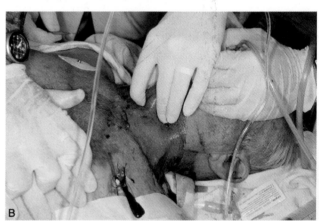

图29.5　用左手拇指和中指固定甲状腺上角，示指触诊并确定环甲膜的位置（A dapted from and B from Walls RM, Luten RC, Murphy MF, Schneider RE：*Manual of emergency airway management*, ed 2, Philadelphia, 2004, Lippincott Williams & Wilkins.）

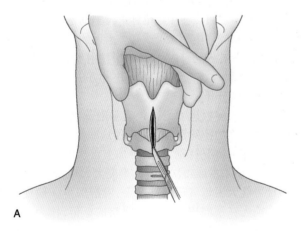

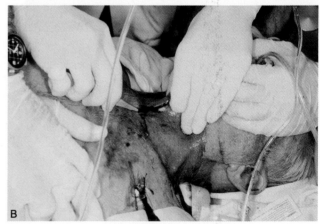

图29.6　做一个垂直皮肤切口，但并不切开气道（A dapted from and B from Walls RM, Luten RC, Murphy MF, Schneider RE：*Manual of emergency airway management*, ed 2, Philadelphia, 2004, Lippincott Williams & Wilkins.）

确认环甲膜的位置:术者用左手的拇指和中指固定住甲状软骨的同时,把示指深入切口内对环甲膜进行进一步定位。在没有皮肤和皮下组织间隔的情况下,术者很容易摸清颈前区域的解剖标志并确认环甲膜的位置。术者左手的示指可以停留在切口内,放置在甲状软骨的下缘,作为环甲膜上界的标记(图 29.7)。

环甲膜的水平切口:在做水平切口前,左手示指可以从切口中退出,也可以继续留在切口内作为向导。环甲膜的水平切口长度一般为 1～2cm(图 29.8)。切口的位置应尽量靠下,以避开上方的环甲动、静脉。这可能很难做到,就算损伤到它们,也一般不会造成严重的临床后果。尽管手术切口可以暴露局部的解剖结构,但操作过程中出现的皮肤或血管出血大多使手术区域难以辨认。时间不允许术者一直止血以达到视野无血的状态。此时只要维持住上述局部解剖层次,就算不能直视局部的解剖结构,也能保证手术及时完成。一旦出现大量出血,也应在气道畅通后,再进行伤口填塞止血。

与呼吸同步的通气尝试可以导致伤口区域和颈部组织出现气泡,所以不得不停止通气。左手示指也要再次插入伤口中,对环甲膜的位置进行进一步确定。

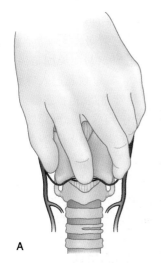
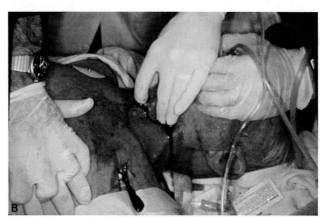

图 29.7　示指可以直接触摸并重新定位环甲膜(A dapted from and B from Walls RM, Luten RC, Murphy MF, Schneider RE: *Manual of emergency airway management*, ed 2, Philadelphia, 2004, Lippincott Williams & Wilkins.)

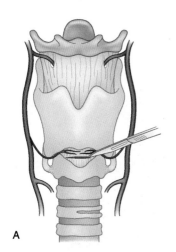
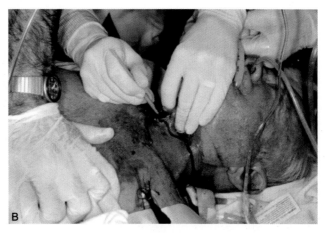

图 29.8　在环甲膜的下部做一个横形切口以避免损伤环甲动静脉(A dapted from and B from Walls RM, Luten RC, Murphy MF, Schneider RE: *Manual of emergency airway management*, ed 2, Philadelphia, 2004, Lippincott Williams & Wilkins.)

插入气管拉钩：继续用左手的拇指和示指固定住喉部，右手持气管拉钩，拉钩的头端应与垂直切口平行，然后沿此切口把拉钩放入气管中（图29.9），左手示指可以指引和辅助拉钩的置入。一旦穿透环甲膜，拉钩就进入了气管。这时需要旋转拉钩，使它的把手朝向头侧，拉钩的头端拉在甲状软骨的下缘上，也即给甲状软骨施加一个向上向前的牵引力，力的作用方向与颈前区成45°夹角，目的是把上方切口拉到皮肤面以上（图29.10）。完成以上操作后，术者可以把拉钩交给助手，由助手负责喉部的制动和控制。任何情况下助手都不会松开拉钩，直至气管导管成功插入并确定位置，因此被称为"喉-气管固定"技术。术者的左手也可空出来进行下一步的操作，但前提条件是一定要保持拉钩的正确位置，以及它对甲状软骨的控制，直到插入气管切开导管后才可放松。

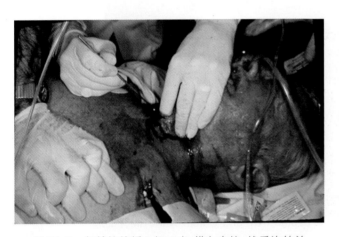

图29.9 气管拉钩插入切口中，横向牵拉，然后旋转并钩住甲状软骨下界（A dapted from and B from Walls RM, Luten RC, Murphy MF, Schneider RE: *Manual of emergency airway management*, ed 2, Philadelphia, 2004, Lippincott Williams & Wilkins.）

用扩张器使切口扩张：用右手将扩张器插入切口，我们更喜欢应用扩张器是因为它可以纵向扩张开口而不是横向（图29.11），虽然扩张器是被设计用来直接插入气道并行横向扩张的，但事实是环甲膜的纵向方向产生了插管时的阻力，所以术者希望在这一方向上扩张以减轻插管的阻力。扩张器仅进入气道2mm后就扩张气道。气道扩张完毕后，术者的左手接过扩张器，这样就可以从下边拿走它（图29.11）。右手可以空出来插入气管切开导管。

插入气管切开导管：插入带有管芯的气管切开导管（图29.12），为了避免在这时有不必要的耽搁，应在术前备好导管，并将钝头的管芯装入其中。扩张器的支持架引导导管进入，导管可以沿着叶片之间并顺着其自然弧度插入。导管在扩张器的分叉处进入气道，扩张器支架逆时针旋转90°使得它横向放置而非纵向放置于气道，有助于导管的进入（图29.12）。原因是当导管进入气道时扩张器分叉限制导管简短顺利进入气管，通过旋转扩张器，分叉处离开了导管通路，但扩张器继续在原地帮助导管进入直到它固定于颈前部。当导管继续进入，到达合适位置之前，扩张器轻轻撤出（图29.13）。

套囊充气，固定气管导管：撤出管芯，套囊充气。如果有内置管，必须插入使得贮气囊与之相连。接好导管后要密切观察，不要使内置管脱出，这对于通气设备的连接是必需的。导管可以用斜纹布或有垫的扣袢在颈部缠绕并固定。

确定气管导管的位置：确定气管切开导管的位置与确定气管内导管的位置的方法是一致的。二氧化碳监测可以用来判断导管是否在气道内。只有当确定导管的位置正确后才能撤走气管拉钩。要特别注意避免拉钩钩住导管并将其拔出。若不注意使导管移位，因气管拉钩仍在原位所以很容易将导管重新放入气道内。

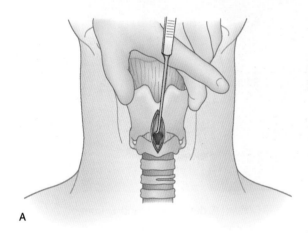
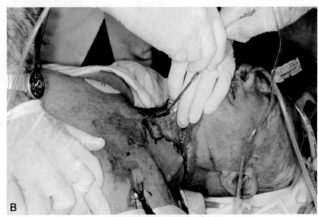

图29.10 气管拉钩轻轻牵拉甲状软骨下方（A dapted from and B from Walls RM, Luten RC, Murphy MF, Schneider RE: *Manual of emergency airway management*, ed 2, Philadelphia, 2004, Lippincott Williams & Wilkins.）

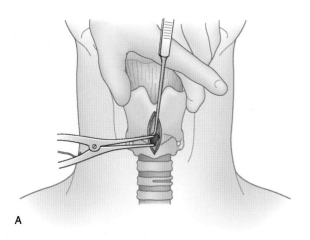
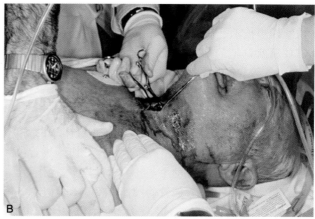

图 29.11 Trousseau 扩张器纵向扩张环甲膜,因为纵向方向上产生插管时的最大阻力(A dapted from and B from Walls RM,Luten RC,Murphy MF,Schneider RE:*Manual of emergency airway management*,ed 2,Philadelphia,2004,Lippincott Williams & Wilkins.)

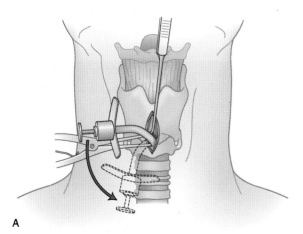
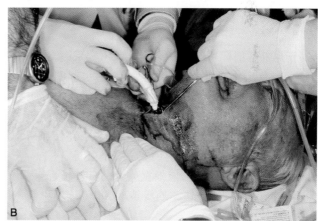

图 29.12 插入导管后把扩张器逆时针旋转 90°,有利于插入导管(A dapted from and B from Walls RM,Luten RC,Murphy MF,Schneider RE:*Manual of emergency airway management*,ed 2,Philadelphia,2004,Lippincott Williams & Wilkins.)

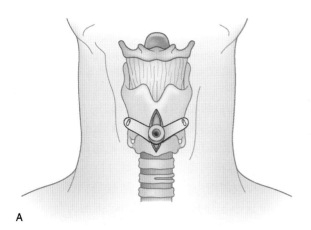
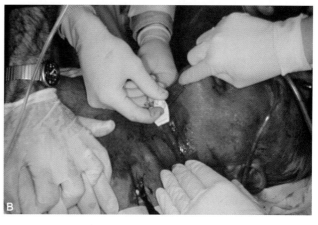

图 29.13 导管位置固定后将扩张器撤走。最好将气管拉钩留在原地,直到确定导管的位置和套囊充气后(A dapted from and B from Walls RM,Luten RC,Murphy MF,Schneider RE:*Manual of emergency airway management*,ed 2,Philadelphia,2004,Lippincott Williams & Wilkins.)

快速四步技术

快速四步技术是在上述方法的基础上进行简化的方法。其要领就是把局部皮肤及环甲膜一同横向穿刺切开,然后用气管拉钩向环状软骨方向纵行拉开切口[17]。尸体解剖研究表明,"快速四步技术"要比上面的环甲膜切开术简单易掌握,并且可以在更短的时间内建立气道[52-54]。这一方法还具备其他优点:①所需器械和设备少,仅需要一把手术刀,一个拉钩和一个气管切开导管。②术者可以独立操作,无须助手。③手术过程中,操作者位于患者头侧,和经口气管插管的操作步骤基本相似。

"快速四步技术"较传统的"喉-气管固定"技术有较多常见的急性并发症。例如,快速穿刺可能导致气管后壁和食管前壁的损伤。在尸体解剖时,一个常见的并发症为环状软骨的拉伤,是由气管拉钩的牵拉造成的[1,52-54]。遇到这种情况,我们多采用双齿替代,这样做有利于拉力的分散,不至于对局部组织造成太大的损伤[1,53]。

对于局部解剖标志辨认欠佳的患者,不宜采用"快速四步技术"。对于这种患者,我们建议使用纵向切口法,具体步骤和上面的传统方法差不多[17]。目前还没有临床研究就"快速四步技术"和传统的环甲膜切开术的成功率及急性和迟发并发症的发生率进行比较。在快速四步法和传统技术,也就是常说的"喉-气管固定"("no-drop")技术,两者之间选择,应根据患者的具体情况,因为目前尚没有证据表明"快速四步技术"和传统环甲膜切开术两者孰优孰劣。

和其他手术方法一样,应确保患者在术前和术中得到最大的通气和氧气治疗。"快速四步技术"的颈部准备方法同传统的环甲膜切开术相同,可以按照前述方法消毒准备颈部。术者的位置在患者的头侧,具体操作步骤如下:

解剖定位:和传统的环甲膜切开术相同,穿刺切开入口仍旧选择环甲膜。两种方法所需辨认的解剖标志相同(图29.5和图29.14)。因为"四步快速法"选择的是横向切口,就需要对环甲膜的位置进行更明确的辨认。如果局部解剖标志辨认不明,则按照前面描述的那样建议选择垂直切口。

水平穿刺切口:确认穿刺切开部位后,用20号手术刀将此部位的皮肤及皮下组织连同环甲膜一同切开。切口长度约为1.5cm,20号手术刀的尺寸正好符合切口宽度的要求,不需要再扩大切口(图29.15)。如果局部解剖标志辨认不佳,则先行垂直切口,再辨认环甲膜的具体位置,然后进行水平切开。切开环甲膜后不要立即撤离手术刀,待气管拉钩插入切口后再撤出。

用气管拉钩固定喉部:把气管拉钩置入切口,拉钩耙

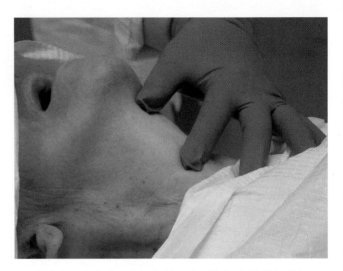

图29.14　当应用"喉-气管固定"技术时,触诊解剖标志,水平切口会出现些许误差,需要更加小心(From Walls RM, Luten RC, Murphy MF, Schneider RE: *Manual of emergency airway management*, ed 2, Philadelphia, 2004, Lippincott Williams & Wilkins.)

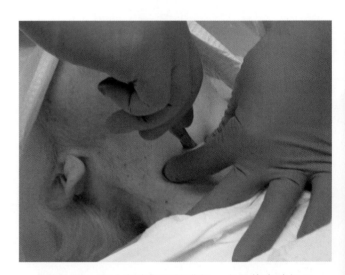

图29.15　通过皮肤和环甲膜行一水平的皮肤切口(From Walls RM, Luten RC, Murphy MF, Schneider RE: *Manual of emergency airway management*, ed 2, Philadelphia, 2004, Lippincott Williams & Wilkins.)

平行于手术刀,拉钩钩住环状软骨环,用力方向斜向足上方(图29.16)。固定好拉钩后,可以撤出手术刀,利用拉钩钩住环状软骨环以固定喉部,并把切口下方皮肤和组织拉开,以暴露出气道入口(图29.17)。拉钩的用力方向和喉镜检查的用力方向相同,都是"向上向前"方。拉钩的力量远小于导致环状软骨环骨折的力量。尽管如此,还是建议大家使用双耙拉钩,以减轻拉钩对环状软骨导致的损伤[1]。拉钩拉开环状软骨环也可降低于气管前潜在间隙插管的可能性,拉钩拉开气道与皮下脂肪的同时,可消除这种可能性。

插入气管切开导管:气管拉钩放于环状软骨环上并

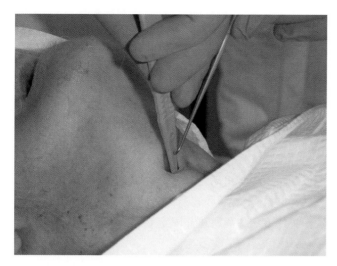

图 29.16 在拿出解剖刀之前沿着解剖刀插入气管拉钩并横向牵拉（From Walls RM，Luten RC，Murphy MF，Schneider RE：*Manual of emergency airway management*，ed 2，Philadelphia，2004，Lippincott Williams & Wilkins. ）

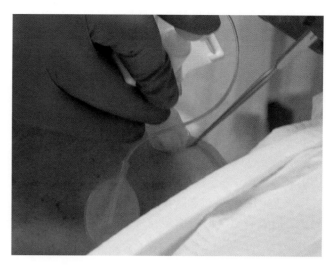

图 29.18 插入气管切开导管，确定其位置并进行固定（From Walls RM，Luten RC，Murphy MF，Schneider RE：*Manual of emergency airway management*，ed 2，Philadelphia，2004，Lippincott Williams & Wilkins. ）

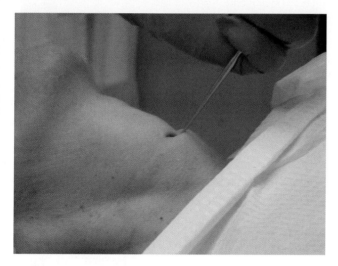

图 29.17 用气管拉钩牵拉环状软骨和皮肤，使气道上移进入视野（From Walls RM，Luten RC，Murphy MF，Schneider RE：*Manual of emergency airway management*，ed 2，Philadelphia，2004，Lippincott Williams & Wilkins. ）

充分固定气道，导管轻轻地顺着环甲部空间插入气管（图29.18）。将套囊充气并固定导管，确定导管位置的方法如前所述。

手术刀-探条技术

一种传统外科手术的变异技术使用一根探条引导气管切开插管插入气管。困难气道协会关于困难气道管理指南指出紧急外科气道管理首选这一技术。类似于开放性气管切开术，这种技术首先定位气道标志。一旦确定环甲膜，操作者使用 10 号或者 20 号刀片在环甲膜上切一水平小口。不要移走刀片，手术刀选择 90°，锋利的边

缘朝向尾侧。然后置入气道一根探条，深度 10～15cm。进入过程应通畅，如果遇到阻力，可能误入气管前方。紧接着，一根润滑过的气管切开插管或者内镜 6mm 的气管内插管通过探条置入气道。移出探条，像传统的气管切开技术那样固定气管插管。这种方法的设备优势使其可在手术室使用。

经皮环甲膜切开术

现在有许多商业化的环甲膜切开设备，用改良 Seldinger 技术有助于气管通道的建立（图 29.4）。这个技术的几个方面可以应用于麻醉学，且与放置中心静脉导管的方法相似，对于之前叙述的环甲膜切开术缺乏经验和不满意的医生对这种技术会感到熟悉，能够很快学会。通过 5 次在人体模型上的练习，96%的麻醉医生能够在 40s 内成功完成[7]。然而，这项技术同样需要对解剖的充分了解和正确的环甲膜定位以及几个步骤来完成，因此它的复杂性接近开放性切口技术。在尸体和狗模型上，和开放性切口技术相比，完成时间和并发症上并无区别[55-57]。手术步骤大概 40～100s[7,28,55-57]。经皮环甲膜切开术的设备可以买到或自己组装，传统环甲膜切开术的手术器械也包括在内（图29.4）。感觉使用这项技术出血较少，但并没有研究证明这一点。这项技术的局限之一是管腔相对较小，这在紧急情况下并不是一个问题，在某些动物模型上缺乏套囊时因呕吐或出血无法保证气道安全是个问题。选择设备时建议选择一个带套囊的导管，因为许多需要行此手术的患者可能有活动性出血，或在手术步骤不顺利时需要更进一步的气道保护。Melker 紧急环甲膜切

开带套囊导管工具组和 Melker 通用环甲膜切开导管工具组等设备中都有带套囊气道导管(Cook Critical Care, Bloomington, IN)。

在手术之前和术中应该保证患者的最大通气和氧供。颈前准备如前所述。虽然器械包可能有多种,但大多数经皮环甲膜切开的器械包都可用于 Seldinger 技术和以下步骤:

解剖定位:确定环甲膜的方法如前所述。左手用来固定喉部并且放置于环甲膜上。

插入定位针:经过皮肤和环甲膜向尾端45°插入定位针。当回吸有空气时表明定位针已经位于气管内(图 29.19)。

插入导丝:气管穿刺成功后,移开注射器,用左手固定穿刺针,通过定位针插入 J 形头导丝。然后移开定位针,全程控制好导丝的位置(图 29.20)。

皮肤切口:紧邻导丝做一个 0.5~1.0cm 的皮肤切口。这使得气道设备能够顺利地通过皮肤进入。也可以在插入定位针和导丝之前在环甲膜上做一个小的皮肤切口。

插入人工气道:经过导丝由扩张器引导器械包中的气道导管插入气管中。如果遇到阻力可以将皮肤切口加深或延长并轻轻扭动气道导管。气道设备牢固地固定在皮肤,同时撤走导丝和管芯,使导管留在气管中。确定导管位置的方法如前所述并固定导管(图 29.21)。这套设备在 X 线下不显影。

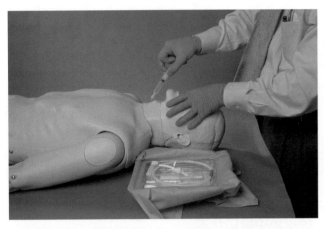

图 29.19 通过环甲膜插入探针,在插入探针之前或之后做一个小的垂直皮肤切口(Photograph from STRATUS Center for Medical Simulation, Brigham and Women's Hospital, Boston, MA, used with permission.)

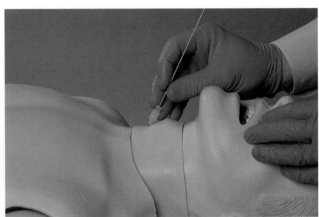

图 29.20 向尾端放入导丝后将探针移开(Photograph from STRATUS Center for Medical Simulation, Brigham and Women's Hospital, Boston, MA, used with permission.)

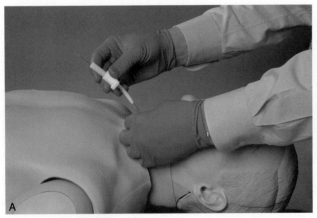

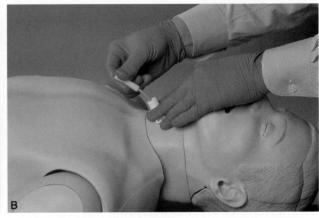

图 29.21 (A)将带有扩张器的导丝插入气道内。(B)然后将导丝和扩张器同时拿出(Photograph from STRATUS Center for Medical Simulation, Brigham and Women's Hospital, Boston, MA, used with permission.)

培训问题

在 1995 年的一项研究表明虽然只有 80% 的麻醉学大纲将环甲膜切开术作为课程的一部分,但大多数学校只有理论课而没有实际操作[22]。在 2003 年一项研究表明仅有 21% 的麻醉医生掌握环甲膜切开术的技能[58]。大多数麻醉专业毕业生在培训过程中从来没有练习过环甲膜切开术[7]。

在需要建立气道时,如果由于术者犹豫导致明显的延迟,那么这项技术就没有丝毫的可取之处。通过逐步训练形成的熟练操作技术可以消除手术操作时的不适感,但由于这项技术很少应用,所以要通过相关的模拟训练变得熟练。像许多其他的有创性操作一样,侵入性地建立气道的方法需要不断地学习和操作,才能逐渐变得熟练。

急救医学作为一门专业,具备自己的气道管理技术,能够对气道急症进行及时抢救和治疗,这样就大大地减少了麻醉培训人员接触气道急症的机会。随着急诊科 RSI 的成功实施,以及麻醉科室气道管理技术的进步,相关学者也越来越关心侵入性气道管理技术的锻炼和巩固问题[59-61]。研究表明,在所有的急症气道中,需要行紧急环甲膜切开术的比例仅有约 1%,在手术室中的比例更低。不管目前状况如何,这一比例太低无法满足麻醉医生的培训和锻炼需要。这项练习需要熟悉有创性气道管理技术的相关设备和方法,必须在平时进行模拟训练。在所有针对麻醉住院医生的环甲膜切开术培训项目中,60% 仅采用书面授课方式,缺乏相应的操作演练,这不利于培养医生熟练的手术操作技术[22]。一项研究表明术者只需要应用人体模型做 5 个环甲膜切开术就可以达到一个稳定的操作水平:能够用 40s 完成手术操作[26]。

没有研究表明最佳的训练间隔时间,仅有一篇文章报道每个月一次与每三个月一次比较更有利于增加熟练程度[40]。在尸体上进行的研究比较不同的外科气道技术,意外发现所有技术的快速学习过程是相似的[62,63]。目前没有研究表明这些训练技术有无临床相关性,但是紧急环甲膜切开术的高成功率表明熟练程度和操作能力不断提高。

以有限的文献为基础,形成关于学习和保持有创性气道技术的几点建议:①确立立即可行的更好的有创气道管理方法。②应用动物或者模拟模型在有资格的指导老师的监督下完成足够例数的操作。③定期应用动物或模拟模型练习这个技术,在每个周期中重复练习 5 次。

动物气管能够从屠宰场相对廉价地获取,可以在每种动物上练习多次(经常用猪和羊来练习)。购买模拟物需要很多资金,但是新的模拟物与旧的模型相比价格便宜且操作简单。环甲膜切开术训练的专用模型也是可用的,学员可以通过某些困难气道医学继续教育课程在专家的指导下完成正规的训练。

正确技术的选择

正如前面引言介绍的那样,临床上典型的急症外科气道不可避免地受这四个因素影响:①会对患者带来伤害。②建立气道的时间非常有限。③如果失败,几乎没有其他的选择。④操作者建立紧急气道的经验有限。因此,有必要选择一种成功率高、并发症低的方法。

关于指导如何选择最好的急症外科气道方面的文献非常有限,也很难转化为临床实践。关于比较不同的外科气道技术方面的人类研究也没有。目前可用的比较证据几乎完全基于动物模型、尸体或者人体模型。

认识到这一局限性,可以概括总结如下:①依靠直接穿刺的扩张技术易产生不可接受的高并发症发生率,包括气道结构损伤和导管错位[29-32]。除非没有其他有效的方法,否则不推荐这些技术。②开放性外科手术和经皮环甲膜穿刺 Seldinger 技术的成功率大致相当。③开放性外科手术和经皮环甲膜穿刺 Seldinger 技术的并发症截然不同。开放性外科手术的并发症中出血和气道损伤是主要问题。然而经皮环甲膜穿刺 Seldinger 技术的并发症是气管误入气管前或者气管旁[64]。

设备的可用性、经验和备用资源在操作技术的选择方面起非常重要的作用。当处理手边的紧急外科气道需要权衡时,首要原则是成功建立气道。基于第三点概括,气道手术标志成为了决策过程中至关重要的问题。

如果气道标志很容易区分,那么临床医生可以安心地采用他或者她最熟悉的技术。相反,如果气道标志很困难或者不易触摸,如病态肥胖患者,则应用 Seldinger 技术发生导管错位的可能性高。如果此时急需建立气道,开放性外科手术会更好。另一种方法是采用一种混合的技术,也就是先在前方垂直切一个小口,准确地触及环甲膜,然后继续采用 Seldinger 技术。

并发症

当有临床指征时,急症外科气道的唯一最严重的并发症与外科气道的延迟建立有关。错误的操作可能导致患者出现持续性低氧,未禁食的患者误吸和不可逆的神经损伤。简单地说,当患者处于"不能插管"和"不能通气"的情况下,手头也没有立即且行之有效和可以预测的有效替代方案时,需要立即考虑进行外科手术。

紧急环甲膜切开术的并发症概率很难精确量化。文献回顾显示许多并发症是由于患者的基础疾病或在行环甲膜切开术之前尝试过许多其他气道方法。此外,并发症的定义,采用的技术,并且术者的技术水平都各有不同。

因为有这些局限性使得外科环甲膜切开术的并发症概率是多变的——为14%~50%,取决于技术种类、临床地点、并发症的定义和手术者的经验[2,10,19,54,65-70]。

出血

在行外科环甲膜切开术时,静脉出血是常见的而不是特例。出血并不会妨碍手术的顺利完成,出血常常能够通过直接压迫或术后缝合伤口来控制。不注意而损伤甲状腺峡部附近的甲状腺胸廓内动脉可以导致大动脉出血,这可能是因为皮肤切口与前面叙述的严重的错位。如果切口远离中线会损伤颈动脉和颈内静脉。如果手术步骤如同前面描述的,动脉出血并不常见。虽然感觉上认为经皮环甲膜切开术出血的可能性较小,但是在随机人体试验上并没有得到证实。

导管移位

气管切开导管的异位是外科和经皮环甲膜切开术的严重并发症。无论认为这是并发症还是手术步骤的失败,不经意地将导管放置于气管前或气管旁软组织都是一个致命的错误。如果在认识到气管异位之前试图进行通气会导致大量的皮下气肿或颈部畸形,使得随后的建立气道的操作变得异常困难。这是应用外科(而不是经皮)环甲膜切开术的最大争议,通过触摸和直接插入气管拉钩、扩张器来确定进入气道的位置并由开放式切口放入气管切开导管。

意外脱管

更换刚刚完成的气管切开术中的已脱落导管是很困难的,要特别注意避免导管脱出。通过二氧化碳监测图监测确定导管已经进入气道后在术者的直接监督下立即固定导管。如果患者是在转运过程中,要特别注意防止过多的颈部活动或监测导线和静脉导管缠绕。剧烈的咳嗽或过多的颈部活动可能导致导管脱出,患者需要适当的镇静。最后,如果患者意识清醒或镇静不足时可能会自己拔管。

其他并发症

当进入气道时切口过深可能导致喉后壁和食管的损伤。只要小心操作就很容易避免。环甲膜切开术的插入动作可能会导致邻近部位或经过途径的局部软组织损伤,包括静脉损伤或气管损伤。

结论

外科环甲膜切开术是一种很少见的操作,常常用于临床医生凭自身经验气管插管失败或者复苏通气无效的情形。文中介绍了几种技术,包括外科切开手术或者经皮(Seldinger或者经皮扩张)技术。年龄小于10岁的儿童是一个特殊的群体,他们的解剖特点不利于传统手术或者经皮环甲膜切开术,应考虑选择经气管导管。每一个管理患者气道的临床医生拥有外科环甲膜切开术或者导管置入的知识和能力是非常重要的。

临床要点

- 直接喉镜技术和技能的提高降低了紧急环甲膜切开术的需要,这也影响急诊科医生管理气道的技能。
- 当患者"不能插管"和"不能通气"的情况下,直接喉镜和救助技术失败时,应采用环甲膜切开术。
- 环甲膜切开术既可以采用经皮 Seldinger 技术或者开放性切口技术,然而关于哪一种办法更好的研究数据却几乎没有。
- 体表标志有助于临床医生选择哪种操作技术。如果环甲膜很容易辨别,任何一种技术都可以使用。如果环甲膜显露困难如肥胖患者,开放性切开技术更容易成功。
- 10 岁以下的儿童有独特的解剖差异如环甲膜小,所以应首选环甲膜穿刺术。

(刘瑞杰　邹旭丽 译　张加强 审)

部分参考文献

1. Bair AE, Filbin MR, Kulkarni RG, et al. The failed intubation attempt in the emergency department: analysis of prevalence, rescue techniques, and personnel. *J Emerg Med*. 2002;23:131-140.
35. Davis DP, Bramwell KJ, Hamilton RS, et al. Safety and efficacy of the rapid four-step technique for cricothyrotomy using a Bair Claw. *J Emerg Med*. 2000;19:125-129.
52. Holmes JF, Panacek EA, Sackles JC, Brofeldt BT. Comparison of 2 cricothyrotomy techniques: Standard method versus rapid 4-step technique. *Ann Emerg Med*. 1998;32:442-447.
57. Chang RS, Hamilton RJ, Carter WA. Declining rate of cricothyrotomy in trauma patients with an emergency medicine residency: implications for skills training. *Acad Emerg Med*. 1998;5:247-251.
61. Eisenberger P, Laczika K, List M, et al. Comparison of conventional surgical versus Seldinger technique emergency cricothyrotomy performed by inexperienced clinicians. *Anesthesiology*. 2000;92:687-690.
All references can be found online at expertconsult.com.

第30章 插管后气管导管位置的确认

Tracey Straker and Felipe Urdaneta

引言

行择期和紧急气道插管的基本原则是通过声门口及时放置气管导管(endotracheal tube, ETT),并确定合适的导管位置。无意中 ETT 移位、错位或脱落可造成严重的临床不良后果。ETT 错位最常发生在由缺乏经验的医生进行插管时。不过,即便是经验丰富的医生也可能会出现这种情况,特别是在紧急情况下、气道管理的条件不理想时,例如重症患者(包括心搏骤停的患者)、院外插管,以及喉显露困难时[1]。误插入食管(esophageal intubation, EI)是气管插管失败最严重的并发症。所有从事高级气道操作的医生在其职业生涯中都会经历 EI。幸运的是,大多数 EI 都能及时、轻松地被发现。气管导管误插入食道若未及时发现,可能会导致严重的后果,例如快速不可逆转的临床恶化、食管穿孔(尤其在行有创气管插管期间)、脑缺氧和死亡[2,3]。如果 ETT 在气道中插管过深(包括主支气管),并发症的严重程度从轻度通气不足和非通气侧肺不张,到通气侧肺过度充气和潜在气胸,继而发生低氧血症和血流动力学不稳定。ETT 也可能插入过浅(例如咽部),这会导致呕吐、误吸和喉痉挛。每次进行高级气道操作和气管插管时,都应制订评估导管放置位置和确定导管深度的计划,同时进行适当的记录。

目前还没有一种能确认气管插管成功的理想方法或设备,所谓的"杀手锏"尚不存在。没有一种单一方法能足够可靠地确认 ETT 在所有患者和所有情况下位置正确。即使位置正确的 ETT 也可能随时发生移位,因此,需要时刻保持警惕并再次确认导管位置。在现有的技术中,一些主要方法用于确认 ETT 在气道中并排除 EI,另一些技术则是用来建立合适的气管内 ETT 深度,有些技术具有双重作用。

本章将综述 ETT 错位的历史和现在,以及目前推荐用于确认 ETT 合适位置的基本和辅助技术。自 1986 年引入美国麻醉医师协会(American Society of Anesthesiologists, ASA)基础监测标准(包括氧合、通气、循环和温度监测)以来,监测和检测手段取得了相当大的进展,因此最新的研究证据受到重点关注。此外,呼气中二氧化碳(carbon dioxide, CO_2)作为对 ETT 位置是否准确和是否有效通气的监测手段已被广泛采用,并得到美国心脏协会(American Heart Association, AHA)和欧洲复苏委员会的支持[4-6]。此外,还讨论了双腔管的插管和定位问题。

533

概述

气管插管被认为是高级气道管理的"金标准"。它是在可控的环境中进行的,例如手术室,以及包括创伤在内的不同情况下的院内、外急救。一项由具有不同的技术、能力和经验的医生及助手们在各个年龄组患者中进行的气管插管研究显示,气管插管时发生 ETT 错位或插管固定后导管移位的发生率为 4%~26%,意外 EI 发生率为 2.7%~25%,不过鉴于情况各不相同,结果也就不足为奇[7,8]。随着近三十年来气道管理的重大进展和强制性 ETT 确认方法的引入,除急诊和儿科外,ETT 异位和错位(包括意外 EI)的发生率在其他领域都有所下降。紧急气道管理通常发生在不可控情况下,在好斗或醉酒的患者中,或在能见度降低且通常需要移动患者及其头部的狭窄空间内。在转运过程中或在转运设施内也容易发生 ETT 的错位或移位[1,9-12]。小儿和新生儿患者的气管相对较短,因此即使轻微的头部屈伸也特别容易发生 ETT 错位和移位[13-16]。

气管导管错位发生率报告

在过去的几十年里,人们对于了解并试图减少与气道管理相关的不良事件带来的影响产生了相当大的兴趣,自 20 世纪下半叶高级气道操作开始流行以来,人们为此目标做了大量工作。这些努力主要由 ASA 已结案的诉讼研究、澳大利亚发病率监测研究所(Australian Incidence Monitoring Study, AIMS)、加拿大医疗保护协会(Canadian Medical Protective Association, CMPA)、丹麦全国患者投诉委员会(Denmark National Board of Patients Complaints, NBPC),以及最近的皇家麻醉医师学院和困难气道协会的第四次国家审计项目(4th National Audit Project, NAP4)进行了广泛地研究和报道[17-22]。气道管理相关的严重并发症很少见,但死亡率高,且造成的伤害涵盖范围广,从轻微的、短暂的、不危及生命的可逆损害,到不可逆损害,如脑损伤和死亡。它们经常与法医学和昂贵的医疗事故索赔联系在一起。气道相关并发症研究有两个主要的信息来源:基于诉讼的回顾性评价和关键事件分析。它们的共同目标是找出与麻醉管理不同层面相关的问题所在,并分析损伤模型,以制定防治策略。

自 20 世纪 70 年代以来,麻醉事故索赔的性质发生了巨大的变化。现代呼吸监测(即 CO_2 监测仪和脉搏氧饱和度测定)于 1986 年引入,并作为治疗标准的一部分被采用。1993 年,ASA 困难气道管理工作组发布了困难气道管理实践指南,从那时起,像死亡和脑损伤这类严重并发症已经开始减少。根据 ASA 在 2011 年发布的最新

已结案的诉讼研究分析,呼吸和气道相关事件仍然是 1970—2007 年不良事件的一个重要来源。在 2011 年,包括气道管理在内的不良呼吸事件,占索赔总额的 17%,而 Caplan 在 1990 年的最初报告中这一比例为 34%[23]。自 1990 年以来,导致麻醉索赔最常见的不良呼吸事件是插管困难、缺氧或通气不足以及吸入性肺炎[24]。在最初报告中,意外 EI(ETT 错位相关的所有不良事件中最严重和最致命的)占 18%,被认为是与气道管理相关的第三大最常见事件。之后,它已经下降到 5%,这显然是一个重大的改进和实践管理的成功[25]。几乎所有麻醉医生都经历过 EI 事件,一般来说不会造成伤害;而引起更多关注和发生诉讼的主要原因是 ETT 置入食管后未能在发生伤害之前及时发现。由于这类事件具有相关的致命性和不可推卸的责任,未能识别的 EI 仍然是一个难题,特别是在手术室外、急诊科、危重症和创伤环境中。所有数据库都在持续报道 EI 事件:2005 年 CMPA 报告显示,在 16 例以气道管理为诉讼核心问题的案例中,有 9 例发生了 EI;AIMS 研究显示,有 35 例 EI 事件,占所有已报道不良事件的 1.75%;NAP4 中有 11 例 EI 事件,其中 6 例死亡[26,27]。由于未能判断 ETT 位置是否适当且排除 EI,造成原本在诊断上可避免的错误,这种错误通常是由于没有充分解释临床症状并采用辅助技术确认 ETT 的位置而引起。

确认气管导管位置的基本方法

目前还没有一种 100% 可靠的方法——针对各种情况和年龄的患者都能确认其气管插管的位置。因此,推荐使用多种已证实可用的方法来确定 ETT 的位置。

尽管在所有情况下都应进行 ETT 位置的临床检测,但任何一种基本的临床方法(直视下 ETT 通过声门、听诊双侧呼吸音、ETT 管壁湿化、胸廓运动和没有腹部膨隆)单独或联合使用都不足以准确地确认 ETT 的位置适当,并且考虑到它们的主观性,必须同时采用其他快速、即时的辅助方法和技术。

可视化气管插管

在使用喉镜插管时,直视下 ETT 通过声门是确保 ETT 正确置入的基本方法,但是并不可靠,因为它不能确定导管位置合适,也不能排除在固定 ETT 之前或之后是否发生移位。直视下 ETT 通过声门是一种依赖于操作者的方法,其成功和有效性取决于操作者的技能和经验。当存在解剖结构变异、分泌物、呕吐物或血液时,由于声门口视野有限、喉镜操作困难,这种情况下插管的准确性较低[28]。与直接喉镜(direct laryngoscopy, DL)等肉眼直视技术相比,使用间接喉镜,比如可视喉镜(video-assisted

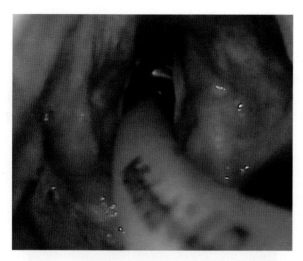

图 30.1 间接喉镜(可视喉镜)下气管导管和套囊通过声门后

laryngoscopy,VAL)可以获得更好的声门视野,因此准确性可能更高。在处理困难气管插管和声门暴露受限的情况下(即 Cormack-Lehane Ⅲ 或 Ⅳ 级),VAL 的益处更为突出。VAL 技术通过改善视野可以将原本的盲插在可视条件下成功插管(图 30.1)。在最近的一项荟萃分析中,De Jong 及其同事比较了重症监护室中 DL 与 VAL 的使用,结果显示,应用 VAL 使困难插管减少了 29%,Cormack-Lehane Ⅲ 或 Ⅳ 级的发生率减少了 26%,EI 发生率减少了 14%[29]。Mosier 和同事们比较 VAL 和 DL 后发现,VAL 的首次尝试成功率为 78.6%,而 DL 为 60.7%,同时,应用 VAL 使 EI 发生率从 DL 的 12.5% 降低至 1.3%[30]。Kori 及其同事报道称,在一组重症监护病人中,DL 组中 EI 发生率为 14%,而 VAL 为 0%[31]。

听诊法

建议在胸部两侧和上腹部的一个或两个点进行常规听诊,以确定合适的 ETT 位置。听诊作为一种确认 ETT 位置简单、经济的方法被广泛地使用,但是也有其局限性。在很多轶事报道中,听诊错误是诉讼的主要来源,也是未识别的意外 EI 的原因之一。在 1990 年的 ASA 已结案诉讼案例中,Caplan 指出,在 48% 的 EI 病例中听诊报告为正常[17]。正常的呼吸音可以传至上腹部,胃部的声音也可以传至胸壁,分别导致假阴性和假阳性结果[32]。由于儿童的食管和气管在解剖上邻近,食管声音(ETT 进入食管时产生的声音)可传至患儿的胸壁[28],可能会被误认为肺源性。正常的呼吸音也可以很容易地传至上腹部(特别是使用无套囊的 ETT 时),这可能会误诊为 EI[15]。在食管裂孔疝、胃脱出、膈疝或胃胀气的患者中,胸腔胃的存在容易导致 EI 发生后误认为在呼吸道内。

听诊法在判断主支气管插管方面也受到限制。主支气管插管时,一侧肺的呼吸音可以传至另一侧[33]。听诊

法的其他局限性包括对其操作者依赖性,由经验丰富的医生听诊时其准确性更高。Knapp 和他的同事们在重症监护病房(intensive care unit,ICU)的一项研究发现,应用听诊法确认 ETT 在气管或食管时,经验丰富的医生都能正确判断,但经验不足的医生错误率达 32%[34];在嘈杂的环境中或在处理病态肥胖、恶病质或小儿患者时,听诊会受到限制。由于高噪音环境和在飞行期间佩戴头盔的要求,空中救援任务需要使用专门的听诊设备;Grmec 的两份报告显示,在现场急救插管期间,与呼气末 CO_2(End-tidal CO_2,$EtCO_2$)相比,听诊在检测 ETT 位置方面敏感度和特异度较低[35]。尽管鼓励所有麻醉医生在听诊的帮助下确定正确的 ETT 位置,但鉴于该方法的固有局限性,建议常规联合其他辅助方法。

气管导管内水蒸气凝结

许多麻醉医生插管时常规把导管内的水蒸气凝结作为标志,尽管它实际上可能表明 ETT 存在于呼吸道中,但它并不是排除 EI 或确保 ETT 深度合适的可靠指标。有报道称 EI 病例中也有 ETT 水蒸气凝结的现象[32],因此很难把它作为气管插管成功的一个可靠指征。在一项动物研究中,Kelly 及其同事在 83% 的 EI 病例中观察到 ETT 内水蒸气凝结,因此得出结论:水蒸气凝结不能单独作为确认 ETT 位置的临床指标[36]。

观察腹部膨隆和胸廓运动

在正常情况下,正压通气下腹部膨隆与胸廓对称运动可以区分食管与气管内插管;然而,对于肥胖、产科、胸部丰满、胸壁病变或肺顺应性改变的患者,腹部膨隆和胸廓运动都不能作为确认 ETT 位置的可靠临床指标。同样,像听诊时会出现的情况(参见"听诊法"),尽管发生 EI,但胸腔胃的存在可能引起胸廓运动,因此可能被误认为 ETT 位置正确[37]。球囊-面罩通气(bag-mask ventilation,BMV)期间可能发生胃胀气,导致气管内插管被误认为 EI。预先放置胃管(即口腔或鼻胃管)进行胃减压,降低了胃胀气作为意外 EI 发生的临床症状的可靠性。

确认气管导管位置的辅助技术

由于临床上确认 ETT 位置的基本方法存在局限性,因此其他一些方法和辅助手段也得到了发展。其中一些技术多用于确认 ETT 在气道中,另一些技术则是用来确认合适的 ETT 深度,还有些技术具有双重作用。确定气管内导管位置的辅助技术包括检测呼气中 CO_2、使用食管探测装置、经气管透光法、脉搏氧饱和度测定、成像技术(如胸部 X 线检查和气管超声检查)和纤维支气管镜(简称纤支镜)检查。

检测呼气中二氧化碳

所有患者在初次插管时都应确认 ETT 的位置正确。体格检查（如胸部、上腹部听诊和胸廓运动视诊）和导管内白雾化，都不能可靠地确认 ETT 的位置。同样，脉搏氧饱和度测定和胸部 X 线检查作为确定 ETT 位置的独立手段也不可靠。呼气中二氧化碳（CO_2）检测是评估组织灌注充足的患者 ETT 位置最准确的方法。CO_2 波形分析仪是一种无创、多功能的监测方式，能够快速可靠地监测通气、循环和代谢。呼气中 CO_2 的监测用于识别 EI（或其他高级气道装置的正确位置，如声门上气道），以及持续评估插管和非插管患者的通气状态。CO_2 波形分析仪连续使用时，可以发现由于患者头部移动或旋转后或患者体位改变或移动时可能发生的 ETT 移位或脱出[38]。它还能反映 CO_2 在血液中的运输效率以及正常代谢过程产生 CO_2 的效率。当呼气末 CO_2 分析仪中 CO_2 波形缺失时，一种情况是 ETT 错位（如 EI），另一种是肺血流量显著减少或缺失，如休克、心搏骤停或心肺复苏（cardiopulmonary resuscitation，CPR）期间胸外按压不足。

呼气中 CO_2 浓度在呼气末达到最大值，此时的 CO_2 浓度即为 $EtCO_2$。呼气中 CO_2 可以通过色度法检测仪、CO_2 检测仪和 CO_2 波形分析仪来测定。CO_2 检测装置即可以定量，也可以定性。与定量装置不同，定性装置反映 $EtCO_2$ 下降的范围（例如：0~15mmHg 或 15~30mmHg），而不是精确值。最常用的定性 CO_2 检测装置是色度法 $EtCO_2$ 检测仪，在院前或急救场所无法使用 CO_2 波形分析仪时，该设备可用于确认最初 ETT 的位置（图 30.2）。色度法检测仪上装有覆以透明隔膜的过滤纸，滤纸经 pH 敏感指示剂特殊处理，当接触 CO_2 时会发生颜色变化。在接触呼出气体后，$EtCO_2$ 浓度小于 0.5% 或 3mmHg 时为紫色；

$EtCO_2$ 浓度为 0.5%~2% 或 3~15mmHg 时为棕褐色；$EtCO_2$ 浓度大于 2% 或 15mmHg 时为黄色（图 30.3）。一般认为，色度法检测仪不如 CO_2 波形分析仪准确，是 AHA 和欧洲复苏委员会的 IIa 类建议[4-6,39-41]。

定量装置用数字（CO_2 检测仪）或数字和波形（CO_2 波形分析仪）的形式测定呼气中 CO_2。标准的 CO_2 波形图为大致矩形（包括四个不同阶段）。由于肺泡无效腔的存在，通常呼气中 CO_2 和动脉血 CO_2 浓度（$PaCO_2$）之间存在 0~5mmHg 的浓度差（图 30.4）。CO_2 波形分析仪被认为是确认和监测 ETT 位置最可靠的方法，自 2010 年以来，AHA 将其列为 CPR 期间的 I 类建议[4,5,39,40]。

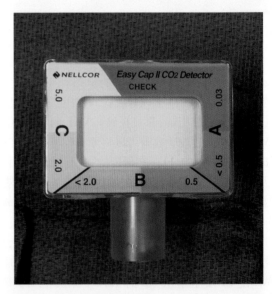

图 30.3 色度法 $EtCO_2$ 探测仪示黄色，表示 $EtCO_2$ 浓度大于 2% 或 15mmHg

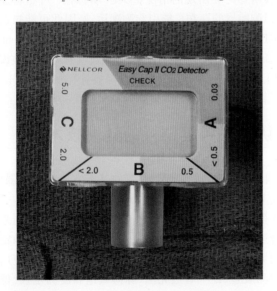

图 30.2 色度法 $EtCO_2$ 探测仪示紫色，表示 $EtCO_2$ 浓度小于 0.5% 或 3mmHg

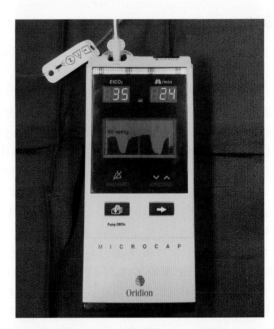

图 30.4 便携式 CO_2 波形分析仪，显示标准矩形图（四个阶段）、$EtCO_2$ 浓度值和呼吸频率

插管后，标准四个阶段 CO_2 波形图的出现即表示 ETT 已通过声门，但不能说明 ETT 是否置于气管隆嵴上方且深度合适，因为置于主支气管中的 ETT 也可以产生正常波形。当 ETT 置于咽部时，一般可能会在前几次呼吸时出现波形，但波形会随着时间的推移发生变化，并且可能由于 ETT 的移动而变得不规则，这表明 ETT 的位置不对。当没有 $EtCO_2$ 波形或波形平坦时，通常表示为 EI。还有其他一些情况也会出现平坦的波形，必须通过其他方式排除，如心搏骤停，CPR 期间胸外按压不当导致肺血流量不足，严重的支气管痉挛，由异物、血块或大黏液栓引起的 ETT 阻塞，以及监测仪或气管导管发生故障。Asai 和 Shingu 报道了一起特殊病例，他们在麻醉诱导前给患者放置了带套囊的口咽通气道（cuffed oropharyngeal airway，COPA），随后进行经鼻气管插管，该病例发生 EI，但起初仍出现正常的 CO_2 波形让人误以为插管成功，然而在口咽通气道套囊充气后波形就消失了。这种情况发生的机制可能是由于 COPA 阻塞导致呼气中 CO_2 在咽部聚集，随后在自主通气时被吸入食管[42]。

据报道，在非心搏骤停患者中，定性的色度法和定量的呼出 CO_2 检测法在确认 ETT 在气道中的位置和排除气管外插管的作用中，其灵敏度和特异度均为 100%；在心搏骤停患者中其灵敏度为 62%～100%[43-45]。长时间心搏骤停后 CO_2 波形的灵敏度会降低，此时，即使进行高质量的心肺复苏，肺血流量也会显著减少，这就解释了尽管 ETT 位置正确，仍无法检测出呼气中 CO_2。不过，麻醉医生不应认定低平的 CO_2 波形就是由于肺血流量过低导致，而应该采取其他基本的和辅助技术排除 EI；如果 ETT 在食管中，则应重新插管。

在低灌注状态和 CPR 期间，由于呼气中 CO_2 浓度低于色度法阈值，因此定量 CO_2 波形图比定性色度法检测灵敏度更高。此外，色度法和无波形 CO_2 检测技术不够精确，不能持续监测 ETT 位置[45]。虽然 $EtCO_2$ 检测在正常灌注状态下阳性预测值较高，但在低灌注或无灌注时阳性预测值较低，而且即使发生 EI 也能检测到 CO_2（例如，在心搏骤停前摄入大量碳酸饮料或抗酸剂，或在持续进行面罩通气后发生胃胀气）[46]。对于所有患者，特别是在心搏骤停患者中，应使用其他客观手段进行 ETT 插管和定位，因为单纯地检测呼气中 CO_2 有其局限性。

国际复苏联络委员会（International Liaison Committee on Resuscitation，ILCOR）高级生命支持工作组建议：除临床评估外，应在 CPR 期间使用 CO_2 波形分析仪来确认并持续监测 ETT 的位置（强烈推荐，低质量证据）。考虑到 CO_2 波形分析仪在 CPR 中还有其他潜在作用，如监测通气率、评估 CPR 质量和预测自主循环的恢复，所以还是优先选择它。如果没有 CO_2 波形分析仪，除临床评估外，无波形 CO_2 检测仪、食管探测装置（esophageal detector device，EDD）或超声都可以作为替代方法[6,41]。尽管这些建议自 2010 年起就生效，但是 Turle 最近在英国进行的一项研究报告称，在接受调查的医院中，67% 的医院病房和其中一家的 ICU 中都未使用 CO_2 波形分析仪[47]。

食管探测装置

EDD 是一种检测呼气中 CO_2 的辅助方法，主要用于排除院前 EI。它是一种廉价、易用的设备，不需要电源，也不需要加热，可以在各种光线条件和医院内、外紧急情况下使用。它本质上是一个自主充气球囊，用来鉴别 ETT 的气管还是食管中。对于组织灌注良好的患者，EDD 用于确认插管成功时不如 $EtCO_2$ 可靠。但在 CPR 时，考虑到呼气中 CO_2 可能受到肺灌注不足的影响时，EDD 更有用。EDD 不会受到摄入的碳酸饮料和抗酸剂、鼻胃管以及 ETT 套囊放气的影响。

最早的 EDD 由一个 60mL 注射器和一个能接连 ETT 的 15mm 转换接头构成。在气管插管后、正压通气开始前，如果 ETT 在气管内，回抽针栓时会以最小阻力从患者肺内吸出气体。而如果导管在食管内，回抽针栓会导致食管壁附着在一起，阻塞了 ETT 周围的腔隙，回抽针栓时会感到负压和阻力。

后来用自主充气球囊替代注射器对 EDD 进行改进，容积为 75～90mL。插管后，将该装置连接于 ETT，挤压球囊。如果 ETT 在气管内，球囊充气；如果 ETT 在食管中，球囊仍会塌陷[48]。若球囊在 5s 内充气则认为气管插管成功；若充气时间在 5～30s，虽然充气时间延迟，但仍判断为导管在气管内；若没有充气或充气时间大于 30s，即为 EI[49]。之后对这项技术做了进一步改良，即在连接 ETT 之前而不是之后挤压球囊。如果在与 ETT 连接之后挤压球囊，则在球囊产生负压之前气道内首先进入一定容量的气体，这可能出现假阳性结果[50]。在一项早期的研究中，Wee 应用 EDD 评估 100 例患者的 ETT 位置，并展现了它的优异表现，其中 99 例第一次就正确地判断了 ETT 的位置（51 例在食管，48 例在气管），且平均判断时间为 6.9s（范围从 5～16s）[51]。在一项对 500 名患者的研究中，Zaleski 及其同事证实 EDD 的灵敏度和特异度均为 100%[49]。

据报道，使用 EDD 存在的主要问题是可能产生假阴性结果（ETT 在气管内，但球囊未充气）。假阴性结果可见于气管壁没有软骨环支撑的婴儿[15,52]、功能残气量显著降低的患者（如病态肥胖）、剖宫产术中、肺水肿、成人呼吸窘迫综合征和严重支气管痉挛的患者[53]。如果 ETT 尖端斜面在隆嵴或 ETT 在任一主支气管内，则球囊不能充气膨胀或充气缓慢。插管前进行球囊-面罩通气导致胃胀气[54]或 EDD 与 ETT 连接不全导致空气进入球囊[55]，都可能出现假阳性结果（ETT 在食管内，但球囊充气膨胀）。

目前，EDD 只能作为确认 ETT 位置的辅助技术。根据 AHA 和 ILCOR 复苏指南，当 CO_2 波形分析仪不可用时，除临床评估外，EDD 可作为心搏骤停患者中确认 ETT 位置的最初手段（Ⅱ a 类推荐）[4,39]。

经气管透光法

尽管传统上使用光棒引导插管，但也可用于识别气管插管并排除 EI。气管插管时或插管后将光棒插入 ETT，光棒在颈前胸骨上切迹的上方发出强烈的一线亮光；如果光棒插入食管，那么可能看不到光或者感觉到暗而弥散的光。一般来说，光透过组织取决于光的强度、周围环境的光线条件、组织与光源的邻近程度，以及组织本身的厚度和颜色。伴有颈部肥厚、甲状腺肿大、颈部肿胀、颈部活动受限、深肤色的患者或在环境光线很亮的情况下，光棒的亮度可能会受到影响，因此限制了该技术的准确度和灵敏度。作为鉴别 ETT 在气管或食管的手段，透光法的有效性证据是有限的。Mehta 的一项对 420 例成年患者气管透光法的研究中，81% 的患者效果很好，19% 的患者效果好。但是，还不能证实任何患者应用食管透光法的效果。他总结说，这是一种用于识别气管插管的简单、有效、可靠的方法[56]。

Knap 和同事们对四种不同的 ETT 识别方法进行了研究，分别是听诊法、$EtCO_2$、EDD 和透光法，结果发现，不论是新手还是经验丰富的麻醉医生，在这些方法中，使用透光法的出错率最高[34]。瘦弱的患者中也会出现假阳性结果。随着可视喉镜等新型插管设备的引入，光棒的使用越来越少，特别是在医院内。几款市面上可用的光棒已经停产，因此目前新型设备有效性的证据也很有限。

脉搏氧饱和度监测

脉搏氧饱和度（SpO_2）监测并不是确认 ETT 位置的方法，这里讨论它是因为它是标准呼吸监测的一部分，可以提供有价值的信息。随着 1986 年 ASA 采用现代呼吸监测标准以提高患者安全性，SpO_2 和呼气中 CO_2 监测成为手术患者的标准呼吸监测。从那时起，这些监测仪的使用就从最早的医院和手术室内扩展到医院和手术室以外；同时，ILCOR 成员一直倡导在院内、外进行气道管理时使用这些方法。脉氧仪显示的氧饱和度降低是 ETT 位置不对的相对较迟的表现，因此，它应该作为呼吸监测中 $EtCO_2$ 的辅助方法，并确定氧合水平。如果没有 SpO_2 监测，在发生严重的组织缺氧之前，低氧血症可能并没有明显的临床表现，这将导致因意外 EI 延迟诊断而造成的无法接受的后果。插管后脉搏血氧读数正常不能作为气管插管成功的证据。使用 SpO_2 监测并没有减少困难插管

的发生率和 EI 发生率及其相关的医疗责任。高级气道操作期间 SpO_2 监测必须辅以其他确认气管插管位置的基本和辅助方法，尤其是呼气中 CO_2 监测[15]。

胸部 X 线

胸部 X 线检查（chest X-ray，CXR）可用于确定合适的 ETT 深度，并判断是否需要重新插管。然而，除非有立即可用的透视设备且在获取图像上没有延迟，否则 CXR 不能作为即时确认气管插管的技术。由于 CXR 费时、烦琐，因此即使在重症监护室也不能依赖它来诊断 EI。

超声

定量 CO_2 波形图已被推荐为确认 ETT 位置正确的金标准，但也有其局限性：当 ETT 尖端位于咽部时出现假阳性结果；当心搏骤停、低心排血量或肺血流量减少时出现假阴性结果，这可能导致不必要的重新插管。使用 CO_2 波形图时需要进行正压通气以确认 ETT 是否到位，如果此时为 EI，则可能导致腹胀，同时增加呕吐、误吸或食管破裂的风险。与 CO_2 波形图不同的是，通过超声确认 ETT 位置不受肺血流量和呼气中 CO_2 的影响，且无须进行通气即可使用。

超声在气道成像方面有几个优势，特别是在紧急情况下：便携、安全、快速、实现 ETT 进入气管或食管的实时动态可视化，且在嘈杂环境中使用时不受限。气管、支气管超声对 EI 检测具有良好的特异性。超声提供两种评估 ETT 位置的方法：直接法和间接法。直接法包括用超声检查气管以确认 ETT 在气管内。间接法是指通过确定胸膜和膈肌运动来反映肺扩张，如果 ETT 在气管中，可以看到与通气同步的双肺移动和均匀膈肌运动（参见第 3 章）。与直接行气管超声不同，间接法可通过区分气管插管和支气管插管来确认 ETT 位置（图 30.5）。

最近一项关于超声直接和间接法评估 ETT 位置的

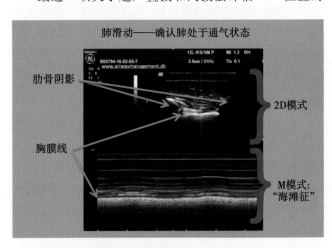

图 30.5 超声检查显示双肺移动，即气管插管位置合适（Image courtesy Dr. Michael Seltz-Kristensen.）

荟萃分析发现,该方法具有较高的诊断灵敏度(93%)和特异度(97%),因此,这项技术在识别 EI 上非常有用,特别是在 CO_2 波形图可能不可靠的情况下。与住院医师(92%)相比,主治医师的灵敏度更高(98%);与其他病房相比,急诊科的灵敏度较低[57]。在其中一项研究中,应用气管快速超声检查(tracheal rapid ultrasound examination,TRUE),即把探头横置于胸骨上切迹,其整体准确率为 98.2%,平均检查时间为 9s[58]。在最近一项对 115 名患者进行的研究中,通过间接超声法(胸膜滑动)确认气管内插管的总体准确率为 88.7%,阳性预测值为 94.7%[59]。

但不建议使用超声或任何其他技术作为识别 EI 的唯一方法。超声并非万无一失,且有一定局限性:第一,它是一种依赖于操作者的技术,因为不同操作者获取和解读图像的准确性和速度不同;第二,该设备昂贵且精细,由于机器需要预热,使用时必须立即获取并开机;第三,需要培训和经验;第四,鉴于其临床使用时间不长,还没有制订或充分研究关于其培训要求或认证的明确指南。在使用超声指导插管时,常常还需要一个助手,因为实时成像的灵敏度高于插管后的定位[60]。目前,关于超声使用的证据是有良好前景和令人兴奋的,但是没有足够的证据支持其广泛使用和实现超声来确认适当的 ETT 位置。

支气管软镜检查

支气管软镜检查可能是确认 ETT 位置正确的金标准;它是完成正确插管的唯一直接方法,且不依赖于生理参数。该技术主要用于手术室中肺隔离时双腔管的定位,但它也在手术室、重症监护室、急诊科以及院外行单腔管插管时使用。支气管软镜直接检查气道时不仅可以确认 ETT 的位置,而且还能检查患者的气道有无创伤、误吸或异物。在成人患者中,支气管软镜下看到气管环,然后将 ETT 尖端置于隆嵴上方 2~6cm 位置(头在中立位),是气管插管更准确的方法。紧急插管时,这种方法只有在支气管软镜设备准备就绪时才可用。血液或分泌物的存在会降低该技术的有效性,但通常仍可以完成气管环的识别。

几种可选的视频气道装置已被用于确认 ETT 的位置。Weiss 在 1998 年描述了视频插管技术,该技术使用可塑性金属元件,其中薄的光纤元件由塑料外壳约束并形成光学探条。它的优点在于不仅可以指导喉镜下插管,还可以即时确认 ETT 的位置[61]。Sum Ping 和他的同事使用 Rapiscope 设备(Cook Critical Care,Bloomington,IN)来验证 ETT 的位置,表示该技术灵敏度为 100%,特异度为 96%,平均识别结构时间为 22s[62]。Angelotti 和他的同事做了一项关于 FAST Clarus Plus Scope(一种便携式纤支镜)的研究,由不熟悉纤支镜的护士在重症监护

转运过程中使用。本研究对比了该设备与 ETT 管壁湿化和 $EtCO_2$ 监测的使用,结果显示,FAST Clarus Plus Scope 的灵敏度为 87%。当同时使用这三种方法时灵敏度达到 100%[63]。单独使用纤支镜的灵敏度达不到 100%,表明该技术需要一定培训和经验;然而,其常规使用的最大障碍是精密仪器的成本和使用后需要消毒。最近,推出了一款便携、轻便且划算的一次性使用 FIS,这些设备的优点包括去除了维修和再加工成本,而且不需要清洁,从而降低交叉污染的风险[64,65]。此外,一款新的具有集成高分辨率成像相机的 ETT,可以在插管期间和插管后连续监测 ETT 的通畅度和位置[66,67],但是该设备的最大限制是位于其远端的摄像头不能像内镜设备那样操作,这可能导致分泌物难以清除(影响其光学系统)或在通过障碍物时操作困难。

确定气管导管插入深度的方法

成功的气管插管并不会在气管插管后立即结束。在气管内准确放置 ETT 对于避免意外拔管或支气管插管至关重要。由于小儿患者的气管长度相对较短,正确的 ETT 定位不仅困难而且很关键。根据 Caplan 及其同事对最初的 ASA 封闭诉讼案例的分析,支气管插管占不良呼吸事件的 1%[17]。

合适的 ETT 位置定义为:ETT 尖端位于隆嵴上方 2~6cm(头在中立位)[68]。主支气管插管可能导致以下多种生理表现:肺不张、肺内分流、低氧血症、心动过速、高血压、支气管痉挛和张力性气胸[69]。目前已经有一些验证 ETT 插入深度的技术应用于临床。这些技术可以在插管前、插管期间或插管后使用,以确保 ETT 深度合适。

参考导管上的标记

使用现代 ETT 上的深度标记来定位 ETT 在气管内深度合适是最常用方法。一种方法是将 ETT 沿患者的脸和脖子一侧放置,使其尖端位于胸骨上切迹处;记录经口插管时 ETT 和牙齿相交处的刻度,或经鼻插管时 ETT 和鼻孔相交处的刻度,这样插管后可以确认在那个位置时导管的深度。另一种方法是,对于美国标准身高(女性 158~174cm,男性 168~184cm)的患者,经口插管时,男性患者 ETT 在门齿处标记为 23cm,女性患者 ETT 在门齿处标记为 21cm,已证实这种方法可以降低支气管插管的可能性[70]。一项针对 160 名患者的研究发现,在缺乏经验的麻醉医生中,55% 的医生在仅凭呼吸音听诊来验证插管深度时会误诊为支气管插管。无论是经验丰富还是缺乏经验的麻醉医生,通过结合平均插管深度(女性 20~21cm,男性 22~23cm)和听诊两种方法,可达到对支气管插管诊断的最大灵敏度[71]。

运用公式

目前有几个公式可用于确定 ETT 的正确位置和插管深度。Cherng 及其同事推测身高与合适的 ETT 深度之间存在显著相关性。应用线性回归方法,创建了最佳气管插管深度的计算公式[72]:

$$隆突上 5cm 至右口角的距离(cm) = \frac{身高(cm)}{5} - 13$$

经鼻气管插管时,计算插管深度的最常用公式是 Chula 公式:

$$ETT 尖端至右鼻孔的距离(cm) = \frac{身高(cm)}{10} + 9$$

通过 Chula 公式计算,经鼻气管插管时导管尖端至右侧外鼻孔的平均距离为 25.4cm(女性)和 24.4cm(男性)[73]。研究人员随后改良了 Chula 公式,用于计算经口气管插管时 ETT 深度[74]:

$$ETT 尖端至右上中切牙的距离(cm) = \frac{身高(cm)}{10} + 4$$

胸骨柄(manubriosternal joint, MSJ)与气管隆嵴处于同一水平平面。Lee 和他的同事比较了中立位、颈部完全伸展时上切牙至 MSJ 和上切牙至隆嵴的直线距离。然后使用纤支镜验证 ETT 深度,推导出回归方程。结果表明,成人颈部完全伸展时,上切牙至 MSJ 的直线距离可作为上切牙至隆嵴间气道长度的有效预测[75,76]:

$$ETT 尖端至右上中切牙的距离(cm) \\ = 0.868 \times (切牙至 MSJ 的距离) + 4.26$$

套囊触诊法

套囊触诊法仅用于检测 ETT 深度是否合适,而不能确认其在气管内或排除 EI。由于使用 ETT 上的深度标记不能准确地验证所有患者的 ETT 深度,因此提出了套囊触诊法,即在环状软骨和胸骨上切迹之间触诊和冲击触诊 ETT 套囊。将两三个手指放置在胸骨上切迹处,然后给 ETT 套囊进行几次快速充气(约 10mL 空气)。如果 ETT 位置正确,触诊颈部的手指会有向外的冲击感。Ledrick 及其同事称该技术使用简单、重复性好、灵敏度高,但缺乏特异性[77]。这种方法的优点是易于操作,不需要任何特殊设备或熟练度;缺点是即使位置正确,但高容低阻型套囊触诊较困难;且在颈部粗大或伴有颈部肿块或肿胀的患者中常见假阴性结果。Pollard 对这项技术进行了改良,用拇指和示指间歇地挤压指示球囊,同时在颈部感知波动。他们使用这种方法测得,女性 ETT 尖端至隆嵴的平均距离为 3cm(范围:2~5cm),男性为 3.4cm(范围:2~6cm)[78]。

涉及套囊触诊的另一种方法是在颈部触诊套囊时感觉指示球囊的压力变化。如果 ETT 在气管中的深度合适,当在环状软骨和胸骨上切迹之间触诊时,应能感觉到指示球囊内的最大冲击。同样,该技术不能排除 EI,仅用于确定气管插管后 ETT 深度。

直视下定位

研究表明,直视下将导管套囊的上端(内径为 7~8mm)置于声带下 2cm,可以使导管的远端约距离隆嵴 4cm。除了颈部较短的患者外,该方法已验证有效[79]。但此方法仅限于声门口视野充足的情况。它是确定 ETT 位置的初始方法,但不能识别在头部屈曲、伸展或旋转的情况下是否发生移位或运动;根据 ETT 在气管中的位置,它可能移至主支气管或声带上方。头部从完全后仰变成完全前屈位时,ETT 向隆嵴方向平均移动约 4cm[80];头从中立位变向完全后仰位或完全前屈位时,ETT 平均移动 1.9cm。因此,如果 ETT 在气管中段时,这种体位变动引起主支气管插管或脱管的可能性不大。头转向一侧时,ETT 向头侧平均挪动 0.7cm[81]。床的位置也可能影响 ETT 的位置。头低脚高仰卧位(反向 Trendelenburg 位)时,由于腹部器官和隆嵴向头部移动而导致支气管插管;当患者处于头高脚低仰卧位时可能出现相反的情况[69]。在头高脚低仰卧位的腹腔镜手术中,腹部充气对 ETT 位置的影响与头低脚高仰卧位相似[82]。

听诊法和观察胸廓运动

我们在前面讨论确认 ETT 位置的临床方法中,听诊法和观察胸廓运动的局限性与它们在确认气管内 ETT 合适深度时相同[71]。在小儿患者中,有一种检测 ETT 深度的方法是故意将 ETT 插入主支气管中,然后一边听诊左侧胸部,一边缓慢退出 ETT,将导管固定在第一次听到两侧对称呼吸音后再向外退 2cm 处。在一项对 60 名小儿患者的研究中,Mariano 和他的同事将这种方法与参考 ETT 上的深度标记及根据公式计算 ETT 深度进行了比较,发现这种方法准确性更高(分别为 73% vs 53% vs 42%)。然而,虽然这是这三种方法中最准确的,但它在 27% 的病例中发生了 ETT 错位,其发生率高得令人无法接受[74]。听诊法还存在一个混杂因素——ETT 的“墨菲孔”(Murphy eye)。“墨菲孔”是一个距 ETT 右侧尖端约 0.8cm 处的 1.0cm 开口。其作用一方面是当导管末端被阻塞时,可通过“墨菲孔”进行通气;另一方面是当右主支气管插管时防止右肺上叶不张[83]。“墨菲孔”还会引起左肺逆行通气,因为 ETT 套囊和右主支气管之间有气流,即使在支气管插管的情况下也可能闻及双肺呼吸音[33,82]。

人们探索了传统听诊器的替代方法。将电子听诊器放置在胸壁和上腹部,听诊呼吸音的音量明显增加[12]。在空中救援任务中,传统听诊明显受限或不能实现时,特别推荐使用电子听诊器。

儿科已将正压通气期间观察到的不对称胸廓运动和胸部偏移作为支气管插管的一个标志。但在成年患者中,特别是在肥胖或胸部较丰满的女性患者中,将胸部偏移视为插管过深的临床症状的方法明显受限。这并不是反对麻醉医生根据临床表现判断 ETT 的位置,但考虑到临床依据的固有局限性,建议常规采取辅助技术。

经气管透光法

透光法可以帮助 ETT 放置在合适的深度,但并不是一种精确的方法。有人提出,将光棒放置在 ETT 内,如果在环状软骨远端看到经气管透过的最亮光线,提示 ETT 位于隆嵴上方。Mehta 用这种方法做了一项研究,发现 ETT 尖端到隆嵴距离在成人为 3.7~4cm[56]。与使用透光法排除 EI 相同,光透过组织取决于光的强度、周围环境的光线条件、组织与光源的邻近程度以及组织本身的厚度和颜色。伴有颈部肥厚、甲状腺肿大、颈部肿胀、颈部活动受限、深肤色的患者或在环境光线很亮的情况下,光棒的亮度可能会受到影响,因此限制了该技术的准确度和灵敏度。

在一项对 80 名小儿患者的研究中,Yamashita 和同事比较了两种确认合适的 ETT 深度的方法,即透光法和故意行主支气管插管法。研究结果显示,透光法准确性更高(80% vs.65%),但由于样本量太小,差异无统计学意义[84]。

支气管软镜检查

如前所述,支气管软镜检查是确认气管内 ETT 准确定位的一种非常精确的方法,但由于需要专业的设备和培训,因此限制了该技术的使用。在手术室和重症监护病房外,支气管软镜的使用也受限。1999 年,Levitan 对急救项目计划进行了一项学术调查,发现只有 64% 的人可使用支气管软镜[85]。当使用支气管软镜帮助 ETT 精确定位时,必须正确地识别隆嵴。为确保中间支气管不被误认为主支气管,应识别右肺上叶支气管。

如前所述,新型 ETT 的前端装有集成的高分辨率成像相机,可以连续监测 ETT 的通畅性和位置[64-67]。

胸片

使用 CXR 或透视检查确认合适的 ETT 深度主要用于紧急气道管理和预计长时间插管的 ICU 管理。ETT 错位在成人和小儿患者中都很常见。在一项对 1 081 名患者的研究中,Geisser 及其同事发现,经 CXR 检查,ETT 错位发生率为 18.2%,其中主支气管插管发生率为 5.2%(图 30.6)[62]。

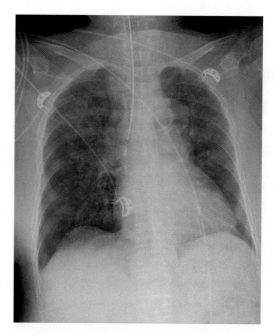

图 30.6 胸片示右主支气管插管(成人)

在小儿患者中,由于气管较短,尽管针对 1 岁以下患儿有 ETT 深度的标准临床测定法,但据报道,特别是在紧急插管后,其错位率高达 35%。在一项研究中,错位的总体发生率为 18%,并随着年龄的增长而下降,但在 10 岁之前仍保持在 10%[15]。最近,Kerrey 和他的同事发现小儿患者支气管插管的发生率为 19%,并证实 CXR 与膈肌超声具有良好的相关性。然而,CXR 检查时长平均比超声慢 8min[63]。

Wang 和他的同事对比了依据 ETT 在切牙处的标记插管深度和插管后行 CXR 重新定位的实际结果,又比较了根据实际建议的干预(推进或退出 ETT)和干预后行二次 CXR 定位的结果。在 47% 推进 ETT 和 50% 退出 ETT 的病例中,并没有达到预期的 ETT 位置变化。甚至有 3 例患者中,ETT 的方向与计划相反。作者得出结论:不论是初次插管还是插管后再次定位,在重症监护病房使用 CXR 都是合理的,它在确认合适的 ETT 深度中至关重要[86~88]。在一项对 77 例需要重症监护转运的小儿患者(其中 34 例新生儿)的研究中,CXR 检查发现最初 ETT 错位发生率为 47%。根据新生儿和儿童复苏指南,通过导管上外部标记确定 ETT 深度时,新生儿中错位率为 35.3%,小儿中错位率为 27.8%,因此可以得出结论,插管后 CXR 在小儿及新生儿重症监护转运患者中是有用的,应在条件允许时行 CXR 检查[89]。

通常在紧急情况下,影像学检查只做胸部正位(anteroposterior,AP)片。在 AP 片中,由于气管覆盖在食管上,因此很难确定正确的 ETT 位置。虽然在胸部侧位片中更容易识别 EI 的特征,但是侧位片往往很难获得。

ETT 在气管外的影像学征象包括胃胀气和食管内存在空气、被充气的套囊挤压造成气管明显偏移,以及在气管支气管树外看到 ETT 影像。

超声

如前所述,超声提供了两种评估 ETT 正确位置的方法。间接法,即通过确定胸膜和膈肌运动来反映肺扩张,可用于评估 ETT 定位是否正确。如果 ETT 在气管中,可以看到与通气同步的双肺移动和均匀膈肌运动,同时可以区分气管插管和支气管插管。

在一项新生儿研究中,Dennington 和他的同事比较了超声和 CXR 用于确立合适的 ETT 深度时的准确性,研究发现这两种技术的相关性为 68%,但超声更快,且避免了额外的辐射暴露和特殊体位要求,后者也是 ETT 后期发生移位的诱发因素[90,91]。Kerrey 和他的同事比较了 127 例成年患者中 CXR 和超声的使用,研究显示两种方法的一致性为 83%;超声对导管位置判断的灵敏度为 91%,对主支气管插管判断的特异度为 50%[87]。还需要进一步研究以提高超声用于确认合适的 ETT 位置方面的临床实用性。

结论

气管插管包括两个步骤:将 ETT 正确放置在气管中并确认合适的深度。ETT 错位很常见,特别是在紧急情况下和/或小儿中进行高级气道操作时,可能导致严重的不良后果。ETT 错位中最严重的情况就是发生未被识别的 EI,如果不及时纠正,将导致缺氧性脑损伤和死亡。

临床上确认 ETT 位置的方法和技术有很多。但没有一种单一方法具有足够的灵敏度或特异度,以检测任何年龄、环境条件下患者的 ETT 位置。应结合多种方法来确定 ETT 的位置。基本方法应联合已证实有效的辅助技术。通过 CO_2 波形分析仪检测呼气中 CO_2 被认为是确认 ETT 是否在呼吸道中最敏感的方法。当 CO_2 波形分析仪不可用时,可以使用非波形 CO_2 检测仪代替,但准确性较低。当肺血流量显著降低甚至缺失时(如心搏骤停期间),呼气中 CO_2 检测的敏感性降低。在这些情况下,使用其他方法如 EDD 或超声,可作为检测 ETT 正确位置的有效替代方案。

建立和维护合适的气管内 ETT 位置也是至关重要的。使用类似的方法和技术来确定合适的 ETT 深度。插管过浅易发生意外拔管,特别是头部和/或病人移动时;插管过深则易出现支气管插管。支气管插管可导致对侧肺不张和同侧肺过度充气,极端情况下可导致气胸,并伴有血流动力学和呼吸系统的不良后果。一旦确定了正确的 ETT 位置,就必须采用适当的固定方法以防止 ETT 之

后发生移动。当临床病情恶化或患者位置及头部、ICU 病床或手术台位置发生改变时,必须高度怀疑 ETT 是否发生错位,并再次确认 ETT 的深度合适。

临床要点

- 根据临床症状确定合适的 ETT 位置有一定局限性。
- 无论在常规或紧急情况下都必须使用辅助技术,尽可能地减少 ETT 错位和/或 ETT 深度不当的发生。
- 呼气中 CO_2 检测,特别是使用 CO_2 波形分析仪,是检测 ETT 在气管中最敏感的方法。
- 呼气中 CO_2 检测可以判断 ETT 是否在气管中,但不能排除支气管插管的可能性。
- 当肺血流量显著降低,甚至缺失时(如心搏骤停期间),呼气中 CO_2 检测的敏感性降低。
- 在手术室外进行非选择性气管插管后,若带管时间不确定,建议使用 CXR 确认合适的 ETT 深度。
- 超声作为一种确认 ETT 位置和深度的方法越来越受欢迎,与传统的影像学方法相比具有许多优点。
- 听诊闻及双侧呼吸音并不总是意味着呼吸音对称,不能排除支气管插管的可能性。
- 正常的 $EtCO_2$ 和 CO_2 波形都不能排除支气管插管的可能。出现 $EtCO_2$ 升高、降低或 CO_2 波形异常时,在排除缺氧或吸气峰值压力升高原因后应考虑支气管插管。

（刘星 译　倪新莉 审）

部分参考文献

14. Harris EA, Arheart KL, Penning DH. Endotracheal tube malposition within the pediatric population: a common event despite clinical evidence of correct placement. *Can J Anaesth*. 2008;55(10):685-690.
25. Bailei R, Posner KL. New trends in adverse respiratory events from the closed claims project. *ASA Newsl*. 2011;75(2):28-29.
30. Mosier JM, et al. Video laryngoscopy improves intubation success and reduces esophageal intubations compared to direct laryngoscopy in the medical intensive care unit. *Crit Care*. 2013;17(5):R237.
35. Grmec S, Mally S. Prehospital determination of tracheal tube placement in severe head injury. *Emerg Med J*. 2004;21(4):518-520.
38. Silvestri S, et al. The effectiveness of out-of-hospital use of continuous end-tidal carbon dioxide monitoring on the rate of unrecognized misplaced intubation within a regional emergency medical services system. *Ann Emerg Med*. 2005;45(5):497-503.
47. Turle S, et al. Availability and use of capnography for in-hospital cardiac arrests in the United Kingdom. *Resuscitation*. 2015;94:80-84.
59. Sim S-S, et al. Ultrasonographic lung sliding sign in confirming proper endotracheal intubation during emergency intubation. *Resuscitation*. 2012;83(3):307-312.
71. Sitzwohl C, Langheinrich A, Schber A, et al. Endobronchial intubation detected by insertion depth of endotracheal tube, bilateral auscultation, or observation of chest movements: randomized trial. *BMJ*. 2010;341:c5943.
86. Geisser W, et al. Radiological validation of tracheal tube insertion depth in out-of-hospital and in-hospital emergency patients. *Anaes-*

thesia. 2009;64(9):973-977.

87. Kerrey BT, et al. A prospective comparison of diaphragmatic ultrasound and chest radiography to determine endotracheal tube position in a pediatric emergency department. *Pediatrics*. 2009;123(6):e1039-e1044.

89. Sanchez-Pinto N, et al. The impact of postintubation chest radiograph during pediatric and neonatal critical care transport. *Pediatr Crit Care Med*. 2013;14(5):e213-e217.

All references can be found online at expertconsult.com.

第五篇

不同情境下的困难气道管理

第 31 章　院前气道管理

Darren A. Braude and John C. Sakles

章节大纲

院前救治环境及结构概述

不同种类的急救医疗服务系统及其从业者

不了解急救医疗服务（Emergency Medical Service，EMS）系统及其从业者，就不可能仔细考虑院外环境的气道管理问题。通常 EMS 系统目的在于稳定紧急情况，以便快速将患者转运至适于接收的医院或在医院之间转运患者。尽管存在国际和地区上的差异，但该领域提供初步救治的专业人员通常是由急救医疗响应者（emergency medical responder，EMR）到医疗助理级别组成。这些救护工作的提供者可能是受过交叉训练的消防员或者全职医务工作者，在某些地区，他们可能是志愿者，而在某些

司法管辖区和国家，他们主要是医生，多数正在接受急救医学或麻醉学培训。危重患者和受伤患者转运，无论是地面救护车、飞机还是直升机，通常由专业团队实施。在美国这些团队主要由医疗助理和护士组成，呼吸治疗师和内科医生也可能是该团队的部分成员。在其他国家由内科医生全程参与重症监护患者的转运更常见。

获得每个级别 EMS 许可证认证所需的培训学时数在不同地区和国家之间存在很大差异。在美国通常需要50~100 学时获得 EMR 认证，150~200 学时获得急救医疗技师（emergency medical technician，EMT）认证，150~250 学时获得高级急救医疗技师（AEMT）认证，而获得医疗助理认证则需要 1 000~1 500 学时，并可能同时获得副学士或学士学位。

气道培训所花费的具体时间以及经认证或持照执业医师的执业范围变化也是很大的，通常 EMR 和 EMT 仅

限于清除异物、提供额外的氧气和实施球囊-面罩通气（bag-mask ventilation，BMV）等基本措施，高级急救医疗技师能够放置声门上通气道（supraglottic airway，SGA）装置，而医疗助理能够实施无创通气（noninvasive ventilation，NIV）和气管插管，很多医疗助理被授权实施经皮环甲膜穿刺或者外科环甲膜切开术，而且有的医疗助理可能会实施药物辅助气道管理（medication-facilitated airway management，MFAM）。EMS 医生应该能实施种类繁多的院前气道管理，执业范围存在的广泛差异值得关注，因为有的管辖区可能允许 EMT 们实施持续气道正压（continuous positive airway pressure，CPAP）通气和放置 SGA 装置，而在其他管辖区医疗助理既不能实施气管插管也不能做环甲膜切开术。

特别注意事项

院前环境对所有患者的救治都提出了独特的挑战，尤其是气道管理。患者的疾病过程往往没有被甄别，资源和设备可能比医院环境更为有限，可能存在如下问题：无法接近患者、光线影响、恶劣天气、受限空间、空运湍流或道路振动，以及救治者的安全问题等。当综合考虑这些因素时，期望院外气道管理与住院气道管理相同是不合理的。如果医生没有接受过院外医疗方面的专门培训，或者在这方面没有丰富经验，那么在尝试将他们的院内执业转化为这种独特的环境下执业时，可能会受到特别的挑战。

EMS 现在是美国急救医疗委员会（ABEM）批准的亚专业，内科医生在经过至少 1 年包括大量的院前基本临床医疗进修培训后方可获得委员会认证。尽管大多数 EMS 进修培训仅限于急救医学住院医师的毕业生，但该亚专业对任何初级专业的医生开放。美国的 EMS 医生主要作为医疗主管担任管理角色，但在一些 EMS 系统中可以看到医生直接参与救治患者，这带来了高水平的气道管理执业操作和监督。由内科医生直接治疗患者在国际上更为常见。

特殊环境下的气道管理问题

地面与空中对比/危重患者转运

危重症监护患者转运团队的气道管理是传统 EMS（通常由 EMT 和医疗助理提供，设备和经验有限，没有医疗协助，在急救现场环境）和医院医疗（由护士和医生提供，使用最新的技术和药物，在医院可控环境内）之间的混合体。危重症监护团队（critical care teams，CCT）可能由医疗助理、护士、呼吸治疗师、中级执业者和医生组成。在美国，护士-医疗助理模式是最普遍的，而国际上以医生为基础的团队则更常见。这些团队通常有额外的气道

培训和认证，拥有广泛的药理学知识，经常可以使用可视喉镜检查（video-assisted laryngoscopy，VAL），并且可以在现场、救护车、飞机或传送设施中实施气道管理操作。数据表明危重症监护团队和以医生为背景的团队实施了更多的气道管理操作，成功率更高[1-4]。有限的证据表明这些先进的操作或使用航空医疗转运改善了患者的预后[5-13]。

过去这些 CCT 的医疗主管曾经强烈反对在途中实施那些侵入性门槛较低却需在转运前多花费一些现场时间的气道管理操作，现在尽管由于飞机空间/通道限制以及有限的可用助手数可能需要修改流程，一些教程和医疗主管越来越接受甚至鼓励在途中实施气道管理操作。在只有两名机组人员且其中一名仍需系好安全带，可能无法接触到患者的情况下执行标准的快速序贯诱导插管（rapid sequence intubation，RSI）操作是一项挑战。在这种特殊情况下，根据飞机、机组人员和患者的情况，一种在诱导药物和肌松剂辅助下的快速序贯诱导气道（rapid sequence airway，RSA）技术可能更可取[14,15]。另一方面，转运前在急诊科或重症监护室（ICU）较小的设施内实施气道管理操作，在人员和空间方面可以模拟传统的医院气道管理操作。

城市环境

城市 EMS 系统通常只需很短的转运时间即可到适于接诊的医院，在实施气道干预所延迟的时间内患者可能已到达急诊科的复苏室。在这些系统中关注摆放患者体位、输氧、NIV、BMV、SGA 和清除异物等救生基本操作通常比关注插管、特别是药物辅助插管更有意义。除了直升机急救医疗服务外，没有证据表明 MFAM 在院前环境中令患者生存获益，甚至主要证据仍倾向于更糟糕的结果。

严峻的环境

小部分民用 EMS（例如搜救、国家公园服务系统等）和大部分军用 EMS 发生的场所被视为严峻环境，其环境被定义为资源极其有限，这样的环境让我们必须考虑全新的注意事项。一方面，转运时间延迟可能需要更多的气道干预；另一方面，由于空间和重量的原因，设备往往受到限制。从业者受训程度也存在巨大差异，尽管民用搜救队中有中级急救医疗人员或医生可以提供中高级生命支持，但通常他们的队员仅接受过 EMR 或 EMT 级别的培训。美国军方常见的"战地医务员"是一个拥有例如静脉穿刺、胸膜腔穿刺引流术等有限高级技术的 EMT，而特种部队团队随行的医疗助理则接受过包括 RSI 在内的扩展范围的培训。

特殊临床状况下的气道管理问题

心搏骤停

　　除外摆放患者体位、补充输氧和无创正压通气（noninvasive positive pressure ventilation，NIPPV），在大多数 EMS 系统中保证气道管理最常见的场景之一就是心搏骤停。以避免任何正压通气（positive pressure ventilation，PPV）预防相应的静脉回心血量减少为中心的心脑复苏在 2015 年美国心脏协会（AHA）指南中获得Ⅱb级推荐[16]，尽管其受益确切持续时间尚不清楚，这些研究的重点在于前 3 个 200 次按压循环过程中通过无再吸入面罩供氧。理论上这一方法禁用于以呼吸停止为初始衰竭原因的患者，而相反一个突然发生的原发心脏事件且其健康肺内充满了氧气的患者则适用此方法[17]。PPV 的首选模式是从 EMS 人员最初到达时开始还是经过一段时间的被动氧合后开始，尚存在争议，将在后面讨论。根据 2015 年 AHA 指南，包括 BMV、SGA 和气管插管等选项均获得同等级别推荐（Ⅱb级推荐）[18]，在进一步的研究结果出来之前，没有明确的治疗标准，医疗主管必须在他们的系统中权衡证据、他们自己的偏好以及不中断心肺复苏（cardiopulmonary resuscitation，CPR）的情况下首次插管的成功率而做出决定。

创伤

　　危重创伤患者通常出现呼吸道分泌物、血液或呕吐物、低氧血症情况和/或实施颈椎防护措施，使气道管理非常复杂和困难。需要且允许为其实施无药物辅助的有创气道管理操作的创伤患者通常处于心搏骤停或近停状态，这些患者无论如何治疗都表现不佳，如果需要复苏和转运，应立即转运[19-23]。不能忽视的基本措施包括摆放患者体位、吸引、输氧和 BMV，当这些措施不奏效时，MFAM 执业者可能会考虑 RSI 或 RSA，而非 MFAM 执业者可能会被迫直接实施环甲膜切开术。关于严重创伤性脑损伤患者院前实施 MFAM 的研究结果是非常复杂的，气管插管与基本生命支持（basic life support，BLS）管理相比，从不良的结果到改善的结果都有[7,19,24-26]，结果似乎与到达医院时的通气管理和低氧血症管理最为相关，而与特定的 PPV 模式相关程度较弱[27,28]。对于重型颅脑损伤患者，无论气道如何管理，都必须强调避免低氧血症、低碳酸血症、高碳酸血症和低血压。

院前环境中的特殊气道管理技术

球囊-面罩通气

　　尽管 BMV 是从 EMR 水平开始向各级 EMS 从业者传授的基本气道技能，但由于各种复杂的原因，在院前环境中执行可能非常困难。通常有多个预测因素显示患者救治困难，接近患者和体位摆放可能不是最佳的，人员可能有限，而也许最重要的是，操作往往由经验最少的从业者来实施。缓解这些问题的策略包括强调采用最佳技术，包括正确的体位摆放，使用适当的气道辅助设备以及尽可能地采用双人技术，使用转运呼吸机以及安排一名高级人员执行或指导这项关键技能。当难以做到足够的面罩密闭通气（血液/分泌物、创伤、肥胖、面部毛发等）时，应尽早考虑使用 SGA 绕过这些解剖学上的困难。

无创正压通气

　　在过去十年中，救治患者的 EMS 管理方面最显著的进展之一是引入 NIV。除外一些重症监护转运团队，院前 NIV 几乎全用 CPAP，而不是双水平气道正压通气（bilevel positive airway pressure，BiPAP）。CPAP 主要是一种高级生命支持技术，尽管在某些司法管辖区已扩展到 EMT 级别。从简单的一次性设备到复杂的呼吸机，现在有许多产品可在院前提供 CPAP（图 31.1）。CPAP 是肺水肿患者或慢性阻塞性肺疾病（COPD）加重患者转运到医院最常用的辅助通气桥接技术。CPAP 也被用于某些 MFAM 系统中作为预给氧策略，作为预测插管困难患者插管的替代方法，用于预期只需要短期正压通气而其他疗法对"不插管"状态有效的患者。

　　研究结果是不确定的，关于院前 CPAP 是否能改善预后并降低插管率的研究即使是最新的荟萃分析也得出

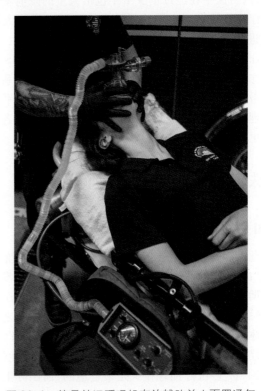

图 31.1　简易转运呼吸机有效辅助单人面罩通气

了不同的结论[29-31]。CPAP 试验中的绝大多数患者有（或假定有）肺水肿或 COPD 加重。目前在只有一项小型研究对此进行了专门研究的情况下尚不清楚 CPAP 在肺炎等情况下是否安全[32]。即使临床实验指南限制为将 CPAP 用于疑似肺水肿或 COPD 患者，也不可避免地会有其他疾病的患者最终被纳入治疗研究，因为研究表明医疗助理在院前环境中鉴别诊断能力有限[33]。

在院前环境尤其是嘈杂混乱的环境中应用 CPAP 的最大挑战是指导低氧、高碳酸血症且焦虑的患者在开始过程中佩戴必要的紧身密闭面罩。尽管存在这些障碍，现在许多系统都已有成功记录，证明这些是可以做到的。理想情况下，一个从业者将致力于在使用该方法前几分钟对患者进行指导；被选派担任此"指导"任务的人不必是最有经验的气道管理者，但他或她必须能够有效地与患者沟通和合作。

一个尚无重要文献可供参考的争议领域是给精神状态改变的患者使用 CPAP。尽管长期以来的建议与此相反，但我们的观点和经验是，如果在从业者能够不断地对患者实施一对一治疗和监测的情况下则 CPAP 可以在院前环境安全地应用于特定的精神状态发生改变的患者。

使用 NIV 的另一个挑战是氧气和压缩气体的有限供应，这是 EMS 环境所独有的。EMS 人员必须经过适当的培训并能精确地确定使用其特定 NIV 设备的耗氧量，能够计算剩余的气体量和可用时间。商用设备的耗氧量存在很大差异，对这种气道和通气支持模式缺乏经验的救援人员需要额外关注这个问题。

考虑到 CPAP 短期内在任何情况下都是无创的、负担得起的，而且很可能是安全的，而且由于诸如 MFAM 等替代方法并不能广泛使用和/或与更严重的风险相关，我们强烈建议院前推广使用 CPAP。根据现有文献，系统可能试图限制疑似肺水肿或 COPD 加重患者使用 CPAP，或者他们可能合理地将该技术推广应用于控制任何导致呼吸衰竭的原因。在院前环境中，如果没有更好的替代方案，并且在运输过程中始终能够一对一密切观察患者，也应考虑在患者精神状态改变的情况下使用 CPAP。

气管插管

几十年来气管插管一直被认为是医疗助理和 EMS 医生的核心技能。支持这一程序的证据充其量是有限的，尤其是在结果研究方面。加拿大安大略省增加高级生命支持的大量前期研究和后期研究未能显示接受气管插管的心搏骤停患者的生存优势，也未能证明创伤患者的预后更差[34,35]。尽管插管只是高级生命支持"束"的一部分，但它是主要的操作之一。其他的综述和荟萃分析没有发现插管比其他技术具有优势[13,36,37]。

插管技术与在更传统的环境中实施类似。但是当接

近患者受限或患者体位无法摆放最佳时，救治者至少在患者移动到更好的位置和/或位置之前可以通过使用 SGA 降低技术门槛。

仰卧位患者的插管

仰卧在地板或地面上的患者明显比躺在可调节担架或病床上的患者更具挑战性。对于 MFAM 操作，最好在操作（图 31.2）之前将患者移至运输担架上，因为这既是有助于更好地插管的体位，也减少了插管患者的一次额外移动，每一次移动都有拔管的风险。对于心搏骤停的患者，移动到担架上需要中断胸部按压，并且在现场中断复苏措施时以及必须将患者再从担架上移走也会产生潜在的风险。因此，通常将这些患者放在地板或地面进行治疗，这通常便于放置 SGA。

非仰卧位患者的插管

尽管一些文献建议采用左侧卧位和跨坐位（图 31.3~图 31.5）[38,39]，但在这些病例中气道管理者的常见体位是跪着或俯卧。尚不清楚这些研究是否适用于 VAL，很可能不适用。

跨坐式的位置要求将喉镜放在右手，这对大多数有经验的气道管理者来说是非常不顺手的。当在跪位无法进行喉镜检查，且由于空间限制左侧卧位不可行时，我们更喜欢双人法（图 31.6），即由一名助理而不是主要的气道管理人员将患者置于机械优势的位置。气道管理主要操作者仍然将喉镜置入口腔，将舌体推向适当位置，把

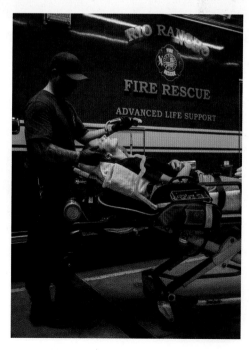

图 31.2 插管前将患者转移到担架上，可使患者处于喉镜检查的最佳高度，并最大限度地减少插管患者的移动，从而降低意外拔管的风险

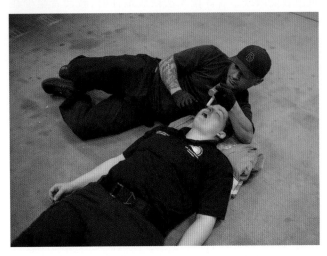

图 31.3 操作者采用左侧卧位为躺在地面的患者插管

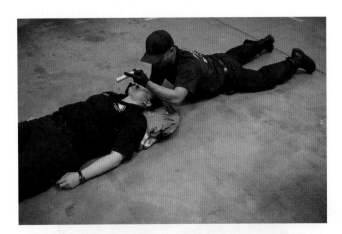

图 31.4 操作者采用俯卧位为躺在地面的患者插管

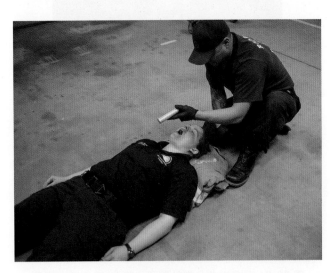

图 31.5 操作者采用跪姿为躺在地面的患者插管

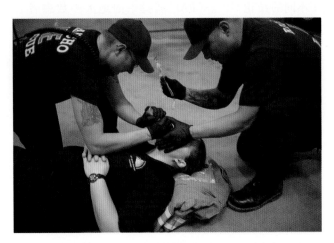

图 31.6 "双人法":为躺在地面的患者插管

镜片放置于舌根处,然后将其交给助手。此后他们就可以引导精准操作将导管从常规方向送入气管。使用简单方法摆体位仍然非常重要,例如用毛巾或现场提供的任何东西将头部抬到嗅物位。

院前插管的另一个独特考虑因素是阳光直射对喉镜检查的影响,特别是 VAL。最近的数据表明,阳光会损害视频监视器的视觉效果,从而对院前环境中 VAL 的成功产生不利影响[40]。减轻这种影响的策略包括利用其他救护者的身影作为遮光区或将不透明物体(如毯子)放置在插管者和患者的头部上方(图 31.7)。

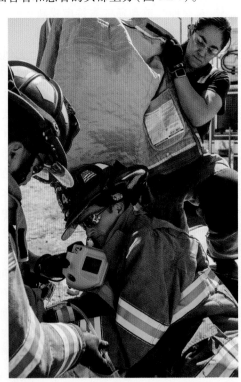

图 31.7 救治者为受困于车内的患者插管,车顶被翻开使得插管者能够在患者的后上方调节体位。还可以看到一名助手应用阴影为操作者遮光,以改善可视喉镜屏幕图像效果

受困患者

患者可能会被困在各种位置和情况下,但最常见的情况是坐在机动车上的患者。从一开始就没有咽反射的患者预后非常差,在不危及救治者安全的情况下应尽快实施气道干预,以便集中精力令伤者脱困。尽管一些救治者可能会在有足够操作空间时选择气管插管,在大多数情况下立即放置具有胃减压功能的 SGA(第二代SGA)是最有意义的,例如当车顶已被切割和剥离但伤者下半身仍被夹持时。传统喉镜检查技术的替代方法包括面对面技术和救治者在患者上方调节位置,这两种方法都可以通过使用 VAL 实现(图 31.8),与采用跨坐姿势为仰卧位伤者插管非常相似,面对面插管属于救治者非常不熟悉的操作,必须加以练习。

管理仍能维持自己气道但似乎正在恶化或不再能够维持满意氧合的受困患者更为复杂,尽管在其他情况下,这些患者中的多数都适合实施 RSI,但当患者被困时,风险收益比明显不同。在这种情况下实施 RSI 尤其危险,原因如下:①由于体位和时间限制,插管本身通常更困难;②BMV 和外科气道等抢救技术可能同样难以实施;③患者可能无法很好地耐受 RSI 药物和正压通气对血流动力学的影响。如果可能,最好把操作推迟到伤者解困后。如果救治者和事件指挥者确定气道控制不能或不应该延迟,并且有足够的安全通道接近患者实施该操作,则谨慎的做法是尽可能多地花时间做好充分的准备工作。在没有所有可用设备以及完善的初次尝试和备份计划的情况下,对被困伤者快速实施气道操作,可能是灾难性的。在该环境下 RSA 也可以被视为 RSI 的替代方案,稍后将进一步讨论[15]。

无论是使用气管插管或 SGA 来管理气道,在解救过程中必须连续监测二氧化碳浓度以防导管脱出或移位。应尽快使用便携式呼吸机通气而不是手动通气,这可以维持更稳定的通气,并减少额外人员阻碍实施解救操作。

院前气道管理的争议

经鼻盲探气管插管

经鼻盲探气管插管(blind nasotracheal intubation,BNTI)几乎已经从医院的执业活动中消失,但在某些EMS 管辖区仍然存在,特别是在没有 MFAM 适应证或不属于急救者执业范围的情况下作为外科气道的替代方案。BNTI 优势包括能够令患者维持坐姿以及避免使用镇静剂和肌松剂引起的风险,BNTI 的缺点包括成功率较低、需要使用较小的气管导管、大多数病例需要在医院更换为经口腔插管,以及可能导致颅内压升高和鼻出血[41,42]。许多以前需用 BNTI 治疗的病例现在可以用NIV 治疗,以延迟插管或完全避免侵入性气道管理的需要。

非 MFAM 救治人员可能会考虑实施 BNTI 的潜在情况包括呼吸衰竭、精神状态改变以及 NIV 禁忌证或气道阻塞的可能性随时间增加的上呼吸道烧伤患者。MFAM救治人员仍然可能考虑实施 BNTI 的潜在情况包括预料插管和所有抢救技术困难的患者,而清醒经口插管或经鼻明视插管的选择又受到设备、专业知识和/或范围的限制。应该注意的是,大多数 EMS 救治人员都是如此,即使是重症监护转运团队也很少有能力进行清醒插管。许多医疗助理培训项目都在努力决定是否继续教授这项技能,因为维持该技能的适应证和病例数机会都在消失,这也意味着能够教授这项技术的经验丰富的教师队伍正在消失。

药物辅助气道管理

关于 MFAM 在院前环境中的争议将在本章后面讨论,根据定义这是一个适用于危重患者的复杂操作,即使在最可控的情况下,也存在重大风险。当在不理想的条件下进行时,不良事件的可能性大大地增加。实施院前MFAM 的机构需要不断持续进行培训,以保持熟练。团队还应寻找系统级别的解决方案,以提高操作效率并降低风险。在大多数院前机构中,接受 MFAM 最常见的患者是有外伤的成年男性。因此,可以在接班开始时可根据该假设设置呼吸机参数以尽量减少使用时调整的需要。在熟悉的位置检查并准备好所有的其他气道设备也

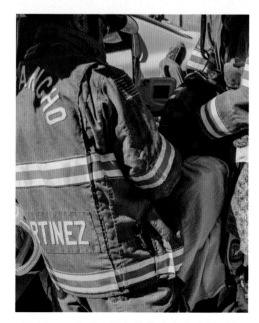

图 31.8　为受困并坐着的患者实施面对面可视喉镜检查

可以令高风险情况下的效率提高。

由于 MFAM 是一项团队工作，现场可能只有一名或有多名职员，因此培训第一反应人员作为助理非常有益。不管训练水平如何，这些救治相关参与者都可以协助喉外按压操作、令患者颈椎轴向稳定、上提下颌、通过探条置入气管导管、监测饱和度等等。训练第一反应人员估计的患者体重，从而在到达现场前配制药物和准备呼吸机也是有益的。

快速序贯诱导插管

支持院前 RSI 的数据是混杂的，从更差的结果到改善的结果都有，绝大多数研究专门针对中度到重度创伤性脑损伤人群[7-9,13,19,24-27,43,44]。

关于这一问题具有开创性的一篇文章来自 Dunford 及其同事，他们研究了圣地亚哥郡格拉斯哥昏迷量表（Glasgow Coma Scale，GCS）评分低于 8 分的脑外伤患者在院前实施 RSI 的情况，并额外连续记录了脉搏血氧仪数据[45]。尽管有广泛的教育和专业医疗主管参与，作者仍发现了显著的、相关程度的低氧血症。随访研究表明，即使在控制转运时间的情况下，患者空运比陆运的效果更好[46]。最终他们能够辨别出主要的临床因素是过度通气[12]。到达医院时呼气末二氧化碳（$ETCO_2$）正常的患者有最好的结果，这些患者通常是空运来的，飞行机组人员都拥有二氧化碳监测仪、呼吸机并接受如何使用它们来维持适当 $ETCO_2$ 的培训，而与之相比陆路转运人员没有上述任何条件。

很难看到一项包含多个变量的技能，不同的救治者在独特的系统中将该技能用于不同的患者群体中，并确定结果效益。RSI 可能对特定的患者亚群最有益，或者仅在由特定的一组救治者执行时最有益，但尚未明确确定。尤其是我们没有证据来确认有疾病或多系统创伤患者的院前 RSI 结果。总的来说，在有更多的证据可用之前，可以合理地假设不管救治者的受训水平如何，只要能够仔细地实施，有些患者会从院前 RSI 中受益。同时也发现允许患者在插管期间或之后出现低氧、低碳酸血症或低血压理论上可能会令预防误吸的益处有偏差。

快速序贯诱导气道

如最初定义的一样，RSA 是一种替代的 MFAM 策略，其中使用与 RSI 相同的药物以利于按计划立即置入最好具有胃吸引功能的 SGA[15]。在两份报告中这一概念也被称为"RSI 后使用 King LT 喉管"[47,48]。尽管有报道将这种方法用于医院环境中预给氧，但该方法主要用于 EMS 环境[49,50]。RSA 的优点是它插管更快，且具有更高的一次成功率，尤其是在飞机上等狭小空间或由插

管经验较少的救治人员使用时[14]。缺点是误吸风险增加，尽管许多较新的 SGA 提供了比预期更多的保护，许多现场接受这些操作的患者仍发生误吸[51]。作者在这项技术方面的经验非常积极，在作者的质量保证过程中没有发现误吸的发生率增加。这种方法应该在统一推荐之前接受更严格的学术研究，但值得逐个案例地考虑分析。

镇静辅助插管

镇静辅助插管（sedation-facilitated intubation，SFI）是指使用咪达唑仑或依托咪酯等诱导剂而不随后使用肌松剂（实施插管）。尽管缺乏数据，但这种技术在 EMS 中可能比在医院中更常见。SFI 通常在 EMS 中由医疗主管和救治者使用，他们希望避免在不受控制的环境中出现明显的化学肌肉松弛风险。尽管这项技术的用意很好，但它可能比采用 BLS 技术或完全 RSI 管理患者更危险，有证据表明 SFI 的成功率明显低于 RSI。美国国家紧急气道注册（NEAR）数据表明，与 SFI 首次通过成功率 76% 相比，RSI 为 91%[52]，当考虑到多次尝试可能增加并发症时，这是一个巨大而重要的区别。一项比较依托咪酯和咪达唑仑治疗 SFI 的院前试验报告总成功率仅为 76%[53]，另一项小型空中医疗试验发现，RSI 成功率为 92%，但仅使用依托咪酯的成功率仅为 25%[54]。

与较低的 SFI 成功率相比，更令人担忧的是误吸风险增加。当给予危重患者或腹部饱胀的受伤患者诱导剂时，他们有时会保留足够的咽反射，在刺激时会发生呕吐，但反射不足以防止误吸。一项研究报告称 65% 的患者出现咽反射，13% 的患者发生呕吐[53]。如果救治者或医疗主管对其插管能力没有信心，那么更好的做法是强调良好的 BLS 和转运。目前，尚不清楚氯胺酮辅助插管时误吸风险是否比研究过的 SFI 用药低。目前，这种方法还不能被推广，但进一步的经验和严谨的学术调查研究将在这方面建立最佳的执业水平。

院外心搏骤停患者的气道管理

在不进行 MFAM（这是世界上大多数）的肌萎缩侧索硬化症（amyotrophic lateral sclerosis，ALS）的 EMS 系统中，侵入性气道管理最常见于院外心搏骤停（out-of-hospital cardiac arrest，OHCA）。由于插管成功率低和避免停止胸部按压的影响，有些这类急救系统广泛地使用 SGA。其他系统和专家强烈认为插管更有利于 OHCA 的管理，并且特别是使用 VAL 时仍然可以保持较高的一次插管成功率。

基于在 OHCA 期间气道管理研究的结果是混杂和有限的。在一个由 10 691 名患者组成的美国多中心登记调研中，气管插管（endotracheal intubation，ETI）患者的神经

系统完整性生存率略优于 SGA（5.4% vs 5.2%），但没有使用高级气道管理患者的神经系统完整性生存率为 18.6%，要比这两组中任何一组的都好得多，可能是因为后一组患者休克后被立即复苏[55]。在美国另一个登记处调研的 10 455 例 OHCA 患者中，ETI 的完整生存率为 4.7%，而 SGA 为 3.9%[56]。不幸的是，在这两个登记调研中，立即放置 SGA 的患者与在最初尝试插管而后放置 SGA 作为抢救方案的患者混在一起统计，这明显产生了对 SGA 研究不利的偏倚，因此这些差异在临床上的重要性值得怀疑。日本一项对 7 517 名有见证心搏骤停患者的研究表明，使用 ETI 和 SGA 的结果是一样的，但是早期放置任何气道都能提高神经系统完整生存率[57]。韩国的 Kang 及其同事发现，与 BMV 相比，使用 ETI 的神经完整性存活率有统计学上的益处，但使用 SGA 的神经完整性存活率没有统计学上的益处。然而，使用 SGA 的原始完整存活数量实际上高于使用 ETI 的[58]。迄今为止，在日本最大数据库纳入的 138 248 名患者的研究中，ETI 组的神经完整生存率（1.14%）略高于 SGA 组（0.98%）或阻塞食管通气道（esophageal obturator airway，EOA）组（1.04%），但未纳入 BMV 患者，总生存率较差[59]。

关于 SGA 可能比 ETI 更差的原因，推论之一是基于一项关于猪的独立研究，该研究测量了诱导性心搏骤停期间的脑灌注压[60]。该研究显示与使用 ETI 相比，使用 SGA（喉管、柔性喉罩）组脑灌注压显著降低。该研究结果被一项使用不同 SGA 通气情况下进行颈部成像观察脑灌注的 17 例患者案例研究系列所推翻[61]。两位不知情的神经放射科医生无法在这些患者中发现任何机械性颈动脉压迫的证据，这表明猪和人体解剖结构存在重要差异。与最近一项研究证实置入 SGA 相比，通常 ETI 固有的 CPR 中断时间更长，解决了对使用 SGA 结果更差的担忧[62]。

总的来说这些研究表明两种方法的临床均势。这可能是因为，只要插管及早、迅速进行，且不中断胸部按压，插管就更优越；而当插管不可靠时，SGA 置入就更优越。

儿科气管插管

包括随机对照试验等证据的效力表明，与采用 BMV 相比，为儿科患者实施院外插管不能提高生存率，尽管院前儿科插管与 SGA 相比还不够充分[63]。像加利福尼亚州洛杉矶和奥兰治郡以及整个新墨西哥州等一些 EMS 管辖区已经限制医疗助理实施儿童插管。

在这种情况下儿科插管可能特别具有挑战性的原因包括：救治者不熟悉儿童的解剖差异，危重的儿科患者所面临的额外压力，以及在最初培训和持续临床执业期间救治者接触这些操作有限。一项大型航空医学研究发现只有 5% 的插管病例是 14 岁或 14 岁以下的患者[52]。在一个人口超过 200 万的大城市地区进行的一项基于陆路救治的研究纳入 RSI 的执业范围，最近报告 6.3 年中只有 299 例院前儿科插管病例，其心搏骤停儿科首次插管成功率总体为 66%，婴儿为 53%，儿童为 56%[64]。这个系统报告说医疗助理学生在培训期间人均实施了 6 次儿科插管，而我们怀疑这远远超过全国平均水平。

考虑到这种操作需求不常见，故存在维持能力和儿科置入 SGA 最佳技术状态的困难，急救系统和医疗主管在进一步的研究中保留儿科插管是合理的。继续实施儿科插管的系统，尤其是儿科 MFAM，应仔细跟踪其成功率、并发症和结果，并创建流程以确保这一弱势群体的安全。

可视喉镜检查

在过去的几年里急救医学领域使用 VAL 呈爆发性发展[65]。尽管在院前环境中使用 VAL 的数据比较有限，但目前的数据表明 VAL 是现场气道管理的重要工具。Wayne 和他的同事在一个地面 EMS 系统中进行的一项研究比较了便携式 Glidescope Ranger 和直接喉镜（direct laryngoscopy，DL），发现与 DL 相比，医疗助理使用 Glidescope 可视喉镜插管更快，试插次数更少[66]。Jarvis 和同事进行了一项研究，比较他们的 EMS 系统中的 King Vision 可视喉镜和 DL[67]。他们发现，与 DL 相比，使用 King Vision 时的首次插管成功率增加（74% vs 44%），并且 King Vision 的总体成功率增加（92% vs 65%）。Boehringer 及其同事发现，将 C-Mac 袖珍监视器纳入他们的航空医疗飞行计划后，首次插管成功率从 75% 提高到 95%，总体成功率从 95% 提高到 99%[68]。更广泛使用院前 VAL 的一个问题是，人们认为分泌物、血液和/或呕吐物的患病率很高，这可能会遮挡光学设备；阳光直射也会损害视频监视器的视觉效果[40]。有趣的是最近一项关于创伤患者的 ED 研究发现，VAL 比 DL 有更高的成功率，这表明血液和呕吐物实际上可能不是一个主要问题[69]。当使用 VAL 时，重要的是要有吸引器并在插入镜片之前实施抽吸。

随着时间的推移，特别是随着成本的降低 VAL 在现场急救的应用可能会增加。然而，VAL 不应被视为解决初次插管率低的万能之计，但它可以是综合方案的一部分。许多 EMS 系统，尤其是那些不使用 MFAM 的系统，可能会通过关注最佳 BMV 和 SGA 而不是引入 VAL 获得更大的回报。

环甲膜切开术

院前环甲膜切开术（prehospital cricothyrotomy，PC）是一种罕见的手术，占大多数研究中气道管理者所处理气道的比率不到 2%，但在一项空中医学研究中高达

10%[70]。可用的技术包括"开放"或"手术"方法、用或不用探条辅助、套管针穿刺环甲膜切开术以及各种杂合的"经皮"或"微创"方法。有一个跨司法管辖区的大范围执业 EMS 认识到外科气道通常仅限于 8~12 岁的患者。有些地区不允许实施任何 PC，有些地区只允许为成人实施外科 PC，有些地区只允许实施儿科套管针穿刺 PC，有些地区只允许对成人和儿科实施针刺或其他微创方法，而有些地区则允许实施适合年龄的所有技术。院前荟萃分析发现，与套管针穿刺环甲膜切开术相比，PC 的成功率显著较高[71]。英国的麻醉期间主要气道并发症研究第四次国家审计项目（NAP4）发现，创伤性较低的技术有 60% 的失败率，并得出"麻醉医生应接受实施外科气道的培训"的结论[72]。其他研究也表明，在麻醉期间，微创方法的并发症更高，这似乎违反直觉[73]。

根据我们的经验和现有证据，我们建议所有医疗助理按照当地医疗指导的要求接受培训，并被允许在适当的年龄组和环境中实施外科气道操作（首选 bougie 探条辅助技术）。最近对国家 EMS 信息系统（NEMSIS）数据库的一项分析显示，在一年内，40 个州只有 47 例小儿套管针穿刺环甲膜切开术[74]。没有成功率和结果数据，但从一开始就全部成功或所有患者都获得生存不太可能。如果继续实施套管针穿刺 PC 培训是合理的，当地的医疗主管和管理人员需要根据具体情况做出决定。

医疗助理教育与培训

基本插管训练

目前，还没有确定的最佳气道管理操作教学方法，但很明显，要达到熟练程度需要足够的操作数。研究表明在手术室大约需要进行 15 次插管才能使学生达到 90% 的插管成功率，尽管这很可能是因为负责指导的麻醉学家和麻醉医生为学生选择了更容易的病例而并不准确[75]。有趣的是，在具有挑战性的院前环境下，即使 30 次插管也不能预示会有 90% 的成功率。

关于有无必要进行真人插管培训存在着广泛的争论。由于各种各样的原因，包括学习者较多、外科环境中插管操作较少以及对责任的关注等，可供用来指导实施真人插管的案例较少。因此，许多 EMS 学生主要接受人体模型和模拟器的培训。美国急救医疗服务专业人员教程认证委员会（CoAEMSP）建议"气道管理操作培训"应包括所有年龄段至少 50 次结合连续 20 次气道管理 100% 成功。他们声明气道管理"可以通过真实患者、高保真模拟、低保真模拟或尸体实验等任何组合形式来完成"。尽管不鼓励这样做，但医疗助理学生可以在没有一

次活体插管的情况下完成基本插管训练。另一方面，加拿大阿尔伯塔省要求 30 次插管，其中 20 次必须在手术室接受指导。总的来说，我们相信花时间在手术室与有经验的麻醉执业者交流是很有价值的，但不仅仅是为了学习插管，在我们看来接受 BMV 和 SGA 置入的指导以及相应的专业讨论有同等或更大的价值。

技能巩固维持

基本插管训练只是战斗的一半，一旦工作，由于 NIV 和 SGA 的使用增加以及在街上提供救治的人数也增加，插管技能维持的机会往往是有限的[76]。一项研究表明，患者的预后与医疗助理在过去 5 年中实施的插管次数相关[77]。因此，许多机构对气道管理操作练习和插管成功的最少次数提出了要求，通常依赖于低保真度的模拟。医疗转运系统认证委员会（CAMTS）要求每季度进行三次成人、儿童和婴儿插管，或者每年总共 36 次插管，所有这些都可以采用模拟条件实施。尽管如此，2014 年一项对主要使用 TSI 的空中医疗人员近 5 000 次插管的研究表明，首次插管成功率不到 80%，总体成功率为 92%[52]。这表明 CAMTS 标准可能不足以维持插管技能。每个从业者、机构和系统都有责任制定自己的标准，以确保患者安全并优化插管成功率。强烈鼓励麻醉执业者帮助在其服务地区为 EMS 从业者提供初始和持续的学习机会。

质量保证与改进

无论 EMS 系统内救治者的培训或特定技能水平如何，都要监控其救治效果并寻找改进的机会。最常用的指标是插管成功率，但这可能不是衡量质量的最佳指标。以这个场景为例：系统 A 有 99% 的总成功率，但只有 40% 的首次插管成功率和 20% 的案例需要 3 次或更多的尝试，而系统 B 有 80% 的首次插管成功率，在两次尝试失败后改用 SGA，总成功率为 90%。根据传统的插管成功率衡量标准，A 系统比 B 系统有更好的表现，但许多人会认为 B 系统在实施更好的院前医疗。不幸的是，我们对这两个系统的结果一无所知。因为真正的结果数据往往很难获得，我们至少应该观察已知的替代指标，如低氧血症和过度通气。这需要我们从每隔几秒就从记录数据的监护仪上收集客观数据。圣地亚哥的一项里程碑式的研究表明，当使用这种数据收集方法时，低氧饱和度率非常高（在以前的研究中没有报告）。当然，对插管的关注排除了采用 BLS 操作的患者大样本或者那些实施了高级操作因核查而不恰当忽略的患者大样本。在质量保证中"公平评价"的一种方法是由医疗主管、EMS 医生和督查

对患者救治进行直接的主观观察。

未来方向展望

以延续救治为目标的气道管理

传统上 EMS 中的气道管理被视为一个独立的环境，与医院救治无关，由 EMS 的医疗主管和管理人员单独管理。事实上，大多数接受院前气道管理的患者成为急诊科患者，随后成为重症监护和/或手术患者。在这些环境中，要求从业者使用他们不熟悉或认为不太理想的现场设备来管理患者并不少见。尽管对于任何影响院前环境的决定，EMS 医生，特别是那些有亚专业委员会认证的医生，应始终被视为最终的专家，但对于院前气道管理和设备的决定，最好咨询一下医院中最终将管理这些患者的救治者的建议。例如，当选择用于院前使用的 SGA 时，要考虑的众多因素之一是那些可能被要求将设备更换为气管导管的救治者的意见。

清醒插管技术

清醒插管一直被认为是在医院环境下处理可预料困难气道患者的技术。EMS 从业者通常面临类似的临床情况，但清醒插管技术很少包括在院前的执业和培训范围内。可以说清醒插管技术通常需要大量的时间，而院前医疗救治者可能没有这样充足的时间，这就导致转运过度干预的嫌疑。然而，不难想象延迟插管到达医院可能代表理想的患者救治。这尤其适用于危重病患者救治转运团队，他们可能面临这样的决定：要么在预测非常困难的插管患者使用 RSI 方法尝试高风险的 MFAM，要么将一个羸弱的未插管患者放置在救护车或飞机上进行长时间转运。在未来 EMS 医疗主任应考虑培训危重患者救治转运人员，使其掌握简单的清醒插管方法，包括表面麻醉下使用可视喉镜检查和经鼻内镜插管。

软镜插管技术

与之前关于清醒气管插管技术的讨论类似，内镜技术很少被纳入院前培训和指南，首先原因是成本太高。由于有了一次性的、可弯曲的、基于视频的可视插管内镜，考虑为特定的团队特定适应证添加这些工具是合理的。例如，可以训练医疗助理现场使用软镜 SGA 原位更换并实施气管插管，而不是让他们在临床上需要插管且预计插管困难时，仅仅拔出 SGA 实施气管插管。

远程辅助插管

VAL 的出现促进了利用远程医疗辅助实施气管插管

（远程辅助插管）。通过使用 VAL 气道的图像被传输到视频监视器，以便操作员在插管期间看到。利用远程医疗技术，同样的视频图像可以实时传输到远程位置的观察者。通过实时观看视频并与操作人员交流，这使得远程气道专家能够指导和协助经验不足的操作人员实施 VAL 气管插管。2009 年，Sakles 和他的同事报道了第一次使用 GlideScope 通过远程医疗引导 VAL 气管插管[78]。从那时起，智能手机和无线技术，如 FaceTime 和 Skype，就被用来监控和协助远程气管插管[79]。这项技术有可能通过允许偏远地区的操作人员寻求不在现场的气道专家的帮助，大大提高气道管理的质量。

结论

院前环境提出了独特的临床挑战，可以通过教育、研究、特定技能和使用合适技术来克服。这有助于所有的气道从业人员至少熟悉这些环境，以便他们更好地准备并为 EMS 医生和系统提供建议，协助培训急救从业者，并承担院前患者救治任务。

临床要点

- NIV 广泛地应用于院前救治，可以考虑在严密监护下用于精神状态改变的患者。
- 仰卧位患者在接受 MFAM 治疗时应尽可能地在插管前移到担架上。在地面接受治疗的患者应使用任何可用的设备将患者摆放于"耳-胸骨切迹连线"体位，并可采用双人法。
- 受困患者侵入性气道管理应充分考虑置入 SGA。
- 不推荐仅镇静下实施气管插管。
- 对于心搏骤停的院前患者，在不停止胸外按压的情况下置入 SGA 或实施气管插管是合理的选择。
- 远程辅助插管或利用远程医疗技术实施远程协助 VAL，有可能改善偏远地区的气道管理，值得进一步研究。

（赵振龙 译　刘克玄 审）

部分参考文献

3. Lockey DJ, Healey B, Crewdson K, Chalk G, Weaver AE, Davies GE. Advanced airway management is necessary in prehospital trauma patients. *Br J Anaesth*. 2015;114(4):657-662.
4. Peters J, van Wageningen B, Hendriks I, et al. First-pass intubation success rate during rapid sequence induction of prehospital anaesthesia by physicians versus paramedics. *Eur J Emerg Med*. 2015;22(6):391-394.
9. Cudnik MT, Newgard CD, Daya M, Jui J. The impact of rapid sequence intubation on trauma patient mortality in attempted prehospital intubation. *J Emerg Med*. 2010;38(2):175-181.
10. Warner KJ, Cuschieri J, Copass MK, Jurkovich GJ, Bulger EM.

The impact of prehospital ventilation on outcome after severe traumatic brain injury. *J Trauma*. 2007;62(6):1330-1336, discussion 1336-1338.

11. Davis DP, Peay J, Sise MJ, et al. The impact of prehospital endotracheal intubation on outcome in moderate to severe traumatic brain injury. *J Trauma*. 2005;58(5):933-939.

12. Davis DP, Dunford JV, Poste JC, et al. The impact of hypoxia and hyperventilation on outcome after paramedic rapid sequence intubation of severely head-injured patients. *J Trauma*. 2004;57(1):1-8, discussion 8-10.

13. Bossers SM, Schwarte LA, Loer SA, Twisk JW, Boer C, Schober P. Experience in prehospital endotracheal intubation significantly influences mortality of patients with severe traumatic brain injury: a systematic review and meta-analysis. *PLoS ONE*. 2015;10(10):

e0141034.

27. Davis DP, Peay J, Sise MJ, et al. Prehospital airway and ventilation management: a trauma score and injury severity score-based analysis. *J Trauma*. 2010;69(2):294-301.

30. Bakke SA, Botker MT, Riddervold IS, Kirkegaard H, Christensen EF. Continuous positive airway pressure and noninvasive ventilation in prehospital treatment of patients with acute respiratory failure: a systematic review of controlled studies. *Scand J Trauma Resusc Emerg Med*. 2014;22:69.

31. Goodacre S, Stevens JW, Pandor A, et al. Prehospital noninvasive ventilation for acute respiratory failure: systematic review, network meta-analysis, and individual patient data meta-analysis. *Acad Emerg Med*. 2014;21(9):960-970.

All references can be found online at expertconsult.com.

第 32 章　心肺复苏与气道管理

Lauren C. Berkow

章节大纲

引言

心搏骤停是美国人死亡的主要原因之一。大多数心搏骤停发生在医院外——通常是在家里,且其中约 50% 没有目击者。与院外心搏骤停(out-of-hospital cardiac arrests,OHCA)相比,院内心搏骤停(in-hospital cardiac arrests,IHCA)预后较好。在接受心肺复苏(cardiopulmonary resuscitation,CPR)治疗的成年患者中,院外心搏骤停的平均出院生存率仅为 8%~10%,而这一数字在院内心搏骤停中可达 22%~25%[1-2]。早期心肺复苏和电除颤是治疗心搏骤停最重要的步骤,但充分的通气和氧合对重要器官的氧供也很重要。早期美国心脏协会(American Heart Association,AHA)的心肺复苏指南将开放气道和通气作为复苏的首要步骤,而最近的版本则更强调循环的快速恢复。

成人患者发生院外心搏骤停最常见的病因是心脏自身的问题,最多见的为心室颤动(ventricular fibrillation,VF)[3]。而在院内,心搏骤停的病因可为心脏或肺部问题。大多数的院外急救人员没有接受过高级气道管理的培训[4]。因此,美国心脏协会的心肺复苏指南为非专业救援人员提供的气道管理方式与院内救援人员不同。

基础生命支持和心肺复苏指南

美国心脏协会 2005 年的基础生命支持与心肺复苏指南中推荐的复苏顺序为气道(airway,A)、呼吸(breathing,B)、循环(circulation,C)(A-B-C)。因此,2005 版基础生命支持指南的第一步是打开气道,检查呼吸,如果患者没有有效的呼吸则提供两次人工呼吸。第三步为开始心脏按压(图 32.1)。在检查患者有无呼吸时,非专业救援人员与医护人员应做到"看、听和感觉呼吸"。在给无应答、无呼吸的患者人工呼吸后,医护人员还应检查患者有无脉搏。

2005 年版的心肺复苏指南推荐在一个复苏周期中给予两次人工呼吸,每次持续 1s 以上,并有足够的潮气量以使胸廓起伏。若已有高级气道,则呼吸频率为 8~10 次/min,且与胸外按压不同步。

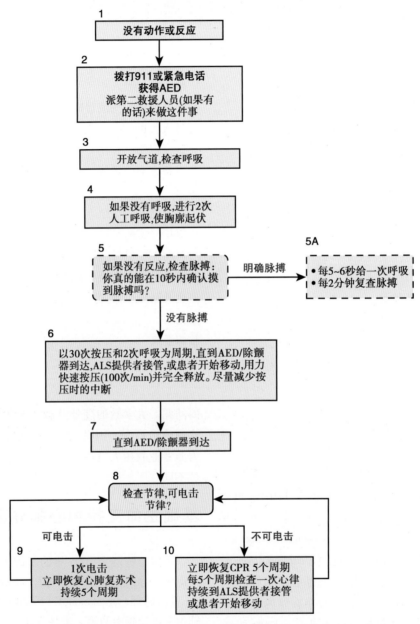

图 32.1 2005 年版基础生命支持流程(医护人员用)。AED,自动体外除颤仪; ALS,高级生命支持; CPR,心肺复苏(From Emergency Cardiovascular Care (ECC) Committee,Subcommittees,and Task Forces of the American Heart Association. 2005 American Heart Association Guidelines for Cardiopulmonary Resuscitation and Emergency Cardiovascular Care. *Circulation* 112(Suppl):IV1-IV203,2005.)

美国心脏协会在 2010 年发布了更新的基础生命支持与心肺复苏指南,较 2005 年版有显著的变化[5-7]。表 32.1 为该指南总结。推荐的复苏顺序改为循环,气道,呼吸(C-A-B)。这是因为在低血流量的情况下(例如心搏骤停),心脑的氧供主要受血流量限制而非动脉血氧含量[8]。采用单纯心脏复苏,减少胸外按压的延迟或中断可以提高患者的生存率[9]。目前没有证据显示单纯胸外按压和正压通气联合胸外按压在患者生存率上有任何差异[9-11]。2010 年美国心脏协会指南建议,胸外按压应在人工呼吸或置入高级气道前开始。即在第一个胸外按压周期完成后再行人工呼吸(图 32.2)。2010 年的指南还删去了"看,听和感觉呼吸"。美国心脏协会在 2015 年再次更新了指南,此次更新没有改变 C-A-B 的复苏顺序,而是继续强调在气道管理前早期、高质量的胸外按压(图 32.3)[12]。同时,表 32.1 所列的基础生命支持的内容也没有发生改变。

表 32.1　基础生命支持

内容	建议		
	成人	儿童	婴幼儿
初始反应	无反应 无呼吸或无正常呼吸(如仅有喘息) 10s 内触诊无脉搏(由医护人员判断)	无反应 无呼吸或仅有喘息 10s 内触诊无脉搏(由医护人员判断)	无反应 无呼吸或仅有喘息 10s 内触诊无脉搏(由医护人员判断)
CPR 顺序	C-A-B	C-A-B	C-A-B
胸外按压频率	≥100 次/min	≥100 次/min	≥100 次/min
按压深度	≥5cm	≥5cm	≥4cm
胸壁回弹度	两次按压间胸廓充分回弹 每 2 分钟轮换按压人员	两次按压间胸廓充分回弹 每 2 分钟轮换按压人员	两次按压间胸廓充分回弹 每 2 分钟轮换按压人员
按压中断	尽量减少胸部按压的中断 尝试将中断限制在<10s	尽量减少胸部按压的中断 尝试将中断限制在<10s	尽量减少胸部按压的中断 尝试将中断限制在<10s
打开气道	仰头抬颌法(怀疑颈外伤者用托下颌法)	仰头抬颌法(怀疑颈外伤者用托下颌法)	仰头抬颌法(怀疑颈外伤者用托下颌法)
非专业救援人员或经验不足者 高级气道(医疗人员提供)	仅胸外按压 每 6~8s 给予一次呼吸(8~10 次/min) 呼吸与胸外按压不同步 每次呼吸持续约 1s 可见胸廓起伏	仅胸外按压 每 6~8s 给予一次呼吸(8~10 次/min) 呼吸与胸外按压不同步 每次呼吸持续约 1s 可见胸廓起伏	仅胸外按压 每 6~8s 给予一次呼吸(8~10 次/min) 呼吸与胸外按压不同步 每次呼吸持续约 1s 可见胸廓起伏
除颤	尽快安装并使用 AED 尽量减少电击前后胸部按压的中断 每次电击后立即开始胸外按压,恢复 CPR	尽快安装并使用 AED 尽量减少电击前后胸部按压的中断 每次电击后立即开始胸外按压,恢复 CPR	尽快安装并使用 AED 尽量减少电击前后胸部按压的中断 每次电击后立即开始胸外按压,恢复 CPR

AED,自动体外除颤仪;CPR,心肺复苏。
(Modified from American Heart Association;Highlights of the 2010 American Heart Association guidelines for CPR and ECC. Available at http://static. heart. org/eccguidelines/pdf/90-1043_ECC_2010_Guidelines Highlights_noRecycle. pdf[accessed March 2012].)

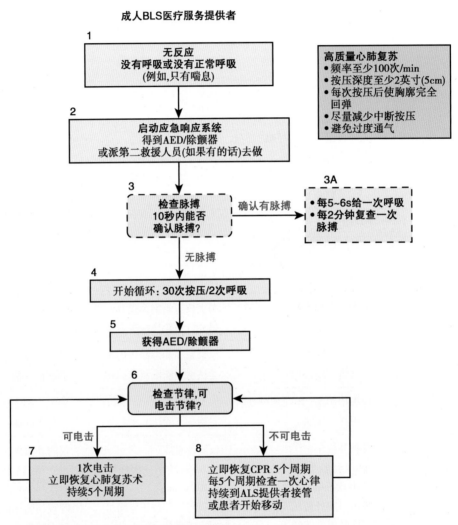

成人BLS医疗服务提供者

1
无反应
没有呼吸或没有正常呼吸
(例如,只有喘息)

高质量心肺复苏
- 频率至少100次/min
- 按压深度至少2英寸(5cm)
- 每次按压后使胸廓完全回弹
- 尽量减少中断按压
- 避免过度通气

2
启动应急响应系统
得到AED/除颤器
或派第二救援人员(如果有的话)去做

3
检查脉搏
10秒内能否
确认脉搏?

确认有脉搏 →

3A
- 每5~6s给一次呼吸
- 每2分钟复查一次脉搏

无脉搏

4
开始循环:30次按压/2次呼吸

5
获得AED/除颤器

6
检查节律,可
电击节律?

可电击

不可电击

7
1次电击
立即恢复心肺复苏术
持续5个周期

8
立即恢复CPR 5个周期
每5个周期检查一次心律
持续到ALS提供者接管
或患者开始移动

注:虚线框内容由医护人员而不是救援人员进行

图32.2 2010年成人基础生命支持。AED,自动体外除颤仪;ALS,高级生命支持;CPR,心肺复苏(From Berg RA,Hemphill R,Abella BS,et al. Part 5:Adult basic life support:2010 American Heart Association Guidelines for Cardiopulmonary Resuscitation and Emergency Cardiovascular Care. *Circulation* 122:S685-S705,2010.)

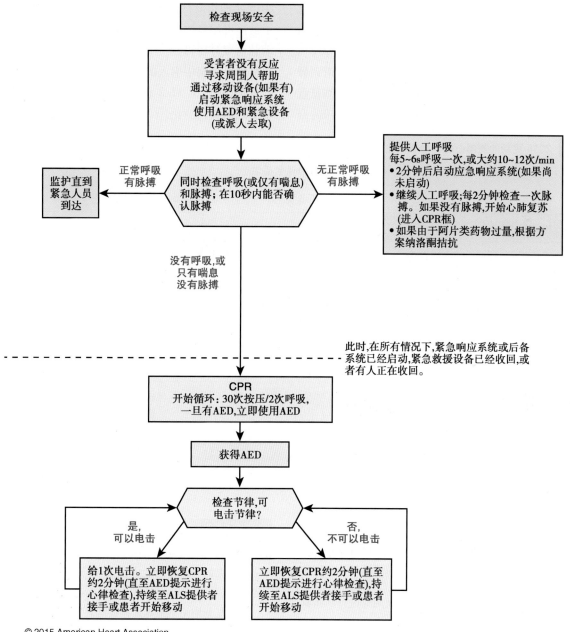

BLS医疗服务提供者
成人心跳骤停处理流程(2015年更新)

检查现场安全

受害者没有反应
寻求周围人帮助
通过移动设备(如果有)
启动紧急响应系统
使用AED和紧急设备
(或派人去取)

提供人工呼吸
每5~6s呼吸一次,或大约10~12次/min
• 2分钟后启动应急响应系统(如果尚未启动)
• 继续人工呼吸;每2分钟检查一次脉搏。如果没有脉搏,开始心肺复苏(进入CPR框)
• 如果由于阿片类药物过量,根据方案纳洛酮拮抗

正常呼吸有脉搏

监护直到紧急人员到达

同时检查呼吸(或仅有喘息)和脉搏;在10秒内能否确认脉搏

无正常呼吸有脉搏

没有呼吸,或只有喘息没有脉搏

此时,在所有情况下,紧急响应系统或后备系统已经启动,紧急救援设备已经收回,或者有人正在收回。

CPR
开始循环:30次按压/2次呼吸,一旦有AED,立即使用AED

获得AED

检查节律,可电击节律?

是,可以电击

否,不可以电击

给1次电击。立即恢复CPR约2分钟(直至AED提示进行心律检查),持续至ALS提供者接手或患者开始移动

立即恢复CPR约2分钟(直至AED提示进行心律检查),持续至ALS提供者接手或患者开始移动

© 2015 American Heart Association

图 32.3　2015 年更新的基础生命支持。AED,自动体外除颤仪;CPR,心肺复苏(Reprinted with permission, 2015 American Heart Association Guidelines Update for CPR and ECC Part 5:Adult BLS and CPR. *Circulation*. 2015;132(Suppl 2):S414-S435.© 2015,American Heart Association,Inc.)

如表 32.1 所示,2015 年版的指南没有改变按压-通气比例及高级气道下的呼吸频率。最新的美国心脏协会指南还建议有目击者的心搏骤停或休克心律的患者,正压通气可至多延迟 3 个胸外按压周期后开始。该建议是基于最近的一些证据,表明延迟通气策略可提高患者的神经存活率及出院后生存率[13-14]。

2015 年指南建议,非专业救援人员应在检查患者反应并启动紧急医疗服务系统后,再检查患者呼吸情况,而医护人员则被建议同时检查有无呼吸和脉搏(表 32.2)。2015 年的指南还建议紧急调度员接受培训,以认识到异常或无呼吸模式与心搏骤停的高可能性有关。将喘息或非正常呼吸误认为是正常呼吸可能会延迟胸外按压的开始时间[15-16]。

虽然心肺复苏时的最佳给氧浓度尚未确定,但美国心脏协会目前的指南建议在复苏时初始给氧浓度为 100%。在恢复自主循环(return of spontaneous circulation,ROSC)后,2010 年指南建议在适当的监测条件下,用滴定法给氧以维持 94% 或更高的氧饱和度,避免高氧伤。2015 年的指南补充了这一建议,即恢复自主循环后应给予最高可用氧浓度,以避免缺氧,直到动脉血氧饱和度或动脉血氧分压可测[17]。知识框 32.1 总结了 2010 年美国心脏协会指南中引入的心肺复苏过程中与气道管理相关的变化,知识框 32.2 总结了 2015 年美国心脏协会指南中引入的其他变化。

表 32.2　2015 更新的美国心脏协会基础生命支持指南

步骤	未经培训的非专业救援者	经培训的非专业救援者	医护人员
1	确认周围环境安全	确认周围环境安全	确认周围环境安全
2	检查患者反应	检查患者反应	检查患者反应
3	大声呼救,呼叫"120"或请旁人呼叫,外放电话并置于患者身旁	大声呼救,启动紧急医疗服务系统,将电话置于患者身旁	大声呼救,立即开始复苏(也可检查患者呼吸/脉搏后开始复苏)
4	遵从紧急调度员的指导	检查患者有无呼吸或仅有喘息,若是,开始胸外按压	同时检查患者呼吸和脉搏,检查完毕后立即取 AED 和急救设备
5	根据调度员的指导检查患者呼吸	回答调度员的问题并遵从其指导	开始 CPR,有条件者应使用 AED 或除颤仪除颤
6	遵从调度员的指导	派他人(如果有)去取 AED	其他救援者到达后,轮流进行 CPR 和 AED 除颤

AED,自动体外除颤仪;CPR,心肺复苏。
(Modified from Kleinman ME,Brennan EE,Goldberger ZD,et al. Part 5:Adult basic life support and cardiopulmonary resuscitation quality:2015 American Heart Association guidelines update for cardiopulmonary resuscitation and emergency cardiovascular care. Circulation. 2015;132(Suppl 2):S414-S435. Available at https://eccguidelines. heart. org/index. php/tables/2015-basic-life-supportsequence[accessed October 2015].)

知识框 32.1	2010 年成人高级心脏生命支持中:气道管理的变化

1. 对于成人,儿童和婴儿,基本生命支持顺序已从 A-B-C 变为 C-A-B。
2. 在通气前开始胸部按压。不建议在通气期间进行环状软骨按压。
3. 从要求中删除了"看、听和感觉呼吸"的说明。
4. 应避免过度通气。
5. 建议采用连续定量二氧化碳波形描记图来确定气管导管的位置。
6. 在自主循环恢复后停止吸入高氧,使氧饱和度维持在 94% 或更高。

A,气道;*B*,呼吸;*C*,循环。

知识框 32.2	2015 年成人高级心脏生命支持指南中气道管理的其他变化

1. 在休克的 OHCA 患者中,正压通气可最多延迟三个 CPR 周期。
2. 心肺复苏期间不常规推荐被动通气技术,但 EMS 系统在进行连续胸部按压时可考虑使用被动通气技术。
3. 当怀疑有颈椎损伤时,建议使用手动在线稳定,而不是固定装置。
4. 添加超声作为确认气管导管位置的方法。

心肺复苏初期的气道管理

人工呼吸

心肺复苏术中初期的人工呼吸应通过口对口呼吸法、口对口屏障装置或球囊-面罩通气(如果有的话)进行。每次人工呼吸应持续超过 1s,并有足够的潮气量,使胸部明显上升。每 30 次心脏按压后应提供两次人工呼吸(30:2按压-通气比)。培训过的非专业救援人员或医护人员可进行人工呼吸。未经培训的非专业救援人员应该只进行胸外按压,而不开展人工呼吸。如患者有脉搏,则每 6s 给予一次人工呼吸,每 2min 复查一次脉搏。

除非怀疑患者有颈椎损伤,否则应采用仰头抬颌法打开气道。如果怀疑颈椎受伤,应在头部保持中线位置的情况下托起下颌。

辅助气道

口咽通气道可通过解除舌后坠辅助球囊-面罩通气。对无意识患者,推荐使用口咽通气道,并由受过相关培训的救援人放置。

与经口腔的辅助通气道相比,有意识的患者对鼻咽通气道的耐受性更好,它们可以通过缓解鼻咽阻塞来辅助通气。经鼻辅助通气道应由接受过培训的救援人员放置,如果怀疑颅底骨折或凝血障碍,应谨慎使用。

心肺复苏中的高级气道管理

训练有素的医护人员应在心肺复苏过程中进行气管插管,同时尽量减少胸外按压的中断。如果在胸外按压时进行直接喉镜气管插管可能会比较困难。长时间尝试气管插管是不被建议的,尤其是在尝试期间停止胸外按压的情况下。放置气管导管(endotracheal tube,ETT)或其他先进的气道设备与改善自主循环恢复无任何关联。此外,缺乏经验的医生尝试气管插管可能会导致相关并发症,如插管失败或食管插管[18]。

气管插管成功后,应在连续胸外按压的同时,给予患者 6s/次的通气。有些复苏药物可通过气管导管途径给药(知识框 32.3)。呼吸道内的分泌物也可通过气管导管排出,同时导管套囊可防止患者发生误吸。

气管导管位置的确定

2005 年心肺复苏指南推荐使用呼出二氧化碳检测

知识框32.3 可通过气管内导管给药的复苏药物

给予静脉注射剂量的 2~3 倍,然后给予 10mL 生理盐水:

利多卡因
肾上腺素
阿托品
加压素
纳洛酮

器或食管探测器来确认气管导管的位置,也可通过听诊和直接观察进行临床评估。多种原因可导致呼出二氧化碳检测器出现假阴性结果,如:肺血流量减少,二氧化碳生成减少,肺栓塞,肺水肿,或严重的呼吸道梗阻[19]。当胃中含有大量碳酸液体时,可出现假阳性结果[20]。

2010 年和2015 年心肺复苏指南建议在心肺复苏过程中使用连续监测的二氧化碳波形描记图来确认气管导管的位置,在没有二氧化碳波形描记图的情况下,使用呼气末二氧化碳检测器或食管检测器也是可以接受的。值得注意的是,随着复苏时间延长,肺灌注降低,连续二氧化碳波形描记图的准确性和敏感性也随之降低。2015年更新的指南还建议有条件时,可使用超声来确定气管导管的位置。在超声成像上,通过观察肺在胸膜上的滑动可以确定气管导管的位置[21]。

胸阻抗测量可帮助诊断食管内插管,但现有证据仍不支持其在确认气管导管位置中的应用。与呼气相相比,胸阻抗在吸气相时明显增高,这种变化可通过除颤垫检测,且只有气管导管位置正确时才可被检测[22]。

环状软骨按压在复苏中的应用

2005 年的心肺复苏指南建议,若患者深度昏迷,则可由第三救援者进行环状软骨按压。然而,一些证据表明,环状软骨按压可能会阻碍通气,并干扰先进气道设备或气管导管的放置[23-24]。因此,2010 年和2015 年指南建议在心肺复苏期间不常规使用环状软骨按压作为气道管理的一部分。

声门上气道装置

2005 年、2010 年和2015 年美国心脏协会心肺复苏指南均支持使用声门上气道装置(supraglottic airway,SGA)作为气管插管的替代方法。知识框 32.4 所列的声

知识框32.4 美国心脏协会批准可用于心肺复苏术的声门上气道

食管气管联合导管
喉罩气道(LMA)
喉管(LT)

门上气道装置已被用于研究其在心肺复苏中的使用且被美国心脏协会认可。由于通过声门上气道装置插管不需要暴露声门,放置速度比气管插管更快,并可能缩短无灌注时间(例如暂停胸外按压以进行其他干预的时间)[25-26]。如果气管插管失败,可以考虑放置声门上气道装置,通气比例与气管插管相同(例如在连续胸外按压的情况下,给予 6s/次的通气)。

有条件的,可以考虑使用带气管插管通道的新型声门上气道装置。初步证据支持它们在院前环境中的应用,尤其是在插管困难的情况下[27-28]。

先进气道装置的应用

先进气道管理技术,如软镜插管(flexible scope intubation,FSI)及可视喉镜检查(video-assisted laryngoscopy,VAL)应用于心肺复苏期间的气道管理尚未得到广泛研究。初步证据表明,VAL 可能是一种可接受的常规喉镜检查的替代方法,特别是对于困难插管的患者,并且可能比常规直接喉镜插管用时更短[29-31]。最近的证据也表明,患者可在不中断胸外按压的同时,使用 VAL[32-33]。然而,先进气道设备在院前环境中不容易获取。此外,光线不足和电力不足可能会限制 VAL 在医院环境之外的用途。先进气道设备的使用应该取决于可用性,以及使用者的经验。

心肺复苏时供氧的其他方法

氧驱动苏醒器

氧驱动苏醒器(Oxylator)是一种可调节压力限制的固定流量自动复苏管理系统。目前存在几种模型,包括 Oxylator EMX,推荐用于院前使用(图 32.4)。Oxyla-tor 提供的氧流量为 30L/min,直到达到最大可调压力(45cmH$_2$O),此时被动呼气时的气道压力 2~4cmH$_2$O。该设备支持手动和自动吸气模式。Oxylator 可与医用氧气或医院空气供应链、氧储罐或氧气压缩机配套使用。它不需要电力,且可以与面罩、声门上气道或气管导管相连。

Oxylator 相对于球囊-面罩通风的潜在优势包括基于设定压力限制的持续通气和供氧,可避免过度通气,过度换气,或胃内积气。并且可早期检测气道梗阻[34]。在心肺复苏期间,使用 Oxylator 的自动模式可解放救援者,从而专注于其他复苏任务。在患者头部运动受限及开放气道困难的严峻条件下,该装置可能对患者有一定的帮助。

ResQPOD

ResQPOD 是一种阻抗阈值装置,被美国心脏协会推荐为心搏骤停时复苏的 2A 级标准。该装置通过调节通气时的胸廓压力,增加心脏和大脑的血流量,提高收缩压,提高除颤成功率。由于避免通气时过多的气体进入胸腔,该装置可增大胸腔负压,进而使回心血量增多。ResQPOD 的位置靠近面罩、声门上气道或气管内导管近端,并与通气源相连(图 32.5)。该装置还包含定时辅助灯,以指导适当的通气频率和防止过度通气。已证明在心肺复苏术中使用这种设备可提高生存率[35]。

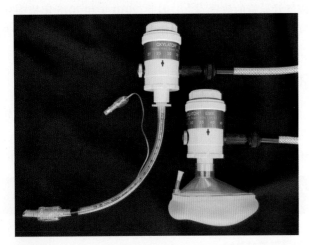

图 32.4　Oxylator EMX 为正压复苏和吸入系统(Courtesy Lifesaving Systems,Inc.,Roswell,GA.)

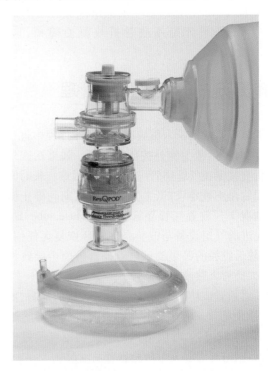

图 32.5　ResQPOD 是一种阻抗阈值装置,在低血压的情况下,通过调节胸腔压力按需提供灌注(Courtesy Vygon,Ecouen,France.)

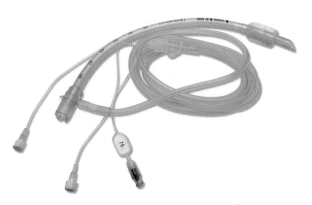

图 32.6　Boussignac 导管包含毛细小管,氧气通过小管不断地注入,产生恒定的正肺泡压力(Courtesy Vygon,Ecouen,France.)

被动氧气吸入

　　氧气可以通过口咽通气道、面罩、声门上气道或改良气管导管被动(Boussignac 气管导管)运输。Boussignac 导管包含毛细小管,氧气通过小管不断地注入,产生恒定的正肺泡压力。管的近端保持打开以允许呼气(图32.6)。胸部按压时胸腔内压力的变化会触发被动吸气和主动呼气,从而产生足够的气体交换。

　　被动供氧不需要救援人员进行人工呼吸,可最大限度地减少胸外按压的中断,并可降低因过度通气而造成气压伤的风险。有证据表明,被动供氧与球囊-面罩通气或气管插管机械通气一样有效[13,36]。在 2010 年美国心脏协会指南中,被动供氧被描述为心肺复苏过程中通气的可选方法,但不是替代方法。更新的 2015 年版指南提出,在传统心肺复苏中不推荐常规使用被动通气技术,但当使用连续胸外按压时,可将其视为一系列护理的一部分[37]。

心肺复苏中的气道管理挑战

　　当患者需要紧急心肺复苏时,要立即进行气道管理。在院前环境中,没有一般病史或插管史来指导气道管理决策。在医院内,患者信息可能无法访问。即使有资料,也可能没有足够的时间来回顾这些资料。因此,救援人员对患者以往的通气困难史或困难插管史往往是未知的。

进入气道

　　心肺复苏过程中气道管理设备进入患者气道在院前和院内环境中可能受到限制。在医院外,无论受害者身处何地或何种情况下,都可能需要心肺复苏术,而外界环境或事故现场可能会限制心肺复苏术的使用。在救护车或直升机内进入患者气道也可能充满挑战

性。其他用于复苏和治疗致命伤所需的设备也可能限制患者气道的开放。在医院内,进入患者气道可能受到设备、侵入性管道或监护仪的限制,或者受限于许多医院房间和重症监护室的面积较小。对于高危接触隔离患者(如活动性结核病、埃博拉病毒感染),护理人员可能需要在气道管理期间使用呼吸器和个人防护设备。有埃博拉病房的医院可能会考虑完全使用一次性的呼吸道设备,以降低交叉感染的风险,减少对消毒剂的需求。在重大伤亡事故中,个人防护装备或化学防护装备可能使气道管理更加困难[38,39]。

颈椎损伤

　　颈椎损伤在创伤后的患者中占 2% ~ 5%[40]。如果颈椎前柱和后柱损伤,则认为是不稳定损伤[41]。大多数外伤患者需戴颈托,直到排除颈椎损伤。然而,有些患者在放射学检查前,常需先进行心肺复苏和紧急气道管理。严重的头部损伤与创伤性颈椎损伤有关,格拉斯哥昏迷评分为 8 分或更低的患者通常需要紧急气道管理[42]。

　　对于怀疑或已知颈椎损伤的患者,建议采用手动在线稳定技术来进行气道管理,以减少颈部运动的可能性。颈部牵引是不推荐的。2015 年美国心脏协会指南提出,对于疑似颈椎损伤的患者,非专业救援人员应使用手动在线稳定技术,而不是固定装置,以降低颈椎受伤风险[37]。颈托的存在增加了插管的难度。因此,如有必要,在使用手动在线稳定技术的情况下,可去除颈托以便于气道管理。

　　目前,没有一种单一的插管方法被证明是最安全的,但直接喉镜快速顺序插管是最常使用的技术。有证据表明,所有的插管方法都存在一定程度的颈椎运动[43,44],但缺乏关于在气道管理过程中发生的少量运动是否具有临床意义的资料。与年轻患者相比,老年患者可能有更高的颈椎运动受限和插管困难的发生率[45]。知识框 32.5 描述了疑似或已知颈椎损伤患者气道管理的建议。

知识框 32.5　颈椎损伤患者的气道管理建议

1. 通常建议进行快速顺序插管。
2. 颈椎的手动在线稳定可以最大限度地减少插管时的颈部运动。
3. 不存在确定安全的颈椎运动量。
4. 应提供一系列喉镜叶片和尺寸。
5. 声门上气道装置可用作气道辅助装置。
6. 尚未发现确定可行的特定插管方法。

(Modified from Ollerton JE, Parr MJA, Harrison K, et al. Potential cervical spine injury and difficult airway management for emergency intubation of trauma adults in the emergency department—a systematic review. *Emerg Med J*. 2006;23:3-11.)

设备方面的挑战

在院前环境中,气道管理由可用的设备决定。根据资源的不同,可能会也可能不会提供完整的气道管理设备,包括氧气供应。如果在远离手术室或重症监控室的位置需要气道管理,则医院内的设备也可能不可用。气道管理的类型应由可用的资源和设备决定,并且可能无法快速获得用于困难气道管理的辅助气道装置。在紧急情况下,应启用并维持球囊-面罩通气,直到有更多可用的气道设备。

争议

过度通气的作用

证据表明,过度通气可能会降低总体生存率[46],这应该避免。过度通气还存在胃部充血、反流或误吸的风险。此外,过度通气会增加胸腔内压力并导致冠状动脉灌注压降低[47]。

保护气道的时机

现有信息不足以指导放置先进气道装置的理想时机。然而,有证据支持在气道管理开始之前尽早开始胸部按压的做法。救援人员应遵循气道管理策略,以尽量减少复苏时按压中断。选择可以快速放置并且不需要直视声门的较新的先进气道装置可以实现该目标。迄今为止,对球囊-面罩通气与先进气道装置进行比较的研究发现,二者在生存率或有利的神经系统结果方面没有差异。2015年美国心脏协会指南建议气道装置的选择和通气方法应以气道管理者自身的技术和经验为基础[37,48]。

声门上气道与气管插管的对比

目前的美国心脏协会心肺复苏指南建议使用声门上气道或气管插管进行高级气道管理[49-50]。尽管一些观察性研究显示,声门上气道装置的置入速度可能更快,但迄今为止大多数证据表明,在声门上气道装置和气管插管之间,患者自主循环恢复率、神经系统存活率或出院时存活率没有差异[51-54]。虽然声门上气道的快速放置可能导致较短的低灌注时间和较少的胸部按压中断[26,55],但如果不存在静脉通路,气管内导管仍然是复苏时给药的首选途径[56-57]。最后,先进气道装置的选择应基于可用性以及各个高级气道管理者的专业知识。

儿科基础生命支持与复苏

美国心脏协会儿科基础生命支持指南适用于婴儿

(年龄小于1岁)和青春期以下的儿童[58]。与成人不同,儿科患者心搏骤停的最常见原因是窒息,然而,其复苏顺序(C-A-B)和按压频率与成人心搏骤停的相同。若儿科患者脉搏低于60次/min,建议开始胸外按压,除此之外,儿科基础生命支持的相关要求与成人几乎完全相同。在可行的情况下,应提供常规心肺复苏术,即胸部按压加上口对口或口对鼻的人工呼吸。由于窒息是婴儿和儿童心搏骤停的常见病因,因此复苏期间的通气可能在儿童中比在成人中更重要,并且与改善预后有关[59]。

对于儿科高级气道管理,声门上装置和气管插管都是可接受的技术,并且可以使用带或不带套囊的气管导管。如果患者有灌注心律,应每隔3~5s进行一次呼吸。在高级心脏生命支持(advanced cardiac life support,ACLS)期间,若已备好高级气道,则呼吸频率与成人相同(每6s一次呼吸)。与成人一样,应避免在通气和气道管理期间过度通气和中断胸外按压。儿科心搏骤停和自主循环恢复后给氧的滴定应使氧饱和度达到94%或更高,类似于成人高级心脏支持建议,但是儿科指南还建议维持正常血碳酸[60]。

新生儿基础生命支持与复苏

虽然高达10%的新生儿在出生时需要通气辅助,但仅不到1%需要大量的心肺复苏[61]。若新生儿呈现良好的叫声、呼吸和哭闹,通常不需要干预(图32.7)。

新生儿复苏的第一步包括使婴儿变暖,将婴儿置于"嗅物位",必要时清除分泌物,并刺激婴儿呼吸。只有当气道阻塞或需要正压通气时,才使用球形注射器或抽吸导管抽吸气道。如果呼吸困难或婴儿出现发绀,应给予低水平的补充氧气(21%~30%)或持续气道正压,不建议给予更高的补充氧气剂量(>65%)[61]。如果婴儿是呼吸暂停,应通过球囊-面罩通气或T形复苏器以40~60次/min呼吸的速率施加5cmH$_2$O的呼气末正压通气[62]。

如果球囊通气不足或心率低于100次/min,则应放置高级气道(无套囊的气管导管或声门上气道)并开始胸部按压。在心肺复苏期间,高级气道是首选的通气方法,并且应通过听诊和二氧化碳描记图来确定放置位置。一旦开始胸部按压,应输送100%的纯氧,并应使用3∶1的按压通气比。

早期辅助通气和氧合的是新生儿复苏中最重要的一步。在分娩和接生室中,应提供能够进行高级气道管理的设备和训练有素的人员,尤其是在存在早产儿等围生期风险因素的情况下[63]。

新生儿复苏流程——2015更新

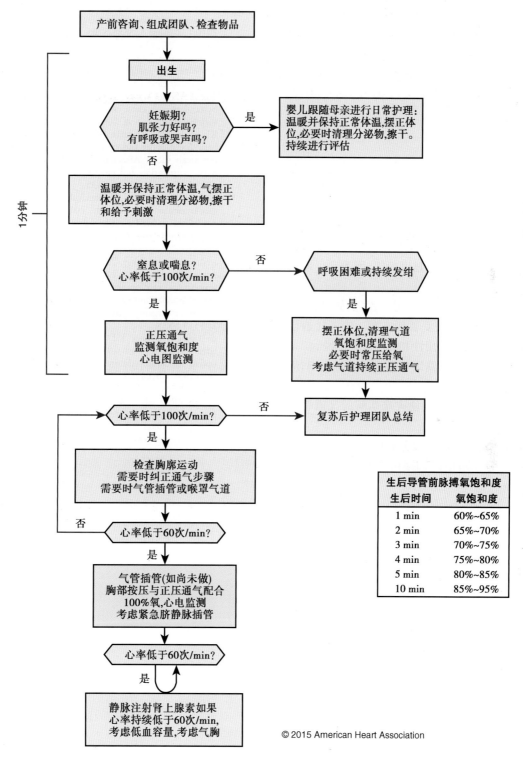

图 32.7 新生儿复苏指南(Reprinted with permission,2015 American Heart Association Guidelines Update for CPR and ECC Part 13:Neonatal resuscitation. *Circulation*. 2015;132(Suppl 2):S543-S560. © 2015,American Heart Association,Inc.)

结论

更新的心肺复苏指南强调在气道管理前开始胸部按压。如果患者气道进入受限或气管插管失败，可以考虑使用先进气道设备，如声门上气道。与成人肺复苏相比，通气在儿童和新生儿复苏中起着更大的作用。心肺复苏过程中的气道管理通常由气道管理人员所能获得的资源指导，这可能是有限的。

临床要点

- 2010 年和最近更新的 2015 年美国心脏协会心肺复苏指南建议在开始气道管理（即循环、呼吸道和呼吸）之前先进行胸部按压。
- 心肺复苏期间的通气和氧合可通过球囊-面罩通气或通过先进气道装置（ETT 或 SGA）进行。
- 应避免心肺复苏期间的过度换气，因为它可能会降低总体生存率。
- 在心肺复苏期间，先进的气道装置，例如可视喉镜，是传统喉镜检查的可接受替代方案。先进气道设备的选择应取决于设备可用性和管理人员的经验。
- 在从面罩通气过渡到高级气道装置的过程中，应尽量减少胸外按压的中断。
- 对患者的接触受限可能使灾难期间的气道管理和复苏更具挑战性。
- 通气对于儿科和新生儿复苏有重要的作用。
- 在新生儿复苏期间提供辅助通气时，应避免给予高浓度的氧气。

（孙宇 译　姜虹 审）

部分参考文献

5. Berg RA, Hemphill R, Abella BS, et al. Part 5: Adult basic life support: 2010 American Heart Association guidelines for cardiopulmonary resuscitation and emergency cardiovascular care. *Circulation*. 2010;122(suppl 3):S685-S705.
6. Neumar RW, Otto CW, Link MS, et al. Part 8: Adult advanced cardiovascular life support: 2010 American Heart Association guidelines for cardiopulmonary resuscitation and emergency cardiovascular care. *Circulation*. 2010;122(suppl 3):S729-S767.
9. SOS-KANTO study group. Cardiopulmonary resuscitation by bystanders with chest compression only (SOS-KANTO): an observational study. *Lancet*. 2007;369:920-926.
12. Kleinman ME, Brennan EE, Goldberger ZD, et al. Part 5: Adult basic life support and cardiopulmonary resuscitation quality: 2015 American Heart Association guidelines update for cardiopulmonary resuscitation and emergency cardiovascular care. *Circulation*. 2015;132(suppl 2):S414-S435.
37. Link MS, Berkow LC, Kudenchuk PJ, et al. Part 7: Adult advanced cardiovascular life support: 2015 American Heart Association guidelines update for cardiopulmonary resuscitation and emergency cardiovascular care. *Circulation*. 2015;132(suppl 2):S444-S464.
41. Crosby ET. Airway management in adults after cervical spine trauma. *Anesthesiology*. 2006;104:1293-1318.
58. Atkins DL, Berger S, Duff JP, et al. Part 11: Pediatric basic life support and cardiopulmonary resuscitation quality: 2015 American Heart Association guidelines update for cardiopulmonary resuscitation and emergency cardiovascular care. *Circulation*. 2015;132(suppl 2):S519-S525.
60. de Caan AR, Berg MD, Chameides L, et al. Part 12: Pediatric advanced life support: 2015 American Heart Association guidelines update for cardiopulmonary resuscitation and emergency cardiovascular care. *Circulation*. 2015;132(suppl 2):S526-S542.
61. Wyckoff MH, Aziz K, Escobedo MB, et al. Part 13: Neonatal resuscitation: 2015 American Heart Association guidelines update for cardiopulmonary resuscitation and emergency cardiovascular care. *Circulation*. 2015;132(suppl 2):S543-S560.

All references can be found online at expertconsult.com.

第 33 章 恶劣环境和灾难事件的准备

Joseph H. Mcisaac, III, and Nathan D. Mark

章节大纲

引言

我们生活在一个充满变数的时代,没有人能够预测这个世界未来的样子。自然灾害或人为灾害会造成大规模伤亡事件,而这种威胁往往就隐藏在我们日常生活之中。尽管对"灾难"这个词有很多定义,医学上最常用来定义灾难的表述是:由某一事件引起人员大规模伤亡导致现有医疗系统的崩溃[1]。典型的事例是,灾难破坏了保证经济发展和民间社会所需的基础设施。这种破坏性事件会导致物资供需失衡,从而使该事件的影响扩大。

在世界的大多数地方,像洪水、风暴、地震、火灾、海啸和流行病等自然灾害的发生率远高于战争和技术事故等人为灾害[2]。我们可以从不同的角度看待灾难事件,

知识框 33.1	灾难的特征

天然的还是人为的

局部控制还是广泛传播

需要应对的灾难发生在近处(对你而言)还是在远处(不在本地)

基础设施退化(能保证最小使用还是完全不可用)

时间尺度:离散事件还是连续事件

伤亡谱:内科还是外科疾病

例如灾难发生的范围(区域还是局部)、分布(单处还是多处)、时间(离散还是连续)、基础设施破坏程度(小面积还是大面积,物理破坏还是人员伤亡)以及伤亡谱[3](知识框 33.1)。

流行病学:自然灾害与人为灾害

灾难事件在时间和地理上呈不均匀分布。2013 年灾难流行病学研究中心调查结果显示,337 件灾难事件与自然风险相关,192 件灾难事件与技术危害相关。这些灾难最终造成数以万计的死亡,数亿美元的损失,无数人的生活受到影响或被迫流离失所[4,5]。而科技发展水平越低的国家受到的影响越大。

作为临床医生,我们越来越有可能在恶劣环境中遇到大规模伤亡情况和/或为其提供医疗保障服务。例如,气候变化可能加速并增加所有类型灾害的发生,给人类造成的影响从饥荒到疾病大流行,再到恐怖主义和战争。由于全球旅行更加便捷,近些年时有传染性疾病迅速传播事件的发生,最终导致大规模不良事件的致命后果。流感和埃博拉病毒持续威胁人口健康,这考验我们医疗基础设施对疾病的遏制能力及治疗策略。我们生活在随时爆发恐怖主义、大规模枪击、自然灾害和传染病等不良事件的世界里,这些威胁时刻考验着我们目前的医疗保障资源(图 33.1)。

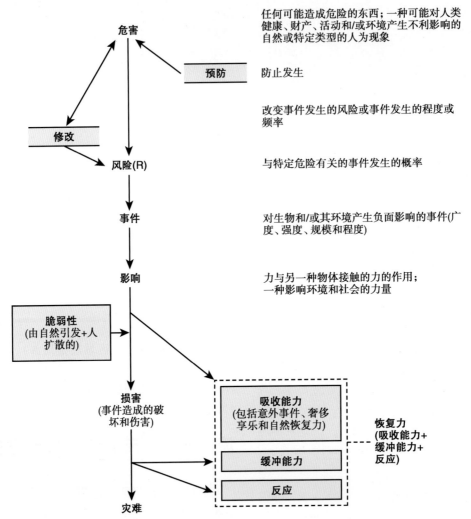

图 33.1 灾难术语,涉及灾难的各个学科进行交流的标准化定义 (Modified from Task Force for Quality Control of Disaster Medicine (TFQCDM)/World Association for Disaster and Emergency Medicine (WADEM): *Health disaster management: guidelines for evaluation and research in the Utstein style*, vol 1. Available at http://www.wadem.org/guidelines/chapter_3.pdf)

分诊技术

　　根据定义,大规模伤亡事件是指受伤人数超过现有医疗保障资源的事件。在这种情况下,须确保首先帮助最需要得到治疗的患者。给那些明显无法挽救的患者以舒适医疗措施,但不一定是救生资源。这涵盖了灾难分类的科学和艺术。简而言之,分诊是对患者进行分类以最大限度地提高生存率并最有效地利用资源[6-8]。分诊还是临床决策工具,可最大限度减少医护工作者的道德和智力困扰[10]。排序-评估-救生干预-治疗/运输与简单分类和快速治疗是美国最常用的两个系统(图 33.2 和图 33.3)。大多数的分类技术起源于军事活动,但均缺乏科学验证。进行分类的最终目的是为最多的人获取最大的利益。所有分类措施有可能出现不适当的时候。在某些案例中,患者受了轻伤但获得了很多不必要的资源[9,10]。医疗资源分配不足时可能导致患者致残或死亡。无论用于分诊的技术如何,都应由接受过适当培训和实践的人员或团队执行。当环境、患者的状况和资源发生变化时,可能有必要重新进行分诊。

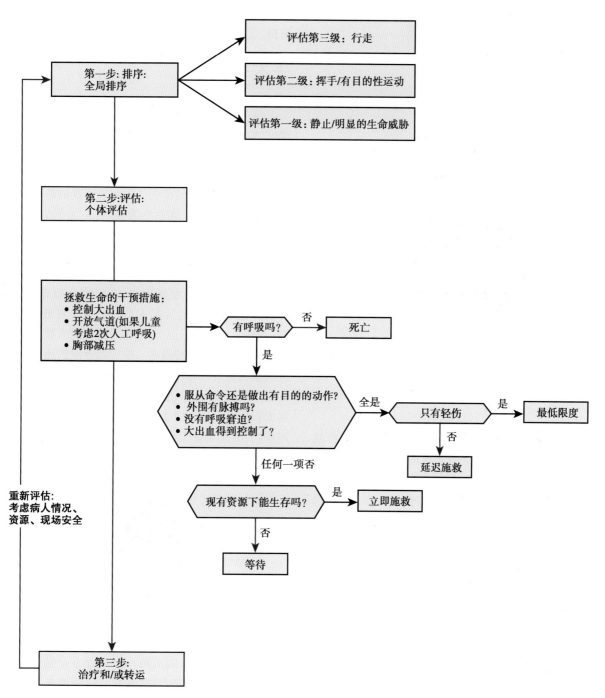

图 33.2　排序-评估-救生干预-治疗/运输（SALT）分诊系统。http://www. remm. nlm. gov/salttriage. htm（Adapted from Lerner EB，Cone DC，Weinstein ES，Schwartz RB，Coule PL，Cronin M，et al. Mass casualty triage：an evaluation of the science and refinement of a national guideline. *Disaster Med Public Health Prep.* 2011；5（2）：129-137.）

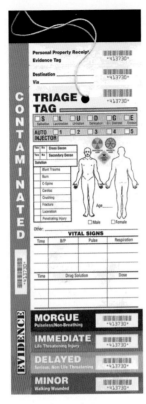

图 33.3　分诊标签示例（Courtesy Disaster Management Systems, Inc., Pomona, CA.）

大量创伤

各种各样的突发事故可使医疗系统过载。由自然灾害或人为灾害导致的大范围灾难事件正是突发事故的一种。在这些情况下,现场的第一响应者和急诊科医生可能会对伤员进行初始分类和伤情控制,许多患者需要进行气管插管等气道管理。大多数麻醉医生的角色可能属于手术室内的管理和重症监护领域。然而,随着初始接诊者变得不堪重负,麻醉医生的参与会变得越来越重要。

近期研究表明,大约 50% 气道受损的创伤患者需要高级气道管理[11,12]。此外,烧伤、广泛颅面创伤或有颈部损伤的患者通常需要早期和高级气道管理,以防止或尽可能地减小缺氧诱发的终末器官和脑损伤。创伤患者胃内容物或血液误吸同样令人担忧,并且可能对气道管理技术的选择产生影响。一些国家常规使用声门上气道工具进行院前气道管理。喉罩可以使上呼吸道免受污染从而发挥一定程度的气道保护作用,但它不能避免胃内容

物反流[13]。

麻醉护理人员必须足够灵活多变地为大量创伤患者的手术提供保障。如果没有侵入性气道管理,则可能需要更改麻醉计划,以允许患者使用自然气道呼吸[25]。当电力供应不足时,可采用局部麻醉和全静脉麻醉。

手术室检查单

每年联合委员会和政府都要求美国所有医院制定和测试两次灾害计划。医院事故指挥系统（hospital incident command system, HICS）是最受欢迎的医院救灾指南（http://www.hicscenter.org）。HICS 是由一个事故指挥官领导和每个指定下属的优先任务列表组成的命令和控制框架。HICS 以军事作战系统为蓝本,由加州消防局完善,是一个经过时间考验的系统。

有关麻醉科大规模伤亡事件管理的文献很少。大规模伤亡情况下的麻醉管理和手术室管理必须遵循医院的总体准备原则[14]。也就是说,必须整合所有外科专科、麻醉科、护理和其他后勤人员。必须具备处理伤员“激增”的能力。换句话说,手术室需要有扩大服务范围的能力以满足不断增长的需求。医护人员应快速识别高危人群的受伤类型,以提供适当的医疗和手术支持。最重要的是外科医生、血库、麻醉、运输、护理和中央供应等各个层面和外科护理方面之间的协调和沟通。这个过程是最困难的,因此准备工作尤为重要。手术室灾难计划还必须包括监督、明确目标、响应管理以及对临床和行政领导者的认同（图 33.4）[30]。

美国麻醉医师协会（American Society of Anesthesiologists, ASA）创伤和应急准备委员会认为,在大规模伤亡情况下,手术室主任的优先事项应包括以下内容:

1. 通知所有外科手术小组,指示他们尽快完成筛选的病例。筛选的病例应列为待办事项。

2. 分配工作人员处理紧急/创伤案例。

3. 与麻醉技术人员协调以确保充足的供应。

4. 如果怀疑有空气传播疾病,或有可能发生化学或放射性污染,应采取隔离和/或个人防护措施。

5. 麻醉科所有医生都应该了解他们所在部门的应急预案。

6. 参考麻醉科组织和管理手册,以获得更全面的责任描述[32]。

大规模伤亡手术的手术室流程

分步管理

目的

能够在大规模伤亡情况下管理手术室病人的护理流程。

步骤(为每项明确日期和时间)

☐ **请参阅设备操作手册**

打开恰当的附件

☐ **启动呼叫系统**

指定一个人激活。如可能,使用文职人员或自动传呼系统

☐ **评估手术室状况**

确定0~2h、2~12h和12~24h的人员配备。进行病例筛选

☐ **预警正在运行的手术间**

尽快完成现有手术,准备接受创伤患者

☐ **人员配备**

为创伤/急救患者配备人员

☐ **麻醉协调员应该成为手术室医疗主管**

与手术室护士长合作,促进员工和设施之间的沟通和协调

☐ **向医院指挥中心(HCC)汇报手术室状况**

请输入医院指挥中心的电话、邮箱地址

☐ **确保供应充足**

与麻醉技术员/供应人员协调,确保有足够的液体、药物、一次性用品等

☐ **联系麻醉术后恢复室(PACU)**

加速将患者转移到病房/重症监护室(ICU),为大量病例做好准备

☐ **麻醉医生应在急诊科(ED)担任联络员**

派一位有经验的医生到急诊科作为联络人;并与麻醉协调员保持沟通

☐ **考虑召集统计小组**

结合麻醉、手术、护理、呼吸等人员进行分诊,视需要而定

☐ **有害物质/大规模杀伤性武器事件**

审查特殊的个人防护程序,如净化和隔离技术。考虑手术室或走廊的一部分是否应该被认为是"暴露的",或者应该改变通风。CHEMM/REMM网站介绍了有用的资源

☐ **配合血库**

验证血液供应

☐ **与其他护理部门协调**

与重症监护室、产科、儿科等协调,以确保对新病人和现有病人护理的连续性

由美国创伤和应急准备委员会编写

图 33.4 手术室大规模伤亡事件管理清单 (From https://www.asahq.org/resources/resources-from-asa-committees/committee-on-trauma-and-emergency-preparedness/emergency-preparedness.)

生物威胁

在一个具有多重耐药性的生物世界、世界旅行更加便捷、人口过度拥挤和其他因素的情况下[17]，由传染病造成大规模伤亡事件的威胁是确实存在的。1918年，流感 A 型病毒仅在美国就造成 657 000 人死亡，引起全球 5 000 万人死亡。1957 年，亚洲流感导致美国死亡 7 万人。2003 年，一种新型的冠状病毒引起严重急性呼吸综合征（severe acute respiratory syndrome，SARS），涉及 29 个国家，感染了八千多人，并使约 900 人丧失生命。

在多伦多，尽管已经使用了推荐的个人防护设备，但仍有三名麻醉医生在进行气管插管时感染了病毒。气管插管过程伴随气雾化的产生，如果不采取适当的预防措施，可能对医生造成严重的暴露风险[33]。在 2003 年 SARS 流行期间，至少有一位麻醉医生因此殉职。无论何时，当暴露于某些未知或高致命性颗粒时，尽管该颗粒含量较低（例如，埃博拉病毒），所有护理人员都应佩戴动力空气净化呼吸器（powered air purifying respirators，PAPR）和多层防水屏障（不透水的工作装，多层手套）。应严格遵守预案流程建立热区、温区和冷区（图 33.5）。

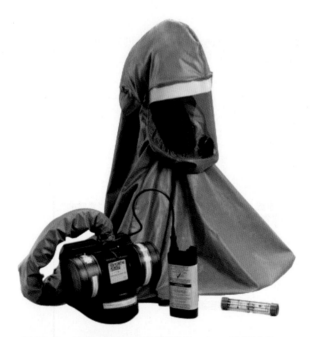

图 33.5　动力空气净化呼吸器（Courtesy 3MTM Company.）

传染病和流行病

如前所述，交通便利性的增加、人口过度拥挤以及地缘政治导致基础设施退化都会增加疾病大流行的风险。Morens 及其同事在"什么是大流行？"（"What is a Pandemic?"）中提出，大流行是指地理范围广泛的疾病，有时是非邻近地区，有时是全球性疾病[31]。无论是广泛的人与人之间的传播，还是由其他各种媒介介导，疾病的大流行传播通常是可追溯的。大多数流行病有很高的传染性且传播速度很快。流行病通常是在免疫力低的人群中出现，主要由现有生物的新变种引起。传染性、易感性和严重程度也是影响疾病传播的关键因素[31]。当满足上述条件时，造成的伤亡人数可能是惊人的，同时，医院的药物供应和人员资源也承受严重压力。

在气道管理和重症监护室内的工作人员，如麻醉医生，是应对具有呼吸系统损害的流行病（如流感、埃博拉出血热和严重急性呼吸综合征）的合适人选。

化学威胁

叙利亚（2015 年）发生的有毒工业化合物泄漏事件表明，使用武器化学品的恐怖主义威胁是一个重要问题。化学武器可分为腐蚀剂、窒息剂或代谢毒物。即使少量使用化学武器，也会对人群的健康造成严重的后果。化学武器可利用极少的基础设施制备，容易获得且便于隐藏。它们能够成为"不对称冲突"中的力量倍增器[16]。社区急诊和麻醉医生的应急准备越来越受到关注。化学武器的本质是神经毒性，这要求麻醉医生参与伤员救治和类似事件急救预案的制订[18]。

神经毒性制剂是 20 世纪 30 年代由德国有机磷酸酯杀虫剂发展而来。有机磷酸酯能够抑制乙酰胆碱酯酶，显著增加乙酰胆碱的蓄积，使更多的乙酰胆碱与突触后烟碱和毒蕈碱受体相互作用。事实上，乙酰胆碱酯酶是一种非常有效的酶，能够在 1s 内水解 10 000 个乙酰胆碱分子。因此，抑制乙酰胆碱酯酶后会使乙酰胆碱系统失衡最终导致胆碱能危象（知识框 33.2）。

神经毒剂通常根据其挥发性和沸点分为两种类型：G 型和 V 型。G 型神经毒剂是高挥发性液体，在室温下可充分蒸发，产生稠密的蒸气。主要吸收途径是呼吸吸入。这些物质易于运输且传播迅速，因此非常适合恐怖袭击[16]。大多数 V 型神经毒剂是通过皮肤吸收，起病相对缓慢但同样致命。

D Diarrhea 腹泻

U Urination 排尿

M Miosis 瞳孔缩小

M Muscle Weakness 肌无力

B Bradycardia 心动过缓

B Bronchoconstriction 支气管痉挛

E Emesis 呕吐

L Lacrimation 流泪

S Salivation 唾液分泌

S Sweating 大汗

* 某些药物也可能导致精神错乱。

接触这些药物的伤员会出现各种胆碱能症状且严重程度不一,这取决于伤员与这些药物的接触距离和接触时间。所有器官、系统都会受到影响,但并非所有影响都会表现出来。暴露程度最少的患者,唯一的症状可能是瞳孔缩小和流鼻涕。中度暴露的患者可能出现呼吸困难、胸痛和肌肉无力。更严重的病例表现为支气管痉挛继而引起呼吸困难、皮肤出汗增加、分泌物增多和膈肌无力,同时伴有恶心和呕吐。此时可能需要抗惊厥治疗。然而,大肌群的随机收缩应与真正的癫痫发作活动区分开来。血流动力学损害可能表现为心动过速或心动过缓伴随血压的变化。

医疗管理必须首先针对防止污染物扩散到救援和医疗人员。因为治疗和资源分配将是非常宝贵的,所以分诊技术应该将患者区分为轻度暴露和严重暴露,暴露于毒气的患者可以将其移到远离毒物源头、通风良好的地方。液滴暴露者将需要更广泛的清理,包括去除衣物和冲洗[15]。

呼吸暂停和呼吸窘迫的患者需要进行气管内插管,必要时还可以进行肺隔离,使其免受毒气的进一步损伤。通过良好的面罩密封连接到氧源或压缩空气的 Ambu

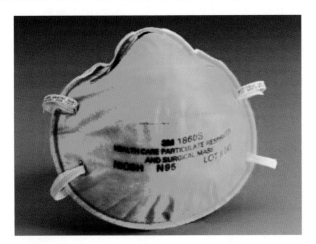

图 33.6 N-95 口罩。可以过滤空气中 95% 的悬浮颗粒(Courtesy 3M Company.)

(R) 袋也可以实现肺隔离(图 33.6)[19,20]。

明确的医疗护理需要用到神经解毒剂。阿托品可用于拮抗乙酰胆碱的毒蕈碱作用。需注意,阿托品的半衰期很短,每隔几个小时就需要重新给药。将阿托品滴定到可改善呼吸和减少分泌物效果的剂量。由胆碱能毒素引起的惊厥可用苯二氮䓬类药物治疗。在中毒过程中早期给予的肟类化合物,如氯解磷定、双复磷和酰胺磷定(HI-6),能够将神经毒剂从酶复合物中取代出来,从而有助于乙酰胆碱酯酶功能性再生。

放射暴露

考虑到当前全球的地缘政治环境,辐射暴露引起的大规模伤亡情况也越来越令人担忧。医院和地方政府需要制定放射性紧急医疗预案。预案包括有关放射污染和受伤患者治疗的指南,以及最大限度地减少医护人员接触放射物的方法。

Bushberg 及其同事认为,平民中存在许多可能导致辐射损伤的机会。包括但不限于:①在公共场所放置密封放射源;②使用放射性分散装置;③攻击或破坏核设施;④引爆核武器(原子弹)[22]。还有一些非恐怖主义引起的辐射意外情况,例如医疗设施意外暴露和核反应堆事故。这些情况都很罕见,但是一旦发生都会造成严重后果。1944—2005 年,辐射紧急援助中心培训基地记录了全球 428 起重大辐射事故,涉及 126 例辐射相关死亡案例。

辐射是人们接触自然环境的一部分,通常是无害的。电离辐射,如 α、β、γ 和 X 射线,能够导致 DNA 破坏,就像癌症一样,可以杀死细胞[23]。需要注意的是,暴露在辐射下并不一定意味着已经受到污染。放射性污染是指在不应该存在的地方存在放射性物质,例如人体内、衣服或皮肤上。受污染的患者需要注意限制辐射或放射性物质的传播。

由于这类患者可能伴随创伤或其他严重合并症,因此让医护人员了解其中风险也很重要。在大多数情况下,受害者体内存在的辐射量不足以对医护人员产生有害影响。根据部队放射生物学研究所的报告,90% 的放射性污染在除去衣物的同时被移除。"通用预防措施"通常足以保护医护人员,其中一种方案是戴上两层手套。可根据需要及时更换外面的手套,以免交叉污染。发生这类事件后医疗和/或外科护理应该以最快的速度清除污染[23]。救治这类患者的主要目标是复苏和稳定病情。

与化学或生物战争受害者的救治明显不同,去污可能是救治患者的一部分,或者说放射污染可能对医护人员的健康构成重大威胁。此外,与生物或化学污染的受害者相反,使用盖革计数器或类似设备可轻松检测放射性清除的程度[21]。

恶劣环境下气道管理

有时必须在具有挑战性的环境或非常恶劣的情况下进行麻醉。这些情况足以挑战最有才华的麻醉医生的独创性和智慧。在这些恶劣的条件下，正如 Norman Mc-Swain 博士在《院前创伤生命支持手册》(*Prehospital Trauma Life Support Manual*)中所描述的那样，麻醉医生必须在医疗保障方面坚持"优先原则"。

Boulton 在他撰写的文章"艰难环境下麻醉与复苏"("Anesthesia and resuscitation in difficult environments")中描述了四种常见的挑战环境[25]：

1. 有计划但处于孤立的境地。这种情况可能出现在为海上部署或远征提供麻醉服务时。挑战主要来自人员支持有限、设备的便携性和再供应问题。

2. 处于时间极度紧迫时。这类情形可能涉及抢救被困在事故现场的伤员。

3. 处于灾难或战斗发生时。在这种情况下，医疗保健团队可能最初的装备精良，但是由于受害者人数激增，因此维持人力或物资可能会非常困难。

4. 处于医院内较远的位置，例如，去 MRI 检查室或重症监护室的床旁进行麻醉服务。在本节中，恶劣环境不会涉及这种情况。

如前所述，恶劣环境是指那些存在人力限制、潜在设备短缺、与光线相关的问题或患者体位以及患者自身相关因素的环境。麻醉医生遇到的大多数恶劣环境都是外伤的患者，也可能涉及生物或化学暴露。正如我们后面将要描述的那样，任何大规模的伤亡都可以将一个设备齐全、人员配置精良的场所变成恶劣环境。

在恶劣环境中进行气道管理势必会带来特殊挑战，但这往往是决定患者生死存亡的关键环节，因此气道管理是救治这些患者的首要任务。有时无创气道管理技术，如鼻咽通气道或手动通气足够保持呼吸道通畅。应该让有意识的患者尽可能地通过舒适的体位来保持呼吸道通畅，例如向前倾、让血液从口咽排出。仰卧位时，分泌物会堵塞和误吸入气道[24]。对无意识、缺氧或血流动力学不稳定的患者，可选择使用直接喉镜行经口气管插管。然而，在气道或面部创伤、咽部淤血、水肿或战斗情况下行气管插管极为困难。此种情况下，必须随时备有其他气道辅助设备。声门上气道工具、气管导管和可视喉镜在各种情况下都可以使用。上述每个设备都有其自身的优点和缺点。本章节并不能覆盖所有的临床情况。对 ASA 困难气道的评估需要专业的知识和丰富的实践经验[27]。

无论在何种困难气道的流程中，最终措施都是进行环甲膜切开术[27]。恶劣环境中，由于战术、情境或供应限制，使用气管导管或声门上气道工具可能不适用[26]。那么，外科气道的适应证变得更加广泛。环甲膜切开术

的常见适应证是严重的面部、口咽创伤和声门水肿。与传统的气道管理相比，当面临战斗、光线不足、复杂体位或长时间等待解救的艰巨挑战时，建立外科气道可能更加适合[26]。目前有多种外科手术技术用于建立气道[28]。科学地证实某一种技术优于另一种技术是非常困难的，尤其是在恶劣环境下。其中，Markarian 及其同事描述了一个简单的三步法，此法可能是比较合适的[34]：

1. 用 20 号刀片在环甲膜中线上做纵向切口，并使用非优势手食指触摸环甲膜。

2. 穿过环甲膜作 5mm 横切口，并将树胶的弹性探条插入气管。

3. 将 6.0 号带套囊的气管导管套在导丝上，并滑入气管内，然后取出探条，最后固定气管导管。

恶劣条件下使用吸入麻醉药进行全身麻醉可能非常麻烦，应考虑使用局部麻醉和全静脉麻醉的方法。特别是氯胺酮，它具有维持自主通气、保持气道反射和强效镇痛的优点。然而，氯胺酮可能导致过度流涎，这会影响气道管理条件。由于氯胺酮增加循环中儿茶酚胺的释放，因此其在低血容量患者中较少引起低血压。然而，创伤患者体内的总儿茶酚胺可能被耗竭，此时氯胺酮可直接抑制心肌收缩。

手术管理

大规模伤亡事件很快会使医院不堪重负，但是医院必须有能力收纳突增的受害者[29]。医院的"激增能力"是指该机构迅速扩展医疗服务以满足显著增加的医疗保障需求的能力。从财政和基础设施的角度来看，这是非常具挑战性的事情。

医院需要将现有 ICU 病床扩展到其他科室，如术后护理单元和急诊科，或其他具有监测能力的部门，从而迅速增加 ICU 病床的数量。可以在资源匮乏的环境中使用气流抽吸型麻醉回路，以提供吸入麻醉，而不需氧气或电力（图 33.7）。激增能力也意味着一个可确保足够人员的计划。可以从医疗激增计划软件估算人力。图 33.8

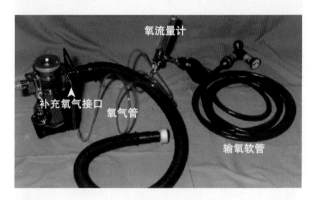

图 33.7　Omeda 通用便携式麻醉完全（U-PAC）抽吸型麻醉系统（Courtesy GE Healthcare, Fairfield, CT.）

在大多数情况下,由于未能维持气道通畅而要求插管是有明显临床指征的。然而,对一些患者而言,完整的气道快速丧失的可能性会缩短决策的时间。例如,包括颈部血肿扩大的颈部穿透性创伤或气道水肿造成的吸入性创伤。不同于维持气道通畅的需求,为保护气道而进行气管插管的需求却往往不太明显。例如,颅内损伤继发导致的精神状态改变,失血性休克或摄入药物或酒精,患者可能会丧失保护气道的能力。确定患者维持其气道能力的最常用方法之一是计算患者的格拉斯哥昏迷评分(Glasgow Coma Scale,GCS)。在没有快速可逆原因的情况下,GCS 为 8 分或更低已被视作昏迷的指标和创伤时插管的一般要求。这一临界值已通过高级创伤生命支持(Advanced Trauma Life Support,ATLS)计划,然而具有较高格拉斯哥昏迷量表评分的患者仍可能需要在神经系统评估改变的情况下进行插管[10]。在对受伤后插管的连续 1 000 例患者的回顾性研究中,Sise 和同事们发现,相较于 GCS 为 8 分或更低的患者,因精神状态改变(GCS>8分)而酌情插管的患者数量是其两倍,这表明其他因素也会使得医生插管从而建立通畅的气道[11]。

发声测试是检查患者是否具有足够气道保护能力的简单方法。因为发声需要上呼吸道通畅和肌肉执行复杂、协调动作的能力。在检测初期,观察患者吞咽和处理气道分泌物的能力也是有必要的。因为感知咽后壁分泌物汇集并协调神经系统和肌肉操作以吞咽的能力需要高度的协调性并且可表明完整的气道保护能力[12]。尽管尚未在急性创伤情况中进行过研究,但口腔内有分泌物及表现出吞咽功能障碍的住院患者有着更高的肺炎风险[13]。

呕吐反射消失也是一个重要的提示因素,可以作为保护性气道反射不足和插管指征的另一个指标。但是,不应该在严重创伤的患者中进行评估。因为插入舌片或其他装置以刺激患者的口咽后部可导致软腭和咽部的肌肉由于反射而集体收缩,并且呕吐容易引起胃内容物的潜在吸入风险。声带麻痹或通过镇静剂抑制呕吐反射会使其变得更糟[14-16],此时声门无法因呕吐反射功能的保护而闭合。此外,发声和吞咽检查比呕吐反射更加可靠,高达 25% 的正常成年人并不存在呕吐反射[17]。因此,呕吐反射的存在并不等同于气道保护,其缺失也不一定表明需要插管。

观察患者维持适当氧合和通气的能力,可以通过脉搏血氧仪和呼气末二氧化碳进行评估。尽管动脉血气分析可用于评估创伤患者在严重休克时的可复苏的充分性,但它在急性复苏期间决定是否插管中几乎没有作用。在脉搏血氧饱和度读数的情况下评估是否需要插管,患者的呼吸及其受伤害程度比动脉血气值更重要。通气或氧合受损的患者,尤其是疑似脑创伤患者,应接受充分的吸氧的补充,并应解决所有可逆性问题[18]。血胸、气胸和阿片类药物过量是影响氧合和通气的潜在可逆性病症的例子。然而,大多数多发性创伤患者的低氧血症或通气不足是多因素导致的,并且对简单的干预措施没有反应。在这些情况下,通常需要早期插管。

大多数创伤患者应尽早维持和保护气道,并显示充分或可校正的氧合和通气。在这些情况下,临床预期结果将决定是否需要插管。患者在评估时可能看起来很稳定,但根据伤情可以预测病情可能会恶化。例如,在密闭空间里经历火灾的患者会吸入过热气体(见第 35 章),可能会表现为声音稍微嘶哑或咳嗽,但存在其他呼吸道损伤。对气道逐渐阻塞而导致中毒和热创伤的认识不足,以及未能及时干预可能会导致更严重的后果。尽管患者可能不满足入院时气道及氧合不足的紧急插管标准,但是恶化的可能性足以决定早期干预,包括插管和/或通过光纤鼻内镜直接检查[19]。恶化的可预测性决定了是否需要插管。同样,即使对呼吸道通畅或氧合没有直接威胁,患者也会不可避免地产生插管多发伤,复杂性骨盆骨折,开放性股骨骨折和低血压。先进的影像学检查、积极的疼痛控制、手术修复明显外部创伤的需要决定了患者可在早期以更加可控的方式进行插管,而不是在做 CT 时的一片混乱中插管。

插管是一项重要的复苏决定,并且对预后有很大影响。创伤患者的气道管理可能会因为不可预知而引发不安,比如颈椎不能动,直接气道创伤的存在,血流动力学状态受损以及临床恶化的倾向,往往会提高气道管理的难度。早期确定了的气道管理必须以合理和安全的方式进行,以方便这些患者的评估和复苏工作。决策必须基于一系列准则,这些准则可以解释患者的当前状况,恶化的可能性,计划好的诊断和治疗干预(包括运输),以及合并症和复苏可用的资源和专业知识。

创伤患者的气道管理原则

误吸的预防

所有创伤患者都应被认为处于由中毒、创伤导致的胃肠动力减少或消失以及最后食物摄入时间未知的误吸风险中。此外,由于颌面部创伤,口腔分泌物和异物引起的咽部出血也可能会增加误吸风险。在整个气道管理和手术过程中,都应采取合理的预防措施以防止胃内容物的吸入。插管的方法取决于患者的病情、血流动力学状态以及可用的设备和专业知识。大多数患者进行了快速序贯诱导插管(rapid sequence induction and intubation,RSII),目的是减轻手术期间呕吐和误吸的风险并以快速、可控的方式确保气道通畅。

采用在整个置入喉镜的过程中按压环状软骨的办法

以防止被动误吸在快诱导插管中备受争议。多年来广泛使用环状软骨按压，因为许多医生相信可以通过压迫食管和颈椎前路椎体来预防被动反流误吸。最近，这种观点受到了质疑[20-22]。先进的影响技术表明，许多患者颈部食管位于环状软骨的侧面，在应用环状软骨按压期间可能不会被压缩[23]。这种关系被后部压力夸大了，尽管环状软骨压迫仍可压缩环状软骨环后面的下咽部[24]，但其经常被错误使用，从而导致面罩通气、直接喉镜置入（direct laryngoscopy，DL）、声门上气道（supraglottic airway，SGA）放置，以及疏通插管通道更为困难[25-29]。在环状软骨按压期间颈椎也会发生移动，尽管最近对尸体的研究表明，移动的影响相对有限并且可以通过后部手动支撑进一步减少[30]。

关于环状软骨按压对快诱导插管造成的风险-效益评估的争议反映在最近发布的多个组织的指南中，这些组织建议取消环状软骨按压手法的使用或将其视为备选措施[31-33]。最近东部创伤外科协会实践管理指南解决了创伤患者使用环状软骨按压的问题，在创伤后应立即进行急诊气管插管[31]。证据表明环状软骨按压的使用可能对喉镜观察不利，球囊-面罩（bag-valve-mask，BVM）通气效率会因此受损，且未能降低误吸的发生率，目前环状软骨按压的使用已经不是临床1级推荐。同样，斯堪的纳维亚麻醉学和重症监护医学会在其紧急情况全身麻醉临床实践指南中明确指出，环状软骨按压的使用不是强制性的，取决于医生的个人判断，这种趋势在其他紧急插管领域仍在蔓延[32]。2010年美国心脏协会心肺复苏和紧急心血管护理指南说明"不再推荐在心搏骤停患者气道管理期间常规使用环状软骨按压"[33]。这种变化也在最近对麻醉医生和急诊医生的调查中得到了证实。在创伤患者的快诱导插管期间，只有39%的欧洲医生和83%的英国医生经常使用环状软骨按压[20]。不同的是，最近一项针对美国教学医院的全国性调查中，91%的参与者表示将继续使用环状软骨按压作为其改良快速诱导插管技术的一部分[34]。为了支持环状软骨按压的使用，美国外科医师学会的高级创伤生命支持课程和2015年困难气道学会的最新指导原则表明：对插管困难的成年患者，环状软骨按压是快诱导插管的一个重要组成部分[35,36]。

创伤患者在快诱导插管期间，环状软骨按压能否对预防误吸起到作用尚未达成普遍共识，但是经受完整训练的麻醉医生应用环状软骨按压仍对气道管理有很大作用。已有证据表明正确使用环状软骨按压可以减少机械通气期间的胃积气[37-40]，并且可以在气管导管（endotracheal tube，ETT）放置期间提供触觉反馈。最近Cochrane协作组织评估得出的结论表明，缺乏针对该问题的随机对照试验，没有提供强有力的证据支持或反对环状软骨压对防止误吸的假设。然而，非随机对照试验表明使用

环状软骨按压可能并非安全快诱导插管所必需的[21]。如果决定使用环状软骨按压，并注意到有通气困难，应进行充分通气，喉镜检查或气管导管/声门上气道放置。鉴于快诱导插管期间使用环状软骨按压的当前争议，确保气道通畅和提供通气的优先级应该增高。

除了在创伤患者中进行快诱导插管期间有吸入的风险之外，患者固定和其他操纵因素也可能增加误吸的风险。如果患者在脊柱板上被固定时呕吐，则应将患者和脊柱板一起卷到右侧卧位，以方便从口腔误吸和排出呕吐物。复发性呕吐是需要固定的患者早期插管的相对指征，并且可能无法控制由吞咽或意识水平改变而引起的呕吐。由于大多数患者可能仅需要在运输过程中进行固定，因此早期评估应允许在到达急诊科后不久停药。如在患者清醒时应用插管技术，则应使用足够的镇静和局部麻醉来预防呕吐。如果患者在清醒插管时发生呕吐，由于声门上声带和声带局部麻醉，可能会增加误吸的风险。如有必要，及时重新固定患者会有助于降低这种风险。没有证据表明某种特定装置或技术比任何其他装置或技术更可能防止误吸的发生。

药理学方面的注意事项

在创伤患者中，快诱导插管仍是最常用的方法。如前所述，该技术的主要目的是最小化保护性气道反射丧失与置入带有套囊的气管导管之间的时间间隔。在根据患者的状况而充分预充氧后，使用速效诱导和神经肌肉阻滞剂以完成诱导过程。创伤后患者快诱导插管的最佳药物有以下几点特性：起效快、作用持续时间短、血流动力学影响小、不良反应小、可逆性快[41]。遗憾的是，药物的完美组合并不存在，所以麻醉医生必须根据具体的药效/药代动力学因素和患者情况使用药物。此外，由于在创伤患者中缺乏随机对照试验，因此没有提供对特定患者亚群的最佳诱导药物的指导。

诱导药物

创伤患者中最常用的诱导药物是依托咪酯、氯胺酮和异丙酚。文献中描述的其他不太常用的药剂包括瑞芬太尼，硫喷妥钠（在美国不再可用）和咪达唑仑[42]。创伤患者经常存在低血容量，即使在初始平均动脉血压正常的情况下。药物选择必须与容量复苏和其他复苏措施密切相关，例如管胸廓造口术需要控制外部出血和骨盆固定。本章将讨论诱导药物选择相关的特殊情况，也同时强调了一般性观点。

使用的诱导药物应尽可能地提供最佳的插管条件并且尽可能地减少对血流动力学的不良影响。在急诊/创伤复苏室中，美国最常用的诱导药物是依托咪酯[43]。使用0.2~0.3mg/kg的依托咪酯与血流动力学稳定性相关

并且具有与琥珀胆碱类似的起始/持续时间曲线。而它亦有可能存在的缺陷,因此在用于创伤患者快速诱导插管的安全性受到质疑,这些结论主要来源于回顾性研究[44,45]。给予依托咪酯单次剂量后会有短暂的肾上腺皮质功能抑制,然而,在接受诱导插管的创伤和混合外科医疗患者中使用单剂量诱导插管时,这一点似乎并不具有临床意义[46-48]。依托咪酯的不良反应包括引起肌阵挛性抽搐,但使用起效快速的神经肌肉阻滞剂(例如琥珀胆碱)可显著减轻这种不良反应。

氯胺酮也是低血压创伤患者常用的诱导药物,因为它可以增加中枢介导的交感神经张力和儿茶酚胺的释放[49]。根据相关颅内压升高的研究表明,其在伴随颅内损伤的患者中的使用受到了质疑[50]。然而,最近的分析表明,相比于氯胺酮升高颅内压来增加脑活动的任何理论风险,其提高血流动力学不稳定患者的平均动脉血压来保持脑灌注更有意义[50,51]。一些研究人员还担心,与氯胺酮相关的精神不良反应可能会增加创伤患者急性和创伤后应激障碍的风险,而研究中尚未发现其在烧伤患者的术中使用情况[52,53]。更令人担忧的是,基于不同机构的使用、跟踪和记录程序会对及时获得氯胺酮的使用情况造成障碍[54]。当存在这些障碍时,就必须限制其可用性,与其他诱导药物相比,氯胺酮在紧急情况下可能不那么容易获得。由于其滥用的可能性,已经考虑将氯胺酮重新分类为Ⅰ类精神药物从而进一步限制其可用性[55]。总体而言,氯胺酮仍然是急诊和创伤复苏过程中快速诱导插管极其常用的药物[43]。

其他诱导药物,如异丙酚、硫喷妥钠和高剂量苯二氮䓬类药物,在创伤患者中必须谨慎使用,因为它们更容易引起低血压。尽管异丙酚是非急诊患者中最常见的诱导药物,但它也会降低全身血管阻力并诱发心肌抑制,使得它在低血压和低血容量创伤患者中不太适用。猪在出血性休克模型中的药代动力学和药效学研究表明异丙酚剂量显著减少超过80%可以实现靶向效应部位浓度[56,57]。没有相应的临床结论表明减少异丙酚给药会对失血性休克患者的记忆和意识造成影响。对于需要即刻插管的休克患者,无论何种诱导药物,都应减少剂量。考虑到年龄和其他合并症,就可能需要进一步减少。

神经肌肉阻滞剂

神经肌肉阻滞剂作为快速诱导插管的组成部分,其选择不会因创伤的存在或不存在而改变[58,59]。琥珀胆碱和罗库溴铵是诱导插管的合理选择[58],有几点需要注意:与用于快诱导插管的琥珀胆碱相比,罗库溴铵的使用可能会产生稍逊的插管条件。它还会导致神经肌肉松弛时间的显著延长。在意识水平改变和疑似脑创伤的情况下,临床检查可能会影响整体管理决策,琥珀胆碱可能是

首选药物。如果没有怀疑脑创伤并且患者需要 CT 扫描或介入治疗,那么使用罗库溴铵所致的长时间肌松对这类医疗操作十分有利。随着舒更葡糖的快速起效,可以比使用琥珀胆碱更快地恢复自主通气[60]。

其他药物

在快诱导插管期间,已经提出的其他药理学试剂如利多卡因、阿托品和阿片类药物可用于减轻插管期间可能发生的负面生理反应。多年来,利多卡因一直被认为可以通过减弱交感神经反应来减弱与插管相关的颅内压升高。这种做法是有争议的,仅有有限的证据支持在疑似脑创伤的患者中预先给予利多卡因[41]。利多卡因给药后需要几分钟才能生效,对于创伤性诱导插管可能并非总能起效[61]。在接受琥珀胆碱治疗的婴儿和儿童中,建议使用剂量为 0.01mg/kg 的阿托品来减弱迷走神经刺激和心动过缓。与利多卡因类似,关于阿托品在该患者群中的必要性也存在重大争议,没有足够的有效证据用以支持其在儿童创伤人群中的无差别使用[62]。低血压和血容量不足的存在可能会导致心动过缓,激发低灌注和心功能不全的负反馈回路,从而使得阿托品对此类患者的使用受到质疑,尤其是在使用琥珀胆碱的情况下。

短效阿片类药物如芬太尼也常用于减弱插管造成的血流动力学反应。在创伤患者中,考虑到低血容量的可能性和对诱导插管的血压反应的增大,必须谨慎使用。此外,阿片类药物的快速给药可能在诱导前引起呼吸抑制,这可能会限制预充氧作用。最后,一些临床医生提倡在血流动力学不稳定的患者中使用 α-肾上腺素能药物,例如去氧肾上腺素或肾上腺素,作为诱导插管之前的预处理药物。没有试验表明这种做法的临床影响,因此这是医生根据患者的生命体征,容量状态和心脏功能的评估做出的临床决定。

技术选择及困难气道

对于创伤患者,插管技术的选择必须考虑到患者创伤类型和患者潜在的生理改变。由于多种原因(包括前面讨论过的原因),快诱导插管仍然是大多数创伤患者插管的首选方法。此外,未接受镇静的患者在清醒插管尝试期间由于咳嗽,呕吐或其他动作而显示出更多明显的颈椎活动的可能性。在一份已发表的报告中,来自美国紧急气道登记处的 17 583 例急诊室插管中,其中 5 451 例创伤插管,85% 用 RSII 完成。

因为处于急诊情况下的患者更有可能出现困难气道,所以早期识别困难气道是必不可少的[63]。在多发创伤患者中进行插管之前必须进行彻底的困难气道评估,但在创伤位置可能无法进行。创伤造成的特殊体征,如气道创伤、颈椎活动受限、血流动力学损害以及其他可能

知识框 34.1	改良的柠檬(LEMON)记忆法

Look 外观:面部创伤,龅牙,胡须,舌体大

Evaluate 评估 3-3-2 原则:张口度＝3 指腹

　　HMD(颏部至舌骨距离)＝3 指腹

　　TMD(甲状腺切迹至下颌骨距离)＝2 指腹

Mallampati 马氏分级得分:不再计入总分

Obstruction 梗阻:气道阻塞的存在

Neck mobility 颈部活动性:下降

气道评分最高 9 分,最低 0 分。

From Hagiwara Y, Watase H, Okamoto H, et al. Prospective validation of the modified LEMON criteria to predict difficult intubation in the ED. *Am J Emerg Med* 2015;33:1492-1496.

危及生命的创伤,可能会加剧固有的困难气道,需要在没有完整评估的情况下快速做出决策。因此,在紧急情况下快速识别困难插管、鉴定最高风险患者是十分必要的。

改良的柠檬(LEMON)记忆法(知识框 34.1)已被证明在一些研究中具有高灵敏度和合理的阴性预测值[63,64]。最初的标准包括马氏(Mallampati)分级,但由于难以在紧急气道管理环境中获得有效评估,以及与困难气管插管等级相关性较差而导致评分下降[65]。尽管该工具以特异性为代价,过于灵敏,但其在创伤评估中应用可以对识别风险更高的患者提出警告。

前面的章节已经讨论了各种气道技术,气道管理计划的制订以及困难气道管理的办法。本节的其余部分将讨论困难气道的管理和特定创伤情况带来的影响。美国麻醉医师协会(ASA)最初于 1993 年制定了第一个困难气道实践指南[66]。从那时起,经过对科学文献的广泛分析,对新的证据的全面审查,这些指南在 2003 年和 2013 年分别更新了一次[67,68],收集了专家和随机选择的美国麻醉医师协会成员的意见。同样,其他团体也颁布了对困难气道管理的建议[36,69,70]。尽管美国麻醉医师协会的困难气道特别工作组提出的 2013 ASA 困难气道指南和困难气道管理指南是创伤气道管理的良好起点,但仍需要进行修改。

在难度较大的创伤气道中,应考虑以下几个问题。首先,评估的时间可能有限,因此插管不得不在没有完整的气道评估的前提下进行。即使在已知是困难气道的情况下,血流动力学不稳定性(例如休克)或缺乏合作(例如中毒、脑创伤、躁动)的存在将覆盖或限制一些气道管理选项。其次,唤醒患者或取消手术很少是一种选择,因为对紧急气道管理的需求可能持续存在。最后,与创伤相关的几个因素(稍后将更详细地讨论)可能进一步改变气道管理计划。

美国麻醉医师协会创伤和应急准备委员会提出了 ASA 困难气道创伤评估的修改[71]。它包括创伤患者困难气道的一般评估(图 34.2),其中包括一些特定创伤条件项目,包括闭合性颅脑创伤、气道损伤、颈椎损伤、口腔/颌面创伤和潜在的气道阻塞。

除了使用直接喉镜置入的快速诱导插管之外,在创伤患者中使用可视喉镜(video-assisted laryngoscopy,VAL)进行气道管理还具有其他优势。虽然它的镜片很容易受到分泌物和血液的污染,但声门可视化总能使插管条件得到改善。对于创伤和非创伤人群,在急诊中使用可视喉镜有很大的好处[72,73]。因此现在常用于许多中心,其使用方式与直接喉镜检查相同[74]。有证据表明尽管声门暴露会随着可视喉镜而改善,但它可能会略微延长插管时间[75]。可视喉镜虽然在创伤气道管理中发挥着越来越重要的作用,但是也不要忘记其他辅助措施的重要性。比如"探条"插管可以说是直接喉镜置入时期最重要的困难气道辅助手段。直接喉镜插管和弹性插管探条的组合可能是创伤气道插管成功的最佳方法,尤其对于任何低于 1 级 Cormack-Lehane 喉部视野。探条插管要求的颈椎运动较少,并且在视野条件不佳时可以采用会厌下的"盲探"插入[76]。

总之,在处理创伤患者困难气道时,团队合作是不论何种情况下的最佳解决方案。应该由最有经验的气道管理医生来提高首次尝试成功率,因为第一次尝试总是条件最佳的。在管理严重创伤的患者时,要对气道管理失败有明确认识并准备好备用计划,如图 34.2 所示。

躁动患者的管理

创伤患者,尤其是中毒、头部受伤或患有潜在的精神疾病的患者,在到达急诊室时经常处于激动或躁动状态。在某些情况下,这种激动是由患者感到的各种混乱的感觉联合起来而造成的。中毒、头部受伤、定向障碍和剧烈疼痛可导致躁动或焦虑的行为。患者的精神状态改变也可能是由于不当的早期处理加剧了创伤。当患者的精神状态发生显著改变而急诊报告成一个轻微的撞伤或"一场小车祸"时,应考虑低血糖、卒中、晕厥和癫痫发作的可能性。

首先,应该尝试消除患者的焦虑,帮助他适应复苏室的混乱环境。情绪仍然激动和攻击性强的患者会给其自身和复苏团队带来危险。医疗检查和护理的延迟以及无法遵守颈椎预防措施可能会破坏初始评估和治疗计划。这时患者的躁动就成为其插管指征。

然而,这种做法可能会延长住院时间,增加肺炎发病率和恶化出院状况[77]。因此,应尝试采取替代措施来控制或约束激动情绪和躁动行为带来的不良后果,尽管许多患者仍需要进行插管和镇静以完成其初始检查和治疗。通常需要物理和药物的方式来进行约束。患者经常被用颈圈、带子、沙袋约束在一张长的脊椎床上。尽管如

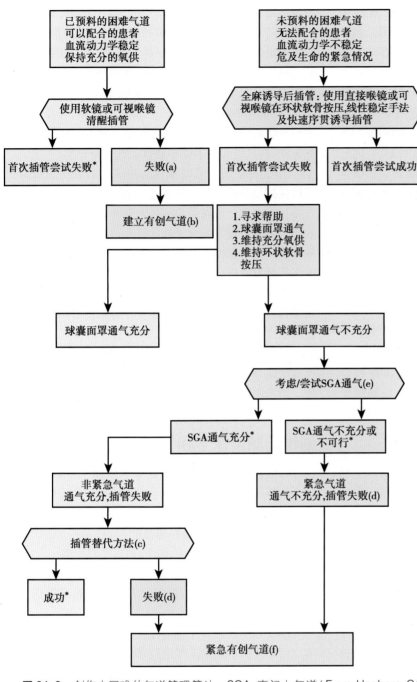

*使用标准技术确认通气情况、气管插管或SGA位置(呼气末CO$_2$,气管内雾化,呼吸音听诊,改善SpO$_2$),或使用其他的方法(如再次喉镜检查,支气管镜检查,食管检查,胸部X线检查)

a) ASA算法中的其他选项:
颌面部创伤患者可能难以使用面罩或SGA通气
局部麻醉或神经阻滞在广泛创伤的手术中作用有限

b) 有创气道包括外科手段或环甲膜切开术,经气管逆行插管

c) 困难气道的代替方法(不仅限于): VAL、SGA (例如喉罩通气),纤维支气管镜插管,探条插管或光棒,颌面部创伤和喉部、气道损伤患者不建议盲探插管

d) 患者情况紧急时,在大多数创伤病例中,通过不同的气道管理技术(例如,清醒插管)终止或唤醒患者以优化或重新尝试插管是不现实的

e) 紧急非有创通气由SGA组成

f) 应立即提供手术气道条件

图34.2 创伤中困难的气道管理算法。SGA,声门上气道(From Hagberg CA, Kaslow O. Difficult airway management algorithm in trauma updated by COTEP. ASA Newsletter. 2014;78:56-60.)

此,对于患者的移动或对有可能受伤的脊椎施加明显外力的能力仍需要采取进一步的措施。

不管是镇静还是仅仅对插管进行行为控制,都应该根据患者的总体伤情做出决定。如果患者的损伤程度要求必须插管,即使没有出现躁动行为,最好也要尽早插管。快速诱导插管要考虑颈椎的保护,患者的完全控制,以及在不给患者带来进一步伤害和痛苦的情况下治疗多发损伤。另一方面,如果认为患者的全身情况相对稳定,那么躁动行为就不一定是插管的指征,这时通过静脉内注射的途径则是优选方法。当无法建立静脉或骨内通路

时,肌内注射可用于实现多数患者的镇静。遗憾的是,关于肌内注射镇静对急性创伤患者的影响的数据很少,并且大多数建议都是基于精神相关的行为障碍的管理文献。

当静脉注射途径可用时,反复给予滴定剂量的丁酰苯类药物,如氟哌啶醇,能够迅速达到控制患者的目的而不会影响呼吸和造成神经检查方面的明显改变。血流动力学稳定的患者,可以给予氟哌啶醇5mg,根据观察效果,可以每隔5min经静脉重复给药,观察效果[78]。大多数患者在氟哌啶醇的作用下会迅速平静,使得治疗得以

有条不紊地进行。苯二氮䓬类药物也经常用于这种情况，但可能比氟哌啶醇有更明显的呼吸抑制作用。苯二氮䓬类药物的使用必须更加谨慎，特别是伴随酒精中毒的患者。氟哌啶醇在创伤患者中的使用经受了时间的考验，可以保持血流动力学稳定，并且在必要时可以大剂量用药以延长 QT 间隔，保证充分监测。氟哌啶醇不会对患者产生躁动行为的原因起任何作用，仍然需要通过 CT 扫描、神经系统检查和代谢方面的化验来查明原因，但它确实有助于实现对患者的控制并保证继续检查。在没有静脉通路的情况下，可以通过肌内注射途径谨慎使用氟哌利多、氯胺酮和咪达唑仑[79-81]。尽管美国食品药品监督管理局给予了氟哌利多与 QT 间期延长有关的有争议的黑盒警告（这一点与氟哌啶醇类似），但氟哌利多的使用因上述适应证已经出现了回升[82]。

院前气道建立

很多情况下，院前抢救医生需要完成高级气道管理工作，包括插管和放置声门上气道。负责急诊室气道管理的医生应该熟悉其所在地区的可用仪器和设备，以便在需要时进行早期评估和实施通气。应通过使用二氧化碳测定法立即确认通气状态并在现场完成的所有气管插管。在心搏骤停和无法通过观察呼气末二氧化碳（$ETCO_2$）确认插管成功与否的情况下，可以使用直接喉镜或可视喉镜来显示气管导管的位置。当在院前使用声门上通气装置时，应通过二氧化碳测定法，利用呼吸音的存在和胸部运动来确认通气的定位和能力。如果通气情况良好，在初始治疗期间可能会延迟更换声门上气道装置。

由于声门上气道被认为是不确定性气道，安全性受到质疑，因此应尽快将其更换为带套囊的气管内导管。在进行声门上气道设备的更换时，预先充分准备是关键。然而，很少有文献讨论过"改变"声门上气道的技术，对于创伤患者也并没有单一的优选方法。手术可能具有挑战性，使得气道丢失的风险增加。在决定使用哪种通气技术之前，需要与在现场管理患者呼吸道的院前麻醉医生进行讨论，以确定以下信息：

- 放置声门上气道装置的目的是什么？
- 是否尝试进行口腔或鼻腔插管？次数是多少？
- 使用了什么种类的喉镜/可视喉镜？
- 在尝试插管期间能见到的解剖结构？
- 尝试插管期间使用了哪些药物？

这些问题的答案可能表明困难气道的处理需要哪些优化措施。在创伤患者管理中替换气道的三个选项是：①移除声门上气道并在直接喉镜或可视喉镜下替换；②使用声门上气道放置气管导管或交换导管；③通过外科方式建立气道。第二个选项主要在特定的声门上气道

和特殊设备引导下完成[83-86]。值得注意的是，有报道称咽部、声门和舌侧水肿伴随多种声门上气道装置，可能继发于严重的解剖变形和间接血管压迫[84]。目前尚不清楚这是否由于近端口咽套管的位置不当或者是由于套囊过度充气。在唯一公布的放置 King LT（S）-D（King Systems；Noblesville，IN，USA）的一系列患者中，9 名创伤患者中有 7 名因为担心伴有面部创伤导致直接喉镜检查尝试失败，而最终在手术室中进行了气管切开术。

有时，院前医生将在保留自主通气的创伤患者身上进行盲探经鼻插管。与声门上气道装置相比，这种经鼻气管导管在到达医院急诊时替换普通气管导管相对比较容易。鼻腔内放置的管子通常是院前医生没有进行快诱导插管或药物辅助气管插管的证明。由于这些患者中的大多数都没有进行喉镜置入，因此不太可能因插管尝试而出现气道水肿。同样，在尝试喉镜检查之前，使用具有足够镇静/麻醉的神经肌肉阻滞药剂来使患者肌松是明智的。可视喉镜是优先选择，因为它可以扩大声门处视野，在移除经鼻气管导管之前将其可视化。通过直接或可视喉镜与经口气管导管进行简单交换通常都是必需的。如果用喉镜无法充分显示声门，建议将经鼻气管导管放置一段时间。

创伤控制影像学和气道管理

对创伤患者的早期评估越来越依赖于影像学，可以用于指导早期气道管理和手术方式选择。这适用于创伤控制影像学概念下的气道管理。这项技术最初应用于军事，创伤控制影像学的目标包括：

- 快速识别会危及生命的创伤，如活动性出血
- 识别或排除严重的头部或脊柱创伤
- 酌情对手术室或介入影像学的胸部或腹部创伤患者进行快速分诊[87]

随着超声在急诊中的普遍使用，从事气道管理的医生应将影像学工具融入气道管理规范中。气道超声来自扩展的创伤超声重点评估（E-FAST），在传统的创伤超声重点评估中加入了对胸腔的评估。从而可以观察到在呼吸循环期间脏器和顶叶胸膜相互移动的"肺滑动"现象，识别出"B 线"或"彗尾"的形状，它看起来像扇形的阳光透过云层中的一个小开口。这些体征的缺失，与识别肺部（脏器和顶叶表面分离的单个图像）气胸的存在密切相关（图 34.3A）。当使用额外的 US 模式，最典型的 M 模式寻找不到"海滩征"，也同样可以表明气胸的存在（图 34.3B）。

在检查期间，还可以通过观察膈上区域的液体以作为血胸的标志。在这种情况下，超声信号能够穿透流体收集并使得肺部远离胸腔内壁的可视化。

在实际应用中，E-FAST 检查对气胸的检测比胸部 X

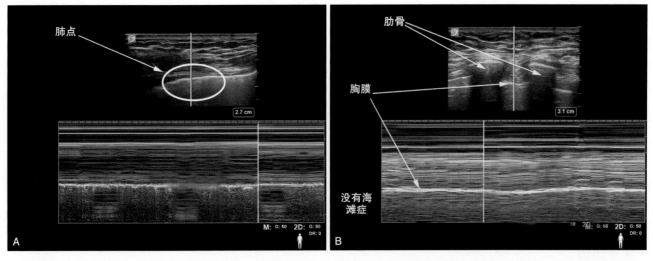

图 34.3　（A）肺部。在顶部的二维图像中，可以观察到肺与壁层胸膜的分离线。这种分离间歇性的导致"海滩征"丢失，如在底部的 M 模式图像中所示，表明存在气胸。（B）"海滩征"缺失。没有观察到颗粒状的"海滩征"，这是由于声波从高回声区的胸膜/空气界面传回，产生伪影与气胸线一致的波浪形延续线条

线片更加敏感，具有接近 100% 的特异度[88-90]。它还可以比胸部 X 线片更快得出结果。现在被认为是创伤中气胸快速诊断和治疗的最佳方式。通常高频线性探头在识别肺滑动方面可以提供更好的分辨率和更高的准确度，并且通常更容易获得[91]。

Hyacinthe 及其同事评估了 119 名胸部创伤患者，通过胸片与胸部超声检查对血胸、气胸和肺挫伤进行比较[88]。与随访 CT 检查相比，他们发现超声对气胸和肺挫伤的评估明显优于胸片，两者在血胸评估方面无显著差异。对于血胸检测，胸片的敏感度和特异度分别为 17% 和 94%，而胸部超声检查分别为 37% 和 96%。检查时，患者以仰卧位固定脊椎，对评估患者的胸部后部的依赖性。尽管由于空气向前流动，对于超声评估气胸很有效，但评估流体却恰恰相反。

超声检查也用于气道管理的其他方面[92]。超声对颈前区的评估可以准确定位颈部重要的结构。可以很容易地识别舌骨、甲状腺、环状软骨、气管环和环甲膜。也可以识别会厌和声带的更深层结构。创伤患者偶尔需要急诊手术来通畅气道。对于这类急诊气道手术，快速准确地识别环甲膜和气管环的能力对于很多医生来说并不是一项简单的任务，而超声可以更好地判断解剖结构（图 34.4）。脂肪层厚，烧伤或受辐射的患者颈部解剖结构改变，会使这项工作更加困难，这时超声检查就显示出巨大的优势[93]。超声检查还可以帮助确定声门下气管的内径，使得医生可以选择合适的气管导管尺寸[94]。

创伤患者也可能出现心搏骤停。在这种情况下，超声则有助于明确导管是否位于气管内，建议作为 $ETCO_2$ 的辅助手段，特别是对于某些 $ETCO_2$ 很少或没有 $ETCO_2$ 的患者[95,96]。在拔管时，超声检查已被证明有助于预测拔管后喘鸣[97]。

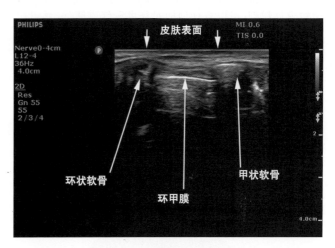

图 34.4　环甲膜。甲状腺和环状软骨通常易与用高分辨率（高频）探头识别。高回声的环甲膜位于这两个组织之间

创伤中要考虑的临床问题

直接气道创伤

气道的直接创伤可以大体分为钝性伤和穿透伤，每种创伤又可以分为对气道本身的直接损伤和颈部损伤的邻近组织对气道的间接危害。此外，气道的损伤可以发生于一个或多个水平。颌面部创伤可以危及上气道，颈部的直接损伤可以危及从喉咽到气管的这段气道，而胸部的损伤可以影响气管下段、主支气管或其他次级的支气管，虽然受这些创伤发生的频率相对较低（1%~2%），但早期气道创伤或相关创伤而导致的创伤性死亡率很高[98,99]。患者的临床表现和术者的最佳判断决定了气道

管理的方式[100]。

评估创伤性气道严重程度的一般原则是不断的临床评估,由于水肿、组织破坏和血肿导致的气道损害会随着时间的推移而逐渐加重。创伤性气道的评估包括具有或不具有镇静和局部麻醉情况下的 DL、VAL、可弯曲支气管镜检查、鼻内镜检查或超声成像。在不需要紧急插管的一般患者中或已经确保气道安全之后,可以进行 CT 和磁共振成像检查,以提供关于结构创伤和气道损害的影像学信息。需要插管或手术干预的高风险患者包括:①颈部穿透伤的患者;②舌骨骨折;③呼吸窘迫[101]。Jain 及其同事的研究结果提供了有关该问题的深入讨论[102]。

颈部穿透伤

颈部穿透伤的范围从大撕裂伤引起的戳伤或刺伤到枪弹伤,既可以是低速,也可以是高速。各种创伤机制的后果是非常不同的。颈部穿透伤的患者解剖情况通常比较容易辨别,可以有计划地对其进行气道评估,并可以在可控的条件下早期进行插管。而有高速伤的患者常常有明显的血管和空腔结构的损伤,解剖学上的改变使气道管理面临了很大的挑战[10]。这些损伤需要紧急的气道管理,但是枪弹引起的各式各样的损伤使我们很难选择合适的管理方法[103]。

为了对穿透伤进行分类,将颈部分为三个区域(图34.5)。1 区从下方的锁骨延伸至上方的环状软骨,2 区从环状软骨延伸至下颌角连线,而 3 区为下颌角连线以上的区域。这种分区方法对于低速的穿透伤如戳伤、低

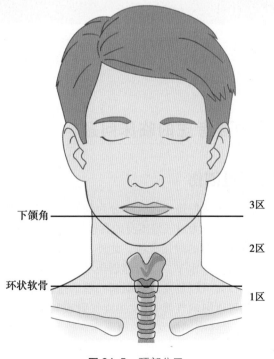

下颌角 —————— 3区

环状软骨 —————— 2区

————— 1区

图 34.5 颈部分区

速手枪或远距离鸟枪弹所致损伤最有用,但是也可用于高速损伤如步枪伤。1 区由颈根部的大血管支配,特别是颈动脉、颈内静脉、锁骨下动静脉和无名动静脉。此外,该水平的气道不易进入,除非进行气管切开[104]。1区损伤相对少见(不到颈部穿透伤的 10%),但是常常与大血管损伤或肺顶损伤有关[105]。因此,有 1 区损伤的患者常常需要紧急气道管理,因为血管损伤相关的出血会对气道造成威胁。随之可能发生的严重休克也是早期气道管理的指征。指导 1 区穿透伤的气道管理技术选择的文献很少。多数信息限于以 2 区损伤为主的大型病例报道的亚组病例报道。比起实际的损伤部位,损伤对气道造成的威胁的性质更决定了气道管理的方式。后面会简述颈部穿透伤气道管理的一般处理方式。

2 区是颈部穿透伤最常见的区域,占所有病例报道的绝大多数[106]。2 区损伤中近 1/3 需要紧急气道干预,剩下的大部分在之后因评估或手术修复也需要接受插管。2 区中要考虑的区域还包括双侧椎旁肌肉的前缘。该区域内,大血管(颈总动脉、颈内静脉)、颈总动脉相关交感神经节、喉咽、食管、喉部以及气管在创伤时都处于危险之中。2 区损伤中,气道狭窄最常见的原因是血管损伤相关出血或气道本身的直接损伤所致的气道外形扭曲[107]。

3 区损伤不常见(不到所有颈部穿透伤的 10%)。因为所涉及的区域非常小,并且位于乳突后部,下颌骨和前方的颅底提供了保护。但是,该区域大血管结构丰富(颈动脉和颈内静脉),并且通向咽部,手术修复该区域的损伤是非常困难,这些患者中大多数需要接受血管造影以进行广泛的评估,而损伤血管的支架成形常常是可以选择的干预措施。由于 3 区损伤涉及的是咽部,直接的气道狭窄并不常见,除非颈动脉穿通伤的出血进入气道。在这些罕见的情况下,需要立即进行气道干预,而大出血可能会使其比较困难。这些患者通常可以成功地进行经口气管插管,特别是当患者被置于头低位以防血液阻碍操作者视野时。一旦气道安全,就可以用纱布紧密地填塞嘴部以控制内部的出血,并从外部进行有控制的直接施压直到患者被送入手术室。

本章前面提到的那些原则指导了穿透伤患者气道管理的方法。有证据表明对于一些颈部受伤但在初始评估时没有明显气道受损的患者不需要立即插管。在这种情况下,判断、与创伤团队协商以及可靠的应急预案是十分重要的。基于患者的创伤区域,外伤情况和患者的病情,提出了在颈部穿透伤中进行气道管理的注意事项(知识框 34.2)。在某些情况下,诸如使用可视喉镜和软性纤维支气管镜插管(FSI)的组合方法也是可行的。然而,在未发生气道受损的稳定患者中,当前指南仍建议在评估期间严密观察[108]。

1 区损伤

- 通过大伤口直接插管
- 气管切开术
- 在气管切开条件下的开胸手术

2 区损伤

- 如没有预计发生的气道梗阻,行 CT 检查以排除远端气道损伤
- 经口插管治疗近端气道损伤
- 纤维支气管镜用于气道远端损伤
- 喉部远端损伤的外科气道管理

3 区损伤

- 对小伤口患者行经口气管插管
- 手术气道中断

大型气道损伤

- 通过伤口直接插管

From Mercer SJ, Lewis SE, Wilson SJ, et al. Creating airway management guidelines for casualties with penetrating airway injuries. *J R Army Med Corps*. 2010;156(Suppl 1):S355-360.

对于不需要立即进行气道管理的患者,有两个具体的问题需要考量。第一个需要考虑的问题是有无证据表明发生消化道创伤,如痉挛、吞咽困难或呕血[109]。情况严重时,尤其是对于血管和呼吸消化道结构均有创伤的患者,阻塞可能很快发生,需要紧急手术开放气道[110]。早期稳定的患者,有时难以确定是否涉及食管或气道创伤,需要进行早期直接喉镜检查或纤维支气管镜检查指示气道状况。这时必须决定有无必要在患者清醒时将气道与其他手术优先事项一起进行检查,此时的风险在于将气管导管盲目插入有可能进入可视区域以外的假通道中,更可能发生 1 区和 2 区的伤害。在许多情况下,可以首先通过快速诱导插管控制气道,然后可以使用纤维支气管镜检查和/或食管镜检查进行评估。或者优先选择清醒镇静和局部麻醉以进行评估。在开始内镜检查之前事先在支气管镜上安装气管导管(例如,6.0~7.0mm 内径),有助于在发现显著创伤的情况下进行快速插管。如果发现创伤并且创伤处于安全插管的范围内,则可以在 FIS 引导下将导管置入并将气囊放置在创伤水平以下,此时插管动作要格外轻柔。虽然在此类情况下可能需要气管切开术,但在 FIS 插管范围内进行经口气管插管可确保气道通畅控制[109]。如果没有发现气道创伤,并且没有证据表明在自主或辅助通气期间颈部皮下气肿的发生率增加,则创伤很可能是食管创伤。

第二个需要考虑的问题是颈部血管有无明显的创伤。任何大小的血肿、表面血肿或任何气道结构的移位

表现的存在都是颈部血管直接损伤的证据。一旦确定了有血管的直接损伤,就要开始积极的气道管理[112,113]。这些患者中多数在损伤的早期解剖学表现正常,经口气管插管可能能够较为容易地完成。等待以观察血肿是否会扩大是冒险的,因为多数颈部的出血都会进入深部组织,使气道扭曲或移位而没有外在的表现,直到发生剧变。观察颈部血肿是否会扩大这种古老的方法是不合理的,任何颈部血管直接损伤的证据都是进行插管的充足理由。如果在对困难气道性质仔细检查后无法确定问题所在并且计划好了一个针对插管失败的合理的抢救策略,可以选用快速序贯法进行早期插管[114]。这种早期的干预使操作者可以以可控的方式进行插管,而不用在气道梗阻即将发生或已经发生时再措手不及地去进行紧急处理。

如果对经口方式有所怀疑,可以考虑其他三种选择。第一种选择是在进行快速经口序贯插管的同时准备好进行紧急环甲膜穿刺所需的用品和人员以防经口插管失败。这种方法仅用于插管前气道评估提示经口插管,尽管可能非常困难,仍有成功可能的情况,因此需要气道的解剖位置未发生明显改变。同时必须确定,如果有需要,球囊-面罩通气可以维持患者的氧合。如果在常规直接喉镜检查期间可视化是次级选择的,则可以考虑使用探条或可视喉镜。

第二种选择是前面提到的在镇静和局部麻醉下用纤维支气管镜引导下插管。该项操作允许操作者在即使解剖结构已经变形的情况下使用可弯曲镜插管范围来识别和进入气道。即使解剖位置发生了改变,这种方法仍可以帮助操作者利用纤维支气管镜辨别和进入气道。如果在病程早期进行,就会有充足的时间和把握来提高成功率。然而,发生扭曲和充血的气道使纤维支气管镜插管在技术上具有挑战性,并且应该由最有经验的医生执行该操作。

第三种选择是直接进行环甲膜穿刺。这需要清晰的体表标志来辨别气道以方便手术操作。局部麻醉浸润及经环甲膜将局部麻醉药滴入气道可使操作更容易进行(参见第 12 章)。对于穿透性颈部气管创伤的患者,如果必要且可行的话,通过伤口插入气管导管是确保气道通气并且保留周围组织以便将来进行修复的最佳方式[115]。

颈部钝性伤

颈部穿透伤相关的很多问题可以以类似的方式应用于颈部钝性伤患者的处理中。主要区别在于无法精确定位伤害[116]。对有颈部钝性伤的患者的初期评估应包括找出所有与外部损伤相关的挫伤和瘀斑。应检

查口咽部以确保没有舌部和牙齿的损伤。然后应该从下颌骨到锁骨仔细触诊颈部表面。触诊的重点包括三个方面：

- 找出所有的肿胀、出血或皮下气肿
- 评估颈部尤其是气道结构有无触痛（如果可能）
- 评估上气道的解剖位置以判断有无直接的气道损伤及体表标志的情况，后者对于需要进行手术气道干预的患者是很重要的（参见第 29 章）

皮下气肿可能是隐匿的，需要仔细触诊。大面积瘀斑或广泛肿胀的存在强烈提示可能会发生气道梗阻，而紧急进行气道干预是明智的[117]。偶尔，颈部的直接钝性伤可引起喉部骨折或气管横断[118]。在这种情况下，通常有广泛的皮下气肿，常伴有肿胀，触诊气道前方时有明显的疼痛。确诊这种损伤后最佳的处理方法是将患者迅速送至手术室对颈前部进行手术探查，并通过对离断远端进行气管造口重建气道。但是，常常需要在术前就进行气道管理。这种情况下，在吸入一些诱导药物后，经一个小型的纤维支气管镜仔细进行清醒的纤维支气管镜引导下气管插管可能是最有效的。如果必须要在急诊室对气道进行保护，例如准备将患者送至一个创伤中心，则要使用相同的方案，实施静脉镇静，吸入麻醉的患者要进行局部麻醉，因为后者在急诊科很少有。

有颈前部钝性伤的患者必须假定其有颈椎的损伤，这使气道管理变得非常复杂。据报道，在气道钝性伤的患者中，高达 50% 的患者有颈椎的损伤[119]。假定颈椎损伤的气道管理见后文。须要特别提到的是"晒衣绳"损伤，在这种损伤中，颈部被围栏铁丝或类似的东西击伤，通常是横向的。此时，撞击可能造成颈部中间区域有意义但隐匿的钝性创伤[110]。尽管这些损伤可能是有破坏性的并常常需要紧急气道管理，而确定结构完整及在负压或正压通气时没有气泡或气过水声意味着气道本身通常是完整的。在这种患者中，早期插管是最佳的处理方法，而经纤维支气管镜辅助是更可取的。如果气道已经受到破坏并且在颈部组织内有明确的气过水声或皮下气体存在，则正压球囊-面罩通气可能不能保证患者的氧合，相反这样会将大量气体吹入颈部的软组织，造成气道的进一步受压，并使救助陷入更大的困境。对于这种患者，最佳的方案是在镇静和局部麻醉的条件下利用纤维支气管镜来保护气道，并做好如果纤维支气管镜辅助下插管失败就直接进行环甲膜穿刺或紧急气管切开的准备。

颌面部创伤

下颌骨骨折通常是一种独立的损伤，但是也可见于多发创伤中，尤其是在车祸中受到严重撞击的受害者。双侧下颌骨体骨折的患者，舌头坠入气道的风险更大。

通常将患者置于坐位或侧卧位，或用缝合线或毛巾夹住舌头以便通气，直到确定已建立通畅气道[120]。下颌角或下颌骨髁部骨折常常会限制开口度。这种张口度的受限与疼痛和解剖学改变有关，并且不能被神经肌肉阻断药完全解除。对于这类患者必须谨慎对待，如果通气没有改善则需要启动应急预案。

中面部骨折可导致单侧或双侧 Le Fort Ⅰ 型、Ⅱ 型或 Ⅲ 型及相关骨折（图 34.6）。Ⅰ 型 LeFort 骨折表现为嘴的顶部从面部分离-骨折线横贯牙槽嵴和鼻根部，将牙槽嵴和硬腭与面部其他部位分离开。Ⅱ 型 LeFort 骨折是面中部与面部和颅骨的其他部位分离，骨折线从鼻骨底部穿过内眼眶向下经过上颌骨直到后磨牙。该型骨折造成面中部的游离。LeFort Ⅲ 型骨折是整个面部从头颅分离出来，骨折线从鼻骨根部穿过眼眶到侧缘，然后穿过颧弓并向下穿过翼突内侧板，这可以使面部完全从颅底分离开。

LeFort Ⅰ 型骨折很少会对气道造成影响。若骨折片向后移位，它可以通过拉紧上切牙或牙槽嵴而被轻松地向前移出。LeFort 骨 Ⅱ 型折只要没有大出血一般也不会影响气道。即使骨折片游离，其向后移位的程度也不足以伤害气道。在没有出血的情况下，嘴和口咽通常是开放并且是有功能的。然而，由于整个中央面向后移位，Le Fort Ⅲ 型骨折可能会因整个面中部的向后移位而压迫气道，并因此影响口咽和鼻咽。骨折引起的大面积肿胀或出血也可能会威胁到气道。所有的患者都要仔细检查、吸引口腔以明确口腔的开放情况，然后早期进行插管以保护气道，此外全面治疗患者是明智的[121]。

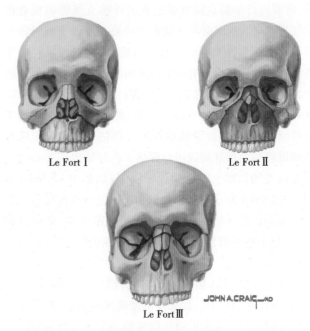

图 34.6 LeFort 骨折分型（From the Netter Collection of Medical Illustrations；Website. Available at http：// www. netterimages. com ［accessed March 2016］. Copyright Elsevier Inc. All rights reserved. ）

颈椎损伤

当颈椎有不稳定损伤时,进行气道管理可能有其特定的害处,因为这样可能会引起或加剧脊髓的损伤。颈椎损伤通常发生于高速行驶过程中,如机动车猛烈相撞时,但是伴有颈椎显著退行性疾病如风湿性关节炎或骨质减少的患者发生时可能创伤相对较小。机动车相撞约占脊柱损伤的 50%,是最常见的原因,坠落伤、运动性损伤以及家庭暴力也是比较常见的原因[122]。

在创伤复苏室内,所有遭受了显著钝性伤的患者都应该假定其有颈椎的损伤,直到这种假设被排除。穿透伤也可引起脊柱的损伤,但是造成脊柱不稳定性损伤而同时伴有脊髓损伤的情况是极其罕见的。对于穿透伤,脊髓创伤程度通常表现为明显低于神经创伤程度。根据这一结论,对单纯穿透伤的患者进行颈椎固定并非总是必要的,甚至可能是有害的[123-125]。

对钝性伤患者进行气道管理面临的最大的挑战之一就是在需要插管以前,无法明确患者有无颈椎的损伤。幸运的是,多数有颈椎损伤的患者在其复苏的急性期并不需要插管。而对于那些可能需要插管的重伤患者而言,这种挑战是肯定存在的,这些患者同时也是发生脊柱损伤最高危的人群[126]。据估计,严重钝性伤患者中有 2%~14%伴有明显的颈椎损伤[127,128]。

如果无须进行紧急插管,患者应按照既定方案进行彻底评估,以排除颈椎受伤的可能性。目前,有证据表明,普通颈椎 X 射线检查不足以证明没有颈椎损伤的存在。现已发布的指南建议使用经过验证的临床检查项目,对钝性创伤患者的检查加入精确的 CT 检查[129]。

在对颈椎损伤患者进行气道管理时,必须要严格注意颈椎的制动。这由另一个操作者来完成,其唯一的任务就是维持头、颈和躯干目前的关系。最佳的制动技术是使实施制动的人同时直接接触头部和躯干。有两种方法。一种方法是助手将头接近胸部,将他或她的前臂放在上胸部和锁骨处,腕和手从双侧越过颈部,手指张开,如此可以抓住并制动头的顶枕区(图 34.7A)。这使得助手可以在放置喉镜和插管的过程中预防和检测出头与颈或颈与躯干成角的任何改变。如果感到了移动,助手要将信息直接反馈给插管人员,这是非常重要的。

第二种方法需要助手蹲在手术台下(图 34.7B 中未显示出),通常在插管者的右边。助手将手伸到患者头部并用双手根部固定患者枕骨底部。手指张开向下沿着颈部到达患者肩部,再次让助手同时固定头部和颈部并检查移动情况(图 34.7B)。

颈椎制动可能使喉镜暴露的视野减小,导致插管困难,或者需要更长的时间,从而威胁到气道通畅。如果无法完成气管插管和充分的氧合通气,则必须权衡颈椎制动的益处与低氧血症的风险。因此,在颈椎制动的使用阻碍气管插管的情况下,应改变或停用颈椎制动手法[130]。

在选择合适的技术来完成插管时,还必须考虑患者的病情和时间的紧迫性。对于病情稳定,合作度高的患者,清醒状态下使用纤维支气管镜插管将尽可能地减少颈椎转动。而这种方法在有急性创伤的情况下通常是不适用的,而且其使用受到了患者病情因素和操作者经验的限制。在更加紧急的情况下,带有颈椎制动的直接喉镜插管仍然是最佳选择。对于徒手制动或其他形式的颈椎固定术插管的患者中的首次成功及总体成功率而言,可视喉镜比直接喉镜更有优势[131]。氧瞬得喉镜(Airtraq,Prodol Meditec,Vizcaya,Spain),是唯一一种在统计学意义上具有更高首次插管成功率的设备。使用直接和间接技术观察到的颈椎活动度因研究和测试条件而异[132-134]。迄今为止,尚未对已知颈部创伤的患者进行过研究,因此难以将这些结果推断到临床实际中。

尽管气管插管时患者经常戴有颈圈,但是颈圈并未被证实在插管时能显著减少颈椎的活动,而且它也不能成为如前所述的手工操作维持颈椎稳定性的替代品[135-137]。另外,颈圈经常伸展到患者的下颌以上,限制

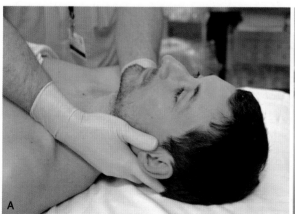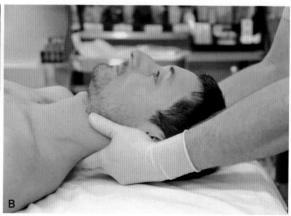

图 34.7 （A）从下方施加的颈椎制动。（B）从上方施加的颈椎制动

了张口。颈圈前面的部分必须因此移开以便插管。通过颈圈前面的开口可以行环甲膜切开术，但通常会有技术上的困难，更可取的办法是在行气道的外科操作之前拿掉颈圈的前半部分。

颅内损伤

颅内损伤通常既有钝性伤又有穿透伤。如前所述，颅内损伤导致的意识改变仍然是早期插管的主要指征。然而，当格拉斯哥昏迷评分为 8 分或以下而缺少可逆性原因（如阿片过量）时，说明患者昏迷并且需要插管。为患者进行气道管理的主要原因是避免发生高血压和低氧血症，同时避免可能会增加颅内压升高的因素。在很大程度上，这需要应用适当的诱导药物和充分的预充氧，因为除了合并脊髓创伤外，对于孤立的颅内损伤几乎没有气道特异性问题。

颅内损伤患者的气道管理经常面临着一系列互相冲突的选择，是通过气管插管改善大脑的不良反应，还是维持患者血流动力学状态和复苏的全面管理。在颅内高压患者，用喉镜或其他装置刺激声门上气道会导致颅内压升高[138]。这种颅内压升高的发生是由两种不同的机制造成的：首先，交感肾上腺素能递质的释放导致心率和血压上升，这样由于大脑丧失自主调节功能，使得颅内压升高[139]。其次，喉部刺激造成颅内压直接反射性升高，尽管其机制还没有被精确地阐明[140]。

为了减弱这种反应，在插管期间应给予适当的麻醉诱导药物是必要的。此时必须评估患者的容量状态、合并症和整体创伤模式，因为低氧血症或低灌注压（收缩压<90mmHg）都与颅内损伤患者的不良预后相关[18]。这些数据大部分是在院外收集或基于到达急诊时的生命体征，目前尚不清楚与插管诱导药物相关的单次短暂性低血压是否具有同样的关联性[141]。尽管如此，一般的做法仍然集中于根据患者整体状态通过复苏和使用血管活性药物来积极治疗低血压。

诱导药物的选择应考虑到对血流动力学稳定的影响。异丙酚即使在非创伤患者中也会产生明显的血管舒张作用，并且是最可能在诱导期间产生低血压的诱导药物。鉴于低血压与颅内损伤患者预后不良的相关性，应谨慎使用。依托咪酯拥有对血流动力学的影响更小的特征，因此似乎最常用的诱导药物，但在插管期间仍可见高血压反应并可能对颅内压产生负面影响[142]。从历史观点看，氯胺酮在头部受伤患者中使用提高了其颅内压，其机制基于对脑脊液流出阻塞病理学的考量[143-145]。最近，对现有数据的回顾性研究显示，在颅内损伤患者中使用氯胺酮并没有不利影响[50,146]。因此，由于其有利于血流动力学稳定的药理学特征，现在支持在颅脑损伤患者中使用氯胺酮。

在颅内损伤患者中选择何种神经肌肉阻滞药物也是一个争论性话题[147-149]。琥珀胆碱是多发性颅脑损伤患者诱导插管中最常见的选择，但会引起颅内压升高，这一点还存在争议，琥珀胆碱对颅内压升高的影响可能并没有临床意义。琥珀胆碱在快速插管方面的优势、其避免低氧血症的收益，远远超过使用后引起颅内压轻度增加的风险。

当患者存在使用琥珀胆碱的禁忌证时，可以使用罗库溴铵。可以像琥珀胆碱一样快速地达到插管条件（约1min）而不伴随颅内压的升高[150]。以 1.0mg/kg 剂量的罗库溴铵插管时，麻醉的持续时间长达 45min[148]。具有超快速起效和较短作用持续时间的琥珀胆碱，仍然是疑似颅内损伤和颅内压升高患者急诊插管的首选药物。现有研究结构不足以支持在琥珀胆碱之前给予小剂量的非去极化神经肌肉阻滞剂可以减少颅内压的升高，所以并不建议这样做。

除了适当的诱导和神经肌肉阻滞剂外，其他的插管辅助药物也可以帮助颅内损伤患者创造最佳的插管条件。如前所述，在疑似颅内损伤的患者中，诱导前给予利多卡因对于减弱插管刺激造成的颅内压升高作用十分有限[41]。利多卡因给药后需要几分钟才能生效，这对于快诱导插管可能并无帮助。

气管插管时的交感反应已经被广泛研究，合成的阿片类制剂和 β 受体阻滞剂可以减弱喉镜引起的反射性交感反应。将 β 受体阻滞剂用于创伤患者可能会破坏血流动力学的稳定，因此它很少被用于孤立的头部创伤的病例。同样，使用完全交感阻滞剂量的合成阿片类药物[151]，如芬太尼，也会造成不利影响，特别是在低血容量时，这时是依赖交感神经驱动的。使用 $2\sim3\mu g/kg$ 的芬太尼进行预处理，可以减弱喉镜操作时的反射性交感反应，并且将不利的心血管影响降到最小[151]。谨慎是必要的，为了确保芬太尼不会引起呼吸抑制从而造成高碳酸血症以及确保足够的血流动力学稳定，要容忍这种小剂量。

对于颅脑损伤患者，避免低氧血症是十分重要的，重点应放在实现充分的预充氧作用上。许多颅脑损伤患者会出现躁动，使得预充氧过程很难配合。在这样的患者中，使用小剂量的镇静剂使其在尝试插管之前耐受预充氧可能是有益的。

该技术已被描述为"延迟序贯插管"，即使用低剂量的氯胺酮或其他镇静剂以保证患者更好的耐受预充氧[152]。然而必须考虑发生呼吸抑制的可能性，建立气道的相对紧迫性和血流动力学状态来指导镇静剂的使用。

总之,当准备进行快诱导插管并且没有禁忌证时,给予琥珀胆碱之前应考虑同时注射芬太尼。喉镜置入和气管插管应尽可能做到平缓和轻柔,以尽量减少对喉部的刺激和对血流动力学的影响,以及由于插管操作而引起的颅内压升高。光棒和喉镜直视插管的对照研究显示,气管内导管的置入比喉镜本身的刺激更大[153]。

眼内伤

大多数开放性眼球损伤的患者能够在手术室内受控条件下进行气管插管。眼球穿透伤通常是孤立的,主要是由于器物(小棍、儿童的玩具)或低速投掷物(BB 弹、小弹丸)造成的。偶尔,开放性眼球损伤会合并在多发性创伤中而需要气管插管。在这种情况下的决策涉及对患者多发性损伤的全面处理要优先于眼损伤的处理。至于是否使用琥珀胆碱的问题,众所周知琥珀胆碱造成的暂时性眼内压升高,在理论上或实际上能使眼内容物流出[154,155]。尽管存在这种担忧,但至今只有一例病例报告显示琥珀胆碱用于快速诱导插管导致玻璃体液受挤压流出[156]。在插管期间,咳嗽、情绪紧张相关的静脉压增加所致的眼内压增高显著高于给予琥珀胆碱后造成的眼内压增高。因此,气道管理的重点应放在优化插管条件和预防诱导和喉镜置入期间胸膜腔内压和静脉压的增加。为了减少眼球损伤患者的眼内压升高,建议在使用琥珀胆碱前 3min 先给予无自发性肌颤剂量的竞争性神经肌肉阻滞剂与适当剂量的麻醉诱导药物进行组合[157]。或者使用 1.2mg/kg 剂量罗库溴铵,也可代替琥珀胆碱提供良好的插管条件,尽管罗库溴铵会导致较长时间的肌肉松弛状态。

胸部损伤

钝性伤和穿透伤都能造成足够的呼吸或氧合方面的损害而导致气管插管。穿透性创伤的损害变化多样,主要取决于所使用的器具或投掷物,位置以及伤害物的路径。胸部的高速枪伤经常是致命的,会造成大血管、支气管主干或心脏本身的破裂[158]。低速枪伤,特别是更靠近外周部位的,经常造成胸部更小的爆炸型损伤,引起较轻的肺挫伤和发生率极低的血气胸。气胸在穿透伤中很常见,不管是投掷物造成的还是器物造成的,心脏损伤合并心包填塞也能发生。胸部钝性创伤趋向于更加弥散,经常发生肺挫伤、胸壁破裂伴肋骨骨折、肋骨肋软骨分离、血气胸,如果很严重,还可能发生支气管主干或主动脉破裂。胸内支气管损伤不如上呼吸道损伤常见,但可能导致氧合和通气不足的致命危害。

在大多数受到胸部损伤的患者中,气道管理原则通常是相同的。根据损伤的性质和病情的急缓程度,气道管理的优先级会有所不同。单纯血胸或气胸的患者情况稳定可以通过补充氧气和胸腔引流术进行治疗。即使支气管破裂的患者一开始也可能没有明显的插管指征,可以在更加可控的环境中进行持续评估[159]。出现休克或呼吸衰竭的患者需要积极的复苏措施,包括早期插管。

胸部损伤患者经常遇到的难题是伤情对预充氧过程的影响。胸部损伤在气管插管期间可以削弱预充氧的效果,加快血氧饱和度的下降。即使应用高流量氧气也很也很难达到足够的动脉血氧饱和度。血氧饱和度的快速下降能被预见到,这种患者在插管过程中需要面罩加压通气以维持足够的氧合。如果患者伴随头部损伤,这点尤其重要。尽管尚未在群体样本中进行研究,在整个插管过程尝试中维持高流量鼻导管吸氧状态下的呼吸暂停氧合技术和导管周围氧合技术可以保持患者的氧饱和度[160]。最近,人们越来越关注无创正压通气(noninvasive positive pressure ventilation,NIPPV)在胸部钝性创伤患者插管中的使用,这些胸部损伤患者意识清醒并且能够耐受这种通气模式[161]。但 NIPPV 会加重肺不张、肺塌陷,从而影响通气状况[162]。对于插管后明显处于呼吸窘迫状态且需要机械通气、镇痛和肺部休息的患者来说,NIPPV 并不是一个合适的选择。

结论

创伤气道是困难气道的一个子集。由于血流动力学不稳定、颈椎固定问题和直接气道损伤,使得创伤患者的气道管理和持续评估极具挑战性。然而,适用于困难气道的基本原则应该同样适用于创伤气道,不同的是很少有机会"唤醒"创伤患者并重新开始。一套有条理的方法,包括各种复苏步骤的优先,对表现出特殊困难气道特点的患者的仔细评估,对插管药物和技术的仔细选择,早期使用视频或光学等气道辅助工具,以及与复苏团队其他成员的合作,将奠定成功的基础。

临床要点

- 尽管许多创伤患者可能早期就需要维持并保护气道,但仍可能同时存在进行性气道阻塞或多系统损伤等合并症的风险,需要经常重新评估。
- 整体复苏概念下的团队协作应该成为创伤患者气管插管的重要组成部分。虽然插管可能并不是维持呼吸道通畅所必需的,但患者的某些医疗操作或急诊手术可能会需要进行气管插管。

- 不应使用呕吐反射来测试创伤患者是否尚具有气道保护机制。如果此时患者呕吐,应将患者摆成侧卧位。
- 目前的研究结果表明,没有神经系统损害的单纯穿透伤患者不需要颈椎固定。
- 可视喉镜的出现改变了困难气道的管理原则。声门可视化的显著优势、较高的成功率和医生临床经验的不断累积,使得可视喉镜成为创伤患者的早期插管的主要辅助工具。
- 即便使用环状软骨按压很可能也会发生误吸,从而使插管更加困难。虽然环状软骨按压可以减少胃积气并且可以在插管时提供手指的触觉反馈,但是如果遇到任何危险因素则应该在插管时立即停止。
- 在低血容量、低血压创伤患者中使用异丙酚或大剂量苯二氮䓬类药物可能会导致血流动力学不稳定,所以应谨慎使用这两类药物。
- 困难气道的预测因素,如改良的柠檬(LEMON)记忆法中包含的项目,应及时应用于创伤患者。
- 对于可使创伤患者受益的多种气道抢救装置。气道管理医生应熟练其中的某几个,以便在气道管理的危急时刻有更多的备选方案。

(杨文曲 裴若萌 译 韩冲芳 审)

部分参考文献

11. Sise MJ, Shackford SR, Sise CB, et al. Early intubation in the management of trauma patients: indications and outcomes in 1,000 consecutive patients. *J Trauma*. 2009;66:32-39, discussion 39-40.
21. Algie CM, Mahar RK, Tan HB, et al. Effectiveness and risks of cricoid pressure during rapid sequence induction for endotracheal intubation. *Cochrane Database Syst Rev*. 2015;(11):CD011656.
31. Mayglothling J, Duane TM, Gibbs M, et al. Emergency intubation immediately following traumatic injury: an Eastern Association for the Surgery of Trauma practice management guideline. *J Trauma Acute Care Surg*. 2012;73:S333-S340.
41. Stollings JL, Diedrich DA, Oyen LJ, et al. Rapid-sequence intubation: a review of the process and considerations when choosing medications. *Ann Pharmacother*. 2014;48:62-76.
48. Jabre P, Combes X, Lapostolle F, et al. Etomidate versus ketamine for rapid sequence intubation in acutely ill patients: a multicentre randomised controlled trial. *Lancet*. 2009;374:293-300.
58. Tran DT, Newton EK, Mount VA, et al. Rocuronium versus succinylcholine for rapid sequence induction intubation. *Cochrane Database Syst Rev*. 2015;(10):CD002788.
71. Hagberg CA, Kaslow O. Difficult airway management algorithm in trauma updated by COTEP. *ASA Newsl*. 2014;78:56-60.
102. Jain U, McCunn M, Smith CE, et al. Management of the traumatized airway. *Anesthesiology*. 2016;124:199-206.
160. Weingart SD. Preoxygenation, reoxygenation, and delayed sequence intubation in the emergency department. *J Emerg Med*. 2011;40:661-667.
162. Parry NG, Moffat B, Vogt K. Blunt thoracic trauma: recent advances and outstanding questions. *Curr Opin Crit Care*. 2015;21:544-548.

All references can be found online at expertconsult.com.

第 35 章　烧伤患者的气道管理

Sarah A. Lee, Sam R. Sharar, and Hernandoolivar

章节大纲

引言

在美国每年因烧伤可导致 40 000 例患者住院治疗,由于火焰和烟雾吸入可造成三千多的患者死亡[1]。烧伤患者气道的评估包括对烧伤程度和气道的吸入性损伤评估,而后者的表现通常较为隐匿。烧伤患者气道的病理改变,自烧伤开始起贯穿至整个恢复阶段,使烧伤患者的气道管理极具特殊性和复杂性。在烧伤急性期、亚急性期和慢性恢复期,气道管理所面临的问题也各不相同。

烧伤和气道

通常烧伤的严重程度和预后取决于烧伤的总体表面积(total body surface area,TBSA)、烧伤深度以及是否存在吸入性损伤。根据烧伤深度进行分级的标准见表35.1。通常情况下,Ⅱ度和Ⅲ度烧伤的 TBSA 达到或超过 25% 时为重度烧伤[2]。

气道的直接热损伤程度取决于吸入气体的类型。干燥气体比热容低,散热快,所以对声门上气道的损伤比较局限。鼻孔和咽腔对吸入气体具有热调节作用,能降低上呼吸道的热损伤程度,声门则对下呼吸道具有保护作用。而湿气体(蒸汽)的比热容高,热传导快,散热慢,很容易导致下呼吸道的损伤[3]。

体格检查时,能提示合并吸入性损伤的常见症状包括面部烧伤、汗毛和鼻毛灼伤(图 35.1)、口咽腔溃疡、黏膜水肿、咳嗽和碳质痰。研究显示,面颈部烧伤患者困难气管插管的发生率要比普通人群高 2 倍[4]。

烧伤分期

烧伤及其护理通常分为急性期、亚急性期和慢性期三个阶段。烧伤急性期是指烧伤后 48h 内全身发生典型炎症反应的阶段,这个阶段的重要治疗措施包括气道管理和积极的液体复苏治疗。上、下呼吸道被蒸汽、烟雾和/或有毒化学气体损伤可导致吸入性损伤,如合并吸入性损伤则预示呼吸衰竭和死亡的发生率增加[5]。烧伤急性期上呼吸道损伤的主要临床表现包括喘鸣、发音困难、

表 35.1 烧伤分类

程度	深度	损伤组织	表现	自愈时间
Ⅰ度	表浅	表皮	皮肤干燥,变红,变白	3~6 天
Ⅱ度	浅Ⅱ度	真皮浅层	潮湿,渗出,水疱,白斑	7~20 天
Ⅱ度	深Ⅱ度	真皮深层	潮湿或蜡质干,水疱散开,压之不褪色	>21 天
Ⅲ度	全层	真皮全层	蜡质干,焦炭色,无弹性	无
Ⅳ度		肌肉,肌腱,骨骼	蜡质干,焦炭色,无弹性	无

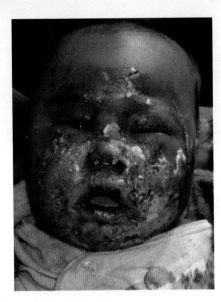

图 35.1　口周烧伤或熏黑提示可能存在烟雾吸入性损伤或灼伤

吞咽困难、声门及其周围水肿。由于快速补液治疗导致血管外积液（水肿），可进一步加重上气道狭窄程度。

烧伤急性期声门下或下呼吸道的吸入性损伤是由一系列病理生理变化所致。气管和支气管上皮的损伤可导致气道黏膜纤毛功能障碍、黏膜水肿、脱落和气道分泌物增加，所有这些因素均可导致下气道梗阻、肺不张和通气/血流比值失调。吸入烟雾中的有毒成分可增加支气管壁的血流量，同时再合并液体复苏治疗以及毛细血管壁完整性被破坏等因素，可进一步加重支气管水肿的程度。吸入性损伤产生的一氧化氮可影响低氧性肺血管收缩机制，导致肺内生理分流和通气/血流比值失调。烧伤急性期下呼吸道的损伤通常表现为因雾状吸入物刺激所致的支气管痉挛。因此，通常需要采用气管扩张剂治疗。如果其他治疗支气管痉挛的方法无效，则需要使用肾上腺素治疗[6]。

在烧伤急性期，胸廓环形Ⅲ度烧伤可导致氧合和通气困难、胸廓顺应性降低和限制性肺功能障碍。大量补液治疗和胸廓的自主呼吸或正压通气受限均可进一步加重肺功能障碍。限制性肺通气功能障碍通常需要胸壁焦痂切开治疗。

烧伤的第 3~5 天后进入亚急性期，在此阶段可以进行伤口的切痂和植皮手术。在亚急性期，由于脱落的气道黏膜碎片和分泌物累积以及合并的感染（如伤口感染、肺炎），使肺功能进一步恶化，呼吸窘迫症状加重。据估计，有将近 50% 的重度烧伤患者在烧伤后一周会发生肺炎和支气管炎[7]。

在烧伤后的数周至数年进入烧伤的慢性期。在此阶段，肺的损伤通常已经恢复。但纤维组织异常增生和瘢痕导致的皮肤挛缩，为气道管理又带来新的问题。颈部和口周瘢痕挛缩改变了上呼吸道的解剖结构，出现重度的张口受限和颈部活动受限，尤其是颈部伸展受限。在烧伤慢性期，由于长期气管插管和/或气管切开留置气管导管而导致气管狭窄。胸壁环形烧伤后，自愈或植皮后的瘢痕均可导致皮肤挛缩，胸壁顺应性降低和限制性肺通气功能障碍。

一氧化碳和氰化物中毒

由一氧化碳（carbon monoxide，CO）和/或氰化物的毒性所致的组织缺氧，是吸入性损伤早期的主要并发症。由于 CO 与血红蛋白结合后，其亲和力比氧气高 200 倍，所以碳氧血红蛋白（carboxyhemoglobin，COHb）不仅会降低血红蛋白的携氧能力，使血红蛋白氧离曲线左移，而且还会影响氧气向组织释放的过程。CO 的介导干扰了细胞内细胞色素的生理过程，最终导致代谢性酸中毒和细胞缺氧，其中对神经组织的影响最为严重。当 COHb 水平超过 15% 时，可发生神经功能障碍和心律失常，当 COHb 水平超过 50% 时，则可能会发生心跳停止[8]。据报道，CO 中毒的患者中迟发性神经系统损伤的发生率非常高[9]。由于 COHb 会混淆氧合血红蛋白光吸收作用，常规脉搏血氧饱和度监护仪常常会高估动脉氧和度数值，因此，常规监护仪用于 CO 中毒患者的监测值并不可靠。此时，通常需要用 CO 测定仪来区分氧合血红蛋白和 COHb 的光吸收，以便准确检测动脉血氧饱和度的数值。

疑似 CO 中毒的患者，即使没有明显的吸入性损伤的症状和体征，也应该给予面罩吸入 100% 氧气，同时监测血浆 COHb 水平。尽管高压氧治疗 CO 中毒经常得不到保障，且近期的 Cochrane 评价也显示，高压氧治疗的疗效并不确切，但在严重的 CO 中毒，还是应该采用高压氧治疗[10]。

与 CO 相似，吸入塑料燃烧产物时会发生氰化物中毒，并可能导致代谢性酸中毒和组织缺氧。此时，要立即给予高浓度氧吸入，严重时可以采用硫代硫酸钠治疗，尽管该方法还缺乏相关的临床试验证据。硝酸戊酯和亚硝酸钠可产生导致高铁血红蛋白，吸入性损伤患者应避免使用[11]。

烧伤患者气道管理的注意事项

烧伤患者的药理学特点

对烧伤患者进行气道管理时，尤其需要关注烧伤所致的药效学和药代动力学改变，以及对药物和剂量选择的影响。在急性期，烧伤患者血管内容量减少，心脏收缩力下降,使用血管舒张药物可导致严重的低血压。与容易扩张血管的药物如异丙酚相比,氯胺酮和依托咪酯更有利于维持血流动力学的稳定。此外,如果气道管理比较棘手,难以维持自主通气时,氯胺酮还可以维持呼吸动力和咽腔肌肉张力,并降低气道阻力。同样,使用右美托咪定也可以维持血流动力学的稳定,保持呼吸动力,存在困难气道风险的患者还可以在镇静条件下保留自主通气[12]。在烧伤的急性期,患者还处于高血流动力学状态,药物清除率增加。此外,烧伤引起毛细血管内皮细胞通透性增加,血管内蛋白含量降低,未结合药物所占比率增加,增加了许多药物的分布容积。因此,需要增加血浆结合型药物(如异丙酚)的使用剂量,才能达到预期的治疗效果[13]。

烧伤患者要慎用肌肉松弛剂。烧伤可导致骨骼肌接头和接头外的乙酰胆碱(acetylcholine,Ach)受体上调。由于烧伤患者的 Ach 受体数量增加,同时又有血浆假性胆碱酯酶浓度降低,使用琥珀胆碱时会出现血浆钾离子水平的急剧增加,严重的高钾血症可导致心跳停止。而高钾血症的严重程度受到烧伤程度、琥珀胆碱的剂量、患者制动时间、危重病及其他合并症等因素的影响[14]。因此,烧伤后使用琥珀胆碱,高钾血症的发生时间及其持续时间均难以精确估计。通常情况下,烧伤急性期使用琥珀胆碱是安全的,但在烧伤 48~72h 后建议不再使用。Ach 受体的上调机制可以一直持续到患者的伤口愈合和能够活动时。有病例报道显示,Ach 受体数量上调可一直持续至烧伤后 1 年,但这种上调水平是否具有临床意义尚不清楚[15]。目前的临床实践表明,只有在烧伤伤口完全愈合,肌肉功能和活动能力完全恢复,重症疾病已经治愈后才能使用琥珀胆碱。

由于 Ach 生理作用在烧伤急性期的显著变化,以及高血流动力变化期间药物清除率的增加,烧伤患者表现为非去极化肌松剂的抵抗[16,17]。使用常规插管剂量(1.2mg/kg)的罗库溴铵诱导,通常会出现插管延迟[18]。因此,实施快速序列诱导(rapid sequence induction,RSI)插管时,罗库溴铵的推荐剂量增加为 1.2~1.5mg/kg。烧伤患者还会出现去极化肌松剂的作用持续时间缩短,需要增加用药次数来延长肌松作用时间。

烧伤急性期的气道管理

如高级创伤生命支持(advanced trauma life support,ATLS)指南所述,无论是在入院前、急诊室、重症监护室,还是手术室,处理烧伤急性期患者的首要问题都是气道问题。决定患者需要立即气管插管的因素包括:重度烧伤(>25%TBSA)、面部烧伤、口周水肿、紧急上气道梗阻的临床表现(例如喘鸣,声嘶)、大量烟雾吸入的临床表

现、低氧血症或精神状态差导致无法保护气道。提示存在烟雾吸入性损伤的指征包括:密闭空间烧伤病史、面部烧伤、面部和鼻部毛发烧焦、口内和鼻孔存留烟灰、碳质痰、COHb 水平>10%,如知识框 35.1 所示。对于下呼吸道吸入性损伤诊断的金标准是气管镜检查(发现碳质沉积物,黏膜溃疡和红斑),但在临床中通常可根据前面描述的一些临床特征即可做出诊断。

制定关于入院前烧伤患者气道管理的指南是一项非常复杂的工作。在指南的制定过程中,既要避免患者转运过程中可能发生的严重并发症(如完全性气道梗阻),又要权衡无经验工作人员实施气管插管带来的风险[19]。由于到医院路程的长短、转运时间以及负责气管插管一线人员的技术水平等因素具有很大的不确定性,需慎重考虑。虽然有证据显示,在入院前运输过程中最主要的并发症是无法保证气道安全,但是近期的一项研究显示,在入院前实施的气管插管中,超过 1/3 的插管没有必要,其中 50% 在入院后 24h 内拔出气管插管[20,21]。烧伤患者院前气道管理指南见知识框 35.2。

知识框 35.1 提示烟雾吸入性损伤的指标

- 密闭空间起火的烧伤病史
- 面部烧伤
- 面部和鼻腔毛发烧焦
- 口内和鼻腔内存留烟灰
- 碳质痰
- 碳氧血红蛋白>10%

知识框 35.2 院前气管插管指南

- 不能忽视患者安全,患者的一般状态是决定能否实施气管插管的最终决定因素。
- 遵循气管插管的适应证,这些适应证包括(但不限于)呼吸短促、哮喘、喘鸣、声音嘶哑、好斗或意识淡漠。
- 尽快与当地烧伤中心联系,就烧伤的相关事项和是否实施气管插管等问题进行探讨。
- 无气道受损征象和症状的临床情况稳定患者,以下情况不必气管插管:
  - 非火焰伤
  - 非密闭空间的烧伤
  - 烧伤面积<20%TBSA
  - 没有面部Ⅲ度烧伤
  - 距离烧伤中心的转运路程/时间在可接受范围内

TBSA,总体表面积。

Adapted from Romanski KS, Palmieri TL, Sen S, et al. More than one third of intubations in patients transferred to burn centers are unnecessary:proposed guidelines for appropriate intubations of the burn patient. *J Burn Care Res.* 2016;37(5):e409-414.

如前所述,面颈部烧伤患者发生困难气管插管的风险显著增加。因此,必须对患者的气道情况进行详细的检查,尤其应该注意颈椎的活动度、颈部和下颌下组织的硬度和活动度,以及舌体和口咽腔的肿胀程度,同时还要注意面部的烧伤和烧伤敷料可能对面罩通气的影响。大面积胸部烧伤,尤其是胸壁环形结痂可严重影响胸壁的顺应性,导致限制性肺通气功能障碍,并阻碍面罩通气。由于烧伤患者没有禁食,且创伤和应激情况又减慢胃排空速度,使得烧伤急性期发生误吸的风险显著升高。因此,在气道检查时要告知患者(如前所述),是决定清醒还是在镇静/无意识条件下进行气道管理。如果评估面罩通气和气管插管均不存在困难,便可实施 RSI 插管。颈部烧伤患者不能使用环状软骨加压的方法,如果存在颈椎和脊髓的损伤风险,则需要进行颈椎的直线固定。

在烧伤后 48h 内实施气管插管,使用琥珀胆碱好处是可以在无法完成气管插管的情况下,患者的肌张力和自主呼吸能够快速恢复。插管前必须保证各种插管备用工具随时可用,这些工具包括口咽通气道、鼻咽通气道、声门上气道(supraglottic airways, SGA)装置、可视喉镜、探条和插管软镜(flexible intubation scope, FIS)、经气管和/或外科气道工具等。不论插管技术高低,麻醉医生都必须遵循美国麻醉医师协会制定的困难气道管理指南,时刻警惕插管失败的情况。烧伤急性期患者只有在多次尝试气管插管失败的情况下,才考虑进行气管切开。

烧伤亚急性期的气道管理

烧伤亚急性期的气道管理主要包括手术或重症监护室的维持通气,避免意外拔管和对持续肺部感染疾病的治疗。在烧伤亚急性期,由于早期大量的液体复苏治疗导致气道水肿,可出现面罩通气困难和气管插管困难。按前述要求完成气道的全面检查后,还必须对患者张口度和口周软组织的顺应性进行重点评估,因为气道的肿胀、痊愈的烧伤创面和近期的面部植皮均能影响患者的张口度和口周软组织的顺应性。这些情况可能会限制面罩的放置,甚至需要其他替代方法来提供氧气或麻醉气体(图 35.2)。

在前面介绍的规范气道管理方法中,有几点值得特别关注。首先,对于合并有口内、外水肿的烧伤患者,采用视频喉镜可以通过肿胀组织看到声带,尤其是烧伤导致颈部活动受限的情况下,可以通过更大角度的视频喉镜看到声门。虽然视频喉镜可以看到声带,但在气管导管(endotracheal tube, ETT)通过声门时,烧伤患者很难达到插管所需的解剖直线要求。此外,可视喉镜镜片置入后,口腔的水肿减少了 ETT 要通过的

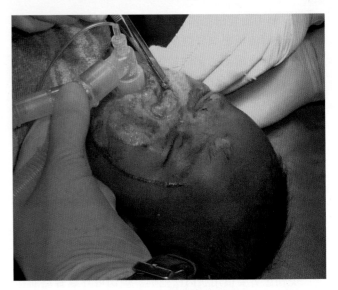

图 35.2　手术期间口周新鲜清创伤口会导致面罩通气困难

口咽腔空间。在这种情况下,可以放置探条引导气管导管。或采用可视喉镜(video-assisted laryngoscopy, VAL)与 FIS 联合气管插管的方法,VAL 可以暴露声门以上的近端气道,而软镜杆末端则可以进入声门。该方法通常需要两名操作者,其中一个人固定可视喉镜的镜片,另一个人操作 FIS[22]。

如果气道解剖结构评估提示困难气道(例如,张口严重受限和/或口内容积降低),插管过程中必须保留自主通气,镇静的深度取决于患者合作程度。如果可能,最安全的方法就是采用清醒软镜插管(flexible scope intubation, FSI)。但在易激惹患者,很难耐受清醒插管操作,可实施镇静下保留自主呼吸的 FSI。由于头颈部烧伤致使实施喉上神经阻滞,或经气管注射局麻药的体表解剖标志模糊,所以一般采用气道表面麻醉。对于声门上或声门肿胀的患者,采用 Parker flex tip ETT(与普通 ETT 的区别是导管前端为向内弯曲小尖)可有助于在 FIS 引导下推送气管插管。对于深度镇静或意识消失的患者,采用插管型 SGA,既可以保留自主通气,还可以通过 SGA 盲探插管或 FIS 引导插管[23]。图 35.3 为口周和咽部解剖评估异常的烧伤患者(图 35.4)气道管理流程,是对 ASA 困难气道管理流程的一个补充。

面部烧伤患者气管导管的固定同样存在困难,尤其是当气管导管靠近手术区域时。在不能采用胶布固定的情况下,可用绷带将导管系住后再绕头一周的方法固定,但该方法可能对手术区域造成影响。其他固定气管导管的方法包括:经鼻置入胃管并沿硬腭绕回的成圈固定法、通过牙线将导管固定在牙齿上的方法或用缝合线将导管固定在下颌骨、鼻中隔或鼻孔等方法(图 35.5)。

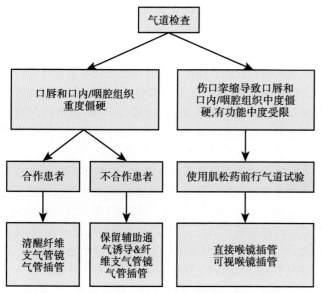

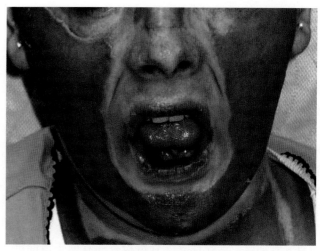

图 35.3　烧伤患者气道管理推荐流程 (From Kaiser HE, Kim CM, Sharar SR, et al. Adevances in perioperative and critical care of the burn patient: anesthesia management of major thermal burn injuries in adults. *Adv Anesth.* 2013; 31: 137-161.)

图 35.4　烧伤气道的评估, 包括对唇、口内和咽腔组织僵硬程度的评估, 瘢痕组织挛缩导致严重张口受限

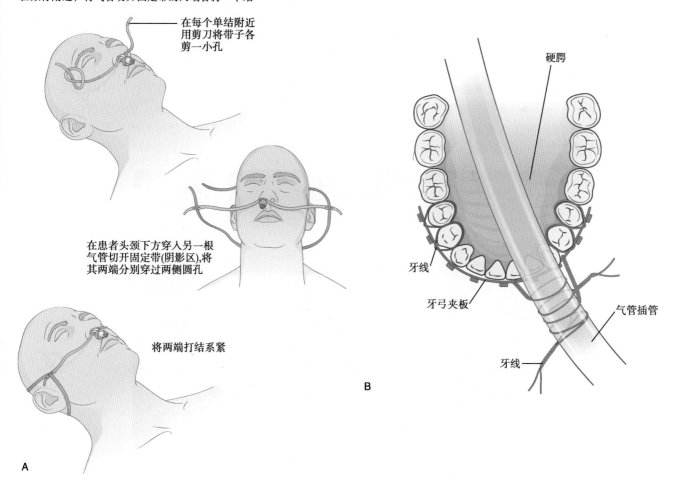

图 35.5　(A)面部烧伤患者气管导管通过环绕头部打结固定。(B)气管导管用牙线固定在牙上, 避免对面部手术区域的干扰

如前所述，烧伤亚急性期的肺炎或急性呼吸衰竭综合征可导致呼吸功能恶化，临床表现为肺顺应性降低，严重的低氧血症，动脉氧分压/吸入氧浓度（PaO_2/FiO_2）比值下降。胸部 X 线显示局灶性或双侧肺部浸润，胸腔积液和弥漫性肺水肿。目前推荐的治疗方法是肺保护性通气技术，潮气量设定为 6mL/kg，维持中度呼气末正压通气（positive end-expiratory pressure，PEEP），并根据连续动脉血气监测的 PaO_2 调整 FiO_2。

由于肺的分泌物和支气管碎片较多，常常需要采用积极的吸引清理工作。在手术室和 ICU 病房内的带管患者，经常的肺部吸引对维持气道通畅非常重要。分泌物过多还可能阻塞气管导管，尤其是低龄儿童使用的气管导管内径较细更容易阻塞。而困难气道患者的分泌物过多，还有可能出现有潜在致命风险的再次紧急气管插管。治疗性支气管镜检查亦有助于清除肺内分泌物。由于许多烧伤患者会继发肺炎，要根据痰培养的结果进行早期诊断和抗生素治疗[9]。需要长期保留气管导管的患者，如果颈部水肿消退，且气管切开部位没有烧伤，可以考虑行择期气管切开术，但切开的时间尚有争议，要在权衡诸如声门下狭窄等风险基础上，根据临床具体情况决定[24,25]。

烧伤慢性期的气道管理

在烧伤慢性期，患者会回到医院接受一种或一系列的修复重建外科手术，这个阶段气道管理工作同样会面临巨大的挑战。烧伤后或植皮后的瘢痕和纤维组织增生导致皮肤挛缩，严重影响张口度（尤其是口周瘢痕）、颈部伸展度和下颌活动度（图 35.6）。对于面罩通气或气

管插管评估可能存在困难的患者，最安全的方案就是插管过程中保留自主通气。如前所述，使用能够维持呼吸动力和气道通畅的镇静药物，可实现保留自主呼吸的清醒或镇静气管插管操作。插管前必须做好自主呼吸停止的预测和准备，这些准备措施包括插管时有两名能够实施双人面罩通气的人员，同时确保口咽/鼻咽通气道和 SGA 能随时可用。极个别特殊病例，外科医生要留在现场，确保需要时能实施紧急气管切开术。

在气道表面麻醉基础上采用 FIS 技术可以完成保留自主呼吸的气管插管操作，气道表面麻醉可以通过雾化吸入利多卡因和/或经气管神经阻滞（假如烧伤瘢痕并未破坏颈部的解剖结构）方法进行。值得注意的是，舌体较大，尤其是合并张口受限时会影响气道的通畅程度。该情况下，采用压舌板、Ovassapian 气道或向外牵拉舌体同时用力提下颌会有较大的帮助。如前所述，如果口腔肿胀程度严重，可视喉镜与 FIS 技术联合可有效地完成气管插管。

据报道，对于颈部烧伤后瘢痕挛缩，颈部伸展重度受限的患者，可以在面罩吸入或静脉镇静下先行颈部瘢痕挛缩松解手术，然后再实施气管插管。在 15 例颈胸部瘢痕粘连患者的报道中，所有患者采用氯胺酮和/或吸入麻醉方法，保留自主通气，并在瘢痕挛缩松解后，用直接喉镜成功完成气管插管，未出现任何气道并发症[26]。

烧伤患者长期留置气管导管或气管切开，将增加声门下气道狭窄的风险。出现劳力性呼吸困难或喘鸣病史，则提示可能存在声门下狭窄。这些患者在直接喉镜下使用标准内径的气管导管有可能出现声门下推送困难，应预先准备好一个口径较小的导气管和几根内径更

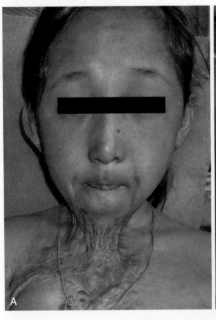
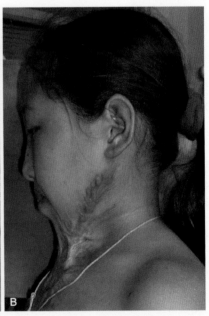

图 35.6 （A）烧伤数周至数年后可形成严重瘢痕和纤维组织增生。（B）瘢痕和纤维组织增生导致皮肤挛缩，限制了颈部伸展和下颌活动

细的气管导管。

烧伤患者的气管拔管

在满足常规拔管标准外,由于烧伤患者拔管后气道管理难度增加,拔管需要格外谨慎。由于拔管后有可能需要重新插管,且不能快速完成再次插管,就会出现灾难性后果。因此,烧伤患者拔管时必须特别小心并做好充分的准备工作。对于既往有困难气道病史、近期气道解剖结构发生改变(例如,短期内的面、颈部植皮,新的瘢痕挛缩)或体重指数增加的患者,拔管都应该特别谨慎。为了这些高危人群能够安全实施气管拔管,在一级创伤/烧伤中心制定了相应的拔管指南,增加对这些患者拔管的风险认识,做好准备工作。对于高风险拔管的患者,拔管时应该还有一名麻醉医生在旁,并准备好困难气道车。同时,拔管前还要制订一份多学科团队间充分沟通的气道管理计划。图 35.7 是用于不同层级的潜在困难气道风险,也包括烧伤患者的拔管流程图。

对于拔管准备情况的评估同样非常重要,尤其是烧伤患者需要特殊考虑。除了恢复足够的自主通气动力(例如,通过自主呼吸试验)和满意的气体交换之外,同时还要确保吸入性损伤和/或大量补液所致的上气道水肿已经消退,以及合适的气道通畅。检查气道水肿的方法有多种,其中包括在吸入压力维持在 $20\sim30cmH_2O$ 时ETT 周围是否有漏气的试验,和采用视频喉镜直接观察

喉腔和 ETT 导管周围声带水肿程度的方法。此外,在患者肺内存留大量分泌物和/或患者咳嗽力度不足以清除气道分泌物时,也会导致严重的后果。另外,还应明确对胸壁(尤其是胸部烧伤)和肺顺应性的影响并不严重,否则将显著增加自主呼吸的做功。

小儿烧伤的气道管理

由于小儿的气道解剖和生理与成人不同,小儿烧伤后的气道管理更具有挑战性。低龄儿童和婴幼儿舌体大、下颌短、上腭和会厌长、环状软骨较窄、容易发生喉痉挛[27]。相对较大的舌体和较长会厌出现的水肿将导致严重上呼吸道梗阻、面罩通气和气管插管困难。由于小儿气道的内径较小,即使水肿和黏液导致的气道内径轻微减少,亦会出现气道阻力的显著增加(如泊肃叶定律所示)[28]。

婴幼儿的需氧量大,功能残气量低,容易发生低氧血症,因此,已经存在潜在面罩和气管插管困难的烧伤儿童,将面临更大的风险。此外,由于小儿的肺顺应性基础值低于成人,再加上肺损伤和肺水肿的进一步影响,导致烧伤儿童的通气更加困难。因此,烧伤儿童的病情更容易出现迅速恶化。由于初期的气道评估通常无法预测气道梗阻的发生情况,建议在烧伤急性期尽早进行气管插管。

烧伤小儿的气道评估和管理还涉及一些其他细节。尽管无囊气管导管曾经受到青睐,但现在建议使用有囊气管导管,因为有囊气管导管可以形成一个更加可变且可靠的密封囊,便于在气道水肿/直径以及肺顺应性不断变化的情况下,进行充分的正压通气。临床研究显示,烧伤小儿使用无囊气管导管容易出现潮气量下降、通气不足,增加重新气管插管的发生率,而面颈部烧伤的儿童,再次气管插管的难度极大[29,30]。

为了避免发生气管狭窄,气管插管的儿童要定期进行漏气试验,确认在气道压力为 $20\sim25cmH_2O$ 时能够听到漏气音。儿童使用的 FIS 镜杆细而柔软,但镜杆越细,硬度越低,通过肿胀的咽腔组织和引导气管插管的难度越大。此外,内径较细的软镜没有吸引功能,不能及时清除烧伤气道内的大量分泌物和黏液,容易模糊视野。

许多需要不同方法联合应用才能保证气道安全的病例报道,证实了烧伤儿童气道管理所面临的挑战[26]。在颈伸展受限和/或张口受限时,一种称为"flex-flex"的方法曾有助于小儿早期的气道管理[31]。该方法就是在颈部弯曲患儿头部,然后进一步弯曲床头。这种极度前屈的体位配合长的直喉镜片可以直接看到声门,而不需要太大的张口度。

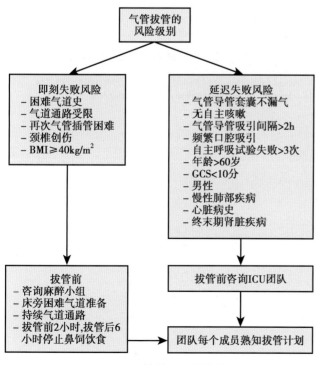

图 35.7　不同拔管风险的推荐流程

气管切开方法使用较少，只是在气管插管难以完成或极度不安全，同时颈部解剖条件允许的特殊条件下才考虑采用气管切开术。但以往研究显示，烧伤儿童早期实施择期气管切开术并没有明显的临床优势[24]。值得注意的是，在一篇婴幼儿重度烧伤所致的气道扭曲和颈部瘢痕挛缩的病例报道中，在传统方法无法建立气道情况下，成功采用体外膜肺氧合技术完成了外科手术[32]。

结论

烧伤患者的气道通常会有严重的解剖变形，并对呼吸力学和生理学产生影响，因此烧伤患者的气道管理会面临许多挑战。对烧伤各阶段病理特征的深入了解有助于对不同阶段所面临的问题进行正确的评价，并制定相应的管理策略。

临床要点

- 在烧伤急性期、亚急性期和慢性期等不同阶段，气道管理的重点和方法各不相同。
- 热损伤，吸入性损伤和大量快速补液可导致气道水肿。
- 尽管烧伤患者麻醉诱导所需剂量可能会增加，但这些诱导药物可导致血管扩张或心排血量下降，引起血流动力学波动。
- 烧伤后最初48~72h内禁忌使用琥珀胆碱，以防止出现致命的高钾血症。但患者烧伤创面已经愈合，活动能力和肌张力恢复正常，同时重症疾病已经治愈，则可以给予琥珀胆碱。
- 面部、颈部烧伤以及气道水肿会出现扣面罩和面罩通气困难。

- 在烧伤慢性阶段，烧伤后瘢痕挛缩可导致张口受限和颈部伸展受限。气道管理时必须进行全面的气道检查，尤其是观察口周和咽部瘢痕的硬度和挛缩程度。
- 儿童烧伤患者建议采用带囊气管导管，因为烧伤急性期气道和通气机制变化迅速，在此期间为保证足够的通气而更换气管导管可能会带来极大的风险。
- 对于烧伤患者发生拔管失败和再次插管困难的风险判断至关重要，如果拔管失败，应准备好合适的人员、设备，以及现场的跨学科的治疗方案。

（魏灵欣 译 邓晓明 审）

部分参考文献

2. Kaiser HE, Kim CM, Sharar SR, et al. Advances in perioperative and critical care of the burn patient: anesthesia management of major thermal burn injuries in adults. *Adv Anesth.* 2013;31:137-161.
4. Esnault P, Prunet B, Cotte J, et al. Tracheal intubation difficulties in the setting of face and neck burns: myth or reality? *Am J Emerg Med.* 2014;32:1174-1178.
8. Bitter EA, Shank E, Woodson L, et al. Acute and perioperative care of the burn-injured patient. *Anesthesiology.* 2015;122:448-464.
9. Sheridan RL. Airway management and respiratory care of the burn patient. *Int Anesthesiol Clin.* 2000;38:129-145.
14. Martyn JA, Richtsfeld M. Succinylcholine-induced hyperkalemia in acquired pathologic states: etiologic factors and molecular mechanisms. *Anesthesiology.* 2006;104:158-169.
21. Romanski KS, Palmieri TL, Sen S, et al. More than one third of intubations in patients transferred to burn centers are unnecessary: proposed guidelines for appropriate intubations of the burn patient. *J Burn Care Res.* 2016;37(5):e409-e414.
26. Caruso TJ, Janik LS, Fuzaylov G. Airway management of recovered pediatric patients with severe head and neck burns: a review. *Paediatr Anaesth.* 2012;22:462-468.
27. Cote CJ, Todres ID. The pediatric airway. In: Cote CJ, ed. *A practice of anesthesia for infants and children.* 5th ed. Philadelphia: Elsevier Saunders; 2013:238-243.
30. Sheridan RL. Uncuffed endotracheal tubes should not be used in seriously burned children. *Pediatr Crit Care Med.* 2006;7(3):258-259.
31. Hochman II, Zeitels SM, Heaton JT. Analysis of the forces and position required for direct laryngoscopic exposure of the anterior vocal folds. *Ann Otol Rhinol Laryngol.* 1999;108(8):715-724.

All references can be found online at expertconsult.com.

第 36 章　小儿气道管理

Ranu R. Jain and Staci D. Cameron

章节大纲

引言

困难气道(difficult airway,DA)的管理是麻醉医生面临的一项最具挑战性的任务。美国麻醉医师协会(American Society of Anesthesiologists,ASA)指南中将 DA 定义为：一个接受正规培训的麻醉医生,遇到上呼吸道面罩通气困难或插管困难,或两者兼有的临床情况[1]。近期的研究也证明了气道管理技能在小儿临床麻醉中的重要性。在 ASA 小儿已结的诉讼数据中显示,有关小儿呼吸相关的不良事件具有很高的诉讼率[2]。数据分析显示,在所有诉讼事件中,呼吸系统并发症事件占43%,其中因通气不当(20%)所引发的相关事件最为常见。气管插管误入食管、呼吸道梗阻和困难气管插管(difficult intubation,DI)共占呼吸不良事件的14%。记录的小儿围术期心搏骤停(pediatric perioperative cardiac arrest,POCA)有20%与呼吸系统有关[3],其中呼吸道梗阻和 DI 各占27%和13%。非肥胖小儿面罩通气困难的发生率是2.1%。大多数因气道梗阻或 DI 导致心搏骤停的患儿,本身都伴有潜在的疾病和综合征。

此外,由于婴幼儿和小儿呼吸道解剖结构与成人存在差异,因此 DA 管理时须要具备小儿解剖差异、先天性综合征以及不同疾病状态等相关知识。在小儿患者气道管理中,尝试插管前可能需要全身麻醉,但对于可以合作的成年人来说这不是首选方案。

小儿气道解剖

小儿气道,尤其是婴幼儿与成人存在明显差异。因此,认识两者之间的差异对管理小儿气道十分重要。下述内容是有关小儿正常气道解剖的综述[4-7]。

喉

婴幼儿喉位于 $C_3 \sim C_4$ 水平,偏向头端,6岁时逐渐接近成人 C_5 水平[6]。婴幼儿喉头位置更高,舌体贴近于硬腭,并且更容易贴附在硬腭上。因此,小儿麻醉诱导或苏醒过程中容易发生上呼吸道梗阻。一个常见的错误说法是婴幼儿的喉位置靠前,实际上,与成人的喉位置相比,小儿的喉位置更靠近颈部的上端。下颌骨发育不良综合征的患儿,如 Pierre Robin 综合征,喉的位置则较正常更加偏后,使喉入口与舌根部的夹角更小。此时,直视声门变得十分困难或不能直视。由于小儿喉的位置靠向头端,同时枕部体积偏大,因而"嗅物位"并不能帮助暴露喉镜视野[4,7]。抬高头部只会使喉部更加前倾。插管时婴幼儿的头和肩应摆放在同一个平面上,头居中,颈部既

不能过屈,也不能过伸[5]。

会厌

婴幼儿的会厌较长,僵硬,通常被描述为 Ω 或 U 形[6]。会厌位于声门的后上位置,与声门成45°夹角。由于会厌的角度更加倾斜,直接喉镜下暴露声门可能十分困难,需要用喉镜片挑起会厌尖端来帮助显露声带。因此,通常首选直喉镜片。如果患者没有声带麻痹,用 Macintosh 喉镜无须提起会厌,可以减少刺激。

声门下结构

过去,由于认为喉的形状类似于漏斗状,环状软骨常被认为是婴幼儿气道的最窄处。然而,最新研究表明,声门开口和声带下水平才是婴幼儿气道的最窄处,且婴幼儿气道更接近于圆柱形[7-9]。气管导管(endotracheal tubes,ETT)过于密闭可导致该部位的黏膜水肿,气流阻力增加。气流阻力与管道半径的4次方成反比。水肿 1mm 可使婴幼儿的气管横截面积减少75%而成人仅降低44%。

小儿气道的评估

没有完整地婴幼儿 DI 预测评估体系。预测潜在的 DA 的体格检查应以正常解剖知识和 DA 相关症状为指导。

小儿气道的评估,首先从病史和头颈部的体格检查开始。这些检查多涉及主观经验,建立一致性评价标准能提高 DA 的预测能力。可能发生 DA 的因素包括打鼾、粗的呼吸音、喂食时呼吸困难、上呼吸道炎症和反复发生的哮吼等。如果可能,应查阅既往麻醉记录。遇到 DA 病例时,记录整个处理过程及面罩通气状况能够给未来的看护者提供帮助。以往麻醉过程顺利并不能完全保证下一次麻醉的成功[4,7]。

充分认识可能产生气道不良影响的综合征,是处理小儿困难气道的关键。存在一种畸形则应该检查是否存在相关的其他问题。许多这种综合征患者的一个共同特点是小颌畸形,可以导致直接喉镜无法推移舌体,增加了声门暴露困难的发生率[4,7]。随着年龄的增长,插管的条件亦会发生相应改变。小颌畸形患儿,如皮-罗综合征,随年龄增长,其气管插管会变得较为容易。而黏多糖紊乱或颈椎异常(如克利佩尔-费尔综合征)的患儿,随年龄增长插管难度加大[5]。

外耳畸形或残耳皮赘提示可能存在 DI[5]。研究表明,双侧小耳畸形患儿中 DI 的发生率增加(双侧为42%,而单侧为2%)。下颌骨发育不良的患儿双侧小耳畸形

的发生率明显超过单耳畸形(50% vs 5%),因此双侧小耳畸形也可以作为预测 DI 的间接指标[8]。

体格检查应侧重于头、颈部和颈椎。许多应用于成人的困难气道预测方法并不适用于小儿。由于准确的判断需要患儿的合作,因此,年龄较小或不能合作的儿童,很难做出恰当的判断。既往的研究表明,Mallampati 分级法预测小儿 DI 的敏感度较差[9]。由于小儿麻醉时缺少可利用的客观气道评估信息,因而小儿麻醉医生经常处于不利地位,更需要通过娴熟的技巧来处理小儿困难气道。

气道评估应侧重以下几个方面:下颌骨的大小和形状、口和舌体的大小、牙的缺失或前突、活动牙以及颈的长度和活动范围。Berry 认为婴儿下颌至舌骨间距正常为一指宽(1.5cm)[10]。头颈部的侧面检查可提供是否存在小颌畸形的线索,已经证实下颌增大也是 DI 的危险因素之一。

巨颌症是儿童发育早期的一种疾病,表现为无痛性下颌增大,伴有或不伴有上颌骨异常,该症状在小儿早期阶段发展迅速,到青春期逐渐退化。巨颌症儿童的口咽部潜在腔隙被增大的下颌骨挤占[11],通过对受压软组织部位的触诊可发现问题。

诊断性评估

磁共振成像(magnetic resonance imaging,MRI)和计算机断层扫描(computed tomography,CT)技术特别有助于评定气道的病理改变。当预测声门暴露困难或可能存在气道病变时,在气管插管前最好进行纤维光导软镜的检查。对于半侧颜面短小患儿,通过应用放射学技术对下颌骨结构进行分级,可有助于预测困难插管的难易程度[12]。

急诊室的患儿,只要其不处在呼吸窘迫状态,均应对其呼吸道梗阻情况做放射成像检查。由于仰卧位可加重梗阻程度,放射成像检查时应采取直立位[13],并需要有熟练掌握气道管理技术和具备小儿气道管理能力的人员陪同,同时配备相应的仪器设备。

对气道异物、渗出性气管炎和无名动脉压迫症的诊断,胸片的敏感性较高(>86%),而在喉软化症和气管软化症患儿,其敏感性降低(分别为 5% 和 62%)[13]。在气道失去保护时应首先控制气道,而不是进行放射学检查。可以咨询其他科室,尤其是耳鼻喉科医生对于 DI 的支持管理方案。

小儿困难气道的分类

根据 ASA 的 DA 管理指南,凡是存在通气困难,插管困难或两者均有的情况称之为困难气道[1]。对困难气道以及引发气道难题的各种相关因素的充分认识,是小儿气道安全管理的关键。小儿困难气道可根据受累气道的解剖位置进行分类,主要包括头、面、口、舌、鼻咽、喉、气管和颈部的异常。

小儿气道管理的设备

为了成功地处理 DA,必须准备好随时可用的合适设备。建议配备一辆小儿困难气道专用手推车,配备有适用于自早产儿至青少年的各种型号气管插管设备。此外,美国小儿研究院麻醉学分会建议装备一辆适用于所有麻醉小儿的 DA 手推车[14]。这种 DA 手推车只有在发生困难气道或"不能插管,不能通气"的情况下才能启用(知识框 36.1)。

面罩

在处理 DI 过程中,面罩通气的重要性超过气管插管。选择合适好用的面罩对于小儿气道管理,尤其是困难气道尤为重要。通常选用一次性透明的具有可充气边缘的塑料面罩,面罩应能够覆盖下颌和鼻梁,对面部或下颌施加较小的压力就可以达到密封不漏气,面罩透明有利于观察诱导期间分泌物和呕吐情况。诱导前通过购买或喷洒得到各种不同气味的面罩可以减少小儿麻醉诱导时的恐惧。

知识框 36.1　小儿困难气道急救车
各种类型的喉镜柄和喉镜片
氧镜
气管导管,内径为 2.0~7.0mm
口咽通气道/鼻咽通气道
牙垫
面罩
管芯
气管导管换管器
喉罩通气道(各种型号)
纤维软镜插管(FOI)器械
可旋转支气管镜接头
逆行插管套装
经皮环甲膜切开套装
喉镜
插管钳
沙丁胺醇连接器(用于计量剂量)
静脉注射导管
除雾器
杨克管:(婴幼儿和成人型号)
吸痰管
利多卡因注射液/利多卡因凝胶

为了适应软镜插管(flexible scope intubation,FSI),人们对面罩已做了多方改进[15-18]。Frei 等[16,17]介绍了一种改良的商用面罩(Vital Sighs),方法是在面罩侧面打孔并连接硅胶螺纹管,面罩中央配有一个覆盖硅胶膜的塑料环,在硅胶膜上开一个比支气管镜外径(OD)小 1~2mm 并能放入支气管镜的小孔。这种气道内镜面罩用于年龄 3 天至 12 个月的小儿,可以在丙泊酚镇静保留自主呼吸的情况下完成可曲纤维光导支气管镜(flexible fiberoptic bronchoscope,FOB)引导的气管插管[15]。另一种经过改良后的带有通气侧口的商用面罩(MERA,Senko Ika Kogyo,日本,东京),在 9 例 3 个月至 11 岁的小儿患者,经持续手控通气的吸入麻醉诱导下,成功完成了纤维光导镜引导插管[18]。

口咽通气道

由于婴儿的舌体相对于口咽部较大,麻醉诱导过程中容易发生上呼吸道梗阻,需要选用适当型号的口咽通气道进行有效通气。Guedel 和 Berman 口咽通气道最为常用。将通气道与面部进行参照对比可以估计合适型号的通气道,如果通气道过短,可能会加重呼吸道梗阻程度,而通气道过长则可能损伤会厌或腭垂,在置入口咽通气道时推荐使用压舌板以避免损伤舌部的淋巴引流[4]。

鼻咽通气道

鼻咽通气道的型号范围为 12~36F 但在腺样体肥大的小儿需谨慎应用。Beattie 首次记录了改良后的鼻咽通气道,随后在 2005 年 Holm-Knudsen 报道了其婴幼儿气道管理中的应用(图 36.1)。

气管导管

小儿使用的 ETT 型号为 2.5~7.0mm。根据手术需要可选择抗激光导管、鼻/口插异型管(Ring-Adair-Elywn,RAE)和钢丝加强型导管,并根据患儿的年龄和体重

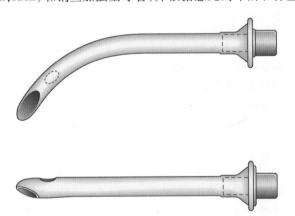

图 36.1 由 Beattie 修改的鼻咽通气道是一种经鼻气道,其气管导管连接口可嵌入其末端。患者可以通过这种改良的鼻咽通气道进行通气。此时口,嘴唇和另一个鼻孔应该闭合

选择合适的 ETT 型号。同时还要准备比预测型号大半号或小半号的 ETT(表 36.1)。传统观点认为,小于 8 岁的患儿应不使用带套囊的 ETT;肺顺应性低或有误吸危险的患儿应使用低压、高容套囊的 ETT。使用带套囊 ETT 时,由于套囊部位的外径偏大,应降低半号[19]。

无论气管导管是否带套囊,建议将漏气压力维持在 20cmH2O 以下以减少气管插管后的哮吼。为了避免套囊的过度膨胀,建议使用压力计。Koka 等报道,拔管后哮吼的发生率为 1%[20]。而 Litaman 等[21]在一项 5 000 例儿童进行的前瞻性研究中,只有 7 例发生哮吼,表现为至少持续 30min 的吸气性喘鸣,发生率为 0.1%。在该研究中,气道压超过 40cmH2O,才出现漏气时,则换用小一号的 ETT[21]。ETT 是否漏气取决于麻醉深度和是否使用肌松剂,而临床中许多麻醉医生根据 ETT 通过声门时的困难程度作为判断其型号是否合适的标准。

临床上有许多用于计算 ETT 合适型号的公式。年龄大于 2 岁的儿童,选择无套囊 ETT 型号的公式为(年龄+16)/4 或(年龄/4)+4。适用于新生儿和年龄小于 8 岁儿童的带套囊 ETT 型号的计算公式目前尚在研究中。在 488 例患儿的研究中,随机分为套囊组和无套囊组[22],带套囊导管的计算公式为(年龄/4)+3,公式的符合率为 99%。研究中每组各有 3 例出现哮吼症状,需要进行治疗。经口 ETT 插入深度的计算公式包括:长度(cm)= 3×内径(mm),或长度(cm)= 年龄/2+12[19]。在早产儿和新生儿,计算公式为导管末端至唇的距离(cm)= 6+体重(kg)[23]。无论采用何种方法,均需要通过两侧肺部听诊来确定 ETT 的正确位置(表 36.2)。另外,应该把密封压调整到一个合适的范围内。

表 36.1　气管导管型号及插入深度的计算公式

导管类型/插入深度	计算公式
>2 岁患儿应用的无套囊气管导管	(年龄+16)/4 或(年龄/4)+4
带套囊的气管导管	(年龄/4)+3.0
导管长度(口插)	年龄/2+12 或 3×内径(mm)
导管长度(鼻插)	3×内径(mm)+2

表 36.2　婴幼儿所需气管导管的型号

年龄	型号内镜/mm
早产儿<1 000g	2.5
早产儿 1 000~2 500g	3.0
新生儿至 6 个月	3.0~3.5
6 个月至 1 岁	3.5~4.0
1~2 岁	4.0~4.5
>2 岁	(年龄+16)/4

目前还没有 6～8 岁以下小儿使用的双腔 ETT。Arndt 支气管内阻塞器（Cook Critical Care,Bloomington,IN）可用于婴幼儿的单肺通气[24]，5.0F 的支气管内阻塞器推荐用于 4.5mm 的 ETT。Univent 导管（Fuji Systems,Tokyo）为一单腔导管，其内带有活动性支气管阻塞器[25]。Univent 导管适用于小儿的型号有内径为 3.5mm 和 4.5mm 的导管。3.5mm Univent 导管没有吸引或供氧管腔通入阻断的肺内,需要在 FOB 引导下放置。第 26 章将对单肺通气进行更加详尽地讨论。

气管导管换管器

ETT 换管器有多种用途,可用于置换损坏的 ETT,并在必要时提供再次插管通道。有多种成人使用的换管器,这些换管器为较长、半硬质,可插入 ETT 内的导管。Frova 插管引导管（Cook Critical Care）有小儿使用的型号（8F）,可用于 3.0mm 的 ETT,其长 33cm,内为空腔,末端弯曲圆钝,外形类似于弹性探条。在声门视野暴露不佳的情况下,引导管弯曲圆钝的末端可盲探进入气管内。Frova 引导管内有空腔和两个侧孔。安装上可拆卸的 Rapi-fit 转换接头后可用于通气或加强套管[26]（图 36.2）。

此外,Cook 公司还生产了四种型号气道换管器,气道换管器末端圆钝,内为空腔,远端有侧口,同时亦有 Rapi-fit 转换接头。8F 气道换管器长为 45cm,可用于 3.0mm 的 ETT[26]。

喉镜片

直喉镜片与弯喉镜片

麻醉诱导前应准备不同型号和形状的喉镜片,喉镜片分为直喉镜片和弯喉镜片。由于小儿的会厌向后弯曲,有可能出现声门暴露困难。因此,新生儿和婴幼儿一

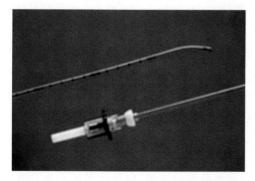

图 36.2 小儿型号（8F）的 Frova 插管引导管（Cook Critical Care,Bloomington,IN）。可用于引导 3.0mm 的气管导管。Frova 引导管内有空腔和两个侧孔,末端弯曲圆钝,有 Rapi-fit 转换接头

般选用直喉镜片提起会厌。常用的直喉镜片有 Miller 喉镜片、Wisconsin 喉镜片、Wis-hipple 喉镜片和 Wis-Foreger 喉镜片。弯镜片更适用于年龄较大的儿童。

氧镜

氧镜是在 Miller I 型纤维光导喉镜片上带有一个用于气管插管时能吹入氧气的开孔。保留自主呼吸的婴幼儿在吹入氧气的情况下进行喉镜检查,可以在麻醉状态下最大限度地减少经皮氧分压的下降,增加了气道检查的安全性[27]。

前联合喉镜

耳鼻喉科医生经常使用前联合喉镜暴露声门。前联合喉镜是一个管状硬质直喉镜,其光源位于远端。该设计可避免舌体阻挡视野,改善暴露效果[28]。

可视喉镜

成角的视频插管型喉镜（angulated video-intubation laryngoscope,AVIL）是由瑞士苏黎世的 Marcus Weiss 博士发明的一种新型插管型内镜。AVIL 组成包括 Macintosh4 型塑料材质喉镜,其镜片远端成角弯曲,同时还装配有光导纤维内镜（长 1.8m,外径为 2.8mm VOLPI,Schlieren,Switzerland）。镜片末端弯曲 25°,以增加光导纤维镜的视野。AVIL 镜片末端弯曲后类似于 McCoy 喉镜,镜片前端突缘变窄后能用于小儿。纤维光导内镜贯穿镜柄至镜片末端,AVIL 融合了传统喉镜技术与镜片末端的视频监测技术。装有管芯的 ETT 塑形成曲棍球棒状,可在视频监测下通过镜片的前端突缘[29-33]。

AVIL 适用于年龄 3 个月至 17 岁,手法固定患儿的颈部。在婴幼儿和年龄较小的儿童应用时要注意初次置入喉镜时镜片置入容易偏深[34]。此外,还有 AVIL 喉镜用于小儿 DA 患者插管的报道。视频喉镜还成功用于 Morquio 综合征患儿和一例仅 3 天的 Pierre Robin 综合征新生儿气管插管[33,35]。

Truview（Truphatek International,Netanya,Israel）是最近推出的一种硬性喉镜,具有成角度的尖端和光学组件,可提供喉部的照明和放大视图。光学系统由透镜和棱镜组成,其将视图延伸超出叶片的尖端。该喉镜的前端较窄,口内所占用的容积小,且向前成 46°角,能使光折射提供更宽的喉部视野。喉镜还有一个侧口,可以吹入氧气,并能连接到视频监控上来协助培训。这种喉镜片的高度为 8mm,与传统的喉镜相比,Truview EVO₂ 喉镜具有多种优势,可放大和增强喉镜的视野。Singh 及其同事在一项对 60 名新生儿和婴儿进行的研究中对

Truview EVO$_2$ 和 Miller 喉镜进行了比较[36]，结果显示 Truview 喉镜能改善的喉镜视野，增加插管时间，有统计学意义但无临床意义。

GlideScope 视频喉镜（Cobalt，Verathon）有两种型号的可重复使用的视频传导棒和一次性喉镜片。该喉镜配有显示屏和录像机。GlideScope Cobalt 型号采用 10mm 喉镜片，插入口内中线不会使舌体受压移位[37]。据报道，在正常气道的儿童中使用 GlideScope 进行了两项研究，均发现它适合于小儿患者的插管[38,39]，但其中一项研究显示，该喉镜插管所需的时间更长。

Airtraq 光学喉镜（AOL；Prodol，Vizcaya，Spain）是一种用于气管插管的一次性间接喉镜。Airtraq 光学喉镜有两种小儿型号：ETT 为 2.5~3.5 的婴儿型号（0 号）和 ETT 为 3~3.5 的幼儿型号（1 号）。两种型号都需要患儿口部张开 12~13mm。Airtraq 喉镜可以使用橡胶目镜，也可以安装相机并与无线显示器一起使用，从而使喉镜前端的图像投射到近端目镜。Airtraq 喉镜从口腔中间插入，喉镜前端进入会厌谷用来挑起会厌。暴露声门后，将 ETT 缓慢插入。插管前润滑 ETT 可使管道顺利通过。如果插管时出现问题，可能是由 ETT 的管径偏大或引导槽内 ETT 的角度不对引起的[37]。两个病例报告记录了 Airtraq 在小儿 Das 患者中的应用：一名患有 Treacher Collins 综合征的体重 23kg 的 9 岁儿童[38]和一名体重 4.8kg 患有 Pierre Robin 综合征的婴儿[39]。其他病例报告记录了 Aairtraq 光学喉镜能很好地暴露喉部，但仍旧可能发生 ETT 插管困难的情况[40]。

McGrath MAC 喉镜是一种小型便携式手持设备，由直接喉镜和增强型可视喉镜相结合，由 Medtronic 和 Covidien 公司生产。这种电池供电的可视喉镜使用的是 LED 光源，并有一个 6.3cm 的液晶彩色显示相机。内部摄像头位于设备前段，可以提供气道的直接和间接视图。它有 1，2，3 和 4 四种型号，配套的轻便的一次性喉镜片采用无菌包装。McGrath MAC 1 号喉镜可用于小至 0.8kg 的新生儿[5]。

C MAC 是一款 Karl Storz 可视喉镜，型号有 MAC 2、3 和 4 号，Miller 0 和 1 号，以及小儿 D-BLADE，均可用于 DA。这种不锈钢可视喉镜片被作为 MAC 或 Miller 可视喉镜使用，它进入气道并照亮口咽部，同时产生 80°视角的可视图像到线缆连接的显示器或便携式显示器上使得这些图像可以被记录下来。一项研究显示，在模拟小儿 DA 中，与其他可视喉镜相比，从未使用过可视喉镜的住院医生和麻醉护士使用 Storz Miller 可视喉镜时，操作更简单、声门视野更清晰、插管成功率更高[6]。

便携式 VPL-100 Coopdech 可视喉镜（Daiken Medical Co）是一种手持、电池供电的喉镜，类似于 McGrath 喉镜，但它的喉镜片可高压灭菌重复使用，而且图像有变焦选项。这种一体的可视喉镜，适用于小儿的型号有 Miller 0 号和 1 号以及 MAC 2 号。附带的 LCD 显示器屏幕大小为 8.9cm，用白色 LED 光源照亮口腔。目前这种设备在小儿应用方面的研究还很少，有一项研究表明，Coopdech 可视喉镜在插管成功率和建立有效通气时间方面表现良好[8]。

Pentax 喉镜（AWS）是一款电池供电的手持式防水可视喉镜，配有 6cm 彩色液晶显示屏，可显示 80°的画面。屏幕可调节，以便在各种角度进行插管。其可拆卸的一次性喉镜片具有用于 ETT 的引导槽，因此不需要管芯。可以在喉镜检查之前或之后将 ETT 插入凹槽中，这也是用于插入吸痰管的通道。此喉镜的弯曲度允许颈部不过伸的情况下插管。将喉镜沿着患者的上腭插入，尽量避开舌体，并插入会厌谷，然后稍微抬高会厌。小儿适合外径为 5.5~7.6mm 无套囊的 ETT。新生儿适合外径小于 5mm 的 ETT。在文献中很少有报道这种可视喉镜在小儿患者中的应用情况[7,9]。

管芯

有多种类型的管芯可用作气管插管的辅助装置，包括传统的可塑性管芯，光导管芯和光学管芯。DA 插管时应常规准备管芯。管芯插入 ETT 管腔，其末端应伸至 ETT 的前端。ETT 和管芯应弯曲成所需形状，通常为曲棍球棒状。使用管芯的并发症包括：气管损伤、ETT 梗阻和管芯折断。遇到拔出管芯困难时应检查其末端情况[41]。

光导管芯

目前，有许多不同类型的商用光导管芯或光棒，包括 Vital Signs 光导管芯（Vital Signs，Totawa，NJ）和 Tube Stat 光导管芯（Xomed，Jacksonville，FL）。小儿型号的光导管芯或光棒可插入 2.0~4.0mm 大小的 ETT。根据透光原理，用光导管芯可进行盲探气管插管。颈部出现明确透光点表明管芯到达气管位置，如颈部不能出现透光点则表明管芯进入食道。目前已有一些小儿应用光棒成功插管的报道[42,43]。使用光棒技术成功插管应注意以下几个重要因素：①肩下垫一小卷，使头部保持居中位，并达到轻度头后仰的姿势。由于婴幼儿在平躺位时，其头枕部较大，颈部常处于前屈位，因此该措施在婴幼儿尤为重要。②光棒应沿口正中线插入，如果出现光点偏向一侧，则应取出光棒，重新定位。③可通过另一只手提起下颌，抬高会厌。④在向深处推送光棒之前应对透照光点进行评估。⑤小儿经鼻盲探插管时,使用较硬的管芯经左鼻孔进入通常比较容易。⑥棒弯曲的角度要比经口插管时略小。

光导管芯的优点包括使用方便,成本低以及一次性使用无须消毒设备。与任何新技术一样,在将其用于 DA 患儿之前,应先在解剖结构正常的患儿中积累经验。

光学管芯

最初的光学管芯是 1979 年设计的带有纤维光学外置光源的 Hopkins 镜管(Karl Storz,Tuttlingen,Germany)[44]。可视光学管芯(SOS)系统(Clarus Medical,Minneapolis)是一种新型、可重复使用、有高分辨率光学纤维内镜的可塑性不锈钢管芯[37],融合了 FOB 技术和光棒技术。Shikani 可视管芯轻巧便携,具有成人和小儿均适用的型号。小儿型号适用内径为 3.0~5.0mm 的 ETT。SOS 可直接插入 ETT,在直视下进行气管插管,用标准绿线光纤喉镜手柄或用 SITElite 卤素镜柄提供照明。镜杆上配备有带给氧孔的可调式导管固定器,可提供氧气。颈椎外伤、小口、巨舌症和下颌活动受限等因素均不影响 SOS 的使用[37]。

Pfitzner 等介绍了 8 例患儿使用 Shikani SOS 的情况,其中 7 例为 DA[45]。在 7 例插管成功的患儿中,1 例咽后壁横纹肌肉瘤,曾接受过手术和放疗,并有多种气管插管方法均失败的患儿。2 例张口受限以及 1 例 C_1~C_2 椎体不全脱位的患儿均一次插管成功;1 例 Hunter 综合征患儿两次插管成功。需要注意的是,当镜头贴近黏膜表面时,SOS 的视野可能会消失。可以用直接喉镜抬起舌根、提下颌和向前牵拉舌体等方式扩大 SOS 的操作空间[46]。

将 Shikani 插入用硅油喷雾充分润滑后的 ETT,其纤维光缆可与视频显示器相连。通过左手向前提下颌,使下牙列位于上牙列的前方。套有 ETT 的管芯可在直视下插入气管。在 DI 患儿,直接喉镜可协助完成气管插管[46](图 36.3),Shikani 管芯(Clarus Medical)是一种便携式可视管芯。

Bonfils 和 Brambrink(Karl Storz)是半硬性管芯,可从内磨牙或后磨牙进入用于小口畸形患者。它们用于小儿的管芯外径分别为 2mm 和 3.5mm,远端弯曲 40°。采用便携的 LED 光源并配有连接氧气接口用来延长插管时间。Brambrink DCI 管芯可适配内径 2.5~3.5mm 的 ETT。Bonfils 管芯可搭配可移动目镜用于内径 4~5.5mm 的 ETT。

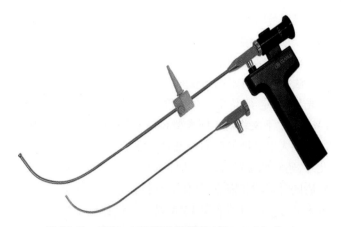

图 36.3 Shikani 可视光学管芯(Clarus Medical,Minneapolis,MN),是一种可重复使用、具有高分辨率的光学纤维内镜。小儿型号适用的气管导管为 3.0~5.0mm。通过氧通道可进行供氧。可以使用 SITElite 卤素镜柄(图所示),或标准绿线光纤喉镜手柄

视频光导插管管芯

另外一种视频光导插管管芯(Acutronic Medical Systems,Hirzel,Switzerland)包括一种纤维光导软镜(Zurich Weiss 博士发明)。通过滑动连接固定器与 ETT 接头相连,患者只需要张口,无需伸展颈部。有报道证实,视频光导插管管芯能成功用于 6~16 岁直接喉镜模拟Ⅲ级患儿的气管插管。50 例患儿中 46 例一次插管成功,4 例由于插管时间过长(大于 60s)视为插管失败[47]。

声门上气道装置

喉罩通气道

1983 年发明的喉罩通气道(LMA North America,San Diego)在 1991 年被美国食品和药品监督管理局批准使用,是 ASA DA 管理流程中的标准配置[1,48]。小儿型号的 LMA 包括经典型和一次性 LMA,Steward 等认为 LMA 亦应属小儿 DA 管理流程中的必备装置[49]。LMA 几乎不需要培训就可使用,在新生儿复苏中具有重要的意义[50]。小儿钢丝加强型 LMA 有 2 号和 2.5 号,小儿食管引流型喉罩只有 2 号,根据患儿体重选择 LMA 的型号。一种选择小儿 LMA 型号的新方法是:将患儿手掌伸开,掌面向上,拇指和小指外展,第 2、3 和 4 指并拢,将充气的 LMA 放于手掌的掌心侧,使 LMA 的最宽部位与并拢的 3 个手指的最宽部位相一致。在一项对 163 例新生儿至 14 岁儿童进行的研究中,该方法的符合率为 78%。在不符合的患儿中,仅相差一个型号[51]。

研究表明,LMA 可作为盲探气管插管和纤维光导支

气管镜引导气管插管的通道[52-56]。有 1 例 Pierre Robin 综合征婴幼儿清醒置入 LMA 的报道[57]。还有通过 LMA 用导丝顺行插管的报道，该小儿为小颌畸形，不能采用常规方法插管。将末端柔软的导丝通过 LMA 插入，并通过荧光镜确定其位置，在 ETT 通过导丝插入后拔出 LMA[58]。下文将对不同类型 LMA 的插入方法进行综述。

成人罩囊抽气后的标准置入技术同样适用于小儿。此外，还有翻转置入技术，即将 LMA 罩囊面对硬腭置入，然后同时翻转和推进；其他改良技术包括罩囊部分充气置入的方法。目前有关 LMA 置入的各种技术尚存在争议。在一项小儿应用两种不同置入技术的对比研究中证实，罩囊部分充气并不增加会厌反折的发生率。因此，该方法可作为标准技术的替代方法[59]。在另一项研究中，与标准（不充气）方法相比，罩囊部分充气置入方法所需时间更短，首次置入的成功率更高[60]。用纤维光导支气管镜观察 DA 小儿 LMA 位置的研究结果表明，29.5% 的患儿视野为 I 级，可完全看到声门；29.5% 的为 II 级，部分看到声门；41% 的为 III 级，仅能看到会厌。该研究中的黏多糖紊乱患儿，54% 的视野为 III 级，仅 14% 的视野为 I 级[61]。

食管引流型喉罩目前亦有适用于小儿的型号。食管引流型喉罩有一个用于隔离食道上段的第二气罩，其背侧罩囊用于提高声门周围的密封效果[62]。Lopez-Gill 等研究表明食管引流型喉罩置入操作更加容易，其口咽部漏气压大于 40cmH$_2$O（表 36.3）。

Air-Q 插管型喉罩

Air-Q 插管型喉罩（intubating laryngeal airway，ILA）（Cookgas，Mercury Medical，Clearwater，FL）是一种声门上通气设备，用于常规麻醉期间的气道维护和 DA 患者的气管插管。与 LMA 不同的是，ILA 的设计主要是为了在用于盲探气管插管时允许传统的带套囊气管导管通过，并可选择何时移除。插管型喉罩通气道（intubating laryngeal mask airway，ILMA）也具有相似的一些结构特点。与 LMA 相比，ILA 由于设计上有三点差异，它能够在气管插管时将带套囊气管导管作为通路直接送入气道：首先，ILA 的气管通道更宽、更硬、更弯曲；其次，移除可拆卸的 15mm 近端连接器可增加允许送入的 ETT 的内径；再次，ILA 的长度较短，便于在气管插管成功后取出。Air-Q ILA 有六种型号（1、1.5、2、2.5、3.5 和 4.5 号）可供一次性使用，还有四种型号（2.0、2.5、3.5 和 4.5 号）可供重复使用。小儿 Air-Q ILA 的大小与 LMA 相似，它的型号可根据体重选择（1 号用于体重<5kg 的患儿，1.5 号用于体重 5~10kg 的患儿，2 号用于体重 10~20kg 的患儿）。

自控压型 Air-Q ILA（ILA-sp）是一种新型可用于小儿的声门上通气设备，具有自调压力功能，不需要人工充气。我们最近将 ILA-SP 引入临床工作，用于小儿常规的气道维护。ILA 是目前小儿患者唯一的能作为气管插管前的引导导管的声门上装置。

硬质通气型支气管镜

硬质通气型支气管镜对于需要维持通气的 DA 患儿尤为重要，在最新的 ASA DA 管理流程图中，硬质通气型支气管镜是不能通气、不能插管情况下的一个重要替代工具。在任何可能发生气道梗阻的情况下，硬质通气型支气管镜应该保持随时能用，同时耳鼻喉科医生应做好应急准备（见第 29 章）。

表 36.3　经典喉罩通气道型号与相应的套囊容量、气管导管型号和纤维光导支气管镜型号

喉罩型号	体重	最大充气量/mL	最大 ETT 型号	FOB 最粗直径/mm
1	<5kg 的婴儿	<4	3.5 无囊	2.7
1.5	5~10	<7	4.0 无囊	3.0
2	10~20	<10	5.5 无囊	3.5
2.5	20~30	<14	5.0 无囊	4.0
3	30~50	<20	6.0 无囊	5.0
4	50~70	<30	6.0 无囊	5.0
5	70~100	<40	7.0 无囊	5.0
6	>100	<50	7.0 无囊	5.0

ETT，气管导管；FOB，纤维光导支气管镜。

诱导技术

要遵循 ASA 小儿 DA 管理指南中的处理原则。其中气道的评估、DA 的识别和术前准备是最为关键的三个方面[1]。在进行任何 DA 干预前，应对小儿进行充分预充氧，虽然该过程可能会十分困难，但必须尽可能实施。研究表明，小儿的最佳预充氧时间与成人不同，健康小儿的合适预充氧时间为 80~100s[63,64]。及时寻求帮助、清醒插管和保留自主呼吸，在困难气道管理中同样十分重要。在处理 DA 时，多数情况下应首选清醒或清醒镇静的方法，但小儿的配合程度限制了清醒插管方法的应用。清醒婴幼儿能够耐受充分润滑的 LMA 置入，并通过 LMA 进行吸入麻醉诱导[57]。

管理小儿困难气道的传统方法，是在吸入麻醉下保留自主呼吸。术前口服或肌内注射阿托品（0.01~0.02mg/kg），获得降低迷走神经兴奋和抗毒蕈碱样作用，采用七氟烷与 100%氧气吸入诱导。目前七氟烷已成功用于 DA 的管理[65,66]，由于七氟烷血气分配系数低，麻醉诱导时快速起效和迅速恢复成为处理 DA 的优点。当确认患儿能够面罩通气后，给予小剂量的肌松药或丙泊酚将有利于气管插管。

能够耐受清醒镇静技术气管插管的患儿，可选用不同的药物，但在 DA 患儿进行镇静时要时刻权衡风险利益比。镇静可进一步加重气道梗阻症状，处于急性呼吸窘迫或有可能发生急性呼吸道梗阻的患儿，严禁使用镇静药。镇静药的使用应基于细致的体格检查、麻醉医生的用药经验以及患儿的全身状况。如果没有其他的方法可供选择，应缓慢静脉滴注镇静药物，避免出现自主呼吸消失，尽量选用能被迅速拮抗的镇静药物。对于年龄较大的儿童和青少年，可采用咪达唑仑和芬太尼联合镇静的方法，也可以使用瑞芬太尼。右美托咪定已被成功地应用于一位患有面部、颈部和上胸水肿的病态肥胖患者进行清醒的纤维插管[67]。特殊情况下，患儿诱导时可允许其父母陪伴，但诱导前患儿父母必须做好必要的准备。一旦患儿能够分开或意识消失，预先指定的手术室工作人员要立即将患儿父母带离手术室。

成功进行气道管理的另一个重要方面，是用局部麻醉药进行气道黏膜表面麻醉。小儿可采用喷洒、喷雾或涂抹局部麻醉药液，或用戴手套的手指涂抹局部麻醉药凝胶等方法。通过 FOB 的吸引通道，可在直视下对声带喷洒局部麻醉药。在表面麻醉前，先计算出局部麻醉药的最大使用剂量。由于利多卡因安全性能好，是最常选用的局部麻醉药，其最大剂量为 5mg/kg。由于含苯佐卡因的药物（如西他卡因喷雾剂、苯卡因软膏和 Hurricane 软膏、凝胶或喷雾剂等）可能会导致婴幼儿和年龄较小的儿童发生高铁蛋白血症，应避免应用[7]。

气道管理技术

通气技术

小儿在吸入诱导过程中常发生上呼吸道梗阻，解决的方法包括放置口咽通气道和/或鼻咽通气道。如前所述，选择合适型号的通气道至关重要，否则会加重梗阻症状。另一个常见的错误是麻醉医生将手不正确地放置在下颌下区，阻塞了颌下间隙。正确的操作方法是手放在下颌骨前端，而并不是颌下间隙。提或托下颌时，保持压力为 10cmH_2O 的持续气道正压（CPAP），可显著改善呼吸道通气情况[68]。

此外，尚有其他可采用的面罩通气技术。两人合作的方法是指一个人双手扣面罩，同时另一个人辅助捏皮球，或者是第二个人持续辅助托下颌，第一个人持续捏皮球。另一种方法即是采用呼吸机通气，这样一人即可完成双手扣紧面罩的方法[69]。

插管技术

直接喉镜

成功暴露喉头需要正确的体位和适当地使用喉外加压，而使用直接喉镜暴露声门时涉及口、咽和喉的轴线重合。由于小儿的喉部靠近头端，且枕部较大，嗅物位并不能改善喉头的暴露[4,7]。插管时婴幼儿的头应保持居中位，不能过屈，亦不能过伸[70]，肩或颈部垫一小卷可有利于插管操作。直接喉镜暴露欠佳时，使用喉外加压（optimum external laryngeal manipulation，OELM）同样能够帮助改善视野，成人通过 OELM 至少可使喉镜暴露提高一个级别。OELM 是将甲状软骨、舌骨和环状软骨一起向后上方加压，而并非单纯压迫环状软骨。Benumof 等认为，在直接喉镜暴露条件欠佳时，麻醉医生应本能和条件反射般地采用 OELM[71]。该方法在小儿也十分有效[72]，其原理可能是缩短门齿至声门的距离。

双人合作技术是由一名麻醉医生在直视下进行颈外加压，另一名麻醉医生实施气管插管。该方法曾成功用于 1 例 6 个月的 Pierre Robin 综合征伴舌系带过短婴儿的插管[73]。

与小颌相关的困难插管，采用磨牙后或舌旁插管技术十分有效[74]，该方法是将直喉镜片沿磨牙从右侧口角放入，缩短到声带的距离，喉镜沿舌与咽侧壁之间的间隙前行，直至看到会厌或声门。为了改善视野，可将头转向左侧，并使用喉外加压将喉腔推至右侧。放置 ETT 时牵拉口角可有利于 ETT 顺利插入，带有管芯的 ETT 应塑成标准的曲棍球棒型。另一种方法是从口腔左侧插管[75]。从一侧放置喉镜片的方法能基本上绕过舌体,从而可以减少软组织的压迫,同时还能避开上颌结构,改善视野[4]。由于伴有小颌畸形的综合征患儿舌体移动空间减少,因而更适用该方法。磨牙后插管技术被认为是 Pierre Robin 综合征患儿气管插管可供选择的方法[76]。小儿的 Bonfils 磨牙后插管纤维硬镜(Karl storz)即将面市,同样属于一种用于 DA 的磨牙后途径插管的光学管芯[26]。

在 Macintosh 喉镜暴露困难的成人患者,使用左磨牙途径联合 OELM 的方法可有效改善声门视野[77]。在喉头暴露困难时,耳鼻喉科医生经常用悬吊喉镜法作为可选择技术。1 例 Goldenhar 综合征的婴儿用悬吊喉镜法成功完成气管插管[78],该方法类似于使用标准喉镜的磨牙后技术。

总之,无论采用何种直接喉镜插管技术,应限制插管次数。因为多次插管会引起咽喉部迅速出现水肿,导致"不能通气、不能插管"的可怕情况发生。

纤维光导喉镜

纤维光导喉镜引导气管插管的辅助设备包括:面罩、口咽通气道、导丝和 LMA[82]。前述 Feri 面罩和许多不同种类的商用面罩目前均已成功应用[15,16,83]。Patil-Syracuse 面罩适用型号为 2 号,但其密封效果欠佳。以上两种小儿面罩中都可与 FIS 的旋转接头连接组成内镜面罩[82]。首先,商用的旋转接头(Instrumentation Industries,Bethel Park,PA)可以直接与面罩相连。其次,如果是适用于 ETT(例如 Portex 支气管镜接头)的接头,可通过 15~20mm 的转换接头与面罩相连。

改良口咽通气道亦可用于小儿纤维光导喉镜引导气管插管。将 Guedel 口咽气道凸面剪去一部分,可为经口纤维光导喉镜提供插入通道,将纤维镜放入通道内,可维持纤维镜的正中位置,建议使于正常预测型号的通气道,这样有助于观察舌根和会厌的情况。改良型通气道没有牙垫的作用,使用时要谨慎[82]。此外,在 1 例颈椎不稳定的婴儿,将小儿奶瓶上的奶嘴改装为引导 FOI 的通道,该病例将奶嘴顶部斜向打孔,用 2% 利多卡因对气道进行充分表面麻醉后,通过改良奶嘴用 FOI 插入 4.0mm 无囊 ETT[84]。

纤维光导喉镜是处理 DA 的一种最重要工具。纤维光导喉镜的准备工作包括:患儿准备(使用止涎剂),像检查标准气道设备一样常规检查纤维镜、光源、吸引器。同时需要助手监测患儿,并帮助提下颌。提下颌可使舌根在插管过程中离开咽后壁,对插管十分重要[7]。在年龄较大的儿童或青少年采用镇静方法诱导时,进行耐心解释以及使其保持安静亦十分重要。同时还需要确保供氧,可通过以下途径供氧:通过麻醉回路或鼻导管吹入氧

气,麻醉状态时,用 LMA 或内镜面罩通气直到完成气管插管。纤维镜引导经口气管插管成功的要点包括:纤维镜沿正中线进入,在看到可辨认结构后再向下推进,必要时可通过纱布或舌钳牵拉舌体[7]。如果纤维镜的视野为粉红色的黏膜,则缓慢后退,直至看到可辨认结构。如果选用经鼻气管插管,局部使用血管收缩剂,以减少出血的发生。在 46 例 DA 的研究中,37 例(80.4%)使用纤维光导喉镜经鼻引导气管插管一次插管成功,7 例(15.2%)在第二或第三次插管成功,2 例插管失败,其中 1 例是由于出血所致,1 例为纤维镜不能通过鼻腔[85]。

纤维光导软镜的操作方法较多,标准技术是把 ETT 套入纤维镜。超细的纤维光导喉镜的导向前端可以引导最细 2.5mm 的 ETT 完成气管插管。1 例 3 个月的 Pierre Robin 综合征婴儿用超细纤维镜引导完成气管插管[86]。新型的超细可弯曲 FOB 镜杆为 2.5mm,吸引通道为 1.2mm,可用于新生儿的困难气道插管[87]。该支气管镜外径为 2.5mm,吸引工作通道为 1.2mm,向上弯曲 160°,向下弯曲 130°,镜杆长度为 450mm。

如果使用的支气管镜比选用的 ETT 粗,可采用分步插管技术[88]。准备工作包括具有工作通道的纤维镜、心导管和导丝。插管前先将导丝插入纤维镜的工作通道,将装有导丝的镜杆一起放入口腔,置于喉上部。直视下将导丝放入气管内后退出纤维镜,将心导管套入导丝(增加导丝硬度)。最后,经导丝-心导管复合体引导插入 ETT,并退出导丝-心导管复合体。该技术的改良方法是导丝不经心导管加强,ETT 直接经导丝引导插入气管内。1 例 3 天患有 Pierre Robin 综合征的新生儿用该方法完成经鼻气管插管[89]。

纤维镜还可用于辅助经鼻直视插管或引导经鼻插管。在这些病例中,FOB 经一侧鼻孔插入,而 ETT 经另一侧鼻孔插入气管内。如果 ETT 不能通过手法进入声门,则在对侧鼻孔放置引导器,并进入气管内[39]。然后退出 ETT 并套入引导器。1 例患有克利佩尔-费尔综合征、枕部脑脊膜膨出及小颌后缩畸形的 2 周新生儿采用该方法,用导尿管引导完成气管插管操作[90]。另一种分步插管技术,是将较粗的 ETT 在纤维镜直视下放置于喉头,退出纤维镜,将较粗 ETT 留置于喉腔,将弹性探条经较粗 ETT 插入气管内,退出较粗 ETT,再将合适型号的 ETT 经弹性探条引导放入气管内[91]。

据报道 FOB 经 LMA 可以成功引导气管插管[53,54,92]。这种分步插管技术需要的器械包括:LMA、纤维镜、导丝和导引管(增粗)。既通过 LMA 辅助,导丝引导,纤维支气管镜完成插管。Heard 等在 15 例患儿进行的研究表明,该方法实施安全,插管顺利,而且易于掌握[93]。将支气管镜通过 LMA 放入喉腔,看到声门后,将导丝通过支气管镜的吸引通道放入气管内,小心退出 LMA 和支气管

镜后,ETT 经导丝引导置入气管内。在该方法基础上的改良方法是将纤维镜经 LMA 放入,看到声门后通过支气管镜的吸引工作通道放入导丝(方法同前),将纤维镜退出,将气道导引管或导尿管套入导丝增粗并经 LMA 放入气管内。然后退出 LMA,ETT 经导引管引导插入气管内[94]。该技术成功应用于 1 例黏多糖贮积症患儿的气道管理。有关 LMA、气道换管导管和外径为 2.2mm 的 FOB 的应用前文已述[95]。在放置 LMA 和直视声门后,退出纤维镜。将纤维镜杆穿入 11 号气道换管导管(换管导管剪至 25cm),通过连接接头将纤维镜与换管导管一起经 LMA 放入气管内,退出 LMA 和纤维镜,ETT 沿 Cook 气道换管导管进入气管内。

Przybylo 等报道了 1 例 Nager 综合征的患儿,应用纤维光导喉镜经气管皮肤造口实施逆行插管的过程[96]。超细纤维镜的镜杆经气管皮肤造口向头端方向插入,经声带从鼻孔穿出,ETT 沿支气管镜杆下行进入气管内。

逆行气管插管

传统的逆行气管插管技术,是在环甲膜水平经皮将静脉套管针的套管置入气管,并经套管放置导丝。导丝经口或鼻穿出后,沿导丝插入 ETT。如果 ETT 下行受阻,逆时针旋转 ETT 有利于通过。该方法曾用于 1 例 Goldenhar 综合征婴儿的气管插管[98]。Cook 公司生产的商用 14F 逆行插管套装适用于 5.0mm 或更大型号的 ETT。

如前所述,FOB 和逆行插管的联合技术也能成功用于小儿困难气道的处理[99]。

带有工作通道的支气管镜是联合插管技术必不可少的工具。将导丝穿入套有 ETT 的插管型支气管镜吸引通道,支气管镜沿导丝下行,直至通过声带。纤维镜通过声带后去除导丝,将 ETT 放至正确位置,该技术可使纤维镜顺利通过甲状软骨或会厌。即便是导丝位于吸引通道内,也可以通过吸引通道供氧,但需要限制氧流量,避免损伤气管支气管。Audenaert 等将该技术应用于 20 例 1 天至 17 岁的 DA 患儿,没有出现严重的并发症[100]。还报道了 1 例 1 个月婴儿联合使用逆行导丝引导和直接喉镜的方法处理气道[101],该病例用内径 2.5mm 的 ETT 经导丝引导尝试气管插管没有成功,在直接喉镜的辅助下才完成导丝引导气管插管。

紧急气道

紧急通道可分为紧急外科气道和非外科气道[1]。建立紧急外科气道通常十分困难,需要经验丰富的麻醉医生在场。建立紧急外科气道是 ASA 困难气道管理流程图中在"不能插管、不能通气"状态下所能借助的最后方法[102]。紧急外科气道按其操作方法可分为三类:紧急气管切开、紧急环甲膜切开和经皮环甲膜穿刺套管针技术。

年龄小于 6 岁的儿童,由于其环甲膜太窄不利于置管,该年龄段的儿童一般选择气管切开建立紧急气道[100]。而年龄较大的儿童,紧急情况下常选用经皮环甲膜穿入套管针的方法,因为大部分麻醉医生能迅速完成此操作。此外,该方法不易对周围组织造成损伤[4]。Cook 公司生产的紧急环甲膜切开包内,配有内径分别为 3.5mm、4mm 和 6mm 的气道导管。

非外科紧急气道的建立,包括使用 LMA、食管-气管联合导管和经气管喷射通气(transtracheal jet ventilation,TTJV)[1]。成人最小型号的食管-气管联合导管可用于小儿,但身高低于 122cm 禁用[7]。LMA 是处理小儿困难气道的十分重要的工具。如前所述,LMA 可作为 SVD 或作为引导气管插管的通道。但存在声门或声门下梗阻时,则不适合使用 LMA。此时选择 TTJV 更为合适,该方法在 2 例激光内镜手术中被报道过[103]。需要注意的是,喷射通气可能会导致严重的并发症[104],在声门或声门下梗阻时进行喷射通气,由于空气和氧气混合气体的输出通道受限,因此可能会导致气压伤。据报道,1 例成人患者在通过气道换管导管行喷射通气时造成张力性气胸[105]。

其他插管技术

之前版本已介绍过盲探气管插管技术[81]、Bullard 喉镜和牙镜辅助喉镜[97],其中 Bullard 喉镜目前已不再生产。

气道管理的并发症

成人气管插管引发的并发症同样会发生于小儿。ASA 已结案的诉讼数据中,气道损伤约占 6%[106],其中 4% 的气道损伤诉讼人群为年龄小于 16 岁的儿童。常见的损伤部位为喉(33%)、咽(19%)和食道(18%),食道和气管的损伤主要与 DI 相关。喉损伤包括声带麻痹、声带肉芽肿、杓状软骨脱位和血肿;咽部损伤包括咽部撕裂伤、贯通伤、感染、咽痛及各种损伤(异物、烧伤、血肿和味觉减退)。有报道 1 例体重 3.6kg 插管顺利的足月新生儿,发生了由喉镜灯泡导致的口咽部灼伤[107],该病例在插管之前喉镜已打开电源,与纤维光导喉镜不同,喉镜灯泡可以达到导致口咽部灼伤的温度。由于灯丝老化,出现重叠,常为两倍或多倍盘绕[107],造成灯泡的电阻降低,电流增加,导致灯泡的温度升高。Koh 等[107]建议所有使用灯泡照明的喉镜,通电时间不能超过 1 分钟,如果已打开电源,应在插管前检查灯泡的实际温度。

在食道损伤中,DI 约占 62%。大部分食道损伤为食道穿孔(90%)。据报道,有 1 例新生儿在 DI 后出现食道穿孔[108]。

喉气管狭窄可分为声门、声门下或气管狭窄,插管时间过长可能是其主要病因。其发病机制可能是由于 ETT 长期压迫声门及声门下黏膜,导致缺血坏死,在此基础上继发伴有细菌感染的炎性反应,导致瘢痕形成。危险因素包括 ETT 过粗、ETT 滞留时间过长、反复插管、喉部创伤、败血症和慢性炎性疾病等[109]。

插管后哮吼的发生率为 0.1% ~ 1%[20,21]。危险因素包括年龄小于 4 岁、ETT 过于密闭、反复插管操作、手术时间超过 1h、非平卧位和既往曾有哮吼病史。上呼吸道感染是否是其危险因素目前的报道尚不一致。传统的治疗方法包括湿化空气、吸入雾化消旋肾上腺素和地塞米松。创伤患儿拔管时缺少漏气,则高度预示拔管后可能发生喘鸣,需要治疗[110]。

气道疾病和合并症

头部异常

气道管理会受到头部组织肿胀等因素的负面影响。头部的大面积损害和大头畸形均会影响面罩通气和/或直接喉镜的操作。

气道合并症

大头畸形患儿进行气道管理时,应保持头部和颈部的正确位置,并要注意到相关的气道异常,在黏多糖贮积症患儿尤为多见。如果术前预测存在 DA,应首选清醒方式气管插管。

患儿进行清醒气管插管时,除口咽、喉和鼻咽部(鼻插管时)实施表面麻醉外,还需谨慎用镇静类药物,并限制尝试直接喉镜插管的次数。如果直接喉镜插管失败,可换用其他非直视或间接喉镜(如前所述)实施气管插管,以确保气道安全。由于存在呼吸抑制的危险,不能使用足量镇静药来完成清醒气管插管时,只要能够维持面罩通气,应采用全身麻醉。患儿可吸入强效挥发性麻醉剂直至获得满足气管插管的麻醉深度。其他方法包括:在保留自主呼吸的患儿,纤维光导喉镜经面罩或 LMA 引导气管插管、使用光导管芯、Bullard 喉镜及逆行技术引导气管插管。已知无面罩通气困难的患儿,使用肌松剂能显著提高气管插管的成功率。

导致头部增大并影响通气的病理状态包括脑膨出、脑积水、黏多糖贮积症以及其他罕见疾病,如斑痣性错构瘤病、颅骨发育不良、头部脸对脸粘连的联体双胞胎或胸部联胎。

特殊异常

脑膨出

脑膨出患儿可能并存其他疾病,使气道管理更加复杂。在并发脑膨出的疾病中,只有两种综合征的婴幼儿能够幸存下来,即 Roberts-SC 短肢综合征(包括假性沙利度胺综合征,短肢-稀毛-面部血管瘤综合征)和面-耳-脊椎畸形谱(包括第一、二鳃弓综合征、眼耳脊椎发育不良、半面-体小畸形综合征和 Goldenhar 综合征)。虽然脑膨出或头部的神经管缺损可影响到前额和鼻部区域,但通常发生在枕部。当脑膨出面积较大时,可妨碍面罩和喉镜的使用,从而影响气道管理[111]。

脑积水

脑积水与三十多种畸形综合征有关。由于骨性压迫阻止了脑脊液的自由流动,一些颅缝早闭患儿常并存脑积水。这些疾病包括软骨发育不全、阿佩尔综合征和 Pfeiffer 综合征。这些疾病可通过多种机制影响气道(例如,脑积水患儿同时伴有阿诺德-基亚里畸形)。脑积水患儿的气道管理困难通常与疾病的病理因素和干扰面罩通气有关。

黏多糖贮积症

黏多糖贮积症(mucopolysaccharidoses,MPS)是由于缺乏降解糖胺聚糖(glycosaminoglycans,GAG)的特异性溶酶体酶而导致七种溶酶体贮积的疾病。由于 GAGs 不能降解,导致溶酶体贮积,从而出现一系列临床症状,包括面部粗糙、角膜混浊、心脏瓣膜疾病、肝脾大和多发性成骨不全并伴身材矮小。

MPS I 型是由 L-艾杜糖醛酸酶缺乏活性所致,有三种不同的临床表现型:Hurler 综合征(例如 MPSIH 型)、Scheie 综合征(如 MPS I S 型)和 Hurler-Scheie 综合征(如 MPS I H/S 型),其中 Scheie 综合征为最轻度的代谢功能缺陷。其他类型的 MPS 包括:Hunter 综合征(II型)、Sanfilippo 综合征(III型)、Morquio 综合征(IV型)、Maroteaux-Lamy 综合征(VI型)和 Sly 综合征(VII型)。

MPS 患儿麻醉并发症的发生率为 20% ~ 30%[112],大部分与呼吸困难有关。由于存在多种上呼吸道异常,如小颌、巨舌、唇外翻、颞下颌关节活动受限、组织松脆以及存在大量黏稠分泌物,导致气管插管和气道维持困难。Semenza 和 Pyeritz 等对 21 例诊断为 MPS 的患儿进行的回顾性研究表明[113],解剖因素可通过以下方面影响呼吸功能:①舌体、扁桃体、腺样体肥大以及黏膜增厚导致上呼吸道狭窄;②GAG 沉积在气管-支气管黏膜层内,导致下气道狭窄;③脊柱侧凸和胸段脊柱过度后凸导致胸腔缩小;④腰段脊柱过度前凸、驼背和肝脾肿大导致腹腔容积减少。此外,颈短和向前的狭窄喉腔也能增加插管困难或插管失败的发生率[114]。尤其是 Hunter 综合征、Hurler 综合征和 Maroteaux-Lamy 综合征的患儿,随年龄增长其气道困难程度也明显增加[115]。

MPS 患儿困难气道的发生率高。据综述报道[114]，在 34 例患儿接受 89 次麻醉中，DI 的总体发生率为 25%，插管失败率为 8%。Hurler 综合征患儿 DI 发生率为 54%，插管失败发生率为 23%。Herrick 等[116]对患有 Hunter 综合征、Hurler 综合征、Sanfilippo 综合征和 Morquio 综合征的 9 例 MPS 患儿进行了 38 次麻醉管理，气道相关并发症总发生率为 26%，而 Hurler 综合征和 Hunter 综合征的患儿，气道并发症的发生率高达 53%。

Belani 等[117]报道了他们对 30 例 MPS 患儿实施 141 次麻醉的经验，值得注意的是，Hurler 综合征患儿在年龄较小（23 个月龄 vs 41 个月龄，$P \leqslant 0.01$）和体重较轻（12kg vs 15kg，$P \leqslant 0.05$）时，直接喉镜下较容易看到声门。此外，术前有呼吸道梗阻症状的患儿，拔管后呼吸道梗阻的发生率明显增加。共有 28 例患儿接受了骨髓移植手术，该治疗能改善上呼吸道梗阻和颅内高压的症状。

以往曾有 MPS 患儿由于 LMA[94,118,119]和鼻咽通气道置入失败导致死亡的报道。由于 MPS 患儿鼻通道解剖异常，并且软组织创伤后易出血，因而不建议经鼻插管。由于黏多糖在气管内贮积，可能需要插入较正常型号明显偏细的 ETT[118]。此类患儿很难实施气管切开，甚至在尸解时也无法完成[120]。

颈椎不稳定性、潜在的脊髓损伤以及严重的胸、腰部骨骼异常可导致体位和插管困难。Belani 等[117]发现，Hurler 综合征患儿齿突发育不良的发生率为 94%，其中 38% 的伴有 $C_1 \sim C_2$ 向前半脱位。为了避免颈椎不稳定患儿发生颈椎损伤，Walker 等[114]提出在气管插管期间手法固定头颈部，并建议在所有已知存在的 DI，准备好小儿 FOB。Tzanova 等[121]报道成功麻醉了 1 例 23 个月患有 Morquio 综合征伴颈椎不稳定的女婴。Truview 喉镜已经被成功用于伴有颈椎不稳定或带有颈托的患者[122,123]。通常建议选择保留自主呼吸的纤维镜经鼻引导气管插管。

面部异常：上颌和下颌疾病

小儿气道由于有较多涉及头、颈部和颈椎的综合征而变得复杂。气道及其相关结构均由胚胎期的鳃弓发育而来。第一鳃弓发育为上颌、下颌、砧骨、锤骨、颧骨和一部分颞骨。第二鳃弓发育为镫骨、颞骨茎突部和一部分舌骨。第三鳃弓发育成舌骨的其余部分。第四和第六鳃弓融合形成喉结构，包括甲状软骨、环状软骨和杓状软骨。咽部肌肉由第四鳃弓发育而成，第六鳃弓形成喉部肌肉群。正常发育过程中的任何环节受阻均会导致出现特征性的结构异常。

肿瘤

囊性淋巴管瘤

囊性淋巴管瘤为良性多腔性囊性结构，是淋巴管芽性增殖的结果，全身均可发病，最常见部位为颈部（75%）和腋部（20%）。随着肿瘤的增长，可因压迫气管、咽、血管、舌和神经而出现临床症状，最后可导致气道严重受累。囊性淋巴管瘤患儿舌通常伸出在口外，不能闭口，并导致气道维持困难。气道梗阻是颈部囊性淋巴管瘤最为严重的并发症。这些患儿最安全的麻醉方法，是在清醒状态下[124]经鼻盲探或由纤维光导喉镜引导气管插管，个别病例可能需要进行气管切开。

颈部畸胎瘤

头颈部畸胎瘤由于其起源不详、奇怪的显微镜下观及不可预测的临床表现而引人瞩目和备受关注。据报道，颈部畸胎瘤占所有畸胎瘤的 2.3% ~ 9.3%。畸胎瘤为真性肿瘤，分为四种类型：皮样囊肿、畸胎囊肿、真性畸胎瘤和上颌畸胎瘤（咽畸胎瘤）。

头颈部畸胎瘤患儿在分娩过程中常发生呼吸窘迫甚至窒息，因此必须准备一套缜密的计划，及早进行呼吸道管理。如果不接受治疗，头颈部畸胎瘤患儿的死亡率高达 80% ~ 100%[125]。自 20 世纪 70 年代以来，胎儿超声检查已作为产前的辅助诊断。进行产前诊断具有十分重要的意义，原因如下：首先，可选择择期剖宫产术以避免难产和胎儿创伤。其次，由于新生儿需要立即开放气道，因此小儿气道专家团队必须做好准备。产时宫外技术（the exutero intrapartum technique，EXIT）可保证在剖宫产期间胎儿胎盘的血液循环。手术时首先取出新生儿的头和肩（而不是胎盘），这样可保证子宫胎盘的血液循环。肌内注射芬太尼和维库溴铵，建立新生儿气道后，再将脐带夹闭，完成分娩。已经证实 EXIT 有助于探知新生儿是否存在 DA（例如，胎儿巨大颈部包块可导致气道梗阻）[126]。一旦新生儿的头部娩出，有多种气道管理方法可供选择，如直接喉镜、纤维光导支气管镜、小儿 Bullard 喉镜[125]或气管切开。EXIT 方法安全有效，确保在建立可控气道的操作过程中，保持胎盘的气体交换[127,128]。早期识别这些包块肿物，可以在产房控制分娩，同时小儿麻醉医生、外科医生和新生儿专家可共同制订方案，降低新生儿产后呼吸性死亡的危险发生。

巨颌症

巨颌症是一种童年期的家族性疾病，表现为后天性下颌骨增大，有时伴上颌骨增大。由于下颌支肥大，舌体在下颌下间隙的移动范围受限，导致直接喉镜暴露声门困难[11]。

先天性发育不全

尖头并指（趾）畸形

上颌发育不全是由于颅颌面骨缝过早闭合所致，通常是一组少见而又复杂的尖头并指(趾)畸形综合征中多发畸形的一种。尖头并指(趾)畸形包括许多骨发育障碍,但不能完全清晰辨别。面中部后缩表现为凸颌貌,但实际上患儿的下颌骨却短于正常人。此外,中枢神经系统(central nervous system,CNS)(颅压增高,胼胝体缺如)、四肢、少数患儿的心脏亦可存在异常[129]。这些患儿的上、下气道功能均可受累[130]。

多发的病理状态包括:上颌后缩可致后鼻孔狭窄和闭锁、鼻咽腔变小[131],上腭变形(狭窄,增高成弓形,腭裂)。这些病变特征在早期即可导致呼吸功能受损或梗阻性呼吸暂停[132-135],随着年龄的增长,由于下颌骨区域发育持续受限,因此呼吸梗阻症状可能会变得更加严重。在这些综合征中,与阿佩尔综合征相比,上呼吸道梗阻症状在克鲁宗综合征和 Pfeiffer 综合征患儿中更多见。

通过对呼吸道梗阻发病率的调查[136],在 40 例患有严重颅缝早闭症的患儿中(13 例为阿佩尔综合征,27 例为克鲁宗综合征),有 40% 的患儿发生呼吸道梗阻(12.5% 为严重梗阻,27.5% 为轻度梗阻)。阿佩尔综合征和克鲁宗综合征患儿之间呼吸道梗阻的发生情况无明显差异。其中有 5 例因面中部发育不良、下呼吸道梗阻、扁桃体和腺样体肥大以及后鼻孔闭锁,发生了严重呼吸道梗阻。

出现于尖头并指(趾)畸形患儿的下气道疾病包括气管软化、支气管软化、气管软骨固化、气管环缺失和气管狭窄。管状气管软骨的患儿易发生气管损伤、水肿和狭窄,同时由于气管纤毛运动功能减弱,可导致下气道(气管和支气管)感染和黏液栓形成。据报道,1 例 Pfeiffer 综合征的患儿出现的睡眠呼吸暂停与筒状气管软骨有关[137]。

气道问题根据其发生部位分别来源于鼻道、鼻咽部、上腭和气管。鼻中隔偏曲在颅缝早闭患儿最为常见,亦是 Saethre-Chotzen 综合征的主要临床表现之一。鼻道狭窄是由于上颌发育不良所致,有时可发生后鼻孔闭锁,但通常为鼻腔狭窄。由于上颌发育不良和颅底角度变化,鼻咽部通常十分表浅。此外,上腭异常又进一步影响鼻咽部,上腭畸形包括弓形或脊形上腭,软组织增厚。这些患儿的气道梗阻程度各有不同,其中以阿佩尔综合征最为严重。并发症包括肺心病,甚至死于气道阻塞。下气道梗阻可能源于大量结构异常,包括声门下狭窄及气道软骨垂直融合,声门下狭窄最常见于克鲁宗综合征。阿佩尔综合征、克鲁宗综合征和 Pfeiffer 综合征患儿均有发生气管软骨垂直融合的报道,该畸形可导致整个气管成为一个没有软骨分节的管道,气道管理十分困难,而且通常并发反复发作的下呼吸道感染、反应性气道疾病和慢性持续分泌物存在。

尖头并指(趾)畸形综合征包括:阿佩尔综合征 I 型和阿佩尔-克鲁宗病。与尖头并指(趾)畸形并发的疾病有:克鲁宗综合征和 Pfeiffer 型尖头并指(趾)畸形阿佩尔综合征。阿佩尔综合征的临床特征为颅缝发育不全或过早闭合、面中部发育不全以及对称性的手足并指,常累及第二、第三和第四指。据估计其患病率约为每 6.5 万活产婴儿中有 1 例(每 100 万人口中约有 15.5 例)。阿佩尔综合征约占所有狭颅症病例的 4.5%。在中枢神经系统缺陷的患儿中,阿佩尔综合征患儿的智力发育介于正常和智力缺陷之间,大部分存在智力发育迟缓,并与中枢神经系统的畸形有关。颅内压轻度增高后,就可能因视盘水肿和视神经萎缩而导致失明。其他畸形包括颈椎融合,该病变最为常见,几乎总是累及 $C_5 \sim C_6$ 椎体。多骨的融合同样也提示可能有其他四肢和脊柱关节的融合,还可能存在气管软骨异常和膈疝[138]。

面部畸形导致的气道异常,包括鼻咽腔狭窄、上颌骨发育不全和后缩。阿佩尔综合征可以导致 DI,其原因可能是颞肌纤维化导致牙关紧闭[139]。由于气管软骨部分或完全的套叠畸形累及上、下气道,出现梗阻性睡眠呼吸暂停(obstructive sleep apnea,OSA)[130]。

克鲁宗综合征　克鲁宗综合征与阿佩尔综合征密切相关。Crouzon[140] 在 1912 年描述了颅骨畸形、面部畸形和凸眼的三联征。克鲁宗综合征是一种常染色体显性遗传性疾病,完全外显并具有变异表达性[141,142]。大约 50% 的患儿表现为自然突变,40% 为家族性。在美国,其患病率为每 6 万活产婴儿有 1 例(每 100 万人口约 16.5例)。克鲁宗综合征大约占所有新生儿颅缝早闭的 4.8%[143]。克鲁宗综合征与黑棘皮病(5%)、中枢神经系统缺陷(如慢性小脑扁桃体疝)(73%)、渐进性脑积水(30%)和脊髓空洞症等疾病有关[144]。多发性骨缝闭合主要涉及颅基底缝过早闭合,导致面中部发育不全、眼眶表浅、鼻背缩短、上颌发育不全和偶见的上呼吸道梗阻[145]。

克鲁宗综合征的病变特征为颅顶、颅底,以及眼眶和上颌复合体骨缝过早闭合(颅缝早闭)。其他体貌特征包括钩形鼻、上唇短、下颌前凸、上牙列拥挤、上下齿咬不正、上牙弓呈 V 形、硬腭高窄或伴有腭裂和双侧腭垂裂、上颌发育不良和下颌前凸畸形等。18% 的患儿存在 $C_2 \sim C_3$ 和 $C_5 \sim C_6$ 椎体融合。

Pfeiffer 综合征(I 型)　Pfeiffer 综合征同样与阿佩尔综合征密切相关,但病变程度较轻。Pfeiffer 综合征有 3 个临床亚型,临床表现为颅缝早闭、拇指和脚趾增宽以及不同程度的上颌后移和部分软组织相连的并指(趾)症。Pfeiffer 综合征 I 型最为经典,患儿智力正常,预后良好;II 型表现为分叶状颅、严重突眼和肘关节强直(图 36.4);III 型无分叶状颅,但有肘关节强直,婴幼儿发病率高。其他异常还有严重的眼球突出,存在角膜暴露和角

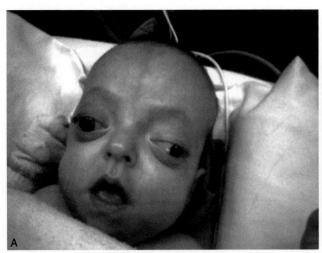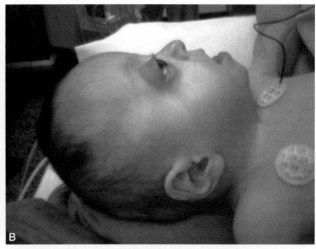

图 36.4　Pfeiffer 综合征。表现为颅缝早闭、眼球突出和上颌后缩(A)。还可能出现上、下气道梗阻(B)

膜损伤的危险、高拱形硬腭、牙列拥挤、脑积水和癫痫发作[146]。

Pfeiffer 综合征与阿佩尔综合征一样也可以导致上、下气道梗阻。先天性气管狭窄[147]、先天性气管软化所致的气管梗阻[148]以及梗阻性睡眠呼吸暂停[149]均有报道。另外,其椎体融合发生率高(73%),其他影像学异常包括椎弓发育不良、半椎体和蝶形椎体[150,151]。所有颈椎均可发生融合,但最常累及的部位是 $C_2 \sim C_3$ 椎体。

尖头并指(趾)多指(趾)畸形

Carpenter 综合征(Ⅱ型)　Carpenter 综合征(Ⅱ型)在出生或出生后不久即表现出典型症状。由于颅缝早闭,患儿颅顶可呈异常的圆锥形(尖头),或呈短宽形(短头畸形)。此外,由于颅缝闭合通常不均匀,因而导致头面部外形两侧不对称(颅颌面不对称)。其他的颅颌面畸形包括睑裂下斜、鼻梁扁平、发育不良的低位耳、小牙畸形[152]、上和/或下颌骨发育不良。

其他的畸形包括身材短小、心脏结构畸形(先天性心脏缺陷)、轻至中度的肥胖、部分肠段通过腹壁脐周的异常开口突出腹腔(脐疝)或男性患儿睾丸不能下降至阴囊(隐睾)。Carpenter 综合征的患儿智力正常或智力发育迟缓均有报道[153,154]。

上、下颌骨发育不良、口腔畸形和肥胖的患儿可能发生 DI。

下颌骨发育不良

下颌骨发育不良是下颌骨的主要畸形之一,对气道管理的影响十分显著。小颌畸形可导致舌后缩,舌颏间隙变小。下颌骨由第一鳃弓发育而来,是许多罕见综合征[155](如 Pierre Robin 综合征、Treacher Collins 综合征、Goldenha 综合征和 Nager 综合征)的一个主要病变部位。

尽管小颌畸形是这些综合征的共有特点,但对气道造成的不利影响各有不同。

由第一鳃弓发育而来的耳郭周围皮赘或外耳继发畸形可作为 DA 的标志。小颌畸形可从以下几个方面影响气道:第一,使用直接喉镜时舌体不容易被移开;第二,如果不能将舌体向前牵拉至正常发育位,则喉入口更加向前,暴露更为困难;第三,张口受限[156]。舌后坠可进一步加重小颌畸形患儿的气道梗阻症状,同时使舌体左移困难,导致暴露困难。

Pierre Robin 综合征　每 8 500 例新生儿中即有 1 例 Pierre Robin 综合征[157],该病由 Pierre Robin 于 1923 年作为伴有舌后坠和下颌骨发育不良的气道梗阻进行报道。目前,该综合征的特征性表现为颌后缩或小颌畸形、舌后坠和气道梗阻。大约 50% 的患儿有不完全性腭裂(图 36.5)。Pierre Robin 综合征是由于在胚胎发育最初

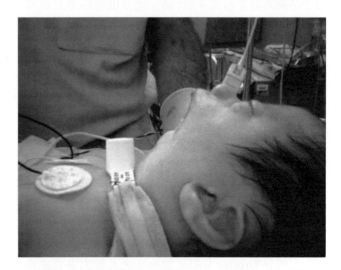

图 36.5　Pierre Robin 综合征。Pierre Robin 综合征表现为严重的小颌畸形、舌后坠和腭裂。小颌畸形导致舌向后移位,影响硬腭的正常发育。由于存在上呼吸道梗阻症状,进行了择期气管切开

几周内下颌骨增长受阻所致,并导致舌体后移,影响硬腭的正常发育和闭合。

Pierre Robin 综合征包括一系列解剖异常,其共同特征为下颌骨发育不良、舌后坠和腭裂。Pierre Robin 综合征的气道梗阻有四种类型。只有 50% 的气道梗阻与舌体后移有关[158]。因此,大约有半数患儿不能通过舌固定术来缓解气道梗阻症状,这可以解释为什么单纯使用口咽或鼻咽通气道不能改善已经存在的面罩通气困难。如果通过舌固定或放置鼻咽通气道,或两项措施联合使用均不能改善通气情况,通常需要实施气管切开[57]。

Pierre Robin 综合征患儿的气道管理目前已有大量的文献报道。术前或术后的气道梗阻和面罩通气困难是这些患儿的常见难题。在一项 26 例 Pierre Robin 综合征患儿的 10 年回顾性研究中,Benjamin 和 Walker 发现在没有全麻的情况下使用特制的槽式喉镜清醒气管插管比较安全、难度小[159]。Li 等[160] 对 110 例 Pierre Robin 综合征患儿的气道管理进行了综述,在 82 例(90.2%)有呼吸道杂音的患儿中,采用俯卧位姿势能有效缓解轻度气道梗阻症状,仅 30% 需要气管插管,6.6% 的患儿需要气管切开(最后均能脱管)。

许多其他的插管技术也可以成功用于 Pierre Robin 综合征:LMA[57,161-163]、FSI 引导插管[89,164,165]、FSI 经 LMA 引导插管[53]、带视频摄像的硬质鼻内镜[35] 或视频插管喉镜、带有内置光导管芯的 Trachlight 光棒[166-168] 和逆行插管技术[169] 等。此外,手指辅助气管插管和俯卧位选择性气管插管方法也有成功的报道[79,80]。

Treacher Collins 综合征 Treacher Collins 综合征(又称为下颌骨颜面发育不全或 Franceschetti 综合征)是由于孕期的第 3 和第 4 周,第一鳃弓的血供不足所致。该综合征是由 5 号染色体中影响面部发育的基因发生改变,从而导致面骨,尤其是颧骨和下颌骨的发育不良,遗传给下一代的概率为 50%。Treacher Collins 综合征经常发生 DI 和气道梗阻,主要与小颌畸形有关。

面裂患儿通常表现为面部发育不全,同时伴有耳、眼眶、面中部和下颌区域的畸形。其临床外貌特征通常是由于颧骨与上颌骨、前额骨和颞骨不能正常融合所致。面部特征变异度较大(完全、不完全和发育不全等),但共有的面部特征包括面颊部和颧弓以及下颌骨的发育不全、可能伴有听力丧失的小耳畸形、高拱形硬腭或腭裂、眼裂倾斜、眼球缺失、面前部增高、咬合不正(前牙开咬)、口腔和气道狭窄而舌体正常、明显突鼻。

大部分 Treacher Collins 综合征患儿智力发育正常,但患儿还可能存在其他体征:40% 患儿存在视力丧失、干眼症、腭裂和呼吸问题。还有急性和梗阻型睡眠呼吸暂停的报道[170,171]。

大量并发症可以影响气道的管理。由于下颌和气道变小而舌体相对偏大,出生时和睡眠时舌根阻塞狭窄的咽下腔,可发生呼吸问题,在麻醉诱导过程中也可引发严重的呼吸问题。为了有效地控制气道,通常需要实施气管切开。

LMA[172-174]、Bullard 插管喉镜[30]、Augustine 管芯[175] 和 FOB 均已成功用于 Treacher Collins 综合征的气道管理。Rasch 等[176] 建议,在已经出现气道梗阻症状的患儿,麻醉诱导前进行喉镜检查。如果可直视开放的声门,可采用吸入诱导,如果不能直视声门结构,必须选用经口或经鼻清醒插管、选择性气管切开或 FSI 等方法。

Goldenhar 综合征/半面短小综合征 Goldenhar 综合征/半面短小综合征包括第一和第二鳃弓综合征、面-耳-脊椎畸形谱、眼耳椎骨发育异常和眼-耳-脊柱畸形谱等。该综合征的主要临床特征为一侧耳发育障碍(或无发育),同时伴有同侧下颌和面颊部发育不良。仅有面部畸形时,称之为半面短小症,当涉及其他畸形时,尤其是累及椎骨时(半侧椎骨或椎骨发育不良,常为颈椎)称为 Goldenhar 综合征。它们属于同一疾病的两种不同表现形式。

面部受累侧肌肉亦存在发育不良,在耳前或耳与口角之间连线上通常有皮赘和凹点。Goldenhar 综合征有 5%~58% 的患儿伴有先天性心脏病(室间隔缺损、动脉导管未闭、法洛四联症和主动脉缩窄)。此外亦可能存在不同性质的肾畸形(异位肾、肾发育不全和肾盂积水)。

Goldenhar 综合征有 5%~58% 的患儿伴有先天性心脏病(室间隔缺损、动脉导管未闭、法洛四联症和主动脉缩窄)。此外,亦可能存在不同性质的肾畸形(异位肾、肾发育不全和肾盂积水)。

下颌骨发育不良、腭裂或高拱形硬腭、颈椎异常[177] 以及脊柱侧凸均可导致气道管理困难。可采用不同方法进行气道管理,例如应用光学管芯[178]、悬吊式喉镜[78]、麻醉状态下经 LMA 插管或经喉罩行清醒 FSI[179,180]。

Nager 综合征 Nager 综合征又称为下颌骨颜面发育不全,是一种罕见的颅颌面骨发育不全,目前仅有不足 100 例的病例报道。Nager 综合征的体貌特征包括睑裂斜向下、颧骨发育不良、鼻梁高、外耳道闭锁和小颌畸形(下颌严重发育不全)。近端肢体畸形包括拇指缺如或发育不良、桡骨发育不良和肱骨短小[181]。Nager 综合征的许多面部特征与 Treacher Collins 综合征相似。但 Treacher Collins 综合征患儿的上颌和颧骨发育不良症状、睑裂斜向下垂和下睑缺损症状更为严重。

Nager 综合征患儿的其他并发症包括胃反流、肾回流以及听力丧失。此外,尚有心脏和脊柱缺陷的报道[182]。Danziger 等[182] 报道了 4 例 Nager 综合征伴有心脏缺陷

（类型不明），另有 1 例患有法洛四联症[155]。

由于下颌骨发育不良的小颌畸形、下颌活动受限以及小口畸形，这些因素可导致气道管理困难和术后气道梗阻。唇裂和/或腭裂，以及面中部畸形伴上颌发育不良，均会进一步增加气道管理和面罩通气时合适面罩的选择难度。采用 LMA[183]、逆行气管插管[96]和 FOI 引导气管插管[184]等方法均可成功进行气道管理。

史-伦-奥三氏综合征

史-伦-奥三氏综合征（Smith-Lemli-Opitz syndrome, SLOS）为常染色体隐性遗传疾病，其特征为气道、心脏呼吸系统、胃肠系统、泌尿生殖系统，以及 CNS 的先天性畸形。妊娠期间 SLOS 的发病率在加拿大为 1/26 500，美国为 1/50 000[185,186]。该综合征是由于催化 7-脱氢胆固醇还原为胆固醇的 3β-羟基固醇-Δ[187]还原酶缺乏所致的先天性胆固醇合成障碍疾病。SLOS 患儿的并发症包括严重生长不足、影响大部分器官系统的先天性异常、早亡、发育迟缓以及自残和惯例行为[188-190]。

由于 SLOS 患儿典型的面部畸形特征，包括小颌畸形、前牙突出、腭裂和较小的异常变硬的舌体，气道管理的难度较大[191-193]。已有 SLOS 患儿 DI 和喉镜暴露异常的相关报道。LMA 已经成功应用于 1 例 SLOS 新生儿的气道管理[194]。

Quezado 等[195]在 14 例 SLOS 患儿 20 次麻醉的经验总结中，尽管存在胃食管反流[185]、肌肉强直[193]和行为异常[190]并发症的可能，但他们仍前瞻性地决定首选 FOB 技术实施气管插管，在气道管理期间所有患儿都保留了适度的自主呼吸。其中 1 例在诱导过程中发生喉痉挛，另 1 例由耳鼻喉科大夫完成插管。

隐眼综合征

隐眼综合征（cornelia de lange syndrome, CDLS）为多发性先天性常染色体显性遗传疾病综合征，其特征为特有的外貌、出生前和出生后生长缺陷、喂食困难、精神性运动迟缓、行为异常以及主要涉及上肢的畸形。活产新生儿发病率为 1/50 000～1/30 000[196]。大部分器官系统，包括中枢神经系统的结构和功能发育明显滞后是该综合征的一个重要特征[197]。CDLS 患儿身材短小（该综合征又称为阿姆斯特丹型侏儒征[198]），同时存在小头畸形（98%），其面部特征是最具诊断意义的体征。据报道，15%的患儿存在心功能缺陷[199]。

颈短（86%），常为蹼颈、高拱形硬腭（66%），有时腭裂、小口伴小颌畸形（84%）等因素均可导致气管插管困难。此外，还有较高的胃食管反流（58%）和食管裂孔疝发病率。在一些 CDLS 患儿出现 DI 的病例报道中，有 1 例采用经鼻盲探气管插管法成功处理气道[200]。Lumb

等[201]报道了 1 例 3 岁儿童因骶管注射布比卡因而导致呼吸衰竭的案例，认为可能是骶管注射引起颅内压改变导致的心搏骤停。

哈勒曼-斯特雷夫综合征

哈勒曼-斯特雷夫（哈-斯）综合征（Hallermann-Streiff syndrome，即眼下颌颅面骨畸形）十分罕见，大约有 150 例的报道[202]。其主要特征为颅面骨畸形为鸟嘴状脸、前额或顶骨隆起、骨缝裂开，囟门未闭、头皮、眉毛和睫毛等毛发稀少、头皮和鼻部皮肤萎缩、下颌骨发育不良、颞下颌关节向前移位、高拱形硬腭、小口、多发性牙异常和身材呈比例短小[203,204]。哈-斯综合征患儿可能存在多发性心脏呼吸系统问题。心脏异常的发生率为 4.8%，包括室间隔缺损、动脉导管未闭和法洛四联症。由于小颌畸形所致的鼻孔小和舌后坠，可导致上呼吸道梗阻，由此可进一步导致发生肺源性心脏病[202]。

患儿出生时长有牙齿，牙齿松脆，使用喉镜时容易发生脱落、碎裂。颞下颌关节极易脱臼，而颞下颌关节缺失时不能经口插管。由于鼻孔狭窄、鼻中隔偏曲、高拱形硬腭和喉向前突出，也不能经鼻盲探插管。下颌升支未发育或缺如，导致口腔容积减小。据报道，有 2 例患儿在吸入麻醉诱导下完成困难气管插管，两例患儿均不能进行面罩通气[204,205]。由于呼吸困难，多数需要进行选择性气管切开[203]。

特纳综合征

特纳综合征（Turner syndrome，即性腺发育障碍症）是由第 2 对 X 染色体缺乏所致。其临床特征包括原发闭经、生殖器官系统发育不成熟、身材短小、通常智力发育正常。其他可能影响麻醉管理的因素包括：高血压、硬腭高、小颌畸形，有时伴有主动脉狭窄和肾缺如。

尽管有小颌畸形和短颈，目前仅有 1 例 DI 的报道[206]。由于患儿身材短小，有 1 例 ETT 误入一侧支气管的报道[207]。

炎性病变

青少年类风湿关节炎（斯蒂尔病）

青少年类风湿关节炎（juvenile rheumatoid arthritis, JRA）为全身间质性疾病，累及所有器官的胶原组织和结缔组织，关节炎为其主要临床表现。虽然该疾病超出本综述的范围，但值得注意的是，该疾病可以累及心脏（超声心动图显示，36%并发心包炎）。

导致气道管理困难的易发因素包括：颞下颌关节强直、下颌骨发育不良和环杓关节炎。还可发生寰枢椎或低位颈椎的半脱位，和椎骨发育不全以及骨突关节强直。

难以维持气道通畅和不能气管插管是 JRA 最严重的

麻醉难题。有 JRA 患儿因严重呼吸窘迫而需要行气管插管的报道[208-211]。Vetter[211] 报道了 1 例 JRA 患儿因急性杓状软骨炎而导致严重急性上呼吸道梗阻恶化,直接喉镜检查显示,两侧杓状软骨对称性水肿,会厌中度水肿。另有 1 例患儿的直接喉镜检查显示,环杓关节炎可以引起两侧声带在接近中线附近固定[210]。上述两例均是在直接喉镜下完成的困难气管插管,并在应用大剂量类固醇药物治疗后恢复。但在插管失败时应该使用 FIS 引导插管。

口和舌结构异常

小口畸形

小口(开口度小)畸形较为少见,可为先天性或后天性。小儿小口畸形可为先天性因素所致[弗里曼-谢尔登综合征(吹口哨面容)、哈-斯综合征和耳-腭-指综合征],但大部分小口畸形是由于烧伤事故所致,例如误咬电线或误食家用碱液等[99]。

先天性小口畸形

弗里曼-谢尔登综合征　弗里曼-谢尔登综合征(Freeman-Sheldon syndrome,又称吹口哨面容综合征、风车翼样手综合征、颅腕跗发育不良和远端关节弯曲综合征 2 型)是一种罕见的面部和骨骼发育畸形的先天性疾病。该疾病的 3 个主要畸形症状表现为小口伴凸唇、尺侧手指的先天性指屈曲和马蹄内翻足。

患儿的麻醉挑战包括 DA 管理、静脉置管和区域神经阻滞困难。患儿发生恶性高热和术后肺部感染的风险增加。经口 FSI 被认为是首选的气道管理技术(由于鼻孔狭窄,不能采用经鼻途径[212])。有 1 例直接喉镜插管失败患儿使用 LMA 插管成功的报道[213,214]。

哈-斯综合征　如前文所述,哈-斯综合征是一种罕见的先天性疾病,其引发的下颌骨发育不良和小口畸形会导致插管困难。

对气道的影响:哈-斯综合征患儿牙齿松脆,在喉镜操作时容易碎裂或脱落。颞下颌关节极易脱臼[215],甚至有颞下颌关节缺失的患儿,不能经口插管。由于鼻孔狭窄、鼻中隔偏曲、高拱形硬腭和喉向前突出,也不能经鼻盲探插管。下颌升支未发育或缺如,导致口腔容积减少。为了预防上述问题,可选的插管方法包括:清醒插管、FIS、逆行插管[215]和吸入麻醉下插管。这些患儿进行气管切开亦十分困难,应该有一位经验丰富的耳鼻喉科医生在场[216]。

后天性小口畸形

遗传性营养不良性大疱性表皮松解综合征　(见下文鼻与硬腭异常章节内的咽部大疱或瘢痕)。

烧伤后颈部挛缩可限制颈外伸和提下颌。由于坚硬的瘢痕组织导致下颌骨和喉部的解剖结构不清楚,或面部烧伤后瘢痕组织牵拉导致小口畸形,使得直接喉镜暴露困难[217]。FSI 是确保气道安全的主要方法[218],也可以成功应用 LMA 处理气道。Kreulen 等[217]认为通过手术快速松解颈部挛缩可有利于烧伤患儿气管插管操作。据报道,双侧口角开大亦有利于经口置入喉镜[99]。

消化道碱液烧伤　碱液烧伤所致的小口畸形不仅会限制开口度,还会因严重的口内瘢痕导致口内用于引导硬质喉镜或纤维光导软镜操作的常用标志性结构变得模糊,使经口或经鼻气管插管十分困难,甚至无法进行[99,219]。

舌疾病

舌体增大称之为巨舌症。巨舌症的定义为在放松状态下舌体超过牙或牙槽嵴[220]。

先天性舌疾病

血管瘤　血管瘤是婴幼儿最常见的肿瘤,10%~12%的白人儿童患有此病[221]。大部分血管瘤(70%)多发于出生后几周的婴幼儿,表现为局部红斑或毛细血管扩张。所有的血管瘤均会在发病的第一年内出现增生。并发症包括溃疡形成、高输出量型心力衰竭、气道梗阻和卡萨巴赫-梅里特综合征。卡萨巴赫-梅里特综合征是由于血管瘤内的血小板隔离坏死所致,与消耗性凝血病一样。儿童的致死率为 60%。

淋巴管瘤　淋巴管瘤为一种罕见的先天性疾病,其发病机制不明[222]。头颈部囊状水囊瘤,伴有较大的淋巴内皮线性囊肿可通过手术切除治疗。但是海绵状或微囊性淋巴管瘤由许多小的淋巴腔隙组成,可导致困难气道和喂养困难,手术广泛切除后易于复发,因此在治疗上常处于两难的境地。所有的淋巴管瘤在出生时即可存在,但最初的第一、第二年内,其症状可能并不明显。虽然淋巴管瘤多首先侵犯下颌下间隙和颈部,但其亦会向上扩散,侵犯舌体及其周围组织[222]。

舌体淋巴管瘤通常十分弥散,可导致严重的巨舌症,巨大的舌体可伸至口唇之外。舌体淋巴管瘤不仅引起气道梗阻,还可导致吞咽困难,以及发音、正畸和容貌等一系列问题。曾有创伤或上呼吸道感染后舌体急性增大的报道。在众多的治疗方法中,主要还是采用激光切除疗法。由于淋巴管瘤容易复发,因此需要进行多次激光切除治疗。淋巴管瘤很少能够自愈。在许多患儿中,如果放任淋巴管瘤发展,不进行治疗,则可发生肺动脉高压和肺源性心脏病。

在 18 例患儿的研究中,由于淋巴瘤过大和反复发作,其中 9 例(50%)需要进行气管切开[223]。经鼻 FOB 引导气管插管也成功用于这些病例[224]。

创伤性舌疾病

在面部和口腔烧伤时,舌和咽部亦会受到影响。上身烫伤的同时有可能吸入烫的液体,导致气道遭受急性"热会厌炎"伤,出现与急性感染性会厌炎相似的急性气道损害,临床表现和放射学检查也与急性感染性会厌炎相似[225]。不能识别气道损伤之前的细微改变,是一个十分棘手的难题。治疗方法应同急性感染性会厌炎,应仔细做好紧急气道管理的准备。出现呼吸窘迫症状时,应立即进行气管插管,还没有发展成明显呼吸窘迫的患儿,立即到手术室进行直接喉镜检查[226]。在加尔维斯顿的 Shiners 烧伤研究所为期 5 年共 1 092 例烧伤患儿中,仅有 9.2%需要 24h 以上的气管插管和气管切开[227]。意外吸入腐蚀剂后的气管插管率(10%)也基本相似[228]。

淋巴管或静脉阻塞 长期外科牵引和局部压迫可导致舌体肿胀,成人还可以由经食管超声心动探头或义齿引起[229,230]。血管神经性水肿或药物反应均可导致严重的舌体肿胀,从而引起危及生命的气道急症[231-233]。

代谢紊乱

Bechwith-Wiedemann 综 合 征 (Beckwith-Wiedemann syndrome,BWS)由一系列临床特征组成,包括脐膨出、巨舌、低血糖(与高胰岛素血症有关)、腹股沟疝、巨人症、器官肿大、肾髓质发育不良、心功能缺陷和较为少见的畸胎瘤[234]。

由于巨舌症可导致 DA,因而 BWS 患儿的麻醉管理存在潜在的复杂性[235-237]。BWS 患儿脐膨出的发病率较高,在新生儿阶段需要频繁的麻醉处理。

LMA 已经成功用于 BWS 患儿的气道管理[234]。尽管大多数的病例报道均可完成气管插管[235,237,238],但仍须重点关注气道梗阻,尤其是在拔管后。肿胀、分泌物和血液可导致急性完全性气道梗阻。由于舌体较大,其他病理因素(舌部血肿和出血)可进一步加重气道管理的难度,并导致术后气道梗阻[236]。

糖原贮积症 糖原贮积症(glycogen storage diseases,GSD)是一系列涉及糖原合成和降解步骤的遗传性疾病。发病率约为活产新生儿的 1/20 000。有关糖原处理过程中各种单个酶的缺乏前文已述。GSD 患儿体内糖原的结构和/或数量的异常。在 GSD 的 10 种 Cori 分型中,仅 Cori Ⅱ型[糖原贮积症Ⅱ型,又称为全身性糖原病或(溶酶体)酸性麦芽糖酶缺乏症]因糖原渗入到舌部的骨骼肌内,导致巨舌症和潜在的气道问题[239]。

严重的巨舌症在麻醉诱导期、麻醉恢复期和手术后均可发生气道梗阻。此外,其他的临床表现为相关的心

肌病、肌病、神经系统病变(尤其是脑干和脊髓的运动神经元)和血糖浓度调节的改变。目前,有关 GSD 患儿由于巨舌症所致气道问题的报道尚且不多[240,241]。

脂质累积病 脂质累积病的特征是由于神经鞘卵磷脂代谢异常,从而导致网状内皮系统的细胞内脂质合成物的储存数量异常增加。脂质包括胆固醇(黄瘤病)、脑苷脂类(葡萄糖脑苷脂沉积症)和鞘磷脂(尼曼-皮克病)。

在葡萄糖脑苷脂沉积症中,脑苷脂类产物的累积可导致包括脑、脾、肝、淋巴结和骨髓等多器官功能障碍。由于牙关紧闭、颈后伸受限以及上气道葡萄糖脑苷脂的渗入,加重了 DA 的程度。Kita 等[242]报道了 1 例 9 岁葡萄糖脑苷脂沉积症患儿因牙关紧闭和口腔狭窄导致 LMA 难以置入,随后采用 FOI 顺利完成气管插管。

神经纤维瘤病 神经纤维瘤病为一组常染色体显性遗传性疾病,其特征为外胚层和中胚层组织多发病。目前,在临床和基因领域已经明确有两种不同类型。它们包括特定的神经纤维瘤病 1 型(NF1)和神经纤维瘤病 2 型(NF2)[243]。雷克林赫逊(von Recklinghausen)神经纤维瘤病(NF1)是一种常见的因常染色体显性突变所致的基因性疾病,发病率为活产新生儿的 1/4 000 ~ 1/3 000[244]。NF1 型的临床特征包括:咖啡乳斑,涉及皮肤、深层外周神经、神经根和血管的神经纤维瘤,颅内和脊髓肿瘤,脊柱后凸侧弯,身材短小和听力障碍。神经纤维瘤患儿的共同特征是疾病随时间推移而进展。与 NF2 型相比,NF1 型肿瘤发生恶化的概率较高。

NF1 型患儿存在的气道管理问题包括出现口内损害、肿瘤压迫气道和胸廓畸形或神经瘤病灶损害。虽然上气道的神经纤维瘤十分少见,但一旦存在即会导致严重的气道管理问题。据报道,5%的 NF1 型患儿有口内肿瘤的临床表现[245]。散在的神经纤维瘤可累及舌和喉部[246,247],可导致梗阻和呼吸困难、喘鸣、失声或声音改变,或吞咽困难。据此临床表现,警示麻醉医生可能存在气道难题[248]。以往曾有舌神经纤维瘤和累及喉入口的纤维瘤患儿[245,248],在麻醉诱导后发生气道梗阻的报道,需要实施了气管切开。尽管术前已经知道存在口内病变,但由于口内解剖严重变形,因此即使选择清醒经口纤维内镜引导气管插管仍可能失败。此外,存在巨舌、大头畸形、下颌异常和颈椎病变时,可进一步增加气道管理的难度[243]。

舌肿瘤

舌扁桃体肥大,舌扁桃体是 Waldeyer 环的正常组成部分,位于舌根部,由淋巴组织构成。舌扁桃体可发生急性炎症和肥大,舌扁桃体也是导致面罩通气困难和气管插管意外困难的罕见原因之一[249,250]。据报道,舌扁桃体

肥大(lingual tonsil hypertrophy,LTH)偶尔报道于儿童,但更常见于成人,尤其是特异体质的患者[251,252]。其病因学尚不明确,据推测,可能与机体对腭扁桃体切除或慢性轻度扁桃体感染产生的代偿机制有关[252,253]。

临床上通过一般的术前体格检查并不能发现LTH[254]。虽然许多患儿并无症状,但有些患儿会主诉咽部球状感觉、声音改变、慢性咳嗽、气哽或呼吸困难[255]。Jones 和 Cohle[254]首次报道了 1 例未确诊的 LTH 患儿,由于气道管理失败而导致死亡。Asai 等[249]还报道了 1 例应用各种方法,其中包括 LMA 和 FOB 插管失败,又不能维持满意通气的病例。

增大的舌扁桃体可能会靠在会厌上,使会厌向后移位,并导致会厌的活动度下降,出现直接喉镜困难。同样,由于会厌向后移位导致 FOB 末端难以从其下面通过,经常会出现 FOB 引导插管困难的情况[254]。咽部多余组织会影响 FOB 视野,此外,使用肌松剂还可进一步加重困难程度,是由于肌松剂起效后,咽部肌肉组织松弛,导致舌和会厌进一步向后移位[256]。

在 33 例意外 DI 进行的回顾性研究中,Ovassapian 等[257]发现,用可曲鼻咽镜检查,所有患儿均有共同病变 LHT。多数患儿气道评估正常(Mallampati 分级为 Ⅰ 或 Ⅱ级),36%存在通气困难。

LMA 可用于因 LTH 所致的不能插管、不能通气的情况,包括完全和部分通气困难[258-261]。Asai 等[249]的病例报道强调了 LMA 并不能解决声门和声门下梗阻的问题。因此,必须建立一个在病变部位以下的通气机制。如果不能通过 LMA 建立气道,可选择经气管喷射通气和环甲膜切开术。Crosby 和 Skene 等[259]认为,LTH 患儿可选用 Bullard 喉镜(可与摄像机相连接),因为 Bullard 喉镜坚实的构造可允许对气道组织进行轻柔的操作,获得所需的内镜空隙。

位于舌根部的其他肿物亦可导致会厌移位和气道变形。这些肿物包括甲状腺舌管囊肿和甲状腺肿瘤。

鼻和硬腭异常

小儿鼻道梗阻可由许多原因引起,其中包括鼻后孔闭锁或狭窄、鼻肿物、异物、创伤、腺样体肥大和鼻后孔狭窄伴鼻黏膜水肿[262,263]。在出生时或在儿童期,病变显著。鼻道梗阻可导致气道梗阻和喂养困难,并使气道管理更加复杂。

鼻后孔闭锁

鼻后孔闭锁是由于鼻腔与咽之间不能连接所致的一种先天性鼻后孔异常疾病。该疾病十分少见,是因在孕期的第六至第七周鼻颊膜不能被吸收所致。大部分鼻后孔闭锁为骨性单发,与之相反的则是膜性双侧发病。新生儿鼻道完全梗阻可因窒息而导致死亡。在吸气时,舌被牵拉至硬腭,导致经口气道梗阻,强烈的呼吸动作导致胸廓显著收缩。如果不采取恰当的治疗措施,可导致死亡。但是,如果婴幼儿能够啼哭,通过经口呼吸,气道梗阻症状可暂时得以缓解。如果停止啼哭和闭口,梗阻症状会重复出现。

许多患儿会并存鼻咽腔狭窄、犁骨和鼻内侧壁增宽或硬腭呈弓形。在染色体正常的婴幼儿中,47%的会存在相关的畸形,包括腭裂、唇裂和 Treacher Collins 综合征。这些患儿中,56%存在上气道的畸形[264]。非随机联合畸形可通过临床广泛应用的 CHARGE 联合征表示,CHARGE 联合征的组成部分包括:眼组成部分缺损为80%、先天性心脏病为58%、鼻后孔闭锁为100%、生长发育迟缓为87%、发育或中枢神经系统异常为97%、生殖器异常为75%和耳部异常为88%。CHARGE 联合征患儿亦可存在其他的气道异常情况[265]。

诊断双侧后鼻孔闭锁需要高度谨慎。严重气道梗阻症状和周期性发绀是新生儿双侧鼻后孔闭锁的典型症状。如果为双侧鼻后孔闭锁,出生后即会出现严重的气道阻塞和发绀,需要急诊治疗。这些症状在患儿啼哭时会得到缓解,但停止啼哭或进食时又重新出现。在单侧鼻后孔闭锁的病例中,由于相应的症状和体征并不明显,因此有可能会延误诊断。这些患儿可因一侧流涕和张口呼吸前来就诊。在上呼吸道感染期间,当通气侧鼻孔阻塞就会发生呼吸窘迫症。年龄较大的儿童可表现为流涕、病变侧鼻孔不能通气、鼻音和张口呼吸。

诊断基于病史和体格检查,鼻导管不能放入鼻咽部、FOB 检查和放射学检查可进行诊断。CT 扫描可以明确闭锁部位。

鼻后孔闭锁治疗的目的即是直接为患儿提供一个通畅的气道。婴幼儿可通过放置口咽通气道加以解决,喂食可通过管饲法进行。除非有相应的先天性异常,一般不需要进行气管插管和气管切开,可采用择期鼻内镜和经硬腭的手术方法矫正。手术目的是切除阻塞的骨性或膜性结构和部分犁骨,构建新的通道。婴幼儿一般较少采用经硬腭手术切除的方法,因为该方法有损伤硬腭生长中心的风险。

Roger 等[266]对 45 例 CHARGE 联合征患儿行气管切开的必要性和次数进行了评价。结果表明,相关的气道畸形的发病率较高,其中包括:导致呼吸困难的咽喉部结构异常(比例约 58%,包括失调性咽喉部软化、舌后坠、颌后缩、喉麻痹和 DI)和气管支气管结构异常(比例约 40%,包括气管食管瘘、食道闭锁和气管软化)。有 13 例(29%)患儿需要行气管切开,但其中 10 例鼻后孔是通畅的。结论认为,虽然鼻后孔通畅,但这些患儿通常需要进行气管切开,而且应早期进行,以避免发生低氧血症。

Asher 等[267]对 CHARGE 联合征患儿中灾难性气道事件和发育迟缓之间的关系进行了研究。结果表明，CHARGE 联合征患儿气道不稳定，一些患儿由于大脑缺氧导致发育迟缓，因此建议这些患儿应早期进行气管切开，而并非进行早期鼻孔闭锁修复术，以保护中枢神经系统功能。

如果存在小颌畸形或声门下狭窄，则应警惕可能存在困难气管插管。可采用清醒气管插管、直接喉镜插管、间接可视技术或盲探插管技术等方法气管插管。如果存在气管狭窄，必须选用较正常型号偏细的导管。

鼻肿物

小儿鼻肿物十分罕见，其发病率约为活产新生儿 1/40 000~1/20 000[268,269]。鼻肿物种类十分复杂，其中包括胚胎发育异常，例如脑膜膨出、表皮和鼻泪管囊肿、肿瘤和炎性病变[268]。脑膜膨出为脑组织在颅骨水平疝出。虽然大部分脑膜膨出位于枕部，有时亦会发生于前部，脑膜膨出内脑组织多少亦不相同。脑膜膨出可能与中线发育缺陷有关。表皮囊肿表现为硬的鼻内肿物，它可能是硬脑膜疝出后与皮肤接触的产物。中线发育缺陷可表现为无面部肿物的鼻部阻塞，有形成局部脓肿和颅内感染的危险。

儿童发生于鼻部区域的肿瘤十分少见。其中包括血管瘤、神经纤维瘤、面部血管纤维瘤、错构瘤、脂肪瘤和横纹肌肉瘤。放射学检查，例如 CT、MRI 和血管造影术可明确肿瘤的大小和位置，以及是否伴有颅骨缺损。手术为主要的治疗方法。

年龄较小的儿童可出现鼻内异物，可为玩具或食物碎粒。一般临床表现为流涕，可为脓性，有恶臭或血性、患侧鼻孔阻塞。根据病史、鼻孔检查，有时需要放射学检查进行诊断。

鼻肿物通过干扰面罩通气、直接喉镜和气管插管，从而影响气道管理。这些患儿中应该避免经鼻气管插管。有 1 例患儿经硬腭缺损部位的脑膨出干扰了气管插管[270]。在一侧（甚至为双侧）鼻后孔闭锁中讨论的所有并发症，鼻道梗阻的患儿也同样存在。

硬腭畸形

颅颌面畸形中唇裂和腭裂最为常见，其发病率约为活产新生儿 1/800。25% 为双侧唇裂，其中 85% 伴有腭裂。唇裂和腭裂均主张早期进行手术修复治疗，在一些医疗中心，新生儿即可进行唇裂修复术。

硬腭异常包括腭裂、腭高拱形畸形以及牙槽嵴肥大。在腭裂修复术患儿的研究中，喉镜暴露困难的发生率（Cormack 和 Lehane 分级为 III 级和 IV 级）为 6.5%，最近研

究为 7.4%[264,271]。在 Gunawardana[264] 59 例喉镜暴露困难患儿研究中，2.95% 为单侧腭裂，45.76% 为双侧腭裂，34.61% 为颌后缩。奇怪的是，喉镜暴露困难的患儿中 99% 的患儿插管成功（插管失败率为 1%）。年龄和喉镜暴露视野之间有显著相关性，小于 6 个月的患儿，喉镜暴露困难发生率为 66.1%，年龄为 6~12 个月者为 20.3%，年龄在 1~5 岁者为 13.6%。

值得注意的是，唇腭裂，尤其是单纯腭裂的患儿，常伴有其他相关的先天性异常，包括心脏和肾脏异常。有一百五十多种综合征与唇腭裂有关，但这些综合征均十分少见。一些综合征可引起麻醉合并症，其中许多涉及潜在的气道问题。最常见的是 Pierre Robin 综合征、Treacher Collins 综合征和 Goldenhar 综合征。此外，还有克利佩尔-费尔综合征可能并存颈椎畸形[272]。

Hentiksson 和 Skoog[273] 对 150 例行腭裂修复术的患儿进行了总结，其中 84% 为单纯腭裂，12% 为 Pierre Robin 综合征，其余没有明确的其他综合征。年龄小于 1 岁的患儿手术时，发生麻醉并发症的风险增加 4 倍，进行腭咽成形手术时风险可提高 6 倍。

在两项研究中发现，术后气道并发症发生率为 5.6%~8%[274,275]。通常，腭裂伴有 Pierre Robin 综合征或其他先天异常的患儿，腭成形术后发生气道问题的危险增加。

术后亦可发生腭部水肿或血肿。儿童局限于软腭或腭垂的水肿会发生体位相关性气道梗阻[276]。各种损伤，例如气道探查、烧伤、变态反应和感染性因素均可导致水肿发生。

腭裂患儿有多种 DA 的管理方法。使用直接喉镜时辅助喉部（环状软骨水平）加压，同时辅以探条引导插管的方法相对比较简单，且不同级别麻醉医生均可进行操作，多数病例能够成功[264]。其他的技术（例如 LMA 和 FOB）[272]，尤其是伴有各种综合征的腭裂患儿的气管插管方法，前文已述。

扁桃体腺样体疾病

舌扁桃体在前，腭扁桃体在两侧，咽扁桃体（腺样体）在后上，三者在咽上部构成一个淋巴或腺样体组织环，称之为 Waldeyer 环。Waldeyer 环的构成部分具有相同的组织学性质和功能，从气道管理角度来看，其出现的症状和处理措施也基本相同。反复感染可导致腺样体和扁桃体肥大，导致气道梗阻发生[277]。

腺样体肥大在 4~6 岁达到高峰，到青少年时期消失。虽然好发于年龄较长的小儿，但亦可发生于婴幼儿。腺样体肥大的主要并发症是阻塞性睡眠呼吸暂停。气道梗阻的症状体征包括打鼾、无休息睡眠、白天嗜睡、低鼻音语音、呼吸杂音、持续存在的鼻腔分泌物、呼吸暂停、喂

食窒息、呼吸窘迫和行为障碍[164]。如果不进行治疗，就不能健康成长。长期患腺样体疾病的患儿特征性面容为口不能闭拢、腭和牙齿畸形，心血管病变（肺源性心脏病）表明可能存在慢性低氧血症和高碳酸血症[278]。

腺样体组织所致的气道梗阻症状不仅取决于腺样体的大小，更取决于腺样体相对于咽腔容积的大小[250]。如果患儿之前存在使鼻咽容积减小或影响其结构完整性的疾病，则轻度的腺样体肥大即可发生气道梗阻。相关的病例包括：颅颌面异常的患儿（该患儿鼻咽腔容积减小），鼻息肉、鼻中隔或鼻甲骨畸形的患儿，MPS或咽腔支撑结构缺陷的患儿（唐氏综合征）。

扁桃体肥大属于儿童发育期的生理现象，在7岁左右达到高峰。可导致无休息睡眠的梗阻性睡眠呼吸暂停、呼吸节律紊乱、打鼾、间断性呼吸暂停，以及白天嗜睡、易激惹和学校表现差等症状[279]。长期不完全性气道梗阻可导致反复出现的低氧血症、肺动脉高压、肺源性心脏病和右侧心力衰竭发生。扁桃体腺样体肥大急性加重时需要建立紧急安全气道[280,281]。

腺样体和扁桃体肥大的治疗方法是腺样体和扁桃体切除术，也是小儿最常见的手术之一，扁桃体和腺样体切除术有多种适应证[277]。麻醉医生最关注上呼吸道梗阻，因为这些患儿在麻醉诱导及术后阶段均可能发生气道梗阻。

上呼吸道梗阻可以出现在使用术前药后、麻醉诱导时或拔管后。扁桃体肥大可以使直接喉镜的声门暴露出现困难。腺样体和扁桃体切除并不能立即缓解气道梗阻的症状，出血或水肿还能增加小儿发生术后气道梗阻的敏感性。通常扁桃体腺样体肥大可导致慢性呼吸道梗阻，但亦可导致急性气道梗阻[280-282]。扁桃体腺样体肥大所致的梗阻性呼吸暂停患儿的气道评估和处理方法详见梗阻性睡眠呼吸暂停章节。

小儿扁桃体周围脓肿表现为扁桃体包膜表面被脓性分泌物覆盖，常见于未进行治疗和治疗不彻底的慢性扁桃体炎患儿[277]。其症状和体征包括：发热、咽痛、扁桃体肿大、吞咽困难、流涎（由吞咽痛和吞咽困难所致）、声音沙哑、牙关紧闭（由于脓液和炎症对翼状肌的刺激所致）以及不同程度的中毒症状。发生扁桃体周围脓肿时需要静脉应用抗生素治疗。如果气道梗阻加重和药物治疗措施无效，则应该采取针吸和扁桃体切开引流的方法[277]。在一项50例成人扁桃体周围脓肿进行的前瞻性研究中，由于腭咽弓变形，Mallampati评分和直接喉镜下声门显露的Cormack和Lehane分级之间没有相关性，也没有出现DI[283]。

除牙关紧闭外，扁桃体周围脓肿对气道的影响与扁桃体肥大基本相同。声门上区域、腭垂和软腭水肿有可能进一步加重气道梗阻症状。患儿无论在自主呼吸还是

在面罩控制通气时均易发生气道梗阻。使用直接喉镜时应注意不要弄破脓肿。脓肿较大时可影响声门的暴露。

梗阻性睡眠呼吸暂停

定义

小儿梗阻性睡眠呼吸暂停综合征（obstructive sleep apnea syndrome，OSAS）是在睡眠和正常睡眠模式过程中发生的慢性、不完全性上呼吸道梗阻，或间断完全性梗阻（梗阻性窒息），并影响正常通气功能的呼吸紊乱[284]。

打鼾的患病率

原发性打鼾的患病率为3.2%～12.1%[40]，而OSAS的患病率为0.7%～10.3%[40,285,286]。

在正常的呼吸周期过程中，通过促使气道闭合和开放的各种力之间的精细平衡的调节，从而达到维持上呼吸道通畅的状态。这种压力平衡（balance of pressure）概念是Remmers等[287]于1978年和Brouillette和Thach等[288]在1979年首次提出，并代表了当前有关OSAS病理生理学机制的理论。

导致上呼吸道梗阻的主要4种诱因如下：

（1）上呼吸道的功能特性：就如同Sterling提出的电阻器模型，最大吸气气流取决于气道上游（鼻腔）至上气道可收缩部位之间的压力变化，与膈肌产生的下游（气管）压力无关。OSAS患儿在气道较低正压时，在腺样体和扁桃体肥大水平出现气道闭合，而健康儿童要在低于大气压时才会闭合上气道[289]。

（2）气道扩张肌与气道壁之间的异常机械连接：上呼吸道的容积和硬度取决于成对肌肉群之间相对有节律的收缩，这些肌肉群包括：腭肌、翼状肌、腭张肌、颏舌肌、颏舌骨肌和胸骨舌骨肌。通过这些肌肉的收缩带动软腭、下颌骨、舌和舌骨的运动。这些肌肉的活动是由脑干网状呼吸中枢支配的。觉醒状态下，呼吸中枢下达确保气道通畅的控制指令，而影响颏舌肌活性的镇静药物可导致上呼吸道功能严重受损。Roberts等认为，受机械性和化学性感受器介导的颏舌肌的活性，对于维持正常和小颌畸形的婴幼儿的上呼吸道通畅至关重要[290]。

（3）肌无力：目前研究表明，内源性肌无力并不是导致上气道功能障碍的主要因素。而存在神经肌肉紊乱的患儿，睡眠中可频发气道梗阻[291]。

（4）神经调节：异常许多研究均发现OSAS患儿中枢化学性感受器存在细微改变。据Gozal等[292]报道，高碳酸血症能引起唤醒迟钝，然而Onal等[293]认为，上气道的肌肉群比膈肌更容易受到刺激。

病理生理机制和临床表现

小儿梗阻性睡眠呼吸暂停的病因学和病理生理学涉

及多种因素,其中解剖和神经肌肉异常在病变中起主要作用[294-298]。然而,由于大部分 OSAS 患儿均可通过治疗纠正解剖学梗阻,因此神经肌肉因素的影响也相应下降。肥大的淋巴组织所致的气道狭窄程度、咽部软组织的顺应性和弹性、面部形态以及睡眠时咽部扩张肌的生理学改变等,决定了气道影响的严重程度。

颅颌面发育异常患儿,例如 Pierre Robin 综合征、Treacher Collins 综合征、阿佩尔综合征、克鲁宗综合征以及神经肌肉功能异常患儿如脑性瘫痪和缺氧性脑病等,严重 OSAS 的发病率均较高。

扁桃体腺样体肥大在小儿 OSAS 的发病机制中具有重要的作用。小儿大约从 6 个月开始上气道淋巴组织的体积开始增长,青春期后生长停止,学龄前增生最快,也是 OSAS 发病率的高峰期。虽然淋巴组织引起上呼吸道狭窄,但大部分儿童不会发展为 OSAS。与成人气道相比,正常小儿气道在睡眠状态下更少发生问题。

睡眠呼吸疾病的一个重要特点是睡眠结构紊乱。就其定义而言,深睡眠水平,尤其是快速眼动(rapid eye movement,REM)睡眠相对各种刺激,其中包括通气不良刺激的觉醒不太敏感[299]。因此,REM 睡眠相发生低氧血症的频率较高,程度较重。高碳酸血症和低氧血症,以及与 OSAS 相关的觉醒,至少可以部分减少 REM 睡眠相[299,300]。

成人 OSAS 与高血压的发生有关,小儿 OSAS 同样也可导致舒张压升高。心血管功能的改变是由于与梗阻性呼吸并发症相关的睡眠唤醒增加了交感神经的张力[301]。小儿 OSAS 的临床表现与成人有许多相同之处,但也有明显的区别[246,300,302](表 36.4)。

与成人不同,肥胖并不是导致小儿 OSAS 的常见因素,但随年龄增长,肥胖对肌体的影响亦逐步增加[303]。在小儿睡眠相关的呼吸疾病中,已经注意到与异常睡眠姿势的关系,如偏爱坐立位和颈过度后仰位[304]。

长期缺氧和高碳酸血症可导致肺血管发生代偿性改变。肺血管阻力的增加可导致右心室张力增加[305]。严重时可发展为肺动脉高压、心律失常和肺源性心脏病[306]。

实验室检查

多导睡眠脑电图(polysomnography,PSG)是诊断成人和小儿 OSAS 的金标准。1995 年美国胸科协会指南中增加了儿童进行 PSG 检查的规定[307]。建议使用 PSG 来判断是原发性打鼾还是 OSAS,前者不需要任何治疗而 OSAS 如果不治疗可导致心肺功能紊乱和功能损害[308]。研究表明,单纯根据病史诊断,缺乏足够的敏感性和特异性来指导治疗[309]。

Marcus 等[310]研究了 50 例健康小儿不同呼吸状态的 PSG 的正常数值。整个睡眠时相的呼吸暂停指数[总睡眠时间(Total Sleep Time,TST)里每小时呼吸暂停次数]为(0.1±0.5)次/h,氧饱和度的最低数值为 96%,氧饱和度的最大降幅为 4%,CO_2 分压超过 55mmHg 的占比小于 TST 的 0.5%。结果异常包括:呼吸暂停指数大于 1、脱氧饱和度大于 4% 的情况每小时超过 3 次,或心率改变幅度大于 25%、氧饱和度低于 92%、呼末 CO_2 分压大于 52mmHg 的时间超过 TST 的 8%,或呼气末 CO_2 分压升高大于 45mmHg 的时间超过 TST 的 60%(表 36.5)。

表 36.4 成人与儿童梗阻性睡眠呼吸暂停综合征的区别

临床特征	成人	儿童
打鼾	间断性	持续
张口呼吸	少见	常见
肥胖	常见	少见
成长受阻	—	常见
白天嗜睡症	常见	少见
性别偏向	男性	无
常见的梗阻并发症	呼吸暂停	呼吸减弱
觉醒	常见	少见
非手术方法	主要采用 CPAP 疗法	少数采用 CPAP 疗法
手术方法	择期手术	多数采用 T&A 方法

CPAP,持续气道正压通气;T&A,扁桃体和腺样体切除术。

表 36.5 儿童正常睡眠检查参数

检查项目	正常值
入睡前的等待时间(min)	>10
TST(h)>5.5	>5.5
REM 睡眠的百分比	>15% TST
3~4 期非 REM 睡眠的百分比	>25% TST
呼吸唤醒指数(次/h TST)	<5
周期性腿动(次/h TST)	<1
呼吸暂停指数(次/h TST)	<1
低通气指数(鼻/食道压力导管,次/h TST)	<3
呼吸紊乱指数(呼吸暂停/低通气指数)	<1
氧饱和度的最低值(%)	>92
氧饱和度的平均值(%)	>95
脱氧饱和度指数(>4%持续5s,次/h TST)	>5
CO_2 最高值(mmHg)	52
CO_2<45mmHg	<20% TST

REM,快速眼动;TST,总睡眠时间。

小儿梗阻性睡眠呼吸暂停的药物治疗效果并不可靠。全身或局部应用类固醇可使淋巴组织体积缩小，但其长期疗效并不明确。短期全身应用考地松类固醇激素并无疗效，经鼻表面使用类固醇激素可减轻 OSAS 的症状[311]。

腺样体和扁桃体切除术仍是小儿梗阻性睡眠呼吸暂停疾病的主要治疗方法[312]。实施腺样体和扁桃体切除手术的最佳年龄为 4~7 岁，如果存在气道梗阻或睡眠呼吸暂停，即使年龄较小，甚至不到 1 岁的婴儿也不是手术的禁忌证。由于唐氏综合征患儿有频发和严重的梗阻性睡眠呼吸暂停，需要倍加关注[313]。虽然在低年龄组患儿中实施腺样体和扁桃体切除手术尚存争议，但如果出现腺样体或扁桃体阻塞气道的情况，手术治疗仍有价值。如果腺样体和扁桃体切除手术失败，或手术切除不合适，采用悬雍垂腭咽成形术可取得良好的效果[40]。

研究表明，在门诊手术后对患儿进行一段时间的观察和输液治疗，也是相对安全的方法。如果患儿在术后 4~6h 达到出院标准（呼吸参数正常、无出血、能够经口摄食、无疼痛以及神志状态正常），则可安全出院回家，不受年龄和术前诊断的影响。

OSAS 患儿围术期是否应该使用阿片类药物和镇静药物的证据不足。偶有报道称患儿应用镇静剂如水合氯醛后发生呼吸抑制[314-315]以及低氧血症[316-318]等症状。患有 OSAS 的儿童似乎对阿片类药物更加敏感。

Waters 等[319]的研究表明，在确保上呼吸安全的麻醉状态下保留自主呼吸，OSAS 患儿比同龄儿童更容易发生严重的呼吸抑制[319]。此外，小剂量的阿片类药物能加重 OSAS 患儿的呼吸抑制程度。小剂量芬太尼（0.5μg/kg）可导致 OSAS 组 46% 的患儿发生中枢性呼吸抑制。在研究中，麻醉诱导后保留自主呼吸状态下，呼气末 CO_2 分压升高大于 50mmHg 是阿片类药物导致中枢性呼吸抑制的最佳判断标准。与以往的研究相比[317,319-321]，Wilson 等[322]发现，术前的心脏呼吸睡眠研究参数（PSG 和家庭睡眠研究）与阿片类药物的应用和结果之间没有相关性。

目前小儿因上呼吸道梗阻行腺样体和扁桃体切除的并发症报道较少，主要侧重于对术后呼吸梗阻的危险性进行研究[316-318,320-325]，相关文章见表 36.6。这些研究以不同的方式对呼吸影响进行定义，但均以辅助吸氧作为最低评判标准。研究显示的术后呼吸道并发症发生率波动范围较大（0%~27%），主要与研究人群中患有神经肌肉疾病、染色体畸形和颅颌面畸形等患儿的比例不同有关。

表 36.6　梗阻性睡眠呼吸暂停综合征患儿腺样体和扁桃体切除术后的呼吸并发症

作者	年份	方法和分级	选择标准	例数	呼吸道并发症发生率	评价
McGowan 等[325]	1992	病例报道，Ⅳ级	上呼吸道梗阻的临床表现	53	25%	危险因素包括：早产，腺样体面容，术前呼吸窘迫
McColley 等[318]	1992	病例报道，Ⅳ级	PSG 异常	69	23%	持续至术后 14h，危险因素为年龄和术前 RDI
Price 等[319]	1993	病例报道，Ⅳ级	上呼吸道梗阻的临床表现，睡眠 PSG	160	19%	危险因素与年龄和术前 PSG 检查有关，但尚不确定
Rosen 等[320]	1994	病例报道，Ⅳ级	PSG 异常	37	27%	术后数小时内发生梗阻。出现并发症患儿病情复杂，术前 RDI 平均值较高
Helfaer 等[321]	1996	病例报道，Ⅳ级	PSG 监测轻度 OSAS（无重症病例）	15	0	轻度 OSAS 患儿术后无脱氧饱和或梗阻症状
Geber 等[322]	1996	病例报道，Ⅳ级	问卷调查	292	15%（年龄小于 3 岁的患儿中，38%）	包括复杂疾病患儿。仅术前打鼾的患儿有术后发生呼吸并发症
Rottschild 等[326]	1994	病例报道，Ⅳ级	临床诊断	69	7%	OSAS 的诊断标准是一直的
Bivati 等[321]	1997	病例报道，Ⅳ级	临床诊断	35 523 例 PSG	25%（PSG 异常患儿中，36%）	包括复杂疾病患儿。PSG 正常的患儿术后无呼吸并发症
Wilson 等[323]	2002	病例报道，回顾性研究	PSG 异常	163	21%	96% 的患儿可在恢复室或病房进行管理

OSAS，梗阻性睡眠呼吸暂停综合征；PSG，多导睡眠脑电图；RDI，呼吸紊乱指数。

大多数研究均将年龄较小（小于 3 岁）和具有相应内科问题的患儿定义为高危人群。术前呼吸功能紊乱指数（呼吸暂停/呼吸过慢指数）较高，也同样是发生术后并发症的危险因素[317,318]。虽然 McColley 等[317] 报道了 1 例术后 14h 出现呼吸症状，但腺样体和扁桃体切除术后的呼吸道并发症通常在早期出现。为缓解上呼吸道梗阻症状行腺样体和扁桃体切除的部分患儿还可能会发生梗阻后肺水肿，梗阻后肺水肿的发生率不详，通常在气管插管后迅速出现。

患儿的体位，尤其是拔管后的体位，对于气道梗阻的发生具有重要的影响。Ishikawa 等发现，麻醉状态下的婴幼儿平卧位更容易发生上呼吸道不通[326]。Isono 等在一项成人的研究中发现，侧卧位可改善梗阻性睡眠呼吸暂停患儿的被动咽腔气道维持[327]。这些发现和目前临床上采用侧卧位拔管和转送患儿的方式吻合。

在 163 例 OSAS 患儿的回顾性研究中，Wilson 等[322] 发现，腺样体和扁桃体切除术后，需要医学干预的呼吸并发症发生率为 21%。其中 96% 在恢复室或病房处理，6 例术后进入重症监护病房。

在 OSAS 患儿腺样体和扁桃体切除术后数周进行的多数 PSG 研究表明，手术治愈率为 85%～100%[328,329]。此类患儿，要重点关注术后早期的麻醉残余作用、疼痛、镇静和镇痛药物以及咽部组织水肿对并发症发生率的影响。就此问题，Helfaer 等[316] 对轻度 OSAS 患儿术前和术后当晚的 PSG 进行比较[316]，大部分患儿手术当晚的睡眠参数均有改善，且结果不受术中麻醉药物的影响，特别是术中应用麻醉性镇痛药与术后呼吸功能的损害并不相关。虽然该研究针对的仅是少数症状轻微的患儿，但也表明，轻度 OSAS 患儿在手术当晚可以安全出院回家（表 36.6）。

笔者医院的术后患儿留院标准：严重的 OSAS、年龄小于 3 岁、相关的颅颌面异常（包括唐氏综合征）、相应的神经运动或心脏以及肺部疾病、上呼吸道烧伤、肌张力减退、病态肥胖或近期有反复上呼吸道感染的患儿。

总之，OSAS 患儿的麻醉管理包括以下几个方面：充分评估和处理合并存在的心或肺疾病、管理气道，注意患有综合征小儿的气道管理；减少术中阿片类药物的用量、术后应用监护仪监测、预防和处理术后可能发生的并发症。术前进行睡眠监测对正确诊断和术后监测十分必要。麻醉医生需要熟悉睡眠监测报告并解读 PSG 的监测结果。

咽后和咽旁脓肿

咽部和颈部的许多不同的潜在腔隙彼此相通。咽后、咽旁、扁桃体周围和下颌下间隙相互联通，一处感染即可扩散至其他腔隙。咽后腔隙的顶部是颅底，向下延伸在气管分叉水平与纵隔相接。

咽后脓肿虽然少见，却是具有潜在的致命性的咽壁感染，好发于小儿。在一项研究中[330]，超过 50% 的患儿小于 12 个月。儿童咽后脓肿通常是由于咽后间隙的淋巴结化脓所致，来自咽部、鼻咽部、鼻旁窦和中耳的淋巴液回流到这些淋巴结。最常见的致病菌为金色葡萄球菌（25%）、克雷伯菌（13%）、A 型链球菌（8%），以及革兰氏阴性杆菌和厌氧菌的混合感染（38%）[330,331]。其他导致咽后脓肿的因素包括咽炎或咽旁脓肿的扩散、穿透性创伤和异物。

临床表现随患儿的年龄不同。大部分儿童表现为发热、一定程度的中毒症状、颈部僵硬或过度后伸、吞咽困难、流涎、牙关紧闭、声音沙哑以及呼吸窘迫。婴幼儿和年龄较小的儿童可有喘鸣，年龄较大的儿童在纵隔受累时还会主诉胸痛。体格检查显示颈部淋巴结病和咽部肿胀。颈部侧位片显示椎前咽后壁软组织增宽。CT 可有助于咽后脓肿的诊断，但不能区分蜂窝织炎和脓肿。有充气征时，颈部侧位片会显示特异性改变[332]。超声成像检查亦可区分化脓性和化脓前阶段[333]。胸片可显示纵隔受累和气管移位[334]。

咽后脓肿的并发症包括气道梗阻、脓肿破裂、肺炎、败血症。感染向纵隔和颈动脉鞘扩散后，导致发生纵隔炎、颈静脉血栓和颈动脉炎。治疗方法包括气道支持、抗生素治疗和早期切开引流。

咽后脓肿可迅速发展为气道梗阻而导致危险。在一项研究中，65 例患儿中有 5 例需要做气管切开[335]。此外，患儿还时刻面临脓肿破裂和脓液吸入气道的危险。咽后脓肿的临床表现与会厌炎和哮吼相似，死亡率高，其确切发生率还不清楚。在 Ameh[336] 的回顾性研究中，10 例患儿中有 2 例死亡，其中 1 例在做脓肿切开引流前死亡，另 1 例死于术后喉痉挛。Couthard 和 Isaacs[330] 报道，在 31 例咽后脓肿患儿中有 2 例死亡。

确诊为咽后脓肿后，必须考虑出现 DA。管理措施取决于气道病变的严重程度以及患儿的合作情况。由于很少患儿能够接受清醒操作，因此大部分患儿需要在全麻下实施气道管理。用七氟烷和氧气吸入诱导麻醉，并做好气道梗阻时建立安全气道的应急计划。如果环境条件不具备，应该确保静脉通路，并给予阿托品。由于肌松剂可导致咽壁肌肉组织松弛，在咽部间隙已经减小的基础上，可进一步加重气道梗阻症状，因此最好保留自主呼吸。

在达到足够的麻醉深度后，轻柔进行直接喉镜操作，小心注意不要弄破脓肿。不要过多重复直接喉镜的操作，在直接喉镜插管不成功、损伤较大的患儿，考虑建立外科气道。在呼吸窘迫症状轻微、同时能够维持面罩通气的患儿，可尝试采用其他插管技术（如间接可视或盲探）。插管过程中一定要加倍小心，不可弄破脓肿。盲探插管、置入 LMA 或口咽通气道或过多使用直接喉镜均有可能导致脓肿破裂。

咽部大疱或瘢痕

大疱性表皮松解症(epidermolysis bullosa,EB)是一组遗传性机械性大疱疾病,其病程和严重程度,在不同患儿间变异较大,从轻度伤残至婴幼儿早期死亡[337,338]。疾病的特点表现为皮肤和黏膜与下层组织分离,高度敏感,受到轻微的机械性创伤后即形成大疱。病变范围沿大疱向正常组织面扩展增大。同所有水疱一样,EB 疼痛剧烈。EB 有二十多种类型[339],其中三个主要的亚型为营养障碍型 EB(DEB),单纯型 EB(EBS)和结合型 EB(JEB),每个 EB 亚型又包含若干个子亚型。

营养不良性大疱性表皮松解

营养不良性大疱性表皮松解(dystrophic epidermolysis bullosa,DEB)在 1879 年由 Fox 首次提出,是 EB 疾病最常见的类型,可以进行手术治疗[340,341],患病率约为 2/100 000[342]。大部分 DEB 患儿在出生时或出生后很快出现水疱,水疱大小不等,大的直径可超过 10cm。DEB 的水疱通常比较松弛,水疱内充满清亮的或血性液体。新生的水疱很少随患儿的年龄增长。单个水疱很少形成瘢痕,但在曾经出过水疱的皮肤区域更容易出现水疱,复发的水疱可形成萎缩性瘢痕。反复的皮肤感染、损伤、治愈,患儿出现营养不良并形成瘢痕挛缩。瘢痕挛缩有可能累及颈部和口部的皮肤。

DEB 中水疱的常见部位是口腔、咽和食道。水疱反复发作可导致慢性口腔挛缩(开口受限)和舌固定。由于进食是一个十分疼痛、缓慢和耗费精力的过程,因此疼痛及其所致的吞咽困难可导致营养摄入不足。DEB 患儿中胃食道反流症状十分常见。食道瘢痕形成后可导致运动障碍,食道狭窄或呈蹼状,由此可进一步导致吞咽困难,口腔、咽腔和食道溃疡,以及牙齿龋坏等因素,又可进一步加重吞咽困难的程度。

单纯型大疱性表皮松解

几乎所有的单纯型大疱性表皮松解症(Epidermolysis Bullosa Simplex,EBS)均属先天性常染色体显性遗传疾病[340]。其确切患病率目前尚不明确,据估计大约为 1/100 000~2/100 000[337]。EBS 包含三个主要的亚型:Dowling-Meara 型、Weber-Cockayne 型和 Koebner 型。

仅 Dowling-Meara 型(疱疹型 EBS)可导致气道合并症。Dowling-Meara 型通常在婴幼儿早期发病。病情变异很大,从症状轻微至罕见的新生儿死亡病例均有发生。口腔受累的症状通常并不明显,但一些病情严重的新生儿表现为口咽严重受累,喂食受到明显影响。此外,这些患儿易于发生胃食管反流和误吸。喉受累可引起哭音沙哑,并能在 Dowling-Meara 型 EBS 出现。

交界型大疱性表皮松解

交界型大疱性表皮松解(junctional epidermolysis bullosa,JEB)包含三个主要的亚型:Herlitz 型、non-Herlitz 型和伴幽门闭锁的 JEB,其中以 Hetlitz 型最为常见。Herlitz 型又称为致命型 JEB,它累及喉部,婴幼儿表现为特征性的沙哑哭音,通常出现在反复发作的阵发性喘鸣(通常由肉芽组织所致,少见新鲜的水疱)后,每次阵发性喘鸣都有致命性窒息的危险。口腔和咽腔的病变通常较严重,导致剧烈的疼痛和喂食困难,进而导致严重的发育不良。在 Herlitz 型的 JEB 疾病中,通常在 2 岁内死亡,死亡原因为急性呼吸道梗阻,或因营养状态差所致的重度败血症。

EB 尤其是 DEB 患儿存在气道管理困难,由于瘢痕挛缩导致发生 DI。除口腔、咽腔和喉腔的问题外,头颈部皮肤的受累和挛缩导致喉镜置入困难[343]。此类患儿应该时刻警惕是否存在 DI,并在麻醉诱导前做好应急计划。为了避免手术过程中长时间面部操作,通常首选气管插管维持气道通畅[344]。为了降低喉腔发生新大疱的危险,应选择较正常型号小半号至一号的 ETT。选择带囊 ETT 时,可在套囊内预充少量气体。由于喉和气管表面是由纤毛柱状上皮覆盖,不同于口咽部和食道的鳞状上皮,因此气管插管引起大疱形成的危险性较低[345]。

尽管有人主张采用将 ETT 通过牙线绑在牙齿上固定的方法[346]。但更具保护性的方法是用纱布条或凡士林油纱捆扎导管,外周用胶布环绕固定导管,以防滑脱。首选纤维内镜经鼻引导气管插管的方法,尽量避免采用经鼻盲探插管的方法。既往有盲探插管(经口盲探插管或通过光导管芯插管)成功的病例,但需要多次尝试插管时,可能会损伤喉腔结构,应放弃使用盲探插管的方法[347]。

在接触导管的唇部以及纱布结的下面覆盖润滑纱布,以预防皮肤擦伤。通过非粘贴的包扎方法固定静脉套管针。必要时,将中心静脉导管和动脉导管原位缝合固定。

EB 患儿的治疗方面,预防性地保护皮肤不受创伤、摩擦伤和粘贴物品十分重要。对压力敏感的区域(如面罩下)应该充分润滑。接受全身皮质类固醇治疗还需要围术期补充给药。

喉异常

喉软化

喉软化是最为常见的先天性喉部畸形,其病变特征为会厌狭长,杓会厌襞松弛[342]。喉软化是导致儿童非感染性喘鸣的最常见的原因[342]。通常患儿出生时即存在喘鸣,也可以在数周和数月后出现。有时仅在哭闹,或并存急性上呼吸道感染的情况下才出现。喉软化的患儿喘鸣为吸气性、高声调,仰卧位时症状更加明显[198]。轻度喉软化的患儿,喘鸣症状在 9 个月时达高峰,随后症状逐步减轻、消退,至 2 岁时消失[348]。严重的喉软化可导致上呼吸道梗阻、发绀、身体羸弱和肺源性心脏病。此外,还有胃食管反流的报道,并建议抗反流治疗[349]。

通过内镜,尤其是喉镜检查诊断喉软化。间接喉镜检查并不适用于喉软化的婴幼儿和儿童,可用纤维软镜或硬质内镜检查,需要采用全身麻醉。

喉软化的患儿存在气道梗阻的危险,必须做好小儿困难气道管理的准备工作。可采用保留自主呼吸条件下逐步吸入诱导的方法(吸入 100%氧气)。采用 10cmH_2O CPAP 的通气方法,同时辅助应用口咽通气道和提下颌的方法,可解决气道梗阻症状。有气道梗阻症状时,达到足够麻醉深度的诱导时间延长。达到满意麻醉深度后才能使用直接喉镜操作。喉镜检查之前,对声带进行表面麻醉可降低咳嗽的发生率。如前所述,表面麻醉前,应该计算局部麻醉药的最大使用剂量,避免过量。

手术方法包括杓会厌成形术,或激光切除多余声门上组织的方法[350]。对于严重的喉软化,首选内镜分离杓会厌襞的方法[351]。

会厌炎

会厌炎,称为声门上炎更确切,是一种十分严重,可危及生命的会厌、杓会厌襞和杓状软骨的感染性疾病。由于声门上炎可迅速发展为完全性气道梗阻,因此会厌炎是真正的气道急症。声门上炎一般常见于 2~8 岁的儿童,但也发生于婴幼儿、年龄较大的儿童和成人[352]。尽管有其他致病微生物致病的报道,但 B 型流感嗜血菌(Hib)是最常见的致病菌。据报道,假单胞菌、A 组乙型溶血性链球菌和念珠菌亦可导致会厌炎[352-354]。接种流行性感冒杆菌联合疫苗可显著降低声门上炎的发病率,但存在疫苗失效的情况[354]。在疾病未被完全治愈前,对声门上炎要保持高度的警惕。

会厌炎的患儿通常表现为声门上炎的四联征:流涎、呼吸困难、吞咽困难和发音困难。这些患儿常表现为“中毒外貌”,焦虑,喜欢以三角架位姿势休息(垂直坐位,上身前倾,嘴巴张开)。数小时内可出现发热和呼吸窘迫症状[353]。如果有喘鸣症状,常为吸气性[355]。

根据临床检查可进行诊断。如果患儿无呼吸窘迫症状,且有管理 DA 经验的医生值班时,可进行放射检查,头后仰吸气相的颈部侧位片效果最佳。典型的放射学检查结果包括变圆增厚的会厌(拇指征)、线沟气体间隙消失和杓会厌襞增厚[352]。通过手术室内直接喉镜检查可明确诊断。不要试图在急诊室内检查咽下结构。否则可出现气道动力崩溃和完全性气道梗阻。

声门上炎的主要治疗方法通常需要采用多学科,有组织、可控制的方式建立气道。麻醉诱导过程中,应该有一位能够实施紧急气管切开的耳鼻喉科医生在场。必须在手术室内备有准备齐全的小儿困难气道车、硬质支气管镜和气管切开包。在治疗会厌炎小儿时,应使其保持安静。如果离开父母使患儿变得更加紧张,可考虑父母陪伴,在适当准备后再离开。这种情况下,不建议使用镇静药物。在放置好心前区听诊器和脉搏血氧监测仪后,用 100%氧气坐位实施逐步吸入麻醉诱导。诱导过程中保留自主通气,采用 10cmH_2O 的 CPAP 有利于维持气道开放。麻醉诱导后,应立即建立静脉通路,然后静脉快速输注乳酸钠林格注射液 10~30mL/kg,连接其他监测设备。在直接喉镜操作前,静脉给予阿托品和格隆溴铵。达到足够麻醉深度后,用直接喉镜经口置入 ETT。观察到樱桃红色水肿的会厌即可确诊,轻压胸廓出现呼吸气流,表明插管成功。ETT 应置入管芯,其型号较正常型号小半号至一号[355]。如果插管失败,按 DA 流程处理。如果条件允许,可采用硬质 FOB 插管,或建立外科气道。

在细菌培养结果出来后,开始抗生素治疗。由于鼻插气管导管更容易固定,因而有人建议将经口插管改为经鼻气管插管。气管导管的平均留置时间为 30~72h。在临床症状改善,同时导管周围出现漏气征后拔管。有观点认为,拔管前应用地塞米松可降低拔管后喘鸣的发生率[352]。

先天性声门疾病

先天性喉异常包括喉软化、声带麻痹、喉蹼和喉闭锁。在导致先天性喉畸形的常见原因中,声带麻痹位居第二[356]。双侧声带麻痹通常与 CNS 畸形有关,例如阿诺德-基亚里畸形(Arnold-Chiari malformation)。出生时的创伤亦可导致声带麻痹。双侧声带麻痹临床表现为高声调的吸气性喘鸣音、哭声正常或略带沙哑。可发生严重的气道梗阻,需要紧急气管插管,或气管切开[356]。有时声带麻痹可自行消退,或行脑室-腹腔分流术后消失[357]。在单侧声带麻痹患儿中,左侧声带麻痹最常见。单侧声带麻痹通常与心血管和纵隔疾病有关[356],表现为哭声无力[277],很少需要手术治疗[357]。

喉蹼是在胚胎发育期间喉腔不能再通所致。通常喉蹼发生在声门水平,引起新生儿呼吸窘迫症状。狭小的喉蹼所致的气道梗阻程度较低,而大面积喉蹼较厚,并延伸至声门下区域,通常可以引起严重的气道梗阻。较小喉蹼的治疗方法是内镜切除法,大面积的喉蹼通常需要采取喉气管重建术。

喉闭锁是致命性畸形，十分罕见。患儿的存活率取决于是否存在气管食管瘘，以及出生时进行紧急气管切开的情况[356]。

气道管理方法取决于气道梗阻的程度。严重梗阻需要建立外科气道，轻度梗阻采取气管插管。根据患儿病情和周围条件，可采用清醒或吸入诱导实施气管插管，同时做好插管失败的准备。

复发性呼吸道乳头状瘤病

喉腔乳头状瘤病或复发性乳头状瘤病是喉部最常见的良性肿瘤。在美国，儿童的发病率为 4.3/100 000。该疾病是由人类乳头状瘤病毒 6 型和 11 型所致，是导致儿童声音嘶哑的第二常见疾病[358]。喉乳头状瘤主要累及声带边缘和会厌，还可以影响呼吸道其他部位[359]。复发性呼吸道乳头状瘤病（recurrent respiratory papillomatosis，RRP）可见于成人和小儿，青少年的病变类型比成人类型更具侵袭性。小儿 RRP 通常表现为哮鸣，容易误诊。RRP 患儿的主要症状为声音嘶哑或哭声无力。喘鸣通常为继发症状，开始仅为吸气性，随疾病的发展逐渐变为双向性[358]。其他症状包括慢性咳嗽、发作性哽咽、身体羸弱和呼吸疲劳[359]。用可曲纤维鼻咽镜检查可以确诊。如果患儿不能配合检查，需要采用全身麻醉。采用 CO_2 激光显微喉镜治疗，可以气化病变，最大限度减少出血。需要反复手术来控制疾病的发展。药物疗法包括应用阿昔洛韦、α 干扰素、西多福韦和吲哚-3-甲醇[359]。

复发性呼吸道乳头状瘤病患儿可在麻醉诱导过程中发生气道梗阻[360]。麻醉评估应包括术前仔细评估患儿的气道和精神状态[361]。由于这些患儿通常需要多次手术治疗，术前需要使用镇静药，但存在呼吸道并发症时避免使用。情况允许时，父母可以在手术室陪伴患儿，并在保留自主呼吸情况下用纯氧吸入诱导。在患儿明白面罩的用意时，可改用其他替代方法，如通过双手弓形环绕回路来增加吸入麻醉剂的浓度[361]。确认有 DA，插管前必须在手术室内做好器械和人员的准备。

喉部肉芽肿

喉部肉芽肿是由于多次长期气管插管所致[109]。但是，亦有短期气管插管导致肉芽肿形成的报道。导致肉芽肿形成的其他因素包括：女性、ETT 型号、ETT 放置的位置、创伤插管，以及套囊压力过高[83]。成人的发病率为 1/20 000~1/800[362]。通常肉芽肿易发生于声门后部，杓状软骨的正面[107]。最常见的临床特征是声音嘶哑。治疗方法包括吸入类固醇类药物、抗反流措施、抗生素药物，以及直接喉镜下手术切除等方法[83]。

如果肉芽肿较大或带蒂，并出现气道梗阻症状，建议成人采用清醒插管，少见的小儿采用吸入诱导插管（少

用），并准备好较正常偏细的 ETT。

先天性和后天性声门下疾病

声门下狭窄

声门下狭窄可分先天性和后天性。其定义为存在窄小畸形的声门下腔隙（新生儿直径小于 3.5mm）[356]。先天性声门下狭窄在小儿常见的先天性异常中位居第三[357]，可出现轻度或中度的气道梗阻症状。其他常见临床表现为反复性哮吼[356]。如果患儿在 1 岁以内出现反复发作的哮吼，并伴上呼吸道感染，应该考虑为声门下狭窄。后天性声门下狭窄通常为气管插管引起，用硬质内镜检查可以确诊。治疗方法是将前联合或多个环状软骨劈开，并移植软骨。手术的成功率约为 90%[357]。

哮吼

哮吼或喉气管支气管炎是小儿感染性气道梗阻最为常见的原因。美国哮吼的发病率为 18/1 000，1~2 岁儿童的发病率高达 60/1 000[352]。在年龄为 6 个月至 4 岁儿童中，哮吼的发病高峰期为初秋和冬季，I 型副流感病毒是最常见的病原体。病毒感染导致喉腔的声门下区域发生水肿。哮吼起病缓慢，通常继发于上呼吸道感染。临床表现为吸气性喘鸣、胸骨上、肋间和肋下间隙凹陷以及哮吼性或犬吠性咳嗽。颈部正位片显示有典型的教堂尖顶征（声门下空气区域对称性狭窄）[352]。

病变较轻的治疗方法为吸入湿化的空气和氧气[352]，严重的病例需要雾化吸入消旋肾上腺素（每 2mL 生理盐水中放入 0.25~0.5mL 肾上腺素）。必要时，每 1~2h 重复应用一次。由于消旋肾上腺素的作用时间短（小于 2h），治疗结束后可能会出现呼吸窘迫症状（反跳现象），因此必须进行密切观察。研究表明，在患儿父母可以信赖，并能及时将患儿送达急诊室的情况下，患儿可以在急诊室留观 3h 后出院。对于心动过速并存心脏畸形的小儿，例如法洛四联症和原发肥厚性主动脉瓣下狭窄的患儿，要慎用消旋肾上腺素[363]。

经过多年的争论，人们认可了类固醇激素在轻度至中度病毒性哮吼治疗中的作用[364-366]。应用类固醇激素治疗可以减少住院病例和留院时间[366]。地塞米松静脉应用的标准剂量为 0.6mg/kg（最大剂量为 10mg）。与雾化吸入相比，口服地塞米松（0.6mg/kg）后临床症状消退更为迅速[364]。Heliox 为氦氧混合气体，亦可用于病毒性哮吼的治疗。氦气是一种惰性、无毒、低比重、低黏度和低密度的气体。由于氦气的物理特性，能减少气道内的湍流，降低气道阻力[367]。如果上述治疗方法失败，应实施气管插管。

同所有上呼吸道梗阻病例一样，术前必须做好小儿困难气道管理的准备工作。麻醉诱导时，手术室内必须

要配备合适的设备和人员。在保留自主呼吸的条件下用 100% 氧气逐步吸入诱导，气管插管用的 ETT 应该较正常小 1~2 个型号，以降低发生声门下狭窄的危险。在确认 ETT 周围有合适的漏气后进行拔管。

气管支气管畸形

气管软化

气管软化的病变特征是由于气管软骨的支撑作用减弱，导致气管壁软化。在气管腔外压力大于腔内压力的情况下，出现病变部位的气管塌陷[368]。气管软化可分先天性（原发性）和后天性（继发性）。先天性气管软化可进一步分为特发性和综合征性。气管食管瘘、CHARGE 联合征和德乔治（DiGeorge）综合征均属先天性气管软化。后天性气管软化一般是由于大血管的外在压迫，或继发于支气管肺的发育异常所致。临床症状表现为阵发性的呼吸窘迫、持续性干咳、哮鸣和吞咽困难，以及反复发作的呼吸道感染。不能脱离呼吸机或不能拔管亦提示存在气管软化[368]。

据报道气管软化患儿，即使没有症状，在全身麻醉期间也可以发生气道梗阻[369,370]。呼气，尤其是用力呼气或咳嗽时，病变部位的气管出现塌陷。采用 CPAP 伴有或不伴有间断性正压通气的方法可缓解梗阻症状[371]。通过面罩无创正压通气的方法可以成功避免气管软化婴幼儿术后的再插管[372]。

哮吼

见上文关于哮吼的讨论。

细菌性气管炎

细菌性气管炎，通常又称之为假膜性气管炎或膜性喉气管支气管炎，是一种能导致生命危险的疾病。它属声门下区感染，可发展为整个气道的梗阻症状。细菌性气管炎被认为是上呼吸道病毒感染后继发的细菌性二次感染[373]。发病高峰期为秋季和冬季，多为 6 个月至 8 岁的儿童。常见致病菌为金黄色葡萄球菌、流行性感冒杆菌、甲型溶血性链球菌和 A 型链球菌。患儿通常有数天病毒性上呼吸道感染的病史，随后病情急剧恶化。临床表现为高热、呼吸窘迫和中毒貌。与声门上炎的不同之处在于，气管炎患儿通常为实性咳嗽，喜欢平卧，不流涎[352]。

与喉气管支气管炎患儿不同，细菌性气管炎患儿应用消肾肾上腺素和皮质类固醇无效。放射线检查通常会显示气道密度不规则和声门下狭窄[373]。重症呼吸窘迫的患儿应送入手术室进行硬质内镜检查和气管插管。

细菌性气管炎有潜在气道梗阻的可能，必须做好小儿困难气道管理的准备，包括准备硬质内镜。首选保留自主呼吸条件下的吸入麻醉诱导方法。通过内镜取出脱落的黏膜。气管插管后，采集样本进行培养和革兰氏染色。随后开始应用广谱抗生素治疗，并持续 10~14 天。气管插管通常需要保留 3~7 天[352]。

纵隔肿物

纵隔肿物通常为前纵隔肿物的患儿麻醉时，发生气道梗阻、血流动力学不稳定或因心脏、大血管（主要为上腔静脉）和气管支气管受压迫导致死亡的危险性均较高[374]。麻醉诱导和正压通气可通过不同方式加重对气道的压迫。此外，内在肌张力消失、肺活量减小和跨胸膜压力梯度降低等因素共同增加了外在的压迫效应。麻醉诱导期间可发生心搏骤停、上腔静脉综合征和气道闭合[375-377]。无症状患儿也可以在麻醉诱导期间发生气道压迫症状[376]，改变体位或开放性心脏按压也不能缓解这些并发症。

纵隔肿物可分为前纵隔肿物、内脏肿物和后纵隔肿物。纵隔肿物的位置随年龄变化，儿童多为后纵隔肿物。年龄较小的儿童中，最常见的纵隔肿瘤为神经源性肿瘤，尤其是神经母细胞瘤。前纵隔的生殖细胞瘤是儿童第二常见的纵隔肿瘤。而前纵隔淋巴瘤是青少年最常见的肿瘤[374]。

端坐呼吸、喘鸣和哮鸣症状为气道梗阻的征兆[378]。体位性呼吸困难、心动过速和晕厥提示右心室和肺血管受压。在瓦尔萨尔瓦动作时发生晕厥表明血管受侵[374]。小儿通常比成人更早出现症状，气道直径略微减小即可导致气道阻力的显著增加。术前应重点评估仰卧位和坐位时呼吸功能受损情况，不能耐受仰卧位提示气管、心脏、肺动脉或上腔静脉的肿块压迫。术前应行 CT 扫描。安全实施全身麻醉的最低标准为：气管横截面积和呼气峰流速至少要达到预测值的 50%[379]。

纵隔肿瘤患儿的主要问题是通气困难。患儿在放疗或化疗前进行活组织检查时，麻醉管理的主要原则是避免使用全身麻醉、肌松剂和正压通气。如果条件允许，活组织检查均应在局部麻醉下完成[380]。1 例 13 岁的青少年，用氯胺酮、局部麻醉药联合保留自主呼吸条件下吸入氧气与氧化亚氮（50：50）混合气体的麻醉方法成功完成了诊断性活组织检查[381]。头高脚低位是最有利的体位。

有的小儿需要在全身麻醉下进行活组织检查。建议采用小儿硬质支气管镜，同时建立股-股血管转流备用[376,383]。如果条件允许，在全身麻醉前应先对肿瘤进行放疗，以降低麻醉的危险性。活组织检查前先隔离纵隔周边[383]。年龄较大的儿童，在气道进行表面麻醉后，采用清醒纤维镜插管，或用 FOB 评价气道梗阻的程度。年龄较小的儿童和婴幼儿，不能采用清醒气管插管的方法，用保留自主呼吸的吸入诱导方法。麻醉诱导前在下肢建立静脉通路[382]，诱导时建议采用半坐卧侧位姿势[377]。保留自主呼吸状态的通气十分关键，但不能保证绝对安全[384]。1例3岁巨大纵隔肿瘤患儿，有严重的呼吸窘迫症状。采用氦氧混合气体(80%氦气和20%氧气)与七氟烷吸入诱导，并用LMA成功完成了气道管理[385]。

采取以下方法处理麻醉诱导过程中发生的气道梗阻或血流动力学紊乱。首先，将ETT插入梗阻较轻的支气管。如果ETT不能通过梗阻部位，用硬质支气管镜引导绕过梗阻部位。将体位变为侧卧位，或俯卧位，通过改变肿瘤重力的分布来缓解梗阻症状。最后，推荐建立心肺旁路[376]。气道梗阻同样可以发生在麻醉恢复过程中，应该待患儿清醒后再行拔管，并送到重症监护病房进行监护。

血管畸形

血管畸形是由于鳃弓系统中动脉组成发育异常，导致气管和/或食管被血管完全或部分包绕所致[386]。1945年Gross首先将这种畸形称之为血管环[387]。血管环的患儿由于气管食管受压，表现为呼吸窘迫或吞咽困难。患儿在出生后即可出现呼吸窘迫症状，或无症状。大部分血管环患儿存在非特异性症状，如喘鸣、呼吸困难、咳嗽或反复的呼吸道感染等[388]。成人血管环患者的主要症状为吞咽困难[386]。在一篇对血管环疾病进行的回顾性研究综述中，74%的患儿主要临床症状表现为吸气性喘鸣和哮喘[388]。

各种类型的血管环目前均有报道。双主动脉弓和右主动脉弓伴异常左锁骨下动脉的血管环描述较少。双主动脉弓发病通常较其他类型早，常需要手术矫治[386]。血管环患儿常伴有相应的心脏异常。通过放射学检查可以确诊。胸部X线摄像可显示主动脉上升和下降的部位。食管钡餐的X线片可明确食管受压部位。血管造影术是确诊血管环的金标准。CT和MRI扫描亦可用于血管环的辅助诊断，并可明确其解剖部位。由于血管环缺少特异性症状，因而可能延误诊断[388]。有症状的患儿应进行手术治疗，手术矫正入路可选择左侧开胸、右侧开胸和正中开胸[386]。

血管环患儿有气管受压发生气道梗阻的危险。同时还可能并存气管软化。维持自主呼吸，直到插入加强型ETT。应该准备好硬质支气管镜，以备发生气道塌陷时用于支撑气道。

异物误吸

小儿异物误吸有很高的发病率和死亡率。年龄较小的儿童发生异物误吸的危险增加，2岁以内最容易发生[389]，10~11岁是发生异物误吸的第二个年龄高峰[390]。

大部分死亡病例发生在1岁以内的婴儿，食物是最常见的误吸物。由于15岁以下的儿童双侧支气管的夹角对称，因此并不存在异物明显容易阻塞右侧支气管的倾向。15岁时，由于受主动脉球的挤压作用，左侧主支气管在隆突部位的夹角变钝[391]。

目击事件经过易于诊断。异物误吸病史通常有气喉、作呕和咳嗽症状。患儿当时可能并无症状，或出现急性呼吸窘迫。如果误吸的时间较远，早期的症状可表现为持续性咳嗽、哮喘，或反复发作的肺炎。美国小儿协会制定了误吸气喉偶发事件的处理指南。年龄小于1岁的婴儿，应采取头下脚上的姿势用力拍背和推压腹部。对于年龄较大的儿童和成人，则采用海姆立克急救法[392]。

由于花生油可导致机体发生炎性反应，因此误吸花生后一般均应迅速取出。如果患者处于十分痛苦的状态或异物处于不稳定的位置，亦应紧急取出异物。在病情比较稳定时，则应进行X线摄影检查，用于辅助异物的定位和鉴别。如果异物不透射线，则较易识别。放射线能穿透异物可表现为气道内软组织影，或气道变窄[13]。此外，还有空气滞留、纵隔移位和肺膨胀不全等间接征象。由于婴幼儿和年龄较小的儿童不能配合呼气拍片，可采用侧卧位[391]。有异物阻塞时，阻塞部位以下的肺组织膨胀[390]。

根据对小儿麻醉协会成员以邮寄的方式进行的调查，无论从气道内取出何种误吸物，都可采用没有环状软骨加压的吸入麻醉诱导方法[389]。异物在食道上平面，首选没有环状软骨加压的快速顺序麻醉诱导；而异物在食管下和胃水平面时，可以选择快速顺序麻醉诱导联合环状软骨加压的方法。如果误吸物为锐器，位于喉腔，环状软骨加压可以导致气道损伤。如果为非急诊病例，应等待合适的禁食时间。有关气管支气管异物取出术麻醉管理方法的回顾性综述提示，不管是自主呼吸，还是控制通气，均不增加误吸并发症的发生率[393]。

由于存在气道梗阻，吸入诱导时间延长。为维持气道开放，有时需采用5~10cmH$_2$O CPAP和辅助通气。达到合适的麻醉深度后，实施气道表面麻醉能降低咳嗽或喉痉挛的发生率。通气型硬质支气管镜可在操作过程中保持通气，通常需要高流量氧气输入以弥补支气管镜周围的漏气问题。由于麻醉医生与内镜医生之间共享气道，相互的沟通十分重要。FOB操作期间如果氧饱和度下降，应进行间断通气。取物镊抓住异物后，可应用短效肌松剂、丙泊酚或增加吸入麻醉深度等方法松弛声门以便于异物取出。将取物镊和支气管镜同时从气管内退出[355]。曾有异物在声门或声门下区域掉落的报道[394]，如果掉落异物阻塞气管，必须用支气管镜将异物推至一侧主支气管，确保另一侧单肺通气。过大异物不能通过声门下时，可以通过FOB联合气管切开的方法成功取出支气管异物[395]。

异物取出后，患儿常需要插入合适型号的 ETT。根据取异物操作所造成的黏膜水肿程度来决定能否拔管。术后应用消旋肾上腺素（2.25% 药液 0.5mL 用生理盐水配为 3mL）治疗喘鸣，用地塞米松治疗水肿。

其他气管疾病

气管狭窄分为先天性和后天性疾病。先天性气管狭窄与先天性气道畸形，如气管食管瘘、肺发育不全和气管软化有关。先天闭合性气管环也同样可以导致气管狭窄。闭合性气管环的后部发生融合，气管后部的膜性壁消失。后天性气管狭窄通常是由于长期留置气管插管、吸入性损伤、创伤或肿瘤所致。临床症状表现为喘鸣、喘息、哮吼、呼吸急促和咳嗽。病变较轻时，可采取保守治疗。病变节段较短时，采用手术切除，原位吻合的方法治疗。病变节段较长的患儿，则采用气管前部劈开的手术方法。手术修复部位的肉芽组织可采用激光方法切除[277]。

气管狭窄患儿可发生通气困难或 ETT 置入困难。轻微的气道损伤即可导致急性气道梗阻[277]。曾有两例声门下狭窄（狭窄部位小于 2mm），应用 LMA 维持通气的报道[396,397]。只有气道在明确修复后才能放置硬质支气管镜。

颈和脊柱异常

颈椎活动受限

颈椎活动受限分为先天性或后天性。有两种先天性疾病可导致颈椎活动受限，分别是克利佩尔-费尔综合征（Klippel-Feil syndrome）和 Goldenhar 综合征。

克利佩尔-费尔综合征

克利佩尔-费尔综合征的病变特征为两个或多个颈椎融合。克利佩尔-费尔综合征患儿的其他临床表现为颈短、发际线低、脊柱侧凸和先天性心脏疾病[398]，通常在 5～10 岁出现气道管理困难，气道管理的困难程度取决于颈部固定的严重程度。

Goldenhar 综合征

见下文下颌骨发育不良部分。

青少年类风湿关节炎

青少年类风湿关节炎（JRA）是一种表现多样的慢性关节炎。已经鉴定出几种不同的疾病亚型：全身型（斯蒂尔病）、多关节型和少关节型关节炎（见上文面部异常：上颌和下颌疾病）。

JRA 患儿在麻醉诱导前，必须进行仔细的术前评估。

如果条件允许，应该参阅以往的麻醉记录，回顾相关的信息。如果存在 DA，必须做好小儿困难气道管理的准备工作。颈椎活动受限患儿暴露声门时，口轴、咽轴和喉轴不能重叠成直线。颞下颌关节病变可导致张口受限，建议这些患儿采用清醒气管插管。其他可选择的插管技术包括：FOB、Bullard 喉镜、逆行插管技术和光棒技术，但这些方法并不适用于年龄较小的患儿。不能配合清醒插管的患儿，可采用保留自主呼吸、面罩 100% 氧气吸入麻醉诱导。Goldenhar 综合征患儿应用逆行气管插管、悬吊喉镜插管，以及经 LMA 纤维镜插管等方法均有报道[78,98,399]。还有用光棒成功完成 1 例 18 天右半侧颜面短小新生儿的气管插管[43]。

先天性颈椎不稳定

对颈椎不稳定缺乏足够认识时，气道管理过程中就可能会发生严重的并发症，甚至死亡。颈椎不稳定或颈椎半脱位常发生于寰枢关节。先天性综合征如唐氏综合征、Hurler 综合征、Hunter 综合征和 Morquio 综合征均与颈椎不稳定有关[400]。其中，21-三体是麻醉医生临床工作中最常遇到的综合征。

唐氏综合征

唐氏综合征（21-三体综合征）大约每 660 例活产新生儿中就会出现 1 例。表现为智力发育迟缓、先天性心脏病、梗阻性睡眠呼吸暂停和先天性声门下狭窄。大约 20% 的患儿寰枢关节的韧带松弛，由此导致寰枢关节不稳定，致使颈髓容易受到颈椎的压迫。患儿在颈部过度后仰、过度前屈，或颈部活动增加时都有发生损伤的危险[276,401]。颈部脊髓受压的体征包括不能行走、痉挛状态、下肢反射亢进、跖伸肌反射、肠道和膀胱功能失控。此外，还可表现为渐进性行走疲劳和斜颈[401]。术前需对唐氏综合征患儿进行评估，寻找先前存在的脊髓受压的症状和体征。关于对唐氏综合征伴寰枢关节不稳定的患儿是否进行筛查一直存在争议。美国儿科学会，运动和健身医学委员会认为，还不能确定在唐氏综合征的运动员中，采用颈椎 X 线筛查可能发生的灾难性颈椎损伤的价值[401]。但 Pueschel 还是认为，寰枢关节不稳定的患儿应进行扫描检查[402]。在一项小儿麻醉协会会员的调查中，无症状患儿采用术前 X 线检查（18%），专科会诊方法（8%），或者两种方法联合应用。而有症状患儿，进行 X 线检查和术前会诊者分别为 64% 和 74%。不管是有症状还是无症状的患儿，大部分受调查的麻醉医生均倾向于患儿头部保持正中位[403]。

唐氏综合征患儿的气道管理，应考虑颈椎病合并脊髓压迫的可能性。此外，巨舌和可能并存的梗阻性睡眠呼吸暂停也能导致上呼吸道梗阻。出现脊髓压迫症状的患儿,择期手术前应进行 X 线摄像检查。颈椎上段的伸展侧位和俯屈位 X 线片可显示寰枢关节半脱位的情况。齿突尖(枢椎)与前弓(寰椎)之间的距离大于 4.5mm,表明寰枢关节异常不稳定[401]。

急诊手术时,有症状的患儿应针对其颈椎问题采取预防措施。直接使用喉镜要在颈椎采取直线固定后使用。采用的气道管理技术要尽量减少颈椎活动(例如,TruView 或 Bullard 喉镜,光棒,角度视频喉镜,SOS)。

后天性颈椎不稳定

小儿后天性颈椎不稳定是由多发性创伤,或头、颈部创伤所致。任何头部严重损伤患儿,都要按照存在颈椎损伤处理[404]。据估计,1%~2%多发性创伤患儿存在颈椎损伤[392]。并存有其他内科疾病的小儿,如唐氏综合征,更容易出现颈椎损伤[392]。8 岁以下的儿童,颈椎上段以及颅脊柱连接处损伤的危险性增加,仅有30%的颈椎损伤发生在 C_3 节段以下。即使 X 线摄像检查正常的情况下,脊髓损伤也有较高的发生率[即影像学无异常的脊髓损伤(spinal cord injury with out radiographic abnormality,SCIWORA)][405]。怀疑存在颈椎损伤的患儿,保持制动是避免脊髓受到进一步损伤的关键,在头和约束带之间需要使用硬质的颈托、脊柱板和柔软的填充装置。小儿枕部较大,在躯干下垫一毛毯可使颈部处于放松居中位。

气道管理的选择取决于气管插管的紧急程度。选用能减少头后仰和颈前屈的插管技术。创伤患儿有发生误吸的危险,需要采取适当地措施。存在 DA 或面部骨折需要建立紧急气道时,建立外科气道是最佳的选择。如果情况允许,可进行有限次数的直接喉镜插管。在这种情况下,视频喉镜可能更适合。急症病例建立正式气道前,先用 LMA 进行通气和氧合,但 LMA 并不能预防误吸的发生。

非紧急插管时,应先对颈椎做进一步评估。在神经外科医生或创伤外科医生确认颈椎问题后,如果气道情况允许,在充分预充氧后采用快速诱导联合环状软骨加压的方法插管。如果颈椎不稳定,在直线固定颈椎的情况下,采用快速顺序诱导联合环状软骨加压的方法插管。有 1 例摩托车事故所致的 $C_1 \sim C_2$ 颈椎关节半脱位的 11 岁儿童,用荧光镜完成气管插管[406]。如果颈椎不稳定和 DA 同时存在,应在保持清醒条件下,选择应用可曲纤维喉镜、Bullard 喉镜、光棒、SOS,或逆行气管插管等方法[408]。

小儿创伤

在明确诊断前,所有创伤患儿都要考虑存在颈椎损伤的可能性,并存在误吸的危险。如果需要,应尽早进行吸氧和辅助通气。如前所述,创伤患儿应使用带硬质颈托的脊柱板制动,完成气道评估后选择合适的气管插管

方法。如果气道正常,在颈部手法直线固定的情况下,采用快速诱导加环状软骨加压的方法插管。在 8 岁以下的小儿中,45%的患儿食道可以横向移位到环状软骨水平处,这可能会导致压迫环状软骨没有效果,在更小的婴幼儿中尤为明显[406]。此外,压迫环状软骨主要是压迫气道,而不是食道[407]。喉镜操作前,如果气道得不到保护,则按 ASA 的 DA 管理流程图的规定进行处理。DA 患儿,可选用前文所描述的任何一种清醒气管插管技术。在某些情况下,可能需要外科医生行清醒气管切开术或环甲膜切开术。采用多学科方法进行创伤患儿的困难气道管理是有必要的。

困难气道拔管术

在拔出气管导管之前,小儿困难气道的管理并未结束。拔管方法包括放入气道换管器或导丝后拔管,会厌炎小儿在导管周围出现漏气后拔管。由于拔管后可能需要重新插管,因此必须做好小儿 DA 的准备工作。手术结束时,如果怀疑存在由于手术或插管操作所致的气道水肿,应给予地塞米松,并持续维持术后通气,直至水肿消退。有 1 例 DA 青少年,通过气道换管器成功拔管[409]。此外,报道 1 例严重小颌畸形和法洛四联症的 2 岁儿童,将 0.05cm 导丝用于维持气道通路[410]。

结论

在排除了诸如下颌骨发育不全、张口受限和面部不对称(包括外耳畸形、多种综合征、OSAS 和喘鸣)等 DI 的预测因素之后,健康小儿的气道管理出现意外困难的情况很少见,出现困难可能是缺乏经验、监管不足或缺乏儿科气道训练的结果。为了减少小儿困难气道的发生率,有必要进行充分的术前评估及困难气道的防治,和长期的教育培训及常规基础气道管理的实践。除缺乏小儿气道管理的经验外,小儿气道管理中的大多数并发症的发病率和死亡率不是因为插管失败,而是由于麻醉深度不够或肌肉麻痹却未能识别和克服气道功能问题而引起的。

临床要点

- 小儿气道解剖学在不同的儿童中是不同的。他们的喉头位于颈部的较高位置,舌体相对较大;他们有不同形状的会厌且与声带是成角度的。
- 新生儿肋骨呈水平位,肋间肌在吸气时不能有效增加胸腔内容积。
- 婴儿和成人每 kg 斤体重的呼吸功是相似的。
- 足月新生儿的耗氧量为 6mL/(kg·min),是成人

3mL/(kg·min)的两倍,耗氧量大导致新生儿呼吸频率增加。

- 婴儿的潮气量是相对固定的。
- 肺泡分钟通气量更多地取决于呼吸频率的增加而不是潮气量。
- 婴儿的肺泡分钟通气量和功能残气量(functional residual capacity,FRC)的比值与正常体重成人相似,但在缺氧、呼吸暂停或麻醉状态下,婴儿的肺泡分钟通气量与FRC的比值翻倍,婴儿的FRC降低,使得氧饱和度下降发生得更为急剧。
- 在婴儿中,大多数气道阻力出现在支气管和小气道中。
- 层流状态下气流阻力与管腔半径的四次方成反比,湍流状态下气流阻力与管腔半径五次方成反比。
- 在 8 岁以下的小儿中,45% 的人存在气道侧移。
- 影像学评估对诊断 DA 非常有帮助。
- 上气道 X 线片(正侧位透视)可显示气道阻塞的部位和原因。
- 如果有必要,MRI 和 CT 可以提供更详细的解剖信息。

(张爽 译　杨丽芳 审)

部分参考文献

3. Morray JP, Geiduschel JM, Ramamoorthy C, et al. Anesthesia-related cardiac arrest in children. *Anesthesiology*. 2000;93:6-14.
4. Coté CJ, Todres ID. The pediatric airway. In: Coté CJ, Todres ID, Goudsouzian NG, Ryan JF, eds. *A practice of Anesthesia for Infants and Children*. 3rd ed. Philadelphia: Saunders; 2001.
9. Kopp VJ, Bailey A, Valley RD, et al. Utility of the Mallampati classification for predicting difficult intubation in pediatric patients. *Anesthesiology*. 1995;83:A1147.
14. American Academy of Pediatrics, Section on Anesthesiology. Guidelines for the pediatric perioperative anesthesia environment. *Pediatrics*. 1999;103:512-515.
16. Frei FJ, aWengen D, Rutishauser GE, et al. The airway endoscopy mask: useful device for fiberoptic evaluation and intubation of the paediatric airway. *Paediatr Anaesth*. 1995;5:319-324.
22. Khine HH, Corddry DH, Kettrick RG, et al. Comparison of cuffed and uncuffed endotracheal tubes in young children during general anesthesia. *Anesthesiology*. 1997;86:627-631.
52. Ellis DS, Potluri PK, O'Flaherty JE, et al. Difficult airway management in the neonate: a simple method of intubating through a laryngeal mask airway. *Paediatr Anaesth*. 1999;9:460-462.
76. Bonfils P. Schwierge Intubation bei Pierre Robin–Kindern, eine neue Methode: Der retromolare Weg. *Anaesthesist*. 1983;32:363-367.
256. Crosby ET, Cooper RM, Douglas MJ, et al. The unanticipated difficult airway with recommendations for management. *Can J Anaesth*. 1998;45:757-776.

All references can be found online at expertconsult.com.

第37章　产科患者的气道管理

Maya S. Suresh，Ashutosh Wali，and Uma Munnur

章节大纲

引言

　　产科麻醉医生对全身麻醉下的剖宫产有很多顾虑，并给予较多的关注。来自美国和英国的循证文献已证实，气道管理的并发症，即喉镜暴露困难（difficult laryngoscopy，DL）、气管插管困难或失败、剖宫产全身麻醉诱导后无法通气或氧合，是导致孕产妇较高的并发症发生率和死亡率的主要原因。因此，在发达国家，产科麻醉临床实践的趋势是：大多数择期产科手术选择区域麻醉（regional anesthesia，RA），这也导致全身麻醉数量的急剧下降。

定义和关注点

　　困难气管插管。全身麻醉剖宫产气道管理的常规实

施方法是单次剂量琥珀胆碱（司可林）后完成气管插管。

　　插管困难（difficult intubation，DI）可定义为喉镜暴露困难，以及有经验的麻醉医生在单剂量琥珀胆碱提供的时间内无法插管[1]。

　　插管失败是指两次尝试都无法确保气道的安全，包括使用传统喉镜插管，或使用另一种气道设备辅助气管插管。

　　手术过程中 RA 比例的增加和全身麻醉的明显下降引起了几个关于临床、患者安全和教育方面的关注。

　　临床关注的焦点是产科患者人口结构的变化。有合并症的高危产科患者（尤其是妊娠的先天性心脏病患者、高龄产妇、胎盘异常需要切除子宫者）和病态肥胖不断增加，导致麻醉医生在临床上会遇到椎管内麻醉存在禁忌或无法实施的情况，这时气道管理既是必需的也非常具有挑战性。目前大约 1/3 的产科全身麻醉是在椎管内麻

醉失败后实施的。

对患者安全的关注使人们更加注重改善高级气道管理(advanced airway management, AAM)技能、气道管理指南的更新和标准化,包括现代化气道管理的变革和技术创新。实现此目标的一些创新进展包括:①美国麻醉医师协会(ASA)实践指南的发布和修订(2013年)[3];英国困难气道协会(DAS)指南的标准化(DAS 2015年);产科麻醉医师协会困难气道管理分会关于困难和失败气管插管的指南(2015)。②一些新的气道设备和技术的改进和引进,特别是可视喉镜在现代临床实践中的应用。③应用第二代声门上气道工具管理有误吸高风险的困难气道患者的经验。④国际 AAM 出版物数量的增加。这些改进导致气道相关的围术期死亡率下降[2,5,6]。

由于美国和英国的麻醉学员全身麻醉经验的下降以及在孕妇无法积累气道管理技能,教育方面的担忧导致教育工作者选择基于模拟的培训来提高麻醉学员的认知、技术以及非技术技能,包括在高仿真模拟人上模拟产科急诊剖宫产期间的清晰沟通[7],重点是获得关键的气道管理技能,以及颈前路环甲膜切开技术。

产科插管困难或插管失败、不能插管/不能氧合的发生率

一篇关于 1970—2015 年产科插管失败的文献回顾显示,产科患者插管失败的发生率在 40 年里没有发生变化[2]。产科全身麻醉插管失败的发生率维持在 2.6/1 000 例(1/390),全身麻醉剖宫产时维持在 2.3/1 000 例(1/443)(表 37.1)[2]。因气管插管失败导致的产妇死亡的比例为 2.3/10 万例(每 90 次插管失败导致 1 例死亡)[2,8]。孕产妇死亡继发于误吸,以及气道梗阻或食管插管导致的低氧血症[2]。

多年来,继发于气道并发症的产妇发病率和死亡率有所下降,然而剖宫产的困难插管发生率没有改变,不仅因为妊娠导致的解剖和生理变化,也因为 2/3 的病例属于未预料到的困难插管[2,6]。2010 年之前的一项回顾性研究,纳入 8 年的数据,发现插管失败的发生率为 1:232,与之前的研究结果相似。所有插管失败的患者均采用喉罩(laryngeal mask airway, LMA)补救[8a]。与产科插管失败的发生率相比,外科患者插管失败的发生率平均为 1:2 230。因此,产科患者插管失败的风险增加了 7~8 倍。在剖宫产使用全身麻醉比例较高的国家如南非,已报道的低插管失败率为 1/750[9]。

表 37.1	1985—2015 年插管失败的发生率	
作者及年份	数据资料	插管失败的发生率
Lyons 1985	1978—1983	1/291
Samsoon 1987	1982—1985	1/281
Gessenberg 1990	1980—1989	1/357
Rocke 1992	—1991	1/750
Hawthorne 1996	1984—1994	1/231
Tsen 1998	1990—1995	1/536
Shibli 2000	1997	1/885
Bamardo 2000	1993—1998	1/249
Rahman 2005	1999—2003	1/238
Saravanakumar 2005	1988—2004	1/543
Bloom 2005	1999—2000	1/1264
Nze 2006	1993—2002	1/265
McDonnell 2008	2005—2006	1/274
Bullough 2009	2003—2004	1/309
Djabetey 2009	2000—2007	0
Pujic 2009	2005	1/399
NOAD 2015	2009	1/571
Kessack 2010	2005—2008	CS 1/180
Mckeen 2011	1984—2003	CS 0
Palanisamy 2011	2000—2005	1/98
Keen 2011	2009—2010	1/154
NOAD 2015	2011	1/564
Kirodian 2012	2006—2011	1/118
Teoh 2012	2004—2011	CS 1/462
Quinn 2013	2008—2010	1/224
Tao 2012	2001—2006	CS 1/409
Madsen 2013	2008—2011	1/164
Davies 2014	2008—2012	1/391
D'Angelo 2014	2004—2009	1/533
Nafisi 2014	2007—2009	1/465
Rajagopalan 2015	2006—2013	1/232

CS,剖宫产。
(With permission, modified from Kinsella SM: Failed tracheal intubation during obstetric general anesthesia: a literature review. *Int J Obstet Anesth*. 2015,24(3):356-374.)

不能插管/不能氧合

产妇同时发生面罩通气困难(difficult mask ventilation,DMV)和插管困难的发生率尚不清楚。然而,报道显示剖宫产患者在全身麻醉期间不能插管/不能氧合(cannot intubate/cannot oxygenate,CI/CO)的发生率为5%～28%[2]。最近的一篇社论建议,我们需要把重点放在既不能插管又不能氧合的情况,而不是不能插管或者不能氧合,以预防与产科气道管理失败相关的不良后果。重点是改善紧急环甲膜穿刺的临床技能,以便迅速建立氧合,预防母婴神经系统不良后果[10]。同一机构在不同时间段的两项研究表明,产科患者由于面罩通气失败或声门上气道工具抢救气道失败,可导致较高的CI/CO发生率,估计发生率为1/500～1/95例全身麻醉[11,12]。目前的预测包括每10万例全身麻醉剖宫产中约有3.4例(每60例插管失败中有1例)建立颈前有创气道,这通常是一种晚期的抢救措施,结果常导致产妇预后不良[2,10]。

麻醉相关的孕产妇死亡率

最近关于麻醉相关产妇死亡率的综述引起了麻醉医生对产科患者潜在困难气道的重视。尽管RA应用的增加和气道管理的改进,但是当因疼痛或出血RA改成全身麻醉时,仍有困难或插管失败的病例。对胎儿快速分娩的关注往往会导致时间压力,这可能导致大多数全身

麻醉下剖宫产患者准备不充分、计划不足、沟通不良以及技术操作不佳[4,6]。

美国的数据

在美国,与麻醉相关的孕产妇死亡在主要死因中排名第七(图37.1)[13]。1997年,美国第一项具有里程碑意义的关于麻醉相关产妇死亡率的研究报告显示,与接受RA的产妇相比,接受全身麻醉的产妇死亡的相对风险是16.714[14]。其中82%的死亡发生在剖宫产期间,主要原因是气管插管困难或者失败、不能通气且不能氧合、肺部误吸和呼吸系统并发症。全身麻醉剖宫产的死亡率逐渐增加,1979—1984年每百万人中有20人死亡,到1985—1990年每百万人中有32.3人死亡。全身麻醉相关死亡的相对危险度是RA相关死亡的2.3倍。基于证据的数据引领产科麻醉实践发生了重大变化,剖宫产患者从全身麻醉为主转向以RA为主,数据显示同期RA的死亡率从每百万人中8.6下降到1.9(表37.2)。

在后续的文献报道中,1991—1996年与1997—2002年相比,麻醉相关孕产妇死亡的变化趋势显示全身麻醉相关死亡率从每百万16.8下降到6.5[15]。然而,尽管麻醉实践发生了变化,仍有56例与麻醉相关的死亡,主要与麻醉诱导过程中的并发症、气管插管失败(25%)、呼吸衰竭(20%)、蛛网膜下腔麻醉或硬膜外麻醉(16%)平面过高导致的呼吸衰竭有关。

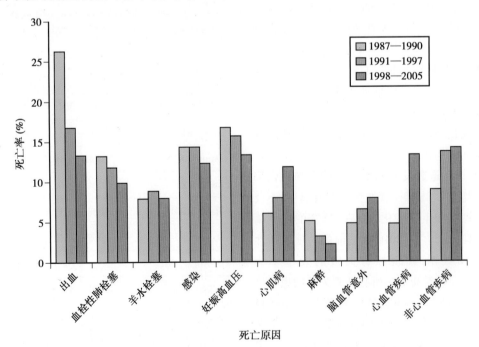

图37.1 美国产妇死亡率(From Berg CJ,Callaghan WM,Syverson C,Henderson Z. Pregnancy-related mortality in the United States,1998 to 2005. *Obstet Gynecol*. 2010; 116:1302-1309.)

表 37.2	1979—2002 年美国剖宫产术中不同麻醉方式导致麻醉相关死亡的死亡率和危险比		
年份	死亡率[a]		危险比
	全身麻醉	区域麻醉	
1979—1984	20	8.6	2.3(95% CI,1.9~2.9)
1985—1990	32.3	1.9	16.7(95% CI,12.9~21.8)
1991—1996	16.8	2.5	6.7(95% CI,3.0~14.9)
1997—2002	6.5	3.8	1.7(95% CI,0.6~4.6)

CI,置信区间。

[a] 每百万例全身麻醉或区域麻醉的死亡数。

(With permission from Hawkins JL: Anesthesia-related maternal mortality in the United States 1979-2002. *Obst and GYN.* 2011;117(1):71.)

全身麻醉苏醒和气管导管拔出期孕产妇死亡是另一个值得关注的问题。一个对密歇根地区(1985—2003)围术期麻醉相关死亡的综述发现,死亡发生在苏醒、拔管、从低通气或气道阻塞的恢复期间[16]。肥胖和非裔美国人被认为是麻醉相关产妇死亡率的重要危险因素[16]。

目前,美国与麻醉有关的死亡人数已稳定在百万分之一[15]。虽然麻醉相关死亡减少的原因尚不完全清楚,但可能源于与以下几个因素。①麻醉方式的改变,主要是改为 RA。②为有并发症的高危产科患者选择性实施全身麻醉。③提高意识,并在使用困难气道管理策略和预案。④在困难气道管理中使用替代气道设备,特别是声门上气道工具。

产科麻醉索赔案件

ASA 数据库是对 35 家美国专业责任保险公司的封闭索赔文件中不良事件的结构化评估。1990 年以前,产妇死亡和新生儿死亡/脑损伤是数据库中最常见的产科麻醉事故索赔原因。将 1990—2003 年产科麻醉伤害索赔案件与 1990 年以前的索赔案件进行比较,结果发现,从 1990 年或以后,与剖宫产相关的产科麻醉索赔比例下降,与全身麻醉相关的索赔比例下降,孕产妇死亡/脑损伤和新生儿死亡/脑损伤的比例也有所下降。从 1990 年或以后,因呼吸道问题导致损伤有关的医疗事故索赔从 24%(1990 年以前)减少到 4%。与氧合/通气不足、胃内容物肺部误吸和食管插管有关的索赔也降低了。但是,与 1990 年以前相比,1990 年以后与困难插管有关的索赔没有改变[6]。

英国的数据

在英国,与麻醉有关的死亡在孕产妇死亡的原因中排名第 11 位。2014 年,英国成立了一个名为"母亲和婴儿:通过审计和调查减少风险"(Mothers and Babies:Reducing Risk through Audits and Confidential Enquiries across the UK,MBRRACE-UK)的新联盟,开始收集所有已报告的孕产妇死亡的所有医疗记录,包括所有来自爱尔兰的孕产妇死亡。主要死亡原因见图 37.2[17]。MBRRACE-UK 报告的有关麻醉的章节有了一个新名字,"麻醉的教训",而不是麻醉死亡[18]。报告显示,自 20 世纪 80 年代初以来,与麻醉药有关的产妇死亡已大大地减少。1952—2011 年,麻醉导致的产妇死亡率大幅下降(图 37.3)。一个主要的原因是呼吸道和与全身麻醉相关死亡的减少。2009—2012 年,有 4 例死亡被直接归为麻醉所致,每 10 万名孕妇中有 0.17 例死亡。RA 应用的增加、剖宫产误吸的预防,以及气道管理培训的改善,都可能是这种减少的原因[19]。

目前英国产科监测系统(UKOSS)收集的数据发现,在产科麻醉中气管插管失败的发生率为 1/224。高龄产妇、肥胖和 Mallampati 评分大于 1 是插管失败重要的独立预测因素[20]。英国皇家麻醉医师学院第四次国家审计项目组(The Fourth National Audit Project,NAP4)和困难气道协会(Difficult Airway Society,DAS)设计了一个前瞻性的研究,观察英国医院气道管理相关的并发症的发生率,并进行定量和定性数据分析。急诊剖宫产气管插管时出现问题的孕妇有 4 例。这些病例发生在正常工作时间之外,涉及复杂的患者,由高级麻醉医生管理。呼吸道并发症包括误吸、环甲膜穿刺失败及一例有创气道的成功建立。在知识框 37.1 中列出了第四次国家审计项目中最常见的导致气道相关的不良结局的原因[4]。所有患者均入住重症监护室(ICU),均痊愈出院。

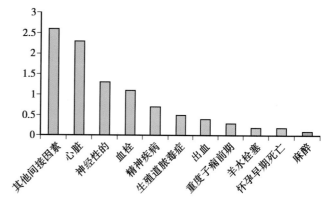

图 37.2 MBRRACE UK 报告的 2009—2012 年产妇死亡的主要原因(From Freedman RL, Lucas DN. MBRRACE-UK:Saving Lives, Improving Mothers' Care-implications for anaesthetists. *Int J Obstet Anesth.* 2015;24:161-173.)

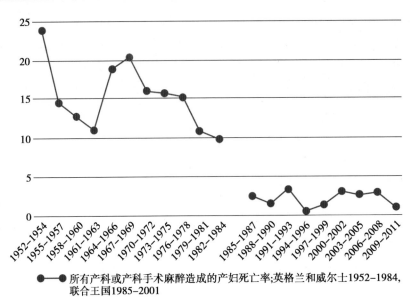

所有产科或产科手术麻醉造成的产妇死亡率;英格兰和威尔士1952–1984,
联合王国1985–2001

图37.3 1952—1954 年至 2009—2011 年麻醉孕产妇死亡率的下降(From Freed man RL, Lucas DN. MBRRACE-UK: Saving Lives, Improving Mothers' Care-implications for anaesthetists. *Int J Obstet Anesth*. 2015;24:161-173.)

知识框37.1 第四次国家审计项目:最常见的导致气道相关的不良结局的原因

- 气道评估不充分
- 多次气管插管
- 未预先制定困难气道管理策略
- 有清醒纤支镜插管的指征,但未使用
- 肥胖是一个危险因素
- 紧急环甲膜穿刺及其他急救技术的高失败率
- 苏醒期和拔管期的气道不良事件
- ICU 和急诊室里的不良气道相关的结局

(With permission from Cook TM, Woodall N, Harper J, Benger J, Fourth National Audit Project. Major complications of airway management in the UK: Results of the fourth national audit project of the Royal College of Anaesthetists and the Difficult Airway Society. part 2: intensive care and emergency departments. *Br J Anaesth*. 2011;106(5):632-642.

加拿大的数据

McKeen 和他的同事最近在加拿大一个产科中心进行的回顾性研究(1984—2003 年)表明,接受全身麻醉的产科患者困难插管和插管失败的发生率分别是 4.7% 和 0.08%,但报道的气道并发症发生率在 20 年期间保持相对稳定。

产科麻醉的发展趋势

产科患者中与全身麻醉相关的孕产妇发病率和死亡率的增加,以及麻醉医生对剖宫产风险和产科插管失败认识的提高,导致 RA 的应用增加。国家卫生服务中心的统计数据显示,英国用于剖宫产的全身麻醉从 50% 降至

5%[22]。在同一时期,Johnson 和他的同事也发现剖宫产全身麻醉的明显下降,从 79% 下降到不足 10%[23]。在美国,Palanisamy 和他的同事们比较了他们大量三级护理机构的数据,并报道说全身麻醉的应用从 4.5%(1990—1995年)[11]急剧下降到 0.6%(2000—2005 年)[12]。

目前,美国和英国的趋势是对紧急剖宫产使用全身麻醉,尤其是做 RA 时间不充分或有禁忌证的时候。在产科人群中遇到困难气道这种情况仍然存在。因此,鉴于过去四十年气管插管失败的比率不变,新出现的气道管理技能下降的问题十分突出[24-26]。与择期剖宫产相比,紧急剖宫产气管插管失败的风险更高,80% 的气道相关死亡发生在急诊剖宫产(夜间和周末)且通常涉及麻醉受训学员[24]。由于全身麻醉在剖宫产中的应用减少,麻醉学员在产科患者中使用全身麻醉的经验也呈下降趋势[23,27,28]。

所以,在非产科环境让学员和麻醉医生练习并保持气道管理技能是至关重要的,例如在轮转其他手术室期间、在气道实验室中的人体模型上,以及在模拟器上。这样,这些技能就可以方便地用于抢救产科的紧急气道了[29-31]。

风险评估

孕产妇、胎儿、手术和环境,这些因素导致急诊全身麻醉剖宫产时插管失败的风险和发生率增加[4]。妊娠期间解剖和生理因素造成气道的改变,以及肺部、胃肠道、心血管系统的变化使得产妇容易发生面罩通气困难、喉镜暴露困难、气管插管困难、低氧血症和呼吸心搏骤停。妊娠期间的解剖和生理变化及相关风险见表37.3。

表 37.3 为什么产科患者气道管理更困难？

系统	解剖和生理变化	风险
气道的变化	1. 雌激素水平的升高会使母体引起气道风险的因素增多，比如血容量和全身水分 2. 口咽、鼻咽和呼吸道充血和水肿 3. 在妊娠、分娩和分娩期间，Mallampati 评分增加 4. 妊娠和子痫前期体重增加过多，体液过多	1. 气道水肿 2. 鼻咽操作增加鼻出血的风险 3. 困难插管 4. 潜在的困难气道
呼吸系统的变化	1. 妊娠期子宫向头端移位导致功能残气量下降 20%，仰卧位时更明显 2. 由于胎儿、子宫和胎盘的代谢需求，O_2 的消耗和 CO_2 的产生增加了 20%~40%	1. 呼吸暂停时间较短，可导致快速低氧血症 2. 在长时间的呼吸暂停期间迅速氧合下降
心血管系统的变化	1. 妊娠子宫仰卧位时压迫下腔静脉 2. 妊娠子宫压迫主动脉 3. 通气困难及插管困难时出现心排血量减少和低氧血症	1. 导致静脉回流和心排血量下降 2. 子宫胎盘灌注减少 3. 可导致心肌缺氧和心搏骤停
胃肠道的变化	1. 胃肠道改变继发于黄体酮和雌激素的增加、解剖和生理变化 2. pH 值降低，胃内压升高，胃食管括约肌张力降低	1. 产妇有反流和误吸的危险 2. 使产妇容易误吸，因此应考虑及时服用非颗粒性抗酸剂、H 受体拮抗剂和/或甲氧氯普胺进行吸入预防

肥胖

　　肥胖是插管困难的一个重要且日益常见的危险因素。美国疾病预防与控制中心预测，到 2025 年，美国 50% 人口的体重指数（body mass index，BMI）将超过 $30kg/m^2$（图 37.4）。插管困难的发生率为 15.5%~33%[17]。一项长达 6 年的针对英国地区产科患者插管失败的回顾性研究报告了 36 例插管失败的妇女，她们的平均 BMI 为 $33kg/m^2$[25]。

　　妊娠期病态肥胖的发病率在过去十年中显著增加，这对孕产妇发病率和死亡率产生了重大影响。美国疾病控制与预防中心在 2011—2012 年的报告中指出，34.9% 的美国成年人的 BMI 指数高于 $30kg/m^2$[32]。

　　妊娠期病态肥胖对产科医生和麻醉医生都是一个挑战，因为与非肥胖患者相比，病态肥胖患者患产后出血、头盆比例失调导致剖宫产、器械分娩、先兆子痫、高血压和妊娠期糖尿病的风险更高。Shiga 和他的同事发现，与正常患者相比，BMI 超过 $30kg/m^2$ 的患者插管困难的发生率增加了三倍[33]。肥胖患者的插管困难的风险增加，难以维持足够面罩通气的风险增加，气道并发症的风险增加。单因素分析发现高 BMI 是面罩通气困难的潜在危险因素[34,35]。仰卧位时，胸部和胸壁软组织会限制胸壁活动，降低顺应性，阻碍喉镜暴露，导致插管困难。这些问题在病态肥胖患者（体重>130kg）中更常见[21,36]。

　　密歇根州麻醉相关的产妇死亡率的回顾分析表明，肥胖是导致产妇死亡的气道相关不良事件的主要危险因素[16]。在 2000—2002 年对英国孕产妇死亡的秘密调查中发现，所有死亡的女性中有 35% 是肥胖，50% 高于普通人群。在 2003—2005 年的报告中，6 例直接由麻醉引起的死亡中有 4 例发生在肥胖患者中，其中 2 例为病态肥胖（BMI>$35kg/m^2$）[19]。ASA 产科麻醉索赔文件显示，与非肥胖患者（7%）相比，与呼吸系统相关的损害事件在肥胖患者（32%）中更为常见。此外，死亡在肥胖患者中更为常见。这些数据说明，在所有分娩的案例中，提高风险意识、谨慎小心和及时获得包括困难气道工具在内的有效处理设备是十分重要的[37]。

　　美国妇产科医师学院（The American College of Obstetricians and Gynecologists，ACOG）委员会关于妊娠期肥胖的 315 号意见推荐：当发现肥胖患者时，应在分娩前咨询

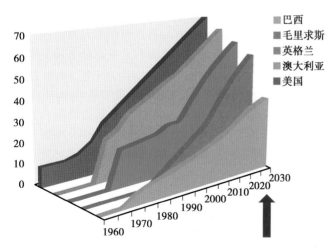

图 37.4 预测到 2025 年成人肥胖症的发生率（From the Global Challenge of Obesity and the International Obesity Task Force. http://www.iuns.org/.）

麻醉医生[38]。无论择期还是紧急剖宫产,麻醉医生都应事先计划并保证困难气道管理车随时可用。

面罩通气困难和气管插管困难的危险因素

传统的气道评估包括尝试用直接喉镜下暴露声门,来预测插管难度[39]。然而,这种评估方法既不灵敏也不具体,而且可能不可靠[4,40]。由于可视喉镜(video-assisted laryngoscopy,VAL)应用越来越普遍,气道评估的作用必须在新的背景下重新定义。

一项针对所有产科全身麻醉的回顾性分析(共纳入3 430个病例,历时8年)发现插管困难的患者有23例,插管困难发生率为1/156。9例患者为已预料到的困难气道,其中3例患者接受了清醒软镜插管(flexible scope intubation,FSI),剩下的6例患者是病态肥胖,由资深学员或高年资医生进行气道管理,发生未预料到的困难插管有14例患者(61%)。该研究显示,食管插管或插管失败的发生率为零[41]。术前评估6例无记录,8例记录不良。

术前评估

病史和体格检查

ASA推荐关注气道相关的病史,这样可以发现提示困难气道存在的麻醉、医疗和外科因素。该指南还建议,在所有患者开始实施麻醉和气道管理之前使用多个气道指标进行气道评估[42]。此外,ASA与产科麻醉和围生儿学会(SOAP)的联合工作组最近更新的指导方针建议,在多学科设置中,在产科、护理和麻醉小组之间建立早期和持续的沟通[43]。对麻醉气道的重要性和产科危险因素的认识促进产科医生和麻醉医生之间进行相互沟通。

产科困难气道的危险因素

Mallampati 分级

在产科患者中,Mallampati评分被用作一个单一的参数来说明妊娠期间气道发生的明显变化,并强调术前气道评估的重要性。UKOSS确定了全国产科全身麻醉插管失败的发生率是1/224[20]。单因素分层logistic回归分析显示,高龄、BMI较高、Mallampati值大于1是插管失败危险因素[20]。多因素分析显示,年龄、BMI和记录的Mallampati评分是产科插管失败的独立预测因素[20]。

Pilkington和他的同事(1995)评估了妊娠12周和38周时的Mallampati分级,在这两个时间段拍摄的照片显示,随着妊娠的推进,同一患者的Mallampati分级有所增加[44]。Mallampati评分与体重增加相关,提示口咽水肿

是评分增加的原因。

Kodali和他的同事进行了一项包括两部分的研究,用来评估分娩过程中气道的变化[45]。在研究的第一部分,他们使用了Samsoon修改的Mallampati分级。在分娩开始时(临产前)和分娩结束时(临产后)对气道进行拍照。在研究的第一部分,气道Mallampati Ⅳ级的孕妇被排除。第二部分采用声反射法测量产前和产后的上气道体积。在第一部分(n=61)中,分娩前Mallampati分级明显高于分娩后Mallampati分级(P<0.000 1)。20例(33%)患者Mallampati分级增加一级,3例(5%)患者增加二级。分娩后有8例患者Mallampati分级Ⅳ级(P<0.01)和30例患者Mallampati分级Ⅲ或Ⅳ级(P<0.000 1)。第2部分(n=21),分娩后口腔容积(P<0.05)、咽部面积(P<0.05)和容积(P<0.001)均有显著下降。

Kodali的研究证实,在妊娠期间,尤其是分娩期间,Mallampati评分经常增加[45]。这些发现表明,在分娩早期评估气道是非常必要的,并有必要在剖宫产麻醉处理前立即重新评估。

下颌骨距胸骨距离

下颌骨距胸骨距离(sternomental distance,SMD)是头完全后仰和嘴巴闭紧时测量从胸骨到下颌骨尖端的距离。正常的距离是13.5cm。在523例接受择期或急诊全身麻醉剖宫产的患者中,记录了SMD和相应的喉镜检查的结果[46]。SMD 13.5cm及以下的敏感度为66.7%,特异度为71%,阳性预测值(positive predictive value,PPV)仅为7.6%。18例患者(3.5%)喉镜检查显示3级或4级,并被视为气管插管困难。单用SMD作为插管困难的唯一指标是不够的,建议在术前气道检查中将其与其他检查结合起来。

多变量预测

Rocke和他的同事(1992)首次使用多元预测因子预测气管插管困难[9]。在3 440名在全身麻醉下接受择期或紧急剖宫产的患者,他们用由Samsoon和Young修改的Mallampati分级,以下将其称为改良的Mallampati分级(the modified Mallampati test,MMT),和其他风险参数进行评估。收集了1 606例患者资料,占产科手术患者的46.7%。在研究的患者中,1 500例接受了全身麻醉。困难气道的其他风险参数包括短颈,这相当于减少了颈椎关节伸展度,下颌骨后缩或颞下颌关节距离(temporomandibular joint distance,TMD)缩短(小于6.0cm),上颌前牙突出,有明显的上覆咬合,相当于目前的C类下颌突出或Ⅲ类上唇咬合试验。

Rocke的小组根据以下分类对气管插管的难易程度进行了主观评价(表37.4)[9]。

表 37.4　术前直视下的口咽腔结构与气管插管后困难的关系

插管难度	直视下的口咽腔结构				总计
	Ⅰ级	Ⅱ级	Ⅲ级	Ⅳ级	
1 级:容易	461(96.4)	566(90.6)	264(82.2)	58(76.3)	1 349(89.9)
2 级:有一定难度	15(3.1)	48(7.7)	43(13.4)	13(17.1)	119(7.9)
3 级:非常难	2(0.42)	10(1.6)	13(4.0)	5(6.6)	30(2.0)
4 级:失败	0(0)	1(0.2)	1(0.3)	0(0)	2(0.1)

数值以百分比表示($P<0.001$)。
(With permission from Rocke DA, Murray WB, Rout CC, Gouws E. Relative risk analysis of factors associated with difficult intubation in obstetric anesthesia. *Anesthesiology*. 1992;77(1):67-73.)

- 1 级:简单。第一次插管没有困难。
- 2 级:有一些困难。气管插管第一次尝试未成功。在调整喉镜刀片和/或调整头部位置后插管成功,没有任何困难,不需要额外的设备、拔出和重新插入喉镜或高级助手。
- 3 级:非常困难。需要拔出喉镜,通过面罩通气进一步充氧,然后使用或不使用气道辅助工具(如Eshmann 引导条、可选择的喉镜片)或由资深的麻醉医生插管。
- 4 级:插管失败。住院医生数次插管或未识别的食道插管,后来由高年资麻醉医生完成气管插管。

基于这些不同的参数,经历困难气管插管的相对风险确定如下:与改良的 Mallampati 分级 Ⅰ 级气道相比,改良的 Mallampati Ⅱ 级的困难插管风险是 3.23 倍,Mallampati Ⅲ 级的困难插管风险是 7.58 倍,Mallampati Ⅳ 级的困难插管风险是 11.3 倍,短颈者插管风险是 5.01 倍,门齿突出者插管风险是 8.0 倍和下颌骨后退者插管风险是 9.71 倍。研究人员分析了单变量风险因素(如 MMT)和各种危险因素的组合,表明一个患者 MMT Ⅲ 级或Ⅳ级加上突出的门牙、短颈和后退下颌骨,插管困难的发生率大于 90%(图 37.5)。

Merah 和他的助手[47]选择了 80 名非洲西部全身麻醉下剖宫产的患者,进行五种气道测量方法预测直接喉镜暴露困难的研究[47]。评估的 5 项床旁试验分别为MMT、TMD、SMD、下颌骨水平长度和张口度。8 例患者(10%)存在插管困难。MMT 作为唯一的预测因子,其敏感度、特异度和 PPV 分别为 87.1%、99.6% 和 70%。BMI 的增加有助于预测插管困难。插管困难的患者(109±12.4)kg 与易插管患者(81±12.0)kg 的平均体重差异有统计学意义。MMT 与 TMD 联合检测的敏感性、特异性、PPV 分别为 100%、93.1%、61.5%。研究人员得出结论,MMT 可以作为气管插管困难的唯一预测指标。

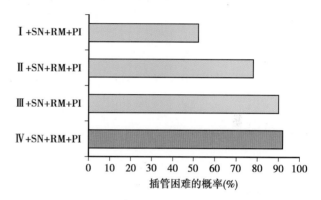

图 37.5　不同危险因素组合后插管困难的概率。PI,上切牙突出;RM,下颌退缩;SN,短颈(From Rocke DA, Murray WB, Rout CC, Gouws E. Relative risk analysis of factors associated with difficult intubation in obstetric anesthesia *Anesthesiology*. 1992;77(1):67-73.)

Gupta 和他的同事们[46]使用 MMT 和 Wilson 风险评分对产科气道进行了评估,以评估 372 例择期或急诊全身麻醉下剖宫产的患者发生困难气道的可能性。Wilson风险评分作为预测插管困难的筛选试验,敏感度较低(36%),但与 MMT 的特异度(98.5%)和 PPV(64%)几乎相同。当两种检测联合作为预测因子时,敏感度提高到100%,特异度略微降低到 96.2%,PPV(64.8%)与单独使用 MMT 评分基本相同。Gupta 和他的同事得出结论,在产科患者中,使用 Wilson 风险评分和 MMT 评分可以获得较高的敏感度、特异度和 PPV[46]。本研究强调了预测插管困难时综合多个预测因素的重要性,而不是使用单个预测因素。

床旁筛查试验的荟萃分析

Shiga 和他的同事系统评价了床旁试验用于预测无病理气道患者气管插管困难的诊断准确性[33]。从随机试验中选择了 35 项研究,纳入 50 760 例患者,包括外科和产科患者(表 37.5)。

表 37.5　6 种不同床旁试验评估插管困难的贝叶斯统计

诊断性试验	纳入的研究数量	患者数量	困难插管的概率/95% CI,%	集合敏感度/95% CI,%	集合特异度/95% CI,%	概率比		诊断优势比/95% CI,%
						阳性	阴性	
所有人								
Mallampati 分级	31	41 193	5.7(4.4~7.3)[a]	49(41~57)[a]	86(81~90)[a]	3.7(3.0~4.6)[a]	0.5(0.5~0.6)[a]	2.0(1.7~2.3)[a]
TMD	17	29 132	6.5(4.6~9.1)[a]	20(11~29)[a]	94(89~99)[a]	3.4(2.3~4.9)[a]	0.8(0.8~0.9)[a]	1.7(1.2~2.1)[a]
SMD	3	1 085	5.4(3.1~9.2)[a]	62(37~86)[a]	82(67~97)[a]	5.7(2.1~15.1)[a]	0.5(0.3~0.8)	2.7(1.4~3.9)[a]
张口度	3	20 614	5.6(2.2~14.5)[a]	22(9~35)[a]	97(93~100)[a]	4.0(2.0~8.2)[a]	0.8(0.7~1.0)[a]	1.7(1.2~2.3)[a]
Wilson 风险评分	5	6 076	4.0(1.8~9.0)[a]	46(36~56)	89(85~92)	5.8(3.9~8.6)[a]	0.6(0.5~0.9)	2.3(1.8~2.8)[a]
Mallampati 分级和 TMD 的联合	5	1 498	6.6(2.8~15.6)[a]	36(14~59)[a]	87(74~100)[a]	9.9(3.1~31.9)[a]	0.6(0.5~0.9)[a]	3.3(1.5~5.0)[a]
产科亚组分析								
Mallampati 分级	3	2 155	3.1(1.7~5.5)[a]	56(41~72)	81(67~95)[a]	6.4(1.1~36.5)[a]	0.6(0.4~0.8)	2.5(0.6~4.4)[a]
肥胖亚组分析(BMI>30kg/m²)								
Mallampati 分级	4	378	15.8(14.3~17.5)	74(51~97)[a]	74(62~87)[a]	2.9(1.6~5.3)[a]	0.4(0.2~0.8)	2.1(0.8~3.3)[a]

后测试概率=[(预测试概率)×似然比]/[(1+预测试概率)×似然比];其中预测试概率=预测试概率/(1−预测试概率)。在整个过程中都采用了 DerSimonian-Laird random-effects 模型。

[a] 有显著差异(P<0.1)。

BMI,体重指数;CI,置信区间;ROC,受试者工作特征曲线。

(With permission from Shiga T, Wajima Z, Inoue T, Sakamoto A. Predicting diffi cult intubation in apparently normal patients: a meta-analysis of bedside screening test performance. *Anesthesiology*. 2005;103(2):429-437.)

气管插管困难的总发生率为 5.8%(95% *CI*,4.5%~7.5%)。筛查试验包括 Mallampati 分级、TMD、SMD、张口度、Wilson 风险评分。

荟萃分析显示,在产科人群中(2 155 例),气管插管困难的发生率较高。在产科患者中,Mallampati 分级的敏感度为 56%,特异度为 81%,概率比为 0.6%。由于纳入的研究数量较少,且存在异质性,产科患者的荟萃分析数据仍不具有结论性。

产科患者困难气道的管理

困难气道的管理已成为外科和产科人群中最重要的安全问题之一。最近发表的 ASA 产科麻醉实践指南[43]并没有特别针对产科患者在 GA 期间气管插管困难或失败的管理。然而,实践指南[43]包括三个具体的建议:①在识别到麻醉或产科风险的基础上,即病态肥胖和 DA,应保证麻醉医生和产科医生之间的沟通。该策略要求在高危产妇分娩早期预防性放置硬膜外导管。(如肥胖、预测的困难气道、子痫前期、有潜在产科并发症的高危患者、剖宫产术后阴道试产的患者)。②在患者分娩时提前计划,避免对有插管困难或 DMV 危险的患者实施气道内插管工具干预的策略。③建议提供能有效地处理紧急气道的设备。

根据 ASA DAA 工作组指南[42,43]、ASA 产科麻醉实践工作组指南[43]、产科麻醉医师协会(Obstetric Anesthetists' Association, OAA)DAS 2015 指南[4]以及我们之前

的建议[48]，以下部分提供了如下建议：

- 可预测困难气道的自然分娩患者的管理。基于Ⅰ类胎心率曲线的麻醉技术选择：椎管内分娩镇痛技术。
- 可预测困难气道的手术分娩产妇的管理。Ⅱ类胎心率曲线表明，要么不需要气道管理，要么气道管理是必需的。使用清醒的纤维软镜插管。
- 出现Ⅲ类胎心率曲线，需要紧急剖宫产术时，对未预料到的困难气道或插管失败的产妇的管理。

可预测困难气道的自然分娩患者的管理

麻醉技术的选择基于胎心率（fetal heart rate，FHR）。解释：Ⅰ类胎心率曲线。

椎管内分娩镇痛技术

为了提供安全的产妇和胎儿结局，并消除与气道相关的产妇死亡，对预测困难气道的患者麻醉最佳做法是避免全身麻醉干预潜在困难气道。椎管内技术在分娩镇痛和剖宫产麻醉中的应用越来越多，这源于由许多担忧，其中最突出的是避免潜在的困难气道和肺部误吸。在美国，气道相关的发病率和死亡率显著下降与实施最佳做法有关[15]。MBRRACE-UK 的麻醉课程更多地关注可预防的因素，其所获得的经验教训表明，孕产妇死亡率有显著下降[17]。孕产妇死亡率的显著降低，归功于气道与全身麻醉麻醉相关死亡的减少。

毫无疑问，妊娠和肥胖的结合使得全身麻醉诱导时存在较高的困难气道风险。因此，如果有其他安全的麻醉选择，那么在肥胖患者中避免全身麻醉下剖宫产是明智的，并且需要在产妇临盆时制订适当的计划和实施最佳的操作。

胎心率曲线类型影响麻醉管理

美国妇产科医师学院（the American College of Obstetricians and Gynecologists，ACOG）开发了一种新的胎心率异常三级分类方法，并建立了解释这些异常的一套理论[49]。

Ⅰ类胎心率曲线

这是正常的胎心率轨迹，与胎儿窒息无关[49]。它包括基线心率在 110~160 次/min，中度变异性被定义为在基线心率有 6~25 次/min 不规则的幅度和频率变动，没有晚期减速或变异减速，可能的早期减速，和可能的加速。

Ⅱ类胎心率曲线

胎心率基线：心动过缓不伴有基线变异；心动过速；基线变异可能很小或不变异；不伴有反复减速或胎儿在刺激后没有诱发的加速；周期性或间歇性减速；周期性变量减速，伴有轻或中等变异性；2min 以上，10min 以下的长时间减速；有中度基线可变性的反复延迟减速；具有其他特征的可变减速，如缓慢返回基线。

Ⅲ类胎心率曲线

它们或者没有基线变异性，或者存在反复的晚期减速、可变减速、心动过缓或正弦模式。这种胎心率曲线被认为是异常的，提示胎儿有缺氧的风险和可能的酸血症。

Ⅰ类和Ⅱ类胎心率曲线在产妇中较为常见，而Ⅲ类则较为少见。Ⅲ类胎心率曲线是异常的，尽管预测价值较低，这类曲线与不良神经学异常有关。当子宫内复苏，胎心率仍不能恢复正常时，应进行手术分娩。分娩应在多长时间内进行而避免受到损害，目前还缺乏研究证据。传统的剖宫产手术"决定切开时间"为 30min，目前还没有得到证实。

对已预测的困难气道、病态肥胖的产妇或剖宫产风险增加的产妇，即使是Ⅰ类胎心率曲线和Ⅱ类胎心率曲线，提前制订麻醉计划也是必要的。

目前的实践指南于 2016 年发布，它倡导在高危患者中预防性使用硬膜外技术，包括在分娩早期放置硬膜外导管、早期用小剂量局部麻醉药确认的硬膜外导管的位置功能和硬膜外导管连续注入低浓度的局部麻醉药。这被认为是最佳做法，并符合 ASA 工作组最近的产科麻醉指导方针[43]。预防性使用硬膜外麻醉是基于现有的文献证据，包括：①高危患者分娩时应用硬膜外麻醉的数量增加；②意识的提高，认为有效的硬膜外导管在紧急情况下可减少全身麻醉应用；③如果需要剖宫产，有效的硬膜外导管可使硬膜外镇痛转变为硬膜外麻醉；④对全身麻醉下剖宫产相关气道并发症的认识；⑤在脊髓麻醉或硬膜外阻滞时，阿片类药物联合局部麻醉可提高术中及术后疼痛管理的质量；⑥保持患者清醒，母亲可以在剖宫产期间与婴儿建立联系。如果需要紧急手术分娩，一个功能良好的硬膜外导管可立即为手术提供可用的麻醉方法。

提供分娩镇痛的另一种选择是使用鞘内注射阿片类药物的腰硬联合麻醉（combined spinal epidural，CSE）提供分娩镇痛和硬膜外导管连续镇痛。然而，对于预测或已知困难气道、病态肥胖或手术分娩可能性高的患者，CSE 是有争议的。在鞘内药物提供镇痛的初始阶段，硬膜外导管的功能尚不清楚，因此不能保证在 CSE 放置初始期间出现紧急或紧急剖宫产时能实现手术麻醉[50]。然而，Bloom 和他的同事报告，在 RA 失败转化为全身麻醉的比例（4.3%）中，硬膜外麻醉（2.1%）比腰硬联合麻醉（1.7%）失败所占比例更高[51]。

最后，作为最佳实践的一部分，应积极监测和管理功能不佳的硬膜外导管,应该用功能正常的连续硬膜外导管或连续脊椎麻醉导管替换。

可预测困难气道的剖宫产患者的管理

麻醉的选择基于Ⅱ类胎心率曲线。

气道管理不是必须的:椎管内麻醉技术——手术分娩时可预测的困难气道:Ⅱ类胎心率曲线

Ⅱ类胎心率曲线患者的麻醉可选择椎管内麻醉或全身麻醉,这取决于临床情况及其紧急程度——如果需要手术分娩的话。在现代产科麻醉实践中,过去选择全身麻醉的一些患者也可以应用椎管内麻醉,例如血小板计数较低的重度子痫患者、没有活动性出血的前置胎盘和使用硬膜外导管的脐带脱垂患者。近年来,这些以前的禁忌证受到了质疑,许多这样的患者可以用硬膜外麻醉或脊髓麻醉来安全处理。椎管内技术用于剖宫产是安全且可预测的,因此,对于任何接受择期或急诊剖宫产的患者,如果不需要气道干预,可以进行椎管内麻醉,如单次脊髓麻醉、连续硬膜外麻醉、脊髓-硬膜外联合麻醉或连续脊髓麻醉[52]。

在使用硬膜外导管的患者中,通过逐渐增加硬膜外导管的麻醉药物剂量,可通过最短起效时间(decision to delivery intervals,DDI)达到可手术的麻醉效果。目前的证据证实,在急诊剖宫产实现硬膜外麻醉快速起效的效果与全身麻醉相当[53,54]。调查人员得出的结论是,尽管全身麻醉被认为快于脊髓麻醉或硬膜外麻醉,但全身麻醉造成产妇更大的风险也是公认的,因此需要权衡快速达成麻醉的好处和孕产妇气道相关并发症的风险,这应该由产科医生和麻醉医生在会诊具体病例后决定[15,30]。

ACOG委员会关于紧急分娩麻醉的意见中,支持并提倡:"因胎心率曲线异常需要剖宫产时,并不一定要拒绝使用RA[55]。这些指导方针要求熟悉和掌握在紧急情况下需应用的知识。"

最近的一项研究[12]证实,①2000—2005年,全身麻醉用于剖宫产的比例很低,不到1%。②85%的全身麻醉用于紧急剖宫产。③大多数应用全身麻醉的原因是时间紧张,特别是紧急剖宫产时。④椎管内麻醉技术失败致全身麻醉的病例极少。⑤与全身麻醉相关的并发症发病率非常低,没有死亡病例[56]。本研究证实如下观点,首先,在高危患者,尤其是存在潜在的困难气道肥胖患者,预防性放置硬膜外导管的方法可减少意外的全身麻醉的风险。其次,采用更积极的方法来处理椎管内麻醉效果不佳(如通过更换硬膜外导管来减少分娩时的镇痛效果不佳),可降低了术中转化为全身麻醉的发生率。最后,麻醉医生愿意实施紧急脊髓麻醉,包括连续脊髓麻醉技术,特别是对某些伴有严重先兆子痫[54,57]和病态肥胖[58]

等并发症的患者,可能是导致全身麻醉减少的一部分原因。

虽然看起来很简单,但非常重要,在任何椎管内麻醉实施之前,ASA基本监测指南所要求的所有具有监控报警功能的监测方法、药物和已检查过的设备都应该准备好。当RA失败,需要全身麻醉时,应该备好紧急气道设备和困难气道手推车随时可用。

气道管理是必须的:清醒光导纤维支气管镜插管

剖宫产患者(择期或Ⅰ类胎心率曲线或Ⅱ类胎心率曲线)清醒气管插管的适应证包括既往插管困难/失败的病史、成骨不全、严重类风湿关节炎[59]、严重面部烧伤、上气道病变、肢端肥大症、扁桃体肥大、病态/过胖伴重度阻塞性呼吸暂停预测存在困难气道者(知识框37.2)或面罩通气困难者[60,61]。其他适应证包括某些解剖学特征提示通过传统的方法气管插管可能是困难的[46]、RA存在禁忌证、因胎盘植入或子宫收缩不良而预期广泛出血的需行子宫切除术的患者且预测困难气道者,安全的选择是在患者保持清醒的同时用气管导管保证气道通畅。在这类患者中,虽然可以选择考虑椎管内麻醉,但更谨慎的做法可能是让产妇清醒以确保呼吸道通畅,从而为母亲和婴儿带来安全。如果RA不可行,时间也不紧迫,清醒气管插管可以采用光导纤维支气管镜插管(fiberoptic intubation,FOI)或用可视喉镜(VAL)安全地进行。

成功完成清醒气管插管的基本要素包括患者咨询和心理准备、抗唾液分泌和辅助镇静、气道表面麻醉和临床上成功实施FOI技术(见第11章和第19章)。

操作者的AAM技能对于该技术的成功同样重要。最近的报告记录了60例有困难气道的剖宫产患者成功在清醒下完成FOI[62]。在自己的工作单位,我们偶尔也遇到类似的临床情况,并在剖宫产全身麻醉诱导前成功地完成清醒经口腔FOI[63]。

知识框37.2　影响困难气道管理的因素

既往气道困难史

病态肥胖

糖尿病,肢端肥大症,类风湿关节炎,阻塞性睡眠呼吸暂停,成骨不全

外伤,面部烧伤,肿胀,头颈部感染,口、舌、咽、喉、气管或颈部血肿

舌大,小下颌,上腭高弓,上门牙突出,颈短而粗,胸大,口小,喉固定或喉部位置"高"

张口度2~3cm,C类下颌突出,Mallampati分级Ⅲ级或Ⅳ级甲颏距离<6cm,头/颈部活动度降低

声音变化,呼吸短促,吞咽困难,喘鸣,不能平躺,唾液流涎,扁桃体肥大

随着上气道的局部处理和恶心、呕吐反射的消除,气管插管可以通过 FOI 或最近的报道提示的 VAL 来实现[62-64]。

未预料的困难气道或插管失败的处理:孕妇或胎儿处于危险,需要全身麻醉下紧急剖宫产。Ⅲ类胎心率曲线

Ⅲ类胎心率曲线时需要紧急剖宫产。

处理流程:产科全身麻醉插管困难或气管插管失败的管理策略

方案 A　诱导前评估和计划/准备

方案 B　快速序贯诱导:优化气管插管

方案 C　产科气管插管失败:优化通气

方案 D　不能插管/不能通气/不能氧合:优化氧合

目前,产科患者意外插管困难/失败处理建议的理由和来源如下(图 37.6):

困难气道并不完全是因为妊娠造成的解剖和生理变化。产科手术紧急分娩中不断遇到的其他重要因素也会导致不良结果,包括分娩的紧急性会损害胎儿或产妇的健康,位置远离主手术室,缺乏沟通,缺乏训练和团队合作,缺乏合适的气道设备,以及不完善的系统和流程,从而导致容易丧失情景感知力,进而导致糟糕的决策和不合格的护理。

为了讨论这个问题,我们根据以下指南调整了产科患者困难气道管理策略的推荐建议:①ASA 困难气道指南和准则中 SGA 和 VAL 应用的建议[42]。②2015 年 DAS 指南中第二代 SGA 使用的建议。③2015 年出版的 OAA/DAS 产科插管失败指南[4,65]。④作者 2013 年曾发表的插管困难和失败的管理和策略[48]。

20 世纪 70 年代,Aberdeen Maternity 医院的 Michael Tunstall 制定了第一个产科患者气管插管失败的指南[66]。

ASA DAA 是有组织地解决困难气道问题的一个开端[42],目前的指导方针是用 SGA 替代 LMA;它还将 VAL 作为插管困难的主要方法或补救方法。此外,它强烈建议在整个气道管理过程中保持氧合的策略。在所有情况下,包括非紧急状况、紧急情况和 CI/CO 的情况,氧合应是气道管理的基础。虽然它提供了一个合理的、有序的困难气道管理方法,但它并没有具体解决产科患者在紧急手术中插管困难或失败的问题。

来自英国困难气道协会的困难气道管理指南主要关注未预料到的困难气道,于 2004 年首次发布,2015 年更新[65]。它更有条理性,强调一个四点计划,每一步

都是在前一个计划失败的基础上,并且有明确的决策点。

方案 A:面罩通气和插管

方案 B:维持氧合

方案 C:停下来想一想

方案 D:经颈前建立气道

2015 年 DAS 指南中快速序贯诱导(rapid sequence induction,RSI)的原则包括:①在 RSI 期间使用维持呼吸。②罗库溴铵可能比琥珀胆碱更合适(Sugammadex 目前已在英国上市,2015 年被美国食品和药物管理局批准用于快速逆转神经肌肉阻滞)。③放置 SGA 时去除环状软骨加压。④在呼吸暂停期间经鼻给氧,并在执行每个计划时强调维持氧合。⑤在喉镜暴露有困难时,尽快寻求最好的帮助。

如果插管失败,DAS 指南建议使用第二代 SGA 来提供氧气和降低吸入风险。如果面罩供氧不可能,唤醒患者作为默认选项或使用手术刀行环甲膜切开术,颈部前方建立气道是首选的急救技术。

直到最近也没有关于产科患者意外困难气道和/或气管插管失败的管理策略的公开指南,直到 2015 年 OAA 和 DAS 发布了第一个关于全身麻醉期间困难插管和插管失败的安全管理的国家产科指南。

在 OAA/DAS 2015 指南之前,我们概述了插管困难和失败的对策、预防措施、产科患者与气道相关的灾难并形成一些建议,这些建议与最近发布的指南中的一些建议是相似的[48]。

我们目前的建议是:在有效处理紧急剖宫产时紧急出现的未预料的困难气道时,麻醉医生必须遵循有组织的策略,并根据不同的情况制定计划。我们为产科全身麻醉和气管插管失败后的管理提供了一个简单的流程图(图 37.6)。它为未预料的困难气道提供了一种管理的策略,理解到危机管理和母婴安全对避免孕产妇或新生儿不良结局至关重要。

情景:紧急剖宫产全身麻醉。方案 A:麻醉诱导前准备,优化沟通和准备

情景:快速序贯诱导。方案 B:优化最佳插管尝试

情景:气管插管失败。方案 C:优化通气方案

情景:不能插管/不能通气(CI/CV)。方案 D:优化氧合

紧急剖宫产全身麻醉

方案 A:麻醉诱导前、评估和计划/准备

气道管理应贯彻安全原则,即强调团队沟通,作为麻醉诱导前计划的一部分,强调气道评估结果,并作为产科核查清单的一部分,向团队传达困难气道的可能性(图 37.6,

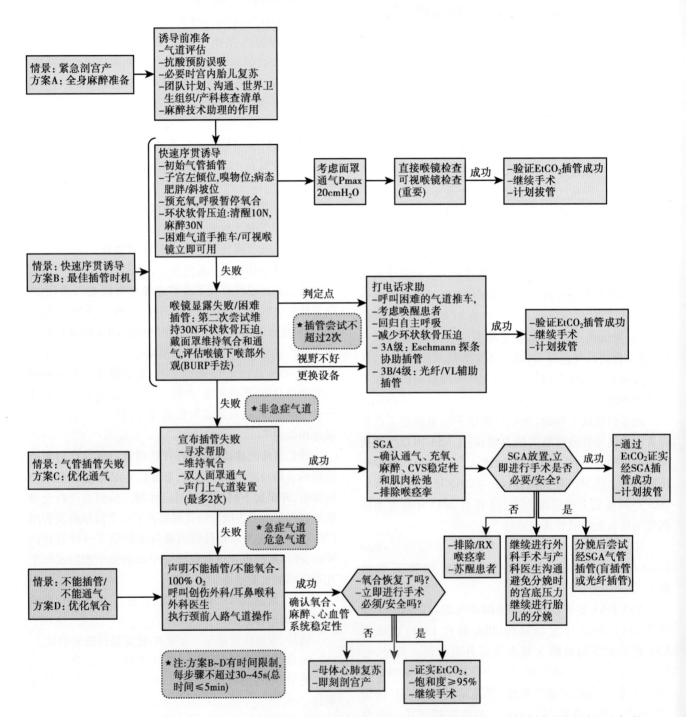

图 37.6　掌握产科麻醉流程；管理策略为插管困难和失败后的对策插管。EtCO$_2$，呼气末二氧化碳；SGA，声门上气道

计划 A;知识框 37.3)。作为准备工作的一部分,应立即保证气道管理车和气道设备包括可视喉镜在手术室即时可用(表 37.6)。它还需要准备和制订插管失败后计划作为麻醉诱导前计划的一部分,特别是在紧急/紧急剖宫产时。

知识框 37.3 手术安全核对表

Ben Taub 医院:仅作为产科使用

如遇紧急情况,切勿延误手术,尽快完成本核对表;将核查表推迟到适当的时间。

入院

手术医师完成目前手术的核查

手术指征和手术分类(紧急、计划)已确认　□是□否

同意书已正确签署,所需资料已齐全　□是□否

所有团队成员已介绍姓名和职务　□是□否

患者及团队成员已确认其身份、手术部位及手术类型

□是□否

是否有已知的过敏?　□是□否

预防性抗生素是否在过去 60min 内已应用?　□是

□否□未注明

消防安全评估完成　□是□否

回顾当前血红蛋白/血细胞比容、血小板

已讨论目前正在使用的药物以及关于术中和术后药物剂量　□是□否

已对气道和吸入风险进行评估,并备有适当的设备　□是□否

如剖宫产术有失血风险>1 000mL,可随时提供血制品　□是□否(复查患者 PPH/子宫弛缓的具体风险并制订计划)

外科医生:回顾重要的和意外的步骤、手术时间、预期的并发症和患者的特殊关注点(例如:下降停止可能需要阴道助产和/或考虑反截石位

麻醉医生:回顾患者的特殊情况(包括区域麻醉和全身麻醉计划)

护理人员:检查患者的具体情况、设备、用品、无菌情况

所有必要的影像学资料已学习(胎盘位置、特征)　□是□否

胎儿体位已确定(可行 Leopold 手法)　□是□否

讨论:分娩时是否需要新生儿检查　□是□否

研究小组讨论了术后康复的病房、持续时间和预期的术后并发症

入院

护士口头表述,需与外科医生和麻醉医生确认

仪器、海绵、针数是正确的　□是□否

标本已贴标签和病理要求已完成　□是□否

设备和/或供应问题已上报主管护士　□是□否

外科医生、麻醉专业人员和护士回顾患者康复和管理的关键问题

研究小组讨论术后恢复位置、持续时间和预期的术后并发症

强调维持氧合是气道管理战略的基石。最重要的是将插管次数限制在两次,尽量减少气管创伤,并根据失败的方案迅速转向下一个方案。基于这些原则,设计了一种含四个方案的简单、逻辑、有序的方法,用于处理图 37.6 中概述的以下临床场景。

如果决定实施全身麻醉,在麻醉诱导和插管前,需要制订合适的计划,包括严格遵守某些基本原则:气道评估、预防胃肠道反流误吸、最佳体位,包括在右髋下放置楔形物,以减少主动脉-腔静脉受到的压迫,为肥胖产妇选择倾斜的体位,以方便喉镜暴露、气管插管和通气。

气道评估。 尽管预测气道并不完全准确或可预测,但是包括 Mallampati 分级、TMD、颈部活动度、张口度和突出的门齿在内的前一节中列出的气道评估是至关重要的,它可用于预测、并为插管困难或插管失败提供准备,以及用于 CI/CO 的场景。如有可能,应在麻醉诱导前取出口腔内的尖锐物,以避免外伤。

预防误吸。 尽管长期禁食,产科患者胃反流和肺误吸仍然是增加的,因此不论术前禁食状态如何,所有孕妇都应被认为是饱胃。误吸风险可通过预防性药物预防来减轻,包括在全身麻醉诱导前 15~20min 口服柠檬酸钠以中和胃酸[67]、全身麻醉诱导前 45~60min 静脉注射 H 受体拮抗剂法莫替丁 20mg 减少胃酸分泌、全身麻醉诱导前 60~90min 静脉注射 10mg 甲氧氯普胺,以降低食管括约肌张力和加速胃排空[68]。

子宫内胎儿的复苏。 胎儿的供氧依赖于母体的血氧浓度、子宫血供、胎盘运输和胎儿气体运输。宫内胎儿复苏(intrauterine fetal resuscitation,IUFR)的目的是增加胎盘和脐带的血液供氧,以逆转胎儿缺氧和酸中毒,以便在准备紧急分娩时保证母体安全分娩或改善胎儿状况。IUFR 的措施包括让产妇左侧卧位(或右侧卧位,或必要时膝胸卧位),经非重复吸入的面罩为产妇提供 10L/min 的氧气,迅速注入 1 000mL 晶体(除外限制液体者和先兆子痫者),停用催产素减少子宫收缩和应用急性解痉药(特布他林 250μg 皮下注射或静脉,硝酸甘油 60~250μg 静脉注射或 2 片舌下含化)。孕妇低血压时可能需要血管加压素(如麻黄素或去氧肾上腺素)。

在胎心率变异性最小的情况下,如果 III 类胎心率曲线但仍有迟发性减速,并且没有加速(虽然有 IUFR 的尝试),则应考虑胎儿酸血症的存在,并考虑迅速和及时分娩。

团队计划和沟通:产科核查表。 为避免全身麻醉后并发症的发生,需要机构和个人做好准备。插管失败后的计划应作为全身麻醉诱导前准备的一部分,并应在团队诱导前简要讨论;安全核查;并作为世界卫生组织

（World Health Organization，WHO）/产科核查清单的一部分。在真正的开始，胎儿状态应优先核查，记住，WHO 手术安全核对表是经过广泛讨论制定出来，旨在减少错误和不良事件，提高团队合作和交流。实施核查表已被证明能显著降低发病率和死亡率，目前已被世界上大多数外科医生使用。我院（产科、麻醉、护理团队）联合推出了产科检查清单，应用于所有产科手术，至少应在麻醉诱导前将困难气道的可能性、气道设备的可用性和麻醉管理告知产科小组（知识框 37.3）。

麻醉助理的作用 每一个不良事件都是单独的，结局不仅受产妇和胎儿的合并症的影响，而且受麻醉医生的技能和可用的人力和技术资源的影响。在我们的机构中，我们认识到麻醉医生并不是孤立地工作，麻醉技术人员在危机资源管理中有至关重要的作用，并可能影响气道危机事件的结果。我们的麻醉技术人员需要通过美国麻醉技术人员协会的认证。他们还接受关于困难气道管理的教学活动和实际操作的培训。为剖宫产准备全身麻醉需要与麻醉技术人员或其他可用的帮助人员进行简短的沟通，了解在麻醉诱导前气道困难时的最佳替代方案。

方案 B：全身麻醉快速序贯诱导：优化插管（图 37.6 方案 B；知识框 37.4）

初始气管插管时优化插管 在麻醉诱导前，特别是在紧急剖宫产时，在产房和产房的一般经验是高噪音和高压力。噪音水平必须降低，以避免分心，并允许合适和及时的沟通。

在第一次尝试气管插管之前，应仔细的进行气道评估和实施预防误吸的措施，下一步包括：优化产妇的体位，包括子宫左倾（left uterine displacement，LUD）；最佳预充氧，经鼻给氧，并允许持续维持氧合；尽量减少重复插管带来的创伤。

知识框 37.4 方案 B 的关键要素

优化气管插管的最佳尝试

突出了嗅物位和斜坡卧位的优点

建议所有患者进行预氧合

呼吸暂停氧合技术：对于高危/病态肥胖患者，建议使用大于 10~15L/min 的 O_2 进行经鼻导管

强调神经肌肉阻滞的重要性

考虑面罩通气（P_{max} 20cmH_2O）

可视喉镜在困难插管中的作用得到了认可

所有麻醉医生都应该熟练掌握可视喉镜

建议最多两次喉镜显露操作（2+1）

如果插管困难，应解除环状软骨压迫

（With permission from Frerk C, Mitchell VS, McNarry AF. Difficult Airway Society 2015 guidelines for management of unanticipated diffi cult intubation in adults. Br J Anesth. 2015;115(6):827-848. ）

体位 患者的正确体位往往是促进喉镜检查、气管插管和可能的面罩通气的关键步骤。采用子宫左倾位以避免主动脉-腔静脉受压迫，必须采用最佳的嗅物位（颈部轻微弯曲和颈部头部伸展），使口、咽和喉轴三轴对成直线，以便于气管插管。

颈部应在枕头上弯曲，寰枕关节应伸展，以达到最佳的嗅物位。然而，对于病态肥胖患者，应采用头部抬高喉镜体位（head elevated laryngoscopy position，HELP）并创建斜坡，以确保头部和肩部高于胸部[69]。HELP 位置是通过绘制一条假想的水平线来实现的，该水平线连接患者的胸骨切迹和外耳道，使头部和颈部的高度略高于胸部。高度渐增的枕头（Mercury Medical，Clearwater，FL）的形状像一个斜坡，旨在优化 HELP 和嗅物位（图 37.7）。与仰卧位相比，喉部暴露在 25°抬高位置时更为合适[70]，它增加了孕妇的功能残气量（FRC）[71]，并且允许更长的呼吸暂停持续时间[72,73]。

在非产科患者的常规术前访视中，术前门诊会给出书面指示，以避免头发过长、精心设计的发型和指甲油。但是，对于紧急剖宫产，情况并非如此。某些发型、精致的发辫和带有发髻的大型延伸部分会影响颈部伸展，并导致喉镜显露和插管困难[74-77]。

预氧合和呼吸暂停氧合。 预充氧是快速序贯诱导的重要组成部分，尤其因为足月产妇在呼吸暂停期间存在快速血氧饱和度降低的风险，正如之前在妊娠期间的生理变化中所提到的。预氧合是一种安全、简单、有效的技术，可以增加安全的呼吸暂停时间。当患者的血氧饱和度低于 88%~90% 时，患者的氧合状态位于氧合血红蛋白解离曲线的陡峭部分，并且可以在瞬间降低到临界氧饱和度水平（70%）[78]，因此易发生心肌缺氧和缺氧性脑损伤。在与全身麻醉（GA）的 RSI 相关的呼吸暂停期间，孕妇 PaO_2 的下降速率是非孕妇的两倍以上（139mmHg/min：58mmHg/min）。用 100% 氧气有效地预氧合使患者的 FRC 的氧含量从 21% 升到 100%，这会使呼吸暂停的安全时间成比例增加。尽管在临床实践中，达到肺泡氧浓度 100% 是不可能的，但是呼气末氧（EtO_2）增加 80%~90% 通常是容易实现的。通过麻醉回路中适当的 100% 氧流量可以实现去氮，同时保持有效密封直至 EtO_2 为 0.87~0.9[80]。

100% 高吸入氧浓度（FiO_2）

为了最大限度地提高安全性呼吸暂停时间，应考虑提供氧气并允许潮气量通气至少 3min，或指导患者在 60s 内进行 8 次深呼吸。充分肺去氮[81]的最佳标志是实现呼气末氧浓度（$FEtO_2$）大于 0.9[82]。研究表明，与仰卧位相比，对肥胖患者进行头高位的预充氧可延长诱导后

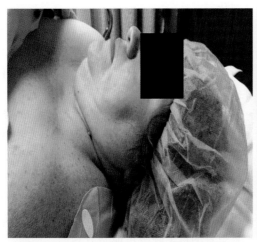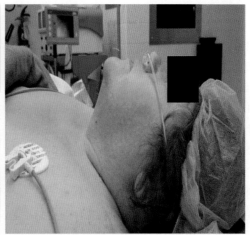

图 37.7　患者体位。(A)处于仰卧位的病态肥胖患者。(B)病态肥胖患者喉镜检查的适当体位呼吸暂停氧合;鼻导管氧合(NO DESAT)(From Munnur U,Suresh MS. Difficult airway management in the pregnant patient. In:Baysinger CL,Gambling D. *A practical approach to obstetric anesthesia*. 2nd ed. United States:Lippincott Williams and Wilkins;2016.)

呼吸暂停的安全时间,因此在产科麻醉中应考虑使用头高位预充氧[73]。

通过吸入100%氧气完全去氮后,非妊娠患者在血氧饱和度低于90%之前可耐受9min的呼吸暂停,而妊娠患者仅能耐受2~3min的呼吸暂停[79]。

预氧合技术

有效地使用预充氧技术,在呼吸暂停期间最大化氧储备,允许充分的肺泡通气和去氮。在预氧合期间保证肺泡通气速率和维持预充氧持续时间是通过用高浓度氧气替换氮实现的。通过3min的正常潮气量通气,可实现充分的预氧合。通过8次肺活量呼吸可以达到相似程度的预氧合作用[83,84]。以前的临床研究和最近的计算机模型表明,2min的预氧时间对足月孕妇来说是足够的[85,86]。有人认为,有效的预氧合可以通过3~5min的纯氧吸入(FiO_2为1.0),或30s做4次深呼吸(4次/30s)(FiO_2为1.0)来实现。然而,4次/30s的技术后来被证明容易发生快速血氧饱和度降低,特别是在呼吸暂停期间[87]。在儿童、肥胖患者和足月妊娠患者中,血氧饱和度降低更快并且恶化更快。最近的研究表明,肥胖患者和足月妊娠患者超过1min的8次深呼吸与3min潮气量呼吸相当[88],并且在预防呼吸暂停期间的血氧饱和度下降方面远远优于4次/30s技术。

呼吸暂停氧合:呼吸暂停氧合能延长安全呼吸暂停的持续时间吗?

即使没有膈肌运动或肺扩张,肺泡也会继续吸氧。在呼吸暂停患者中,大约250mL/min的氧气将从肺泡移动到血液中。相反,在呼吸暂停期间,只有8~20mL/min的二氧化碳进入肺泡,其余的则在血液中得到缓冲[89]。

肺泡膜中氧气和二氧化碳的弥散差异归因于血液中气体溶解度的显著差异,以及血红蛋白对氧气的亲和力。这导致肺泡内的压力低于大气压,从而产生从咽到肺泡的大量气流。

呼吸暂停氧合

呼吸暂停氧合(apneic oxygenation,AO)允许维持氧合作用而无须自助呼吸或进行通气。AO已经使用多年,通过弥散过程提供氧合作用[90]。通过咽部氧吸入,这一概念已通过对接受全身麻醉的非肥胖健康患者的研究得到验证,这些患者可以耐受6~10min的呼吸暂停,而动脉血氧饱和度水平不低于95%[91,92]。在肥胖患者中进行类似的研究,模拟喉镜暴露困难,通过鼻导管吸氧。经鼻腔给氧与血氧饱和度持续时间延长超过95%有关(5.29min vs 3.49min);呼吸暂停6min后,脉搏氧饱和度超过95%的患者数量显著增加(8 vs 1);并且有显著更高的最低动脉 O_2 饱和度(94.3% vs 87.7%)[93]。

呼吸暂停氧合技术

在紧急气管插管期间的AO配备了鼻导管,除了用面罩预氧合之外,鼻导管也是可选装置。鼻导管为自主呼吸的患者提供有限的 FiO_2[94],但是呼吸暂停状态的氧气需求减少将允许该装置用高水平的 FiO_2 填充咽部[95]。在开始预氧合之前,麻醉医生应该考虑将鼻导管连接到辅助侧端口(氧流量10L/min),以在插管尝试期间保持较高的氧流量[93,96]。

使用鼻插管装置的另一个好处是,可以在气管插管尝试期间将其保留。这已被描述为首字母缩略词"NO DESAT"(鼻导管氧合),它代表在固定导管的过程中鼻腔中的氧气(图37.7)[97]。在进行气管插管技术时,NO

DESAT 允许 AO 继续受益。正在开发新的系统已经成功地在非产科手术患者中进行了测试：经鼻湿化快速充气交换通气（THRIVE），这是一种通过鼻导管增加困难气道患者呼吸暂停的生理 AO 方法，该导管可在高流量下输送湿润的氧气，如 Optiflow 系统（Fisher and Paykel Healthcare Ltd. , Auckland, New Zealand）[98]。

环状软骨加压 环状软骨加压（cricoid pressure, CP）是 CD 患者 RSI 麻醉管理的组成部分。自 1961 年英国麻醉医生 Brian Sellick 首次描述以来，CP 已经成为在 RS1 或改良 RSI 期间防止胃内容物吸入的实践标准[99]。CP 的目的是避免胃反流进入下咽部[100]，然而，在直接喉镜检查期间，过度或不适当的 CP 可能会使声带向前或横向移位，从而妨碍获得良好的喉部视野[101]。

在最初的出版物中，该操作包括使用拇指和示指，通过向环状软骨施加反向压力，压迫 C_5 椎体，来封闭食管上端。Sellick 的研究包括将尸体胃灌满水，并将尸体处于头低脚高位（Trendelenburg position），在口咽部干燥的情况下，成功地运用了该操作[99]。

Sellick 在历史上首次描述了在面罩通气和全身麻醉管理期间防止反流胃内容物进入下咽部的方法操作，但这一方法常被忽视[99]。就其广泛使用而言，支持使用 CP 的证据质量很差。Sellick 描述了头部和颈部的完全伸展，可以使颈椎更加前倾。此外，颈部完全伸展可能使喉镜检查更加困难，因此通常避免。Sellick 声称实施 CP 时面罩通气是安全的。然而，在实践中却经常忽略这一点，尽管有几项研究表明，在正确地应用 CP 时面罩通气时胃部不通气[102,103]。

通常情况下，清醒患者需要助手使用拇指和示指向头后方施加 10 牛顿（N）的力，在意识消失患者中需增加至 30N[104,105]。

环状软骨加压的并发症和不良反应

与 CP 一样重要的是防止胃内容物反流，相反，过度的 CP 可能通过前后或侧移声带来影响声门暴露。因此，在急诊剖宫产（CD）RS1 期间，最重要的并发症是喉镜检查的可见度降低和通气困难。Palmer 及其同事通过使用纤维支气管镜观察具有不同压力（20N、30N 和 44N）的 LMA，来检查 CP 的不良反应。他们发现，在 44N 时，90% 的患者存在环状软骨变形，而 50% 的患有环状软骨闭塞，60% 的患者难以通气。在麻醉患者的内窥镜研究中观察到 CP 对环状软骨和声带的影响。VAL 的优势在于它可以在显示屏上看到声门视图，从而允许助手可以适当地调整 CP，进行喉外按压操作。尽管在胃反流的情况下存在肺吸入的潜在风险，但可能会要求助手短暂地减少或释放 CP，手边有吸引器，以使声门区域和声带可视化。

CP 技术不当不仅会导致喉镜显露和气管插管时的不良视野，而且还会妨碍 SGA 的正确插入。因此，如果需要 SGA，在 SGA 正确就位之前暂时释放 CP 非常重要。

诱导药物和神经肌肉阻滞药物的选择 在美国，最常见的 CD 诱导剂是异丙酚，其他不常用的诱导剂包括氯胺酮和依托咪酯。异丙酚能抑制气道反射，如果插管失败可能会有有优势。琥珀胆碱是标准的肌肉松弛剂，用于产科患者的 RSI。与其他肌肉松弛剂相比，其起效快，作用时间短，如果插管失败时，对于唤醒患者，快速恢复患者的自主呼吸可能是有利的。然而，与罗库溴铵相比，琥珀胆碱诱导的肌颤可导致呼吸暂停期间氧消耗增加，从而导致快速血氧饱和度下降，这在插管失败的情况下可能是不利的。

OAA/DAS 指南建议，在外科手术中，使用大剂量的罗库溴铵（1.2mg/kg），辅以 Sugammadex（Bridion）作为琥珀酰胆碱的合适替代品。

用 Sugammadex（16mg/kg）拮抗并完全逆转罗库溴铵的作用可能是有利的。

快速序贯诱导期间的面罩通气 Kinsell 的回顾表明了一些教条的存在[2]。然而，在北美和英国的产科麻醉实践中存在范例转变，即在应用 CP 后和气管插管前使用温和的面罩通气，其内在的价值在于它延长了去饱和的时间，特别是对于合并症如败血症或高代谢要求的患者。没有证据支持曾经传统的做法即从麻醉诱导到喉镜检查和气管插管期间避免使用球囊-面罩进行通气，事实上，有相反的证据支持这种做法。它也提供了一个早期的迹象，方便通气。

尝试插管的次数 优化气管插管和维持氧合的基本要素是最大限度地提高第一次尝试插管成功的可能性，如果插管失败，将插管次数限制为两次并在喉镜检查中，尽量将插管尝试的持续时间降至最低（每次尝试<45s），以预防气道损伤，误吸，以及 CI/CO 情况的严重进展。

没有优化的插管尝试可能会浪费机会，成功的机会随着每次后续尝试而减少。插管的反复尝试也降低了成功放置 SGA 的可能性。

如果第一次气管插管成功，则用二氧化碳监测仪检查气管插管位置和通气，然后继续 CD 或进行下一步的 DL/DI（图 37.6 方案 B）。

喉镜检查困难/插管困难：优化插管的最佳尝试（图 37.6 方案 B） 在初次尝试使用 DL/DI 之后，需要重点确保足够的氧合和通气。改善和获得喉镜检查的最佳视

野以及插管时的"最佳尝试"需要以下步骤:

- 在第一次尝试时,快速评估喉镜视野的同时,呼叫帮助和困难气道车(如果尚未立即在手术室中)。谨慎的做法是尽早在过程中向那些在 DA 管理方面有专长的人或外科医生寻求帮助,因为可能需要气道手术。
- 维持 CP 为 30N,但考虑在第二次尝试期间暂时释放。
- 保持/加强头部抬高的喉镜位置。
- 喉外按压操作(BURP 手法:向后,向上,向右,加压)(图 37.8)。
- 更换喉镜镜片类型和尺寸;使用直径较小的气管导管。
- 根据最初尝试期间的喉镜视野(分别为 3A,3B,4级),考虑使用 Eschmann 探条、光棒或可视喉镜。
- 尝试球囊-面罩通气。
- 让最有经验的人进行第二次尝试;采用喉外按压操作/BURP 手法。
- 考虑唤醒患者并恢复其自主呼吸。

　　喉外按压操作　喉外按压操作指的是 BURP 手法,可以优化喉镜视野。最佳喉外按压操作或 BURP 手法涉及对甲状软骨加压,甲状软骨是喉部开口的体表标记。喉部向三个特定方向移动:向后靠近颈椎,尽可能地向上移动,并向右侧滑动以改善喉镜视野。在一项比较使用和不使用 BURP 动作的声门视野暴露的研究中,已经证明 BURP 手法可以将声门视野改善至少一个级别,并将完全观察不到声门的发生率从 9.2% 降低到 1.6%。应用最佳喉外按压操作优化喉镜视野很关键。所有上述要素对于困难插管情景的重要性都很重要,稍后将对其进行详细讨论。

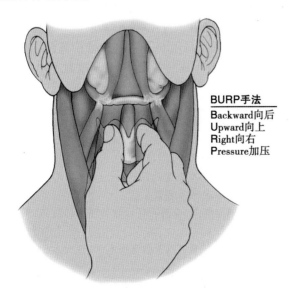

BURP手法
Backward向后
Upward向上
Right向右
Pressure加压

图 37.8　喉外部操作(With permission from Baylor College of Medicine,Drawn by Creative Services.)

　　ASA DAA 建议寻求帮助,恢复自主呼吸,唤醒患者。除了最紧急的情况以外的所有情况下,在进行替代计划之前,我们都可以考虑唤醒产妇并重新对胎儿进行评估。

　　然而,全身麻醉下的紧急剖宫产手术时,目标应是平衡母体氧合、防止误吸和迅速娩出胎儿。这种情况决定了对失败的气管插管尝试的管理。

　　初次气管插管失败后,适当的初步管理和流程可以影响并确保母婴的最终最佳结局。寻求帮助是至关重要的;它应该尽早完成。立即使用困难气道车和可视喉镜也很重要。

　　气管插管的最大尝试次数　尽管应用了最佳体位和 BURP 手法,但如果第一次插管尝试因视野不佳而失败,尤其是在 III 级喉镜视野下,应考虑其他替代插管装置,如 Eschmann 探条、光棒或可视喉镜,以协助第二次插管成功(图 37.6 方案 B)。需要记住的是,在产科患者中,气管插管应该不超过两次。第二次喉镜检查应被视为气管插管的最佳尝试;为了提高成功率,应由经验丰富的麻醉医生操作,应使用最佳的嗅物位/倾斜位,并应用喉部外按压手法。另外,如有必要,可能需要调整或需要暂停 CP,以优化声门暴露视野。

　　在紧急气管插管期间的不断尝试表明,随着喉镜检查次数从少于两次增加到多于两次,气道相关并发症的发生率显著增加,如低氧血症(11.8% vs 70%)、反流(1.9% vs 22%)、误吸(0.8% vs 13%)、心动过缓(1.6% vs 21%)和心搏骤停(0.7% vs 11%)(P < 0.001)(图 37.9)。

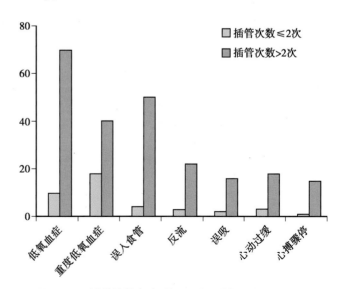

图 37.9　插管的并发症(From Mort TC. Tracheal intubation:complications associated with repeated laryngoscopic attempts. *Anesth Analg*. 2004;99:607-613.)

在困难的喉镜检查/困难气管插管期间使用适当的气管插管装置——Eschmann 探条、光棒、可视喉镜

Eschmann 探条

Eschmann 探条通常被称为弹性探条,通常用于困难的气管插管。最早由 Cormack and Lehane 制定的喉镜视野分级,最近 Cormack 做出了修改,他建议将Ⅲ级细分为ⅢA级和ⅢB级。在ⅢA级中,不能看到声门裂,但是会厌抬高且可见,因此建议使用间接方法,例如 Eschmann 探条。在 Eschmann 探条进入气管的过程中,随着探条末端成 35°角滑向前方的气管环,气管的"咔嗒"声很容易被识别出来。在 78%的模拟及真实的Ⅲ级喉镜检查患者中,这些气管"咔嗒"声已被成功证实。确认气管导管位置的第二个试验是将 Eschmann 探条轻轻推入气管,直到它在隆突处或较小的气道中保持卡住。当喉镜镜片位于口腔内时,气管导管通过 Eschmann 探条进入气管内。被称为 Cossham 扭转的手法可以避免延迟成功插管,即气管导管在 Eschmann 探条上预先旋转 90°,然后进入气管。Eschmann 探条和ⅢA级气道的光棒之间的成功率相似(31s vs 29.2s)。

光棒的作用:ⅢB/Ⅳ级喉镜检查

然而,在ⅢB级中,看不到声门裂,但是会厌是可见的,会厌不能提起来时,可以使用其他替代方法。在ⅢB级喉镜视野中,光棒已成功用于帮助快速气管插管,并有助于确认气管插管的正确位置。已证实光棒的成功率比 Eschmann 探条更高,并且与ⅡC级ⅡC视野中的 Eschmann 探条(31s vs 45.6s)相比,光棒所花费的时间更少。

可视喉镜/困难喉镜的作用

视频技术已广泛地应用于常规麻醉操作,贯穿医学/外科学科,并可使解剖细节可视化。除了管理困难气道(DA),VAL 在直接和间接喉镜检查中也是一个有用的教学工具。与传统喉镜相比,可视喉镜提供了更好的可视化效果,目前是包括本中心在内的许多中心的首选。

获取喉部视图并定义视图轴

McGrath、Glidescope 和 Storz C-Mac 可视喉镜:

目前,英国 90%的产房都有可视喉镜。在我们目前的实践中,已经把可视喉镜作为紧急全身麻醉剖宫产手术和预期困难气管插管的第一选择。此外,在几个中心的产科实践中,可视喉镜已被用于择期和紧急剖宫产手术,包括病态肥胖患者以及插管失败的患者。然而,在第一次使用传统喉镜插管失败的情况下,应该由能够熟练使用可视喉镜的人员进行下一次尝试(首选气管插管)。可用的设备包括 Berci Kaplan DCI、Glidescope、McGrath Scope、CMAC Storz 和 Glide Scope。

可引导可视喉镜(Airtraq)已被用于实施紧急剖宫产手术气管插管失败后的病态肥胖患者。在第二次气管插管期间,使用替代设备,如 Eschmann 探条、光棒和可视喉镜,可以提高插管成功率,而不必进展到伴随低氧血症的严重紧急气道状态。

如果第二次插管成功,则应使用二氧化碳图形和 EtCO$_2$ 数值来检查气管位置。如果气管插管的第二次尝试不成功,则宣布气管插管失败,重点转向优化通气和维持氧合,这是至关重要的。

方案 C:气管插管失败——优化通气和氧合维持(图 37.6 方案 C;知识框 37.5)

第二次气管插管失败后气道管理策略的目标和优先顺序应包括:①维持母体氧合;②预防反流;③气道保护;④迅速娩出胎儿;⑤避免不良的呼吸、心脏或神经系统并发症(图 37.6,方案 C)。

早期接受气管插管失败对于做出维持产妇氧合的决策至关重要。基本假设的另一个变化是,尽管 DAA 专家组主张在紧急分娩的情况下唤醒患者,但建立充分的通气和维持氧合是很重要的。与妊娠相关的变化可导致低氧血症和酸中毒的迅速进展,导致的危急情况致使决策更加困难。

面罩通气:充分的氧合是至关重要的,因此尝试使用 CP 进行面罩通气。如果面罩通气困难,则在保持 CP(30N)的同时,由经典的面罩通气转为双人面罩通气。如果不成功,使用球囊-面罩通气,重新定位患者的头部和胸部,放置口咽通气道,在面罩周围使用四头带,以及使用双人面罩通气技术是关键的后续步骤(图 37.10)。双人面罩通气可以通过主要操作者用双手握住面罩以抬高下巴/提下颌和助手挤压球囊来实现,或者主要操作者用左手扣住面罩,同时用右手挤压球囊,助手位于患者右侧帮助抬高下巴/提下颌。这种双人面罩通气技术的风险是胃内充气和潜在的反流/吸入。

方案 C 的重点是用 SGA 更好地维持氧合。球囊和面罩的通气/氧合不成功或受限,要求放置 SGA 装置以维持母体的氧合,并迅速娩出胎儿。

知识框 37.5 方案 C 的关键要素

应该宣告插管失败

强调通过 SGA 进行氧合

建议使用第二代 SGA 装置

建议最多插入两次 SGA 装置

在快速序贯诱导期间,应解除环状软骨压力以促进 SGA 装置的插入

不推荐通过 SGA 的盲插气管导管技术

SGA,声门上气道。

(With permission from Frerk C,Mitchell VS,McNarry AF. Diffi cult Airway Society 2015 guidelines for management of unanticipated diffi cult intubation in adults. *Br J Anesth*. 2015;115(6):827-848.)

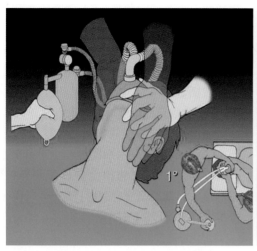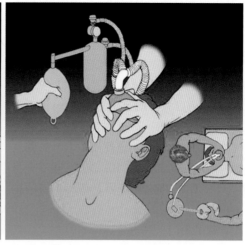

图 37.10 双人面罩通气（With permission from Baylor College of Medicine. Drawn by Creative Services. ）

声门上气道装置的选择和放置

由于困难气道（DA）的预测并不总是可靠，气管插管失败后的局部麻醉（RA）发生率也并不少见，每一位从事产科麻醉的麻醉医生都应该制定周密的计划来处理产科患者气管插管失败的问题。

有许多商用 SGA 设备。使用喉罩（LMA）作为抢救设备有范围最广的成功记录。在 UKOSS 2008—2010 年的 57 例产科患者插管失败的研究中，39 名患者使用了 Classic LMA，4 名患者使用了 Fastrach LMA，3 名患者使用了 LMA Proseal，3 名患者使用了 i-gel。2013—2014 年在英国进行了一项关于剖宫产患者插管失败的全国性调查，发现其中 12 例插管失败使用的是 LMA，18 例插管失败使用的是第二代 SGA；还有一例称使用 SGA 装置抢救失败。

SGA 的选择——第二代喉罩，应该是保护气道避免胃肠道进气的，或者是在分娩后容易放置的气管导管。这样就可以确保气道，并且最大限度地防止误吸，尤其是在手术复杂或时间较长的情况下。在择期或急诊手术患者中使用不同类型 SGA 装置的三项大型观察性研究为这些装置的可靠性提供了保证，且并发症最少或无并发症。然而，这些研究中引用的研究人群与典型的紧急剖宫产分组中所见的队列不匹配。

经典喉罩气道 经典 LMA 广泛地应用于产科困难气道，无任何胃反流或误吸。在实施择期剖宫产手术的患者中，Han 和同事报道了 1 067 名患者中 1 060 名成功使用经典 LMA 作为通气装置。没有出现缺氧、反流或吸入。文献中有多个病例报道了在产科气管插管失败后成功使用经典 LMA。

压迫环状软骨（CP）和声门上气道装置插入的位置：

在 SGA 置入期间保持 CP 可能会妨碍 SGA 的正确放置。CP 减少了下咽部空间，阻碍了第一代和第二代气道装置的置入（图 37.11）。没有 CP（94%）与有 CP（79%）相比，LMA 插入更为成功。因此，可能需要暂停 CP，以允许正确放置 SGA（图 37.11）。

尽管剖宫产手术期间气管插管失败后的产科患者成

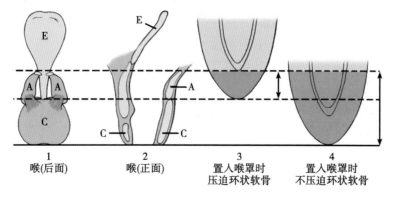

图 37.11 喉罩和压迫环状软骨（From Asai T, Barclay K, Power I, Vaughan RS. Cricoid pressure and the LMA：efficacy and interpretation. *Br J Anaesth.* 1994；73：863-864. ）

功使用了经典 LMA,但在目前的 DAS RSI 指南中,目前不建议在产科患者气管插管失败后使用。

插管喉罩　Fastrach LMA 或 ILMA 在急诊剖宫产插管失败时特别有用,因为它能提供氧合和盲探气管插管,并防止肺误吸。几项研究表明,成功通过 ILMA 使用纤维支气管镜辅助插管,可以有帮助困难气道(DA)的患者进行可视下无辅助的气管插管。急诊剖宫产病态肥胖和子痫的患者在气管插管失败后成功地使用了 ILMA,并且第二例气管插管失败是在局部麻醉(RA)失败,随后全身麻醉(GA)的情况下。LMA 再次被证明是两类患者的抢救设备。

使用第二代特殊的声门上气道装置

双管喉罩 ProSeal LMA　ProSeal LMA 已在紧急剖宫产插管失败后成功使用。尽管 ProSeal LMA 被报道为产科气管插管失败的成功抢救装置,但直到最近它才被评估为接受择期剖宫产手术患者的常规气道。一项前瞻性研究报告了他们在 3 000 名单中心择期剖宫产患者中使用 ProSeal LMA 的经验,使用方法包括快速建立通畅气道和胃引流。首次成功建立有效气道的患者有 2 992 例(99.7%),1 例患者(0.003%)出现胃内容物反流和溢出,无一例误吸。该系列 3 000 名被认为有吸入风险的患者得出的结论是,在实施择期剖宫产手术的患者中,ProSeal LMA 为其提供了有效的气道,并且没有误吸病例。

Supreme LMA　在一项大型观察性研究中,Yao 和他的同事们描述了在 700 例非紧急剖宫产中 Supreme LMA 的使用。第一次尝试置入 Supreme LMA 的成功率为 98%(686 例),所有患者可维持通气和氧合,建立有效气道的时间为(19.5±3.9)s,没有误吸。值得注意的是,该研究采用了 RSI,同时使用罗库溴铵作为神经肌肉阻断剂。这项研究引起了人们的兴趣,有以下原因:它进一步证明了即使在妊娠相关的胃肠道改变的情况下,Supreme LMA 也能有效地通气。在 700 例实施剖宫产手术的患者中,Supreme LMA 的平稳使用令人放心。重要的警告:这些患者为精心挑选的低风险患者;非肥胖,禁食,没有胃食管反流。因此,它在困难气道患者和肥胖患者中的有效性尚不清楚。

上述研究已经在大量患者和病例报告中证明,Classic LMA、ProSeal LMA、Supreme LMA 和 Fastrach LMA 均可以安全地用于产科患者。作为建立通气和氧合的抢救装置,LMA 和第二代 SGA 应是其重要的组成部分。根据医生的经验,在紧急情况下有几种选择 SGA 类型的方法可用于给患者通气和氧合。

决定唤醒患者或继续手术　SGA 放置后与产科医生沟通的一个关键问题是:SGA 放置后进行手术是否必要/安全?

插管失败后,需要决定是唤醒患者还是继续进行全身麻醉。Kinsella 的回顾显示,在 1990 年底之前,大多数病例在插管失败后被唤醒;但是,自 20 世纪 90 年代以来,大多数病例都继续全身麻醉。每连续 5 年,继续全身麻醉而没有气管插管的比例每年稳步上升 1.8%。总体而言,紧急剖宫产手术期间继续全身麻醉的病例比例与择期剖宫产手术病例相比有显著差异(图 37.12 和图 37.13)。当继续全身麻醉时,随着第二代 SGA 使用的趋势扩大,通常使用 LMA。

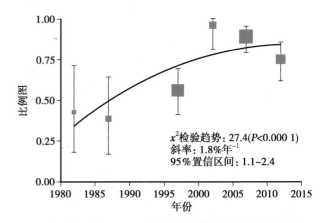

图 37.12　1980—2015 年剖宫产期间插管失败后继续全身麻醉的增长率。剖宫产时气管插管失败后继续全身麻醉的病例比例图;以 5 年为单元汇总报告,误差为 95% 的置信区间(From Kinsella SM,Winton AL,Mushambi MC,et al. Failed tracheal intubation during obstetric general anaesthesia:a literature review. Int J Obstet Anesth. 2015;24(4):356-374.)

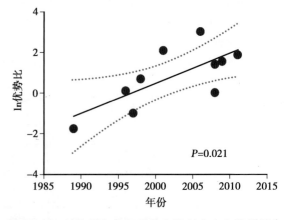

图 37.13　按出版年份汇总的急诊剖宫产气管插管失败后继续全麻率/择期剖宫产气管插管失败后继续全麻率。虚线为 95% 置信区间(From Kinsella SM,Winton AL,Mushambi MC,et al. Failed tracheal intubation during obstetric general anaesthesia:a literature review. Int J Obstet Anesth. 2015;24(4):356-374.)

　　唤醒患者后的管理　唤醒患者的决定需要立即与产科医生沟通最佳的行动方案,这取决于正在进行剖宫产紧急情况的类型。在英国,数据显示插管失败后被唤醒的 51 例患者通常采用椎管内麻醉(蛛网膜下腔 30 例,硬膜外阻滞 14 例,腰硬联合阻滞 CSE 4 例)、局部浸润(1 例),以及镇静或保持气道通畅的全身麻醉(2 例,应用纤维软镜或经鼻盲插)。

　　插管失败后维持全身麻醉　Tunstall 最初建议在插管失败后使用面罩维持全身麻醉。目前的实践表明,只有当 SGA/LMA 放置失败时才通过面罩继续麻醉。英国的一项调查显示,28 名产妇在未插管的情况下使用面罩通气继续全身麻醉,其中 10 例在单次给予琥珀酰胆碱后给予额外的非去极化神经肌肉阻滞剂的情况下继续应用正压通气。最常用的吸入麻醉剂包括七氟烷或异氟烷,比例为(2∶1)。剖宫产手术期间插管失败后,在面罩麻醉维持期间或结束时,没有反流或误吸的报告。

　　使用声门上气道的全身麻醉管理　在插入 SGA 后,确认通过 SGA 进行通气和氧合是足够的,并且产妇循环稳定。此时需要做出决定:①如果通气和氧合不能恢复,确定 SGA 是否正确放置或排除喉痉挛并进行相应治疗。②如果通气和氧合足够,则确定进行剖宫产手术安全性及紧迫性。需要注意的是,根据所使用的 SGA 的类型,气管插管可以推迟到婴儿出生后。

　　在成功放置 SGA 并建立通气和充分氧合后,与产科团队的沟通再强调也不为过:①避免胃底压力,以尽量减少胃内容物反流。②避免牵拉子宫以防止干呕和呕吐。

　　如果使用第二代 SGA,应通过引流管放置 14F 胃管抽吸胃内容物,以避免反流和吸入的风险。确保设备正确定位并固定,以便胃内容物通过贲门排出。

　　选择无刺激性吸入麻醉剂并提供足够的麻醉深度:七氟烷可提供快速、平稳的诱导;足够的麻醉深度;是刺激性最小的挥发性药物,对于存在困难气道(DA)的患者,有助于通过 SGA 进行气管插管。

　　通过声门上气道/喉罩气道插管的决定　胎儿娩出后,通过 SGA/LMA(如 ILMA)进行插管,需要确定产妇氧合是否充分,其临床状况是否稳定。根据非产科患者的文献和数据,1 100 例患者使用 ILMA 的盲法技术插管的总体成功率为 95.7%。

　　通过 SGA(经典的 LMA 或 iGEL)的更换气管插管是利用预先通过 Aintree 导管加载的纤维软镜进行引导插管,如步骤 1~7 所示。

　　Aintree 插管——通过经典 LMA 辅助纤维软镜引导气管插管(图 37.14):

　　1. 以推荐方式插入经典喉罩 LMA,充气。

　　2. 二氧化碳波形 EtCO₂ 确认通气。

　　3. 在可视引导的情况下,将预装有 Aintree 导管的纤维软镜通过 LMA 插入气管。

　　4. 将 Aintree 导管通过纤维软镜插入气管。在看到隆突后移除纤维软镜,将 Aintree 导管留在气管中,LMA 保持原位。

　　5. LMA 放气,然后在 Aintree 导管上移除 LMA。

　　6. 将气管导管装在 Aintree 导管上。将 Aintree 导管上内径大于等于 7mm 的气管导管插入气管。

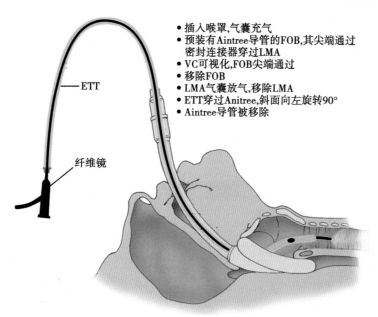

・ 插入喉罩,气囊充气
・ 预装有 Aintree 导管的 FOB,其尖端通过密封连接器穿过 LMA
・ VC 可视化,FOB 尖端通过
・ 移除 FOB
・ LMA 气囊放气,移除 LMA
・ ETT 穿过 Anitree,斜面向左旋转 90°
・ Aintree 导管被移除

ETT

纤维镜

图 37.14　通过喉罩气道进行纤维软镜/Aintree 引导气管插管(From Suresh MS, Segal BS, Preston R, Fernando R, Mason C, eds. *Shnider and Levinson's Anesthesia for Obstetrics*. 5th ed. Philadelphia, Lippincott Williams & Wilkins, 2013.)

7. 取下 Aintree 导管,将气管导管连接到回路并确认 EtCO$_2$ 波形。

该导管还具有可拆卸的 Rapi-fit 连接器,如果需要,在气道更换过程中允许吸入氧气。ProSeal 和 i-gel SGA 也被描述为 Aintree 气管插管辅助插管。然而,对于确定有困难气道(DA)妊娠患者进行紧急手术时,交换导管技术存在风险,因为在通过 Aintree 交换导管移除 SGA 时可能会失去气道,并且可能发生胃内容物反流和误吸。

ILMA 专为盲插管而设计。然而,通过 ILMA 进行纤维软镜插管的成功率远远高于 96%。

方案 D:不能插管/不能通气/优化氧合作用(图 37.6 方案 D;知识框 37.6)

紧急颈前入路环甲膜切开术 CI/CO 的发生率:

英国和美国在 CD 插管失败后报告的 CI/CO 发生率为 1:20(5/100)至 5:18。在美国,98 个全身麻醉中,有一个标志性的插管失败的事件,SGA 放置失败导致紧急环甲膜切开术。因此,重点应该是 CI/CO 而不是 CI/CV,如 Kinsella 的综述所示,CI/CO 在 5%~28% 病例中发生。在患有胎盘早剥和凝血功能障碍的患者中,插管失败导致 CI/CO 情况的解剖因素包括高体重指数、扁桃体增大和中央入路时颈动脉穿刺后的颈部血肿。通过 14 号套管针和喷射通气获得颈部前方通路,而第二次尝试用探条插管成功。喉痉挛是上呼吸道阻塞的另一个重要原因,必须排除通过 SGA 不能通气的情况,可通过使用小剂量的速效神经肌肉阻滞剂立即缓解。

产科患者颈前入路行环甲膜切开术的发生率 插管失败后颈前入路行环甲膜切开术的数据较少,剖宫产术中插管失败的发生率较低,为 1/60。NAP4 对紧急外科气道和环甲膜套管针切开术展开了全面的了解,在全身麻醉期间,当其他救援技术不能保护气道时,麻醉医生的失败率高达 64%。

来自 NAP4 的最新产科数据显示,有 4 例产科病例出现了与气道管理相关的并发症。所有 4 例病例均在数小时内发生并涉及复杂患者,其中两例病例在 RA 失败后发生。在这 4 例患者中,有 1 例患者成功实施了有创外科气道。

知识框 37.6 **方案 D 的关键要素:不能通气/不能氧合**

不能插管/不能氧合,并应该宣布建立颈前入路气道
外科切开技术已被选为培训项目以促进标准化
通过环甲膜放置一个宽口径的带套囊的导管有助于保证正常的分钟通气与维持正常的呼吸
通过小口径套管进行高压氧合与严重的发病率有关
所有麻醉医生都应该接受外科气道的培训
培训应定期重复,以确保技能的熟练掌握

(With permission from Frerk C, Mitchell VS, McNarry AF. Difficult Airway Society 2015 guidelines for management of unanticipated difficult intubation in adults. *Br J Anesth*. 2015;115(6):827-848.)

插管失败、面罩和 SGA 通气失败会导致低氧血症增加和 CI/CO 情况,这通常继发于多次失败尝试。具体而言,当"可以通气的情况"迅速发展为 CI/CV 或 CI/CO 情况时,它会导致严重的孕产妇发病率,包括缺氧性脑损伤和死亡率。胎儿也有严重神经损伤的风险。严重低氧血症的快速进展,特别是与心动过缓相关的,表明需要立即采用有创气道救援技术进行干预。在 Palanisamy 的研究中,插管困难的标志性病例导致了 CI/CV 的重要气道事件,需要进行环甲膜切开术。他们报告说,从麻醉的 RSI 到外科环甲膜切开术的总时间不到 5min,产妇和胎儿的结果都很好。这一事件有两个重要的教训:①即使没有分娩,气道的动态变化也与妊娠相关,特别是在先兆子痫的情况下。②对于预期的 DA,早期和外科医生沟通对于防止治疗延迟和随后的不良后果至关重要。

来自 Kinsella 对产科患者气管插管失败综述的补充数据显示,13 例尝试建立颈前入路气道的患者中有 6 例死亡;病因可能是多因素的,包括决策延迟,对设备和技术不熟悉,缺乏适当的技能,或者由于压力过高而导致认知和操作技能下降。目前的 AAM 很少需要颈前入路建立气道,但具有严格的指导,明确的沟通和执行环甲膜切开术的特定阈值,以及外科医生和设备等基本资源的可用性,可立即转化为成功的结果。

尽管经环甲膜的有创气道通路技术有许多并发症,但可能的风险应该与缺氧性脑损伤和孕产妇死亡的风险相平衡。决定实施紧急的颈前外科气道通路,是最后的手段,挽救生命的措施,特别是在产科情况下拯救母亲和婴儿。快速恢复氧供是至关重要的,最好通过有创气道装置和通气技术相结合可以提供有效的通气和高分钟通气(FiO$_2$ 为 1.0)。所有麻醉从业人员,包括经验丰富的实习医生,在产科气道管理中的重点应是预防插管失败后的发病率和死亡率,并提供足够的氧合。所有目前的气道指南都建议使用以下方法之一来管理 CI/CO 情况:外科经皮环甲膜切开术或经环甲膜穿刺套管针行经气管喷射通气(transtracheal jet ventilation,TTJV)。

英国 DAS DA 指南是使用手术刀环甲膜切开术技术标准化颈前入路的支持者。

了解解剖学 成功的结果需要彻底了解环甲膜的解剖结构、有创气道通路技术以及通气装置的细微差别(图 37.15)。

任何进行气管插管的医生都必须了解和检查颈部的结构和支撑气道的结构(甲状软骨,环状软骨和气管环)。声带位于甲状腺切迹上方一小段距离(约 0.7cm)。试图在这里开放外科手术气道是有害的。除了肥胖患者外,大多数人都可以感觉到环状软骨,它是一个完整的环。环甲膜的垂直高度为 8~19mm,宽度为 9~19mm,位于甲状软骨和环状软骨之间。甲状腺动脉的分支在环甲

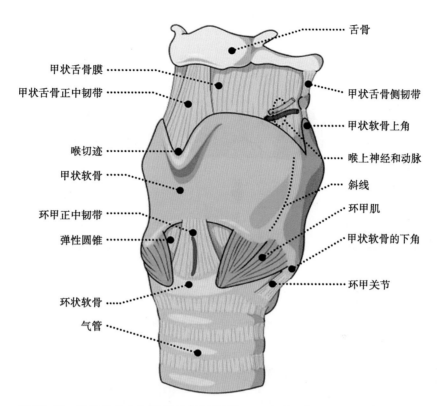

舌骨

甲状舌骨膜

甲状舌骨正中韧带

甲状舌骨侧韧带

甲状软骨上角

喉上神经和动脉

喉切迹

甲状软骨

斜线

环甲肌

环甲正中韧带

弹性圆锥

甲状软骨的下角

环甲关节

环状软骨

气管

图 37.15 甲状软骨和环甲膜的解剖(With permission from Baylor College of Medicine,Redrawn by Deidre Tomkins.)

膜的上 1/3 穿过;建议从其下 1/3 处进入。确定结构的中线很重要,因为大约 30% 的人群在中线 1cm 范围内有较粗的静脉,而只有 10% 的人有直径大于 2mm 的静脉穿过中线。对于难以识别标志物的患者,环甲膜通常在胸骨上切迹四指宽的位置。

超声的作用 女性的环甲膜识别起来很困难,其喉部突出程度不如男性明显,肥胖患者则更为困难。Aslani 及其同事通过触诊在女性中确定了环甲膜识别的准确性。超声检查证实,41 名非肥胖患者中,医生的准确率为 10/41,而肥胖女性的准确率仅为 0/15。同样,在加拿大最近使用类似方法进行的两项研究中,Lamb 及其同事显示了正确地识别环甲膜的成功率:非肥胖男性 72%,肥胖男性 39%,肥胖女性 24%,非肥胖女性 35%。28 名非肥胖与肥胖的产妇参加了类似的研究,结果显示,非肥胖人群的正确环甲膜识别率为 71%,肥胖者为 39%。上述研究强调了一个重要问题,即在麻醉诱导前使用超声(在产房中很容易获得)来识别环甲膜及其实践是非常有价值的。超声在实际危及生命的气道紧急情况中的作用是有限的。然而,通过在常规临床实践中获得用超声识别环甲膜的经验可能在紧急情况下是有益的,尤其是超声机器如果在产科病房中立即可用。应谨慎行事,以防止在建立气道通路时出现不必要的延误,特别是在紧急的生命危险情况下。它也应该是一种向麻醉学员传授的技术。

外科环甲膜切开术 建议使用外科环甲膜切开术,因为它是在紧急情况下保护气道的最快速,最可靠的方法。气管导管的套囊可保护呼吸道免受误吸,提供安全的呼吸路径,允许使用标准呼吸系统进行低压通气,并允许二氧化碳监测。

建立通气和氧合可以通过快速的 4 步外科环甲膜切开术技术完成,该技术可以在 30~45s 内完成:①识别环甲膜。②通过皮肤和环甲膜进行水平刺穿切口。③通过环甲膜将 Eschmann 探条插入气管,并沿着刀片将探条尖端滑入气管。④通过探条将一根 6mm 的气管导管放入气管。给套囊充气,通过呼气末二氧化碳确认通气。

通过环甲膜的单个切口由于其简单、易操作,故临床上颇具有吸引力,但是这种方法在肥胖患者中可能会失败或者如果患者颈部解剖结构困难,在这种情况下则建议采用垂直皮肤切口(图 37.16)。

使用 SGA,紧密配合的面罩或鼻腔通气,将氧气(100%)通往上呼吸道。

偶遇到的危机情况下标准化操作很有用的。该技术依赖于可立即获得的正确设备。操作者的位置和手的稳定很重要。

必要的设备包括:①一把带 10 号刀片的手术刀;一把宽刀片(与气管管宽度相同)是必不可少的。②带有曲度(成角度)尖端的探条。③气管导管(带套囊、直径6mm)。

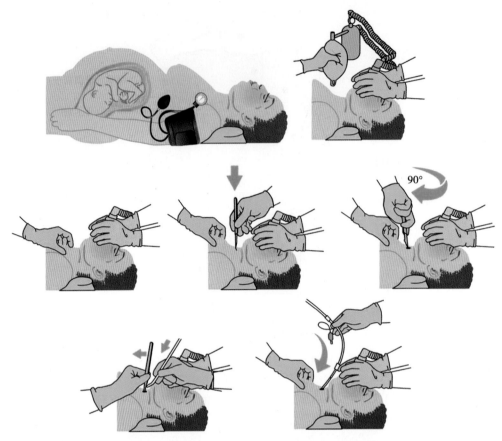

图 37.16 环甲膜切开技术（Modified from Frerk C. Cricothyrotomy technique. *Br J Anesth.* 2015；1-22.）

外科环甲膜切开术的具体细节

最佳体位包括肩部垫高致使的颈部伸展（用于耳鼻喉科手术），以暴露环甲膜。嗅物位不能为环甲膜切开提供最佳条件。在紧急情况下，可以通过将枕头推到肩膀下面或将手术台的头部放下来实现该体位。

环甲膜切开术的细节：可触及的环甲膜外科探条水平切口技术（图 37.16）包括以下内容：继续尝试通过上气道（助手）进行氧合抢救；如果你是右利手，站在患者的左手边（如果是左利手，则站在相反的方向）；按照 Levitan 的描述进行喉部触诊以识别喉部解剖结构；用左手稳定喉部；用左手示指识别环甲膜；用右手握住手术刀，在皮肤和环甲膜刺出横向切口，刀刃朝向自己；保持手术刀垂直于皮肤并将其旋转 90°，使锋利的刀刃朝向脚部；交换双手并用左手握住手术刀；保持轻柔的牵引力，用左手将手术刀朝向自己（横向）拉动，保持手术刀手柄垂直于皮肤（不倾斜）；用右手拿起探条；将探条平行于地板，与气管成直角，将探条的尖端沿着离自己最远的手术刀刀片侧面滑入气管；旋转并将探条与患者的气管对齐，轻轻推进至 10~15cm；取出手术刀；用左手稳定气管并拉紧皮肤；将一个润滑过带套囊的 6mm 的气管导管套在探条上；在推进时使用 Cossham 扭转手法将管旋转到探条上；取下探条；气管导管套囊充气，用二氧化碳波形

和阳性 $EtCO_2$ 确认通气；固定导管。

如果失败，请继续使用手术刀-手指-探条技术。

无法穿透的环甲膜：手术刀-手指-探条垂直切口技术。

当环甲膜无法触及或其他技术失败时，使用该方法。设备、患者和操作者位置与图 37.16 所示的切开技术相同。

继续尝试通过上气道（助手）进行氧合抢救；尝试通过喉部触诊以识别喉部解剖结构；如果超声机器立即可用并接通，可能有助于识别中线和主要血管；用左手拉紧皮肤；从尾端到头端，于正中做一个 8~10cm 的切口，垂直于皮肤；用双手手指进行钝性解剖，分离组织，用左手识别和稳定喉部；如前所述继续进行切开技术。

使用 Seldinger 技术进行针刺环甲膜切开术 针刺环甲膜切开术需要使用一个商业化的环甲膜切开工具包；通过环甲膜插入一个 14 号套管针（通常是静脉套管针），在对连接到导管的注射器施加负压的同时，以 45°角引导导管尾端。空气吸入表明进入管腔。在推进套管的同时取下针头和注射器。通过导管吸入空气确认进入气管。将穿过套管的针取下，并使用 Seldinger 技术，将导丝穿过套管。通过导丝推进扩张器，然后移除扩张器，插入气管造口管。将氧气源连接到造瘘管上并固定气道。

经环甲膜穿刺套管针行经气管喷射通气（TTJV）

这种技术与前面描述的技术类似。它包括通过环甲膜插入大口径套管针和使用高压源给患者充氧。在插入大口径套管针之后，需要指定人员将导管牢固地保持在适当位置，同时认识到防止套管针移位或扭转。导管上连接着一个带有在线调节器的压力源（高达 50psi[①]），该压力源带可将压力降低至 15~20psi 或更低，并使用小于 1s 的短吸气时间和大于 1s 的较长呼气时间，尝试对患者进行通气和给氧。通过使用口咽通气道保持上呼吸道通畅、推下颌/下巴抬高以允许肺放气和通过上呼吸道呼气、防止残气滞留是至关重要的。如果使用了 LMA，可将其留在原位以允许呼气。喷射通气可以提供有效的通气。然而，它充满了气压伤引起的危险并发症且成功率低。

外科环甲膜切开术与环甲膜穿刺针技术　当传统方法无法获得有效通气和恢复有效自发呼吸时，通过手术开放气道是最后的救治措施。英国 NAP4 发现，紧急环甲膜穿刺套管针切开术的失败率约为 60%，而外科环甲膜切开术几乎普遍成功。有数据支持外科环切术的使用。大多数传统的外科环甲膜切开术比经皮穿刺针技术更快，平均速度为（83±44）s（范围 28~149s），而 Hill 及其同事在绵羊模型中发现，比标准开放环甲膜切开技术更快（P=0.002）（探条辅助技术的 67s，四分位距为 55~82），标准技术的中位数时间为 149s（四分位距为 111~201）。

大多数医生对环甲膜切开术的经验都很有限，目前还不清楚该如何传授这种挽救生命的方法。采用三种常用的环甲膜切开术技术在尸体中建立紧急外科气道的方法进行了一项前瞻性研究，旨在比较医务人员对外科气道的处理。结果显示，环甲膜切开手术、QuickTrach 和 Melke 成功率分别为 95%、55% 和 50%（P=0.025）。大多数失败归因于导管的错位（15/20）。在成功的操作中，外科环甲膜切开组平均操作时间为（94±35）s，Quick-Trach Ⅱ 组为（77±34）s，Melker 组为 149±24s（P<0.001）。在成功的操作中，几乎没有发现明显的并发症。研究的结论是，通过外科环甲膜切开术，医务人员可以建立更为有效的外科气道。由于绝大多数临床医生很少遇到急诊气道，所以必须克服其不愿意使用手术刀的情况。本研究的作者建议在所有的急救车中的经皮环甲膜切开装置应替换为手术刀或用于外科环甲膜切开术的套件。

培训和获得有创气道技术技能　一项涉及 102 名麻醉医生的模型训练研究得出结论，在观看了一段短视频后进行操作，有助于缩短环甲膜切开术时间并提高成功率，使 96% 的受试者在第五次尝试时能够在 40s 内成功完成环甲膜切开术。虽然临床相关性未知，但一些建议

是，紧急气道管理的实施者应接受至少 5 次人体模型的培训，或直到他们的环甲膜切开术时间为 40s 或以下。使用 Melker Seldinger 环甲膜切开技术 3 个月后，其技能会逐渐弱化。因此，需要定期练习技能。

在 CI/CO 情况下，成功建立氧合后，必须加快分娩。

即刻剖宫产和心肺复苏　如果气道管理不成功，低氧血症进展，几乎心搏骤停，则需要进行即刻剖宫产。2010 年美国心脏协会指南心肺复苏推荐 C-A-B（按压、气道、呼吸）也被产科麻醉学会和围生期学会推荐用于妊娠期心搏骤停的管理。即刻剖宫产的实施是产妇复苏的一个挑战。Katz 和他的同事们推荐了一个从产妇心搏骤停到开始 CD 的 4min 规则，胎儿在 5min 内娩出。分娩的时间安排是基于理论上的考虑，如耗氧量和神经损伤的预防。坚持 4min 的规则意味着手术室和快速反应小组必须快速评估患者，进行适当的复苏并加快 CD。一旦决定进行分娩，速度至关重要。手术必须由最有经验的产科医生进行。只有在恢复静脉回流和最佳心输出量后，才能进行有效的母婴复苏。即刻剖宫产有助于立即缓解下腔静脉阻塞，改善静脉回流和心输出量，增强母体心肺复苏效果，改善血液循环。

有效气道装置的建议

困难气道车的组建方式遵循在意外的 DA 过程中可能遇到的临床场景的顺序（表 37.6）：①优化插管的最佳尝试：顶架放有清醒插管所需的所有设备和局部麻醉剂，包括 Eschmann 探条和光棒，在全身麻醉下困难插管期间，用以优化声门视野。纤维软镜位于困难气道车侧面的预先指定的槽中。在困难气道车旁边有一个带轮子的可视喉镜。②优化通气：在顶部抽屉中能找到的 3 号和 4 号 SGA（LMA Excel、LMA Fastrach、LMA ProSeal、LMA Supreme）可用于非紧急通道。③优化氧合：用于紧急气道/危重气道情况的有创气道通路装置（环甲膜切开套件，带适配器的经气管喷射套管）位于底部抽屉。

表 37.6　困难气道车的内容

位置	内容
顶架	清醒插管所需设备 Eschmann 探条 光棒
侧方凹槽	纤维支气管镜
抽屉 A	3 号和 4 号 SGA：LMA Classic，LMA Fastrach，LMA Supreme
抽屉 B	3 号和 4 号 SGA：King LTS-D，i-gel
抽屉 C	有创气道设备：环甲膜切开套件，带适配器的经气管喷射套管，逆行插管套件

可视喉镜、手术刀和探条可在产科手术室中随时使用。

[①]　1psi≈6.895kPa。

避免术后灾难的策略

手术患者 DA 管理的已结案的索赔分析表明，制定管理策略(涵盖出现紧急情况和拔管后恢复阶段)，可以提高患者的安全性。

产科患者出现的一个问题是呼吸相关并发症和拔管后的产妇死亡率。ASA 特别工作组将拔管策略的概念视为拔管过程的逻辑扩展。英国对产妇死亡的保密调查的数据和美国密歇根州麻醉相关死亡调查的研究表明，全身麻醉诱导期间产科患者的气道管理包括气管插管，并无并发症；然而，在紧急情况、拔管期或恢复期则出现了紧急气道和通气事件，包括通气不足或气道阻塞。

1985—2003 年，密歇根州的一项回顾确定了 8 例与麻醉相关的死亡病例。这些死亡发生在拔管后和恢复期间，由于标准术后监测的失误和麻醉医生监护的不充分导致气道阻塞或通气不足。肥胖和非裔美国人种族似乎也是麻醉相关产妇死亡的重要危险因素。同样，根据英国 NAP4 研究的结果，在紧急情况和拔管期间发现了不良气道事件。

提高产科患者安全性的建议要求必须确定可能导致术后呼吸系统并发症的既往合并症。术后期间的标准监测，包括脉搏血氧饱和度，必须是强制性的。

作为围术期的医生，麻醉医生具有独特的资格监督麻醉护理团队；管理和减少产妇与麻醉有关的风险；提供围术期医疗诊断和治疗；促进挽救生命的气道管理干预措施；并迅速引导、协调和实施有效的复苏工作，以防止产科患者的气道灾难。

必须考虑制定策略，即用气管交换导管(airway exchange catheter, AEC)来保持气体连续进入气道，以促进气道的潜在抢救，尤其是在高危患者中，如肥胖患者、气道水肿患者、阻塞性睡眠呼吸暂停以及已知/或疑似气道管理困难的患者。

大多数患者(90%)都能很好地耐受 AEC，因此这是一个很有价值的选择。专家建议等待至少 30~60min，或直到重新插管的可能性最小化。具有潜在会厌水肿风险的患者可以将留置 AEC 的持续时间从 60min 延长至 120min。

沟通、记录、合适的交接和气道警报

据报道，可视喉镜、第二代 SGA 和纤维软镜插管可引起气道相关的创伤和并发症。因此，需要进行适当的交接、沟通、记录和随访，以便及时识别气道创伤继发的并发症，并迅速予以治疗。ASA 已结案的索赔分析列出了与 DA 管理最为相关的咽部和食管损伤。5%进一步的咽部和食道损伤难以诊断，50%的患者出现气胸、纵隔气肿或手术性肺气肿。继发于气道穿孔的纵隔炎死亡率很高。因此，应仔细观察患者的疼痛三联征疼痛性吞咽、发热和痉挛(严重的喉咙痛，颈深部疼痛，胸痛和吞咽困难)。术后，如果出现任何上述症状和体征，则需要与患者讨论以立即寻求医疗帮助。

模拟培训：掌握和保持产科气道的技能

教育问题引发了模拟训练，并在高仿真模拟器上评估了住院医生在紧急剖宫产全身麻醉下的表现。与未接受过此类培训的受训人员相比，基于模拟器的培训提高了临床表现和效率，并在随后的模拟麻醉情景中保留了认知，非认知和操作技能。

最近的一项研究涉及使用高仿真模拟器评估产科患者意外 DA 中高年资住院医生的表现。每个住院医生以相同的顺序完成四个模拟会话，并分析其所有模拟场景的视频记录。结果确定了住院医生对产科患者意外 DA 的管理中常见的几个严重错误，从而突出了改进教学的领域。确定需要特别注意的领域包括：向技术熟练的人寻求帮助，呼叫困难气道车，限制插管次数，考虑使用 SGA，以及如果母亲在分娩后持续不稳定，则重新考虑确定的气道。调查人员得出结论，管理错误和教学差距应通过教学和模拟课程来解决。

危重气道管理和侵入性技术模拟培训

麻醉培训期间不仅缺乏 AAM 技能培训，而且已经证明，尽管美国和英国已经发布了 DA 管理指南，但也缺乏对这些指南的遵守，大多数麻醉从业者没有为 CICV/CICO 情况做好准备。

高仿真模拟器用于评估麻醉从业者使用 ASA 困难气道(DA)特别工作组指南来处理意外的 CI/CV 气道情况。结果显示，麻醉医生了解 ASA 指南；然而，他们并不经常遵守指南，而是根据自己的临床经验，使用设备的气道技巧以及他们自己对指南的解释来调整指南。以有组织的方式进行插管困难或插管失败的模拟培训，建立通气和有创技术以建立氧合的策略，对于提高患者安全性至关重要。

模拟训练对于维持 AAM 能力和熟练程度的重要性再怎么强调都不过分，尤其是 DA 管理和掌握关键气道技术(有创技术/环甲膜切开术)必须是强制性麻醉学培训的关键部分。

结论

DL、气管插管失败，以及全身麻醉剖宫产诱导后不能通气/氧合，是导致产妇发病率和死亡率的主要因素。

DA 的管理已成为最重要的安全问题之一。对病史、体格检查、困难插管预测因子的气道评估以及难以通气重视的必要性,使得麻醉医生能够制定适当的策略来安全管理产科患者。与全身麻醉相关的产妇死亡率认识的提高导致产科 RA 患者使用 RA 技术急剧增加,从而减少麻醉相关的产妇死亡率。尽管产妇死亡率下降,但困难插管仍然是一个高责任的问题。产科插管失败后的紧急气道管理对麻醉医生来说是一个挑战。在诱导前预先制定气道管理策略是很重要的。获得成功母婴结局的要求是制定标准化的困难气道处理流程,其适用于产科急诊的全身麻醉。

制定简单而有条理的指导方针也很有帮助,包括但不限于麻醉前准备、产科检查表以及尽早寻求帮助。在气管插管失败后,限制尝试次数不超过两次的决定必须使用替代装置来辅助气管插管。具体而言,熟练掌握 VAL,使用第二代 SGA,在整个计划执行过程中维持氧合以及有创技术(如 CI/CO 情况下的环甲膜切开术)是母婴良好结局的关键。

由于产科麻醉学员的气道管理技能下降,全身麻醉在产科的应用日益减少。该问题的解决方案包括麻醉学员的专用和结构化 AAM 轮转,DAA 的正式课程和教学,以及在手术室中对手术患者 AAM 临床技能的系统实践和重复。应教授和实践高仿真模拟训练,以及在产科急诊情况下管理失败的气管插管,困难通气和环甲膜切开术技巧的正式指导。模拟器训练和处理气道管理问题的方案可以提高麻醉学员的技能,以便将来管理产科患者的气道问题。危机资源管理和模拟技术也应成为麻醉医生在学术和个人实践中维持其执业资格的必要组成部分,以提高产科紧急情况的熟练程度。

临床要点

- 在美国最常见主要外科手术是剖宫产(美国疾病预防与控制中心的国家卫生统计中心报告),其比例在世界范围内持续上升。
- 麻醉是导致产妇死亡的主要原因,在美国排名第七,在英国排名第十一。剖宫产全身麻醉期间的气道相关并发症是麻醉相关产妇发病率和死亡率的主要原因,并且是可预防的。
- 妊娠相关的解剖和生理变化不是插管、通气和拔管困难的唯一原因。其他原因包括缺乏麻醉前评估和准备、沟通不充分、缺乏形势认知和缺乏临床气道管理技能。
- 对于顺产和分娩剖宫产的患者而言,术前早期评估必须包括完整的气道病史和检查,以及潜在的气管插管失败的救援计划。必须立即在分娩室产房配备适当的气道设备和人员,以管理 DA。
- 区域麻醉(RA)在大多数剖宫产的患者中是安全的;在

某些特殊情况下,对于预期或已知 DA 的非紧急剖宫产患者而言,清醒气管插管被认为是最安全的选择。

- 充分的预充氧、LUD、头高体位和斜坡的使用,以及通过鼻导管补充高流量氧气,可增强氧合作用并防止早期去饱和。
- 不能插管,但可以面罩通气情景:在意外的 DA 插管失败之后,不能插管,但可以面罩通气的情况下,应立即提供可视喉镜或光棒等替代气道设备,以方便插管。
- CI/CV 情景:第一代 SGA(如 LMA)和第二代 SGA(如 LMA Supreme、Proseal LMA 和 I-Gel)应被视为意外的 DA CI/CV 情景中的通气设备。
- CI/CO 紧急气道情况:紧急气道伴低氧血症持续加重的情况,必须考虑使用手术刀外科环甲膜切开术开放有创气道通路。
- 在美国和英国最近的报告中,紧急情况和拔管气道相关问题是导致气道相关产妇死亡的最常见原因。
- 在交接和急诊室记录过程中,遇到喉镜检查、气管插管、通气或气管拔管等困难时,应及时沟通。
- 住院医生的模拟培训对于解决全身麻醉在剖宫产的应用不断减少的问题至关重要。

(张加强 译 审)

部分参考文献

2. Kinsella SM, Winton AL, Mushambi MC, et al. Failed tracheal intubation during obstetric general anaesthesia: a literature review. *Int J Obstet Anesth*. 2015;24(4):356-374.

4. Mushambi MC, Kinsella SM. Obstetric Anaesthetists' Association/Difficult airway society difficult and failed tracheal intubation guidelines - the way forward for the obstetric airway. *BJA*. 2015;115(6):815-818.

15. Hawkins JL, Chang J, Palmer SK, Gibbs CP, Callaghan WM. Anesthesia-related maternal mortality in the United States: 1979–2002. *Obstet Gynecol*. 2011;117(1):69-74.

17. Freedman RL, Lucas DN. MBRRACE-UK: saving lives, improving mothers' care - implications for anaesthetists. *Int J Obstet Anesth*. 2015;24(2):161-173.

18. Knight K, Kenyon S. Mothers' care lessons learned to inform future maternity care from the UK and Ireland confidential enquiries into maternal deaths and morbidity 2009-12; 2014. On behalf of the MBRRACE-UK anaesthesia chapter writing group. Lessons for anaesthesia; National Perinatal Epidemiology Unit (University of Oxford):65-71.

28. Tsen LC, Camann W. Training in obstetric general anaesthesia: a vanishing art? *Anaesthesia*. 2000;55(7):712-713.

65. Frerk C, Mitchell AF, McNarry C, et al. Difficult Airway Society 2015 guidelines for management of unanticipated difficult intubation in adults. *Br J Anaesthes*. 2015;115(6):827-848.

98. Patel A, Nouraei SA. Transnasal humidified rapid-insufflation ventilatory exchange (THRIVE): a physiological method of increasing apnoea time in patients with difficult airways. *Anaesthesia*. 2015;70(3):323-329.

122. Mort TC. Emergency tracheal intubation: complications associated with repeated laryngoscopic attempts. *Anesth Analg*. 2004;99(2):607-613.

209. Frerk C, Frampton C. Cricothyroidotomy; time for change. *Anaesthesia*. 2006;61(10):921-923.

All references can be found online at expertconsult.com.

第 38 章 头颈外科手术气道管理

Vladimir Nekhendzy and Peter Biro

知识框 38.1 头颈外科手术气道管理共识

- 困难气道和急症气道管理风险增加
- 拔管风险
- 以团队为中心
- 和外科医生共用气道
- 外科特殊气道管理要求

40%,其中75%由于不能插管/不能通气需要建立紧急气道[1-2]。几项大的研究显示头颈外科患者中7%~9%是困难气管插管(使用直接喉镜尝试插管≥3次)[3-5],这个发生率至少高于其他外科手术患者2~4倍[6-9]。头颈部肿瘤患者,尤其是男性,发生困难气道风险更高:至少12%以上是直接喉镜暴露困难和气管插管困难[1-3]。苏醒早期的气管拔管对麻醉医生也是风险和挑战[1,10]。

以团队为中心应对头颈外科可预料困难气道是很重要的。成功的气道管理需要与外科医生的高度合作,早期识别高风险患者,互相沟通并了解潜在的气道管理问题,双方都做好充分的准备去应对可能出现的风险[11-12]。熟知上段气道解剖结构的复杂性和涉及的病理过程,以及外科手术的操作步骤对制订围术期安全、合理的气道管理策略至关重要[13]。选用头颈外科和复杂气道管理的专业麻醉医生,这将提高插管成功率,减少插管次数,改善患者氧供,减小失败率[4]。

麻醉医生与外科医生充分共享患者的气道有利于患者的安全管理。大多数时候,不但患者的气道被外科医生占据,而且因为手术床向远离麻醉医生方向旋转90°或180°,导致麻醉医生迅速接近气道很困难或不可能。气管导管必须频繁加固以防止从外科手术单下脱出或把气管导管退到喉部;突然的气体泄漏可能会影响精细外科手术的术野,或者在口腔内操作过程中引发气道火灾。如果未发现气管导管脱出气管,在声门的位置,麻醉医生又不断地给气管导管套囊充入过多气体,这将会导致患者喉返神经前支受压并导致声带受损[14]。在口腔和鼻腔手术中,应注意保护患者气道以免流入血液、碎屑、冲洗液,并且外科医生进行咽部填塞是很有必要的。

即使不复杂的头颈外科手术也要求麻醉医生非常熟悉专科气道管理要求。头颈外科手术范围很广,从"面包黄油"流程如扁桃体切除,到精细的喉手术和复杂的阻塞

引言

头颈外科手术气道管理对于麻醉医生存在一些特殊的挑战(知识框38.1)。在外科手术中,困难气道更容易发生在头颈外科患者。英国第四次国家普查项目(NAP4)显示,气道管理相关并发症中,头颈患者约占

性睡眠呼吸暂停(obstructive sleep apnea,OSA)手术,以及需要广泛结构重建的头颈部肿瘤手术等。气管导管插入路径,气管导管选择的型号和类型,麻醉回路的放置方式都应和外科医生沟通,保证气管插管顺利,并且利于外科操作。

例如,经鼻气管插管经常用于舌根部手术、经口机器人手术、正颌手术、OSA患者上下颌前移手术,也用于外科腮腺切除和一些口腔操作。经鼻气管导管尺寸必须在气管中放置足够的深度(图38.1)并且固定以防止鼻翼区受压(图38.2)。应在氧储备降低的患者或面罩通气困难的患者采取慢诱导经鼻气管插管(图38.3)。

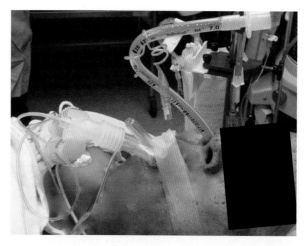

图38.3 慢诱导经鼻气管插管。慢诱导经鼻插管包括插管前,通过声门上气道装置使患者充分氧合。该装置也可空闲出麻醉医生双手使其从容完成经鼻插管前准备。使用超强通气功能的声门上装置,如图片中的插管型喉罩LMA Supreme,可以延长氧储备减少患者(如肥胖),存在或可能存在面罩通气困难患者的耐缺氧时间。气管插管前则迅速移除声门上装置(Photo courtesy Stanford Head and Neck Anesthesia and Advanced Airway Management Program,Stanford,CA,USA.)

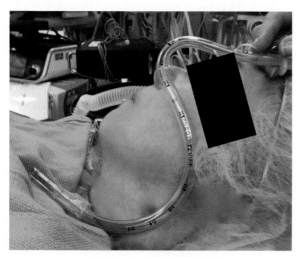

图38.1 选择合适尺寸的鼻腔气管导管(鼻腔RAE管)用于经鼻气管插管。放置鼻腔RAE管应沿着患者上气道解剖平面。气管导管弯曲的位置对着鼻翼区,气管导管套囊应明视下置于胸骨柄切迹水平的位置,确保气管导管置于足够的深度,大概在气管中段水平(Photo courtesy Stanford Head and Neck Anesthesia and Advanced Airway Management Program,Stanford,CA,USA.)

对于喉显微外科手术,气管导管常放置在患者左侧口角以利于外科器械的进入并且必须固定在下颌,以方便外科医生充分张开患者的口腔。口腔的张开和患者颈部的过伸都会导致气管导管回撤一些,因此在这些患者气管导管应适当插深一些。一个小尺寸的气管导管如内径5mm的喉显微气管导管常规用于喉显微外科手术(图38.4),内径5~6mm的经鼻喉显微气管导管经常用于经口机器人外科手术便于外科操作。内径6mm的钢丝加强可弯曲气管导管经常用于许多口腔内操作。

麻醉医生也必须非常熟悉专科的激光手术和神经监测气管导管以及它们正确的放置方法。最后,头颈外科

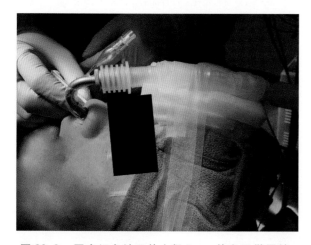

图38.2 固定经鼻放置的内径6mm的喉显微导管。注意麻醉回路放置的方法,防止喉显微导管压迫鼻翼区,导致鼻翼区坏死。同样的手法也经常被用来固定鼻RAE管的位置。另外一种把气管导管缝在鼻中隔也可以增加气管导管稳定性(Photo courtesy Stanford Head and Neck Anesthesia and Advanced Airway Management Program,Stanford,CA,USA.)

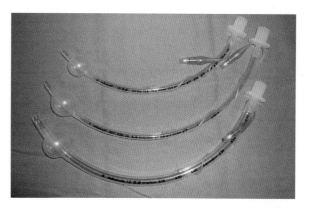

图38.4 喉显微气管导管。内径5mm标准气管导管(上)和内径5mm喉显微气管导管(中),内径8mm气管导管(下)比较。喉显微气管导管长度更长,充气套囊直径越大(相当于内径8mm的气管导管),可以在气管内放置位置足够深,连接麻醉回路,充分密封气管

麻醉医生应熟练掌握喷射通气和其他术中通气技术(见"特殊情况/喉显微外科手术/喷射通气")。

这个章节主要阐述为头颈外科手术患者制订安全和有效的气道管理策略,这些是基于最确切的证据和作者的经验。我们也讨论一些值得专门关注的特殊的技术和情况。

术前气道评估和准备

术前气道评估必须包括:一个全面完整的病史和上呼吸道症状相关的病史,一个直接的全面的体格和气道检查,对前一次麻醉记录的全面评估,手术计划的详细描述,以及实验室和影像学检查。麻醉医生应不拘泥独立管理气道,而应和外科同事联合制定处理复杂头颈外科病例的术前患者评估指南。

病史

头颈的解剖特异性大,任何严重的病理过程和损伤都能造成患者痛苦和功能损伤[15]。烟草和酒精的使用和大部分的头颈外科肿瘤相关,并使患者发生严重并发症,如慢性阻塞性肺疾病、高血压、冠状动脉疾病和酒精戒断症状。恰当的诊断检测有助于患者术前病情检查和术前最优化治疗。患有严重肺疾病和通气比例失调患者可能不适合一些术中通气方法,如自主呼吸通气,间歇性呼吸暂停通气,或喷射通气(见"特殊情况/喉显微外科手术")[16-18]。头颈肿瘤患者出现慢性贫血的少。这些患者术前必须进行恰当的实验室检查,电解质和液体容量控制最佳。慢性饮酒患者术前需要评估肝功能和凝血状态。

一些患者可能误吸风险高,困难气道管理复杂。如果影响低位脑神经(Ⅸ,Ⅹ,Ⅻ)可能会导致和误吸相关的气道困难或梗阻。出现喉功能或发音不正常的患者有50%隐性喉咽反流是主要的病因,或是一个重要的因素[19-20]。并存严重的声门闭合不全(如声带麻痹)可能会使这些患者有胃内容物误吸的风险[21-22]。外科医生在术前进行常规的纤维喉镜或频闪喉镜检查就能确诊。那些需要食管镜检查和评估的疾病如食管梗阻病变、食管失弛缓症、Zenker憩室、胃肠道活动性出血、食管异物取出,是另一类患者误吸风险高的原因。即使胃食管反流疾病临床症状不严重,术前也需要充分的药物控制:胃酸的暴露,手术操作的直接损伤和气管插管都能导致食管黏膜损伤[23]。

很多行头颈外科手术的患者年龄大于60岁,并且大都有潜在的睡眠呼吸紊乱和OSA[24]。许多头颈外科疾病本质上都存在颅面畸形(如下颌后缩、巨舌症),男性、既往过度饮酒也一定会增加麻醉医生对其OSA的怀疑[25]。各种床旁识别方法[如打鼾、疲倦、可观察到的呼吸暂停、高血压、体重指数、年龄、颈围和男性(STOP-Bang量表)]能用来识别存在OSA风险的患者[25]。

头颈外科患者前一次手术操作过程和放疗史,以及麻醉史和气道管理问题都应了解并和患者充分沟通。前一次困难插管的病史是判断气道管理困难的最重要预测因素[26-28],然而,在麻醉的具体操作中没有被足够重视[29]。

放疗经常使插管变得困难,因此应注明头颈外科患者的放化疗病史。放疗引起的组织纤维化使组织失去顺应性,由于淋巴回流受阻,常导致声门和会厌水肿,从而限制了患者张嘴和颈部伸展[30]。

体格检查

充分而全面的术前气道评估是很重要的,美国麻醉医师协会(American Society of Anesthesiologists, ASA)11项床旁气道评估工具是个好的开端[31]。然而,标准的气道评估测试预测性差[9,32],不能解释误吸风险和低通气问题,不能评估上气道疾病的严重性和舌根的病理情况(如会厌癌、会厌囊肿、舌扁桃体肥大)(图38.5)。

颈部放疗后的变化,下颌前突缩短是预测患者不能面罩通气,面罩通气困难和直接喉镜暴露困难这些风险的重要因素(见第9章)[33-36]。由于癌性组织的侵入、包块、炎症或之前的放疗引起的下颌下结构顺应性下降可能会在直接喉镜检查中减少喉室空间和限制舌体移位(图38.6)导致困难气管插管或插管失败[37]。

巨大舌体或口内包块这些外生型或活动型会进一步加重喉狭窄。气道梗阻的共同特征可能包含静息或劳力性呼吸困难,声音变化,吞咽困难,喘鸣和咳嗽。声音的变化提示病变的解剖位置,严重性和进展性。沉闷的声

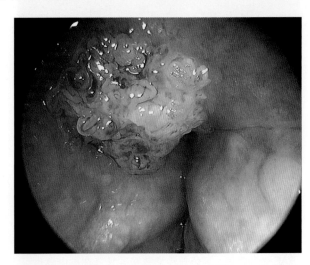

图38.5 会厌癌(Courtesy Edward Damrose, MD, Stanford University Medical Center, Stanford, CA, USA.)

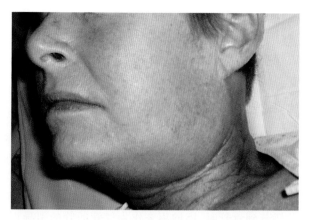

图 38.6 进行胃镜检查的患者放疗后颈部改变,下颌下结构顺应性下降。注意颈部切口瘢痕和放疗后改变,已经导致颈部皮肤和皮下组织纤维化,下颌下间隙硬结

音提示声门上疾病,声门的病变经常会导致粗糙的、沙沙的声音。体格检查发现可能包含声音嘶哑,躁动,肋间神经、胸骨上神经、锁骨上神经收缩。

流涎、吞咽困难、呼气相打鼾是咽部活动受限的显著征象[37-38],但静息状态吸气性喘鸣代表最令人担心的征象即声门上,声门周围或声门水平气道至少 50% 狭窄(见"特殊情况/部分梗阻气道")[22,39]。头颈外科患者的气道并发症也包含低位气道。气管或支气管水平的狭窄以呼气相喘鸣为特征,而吸气-呼气相双相喘鸣的患者通常是声门下梗阻[12]。在一些患者中,围术期进行流量-容积环监测也许会对诊断有帮助[40]。

术前需谨慎评估患者喉的活动性,气管偏移程度,环甲膜的位置[12]。严重的气管偏移尤其是合并半喉固定(图 38.7)和术前鼻内镜检查声带显露困难可能是一个不好的征象[39,41],提示可能需要清醒气管切开(见"制订气管插管的气道安全管理策略/外科气道作为主要插管

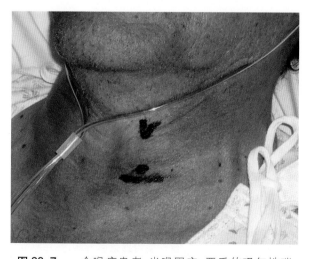

图 38.7 一个喉癌患者,半喉固定,严重的吸气性喘鸣。黑色打勾标识为喉结,水平黑线对应环状软骨上端,黑点代表环甲膜的位置。注意皮肤炎性改变。术前鼻内镜检查可看到声带

方法及用于抢救插管,或特殊情况/部分梗阻气道")。

内镜和影像学检查

通常,一些病例疾病的程度在术前已经通过常规胸部 X 线片、CT、MRI 以及纤维喉镜和鼻内镜进行了全面的评估,给麻醉医生提供了有价值的信息包括气道梗阻的位置、大小,延伸的范围,血管形成情况;梗阻的程度,声带活动性,喉和气管偏移或受压的程度[12,42,43]。

头颈肿瘤患者遇到不能通气/插管风险增加,如果气道梗阻症状存在,气道影像和鼻内镜检查在评估气道管理方法选择上不是必须的[2,13]。麻醉医生必须非常熟悉这些检查的结果,并和外科医生共同回顾和讨论这些结果。[13]

术前应该由外科医生来进行鼻内镜检查,如果麻醉医生经过充分训练,也能很快和高效地进行术前气道内镜检查(preoperative endoscopic airway examination, PEAE),将其作为术前评估一部分[44]。PEAE(见第 9 章)是强有力的气道评估工具,它提供了上气道和喉结构的详细信息以帮助制订正确的气道管理策略[44]。即使在紧急的情况下,PEAE 方案也能帮助预判困难气道并制订计划(见"特殊情况/部分梗阻气道")[45]。

制订气管插管的气道安全管理策略

选择合适的气道管理方法取决于手术方式、病变部位、患者症状、疾病的严重程度以及患者对操作的耐受程度。同样也取决于麻醉医生的技术和配备的设备,这两项都要提高[45]。

NAP4 报告呼吁的主题是在插管前和插管操作过程中和外科保持紧密沟通[46,47]。未能预测或制订处理困难气道的计划将导致插管失败和增加患者致死率[45,48]。一个通气策略应该是为插管失败提前制订一系列预案并且能成功实现和维持足够的通气,氧供和防止误吸[45]。

清醒插管和深镇静插管比较

当患者存在解剖异常或张口受限,做出清醒插管的决定是最直接的方法。然而,在很多情况下,只有一些困难气道能预测,做出这个决定也变得很复杂。对这些尚未预测到风险的患者,预测困难气道的方法将遵循 ASA 困难气道处理流程[31],高度重视预测面罩通气困难、不能面罩通气的因素,以及它们和直接喉镜显露困难,困难插管的关系[33-36]。

存在声门上气道通气困难(见第 19 和第 20 章)和外科气道建立困难的必须重新进行气道评估(见第 29 章)[31],然而,如果制订通气策略时认为需要紧急行环甲膜切开,那么此策略不能保证一定成功[13],最好在患者

清醒时处理患者气道。至少在麻醉诱导需要被动吸氧或者紧接着喷射通气前经环甲膜插入气管导管或套管(见"制订气管插管的气道安全管理策略/通气策略,及特殊情况/部分梗阻气道")。

如果患者的气道狭窄,但清醒插管又不可行,推荐"建立双气道":应标识环甲膜,患者的颈部应提前备皮,诱导时外科医生应在场,时刻准备着紧急环甲膜切开或气管切开。管理需要建立外科气道作为抢救手段的患者时应在设备到位时进行,大多应该在手术间[2,13]。

患者情况越复杂,气道管理计划的制订越精细。头颈部肿瘤的患者,尤其是那些声门上和声门部肿瘤或具有放疗史的患者,其插管时间延长,插管并发症发生风险增加[1,2,4]。根据 NAP4 方案,这些病例近 30% 的气道管理是不够的[1,2]。这些患者术前的影像学和 PEAE 检查应和外科医生回顾和充分讨论以正确评估病理程度和方便决策的制订。

普通喉镜和可视喉镜

如果头颈外科患者预期困难气道发生率高,在很多病例中,可视喉镜是主要的插管技术。基于一系列可视喉镜引导插管的证据支持,美国麻醉医师协会(ASA)困难气道工作组推荐可视喉镜作为处理预期困难气道[31]的首要方法(见第 24 章)[49-59]。加拿大麻醉协会 2013 年调查把可视喉镜作为处理困难气道的首选方法[60]。对于复杂的患者,或者存在有一定程度直接喉镜显露困难,我们推荐除了 ASA 建议外,扩大气道评估以预测可视喉镜显露困难的可能性。一次性插管成功的概率和可视喉镜的角度有关,如 Glidescope 或 Storz CMac,成功率可达到 93%~96%[59],余下的很大一部分患者存在插管困难和通气困难。

可视喉镜显露困难可能会出现在颈部有病变的患者(尤其有瘢痕或包块),不正常的颈部解剖、颈椎活动度下降、张口度减小,以及喉咽部狭窄的患者[51,52,57,61-64]。选择可视喉镜取决于操作者的经验,但必须考虑患者病变的部位和性质。利用可视喉镜在舌根肿瘤周边导航,如 Pentax 支气管镜,它的边缘正好在会厌下,不像其他喉镜,尖端需要放置在会厌谷。另一方面,可视喉镜引导气管插管在口腔有巨大包块的患者更有利[65]。

由于可视喉镜的不普及,近年来的数据重点关注了麻醉医生只使用直达喉镜处理可预期困难气道的持续性和风险性。通过对丹麦麻醉数据库超过 188 000 病例进行分析,Nørskov 和同事[66]研究显示 50% 以上有预期困难插管的患者或超过 40% 合并有通气和插管困难的高风险患者计划把使用直达喉镜作为主要手段。

NAP4 关于头颈外科患者的研究一致发现其病理主要是单次或多次使用直接喉镜插管造成的气道破坏[1]。

头颈部肿瘤能引发气道扭曲和变脆,导致出血、结构重建、气道气管被淹、急性水肿形成[1]。如果直接喉镜被选作气管插管主要方法,应避免多次尝试,避免发生气管梗阻和不能插管/不能氧合的情况[1,2,13]。

支撑喉镜和硬质支气管镜

一旦直接喉镜插管失败,外科医生在术中用喉镜挑起前联合或使用硬质支气管镜,可能会成功插管[31,42,67-70]。前联合,如 Holinger(图 38.8)在处理声门暴露困难或声门梗阻的情况非常有效,当导丝或气管插管滑落到食管时,能被用来作为气管插管的引导(图 38.9)[70]。Hillel 和同事[71]证实困难气道处理应急小组的颌面外科医生使用前联合喉镜,已经安全处理了 35% 以上的困难气道并且降低近 50% 的紧急行环甲膜切开。

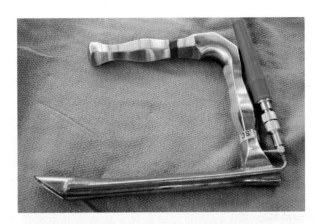

图 38.8 Holinger 前联合喉镜。喉镜的尖端和叶片有助于显露部分声门。喉镜尖端前突有助于引导气管插管

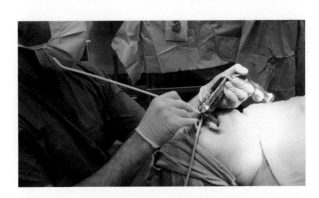

图 38.9 在喉暴露困难的患者用探条导入器和 Holinger 喉镜完成气道抢救。气管导管不能直接从 Holinger 喉镜的狭窄管内推进,因为在气管导管进入过程中,视野被阻挡了。首先使用探条引导器,然后移除喉镜,顺着探条引导器把气管导管插入患者气管。通过其他喉镜宽的腔隙,如 Lindholm、Dedo、Kleinsasser,气管导管可以直接插入气管

如果操作熟练,硬质支气管镜能挽救插管失败和不能插管/不能通气的状况。其同样是处理因异物、咯血或肿瘤引起急性气道梗阻中一种必要的工具[72,73]。外科医生一旦把支气管镜置入患者气管,手控(图 38.10)或喷射通气能通过支气管镜安全地进行。后续的换管能通过气管转换管或树脂弹性引导探条(gum elastic bougie, GEB)(图 38.11)[74,75]。

依赖支撑喉镜和硬质支气管镜作进行抢救插管要求设备到位和外科专家帮助。不幸的是,即使有经验的团队,这些设备的快速部署也是一个问题,尤其是不正常的解剖阻止了寰枕关节过度延伸的情况下直视声门(图 38.12)[19,68,76,77]。

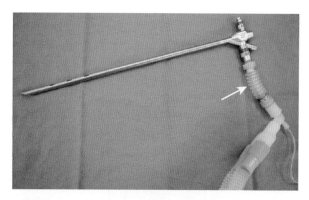

图 38.10　一个硬质支气管镜通过 Racine 接头(箭头示)连接麻醉回路。Racine 通用接头(SunMed, Largo, FL, USA)可弯的膜片能把硬质支气管镜和麻醉呼吸回路连接起来

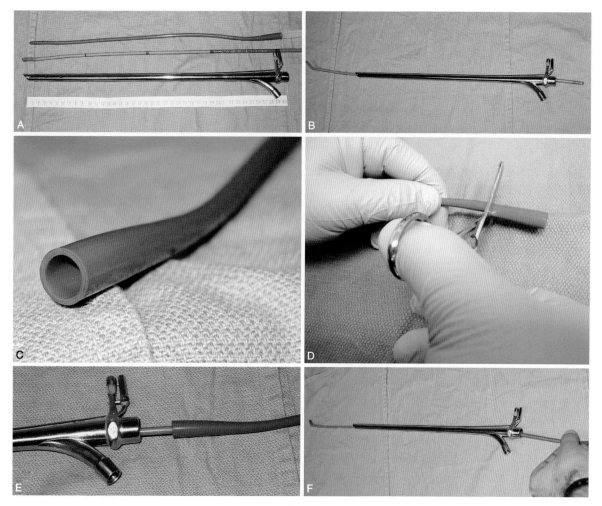

图 38.11　通过硬质支气管镜穿过探条引导器进行气管交换。(A)9F,40cm 长硬质支气管镜(CL Jackson Fiberoptic Bronchoscope, Pilling Inc., Fort Washington, PA, USA);15F,60cm 长,多用途的橡胶弹性探条(GEB)(Eschmann Tracheal Tube Introducer, SIMS Portex Inc., Keene, NH, USA);16F,41cm 长,圆头,尖端封闭的吸痰管(Robi-Nel catheter, Kendall Dover, Mansfi eld, MA, USA)用于气管交换。这个技术包含如下步骤:通过硬质支气管的腔穿过 GEB 折弯的尖端,然后进入一个大口径的支气管,如图所示,使远端轻轻翘起(B)。把 Robi-Nel 吸痰管末端剪成漏斗状,用其固定并把 GEB 的近端拉直(C~E)。在延伸的 GEB 上安全地移除支气管喉镜(F)。移除探条的同时把气管导管顺势插入患者的气管(没有展示)。这个方法为插管提供了一个较稳定的导向,比使用气管导管转换器(AEC)可能更安全。在支气管镜后撤过程中估计其到气管隆峰的距离是不可能的,因为 AEC 的刻度嵌入支气管镜中不易看到。这使 AEC 容易滑入气管隆峰下,引起肺穿孔,或脱出气管外,使气道不能通气的风险(A, B, and E, From Nekhendzy V, Simmonds PK; Rigid bronchoscope-assisted tracheal intubation: yet another use of the gum elastic bougie. Anesth Analg. 2004;98:545-547.)

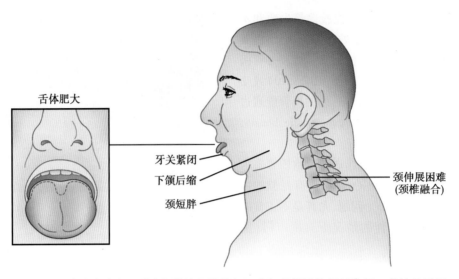

图 38.12　术中喉镜和硬质支气管镜显露的与困难气道相关的解剖特征。喉镜暴露困难可能会出现在以下患者：下颌后缩，舌体肥大或不能见到软腭；牙关紧闭或上下门齿间隙小；颈短，胖；颈部伸展受限（From Rosen CA，Simpson CB，editors：Operative techniques in laryngology，Berlin，2008，Springer-Verlag，p56.）

吸入麻醉诱导

吸入麻醉诱导能安全地用在气管未塌陷的患者，预期有大约 5% 的失败率[4]。如果患者气道合并有大的带蒂的肿瘤、肉芽肿和囊肿，在吸入诱导麻醉中应预料到维持气道的困难性，即使术前气道梗阻症状轻微[4,68]。早期持续正压通气能帮助气道通开，但如果有可能存在面罩通气困难，吸入诱导应高度认为是有问题的[4]。在 NAP4 研究中，吸入麻醉诱导在气道受损的头颈外科患者中存在 75% 失败率，几乎所有这些患者（11/12）的自主呼吸通气都变得不可能[1]。

七氟烷是成人和儿童患者中最常用的吸入诱导药[40,78]。七氟烷的 MAC 是 4.5%（95% 置信区间是 3.9%～5.2%），即满足 50% 成人患者插管，满足 95% 成人患者插管（ED95）的有效剂量是 8%[79]。在正常气道的患者达到 ED95 目标值需要大概 7 分钟[80]，但如果存在部分气道梗阻或因为存在通气/血流比率失调而需要增加每分钟通气量的情况，达到 ED95 则需要 20min[38,40]。如果静脉复合小剂量咪达唑仑或芬太尼[78,81]，诱导时间可以缩短，但增加呼吸抑制和气道梗阻的风险。即使在没有气道受损的患者，吸入麻醉诱导经常引起呼气喘鸣（25%～40%）和屏气（7.5%～15%），但当时插管条件仍低于使用神经肌肉阻滞药的情况[78-80]。

总的来说，如果吸入麻醉诱导被选做处理头颈外科患者的首选方案，应预料可能出现的失败的可能性，从一开始就制订明确的预案[1]。

纤维支气管镜和可视管芯引导插管

最近的随机实验研究证实清醒锐角可视喉镜与清醒软镜插管（flexible scope intubation，FSI）同样有效[82,83]。

然而，后者仍是金标准（见第 25 章）。尤其当缺乏经验，判断力和相应设备以及技术不熟练时，软镜的使用率更低[84]。

头颈外科患者也会遇到清醒和深镇静下软镜插管失败的情况；在 NAP4 调查中，这种失败发生率将近 61%[1]。当头颈外科麻醉医生进行操作时，这种失败率降低，但仍然有 8.8%[4]。然而，在总的预期有困难气道的外科手术患者中，清醒软镜引导插管的失败率只有 2%～4%[82,83]。

软镜引导气管插管失败最主要的原因似乎是不能识别声门或不能置入软镜或气管导管不能插入[1]。镇静下软镜引导气管插管失败的原因包括反复插管，出血和气道梗阻[1]。之前的报道统计过尝试多次直接喉镜插管后，软镜引导插管的成功率只有 50%[85]，任何可能的情况下，在头颈外科患者中都应优先选择清醒气管插管[1,13]。进行清醒软镜引导气管插管，即使有恰当的患者准备和合作也需要高超的技术，即使这样也是有挑战的。和吸入麻醉诱导相似，应预判到利用清醒或镇静软镜气管插管在头颈外科晚期病变的患者也是有失败率的，牢固的支持策略应在开始实施前制订[1,13]。

可视管芯如 Bonfils、Shikani、SensaScope、Clarus 可视系统等（见第 23 章）能有效引导气管导管通过活动的声门和声门巨大包块。软镜在这种情况下可能会失败，要么因为肿瘤的不可移动性或者因为气管导管完全不能通过。一旦可见管芯进入声门，气管导管就会随之进入患者气管。然而，大多数可用的成人大小的可见管芯需要最小内径 5.5～6mm 的气管导管。

声门上气道和声门上气道-气管导管转换器

声门上装置对头颈患者以通气为主的气道管理至关

重要,因头颈患者有很高的困难气道发生概率和插管失败概率。随处可见各式各样的声门上工具,但它们在处理困难气道方面的优劣还没有充分研究[86],尤其对头颈外科患者。

通过前瞻性研究超过 20 000 例外科患者,Parmet 和其同事[85]记载了经典喉罩在处理未预料困难气道的成功率为 94%[85]。在非正常气道和困难气道成功放置经典和其他类型喉罩很可能不受那些评估困难插管的因素的影响[87,88]。然而,这些可靠的声门上装置在许多头颈患者上使用是有问题的,比如声门上装置置入困难(如张口受限),不能到达正确的位置(如病变占据口腔,之前放疗),维持一个足够的气道密闭压力(airway seal pressure,ASP),以及声门上装置通气可行性(如梗阻的部位位于声门水平或在其下)。

NAP4 研究表明,第一代 SGA 的失败率高,且有大量的胃内容物误吸病例[84]。如果 H&N 患者需要使用 SGA,谨慎的方法是使用具有更强通气能力和胃引流通路的第二代 SGA,如 LMA Proseal 或 LMA Supreme。这些设备将提供更好地 ASP 和更好的气道保护,且可以快速可靠的监测设备位置不当[89]。

因此,二代声门上装置预期有 3.8%~5.2% 的失败率也是合理的[86]。为了减少头颈患者插管失败率,我们推荐 GEB 辅助插管技术[90],以增加一次插管成功率和合适的食管、喉的密闭性[91]。PEAE 在决定声门上装置是否在全身麻醉的头颈患者可行有重要提示作用(图 38.13 和知识框 38.2)。

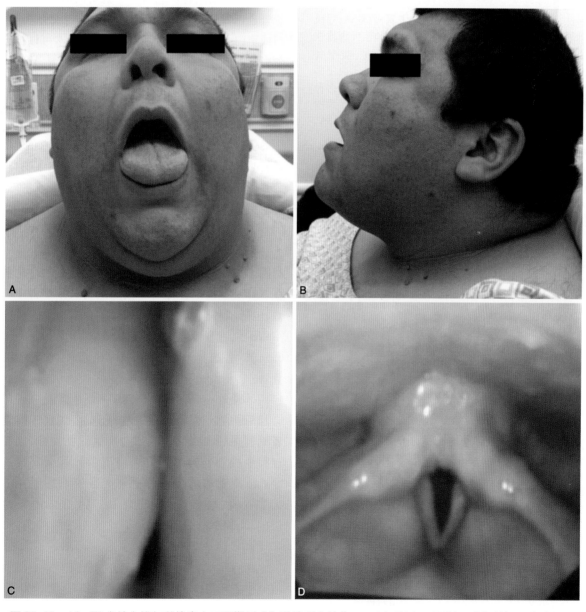

图 38.13　(A~E)术前内镜气道检查在可预期困难气道管理中的作用。(A,B)与可预料困难气道相关的外部气道特征:病理性肥胖,Mallampati Ⅳ 级,下颌前突缩短,寰枕关节伸展度减少,颈短胖。(C)术前内镜气道检查(PEAE)证实双侧扁桃体紧贴,正常的后气道,清晰的梨状窦,喉部无病理(D)

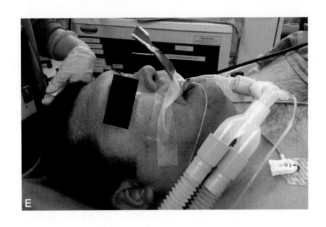

图 38. 13(续)　PEAE 阴性发现可以确保睡眠状态下插管,最终通过 LMA Fastrach 顺利完成(E)(Photos courtesy Stanford Head and Neck Anesthesia and Advanced Airway Management Program, Stanford,CA,USA.)

知识框38.2	术前内镜气道检查在可预期困难气道管理中的意义

男性,38 岁,伴有严重阻塞性睡眠呼吸暂停(OSA;呼吸暂停低通气指数 115 次/h,夜间最低点 SpO_2 56%);病理性肥胖(morbid obesity, MO);体重指数 63.4kg/m^2,吸空气 SpO_2 93%),拟行扁桃体切除术。相关气道检查显示决定面罩通气困难和不能面罩通气以及直接喉镜显露困难的多种风险因素,如男性、Mallampati Ⅳ级、MO、OSA、短胖颈(颈围 58.4cm),寰枕关节伸展度下降,下颌前突减少(图 38.13A,B)。强烈推荐清醒可弯曲纤维喉镜插管,但患者拒绝。

气道管理

患者签署知情同意书,术前在手术室对患者进行 PEAE,检查前右侧鼻孔滴入 4% 利多卡因 2mL。PEAE 结果显示,明显肥大的扁桃体,喉室空间极大缩小,但后气道清晰,结构正常(图 38.13C,图 38.13D)。这些发现帮助我们制订一个基本策略就是全身麻醉诱导后使用 LMA Fastrach(插管型 LMA,iLMA)进行通气和作为可弯曲纤维喉镜使用的桥梁。

经过预充氧和平稳的全身麻醉诱导,置入 #5iLMA,进行控制通气,泄漏量少,Vt 650mL,SpO_2 98%,ETCO_2<40mmHg。使用可弯曲纤维喉镜引导置入内径 7mm 加强型气管导管,无并发症(图 38.13.E)。

手术过程很平稳,通过 Cook 换管器(CAEC)完成气管插管。在拔管过程中,CAEC 充当了氧供和可能重新插管的桥梁(见头颈外科手术拔管)。在手术间观察患者 15min,当患者完全苏醒能自主呼吸,从患者气管中移除 CAEC。

讨论

PEAE 是创伤性最小的技术,并且能对清醒患者提供有价值的上气道信息。

这个病例阐述了 PEAE 在帮助可能有困难气道的患者制订合适的气道管理策略。由于清醒进行可弯曲纤维喉镜检查被患者拒绝,PEAE 提供了有关后气道的关键信息,确保声门上装置的放置。因此,我们能够把使用声门上装置作为主要的通气策略和引导可弯曲纤维喉镜的管道。

如果发生插管型喉罩失败的事件,后继的气道管理策略包括还原为手动通气,放置 LMA Proseal 用于通气或作为气管插管的桥梁,以及使用可视喉镜插管。

结论

PEAE 在有预期困难气道的管理中具有宝贵价值,有助于决定全身麻醉诱导后放置声门上装置的可行性。

因其能迅速和可靠地获得关键的解剖信息,我们鼓励把这项创伤性最小的技术融合到麻醉医生的工具中。

Fastrach 喉罩[插管型喉罩(iLMA)]代表了另一种声门上装置的选择。它有一个显著的通气功能,在有困难气道患者盲探插管中有 92% ~ 94% 的成功率[92-93]。声门或声门下病变的患者,盲探气管插管术可以被软镜插管引导的喉罩-气管插管取代,它们不需要 Aintree 插管探条(见第 19 章)。

软镜引导声门上装置-气管导管转换被认为是困难气道管理中最核心的技术。它有直视喉结构的优势,减少插管水肿和误入食管的风险,要求操作者在进行气管插管时对患者的肺进行通气。当遇到困难气道,声门上装置很容易被替代,或出现或可能出现气道水肿时,应考虑使用这种转换器[1,13]。把功能性声门上气道作为唯一的气道管理工具是不可取的[13]。

软镜引导的喉罩-Aintree 插管探条置换技术在预期有困难气道的患者中 96% ~ 100% 有效[94,95]。这种工具在 NAP4 中关于合并有不同疾病的头颈患者中非常有效,包括椎体骨折、血肿、咽水肿和咽出血[1]。应牢记 Aintree 气管导管置换管技术特点(内径 4.7mm,外径 6.5mm) 去选择小的软镜和内径 7mm 或更大的气管导管。

尽管是一个简单的概念,声门上装置-气管导管也会插管失败,要么是不能明视,要么气管转换器从患者气管中脱出。它也能引起严重的并发症,如在换管过程中换管器越过气管隆嵴下引起远端支气管树的穿孔。成功的前提条件是麻醉医生熟悉选择的声门上装置的" 解剖" 和能够定位 LMA 在内镜下的标志(图 38.14)。一旦确定了这个视野,换管很容易实现。

我们推荐学习声门上气道-气管导管置换喉罩和其他一些主流的声门上装置的细节,如 i-gel、air-Q(气管插管型喉罩通气道)和喉管(LT-D、LTS-D)先用人体模型培养对重要细节操作的灵活性和判断力。

管状声门上结构,如组合管和喉管,在接近气道困

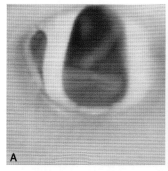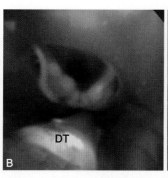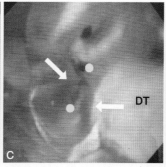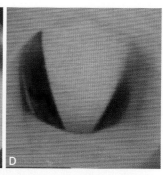

图 38.14　在经 LMA 换气管导管过程中,光纤喉镜通过不同喉罩(LMA)观察到的视野。最重要的不同在于软镜通过不同型号的声门上气道装置引导换管。首先内镜观察确定声门装置的内部标识。LMA 家族设备很常见,因此被选作此项演示。(A)纤维支气管镜下,LMA 经典的光圈条。LMA 气管导管转换在 Aintree 插管导管(AIC)的帮助下很容易完成,Aintree 插管导管越过软镜,通过 LMA 光圈条进入患者气管,然后通过 Aintree 插管导管换管。(B)光纤喉镜通过 LMA Proseal 的气管口看到的喉入口的情况。注意此路径与经典 LMA 相比的改良之处。LMA Proseal-气管导管转换很容易在 AIC DT 管的辅助下完成。(C)通过 LMA Proseal 显示的气道出口。软镜可以直接对着左侧(图片),或对着 sLMA 右侧。注意 SLMA 翼(白色箭头),产生两个不同通路(黄点)用于可弯曲纤维喉镜通过。建议软镜指向 sLMA 翼的上方以获得最大的灵活度。sLMA-气管插管交换在 AIC 的辅助下很容易完成。(D)会厌升降杆(EEB)在 LMA Fastrach 内的透视图。EEB 周围的空间不足以通过可曲光导纤维支气管镜(FFB)。和其他 SGA 不一样的是,气管导管更换应由气管导管尖端引导,首先抬高 EEB,从而为 FFB 向前进入患者气道清除障碍。AIC 有助于这种换管,但不是必须的(Photos courtesy Stanford Head and Neck Anesthesia and Advanced Airway Management Program,Stanford,CA,USA.)

难,上呼吸道大量出血或反流的患者尤其有用,当需要快速建立气道时(见第 20 章)。当其他声门上工具通气失败时,通过 Combitube 通气是很有必要的[96]。Winterhalter 和其同事[97]记载了 95%的喉癌患者成功使用喉管通气。然而,管状声门上结构不能被认为是失败通气的救星,尤其是存在声门下梗阻时[98]。

联合插管技术

可视喉镜联合使用软镜或可视管芯在复杂气道管理中很受欢迎(见 24 章)。当喉解剖严重扭曲或存在声门上/声门肿瘤,要求持续观察插管过程,减少肿瘤干扰的风险(图 38.15,知识框 38.3)。

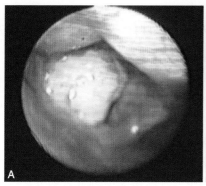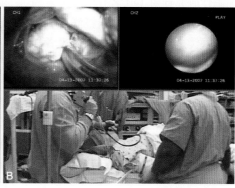

图 38.15　一个声门肿物的患者利用 Glidescope 可视喉镜和 Shikani 光棒联合插管技术。(A)通过术前 PEAE 检查,见到一圆形阀门样喉肿物。注意一小的声门开口在喉的右内侧(5 点钟方向),需要一个成功的联合内镜方法。(B)联合 Glidescope 可视喉镜(术者左手)和 Shikani 光棒(术者右手)插管。依靠可视喉镜最大程度显露喉(左上视野),预先套入气管导管的光棒很小心地在肿物周围操作,进入声门开口(右上视野)(Images and[edited]case discussion courtesy Dr. James DuCanto, Aurora St. Luke's Medical Center, Wisconsin, and the Society for Head and Neck Anesthesia(SHANA, http://www. shanahq. com/main/content/laryngeal-ball-valve-tumor-gvl-and-shikani-0, last accessed February 13, 2016.)

知识框 38.3　联合使用 Glidescope 可视喉镜和 Shikani 光棒对声门肿物患者进行插管

男性,79 岁,左侧声带活动的、真菌样、分级 T_2N_0 鳞状细胞癌,围绕喉周生长,伴进行性呼吸短促和活动耐力下降。患者吸气样喘鸣不明显,因为他能自主调节呼吸的频率和深度以减少动态气道阻塞的程度。肿瘤未侵犯气管,患者无其他既往病史。

患者气道检查,Mallampati Ⅱ 级,正常甲颏距离,颈部活动度好。颈部未见明显扭曲或可触摸的包块。环甲膜很容易识别。

关于气道管理术前讨论和外科医生制订计划,讨论了清醒气管切开和喉切除的风险,如果发现肿瘤深深地侵犯喉和喉软骨。另外,如果肿瘤在表面就能被切除,就可避免喉切开。气道管理计划的制订要求避免清醒气管切开,深入的外科评估和全身麻醉下切除肿瘤。

气道管理

患者被带到手术间,连接标准心电监护。PEAE 结果显示肿瘤紧邻左侧声带,随着自主通气,向前,上和左侧旋转,产生了一个球形阀门的现象。通过检查决定,喉和气管能成功暴露,并且从内径的右内下方入路可以到达喉和肿瘤(朝向 5 点钟方向。图 38.15A)。

鉴于肿瘤的大小,活动度以及缺少 PEAE 下喉的暴露,选择依靠两个可视内镜:Glidescope 可视喉镜(G)和 Shikani 光棒(SOS)的联合插管方法。上气道充分表面麻醉和中等镇静,Glidescope 显示会厌和肿瘤,引导 SOS 至 5 点钟对着肿瘤的位置,SOS 内置内径 6mm 的气管导管(图 38.15B)。

穿过肿物,通过可视 SOS,看到喉软骨环的内侧,气管导

管很容易越过光棒。

手术平稳进行,避免了气管切开。用 Bailey 手法分阶段拔管(见头颈外科术气管拔管),在苏醒前使用 4.5 号 air-Q 喉罩。患者从麻醉中苏醒,通气量充足,清理患者气道,移除 air-Q 喉罩。患者恢复意识和知觉,能毫不费力地挪动至转送车上。

术后,患者要进行放疗和化疗,预后较好。术后 4 年随访,没有复发。遗留左声带轻度良性红斑。

讨论

这个病例阐述了一个针对部分气道梗阻患者仔细的、逐级的气道管理方法,以及 PEAE 在制订合适气管插管策略中的意义(见"术前气道评估和准备/内镜和影像学检查","特殊情况/部分梗阻气道")。声门病变的患者对麻醉医生挑战增加,插管方法应最大限度地显露喉。

联合可视喉镜插管技术在这些患者中很有效,因其要求插管过程可视化,不管从病变上面,还是下面,减少肿瘤干扰的机会。在可视喉镜帮助下最大程度显露喉,可视插管光棒能在气管导管中引导气管导管穿过活动的肿瘤。一旦进入声门,气管导管将顺着光棒的轨迹进入声门。

在这些患者中保留自主呼吸提供超高的安全性。清醒软镜引导插管可能会因为阻塞的声门病变而失败,因为无法移动肿瘤或因为气管导管不能穿过。强行送入气管导管可能引起肿瘤碎裂,出血和污染下位气道。

联合可视喉镜插管技术将很可能持续在头颈外科患者复杂气道管理中发挥作用。他们要求操作熟练,能在实验室通过人体模拟训练来实现。

在目前最大的前瞻性研究针对 140 名有困难气道的患者,Lenhradt 和其同事研究发现[99],可视喉镜联合软镜技术增加不能使用可视喉镜进行插管的颈椎病变患者气管插管成功率,联合插管技术在头颈患者复杂的气道管理中发挥巨大的作用。它们要求操作者的灵活性,可以先在实验室模拟人上练习。当进行可视喉镜联合软镜时切记一定要两个操作者在场。

通气策略

以氧为中心的气道管理对发生插管失败,不能插管/不能氧合风险高的头颈患者非常重要。积极的氧通气策略应贯穿困难气道管理的全过程[31]。其他章节已详细描述(见 14 章和 17 章)。

经鼻湿化快速充气交换通气(THRIVE)[100] 能提高患者在清醒软镜插管中的氧合[101],将来也会在困难气道管理过程中发挥巨大的作用,等待充分的验证研究。在麻醉诱导前置入经气管喷射通气导管以提供气管氧气吸入或在复杂的情况下使用高频喷射通气[102]。用喷射通气导管替代环甲膜穿刺提供了内腔直径 3mm 的低压气源供气的优势,便于使用麻醉回路或 Ambu 气囊

供气[103]。

外科气道作为主要插管方法及用于抢救插管

只有在患者有严重气道并发症时才进行清醒气管切开,如术后气道管径没有希望改善。这个操作应在局部麻醉下进行,没有镇静。做清醒气管切开的手术医生也可能缺乏麻醉医生先进的气道管理经验。数据显示当患者气道被资深的头颈外科麻醉医生管理时,能很大程度避免清醒气管切开:一项由 Iseli 和其同事进行的前瞻性研究,153 例患者中只有 2 例做了气管切开[4]。

在先前的病例中,清醒气管切开被证实技术上具有挑战性或不可能并且需要全身麻醉。对头颈外科医生有一个明显的倾向是在可控的情况下进行气管切开,即麻醉诱导后,避免气道创伤、肿瘤干扰、气切管脱出或阻塞[4]。如果预期术后会发生严重气道并发症,如果患者还要进行二次手术或大的头颈结构重建,应考虑气管切开[104]。

清醒下行环甲膜切开术也是安全的,对于许多有困

难气道的头颈患者可以作为除了气管切开之外的一种选择[4,105]。

对于紧急气道管理,外科环甲膜切开优先选择经皮环甲膜切开路径;在 NAP4 调查中发现,头颈患者行紧急环甲膜切开有 60% 失败率[1,2]。可观察到的失败主要是不能放置导管或位置放错、打折、扭结、阻塞、脱出和气压伤[1,2]。这些发现高度强调对麻醉医生进行培训建立外科气道[84]和迅速使用所有配备的设备建立外科气道[45]。

头颈外科手术气管拔管

预先制订拔管方案应该构成困难气道管理不可缺少的一部分[31],尤其是对有拔管风险的头颈患者[1,10]。在 NAP4 荟萃分析中,1/3 不良气道事件发生在全身麻醉苏醒和恢复期,其中气道梗阻是最主要的原因[84]。

关于头颈外科患者拔管的方法在其他章节有讲述(见第 48 章),包括由困难气道协会发布的和其他高影响力的文献,如 Cavallone 和其同事[10]制订的详细的拔管指南[106]。插管困难,外科手术的范围和时间,术后水肿的程度和可能出现的气道梗阻,术后出血的可能性,患者苏醒期的意识状态,以及患者术后的状态,这些情况都在麻醉医生制订方案的考虑之中[10,104,107]。更为重要的是,每一次高风险头颈外科患者的拔管都应考虑到再次插管的可能,因此所有必备的气道设备和人员在每次拔管前都应准备到位。

气管导管转换器(AEC)是在拔管过程中最常用的持续提供气道通路的工具。AEC 可用于氧气吸入,喷射通气和短暂吸引。AEC 的使用要点包含 AEC 不能对抗阻力,气管导管拔出前确保用于喷射通气 AEC 位置放置正确,避免放到气管隆嵴部(保证 AEC 在距门齿 25～26cm 处),只有当新的气管导管插入并确定位置后,AEC 才能被移除。参考表 38.1 AEC 导丝的特点。

表 38.1　Cook 气道导管转换器用于拔管和再次插管的特点

AEC 尺寸	AEC 外径/mm	AEC 内径/mm	AEC 长度/cm	ETT 尺寸
8F	2.7	1.6	45	≥3.0
11F	3.7	2.3	83	≥4.0
14F	4.7	3.0	83	≥5.0
19F	6.3	3.4	83	≥7.0

AEC 气管导管转换器;ETT,气管导管。

不复杂的头颈外科患者气道的拔管对麻醉医生也是一种独特的挑战。从麻醉中平缓苏醒,避免患者紧张、寒战和咳嗽,对于避免血肿形成和对外科恢复的干扰是至关重要的。在深麻醉下拔出气管导管对头颈外科手术患者也是有问题的,因为这会增加拔管后喉痉挛和对呼吸支持和保护的需求全面增加。

平稳的气管拔管策略包括声门上气道的使用而不是气管插管(见头颈外科手术选择声门上气道为主要通气设备),手术结束,气管导管和声门上气道工具互换(Bailey 手册),和药物的方法,输注小剂量瑞芬太尼来减弱气管反应。

Bailey 手法[108]的步骤包括:在患者仍然处于足够的麻醉深度维持插管的情况下,移除气管导管,插入声门上装置(通常是喉罩),通过声门上装置给予通气支持,直到患者恢复自主呼吸并从麻醉中苏醒。瑞芬太尼能提供可预测的、快速的、几乎同步的意识恢复,并且能保护气道反射,同时也减弱了拔管时的交感反应[38,109]。当前数据显示复合地氟烷和七氟烷麻醉后,瑞芬太尼减弱插管气道反射的效应室浓度 EC95 为 2.3～2.9ng/mL[110-112],对应的手动输注速度为 0.08～0.1μg/(kg·min)。这比全静脉麻醉的浓度要高,全静脉麻醉的效应室浓度是 2.1ng/mL,相对应的手动输注速率 0.07μg/(kg·min)通常就足够了[113]。作者经验认为降低瑞芬太尼血药浓度[1.5～2.0ng/mL,相对应的手控输注速度 0.05～0.06μg/(kg·min)]可能同样有效[109,112,114,115],尤其在使用全凭静脉麻醉。

声门上装置作为头颈外科手术患者的主要通气设备

这部分主要介绍声门上装置作为用于头颈外科手术的主要工具。请参阅"制订气管插管的气道安全管理策略/声门上装置和声门上装置-气管导管转换器",该部分总述了声门上装置用于头颈患者各种困难气道管理。

声门上装置作为头颈外科主要气道管理方法比气管插管更优选,尤其需要平稳麻醉苏醒时,如耳手术,功能性鼻内镜手术和面部整容术。声门上装置有利于恢复自主通气和降低气道反射刺激的可能性,而且放置声门上装置不需要神经肌肉阻滞药。前瞻性和回顾性研究显示头颈外科 LMA 的使用和提高气道管理诱导和苏醒过程中血流动力学稳定有关,稳定麻醉平面,控制性降压,改善术野,加快苏醒时间,降低不良呼吸时间的发生率[116-120]。

尽管使用声门上装置能在术中成功地实现自主和控制通气,作者还是优先选择后者(压力控制或压力支持通气模式)来维持正常的动脉 CO_2 分压。持续监测压力容积和流量容积环,呼气末 CO_2 波形,和新的麻醉机的顺应性将有助于立即监测到浅麻醉中潮气量的降低和泄漏率的增加[121]。使用声门上装置,这些典型变化出现在患者血流动力学和体动反应之前,因此有助于镇静监测和快速加深麻醉[121]。

我们赞同其他同仁的观点[122],即在合适的患者使用恰当,不能立刻进入气道不能被认为是现代社会声门上气道标准护理的一种偏移。选择能够进行强大通气功能和胃管通路的 LMA 设备(如双管喉罩 LMA Proseal、LMA Supreme)将会增加安全系数。图 38.16 和病例报告(知识框 38.4)讨论了声门上装置在正压通气(positive pressure ventilation,PPV)中安全使用的原则。

声门上装置,如 i-gel 和 air-Q(Cookgas 插管型喉罩)也显示出潜力[123-130],然而,荟萃分析的报告是矛盾的[131-133],这些设备在头颈外科病例中的表现需要一个正规的评估。

可弯曲喉罩尤其对口腔、鼻内、面部整形手术有益[116-118,134-139]。这个由钢丝加固的装置能使其在患者口腔中自由操作,偏离外科术野而不丧失其密封性。正确地放置可弯曲喉罩能保护低位气道免受血液、分泌物侵蚀,因此消除了外科医生使用咽部填塞物的必要。

Ramaiah 和其同事[140]已经回顾性调查了可弯曲喉罩在 685 例患者中的通气表现,这些患者经过筛选,大多是鼻内镜、颌面部整容、头颈外科手术患者。使用经典的喉罩[141,142]和第二代喉罩[86]相比,其成功率为92.6%,尝试置入可弯曲喉罩三次以上和气道密闭压低与 fLMA 置入失败有关并且需要气管插管[140]。在任何可能的情况下,都强调使用最大型号的 FLMA[143]。笔者强调确认 FLMA 位置要遵循的三个联合,严格的规则,如保证通气(潮气量 ≥6mL/kg),气道保护(在不存在 GERD 的患者吸气压 >12cmH_2O),呼吸和胃肠道的隔离(在 PPV 过程中,不存在胃反流)[140],这个原则对安全使用 FLMA 进行 PPV 麻醉是必需的。常规的上腹部听诊可能被推荐为确认检查的一部分:研究发现,尽管能满足潮气量和吸气压,第一次置入 FLMA 时仍有7.3%发生胃反流[140]。

真正的术中 FLMA 通气失败不常见(0.75%)。只有一例患者中发生胃反流,并且很快被发现并进行气管插

管,无并发症。为防止术中 FLMA 移位,我们推荐一种用强力胶带固定 FLMA 轴的方法(图 38.17)并且和外科医生密切合作,当要移动患者头部或气道时提醒麻醉医生。在任何情况下,用气管插管替换出现问题的 FLMA 以维持一个低阈值应该构成安全气道管理的一个重要的组成部分。

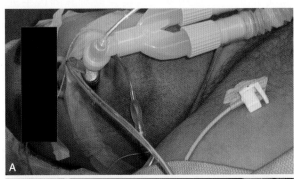
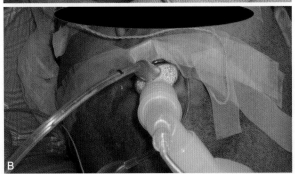
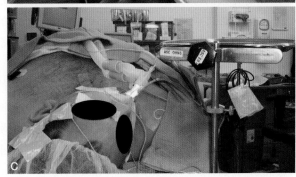

图 38.16　声门上装置作为中耳手术的主要通气设备。(A,B)注意困难气道相关的解剖特征,正确的放置声门上装置(LMA Supreme),这是中耳手术的主要通气设备。胃管经过引流管进入患者胃中以便于正压通气的安全实施。注意 LMA Supreme 固定在中线正确的位置。详见知识框 38.4。(C)患者准备手术。注意插管设备放置在患者右侧。如此放置可以使麻醉医生术中处理声门上装置位置问题时便于操作(Photos and [edited] case discussion courtesy Dr. Vladimir Nekhendzy,Stanford University Medical Center,Stanford,CA,and the Society for Head and Neck Anesthesia. SHANA,http://www. shanahq. com/main/content/anesthesia-middle-ear-surgery-0, last accessed February 13,2016.)

知识框 38.4 声门上装置作为中耳手术的主要通气设备

患者 45 岁，男性，拟在门诊手术中心行鼓室乳突切除和听骨链重建。既往病史：严重病理性肥胖；身高 190cm，体重 161.4kg，体重指数 44.7kg/m²，打鼾，严重睡眠呼吸暂停，治疗持续正压通气（CPAP），高血压控制良好，胃食管反流无症状。

气道检查显示短、粗颈（颈围 54cm），口小，舌体大，Mal-lampati（M）Ⅲ级，下颌前突正常，甲颏距 6cm。其他一些气道特征可见图 38.16A、图 38.16B；术前气道图片未见。其余气道检查正常，体格检查无异常。术前生命体征稳定，心电图和实验室检查正常。

气道和麻醉管理

患者术前 2h 口服雷尼替丁 150mg。预充氧后，麻醉诱导给予芬太尼 150μg，丙泊酚 300mg 静脉注射。一旦达到足够麻醉深度，提下颌无体动，5 号 LMA Supreme（sLMA）轻松置入。sLMA 充气量为 30mL。

通过正压通气实验证实 sLMA 位置确切，胃管内无气体泄漏，正压通气过程中无胃反流，ETCO₂ 方波监测波形存在，通过吸引装置很容易插入润滑的 18F 胃管，可以吸出少量（<20mL）清亮胃内容物[2-5]。气道密封压记录为 32cmH₂O，此时新鲜气流量 3L/min，麻醉机的呼气阀压力紧闭[6]。sLMA 固定粘贴在中线，轻微向下牵拉，保持深的密闭位置，和合适的气道密封压（图 38.16A，图 38.16B）[5]。

术中，患者以压力为 28cmH₂O 的压控模式通气。呼气 Vt 以 800mL 为充足的通气，最小泄漏率少于 5%，SpO₂ 98%，ETCO₂ 少于 40mmHg。充足的通气在术中持续评估，通过监测 Vt，ETCO₂ 值，总的泄漏，总的顺应性，通过观察流量-容积，压力-容积环和 ETCO₂ 波形。

为了减少 PPV 过程中，胃反流，使吸气压低于气道密闭压，通过胃管连接吸引器将胃内容物引到负压引流袋[3,4]。原位的胃管也可以充当引导，当术中发生意外移位或漏气，可以使 sLMA 回到原来的位置[7]（图 38.16C）。

麻醉过程顺利（全凭静脉麻醉），苏醒平稳，当患者完全苏醒，移除 sLMA。患者被要求在医院留观过夜，第二天离院回家。

讨论

麻醉苏醒平稳，没有相关的呕吐、咳嗽和紧张，是耳手术必需的要求，使用声门上装置可以满足这个要求。

这个患者面罩通气是有问题的，因为存在 3 个预测面罩通气困难和不能面罩通气（DMV，IMV）的因素，如肥胖、Mal-lapatam 评级Ⅲ级，打鼾，男性，严重睡眠呼吸暂停[8-10]。直接喉镜检查也发现困难程度的增加：全牙和颈粗短增加了直接喉镜预测困难气道的因素，以及相关面罩通气困难，为 7（级），比率为 18（级），由 Kheterpal 等定义[11]。颈围增加（>40cm），尤其是合并 Mallapatam 分级高，也代表了直接喉镜显露困难和困难插管的独立因素。

人的独立风险因子，尤其是男性[12,13]。如果这个患者计划气管插管，就应充分考虑清醒软镜引导插管。

pLMA 作为主要通气设备已经被报道安全用于病理性肥胖患者，体重指数 60~65kg/m²。Keller 和其同事[15]发现，在病理性肥胖的患者应用 pLMA 可以导致 95%~98% 的患者胃肠道和呼吸气道的完全隔离，高效正压通气（Vt = 8mL/kg），可能是因为喉容积的下降导致喉腔闭压改善。另外，pLMA 通气效能不依赖于 Mallampati 评级高或直接喉镜暴露差[15]。不管肥胖患者有无胃食管反流症状，胃内容物反流的风险增加，这仍存在争议[16]。我们的患者术前给予雷尼替丁，预防酸性物质吸入，吸入的胃内容物也少。

sLMA 和 pLMA 相似，使用结果是一样的，或第一次插管的成功率稍高于前者，但低于 OLP[5,17,18]。然而，使用 pLMA 完成高的气道密闭压需要高的充气容量和充气压超过推荐的 60cmH₂O[17,20]。Timmerman 等人已记载在 BMI 超过 35kg/m² 的肥胖患者使用 sLMA 在插入难易度和速度，气道密闭压，控制通气，软镜显露喉内结构方面有优势。

按照 ASA 困难气道指南 sLMA 作为这类患者备选通气设备[19]。手术开始前，通过 sLMA 正压通气被证明不合适，应立即通过 Aintree 插管套管和软镜引导插管（Cook Medical Inc.，Bloomington，IN，USA）。如果 sLMA 通气失败，后继的气道管理计划包括使用 LMA Fastrach 来辅助通气和插管，其中插管技术包括橡胶探条辅助的直接喉镜和可视喉镜插管。以上所有策略被用来管理预料或未预料的，肥胖的，和正常的患者。

全凭静脉合并肌松药麻醉有利于平稳的苏醒，保持气道通畅，这同时也要求苏醒后阿片类药物的精确使用。

拔管后，如果可行应充分考虑建立拔管后 Boussignac CPAP 系统（5~7.5cm）。传统 CPAP 可能不适合，因为中耳手术后，中耳压力可能较高，即使在最小 CPAP 水平，因此在使用前，应和外科团队充分沟通。

结论

声门上装置为耳科手术提供了极大的优势，比如平稳苏醒，没有呛咳、寒战，避免使用神经肌肉阻断药，提高心血管稳定性，维持麻醉过程平稳。第二代声门上装置具有更大的通气效能和提供胃液引流（如 sLMA），被强烈推荐使用。这将会增加安全的界限。

该病例报告概述了在手术中安全使用声门上装置进行正压通气的原则。sLMA 和 pLMA 能安全地用在有面罩通气困难和直接喉镜暴露困难的患者，前提是麻醉医生熟练掌握这项操作。术前通气支持和插管策略应随时准备到位，当声门上装置通气被证实欠佳时，使用功能不完善的声门上装置进行手术则不被推荐。

参考文献

1. Drage MP, Nunez J, Vaughan RS, et al. Jaw thrusting as a clinical test to assess the adequate depth of anaesthesia for insertion of the laryngeal mask. *Anaesthesia*. 1996;51:1167-1170.

2. O'Connor CJ, Borromeo CJ, Stix MS. Assessing ProSeal laryngeal mask positioning: the suprasternal notch test. *Anesth Analg*. 2002;94:1374-1375.

3. Brimacombe J, Keller C. The ProSeal laryngeal mask airway. *Anesthesiology Clin N Am*. 2002;20:871-891.

知识框 38.4   声门上装置作为中耳手术的主要通气设备（续）

4. Cook TM, Nolan JP. The ProSeal™ laryngeal mask airway: a review of the literature. *Can J Anesth.* 2005;52:739-760.

5. Timmermann A, Cremer S, Eich C, et al. Prospective clinical and fiberoptic evaluation of the Supreme Laryngeal Mask Airway™. *Anesthesiology.* 2009;110:262-265.

6. Keller C, Brimacombe JR, Keller K, et al. Comparison of four methods for assessing airway sealing pressure with the laryngeal mask airway in adult patients. *Br J Anaesth.* 1999;82:286-287.

7. Drolet P, Girard M. An aid to correct positioning of the ProSeal laryngeal mask. *Can J Anaesth.* 2001;48:718-719.

8. Langeron O, Masso E, Huraux C, et al. Prediction of difficult mask ventilation. *Anesthesiology.* 2000;92:1229-1236.

9. Kheterpal S, Han R, Tremper KK, et al. Incidence and predictors of difficult and impossible mask ventilation. *Anesthesiology.* 2006;105:885-891.

10. Kheterpal S, Martin L, Shanks AM, et al. Prediction and outcomes of impossible mask ventilation: a review of 50,000 anesthetics. *Anesthesiology.* 2009;110:891-897.

11. Kheterpal S, Healy D, Aziz MF, et al. Multicenter Perioperative Outcomes Group (MPOG) Perioperative Clinical Research Committee. Incidence, predictors, and outcome of difficult mask ventilation combined with difficult laryngoscopy: a report from the multicenter perioperative outcomes group. *Anesthesiology.* 2013;119:1360-1369.

12. Brodsky JB, Lemmens HJ, Brock-Utne JG, et al. Morbid obesity and tracheal intubation. *Anesth Analg.* 2002;94:732-736.

13. Gonzalez H, Minville V, Delanoue K, et al. The importance of increased neck circumference to intubation difficulties in obese patients. *Anesth Analg.* 2008;106:1132-1136.

14. Stix MS, O'Connor CJ. Depth of insertion of the ProSeal™ laryngeal mask airway. *Br J Anaesth.* 2003;90:235-237.

15. Keller C, Brimacombe J, Kleinsasser A, et al. The laryngeal mask airway Proseal™ as a temporary ventilatory device in grossly and morbidly obese patients before laryngoscope-guided tracheal intubation. *Anesth Analg.* 2002;94:737-740.

16. El Solh AA. Airway management in the obese patient. *Clin Chest Med.* 2009;30:555-568.

17. Eschertzhuber S, Brimacombe J, Hohlrieder M, et al. The Laryngeal Mask Airway Supreme™ – a single use laryngeal mask airway with an oesophageal vent. A randomised, cross-over study with the Laryngeal Mask Airway ProSeal™ in paralysed, anaesthetised patients. *Anaesthesia.* 2009;64:79-83.

18. Seet E, Rajeev S, Firoz T, et al. Safety and efficacy of laryngeal mask airway Supreme versus laryngeal mask airway ProSeal: a randomized controlled trial. *Eur J Anaesthesiol.* 2010;27:602-607.

19. Apfelbaum JL, Hagberg CA, Caplan RA, et al. Practice guidelines for management of the difficult airway: an updated report by the American Society of Anesthesiologists Task Force on Management of the Difficult Airway. *Anesthesiology.* 2013;118:251-270.

20. Ferson DZ, Rosenblatt WH, Johansen MJ, et al. Use of the intubating LMA-Fastrach™ in 254 patients with difficult-to-manage airways. *Anesthesiology.* 2001;95:1175-1181.

21. Combes X, Le Roux B, Suen P, et al. Unanticipated difficult airway in anesthetized patients: prospective validation of a management algorithm. *Anesthesiology.* 2004;100:1146-1150.

22. Amathieu R, Combes X, Abdi W, et al. An algorithm for difficult airway management, modified for modern optical devices (Airtraq laryngoscope; LMA CTrach™): a 2-year prospective validation in patients for elective abdominal, gynecologic, and thyroid surgery. *Anesthesiology.* 2011;114:25-33.

23. Amathieu R, Frappier J, Guenoun T, et al. Airway management using the intubating laryngeal mask airway for morbidly obese patients. *Anesth Analg.* 2003;96:1510-1515.

24. Dhonneur G, Abdi W, Ndoko SK, et al. Video-assisted versus conventional tracheal intubation in morbidly obese patients. *Obes Surg.* 2009;19:1096-1101.

25. Dhonneur G, Ndoko SK, Yavchitz A, et al. Tracheal intubation of morbidly obese patients: LMA CTrach vs direct laryngoscopy. *Br J Anaesth.* 2006;97:742-745.

26. Ndoko SK, Amathieu R, Tual L, et al. Tracheal intubation of morbidly obese patients: a randomized trial comparing performance of Macintosh and Airtraq laryngoscopes. *Br J Anaesth.* 2008;100:263-268.

27. Combes X, Sauvat S, Leroux B, et al. Intubating laryngeal mask airway in morbidly obese and lean patients. *Anesthesiology.* 2005;102:1106-1109.

28. 4th National Audit Project of the Royal College of Anaesthetists. Major complications of airway management in the UK. In: Cook T, Woodall N, Frerk C, eds. Appendix 5. Recommendations at a Glance. The Royal College of Anaesthetists and the Difficult Airway Society; 2011:208-216.

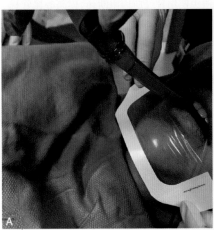 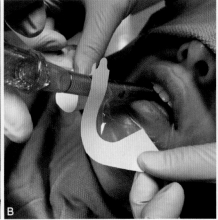 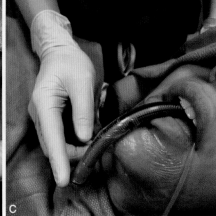

图 38.17 可弯曲喉罩（FLMA）粘贴技术，由斯坦福头颈麻醉团队提供。（A）第一层 3M 透明抗菌敷料粘在患者下巴的位置，尽可能地靠近下嘴唇。（B）第二层 3M 透明抗菌敷料像肠系膜一样包绕 FLMA 的轴。（C）第一层和第二层 3M 敷料粘在一起来固定 FLMA，如图所示，当 FLMA 受到外力时，不会回缩（Photos courtesy Stanford Head and Neck Anesthesia and Advanced Airway Management Program, Stanford, CA, USA.）

特殊情况

部分梗阻气道

伴有上气道梗阻和静息状态吸气性喘鸣的患者是麻醉医生最害怕遇到和处理起来比较棘手的[38,39]。在有严重喘鸣和上气道梗阻大于75%的患者发生面罩通气困难和不能面罩通气的概率分别超过40%和6%[144]，而总的外科患者发生概率分别只有1.4%和0.15%[33-35]。这些患者经常急诊行内镜和喉显微外科手术，然而这种患者需要麻醉医生和外科医生共同制订一个系统和全面的方案。阻塞病变的性质(如血管、黏膜下、有蒂、炎性)和部位(如声门上、声门、声门下、气管中下段和支气管)可能需要完全不同的插管考虑和路径[38-40,43,68,70,73]。

缓慢生长的上气道肿瘤可以引起高度的气道梗阻而没有严重的相关症状。完全训练的呼吸肌能在静息状态下维持足够的肺泡每分钟通气量通过3mm的气管，但严重的气管狭窄会引起急性恶化[145]。流涎、吞咽困难和打呼噜是典型的喉痉挛的表现[37,38]，但静息状态下吸气性喘鸣是最严重的征象，提示声门上、舌周和声门的直径减少了至少50%[22,39]。

气管或支气管水平的气道狭窄通常以呼气相喘鸣为特征，而双相即吸气-呼气相喘鸣通常是指梗阻性声门下病变[12]。在一些患者，术前检查呼气流速-容量环可能有帮助[40]。病变在气管内，气管会受压或者被甲状腺或纵隔包块挤压。上气道用喉镜检查可能是正常的，也可能气管导管能过声门，但不能越过梗阻部位[145]。

对于气道上段(声门上、声门、声门下水平)梗阻伴喘鸣的患者，最合适的气道管理方法仍存在争议。清醒软镜引导插管，吸入诱导和静脉诱导复合肌松药已经被成功使用，但没有一种方法认为是万无一失的[38,39,144,146]。

现代自动喷射通气融合了多种安全的特征，包括在超过用户预设的压力限时自动通气会关闭(见"特殊情况/喉显微外科手术/喷射通气")。这使一些有经验的操作者[144]在声门上巨大病变和严重气道并发症的患者成功使用经气管高频喷射通气，因为使用声门上或声门下喷射通气是不可能的，外科手术也是不可行的。需要另一个麻醉医生去监测和维持上气道，被认为是预防术中压力相关并发症最重要的因素[144]。尽管没有严重并发症发生在观察的50个患者中，轻的并发症发生率达到20%，比使用高频喷射通气的并发症发生率增加3倍[147]。

基于我们的经验和文献复习[1,2,4,13,18,30,38,39,41,68,70,73,102,103,107,144-152]，管理严重梗阻的气道可以遵循以下方法：

1. 有上呼吸道梗阻症状的头颈外科患者术前应进行鼻内镜检查。这是唯一一项可以直接看清病变和梗阻程度，进行呼吸动力和肿瘤活动性评估的技术。

2. 上呼吸道梗阻患者的管理需要一个精心的团队的努力。详细的术前外科病理讨论，和外科医生制订紧密的气道管理战略是必要的。没有一个措施被认为是万无一失的。

3. 使用所有的气道工具应该仔细和轻柔。直视下，使用小的气管导管迅速完成气管插管。尝试插管的次数应限制为2次，因严重的气道梗阻能很快进展为不能通气/不能插管的情况。

4. 对于有严重喘鸣的患者(如有夜间症状，低氧血症引起的躁动或惊恐发作，辅助肌参与吸气，大的肿瘤，半喉固定，解剖结构变异，PEAE检查时喉不可见)，应强烈建议局部麻醉下行清醒气管切开，没有镇静(见"制订气管插管的气道安全管理策略/外科气道作为主要插管方法及用于抢救插管")。如果清醒的方法不可行，要保证气道双重设定：应标识患者的环甲膜，颈部应备皮，诱导过程外科医生在场，准备一个前联合镜或一个通气的硬质支气管镜，或者进行紧急气管切开。

5. PEAE时，患者有中等程度喘息和有严重病变，但认为有可能插管，则可尝试清醒软镜引导或吸入诱导。任何一种措施都有可能失败，应从一开始就制订明确的抢救策略。如果直视下(直接喉镜、可视喉镜、软镜引导)插管失败，应在保留患者自主呼吸情况下行气管切开。

6. 对于非塌陷病变，吸入诱导是最优的，如气管插管失败可进行面罩通气。足够深和平稳的麻醉对避免气管出现问题至关重要(如咳嗽、喉痉挛)。诱导前，在患者鼻孔滴入血管收缩剂和局部麻醉药，以使患者鼻腔通畅以克服阻塞。应预料到气道有巨大肿瘤，肉芽肿和囊肿的患者在吸入诱导过程中有难以维持通气的风险，即使术前气道梗阻症状很轻微。

7. 因为口腔内和舌根巨大包块，水肿或感染而导致口咽和下咽阻塞的患者，应通过清醒经鼻软镜引导插管。

8. 声门上梗阻可能用直接喉镜或可视喉镜看不到喉。清醒经鼻软镜引导应该能绕过梗阻，但认为肿瘤能简单地被气管导管推开的假设有时被证实是错误的。联合气管插管技术(见"制订气管插管的气道安全管理策略/联合插管技术")很困难。如果这些选择不可行，应考虑清醒气管切开。

9. 声门或声门下存在病变的患者的气管插管难度增加。处理这些病变的方法是相似的,且应该最大限度地显露喉。可视喉镜和手术喉镜检查联合插管技术,尤其是可视管芯引导(见"制订气管插管的气道安全管理策略/普通喉镜和可视喉镜,支撑喉镜和硬质支气管镜,联合插管技术",图 38.15 和知识框 38.3 中阐述的病例)或通过硬质支气管镜到达病变部位应被认为是主要的方法。如果这些都不可行,应进行清醒气管切开。

10. 对于麻醉的患者,不使用神经肌肉阻滞药是有争议的:对于伴有严重喉狭窄、呼吸喘鸣的患者,给予肌肉松弛药后,使用压力控制通气模式,发现其通气动力提高。如果使用吸入诱导麻醉,在气管插管后应给予神经肌肉阻滞药,以防止突然、完全的气道梗阻,尤其是位于声门下的肿瘤。

11. 清醒软镜引导气管插管应小心使用,因为以下一个或更多的因素可能导致气道失控:

- 质地脆的肿瘤出血影响软镜引导插管,或肿瘤碎片播种到气管。
- 瓶塞效应,在严重狭窄的气管插管的情况下。
- 局部麻醉药对舌头和上气道肌肉、喉部肌肉和功能的抑制作用。
- 局部麻醉药对中枢神经系统的抑制作用。
- 在操作过程中患者的焦虑和躁动,导致低通气和移动的、带蒂的肿瘤卡进声门。

12. 其他可供参考的方法如下:

- 通过声门上装置(如 LMA)进行经气管高频喷射通气(HFJV)。
- 诱导前放置经气管喷射通气(TTJV)导管以提供氧气输入或进行高频 TTJV,用内径 3mm 的 Arndt 环甲膜切开套管可替代经气管喷射通气导管通过麻醉回路或呼吸囊手动通气。
- 声门下和经气管高频喷射通气。这些方法需要小心,尤其是有声门下病变时,应避免空气潴留和气压伤。如果上气道梗阻超过 50%,喷射通气尖端的位置应靠近梗阻部位,直接朝向余下正常的气道开口,以避免气压伤。另外,梗阻部位必须先由一个硬质支气管穿过。由于外科工具占据气道、声门水肿、喉痉挛,或麻醉深度、神经肌肉阻滞药不充分而造成的声门紧闭会加剧在声门下或经气管高频通气过程中因呼出气流受阻引起的气压伤。
- 经气管高频喷射通气被认为是处理严重上呼吸道梗阻的一种暂时的缓解方法,可为建立确切的气道争取时间。为了保证术后气道的通畅,气管导管或套管在术后还要留置一段时间。经气管高频通气最好是由有经验的医生来操作。

13. 由于双侧声带麻痹或环杓关节固定而导致吸气阻塞的患者通常没有通气或插管困难。

14. 如果避免了气管切开,应由外科医生决定是否拔管。

15. 拔管应通过 AEC 进行,准备可以立刻进行再次插管的设备(见"头颈外科手术气管拔管")。一些患者应保持插管,直到气道炎症和水肿消退,并且要对患者气道进行再次评估。

喉显微外科手术

概述

喉科手术需要麻醉医生熟练应用各种不同的高级气道管理设备,以进行术中不同的通气方式和策略。在全身麻醉术中,患者要么气管插管(一根管技术)或"无管技术"通气(自主通气,呼吸暂停间歇通气,喷射通气)(知识框 38.5)。这些技术的比较列在表 38.2。

如果支撑喉镜检查失败或喉的病变部位不容易接近,应通过 LMA 插入软镜进行操作[153,154]。插管型喉罩提供了一定的优势,如硬质的,宽的金属管能适应一个大直径的 FFB,声门开口与 LMA 口径最佳对位,和支撑喉镜相比对血流动力学影响小,通气功能强大[92,93,154]。

如果患者是声乐方面的人士,那就要求麻醉医生尽量避免对患者声带或环杓关节造成细微的损伤,以保护喉和声带的功能[23]。如果需要气管插管,插管过程应平稳和减轻损伤,气管导管套囊应充气到密封就好[155],严格遵守平稳拔管方案将有助于避免呛咳引起的声带损伤[156]。(见头颈外科手术拔管)

知识框 38.5　喉显微外科手术通气技术

气管插管
　喉显微外科气管导管
　激光手术专用气管导管
无插管技术
　自主呼吸通气
　　吸入麻醉
　　全静脉麻醉
　呼吸暂停间歇通气
　喷射通气
　　声门上(手术喉镜)
　　声门下(导管,套管,硬质支气管镜)
　　经气管(导管,套管)
　　低频
　　高频
　　高频叠加通气

表 38.2　喷射通气用于喉显微外科手术的优缺点

技术	优点	缺点
气管插管(喉显微气管导管)	术野宽敞,外科进入喉的路径便捷 术野静止不动 充分的气道保护 应用神经肌肉阻滞药保证患者和声带制动 稳定的控制通气技术 持续监测 FiO_2、$ETCO_2$、气道压、麻醉气体 适合长时间手术	不适合声门后病理的手术(如声门后联合或声门下狭窄,声门部肿瘤) 不适合激光手术 根据外科医生偏好,可能不要求插管
自主呼吸通气(吸入和全静脉麻醉)	不阻挡外科术野,便于喉手术 能动态评估气道功能和阻塞 对激光手术适合,但不完美	不能保护下气道 在运动的术野,精细的和激光手术操作困难 吸入麻醉技术会造成手术室环境的污染 很难保证足够的麻醉深度,患者不能动 难以持续和可靠地监测 FiO_2、$ETCO_2$ 和吸入麻醉气体量 不适合严重 PD 或 CVD 的患者或小儿 最适合短小手术
呼吸暂停间歇通气	不阻挡手术野,便于喉手术 术野静止不动 应用神经肌肉阻滞药保证患者和声带制动 能间歇控制气体交换 适合激光手术	不能保护下气道 因为重复插入气管导管,可能引起气道创伤和干扰术野 不能持续和可靠地监测 FiO_2、$ETCO_2$ 和吸入麻醉气体量 减慢手术速度 最适合短小手术
喷射通气	不阻挡或对手术野阻挡小,便于喉手术 手术野相对固定不动 应用神经肌肉阻滞药保证患者和声带制动 能持续监测和控制 FiO_2、$ETCO_2$(只适用低频喷射通气)、驱动压、气道压和自动喷射通气的 PEEP 适合长时间手术 适合激光外科手术	仅依赖静脉麻醉 与大多严重并发症(如气压伤)和小的麻醉相关并发症有关 依赖精密的自动喷射通气机来保证安全使用 限制手动喷射通气和经气管喷射通气 需要丰富的经验 可能不适合严重 PD 或 CVD 的患者

CVD,心血管疾病;$ETCO_2$,呼吸末二氧化碳;FiO_2,吸入氧浓度;PD,肺疾病;PEEP,呼气末正压。

气管插管

使用内径 5mm 的喉显微(MLT)气管导管进行正压通气仍是大部分非激光显微喉科手术的标准气道管理模式,其术中并发症小或没有(见第 39 章激光外科)[147,151]。小内径的气管导管能满足大多成人患者的气体交换[157,158],除非手术时间超过 2h(很少发生)[157]。在这种情况下,即使有高碳酸血症和呼气性酸中毒的趋势,pH 值和呼气末 CO_2 值仍维持在正常生理范围[158]。

由于大部分声带的病变起自喉的前 2/3,在声带的后联合构状软骨间持续置入小的 MLT 气管导管可以最大程度显露手术野,便于操作[11,21,22,68,159]。即使许多后联合不正常,外科医生也能使用外科钳从前联合拔出 MLT 气管导管或使用专科后联合喉镜进行手术操作[160,161]。

如果后联合被严重的病变占据(如后联合或声门下狭窄、声门部肿瘤)(图 38.18),这种情况下,就必须使用无管通气技术[68]。

无管通气技术也可以在手术一开始就是主要的通气模式,这要根据手术医生要求。

自主呼吸通气

自主呼吸通气在成人喉显微外科很少使用[161-164],但小儿患者经常使用,可以帮助评估气道动力功能和梗阻水平。麻醉气体能够通过经鼻导管连接气管导管连接器接到麻醉回路[165-168],气管导管固定在鼻咽部,一个金属套管、支撑喉镜的一个侧孔(图 38.19)或气管导管通过声带进入气管[172-174]。

通常需要深麻醉来抑制喉反应和患者体动,辅助一些气道表面麻醉和局部麻醉来维持更平稳的麻醉,促进血流和呼吸的稳定,降低术中喉痉挛的发生率[165,169,174-176]。

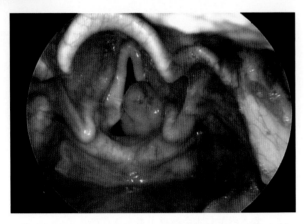

图 38.18　右侧声带肉芽肿位于声门后部。该疾病的病理位置和特征排除了使用喉显微导管而要求使用喷射通气（Courtesy Edward Damrose, MD, Stanford University Medical Center, Stanford, CA.）

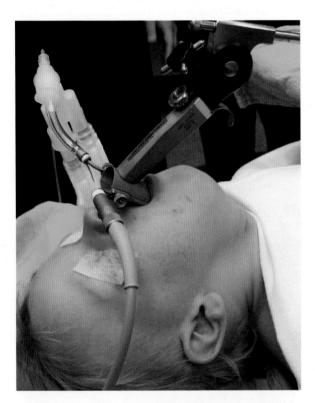

图 38.19　一位在进行支撑喉手术的儿童采用自主呼吸通气（吸入麻醉技术）。注意预先切过的气管导管把麻醉回路连到一个金属套管，该金属套管插入支撑喉镜的一个侧孔（Courtesy Peter Koltai, MD, Stanford University Medical Center, Stanford, CA.）

间歇性呼吸暂停通气

间歇性呼吸暂停通气是在外科中心进行时间短的显微喉科手术时青睐的通气技术[147]。和自主呼吸通气相比，它能提供更平稳和可控的麻醉条件，还有完善的肌松。术中，外科医生插入一个小直径的未被充气的气管导管，该气管导管穿过支撑喉镜的一个侧孔[147]，以氧浓度为100%对患者肺进行过度通气（图38.20）。然后拔

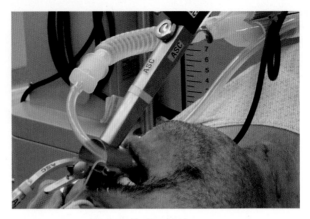

图 38.20　间歇性呼吸暂停通气用于喉显微外科手术。气管导管被外科医生间断地置入支撑喉镜的管腔，并和麻醉机回路相连进行正压通气）

除气管导管，提供一个没有阻挡，显露喉的一个完整的手术野。

手术过程中，气管导管需要频繁拔出和插入以维持 $SPO_2 \geqslant 90\%$，$ETCO_2$ 在 $40 \sim 60mmHg$[42,147,177]。允许成人患者存在 $5 \sim 10min$ 缺氧[147,178]。

喷射通气

与气管插管相比，声门上和声门内高频喷射通气技术有不同的优势。如果术中需要激光操作，能给外科医生提供放大的，变形度最小的喉内视野，便于外科操作和从患者气道消除可燃性物质[18,179]。

参考"特殊情况/部分梗阻气道"，讨论高频喷射通气技术在部分梗阻气道患者中的应用。

总原则

一般通气是通过气管导管把气体缓慢输入密闭气道，而喷射通气可以把氧气快速通过窄的管口吹入开放的气道。高频喷射通气是最常用的，并由专业的有自动关闭功能的通气机供给。高频喷射通气产生的潮气量很小（$1 \sim 3mL/kg$），成功的通气交换主要是因为其独特的机制，如环境气体卷入、Taylor 型弥散、分子易化扩散、胸部震动的脉搏效应和心脏震荡、侧支通气[18,180]。O_2 和 CO_2 的消除在各种不同的患者和临床情况下都能被控制。

经典的通气气流是双相的，而且以一种序贯模式（吸气-呼气）进行。然而，喷射通气的气流主要是单向的，在双向中（向内和向外）部分是同时进行的。呼气的发生完全独立于喷射通气之外，通过一个自由的通气通路。如果不能保证足够的呼气，喷射通气是禁忌。

驱动压力　驱动压力是气流运送到患者的压力。驱动压力是恒定的，呼吸系统顺应性的任何变化都会导致每分钟通气量的下降。驱动压的改变对气体交换效率影响最大但是非线性的。

通气频率　通气频率用每分钟进行的通气循环数（cpm）衡量。低频喷射通气的频率为 10~30cpm,高频喷射通气通常起始设定为 150cpm(100~300cpm)。更高的频率会严重减少喉的运动,提供一个安静的手术野而不需要干扰通气。然而,随着 CO_2 清除的降低,无效腔通气量会增加。氧供不依赖于通气频率。通气频率越高,自发产生的呼气末正压越高,尤其是当吸气时间增加时[18,169,181]。

吸气时间　吸气时间通常设定为 50%。吸气时间越长导致间隔时间缩短,这会阻碍呼气和增加自发呼气末正压(positive end expiratory pressure,PEEP)的产生。有一种倾向认为延长吸气时间对氧供有轻微改善,但 CO_2 清除受损。延长吸气时间也可以调整胸廓至较深的吸气位置,伴随着气道压增加和气体交换恶化[18]。因为这些可变的因素,所以推荐吸气时间设置在 50% 或附近。

氧气浓度　喷射口气体的氧含量是由操作者设定的,但患者的吸入氧浓度通常很低,这是由于周围环境气体卷入。声门内或经气管高频喷射通气会导致高的吸入氧浓度,因为在气管深部这种气体内卷减少。

气体容量　与普通正压通气模式相比,压力驱动的喷射通气和气体交换的多种机制导致潮气量和每分钟通气量的变异。潮气量直接受驱动压和吸气时间的影响,但它们的关系不是线性的。

气道压　气道压受不同因素影响,主要是驱动压。只要呼气保持通畅,气道压保持在较低的几个厘米水柱的水平。呼吸频率和吸气时间通常对气道压的直接影响很小。

如果使用双腔高频喷射通气导管,气道压能通过小的管腔持续监测,并且以压力曲线和数值显示,吸气峰压,平均气道压,呼气末压力的数值也能显示。气道压能很好地预测远端气道压力,因此增加气道压会增加肺扩张和损伤的风险[18,180]。

气道间歇压是在喷射通气循环之间通过喷射主气道间断测量。在下一次释放氧气之前,需要降低气道间歇压。

如果超过用户设定的压力,自动通气就会关闭。

喷射通气条件　使用未处理的通风气体(干和冷)长时间通气可能会对支气管黏膜造成损伤并且造成热量丢失导致术中低体温。合适的条件是尽可能提供湿润且加热的喷射气体,即使是短小手术。

声门上喷射通气

使用声门上喷射通气,喷射孔应位于声门开口之上。声门上喷射通气也可以通过支撑喉镜侧孔给气,喷射通气管接到喉镜的一个管腔上(图 38.21)[18,77,182]或者通过一个专门的喷射喉镜[183,184]。

在声门上高频喷射通气过程中不能监测气道压也不

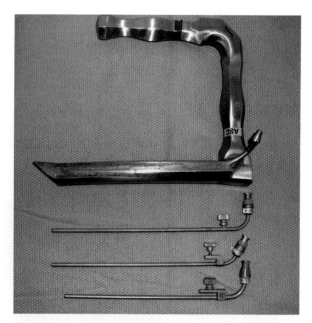

图 38.21　Dedo 手术喉镜有一个侧孔(上),被用于声门上喷射通气。喷射金属套管(下)也能直接插入喉镜管腔

要紧;气压损伤的风险很低因为系统密封不严。然而,支撑喉镜正对声门对安全有效的喷射通气很重要,不正确地安装会引起气压伤。

声门下喷射通气

声门下喷射通气是经常采用的方法:持续向上的气流产生一个正压,阻止血液和外科碎片进入没有保护的气道[185-187]。声门下喷射通气通过在喉上插入一个外径 3~4mm 的抗激光双腔导管(图 38.22)、一个金属喷射套管,或一个硬质支气管镜。

使用硬质支气管镜提供了很大的安全范围:气道经常处于开放状态以呼出气体,消除了喉痉挛的风险,高频喷射通气过程中监测气道压也不是必须的。

使用高频喷射导管,减少启动高频喷射通气时产生的气压伤的策略可能包括使用低压或低于 $1bar$① 的驱动压力开始通气;提供足够的呼气时间;维持患者气道通畅,使用口咽通气道或提下颌[144,147,151,181,188]。另外,声门下高频通气在直接喉镜建立后进行,在此之前通气可通过面罩或声门上装置。通过呼气末 CO_2 反流来确认声门下导管无阻塞,在高频喷射通气前要通过内镜确认导管或套管开口位置[151,181]。

一旦从麻醉中苏醒,小潮气量,使用低峰压和平均气道压来进行声门下高频喷射通气有助于向自主呼吸转换[18,40,151,189,190]。如果通过一个小的声门下导管,转换为自主呼吸困难,那么就通过面罩,声门上装置或气管插管来支持患者的气道。

---

①　$1bar = 100kPa \approx 1.5psi$。

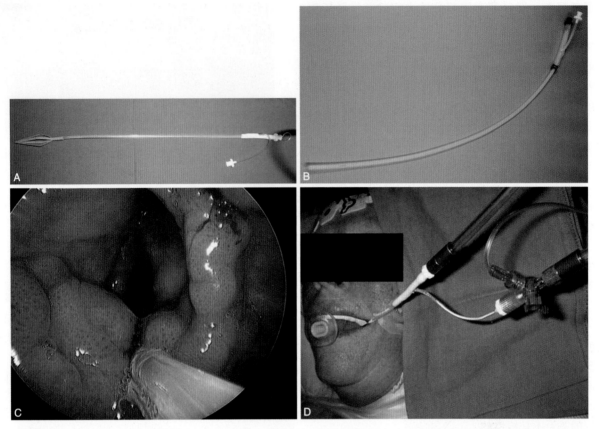

图 38. 22 Hunsaker Mon 喷射通气导管(Medtronic Xomed Inc. ,Jacksonville,FL,USA)(A)和一个双腔导管(La-serJet,Acutronic Medical Systems AG,Hirzel,Switzerland)(B)是防激光的,带有金属探条便于放置气管导管,其上大的孔用于喷射通气,小的孔用于监测远端气道压和呼吸气体量。Hunsaker Mon 喷射管远端是绿色的、篮状的(A)便于处于气管中间,防止套管脱出,会导致黏膜下气体注入和喷射导管远端被气管黏膜阻塞。(C)小直径的 Hun-saker Mon 喷射导管可以穿过声门利于术野清晰和手术操作路径便捷。(D)Hunsaker Mon 喷射导管在喷射通气过程中固定,监护端通过三通接喷射通气机。喷射通气导管悬着,防止扭结,插入口咽通气道便于空气完全排出,在喷射通气过程中(B,Courtesy Acutronic Medical Systems AG,Hirzel,Switzerland;C and D,from Davies JM, Hillel AD,Maronian NC,et al:The Hunsaker Mon-Jet tube with jet ventilation is effective for microlaryngeal surgery. *Can J Anaesth.* 2009;56:284-290.)

经气管喷射通气

经气管喷射通气以喉下方由长的气管导管或 Ra-vussin 型管(图 38.23)穿过,放置于环甲膜[144,151,191]。一些人支持常规使用软镜或硬质支气管镜来监测麻醉患者的插管过程,减小气管后壁划伤的风险,这可能会导致气体进入黏膜下和气压伤[147,185,192]。

在经气管进行高频喷射通气过程中监测气道压是很有帮助的,但和声门下和声门上喷射通气相比,整体的安全水平是下降的。自动切断设置并不能解决所有和经气管喷射通气相关的气压伤的问题;并发症可能和经气管导管喷射通气中导管插入的问题,喉痉挛和在麻醉苏醒阶段引起气道压升高的事件(如咳嗽、自主呼气)相关[102,151]。

尽管如此,经气管导管高频喷射通气具有优势,如提供纹丝不动的操作术野和尤其便于向自主呼吸转换[151],这种通气方式可能被建议给那些最复杂的患者[144]或指派给那些有重要临床经验和专长的操作者[102,144,151,185]。

临床监测患者预防气压伤应该是所有喷射通气技术

的标准[147,151]。确保一个足够的麻醉,镇痛和神经肌肉阻滞水平;注意保持呼气通畅;认真监测生命体征和胸部活动对患者安全至关重要[77,147,151,193]。外科医生和麻醉医生之间的密切合作是很重要的;如果操作者调整喉镜或去除喉镜没有提醒麻醉医生团队,这就可能引发患者气压伤。

喷射通气问题

气压伤仍然是喷射通气技术其中一个主要的限制因素。严重气压伤的总体发生率(如颈纵隔肺气肿、气胸、张力性气胸)很小(0. 2% ~ 0. 5%)[147,185,194],这些并发症经常发生在经气管导管喷射通气过程中(1%)[147,151]。

ASA 分级高的患者在进行声门下和经气管导管喷射通气时并发症出现概率高[147],这些患者应该引起高度重视。颈部有化疗史的患者可能需要多次尝试经气管导管置入喷射通气导管,后续的风险可能是术中逐渐发展的气压伤[151],麻醉医生也应详细了解喷射通气管理中可能出现的其他问题(表 38.3)。

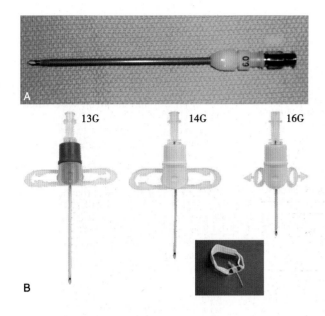

图38.23　经气管喷射通气设备（TTJV）。（A）7.5cm长，内径2mm经气管喷射导管（Cook Medical Inc., Bloomington, IN, USA）被套入14G针头。导管是防打折加强型的。（B）不同型号的Ravussin型环甲膜穿刺导管（VBM Medizintechnik GmbH, Sulz, Germany）用于经气管喷射通气。带有固定翼板和尼龙颈带的13G，外径1.3mm的导管大多适用于成人（Courtesy Acutronic Medical Systems, GmbH, Salzburg, Austria.）

表38.3 高频喷射通气的问题和解决方案

问题	原因	解决方法
外科医生支撑喉镜置入困难	上呼吸道解剖不利于直视声门	声门内或经气管高频喷射通气;其他插管方法
声门内喷射导管不能置入	上气道或下气道解剖异常	声门上或经气管高频喷射通气;其他插管方法
声门内喷射导管进入气管困难	喷射通气尖端紧靠气管黏膜	撤回喷射导管，旋转180°或逆时针旋转，然后再推进
严重气道狭窄（≥50%）	瘢痕，肿瘤	调整喷射通气口（导管尖端）接近狭窄部位，或先用硬质支气管镜穿过狭窄
压力暂停报警启动	喷射通气频率太高:压力暂停没有足够的事件降到设定界限 如果没有同时监测气道压力，可能气道受阻	处理步骤如下: 如果气道压力没有同步增加，或可检测到气体从患者口中逸出，应检查空气出口 缩短吸气时间 降低喷射通气频率 调高压力暂停报警限
压力峰值报警启动	气体出口损坏 喷射通气导管打折 喷射通气导管移位，尖端紧靠气管黏膜 神经肌肉阻滞药作用消退	处理步骤如下: 如果气道压力没有同步增加，或可检测到气体从患者口中逸出，应检查空气出口 检查喷射通气导管是否打折 撤回喷射通气导管0.5~1cm或轴向旋转 重新给予神经肌肉阻滞药
SpO_2下降	不同程度的肺限制、阻塞，混合性肺疾病	处理步骤如下: 增加FiO_2 增加喷射通气驱动压 增加吸气时间，达到最长时间的60% 增加喷射通气频率 喷射通气从声门上转向声门下 在喷射通气口附近增加O_2偏移流量 如果上述措施失败，转为常规通气模式
CO_2清除减少	不同程度的肺限制、阻塞，混合性肺疾病 反式呼吸	处理步骤如下: 增加喷射通气驱动压 缩短吸气时间以延长肺泡排气时间 通过降低喷射通气频率至50次/min以增加周边空气的输送。转为低频通气 如果上述措施失败，转为普通通气
低血压	麻醉药过量 血流动力学不稳定 气压伤	检查麻醉深度，液体容量 排除心血管问题 如果确定张力性气胸，紧急插入胸管

FiO_2，吸入氧浓度;SpO_2，脉搏氧饱和度。

结论

由于外科操作难度的增加和患者存活率的提升,头颈外科患者气道的挑战将会持续增加。头颈外科的气道管理需要一个真正意义上的全面的方法。它应该适合患者和临床情况,包含对疾病过程的理解,需要良好的临床判断和多种先进的气道技术,与外科医生的密切合作。

如果麻醉医生与头颈外科医生之间缺乏合作和计划制订,那么一个正常的患者也会陷入混乱的、威胁生命的气道管理危机。如果麻醉方面的挑战持续增加,就会要求麻醉医生掌握多项技术和专长来保证患者安全和外科手术效果。

临床要点

- 头颈外科患者的气道问题常见,气道管理失败也常见。麻醉医生必须培养和灵活掌握多种气道管理设备和技术。
- PEAE 应该是头颈外科麻醉医生全部装备中的核心部分。
- 对于气道受损的患者,应采用清醒或深镇静下软镜或可视喉镜引导气管插管,取代直接喉镜。
- 高风险的头颈外科患者要求全面的术前准备,要与外科医生充分的术前讨论,共同制订详尽的气道管理策略。
- 一个循序渐进的治疗方案对于成功管理受损的和部分梗阻的气道至关重要。
- 要熟悉喷射通气的原则和操作,并且由麻醉医生和外科医生来操作。
- 麻醉医生和外科医生的密切沟通贯穿整个围术期,这对手术的成功和患者的安全至关重要。

(赵晓艳 译 王古岩 审)

部分参考文献

1. 4th National Audit Project of the Royal College of Anaesthetists. Major complications of airway management in the UK. In: Cook T, Woodall N, Frerk C, eds. Chapter 18. Patel A, Pearce A, Pracy P. *Head and Neck Pathology*. The Royal College of Anaesthetists and the Difficult Airway Society; 2011:143-154.

2. 4th National Audit Project of the Royal College of Anaesthetists. Major complications of airway management in the UK. In: Cook T, Woodall N, Frerk C, eds. Chapter 13. Frerk C, Cook T. *Management of the 'Can't Intubate Can't Ventilate' Situation and the Emergency Surgical Airway*. The Royal College of Anaesthetists and the Difficult Airway Society; 2011:105-113.

4. Iseli TA, Iseli CE, Golden JB, et al. Outcomes of intubation in difficult airways due to head and neck pathology. *Ear Nose Throat J*. 2012;91:E1-E5.

10. Cavallone LF, Vannucci A. Review article: extubation of the difficult airway and extubation failure. *Anesth Analg*. 2013;116:368-383.

18. Biro P. Jet ventilation for surgical interventions in the upper airway. *Anesthesiol Clin*. 2010;28:397-409.

30. O'Dell K. Predictors of difficult intubation and the otolaryngology perioperative consult. *Anesthesiol Clin*. 2015;33:279-290.

34. Kheterpal S, Han R, Tremper KK, et al. Incidence and predictors of difficult and impossible mask ventilation. *Anesthesiology*. 2006;105:885-891.

35. Kheterpal S, Martin L, Shanks AM, Tremper KK. Prediction and outcomes of impossible mask ventilation: a review of 50,000 anesthetics. *Anesthesiology*. 2009;110:891-897.

36. Kheterpal S, Healy D, Aziz MF, et al. Incidence, predictors, and outcome of difficult mask ventilation combined with difficult laryngoscopy: a report from the multicenter perioperative outcomes group. *Anesthesiology*. 2013;119:1360-1369.

39. Mason RA, Fielder CP. The obstructed airway in head and neck surgery. *Anaesthesia*. 1999;54:625-628.

42. Xiao P, Zhang XS. Adult laryngotracheal surgery. *Anesthesiol Clin*. 2010;28:529-540.

44. Rosenblatt W, Ianus AI, Sukhupragarn W, et al. Preoperative endoscopic airway examination (PEAE) provides superior airway information and may reduce the use of unnecessary awake intubation. *Anesth Analg*. 2011;112:602-607.

45. Woodall N, Frerk C, Cook TM. Can we make airway management (even) safer? - lessons from national audit. *Anaesthesia*. 2011;66(suppl 2):27-33.

59. Aziz MF, Abrons RO, Cattano D, et al. First-attempt intubation success of video laryngoscopy in patients with anticipated difficult direct laryngoscopy: a multicenter randomized controlled trial comparing the C-MAC D-Blade versus the GlideScope in a mixed provider and diverse patient population. *Anesth Analg*. 2016;122(3):740-750.

66. Nørskov AK, Rosenstock CV, Wetterslev J, et al. Diagnostic accuracy of anaesthesiologists' prediction of difficult airway management in daily clinical practice: a cohort study of 188,064 patients registered in the Danish Anaesthesia Database. *Anaesthesia*. 2015;70:272-281.

89. Cook TM, Kelly FE. Time to abandon the "vintage" laryngeal mask airway and adopt second-generation supraglottic airway devices as first choice. *Br J Anaesth*. 2015;115:497-499.

100. Patel A, Nouraei SA. Transnasal humidified rapid-insufflation ventilatory exchange (THRIVE): a physiological method of increasing apnea time in patients with difficult airways. *Anaesthesia*. 2015;70:323-329.

106. The Difficult Airway Society (DAS) extubation guidelines. Available at: https://www.das.uk.com/content/das-extubation-guidelines. Accessed 8 February 2016.

145. Patel A, Pearce A. Progress in management of the obstructed airway. *Anaesthesia*. 2011;66(suppl 2):93-100.

147. Jaquet Y, Monnier P, Van Melle G, et al. Complications of different ventilation strategies in endoscopic laryngeal surgery: a 10-year review. *Anesthesiology*. 2006;104:52-59.

151. Bourgain JL, Desruennes E, Fischler M, et al. Transtracheal high frequency jet ventilation for endoscopic airway surgery: a multicentre study. *Br J Anaesth*. 2001;87:870-875.

185. Cook TM, Alexander R. Major complications during anesthesia for elective laryngeal surgery in the UK: a national survey of the use of high-pressure source ventilation. *Br J Anaesth*. 2008;101:266-272.

All references can be found online at expertconsult.com.

第 39 章　气道激光手术麻醉

ANIL PATEL

章节大纲

引言

　　自20世纪60年代以来,激光技术在医学和外科领域的应用已经得到很大地扩展,世界上大多数医院中如今都能发现有某种形式的激光使用。从个人计算机到超市条形码阅读器,激光技术已经融入现代生活的方方面面。临床上,从诊断医学到激光气道手术,激光的临床应用也越来越多见。

　　医疗实践中,需要根据所采取的手术步骤、手术类型和部位以及医生的要求来决定所使用的激光类型。激光可以用于浅表或皮肤手术,例如皮肤科、牙科、眼科和整形外科手术,也可以用于体内手术例如介入治疗、诊断性心血管手术以及胸外科、神经外科、泌尿外科、妇科和普通外科手术。

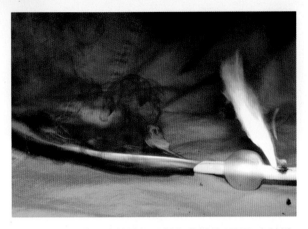

图 39.1 激光引发的聚氯乙烯气管插管(ETT)喷射样着火。ETT 中有纯氧流过,持续的 CO₂ 激光冲击套囊近端外表面,并在击穿点出现第二个火焰

气道手术的独特之处在于,在同一解剖区域,麻醉医生和外科医生同时工作。即使不存在共用气道,对于所有受损的气道而言,实施激光手术也极具挑战性。如果激光束(即点火源)施加于共用气道内,则可能会导致灾难性火灾。所有手术室工作人员必须认识到,团队协作对于避免这些灾难是必不可少的(图 39.1)[1-39]。如果存在高风险情况,所有团队成员必须主动就如何防止和管理火灾达成一致意见,团队的重要性在这里如何强调都不过分。

为了激光气道手术的安全,外科医生和麻醉医生均应该熟悉激光的原理、可用的激光类型、激光使用的危险以及气道着火的处理方法,双方也均应该了解各种麻醉技术的优点和缺点。

激光技术的原理

历史

激光(LASER)是"辐照刺激发射产生光放大"(light amplification by the stimulated emission of radiation)的英文词组首字母缩写。由于受辐照刺激,光子聚焦并以强烈的高能量光束形式释放。

激光的历史和发展与我们对电磁辐射、离子、分子和原子的理解相平行。1900 年,马克·普朗克(Max Planck)修改了他早期提出的关于辐射以及黑体(即完美吸收体)吸收光和热的工作原理[40]。他提出电磁能量只能以量子化的形式发射。在这个被称为光电效应的过程中,电子由于从短波电磁辐射(如可见光或紫外光)吸收能量而从物质中发射出来。1905 年,阿尔伯特·爱因斯坦描述了光电效应如何由光量子(即光子)的吸收所引起,并解释了这些量子的能量与吸收的辐射频率直接相关。从这些观察中,爱因斯坦发展了他关于量子力学的观点,并在 1917 年形成辐射量子理论[41,42]。在此理论中,爱因斯坦讨论了原子、离子、分子、光子和电磁辐射的相互作用。根据辐射的量子理论,电子、原子、分子和光子通过吸收、自发发射和受激发射与量子单元的电磁辐射相互作用[43]。

1954 年,查尔斯·汤斯(Charles Townes)描述了通过使用微波的受激发射来首次放大和产生电磁波,他称之为受激辐射的微波放大(microwave amplification by the stimulated emission of radiation, MASER)。1960 年,西奥多·迈曼(Theodore Maiman)利用红宝石晶体和红光通过受激辐射产生光放大(LASER)。在 20 世纪 60 年代和 70 年代,许多基质和离子被用作激光介质,其中如二氧化碳(CO₂)激光器,其自成功开发以来被发现可用于医疗实践,目前仍在临床广泛使用[44]。

物理学

一个原子包含有一个原子核,电子在离散的壳中围绕该核运行。这些壳或者称之为轨道具有与之相关的特定能量水平。处于稳定基态的电子占据最低轨道,该轨道最靠近原子核并具有最低能级。电子可以通过吸收能量从一个轨道移动到更高水平的轨道,或者它们可以通过发射能量从更高水平的轨道移动到更低水平的轨道。吸收或发射的能量恰好等于轨道能级之间的差异,它可以采取光子的形式。光子是光的基本粒子和一定量的电磁能量。

在吸收过程中,电子通过吸收与光子碰撞所产生的能量被提升到更高的能级。自然状态下,物质应处于其最低能量水平,因此处于较高轨道中的电子将自发地回落到其可能的最低能量轨道并且发射出作为光子的能量,此能量完全等于可以将电子带到更高轨道所需的光子。这一被称为"自发发射"的过程以随机方式发生,导致非相干光的产生。

1917 年,爱因斯坦做出一项推断,如果从激发态原子释放的光子与另一个已经处于激发态的原子碰撞,则第二个原子将释放两个具有相同波长、相位和方向的光子(即相同的光子)。如果这两个光子激发更多的激发原子,则会释放出更多相同的光子。爱因斯坦称这一过程为"辐射受激发射"(stimulated emission of radiation),这是激光物理学的基本原理(图 39.2)[45]。

光子的能量与光的频率成正比,并由以下公式描述:

$$e = h\lambda$$

其中:
$e =$ 量子能量
$h =$ 普朗克常数
$\lambda =$ 波长

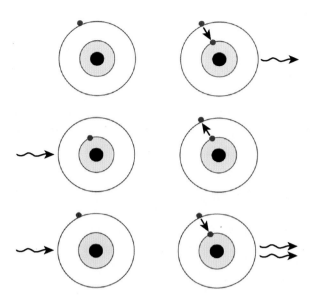

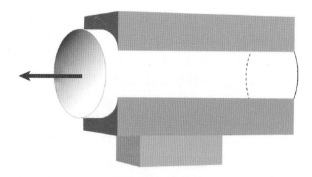

图 39.3 激光装置。电源(黄色框)刺激激光介质(位于灰色框的圆柱体内)。来自处于激发态电子的光子自发发射可刺激更多光子的发射。两面平行镜中的一面(灰色框末端圆圈所指)反射沿激光轴向行进的光子,放大辐射强度。其结果是导致从另一面平行镜即部分反射镜(红色箭头)出射的相干单色激光束

图 39.2 激光器工作所必需的吸收、自发发射和受激发射过程图示。上图:在激发态(即在较高能量轨道中的电子)中的电子不稳定,会并且重新发射其能量(即自发发射)。中图:具有能量的光子或光脉冲群或者另一能量源提供能量,将电子的能级从基态提升到激发态(即吸收)。下图:适当能量的光子撞击处于激发态的电子,导致相同能量的第二光子释放(即,受激发射)。后一光子传播的相位及方向与第一光子相同

所有激光器均有激光介质(例如二氧化碳、氩),包含在位于两个反射镜之间的光学腔体中。两个反射镜中,一个为全反射镜,另一个为部分反射镜。外部能量源持续激发或抽吸激光介质,使许多原子达到更高的能级(图 39.3)。当超过 50% 的原子处于激发态时,将发生粒子数反转。这种状态下的自发发射在每个方向上都可发生,其中在光学腔的方向上发射的光子将撞击镜子并被反射,再次撞击激发的原子,产生受激发射。这一过程以不断增加的速率重复,每次光子都从镜面反射后在激光介质中相互碰撞,产生大量相同的光子,这些光子均具有相同的波长、相位和方向。部分反射镜的结构使少量这种能量能通过孔径逸出,产生激光束。

激光既可以是位于电磁辐射光谱中不可见的红外光,也可以是可见光或紫外光。激光是单色的,其中所有光子具有相同的波长。激光是准直的,其中光束强烈且单向,没有发散,防止光在向远处移动时向其他方向扩散。激光在空间和时间上是相干的,所有光子都具有相位,并且具有高能量密度。

激光参数

操作者可以通过调整暴露时间,光斑尺寸和功率这三个参数来改变激光对于组织影响的有效性。

暴露时间

暴露时间是组织暴露于激光的时间。暴露时间受激光脉冲结构的影响,脉冲结构又受激光的类型和配置的影响。暴露时间也可以固定。脉冲结构可以处于连续模式,即激光器在接通时发射连续激光;也可以是脉冲模式,即发射单个短暂($0.5\mu s$ 至 $100ms$)的激光脉冲。通过使用具有高强度和短脉冲持续时间的脉冲模式,激光束可以在热能扩散并损坏邻近组织之前快速消融组织。

光斑大小

激光束出激光系统的光学腔体后,可以通过一个透镜,将光束聚焦到非常小的直径,或称之为"光斑",其大小为 $0.1\sim2.0mm$。每个聚焦透镜的光学特性决定焦距,或者从透镜到预期目标组织的距离[46]。

功率

当在临床实践中使用激光时,功率通常以瓦特(W)来度量,尽管更有用的术语是功率密度。对于给定的功率,激光所产生的效果根据光斑尺寸和暴露时间而变化。当功率和暴露时间保持恒定而光斑尺寸变化时,功率和组织损伤深度之间的关系变为对数[47]。功率密度表述为到达某表面区域(W/cm^2)的功率(W)。

$$功率密度(Wg/cm^{-2})$$
$$=激光功率输出(W)/焦斑面积(cm^{-2})。$$

激光-组织相互作用

当激光作用于组织并与组织相互作用时,能量可以被反射、吸收,可以作为热量传播或散射。这些过程发生的程度取决于所用激光的类型和与之相互作用的组织。激光的波长取决于激光介质,而激光被吸收的程度取决于所作用的目标组织成分。CO_2 激光(10 600nm 波长)特

别容易被水吸收,而钕:钇铝石榴石(Nd:YAG)激光(1 064nm 波长)被水吸收较少,产生更多的能量散射。氩激光(488nm 和 514nm 波长)和磷酸钛氧钾(KTP)激光(532nm 波长)处于可见光谱中,它们的能量可以被黑色素和血红蛋白等色素很好地吸收。对于多数医用激光,其能量被吸收会产生组织内原子激发,产生热量(图39.4)。二氧化碳激光加热细胞内的水分,当温度升高至约65℃时,蛋白质会变性并会发生热坏死。如果热持续,且温度达到100℃,细胞内的水会沸腾并产生水蒸气,后者可导致爆炸性蒸发,发生细胞爆炸。与 CO_2 激光接触的组织表面崩解并经历炭化,在约 350℃ 下沉积的碳碎片对下面的结构几乎没有损害。烧焦区周围是一个热坏死区,其周围是导热和待修复的区域[48]。

激光分类

美国国家标准协会(ANSI Z136 关于安全使用激光的报告)和国际标准国际电工委员会(IEC 60825 关于激光产品安全性的报告)根据其功率和波长定义了四类激光。

第1类 这类激光器被认为是安全的激光器,可以肉眼观察而没有危害。分级 1M 表示如果用光学仪器(例如显微镜)观察光束则可能存在危险。

第2类 这类激光器发射 400~700nm 的低功率可见辐射。其拥有的一个可以被称之为"眨眼反射"的切换装置将暴露时间限制在 0.25s 以内,为激光指示器等设备提供保护。2M 类设备与第2类设备相同,但如果使用光学仪器观察可能会有危险。

第3类 3R 激光被认为是安全的激光,其具有受限的光束视野,即使超过允许的最大暴露量,其受伤的风险亦很低。如果眼睛直接暴露,例如肉眼直接观察激光束被认为会有危险,需要佩戴保护眼镜。所有 3B 类激光器都必须具有钥匙开关和安全联锁装置。

第4类 大多数医用激光器都属于这一类,对眼睛、皮肤和可燃材料构成危险。它们具有火灾危险并产生空气污染物和羽状物。所有 3B 级和 4 级激光器必须由经过培训的授权人员操作,并配有钥匙开关和安全联锁装置。

医用激光的类型

激光器根据其介质命名,此介质可以是气体、固体、液体或半导体。不同类型激光其临床应用取决于各自的波长、组织吸收特性、成本、易用性及安全性。激光器各自在发射波长,输出功率,操作模式(即脉冲或连续模式)和应用(即接触或非接触)方面存在差异。对于激光气道手术,最常用的激光包括 CO_2、氩气、Nd:YAG、KTP 和二极管激光(表 39.1)。

二氧化碳激光

二氧化碳激光已用于许多耳鼻喉科和头颈外科手术以及妇科手术,用于治疗上皮内肿瘤、尖锐湿疣和其他病变。它是最常用的气道手术激光,特别适用于喉部和头颈部外科手术(图 39.5)。

该激光器使用混有氮气和氦气的 CO_2 作为介质。氮气用于帮助将能量转移到 CO_2 分子使之达到激发状态。CO_2 激光器在电磁波谱的红外范围内发射波长为 10 600nm 的不可见红外光,肉眼无法看到。为了能够看到 CO_2 激光,第二个同轴氦-氖(He-Ne)激光器被合并到 CO_2 激光器中充当指示器。低强度(0.8mW)的 He-Ne 激光器具有 6 328nm 的波长,其在电磁光谱的可见部分,呈

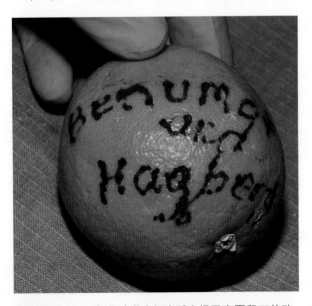

图 39.4 经二氧化碳激光打击后在橘子表面留下的改变,显示在 350℃ 左右的表面焦化和碳碎屑沉积。可以看到 Benumof and Hagberg 这三个词

表 39.1 常见医用激光特点

激光类型	激光波长/nm	颜色	光纤传导
气体			
氦-氖气	633	红色	可以
氩气	500	蓝绿色	可以
二氧化碳	10 600	不可见	不可以
固体			
红宝石	695	红色	可以
Nd:YAG	1 060	不可见	可以
KTP	532	绿色	可以

KTP,磷酸钛氧钾;Nd:YAG,钕:钇铝石榴石。

(Adapted from Sosis MB. Anesthesia for laser surgery. *Probl Anesth.* 1993;7:160.)

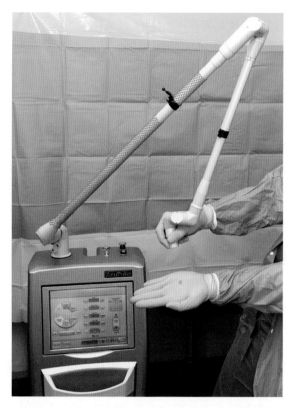

图 39.5　二氧化碳激光器（AcuPulse，Lumenis，Yokneam，Israel）具有一个铰接臂，可连接到手术显微镜或手持式设备。同轴的氦氖低强度激光可以发生连续可见的红光

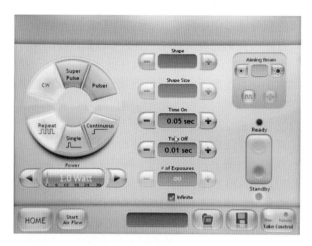

图 39.6　二氧化碳激光参数包括连续、脉冲和超脉冲模式

红色。一旦打开 CO_2 激光器就会看到连续的红光，其与 CO_2 激光器的状态无关。He-Ne 激光器必须与同轴布置中的 CO_2 激光器对齐，并且必须在使用前检查对准。如果同轴布置未对准，则 CO_2 激光和 He-Ne 激光将撞击不同区域，导致健康组织被破坏并会增加气道着火风险。

CO_2 激光是喉部病变的首选，用于治疗良性喉部病变如结节、息肉、乳头状瘤、肉芽肿、Reinke 水肿、喉蹼、血管瘤、声门下狭窄以及用于杓状软骨切除术和声学手术。CO_2 激光可以实现精准切割，并且只穿透浅层组织，这一品质对于去除位于声门上或声门正下方区域的病变十分关键。它可用于切除位于声带上和口腔内的白斑。经口激光手术可以使用 CO_2 激光完全或部分切除口腔内肿瘤，以及切除来自声带的肿瘤。许多早期声带肿瘤可以通过 CO_2 激光切除进行治疗。

CO_2 激光器可以以连续、脉冲或超脉冲模式使用。超脉冲模式可将暴露时间缩短到几纳秒，同时每个峰值提供 400~500W 的高能量（图 39.6）。每个峰之间的休息时间允许组织冷却、减少对邻近组织的热损伤。

CO_2 激光器可以连接到手术显微镜或其他手持式设备上，因此可以用于口内手术如腭手术。CO_2 激光能量会被水充分吸收，由于水是大多数生物组织的主要成分，因此其能量也就会被大多数组织高度吸收。研究显示，CO_2 激光的能量很容易被前 200μm 的生物材料吸收，不受组织色素沉着的影响。

CO_2 激光器具有成为有效手术工具的优点。它与手术显微镜一起使用，使外科医生能够在双眼视觉下精确破坏直径约 2mm 的目标，传统烧灼很难达到这种精确度。由于激光具有相当强的止血作用，CO_2 激光手术期间手术区通常不需止血，直径达 0.5mm 的血管通常可以切除而不会出血[49]。使用 CO_2 激光可以成功切除血管病变，有报道曾在一出血素质的患者成功应用[50]。传统手术工具如电烧灼，通常会发生显著的术后水肿，而使用 CO_2 激光时会有一条分界清楚的组织破坏线，线外的邻近组织几乎没有损伤，因此通常不会出现水肿。90% 的激光能量在 0.03mm 内被组织吸收[51]。由于激光治疗通常是一种非接触技术，因此不存在组织操作。CO_2 激光手术后，组织显微镜检查显示出一条不连续的破坏线，保留了毛细血管和邻近组织的正常特征。邻近组织保护良好被认为是 CO_2 激光手术后能够经常观察到愈合快速、几乎无瘢痕和疼痛较轻的原因。

对于气道和消化道而言，CO_2 激光是一种安全且极其有用的手术工具[52]，最适合于良性气管狭窄的松解和肉芽组织的切除[53]。

柔性纤维二氧化碳激光

二氧化碳（CO_2）激光器的一个缺点是必须固定在线性传送装置上，而不能通过普通光纤束来传输，这就将其使用范围限制在必须采取直线方式的场合。已有柔性光纤 CO_2 激光器（Omniguide，Cambridge，MA，USA；Fiberlase CO_2 光纤，Lumenis，CA，USA）被开发，用于包括舌根部肿瘤、喉肿瘤、气管肿瘤、喉乳头状瘤、气管狭窄和喉部病变等气道手术[54-59]。

柔性光纤 CO_2 激光器具有带隙的光子镜衬里,通过其将光引导通过中空纤芯,该镜衬将 CO_2 激光能量沿着中空纤芯反射到远端。通过中空芯可以提供冷的惰性气体(通常为氦气)气流,这一方面有助于防止纤维过热,另一方面还可清除手术区域的血液,减少组织发热并使中空芯保持透明。柔性激光光纤可以通过硬支气管镜或纤维支气管镜使用,也可以用在其他手控装置上。

麻醉医生应意识到发生气体栓塞的风险,并应对此进行监测。在激光操作过程中,离开光纤头的加压气体可能会导致气体栓塞,因此光纤头不应与血管或血管组织直接接触。离开光纤尖端的加压气体在激光手术过程中可能会导致黏膜下皮瓣分离或组织浅表层下的轻度气肿,因此不应将柔性 CO_2 激光用于气管隆嵴下方的病变。柔性 CO_2 激光改变了传统激光仅仅为视线可及才能治疗的模式,允许将激光治疗延伸到鼻腔、口腔、舌根、喉、声门下以及气管隆嵴上方的所有气管范围。

磷酸钛氧钾激光

磷酸钛氧钾(KTP)激光可被血红蛋白和黑色素强烈吸收,用于耳鼻喉科病变、血管疾病以及出血的治疗[60]。KTP 激光已被用于治疗多种皮肤疾病,包括葡萄酒色斑、血管瘤、毛细血管扩张、蜘蛛痣和皮肤红色瘢痕(图39.7)。

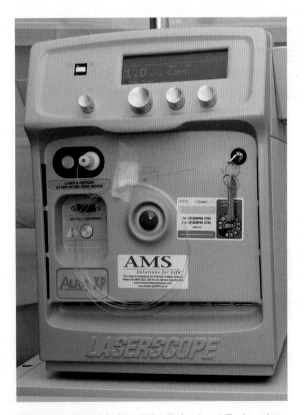

图 39.7　磷酸钛氧钾(KTP)激光(AuraXP,American Medical Systems,Minnetonka,MN,USA)。柔性光纤被盘绕在激光器的前面

KTP 激光是通过将 Nd：YAG 激光以快速脉冲的方式穿过磷酸钛氧钾晶体产生的,该晶体将 Nd：YAG 激光的频率加倍而波长减半到 532nm,从而产生具有 $0.5 \sim 2mm$ 组织穿透能力的可见绿色亮光束[60]。KTP 激光可以作为柔性光纤束传输,可以以脉冲模式使用。它可用于气道内血管病变,由于可以通过透明物质传播并且可以经由柔性光纤传输,因此可以适合在无法在直视下操作现场激光的场景中使用。KTP 激光已用于喉气管狭窄、喉麻痹和鼻后孔闭锁等治疗,其与 CO_2 激光器相比的优势在于光纤输送的便利性、可以远距离控制以及水肿反应轻。但是,KTP 激光的术后康复时间比 CO_2 激光的修复时间长。

氩激光

氩激光包含氩气,会产生可见的蓝绿色光束,其波长分别为 488nm 和 514nm,并被血红蛋白、黑色素和视网膜下的其他色素选择性吸收。氩激光束很容易沿光纤束传输,可用于实施支气管内手术(图 39.8)。

氩激光已被用于婴儿阻塞性支气管内病变的治疗。使氩激光纤维穿过插管软镜(FIS)的工作通道,并使激光束靶向照射造成支气管内阻塞的病变,可以消除因创伤性抽吸导管损伤而造成的阻塞性支气管内病变。

钕：钇铝石榴石(Nd：YAG)激光

Nd：YAG 激光已用作光凝和深部热坏死,用以治疗胃肠道出血和阻塞性支气管病变。

其他激光

其他激光器可能以红宝石、二极管、氦、金、铜、氙、铒、YAG 或钬作为介质,但通常都不会常规用于气道手术。

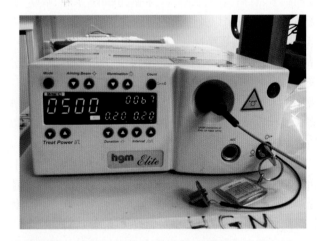

图 39.8　HGM Elite 氩气激光器(HGM Medical Laser Systems,Salt Lake City,UT,USA),柔性光纤束由红色导线保护

激光危害

使用激光进行任何类型的手术都存在一般的激光危害,这包括眼、皮肤和敷料损坏,激光烟雾危害,气体栓塞,方向错误的激光束损害等。

当外科医生在气道内使用激光时存在危险,其中最大的危险就是气道着火。出现着火需要三个组成部分,称为"火灾三要素":燃料源(火源)、氧化剂源、点火源。

一般性危害

眼损伤

激光很容易因直接或间接暴露而损伤眼睛,导致严重的角膜和视网膜损伤,这些损伤可能是不可逆的。激光手术过程中的眼部保护针对在手术室的所有人员,这包括患者、辅助人员、护理人员、外科医生和麻醉医生(图39.9)。对患者的一般预防措施包括闭眼并用贴片覆盖,避免使用油性眼睛润滑剂。进一步的保护包括盐水浸过的眼贴,根据使用激光的波长和类型选定的防护眼镜或金属护目镜。

所有激光眼镜均应清楚标明光密度值、可提供保护的波长以及可承受的最大辐射暴露或辐照度(图39.10和图39.11)[61]。正确的防护眼镜必须是与该手术所用激光类型相匹配的防护眼镜,否则将无法提供保护作用。在仅使用一种类型激光器的医院中,这可能不是一个问题,但是在配备多种类型激光器以及有多种类型防护眼镜的医院,这个问题就必须重视。

对于 CO_2 激光,因为其辐射会被水大量吸收,而角膜中的水分含量超过75%,因此其对眼睛的伤害仅限于角膜[62],视网膜没有风险。当将激光用于气道时,应将患者的眼睛用胶带闭合,并覆盖浸有盐水的保护性眼垫,然后盖上手术单,再盖上另一层浸有盐水的棉片。对于手术室工作人员,应佩戴 CO_2 激光防护眼镜。隐形眼镜只能保护覆盖的区域,并不能提供足够保护。如果光束直

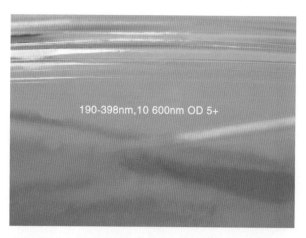

图 39.10　必须妥善保护眼睛以免受激光能量伤害。激光眼镜标有光密度值、可提供保护的波长以及眼镜所能承受的最大辐射量或辐照度

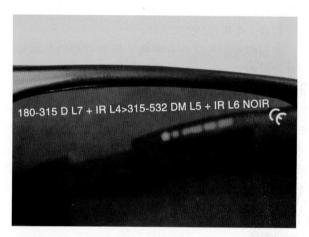

图 39.11　必须使用与给定激光器相匹配的防护眼镜。其设计参数包括光学密度值、可提供保护的波长以及眼镜所能承受的最大辐射量或辐照度

接对准或反射到眼镜上,普通眼镜可以防护 CO_2 激光束;但是,如果光束意外反射到眼镜侧面,则可能对眼睛造成伤害。使用 CO_2 激光时,所有手术室工作人员均应使用环绕眼睛的眼镜,以防 CO_2 激光从侧面进入。在使用手术显微镜时,外科医生无须使用 CO_2 激光防护眼镜,因为显微镜的光学器件可以提供有效保护[63]。但是,如果外科医生使用手动组件与 CO_2 激光器一起使用,则外科医生必须戴防护眼镜。

对于 KTP 和氩气激光器,所有手术室人员都需要琥珀色保护性眼镜,并且对于面部激光手术应使用金属护目镜(图39.12)。对于硬质和柔性内镜以及手术显微镜,可以引入吸收 KTP 波长的滤光片。

皮肤和敷料损伤

激光会灼伤皮肤,应使用湿毛巾和敷料保护脸部及裸露区域。对于涉及悬吊式喉镜的激光气道手术,手术

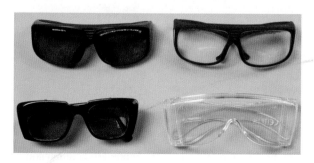

图 39.9　在选择激光眼镜时,请注意眼镜需从侧面环绕眼睛以提供全面保护

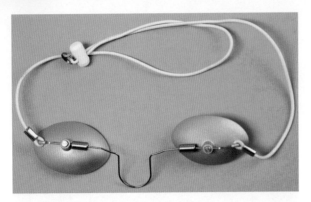

图 39.12　在激光手术过程中,金属护目镜用于眼部皮肤表面防护

喉镜和脸部周围的所有区域均应用湿毛巾完全覆盖,而且在整个手术过程中必须保持毛巾湿润。应特别注意,在手术喉镜近端部分的敷料周围,应确保充分保护嘴唇和鼻子,因为这些区域更可能被来自手术喉镜近端边缘的反射激光束撞击(图 39.13)。

配制溶液中不应含有酒精。所有类型的手术单都可能是易燃物,而一次性手术单尽管经过阻燃化学品处理且具有防水性能,但其仍是潜在的火灾隐患。目前已有许多报道敷料着火的情况。当敷料着火时,由于其具有防水性,水会从敷料上滑落,因此很难将火扑灭,应配备二氧化碳灭火器。敷料一旦被点燃,火焰立即上升,可能导致手术室被烟雾淹没,影响每个人的视线和呼吸[64-66]。保持毛巾湿润很重要,否则它们就会变得易燃。

激光烟雾

在电灼或激光手术中,由于组织蒸发而产生的烟雾可能很危险。烟雾中含有细小颗粒(平均尺寸为 $0.31\mu m$;范围为 $0.1 \sim 0.8\mu m$),可以被气流运输和沉积

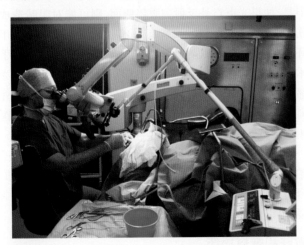

图 39.13　应注意确保用湿毛巾完全覆盖手术喉镜周围的面部及相邻区域。注意 CO_2 激光是通过关节臂连接到手术显微镜

在肺泡中[67]。在大鼠肺中,激光烟雾颗粒沉积可产生间质性肺炎和细支气管炎[68,69]。激光烟雾是否会充当病毒载体存在争议。在湿疣和皮肤疣的激光烟雾中检测到病毒 DNA,但喉乳头状瘤中未检测到[70-73]。CO_2 激光似乎从组织蒸发中产生的烟雾最多。通过在手术部位使用高效排烟器可以保护手术室人员(图 39.14)[74,75]。普通的手术室的口罩只能过滤不超过 $3.0\mu m$ 的颗粒,因此应使用效率更高的激光面罩来保护手术室人员免受激光烟雾颗粒的侵害。

气体栓塞

Nd：YAG 激光切除气管和支气管肿瘤时发生气体栓塞,这可能是将柔性纤维 CO_2 激光引入支气管树时所带来的风险[76,77]。已报道在腹腔镜手术中使用需要气体冷却系统的 Nd：YAG 激光探头时发生了气体栓塞[78,79]。

激光误定向和激光使用流程

设备失灵或对该设备的了解不足可能会导致激光定向错误。应制定安全流程以防止出现此问题。如前所述,即使未聚焦,激光也可能发生灼伤。

激光的强度设定错误以及光束指向错误均可导致组织损伤和燃烧,因此必须遵循严格的安全预防措施。医院应设有激光安全主任或顾问,能够及时与激光技术人员取得联系,有激光登记制度,并实施充分的员工培训。

除非是即将准备发射,激光应始终设置为待机模式,防止意外启动。绝对不允许激光辐射朝向高度抛光或镜面的表面。大多数与激光一起使用的仪器都具有暗淡或亚光的外观,而黑色极为普遍,这对于保持相干激光束不因反射而散开、或因反射的激光束伤害患者或手术室内工作人员极为重要。由于激光辐射而变热的任何器

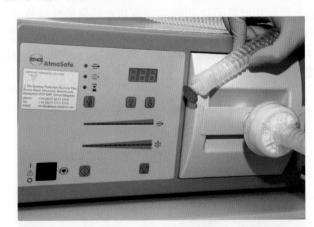

图 39.14　AtmoSafe 抽烟器(Atmos Medical Limited,Hampshire,United Kingdom)的吸力将一枚金属硬币吸附在抽吸管前端

械都可能引起灼伤[61,80]。在激光手术期间,已经描述的意外伤害有气管撕裂伤、牙齿损伤、软组织损伤以及对手术操作者的皮肤灼伤[81]。

应有警告标志张贴在手术室门上,告知任何将要进入的人这里正在使用激光(图39.15和图39.16)。为防止进行激光手术时其他人员误入手术室,可设置当手术室处于激光模式时门可以自动锁定的安全装置(图39.17)。应备有额外的护目镜为随时进入手术室的人员使用。

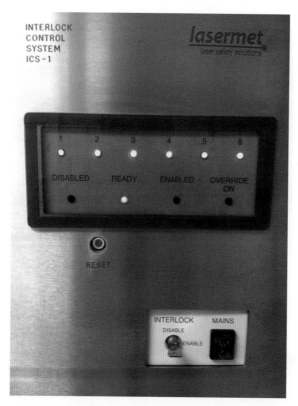

图 39.17　手术室中的互锁控制系统可防止使用激光时进入。启用这一系统后,手术室的门将自动锁定

气道激光危害

当手术区域靠近气道时,激光的高能量及燃烧潜能可能引发气道着火(图39.18)。在激光气道手术中,当激光撞击气管导管未保护的外表面时,该表面开始崩解并着火。如果此时没有发现,并且继续使用激光,则可能会在气管导管中产生一个孔,导致燃烧表面暴露于麻醉系统富氧的气体中。在此阶段,可能会发生喷灯样着火,并向远侧和近侧迅速蔓延。任何气道起火都是危及生命的并发症,但这种喷灯样起火后果尤

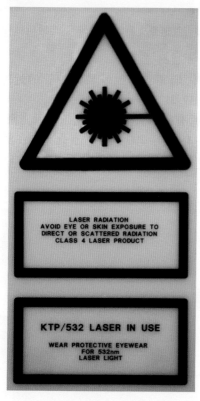

图 39.15　该标牌警告进入手术室的人员,目前正在使用磷酸钛氧钾(KTP)激光

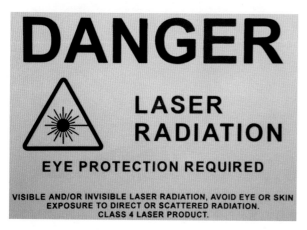

图 39.16　应在手术室门上贴一个警告标志,防止其他人员在进行激光手术时无意中进入

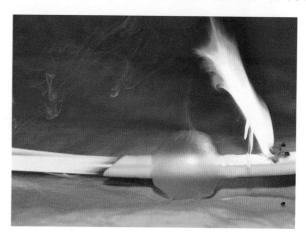

图 39.18　当激光照射聚氯乙烯气管导管时发生气道着火

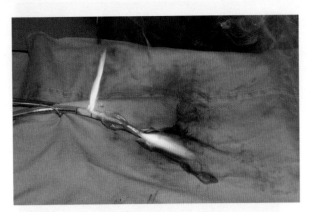 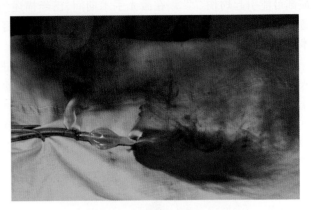

图 39.19　连续使用激光可击穿气管导管,使激光燃烧表面暴露于麻醉系统内的富氧气体中,导致喷灯样导管起火

图 39.20　气道着火后散落的烟雾、熔融材料和其他颗粒物质

为严重(图 39.19)。

如果气管插管(ETT)的套囊被刺破,则回路中的富氧气体会暴露于 ETT 的外部表面,并且会大大地增加包括喷灯着火在内的气道起火的风险。喷灯激光起火后对 ETT 进行的检查发现,ETT 完全或几乎全部被破坏,导致

熔化的材料、烟雾和其他颗粒从导管的远端散开(图 39.20 和图 39.21)。

据认为,有关手术室火灾的报道并不完全,每年在美国可能发生有 100~200 次手术室火灾。在所报告的火灾中,有 20% 对患者造成严重伤害,每年有 1~2 例死亡是因气道火灾造成[82]。

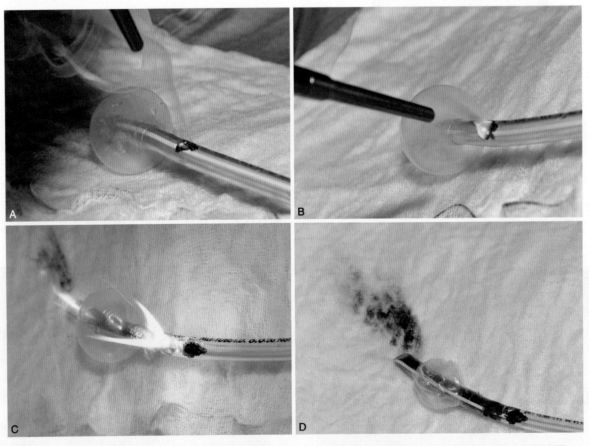

图 39.21　激光照射聚氯乙烯气管导管(ETT)引起气道着火。(A)连续的激光打击后,烟雾从 ETT 的管壁冒出。(B)导管外表面透射出橙色火光。(C)在存在 100% 氧气流的情况下,激光击穿 ETT 后,火焰从穿孔部位由内向外以及向 ETT 远端发散。(D)着火被扑灭后,可以看到 ETT 损坏,并可看到导管远端部位散落的燃烧残留物

在气道激光手术中,有关麻醉管理方面有许多选项需要考虑。通气方式和激光类型的选择取决于病变的性质和位置。另外,要考虑患者的状况、可用的设备和使用者的经验。在不使用 ETT 的情况下进行激光气道手术的全身麻醉时,需要使用一些特殊的技术,包括文丘里(Venturi)喷射通气、间歇性呼吸暂停技术、声门上气道(SGA)通气以及使用吹气法,本章稍后将对此进行讨论。

如果使用 ETT 通气,为防止 ETT 着火或爆燃,需要实施特殊的管理技术以及选用适当的 ETT。对从事此类手术的耳鼻喉科医生有关 CO_2 激光喉手术并发症的调查发现,ETT 着火或爆燃是最常见的主要并发症[52]。从历史数据看,气道着火的发生率在 0.4% ~ 0.57%[39]。Cozine 及其同事曾报道患者在 CO_2 激光手术中因 ETT 燃烧而死亡的案例[83]。

燃料源

发生着火需要三个要素(称为"着火三要素"):燃料源、氧化剂源和点火源。燃料源包括易燃材料(例如 ETT)、纱布、海绵、敷料、挥发性麻醉剂、口罩、鼻导管、吸引导管、手套、隔离衣、内镜以及任何在富含氧化剂的环境下可能燃烧的材料,这里唯一的例外是不锈钢材料。

氧化剂源

当封闭的呼吸回路中有高浓度氧气或氧化亚氮时,这一富氧化剂的气体环境会增加呼吸道着火的机会。辅料下或面罩下也会出现富含氧化剂的环境,增加着火的可能性。

点火源

任何高能量源都有可能引发着火。在激光气道手术期间,激光是点火源。其他点火源包括电灼设备、光纤电缆、光缆、除颤器电极、加热探头和电钻。本章稍后将讨论专用设备和麻醉对气道着火的影响。

预防气道着火

激光气道手术期间发生气道着火的风险取决于影响"着火三要素"的所有可能因素。

第一个要素是燃料源,最常见的燃料源是 ETT。针对此要素的防护尝试包括:通过金属箔覆盖导管,通过激光防护涂层覆盖导管,在导管套囊中注入生理盐水,以及开发专用于激光气道手术的抗激光导管。

第二个要素是氧化剂源。需要了解麻醉气体对气管导管可燃性的影响,并需了解强效吸入麻醉药的可燃性

极限。

第三个要素是点火源。这里不同类型激光器的功率设置、操作模式、暴露时间和光斑大小都是潜在的影响因素。虽然上述参数中的大多数选择和设置取决于手术类型和部位,但是麻醉医生应了解其与气道起火风险增加的关联。

燃料因素

使用金属箔带保护气管导管

用金属箔带缠绕标准 ETT 外层用于成人激光手术已有相当历史,可以追溯到 20 世纪 70 年代和 80 年代[84-87],当时还没有专门的抗激光导管或者其性能不佳。

临床上并没有专门为医疗用途制造的金属箔带,美国食品药品监督管理局亦未批准其临床使用。用金属箔带包裹 ETT 并使用的医生,如果面临伤害诉讼,可能会作为未经认证的"制造商"承担某些法律责任[88],因此不建议用金属箔带缠绕标准 ETT 来实施激光气道手术。

使用生理盐水充填保护气管导管套囊

在激光气道手术中 ETT 套囊特别容易被激光击穿。其原因在于为了提供最佳喉部暴露视野而需要采用较小管径的导管,这使得本身较薄的大容量、低压套囊其尺寸相对更大,更易受激光击打。

激光束沿操作喉镜的轴线对准,该轴线与 ETT 为同一轴线,但几乎垂直于套囊。套囊从气管导管向外扩展直至到达气管壁。激光打击套囊可导致气道着火,或导致麻醉气体从回路内部泄漏,并使气管导管的外部暴露于富氧环境中,从而增加了发生导管相关或套囊相关的气道着火,还可能发生气道喷灯样起火(图 39.22)。

用盐水填充 ETT 套囊可保护其免受 CO_2 激光的伤害,因为激光击穿套囊时会产生一股水流,起到"内置灭火器"的作用[89]。盐水也可充当散热器,并且因为相对于而言"放气"(套囊回缩)较慢,可以在气体泄漏之前留出更多时间来处理[90]。也可以在盐水中添加少量染料,例如亚甲基蓝,使激光击穿 ETT 套囊时明显可见,术者可以立即终止激光发射。对于 ETT 套囊的保护还包括在套囊上方放置湿润的棉片,并在整个过程中保持棉片湿润来确保防护效果[91]。

激光气道手术专用气管导管

"防激光"(laser proof)意味着无论氧化剂环境和激光功率如何,ETT 都不会着火。即使在 100% 氧气环境中

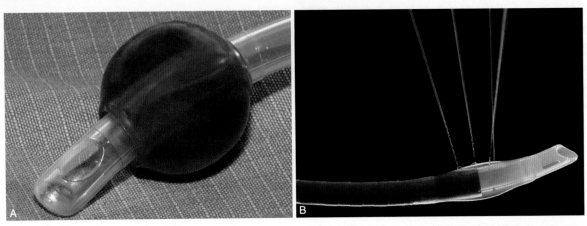

图 39.22 （A）气管插管套囊中充满了混合了亚甲基蓝染料的盐水。（B）充满盐水的套囊穿孔好产生水流

以极高的功率连续激光打击,当使用抗激光 ETT 时,亦不会发生导管着火。迄今为止,仅有一款防激光气管导管(诺顿抗激光导管)已被使用,本章稍后再讨论[92]。

现有其他制造用于激光气道手术的 ETT 都仅可称为"抗激光"(laser-resistant)。抗激光导管对于激光打击可提供一定程度的防护,其作用依赖于导管的材料、保护涂层、相对尺寸以及套囊数量等。如果超出其限制范围使用,任何抗激光导管都会发生气道着火甚至喷灯样着火(图 39.23),例如在未受保护的导管套囊远端或套囊近端管壁,或者就在套囊本身。麻醉医生应了解已测试过的抗激光导管所能耐受的最大功率设置,在此功率范围内一般不发生点燃,还应熟悉富氧化剂环境对其抗激光性能的影响。所有抗激光管都不能完全防激光,不能在其极限范围以外使用。

Norton 防激光气管导管

Norton 和 De Vos 于 1978 年首次描述了 Norton ETT

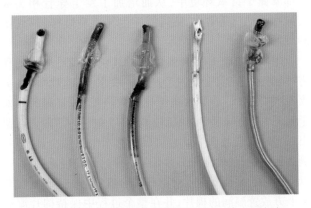

图 39.23 激光引起的气管插管(ETT)着火后损坏。从左到右,前三个是标准的非抗激光聚氯乙烯 ETT,三个都已被气道着火损坏。右侧的两个 ETT 专为激光使用而设计。两根导管都受到高能量的持续 CO_2 激光打击,使 ETT 穿孔,100%氧气透出,从而在套囊远端未受保护区域遭受着火损坏

(V. Mueller, Baxter Healthcare Corp., Niles, IL, USA),它是迄今唯一一款防激光气管导管[92](图 39.24)。它由不锈钢材料的钢丝螺旋缠绕互锁构成管壁,能够承受高压灭菌并极度耐受多次使用。尽管此导管已不再生产,但在某些医院中仍可能有老产品应用。

Xomed Laser-Shield II 气管导管

Xomed Laser-Shield II 气管导管(Xomed Surgical Products, Jacksonville, FL, USA)具有铝箔胶带缠绕和特氟龙涂层的抗激光外包装。其管壁的主体材质为硅弹性体,导管的近端和远端以及套囊没有受到保护,这些未保护区域也就不具有抗激光性能(图 39.25)。全金属胶带可防止激光打击。特氟龙涂层可为导管提供光滑的外表面,最大程度减少导管操作引起的黏膜损伤。套囊充气阀中注入干燥的亚甲蓝染料,盐水充填套囊后可以及时发现套囊破裂。

Mallinckrodt Laser-Flex 气管导管

Mallinckrodt Laser-Flex ETT(Mallinckrodt, Glens Falls, NY, USA)具有波纹状的不锈钢材质管壁。这款导管被设计为一次性物品,制造商声明此类 ETT 仅应与 CO_2 和 KTP 激光器一起使用。该 ETT 的成人版本包含两个 PVC 套囊。制造商提示,如果激光损坏近端套囊,远端套囊可以继续使用。成人导管的远端(包括墨菲孔和近端 15mm 标准接口)由可燃的 PVC 制成(图 39.26)。

Sheridan Laser-Trach 气管导管

Sheridan Laser-Trach 气管导管(Argyle, NY, USA)的是一次性使用的红色橡胶导管,从套囊到导管的近端都有不可燃的压花铜箔螺旋缠绕。铜箔的外表面有可吸收液体的织物覆盖。制造商声明需在使用前用灭菌的等渗盐水浸透外层,并且在操作过程中必须保持水饱和状态,因为干燥的织物外涂层受激光照射会引起着火[93]。

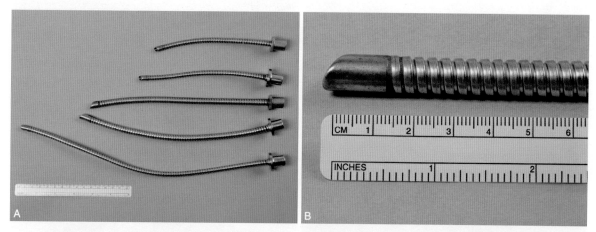

图 39.24　（A 和 B）Noton 防激光导管的选择型号。注意该导管米有套囊，外壁呈肋骨样螺旋、交锁排列

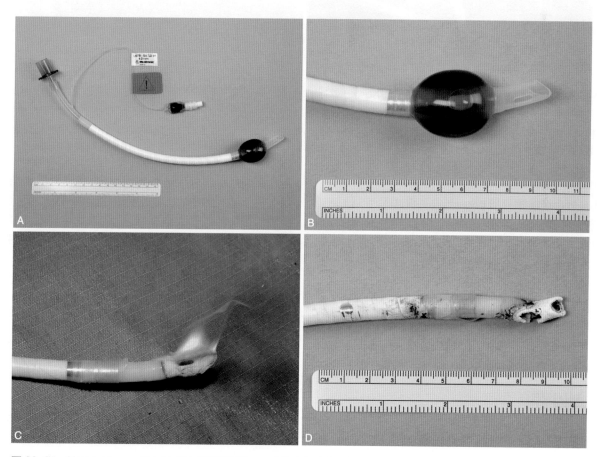

图 39.25　Xomed Laser-Shield Ⅱ气管导管（Xomed Surgical Products，Jacksonville，FL，USA）。（A）硅弹性体管壁的近端和远端以及套囊未受到保护。（B）在套囊近端可以看到耐激光的铝箔胶带。（C 和 D）在 100%氧气环境和持续、高功率 CO_2 激光照射下，远端未保护区域发生气道起火

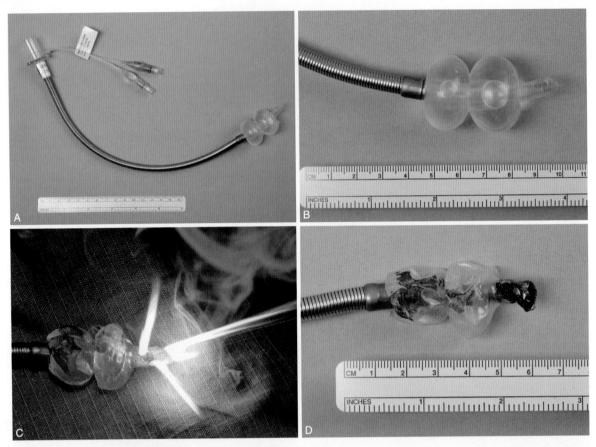

图 39.26 （A 和 B）Mallinckrodt Laser-Flex 气管导管（Covidien，Hazelwood，MO，USA）具有波纹不锈钢管壁和双套囊，其中以盐水填充。（C 和 D）在 100% 氧气环境下，以持续高功率 CO_2 激光照射后，远端未保护区域发生气道起火

Lasertubus 气管导管

Lasertubus 气管导管（Rüsch，Duluth，GA，USA）是一种抗激光气管导管，其管壁由柔软的白色橡胶制成，外加一长约 17cm 激光防护罩，此防护罩由膨胀海绵和银箔组成，带有双套囊。其套囊为囊内囊的结构。其使用前应以与 Sheridan Laser-Trach 相似的方式浸泡海绵表面，从而减少发生气道着火的风险。根据制造商的说法，Lasertubus 可以抵抗波长为 488～1 060nm 的所有类型的医用激光，例如氩气、Nd：YAG 和 CO_2。Sosis 及其同事在体外评估了该导管的应用[94]。

氧化剂因素

麻醉气体对气管插管可燃性的影响

气道激光手术中使用的麻醉气体会严重影响可燃物的可燃性。一氧化二氮（笑气）在激光气道手术中绝对不能被视为惰性气体。尽管笑气无法维持生命，但根据以下公式其可以容易被分解为氧气、氮气并释放能量：

$$N_2O = N_2 + \frac{1}{2}O_2 + 能量$$

在类似于用氧气进行的实验中，将点燃的火柴推入装有笑气的容器中，出现了爆炸并形成火焰。笑气支持燃烧的程度与氧气大致相同，尝试添加笑气以稀释氧气对可燃性没有影响[95-97]。因此，气道激光手术使用笑气不应被认为是安全的选择，应在使用前仔细考虑。

氦气和氮气是惰性气体，添加到氧气中会延迟 ETT 的可燃性[98]。氧气和笑气对燃烧的支持都非常好，笑气稀释氧气对可燃性没有影响，应予避免。氦和氮是惰性气体，其使用可以减少发生气道着火的风险；与氮气相比，氦气作为惰性气体与二氧化碳激光器的混合相对要好，但是这种差异在临床上并不显著。此外，在临床实践中，在激光气道手术中最常使用空气和氧气，因为大多数麻醉机都无氦气输送装置。当激光器靠近近端导管时，应将氧浓度保持在临床上尽可能允许的最低水平。

强效吸入麻醉药的可燃性限值

1850 年，在马萨诸塞州的波士顿，有报道说在面部外科手术中首次发生手术室中火灾。随着醚、乙炔、乙烯和环丙烷的使用，更多的报道随之而来。现代临床实践中使用的强效吸入麻醉药其可燃性范围远低于临床上常用的患者的肺泡浓度[99-101]。

美国麻醉医师协会手术室火灾预防和管理实践建议

2008 年，美国麻醉医师协会（ASA）手术室火灾特别工作组的报告发表了关于预防和管理手术室火灾的实践建议[1]。实践咨询是基于科学文献、专家意见、临床可行性数据、公开论坛评论和共识调查为基础，旨在帮助患者治疗决策的系统研究报告。实践建议不应作为标准、指南或绝对要求，可以根据临床需要和约束条件予以采用、修改或拒绝。实践建议着眼于手术室着火、外科着火、气道着火以及其他高风险操作而发布。

实践建议将手术室着火定义为处在麻醉状态下的患者自身及附近发生的着火，它包括手术着火、气道着火以及气道管路内的着火。外科着火被定义为发生在患者体表或体内的着火。气道着火是在患者气道中发生的一种特殊类型的外科着火，可能包括或不包括在所连接的呼吸回路中发生的着火[1]。当点火源靠近富含氧化剂的环境时，该操作被定义为着火高风险操作，例如气管切开术、喉手术等。

ASA 特别工作组主要针对手术室着火的教育、防火演习、每一种情况的准备以及针对性的预防和管理措施等进行了评论。麻醉医生应在整个过程中与手术团队的所有成员合作，最大程度减少靠近点火源的富氧化剂环境存在[1]。

对于所有操作，都应考虑手术铺单的放置需最大程度减少敷料下的氧化剂（即氧气和笑气）集聚，并防止氧化剂流向手术部位。易燃的皮肤消毒液使用后需在覆盖之前使之干燥。在点火源附近需准备湿纱布和湿海绵。

对于高风险的手术，只要点火源靠近富氧化剂的环境或手术部位氧化剂浓度增加，麻醉医生应通知外科医生。可通过监测脉搏血氧饱和度来评估给患者减少氧供的安全程度，并且在可行的情况下，应监测吸入、呼出和输送的氧气浓度[1]。

对于激光手术，应选择对激光（CO_2，Nd：YAG，氩气，铒：YAG，KTP）具有抵抗能力的 ETT。激光导管的套囊应填充含有指示剂颜料（例如亚甲蓝）的生理盐水。

在启动激光之前，外科医生应给予麻醉医生明确的信息：即将启动激光发射。麻醉医生应将输送的氧气浓度降至可以避免缺氧的最低浓度，并停止使用笑气，然后等待几分钟以降低氧化剂浓度，最后再激活激光和点火源。

对于涉及点火源在气道内并且进行气道手术的病例，应使用临床上合适的带套囊气管导管。麻醉医生应建议外科医生不要在气管内使用点火源（例如外科电刀）。

某些情况下（例如口咽手术），可使用持续吸引来减少手术区域的富氧化剂环境。

如果发生气道或呼吸回路着火，应尽快移除 ETT，停止所有气体传输，清除气道中所有易燃和正在燃烧的物质，并将盐水或水倒入患者的气道中[1]。如果呼吸道或呼吸环路内的着火被熄灭，尽可能使用面罩恢复通气，并在可能的情况下避免补充氧气或笑气。灭火后检查 ETT，评估气道中是否有残留碎片。考虑进行支气管镜检查（最好使用硬支气管镜）以查找 ETT 碎片，评估损伤，并清除残留的碎屑。评估患者的状况并制订治疗计划。

气道着火的管理

发生气道着火时有许多因素需要考虑。所有手术室人员必须对于激光内镜手术中发生气道起火做好准备。如果发生气道着火，手边应有已抽好无菌等渗盐水或水的 30mL 或 60mL 注射器备用。应提供另外的激光和聚氯乙烯（PVC）ETT。手术室成员应有演练计划，以便于随时可以迅速采取行动。

Schramm 和同事们讨论了立即对气道着火进行管理的方案[102]。该管理方案要求立即移除 ETT。Sosis 编写了激光气道着火的处理方案，要求麻醉医生和外科医生应同时采取某些行动（知识框 39.1）[103]。万一发生气道着火，该方案要求立即停止通气并关闭所有麻醉药，特别是关闭氧气，可以采取立刻从供氧接口断开回路、断开呼吸回路软管与气体出口的连接、将 ETT 从麻醉回路断开、夹闭 ETT 或关闭流量计等方法。同时，应使用无菌生理盐水或水溶液将火焰熄灭。假定不是困难气道，该协议要求立即移除 ETT，因为它不再提供通气道作用并且可能着火。在移开 ETT 并完全熄灭着火后，应通过呼吸囊和面罩给予 100% 的氧气，并在必要时对患者进行肺通气。

> **知识框 39.1　气道激光着火处理方案**
>
> - 停止通气并关闭所有麻醉气体，包括氧气[a]。
> - 用盐溶液灭火[a]。
> - 在给套囊放气后，取出气管导管（ETT），并确保已将整个 ETT 取出。
> - 在清除所有燃烧物质并将其扑灭后，用面罩给患者实施肺通气。
> - 检查呼吸道是否有烧伤和异物，如 ETT 碎片或包装材料。
>
> [a] 这些步骤应由麻醉医生和外科医生同时进行。
> （Adapted from Sosis MB. Anesthesia for laser surgery. *Probl Anesth.* 1993;7:160.）

气道病理

进行激光气道手术的患者包括年轻、体格健壮、健康的人，这些人的声带病变轻微，没有预期的气道问题；而另外的部分患者如老年患者则可能患有晚期声门癌、喘鸣和严重的气道损害。理解所见病理类型的不同以及使用激光进行部分或完全切除对于治疗十分有价值。

1. 结节是声带的良性病变（图 39.27）。它们可以是双侧的，通常是由于声带过度使用引起。可以通过激光增强的精细外科手术器械切除。

2. 息肉是声带的良性病变（图 39.28），在成年人中很常见，通常是单侧的，可以通过激光手术切除。

3. 囊肿是声带的良性病变（图 39.29）。它们在专业语音从业者中很常见。囊肿通常是由腺管阻塞引起，导致黏液囊肿。手术需要仔细切除，并且可能需要激光。

4. 肉芽肿是在微小创伤后由愈合的肉芽肿样组织所形成的良性病变。它们通常在创伤后治疗的插管或拔管过程中被发现，病变通常位于声带的后 1/3 处。通常使用激光增强的手术器械切除。

5. 声带乳头状瘤是由人乳头瘤病毒感染所引起（图 39.30），多数是良性病变，但也有极少数会发生恶变。在成年人中，声音嘶哑通常是主要症状，但在气道严重受累的情况下会出现喘鸣。在儿童中，任何气道阻塞都会对气流产生重大的影响，并且可能会发生近乎完全的气道阻塞。激光切除通常包括使用 CO_2 激光，手术后气道阻塞和气流得到改善。乳头状瘤可以复发，一些患者需要 1~12 个月的间隔重复进行激光手术。

6. 声带的恶性肿瘤通常是单侧的，主要发生在声带的中间 1/3 处。80% 的喉恶性肿瘤发生在 4~65 岁的男性，其中超过 90% 的患者抽烟且大量饮酒。治疗方法取决于肿瘤分期，包括局部切除、放疗、经口激光切除、半喉切除术或喉切除术。

7. 声带上的其他病变包括由血管瘤、黏膜下出血、Rinke 水肿、慢性喉炎、淀粉样变、结节病、结核病和类风湿关节炎等引起的声带损害。这些病变可以通过激光切除，并使用激光控制随后的出血。

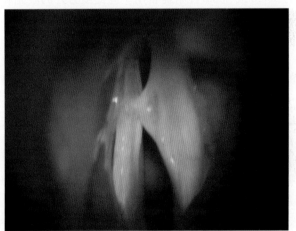

图 39.27　右侧声带结节

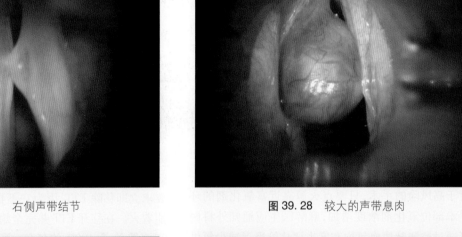

图 39.28　较大的声带息肉

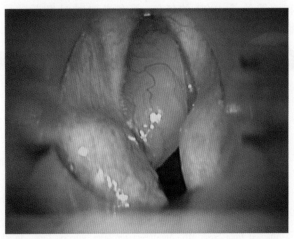

图 39.29　声带囊肿

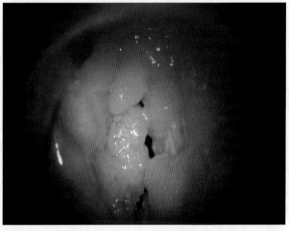

图 39.30　广泛的声带乳头状瘤

激光气道手术的麻醉技术

声门上气道

喉罩气道（LMA）和加强型可弯曲喉罩气道（fLMA）已用于清醒和麻醉状态下接受支气管软镜检查的患者，可以通过其进行诊断和气道评估，可以实施激光咽喉成形术，可以通过 FOB 使用 Nd：YAG 激光治疗气管隆嵴梗阻，可以经由此在气管外科手术的切除过程中使用高频喷射通气[104-109]。

早期可重复使用的 LMA 和 fLMA 由包含二氧化硅的硅橡胶材料制成，具有较高的耐高温性和阻燃性。已有使用相同的材料制造的耐激光 ETT[104]。有针对 LMA 和 fLMA 燃烧特性所进行的研究显示[110-113]，罩囊依然是最易受到 CO_2 和 KTP 激光打击而受损的部位，尤其是在充气状态下。如果罩囊填充生理盐水则与制造商仅能用空气填充罩囊的建议相悖。据报道，如果在标准可重复使用的 LMA 罩囊中遗留有使用后未全部抽出的生理盐水，则在高压灭菌过程中罩囊可能会破裂[114,115]。对于一次性 LMA，使用盐水填充罩囊并不是问题。但是与硅基 LMA 相比，一次性 LMA 通气管更容易被激光击穿。

麻醉管理

气道手术的独特之处在于外科医生和麻醉医生在同一区域工作，其困难在于，麻醉医生必须让外科医生充分暴露气道内的任何病变，与此同时必须确保患者氧合充分、二氧化碳排出彻底，并需要维持麻醉深度，防止气管支气管受污染，还需要防止气道着火，保持安全状态。

理想的激光气道麻醉技术应该是简单易用的技术，可以提供对呼吸道的完全控制，无误吸危险；可以实施控制呼吸以保持充分氧供和二氧化碳排出；可以提供平稳的麻醉诱导和维持；能够提供一个无分泌物的干净、静止的手术野；不对外科医生施加操作时间限制；与呼吸道着火或心血管不稳定等风险无关；提供平稳苏醒，无咳嗽、抵抗、屏气或喉痉挛发生；手术结束时患者无痛感，舒适，清醒；最后，确保无激光伤害。

然而，上述一些理想条件之间还存在相互冲突，因此理想的激光手术麻醉管理技术目前还不存在。例如，套囊式 ETT 的存在可控制气道并防止误吸，但可能会遮盖声门病变，并且不能抗激光，因此使用激光时不安全。附加套囊的抗激光导管可在一定程度上防止激光引起的气道着火，但其相对于内径而言较大的外径可能遮盖喉部病变。喷射通气技术需要专业的设备和知识，需要了解其局限性，不能保护呼吸道免受污染。

安全的激光气道手术需要了解气道病变的病理，了解其在气道中的位置、所要使用的激光类型、手术要求以及患者的合并症。在任何手术的前、中、后，麻醉医生和外科医生之间都必须进行认真的沟通与合作，这一点对于激光气道手术至关重要。

Ronta 及其同事在所有激光气道内镜检查过程中都使用了视频监视器，以便整个手术室团队都可以观察到手术进程[116]。许多外科手术单元已通过使用视频监视器观察激光束对共享气道手术中组织的影响，便于手术室护士预见外科医生的需求，并使麻醉医生能够更好地与其他成员沟通，及时调整麻醉管理，并能够在发生气道着火的第一时间采取行动（图 39.31）。如果没有视频监视器，就只有外科医生可以看到手术部位和激光束的影响；在团队意识到发生气道着火之前，最关键的几秒可能已丧失。配备视频监视器没有任何缺点，但是缺少其则可能导致危害，因此许多单位已将其列为共享激光气道手术的标准配置。

术前评估

术前评估试图确定可能在围术期过程中造成困难的因素，并包括对所有接受手术患者进行全面医学评估。激光气道手术是针对各种患者和气道病理进行的，一些患者年轻且健康，没有气道受损，仅需用激光去除轻微的气道病变。另一方面，一些患者有大量的烟、酒摄入，存在心血管和呼吸功能障碍，需要处理大的阻塞性气道肿瘤。对于癌症患者，激光气道手术通常是姑息性手术，如果患者处于次优状态，营养和代谢紊乱，在气道情况恶化之前所剩的治疗时间窗有限，则可能是高风险手术。优化营养、代谢、心血管和呼吸参数是任何手术之前的目标，但是在严重气道阻塞存在的情况下，只能成为后续考虑。麻醉医生、外科医生以及患者和亲属都需要意识到并接受这一风险。

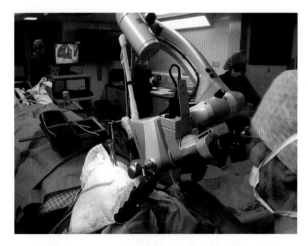

图 39.31　视频监视器允许所有手术室工作人员同时观测手术进程

在术前评估结束时,麻醉医生应对病变的大小、活动性和位置有所了解。应进行标准气道评估,预测通气的难易、喉部入口的可视程度以及可能的气管插管困难。应评估气道病理及其对气道管理的影响。通常要求在门诊环境中由外科医生通过直接或间接喉镜检查来评估声门水平病变的严重程度和大小,并且要求将发现的照片或图像添加到病史记录中。通过胸片、计算机断层扫描(CT)和磁共振成像(MRI)可提供有关声门下和气管病变的信息。病变的大小提示潜在的气流阻塞,喘鸣则提示有气道的明显狭窄。在成年人中,喘鸣表示气道直径小于4~5mm,但是没有喘鸣并不排除气道明显变窄(知识框39.2)。

极易移动的病变(例如,多发性较大声带息肉,乳头状瘤)可能在麻醉诱导后出现部分气道阻塞,但完全性气道阻塞极为罕见。自主呼吸患者在麻醉诱导后由于口咽和下咽的支撑丧失,气道阻塞可能加重。

声门上病变(如果活动)会阻塞气道或使喉入口难以观察。声门下病变时,虽然喉入口可能清晰,但是在ETT通过过程中也可能会遇到困难。

在这些患者的术前评估中,识别上呼吸道受损或解剖畸变至关重要。对于择期手术,应进行详细的病史、体格检查以及其他相关检查。但对于严重气道受损的急诊病例,可能无法完善相关检查,这时应该获取既往患者的麻醉记录,特别是先前的插管记录。需要关注的重点问题如下:

1. 气道或头颈部问题:麻醉医生应了解病变的潜在病理、解剖学特征和梗阻的严重程度。应该对气道阻塞程度进行广泛的评估。应获取可能与水肿或肿瘤有关的气道阻塞病史,例如阻塞性睡眠呼吸暂停、呼吸困难、吞咽困难、呼吸急促、打鼾、喘鸣、喘息或者难以清除呼吸道分泌物等。应检查气道的 Mallampati 分级,评估张口度、上颌前突、舌体大小、颈部运动范围、牙齿突出以及气管

知识框39.2 术前评估

1. 内镜检查史,既往所遇到的困难,病史记录,所选择的技术
2. 声音嘶哑:小的声带病变或者严重病变都可发生
3. 声音变化:非特异性症状
4. 吞咽困难:有重要的意义
5. 呼吸姿势改变:有重要的意义
6. 无法平躺:有重要的意义
7. 睡眠中呼吸困难:有重要的意义
8. 喘鸣:有重要的意义
9. 劳力后喘鸣:提示梗阻加重
10. 静息时喘鸣:表明严重的气道梗阻
11. 吸气性喘鸣:提示胸外气道梗阻
12. 呼气性喘鸣:提示胸内气道梗阻

受压偏移等情况。肿瘤的确切位置和范围应通过胸部X线、CT 和 MRI 来确定[117]。但是,患者的一般情况可能不允许进行影像学检查。评估检查结果时应关注气管腔大小和气管支气管阻塞情况。考虑备选的检查项目应该包括胸部 X 线检查(包括正位和侧位,可以发现诸如肺不张和肺实变、充满空气的肺大疱或者气胸)、CT 或 MRI、流速-容量环以及吞钡试验。

2. 呼吸系统问题:要关注的问题是上呼吸道阻塞和并存的肺部疾病,例如慢性阻塞性肺疾病、肺气肿或新诊断的哮喘病史、喘息以及运动耐力降低。应该确定患者是否需要在家吸氧。体格检查包括肺部听诊以发现喘息或呼吸音减弱,寻找杵状指或发绀。检查者还应复习胸片,测定血氧饱和度,确定基线动脉血气、流速-容量环和基础肺功能,并根据以上测定确定肺储备量和支气管外结构的累及程度。

3. 心血管问题:担心与潜在问题有关的心血管疾病。胸痛史、劳累时呼吸急促、运动耐力下降以及先前的心肌梗死或充血性心力衰竭都需要关注。

4. 其他系统问题:胃肠系统应的评估应注意误吸可能,例如食管裂孔疝、胃酸反流、夜间咳嗽和肥胖。除非另有说明,否则应进行常规血液检查。

术前用药

术前用药以减少分泌物和焦虑的对于气道病变较轻的患者有用,但对于严重气道受损的患者应避免使用。抗涎药有助于减少口腔和气管支气管分泌物,但因为会使分泌物黏稠而难以咳出因此需谨慎使用。浓厚的分泌物可能进一步阻塞狭窄的气道,患者难以咳嗽排出,极端情况下可能导致严重狭窄的气道被完全阻塞。

任何术前药的使用都应在手术室等待区有监测的条件下进行。术前访视期间,麻醉医生应尝试减轻患者的恐惧。对于气道中度阻塞患者,减少焦虑可能有益,因为平静呼吸会导致呼吸道阻力降低。对于气道严重狭窄的患者,必须避免呼吸抑制。

麻醉诱导和维持

全身麻醉

采用何种激光气道手术麻醉的诱导和维持技术取决于患者的一般情况、病变位置和大小、计划的手术操作以及最核心的问题——气道受损的程度。应该将所有气道受损患者视为可能存在插管困难,当然并非所有插管困难的患者都会有气管受损。

如果气道受损程度可以忽略时,可以采取多数常规操作,常规诱导通常风平浪静。静脉诱导技术适用于大多数良性和早期恶性声门病变,只要此时不存在未预期的气道阻塞或者根本就不存在气道阻塞情况。

在静脉麻醉诱导并给予适合手术时长的肌松药后,可进行喉镜检查,确定喉部特别是声门的暴露程度,确认喉镜检查的分级,并进行局部麻醉。再一次确认病理情况很重要,因为疾病可能已经进展而麻醉计划需做出相应调整。

当气道受损问题显著时,传统的教学思路建议对于存在呼吸道阻塞的患者使用吸入诱导并保持自主呼吸是最安全的策略。一般认为,保持自主呼吸对于胸段大气道存在阻塞性病变时至关重要。一方面,自主呼吸状态下,由于吸气产生的胸膜腔内负压可使大气道在吸气时受支撑而保持开放,这使得一些潮气量得以越过气道障碍物。另一方面,吸气期间胸壁扩张时,所产生的负压有助于防止肿瘤块塌陷而压迫大气道和血管。如果自主呼吸停止,上述两项防护机制也就消失。

对于上述在气道阻塞时应采取吸入诱导和维持自主通气的传统教学理念也有质疑。例如,对于晚期喉癌所导致的气道阻塞,吸入诱导十分困难和极具挑战性。从生理上看,一系列的困难可能存在:自主通气流速下降,气道萎陷的概率增加;呼吸做功增加;狭窄最严重部位不稳定,诱导过程中气道可能会进一步塌陷;功能残气量下降。上述生理改变使得吸入诱导的过程很慢,并且容易出现呼吸暂停,因此气道梗阻的发生很常见。用呼吸囊和面罩来"接管"患者的自主呼吸存在争议,全程保持自主呼吸技术在理论上具有内在优势。但是,接管自主呼吸可以更快达到喉镜检查所需的适当麻醉深度,也可以避免自主通气达到足够麻醉深度所需的时长时间等待,还可以减少等待期间患者发生不稳定情况。

依照传统教学观点,使用肌肉松弛药要需谨慎。气道会因肌肉张力的下降而塌陷,而正压通气可能无法克服这一情况,导致气道完全丢失。此观点认为,在通过使用肌肉松药或采用深麻醉状态来消除自主通气之前,应谨慎确定患者是否可以通过面罩实施正压通气。

使用肌肉松药可以提供最佳通气和插管条件,但按照传统理念,需在之前确认面罩通气的可靠性。Calder和 Yentis 评价了"在面罩通气的可靠性被确认之前不给予肌松药"这一原则的安全性,认为在实践中并没有达到理论上所认为的优势[118]。根据既往的两项研究,他们考察了此方法用于预测困难及无法进行面罩通气发生率的效果,结果发现当发生气道梗阻时,没有患者能够被成功唤醒[119,120],提示"不使用肌松药就可以在发生气道梗阻时唤醒患者"的做法实践中并不可靠,而是必须在发生灾难性低氧事件之前采取某些措施来保障肺通气[121]。

儿科患者需要使用全身麻醉。对于患有气道阻塞的低龄儿童,不建议仅使用镇静剂进行支气管镜操作,吸入麻醉可以更好地控制气道,并且操作者可以更专注于手术[122]。一项回顾性研究中,对于在镇静剂下实施诊断性

支气管镜检查的儿科患者,氯胺酮的不良反应发生率为20%。并发症多发于 3 岁以下且患有严重基础疾病的儿童[123]。

"无管法"自主呼吸技术已被用于儿科喉显微外科手术。它提供了无限制的手术视野和入喉通路,可以通过直接吸入麻醉或使用静脉注射丙泊酚来实现[124]。

同样手术情况下,对大多数成年人会首选全身麻醉。在气道阻塞和严重呼吸窘迫存在的情况下,能够实现对气道的掌控是实施全身麻醉的前提条件。使用硬支气管镜可以更好地控制气道,并且更容易清除血液和黏液[125]。插入硬性支气管镜需要在全身麻醉下进行。

硬支气管镜检查可使用吸入麻醉保留自主呼吸下进行。此技术需要经验,尤其是在严重气道阻塞的情况下。需要达到深麻醉水平以防止咳嗽反应。如果过于急促地进行器械操作,可能发生喉痉挛或支气管痉挛而使诱导复杂化,还可能导致病情恶化,出现灾难性的气道完全阻塞,发生低氧、低血压和气管损伤。由于气道阻塞会延迟任何吸入药物的摄入,因此诱导时间会比平时更长,必须有足够的时间来确保患者进入"足够深"的麻醉状态来满足插管需求。判断麻醉深度是否适当通常很困难。过深麻醉可能导致患者自主呼吸通气不足[126],因此,在使用吸入药物时应重视关键时点的患者监测。需要注意的另一个问题是,当麻醉深度足以提供气管插管所需的麻醉深度时,患者的心血管系统却可能无法耐受,出现低血压和血流动力学不稳定。因此,吸入药物使用的安全范围可能很窄,这在婴儿和老年患者中表现尤为明显。

严重气管阻塞患者可从半坐位及接受湿化氧气中获益。如果选择了吸入诱导,患者可以先用 100% 的氧气进行预给氧,然后逐渐增加七氟烷吸入浓度,保留自主呼吸。如果采用全凭静脉麻醉,可以 2mg/kg 丙泊酚的诱导剂量诱导患者,然后以 $100\sim150\mu g/(kg\cdot min)$ 的丙泊酚进行维持。在给予肌松药之前,传统认为比较谨慎的做法是通过面罩加压尝试确定患者是否可以进行面罩通气,尽管如前所述这种方法受到了质疑[153]。在某些情况下,由于气道内的较大病变使得正压通气没有可能,如果此时当情况恶化为严重的中央气道阻塞,必须采取紧急措施。可以插入 ETT 以绕过障碍物。在某些情况下,正压通气和吸引仍然无法取得满意的效果,这时可能需要进行硬支气管镜检查以迫使导管通过从而建立气道[127]。

肌肉松弛通常对于保持静态手术视野以完成激光手术十分必要。

镇静和局部麻醉

选定的接受 FIS 激光切除的成人患者可以由有镇静

和局部麻醉经验的操作者来实施,适用于合作且内镜操作时间较短的成年患者,通常是治疗气管中部或下部1/3的病变时的首选方法。并发症极其罕见,出血似乎是最致命的并发症[128]。

镇静药可带来低通气,对于儿童和老年患者应谨慎使用。两种不同的机制是导致通气下降的原因:呼吸驱动力降低和上呼吸道阻塞加重。镇静剂会减弱对高碳酸血症和缺氧的正常呼吸反应,从而降低呼吸驱动力。这种情况下可能会发生短暂的高碳酸血症和酸中毒,通常不会带来不良后果。相对而言,气道阻塞是镇静时可能切实会带来危险后果的原因,因为它会导致氧饱和度的迅速下降,其后果可能是致死性的[129]。

对于已经存在因病变固定而狭窄的气道患者,额外的阻塞加重非常危险。阻塞可能会逐渐增加,最后导致气道完全丢失。这种情况下必须立即采取措施减轻阻塞,包括要求患者进行深呼吸,采取诸如提下颌或颏上抬以及插入经口或经鼻通气道等开放气道方法。颏上抬或提下颌虽然可能无法有效地缓解梗阻,但是当这两种操作手法与气道正压结合使用时,咽部气道会变宽,从而抵消部分气道变窄带来的后果[130]。

喉激光手术麻醉

许多喉部病变可以借助激光进行切除,后者包括乳头状瘤、声带囊肿、声带息肉、Reinke水肿、声带肉芽肿、微喉蹼和插管后瘢痕组织等。上述病变多数气道阻塞并不明显,因此有多种可适用的麻醉技术。术前评估应确定喉部病变的类型和大小,确定气道损害的程度,并确定患者的一般医疗状况。确切麻醉技术的选择取决于麻醉医生的经验、手术方式和入路、可用的设备、所使用的激光类型、手术时间的长短、病变的类型和出血情况以及保护气道不被血液和分泌物污染的措施等。可以总体上分为两种方法:封闭系统(使用带套囊的激光气管导管)和开放系统(不使用带套囊的激光气管导管)。开放式系统指保持自主呼吸或者使用喷射通气技术。

上述选择并不是绝对的,有可能必须随着手术和麻醉的要求作相应改变。例如,给事先认为相对无血管分布的病变进行治疗时使用了喷射通气这一开放系统,但是病变发生出血并且存在污染气管支气管树的风险,这时可能必须变更为使用带套囊激光导管的封闭系统。相反,采用封闭系统治疗时,因为带套囊的激光导管遮盖病变,使得手术显露非常困难或无法操作,这时可能不得不变更为采用开放系统。

激光气管导管

封闭系统是所有麻醉医生都熟悉的系统,需要放置

激光气管导管。前文已经讨论了不同类型的激光导管及其相对的抗激光性能。激光导管的放置如同常规气管插管,但当穿过声门进入气管时应注意防止损伤喉部病灶。激光导管就位并且套囊充填后,下呼吸道即可免受血液和分泌物的污染。当建立了对呼吸道和通气的常规控制后,由于系统是封闭的,因此除非套囊受损,否则几乎没有气道污染风险和氧气及挥发性麻醉药物泄漏的风险。对于可能因激光打击所导致的套囊破裂应保持警惕,因为它会引起氧气和挥发性麻醉药在激光导管周围泄漏,增加着火风险。不管任何内径的激光气管导管,由于抗激光外层的存在,会导致其外径较大,因此可能限制外科手术和喉部病变的视野。为了满足外科医生对手术视野的要求,通常必须放置较小型号的激光导管,这会要求更高的吸气压力以满足通气要求。

自主通气和气体吹入技术

声带激光手术的麻醉可采用开放式系统,即采用自主呼吸通气方式,成人和儿童均可采用。具有吹气装置的自主通气技术特别适用于激光导管无法穿过病变或者会遮盖病变的婴幼儿治疗。

自主通气和气体吹入技术可用于清除异物,评估气道力学(例如气管软化症的诊断),亦可用于激光气道手术。该技术要求患者自主呼吸,可以观察无任何遮挡的声门视野。麻醉气体的吹入可以采取下面几个途径:将一个细导管插入鼻咽部并置于喉开口的上方;气管导管剪短并穿过鼻咽放置,刚好超出软腭;鼻咽通气道;喉镜或支气管镜的侧臂或通道。

由于气道内没有任何燃料源(例如导管),这项技术成为激光喉部手术治疗的安全技术。但是必须警惕吹气导管或鼻咽通气道非常接近或进入喉入口,使得这一操作会为激光手术提供燃料源,如果被激光束撞击同样很容易引起气道着火。还需注意的是,如果不小心将导管插入过深,则可能会进入食管,引起明显的胃扩张或可能导致反流。

可以采用100%氧气复合七氟烷进行吸入诱导。在达到适当的麻醉深度后,可通过观察呼吸频率和幅度、瞳孔大小、眼睛反射、血压和心率变化等临床征象,判断麻醉深度,随后行喉镜窥视,并在声门上、声门下以及声门水平进行利多卡因表面麻醉。通过面罩以自主呼吸方式吸入100%的氧气,通过吸入法(气体吹入法)进行吸入麻醉维持,或者通过静脉途径(丙泊酚输注)维持麻醉。在通过临床观察评估麻醉深度适当的条件下,外科医生即开始进行硬质喉镜或硬质支气管镜检查。

如果保持足够的麻醉水平,采用自主呼吸技术可以维持声带的运动幅度保持在最小范围。如果麻醉深度太浅,声带可能会移动,患者可能会咳嗽或发生喉痉挛;如

果麻醉深度太深,患者可能会出现呼吸暂停,同时可能有心血管系统不稳定。在整个过程中需仔细观察,关注体动、呼吸频率和幅度、心血管稳定性以及呼吸的通畅度均至关重要,同时需相应地调整挥发性麻醉药浓度。吹气技术需要麻醉医生和外科医生之间的密切合作。

自主通气或气体吹入技术的局限性包括缺乏对通气的控制以及气道污染的可能性。由于挥发性气体吹入而造成的手术室污染也是一个问题,需要在患者口周使用高强度的抽吸导管(图 39.14)。吹气技术可能不适用于较大、柔软及松散的病变,特别是当病变位于声门上或声门区域时,因为全身麻醉开始后病变可能会阻塞气道,导致通气无法维持。

Rita 及其同事成功使用了 CO_2 激光治疗婴儿声门下狭窄[131],避免了气管切开术。他们报告采取任何大小的 ETT 都会因为手术视野受到遮挡而使婴儿的手术变得十分困难或者根本无法实施。据他们的报告,在一些患有声门下狭窄的婴儿中,即使是一个 2.5mm ID 的 ETT 也很难穿过狭窄区域。Rita 及其同事得出的结论是,尽管吹入技术有潜在危险,但如果能正确实施,该技术将为婴儿的喉部手术提供适当的麻醉。他们报告了多年来使用该技术的良好结果。

间歇性呼吸暂停技术

Weisberger 和 Miner 报道了在不使用 ETT 的情况下使用间歇性呼吸暂停技术对未成年人喉头乳头状瘤进行激光切除的结果[132]。研究发现,使用此方法可以提供清晰、通畅的气道和完全静止的手术视野(图 39.30)。在两年的时间内,研究人员对 9 例青少年喉乳头状瘤病患者进行了 51 次手术。患者的平均年龄为 10.5 岁(范围为 3.5～37 岁)。麻醉诱导后给患者使用阿曲库铵或维库溴铵,吸入氟烷或安氟烷及 100%氧气维持麻醉。采用以铝箔胶带包裹的小口径 ETT 行气管插管。如果乳头状瘤范围广泛,则应在 ETT 在位时吸入 40%的氧气进行肺通气,同时进行乳头状瘤切除。然后,将 ETT 取出并在无导管时继续行乳头状瘤切除。当血氧饱和度降低时,手术中断,然后重新插入气管导管,并用 100%的氧气过度通气,这时血氧饱和度会迅速升高,因此可以继续前述的暂时拔管和手术过程。每个患者所需的呼吸暂停中位数为 2 次,范围为 1～5 次。每次呼吸暂停的持续时间为 2.6min,范围为 1～4.5min。手术过程中使用悬吊式喉镜和显微镜,可提供良好的喉部视野,因此无须移动喉镜即可轻松完成气管插管。在激光治疗过程中采用呼吸暂停技术,因为从喉部去除了导管等所有易燃物,因此被认为可大大地降低气道着火的可能性。Weisberger 和 Miner 指出,由于低龄儿童的功能残气量亦较小,因此应相应缩短其呼吸暂停时间[132]。对于喉口难以窥视的患者,该技

术禁忌使用。

喷射通气技术

喷射通气技术适用于大多数成人声带病变激光手术中的通气。使用它们的主要限制是麻醉医生的经验以及缺少合适的设备。喷射通气技术涉及间歇性施加高压气流,后者可以是空气、氧气或者氧气-空气的混合气,这些高压气流会卷吸室内空气并降低输送压力。其最严重的并发症是可能发生威胁生命的气压伤,它发生在没有卷吸室内空气的情况下,这会导致非常高的驱动压力被输送,导致纵隔气肿、气胸和手术区域气肿[133-135]。

1967 年,桑德斯(Sanders)首次描述了喷射通气技术,该技术在硬支气管镜的侧臂下方放置一 16G 的高压气流[136]。桑德斯使用间歇性手动通风,用速率 8L/min、驱动压 700 托的气流以夹带室内空气,并说明该技术可以维持超常的氧气压力并防止 CO_2 分压升高。自 1967 年以来,在 Sanders 最初喷射通气技术基础上的一些修改被用于内镜下的气道手术。这些修改包括通气频率(低频、高频或叠加喷射通气)以及喷射气流在气道中出现的部位(声门上、声门下或气管内)。

应根据气道阻塞的程度和病变发生的部位确定通气频率和喷射导管的位置。特殊设计的导管、喉镜、支气管镜和呼吸机可供临床医生选择。许多技术已经还在陆续出现并各具特色。

关于理想的通气模式或激光技术尚无明确共识,需要根据对气道阻塞形成的病理生理学的认识和个人对可用设备使用的经验及理解进行选择。Hunsaker 还推出了一款用于安全使用激光的声门下单通道喷射通气管[137]。

高喷射压力会增加与颈部和面部软组织剥离有关的皮下气肿风险,尤其在手术过程中存在黏膜破裂的情况下。如果发现黏膜破裂,应将喷射导管的位置远离黏膜开口,因为压力会随着与喷射孔距离的增加而迅速下降。因为没有 ETT 保护气道,呕吐物、血液、碎屑或乳头状瘤颗粒可能会污染气管支气管树,也有可能带来手术室内传染或麻醉气体污染。此外,干燥的喷射气体会导致黏膜脱水和黏液沉积。呼气末二氧化碳($EtCO_2$)很难应用。一般不建议使用挥发性麻醉药,并且需要处理废气。

喷射通气的释放部位

声门上喷射通气

声门上喷射通气是将喷射针连接到硬性悬挂式喉镜上从而在声门上产生喷射气流。可以使用高频或低频通气。声门上喷射通气技术可为外科医生提供清晰无阻的视野,无激光气道着火的危险。但是,如果外科医生将手术棉片放入手术区域,则其会成为燃料源而存在气道着火风险。

声门上喷射通气技术的缺点:悬吊式喉镜与声门入口需要手动对准,未对准则会导致通气不良,卷吸气流入胃可能导致胃扩张;血液,烟雾和碎屑有可能被吹入远端气管;通气如果导致声带明显振动和运动会影响手术操作,需要在操作时停止通气;无法监测 $EtCO_2$ 浓度;有形成纵隔气肿、气胸和皮下气肿等气压伤风险。

声门下喷气通气

声门下喷射通气是指将细导管(外径为 $2 \sim 3mm$)或专门设计的导管(例如 Benjet、Hunsaker、Acutronic、Carl Reiner)通过声门送入气管,在声门下方输送喷射气流(图 39.32)。这也意味着气道内存在燃料源,在进行激光气道手术时必须小心。许多市售的声门下喷射导管都具有一定的抗激光性能,但如果超出其耐受性,导管可能会降解和破裂。破裂后的导管再次受到激光打击并继续喷射通气,则可能将碎片吹入远端气道。一些导管(例如Hunsaker)在管壁内具有金属丝,可以减少这种发生远端断裂的机会。

声门下喷射通气比声门上喷射更有效,因此可以用较小的驱动压力,声带运动也较少受影响。此方法同样可以提供良好的手术视野,并且对于外科医生放置硬质喉镜时没有时间限制。主要缺点是由于气道内存在潜在的燃料源,比声门上喷射技术可能更易产生激光气道着火(图 39.33)。

经气管喷射通气

对于部分择期行全身麻醉下喉手术但病情严重的患者,可以在局部麻醉下通过环甲膜穿刺放置一根细导管入气管,用于行喷射通气,此方法已有报道[138]。气压伤是经气管喷射技术的最大风险。其他潜在问题包括导管阻塞、扭结、感染、出血以及无法置入导管。目前,没有一种专用于激光手术的商品化经气管喷射导管。对于内镜

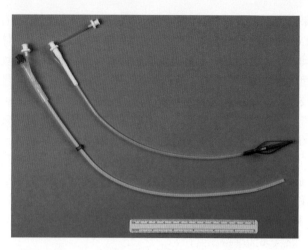

图 39.32　Hunsaker 单通道喷射导管(Xomed,Jacksonvile,FL,USA)和 Acutronic 声门下喷射导管(Acutronic Medical Systems,Hirzel,Swizerland) Hunsaker 导管的绿色网篮设计减少了气流通过所带来的导管尖端在气管内的移动

激光手术使用经气管喷射通气技术需要在仔细评估风险和收益基础上应用。

喷射通气频率

低频喷射通气

低频通气通常描述为通气速率少于 60 次/min(1Hz)。实际上,临床上大多数低频通气是通过手动 Sanders 型设备以 $15 \sim 25$ 次/min 呼吸的速率完成的。在足够的驱动压力下,此方法可提供接近正常水平的潮气量,可见胸部扩张和被动的胸部放气。金属喷射针或套管位于喉镜或硬支气管镜内,并连接到氧气源。为防止气压伤,应串联减压阀和压力调节器,以使成人的氧气压力限制为 50psi($1psi = 6.895kPa$)以下。对于儿童更应格外小心。麻醉医生应从较低的压力数值开始,并在逐渐增加压力的同时观察胸部运动。按住手持控制杆可控制

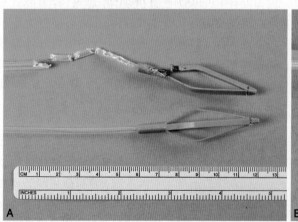
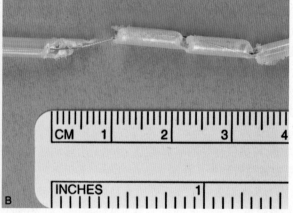

图 39.33　(A)Hunsaker 单通道喷射导管(Xomed,Jacksonvile,FL,USA)在 100%氧气中经受高功率 CO_2 激光持续照射后。(B)内部不锈钢丝可以防止碎裂

氧气喷射的持续时间和频率,实际输送的潮气量、氧气浓度及吸气压力取决于喷射的卷吸空气量、通气管的长度及其与气管的对准程度、喉镜型号的大小以及肺的顺应性。这些因素很难在临床条件下进行高精度测量,只能进行估算。对于大多数麻醉状态下并使用肌松药的患者可以实现足够通气。

在可以提供足够通气量的条件下,应该尽可能地使用最小的喷射压力。文丘里喷射效应的发挥前提是必须使喷射导管与气管保持完美对准,以使气流流向肺部。麻醉医生应始终保持足够警惕,以防外科医生在任何喉镜调整时喷射导管被夹闭,后者会造成肺无法通气。需要始终关注氧饱和度变化及观察胸廓运动。

在声门上喷射通气期间,喉部结构会有明显运动,因此每次呼吸释放的时机应与操作激光的外科医生协调。在手术显微镜下,即使很小的移动也会被放大。对于声门下喷射通气而言,对喉部运动的影响相对而言要小得多。静脉注射药物如丙泊酚输注可用于麻醉维持。激光手术过程中患者的任何体动都是危险的,一般可以用短效肌松药来避免体动发生。如果通气导管未对准声门,可能会引起胃扩张从而发生胃反流[139],因此可能需要鼻胃管。术中要给予足够的液体,并且在术后应提供加湿气体以防止黏膜干燥。

喷射通气更多用于不使用激光的情况下。间歇性喷射气流可通过柔性 FOB 的器械通道释放,用以扩张肺不张;可以通过 Hunsaker 喷射导管在肺叶切除过程中行单肺通气[140]。当然,以上应用都应重视肺部气压伤的发生。

高频喷射通气

在高频喷射通气(HFJV)期间,高压气源(5~50psi)以 60~150 次/min 的速率输送小潮气量,每次的吸气时间占每个循环的 20%~40%。这是一种有效的通气方法,可提供充足的气体交换,通向手术部位的通道亦无遮挡,可提供良好的手术视野。在一项前瞻性多中心研究中,皮下气肿的发生率为 8.4%[141]。

与常规 ETT 相比,喷射导管较细,对手术区域的阻碍较小。因为使用的潮气量较小,正常呼吸运动中大气道气体的来回运动不会出现,因此喉、气管和肺的运动幅度较小。以上特点极大地方便了激光束的精细操作。

肺气压伤的产生可源于高气压和气体陷闭(排出受阻)。呼吸机最初应设置为尽可能低的驱动压力,并逐渐增加,同时仔细观察胸部运动。由于呼吸频率快并且气体流速高,用常规方法连续监测 $EtCO_2$ 和氧浓度比较困难。胸壁运动观察、经皮二氧化碳监测以及血气分析是评估通气是否充分的可靠方法。

由于呼气时间短,气体在肺内的滞留是高频通气的

固有问题[142]。在气道阻塞的远端容易形成有害的过大压力。由于肿瘤以及手术器械的存在,加上出血和黏膜水肿的存在,很容易发生气体流受阻。浅麻醉或肌肉松弛不足会引发喉痉挛,导致声门关闭并进一步导致气流阻塞。为防止气压伤,应确保气流充分流出。

组合频率喷射通气

结合使用低频和高频通气可以改善氧合及促进 CO_2 排出(图 39.34)。在这种使用组合(叠加)通气频率的方法中,气体输送入气道的位置似乎会影响喷射通气的效率。声门上的组合频率通气似乎比声门下的单频率喷射通气更优越,可以提供通向声门的通畅通路和无阻的视野[143]。除了气管内喷射通气,几乎不存在误吸和空气滞留优势外,并没有一种通气技术相对于另一种通气技术更明显优势[144]。在一项针对 37 例成年患者的研究中,采取声门上、组合频率式喷射通气比声门下、低频或者声门下、组合频率式喷射通气更有效[143]。在一个喉气管狭窄的标准模型中,声门上 HFJV 呼气末压和峰值吸气压力明显更高[145]。两种风险与不同的喷射导管放置位置相关联:声门上易发生误吸,而声门下易发生气压伤。

高频通气应该只用于有严重气道阻塞或严重肺功能不全的患者。大多数情况下,使用各种公认的比较简单的技术就可以很好地完成工作。这些技术包括:使用耐激光导管或喉显微检查导管,使用喷射针进行声门上喷射通气,以及使用细导管进行声门下喷射通气[146]。

没有适合所有临床条件的完美通气模式。激光切除术的并发症在各种通气技术应用中都有发生(表39.2)。表 39.3 总结了喷射通气在儿科人群中使用的一般方法。

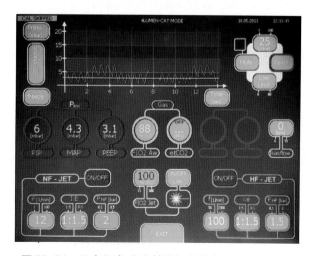

图 39.34 组合频率式喷射通气监护仪(Carl Reiner, Vienna,Austria)可以观察吸入氧浓度和 $EtCO_2$ 的测量值,并仔细进行激光导管检查。具有激光安全模式

表39.2　与喷射通气有关的并发症

与通气相关（例数）[a]	与通气无关（例数）[a]
严重	
气胸（9）	无
麻醉过程中低氧（6）	
纵隔积气（2）	
张力性气胸（1）	
轻	
麻醉期间二氧化碳潴留（3）	长期面罩支持（10）
皮下气肿（2）	长期气管插管（5）
气道出血（2）	长期睡眠或麻痹（2）
术中知晓（1）	

[a] 数据来自 15 701 例研究患者。

（Adapted from Cozine K, Stone JG, Shulman S, Flaster ER. Ventilatory complications of carbon dioxide laser laryngeal surgery. J *Clin Anesth.* 1991;3;20. ）

表39.3　儿童激光支气管镜检查技术

部位	种类	激光	通气方式
声门上，或声门正下	直接喉镜	二氧化碳激光	通过导管文丘里通气
气管，主支气管	硬支气管镜	柔性 KTP 或氩气激光	手动喷射通气，通过支气管镜的侧壁
主支气管的远端	通过标准 ETT 行柔性支气管镜检查	柔性 KTP 或氩气激光	手动喷射通气，通过标准 ETT，FiO_2 <0.5

ETT，气管导管；FiO_2，吸入氧浓度；KTP，磷酸钛氧钾。

气管支气管树激光手术的麻醉

激光切除是去除气管和支气管阻塞性病变的首选，是缓解中央气道阻塞的安全有效的治疗措施。已发表的 4 000 例干预案例支持了支气管镜下激光治疗的安全性和有效性[109]。然而，为保障激光切除气管支气管树病变顺利进行的麻醉方法却极具挑战性。保持手术视野无阻挡，能够自由和安全地使用激光，同时可以提供足够的通气，以上是选择麻醉管理方案时应考虑达到的目标，但这些对于一个气道梗阻气道而言往往不容易达到。能够在保持气体交换充分的前提下维持良好的手术视野和给外科提供处理病变的通路是需要面对的重点。

使用激光治疗复发性良性肿瘤的主要优点是可以在门诊患者中安全地进行多次切除。这种方法避免了开胸手术的并发症。在癌症患者中，内镜下对于恶性肿瘤的激光姑息治疗有助于评估病变和正确分期。这一治疗方法可降低化疗期间的发病率，同时不会增加手术并发症[147]。如果因无法切除的肿瘤导致气道严重阻塞，可使用激光进行去核治疗[148,149]。将激光和硬支气管镜相结合是治疗中央气道阻塞的理想方法[150]。缓解急性通气困难是经支气管镜激光切除术的主要优势[151]。即使对于需要插管和机械通气的癌症患者，也应考虑进行支气管镜检查和治疗，通常这一治疗会使患者成功脱离机械通气，推迟因窒息导致的死亡[152]。

当麻醉医生和外科医生在同时处理气道时，他们必须预先制订术中和术后的管理计划。良好的沟通与合作非常重要，只有要团队合作才有可能取得成功[153]。如果将当前问题归为两大类：机械问题和与患者相关问题，则设计此类计划将变得更加容易。机械问题涉及获得良好的手术通路，同时提供足够的气体交换和麻醉。由于远端病变会导致完全的气道阻塞，并且很难用激光治疗，因此会带来更大的挑战。内镜下消融治疗可谓是一项理想的治疗选择，可以提供安全的气道保护，能够直视病变，并能安全有效地维持通气。通过硬支气管镜使用 Nd：YAG 接触式光纤激光系统可以较好地满足这些标准[121]。与患者相关的问题，例如年龄、病变大小、肺功能和总体健康状况应成为做出最终决定的基础。首先，确定激光治疗的类型，使用哪种类型的内镜以及选择何种通气技术；然后，可以基于患者的相关因素、可用设备情况以及团队的经验来制订麻醉管理计划。

硬质可通气支气管镜检查

尽管硬支气管镜是一个老设备，但它作为一个可连接气道的设备在相关新疗法中继续发挥着重要的作用[154]。对于严重阻塞气道的气管肿块，在硬支气管镜检查下行激光切除的标准麻醉管理技术[155]，其主要优点在于硬支气管镜可完全控制气道，硬支气管镜最终起到了一个硬 ETT 的作用。使用硬镜所提供的手术视野和清晰度要优于使用软镜所能达到的效果。但是，其手术视野仅限于气管、气管隆嵴和主支气管，声门下病变可通过硬支气管镜观察。与柔性支气管镜相比，硬支气管镜具有大直径的器械通道，各种专用篮子、镊子和抓取器，可以很容易地穿过。如果存在大量出血或顽固的分泌物，可以撤回镜子，将吸引管直接通过支气管镜送入，同时可以保持供氧和对气道的控制。

硬支气管镜的侧端口可以与传统的麻醉回路连接。在此过程中，它将替代 ETT。活动的目镜口既可打开进行外科操作，也可用于控制通气。通常，在硬镜周围可能有轻重程度不等的漏气，可通过增加新鲜气体流量来补偿。

硬支气管镜提供了喉部的绝佳视野,类似于直接喉镜的功能。可以通过硬支气管镜进行通气。由于替代了 ETT,因此手术视野得到改善,并且降低了气道着火的风险。当具备一定经验后,硬支气管镜的操作简单、成本低,并且在采取适当措施时相对安全。

由于可以将硬支气管镜推送到并越过梗阻病变,因此硬支气管镜检查的作用对于严重气道梗阻而言极为重要,甚至可以说能够挽救生命[108,156],现阶段对于气管支气管树的评估、处置以及其他治疗操作方面没有其他技术可以超越[157]。一项回顾性研究回顾了 12 年间共 300 例患者的治疗情况,得出的结论:在全身麻醉期间使用硬支气管镜通气具有一定的优势。硬支气管镜介入治疗越来越多地被用于治疗中央气道阻塞的患者,当梗阻是由恶性外生性气管支气管病变、良性肉芽组织或瘢痕组织形成导致的气管支气管狭窄时,可采用激光切除[151]。在一项研究中,对于近端病变首选硬支气管镜检查,而对于远端病变首选 FOB。通常,硬性和柔性支气管镜可以同时使用以发挥最大优势[158]。

硬支气管镜检查的缺点包括分泌物增加以及到远端气道和上肺叶的进入受限。一些诸如下颌强直或颈椎强直等情况时很难直接观察到喉口,可能无法使用硬支气管镜。行硬支气管镜检查通常需要全身麻醉,而柔性支气管镜检查则可在镇静及表面麻醉下进行。清醒患者不能忍受硬镜对软组织的压力,并且明显的颈部伸展也会很痛苦[159]。

支气管软镜检查

支气管软镜(FIS)检查用于涉及远端气道的病变。FIS 的使用更适合在镇静和局部麻醉下进行[126]。FIS 内置有光纤束或远端有摄像头。全光纤将光传递到尖端并透射像素。所有像素的重新组装便构成图像。但是,所形成的图像质量不及直接喉镜检查。因为支气管镜的尖端可以弯曲 220°,所以可以看到整个气道。通常有一个工作通道,可用于抽吸和通过操作工具。成人使用 5.5~6mm 的 FIS,而儿童则使 2.2~3.6mm。小型号软镜的缺点在于缺乏操作通道,或者操作通道太窄。随着技术的进步,更小的操作工具和操作钳被设计出来,FIS 在临床实践中的治疗和诊断作用将越来越突出[160]。

结论

气道外科手术的独特之处在于它涉及麻醉医生和外科医生在同一解剖区域工作的手术。在气道中使用激光束(即点火源)可能会导致灾难性的气道着火。在进行激光气道手术之前,必须了解"着火三要素"以及可以采取的避免着火的步骤和方法。一般的激光危害包括眼睛和皮肤受伤、敷料着火以及激光汽化物危害。当激光照射气管导管或气道内任何其他可成为燃料源的未保护表面时,就会发生气道着火。任何高能量来源(例如电刀)都可以充当点火源,并可能导致喷灯样爆炸性着火。

防止着火发生的尝试包括用某种形式的防护套对气管导管进行包裹。围绕标准气管插管的金属箔带包绕最早得到应用,但是并未得到权威认可。特殊制造的激光导管最为常见,其设计包括保护涂层、套囊数量、型号、柔韧性和抗压缩性等。所有商业化的激光导管,如果在其建议的保护范围之外使用,依然会引起激光着火。麻醉气体和强效吸入麻醉药的可燃性极限会影响导管的可燃性。

通过穿过 SGA 的 FIS 引入激光纤维有着重要的意义,这也是激光咽喉成形术中使用 SGA 的重要一步。术前评估旨在确定病变的大小、活动性及病变部位。易活动的病变可能在麻醉诱导后引起部分气道阻塞,但完全性气道梗阻极为罕见。麻醉诱导后自主呼吸的患者气道阻塞会加重,原因在于口咽和下咽的支撑力消失。声门上病变(如果可以活动)则可能会阻塞气道或使喉入口难以观察;声门下病变一般喉入口清晰可见,但在 ETT 通过过程中可能遇到困难。传统观点认为,对于气道梗阻的患者应采取保留自主呼吸的吸入诱导方式并维持自主呼吸,但这一观点正在受到质疑。

麻醉期间,可能需要使用有激光导管行控制呼吸的封闭系统,或者可能使用保留自主呼吸、间歇性呼吸暂停、喷射通气等的开放系统。在开放的气道中,无论激光功率和氧气浓度如何,都不会造成持续着火,因为气道中不存在任何燃料源。气管导管、通气管、支架或外部任何异物都可能会在气道中充当燃料源,使得"着火三要素"具备,如果没有预先准备预防措施,均可能会导致灾难性的气道着火。

临床要点

- 良好的沟通、合作和团队工作方式是成功进行激光气道手术的必要条件。外科医生和麻醉医生均应熟悉激光的原理、可用的激光的类型、使用激光的危害、对气道着火的管理以及各种可用麻醉技术的优缺点。

- 对于气道着火,需要三个基本的要素:燃料源、氧化剂源和点火源。除去这些要素的任何一个都可防止或减少气道着火,这实际上意味着去除或保护燃料源,将氧化剂源减至最少,而且不使用点火源。

- 氧气和笑气都能很好地支持燃烧,并且用笑气稀释氧气不会降低可燃性风险。在临床实践中,激光气道手术期间最常使用空气和氧气,如果激光靠近导管,应将氧气浓度保持在临床可行的最低水平。

- 所有品牌的激光导管均具有抗激光性能,可提供一定程度的防激光保护。制造商会在产品资料中提供相关信息。产品资料中会包含可保护激光导管的类型以及功率限制,不同的激光器设置等信息。激光导管所用的材料、保护涂层、相对尺寸和套囊数量等各不相同。如果超出其使用范围,所有激光导管都可能发生气道着火或者喷灯样着火。

- 详细的术前评估以确定可能会在围手术期管理中出现困难的因素。应对所有患者在手术前进行彻底的相关医学评估。在术前评估结束时,麻醉医生应了解清楚病变的大小、活动性和位置。识别上呼吸道受损或解剖畸变是所有评估中最重要的部分。

- 对于气道病变较轻的患者,术前使用减少腺体分泌和抗焦虑的药物可能有益,但对于气道严重受损的患者,应避免使用。黏稠的分泌物可能进一步阻塞狭窄的气道,可能使患者难以咳出,在极端情况下可能完全阻塞严重狭窄的气道。

- 喷射通气技术适用于大多数成人声带病变激光手术中的通气。使用它们的主要限制是麻醉医生的经验和设备的可用性。威胁生命的气压伤是最严重的并发症,在没有卷吸室内空气的情况下,将导致输送非常高的驱动压力,导致纵隔气肿、气胸和外科气肿。

（韩园 译　李文献 审）

部分参考文献

1. Caplan RA, Barker SJ, Connis RT, et al. Practice advisory for the prevention and management of operating room fires. A report by the American Society of Anesthesiologists task force on operating room fires. *Anesthesiology*. 2008;108:786.
3. Prasad R, Quezado Z, St. Andre A. Fires in the operating room and intensive care unit: awareness is the key to prevention. *Anesth Analg*. 2006;102:172.
10. Rogers ML, Nickalls RW, Brackenbury ET, et al. Airway fire during tracheostomy: prevention strategies for surgeons and anaesthetists. *Ann R Coll Surg Engl*. 2001;83:376.
14. Santos P, Ayuso A, Luis M, et al. Airway ignition during CO_2 laser laryngeal surgery and high frequency jet ventilation. *Eur J Anaesthesiol*. 2000;17:204.
43. Puttick N. Anesthesia for laser airway surgery. In: Oswal V, Remacle M, eds. *Principles and practice of lasers in otolaryngology and head and neck surgery*. The Hague: Kugler; 2002:63-76.
88. Rampil IJ. Anesthesia for laser surgery. In: Miller RD, ed. *Miller's anesthesia*. 7th ed. Philadelphia: Churchill Livingstone; 2010:2405-2418.
99. MacDonald AG. A short history of fires and explosions caused by anaesthetic agents. *Br J Anaesth*. 1994;72:710.
107. Sher M, Brimacombe J, Laing D. Anaesthesia for laser pharyngoplasty—A comparison of the tracheal tube with the reinforced laryngeal mask airway. *Anaesth Intensive Care*. 1995;23:149.
112. Pandit JJ, Chambers P, O'Malley S. KTP laser-resistant properties of the reinforced laryngeal mask airway. *Br J Anaesth*. 1997;78:594.
118. Calder I, Yentis SM. Could "safe practice" be compromising safe practice? Should anaesthetists have to demonstrate that face mask ventilation is possible before giving a neuromuscular blocker? *Anaesthesia*. 2008;63:113.
127. Conacher ID. Anaesthesia and tracheobronchial stenting for central airway obstruction in adults. *Br J Anaesth*. 2003;90:367.

All references can be found online at expertconsult.com.

第40章　神经外科患者的气道管理

Irene P. Osborn，Robert Naruse，Lara Ferrario

章节大纲

引言

　　神经外科患者的气道管理有时充满挑战。在实现和维持气道通畅时要考虑其对中枢神经系统（central nervous system，CNS）和患者安全的影响。20 世纪 90 年代被称为"脑的十年"，神经外科手术种类、麻醉技术及气道管理设备有了迅猛的发展。神经外科实践及复杂脊柱外科的发展也给临床工作带来了巨大的挑战。

　　本章我们总结回顾了神经外科麻醉医生每天所遇到的众多的气道问题，目的是让专业的神经外科麻醉医生及全科麻醉医生了解这些问题，同时介绍了神经外科患者气道管理的进展，提出了一些常见临床问题的解决方法。

神经外科患者的一般特点

　　据美国神经外科医师学会（American Academy of Neurological Surgeons，AANS）估计，每年美国都会有近 100 万人接受神经外科手术治疗，其中脊柱手术大约是颅脑手术的 3 倍[1]。手术方案会随着患者的病理生理状况不同而变化。就诊患者的临床表现可能完全正常或有颅内压增高的表现。其气道评估可能正常但其头部却被头架固定，还有些行垂体瘤切除术的肢端肥大症患者或者既往有困难插管（difficult intubation，DI）病史的患者。另外，有颅内动脉瘤破裂风险的患者存在未预料到的困难气道，脊柱手术时采取俯卧位以及长时间手术后的拔管操作，均给麻醉医生带来挑战。部分中枢神经系统疾病的患者对镇静药比较敏感，仅麻醉前用药就可能出现呼吸暂停。本章将进一步讨论其中几个例子。

　　尽管神经外科手术在美国麻醉医师协会（American Society of Anesthesiologists，ASA）所做的统计数据中只占 7%，但是相关并发症却是普通外科手术麻醉的 1.6 ~ 4 倍[2]。术前了解患者的生理变化以及手术计划对麻醉至关重要，同时应具备各种建立、维护气道以及应急气道管理的技术。

颅内生理学与气道

　　颅内压（intracranial pressure，ICP）是指颅腔内的压力。颅内高压患者的气道管理有时是对神经外科麻醉医生、神经重症医生及急诊科医生的一个挑战。不需要立即控制气道的患者行简单的抬头动作即可受益。头高位通过改变气道压、中心静脉压、和脑脊液分布进而改善 ICP[3]。脑灌注压（cerebral perfusion pressure，CPP）是驱动血液在脑内流动的有效压力，为平均动脉压（mean arterial pressure，MAP）与 ICP 的差值（CPP = MAP − ICP）。神经外科麻醉需维持颅内血流动力学的稳定，避免 ICP 的增加，保证脑灌注。尽管头高位能够降低 ICP，但在术中若头部抬高大于 30°，则应注意有增加静脉空气栓塞的风险。

颅腔内包含 3 种成分:脑组织、脑脊液(cerebral spinal fluid,CSF)和血液。通气与脑血容量(cerebral blood volume,CBV)密切相关,这是神经外科麻醉管理的重要组成部分。颅内压增高的患者应避免高碳酸血症。二氧化碳可扩张脑血管,增加脑血容量并增加 ICP。脑内微小血管周围的氢离子浓度([H^+])对动脉的张力影响很大,[H^+]随着动脉血二氧化碳分压(arterial carbon dioxide tension,$PaCO_2$)的增加而增加并引起微小动脉扩张。继而脑血管阻力降低,CBF 及 CBV 增加[4]。面罩通气困难很快会出现高碳酸血症、低氧血症及 CBF 的增加。低氧血症同样可使脑血管扩张。动脉血氧分压(arterial oxygen tension,PaO_2)的改变与随后 CBF 的增加有关。低氧血症或缺血可引起显著的血管扩张,动脉血容量增加及颅内高压[5]。

置入喉镜、插管困难或操作不当可严重影响颅内血流动力学并增加意外风险。气管插管时刺激交感及副交感神经可间接引起心血管反应[6]。已经有大量报道证实在置入喉镜及进行气管内插管时 ICP 及 MAP 增加[7]。1975 年,Burney 和 Winn 对 12 例开颅患者及 2 例行颈动脉造影术的患者进行了 ICP 的测定[8]。造影剂注入时 ICP 无变化,而喉镜插管时 ICP 却显著升高。这与患者基础 ICP 水平有关,可能是颅内容积失代偿的一种表现。对基础 ICP 升高或有颅内占位病变的患者,在置入喉镜和插管时动作应轻柔,这点我们应高度重视。

抑制交感反应的方法包括:①增加阿片类药物或丙泊酚的剂量;②使用 β 受体阻滞剂或其他抗高血压药物;③静脉注射(intravenous,IV)利多卡因。在置入喉镜和气管插管前静脉注射艾司洛尔或利多卡因 1.5mg/kg 并不能完全预防 MAP 及 ICP 的增加[9,10]。依托咪酯可使脑电图(electroencephalogram,EEG)出现早期暴发性抑制,轻微 CPP 改变及显著的 ICP 降低。插管后最初的 30s 及随后的 60s 内 ICP 降低,而 MAP 及心率保持不变[11]。尽管这种措施在临床中不实用,但这抑制交感反应还是有效的。目前已有多种方法用来预防气管插管时的心血管反应[12]。由于心血管反应剧烈时,ICP 的变化可能滞后并会持续较长时间。患者完成气管插管后,应根据临床情况调整呼吸参数。

神经外科患者气道管理的相关问题

神经外科患者的气道评估原则与本书中其他章节所述相似。若患者有过手术史并有 DI 病史应给予特别关注。回顾麻醉记录应能了解所用方法的成功与失败。应高度重视面罩通气困难所致高碳酸血症及相应的严重后果。

开颅手术

神经系统功能正常的患者可能没有颅内病理学改变的征象。除了病史和体格检查外,术前头部计算机断层扫描(computed tomography,CT)或磁共振成像(magnetic resonance imaging,MRI)可获取有价值的信息,中线移位超过 10mm 或脑组织水肿往往说明存在颅内高压[13]。这些患者应采取适当措施以避免 ICP 及 CBF 过度增高,包括采取适当头高位、预充氧及使用适量的诱导药和肌松药以完成平稳的插管。幕上占位患者的颅内顺应性下降,对这类患者的麻醉管理目标是避免进一步的 ICP 增加。对这类患者没有理想的麻醉药物,并且围术期的管理应该个体化。但麻醉医生应知道麻醉药对颅内血流动力学的影响。

在密切观察患者的前提下,术前应用咪达唑仑抗焦虑和镇静是没有危险的。成人静脉注射咪达唑仑 1~2mg 可促进麻醉诱导,而不影响颅内血流动力学的变化[14]。另外,由于阿片类药物可能导致高碳酸血症并可增加其他药物的作用效果,因此术前给药时应小量使用并需密切观察。监测麻醉深度是避免颅内高压的一种有效手段[15]。在 20 世纪 80 年代,静脉复合麻醉,如经典的硫喷妥钠复合应用芬太尼已经取代了高浓度吸入麻醉。巴比妥类药物、美索比妥、戊巴比妥可产生剂量依赖性 CBF 及脑组织氧耗(cerebral metabolic rate of oxygen consumption,$CMRO_2$)的降低。巴比妥类药物使 ICP 降低,可能是因为减少了 CBF 和 CBV。神经外科麻醉中,丙泊酚作为诱导药物已经取代了硫喷妥钠(美国已经不再生产)。尽管丙泊酚会降低 MAP 及 CPP,但与硫喷妥钠相比,丙泊酚可使麻醉诱导平稳且不增快心率。在置入喉镜和气管插管时可引起轻微的血压升高[16]。

大部分阿片类药物在临床使用剂量对 CBF 及 $CMRO_2$ 会产生轻至中度的抑制作用。早期研究表明单独使用芬太尼或复合使用氟哌利多时 ICP 不升高或者轻微降低。颅内占位性病变患者 ICP 增加是由于高碳酸血症引起。对阿片类药物反应的差异与同时使用的麻醉药有关。在麻醉中使用血管扩张药,而阿片类药物则使血管收缩。舒芬太尼可使颅内占位病变患者 ICP 增加,但随后又会降低 MAP[17]。阿芬太尼几乎不改变或仅轻微降低 CBF[18]。人工合成阿片类药的优点是在置入喉镜和插管时可以抑制外周血流动力学的变化而对颅内生理学没有影响。瑞芬太尼可以强效抑制高血压、心动过速及 ICP 的增加[19]。在保持足够通气的条件下,诱导期持续输注可有效维持血流动力学稳定。

吸入麻醉药,包括氧化亚氮具有剂量依赖性血管扩张作用[20]。吸入麻醉药作为神经外科麻醉用药的一种,通常使用中等浓度并与阿片类药物及镇静药联合应用。

七氟烷及地氟烷对脑血流和代谢的影响与异氟烷相当。两者可直接扩张脑血管,且降低脑氧耗作用比增加 CBF 的作用显著。

诱导时采用过度通气并使用吸入性麻醉药来加深麻醉,可降低 $CMRO_2$(和 CBF),并可以使合并有哮喘或慢性阻塞性肺疾病(chronic obstructive pulmonary disease,COPD)患者的支气管舒张。诱导期使用七氟烷不会产生咳嗽或屏气的不良反应,在儿童及成人均适用[21]。合作的患者在诱导前常采用有效的过度通气,这种方法随着患者的意识消失可产生低碳酸血症并降低 CBF。喉头及气管的表面麻醉也能够预防置入喉镜及插管反应[22]。我们介绍的众多抑制插管时心血管反应的方法中,至今仍没有一种被广泛地接受(表 40.1)。

对颅内压增高患者尤需注意一些细节,应避免使用麻醉前用药,各种操作应避免引起咳嗽反应。若无须进行快速序贯诱导,且患者的气道解剖结构无异常,全身麻醉(全麻)诱导前可通过面罩给 100% 纯氧进行过度通气。意识消失后,在予以肌松药前后应进行手控呼吸。

表 40.1　避免 ICP 增高的麻醉方法

技术	预防措施
避免高碳酸血症	密切观察呼吸 不宜过度镇静
避免低氧血症	加压给氧 密切观察呼吸 避免误吸 全麻诱导或气管插管前预吸氧
避免高血压	注意疼痛刺激程度的改变 确保插管、手术开始或进行较强操作前有足够的麻醉深度
避免颈部大幅度旋转	尽量使颈部保持正中位 术中应观察患者的头部位置
避免压迫颈内静脉	尽量不压迫颈内静脉
头部抬高	使用头高脚低位(避免低血压)
降低血液黏滞度及收缩颅内血管	输注甘露醇速度不应过快,以免增加颅内压
避免持续的胸膜腔内压增高	应用麻醉技术或药物避免呛咳、体动、恶心 尽量避免高气道压 尽量避免过高的 PEEP
避免使用脑血管扩张剂	考虑应用 β 受体阻滞剂来治疗高血压 应用钙离子拮抗剂 尽量避免使用硝酸甘油、硝普钠

PEEP,呼气末正压。

此时应给予阿片类药物以抑制插管反应。静脉注射利多卡因(1mg/kg)、β 受体阻滞剂或增加丙泊酚的剂量可以抑制插管时的血流动力变化及 ICP 升高。置入喉镜和插管前静脉注射艾司洛尔或利多卡因(1.5mg/kg)并不能完全有效地防止 MAP 及 ICP 的升高。为了预防呛咳及其所致的 ICP 增加,插管前应保证足够的肌松。良好的气道管理对避免缺氧及高碳酸血症是必需的。气道梗阻可致胸膜腔内压增高,引起静脉压升高,进而增加颅内血容量及 ICP。若患者可以面罩通气但插管困难,可采用可视喉镜(video-assisted laryngoscopy,VAL)或其他插管方法。

光棒引导气管插管可用于插管困难,尤其是小下颌及张口受限的患者。因为其不需用喉镜,很少引起高血压及心动过速。Nishikawa 及其同事在对 60 例急诊清醒插管患者的研究中证实了这一点[23]。若在困难气道患者中普及尚需实践经验。Brimacombe 和 Kihara[24] 等比较了高血压患者和血压正常的患者在光棒引导下与直接喉镜下气管插管型喉罩(intubating laryngeal mask airway,ILMA)时的血流动力学变化。研究发现,与直接喉镜相比,ILMA 和光棒均能降低高血压患者气管插管时的血流动力学反应,但对处于麻醉状态下血压正常的患者则没有差异。Shikani 或 Clarus 可视管芯等设备,具有相似的结构特征和插管方法,并有能够直接窥探喉部的优点(图 40.1)。ILMA 在插管困难病例中特别有用,保持呼吸道通畅对神经外科患者极为重要。在早期的一些研究中已经证实 ILMA 技术的价值[25,26],在软镜插管(flexible scope intubation,FSI)困难的患者中使用亦是有效的[27]。

对困难气道的动脉瘤患者需要多加注意。对已知或预测的困难气道常选用 FSI。这要求操作者技术熟练并可在患者清醒合作下实施(详见第 25 章)。若患者无颅高压征象时可小心静脉注射芬太尼及咪达唑仑。通常在

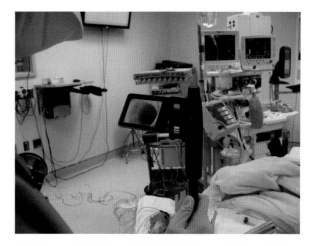

图 40.1　使用 Clarus 可视管芯(Clarus Medical,Minneapolis,MN,USA)

诱导前进行动脉穿刺置管测压。其他方法包括静脉注射瑞芬太尼[0.05μg/(kg·min)]及右旋美托咪定[28,29],使用后均须密切观察患者。FSI暴露声门时,喷洒一定量的利多卡因可以预防插管时的呛咳反应。

对不宜镇静的患者可选用ILMA进行清醒插管或其他不致产生过度心血管反应的方法。此时需用β受体阻滞剂及血管扩张剂来维持血压稳定。实际上,应严格遵循ASA困难气道管理流程,并严密监测血压和心率,直至建立通畅气道。

颅脑损伤

颅脑创伤(traumatic brain injury,TBI)在美国以及世界范围内均很常见。美国的发生率为(175~300)/10万,每年会因此死亡56 000人[30]。随着安全带的推广使用,交通事故成为次于枪击伤引起TBI的第二位原因。对这类患者进行早期插管至关重要,如果抢救者经过专门培训应在现场完成气管插管。对患者提供最佳的气道管理是至关重要的,包括提供有效的通气和氧合,预防胃内容物反流误吸以及肺内误吸物的吸引与灌洗。然而,在最初的评估过程中,昏迷但通气充足的患者可面罩给氧。格拉斯哥昏迷评分(Glasgow Coma Scale,GCS)≤8分的呼吸暂停及无反应患者应直接行气管插管通气。

我们在救治TBI患者的过程中必须明白,虽然其原发的损伤机制(原发性损伤)是决定患者预后的重要因素,但缺氧、低血压、颅内高压和CPP降低等继发性损害同样会影响TBI患者的患病率、死亡率和生活质量[31]。研究表明,在过去几十年里,全国范围内的脑外伤死亡率呈下降趋势[32]。TBI患者发生低氧血症很常见,尤其是在院前。有44%的TBI患者在送至急诊科的途中发生低氧血症[33]。Jeremitsky及其同事指出低氧血症是成人脑外伤死亡的3个预测因素之一(其他两个因素为低体温和低灌注)[34]。低氧血症使TBI患者的死亡率增加,同时高碳酸血症可进一步增加死亡率。

低血压可引起继发性脑损伤使TBI患者的预后不佳。多因素分析结果显示高血压与死亡率有独立相关性[34]。创伤性昏迷资料库的数据表明,收缩压低于80mmHg是患者6个月预后恶化的5个因素之一[35]。脑外伤患者在入院后任一时段所出现的低血压均可能与严重残疾及植物状态增加有关[36]。然而,在脑外伤早期出现低血压尤其是伴有低氧血症时,其危险性更大。低血压和低氧血症同时发生时,其死亡率是75%[35]。

TBI患者应减少头部运动并应由技术水平高的医生来操作。但有颈椎骨折应首先纠正低氧血症。监测对气道管理至关重要。脑外伤尤其是抑制或怀疑有颅底骨折及静脉窦损伤者应避免经鼻插管。对于头部不能运动的患者可选择可视喉镜、间接硬质喉镜设备、ILMA或纤维

支气管镜[37]。大部分急诊TBI患者应视为"饱胃",在置入喉镜和气管插管时有潜在危险,因此评估误吸风险十分重要。若插管困难并不能通气时,手术医生应准备进行环甲膜切开术。

颈椎疾病

急性损伤和不稳定脊柱的管理

在复合伤患者中,脊髓损伤的发生率为13%~30%,其中颈椎损伤(cervical spine injury,CSI)占0.9%~3%[38,39]。在存在严重头部损伤的情况下,CSI的相对风险增加了8倍以上[40]。在美国每年会有5 000~10 000人出现颈椎损伤,占所有钝器外伤的4%。GCS为13~15分的外伤患者,CSI发生率为1.4%;若GCS<8分则CSI的发生率骤增为10.2%。在急诊早期能够发现无意识多发创伤患者的所有损伤是至关重要的。若CSI患者遗漏或延误诊断,继发性神经损害从1.4%增加到10.5%。因此,创建并更新了高级创伤生命支持(advanced trauma life support,ATLS)方案,并在大多数创伤中心广泛使用[41]。一旦CSI延误诊断,几乎有1/3的患者进展为永久性神经功能损害[42]。对外伤患者如何更好地"明确"颈椎损伤仍存在争议。CSI的诊断方法多种多样,包括临床表现评估、平片、CT、MRI及动态X线检查。

临床评估

满足以下标准可排除颈椎损伤诊断:

1. GCS为15分,患者清醒、定向力佳。

2. 没有可能转移CSI诊断的损伤。

3. 排除可抑制感觉中枢的任何药物或毒物的作用。

4. 无颈部症状体征,特别是:①没有中线疼痛或肌紧张;②颈部主动运动正常;③没有颈髓相关的神经功能损害。

很明显,只有一小部分外伤患者满足这些标准。

X线平片

单纯的颈部正侧位片,即使用很好的技术并由专家诊断也会有15%的漏诊率。在急诊大约有25%的侧位片从解剖的角度说不适宜,颈胸关节处通常需要更进一步的影像学检查方法。颈部三方位片包括侧位、张口露齿位及正位片(图40.2~图40.4)。使用这些方法可提高确诊率达90%。但从解剖学上来说这些方法会有25%~50%的不适用。对于低危患者,平片是一种有效的诊断方法,特异度为100%。而对高危患者来说,平片可作为一种很好的CT诊断辅助检查方法,其诊断敏感度为93.3%,特异度为95%。

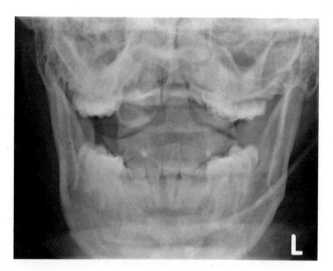

图 40.4 正常颈椎张口露齿片（Courtesy Prasanna Vibhute, MD, USA, Department of Radiology, Mount Sinai Medical Center.）

CT

在三方位平片的基础上进行 CT 平扫（针对平片漏诊的整个颈椎或某些特定部位），可使 CSI 的漏诊率小于 1%。对 CSI 的中、高危患者，螺旋 CT 比平片有更高的诊断敏感性及特异性，但费用更高。实际上，在城市的外伤医疗救治中心，对颈椎骨折中高危患者的诊断首选螺旋 CT，可降低假阴性所致的致残率及医疗费用[42]。

插管 麻醉医生或急诊科医生经常会碰到需要插管的 CSI 患者。有数据显示，在大型外伤救治中心有 26% 的患者需要在入院当天插管。另外，越来越多的文献表明对 C_5 以上 CSI 患者，应在早期进行气管内插管[43]。所有便于气道管理的操作均会引起一定程度的颈部移动，因此救护潜在 CSI 患者应着力于避免神经功能的进一步恶化。不论采用何种保持气道通畅的方法，维持脊柱的生理解剖结构和早期固定脊柱以保持脊柱的稳定性是至关重要的。颈椎固定包括沙袋带固定和不同硬度的颈圈固定[44]。同样也适用于需要气道管理的可疑 CSI 患者。目的是在最小颈椎移动范围内完成气管插管。虽然有必要对呼吸衰竭进行全面评估，但目前的共识是，对于完全 CSI 患者，必须尽早插管，有呼吸衰竭的证据应立即进行开放气道[45]。以下将介绍一些插管设备并根据 CSI 的临床表现加以选用。

直接喉镜 若使用恰当可安全用于 CS 的患者[46-48]。在对 73 例插管时有明确环状软骨按压、头部和颈部人工轴线固定制动（manual in-line stabilization, MILS）、喉镜置入等操作的颈椎骨折患者的随访中并未发现有继发神经损伤[49]。插管时，应移去颈圈的前面部分以利于张口。

根据 ATLS 推荐，直接喉镜结合 MILS 是最常用的，并且已经被广泛地验证[50]。

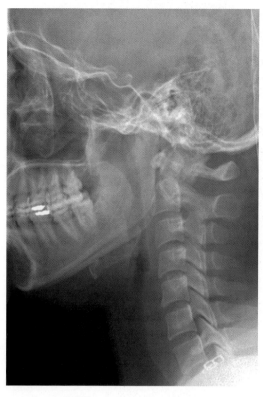

图 40.2 正常颈椎侧位片（Courtesy Prasanna Vibhute, MD, USA, Department of Radiology, Mount Sinai Medical Center）

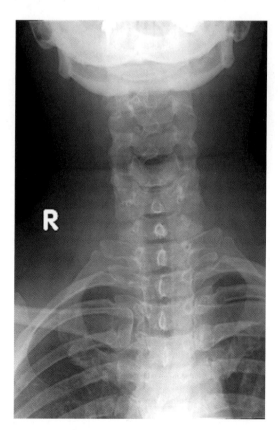

图 40.3 正常颈椎正位片（Courtesy Prasanna Vibhute, MD, USA, Department of Radiology, Mount Sinai Medical Center）

大量临床实验研究了直接喉镜的作用,包括那些颈部解剖结构正常的全麻患者,以及模拟不同节段骨折的颈椎损伤的尸体。前者在使用 3 号 Macintosh 弯喉镜片时可产生多个方向的作用力。上提喉镜窥喉时,在枕部及 C_1 的矢状面上有个上旋力,C_2 保持不变,$C_3 \sim C_5$ 有轻微的下旋力[51]。寰枕及寰枢关节处会有较明显的位移[47]。在颈椎节段($C_1 \sim C_2$)不稳定的尸体模型进行提推下颌的操作时,其活动度要比插管时大得多。对这些患者行环状软骨压迫并没有使损伤部位产生明显的移动[6]。

固定制动 不稳定颈椎、急性损伤致继发神经损害的危险性可作为是否固定颈椎的标准。最常用的方法包括 MILS,将头部固定于两沙袋中间,戴颈圈及颈椎板。这些操作本身有明显的致残率和致死率,并增加插管困难度,增加气道损伤的可能性及误吸的风险。在进行气道管理时,应用 MILS 是减少颈椎活动度的最好措施,应该广泛使用。然而,也应认识到颈圈并不能很好地防止枕颈及颈胸关节的活动[52]。

据报道,使用 Miller 直喉镜时的颈椎活动度明显小于 Macintosh 和 McCoy 喉镜[53]。由 MILS 引起的声门暴露不佳已被证明会增加所有直接喉镜片的作用力度,可能会加重病理性头颈活动度[54]。

喉镜作用力反映了声门暴露的难度,但应用可视喉镜如 Airtraq 和 Pentax 气道镜可以明显降低喉镜作用力[55,56]。这些视频喉镜允许间接喉镜检查,并能够提供最佳的声门暴露,而无需使口、咽、喉三轴线接近重叠。因此,在有颈圈的情况下仍可以成功行气管插管。GlideScope 是广泛使用的可视喉镜,有报道可成功用于颈椎制动的患者[57,58]。Robaitaille 及其同事发现,应用荧光电影检查技术,GlideScope 产生颈椎移位并不少于 Macintosh 喉镜,但是可以提供更佳的暴露视野并能够成功行气管插管[59](图 40.5)。

清醒气管插管 对于合作的患者,可以采用清醒 FSI。这项技术的好处之一是患者的颈椎不需要移动也可以完成气管插管。它可以在有硬质颈圈的情况下进行。理论上,这类患者的气道有反流误吸增加的风险。然而,Ovassapian 及同事对 105 例患者进行研究并未发现有反流的风险[60]。清醒 FSI 可能会浪费时间且需要专业的操作和熟练的技能。由于一些原因(插管不便及有误吸危险),我们主张在没有反流误吸危险的急诊及非急诊患者中使用 FSI。这仅仅是个一般原则,在临床工作中应该具体问题具体分析。

FSI 期间使用经鼻湿化快速充气交换通气(transnasal humidified rapid-insufflation ventilatory exchange,THRIVE)可以增加呼吸暂停的时间和预防插管时低氧血症(图 40.6)[61]。

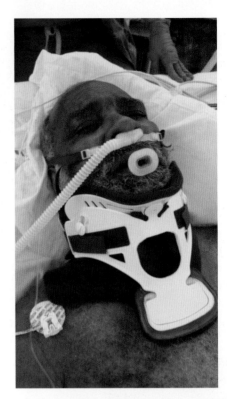

图 40.5 高流量给氧,清醒镇静纤维支气管气管插管,采用经鼻湿化快速充气交换通气(THRIVE)(Fisher & Pakell Healthcare, Aukland, New Zealand)。(Used with permission,© Verathon Inc. ,WA,USA.)

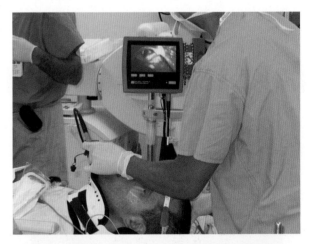

图 40.6 戴颈圈患者使用 GlideScope 喉镜气管插管 (Used with permission,© Verathon Inc. ,WA,USA)

喉罩通气 另外一个可选用的直接窥喉的方法是使用 ILMA。Waltl 及其同事指出 ILMA 对上颈椎的牵拉比直接喉镜法小[62,63]。Ferson 及其同事等人报道了 254 例困难插管中有 70 例存在急性不稳定型颈椎,对这些患者应用 ILMA 插管均获成功,92.6% 为一次插入成功,7.4% 为二次插管成功[64]。目前尚未有对这种方法出现神经损伤及误吸的报道。本文的作者是能够熟练使用该设备并且有丰富的 ILMA 临床经验的麻醉医生。但也有一些并未取得成功的报道。Bilgin 和 Bozkurt 报告指出,在佩戴半刚性颈圈的患者中,只有 59% 的患者在第一次尝试时可以达到最佳的 ILMA 通气条件,42% 的患者需要 2~4 次尝试[65]。所有的患者都可以盲插成功,但是只有 53% 的患者在第一次尝试时成功。相反,首次成功和总体成功率要高于通过在 ILMA 可视下使用 FIS 或光棒引导气管插管的盲法技术。这个方法的不足之处是会延长插管时间[65]。

　　然而,在对尸体的研究中,使用 ILMA 对颈椎中段会产生向后的压力[66]。这与颈椎屈曲损伤尤为有关。我们应意识到如果在佩戴颈圈并按压环状软骨的患者中使用 ILMA 是有困难的。Wong 及其同事报道了两例清醒不稳定颈椎患者应用 ILMA 无困难插管[67]。这些研究表明 ILMA 可能引起颈部活动及颈椎的过度受压,佩戴颈圈使其不易压迫至环状软骨,因此急性颈椎损伤的患者不应作为首选,仅在直接喉镜及纤维支气管镜插管不成功时考虑选用。

　　环甲膜切开术　颈椎损伤患者行环甲膜切开术可替代直接喉镜法[68],但其可能引起颈椎小却明显的活动[69]。虽然环甲膜切开术是颈椎不稳定的 CSI 患者的主要插管方法,但其并发症比较多[70]。一项在英国急诊科的长期并发症研究中发现,仅有 41.5% 的患者能够有效地救治直至出院。其中仅有 25.9% 的患者没有长期并发症(10.9% 的患者实施了急诊环甲膜切开术)[71]。并发症的发生率高与其应用减少及医生的熟练度有关。近几十年外伤者手术建立气道已有所减少。因此,环甲膜切开术应该作为急性颈椎损伤患者保持气道通畅的一种治疗方法而予以保留。

　　其他方法　不稳定型 CIS 患者的最佳气道管理策略仍存在争议。喉镜的其他替代设备有光棒或纤维支气管镜,如 Shikani 可视管芯和 Bonfils Retromolar 纤维支气管镜。这些工具允许盲探性气管插管,从而避免了颈部过伸。然而,没有客观数据可以指导我们选择合适的方法。不同的系列的研究报告指出,90% 的患者使用新型光棒插管可以首次就成功。Inoue 等对 148 例临床或影像学颈椎异常的全麻患者进行了一项前瞻性随机研究[72]。光棒或 ILMA 用于头颈处于中线位的气管插管。光棒组 74 例中首次成功插入有 67 例(90.5%),第二次成功插入有 5 例(6.8%)。在 ILMA 组中,74 例中首次成功插入有 54 例(73.0%)。光棒组首次成功气管插管的时间明显短于 ILMA 组。光棒对 CSI 患者进行经口气管插管在可靠、迅速、安全等方面比 ILMA 更有优势。技能和经验是成功的关键(知识框 40.1)。

总结

　　如上所述,CSI 患者气道管理的问题在于,通常用于

清醒纤维支气管镜插管
经鼻气管插管
间接硬质喉镜检查
Bullard、Wu 和 Upsher 喉镜
　可视喉镜(Glidescope、McGrath 和 C-MAC 系统)
　Airtraq 和 Pentax AWS 喉镜
MILS 下直接喉镜
喉罩引导下纤维支气管镜插管
　单腔 LMA
　插管型 LMA
光棒或纤维支气管镜
　光棒
　Shikani 可视管芯和 Bonfils Retromolar 纤维支气管镜
　Clarus 可视管芯
逆行气管插管
有创操作
　环甲膜切开术
　气管切开术

保护气道的技术有可能导致颈椎活动,从而引起继发性神经损伤。虽然之前已经明确了 CSI 的诊断要点,但在多发损伤的急诊患者没有足够时间确诊。因此,对不确定颈椎是否完好的患者应视为 CSI。采用最熟练的技术以最便捷的方式进行气道管理是至关重要的。

伴有脊髓病变的慢性脊椎病

　　正如有缺血性心脏病的患者行非心脏手术一样,有颈椎病的患者也会行非神经外科手术。因此,气道管理不能只针对实施脊柱手术麻醉的患者。与这些患者相关的问题之一是可能存在直接喉镜及纤维支气管镜插管困难[73]。

　　术前内镜下气道检查可进一步提供有价值的信息,以确定最好的插管方法[74]。

　　关于 FSI,传统的床旁测试仅可预测直接喉镜的插管困难度,对纤维支气管镜不适用。有大量的报道显示在以下情况下纤维支气管镜显露声门困难:气道内有分泌物、血液或两者均有,上呼吸道有畸形,特别是在气管导管(endotracheal tube, ETT)通过困难时。最后一个问题与纤维支气管镜的型号及 ETT 本身的设计有关。类风湿关节炎(rheumatoid arthritis, RA)的患者由于声带平面的改变会增加插管的困难。现有对面部特征进行观察或对创伤部位行影像学检查以研究对导管通过困难的影响。Mallampati 分级和甲颏间距与导管通过的阻力程度无关。然而,会厌与舌头的大小成正比。特别是,舌头的厚度比其长度更重要,这在肢端肥大症患者尤其重要。

　　DI 在颈椎病患者中更常见。特别是有强直性脊柱

炎(ankylosing spondylitis,RA)及 Klipple-Feil 综合征的患者[75]。预测 DI 的问题之一是其发病率及检查的敏感性和特异性[76]。在所有麻醉病例中,DI 的发病率约为 1%。通常使用的方法如 Mallampati 或 Wilson Risk Sum 的阳性预计值(positive predictive value,PPV,即预计困难值占实际值的比率)大约为 8%,联合使用这些方法的 PPV 大致为 30%[77]。预测 DI 的方法有 95% 的敏感度及 99% 的特异度,51% 的假阳性率。然而,理论上 DI 的发生率为 10%,假阳性率降至 8.7%(敏感度为 95%,特异度为 99%)。因此有颈椎病的患者 DI 发病率更高,此时预测 DI 更有价值。

这次检查发现了许多重要的相关因素。前面已经提到,行直接喉镜窥喉时,寰枕及寰枢关节会有明显的活动[45]。因此减少其活动度无疑会增加插管困难[78]。然而,枕寰枢复合体疾病与下颌突出损害有很明显的相关性。这不仅仅由类风湿疾病引起。此外,为了张口充分,头颅与颈关节处应后仰,这是直接喉镜的另一个限制。

类风湿关节炎

RA 影响气道及颈椎活动的三个相关部位是环杓软骨关节炎、颞下颌关节炎及不稳定的寰枢关节[79]。RA 出现喉部受累的发生率为 45%~88%。发生率与检查方法有关,体格检查为 59%,通过肺量计发现有胸外气道阻力的为 14%,69% 的患者有一种或更多的喉部受累征象。75% 喉部受累的患者会出现呼吸困难。RA 患者最大的危险可能发生在拔管后。即使插管时间短也会导致黏膜水肿并引发拔管后喘鸣及气道梗阻。纤维支气管镜插管拔管后喘鸣的发生率仅为 1%,而直接喉镜插管则高达 14%[80]。

病程长的 RA 患者有 2/3 存在颞下颌关节(temporomandibular joint,TMJ)活动障碍并出现张口受限。高达 70% 重度 TMJ 受损的患者可能会出现与小下颌或有睡眠呼吸暂停综合征者相似的气道梗阻[81]。

25% 的 RA 患者存在寰枢关节不稳定,有严重外周关节受累者更易看到。症状可能与影像学结果不相符,大约有 5% 的 RA 患者行择期整形手术时发现有寰枢关节不稳。不稳定具有多向性,颈椎半脱位或颅骨下陷发生率高。这可能导致齿状突损伤脑干[82]。

总结

有颈髓颈椎病的患者行择期手术时应仔细管理气道以防进一步损伤。CSI 患者应选择合适的插管方法并由有经验的麻醉医生完成。对这类患者可选择清醒气管插管,若失败应选择其他方法以减少颈部活动并保持气道通畅。术前应充分考虑到患者的解剖结构,插管困难的风险及插管或通气困难时的救治计划。

插管不成功或预料到的困难气道

Halo 架或头部立体定位架

有不稳定型颈椎损伤的患者早期使用 Halo 架,有利于多发伤的诊断治疗[83]。该设备提供了最牢固的颈椎外固定,虽然这是一种有效的颈椎固定术,但会出现并发症。这种笨重的装置不利于气道管理,也限制了头部的活动。

有 Halo 固定架患者的气道管理充满了挑战。Halo 架限制了寰枕关节的伸展从而使得喉镜置入困难。可以经口气管插管但与张口度、舌体大小、上牙列情况及能否推下颌等因素密切相关。在非急诊的情况下,FSI 可以解决这些问题[84],但是急诊时这种情况的插管极其困难。Sims 及 Berger 对 105 名在一级的外伤救治中心行 Halo 架固定的患者进行回顾性调查[85]。其中有 14 名患者(13%)需要紧急或半紧急行气道控制,几乎 50% 的患者在插管时或插管后短时间内死亡。基于这一研究发现,作者认为若受伤严重度评分(injury severity score,ISS)高、有心脏病病史或需要立即插管的需 Halo 架固定的外伤住院患者,应考虑行气管切开术。到医院需立即插管的患者在住院期间很可能需要紧急行二次插管。老年及有心脏病史者更容易因心搏骤停而死亡(知识框 40.2)。

安装 Halo 架的患者出现呼吸衰竭和气道梗阻时情况往往很紧急。如果需要保护气道但是气管插管失败,应使用其他方法以保证安全。该装置固定了头颈部从而阻碍了置入喉镜时所需的"嗅物位"及辅助通气。这种情况下有很多保持气道通畅的方法。DA 并且使用喉镜失败的患者可用 Bullard 喉镜[86]。ILMA 已成功应用于清醒且纤维支气管镜插管失败的患者[86]。亦可用于探插不成功而呼吸停止的患者[87]。一例 78 岁的老年患者拔管后出现呼吸功能恶化而 LMA 插管不成功,使用了联合气管插管[88]。最近的研究报道中,15 例装有 Halo-vest 架的患者在全身麻醉下使用 GlideScope 插管成功,一例 14 岁的患者无法耐受清醒纤维支气管镜插管(fiberoptic intubation,FOI)而使用 Pentax AWS 插管成功(图 40.7)[89,90]。

| 知识框 40.2 | 安置 Halo 架的患者早期行气管切开术的适应证 |

颅脑外伤评分高

有心脏病病史

年龄大于 60 岁

需要立即插管者

有困难插管史

预计气管插管留置时间大于 1 周

手术中难以行气管切开者

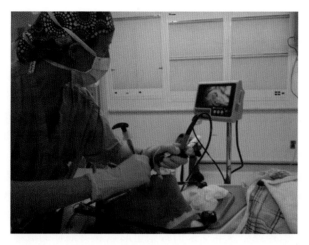

图 40.7　Halo 架的患者应用 GlideScope 喉镜气管插管(Verathon,Bothell,WA,USA)

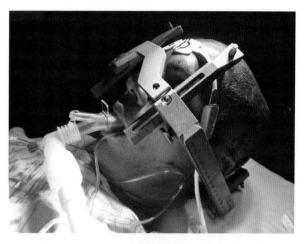

图 40.8　Leksell 架可以放置喉罩(LMA Supreme, LMA North America,San Diego,CA,USA)

安装 Halo 架行择期手术的患者应仔细制订插管计划。可以采用前文提到的预料到的困难气道的插管方法。以下几点是必要的:①参与的临床医生应有相应的技术和设备;②在必要时可安全地移去 Halo 架的神经外科医生或专业人员;③若插管困难应有应急预案。

头部立体定位架

在过去的 30 年中立体(stereotactic)定向技术在神经外科领域应用广泛。"stereotactic"来源于希腊语,"stereo"意为三维的,"tactos"意为接触的。神经外科医生 Lars Leksell 将此技术应用于临床并为人熟知,而早在 1908 年 Horsley 及 Clarke 就已经对此有所描述[91]。1949 年,Leksell 首次发明了一种基于圆弧中心点原理的设备,可提供精确的颅内三维立体定向,可识别目标并能够计算角度和距离。多年来,立体定向系统经历了多次改进。早期由 Leksell 设计的头部立体定位架可固定头部但明显影响气道通路。最近发明的支架有个可指向头侧的横杆,后者易接触鼻及嘴部。用 Allen 钳拧去两个螺丝便可移去横杆(Allen 钳随时可取用)。新设计的特点是有一个可移动的前片(图 40.8)。尽管易接近气道,但因头部固定和固定在手术台上,气道管理极其困难。

头部立体定位架广泛地用于组织活检、开颅术或运动障碍的患者。头架固定患者的神经导航技术需要采集 CT 或 MRI 等影像学资料。立体定向神经外科手术需要全麻或镇静。没有神经系统受损的合作患者在镇静状态下采用可以耐受头钉的刺激。上头架并需行影像学检查的患者应镇静(图 40.9)。这种麻醉方法适用于颅内活检及帕金森病的外科治疗。使用静脉镇静时应严密监测,并选择可保持无痛、镇静及循环稳定的药物[92]。给予充足的氧供,并且监测二氧化碳波形。手术时头架固定的患者应监测头的位置。使用镇静药后,头过度屈曲可能导致气道梗阻[93]。

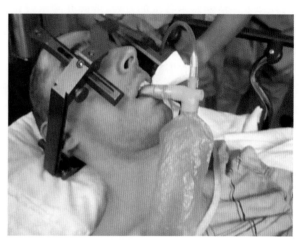

图 40.9　Leksell 架患者使用声门上气道和(Patil)气管插管进行转运,转运过程中管理(Elekta,Stockholm, Sweden)

手术的并发症有出血及气栓。若手术部位接近静脉窦或头钉离板障静脉很近,则有可能出现气栓[94],常表现为咳嗽、呼吸困难及血氧饱和度降低。如发现气栓及时诊断并告知术者,立即冲洗手术区域以防进一步的气体进入。另一个更加严重的危险是内出血,因此患者术后应常规行 CT 检查以判断有无出血或血肿。

操作过程中患者合作非常重要,小儿、反应迟钝及有癫痫发作风险的患者增加了管理上的困难。安装头部立体定位架时,对肥胖及易发气道梗阻的患者应格外注意,最好采用全麻。上头架前先诱导插管,并必须保证患者在进行影像学检查的过程中通气、镇静良好。合作的患者能够耐受上头架的刺激及完成影像学检查,但如果病变在枕部需要俯卧位,此时就可先清醒气管插管,麻醉诱导后再翻身。若清醒气管插管失败,可选用其他的方法。在这种情况下,LMA 是非常有用的,可以作为较小患者在行仰卧位手术时的唯一方法。熟练掌握多种气管插管技术并制订可选的应急预案(知识框 40.3)[95]。

知识框 40.3　立体定位手术的气道管理

自主呼吸并保持氧供
清醒或全麻下置入喉罩
清醒经口或经鼻纤维支气管镜气管内插管
经口明视气管插管或经鼻盲探气管插管
清醒或全麻下喉罩引导纤维支气管镜插管
清醒或全麻下光棒引导气管插管
清醒或全麻下可视喉镜引导气管插管

清醒开颅术或血管内栓塞术

自古代就已经开展了清醒开颅术。目前施行清醒开颅术的适应证为语言中枢的病变切除术,癫痫、肿瘤及动静脉畸形(arteriovenous malformation,AVM)的手术治疗。随着神经生理精确监测技术的发展,清醒开颅术仅用于一小部分患者。然而,越来越多的运动障碍患者需要应用这项技术。术中的主要并发症有躁动和易激惹[96]。这在患者过度镇静且有不适感时可能会发生。其他更严重的并发症包括通气量不足,恶心,癫痫发作[97]。调整镇静程度常可解决问题。术前应与患者进行良好的沟通。患者体位舒适,手术室良好的氛围均有利于手术进程,这需要手术室全体工作人员的配合。

术中唤醒麻醉技术历经了从芬太尼/氟哌利多到静脉注射丙泊酚复合应用阿芬太尼,瑞芬太尼或右旋美托咪定的变革[98,99]。术中静脉注射丙泊酚很少出现恶心。新型药物右旋美托咪定(盐酸右旋美托咪定制剂)是持续静脉镇静的选择性 α_2 肾上腺素受体激动剂,可产生镇静及镇痛作用,而不会抑制呼吸。其起效慢于丙泊酚且必须静脉注射,这对年老体弱及儿童患者有益,也可用于术中检查。美索比妥(1mg/kg)、苯二氮䓬类(咪达唑仑)可用于控制癫痫发作,但为避免呼吸抑制应慎用镇静药。

对于不合作者及儿童可采用全身麻醉[100]。有些医疗中心采用"睡眠-清醒-睡眠"的方法以减少患者的不适并有利于手术的进行。患者处于"浅全麻状态"并辅以局部麻醉,可在术中适当时唤醒患者进行神经功能测试。

气道管理是清醒开颅术的重点,已报道多种方法。Huncke 及其同事在 10 例患者进行了清醒 FSI[101]。这种方法有效但费力,且需要良好的技术和可行气道表面麻醉的特殊导管。为避免出血或明显不适,一些医生采用了鼻咽通气道或经鼻盲探插管。近年来最常用的方法是 LMA 控制气道[102]。多篇报道指出 LMA 可以在不掀开手术单及不改变患者体位的情况下应用[103]。我们的经验是,在对成人使用单腔喉罩及双腔喉罩时,应在完成术中测试后,切除肿瘤的过程可诱导患者再次入睡。这将为手术医生提供一个安静清晰的术野,因为很多患者在清醒和镇静时会有高碳酸血症。双腔喉罩尤其适用于间

歇正压通气患者,可显著减少气体入胃[104]。

血管内栓塞术

如今许多颅内动脉瘤及 AVM 的患者可选用血管内治疗技术。与开颅手术相比,这项技术可以明显降低死亡率并缩短住院时间[1]。在急性蛛网膜下腔出血(acute subarachnoid hemorrhage,SAH)的患者,应考虑到有 ICP 的增加、跨壁压的改变及脑缺血的可能。这一技术两个最严重的并发症是脑梗死及脑出血。在动脉瘤破裂后数小时内血管内填塞弹簧圈是安全的,引起穿孔的可能性小。急性 SAH 的患者应首选全麻。尽管需要测试神经功能,神经影像学专家仍希望全麻以获得最佳的成像效果。通过 ETT 或 LMA 行气道管理,有助于保证充分的供氧以及患者合作。影像学成像技术包括高分辨率荧光造影和高速数字减影血管造影术(digital subtraction angiography,DSA)。实时造影检查在计算机上成像就会看到不透光的导管尖影。此时有患者任何体动均会降低成像效果。麻醉医生应在患者旁边并需要在医生及设备之间进行周旋。这种情况的优点是可以通过荧光造影确定 ETT 的位置,确认正确的中线位置,并可诊断出肺不张。

虽然放射科可能离手术室比较远,但对预测有 DA 的患者也应遵循手术室内困难气道的处理原则。但是扫描床不能将头部抬起是一个潜在的制约因素。此时可把布单垫于合适的位置以利于喉镜置入或清醒插管。这种情况下亦可使用可弯曲插管镜(flexible intubation scope,FIS)、ILMA、光棒及 GlideScope 喉镜。麻醉应平稳以免呛咳。应严格控制高血压以预防脑水肿及股动脉穿刺部位出血。患者可能会感到轻微的疼痛并需要保持一段时间的仰卧位。

肢端肥大症

肢端肥大症发病率低,每百万人中 3~4 人[105]。1882 年 Marie 首次对该病进行描述[106],1886 年 Chappel 发表了一篇关于一例肢端肥大症患者因继发气道梗阻而死亡的报道[107]。这类患者的气道梗阻问题是其 DI 诸多原因之一。与非肢端肥大患者相比,肢端肥大症患者 DI、未预料到的困难气道及面罩通气困难的发生率更高。

对肢端肥大症患者的困难气道问题已有详细的论述,其喉镜插管困难的发生率是 9%~33%[108]。这类患者因生长激素过度分泌而导致一系列的气道解剖结构改变。患者面部骨骼增生粗大,下颌骨肥大导致下颌前突。也有文献报道,除了有明显的巨舌症,喉部和咽部的软组织和结构也有增生(比如声带、杓状会厌及室襞)。Schmitt 及其同事发现 26% 的肢端肥大患者的 Cormack-Lehane 喉部显露分级为Ⅲ级[109]。

据报道有许多肢端肥大患者有通气及插管困难,给

予高度重视并充分准备可以大大地提高成功率[110]。但诱导前气道评估也可能未发现困难气道。Mallampati 分级有一定帮助,但颏甲距离并不能很好地判断有无插管困难,对这类患者的术前评估依然缺少大样本前瞻性研究。最近,Sharma 及其同事比较了改良 Mallampati 分级和咬上唇试验作为预测肢端肥大症患者喉镜检查困难程度的方法,发现两种方法的敏感性和特异性均低于非肢端肥大症患者[111]。

由于通气问题对肢端肥大患者的气道管理仍有很大的挑战。关于这类患者通气困难的原因已有诸多分析。下颌骨前突可能妨碍面罩放置,舌体肥大或软组织增生在仰卧位及使用肌松药后可能引起气道梗阻,颈椎骨质增生造成后颈部活动受限会影响插管体位。这类患者通过肺活量测定可以诊断上呼吸道梗阻的发生率为 16% ~ 30%[112]。另外,这类患者睡眠呼吸暂停的发生率也增加[113]。有阻塞性睡眠呼吸暂停、声音嘶哑或喘鸣病史的患者,麻醉医生应注意可能有声门及声门下受累,以及有插管及通气困难的可能。尽管肢端肥大症患者经口 FSI 有困难或失败[114],但许多作者主张清醒状态纤维支气管镜插管以避免气管切开[115,116]。当采取清醒状态下 FOI 时,应注意有增加冠心病发生率的风险[117]。制订麻醉计划时应权衡气道困难与心肌缺血的风险,应包括:①预测有困难气道时应增加一名麻醉医生;②准备困难气道所需的插管设备;③可以熟练地进行气管切开的外科医生。

术后早期阶段应注意有气道梗阻的风险,尤其对于两侧鼻腔被堵塞的患者[118,119]。这类患者因拔管后气道部分梗阻可发生术后负压性肺水肿(知识框 40-4)。

ILMA 可以作为肢端肥大症患者的辅助插管方法,但若作为主要方法其失败率比较高。Law-Koune 及其同事报道了丙泊酚诱导后使用 ILMA 有 47.4% 的首次失败率[120],并得出结论"ILMA 盲探插管的失败率高而不能成为首选"。喉罩引导行光棒插管或 FSI 能否提高插管成功率仍需进一步的研究。作为喉镜及 FSI 失败的补救方法,又不能唤醒患者时可选用 ILMA。有人在两例用 ILMA 插管失败的肢端肥大患者使用了单腔 LMA(5 号及

知识框40.4 肢端肥大症患者的气道管理注意事项

下颌骨前突

巨舌症

颈椎骨质增生,颈部活动受限

咽喉部软组织增生

声带粗厚

喉返神经麻痹

环状软骨板变窄

杓状会厌肥大

室襞肥大

中枢性呼吸睡眠暂停综合征

6 号)引导下 FOI。

可视喉镜可使肢端肥大症患者获益。虽然缺乏前瞻性研究,但是我们发现对这类患者使用 Glidescope、C-MAC 和 McGrath 视频喉镜行首次或再次尝试即可成功插管(图 40.10)。GlideScope 视频喉镜可越过肥大的舌体和增生的软组织,并充分地暴露声门[121]。在将可视喉镜用于肢端肥大症患者前应先在气道正常的患者中使用以积累经验。

喉罩在神经外科手术中的应用

LMA 及 ILMA 的使用见前面相关章节,在本节中重点强调其在神经外科患者使用的一些具体问题及细节。LMA 不能完全代替 ETT,但在使用 ETT 出现困难时可以选用。另外,LMA 对心脑血管影响轻微,在某些神外手术可视为一个不错的选择。麻醉医生应有熟练的技术及适宜的术中管理方法。已有多例开颅术紧急插管失败后使用 LMA 的报道[122,123]。ILMA 已经被广泛地用于颈部活动受限患者的气道管理,Combes 及其同事证实了可在插管失败后使用[124]。对预料到的 DI 所作的前瞻性研究中,ILMA 及插管探条可以解决大多数问题[124]。这对不能耐受反复探插,通气不足,严重高血压及心动过速的神经外科患者尤为重要。

相比 ILMA,一些医生更愿用 LMA 作为 FSI 的引

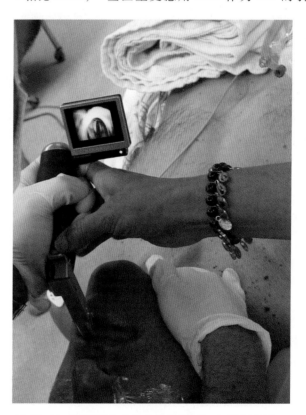

图 40.10 肢端肥大症患者使用 McGrath 系列 5 号可视喉镜片行气管插管(LMA North America, San Diego, CA, USA)

导[125]。LMA 及 ILMA 在多种体位时均可插入。可用于俯卧位拔管出现紧急情况时及有头架固定因镇静而呼吸抑制的患者[123]。该装置只需患者张口并用拇指沿着硬腭送入即可。有一篇病例报告报道了 $C_1 \sim C_2$ 受损的俯卧位患者在全麻诱导和管理中使用了 LMA[126]。LMA 用于俯卧位仍存在争议，但在一些患者体位摆放合适的情况下使用是安全的。越来越多实战经验和文献报道了这项技术的实用性。许多研究表明俯卧位手术的患者可以轻松置入喉罩。这就无须全麻插管后再翻身摆体位，节省了手术室时间[127,128]。

神经外科的患者应避免高血压及呛咳。若患者合并有严重哮喘或 COPD，拔管时可换用 LMA（LMA 可看作"拔管的中介桥梁"）[129]。这应在麻醉较深时完成以免出现气道反射。这一替换技术在头单已铺好及颈部过度运动可能引起呛咳时亦可用。伦敦皇家耳鼻喉医院曾使用了这项技术，它又被称为"贝利手法"（Bailey maneuver）[130]。LMA 为神外患者的气道管理提供了多种选择并随时可用。

术后注意事项

神经外科手术术后气道损伤与功能评估

神经外科术后的患者可能会出现很多的气道问题。手术本身存在一定的风险，术中癫痫发作、缺氧、缺血半暗带的低灌注区均会使患者术后状态不稳定。这些因素再加上麻醉药的残余作用，患者自身并不能保持气道的通畅。除外仰卧位的其他体位、重力的作用、静脉压以及液体管理均会改变气道结构的完整性。因此，尽管本身不是 DA，但术后有很多原因气道功能不能很快恢复。除了保持气道通畅外，术后还会有很多改变呼吸功能的危险因素。

幕上开颅手术术后

除了前面提到的意识障碍问题外，曾行颞顶或翼点开颅术的患者可能存在气道的问题。这类患者做手术时（神经外科手术或非神经外科手术），可能由于张口受限存在 DA，而在早期开颅术中并未出现。这是由颞肌的愈合而形成的[131]。这在首次手术后需在重症监护室进行镇静和通气治疗的患者中更易出现，因为不能恢复正常的饮食及语言活动。即便是术后及时拔管并恢复了正常饮食、语言活动的患者，由于过度疼痛限制了下颌活动及瘢痕形成，也会有张口受限的风险。Kawaguchi 及其同事观察了 92 例术后患者并总结出了其特征[132]。额颞开颅术患者（相对于顶枕区）术后张口度受限明显。大部分患者术后 3 个月仍然存在这一问题。幕上开颅术增加了张口受限的风险并导致 DI。

仅凭麻醉前访视评估，麻醉医生往往会忽略这一改变而做出错误的判断。若不在再次手术前进行气道评估、测定张口度，便会发现喉镜置入时很困难。

颈椎手术术后

本章开篇时对颈椎手术患者的术中管理做了详细论述。手术目的是解除脊髓受压，复位，稳固脊椎，使颈椎活动范围减少。急诊手术时，全麻诱导后不能插管会使气道管理变得困难。手术结束时同样会出现许多问题。

前入路颈椎手术可能导致喉返神经的损伤或血肿而出现拔管后气道梗阻。导致声带麻痹的最主要原因是喉返神经压迫。监测气管导管套囊的压力并适时放松套囊可以预防喉返神经损伤[133]。为了暴露颈椎，手术操作会使食管及气管受到牵拉，气管食管会发生水肿或穿孔[134]。与早期出现的喉返神经损伤、血管神经性水肿或血肿相比，气道水肿出现较早，往往在术后 2~3 天才出现。这些患者的共同特点是，手术节段越多、节段水平越高、手术时间越长、术中出血量越大，则再插管的风险越大。再次插管往往比较困难，死亡率及因缺氧而致的后遗症发生率也较高。因此，应进行风险预测，明确有风险人群的处理措施，并拟定备选方案。

据 Sagi 及其同事报道，19 例患者（6.1%）出现气道并发症，6 例（1.9%）行再次插管，1 例死亡[135]。平均于术后 36h 出现症状。除了两个并发症外，其他的均由咽部水肿引起。统计学发现，与气道并发症有关的因素是：超过 3 个椎体损伤；术中失血超过 300mL；累及 C_2、C_3 或 C_4；手术时间大于 5h。有脊髓病史、脊髓受伤、肺部疾病、吸烟、存在麻醉危险因素及没有引流均不会导致气道并发症的出现。手术时间长（5h）、超过 3 个椎体受损包括 C_2、C_3 或 C_4、失血超过 300mL，需保留气管导管或拔管时使用换管器并仔细观察有无通气不足的情况。神经监测特别是经颅运动诱发电位，会引起舌头、牙齿及其他的口腔组织损伤。使用牙垫并定期检查可以将咬伤的风险降到最低[136]。

前入路颈椎间盘切除融合术的患者可出现吞咽困难及发声困难。出现这些异常的病因并不清楚。进行多项手术的患者术后影像学检查发现吞咽困难的发生率增加[137]。这类患者出现并发症的风险增加，部分是由于颈部软组织肿胀引起。骨片移除，植入的人工替代品就可能进入或压迫气道，虽然发生率低，但危险很大。除了必须再次插管，颈椎不稳及需进一步手术治疗者的插管危险增加[138,139]。

后路颈椎手术患者的气道并发症，除了上述特点外，主要是俯卧位所引起的麻醉问题，如下所述。

后颅窝手术术后

由于后组颅神经毗邻后颅窝,患者在术后可能出现呼吸功能受损。术前详细了解病史可以发现咽反射的轻微损害,即吞咽食物的时间延长,家属会发现说话的改变。术中在接近后组脑神经的区域进行操作,周边的水肿或血肿均会导致咽反射及保护气道的能力消失。由于邻近脑干,术后呼吸中枢受到损害使风险增加,因此确定拔管时机很重要[140,141]。

潜在的术后气道问题可分别由俯卧位手术、坐位手术及后颅窝的手术操作引起。因分泌物及皮肤消毒剂使得 ETT 的固定成为问题。即使导管会与皮肤固定牢靠,但面部水肿仍会使之脱出,尤其是儿童,因为气管导管在气道内和脱出气道的距离很短。面部水肿本身不会威胁呼吸,但若合并巨舌症及口咽水肿就有问题了[139]。

对后入路颈椎术及后颅窝手术术后出现的巨舌症已经有多种解释[142]。舌部水肿可使其在上下牙间活动受限。置入口咽通气道,可使舌部静脉回流受阻,俯卧位时置于 ETT 旁的食道听诊器亦可使舌部静脉及淋巴管回流不畅。其他引起水肿的因素有头颈转向一侧,颈部屈曲,因为这两者均可引起头颈部静脉回流受阻[143]。手术时间的长短、术中出血量、输液量均与术后巨舌症的出现有关[144]。

巨舌症会很快出现并影响拔管,而口咽通气道、ETT 均可很好地维持气道通畅,仅在其拔除时出现危险。发生率很低的影响术后呼吸功能的神经并发症是四肢瘫痪。其可能的机制是脊髓屈曲过度牵张时限延长及脊髓供血障碍[145]。有报道指出,四肢瘫痪这一致命性并发症是坐位手术的另一个风险。手术时间较长的患者术后拔管时应格外注意,需考虑术中情况,并评估气道及神经反射。对面部或气道出现水肿且比较耐管的患者最好不予拔管,直至水肿完全消退并满足所有的拔管指征时再拔管。

结论

神经外科患者的气道管理要考虑很多问题。我们阐述了患者一般及特殊的管理原则,包括气道及急诊气道评估。术中麻醉及气道管理应结合患者诸多的临床表现。若患者年龄比较大且合并有多种内科疾病会给麻醉工作带来挑战。另外,在手术室内及非手术室内的神经外科手术均会随时间的延长而变得复杂。一些手术需要俯卧位、侧卧位或坐位。有些要求患者在术中暂时清醒而后继续麻醉。控制气道需要麻醉医生和手术医生良好的配合。麻醉医生应不断创新发明新的气道管理设备及技术,并从中获得对患者有益的技能。神经外科患者术后会出现各种各样的问题,因此无论是术中还是术后都应时刻保持警惕。总之,我们的目标是密切监护患者并使其平稳度过围术期。

临床要点

- 对于神经外科手术,除了气道评估,在麻醉插管前进行神经系统检查或与外科医生沟通至关重要。
- 不稳定颈椎患者可能因醉酒、缺氧或头部损伤而不能配合清醒 FSI。由于 CSI 或合并有头面部损伤,对于这类患者迫切需要建立气道。
- 硬质颈圈可导致张口受限及环状软骨受压,气道管理比较困难。因此,插管前应将颈圈的前端取下或打开,并结合人工轴线固定制动。
- 肢端肥大症患者常有阻塞性睡眠呼吸暂停,诱导和通气时均应注意。直接喉镜和 VAL 是最有效的插管方法。
- 对于四肢有神经症状的颈椎过屈或过伸需行择期手术的患者,应采用清醒气管内插管。
- 气管插管设备应对平时无困难气道的患者进行操作演练并熟练掌握操作技巧。
- 应时刻注意并检查俯卧位、侧卧位或有头架固定患者的颈部屈曲程度。
- 长时间俯卧位手术拔管前行套囊漏气测试可能有用,应时刻做好再插管的准备。在置入换管器后可尝试拔管。

（俞美荣　范仪方 译　韩如泉 审）

部分参考文献

30. Bedell E, Pough DS. Anesthetic management of traumatic brain injury. *Anesthesiol Clin North Am*. 2002;20:417-439.
57. Bathory I, Frascarlo P, Kern C, et al. Evaluation of the GlideScope for tracheal intubation in patients with cervical spine immobilization by a semi-rigid collar. *Anaesthesia*. 2009;64:1337-1341.
61. Waltl B, Melischek M, Schuschnig C. Tracheal intubation and cervical spine excursion: direct laryngoscopy vs. intubating laryngeal mask. *Anaesthesia*. 2001;56:221-226.
80. Paus AC, Steen H, Røislien J. High mortality rate in rheumatoid arthritis with subluxation of the cervical spine: a cohort study of operated and nonoperated patients. *Spine*. 2008;33:2278.
83. Sims CA, Berger DL. Airway risk in hospitalized trauma patients with cervical injuries requiring halo fixation. *Ann Surg*. 2002;225:280-284.
106. Nemergut EC, Zuo Z. Airway management in patients with pituitary disease: a review of 746 patients. *J Neurosurg Anesthesiol*. 2006;18:73-77.
112. Spiekermann BF, Stone DJ, Bogdonoff DL. Airway management in neuroanaesthesia. *Can J Anaesth*. 1996;43:820-834.
132. Sagi HC, Beutler W, Carroll E, Connolly PJ. Airway complications associated with surgery on the anterior spine. *Spine*. 2002;27:949-953.
135. Bruder N, Ravussin P. Recovery from anesthesia and postoperative extubation of neurosurgical patients: a review. *J Neurosurg Anesth*. 1999;11:282-293.

All references can be found online at expertconsult.com.

第 41 章　肥胖、睡眠呼吸暂停、呼吸道与麻醉

Babatunde Ogunnaike and Girish P. Joshi

引言

超过 80% 的阻塞性睡眠呼吸暂停(obstructive sleep apnea,OSA)患者存在肥胖,随着肥胖在全球范围内的蔓延[1],OSA 成为造成困难气道的一项主要因素。有大量的研究报道,OSA 患者术后发生呼吸系统并发症,包括脑损伤与死亡[2-5]。这些严重的不良结局是由于麻醉诱导过程中无法确保呼吸道安全,气管拔管后出现呼吸道梗阻,以及术后使用阿片类药物或镇静剂后发生呼吸骤停导致。

在美国 OSA 患病率接近 20%。它造成患者睡眠时发生部分或完全性呼吸道梗阻[6],也与间歇性低氧血症

和高碳酸血症相关[7-9]。然而,随着美国人口老龄化和肥胖化,OSA 的患病率预计将显著增加。在外科手术人群中,存在病态肥胖和阻塞性睡眠呼吸暂停综合征患者的比例往往更高,因为此类患者相关并发症的发生率较高,往往需要接受手术治疗[10]。而超过 75% 的 OSA 患者未被诊断或未经治疗。

肥胖与阻塞性睡眠呼吸暂停的定义

肥胖是一种与不良健康后果相关的超重程度[11]。它的定义是身体质量指数(body mass index,BMI)即体重(kg)除以身高(m²)>29.9,超重的定义是 BMI 在 25~29.9[11]。BMI≥40 为病态肥胖,BMI≥50 为超病态肥胖。病态肥胖增加相关并发症风险[12],可能影响围术期相关发病率和死亡率[13]。

OSA 是一种睡眠障碍,其特征是反复的上呼吸道塌陷,在此期间,尽管通气仍然进行,气流仍会停止 10s 以上,每小时至少发生 5 次。它通常与动脉氧饱和度(SaO_2)降低 4% 以上有关[14]。阻塞性睡眠呼吸暂停是指睡眠时每小时呼吸暂停 15 次或以上,持续时间 10s 以上,使空气流量减少 50% 以上。

阻塞性睡眠呼吸暂停的病理生理改变

咽部肌肉活动与呼吸道开放

咽可分为三部分,鼻咽(也称为腭后咽),口咽(也称为舌后咽)和喉咽(即下咽部),组成了上呼吸道,它是一个长的软壁管道,前后都没有骨性的支撑结构,使它能够发生闭合和开放(图 41.1)[8]。咽壁的透壁压力(即腔外腔和内压力差)决定上呼吸道的通畅程度。吸气时咽扩张肌,包括腭帆张肌、颏舌肌和舌骨肌(颏舌骨肌、胸骨舌骨肌和甲状舌骨肌)的激活抵消了与吸气有关的腔内压力降低的收缩效应。除了这种吸气相关的激活,这些肌肉在清醒状态下保持张力有助于咽腔的稳定开放。

上呼吸道解剖

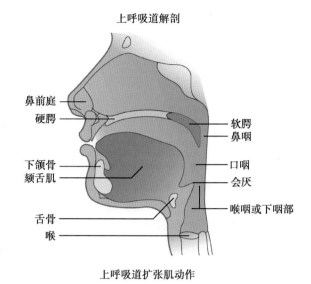

A

上呼吸道扩张肌动作

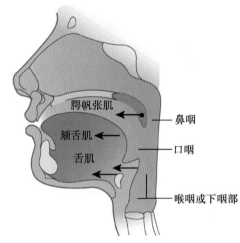

B

睡眠呼吸暂停时阻塞部位

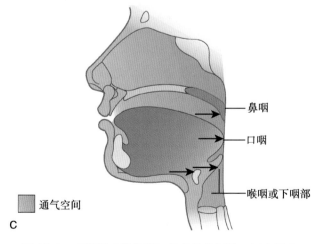

☐ 通气空间

C

图 41.1 睡眠呼吸暂停期间的呼吸道梗阻。(上)图示为上呼吸道解剖结构,鼻咽终止于腭垂尖部,口咽从腭垂至会厌,喉咽从会厌顶部到环状软骨后。(中)图示为上呼吸道最重要的肌肉活动,腭帆张肌、颏舌肌和舌骨肌,分别控制鼻咽、口咽和喉咽的扩张。(下)图示咽部肌肉松弛时鼻咽、口咽和喉咽发生咽腔塌陷(From Benumof JL. Obstructive sleep apnea in the adult obese patient:implications for airway management. *J Clin Anesth*. 2001;13:144-156.)

上呼吸道闭合的原因是咽扩张肌的活动减少,这可能是失去了觉醒刺激的结果(即诱导睡眠后)、呼吸动力减弱、负压反射抑制、肺容量减少,导致对咽壁的纵向牵引力降低。

睡眠模式、呼吸道梗阻与觉醒

正常的睡眠由 4~6 个周期的非快速眼动睡眠(non-rapid-eye movement,NREM)和随后的一个快速眼动睡眠(rapid-eyemovement,REM)组成。NREM 的四个阶段和 REM 的一个阶段代表着脑电波的逐渐变慢。在更深的睡眠阶段,上呼吸道肌肉的节律性活动减少,伴随着显著增加的上呼吸道阻力甚至是上呼吸道梗阻[15]。

吸气时膈肌的收缩会在呼吸道内产生负压,导致咽腔变窄[16]。随着咽内负压越来越强,咽腔塌陷逐渐增加。咽侧壁是咽腔塌陷最明显和最常见的部位,也是咽脂肪组织沉积的主要部位[17]。在肥胖患者中,脂肪沉积在咽壁周围使上呼吸道变窄,增加腔外压力和梗阻[18,19]。对于一定程度的咽肌张力丧失和咽肌塌陷,舌后位(由小颌畸形、缩颌畸形或下颌骨后缩引起)、舌大、扁桃体大、鼻塞的患者,咽梗阻程度较大。其他导致上呼吸道狭窄和梗阻的因素包括颈围过大、呼吸道的解剖结构变异或颅面畸形以及年龄因素[20,21]。

呼吸道梗阻导致阻塞性睡眠呼吸暂停,从而导致动脉血氧分压(PaO_2)下降,动脉血二氧化碳分压($PaCO_2$)增加,增加网状神经系统的神经兴奋,逐渐增加通气[22,23],引起睡眠觉醒。觉醒可表现为肢体抽搐,呼吸粗重,发声和增加的脑电活动重新激活咽肌,开放上呼吸道。上呼吸道开放后,通气恢复,纠正了缺氧和高碳酸血症[24]。觉醒后的过度通气改善了血气,从而降低中枢的呼吸兴奋作用。当患者再次入睡时,再次重复这一过程(图 41.2)。

频繁的觉醒会导致睡眠中断和白天的过度嗜睡。血氧饱和度降低、交感神经过度活跃和全身炎症反应可能

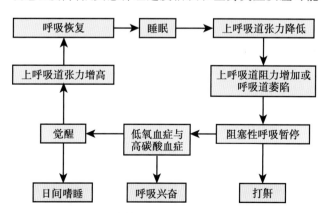

图 41.2 阻塞性睡眠呼吸暂停的病理生理学

导致心血管并发症,如高血压、心律失常、心肌缺血、肺动脉高压和心力衰竭等[25]。

阻塞性睡眠呼吸暂停的诊断

由于 60%~70% 的 OSA 患者未被确诊,术前未能发现 OSA 是围术期并发症的主要原因之一[9],因此必须对所有围术期患者进行 OSA 筛查。全面的病史和体格检查有助于诊断 OSA,而多导睡眠描记术可以确诊 OSA,以及评估严重程度,可以指导持续性气道正压(CPAP)的使用。

临床诊断

通过 OSA 的典型三联征,可以做出初步的临床诊断。即存在睡眠呼吸暂停或有打鼾伴低通气的病史或症状;发生睡眠觉醒(如肢体活动、翻身、出声或呼吸粗重),以及日间嗜睡(如安静的时极易入睡)或易疲劳。由于这种觉醒通常并不明显,OSA 的诊断通常基于其中的两种症状:睡眠呼吸障碍和白天嗜睡。

关于 OSA 筛查的系统回顾和荟萃分析报道,STOP-Bang 量表容易使用并且可以很好地预测严重 OSA,即呼吸暂停低通气指数(apnea-hypopnea index, AHI)>30(知识框 41.1)[26,27]。STOP-Bang 量表在 AHI>15 时的敏感度为 93%,特异度为 43%。AHI 大 >30 时敏感度为 100%,特异度为 37%[27]。其他量表,包括柏林问卷和美国麻醉医师协会(American Society of Anesthesiologists, ASA)评估表,也在临床使用中对 OSA 预测有较好的准确性[28-30]。

知识框 41.1　STOP-Bang 量表

1. 您是否大声打鼾(大过说话声音,或者隔着关闭的门都能听到)
2. 您是否白天感觉累,疲惫或者想睡觉
3. 是否有人观察到你睡觉时有呼吸停止现象
4. 您是否曾经或目前是高血压患者
5. 体重指数(BMI)是否大于 35kg/m²[计算方法:体重÷(身高×身高)]
6. 年龄是否超过 50 岁
7. 颈围是否大于 40cm
8. 是否男性

每项问题答"是"得 1 分,答"否"不得分
　　≥3 分为 OSA 高风险
　　<3 分为 OSA 低风险
OSA,阻塞性睡眠呼吸暂停。

(From Chung F, Yegneswaran B, Liao P, et al. STOP questionnaire: a tool to screen patients for obstructive sleep apnea. *Anesthesiology*. 2008;108:812-821.)

当成人颏与环状软骨连线到颈部的最大垂直距离(cricomental space)>1.5cm 时,可以 100% 排除 OSA 诊断[31]。当距离 ≤1.5cm,咽部结构分级大于二级,以及存在覆咬合时,诊断 OSA 的准确率为 95%,同时建议行多导睡眠图监测[31]。

多导睡眠图

多导睡眠图(polysomnogram)仍然是诊断 OSA 的金标准,它主要监测患者睡眠时的心电图(EEG)、眼电图(EOG)以及颏肌电图(EMG)。以及监测口腔和鼻腔通气、呼吸功能(即呼吸参数、胸腹的运动或膈肌电图),PaO_2 与 $PaCO_2$ 监测以及体位、声音和动脉压等(图 41.3)[32]。

在睡眠监测报告记录的事件和指标中。事件包括呼吸暂停(无通气时长 ≥10s)、低通气[潮气量(VT)小于对照组清醒时潮气量的 50% 且超过 10s]、血氧饱和度降低(SaO_2 下降 4%)和觉醒(临床上可观察到的发声、转身或肢体运动)或由脑电图爆发发现[14]。监测指标以每小时发生的事件来衡量,其中包括 AHI(即患者每小时呼吸暂停或低通气次数)、血氧饱和度指数(即每小时 SaO_2 下降超过 4% 的次数),以及觉醒的次数。如果患者患有 OSA,整个睡眠研究都要重复进行 CPAP 评估,以确定导致 AHI 显著下降的 CPAP 水平。

除了使用多导睡眠图,还有一些单通道或多通道的

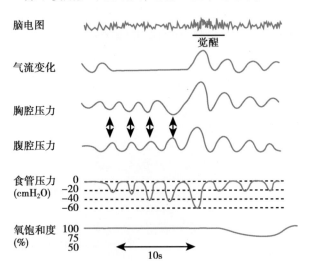

图 41.3　阻塞性呼吸暂停。上呼吸道闭合伴阻塞性呼吸暂停。胸腔、腹腔和食管通气压力(用食管球囊测量)增加,但口鼻通气减少。脑电图记录的觉醒与增加通气压力有关,食管压力如图所示。呼吸暂停终止后氧饱和度上升。在呼吸暂停期间,胸和腹的运动(作用力)是相反的方向(箭头),这是呼吸道塌陷的结果。当呼吸道对刺激做出反应后,胸和腹的运动变得同步。
(From Strollo PJ, Rogers RM. Obstructive sleep apnea. *N Engl J Med*. 1996;334:99-104.)

筛查设备可以为诊断 OSA 提供帮助。一项研究表明,在排除其他原因的情况下,吸入室内空气氧饱和度超过 94%,也有存在长期 OSA 的可能[33]。美国睡眠医学学会建议,作为多导睡眠图替代方法的便携式监测设备必须具备记录气流变化、呼吸参数和血氧情况的功能。该设备还必须允许显示原始数据,并具有手动记录或可编辑的自动记录功能[34]。

目前还不清楚常规的术前睡眠监测,如多导睡眠图或家庭睡眠监测(home sleep study)是否可以改善围术期结局,因为在进行择期手术前的最佳 CPAP 治疗时间尚不明确,而且患者对 CPAP 的依从性也不同。对于那些根据临床标准被怀疑患有 OSA 的患者,排除掉其他明显的合并症诊断,麻醉医生可以做出 OSA 的初步诊断[9]。

AHI 是用来评价 OSA 严重程度的最佳指标。AHI 6~20 是轻度,21~40 是中度,超过 40 是重度 OSA。不同的睡眠实验室也在使用不同的标准来判断 OSA 的严重程度。根据临床标准诊断 OSA 往往存在困难,因此对于中重度 OSA 患者的治疗要特别谨慎。

肥胖、睡眠呼吸暂停与呼吸道

病态肥胖患者的颈部、胸部和腹部沉积了过多的脂肪组织,会影响上呼吸道的开放和通气。磁共振成像研究发现同时存在 OSA 的肥胖患者咽周围的脂肪含量更高[35-37],这可能是 OSA 患者在呼吸道管理方面的困难的原因,但并非所有肥胖患者都如此。在困难气道的预估上,身体的脂肪分布模式比单纯的 BMI 更有意义[36]。有证据表明,肥胖可能不是造成困难气道的独立危险因素[38-42]。

重度 OSA 患者(AHI≥40)发生面罩通气困难(difficult mask ventilation,DMV)和气管插管困难(difficult incubation,DI)的风险明显高于其他患者,这类患者可能存在不同的解剖特征[43]。最近的一项研究表明,未确诊 OSA 的肥胖患者,以及 STOP-Bang 量表在 3 分或以上的任何患者,其 DI 的风险都明显升高[44]。患有 OSA 的肥胖患者的颈围比同样肥胖(即 BMI 相似)但没有 OSA 的患者明显增加[18,45]。这种颈部的"质量负荷"(颈部软组织增加 28%)可能导致呼吸道更容易闭塞,导致 DMV 和 DI[18]。男性颈部软组织和脂肪的比例高于女性[46,47],这可能是男性 OSA 患者与女性 OSA 患者气道差异较大的原因。Logistic 回归模型表明,甲状软骨水平的颈围是 DI 的唯一显著预测因素[48]。颈围在 40cm 或以上的人发生 DI 的可能性明显增加[48,49]。校正后的颈围(即颈围/身高)较单独测量颈围对于诊断 OSA 的敏感性和特异性更高[50]。面部解剖的种族差异也可能导致严重的 OSA 和

DI[51,52]。

超声已被用于量化声带水平的颈部和胸骨上切迹部位的软组织厚度,以评估病态肥胖患者是否存在喉镜检查困难[53]。气管前软组织的厚度也可以预测喉镜检查的困难程度[53]。由于舌骨位置与喉镜暴露 1 级或 2 级相关,因此行口内舌下超声对预测喉镜检查困难有一定的作用[54]。头、颈侧位摄影可以很容易地识别出背侧的软组织移位,即舌骨向后移位,增加了下颌骨与舌骨之间的距离。当这个距离超过 20mm 时,应考虑存在 OSA 和可能发生的困难气道[55]。影像学评价证实 DI 与较高的 Mallampati 评分、OSA、较大的下颌深度、较小的下颌角和颈椎角度之间存在密切关系[56]。

麻醉与手术对术后睡眠的影响

镇静催眠药、阿片类药物和肌松剂都会影响上呼吸道肌肉的神经传导,因此可能加重甚至诱发呼吸道梗阻。这些药物还降低了低氧血症和高碳酸血症引起的通气反应,进一步增加了梗阻的负面效应。在自然睡眠中,OSA 患者对呼吸暂停的反应是会被唤醒,而药物引起呼吸道梗阻和呼吸暂停同时,降低了机体的充分唤醒和反应能力,这些药物可能引发致命后果。

睡眠模式并可能加重睡眠障碍的其他因素包括对手术创伤和术后焦虑、疼痛和阿片类药物的应激反应[57]。这些因素减少了术后即刻的 REM,以及随后可持续数天的 REM 的反弹式增加[58]。REM 的增加使 OSA 患者更易发生呼吸道梗阻。术后睡眠障碍似乎与手术部位和损伤程度有关[59]。例如,轻度或中度的手术创伤后发生的睡眠障碍比大型外科手术后更少。

肥胖与阻塞性睡眠呼吸暂停患者的围术期风险

增加这类患者围术期风险的因素包括肥胖程度(BMI)、OSA 的严重程度、麻醉和手术的创伤程度以及术后阿片类药物的需求[29]。ASA 临床指南提供了一个评估表,可用于评估 OSA 患者围术期并发症风险[29],并确定围术期管理(知识框 41.2)。但是该评价系统缺乏高质量的证据支持,其临床应用价值尚未确定。将 STOP-Bang 量表、Berlin 问卷和 ASA-OSA 检查表相比较,只有 STOP-Bang 量表和 ASA-OSA 检查表能够识别可能发生术后并发症的患者[30]。

行日间手术的肥胖患者更易发生呼吸道相关并发症,包括低氧血症、呼吸道梗阻,喉和支气管痉挛。但这些并发症并未增加再住院或其他严重并发症发生的概率[60]。

知识框 41.2　ASA 围术期并发症风险评估表

A. 睡眠呼吸暂停的严重程度基于睡眠监测指标（如 AHI）或相应的临床指标：

没有 = 0
轻度 OSA = 1
中度 OSA = 2
重度 OSA = 3

术前和术后使用 CPAP 或 BiPAP 的患者减 1 分。对于 $PaCO_2 > 50mmHg$ 的患者加 1 分。

B. 手术和麻醉的创伤程度：

在局部或周围神经阻滞麻醉下，无镇静的表皮或皮下组织手术 = 0
中度镇静或全身麻醉下的表皮或皮下组织手术，或椎管内阻滞麻醉下的肢体手术（镇静不超过中度）= 1
全身麻醉的肢体手术或中度镇静的呼吸道手术 = 2
全身麻醉下的大手术或呼吸道手术 = 3

C. 术后阿片类药物需求：

无 = 0
低剂量口服阿片类药物 = 1
高剂量口服阿片类药物或肠外、椎管内应用阿片类药物 = 3

D. 围术期风险估计：

总分 = A+B 或 C（B、C 中取其高分）。
总分为 4 分或 4 分以上的患者围术期发生 OSA 相关并发症的风险可能增加。总分为 5 分或更高的患者围术期 OSA 相关风险显著增加。

AHI，呼吸暂停低通气指数；BiPAP，双相气道正压；CPAP，持续气道正压；OSA，阻塞性睡眠呼吸暂停；$PaCO_2$，动脉二氧化碳分压。

Gross JB, Bachenberg KL, Benumof JL, et al. Practice guidelines for the perioperative management of patients with obstructive sleep apnea: A report by the Task Force on Perioperative Management of patients with obstructive sleep apnea. *Anesthesiology.* 2006;104:1081-1093.

术前评估

病史采集应包括既往麻醉期间困难气道史，以及其他可能影响呼吸道管理的先天或后天疾病，如鼻咽特征、颈围、舌体大小，以及相关的睡眠监测报告。因为 OSA 患者困难气道发生率较高，他们应该按照 ASA 困难气道管理指南进行管理[61]。需要注意的是，改善通气的手术（如腭咽成形术或下颌骨矫正手术）并不能消除 OSA 相关并发症风险[29]。

患者术前应考虑使用正压通气（positive airway pressure，PAP）。尽管数据表明它对改善预后作用有限[62]，我们仍然应该鼓励这类患者术前应用 CPAP 治疗。

术中注意事项

肥胖和 OSA 患者诱导麻醉或镇静/镇痛期间的主要问题包括面罩通气困难（DMV），气管插管困难 DI 和胃内容物反流和潜在的误吸的风险增加[63]。使用人工安全气道的全身麻醉被认为优于没有呼吸道管理的深度镇静，这在现代麻醉实践中越来越多地被使用[64]。在病态肥胖 OSA 患者接受镇静/镇痛的手术中，术中使用双相气道正压（bilevel positive airway pressure，BiPAP）通气已成功用于增强自主呼吸通气，以便为手术提供优质镇静[65]。

麻醉诱导前注意事项

由于肥胖患者的肺功能改变[例如功能余气量（functional residual capacity，FRC）和 O_2 储备减少]，使患者即使仅存在短暂的呼吸暂停后，也可能导致严重的低氧血症（图 41.4）[66,67]。将患者置于头部抬高的插管位（head-elevated laryngoscopy position，HELP），通过堆叠毯子或使用专门设计的泡沫枕头（Troop Elevation Pillow，CR Enterprises，Frisco，TX，USA）[68]或使用无障碍快速气道管理定位器（RAMP，Airpal Inc.，Center Valley，PA，USA）[69]，可以减轻后颈部脂肪导致的屈曲体位。这种操作的目的是将头部，上半身和肩膀抬高到胸部以上，使胸骨切口与外耳道连接形成一条水平线，以便口、咽和喉轴之间形成更好的对齐。该位置在结构上改善了被动咽部气道的维持，便于面罩通气且提高了气管插管的成功率。

用于避免诱导后低氧血症的其他技术包括用 100% O_2 预氧合直至最终呼气末氧浓度至少为 90%，并且使用 $10cmH_2O$ 的 CPAP 或 BiPAP 通气[即间歇性正压通气（positive-pressure ventilation，PPV）-呼气末正压（positive end-expiratory pressure，PEEP）]，患者处于 25° 抬头位[66,70-72]。诱导采用 $10cmH_2O$ 的 PEEP 进行面罩通气，并在插管后持续，可减少插管后肺不张，改善动脉氧合[73]。密封不良的预充氧系统导致难以在合理的时间内达到足够的预氧合作用（图 41.5）[6]。

延长呼吸暂停时间，是困难气道管理期间能够挽救生命的操作，可以通过持续输送高流量加湿氧气进行预氧合来实现[74]。经鼻湿化快速充气交换通气（THRIVE）技术将呼吸暂停氧合的益处与 CPAP 和气体交换结合起来，通过依赖于流动的死腔空间来帮助弥补插管和通气之间的氧合间隙。在一项研究[74]中，OptiFlow 鼻导管用于在静脉麻醉诱导前给患者预充氧（40° 抬头倾斜度和 70L/min），使呼吸暂停时间平均延长 17min，但没有明显的脉搏氧饱和度降低（<90%）或二氧化碳毒性（如心律失常）[74]。

清醒气管插管

OSA 肥胖患者全麻诱导的关键决定之一是确定是否应该进行清醒气管插管。当存在下颌前移，颈部伸展和

血氧去饱和首次达到87%的时间

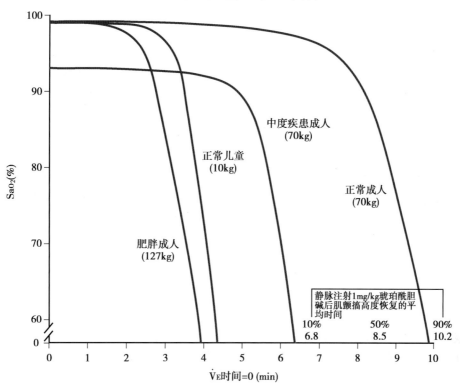

图 41.4　各种类型患者的动脉血氧饱和度(SaO_2)与呼吸暂停时间的关系。1mg/kg 静脉注射琥珀胆碱后(右下角)肌松恢复的平均时间。1mg/kg 静脉内注射琥珀酰胆碱患者肌松恢复前,将发生严重的低氧血症(From Benumof JL,Dagg R,Benumof R. Critical hemoglobin desaturation will occur before return to unparalyzed state following 1mg/kg intravenous succinylcholine. *Anesthesiology*. 1997;87;979-982.)

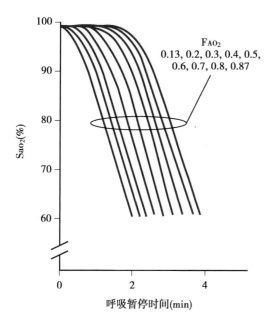

图 41.5　对于体重指数为 40kg/m^2 的患者,肺泡氧(FAO_2)初始呼吸浓度的动脉血氧饱和度(SaO_2)与呼吸暂停时间的关系。FAO_2 为 0.87(最右侧曲线)对应于吸入氧气(FiO_2)的分数为 1.0,FAO_2 为 0.13(最左侧曲线)对应于 FiO_2 为 0.21(From Benumof JL. Obstructive sleep apnes in the adult obese patient;implications for airway management. *J Clin Anesth*. 2001;13144-156.)

张口无法实现的任一情况时,可以考虑清醒气管插管[75]。肥胖的 OSA 患者通常比非 OSA 患者更难插管,但肥胖本身并不主要与困难气管插管相关[41,42,46,75]。一项回顾性分析旨在确定影响肥胖患者全身麻醉后选择清醒软镜插管(flexible scope intubation,FSI)的患者特征,结果显示清醒插管患者更可能是男性,体重指数为 60kg/m^2 或更高,Mallampati 分级 Ⅲ 或 Ⅳ[76]。因为没有一个因素可以预测 DMV 或 DI,所以将多个预测因子结合起来可能是明智的,例如 Mallampati Ⅲ 级或 Ⅳ 级[77],颈围 40cm 或以上,下颌前伸受限[41],严重 OSA(AHI≥40),以确定清醒气管插管的必要性。发现衍生的多变量风险指数[78]比以前使用的气道评估工具(例如 Mallampati)能更好地预测更困难的气管插管操作,确认患者病史和其他解剖学特征是困难气管插管的独立危险因素。

在清醒气管插管期间,尽管可取,但应尽量减少或完全避免使用镇静剂和阿片类药物,因为气道阻塞可能在气管插管期间发生[6]。右美托咪定是一种高选择性 α$_2$-肾上腺素能激动剂,具有镇静、遗忘、镇痛作用和交感神经特性,不会引起呼吸抑制[79]。它通过交感神经和拟迷走神经作用减少唾液分泌,这应改善 FSI 期间的可视化并促进清醒气管插管。氯胺酮与右美托咪定的加入可以进一步提高患者对清醒气管插管的耐受性,而不会影响呼吸[80]。

使用表面麻醉可以促进清醒插管操作,但可能会影响气道通畅[81,82]。在上呼吸道中,表面麻醉可能损害唤醒反应所必需的神经代偿性机械感受器,并导致咽部横截面积变窄,这可能诱发并延长呼吸暂停发作[81,82]。在清醒插管期间,常使用随进随喷的表面麻醉技术,以缩短喉反射消失的时间。

麻醉诱导后气管插管

如果在麻醉诱导后计划进行气管内插管,则必须根据 ASA 困难的气道管理指南对困难的气道进行充分的准备[70]。应立即提供紧急气道设备(例如视频喉镜,声门上气道,灵活的纤维支气管镜)和其他帮助。DMV 和 DI 的组合在同一患者中很少发生(0.4%)[83]。在患有 DMV 和 DI 的患者中,睡眠呼吸暂停是一个突出的发现,以及其他因素[83]。可视喉镜(video-assisted laryngoscopy,VAL)在这些情况下是有帮助的,因为它可以更好地观察声门并减少气管内插管的持续时间,从而可能防止病态肥胖患者的显著去饱和[84-86]。ASA 困难气道管理流程[61]推荐 VAL 作为插管工具,用于患有 OSA 的患者和其他预测困难喉镜的患者,如果怀疑面罩通气是足够的,或者插管失败但能面罩通气时,可将 VAL 作为挽救技术。其他人认为视频喉镜应该是肥胖患者的首选插管工具[87]。研究发现在评估插管时间、气道创伤、唇/牙龈创伤、牙齿创伤或咽喉疼时,使 VAL 插管成功率更高,且首次插管成功率高,但结果与直接喉镜相似[88-90]。VAL 的插管在病态肥胖方面非常成功[91]。喉罩气道(laryngeal mask airway,LMA)是用于困难气道或失败气道的有效救援装置,即使在肥胖患者中也是如此[92,93]。然而,与肥胖相关的腹内压增加可能增加使用 LMA 引起胃内容物吸入的风险,因为它不能完全密封气道。肥胖患者的限制性肺病可增加吸气压力峰值并导致 LMA 罩囊周围的渗漏,导致通气不足和胃气吹[94,95]。

由于担心误吸和困难气道,全身麻醉用丙泊酚和琥珀胆碱或罗库溴铵的快速序贯诱导构成了病态肥胖患者的标准治疗。然而,确保足够的麻醉深度,因为麻醉深度不足易导致胃内容物反流和肺吸入。

推荐短效肌肉松弛剂(例如琥珀酰胆碱),因为它能使患者快速恢复,从而使患者迅速恢复自主呼吸。然而,即使使用低剂量的琥珀胆碱,在发生严重低氧血症之前也不会恢复呼吸和咽部通畅,因为病态肥胖患者可能会出现迅速去饱和[67]。对于病态肥胖患者,推荐使用更高剂量的琥珀酰胆碱用于最佳插管条件[96,97]。使用高剂量罗库溴铵可以获得快速插管条件,但其较长的作用持续时间可能在 DI 或 DMV 期间是有害的。舒更葡糖(目前

在美国不可用)可以在不可能进行袋式面罩通气或气管插管的情况下迅速逆转罗库溴铵引起的肌肉松弛,以避免造成灾难性后果[98]。

然而,它不会逆转由静脉内麻醉剂引起的无意识,因此可能无法恢复呼吸道通畅。对没有其他危险因素(例如糖尿病史)的肥胖患者进行快速序列诱导的需求受到质疑[99]。全身麻醉的受控诱导允许适当滴定静脉内麻醉剂,防止可能从预定剂量发生的血流动力学不稳定,允许足够的通气,并避免诱导和气管内插管之间的缺氧。然而,这些益处应与 DMV 和 DI 的风险进行权衡,当面临最小的误吸风险时,严重的氧饱和度降低会迅速发展。与手术室相比,肥胖重症监护病房患者的插管难度增加两倍,与插管有关的严重危及生命的并发症。此外,在重症监护环境中使用替代性难治性气道管理技术(例如 FIS)的频率较低[100]。

机械通气

肥胖患者机械通气的目的是预防进展性肺不张,低氧血症和体积损伤,这在该患者群体中很常见[101]。建议的肥胖患者通气策略包括:使用较低吸入氧浓度(FiO_2),理想情况下小于 0.8,以维持生理氧合[102],低 V_T(6~8mL/kg 理想体重)[103],应用 PEEP(5~10cmH_2O),并包括肺复张(手动或自动肺复张)[104-107]。充分开放塌陷肺泡采用肺复张手法的压力可能需要 55cmH_2O 或更低的气道压力,这可能对血流动力学产生有害影响,因此应仅在血流动力学稳定后进行并且仅维持一小段时间[108]。使用压力控制通气可以改善气体分布并降低峰值气道压力[109,110]。压力控制容量保证(PCV-VG)在肥胖患者中可能是有利的,因为其确保具有较低峰值吸气压力的最小潮气量[111]。然而,最近的一项研究发现,当 PCV-VG 与容量控制通气(VCV)相比时,氧合或通气没有差异[112]。应该避免过度通气,因为低碳酸血症可能导致代谢性碱中毒和术后通气不足[101]。

术后注意事项

肥胖 OSA 患者拔管后气道梗阻的风险较高,气道手术后进行鼻腔填塞会进一步增加气道梗阻。美国麻醉医师协会(ASA)诉讼索赔项目数据库发现,死亡与脑死亡在麻醉诱导后、气管拔管后发生率高[113]。其中,67% 是肥胖患者,28% 有 OSA 病史[113]。英国第四次国家审计项目(NAP4)[114]报告了 1:5 500 的严重气道并发症,如在全身麻醉期间死亡或脑损伤,这些并发症中 30% 发生在拔管或拔除 LMA 时。肥胖(BMI 30~35)和病态肥胖(BMI>35)患者气道问题的发生率分别是正常人的 2 倍和 4 倍。

肥胖对呼吸的影响包括 FRC 降低、肺顺应性降低、呼出气流量受限和内源性 PEEP 的发展,共同升高了休息时的呼吸功,增加了围术期肺部并发症的风险[115-116]。震惊/催眠剂和肌松剂在麻醉后可持续数小时,对呼吸的影响加重[117-118]。确定患者是否在术后带管时要考虑的因素包括 BMI,OSA 严重程度,相关心肺疾病,麻醉诱导时球囊通气和插管的容易程度,手术方式的类型和持续时间以及术中其他细微差别。患有 OSA 的患者应在完全清醒后(即,理性,定向,并以快速和明确的方式响应命令)并在验证完全逆转神经肌肉阻滞后,在半躺卧位置拔管。鼻咽或口咽气道可以防止拔管后气道阻塞[119]。

术后无创正压通气

CPAP 是 OSA 患者中最常用的无创 PPV 形式。它的作用是充当气动夹板,以防止睡眠期间气道塌陷,从而通过抵消自动 PEEP 减少呼吸肌负荷,改善肺功能(特别是 FRC)和改善气体交换来减少呼吸功[120,121]。

自动滴定 CPAP 由自动滴定装置提供,使用算法检测阻塞程度的变化并调整压力水平以恢复正常呼吸,从而补偿改变上呼吸道塌陷的因素,包括睡眠阶段,睡眠期间的姿势,以及影响上呼吸道肌张力药物的使用[122]。然而,尚未确定自动滴定 CPAP 比固定 CPAP 更有效[123,124]。术后自动滴定 CPAP 应用于 OSA 高风险的 PAP 初治患者,没有观察到住院时间和术后并发症的减少[125]。

手术后应尽快将 CPAP 或 BiPAP 应用于术前接受 CPAP 或 BiPAP 的患者。当恶心、呕吐、吸痰、意识水平、沟通障碍、面部水肿和药物抑制问题很少或不存在时,应该开始 CPAP[29]。气管拔管后立即使用 CPAP 可改善术后肺功能[126]。

术后处置

术后监测的要求取决于患者特异性因素(例如高 BMI、严重 OSA、相关心肺疾病)、麻醉的方式与监测、手术的类型和持续时间,以及术中过程[33]。患有严重 OSA 且需要大量阿片类镇痛的大切口外科手术的患者可能需要在监测环境(例如重症监护室、监护病房)中进行密切监测。建立具有较高护理比例的观察护理病房已被认为是对患有 OSA 的病态肥胖患者的术后护理的最合理的解决方案,当 OSA 患者有某些疾病并且其条件不足以有资格进入重症监护病房。

关于 OSA 患者门诊手术安全性的科学文献很少且质量有限[5],这些手术的适用性仍存在争议。ASA 实践指南提出了一种评分系统,可用于确定门诊手术的适用性(知识框 41.2)[29]。围术期并发症风险显著增加的患者(评分≥5 分)不适合进行门诊手术[29]。专家意见表明,OSA 患者在出院前应比其非 OSA 患者的中位时间长

3h[29]。同样,专家建议,在最后一次气道阻塞或低氧血症发作后,在未受刺激的环境中呼吸室内空气时,监测应持续中位数 7h。不幸的是,延长术后停留时间的建议并非基于任何科学证据,可能是在门诊环境中进行外科手术的主要限制因素。

结论

鉴于在该患者群体中可能遇到危及生命的情况,充分的准备再怎么强调也不过分。OSA 的存在必须通过临床发现或睡眠研究来确定。这是确保进行充分手术准备的首要步骤。术前诊断可以改善围术期预后,因为围术期管理可以适当调整,包括手术延迟,并通过睡眠研究明确诊断和使用适当的麻醉技术。有必要制订方案,以便更早地识别和评估 OSA,并制订适当的围术期管理计划。术后,必须密切监测 OSA 患者,因为咽部塌陷和危及生命的气道阻塞的风险在手术后数天仍然存在,特别是在使用阿片类药物时。

临床要点

- 高身体质量指数(BMI)是气管插管困难、气管插管失败和面罩通气困难的一个微弱但有统计学意义的预测指标。身体脂肪的分布模式,而不是 BMI 值,可能是喉镜显露困难的更好预测因素。在术前进行气道评估时,在甲状软骨水平上测量颈部周长是对日常体重或 BMI 测量的有益补充。

- 头颈侧位片显示背侧软组织移位,即舌骨向后移位,使下颌骨和舌骨之间的距离增加到 20mm 以上,提示存在阻塞性睡眠呼吸暂停,及喉镜显露困难。由于舌骨位置与喉镜暴露 1 级或 2 级相关,因此自行进行的口腔内舌下超声可以提供额外的信息,预测困难喉镜显露。

- 对于那些根据临床标准被怀疑患有阻塞性睡眠呼吸暂停的患者,麻醉医生可以选择进行阻塞性睡眠呼吸暂停的假定诊断,除非患者有明显的合并症。

- 建立安全气道的全身麻醉比未建立安全气道的深度镇静更适合浅表手术和阻塞性睡眠呼吸暂停患者的上呼吸道手术。术中 BiPAP 用于治疗重度肥胖合并阻塞性睡眠呼吸暂停患者,可增强自发通气,为手术提供良好的镇静效果。

- 全麻下插管应在患者充分预充氧的情况下进行,以防止缺氧,因为肥胖患者 FRC 较低,使其氧饱和度下降更快。在预充氧期间为了延长呼吸暂停时间,可通过 THRIVE 设备实施持续输送高流量湿化氧。

- HELP 体位将头部、上半身和肩膀明显抬高至胸部以上,以一条假想的水平线连接胸骨切迹和外耳道,使

三轴更好地对齐,改善喉镜显露条件。

- 除氯胺酮外,静脉麻醉药可通过抑制化学驱力显著降低气道吸气负压。氯胺酮对扩张咽部肌肉活动的抑制作用较小,但它增加了咽部分泌物,从而抵消了有益作用。

- 短效肌肉松弛剂,如琥珀胆碱,不能保证 FRC 显著降低的病态肥胖患者在发生严重低氧血症前恢复肌肉功能或咽部通畅。

- 由于肥胖患者食管下括约肌低张力的发生率较高,增加了胃食管反流的发生率,因此,肥胖患者经常推荐使用快速顺序插管,但其益处应与 DMV 或 DI 的风险相权衡。

- 使用可视喉镜时有较高的插管成功率和首次插管成功率。

- PCV-VG 可能对肥胖患者有利,因为它保证了最小潮气量与较低的吸气峰压。

- 如果对病人是否有能力恢复自主呼吸或医生是否在紧急情况下有能力重新插管有任何疑问,应保留气管导管或通过气道交换导管进行拔管。

- 只有当肥胖的 OSA 患者在全身麻醉后完全恢复意识,确认气道通畅,确认神经肌肉阻滞完全逆转后,才应采用半直立或头高位拔管。术前接受 CPAP 的患者应在术后尽快应用 CPAP,但应在恶心、呕吐、拔管后吸痰、意识水平、沟通、面部水肿和药物抑制问题很少或不存在时使用。

- 肥胖的 OSA 患者应该在监护环境下接受治疗,因为阿片类药物会增加术后上呼吸道梗阻的风险。

（乔辉 译 李天佐 审）

部分参考文献

7. Joshi GP. The adult obese patient with sleep apnea for ambulatory surgery. ASA refresher courses in anesthesiology. *Anesthesiology*. 2007;35:97-106.
8. Benumof JL. Obesity, sleep apnea, the airway and anesthesia. *Curr Opin Anaesthesiol*. 2004;17:21-30.
9. Adesanya AO, Lee W, Greilich NB, et al. Perioperative management of obstructive sleep apnea. *Chest*. 2010;138:1489-1498.
10. Chung SA, Yuan H, Chung F. A systemic review of obstructive sleep apnea and its implications for anesthesiologists. *Anesth Analg*. 2008;107:1543-1563.
20. Tsuiki S, Isono S, Ishikawa T, et al. Anatomical balance of the upper airway and obstructive sleep apnea. *Anesthesiology*. 2008;108:1009-1015.
26. Ramachandran SK, Josephs LA. A meta-analysis of clinical screening tests for obstructive sleep apnea. *Anesthesiology*. 2009;110:928-939.
27. Chung F, Yegneswaran B, Liao P, et al. STOP Questionnaire: a tool to screen patients for obstructive sleep apnea. *Anesthesiology*. 2008;108:812-821.
29. American Society of Anesthesiologists. Practice guidelines for the perioperative management of patients with obstructive sleep apnea: A report by the American Society of Anesthesiologists task force on perioperative management of patients with obstructive sleep apnea. *Anesthesiology*. 2014;120:268-286.
60. Joshi GP, Ahmad S, Riad W, et al. Selection of obese patients undergoing ambulatory surgery: a systematic review of the literature. *Anesth Analg*. 2013;117:1082-1091.
75. Isono S. Obstructive sleep apnea of obese adults. Pathophysiology and perioperative airway management. *Anesthesiology*. 2009;110:908-921.
111. Fernandez-Bustamante A, Hashimoto S, Neto AS, et al. Perioperative lung protective ventilation in obese patients. *BMC Anesthesiol*. 2015;15:56.

All references can be found online at expertconsult.com.

第 42 章　区域麻醉与困难气道

Bettina Ulrike Schmitz and Sara Guzman-Reyes

引言

美国麻醉医师协会(ASA)指南、加拿大气道核心小组(CAFG)指南和困难气道协会(DAS)指南建议,对于困难气道患者,推荐使用区域麻醉[1-4]。产科患者是困难气道发生率较高的群体,区域麻醉(即椎管内麻醉)已成为20世纪90年代择期剖宫产的首选方法,并显著减少了孕妇的死亡率[5]。

椎管内麻醉、臂腰骶丛神经阻滞、外周神经阻滞和局部麻醉浸润可为下腹部手术(产后输卵管结扎、子宫切除术、开放性前列腺切除术)、胸腹壁手术(疝气修补术、肿物切除术)以及四肢手术提供良好的麻醉。

除了避免管理困难气道以外,实行区域麻醉的原因包括:操作者和患者的偏好、患者全身麻醉风险高以及能进行更好的术后镇痛等。为了加强术后疼痛管理,麻醉方式常采用区域麻醉置管或全身麻醉复合区域麻醉置管。

总之,对于困难气道患者,区域麻醉是一种替代全身麻醉的安全方法;但是,在决定对患者实行区域麻醉时,应注意多方面考虑并注重个体化原则。

术前准备和患者沟通

患者

不是所有的患者都适合实行区域麻醉,但已明确困难气道的患者尤其适合区域麻醉。对于平静、能良好沟通、了解并接受区域麻醉风险的成年患者,可以考虑将区域麻醉作为麻醉管理的一部分,而不仅仅是为了确保气道安全时的选择。

对于已知或预期有困难气道的患者,需要与患者详细解释这种情况的风险和并发症的可能。同时应该向每一位患者加以解释其实行区域麻醉的优势。由于在操作过程中随时需要进行气道管理,所以区域麻醉的操作步骤、效果、不良反应和并发症以及全身麻醉(包括气道管理计划)都需要进行全面衡量[6]。此外区域麻醉的知情同意书应包括围术期的气道管理等内容。

当患者存在特殊情况(如慢性背痛、不能长时间平卧于手术床以及不宁腿综合征等)时,应禁忌实施区域麻醉。麻醉术前评估还须了解焦虑、恐慌症、幽闭恐惧症和创伤后应激障碍等心理因素,因为它们可影响患者在区域麻醉下进行手术的耐受性。此外,有些需要良好镇静的患者可能不适合实行区域麻醉。

合理评估患者气道情况是第一步。虽然术前准确预测困难气道有很大的价值,但从文献中可以明显看出,没有一项气道评估或综合评分能够可靠地预测困难气道[7,8]。因此,术前应进行气道病史询问和体格检查,以便于识别和管理困难气道,降低不良预后的可能性。如术前无法准确预测,应重新制订气道管理计划。气道的评估应包括对存在插管困难或潜在插管困难的患者采取替代或备用策略,如面罩通气、声门上气道(supraglottic airway,SGA)装置和颈前水平开放气道。在 ASA、CAFG 和 DAS 的困难气道指南中,都推荐面罩通气和声门上气道通气作为替代或备用方法。对于"无法插管或无法给氧"的情况,颈前水平开放气道是推荐的方式。

意外的是,在对待每个接受全身麻醉的患者,麻醉医生都无法可靠地进行常规气道评估,而在接受区域麻醉的患者中,则更难做到。2012 年,McPherson 及其同事对英国和欧洲麻醉医生应对困难气道插管的评估进行了研究。他们发现,33%的欧洲麻醉医生和 44%的英国麻醉医生没有对所有接受全身麻醉的患者进行气道评估;而面对接受区域麻醉的患者时,52%的欧洲麻醉医生和 62%的英国麻醉医生没有常规评估患者的气道情况[9]。

术前访视患者能很大程度地预估困难气道。如果可以的话,回顾患者的困难气道既往史、麻醉记录或气道影像结果可以提供进一步的信息,但及时获得这些记录可能有些难度。在一些情况下,尽管有关于前次插管的信息,但仍需要重新审视患者气道的任何变化。需要预先评估肥胖、颈部接受过放疗和瘢痕残留等情况。此外当这些特殊情况进一步使气道复杂化时,插管可能变得不再容易。

在对 50 000 例麻醉的回顾性研究中,Kheterpal 及其同事报告了 0.15%的患者面罩通气困难;25%的患者插管困难,但只有一位患者需要气管切开[10]。辐射史、男性、马氏(Mallampati)分级 Ⅲ ~ Ⅳ、络腮胡被认为是面罩通气困难的独立危险因素。Ramachandran 及其同事回顾了 15 795 名接受单纯喉罩(LMA)全身麻醉的患者,研究表明有 1.1%的患者置入喉罩困难或通气困难导致建立气道失败,超过 60%的患者出现缺氧、高碳酸血症和气道梗阻[11]。与喉罩置入成功相比,置入失败患者面罩通气困难的风险高出 3 倍。据报道,喉罩置入失败的独立危险因素为男性、牙列不全、高体重指数(BMI)和需要改变体位。

对穿刺区域进行超声评估

在术前准备期间对将进行区域麻醉的穿刺部位进行快速的超声预评估,可以提供区域麻醉可行性的宝贵信息,并能支持选择区域麻醉的决策。这包括对脊柱的评估,因为研究表明,操作前进行脊柱超声定位可以促进神经阻滞的实施[12,13]。

气道

在超声引导神经阻滞或椎管内麻醉之前,可以先对气道进行超声评估,并在环甲膜水平上标记皮肤,这种检查不需要花很长时间,但对颈部解剖不明确的患者十分有价值。

气道管理计划

在第四次国家审计项目(NAP4)研究中,发现麻醉医生应对可疑困难气道的患者时,存在气道管理不佳以及改变通气策略过于迟缓的问题[14]。由于常规气道管理技术可能无法确保困难气道患者的气道安全,因此需要为每一位患者制订一个安全的特定计划,包括紧急开放气道策略等。同时,应明确这两种情况下的处理步骤。在围术期,应专门为患者保留一个光纤内镜或其他气道急救工具。此外,任何计划都比不上制定策略的麻醉医生,掌握技术和熟悉设备的麻醉医生是选择特定计划的关键因素。

手术

适用于区域麻醉的外科手术

四肢、胸壁、腹壁和下腹部的手术可在区域麻醉下进行(表 42.1)。

区域麻醉下外科手术的相关因素

即使手术可以在区域麻醉下进行,其他因素也会降低这种方法的可行性。

失血:由于严重失血会导致血流动力学不稳定,因此对于预计或可能发生严重失血的外科手术,例如大的骨肿瘤手术和髋关节翻修术,建议对气道进行超前管理。

患者体位:在区域麻醉下施行手术要保证整个术中通气良好,在应对已知困难气道的患者时更是如此。俯卧位(跟腱修复)、侧卧位(髋关节置换)或沙滩椅位(肩

表 42.1　可在区域麻醉下进行的手术

穿刺部位	手术	区域麻醉方法
上肢:肩、臂、前臂、腕、手	关节镜手术;骨折修复;肌腱修复;腕管松解;动静脉造瘘;关节置换	臂丛神经阻滞:肌间沟、锁骨上、锁骨下、腋路;静脉区域麻醉;局部麻醉浸润
胸壁	脂肪瘤切除;肿物切除;乳腺根治术	胸段硬膜外麻醉;椎旁阻滞
腹壁	疝气修补术	硬膜外麻醉;椎旁阻滞;腹横肌平面阻滞(TAP)
下肢:髋、膝、踝、足	膝、踝关节镜手术;髋、膝、踝关节置换;肌腱修复;足部手术	硬膜外麻醉;腰丛阻滞;股神经阻滞;收肌管阻滞;骶丛阻滞

知识框 42.1 限制区域麻醉可行性的因素

患者仰卧位以外的体位
严重失血或潜在大量失血
手术时间>60~120min
止血带作用

关节镜)进行的手术做不到紧急持续开放气道,这可能导致通气延迟和/或困难。实行区域麻醉前应考虑到所有这些问题,在这些情况下患者可能不适合实行区域麻醉。仰卧位是气道受限的患者在区域麻醉下进行外科手术的首选和最安全体位。

手术时间:单次区域麻醉注药(椎管内或外周)的持续时间有限。置管技术可用于椎管内麻醉和外周区域麻醉,并可延长麻醉持续时间。然而,患者需要适当的镇静以耐受长时间平卧于不舒适的手术床。对于困难气道患者来说,这可能不是一个安全的选择。安静配合的患者可能会耐受卧床时间超过 120min,但对某些患者来说,在预计手术时间较长时,全身麻醉是更好的选择。

止血带疼痛:外周区域麻醉下进行的手术中,止血带相关疼痛是一个不可忽视的问题。止血带疼痛可在袖带充气后立即出现,通常随着止血带持续时间的增加而缓慢增强。全身静脉注射镇痛和镇静药通常用于缓解这种疼痛,但同样这种选择也受限于困难气道的患者。应选择一种既覆盖手术区域又覆盖止血带区域的区域麻醉方法。对于肱骨远端的止血带疼痛来说,锁骨下臂丛神经阻滞镇痛效果比腋路臂丛阻滞更好[15]。同样,与股/坐骨神经阻滞相比,蛛网膜下腔阻滞能更好地减轻膝关节手术中止血带引起的疼痛(知识框 42.1)。

术者和团队成员

外科医生:外科医生应参与并了解对困难气道患者实行区域麻醉的决定。在某些情况下,外科医生已经意识到了困难气道的严重性,但更多时候并没有意识到。建议在与患者进行深入沟通之前,与外科医生讨论困难气道的患者在区域麻醉下进行手术方法的选择,以避免由于缺乏良好的团队沟通导致患者担忧和焦虑。此外应讨论患者在区域麻醉下执行手术的可行性。即使手术可以在区域麻醉下进行,患者术中出现特殊情况也可能使麻醉方式发生转变。其他要沟通的方面包括手术的预计时间、四肢手术中止血带的需要、患者体位和预计出血量等。此外,还应讨论术中潜在问题的计划和解决方案,这包括外科医生在术中用局部麻醉来补充手术部位的不完全阻滞、限制止血带的使用时间、必要时可能需要暂停手术来管理气道。麻醉医生和外科医生之间现有的合作关系和信任关系为管理患者提供了良好的基础,因为在整个手术过程中,两者需要持续的合作。

麻醉团队:麻醉医生对困难气道的管理和实行区域麻醉应做到舒适化,达到区域麻醉舒适化可以通过区域麻醉经验丰富的麻醉医生来实现。其他麻醉团队成员(即麻醉技术人员)需要熟悉用于管理困难气道的各种设备。

团队沟通:有效的团队沟通是处理危急情况下的一个关键因素,在 NAP4 研究中,沟通失败被认为是造成困难气道不良结局的一个因素。整个团队,包括巡回护士、手术间技术人员和麻醉技术人员,需要了解特殊患者的区域麻醉计划、气道管理计划、他们所属的角色、所需的设备以及当出现问题时采取有效的干预措施,有必要在麻醉开始前提供此类信息。

操作环境

环境因素包括体位、操作过程中有无足够的人员能够协助应对紧急情况。在对数据库 Metzner、Posner 和 Domino(2009 年)的搜索发现,与手术室相比,手术室外的呼吸损伤事件发生率明显更高,尤其是氧合/通气不足[16]。手术室外环境往往不利于麻醉:麻醉医生在这些区域实行麻醉或和这些区域的团队配合的熟悉程度不如在手术室内和手术室团队。反之亦然,在很少接触麻醉的一些科室的医生可能难以轻松自如地应对麻醉相关的问题,并且由于缺乏经验而无法在紧急情况下提供帮助。此外,手术室内随时可用的设备在手术室外使用时通常会延迟送达。在手术室外进行麻醉操作,即使是良好气道的患者也会有风险,且对于困难气道的患者将更加棘手。在这种环境下管理困难气道或者选择在区域麻醉下进行手术的决定必须考虑所有上述因素。如果能保证在局部/区域麻醉下成功实施手术,则应考虑在院外或在将患者转移进手术室之前进行超前气道管理。

患者镇静及舒适化策略

2014 年 Ironfield 的研究表明,在区域麻醉期间接受镇静治疗的患者对区域麻醉的满意度更高[17]。然而,对困难气道患者的镇静是很有挑战性的。在气道管理过程中保持患者清醒的镇静策略适用于区域麻醉下手术患者的镇静。

苯二氮䓬类、阿片类、丙泊酚、氯胺酮和右美托咪定均可单独或联合使用以获得镇痛、遗忘和抗焦虑,同时能保持良好的通气、血流动力学稳定和尽可能低程度的呼吸抑制。系统回顾了四项随机试验 211 名预计困难气道需要清醒可视化插管(AFOI)的患者得出结论:α_2 受体激动剂右美托咪定是一种很好的镇静剂,可以替代阿片类药物和苯二氮䓬类药物的使用,因为它能减少心血管和呼吸抑制[18]。Johnson 对 1996 年至 2012 年关于要清醒可视化插管时镇静方法的文献进行综述认为，瑞芬太尼和右美托咪定提供了最佳的插管条件、血流动力学稳定、气道不良事件较少、患者满意度高[19]。然而，如果已知或预计面罩通气困难时，麻醉医生应谨慎给予镇静药。此外，尽可能细致地保证患者的舒适度，如膝关节软垫、头部体位、保温毯、手术室中的噪音控制，甚至是选择让患者戴耳机听音乐都可以减少镇静药的用量。

区域麻醉下困难气道患者的成功管理策略

区域麻醉的优点

除了避免全身麻醉的气道管理之外，区域麻醉有更多的好处。多项研究表明，术中手术区域持续阻滞的患者术后镇痛较好，对阿片类药物要求较低[20-25]。在困难气道的情况下，使用低剂量阿片类药物可降低相关副作用和并发症（如呼吸抑制）的风险。此外，术后置管更好地促进了术后镇痛的实施。在过去几年的回顾性研究中，实行区域麻醉除了这些已知的益处外，还发现了其他潜在的益处：降低慢性疼痛综合征的发病率和严重程度，减少癌症转移和复发的可能[26-29]。这还需要有待前瞻性的研究进一步证实。此外，患者对区域麻醉的满意度很高，Ironfield 及其同事对 600 例接受单独区域麻醉或联合使用全身麻醉的手术患者的满意度调查问卷进行分析，结果显示 94.6%（置信区间：94%～95.1%）的患者今后愿意再次接受区域麻醉。患者不愿再次行区域麻醉的原因为阻滞失败（仅 4%）、中度或严重的术后疼痛以及医患相互沟通较差。

区域麻醉的禁忌证

区域麻醉，尤其是椎管内阻滞，禁用于凝血障碍、目前正在使用抗凝药物或大剂量抗凝治疗的患者。它可以在合并许多神经系统疾病下安全地进行，但在某些条件下，风险收益评估应指导决策，因为麻醉和手术后神经系统疾病的恶化可以独立于麻醉方法而发展。美国区域麻醉学会（ASRA）已经公布了这两种情况的具体指南[30-31]。肌间沟入路臂丛和较少见的锁骨上入路臂丛可导致同侧膈肌麻痹，所以这两种区域麻醉不应在严重 COPD 和其他明显肺功能降低的患者中进行。

区域麻醉的不良反应及并发症

与区域麻醉相关的严重不良反应和并发症较罕见。

在 1998 年 8 月至 1999 年 5 月在法国进行的一项前瞻性研究中，Auroy 报告了在 158 083 例椎管内麻醉和外周区域麻醉操作中有 4 例死亡、11 例心脏停搏、7 例呼吸衰竭和 7 例癫痫发作[32]。在 2006 年 1 月至 2008 年 5 月澳大利亚区域麻醉联合会对 7 156 例实行外周区域麻醉的前瞻性研究中，报告了 8 例患者出现了有神经症状的局部麻醉药全身中毒反应（LAST）：发生率为 0.98/1 000（置信区间：0.42～1.9：1 000），局部麻醉药中毒反应未导致心脏停搏[33]。在英国的第三次国家审计项目中，Cook、Counsell 和 Wildsmith 记录了一年内椎管内麻醉的主要并发症[34]。在此期间共进行了 707 455 次椎管内阻滞，记录了 84 例合并了主要并发症。据报告死亡的 6 例中，有 4 例归因于局部麻醉药中毒反应。根据 2012 年一项前瞻性临床观察分析，在 12 668 例超声引导下外周区域麻醉中，报告的癫痫发病率为 0.08（置信区间：0.0～0.3）并且无心搏骤停的发生[35]。

需要紧急或立即控制气道的急性和严重并发症包括椎管内麻醉或腰丛阻滞后由于高位脊髓麻醉引起的呼吸衰竭、局部麻醉药全身中毒反应表现为癫痫或心搏骤停。预防措施包括密切监测脊髓和硬膜外麻醉的阻滞平面水平，以及在硬膜外麻醉中使用试验剂量与局部麻醉滴定。推荐在外周区域麻醉中采用超声引导可视化技术，持续观察针尖位置和局部麻醉药扩散，缓慢注射小剂量的局部麻醉药，并降低局部麻醉药的容积[36]。

区域麻醉阻滞失败比严重的不良反应更为常见。在过去的十年中，超声引导区域麻醉已经变得十分广泛，因为它提供了神经结构和周围结构的可视化、针穿过组织平面的路径和针尖的位置，以及导管尖端与目标神经或其他组织的关系。此外，可以实时观察到局部麻醉药的扩散。这些优势可以解释与解剖（标志）和功能（神经刺激）技术相比，为何超声引导下区域麻醉的成功率更高。另外，超声引导还具备其他显而易见的优点：如更短的操作时间、更快地起效和较低的局部麻醉药用量即可成功阻滞[37-42]。

区域麻醉的操作步骤

及时计划区域麻醉步骤至关重要：必须有足够的时间使阻滞生效，然而单次给药阻滞的持续时间有限，一旦阻滞充分，患者应尽快进行手术。置管连续给药可延长区域麻醉的持续时间，辅以单次神经阻滞能覆盖那些不完整阻滞的区域。对患者进行外科手术之前，必须确认患者保持充分良好的麻醉。

区域麻醉操作可以在患者入手术室后进行，但最好使用专门的区域进行区域麻醉，因为这里与在手术室内相比,可以让阻滞充分起效,特别是焦虑和紧张的患者可以从较安静的环境中受益。除了具备处理心衰的设备外,在进行区域麻醉的区域应始终具备气道装置(表 42.2)。

表 42.2　困难气道患者区域麻醉的策略

区域麻醉	外科手术开始之前及时确认阻滞的完整性并选择性弥补阻滞不全
气道管理计划	气道管理的紧急和非紧急计划及两种计划的备选策略
气道超声	环甲膜水平的皮肤标记点
患者	了解信息,解释和签署知情同意书
外科医生和团队	关于麻醉计划、气道管理计划、角色分配的术前简短布置
镇静和舒适化策略	谨慎地给予镇静药,优化患者舒适度

由区域麻醉改为全身麻醉

有一些情况需要从区域麻醉转为全身麻醉,这些情况在区域麻醉和手术过程中随时可能发生。这种麻醉方式的转换可能需要一段时间来保证气道的安全,或紧急需要立即干预。原因可能与区域麻醉操作、手术、镇静或患者本身有关(表 42.3)。

气道管理策略

气道通畅性和呼吸驱动力的存在与否是气道管理策略的决定因素。对于一个清醒、呼吸顺畅、血流动力学十分稳定的患者,可以选择任何能够保证气道安全的技术,包括清醒气道管理技术。相反,对于气道阻塞、呼吸动力不足的患者,选择则更为有限。在这种情况下,单用可视喉镜或联合使用光纤内镜或光学管芯、单独应用通气道或联合使用光纤、放置声门上气道装置随后气管内插管都是可以使用的有效气道管理技术。无论选择哪种策略,在整个操作过程中都应持续吸入高流量氧气,如果可能,直到保证气道安全之前手术应暂停。

表 42.3　区域麻醉向全身麻醉转变的原因

因素/时限性	区域麻醉	外科手术步骤	镇静	患者
紧急情况	局部麻醉药全身毒性反应:癫痫,心力衰竭	大量失血	呼吸抑制	不合作,躁动
非紧急情况	开始或随后未能提供适当的麻醉	需要将手术范围拓展到区域麻醉覆盖范围以外更长的手术时间		体位不舒适无法保持静止

结论

在某些情况下,区域麻醉是气道管理下全身麻醉的合理替代方法。需要考虑几个因素包括患者、外科医生、手术和团队合作。针对操作过程中紧急和非紧急的气道管理策略应当及时划定并将其传达给整个团队。

临床要点

- 区域麻醉可以为某些外科手术提供全身麻醉的替代方法,这包括胸腹壁、盆腔和四肢的手术。应具备以下条件:手术时间较短(即不超过 90～120min)并且只有少量出血、仰卧位的手术。
- 区域麻醉(尤其是使用置管技术)能提供更好的术后镇痛。
- 不完全或不完整阻滞的区域常可辅以单次外周神经阻滞或手术区局部麻醉浸润来解决。
- 手术开始前必须保证充分的麻醉。
- 区域麻醉中由于并发症或不良反应而引起的急性紧急事件是罕见的。
- 在开始麻醉之前,需要制订紧急和非紧急气道管理的计划,包括两个计划的备用策略。
- 外科医生必须了解困难气道和适合在区域麻醉下进行的手术。
- 沟通是关键:如果必要,所有团队成员都应当熟知气道管理计划。这种沟通最好在团队预案中实现。

(吴泽昊 译　王云 审)

部分参考文献

1. Frerk C, Mitchell VS, McNarry AF, et al. Difficult Airway Society 2015 guidelines for management of unanticipated difficult intubation in adults. *Br J Anaesth.* 2015;115(6):827-848.
6. Saxena N. Airway management plan in patients with difficult airways having regional anesthesia. *J Anaesthesiol Clin Pharmacol.* 2013;29(4):558-560.
9. McPherson D, Vaughan RS, Wilkes AR, et al. A survey of anaesthetic practice in predicting difficult intubation in UK and Europe. *Eur J Anaesthesiol.* 2012;29(5):218-222.
12. Balki M. Locating the epidural space in obstetric patients—ultrasound a useful tool: Continuing Professional Development. *Can J Anaesth.* 2010;57(12):1111-1126.
13. Schnabel A, Schuster F, Ermert LH, et al. Ultrasound guidance for neuraxial analgesia and anesthesia in obstetrics: a quantitative systemic review. *Ultraschall in Med.* 2012;33(7):E132-E137.
16. Metzner J, Posner KL, Domino KB. The risk and safety of anesthesia at remote locations: the US closed claims analysis. *Curr Opin Anaesthesiol.* 2009;22(4):502-508.
30. Ironfield CM, Barrington MJ, Kluger R, Sites B. Are patients satisfied after peripheral nerve blockade? Results from an international registry of regional anesthesia. *Reg Anesth Pain Med.* 2014;39(1):48-55.
34. Cook TM, Counsell D, Wildsmith JAW. Major complications of

central neuraxial block: report on the Third National Audit Project of the Royal College of Anaesthetists. *Br J Anaesth*. 2009;102:179-190.

36. Neal JM, Bernards CM, Butterworth JF, et al. ASRA practice advisory on local anesthetic systemic toxicity. *Reg Anesth Pain Med*. 2010;35(2):152-161.

38. Gelfand HJ, Ouanes J-PP, Lesley MR, et al. Analgesic efficacy of ultrasound-guided regional anesthesia. a meta-analysis. *J Clin Anesth*. 2010;23(2):90-96.

All references can be found online at expertconsult.com.

第43章　手术室外麻醉的气道管理

S. D. Boggs, R. Urman, and Thomas C. Mort

引言

从 1992 年至 2012 年,美国社区医院的外科手术量增加了 17%[1]。与这一统计数字形成鲜明对比的是,在许多医院手术室外需要麻醉的病例数量每年以 30% 的速度增长[2]。目前,手术室外麻醉(nonoperating room anesthesia,NORA)是麻醉医疗中增长最快的环节。随着新的介入技术在各个医疗领域(胃肠病学、心脏病学、放射学和其他学科)的发展,这种趋势在不久将来还会持续增长。

在 NORA 场所提供医疗服务给麻醉医生带来了诸多挑战[3,4]。NORA 的场所通常是一个狭小空间,实施麻醉服务通常是后期才考虑加进去的。因此,将传统的护理标准转移到手术室外时,为了保障患者的医疗安全,就需要更多的专业人士共同协作。如今不仅 NORA 的场所和病例数量增加,而且这里患者的合并症也增多,实施具有侵入性和复杂性麻醉和操作也越来越多。

在这些 NORA 场所,后勤支持可能很少,甚至不存在。通信方法可能也不可靠,在这里的工作团队可能不认识麻醉团队。临床操作者和麻醉医生可能相互不认识,或者不知道如何配合着护理患者。不论是择期除了这些复杂性,麻醉医生还需要进行选择性或紧急性的气道管理。

本章讨论了一些预案,为处于这些不同地点的患者提供安全保障。其重点不是阐述本书其他地方已经讨论过的气道管理技术,而是强调 NORA 场所特有的一些关键因素。

手术室外麻醉的地点和步骤

NORA 场所的差质性大。随着日间手术中心和独立门诊中心的发展,传统手术室外的麻醉护理明显增加,这些地点对患者的选择标准通常相当严格。对于手术室外的介入性手术,任何医学专业都可能需要麻醉护理。这可以是监测麻醉(monitored anesthesia care,MAC)或其他麻醉方式(全身麻醉或区域麻醉)。与传统手术室内可完成各种手术不同,NORA 的场所通常是为特定的手术而设计的。另外,在镇静镇痛下进行的许多先进和复杂的介入手术,可以在没有麻醉提供者的情况下进行。因此,一旦出现生命体征恶化、气道梗阻、呼吸功能不全或心跳呼吸骤停等情况,麻醉管理团队会被紧急召集并提供气道管理或麻醉监护等。

麻醉部门应率先评估这些场所的气道管理方案和应急系统,特别是在没有麻醉管理团队参与的情况下,患者接受轻度至中度镇静、镇痛的场所。根据医疗保险中心和医疗补助参与条件的要求,麻醉管理层必须评估手术室外的轻度至中度镇静镇痛方案,要制订气道管理方案和应急计划,以防接受轻度至中度镇静镇痛的患者在这些地点出现紧急气道情况。知识框 43.1 概述了具有潜在麻醉需求的专业[5-11]。

知识框 43.1　需提供手术室外麻醉管理的科室及专业

内科和外科手术

消化内科

　食管、胃、十二指肠镜检查

　结肠镜检查

　内镜下黏膜切除术

　内镜下逆行胰胆管造影术

　内镜超声

　细针穿刺

　PEG(经皮内镜下胃造口术)置管

　光动力疗法

呼吸内科

　支气管镜检查

　支气管细针活检

　支气管肺泡灌洗

　支气管内支架置入术

心脏内科

　心脏导管插入术

　心脏电复律

　经胸超声心动图(TTE)

　电生理描记

　射频消融术

血液/肿瘤科

　骨髓穿刺术

　腰椎穿刺化疗

精神科

　电休克疗法

泌尿外科

　膀胱镜检查

　前列腺穿刺

　体外冲击波碎石术

　输尿管支架置入

神经内科/神经外科

　血管造影术、血管成形术和支架置入

取栓

动脉瘤弹簧圈填塞

热激光消融(颅内,脊柱)

放射科手术

诊断放射学

　计算机断层扫描(CT)

　磁共振(MR)**非常独特的问题

　功能磁共振(fMR)

　正电子发射断层扫描(PET)

　核医学

放射治疗

　近距离放射治疗

　放射性同位素治疗

　常规与质子束治疗

介入放射学

　脓肿引流

　活检(CT引导)

　心血管系统

　　输液导管置入

　　经外周静脉穿刺中心静脉置管(PICC)

　　血管栓塞

　　支架置入术

　胃肠道系统

　　胃造口置管术

　　经颈静脉肝内门体静脉分流术

　　经颈静脉肝活组织检查

　骨骼系统

　　椎体后凸成形术

　　椎体成形术

　肾脏

　　肾造口置管术

　射频消融

房间设施

　　目前,许多 NORA 场所都增加了麻醉所需的物品设备,但这都是后期考虑到才添加的,而不是在最初规划和建造房间的过程中完成的[12-14]。如果在场所的规划阶段联系了麻醉科,麻醉管理所需的基本设施等均可纳入场所的设计之中,这包括麻醉机的摆放位置、吸引器的地点、吸入气体和管道气体的出口位置、远离患者不易接近的电缆和插座位置、记录麻醉单的电脑、辐射防护设施以及现在手术室中所有难以改进的位置。

　　不幸的是,麻醉科通常被要求在已经建成和运行的场所来提供麻醉服务管理。1998 年成立了一个名为设施指南机构(FGI)的组织,公布了有关医疗卫生设施的

推荐规范,包括门诊手术室、移动及转运单元、普通门诊手术室和所有其他诊室[15]。这些单元中的大部分都有传统手术室中所具备的完善管理方案。对于 NORA 场所,FGI 指南提供了感染控制、患者跌倒预防、药物安全和废物管理办法,这些因素都可能影响这些场所的麻醉实施。FGI 建议了各种类型单元所需的最小空间(表43.1)[2]。可以看出,这些指南的重点是患者。除了关注患者外,麻醉医生还需要有足够数量的密码按钮、电源插座、照明及联系电话。房间设计上还应尽量减少患者易触及的电源线和电缆的数量。

　　改变麻醉药物的使用地点同样需要遵守美国麻醉医师协会(ASA)管理标准。ASA 有一份"手术室外麻醉的声明",并且在其 11 项要求中至少有 50% 与气道管理有关[16]。知识框 43.2 概述了这些要求。除非能满足 ASA

表 43.1　手术室和手术室外房间的最小空间要求

综合手术室(示例)	37.16m²
心内科手术室	37.16m²
介入放射学	37.16m²
泌尿外科	32.52m²
计算机断层扫描(CT)	与仪器桌间隔 0.91m
磁共振(MR)	根据制造商推荐

知识框 43.2　关于手术室外麻醉地点的 ASA 声明

1. 手术室外麻醉地点都应配备可靠的、足以维持整个手术过程的供氧源。此外,还应该有备用电源。在实施麻醉之前,麻醉医生应检查主要供氧源和备用供氧源的效能、局限性及是否易接近。强烈建议使用符合规范的中央供氧管道。备用系统应至少要有一个 625~700L 的氧气罐。
2. 手术室外麻醉地点都应配有足够且可靠的吸引器。强烈建议使用符合手术室标准的吸引设备。
3. 在任何使用吸入麻醉剂的地方,都应该配备可靠的废气清除系统。
4. 手术室外麻醉时点都应配备:①一个手控呼吸球囊、能够提供氧气浓度 90% 以上的氧气袋,以便提供正压通气;②用于实施麻醉的充足麻醉药品、物品和设备;③能够持续进行"基本麻醉监测标准"的监测设备。实施吸入麻醉的场所要有一台功能等同于手术室内使用的麻醉机,并维持为手术室内的标准。
5. 为了满足麻醉机和监测设备的需求,每个场所都应配备足够多的电源插座,包括连接到清晰标记的应急电源插座。在确定医疗设施在"潮湿位置"的任何地方(如膀胱镜、关节镜检查或分娩室),应提供隔离电源或带有接地故障断路器的电路。
6. 手术室外麻醉地点都应配备足够的照明,以确保患者、麻醉机(如有)和监测设备的照明。此外,除喉镜外,还应立即提供以电池供电形式的可用照明设备。
7. 手术室外麻醉地点都应配备足够的空间,以容纳必要的设备和人员,使人员能够迅速接触到患者、麻醉机(如有)及监测设备。
8. 手术室外麻醉地点都应配备一辆急救车,车上配备有除颤仪、急救药物及其他提供心肺复苏的设备。
9. 手术室外麻醉地点都应配备接受过培训的麻醉医生。在每个地点提供可靠的双向通信措施,以便及时请求协助。
10. 手术室外麻醉地点,应遵守所有适用的建筑安全规范以及设施标准。
11. 应提供合适的术后管理。除麻醉医生外,还应配备有足够数量、训练有素的工作人员和适当的设备,将患者安全地送往麻醉后复苏室。

From American Society of Anesthesiologists Statement on nonoperation room anesthetizing locations. Avaliable at: http://www. asahq. org/~/ media/sites/asahq/files/public/resources/standardsguidelines/statement-on-non-operation-room-anisezing-locations. pdf. Accessed January 16.

的基本建议,否则不应在 NORA 场所使用麻醉药物。应以多学科的方式处理这些问题。

设备

在场所的物理空间满足需求的情况下,麻醉科须制订常规和紧急气道管理设备的计划。在手术开始之前,相关设备必须确保可用且触手可及。如助记符 SOAPME (吸引器、氧气、气道、药品、监护仪及其他设备)所示[17]。

手术室外麻醉,顾名思义,这些麻醉场所不在手术室内。因此,麻醉医生需要的所有物品都应备齐并随时可用[18,19]。尤其是在紧急情况下,由于物理距离、时间限制及未经培训的介入人员不了解麻醉医生的要求,可能会因为不熟悉或无法安排人员,找到并提供给麻醉医生所需的确切物品。

每个 NORA 场所的物品库存更新是一件重要的事。应该计算出物品的日常使用量以便库存的供给。此外,每个 NORA 场所必须确定负责备货和补货的工作人员。如果没有责任明确,这些区域就缺乏物品库存的责任人。正如在任何麻醉实施前,麻醉医生必须核实医疗物品的供应情况。常规气道管理的气道推车不应与困难气道的推车相同。建议使用 ASA 困难气道评估作为一种气道评估辅助手段,此外,要预先考虑到大型笨重的困难气道推车运入 NORA 场所的艰难程度。在困难气道推车的位置部署上,麻醉科要考虑到 NORA 场所偏远地区的使用。位置的摆放、库存的补充及员工对推车的熟悉程度都是缺一不可的。每个场所都没有公式化的标准。但是每个麻醉科必须解决的 NORA 场所的问题是:

a. 有无足够的空间来存放所有需要的气道物品?

b. 如果没有,困难气道的推车可以摆放在哪里?

c. 有无可能将困难气道的推车带进房间,或者单独带上物品?

d. 特殊设备一般不会放在房间里,如可弯曲插管镜。它应该在哪里?会有多远,需要多长时间才能拿到?如果需要的话谁能带过来?

e. 对于已知或预期的困难气道,在传统的手术室进行手术有无优势?

f. 对于已知或预期的困难气道,进入治疗区域之前,在设备齐全的房间、大厅或麻醉复苏室(PACU)实施气道操作有无利?

g. 磁共振成像(MRI)还涉及其他考虑因素,将另行讨论。

手术室外麻醉气道推车内的必备品

气道推车必须包含用于气道管理的某种必要工具,

包括先进的技术,例如软镜插管(flexible scope intubation, FSI)[20]。

知识框 43.3 和知识框 43.4 概述了这些基本物品。NORA 场所以及整个设施的患者护理区域都应配备常规气道物品。气道物品可放置在防拆的密封箱子中,安放在患者护理区域里。在患者麻醉管理活动频繁的场所,如同时进行或连续气道的干预下,还需要备有两个或者更多的气道物品箱子。必须要有一个良好的制度,以便给这些箱子(如麻醉车)及时更换或补充药物和设备。应准备一个易于携带的气道手提箱或袋子,以协助覆盖麻醉科镇静镇痛服务范围外的地点,当气道管理小组在被紧急呼叫到偏远地点时,可以迅速携带。尽管与完整的困难气道推车(知识框 43.5)相比,外出携带包的储备较少,但当常规方法失败或不适当时,外出携带包可提供高级的气道设备[21-23]。

知识框 43.3	建议的气道推车物品	
氧气源自充气复苏袋、管道及 PEEP	阀门	
带有 CO₂ 采样口的鼻导管	成人,小儿	
氧气面罩		
常规	各种尺寸	
非重复呼吸	各种尺寸	
(Yankauer 吸引皮条)吸引管道		
长的麻醉回路		
柔软的吸引头	各种尺寸	
面罩	各种尺寸	
口咽通气道	各种尺寸	
压舌板		
气管内导管	各种尺寸	
气管插管的管芯	各种尺寸	
鼻咽通气道	各种尺寸	
喉镜手柄	各种尺寸	
喉镜片		
直喉镜片	各种尺寸	
弯喉镜片	各种尺寸	
声门上气道[a]	各种尺寸和设计	
润滑剂		
插管导管(探条)		
插管钳		
其他:		
酒精湿巾		
二氧化碳探测器(备用)		
眼睛保护		
纱布		
听诊器		
注射器		
胶布		

[a]如果该场所设施设备管理涉及小儿患者,那么气管导管、喉镜片、口腔气道和其他设备的尺寸必须覆盖更广的尺寸范围。然而,即使是在只有成年患者设施的场所中,也应该为小而有挑战性的气道提供多种儿科尺寸。

PEEP,呼气末正压。

知识框 43.4	手术室外麻醉困难气道推车的经典推荐物品

可视喉镜[a],包括合适的样式和喉镜片(如果需要)。
可插管的声门上气道(SGA)装置(例如 Fastrach 一次性 LMA)
备用 SGA 装置(第二代喉罩、King 喉管)
可弯曲插管镜
支气管镜的转接器
Berman、Williams 及 Ovassapian 插管口腔气道
Aintree 导管
气管交换导管
带内窥镜入口的面罩(例如 VBM 内窥镜面罩)
氧气延长管
棉签
螺纹管
鼻咽通气道
口咽通气道
5 合 1 管道接头
危害生物品袋
牙齿防护装置
咬合板
黏膜喷雾器
喷雾器
4%局部利多卡因
5%利多卡因软膏
鼻血管收缩药
防雾液
硅油

[a]可使用多种可视喉镜设备。选择是基于操作人员对其使用的熟悉程度和技能。使用多个模型或设计(例如,弯喉镜片与锐角喉镜片、有凹槽喉镜片与无凹槽喉镜片)可能是有利的,因为每个设备都具有某些其他设备无法复制的特性。

LMA,喉罩通气道。

知识框 43.5	便携式气道包的最基本配置

插管导管(探条)
声门上气道(SGA):可进行通气和插管(如 LMA 或插管型 LMA)
备用 SGA:不同的气道控制方法(如气管食管联合通气管或 King 喉管)
便携式可视喉镜(如 GlideScope Ranger、McGrath 等)[a]
手术气道导管全套
气道喷射通气导管(可选)
逆行插管工具(可选)

[a]应考虑在外出携带包中添加一种低成本的替代品,如可视喉镜,作为主要可视喉镜的补充。易于运输,成本低,并提供了通道式气管导管插入方法。

体位

在许多 NORA 场所,患者的体位对麻醉医生来说是

一个挑战,体位可能会影响气道管理和其他安全问题。对于每个手术区域的特殊注意事项将在后文讨论。许多手术都是在侧卧位或俯卧位进行的,这必然会增加气道管理难度,特别是在气道未事先控制的情况下,例如MAC 或非麻醉医生人员提供镇静、镇痛的情况下。

计算机断层扫描

进行计算机断层扫描(CT)时,患者在一个狭窄的、固定的仪器设备中,无论是监测下麻醉或者全身麻醉,都会使气道管理变得困难。麻醉医生必须预料到因扫描设备移位导致的患者体位变化,可能会引起直接控制患者气道的困难。

在 MAC 过程中,必须充分监测患者的基本生命体征,有必要实施连续性经鼻腔或面罩末端的呼气末二氧化碳($EtCO_2$)监测;$EtCO_2$ 监测的管道需要适当地加长。在使用镇静催眠药和镇痛药时,合适的头颈位置摆放可以优化气道通畅。在 MAC 期间,倾斜肩膀使头部后仰,有助于防止气道阻塞。

对于需喉罩(LMA)或气管插管(ETT)的全麻维持患者,要根据扫描仪器的尺寸,选择足够长呼吸回路。由于 CT 检查没有刺激性,麻醉时的镇静、镇痛仅为提供舒适(平躺时明显的背痛)、缓解焦虑或满足适宜的气道管理,因此保留自主呼吸的全身麻醉足以完成扫描。

为应对出现的气道问题,整个团队应制订和共享一个计划。应该知道从 CT 扫描仪器中转运出患者需要多长时间,所有的气道设备须处于立即可用状态[24]。

磁共振成像

在磁共振成像技术中,除了在封闭的空间中进行麻醉外,还有一个额外的复杂性,即在一个强大的磁场区域内完成麻醉、监测患者和实施所有必需的任务。有许多高水平的综述阐述了磁共振室麻醉管理的实施及其危险性。简而言之,目前的磁共振扫描仪产生静态磁场和脉冲磁场。作为参考点,地球的磁场大约为 0.5 高斯。磁共振扫描仪的磁场范围为 10 000~30 000 高斯或 1~3 特斯拉(1 特斯拉＝10 000 高斯)。因此,磁共振扫描仪会产生极高的磁场,任何落入磁场中的铁磁性物质都会加速,对患者和在磁场内的人员造成危害。因此,必须在磁共振检查之前完成对这些患者进行详细检查,包括患者可能有的任何身体植入物,如果有任何问题,必须推迟检查,直到确认清楚。

传统的麻醉机、监测设备和输液泵均含有铁磁性物质,因此不能用于磁共振成像监测。即使是看似无害的物品,如钢笔和针头,也可能成为炮弹。由于这些原因,设备制造商们专门为 MRI 检查设计了不含铁磁性材料的麻醉机、输液装置和监测设备。

美国放射学会(ACR)在 2007 年发布了在 MRI 安全实施的 ACR 指导文件,并在 2013 年进行了更新。该出版物为 MRI 环境中的安全医疗实践制定了医疗标准。ASA 在 2009 年发表了一篇关于磁共振成像麻醉管理的实践报告,并在 2015 年进行了更新。知识框 43.6 和知识框 43.7 列出了这些文件中的一些相关要点[25-29]。与CT 扫描类似,只要保证合适的监测,许多 MRI 扫描都可以确保在安全有效地使用镇静剂下完成。对于需要气管插管的患者,常规气管插管所需的设备都需在 MRI 备好(如喉镜、听诊器等)。有了防磁输液装置和防磁麻醉机,一般情况下,麻醉就可以通过相对传统的方式实施。

知识框 43.6　磁共振区

- 区域 I
  该地区包括公众可自由进入的所有地区。该区域通常位于磁共振(MR)环境本身之外,是患者、医护人员和MR 站点的其他员工访问 MR 环境的区域。
- 区域 II
  该区域是公共无障碍的区域 I 和严格控制的区域 III 之间的地点。通常,患者在 II 区受到接待,并且在 MR 人员的监督下,患者不能随意在区域 II 移动。在 II 区,通常会回答 MR 筛查问题、患者病史和医疗保险的问题。
- 区域 III
  该区域是指由于未经检查的非磁共振工作人员或铁磁性物质或设备与磁共振扫描仪之间的相互作用可导致严重伤害或死亡的区域。这些相互作用包括但不限于磁共振扫描仪的静态和时变磁场中的作用。所有进入区域 III 的通道都将受到严格限制,进入区域 III 将由 MR人员控制,并完全由 MR 人员监督。
- 区域 IV
  这个区域是磁共振扫描仪磁场室本身的同义词。根据定义,区域 IV 将始终位于区域 III 内,因为正是 MR 磁体及其相关磁场产生了区域 III 的存在。

From Expert Panel on MR Safety, Kanel E, Barkovich AJ, et al. ACR guidance document on MR safe practices: 2013. *J Magn Reson Imaging*. 2013;37:501-530.

知识框 43.7　磁共振成像气道管理的声明

- 当患者处于磁共振环境中时,麻醉医生应有预案用于处理常见的气道问题(如梗阻、分泌物、喉痉挛、呼吸暂停及通气不足)。
- 如果患者有气道梗阻的风险,应事先采取更有效的气道管理(例如,使用气管导管或喉罩通气),因为当患者在磁共振扫描仪中时,患者的呼吸道可能更加难以处理。
- 应在区域 IV 以外的环境中进行复杂的气道管理(如纤维支气管镜插管)。
- 磁共振室中应配备能够立即替代的安全气道设备。吸引器应直接可以随时放进患者的气道进行吸引。

From Practice advisory on anesthetic care for magnetic resonance imaging: an updated report by the American Society of Anesthesiologists Task Force on anesthetic care for magnetic resonance imaging. *Anesthesiology*. 2015;122:495-520.

对于困难气道的患者,必须确定保护气道的最佳方式。如果计划进行 FSI,则必须在拥有监测装置和医疗设备的术前等待区、主手术室或 PACU 内完成,随后将镇静状态下的患者转移到 MRI 室。但有存在转运患者过程中气管插管(ETT)脱落的风险。因此,在任何情况下都没有绝对的方案;在参考现有实践指南的同时,必须根据每个特定的情况预测和制订最安全的最佳方案。

介入放射学与介入心脏病学

从气道管理的角度来看,介入放射学和介入心脏病学操作的地点有相似之处。手术持续时间可能特别长,但麻醉医生要最少的辐射暴露。许多介入放射和介入心脏病手术持续时间较长,但刺激程度较低,麻醉医生可能会为了保护气道而尽量减少麻醉药物的用量[30]。LMA 和 ETT 在这些领域都得到了成功的应用。然而,如果在电生理刺激期间的心脏骤停或介入手术期间出现严重失血需要紧急复苏,这时麻醉医生着手抢救而不希望出现气道问题。因此,在某些情况下,选择 ETT 可能更加安全可取。此外,麻醉医生通常与患者保持一定的距离,如需重新调整 LMA 位置,麻醉医生可能难以接近患者气道[31-46]。

肺病学

肺科医生通常在适度镇静的条件下进行支气管镜检查操作。然而随着肺科医生的干预(如支架植入、激光手术等),增加了复杂性,对喉罩全麻(如 LMA)或气管插管全麻的需求也同样增加[47-51]。

在手术室外麻醉,麻醉医生不能忽视纵隔肿瘤患者插管的巨大风险,可能会发生完全的气道塌陷[52]。因此在这种情况下,在患者发生任何变化之前,必须制订并讨论诱导、通气和应急管理计划。同样,虽然不常见,但放置支气管支架或气管支架也有可能导致完全性气道阻塞。在这些可能危及生命的气道管理情况下,必须在手术前制订计划,且所需人员和设备都需及时到位[53-54]。

胃肠病学

越来越多胃肠科医生需在中度或深度镇静下进行更具有侵入性的手术。这给麻醉医生在保障气道安全方面带来困难。例如,内镜逆行胰胆管造影(ERCP)可以在患者头部偏右的俯卧位保留自主呼吸下完成。然而,有某些少数气道特征会导致气道阻塞,因此要谨慎评估患者的气道、体位习惯、合并症和当前胃肠道状况(如恶心、呕吐、干呕、疼痛、镇痛要求、腹胀等),在患者俯卧位前最好确保气道安全。所有的手术参与者必须相互理解,如果麻醉医生因气道问题对继续手术有任何顾虑,则必须暂停或中止手术,以维持呼吸道通畅。通常来说,简单的复

位就足以解决问题,但有时内窥镜必须移除,患者必须行气管插管[55-59]。

通信系统

如果只有一名麻醉医生在 NORA 场所单独实施麻醉,最好再配备一名"额外的麻醉医生",以防需要"额外人手"。对于在 NORA 场所管理患者时出现气道紧急情况以及任何其他紧急情况,必须在使用首次麻醉药物之前建立完善的通信系统。每个 NORA 场所都应该贴有电话号码列表,包括备班麻醉医生、麻醉技术员、信息团队和生物工程师。NORA 医生应该能够呼叫到主要手术室并且能得到回复。免提通信设备可能并不一定可靠,必须事先确定该位置是否安装了通信集线器。传呼机和发短信是不可靠的,且不会立即接通联系。

在极端情况下,可以激活代码按钮,群呼大量医生协助。有时应答人员多并不能保证患者安全需求,特别是在气道问题方面。因此,麻醉科必须制订自己的方案,以应对 NORA 场所的紧急气道问题[60-67]。

可靠的团队

麻醉医生和外科医生之间的长期合作,并没有使我们的外科同事充分了解麻醉团队所面临的独特问题。手术室外的团队人员现在才开始接触麻醉医生。有必要对这些医生要进行麻醉要求、患者管理、安全问题以及气道管理决策方面的宣教,以建立良好的合作伙伴关系。许多人对气道问题的重要性并不熟悉。他们可能不了解误吸风险、ETT 和 LMA 之间的区别、MAC 的定义,或者为什么需要监测特定的生命体征。相反,许多麻醉师可能不完全熟悉每一个手术特点,如持续时间、刺激水平、潜在的并发症及手术的主要目标等。在每一个步骤或介入操作之前,有关各方都应该进行简短的讨论,以明确目标和关注点。

对于大多数麻醉医生来说,手术室感觉非常舒适,因为他们熟悉其他手术室人员,但在 NORA 场所,情况往往不是这样。因此,有必要进行相互介绍并明确责任,以便在出现紧急情况时(气道或其他问题),团队发挥出巨大的作用,以保障患者安全。作为 NOVA 手术,麻醉科必须关注重要的术前和术后问题,通常手术室内这被认为是理所当然的常规——如病史和体格检查、麻醉评估、气道评估、术后医嘱和工作人员职责,手术前和手术后的指导方针,预约和安排程序和标准,手术间准备,以及患者管理的许多其他方面,也需要在 NOVA 进行。

要做到这一点,手术室外临床操作人员、他们的工作人员及麻醉团队需要共同进行练习和模拟训练。危机演

练一向被认为是改善沟通、优化顺序、积极行动及响应的一个极好的手段。由军队、消防部门、警察、航空公司、核工业及医疗部门使用的培训、实践课程和模拟培训可以帮助团队成员为标准程序问题和危机做好准备。介入团队、外科团队及麻醉团队都将从团队培训中获益。例如，因地板上的电缆、悬挂在天花板上的摆臂、其他一些结构或系统因素，导致很难将困难气道的推车带进介入室，团队所有人员都要事先熟知这一情况。通过演练发现双方可能出现的问题，从而提高团队反应及加强沟通。场景演练的第二个重要的好处是在实际的 NORA 场所，即现有的工作人员、场所、设备及通信系统的缺点和不足可以暴露出来并随后加以纠正[68-75]。

结论

　　NORA 场所的最佳气道管理取决于几个因素。首先，我们需要应用如本书所述的气道管理的基本原则。其次，必须了解被管制的麻醉药物的放置位置。最后，和麻醉案例中的情况一样，我们必须为突发情况制订一个应急计划，例如在气道失去控制、缺乏及时的补给和出现通讯及设备故障等情形下。通过预测所有可能出错的情况，麻醉医生可以把医疗安全和团队合作融入 NORA 场所中。在临床麻醉中，手术室外的病例数增长最大，麻醉医生需要在这些地方工作时，感觉像在传统手术室一样舒适和安全，因为这是麻醉学未来的一个重要组成部分。

临床要点

- 结交做 MRI 技师朋友，她/他可以指导你操作间的安全区域。

- 长的呼吸回路可能在许多 NORA 场所中都有用。
- 在 NORA 场所，一个安全可靠的 ETT 是至关重要的，因为可能在较长时间内无法接近患者头部。
- 除了更加谨慎和做好求助计划之外，你可以像在其他任何地方一样处理 NORA 场所的气道问题。

（汪树东　译　李娟　审）

部分参考文献

8. Neyrinck A. Management of the anticipated and unanticipated difficult airway in anesthesia outside the operating room. *Curr Opin Anaesthesiol.* 2013;26(4):481-488.
15. Facility Guidelines Institute. Guidelines for design and construction of hospitals and outpatient facilities 2014. Available at: http://www.fgiguidelines.org/guidelines2014_HOP.php. Accessed 16 January 2016.
16. American Society of Anesthesiologists House of Delegates. Statement on non-operating room anesthetizing locations. Available at: http://www.asahq.org/~/media/sites/asahq/files/public/resources/standards-guidelines/statement-on-nonoperating-room-anesthetizing-locations.pdf. Accessed 16 January 2016.
25. Kanal EF, Barkovich AJ, Barkovich AF, et al. American College of Radiology guidance document on MR safe practices. *J Magn Reson Imaging.* 2013;37:501-530.
29. Practice advisory on anesthetic care for magnetic resonance imaging: an updated report by the American Society of Anesthesiologists task force on anesthetic care for magnetic resonance imaging. *Anesthesiology.* 2015;122(3):495-520.
30. Anderson R, Harukuni I, Sera V. Anesthetic considerations for electrophysiologic procedures. *Anesthesiol Clin.* 2013;31(2):479-489.
42. Shook DC, Gross W. Offsite anesthesiology in the cardiac catheterization lab. *Curr Opin Anaesthesiol.* 2007;20(4):352-358.
51. Pawlowski J. Anesthetic considerations for interventional pulmonary procedures. *Curr Opin Anaesthesiol.* 2013;26(1):6-12.
59. Tetzlaff JE, Vargo JJ, Maurer W. Nonoperating room anesthesia for the gastrointestinal endoscopy suite. *Anesthesiol Clin.* 2014;32(2):387-394.
61. Epstein RH, Dexter F, Rothman B. Communication latencies of wireless devices suitable for time-critical messaging to anesthesia providers. *Anesth Analg.* 2013;116(4):911-918.

All references can be found online at expertconsult.com.

第 44 章 危重症患者的气道管理

Andy Higgs

章节大纲

引言

气道管理一直是重症监护治疗的核心。重症监护医学最早起源于 1952 年,丹麦麻醉医生 Bjørn Ibsen 将他先进的气道管理技术和正压通气理念带出手术室,应用于哥本哈根脊髓灰质炎疫情的受害者。他提出运用正压可以保护患者的气道和肺组织,改善患者预后,这是革命性的见解[1]。患者通过插管、气管切开,以及医学生很好的手动通气等措施的使用,死亡率从 87% 骤降至 11%[2]。此后,气道管理逐渐成为一门新的学科,气道管理是该学科的专长[2-4]。

明确问题

气管插管是重症监护病房(intensive care unit,ICU)中最常见的操作,与患者死亡率和并发症发病率密切相关[5],在 ICU 的发生率高于手术室[6-10]。尽管如此,许多 ICU 的气道管理方式仍比较落后[5,11]。关于 ICU 困难气道患者数和处理困难气道量的变化的研究较少,但 Astin 的研究为 ICU 医生提供了有用的数据:在综合 ICU,4.1% 的患者是因气道问题作为首要原因入院的,而总体 6.3% 的患者为困难气道[12]。量化 ICU 困难气道的研究也较少。Martin 报告了 3 423 例由麻醉住院医生进行的紧急气管插管病例,其中 60% 的病例发生在 ICU,10% 的患者属于困难气管插管[直接喉镜下声门显露 Cormack-Lehane(CL)分级为 3 级或 4 级,或者尝试插管大于 2 次],4.2% 的患者发生了插管后的并发症,ICU 困难气管插管是手术室(5.8%)的两倍[13],其他研究中 ICU 困难气管插管发生率为 7%~13%,与 Martin 的研究结果基本一致[3,8,9,14]。Mort 的研究表明,手术室外插管失败率为 1/10~1/20[14],Jaber 报道了在 ICU 插管尝试中 0.8% 的患者死亡[8]。

英国皇家麻醉医师学院的第四次国家审计项目(NAP4)在英国进行了一项全国性的、前瞻性的为期 1 年的观察性研究[6]。研究包括手术室、急诊科和 ICU,纳入研究的指标为:气道相关死亡率、脑损伤、紧急外科气道、ICU 入院或 ICU 住院时间延长。结果显示,气道相关死亡 38 例,其中手术室 16 例,急诊科 4 例,ICU 18 例。基于手术室气管插管 290 万例,急诊科气管插管 20 000 例,ICU 有 58 000 例进行气管插管下高级呼吸支持,ICU 呼吸道相关死亡率约是手术室患者的 58 倍[6]。ICU 困难气道患者的死亡率或脑损伤率为 61%,而手术室为 14%。即 ICU 患者气道相关死亡率为 1/2 700 例,手术室患者气道相关死亡率为 1/180 000 例[15]。NAP4 项目评估专家指出,ICU 死亡病例中有许多是可以避免的,低质量、质量参差不齐的气道管理是 ICU 患者死亡率高于手术室的主要原因。英国国家报告与学习系统 ICU 气道事件数据库的记录指出,手术室和 ICU 气道问题发生的一个重要的区别是,ICU 有 18% 发生于气管插管中,82% 发生于插管固定后,其中 25% 导致死亡[16]。

为何重症监护病房患者的气道管理非常危险?

NAP4 项目中反复出现的主题包括:气管插管失败,发现食管插管延迟,缺乏培训,沟通不良和判断力差(对不断演变的危险认识滞后,迟缓的逐级处理策略)。医疗机构的准备不充分(例如设备不一致、住院医生监督不足、没有自己的处理流程)。反复出现与气道移位相关的问题;特别是在肥胖患者和患者移动或转移时。通常,困难气道患者未能被识别,并且即便早期发现潜在的问题,也没有制订清晰的危险处理方案,包括在 ICU 立即能够获得的适当的设备和专门技术。当困难气道出现时,ICU 中因方法导致抢救失败的频率远高于其他临床部门[17]。

ICU 气道管理之所以有如此高的风险,原因有以下几点。ICU 患者生理功能上有较大的损害,存在明显的 $\dot{V}/\dot{Q}$ 异常和较低的功能余气量(FRC):预充氧效果差,患者对窒息的耐受性降低。ICU 患者通常没有禁食或者有胃排空延迟。ICU 的患者气管插管通常更加紧急,几乎没有时间进行评估或插管前准备。危重患者的气道有不确定性[18,19],因此,插管困难通常是未预料的。甚至即便是发现了潜在的困难,复苏技术通常也不恰当。

此外,相比于手术室,ICU 患者原有位置的人工气道通常需要留置数天或数月,且气道管理人员通常不擅长气道管理。在进行口腔卫生护理和鼻饲管以及其他装置护理时,患者的气道管理也是由这些非专业人员完成。患者俯卧位时或转移至医院的其他医疗区域过程中,人工气道极易发生移位。通常情况下,危重患者处于躁动状态,容易拔出气管导管。尽管镇静对改善通气至关重要[20,21],但也可导致患者自行拔管。危重患者的容量状态同样存在问题:无论是患者血流动力学不稳定、对镇静药物产生耐受、胸内压力低,或是发生明显的容量过负荷,导致全身水肿,包括气道水肿,尤其是俯卧位通气时。在这些情况下,即使是正常的患者病情也会变得非常棘手[18,22]。

在 ICU,对患者行气道建立是具有挑战性的:病床而不是手术床使得干预治疗困难;灯光差、缺乏操作空间对成功气道管理不利[6]。在手术室,当气道管理失败后常用的处理措施是使患者清醒,但对于因呼吸、循环或神经系统衰竭而插管的患者,这种方法显然不适用。在 ICU,气道急救的方法,声门上气道(supraglottic airway, SGA)装置置入和有创气道建立,特别是环甲膜穿刺术经常会失败[6]。ICU 的设备往往与医院的其他科室有很大的区别,并且在很多重要方面存在不足。NAP4 项目实施中发现,最显著的缺陷,也是在世界各地普遍存在的问题,是 ICU 中对二氧化碳监测的使用和理解很差[6,23-26]。尽管生命支持中拥有气道设备至关重要,但应适合团队要求。仅简单地提供过多的设备表明 ICU 负责人未能就如何管理气道达成一致,也没有制定明确的策略。此外,相互矛盾的设备选择妨碍了团队的工作,因为能够做到专长技术相对较少。因此,购买气道设备时,应考虑到最没有经验的使用者[27,28]。

ICU 中,数小时后的气道相关问题发生率高于手术室(46% vs 31%)[6]。而当气道管理出现困难时,住院医生无法获得资深医学专家或有经验的气道外科医生的帮助:NAP 的调查发现有部分住院医生难以正确辨识例如向后、向上、向右的压力(BURP)或联合导管,凸显出住院医生缺乏基本气道知识[6]。医生的专业知识在临床工作中非常重要[29]。Joffe 等对美国内科 ICU 工作人员的气道培训情况进行了一次全国性的调查,发现 58% 有指定项目。实际经验差异显著:培训结束前,67% 的人员报告使用直接喉镜少于 50 次,73% 的人员使用声门上气道装置不足 10 次,60% 的人员使用导丝引导插管少于 25 次,73% 的人员使用可视喉镜(video-assisted laryngoscopy, VAL)的次数少于 30 次[30]。声门上气道装置使用的学习曲线超过 15 次。在许多其他技术中,具备最低能力需要使用 30~60 次,具备专业能力则需要使用超过 100 次[31,32]。这是全球性问题[6,12,33]。在英国,只有 2/3 的 ICU 拥有气道初步评估能力的住院医生,相当于 3 个月的专门气道培训,只有 27% 的 ICU 住院医生接受了气道移位处理的专业培训[12]。在澳大利亚,72%的 ICU 夜间值班医生不需要预先接受麻醉或气道相关培训;97%的 ICU,夜间高年资有气道管理经验的医生不在岗,或可能在别处工作,只有 15% 的 ICU 有一名经过正规气道管理相关训练的医生在医院过夜,没有安排其他临床工作,并且经常接受正规的气道管理培训[26]。ICU 的医生应掌握的技能很少有具体规定,例如在美国,研究生医学教育认证委员仅简单地声明,内科 ICU 的工作人员"必须具备气道管理能力",并没有明文规定完成指定项目的目标数量,或详细描述掌握技能评估的方法[34]。

循证改进

有证据表明,气道管理培训和经验可能是改善 ICU 气道相关预后的最重要因素[35]。与其他许多研究相比,一项苏格兰 24 个 ICU 中 22 个 ICU 的数据研究表明,由经验丰富的医生指导的气管插管首次成功率较高(90% vs 63%~75%),并发症发生率低[8,9,14,29,36]。这项研究中[29],74% 的 ICU 医生接受过 24 个月以上的麻醉专业培训,只有 10% 的医生接受过不到 6 个月的此类培训(除 1 例气管插管由初学者完成外,其余均由高年资医生监督)。气管插管成功率与专业的麻醉训练时间有关(P < 0.001)。与之相反的是,Griesdale 研究并未证实,与非专业人员相比,专业人员能够改善气道相关预后,但在这项研究中,92% 的非专业人员接受了专业人员的指导,因而缺乏专业知识对结果的影响尚不清楚,除非证实非专业人员需要多次尝试才能成功气管插管外,并且尝试两次以上的插管会导致更严重的并发症[9]。值得注意的是,Jaber 发现,在 ICU 由两名操作者(一名低年资和一名高年资)配合可以显著降低气管插管并发症[8]。De Jong 指出,大多数研究难以确定操作者经验对研究的影响,同时发现 24 个月的麻醉培训可以显著降低困难气管插管发生率[37]。

非技术因素对困难气道相关结局影响较大。紧急气道时的病理思维过程:医生过度分析实际情况,变得专注于气管插管,忽视氧合。在没有意识到紧迫性的情况下,寻求一种理想的解决办法。不能及时判断实际情况,导致气道处理进展减慢或停止。的确,在 ICU 患者的生理紊乱和保护气道安全的紧急需要甚至超出有经验的气道管理者所认知的紧急气道处理策略,紧急气道管理可以学习和提高[37]。尽管手术室和 ICU 气道管理之间存在相似之处,但两者之间非常重要的差异证明了 ICU 专用指南的合理性,正如有产科和儿科麻醉一样[5,6,38]。

没有哪一项创新能减少上述风险。与人类活动中所有高要求的领域一样,微小的改进聚集在一起推动了整体工作的改进:无论是与个人、团队或机构,每个工作取

得一点的改进。质量改进措施可明显改进性能指标,包括以下诸多组成部分[35,39]:使用插管包降低程序问题(例如核对表、操作标准),优化人的因素[40],充分的培训与监督,持续的呼气末 CO_2 波形监测,充分的评估和备用方案,使用医生熟练掌握的气道设备,立即可获得的合适的抢救设备,当气道管理失败时展开最恰当的抢救技术,一旦气道安全了,应注意细节,慎重计划拔管。

无创通气

无创正压通气(noninvasive positive-pressure ventilation, NIPPV)包括经全面罩、鼻罩或头盔面罩施加的连续气道正压(continuous positive airway pressure, CPAP)通气和双相气道正压(bilevel positive airway pressure, BiPAP)通气。主要用于处理各种类型的呼吸衰竭,管理阻塞性睡眠呼吸暂停(obstructive sleep apnea, OSA),以及气管插管前对患者进行预充氧(详见后文讨论)。本章暂不对 NIPPV 行具体描述(见第 17 章),但重症监护医生必须熟悉 NIPPV 对上气道管理的影响。知识框 44.1 列出了 NIPPV 的重要禁忌证。

气道管理要点

正压通气用于避免气管插管

避免气管插管可以降低死亡率[41-43],尤其是慢性阻塞性肺疾病(chronic obstructive pulmonary disease, COPD)或充血性心力衰竭患者和免疫功能低下患者[44]。有创通气与持续静脉输注(IV)镇静药物和院内获得性肺炎所导致的肌病相关[45-47]。相较于气管插管,NIPPV 患者发生这些不良事件的风险更低。由于存在通气漏气,与鼻罩相比,NIPPV 全面罩通常更可取[48]。

知识框 44.1	无创正压通气的重要禁忌证
气道相关	**非气道相关**
上呼吸道阻塞	呼吸道疾病
意识差(二氧化碳麻醉)	烦躁不安或不合作的患者
分泌物过多	未经培训的员工
不能接受的密封/漏气面罩	血流动力学不稳定(休克)
无法气道保护	控制不了的心肌缺血/心律失常
吞咽障碍	上消化道出血
近期行上消化道或气道手术	严重代谢性酸中毒
外伤:鼻出血,面部/颅骨骨折,气胸、纵隔气肿	多器官衰竭

无创正压通气在慢性阻塞性肺疾病、肺炎和神经肌肉疾病中的应用

传统观点认为 COPD 患者高碳酸血症性昏迷是 NIPPV 的禁忌证,但现在应用的越来越多,如果能够做到快速反应,误吸风险是比较低的,并有可能进行快速气管插管。然而,肺炎患者咳痰、排痰能力差,NIPPV 时气体不能进入气道,因此,NIPPV 对肺炎患者无效[46,49,50]。急性神经肌肉疾病,如吉兰-巴雷综合征(Guillain-Barré Syndrome),易造成上呼吸道功能障碍、误吸风险高和通气时间延长,建议早期行气管切开,NIPPV 不适用[76]。相反,在运动神经元疾病等慢性疾病中,延髓问题并不是一个紧迫问题,呼吸困难可以用 NIPPV 缓解,从而改善生活质量[51]。

拔管后无创正压通气

预防性使用 NIPPV 有助于预防拔管后呼吸衰竭,并可降低 ICU 患者的死亡率[52,53]。但仅可在具有较高再插管风险的患者和伴有慢性呼吸疾病的高碳酸血症患者中使用[54,55],然而,对于拔管后发生呼吸衰竭的患者,NIPPV 无治疗效果,且可能导致患者死亡率增加,这可能与延迟气管插管有关[56-58]。因此,并不推荐应用 NIPPV 治疗呼吸衰竭[59-60]。

无创正压通气失败的患者插管的意义

在呼吸衰竭患者中,NIPPV 可降低插管的比例,但当 NIPPV 失败时,患者发生死亡风险增加[61-65]。死亡率增加的原因是气管插管延迟,引起心肌缺血、呼吸肌疲劳加重或吸入性肺炎,以及与紧急气管插管相关的一系列并发症[8,58]。延迟拔管对生理学的影响可能使气管插管的并发症增加或更严重。Mosier 比较了 NIPPV 失败后插管的患者与同样进行气管插管但之前无 NIPPV 的患者的混合的气道转归(低氧血症、低血压和误吸)。对影响决定使用 NIPPV 的因素进行了倾向性调整,校正混杂偏倚后发现,NIPPV 失败患者插管后发生并发症的比值比(OR)为 2.20(95% CI 1.14~4.25)。此外,当其中一种并发症发生时,ICU 患者发生死亡的 OR 为 1.79(95% CI 1.03~3.12)。两组之间困难气管插管发生率或插管尝试次数无显著差异,所有气管插管均由经验丰富的高年资医生指导完成[44]。当然,当 NIPPV 失败时,插管时机的决策至关重要。当患者 NIPPV 失败,患者会逐渐出现呼吸急促、心动过速、低氧血症、酸中毒、激越、面罩耐受性差、意识丧失和血流动力学不稳定[66]。如果在 NIPPV 开始后 1~2h 内这些症状明显,则应立即插管以避免情况进一步恶化[44]。尤其是早期 NIPPV 的适应证较弱的患者,如肺炎或 I 型呼吸衰竭,应在第一时间插管[49,67,68]。

气管插管

气道评估

气道评估有利于识别困难气道患者,以避免持久、复杂、未预料的困难气道管理,也有利于制订更好的气道管理方案。麻醉学相关文献中指出,困难气道的成功预测有利于降低插管患者的死亡率和后期并发症发生率,但这一结论尚有待商榷[77-79]。标准气道评估法均存在易变的低敏感性和中低度的特异性,仅有部分方法适用于重症监护区域[80,81]。急诊 ICU 插管通常不能进行详细的成像检查,常用的气道评估方法是"LEMON"法(看、评估、Mallampati 分级、气道阻塞情况、颈部活动度),但这种方法并未得到验证。在"看"的标准中,Reed 发现困难插管只与门齿、张口度减小,以及甲状腺舌骨距离的缩小有关。甲颏距离缩短、气道阻塞、Mallampati 分级对困难气道判断更有意义。在此研究中 Mallampati 分级只对 57% 的患者适用[82,85]。同样,Levitan 发现急诊科患者只有 32% 可以遵循简单的指令(需要配合进行 Mallampati 检查)[83],同时也没有适当的颈椎保护(允许进行颈椎活动度评估)。然而,Levitan 采用的是经典的 Mallampati 分级评估,患者坐位,完全张口,最大限度地伸出舌头,尽管可以在仰卧位对合作患者进行评估[84]。Levitan 质疑 LEMON 法的实用性,因为即使做得很好,但除了对快速序贯诱导插管(rapid sequence intubation,RSI)或早期外科就存在气管插管外,急诊科中并不选择 LEMON 法进行气道管理。他指出,对于那些需要立即插管的患者或气道内有分泌物、血液或呕吐物的不合作的患者无法清醒插管[83]。

更重要的是,De Jong 开发了唯一的 ICU 专用评估工具[37]:MACOCHA 评分(表 44.1),它是一项由 ICU 特性的 7 项困难气管插管风险因素组成的评分表。MACOCHA 评分建议将 3 分或 3 分以上作为临界值。其判别价值较高[86]。MACOCHA 预测评分主要包括两个评价标准:干预前低氧血症和昏迷。缺氧会减少插管前的准备时间,患者氧饱和度迅速降低,增加插管的压力;昏迷使得评估更加困难,这与喉咽部严重的污染有关。不同于其他评价标准的是:MACOCHA 评分人员要求至少有 24 个月的麻醉专业培训经历。MACOCHA 明确指出,阻塞性睡眠呼吸暂停是导致困难气道的原因,而不是肥胖[87,88]。本研究中 77% 的受试者在仰卧位时进行了 Mallampati 分级。评价患者是否是困难气道的最佳证据是既往的资料,但这类资料却很少[89-91]。对于既往有上呼吸道阻塞病史的患者,鼻内镜检查是一个有价值的方法。即使预测无困难气管插管,但未预料的困难插管依旧是有可能的。已有面罩通气困难(DVM)和喉罩通气的预测因素描述,但尚未得到 ICU 中的验证[92-94]。

表 44.1 MACOCHA 评分

因素	分数
患者相关因素	
Mallampati Ⅲ～Ⅳ级	5
阻塞性睡眠呼吸暂停综合征	2
颈椎活动度降低	1
开口受限<3cm	1
病理因素	
昏迷	1
严重低氧血症(<80%)	1
操作者相关因素	
非麻醉医生	1
总计	12

MOCOCHA:Mallampati Ⅲ～Ⅳ级,呼吸暂停综合征(阻塞性),颈椎受限,开口受限<3cm,昏迷,缺氧,麻醉医生未经培训。得分为0～12。0=容易;12=非常困难。

清醒插管

清醒插管是困难气道处理的金标准,尤其是在 ICU 清醒插管使用尤为广泛[97,99,101]。清醒插管的优势在于插管的同时维持气道开放和患者的自主呼吸。清醒插管包括可弯曲镜插管(flexible scope intubation,FSI)、可视喉镜插管、气管切开术、环甲膜切开术、逆行插管和经喉罩气管插管[99,100]。上、下呼吸道同时存在病理改变的 ICU 困难气道患者的插管尤其具有挑战性[102,103]。在 ICU 中清醒插管的禁忌证包括患者不合作、插管者缺乏经验、需要立即插管、患者拒绝配合、颅内压升高和 NIPPV 依赖(包括使用市售的带有接口允许 FSI 同时维持正压通气的面罩)。

清醒插管技术

有许多气道管理技术可用于清醒插管,插管医生应使用他们最熟悉的技术(见第 12 章)。在 ICU 中尤为适用的经验方法有:①高流量鼻导管吸氧不仅有助于维持患者血氧饱和度,同时可以在清醒插管时为患者提供适量的呼气末正压(positive end-expiratory Pressure,PEEP)。②以坐位、直立位进行清醒插管可提高功能余气量(functional residual capacity,FRC)、潮气量和患者舒适度,降低误吸概率。③镇静药物足量,以保证患者对插管的配合;不需要使患者产生顺应性遗忘。使用阿片类药物镇静最常见;瑞芬太尼很容易滴定镇静,其效能可被纳洛酮完全逆转。此外,丙泊酚、咪达唑仑、氯胺酮也被广

泛使用。

在 ICU 清醒插管时应始终保证有备用方案。如果清醒插管失败,可由更有经验的医生或备选技术进行补救。在 ICU 中偶有时间紧迫,插管医生缺乏及时的帮助,患者不合作,则意味着必须由同一人在麻醉诱导后进行气管插管。但如果插管失败,应立即准备建立外科气道[101]。

重症监护病房患者常规清醒插管

一些权威机构建议所有 ICU 患者均应使用清醒插管,尤其是低年资医生进行气道管理时。这不仅仅是用纤维支气管镜预测困难气道,同时也是指对患者气道仅用表面麻醉,并用普通喉镜进行气管插管。部分 ICU 患者基于危重疾病、败血症、低血压、低氧血症和高碳酸血症的镇静作用,可在单纯的表面麻醉下进行[105]。然而,危重症患者应在达到危险状态前即进行气管插管,否则患者只能快速应用(不完全的)表面麻醉行气管插管。此外,即使较为轻柔的插管尝试(由于喉痉挛、呕吐、创伤和/或完全气道阻塞)或给予少量镇静,危重患者处于临界状态的呼吸功能也极易恶化。清醒插管相关的高血压和心动过速可引起心脏缺血。事实上,在 ICU 中,快速序贯诱导插管的频率与困难气管插管的发生率成负相关[106,107]。麻醉医生和急诊科医生采用快速序贯诱导插管可以提高危重患者插管的成功率,减少并发症,因此推荐在 ICU 中使用快速序贯诱导插管[108-111]。

气管插管集束化治疗

在 ICU 任何单独一项干预措施都无法提高患者的气道安全,因此需要气管插管集束化治疗[112,113]。Jaber 的研究证实,与对照组相比,插管后有 10 个部分组成的集束化治疗方案的实施可以明显减少危及生命的并发症发生[114]。SpO_2 < 80% 的发生率由 25% 降至 10%,低血压(SBP<65mmHg)由 26% 降至 15%。食管插管发生率无明显下降,但食管插管伴缺氧发生率由 50% 降至 0。这个方案旨在减少气道相关的并发症,其中主要包括五个基于循证的要素:应用 NIPPV[115,116],至少有两名医生[8,117],快速诱导插管[108],呼气末 CO_2 波形监测[118],以及保护性通气策略[119]。另外五个要素被认为是基于经验基础上的最佳的做法。至于具体是哪个组成部分对患者气道安全有改善尚未可知。知识框 44.2 展示了建议的 ICU 快速序贯诱导插管的集束化治疗(来源于 Jaber 的研究结果)[114]。这种方法适用于模拟训练和核对表式的展开,应加入正在进行的培训项目中[39,120]。

| 知识框 44.2 | 重症监护室快速序贯诱导插管集束化治疗 |

1. 插管前：气道管理团队 ——谁来做？

领班护士（运行流程清单）：团队协调员　N1

第一插管者（内科医生）　O1

第二插管者（高年资内科医生，负责初始用药）　O2

压迫环状软骨操作员（执行护士；同时监测生命体征）　N2

插管助理（第二执业护士）　N3

手动保持颈椎固定者（额外的团队成员，视情况而定）　M1

2. 准备

插管前准备清单（由 N1 领导，所有人员在场），此项必须读出来让整个团队听见　N1/O2

2.1）静脉通路可靠；动脉输送时间？　O1/O2

2.2）打开二氧化碳浓度监测仪（监测 $EtCO_2$）；确保操作前完成自我检查　N1/O1

2.3）如果还没有实施全面监控，则应实施全面监控　N2/N3

2.4）患者取仰卧位，根据情况头部抬高或向上倾斜 $20°\sim25°$（除非禁忌）　N2/N3

2.5）图表/床头标识/交接沟通评估结果：困难气道还是过敏患者？　O1/全组

2.6）评估气道　O1/O2

2.7）抽吸胃管　N2/N3

2.8）经鼻导管给氧　N2/N3

2.9）用无创正压通气开始预充氧　N1/N2/N3

（$FiO_2=1.0$；PEEP $5\sim8cm$ H_2O；压力支持直到 VT $6\sim8mL/kg$；面罩佩戴合适）

2.10）开始输注 500mL 液体（除非禁忌）；优化正性肌力药物使用　O1/O2

2.11）确认 Waters 回路或加压给氧套囊可用于气囊-活瓣-面罩装置　N1

2.12）Yankauer 吸引头工作　N1

2.13）确保床边有困难气道设备车　N1/O1

可弯曲支气管镜是否在车上，可以立即取用吗？

2.14）准备插管药物：催眠药、松弛剂、抗胆碱药、注射强心剂　O2/O1

2.15）准备维持镇静药物　N2/N3

2.16）如果合适，立即确认使用神经肌肉阻滞剂 16mg/kg　N1/全组

2.17）决定：如果插管失败，是否叫醒患者？　O2

3. 口头确认

团队协调者要求：

3.1）第二插管者陈述插管计划　O2

3.2）有什么问题吗？确认计划　全组

3.3）患者是否已预充氧 3min？　O1

3.4）$EtCO_2$ 正常工作？　O1

3.5）$EtO_2>0.9$　O2

3.6）是否可以在诱导前进一步优化？　O2

团队协调者陈述完成清单

4. 尝试插管

4.1）优化头颈：如有可能，头部嗅物位与天花板平行　O1/O2

4.2）诱导药物推送　O2

氯胺酮 2mg/kg，罗库溴铵 1.2mg/kg

使用琥珀酰胆碱无禁忌

4.3）按压环状软骨　N2

4.4）取下面罩后，确保鼻导管流量 15L/min　N3

4.5）气囊通气　O1

4.6）气管插管　O1

4.7）通过波形 $EtCO_2$ 确认插管　O1/O2

4.8）双肺听诊　O1/O2

4.9）气囊压力 $20\sim25cmH_2O$　N2

5. 术后护理

5.1）MAP<70mmHg　O1/O2

5.2）启动镇静　N2

5.3）视情况而定启动有创通气：VT $6\sim8mL/kg$ 理想体重；PEEP $5cmH_2O$；呼吸 $10\sim20$ 次/min；FiO_2 1.0；平台压<$30cmH_2O$　N2

5.4）肺复张策略（持续气道正压 $30\sim40cmH_2O$，$30\sim40s$）　O2

5.5）胸片，并在病历中注明插管细节　O1/O2

5.6）在图上标注插管的深度　N2

5.7）动脉血气　N2

5.8）将 FiO_2 滴定至目标 PaO_2，V_E 滴定至目标 $PaCO_2$　N2

5.9）完成插管及文书资料　N1/O2

$EtCO_2$，呼气末二氧化碳；EtO_2，呼气末氧气；PEEP，呼气末正压；V_E，每分通气量；VT，潮气量

快速序贯诱导和插管

ICU 患者并未在插管前禁食，并且通常有腹腔脏器疾病或功能性肠梗阻，因此，当对这类患者给予镇静药物以达到气管插管条件时，其胃内容物反流误吸的风险极高。对于快速序贯诱导插管的定义有多种，但都包括预充氧和静脉注射诱导剂量的催眠药物随后给予快速起效的肌松药物。麻醉医生和急诊科医生应用快速序贯诱导插管提高了气管插管的成功率，并减少了插管后并发症的发生。Reynolds 认为 ICU 和急诊科患者的病情和医疗情况存在共性，因此，有理由将快速序贯诱导插管作为危重患者插管的标准模式。危急重症医生应当掌握快速序

贯诱导插管[108,110,121]。

环状软骨压迫

在经典快速序贯诱导插管中，环状软骨压迫(cricoid pressure，CP)应用于诱导和气管插管之间，并无面罩辅助呼吸。但是，在环状软骨压迫的同时给予适当的面罩通气是可以接受的，并且对于呼吸功能不全的患者使用面罩通气可延长缺氧时间[122-127]。环状软骨压迫能否有效防止反流存在较大的争议。环状软骨压迫对直视喉镜视野的影响是两面性的，通常是不利的[128]，并且妨碍了喉罩的置入[129-133]。如果要使用环状软骨压迫，必须由经过培训的人员进行操作，并且如果环状软骨压迫时面罩通气，喉镜检查，或插管操作困难，应解除压迫。

神经肌肉阻断剂的应用

快速序贯诱导技术是ICU减少气管插管并发症的重要组成部分[114]，最近关于未预料困难气道处理指南明确指出，如果气道管理或插管存在困难，再次尝试插管时应给予足够的神经肌肉阻断药物以消除患者咽反射，增加胸壁顺应性，更容易进行面罩通气[125]。研究表明，ICU困难气管插管发生率高，神经肌肉阻断类药物使用率低[18,134]。Le Tacon等也报道了神经肌肉阻滞药物的使用少，发生困难气管插管多。亚组分析结果显示，快速序贯诱导插管患者的困难气管插管发生率明显降低[135]。目前的研究已经证明神经肌肉阻滞药物的使用可以有效地减少急诊气管插管的并发症[136,137]。Levitan等的研究表明，对于难以配合的急诊插管患者，清醒插管无法现实，"如果喉镜检查困难可预料，将无法在次优条件下(没有神经肌肉阻断)插管成功"[102,138-141]。一项针对急诊插管失败患者的研究结果表明，快速序贯诱导插管是目前挽救清醒插管失败患者的最常用方法[140]。Langeron等对1665例患者的研究发现，神经肌肉阻断剂的使用与困难气管插管关系密切[96]。Walls回顾性分析了8937名急诊气管插管患者，结果显示使用神经肌肉阻断剂能显著提高插管成功率(97% vs 91%)，不使用神经肌肉阻断剂的气管插管患者并发症发生率高出使用神经肌肉阻断剂患者1.7倍[142]。ICU气管插管的关键是避免患者出现低血压，低氧血症，尽量减少插管次数[14,143,144]。Levitan指出，使用神经肌肉阻断剂可以最大限度地减少镇静药物剂量和插管尝试次数[102]。Patel报道指出，NAP4项目专家案例审评表明，延迟或不使用神经肌肉阻断剂会导致不良结局[145,146]。Patel认为，使用神经肌肉阻断剂通常会改善面罩通气，不会导致面罩通气恶化。神经肌肉阻断剂有助于提升下颏、头部倾斜、推动下颌和张口，是保障气道安全所需要的。同时他指出，气道管理风险的关键是诱导麻醉，而不是神经肌肉阻断剂。当患者已经使用镇静药物时，一旦发生呼吸暂停并且面罩通气困难或失败，最佳的解决方案是使用神经肌肉阻断剂快速优化面罩通气、喉罩置入或气管内插管[145-151]。此外，Patel也强调了NAP4项目的推荐，即"在未给予神经肌肉阻断剂的情况下的气道阻塞和缺氧，气道管理不应发展为建立紧急外科气道"[146]。

无松弛剂状态下仅用镇静辅助插管

在ICU快速序贯诱导插管的另外一种方法为仅使用镇静药物进行辅助。这种方法的优点是保留自主呼吸，其主张者声称效果很好[152,153]。Koenig等指出，使用神经肌肉阻滞剂的风险包括插管失败后必须要使用面罩维持通气，琥珀胆碱可能会导致的致死性高钾血症[153]。这与上述内容相矛盾，并且现在快速序贯诱导插管是使用大剂量罗库溴铵而非琥珀胆碱。镇静药物辅助下插管需要患者保留自主呼吸[101]，但这种技术通常需要药物(如丙泊酚等)剂量逐渐增加以达到镇静效果来辅助气管插管，而过度的镇静作用通常会导致有呼吸衰竭风险的患者出现低血压和呼吸暂停或气道阻塞。ICU患者通常因呼吸功能损伤而插管，因此一旦气管插管失败，极有可能会导致患者处于呼吸衰竭晚期。同时，患者处于严重的呼吸抑制状态，而多次气管内插管尝试会损伤其喉部，通常难以恢复到稳定状态，这是非常危险的。在轻度镇静时，喉镜检查会导致气道阻塞，同时进行气道表面麻醉会增加这种风险。如果同时使用罗库溴铵则可降低镇静药物的剂量，而且可以使用舒更葡糖钠拮抗肌松作用，因此患者可以被唤醒，恢复较好。Mayo等进行了一项针对ICU插管患者的前瞻性研究，研究对插管人员制订了一个精心设计的培训计划，包括15个模拟人员的资源会议和避免使用松弛剂。这是一项苛刻而严谨的研究，但本文中的困难插管率仍可能是其他研究的两倍(20%)，食管插管率为11%，首次插管成功率较低(62%)[152]。

插管前与插管氧合

危重患者对上呼吸道干预和呼吸暂停的耐受性较差。Mort发现所有需要3次或3次以上气管插管的ICU患者均出现低氧血症(SpO$_2$<70%)[7]。氧合会降低心律失常、心血管功能衰竭、脑损伤、心搏骤停和死亡的风险[154]。在Jaber的研究中，ICU插管引起26%患者发生严重的低氧血症和1.6%的患者发生不可逆的心搏骤停[8]。导致SpO$_2$大幅度下降的根本原因是肺内分流、低混合静脉血氧饱和度(由于低心排血量、贫血和高代谢状态)和呼吸暂停/通气不足。这里将介绍如何改善患者的氧合以解决这些问题。

插管前：面罩预充氧和插管体位

面罩预充氧可以延长患者的安全窒息时间(即从呼

吸暂停到 SpO_2 下降至 88%~90% 的时间)[122,155]。预充氧可以使患者功能残气内氧浓度增加,因此可以通过测量代表肺泡气体的呼气末氧气浓度(end-tidal oxygen concentration, EtO_2)来评估预充氧有效性,从而定量去氮。SpO_2 和血气张力是心肺相互作用的结果,不能作为评价预充氧的指标。EtO_2 超过 90% 则说明患者已达到充分的预充氧[156,157]。

典型 ICU 患者的 SpO_2 可在 23s 内降低至 85% 以下,这比健康患者快 25 倍[158-161]。当前的证据表明,基本的预充氧(未使用 PEEP)对 ICU 患者仅有轻微效果[162]。然而,在这项研究中,基本预充氧对只是为气道保护而插管的患者(肺功能正常)效果较好,而晚期肺病患者进行预充氧对氧合几乎没有改善[162,163]。

预充氧必须使用紧密贴合的麻醉使用型全面罩。面罩周围漏气是预充氧失败的最常见原因,可以通过 EtO_2 对预充氧效果进行评价[156,164,165]。选择正确的面罩型号和双手做呼吸可以有效减少面罩漏气。良好的麻醉回路可以提供高气体流量和保持气道的密闭性(虽然 PEEP 水平较难控制)。高流量的氧气和储气袋的组合意味着呼吸困难患者的峰吸气流速可得到满足,不会夹带室内空气,并且氧浓度(FiO_2)接近 1。标准无重复呼吸面罩只能达到 70% 的氧浓度,使用效果较差[166]。如果存在不可避免的漏气,预充氧方法可以为通过鼻导管以 15L/min 的高流量氧气供氧[167]。如果预充氧 4min 后 SpO_2 仍维持在较低水平,则说明可能存在肺内分流[168]。简单预充氧对 30% 的肺内分流患者无效[163]。

推荐使用正压通气预充氧[114]。可以使用 CPAP 或 NIPPV 使肺泡复张[115,170],PEEP 5~10cmH2O。CT 研究表明,预充氧时 10cmH2O 的 PEEP 可使肺不张从 10% 减少到 2%[171]。此外,CPAP 或 NIPPV 可以有助于预防因 100% 氧气吸入导致的吸收性肺不张[172,173]。确保最大吸气压力持续低于食管括约肌压力(20~25cmH2O)避免胃胀气[174]。Baillard 的预充氧方案包括 PEEP 为 5cmH2O 和压力支持调整潮气量为 7~10mL/kg 3min[115,165]。通气量正常的患者心血管或胃扩张不良反应较少发生[114,116,175,176]。经鼻导管高流量吸氧能够提供的 PEEP 非常有限。Vourch 研究了气体交换明显受损的 ICU 患者,发现经鼻导管(气管插管时持续供给)给予 60L/min 的加湿高流量氧气,与不使用 PEEP 的标准高流量面罩相比,患者插管期间 SpO_2 水平并无明显改善[178]。

仰卧位患者易发生背侧肺不张[179],ICU 患者中尤为明显,头高位可改善[180]。Baillard 使用半卧位,喉镜检查更容易[115,181],两者倾斜角度一致[182]。脊柱创伤患者如果血流动力学稳定,可以使用 20° 反向 Trendelenburg 卧位(亦称特伦德伦伯(氏)卧位,即头低位)[183]。

呼吸暂停期间:间歇性面罩通气

在神经肌肉阻滞起效前,可间歇性使用面罩通气联合 PEEP,以稳定肺复张,延长安全窒息时间[184,122]。此外,间歇性面罩通气还有利于控制脑损伤和颅内压升高患者的 $PaCO_2$。气道峰压应保持在较低水平,同时应使用口咽通气道,以尽量减少胃充气。高流速和大潮气量的正压面罩通气会导致胃反流、休克、慢性阻塞性肺疾病(COPD)或因静脉回流突然降低而出现低血压引发哮喘。低流速、小潮气量和低吸气峰压,辅以 PEEP 的通气方法则是较好的面罩通气措施[185]。

呼吸暂停期间:鼻导管窒息氧合

对有自主呼吸的患者,标准鼻导管吸氧是有限的,呼吸暂停患者则可以给予高浓度氧气。以 15L/min 供氧时,咽喉部 FiO_2 可达到 100%,满足患者气道管理中的窒息氧合[185-190]。这种技术被称为气管插管期间鼻导管供氧[122]。在预充氧期间鼻导管可以放在面罩下面,气管插管时持续供氧。窒息氧合需要通过导管传送氧气实现。Ramachandran 等发现在肥胖患者中使用高流量鼻导管吸氧(high-flow nasal cannula, HFNC)可以将患者缺氧时间从 3.5min 延长到 5.3min[189]。Patel 介绍了对肺功能正常的患者使用市售的以 70L/min 的氧流量供氧的设备完成整个外科手术的经验[191]。颅底骨折患者禁忌使用高流量鼻导管吸氧。ICU 患者则提倡使用高流量鼻导管吸氧[192,193]。目前除了 Montanes 等的研究比较了高流量鼻导管吸氧预充氧和标准的无重复呼吸面罩预充氧窒息氧合外,尚无其他类似相关研究[194]。在严重肺内分流的危重患者中(>40% 分流率),单纯窒息氧合技术氧合效果并不好,但动物模型中,窒息氧合对改善肺内分流率为 25% 的氧合是有用的[195]。窒息氧合技术不能提高患者氧合;一旦患者缺氧,则需要立即进行面罩通气。

辅助技术

以下是 ICU 气道管理中改善氧合的附加策略:

- 如有必要,在静脉诱导前可通过吸痰等方式清理下呼吸道,提高预充氧的效果。
- ICU 中患者低静脉血氧饱和度(由低心排血量、贫血或代谢亢进状态引起)可导致低氧血症;如果合并肺内分流则会使情况更加恶化。如果分流患者处于血流动力学休克状态,改善心排血量可改善动脉氧合[196,197],因此选择诱导麻醉剂时应保证患者的心排血量。
- 高剂量罗库溴铵(1.2mg/kg)与比琥珀胆碱相比较有着更长的安全呼吸暂停时间;因为琥珀胆碱导致的肌肉震颤会增加体内氧耗[201,202]。

- 延迟插管是一种针对不能忍受面罩预充氧患者的技术[198]。使用解离剂量的氯胺酮进行镇静（1～2mg/kg，分剂量0.5mg/kg），以使患者达到镇静的同时保持自然通气和完整的气道反射[198-200]。然后为患者进行预充氧（预充氧方式如前所述）。3min后，给予其他诱导药物和NMBD，并进行插管。
- 补充策略是指在插管后30~40s内持续增加吸气压力（直至40cmH₂O），增加FRC。这种方法可以使PaO₂在插管后30min内持续增加。由于患者静脉回流的减少，因此这种方法需要在患者血流动力学稳定的状态下实施[203]。

重症监护病房气道管理的药理学

诱导药物

ICU患者通常存在低血容量、脓毒症和/或休克。ICU气管插管的所有严重并发症中大约有1/2是由血流动力学异常导致的[8]。休克患者最常用的诱导药物是依托咪酯或氯胺酮[207-211]。一般情况下，ICU患者镇静药物的用量可减少至30%～50%。使用NMBDS可以进一步减少诱导剂量[107]。

依托咪酯适用于血流动力学不稳定的患者，但由于它抑制了11β-羟化酶，导致相对的肾上腺功能不全，因此它的使用受到质疑[212]。虽未证实，但依托咪酯引起的肾上腺功能不全可能增加死亡率[213,214]。鉴于此，部分专家建议避免在ICU使用依托咪酯[215]。Jabre和Price等对依托咪酯和氯胺酮分别联合使用琥珀酰胆碱的效果进行比较，发现气道参数及其他结果均无差异。尽管患者皮质醇代谢改变，但对死亡率并无影响[205,216-219]。Hinkewich等注意到使用依托咪酯的创伤患者死亡率有上升的趋势，并对其使用提出质疑[218]。使用氯胺酮的主要问题是颅内压升高，然而，氯胺酮对动脉血压的影响通常会导致脑灌注压的增加，因此越来越多地被用于创伤患者，并且如果患者通气良好，则可用于颅脑损伤[220,225]。考虑到肾上腺功能不全，有组织推荐ICU或创伤患者用氯胺酮替代依托咪酯进行诱导插管[222-224]。

丙泊酚会引起患者低血压，因此并不推荐在ICU使用。然而一个苏格兰的团队对患者使用丙泊酚取得了极好的结果，这也说明，使用特殊药物的经验远比固定的药物处方重要[29]。

神经肌肉阻滞药

琥珀胆碱是ICU通常使用的神经肌肉阻滞药[227]，然而，罗库溴铵和琥珀胆碱的插管条件已被临床证实是相同的[228-231]。在血流动力学不稳定的ICU患者中，罗库溴铵的起效速度取决于心排血量[232]。琥珀胆碱会引起肌肉震颤，增加机体氧耗，加速缺氧，与罗库溴铵相比，使用琥珀酰胆碱出现缺氧时间早116s，因此其在ICU患者中应用是有问题的[202]。在ICU使用琥珀胆碱最危险的是高钾血症，这是由于神经肌肉接头处乙酰胆碱受体长时间被抑制导致的。虽然许多临床医生以使用10～14天作为危险界限，但对于使患者处于高风险的阻滞时间尚无明确指南[233]。琥珀胆碱和罗库溴铵的过敏反应发生率相似[234]。

插管失败时神经肌肉阻滞剂的应对

在气道管理失败的情况下等待琥珀胆碱作用消退的观念已经过时，镇静药的残余作用、插管失败造成的喉损伤以及ICU患者潜在的心肺功能衰竭使这一观念变得不可靠。在神经肌肉阻断不完全恢复时，患者会尝试移动，同时反流的风险增高。正常人在使用琥珀胆碱后，神经肌肉功能的完全恢复需要10min，但在神经肌肉功能完全恢复之前，患者血氧饱和度会逐渐下降[161]。NAP4的研究表明，如果需要紧急外科气道，必须保证神经肌肉阻滞，所以琥珀胆碱的作用消退是有问题的[235]。在ICU患者中，血浆胆碱酯酶水平和琥珀胆碱作用持续时间差异很大[236,237]。因此，有指南并不推荐将ICU患者使用琥珀胆碱。Booij认为，如果琥珀胆碱是一种现如今出现的新药，相关机构不可能批准它[233]。因为它存在着致命的不良反应，且其相比于非去极化肌松药并无显著优势。罗库溴铵的使用中，必须准备舒更葡糖钠（16mg/kg）以便于在10min内拮抗快速序贯诱导中罗库溴铵的效果[228]。

喉镜检查

喉镜检查在ICU中较为常见，尝试插管次数的增加会导致严重的低氧血症、血流动力学不稳定和心脏骤停[7,14,238]。最大限度地提高第一次插管的成功率对患者是有利的，这也符合当前主张限制喉镜尝试的气道管理理念[239]。因为可视喉镜能有效地改善喉部的视野，其逐渐成为ICU的一种标准气道处理方案（图44.1）[241,242]。可视喉镜可以在插管时减少颈椎的运动，如果气道存在异常情况[242,243]，可视喉镜辅助下清醒插管也是可行的[244]。然而，支持可视喉镜作为主要技术的证据尚不充足且自相矛盾[245]。有研究证明，在ICU可视喉镜既可以提高患者插管率，也可能恶化气管插管环境[246,247]。可视喉镜的优势主要与ICU相关，包括团队所有成员都可以看到患者喉部图像，便于教学、协助（优化BURP动作而不需依赖操作者的口头指示）和交流[248-251]。De Jong的Meta分析纳入了9项ICU关于可视喉镜使用的研究，结果表明，可视喉镜降低了困难插管的风险，降低了CL 3级和4级的发生率和食管插管的发生率，提高了首次插管的成功率。低氧血症、低血压或气道创伤的发生率没

成人急性会厌炎患者对气道内镜检查耐受良好。Katori 和 Tsukuda 使用内镜检查,当严重肿胀使喉部狭窄或遮盖超过 50% 或扩散到杓状软骨时,则需要医疗干预,这也是导致喘鸣和新近出现的症状的原因[454]。成人急性会厌炎有多达 20% 需要插管[456]。清醒气管切开适用于内镜检查时气道不可见的患者或喉部不能通过气管插管的患者[457]。类固醇药物可能会缩短 ICU 住院时间[448,451,457]。

血管性水肿

内镜检查对于所有血管性水肿患者都是有益的。如果患者表现出呼吸困难、声音改变、难以控制分泌物、精神状态改变、呼吸窘迫或喘鸣,除非患者对雾化吸入消旋肾上腺素和静脉激素治疗有足够的反应(图 44.11),否则应积极保证通气。血管性水肿在无明确的激惹情况下可在住院期间复发。明显的喉头水肿处理方法类似于前面所描述的,需要早期清醒纤维支气管镜检查。同样,如果喉部不能通过气管插管,则需行清醒气管切开。

重症监护病房患者拔管

成功拔管需要在没有呼吸机支持的情况下保持自主通气(通气不能视为撤机失败)和在没有人工气道的情况下保持上呼吸道通畅(无法拔管视为拔管失败)[459]。撤机和拔管失败可同时发生。标准的拔管准则不涉及上呼吸道情况,仅涉及满足呼吸功的要求[460]。本章节只讨论满足标准的拔管准则的患者的上呼吸道问题,除了自主呼吸试验失败,对部分阻塞的气管插管应用纤维支气管镜排除阻塞情况。

手术室拔管失败率小于 0.5%[461-463];ICU 拔管失败率为 25%[464]。困难气道患者再插管时风险较高。美国麻醉医师协会已结案索赔分析表明,在气道管理期间,拔管时不良事件所致的死亡率和脑损伤率高于其他时间点[143,144,465,466]。同样,NAP4 项目的结果也证实拔管是非常危险的,所有严重并发症的 1/3 发生在拔管时,并且这些并发症所致的死亡和脑损伤的发生率为 13%。NAP4 项目作者认为不充分的风险评估和计划不当是此类事件发生的根本原因。计划拔管是一个选择性过程,ICU 患者再插管时非常脆弱,应做好拔管计划,困难气道协会(Difficult Airway Society, DAS)拔管指南适用于 ICU[239,379]。ICU 拔管示例见图 44.12。拔管失败的危险因素尚不足以预测拔管失败。以某种形式的气道阻塞导致大多数拔管失败[235]。ICU 重点需要排除的因素是分泌物控制不佳。

评估

ICU 用于决定是否拔管的要素本质上是不精确的,难以量化。与拔管决策相关的要素包括:在拔除气管插管之前确定上呼吸道阻塞情况,确定是否需要重新插管,评估患者控制分泌物的能力,评估意识状态,确保不需要因可预测的、非生理性原因(例如手术或放射成像)再插管。拔管指南使用序贯方法来确定拔管风险(拔管后再插管或氧合可能存在困难)[379]。拔管前气道评估包括:

1. **观察外表可见的风险因素**　通过床旁临床检查,如果再插管,外表可见的风险因素将限制插管的通过(例如,头盔式固定、上下颌固定、颈托或面部肿胀)。

2. **声门上评估**　用直接喉镜或可视喉镜评估声门上,包括舌、口咽和下咽部。便于识别张口受限或颈部伸展、明显水肿、气道创伤/出血以及咽后血肿等手术并发症。由于气管插管常常使声门上结构模糊不清,而且没有证据表明它对拔管失败有影响,因此该评估的效果受到质疑。关于目视检查存在的问题包括气管插管导致视野不佳[468-470],难以定量描述肿胀程度[471],气管插管周围形成的水肿,即使水肿未加重,但水肿的重新分布将会导致拔管后气道阻塞。气道水肿的再分布可能是拔管后病情迅速(2h 内)恶化的原因。如果使用直接喉镜或可视喉镜无法获得充分的声门上视野,可以使用纤维支气管镜进行检查[59,468]。尽管评估仍然存在主观性[471],但当声门很容易看到时,这将作为拔管的重要决定因素,有经验的临床医生同意给予拔管,否则可能会延迟拔管[379,467,473]。

3. **声门和声门下的视觉评估**　气管插管在气管内无法进行此项评估,功能性可提供有关声门和声门下气道口径的有价值信息。如果气道狭窄大于 50%,可出现吸气性喘鸣。ICU 拔管病例中,拔管后喉水肿发生率为 5%~54.4%,拔管后喘鸣发生率为 1.5%~26.3%。研究表明,因拔管后喉头水肿的再插管率为 1.1%~10.5%[59];风险因素包括女性、气管插管直径大于气管直径的 45%、套囊压力大于 25~30cmH_2O、困难气管插管或创伤性气管插管、延长带管时间超过 3 天、插管时试图发声和胃食管反流。套囊漏气试验的主要用于识别是否会发生拔管后喉头水肿或喘鸣风险,其阴性预测值大于 90%[59,475]。由此推论,套囊漏气试验阳性(无或极轻微漏气)并不意味着患者会发生拔管后喉头水肿或喘鸣。采用定量方法改善了套囊漏气试验的预测值。进行彻底声门吸痰后,应用容量控制通气进行套囊漏气试验。可接受的套囊漏气量为套囊注气时潮气量的 12%~24%,或成人为 110~130mL[474,477,478]。如果完全无漏气,不要坚持在自主通气期间行套囊漏气试验。用力吸气可能导致阻塞后(负压)肺水肿[379]。如果套囊部分漏气或完全

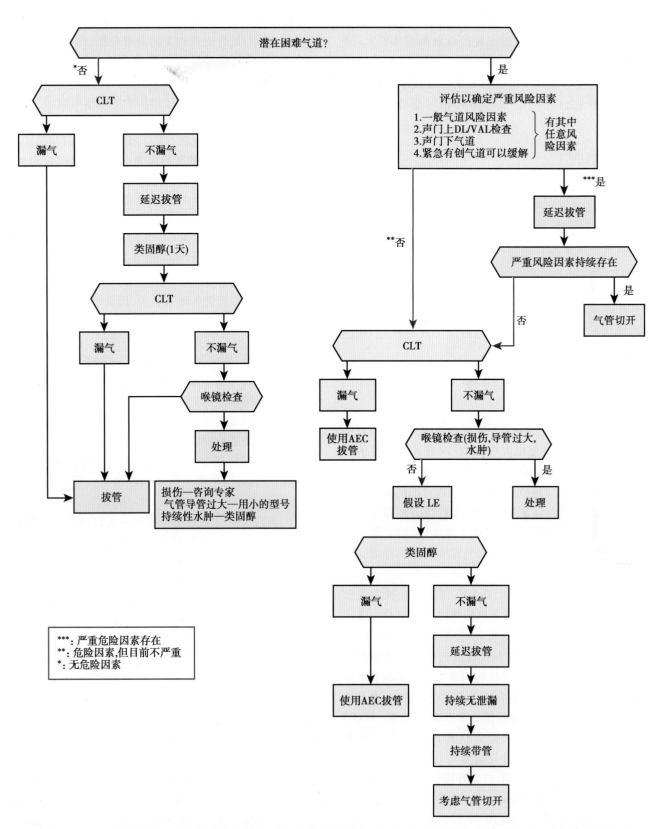

图 44.12 ICU 拔管程序。AEC,气道交换导管;CLT,套囊漏气试验;DL,直接喉镜;ETT,气管插管;LE,喉水肿;PEEP,呼气末正压;SBT,自主呼吸试验;VAL,可视喉镜

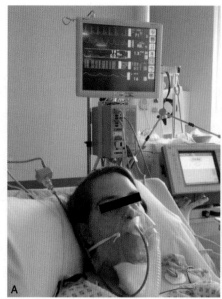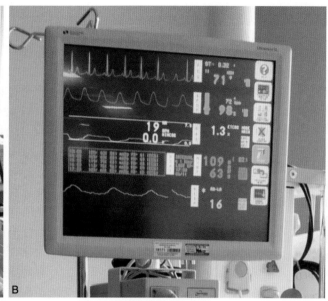

图 44.13 （A）在原位使用气道交换导管（AEC）的患者。（B）近距离观察二氧化碳波形图,确认气道交换导管在气管内的位置

漏气,则应检查声门,排除喉部病变[479]、气管插管过粗或分泌物过多。总之,套囊漏气试验作为综合拔管评估的一部分是有用的。因此,根据预防原则,在拔管高危患者和/或具有困难气道预测因素的患者中不存在可接受的泄漏通常会导致拔管延迟。

4. **下气道评估** 对于困难气道并发症的处理:支气管插管、积极面罩通气导致伴隔膜固定的胃扩张或气胸。胸部 X 线检查可辅助排除。

5. **分泌控制评估** 在 ICU,呼吸道分泌物的产生和清除之间的平衡至关重要[480,481]。吸痰频率是该平衡的有用综合指标:吸痰在每小时两次以上则不能拔管[481]。意识清醒是至关重要的,需要患者对睁眼、握手、伸舌和咳嗽的指令做出配合[482]。

6. **如果拔管失败,评估紧急有创通路的可行性** 如果紧急有创气道通路存在问题,拔管前应确信拔管成功。

准备:优化拔管条件

首先,患者的一般情况和通气量必须符合拔管要求。有喉头水肿的体征、既往气道外伤或手术史的患者都应早期接受类固醇治疗。常用甲泼尼龙 20mg 静脉注射,每 6h 1 次,共 4 次[85,486-488]。类固醇可显著降低高危患者拔管后喘鸣和再插管的发生率。注意,类固醇不能减轻静脉阻塞引起的非炎性水肿[379]。应确保气管插管固定装置不会妨碍静脉引流,并尽可能使患者头高位。应避免补液过量[378]。

风险分级与拔管

拔管前评估结束后,有经验的气道管理者必须形成

意见。需要回答的问题是:"有无风险因素表明,如果拔管失败,我或轮班的高年资医生无法保证气道通畅?"存在严重危险因素是拔管的绝对禁忌证。缺乏证据意味着目前无法量化这些严重风险因素,请有经验的气道管理专家对上述检查进行评估是当前最佳做法[379]。

拔管前评估可将患者分为三组:①无预期的困难。②可能存在一些困难,但拔管是合理的,有潜在困难气道的特征,但没有严重到不能拔管(无高危因素)。③有高危因素,如果拔管失败,再次插管将是极其困难(图 44.12)。

如果没有预期的困难,临床医生可以在套囊漏气实验证实有漏气后进行清醒拔管。套囊漏气不足时,应遵循预防原则:延迟拔管,使用/继续使用类固醇,并在 24h 内再次评估。如果临床表现表明拔管是合理的,但存在再插管或拔管后氧合困难(例如,头面部无肿胀,套囊漏气良好但已知是困难气道),这种风险的拔管是合理的[379]。已通过气道导管(如气道交换导管)缓解了风险[489,490]。如前所述,这种情况应分类为第 2 组。

气道交换导管 头端应位于气管中段。为实现这一目的,DAS 指南建议在插入气道交换导管之前,使用纤维支气管镜通过气管插管测量面部标志(例如鼻孔或嘴唇)和气管中部之间的距离。然后插入气道交换导管、固定、标记并在图表上标注深度。使用呼气末 CO_2 波形图确定其在气道中的位置(图 44.13)。气道交换导管降低了再插管的并发症[489,491]。如果患者气道交换导管在原有位置发生恶化,应排除肺水肿等原因,具体应遵循知识框 44.4 中的过程。

知识框 44.4　在原位使用气道交换导管重新气管插管

- 如果发生呼吸功能不全,应立即重新插管。喘鸣可以用雾化肾上腺素和静脉注射或雾化类固醇来治疗。这些通常不会改变拔管失败的结果,但可以用来为重新插管争取时间。
- 向对有开放紧急有创气道通路经验的医生寻求帮助。
- 患者坐直,通过面罩/鼻插管给予 100%氧气。
- 装配所有必要的插管设备。
- 检查来自 AEC 的 $EtCO_2$ 波形图,并检查有无泄漏(在没有泄漏的情况下,绝对不要通过 AEC 输氧)。
- 只有在危及生命的缺氧情况下才通过 AEC 进行氧合(最高为 2~3L/min)
- 如果需要使用镇静和神经肌肉阻断剂(通常需要)。
- 使用可视喉镜移开舌头便于再插管(普通喉镜也可以,但是效果差)。
- 沿气管交换导管推送对患者合适的最小型号气管导管。
- 确认 $EtCO_2$。

AEC,气道交换导管;$EtCO_2$,呼气末二氧化碳。

拔管后护理

　　对近期拔管的困难气道患者进行严密监测,定期检查,有经验的气道管理医生随叫随到至关重要。避免再插管的措施包括患者直立位、氧气湿化、禁食、避免输液过量、呼吸道护理和镇痛。困难气道的处理可能会伴有损伤,特别是对咽和食管的损伤[493]。这些损伤可能并发纵隔炎,是 ICU 困难插管患者不明原因发热罕见但重要的原因。

重症监护病房患者气道管理的晚期并发症

　　重症监护医生必须意识到长期气道管理的重要并发症,因为这些并发症是可以有效预防的,在 ICU 和出院后的早期诊断可以改善预后(更多细节见第 39 章)。

气管狭窄

　　喉气管狭窄通常指声门下或气管狭窄,通常与插管后气管插管套囊部位或气管切开术后切开部位的气管前壁损伤相关。插管后声门下狭窄和气管切开术后气管狭窄性质不同[494]。插管后声门下狭窄通常发生在气管插管的套囊部位,呈网状纤维生长。其病因是黏膜缺血导致气管环状损伤和挛缩[495]。缺血发生在气管插管后数小时,3~6 周可导致黏膜网状纤维化。气管套囊压力必须小于气管黏膜平均毛细血管灌注压(27cmH_2O)。套囊充盈压力理想情况下应小于 25cmH_2O,不超过 30cmH_2O[497]。其他风险因素包括错误的气管插管尺寸(太小,需要较高的

套囊压力或太大)、躁动患者的气管插管的移动、胃反流、血管疾病、插管大于 10 天[498]、插管损伤、低血压、女性[499]和感染。相反,气管切口后气管狭窄是由于切口部位肉芽组织过多所致伤口愈合异常。在气管切口过程中也可能发生软骨断裂。开放性气管切开术后 42%的狭窄是由伤口感染引起的(图 44.14 和图 44.15)[501]。

　　拔管后 6~12 个月由晚期喉气管狭窄导致 50%以上气道阻塞的发生率为 3.1%,如果将较小程度的声门下/气管狭窄考虑在内,则发生率升高至 4.6%。Nouraei 和他的同事们根据英国 ICU 存活患者和已知接受过喉气管治疗干预的患者推算,多达 4/5 的重度狭窄患者未接受治疗[503]。这主要是由于患者 ICU 出院后失访,进行性呼吸功能损害被误诊,并且即便是严重的气道阻塞的患者,

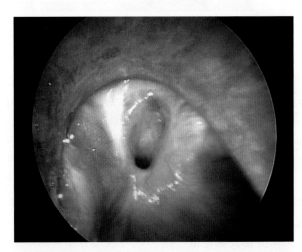

图 44.14　Myer-Cotton 1 级声门下狭窄

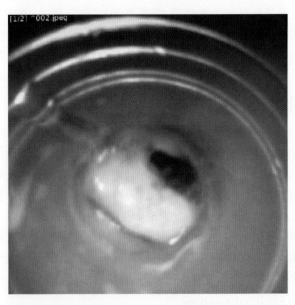

图 44.15　气切套管置入 6 周后的早期肉芽肿,造成约 50%的阻塞,不能脱离呼吸机

也仅在体力活动增加时才会出现相应的临床症状。许多 ICU 患者在康复期仍然非常虚弱，以至于呼吸功能受限从未显现。气管狭窄小于 75% 时，狭窄常无症状，部分病例直到气管直径为 5mm 或更小时才出现喘鸣[504-506]。ICU 拔管失败的患者，应高度怀疑气管狭窄并迅速使用纤维支气管镜检查排除。

诊断

有很多方法诊断喉气管狭窄。

- 纤维支气管镜检查：这是最好的检查方法，它可确定狭窄的类型、部位和严重程度，以及是否累及软骨，并且可在 ICU 进行。拔管失败后再插管的患者，应做纤维支气管镜检查以排除气道狭窄对通气的影响。常见的早期病变包括水肿、溃疡、肉芽和声带功能障碍[479]。纤维支气管镜在 ICU 随访门诊也容易进行，随访结果发现，气管管腔轻微异常（狭窄<10%）是常见的[479,509]。
- 高分辨率计算机断层扫描：需要用薄层扫描（1mm）进行矢状和/或冠状重建，以确保识别出完整的狭窄结构。
- 肺活量测定：流量-容积环可以作为 ICU 后随访门诊中配合检查的患者的筛选工具[504,513]，也可用于监测治疗干预后的再狭窄。

预防和管理

为减少喉气管狭窄发生的风险，应尽可能地避免上述高危因素，经喉插管应限于 10 天；尤其应避免长时间插管后行气管切开。如果在住院早期确定要行气管切开，最好在气管插管后第 5~6 天进行[498]。经皮气管造口术中使用纤维支气管镜可避免软骨骨折[499]。气管切开插管更容易引起肉芽组织增生[376]。拔管后几周内的早期诊断是有益的，类固醇治疗气道炎症有效，随后使用激光减少肉芽组织和球囊扩张[511,512]。接受这种早期治疗的患者需要的手术干预明显少于晚期诊断。既往 ICU 患者再次入院插管时，应考虑狭窄性疾病的可能性，应使用较小的气管插管。

声门狭窄

第三种类型的喉气管狭窄是气管插管后杓状软骨瘢痕造成的杓状软骨固定，这导致拔管后声音嘶哑和吞咽困难并持续误吸，并可能发展为呼吸困难和上呼吸道阻塞[479,514]。早期气管切开可最大限度地降低声门狭窄和声带活动障碍的风险[498]。

其他病变

喉返神经的内支由环状软骨和甲状软骨之间进入喉部组织，如果被高位气管插管套囊压迫，套囊压力大于 30cmH$_2$O 时可导致声带麻痹[515]。套囊压力性坏死、气管插管移动引起的机械侵蚀、炎症和感染致气管软骨坏死均引起气管软化。当气管前壁压力性坏死引起局部糜烂时，就会出现气管瘘；典型的临床表现为低位气管切开术后 3~24 天出现前哨出血，随后大咯血[516]。处理措施以紧急手术修复或栓塞为主，可先使用过度充气的套囊压迫以暂时止血。如果后一种措施失败，应取出气切套管并经切口处置入气管插管，使套囊低于出血点。然后，用手指插入切口，将气管前壁和血管压在胸骨上，以便有时间紧急将患者运送到手术室，患者生存率低（14%）[517-519]。气管食管瘘由类似机制引起，套囊压力导致气管后壁黏膜坏死和糜烂，发生气管食管瘘。表现为从气道吸出食物，进食时呛咳，反复发生吸入性肺炎[520]。这种情况需要及时转诊行手术治疗。吞咽障碍在插管后较为常见[521]，但误吸的发生率较低。

结论

ICU 患者气道管理的要求非常高，气道相关死亡率和严重并发症发病率比手术室发生率高几个数量级。困难气管插管通常高两倍多。气道干预必须做到迅速而顺利，危重症患者不能耐受不良的气道管理。

通过预充氧、熟练使用可视喉镜与气管插管检查表结合的快速序贯诱导插管是气道管理的关键策略。然而，ICU 气道管理的风险在气管插管后才开始。患者气管插管应遵循包括二氧化碳监测在内的集束化治疗。部分移位的导管难以明确诊断，确诊延迟导致对患者的损害。成功的气道管理的关键是定期培训和制订完善的气道管理计划并与整个团队达成一致，团队成员应使用自己熟练掌握的设备。困难拔管已逐渐成 ICU 工作的一部分。气管切开插管是 ICU 特有的气道管理措施，但更具挑战的依旧是确保气管切开患者的气道安全。有信心处理气管切开紧急情况是 ICU 的一项核心技能。重症监护医生气道管理的核心内容是对严重呼吸道感染患者的管理。必须能够识别这些患者易受损害的气道恶化模式。及时实施干预措施需要保持警惕、丰富的经验和敏锐地判断以及精湛的专业技术。

培训重症监护医生的人员有责任使他们能够为这些异常脆弱的患者提供尽可能好的治疗，要记住重点不是设备，而是完善的培训、良好的计划和合作的团队[251]。

临床要点

- 医院的气道车应标准化，包括手术室、急诊科和 ICU 的。购买设备时考虑到缺乏经验者的使用。
- ICU 必须能够立即使用可弯曲支气管镜（至少有一次性的）。

- 床头标牌详细说明患者气道的已知特征在危急时刻是十分重要的。应注明气管造口是气管切开术还是喉切除术。
- 颈部气管切口患者如出现呼吸功能恶化,应通过鼻、口腔和切口给氧。
- 所有呼吸机依赖患者应持续使用二氧化碳波形图监测。
- 气道干预治疗前应对患者进行适当的 PEEP 预充氧。
- 无其他原因的套囊漏气均应被认为部分移位或套囊疝。
- 插管/气管切口患者一旦发生呼吸功能恶化,呼吸回路应尽可能简单,例如直接连接人工气道的 Mapleson 回路。应及时检查二氧化碳波形图。
- 换管风险极高,使用气道交换导管始终要慎重考虑。
- ICU 再插管会增加气道管理的复杂程度和并发症发生率。

（任冬青　朱磊　译　阎文军　审）

部分参考文献

6. Cook TM, Woodall N, Harper J, Benger J. Major complications of airway management in the UK: results of the Fourth National Audit Project of the Royal College of Anaesthetists and the Difficult Airway Society. Part 2: intensive care and emergency departments. *Br J Anaesth*. 2011;106:632-642.

114. Jaber S, Jung B, Corne P, et al. An intervention to decrease complications related to endotracheal intubation in the intensive care unit: a prospective, multiple-center study. *Intensive Care Med*. 2010;36:248-255.

122. Weingart SD, Levitan RM. Preoxygenation and Prevention of Desaturation During Emergency Airway Management. *Ann Emerg Med*. 2012;59(3):165-175.

251. Donati F. Airway management: judgment and communication more than gadgets. *Can J Anesth*. 2013;60:1035-1040.

400. Mort TC. Continuous airway access for the difficult extubation: the efficacy of the airway exchange catheter. *Anesth Analg*. 2007;105: 1357-1362.

All references can be found online at expertconsult.com.

第六篇

插管后规程

第 45 章　气管导管和呼吸道护理

Thomas C. Mort and Jeffrey R. Keck, JR.

章节大纲

引言

目前，气管导管（endotracheal tube，ETT）在医学中的价值和其他医疗器械一样重要。对于急救复苏的生命支持治疗，长期供氧和机械通气的维持，（短暂的）吸入性麻醉等场合，无论是择期治疗还是急诊处理，都需要使用气管导管建立安全气道[1]。本章将首先简要地介绍 ETT 的发展史，然后是不同型号的 ETT 的用途和缺点，并从解剖学的角度总结 ETT 放置、定位和固定方法，最后阐述气管插管机械通气患者的呼吸管理。

气管导管的特性

气管导管的结构

现代 ETT 的前身是由 Magill 和 Rowbotham 在 1917 年制作出的用于麻醉的橡胶 ETT[2]。1928 年,Guedel 和 Waters 在 ETT 上添加了一个防误吸的套囊,这标志着现代 ETT 的诞生。橡胶 ETT 具有诸多缺点,例如温度升高时会变硬,与其他材料的黏合度较差所以套囊必须与 ETT 是同材质的[3]。这些缺点促使人们不断研究新的 ETT 材料。1967 年,聚氯乙烯(PVC)由 S. A. Leader 医生推广开来,从此成为最广泛使用的 ETT 材料。PVC 最大的优点是,在室温下 ETT 可保持硬度以便于气管插管,而进入人体后,随着温度升高 ETT 的可塑性会明显增加。其次,PVC 材料的 ETT 允许植入显影线以便在放射线下定位和识别。另外,PVC 和其他材料的兼容性较高,因此可在 ETT 套囊上延接一个充气管和充气囊。最后,与其他材料相比,PVC 的成本很低[3]。

15mm 标准接头可连接各种通气设备,如呼吸皮球、麻醉回路、呼吸机回路等。接头与 ETT 连接处的口径最大可做到 12mm,最小可做到 3mm,使各型号的 ETT 能与各种通气设备良好匹配。接头尺寸的标准化,还可使气切套管与 ETT 互相更换时毫无障碍。接头通常是可拆卸的,以便某些设备通过 ETT(例如支气管镜或吸痰管)。同时,去除接头的 ETT 可通过声门上气道工具如喉罩(LMA,LMA North America,San Diego,CA)。卸除接头还有利于去除 ETT 内的菌膜和黏液栓。接头和 ETT 的分离设计允许医生人为地截短 ETT 的长度[4]。

当 ETT 远端的出口被体液、异物、软组织堵塞时,Murphy 孔提供了额外的通气通路。导致此情况的原因通常是 ETT 前端开口过于贴近气管管壁,或分泌物过多堵塞出口。各国的 ETT 均无法完全避免由黏液、血液、异物产生的堵塞情况。此章稍后会讨论此情况的处理。

在早期的 ETT 上,套囊与 ETT 的材质是一致的,都是橡胶。橡胶套囊的缺点是需要较高的填充压力(高压,低容[HPLV])才能有效封堵 ETT 外的气管。尽管只有很小的接触面积,套囊内较高的填充压依然会通过侧壁传导至气管壁,以维持封堵。气管的形状不是圆形的,而是类似于字母 D,所以圆形的 HPLV 套囊充气后会使气管变形。同时,如果套囊对于气管壁的压力大于 $30cmH_2O$,会使毛细血管循环障碍,造成气管黏膜缺血[5]。目前,只有和气管插管型喉罩(ILMA)(图 45.1)配合使用的可重复使用硅胶 ETT 仍普遍使用 HPLV 套囊。因此,应注意 ETT 的留置时间。考虑到气管黏膜的损伤,这种 HPLV 的 ETT 应尽快更换,除非 ETT 留置时间预计较短。

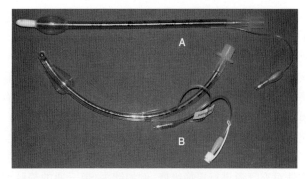

图 45.1　高压低容(HPLV)套囊与高容低压(HVLP)套囊的结构比较(Courtesy LMA North America, San Diego, CA, USA)

套囊改为 PVC 材质以后,上述问题就得到了改善。PVC 套囊的囊壁更薄更软,属于高容低压(HVLP)套囊,可在较低的侧壁压下保障密封[3,5,6]。HVLP 套囊的最大优点是可在充气后适应气管的不规则形状[7-9]。聚氨酯套囊更薄更柔韧,延展性更好,容量更大,接触面积更小,明显减小对气管黏膜的压力[10]。泡沫海绵套囊与气管壁贴合得最好,但无法防止微小误吸[9]。

改造套囊的目的主要是预防呼吸机相关性肺炎(ventilator-associated pneumonia,VAP),因此套囊的形状也发生了变革。Mallinckrodt TaperGuard Evac 型 ETT(Medtroinc,Minneapolis,MN)的锥形套囊已经被随机对照实验证实,与传统 HVLP 桶状套囊相比,可减少 83% 的微小误吸(图 45.2)[8]。文章提出,桶状套囊在贴合气管壁时,可能发生起皱和打折,产生了许多小孔道,从而发生微小误吸。而 TaperGuard 型 ETT 的泡状锥形套囊可避免起皱,减少微小误吸。因为 VAP 的首要诱因是口鼻和胃部的分泌物进入肺部,所以 ETT 套囊的改进方向应是在减小对气管壁压力的同时改善密封性[11]。

ETT 的充气囊可用来评估导管套囊的容量,即套囊

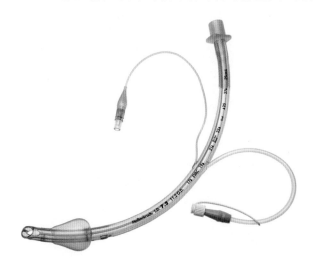

图 45.2　TaperGuard 型 ETT 套囊(Courtesy Covidien,Boulder,CO)

中的气体量(充气或放气)。依靠手捏充气囊评估套囊压力并不准确,除非充气囊很胀(>60cmH$_2$O 的高压力)或者很瘪(<10cmH$_2$O 的低压力)。准确地评估套囊应该使用气压计。当充气囊充气失败时(因为球囊和/或管路),只能更换 ETT 或进行床旁维修[12-14]。充气失败有很多原因:充气囊与 ETT 撕脱(通常是因为牙齿摩擦),充气阀破损(注射器操作不当或暴力损伤),材料老化,充气管路被咬断,等等[15-18]。可以使用手术室里常见的物件对充气囊进行更换维修,例如针头、带三通的静脉留置针、LUER 接头、硬膜外导管夹,或者市面上销售的维修套件(图 45.3)等等[19,20]。如果没有专门的维修套件,那么可按如下方法更换损坏的阀门:剪断充气管;把针头或静脉留置针探入断端(或把硬膜外导管黏接到断端);充气后,把三通或 LUER 接头连接在针头或 ETT 后面;最后,使用测压计测量套囊压力。

气管导管的发展史和特性

ETT 的使用目的大同小异,其固有缺点也很明确。ETT 的发展方向主要是改进功能和减少生理影响。比起减少橡胶或 PVC 材质的阻力,最新设计的超薄聚氨酯 ETT 内置了加强导丝,以防压瘪和弯折。加强导丝具有记忆性,可防止 ETT 严重变形。在内径增大的同时,保证了 ETT 的硬度。这种 ETT 的阻力与上气道相近,质量更轻,气流阻力更低,受压后变为蛋形而不是椭圆形[21]。实验证实,此种新型 ETT 可减少 60% 的吸气和呼气阻力,分别减少吸气做功、呼气做功、总呼吸功(work of breathing,WOB)达 70%、47% 和 45%[22,23]。

ETT 的用途还在不断扩展,将来不只是作为通气路径而存在。随着科技进步,新型 ETT 在易用性和需求性方面,为改善患者体验增加了许多创新,例如改进套囊的

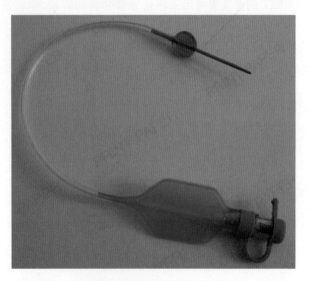

图 45.3 充气囊维修套件(Courtesy Instrumentation Industries,Bethel Park,PA,USA)

密封性以防止微小误吸,例如在 ETT 上附加声门下吸引管路(以及其他有益患者的措施)。这些改进大幅减少了 VAP 的发生率[7-9]。另一方面改进则是在 ETT 表面材料方面,减少了细菌的黏附,因此减少了菌膜的聚集[24]。有一些高级 ETT,远端带有纤维镜头,使 ETT 更易插入并可直视气管内情况。还有一些 ETT 带有多个感应器,可生成电阻抗心动图,监测每搏量变异度、心排血量(CO)、外周血管阻力,和直接动脉压(因为 ETT 与主动脉位置相近),从而理论上讲可避免许多有创性操作。众多实验结果将证实,这些技术可使患者受益,减轻损伤,减少医源性并发症(例如减少中心静脉置管和桡动脉置管)。

气管导管放置的生理影响

无论是经口插入、经鼻插入还是经喉插入,ETT 对于气道都属于一种异物,必然会引起一些生理变化,包括 ETT 本身引起的变化以及继发性的改变。由于 ETT 自身特性引起的变化显而易见,例如使气道变窄,气流可能变成湍流。继发的变化包括:因为气道直径减小,那么流量较小时,气道压也会较高;压力升高以后,在气管远端湍流发生和气道阻塞的位置,就会发生气管黏膜损伤。ETT 还是一个致炎因素,即使是低敏材料制成,对于气管而言,ETT 依然是引起诸多免疫反应的异物。另外,ETT 的置入,无论采取了何种保护手段,都不可避免地会引起声门周围黏膜的机械性损伤,减弱了黏膜的自我保护作用。最后,ETT 会对气管产生压力性损伤,这来源于 ETT 的跨壁压对黏膜的挤压,以及湍流区域的压力。因为 ETT 会引起炎性反应,所以要根据临床情况制定机械通气策略。

机体对于 ETT 的反应是多方面的,对机械性、结构、生理功能都有影响。气管插管后,人工管路取代了正常黏膜,湿度和温度都会明显丢失。患者对吸入气体的加温和加湿作用消失后,气管和支气管都会产生问题。干冷气体可能减弱纤毛功能,增加分泌物和黏液栓子。纤毛运动的减弱将直接导致机体丧失排痰能力,引发肺内多处感染。更严重的是,痰液的堵塞可能引起肺不张,从而引起通气血流比失调。黏液栓的阻塞则会导致呼气障碍,产生呼吸叠加和内源性呼气末正压(positive end expiratory pressure,PEEP),以致气压伤。

气管插管的并发症

气管插管导致的并发症可分为三类:气管插管过程的并发症;ETT 在气管内引起的并发症;拔管并发症[25]。气管插管相关并发症多种多样,而且在如下情况中更为严重:急诊,生理缺陷和解剖异常导致的多次试插,气管插管工具的种类,操作者的经验,患者自身的解剖因素,等等[26]。气管插管操作所致并发症包括牙齿和口腔的

损伤,上颌损伤,杓状软骨移位,声带溃疡,发声障碍,气道穿孔,自主神经亢进,以及气管插管失败。器质性的损伤在患者气管插管期间是很难治愈的,除非此损伤和通气以及氧合息息相关,或者此损伤已经危及生命,如食道和气管的破裂等。

ETT 留置所导致的并发症包括:误吸,声带麻痹或短暂性神经失活,气管溃疡或形成肉芽肿,声门下硬化,喉蹼形成,气管软化,气管食管瘘,气管-无名动脉瘘,气管-主动脉瘘,喉上神经损伤[27]。以上并发症通常是由于 ETT 套囊过充引起的。其他还有一些由气管插管后的机械通气导致的并发症,如误吸、气压伤(气胸或纵隔气肿)、呼吸机相关性肺炎、气管移位等[28]。

最后,拔管期也会有并发症发生,并且可能影响远期死亡率,或者需要立即重新气管插管。有许多拔管并发症是和气管插管并发症紧密相关的,例如声门下硬化、声带损伤、声嘶等[28,29]。最常见的拔管后并发症应是急性呼吸衰竭,需要再次建立有创性气道。

气管导管和其他人工气道设备

气管导管型号的选择

选择 ETT 时,既要考虑到放置时的功能性原因,也要考虑到患者个体化因素,例如身高、性别、气道完整性、气道病理学,以及患者既往气道相关病史等。从理论上讲,短程麻醉时的通气装置不同于长时机械通气支持或者辅助纤维支气管镜检查的装置。一般来说,成年女性可接受内径 7.5~8.0mm 的 ETT,而男性多选择内径 8.5~9.0mm 的 ETT。但一般情况下,至少在美国,女性多使用内径 7.0mm 的 ETT,男性多使用内径 8.0mm 的 ETT。并且大家也普遍认同在纤维支气管镜检查时至少需要内径 8.0mm 的 ETT[30]。

细气管导管和气道阻力

泊肃叶方程描述了层流气体通过管道的物理过程,反映了阻力随管道半径的四次方变化的关系。通过 ETT 的气流通常是湍流,可导致气道阻力增加(见第 4 章)。ETT 内径每下降 1mm,气道阻力可增加 25%~100%[31]。气道阻力不仅仅受 ETT 内径的影响,管腔内分泌物、ETT 打折、患者头颈部的位置都可增加湍流[32,33]。我们需要记住的基本原则是:气道阻力与 ETT 的管径成反比[34]。

不管是由于内部堵塞、型号更小还是外部压力的原因,气道阻力随 ETT 内径下降而增加。随着气道阻力的增加,呼吸功(WOB)也增加[31]。根据潮气量和呼吸频率的变化幅度,ETT 内径下降 1mm,WOB 每分钟可增加 34%~154%[31]。机械通气时,由于 ETT 阻力造成的

WOB 增加影响不大,通过调节呼吸参数可克服此问题。然而,使用小内径 ETT 会使患者脱机困难更大,这是由于患者尝试自主呼吸时,小内径 ETT 的气道阻力更高[35,36]。有研究认为,内径 7.0mm 的 ETT 增加了 WOB,使患者无法转为自主呼吸,这表明拔管是否成功可能与 ETT 大小无关[37,38]。

气道阻力增加与内径较小的 ETT 相关,也可能与被忽略的 PEEP 相关。具有高耗氧量、高二氧化碳产量或因通气血流比失调导致无效腔增加的患者,通常需要更高的每分通气量以实现合适的通气和氧合。维持每分通气量所需的流量较高时,较小内径的 ETT 所增加的阻力会进一步造成吸气开始之前呼气尚未结束,导致空气潴留,PEEP 升高,气压创伤和随后的胸内高压。这些问题可能影响循环系统,增加了机械通气的风险[39]。

当像吸痰管或支气管镜这样的设备被放置在管腔内时,通过任何 ETT 的气体流量都会急剧降低。管内装置减小了 ETT 的横截面积,限制了气体流量,从而对吸气和呼气阶段都产生影响:吸气流量可能不足以维持手术过程中的氧合和通气,而阻塞的呼气流量可能导致肺过度膨胀,从而导致因静脉回流减少而造成的气压创伤或循环问题,尤其是低血容量或血流动力学不稳的患者[40]。

粗气管导管和损伤

较细的 ETT 有使气道阻力增加的缺点,而较粗的 ETT 常与咽喉及气管黏膜损伤相关[37,38,41]。与内径较小的 ETT 相比,使用较大内径的 ETT 全麻后咽喉痛的发生率更高,但这种差异在长期气管插管时可忽略[42]。长期气管插管时,喉损伤的可能性更大。女性和身材矮小的患者因为呼吸道本来就较短,比男性患者更容易受到伤害[43,44]。

相对来说,喉部杓状软骨和环状软骨更易受损。创伤不仅是由于圆形的 ETT 和楔形的声门开口之间的形状差异造成的,而且是由于这些结构的直接接触和压力,以及重复的 ETT 运动,导致黏膜的溃疡或侵蚀[44-46]。气管黏膜损伤也可能是由于 ETT 套囊不规则的褶皱表面引起的。如果气管管腔"过度拥挤",使用粗 ETT 时更容易发生气道损伤,但此时密封气道所需的套囊容积更小[47]。

可能优于传统气管导管的替代品

预成型和加强型气管导管

为了完成特定的手术,在手术室中对 ETT 进行的塑形通常是针对术野干扰和通气管路问题而进行的。在不干扰使用功能的情况下,ETT 产生了几种变化,这些变化利于安全气管插管,消除了意外推进、移位、打折或阻塞

的风险。弯折和阻塞相关的气道通路问题通常与定位及相关合并症有关。有时由于警惕性不足,在手术室外使用 ETT 可能会导致严重后果。为了应对这些问题,研究者们开发了各种各样的 ETT,以便在变形后可能导致弯折和阻塞的地方保持其形状和通畅性。

硬的预成形 ETT,如那些为用于长期气管造口而开发的 ETT,虽然会与气管成角,但仍能保持其通畅性。预成形 ETT 也被用于某些特殊麻醉场景。Mallinckrodt RAE ETT(Medtronic,Minneapolis,MN),分为经口和经鼻两种模型(图 45.4),保持了与面部轮廓相似的固定轮廓,可用于头颈部手术,同时将术野干扰降到最低。当需要重新定位时,它们的轮廓也降低了后咽部受压损伤的风险。气道内长度与 ETT 的粗细相关,也应根据气管插管患者的体型选择一个相对合适的深度[48,49]。

钢丝加强型 ETT 在即使相当严重的成角情况下也很少打折。由于能保证远端气道通畅和避免打折,钢丝加强型 ETT 在头颈外科手术中很受欢迎。在喉切除术等手术中,通过气管造口放置加强型 ETT 是一种常见的做法;加强型 ETT 可在手术过程中放置,使通气回路远离手术范围,而降低 ETT 打折的风险。钢丝加强型 ETT 的另一个常见用途是与 ILMA(气管插管型喉罩)一起使用。这些 ETT 的设计是为了方便通过气道设备,可以在较短的时间内使用。ETT 的高压低容(HPLV)套囊和 ETT 打折致气道阻塞的可能性,使长期在 ILMA 中使用硅胶 ETT 有较高风险。

钢丝加强型 ETT 也被用于长期气管造口术。虽然加强型气管造口导管不是没有风险,但它有一个优点是其

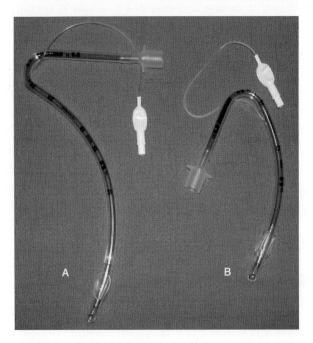

图 45.4 经鼻(A)和经口(B)的 RAE 预塑形 ETT(Courtesy Covidien,Mansfield,MA,USA)

长度和气管内深度灵活可调,这对于存在套囊处气管软化的患者有益[50]。由于病态肥胖患者的解剖问题,预成形的气管造口导管的形状可能不适用,这类加强型导管可达到更好的预期效果。

如果有外部压力施加在钢丝加强型 ETT 上(例如患者咬合),ETT 可能会受到影响。一旦达到压力阈值,管腔就会不可逆性变形,这会严重影响通气和吸痰。

抗激光气管导管

激光技术的进步促进了外科手术的发展,特别是在气道手术方面。为了保护患者和医务人员免受激光对眼睛和呼吸道的伤害,需要采取特殊的预防措施。火灾是手术室使用激光最严重的风险,尤其是在气道手术中使用激光时[30,51-53]。使用激光进行喉部手术的一个主要并发症是引燃 ETT[54]。激光束可直接穿透 ETT,点燃管内的可燃气体[30,51,52,55]。起火的风险度与 ETT 材料、氧气浓度以及任何其他能够支持燃烧的辅助材料或气体有关[30,52,55]。大多数 ETT 材料是极易燃烧的 PVC。理想情况下,当使用激光时,不应该使用 PVC 材料的 ETT[51,55,56]。

激光手术中使用的 ETT 应该是防激光透过的或者用反光金属包裹的,以防激光引燃。理想情况下,它们应该由不燃材料制成。尤其是,ETT 套囊容易被激光束刺穿,所以应充满盐水或水,这样可以在破裂前吸收更多的热量[30,52,55]。可使用染料指示剂(如亚甲蓝)放入注入套囊的溶液中,监测套囊是否被激光束刺穿。任何指示剂的泄漏都会清楚地在气道中标记出来,提醒医务人员注意潜在的危险[57]。用箔带包裹 ETT 以防止激光束照射已被证明有效(已有厂家生产上市)(图 45.5)[58]。金属和硅胶等材料制成的管子以及带有特殊双套囊的管子也降低了激光气道手术中的气道火灾和损伤风险[51,58]。

可行声门上吸引的"Evac"气管导管

需要机械通气的住院患者易患吸入性肺炎。众所周

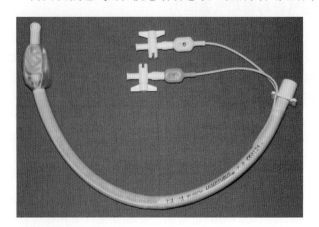

图 45.5 Rusch Lasertubus 抗激光气管导管(Courtesy Telefaxe Medical,Durham,NC,USA.)

知,呼吸机相关性肺炎(VAP)会增加住院时间、医疗费用和死亡率[59]。生长在淤积于声门下方、ETT 充盈套囊上方的分泌物中的生物体现在已被证实是 VAP 的主要病原。我们可以采取一些医疗和护理措施来降低由此引起的 VAP 的发生率,包括医务人员洗手、改进口腔护理、将床头升高 30°、积极吸痰以及确保术后经管肠饲等。但是,这些措施都不能完全消除分泌物的聚集[60]。

　　上述这些问题导致特殊 ETT 的发展,这些 ETT 拥有一个专用的抽吸系统,能够清空声门下、套囊上这一区域的残渣等。声门下分泌物的引流已被证明可防止 VAP[61-64]。目前可用的带有吸引装置的 ETT 有一个吸引腔,该吸引腔在紧靠套囊上方的 ETT 外表面(后外侧)上打开(图 45.6)。管腔与持续或间歇的吸引装置相连,以利于分泌物排出。这些 ETT 有其效用,但它们的疗效并不是 100% 有效,因此在上述所有护理措施的基础上,良好的卫生和对 VAP 的预防仍然至关重要。声门下引流管在套囊构造(材料、形状、体积、位置)和吸引能力方面应继续改进,以助减少声门下分泌物吸入进肺。

　　声门下分泌物不是引起 VAP 的唯一原因,菌膜是附着在 ETT 内壁碎片的堆积物,由组织、分泌物、黏液和未知细菌组成。菌膜可被吸入导致感染或对气流造成阻塞。菌膜也可导致 ETT 管腔变窄而增加气道阻力。通过加强口腔卫生和常规的 ETT 护理,可去除或减少菌膜,进而降低这些并发症。虽然本章后面会讨论一些进行专门治疗的设备,但重在预防。因此,人们越来越关注是否可通过生产含有抗菌剂的 ETT 来减少菌膜[65-67]。目前这种进展是否影响 VAP 发病率尚未得到证实。

双腔支气管导管

　　双腔支气管导管(double-lumen endotracheal tube, DLT)的使用可分为相对适应证和绝对适应证(图 45.7)。绝对适应证是在处理感染或单侧肺大咯血、支气管肺泡灌洗和单肺通气(one-lung ventilation, OLV)时,实施肺隔离以避免对侧肺的污染。放置 DLT 死亡最常见原因是手术需要 OLV,但 OLV 在支气管胸膜瘘或支气管

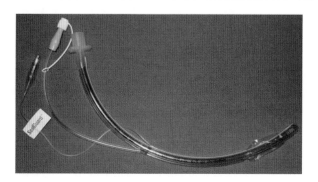

图 45.6　Mallinckrodt SealGuard Evac 气管导管(Courtesy Covidien, Mansfield, MA, USA.)

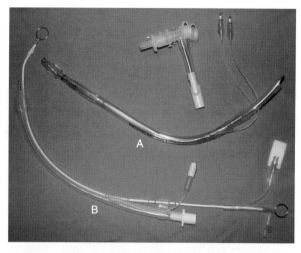

图 45.7　用于肺隔离的支气管内封堵管。(A)Mallinckrodt 双腔支气管导管(Covidien, Mansfield, MA, USA.)。(B)Fuji TCB Univent 封堵管(Phycon Products, Tokyo, Japan.)

皮肤瘘、单侧肺出血、单侧巨大肺大疱或囊肿、单侧通气血流比严重失调的病例中也很常用。相对适应证均与手术相关。支气管封堵管可作为肺隔离时的另一个选择,特别是 DLT 无法放置时。然而,DLT 不可替代的优势是能够将吸痰导管或纤维支气管镜装置放置到所关注的区域,而不会严重影响 OLV 或污染对侧肺(见第 26 章)。

　　DLT 的相对禁忌证很少,包括患者拒绝(可能是因为二次创伤的风险)、已知的困难气道和必须快速建立气道。对于困难气道患者,在放置常规的单腔 ETT(SLT)后,可使用专门设计的换管器(Cook Medical, Bloomington, IN)(图 45.8),以辅助放置 DLT。此外,一些可视喉镜制造商已经开发了专用的 DLT 插管设备。插入 DLT 所需的时间通常是其使用的最大障碍。如大咯血或心肺储备有限的患者,则应先置入 SLT,以避免

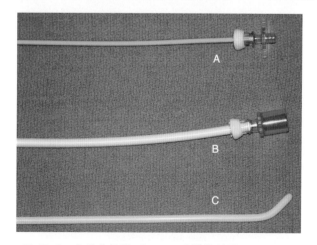

图 45.8　各种换管器:Cook 双腔管换管器(A),Cook Aintree 管芯(B),Portex 一次性探条(C)(Courtesy Cook Medical, Bloomington, IN and Smith Medical, Minneapolis, MN, USA.)

病情恶化。

在重症监护室(ICU)使用DLT时(>24~48h)必须小心,因为较粗的导管外径会导致黏膜损伤,两个独立的较小内径管腔则会显著增加部分或完全堵塞的风险。应定期进行纤维支气管镜检查,密切监测管腔通畅情况,并注意管腔卫生,以减少黏液或菌膜的积聚。由于DLT支气管通道的管腔较窄,需要特殊器械进行护理,所以标准成人大小的治疗性支气管镜不适合DLT。因此,如果患者正在使用DLT,则应准备一个带有适当尺寸支气管镜设备的困难气道车。

声门上气道装置

新的声门上气道(supraglottic airway,SGA)装置不断上市。SGA装置初始主要是为了短小手术全麻服务,现在的用途已经超出了初衷。SGA装置(图45.9)如LMA、食管-气管联合导管(ETC;Covidien,Boulder,CO)、King喉管(King Systems,Noblesville,IN)和其他类似装置均提供了建立紧急气道(不安全)的宝贵方法[68]。同样重要的是,某些SGA装置具有经喉罩气管插管的功能。ILMA和air-Q喉罩(Cookgas,St.Louis,MO)允许盲探或在纤维支气管镜辅助下放置标准尺寸的ETT。在紧急情况下,LMA作为纤维支气管镜检查或在其辅助下随后放置ETT也被证实可行[69,70]。SGA装置,特别是i-gel(Intersurgical Ltd.,Wokingham,Berkshire,UK)在ICU中已成功用于压力支持(pressure support,PS)模式机械通气,以延长不能气管插管个体的生存时间[71]。最后,由于SGA装置对气道刺激小,有利于促进拔管。这些装置一般不引发咳嗽反射,不会升高颅内压和眼压,可能非常适合头外伤的患者[72-75]。

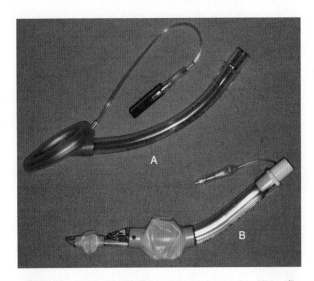

图45.9 声门上气道装置:LMA Unique(A);King喉管(B)(Courtesy LMA North America Inc.,San Diego,CA,USA and King System,Noblesville,IN,USA.)

正确保护气道

气道评估:困难气道的预测

无论是为了保护呼吸道,还是为了纠正通气衰竭、改善氧合不足,抑或是为了输注药物,决定是否气管插管是很困难的,但决定如何气管插管同样困难。每位患者和气道都是独一无二的,临床环境和气道团队的判断、技能和设备也都各不相同。在手术室外气管插管时,时间往往不允许在气管插管前进行全面评估和制订应急预案。但是在气管插管前进行适当的气道评估有利于制订简单易行的气道管理计划和方法,从而显著改善处理结果。

医生应该假设每个手术室外的患者都有困难气道吗?也许这是过分的,但当医生自己一个人在面对手术室外患者时,就凸显了这个问题。作为一种困难气道筛查工具,虽然气道检查并不完善,但在制订气道管理方法时,气道检查至关重要。牙齿状况、张口度、甲颏间距、颈部活动度、Mallampati评分和颈围等标准都是标准检查点。然而,急诊气管插管存在一系列新的、潜在的危害性问题,这些问题在手术室气管插管中是看不到的。例如,手术室中血流动力学不稳定时可能不允许进行气管插管。创伤患者可能有极其不稳定的面部骨折或颈椎损伤,需要保持稳定,并采用改良的置管技术。神经外科患者可能有外部固定器来固定患处或进行颅内监测,从而造成头部体位摆放困难。患者病床类型也会影响气管插管。带有充气床垫的手术床很难合适地倾斜,从而造成定位困难。鼻胃管或肠内营养,容量超负荷,面部水肿,鼻出血,分泌物过多,出血或呕吐等均可能影响气道管理。最后,自行拔管的患者伴有新鲜的声门周围创伤并可导致水肿,增加了困难。焦虑、低氧血症、功能余气量和闭合容量的下降、大量分泌物、残余气道水肿和声门下狭窄等问题都使重复尝试比第一次尝试更加困难[28]。

气管导管位置的确定

误入食管的检测

一旦临床医生认为有必要并进行气管插管,就必须迅速确认ETT位置是否合适。ETT位置错误会产生不良影响,特别是对已经呼吸暂停的患者。未能及时发现误入食管,可能会造成灾难性后果,据报道,危重患者的误入食管发生率高达8%[76]。因此,有必要对如何验证ETT放置位置进行简要讨论。有关更详细的讨论,请参阅第30章。

一旦气管插管完成,就必须确认ETT在气管中位置是否合适。理想的是通过二氧化碳描记或其他二氧化碳测定法(比色法)监测呼出气体中的呼气末二氧化碳(Et-

CO_2)[77]。检测 $EtCO_2$ 并非万无一失,也不能保证 ETT 位于气管腔内(例如,尖端可能位于声带上方)。三到五次呼吸后,$EtCO_2$ 消失表明 ETT 不在气管内。如果 $EtCO_2$ 监测装置堵塞或污染就会妨碍判断。$EtCO_2$ 监测应辅以间接判断,如听诊、ETT 起雾、气囊顺应性、胸壁起伏、无气管异常哨声、氧饱和度改善等。任何 $EtCO_2$ 监测设备均需足够的心排血量(CO),因此在 CO 不足的情况下应使用食管探测球(图 45.10)。它本质上是一个灯泡状充气球囊,需放在 ETT 的末端,在通过挤压球体形成真空后,当球囊接在 ETT 上时,应立即发生再膨胀。如果 ETT 在食管内,由球囊产生的吸力会将柔软的食管组织吸引到 ETT 的远端管腔中,球囊就不会完全膨胀[78-80]。

心搏骤停患者气管插管时,由于无 CO,二氧化碳监测可能不准确。如果心肺复苏(cardiopulmonary resuscitation,CPR)足够有效,就没有这种技术性顾虑。虽然确实会出现假阳性和假阴性,并且可能会影响 ETT 位置判断,但在这种情况下使用食管球状监测器能够获益。其他方法例如气管哨声等不需要依赖二氧化碳和 CO(知识框 45.1),所以没有局限性[79-84]。理想情况是,在直接或间接可视化情况下看到 ETT 通过声带或气管镜通过 ETT 辅助气管插管,这两种方法是最安全可靠的。直接喉镜检查(direct laryngoscopy,DL)在操作者对声门开口的视线这方面有局限性。关键处在于识别位于声门的 ETT,而不是简单地看到它进入。间接的方法,如可视喉镜(video-assisted laryngoscopy,VAL)确实提高了确认 ETT 路线和最终位置的能力。从理论上讲,纤维支气管镜确认更加安全可靠,但受到床边设备可用性、气道或 ETT 污垢、时间限制和操作技能限制等因素的影响。胸廓上抬以及 ETT 中呼出气体引起的冷凝雾也被用来确认 ETT 位置,但这些迹象在误入食管时已可发生[84]。因此,呼出气体可监测到 $EtCO_2$ 是现在使用的金标准,可以通过二氧化碳描记或其他比色技术来测定[77]。

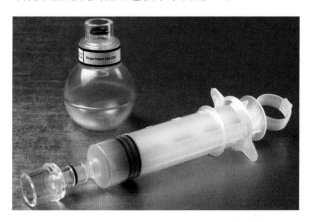

图 45.10　食管探测球和手工改良注射器探测装置(Courtesy Wolfe-Tory Medical, Inc. Salt Lake City, UT, USA.)

知识框 45.1　确认气管导管位置的方法

使用波形描记法或比色法,可持续地检测到呼气末二氧化碳
可弯曲镜直视看到隆突
可视喉镜直视确定气管导管通过声门
直接喉镜直视确定气管导管通过声门
经食管探测球或改良注射器确认位置
双肺听诊有呼吸音,且胃部未闻及气音
自主呼吸的患者,皮球膨胀与呼吸同步
胸骨上凹可扪及气管导管套囊
声反射检查
气管透光试验
胸片
导管内冷凝水
未瘫痪或半昏迷的患者失声
探条不能插入 35cm 以上

除了描记每个潮气量产生的波形外,二氧化碳监测仪还可以对吸入气体和呼出气体进行定量测量。虽然有一定局限性(例如,缺乏便携性,需要电源),但二氧化碳浓度监测仪能够可靠地确定 ETT(非误入食管时)的初始正确位置,并提供安全性的持续监测。如果发生误入食管,则可观察到二氧化碳波形的高度逐渐降低。在食管插管时,气管插管前摄入含二氧化碳或释放二氧化碳的物质(如碳酸饮料),使用简易呼吸器通气将呼出的空气充入胃或声门上气管插管的情况下,可能会出现假阳性结果[85]。错误解读假阴性的 $EtCO_2$ 波形可能导致不必要的拔管。此错误可能是由于电路断开未被发现、ETT 阻塞或打折、气体取样管线断开或污染(水、分泌物或混杂有房间空气)、设备故障、严重的支气管痉挛或 CO 不足造成的。毫无疑问,二氧化碳监测依赖于肺血流量。在没有灌注(如心搏骤停)的情况下,二氧化碳监测的应用可能会受到限制。然而,即使在极低流量状态下(如 CPR 或与体外循环分离),它也能提供有效的监测。Ornato 和他的同事使用动物模型来评估 CO 和 $EtCO_2$ 之间的关系。通过强心药或控制性出血对 CO 进行调控,证实了 CO 与 $EtCO_2$ 之间的对数关系[50]。这一发现充分肯定二氧化碳监测在心脏复苏中有助于评估低流量状态和灌注情况。

为了解决在紧急情况下使用二氧化碳描记监测仪的易用性问题(主要是缺乏可携带性和需要电源),目前开发出了一种便携可靠的 $EtCO_2$ 检测手段,即使用浸渍有异甲酚紫的检测器采用比色法监测 $EtCO_2$(图 45.11)。该指示器对 pH 值敏感,在二氧化碳存在下,颜色从紫色变为黄色。这些一次性装置连接在 ETT 和呼吸回路或简易呼吸器之间,并在分级刻度上提供快速可靠的 CO_2 浓度指示:A(紫色)对应于 0.5% 的 $EtCO_2$ 水平,B(棕色)对应于 0.5%~2% 的水

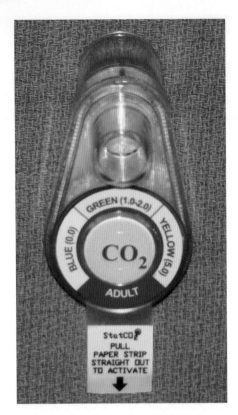

图 45.11　比色法二氧化碳测量器（Courtesy Mercury Medical, Clearwater, FL, USA.）

平, C（黄色）对应于大于 2% 的水平[77,84,85]。这种方法的局限性在于, 指示器暴露于潮湿的气体、呕吐物或分泌物中, 以及在长时间心搏骤停或低灌注状态下无效。与二氧化碳波形一样, 也可出现假阳性结果。用比色法测定食管插管比用二氧化碳波形更为延迟, 特别是在长期使用简易呼吸器通气或在气管插管前摄入含二氧化碳物质的患者中。因此, 二氧化碳波形是检测 ETT 是否误入食管的最佳方法[86-90]。

导丝（如探条）是一种很少使用但非常有效的方法来检测 ETT 位置是否合适。把它插入 ETT, 探查管口前方究竟是一条直的平滑肌通路（正常食管）还是一条更硬、角度更大、管腔直径更小的通路（气管或支气管树）。这是探条的重要用途, 特别是用它辅助气管插管时, 或在必要时稍后使用。缓慢推进至 28～34cm（成人）, 通常会使探条与隆突或主支气管接触, 进一步推进时会受到次级肺叶的抵抗。如果探条可平缓无对抗地推进超过 35cm, 则提示 ETT 在食道里（如果没有食道异常）。

气管导管深度的确认

确定 ETT 位置正确后, 必须确定 ETT 深度合适, 以确保肺叶的充分通气[49]。在讨论各种有助于确认合适 ETT 深度的方法之前, 有必要简要讨论一下合适的深度究竟是多少。当头部和颈部处于中间位置时, 普遍接受

的 ETT 插入深度在气管隆嵴上方 2～7cm, 最理想的是在隆突上方 4～7cm[49,84,91-93]。颈部的伸展或屈曲可将 ETT 向上或向下移位, 造成 ETT 脱出或进入一侧支气管。由于右主支气管与气管的相对轨迹较直, 误入一侧支气管通常发生于该侧。如果支气管内插管未被发现, 则可能会发生同侧肺的过度膨胀, 随后可发生气胸, 并伴有对侧肺通气不足的肺不张。据报道, 经胸片证实, 高达 15% 的气管插管患者的 ETT 位置不正[94-96]。这在困难气道的患者中更为常见。

在手术室, 无法常规用胸片来确定 ETT 正确的位置, 而是采用间接的临床评估方法（即听诊双侧呼吸音, 观察胸部的均匀扩张, ETT 尖端显示位于声带下方）。还可以通过 ETT 的刻度来辅助判断插入深度。在经口插管的患者中, 男性牙齿或嘴角处刻度显示为 23cm, 而女性的刻度建议为 21～22cm[97,98]。身材较矮的个体（例如, 身高 157cm 或以下）可能需要减少深度以避免深入气管隆嵴或一侧支气管（18～20cm）。对于经鼻气管插管, 女性鼻孔 26cm 和男性 28cm 的深度应足以维持适当的气管位置[99]。应记住, 随着 ETT 内径的减小, 总长度也会变短。因此, 一个较高的男性经鼻插入一个标准的 6 号 ETT 可能不够长, 因为它的长度相对较短（约 28cm）。还有一些其他方法可用来判断 ETT 深度是否合适, 包括使用纤维支气管镜、经气管光斑、经气管超声和胸骨上切迹处 ETT 套囊触诊法直接触及 ETT 尖端[76,100-105]。

监测套囊压力

在日常气道护理中, 套囊压力可能是最常被忽视的参数[106,107]。在手术室气管插管中, 这种测量基本被普遍忽略。然而, 有充分的证据表明, 对气管黏膜施加过大的压力, 即使是很短的时间, 也会导致黏膜缺血, 并可能导致咽痛。长时间或反复的黏膜缺血可导致糜烂、气管食管瘘、软骨坏死、瘢痕、粘连、声带麻痹、神经损伤或溃疡[107-109]。套囊 30cmH$_2$O 压力持续 4 小时可导致至少 3 天的纤毛运动受损[109-111]。此外, 动物研究还表明套囊压力 20cmH$_2$O 时即可造成气管黏膜缺血, 伴有低血压时会更严重[112]。

正常的密封压应在 20～30cmH$_2$O, 即可以避免严重并发症, 又能在套囊周围的气管腔形成足够密封, 以防止微量误吸, 最终防止 VAP[109]。这个压力范围似乎在体外和活体动物研究中都能达到预期目标, 但是效果取决于套囊的类型。例如, 标准的 HVLP（高容低压）套囊在高达 60cmH$_2$O 的压力下对防止微量误吸无效, 而聚氨酯套囊在低至 15cmH$_2$O 的压力下似乎仍有效[7,10,113]。

许多与 ETT 相关的并发症与 ETT 套囊的充气不当或套囊本身有瑕疵有关[107-109]。频繁更换套囊可疑漏气的 ETT 会导致并发症增加; 套囊压力的准确判断有助于

将这些不必要的操作减至最少。重要的是,已经证实,用标准体积的空气对套囊充气或者用手判断套囊压力通常会导致套囊压力高于预期值,从而导致一些易被忽略的并发症[106,107,109]。因此,建议使用压力计频繁检查记录套囊压力和变化趋势。

可重复使用的无液压力计校准起来很烦琐,而且通常很难定位。此外,它们有患者交叉污染的风险。目前在大多数 ICU 中使用的压力计在采集时仅提供一个数据点。目前已有一次性预先校准的持续监测气道套囊压力的设备问世。PressureEasy 套囊压力控制器(Smiths Medical,St. Paul,MN)就是这样一种装置,可以安装在充气囊上,当测量的套囊压力在 20~30cmH₂O 的最佳范围内时(图 45.12)可直观显示[106-109]。

目前的技术允许套囊压力根据基线压力,或机械通气期间维持气管封堵所需的相对较高的压力波动进行调整。

评估套囊漏气

虽然 ETT 套囊漏气通常与在 ICU 或麻醉后监护室(postanesthesia care unit,PACU)中气管插管时间较长有关,但手术室中的短期气管插管也可能出现明显漏气。最关键的问题是:"什么时候套囊漏气是真的漏气?"能听出来的漏气意味着空气正从原本可能密封的 ETT 中逸出。漏气可能是由于有瑕疵的 ETT 套囊失效、撕裂或微破裂造成的;在这些情况下,套囊会自动放气。套囊和管路这个整体任何一部分有瑕疵都会引起漏气。套囊单向阀门可能有故障,球囊部分可能有破孔,或者管道和阀门之间的管线有破裂、断裂或分离。当 ETT 套囊因位置不正而无法密封气道时,也可能会出现间歇性或持续性的可听到的漏气声。套囊在患者移动、运送、ETT 重新定位或放射线照相时都可能移位至声门下(声带之间)或声门上。ETT 也可能由于 ETT 被"吐出"(患者用舌头移动 ETT)、呛咳、或呼吸机回路对 ETT 过度牵拉而错位。一旦 ETT 向上移位,漏气可能会被听到,这会促使我们给 ETT 套囊进一步充气,导致进一步移位,并可能导致 ETT 脱出。ICU 中发生的那些因部分或完全脱出导致的未确定的套囊漏气可能多于文献报道的[114]。其他漏气原因包括气管食管瘘(例如复杂的胃食管切除术)、气管壁的松弛和变形(例如气管软化、气管炎或气管黏膜糜烂),或饲管或鼻胃管意外地进入气管等。

怀疑套囊漏气时,应调查漏气原因,因为每种原因需要的解决方案不同。任何一种解决方案如果应用不当,都可能导致并发症甚至死亡。例如,由于套囊部分出现在声带上方而导致的漏气可能会促使团队拍摄胸片。检查时改变患者体位,ETT 可能会发生进一步的移位。相反,如果 ETT 位置在下咽(套囊完好),但被认定为位置正确,而套囊破裂,导丝通过 ETT(可能进入气管)可能进入食管,导致气道打折。表 45.1 强调了可听到的套囊漏气的可能原因和潜在的解决方案,并对每种情况进行了相关风险评估。El-Orbany 最近的一篇文章深入讨论了 ETT 套囊漏气的原因、后果和管理[115]。

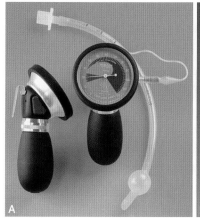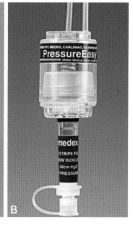

图 45.12　用于监测气管导管套囊压力的 Posey 无液式套囊压力计(A)和 PressureEasy 压力控制器(B)(Coutesy Posey Company,Arcadia,CA and Smiths Medical,Minneapolis,MN,USA.)

表 45.1　疑似套囊漏气的原因和处理

问题	处理	风险级别
套囊破损	更换 ETT(唯一方法)	高
充气阀破损	更换 ETT	高
	夹闭充气囊(Kelly 止血钳)——短期可行办法	低
	在阀上放置三通或者管帽	低
	更换充气管	低
充气管破损	更换 ETT	高
	夹闭充气囊(Kelly 止血钳)——短期可行办法	低
	更换充气管(自制或购买商品)	低
ETT 移位(充气囊完整)	纤维支气管镜检查	低~中
	非可视情况下前推 ETT	非常高
	可视喉镜检查	低~中
	盲插换管器	高
	直接喉镜检查	低~中

ETT,气管导管。

气管插管记录

管理长期气管插管患者的 ICU 医生可能发现,很难获得气道管理相关的详细资料。造成这种情况的原因有很多,例如缺乏关联性(患者为手术前的常规气管插管)、缺乏连续性(气管插管人员不再参与患者的护理)或记录不完整或完全缺乏等。然而,当 ICU 发生气道紧急情况时,这些信息是必不可少的,并且处理紧急气道的医生很可能并不了解患者气道的情况。

随着患者在 ICU 停留时间的延长,患者的临床状态改变和气道动态发展,初次气管插管细节的重要性逐渐下降。以前容易管理的气道,随着气道水肿、创伤和分泌物的积聚,困难往往会增加。患者的急性或慢性病情恶化,也给日后气道管理带来了挑战。在危重患者中,容量超负荷或毛细血管渗漏现象可能会隐藏或夸大解剖异常,气道评估也可能无法进行。

当需要对有气管插管史的患者进行气道管理时,有必要先了解先前曾尝试的技术和气道工具。既往气道管理的细节可能有助于方案的制订。气道干预、治疗/手术史、过敏、药物、最近的实验室检查和病程摘要可由计算机生成、打印并及时提供给负责人员(图 45.13)。在紧急和混乱的情况下,这可能会促进沟通,降低气道管理过程中的不良事件发生率。

气管导管的固定

在确认 ETT 的位置和深度合适后,应注意将 ETT 固定在正确的位置,并经常进行评估确认以防止移位[116,117]。

常规需以厘米(cm)为单位确认牙齿或嘴唇处 ETT 深度,并记录在呼吸护理流程表中。对于需要长时间机械通气的患者,应经常评估和记录深度(例如,每次交班时或每 4 小时),同时对 ETT 通畅性和清洁度、胸廓扩张和听诊结果进行临床评估。

良好固定并时刻关注 ETT 不仅可以确保适当的深度和位置,而且可以减少意外脱管[116]。意外脱管在 ICU 是个常见问题,文献显示发生率为 2%~16%。多达 80% 的意外脱管需要重新气管插管,可导致气道相关并发症、血流动力学改变、患者并发症和较高死亡率[48,118-120]。意外脱管最常见的原因是机械通气患者镇静不足。

很少有研究专门针对如何固定 ETT。Levy 和 Griego 发现使用两端分开并固定在 ETT 和患者脸上的胶带比专用固定带更有效,可以提供更有效的护理,改善口腔卫生,为患者带来更大的舒适度[117]。Barnason 发现,在预防意外脱管、保持口腔卫生或保持面部皮肤完整性方面,两种方法没有统计学差异[121]。由于还没有关于这个主题的任何明确的研究结果,目前尚无一种固定方法能得到大家一致认可。

对于所有的气管插管患者,关于 ETT 在齿龈线或嘴唇处的位置,应该注意:这些位置的 ETT 标记并不能保证 ETT 尖端的深度和位置。这个问题多出现在 PACU 或 ICU 的气管插管患者身上。位于牙龈线 25cm 处、看似用胶带或设备固定的 ETT 不能保证 ETT 管就在气管内(有或没有套囊漏气)。通常情况下,持续或间歇的明显的套囊漏气会促使我们导致给套囊进一步充气,以减少漏气。在这种临床情况下,一个完好的(充气的)充气囊应该引起怀疑,此时套囊和 ETT 尖端可能位于声门或声门以上。最好用纤维支气管镜或 VAR 进行观察判断。

胶带固定

目前常用的比较经典的固定 ETT 的方法之一是"巴氏孔"法,即简单的交叉固定法(图 45.14),还有一种更安全的"四点"固定法,后者多用于预计气管插管时间不低于 24h 的情况下。这两种方法都是使用胶带将 ETT 固定在面部。水分(汗液、皮肤油脂、分泌物或呕吐物等)和面部毛发会影响胶布黏性,降低 ETT 的牢固性[116,122]。此外,使用胶带时,患者的舒适性也是一个问题。长期使用 ETT 时,由于过敏反应、压力性坏死或重复性损伤可能会导致患者皮肤破损。而"四点"法的胶带是环绕患者头部并固定于自身和患者皮肤上,不易受潮,因此比"巴氏孔"法更安全可靠。清洁皮肤这一辅助手段可以增强胶布的黏附性,进而增加 ETT 的牢固性。

相关商品

目前已开发生产出一种专用设备,确保 ETT 固定牢固,既方便患者气道护理,又能提高患者的舒适度。Anchorfast(Hollister Inc.,Libertyville,IL)包含一个符合人体工程学设计,可最大限度地减少对患者面部压迫的框架,一个不含乳胶的胶垫和一个包绕患者头部的尼龙搭扣式软垫束带(图 45.15)。初步研究表明,这种装置与常用的胶带相比,可减少皮肤破损,唇部溃疡,提高患者的舒适度[117,122]。这个装置同时包含一个 ETT 保护套,可作为牙垫。

烧伤患者的固定

烧伤患者的总体发病率非常低,因此对他们的护理不熟悉,特别是当涉及气道管理时。本节的重点是讨论面部烧伤所呈现的独特情况。由于独特的面部损伤,烧伤患者最初气管插管即存在明显困难,复苏后更换 ETT 更具挑战性。面部烧伤患者放置 ETT 需要关注两个问题:①由于持续的炎症和复苏,气道和面部组织水肿加剧。②烧伤的皮肤不断渗出,需要经常清创或皮肤会自

麻醉科气道管理记录

气道管理流程：

[] 择期　　　　　　[] 急　　　　　　　[] 紧急

[] 心脏或呼吸骤停

[] 气管插管　　　　[] 换管　　　　　　　[] 拔管　　　　　[] 其他：————————————

日期：————————————　呼叫时间：————————————　到达时间：————————————

地点：————————————————————　医生：————————————————————

身高：————————————　体重：————————————　禁食状态：————————————————

血压：————————————　心率：————————————　氧饱和度：————————— on... ——————%

[] 空气　　　　　　　　　[] 鼻导管　　　[] 面罩　　　　　[] 非再呼吸面罩　[] 无创正压通气

隔离预防：　　　　　　　　　　　[] 接触传播　　[] 经飞沫传播　　[] 空气传播
　　　　　　　　　　　　　　　　[] 携带者　　　[] 共同患病者

到达时的状况(勾选所有适用项)：

[] 清醒　　　　　　[] 低氧血症　　　　[] 呼吸困难　　　　[] 有分泌物
[] 镇静状态...　　 [] 高碳酸血症　　　[] 呼吸急促　　　　[] 呕吐
[] 焦虑不安　　　　[] 喘鸣　　　　　　[] 缓慢呼吸　　　　[] 出血
[] 意识不清　　　　[] 喘息　　　　　　[] 呼吸暂停　　　　[] 气道异物...
[] 其他/备注：————————————————————————————————————

合并症（勾选所有适用项）：

神经系统：　　[] 脑血管意外　　[] 颅内压增高　　　[] 脑出血/蛛网膜下腔出血　[] 癫痫
　　　　　　　[] 无症状脑梗　　[] 精神异常　　　　[] 药物滥用

呼吸系统：　　[] 哮喘　　　　　[] 慢性阻塞性肺病　[] 急性呼吸衰竭　[] 睡眠呼吸暂停　[] 肺栓塞
　　　　　　　[] PNA...　　　　[] 社区获得性肺炎　[] 呼吸机相关性肺炎　[] 肺挫伤
　　　　　　　[] 血气胸　　　　　　　　　　　　　[] 上呼吸道问题...
　　　　　　　[] 术后呼吸衰竭　　　　　　　　　　　　　　　　　　[] NPPE

心脏方面：　　[] 急性心肌梗死　[] 慢性心力衰竭　[] 心律失常...　　　　　[] 心包填塞

消化代谢系统：[] 酸中毒...　　　　　[] 电解质紊乱...　　　[] 酒精戒断
　　　　　　　[] 消化道出血　　　　　[] 小肠梗阻　　　　　[] 肠系膜缺血

感染方面：　　[] 免疫缺陷　　　　　　[] 脓毒症　　　　　[] PTA
　　　　　　　[] 扁桃体/会厌炎　　　　[] 气管/支气管炎

外伤：　　　　[] 头颅/脊柱...　　　　[] 胸部...　　　　[] 腹部...
　　　　　　　[] 骨骼...

其他：————————————————————————————————————
——
——

气道管理过程记录：

给氧：　　　　　　　　　[] 空气　　　　　　[] 面罩/非再呼吸面罩　[] 简易呼吸器

通气：　　　　　　　　　[] 辅助　　　　　　[] 控制　　　　　　[] 容易　　[] 困难
　　　　　　　　　　　　[] 经口　　　　　　[] 经鼻　　　　　　[] 双人

体位：　　　　　　　　　[] 仰卧　　　　　　[] 倾斜　　　　　　[] 头高
　　　　　　　　　　　　[] 坐位　　　　　　[] 其他：————————————————

诱导：　　　　　[] 清醒　　　　[] 镇静　　[] 全麻　　　　　　[] 无
　　　　　　　　[] 表面麻醉　　　　　　　[] 气道阻塞...　　　[] 麻痹...
　　　　　　　　[] 快速诱导　　　　　　　[] 环状软骨压迫
　　　　　　　　[] 其他：————————————————————————

药物：　　　　　[] 依托咪酯 ———————————— mg　　[] 丙泊酚 ———————————— mg
　　　　　　　　[] 氯胺酮 ———————————— mg　　　　[] 其他：———————————— mg
　　　　　　　　[] 琥珀酰胆碱 ———————————— mg　　[] 罗库溴铵 ———————————— mg

首次尝试：　　　[] 直接喉镜：MAC ———————— MILLER———————　[] Glidescope/可视喉镜　[] 纤维支气管镜
　　　　　　　　其他：————————————————————————

　　　　　　　　CL分级：　　[] 1　　　[] 2a　　　[] 2b　　[] 3a　　[] 3b　　[] 4
　　　　　　　　　　　　　　[] 分泌物　　　　[] 出血　　　　[] 水肿

　　　　　　　　气道辅助设备：　[] 探条　　[] 气管插管型喉罩 [] 喉罩
　　　　　　　　其他/备注：————————————————————————
——
——

图 45.13　麻醉科气道管理记录

第二次尝试：　　[ ]直接喉镜：MAC＿＿＿＿ MILLER＿＿＿＿＿　　　[ ]Glidescope/可视喉镜　[ ]纤维支气管镜
　　　　　　　　　其他：＿＿＿＿＿＿＿＿＿＿＿＿＿＿＿＿＿＿＿＿＿＿＿＿＿＿＿＿＿＿＿＿＿＿＿＿＿

　　　　　　　　　CL分级：　　　[ ] 1　　　[ ] 2a　　　[ ] 2b　　　[ ] 3a　　　[ ] 3b　　　[ ] 4
　　　　　　　　　　　　　　　[ ]分泌物　　　　　[ ]出血　　　　　　[ ]水肿

　　　　　　　　　气道辅助设备：　　[ ]探条　　　　[ ]气管插管型喉罩　[ ]喉罩
　　　　　　　　　其他/备注：＿＿＿＿＿＿＿＿＿＿＿＿＿＿＿＿＿＿＿＿＿＿＿＿＿＿＿＿＿＿＿＿＿＿

＿＿＿

第三次尝试：　　[ ]直接喉镜：MAC＿＿＿＿ MILLER＿＿＿＿＿　　　[ ]Glidescope/可视喉镜　[ ]纤维支气管镜
　　　　　　　　　其他：＿＿＿＿＿＿＿＿＿＿＿＿＿＿＿＿＿＿＿＿＿＿＿＿＿＿＿＿＿＿＿＿＿＿＿＿＿

　　　　　　　　　CL分级：　　　[ ] 1　　　[ ] 2a　　　[ ] 2b　　　[ ] 3a　　　[ ] 3b　　　[ ] 4
　　　　　　　　　　　　　　　[ ]分泌物　　　　　[ ]出血　　　　　　[ ]水肿

　　　　　　　　　气道辅助设备：　　[ ]探条　　　　[ ]气管插管型喉罩　[ ]喉罩
　　　　　　　　　其他/备注：＿＿＿＿＿＿＿＿＿＿＿＿＿＿＿＿＿＿＿＿＿＿＿＿＿＿＿＿＿＿＿＿＿＿

＿＿＿

气道装置最终放置：＿＿＿＿＿＿＿　　　　　　　　[ ]气管导管…　　　[ ]喉罩…　　　　　[ ] 联合放置
　　　　　　　大小：＿＿＿＿＿＿＿＿＿＿　**类型：**　[ ]标准　　　　　　[ ]经口RAE　　　[ ]经鼻RAE
　　　　　　　　　　　　　　　　　　　　　　　　[ ]带吸引装置的EVAC管　　　　　　　　　　[ ]ECOM

　　　　　　　置管深度：＿＿＿＿＿＿＿＿＿＿＿＿＿＿＿ cm 距唇

确认：　　　　[ ]食管球囊监测装置　　　　　　[ ]呼气末二氧化碳　　　　　[ ]直接可见
　　　　　　　　[ ]双侧呼吸音听诊　　　　　　　[ ]支气管镜检查　　　　　　[ ]胸片

操作后生命体征：

血压：＿＿＿＿＿＿＿＿＿＿心率：＿＿＿＿＿＿＿＿＿＿氧饱和度：＿＿＿＿＿＿＿＿＿ on…＿＿＿＿＿＿＿＿＿%

其他/备注：＿＿＿

＿＿＿

＿＿＿

＿＿＿

＿＿＿

＿＿＿

＿＿＿

＿＿＿

＿＿＿

记录人：＿＿＿＿＿＿＿＿＿＿＿＿＿＿＿＿＿＿＿　　　　　**日期/时间：**＿＿＿＿＿＿＿＿＿＿＿＿＿

图 45.13（续）

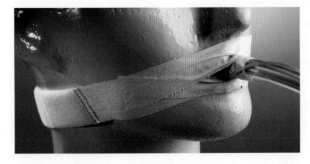

图 45.14　气管导管的交叉固定法

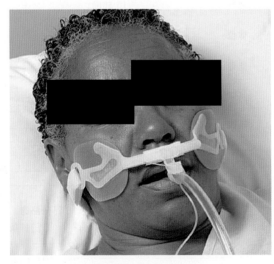

图 45.15　AnchorFast 气管导管固定装置（Courtesy Hollister Inc., Libertyville, IL, USA）

动脱落。显然，无论是简单的胶带还是专用设备，在这种情况下都是无效的。目前证据充足且被普遍接受的方法是先用胶带固定 ETT，然后将胶带缝合固定到烧伤部位的皮肤上。这种方法耐受性非常良好，更重要的是它非常可靠且方便护理。

气道车

管理气管插管患者需要有一套专门工具，以便在发生原发性呼吸衰竭、心脏骤停或需要重建气道时建立紧急气道。气道小组必须拥有先进的管理技术、理论知识和实践能力，并能迅速熟练地使用这些设备。ASA 困难气道管理指南（见第 11 章）应该放于工具旁，以指导遇到问题的经验不足的医生[123]。气道车上的用品可能因个人偏好和设备购买的不同而有所不同，但有些基本物品必须具备。

喉镜、换管器、肺灌洗装置和用于"不能插管/不能氧合"（CI/CO）的工具都必须具备。喉镜包括直接喉镜和可视喉镜，有助于在意外脱管后更换 ETT，或辅助替换损坏的 ETT，也可评估确认 ETT 的位置，并在拔管前查看气道是否受损[114,124]。

换管器加上可视喉镜，大大降低了需要换管的 ICU 患者的相关并发症的发生率，从而在 ICU 的气道车中占有一席之地[114,124]。纤维支气管镜可用于确诊疾病、辅助清醒气管插管以及需要改善通气和氧供的较深处的肺叶灌洗[125]。声门上通气工具可用于面罩通气困难的情况，

知识框 45.2　推荐的困难气道车配置

成人和儿童尺寸的可弯曲支气管镜和可视装置（选配）

Magill 和 Krause 插管钳

雾化装置

Ovassapian、Williams 和/或 Berman 经口气管插管装置

可视喉镜（全套设备），镜片大小满足从新生儿到成人的需求

直接喉镜，Miller 和 Macintosh 镜片，尺寸 1~4

气管插管型喉罩，3~5 号（或同类产品）

标准喉罩，3~5 号（或同类产品）

食管气管联合导管（King 喉管或 Rüsch Easytube）

探条（各厂家均可）

多种尺寸的换管器

气管导管，内径 6.0~9.0mm，标准型和带有吸引功能的 EVAC 型（必要时配备儿童尺寸）

EtCO$_2$ 比色监测指示器

环甲膜切开工具包（购买或医院自制）

逆行插管工具

经皮气管切开包

药品盒（依托咪酯、丙泊酚、氯胺酮、琥珀胆碱、罗库溴铵、利多卡因注射液及胶浆、阿托品）

或作为通道辅助放置 ETT[126]。最后，气道车里必须有气管切开设备。在已知或怀疑困难气道情况下，如果其他常规或高级的无创方法失败，应立即联系可以进行气管切开的医生。大型医院应建立一支困难气道管理团队。在紧急情况下，预先安排接受过气管切开操作培训的人员快速参与到可能是高危困难气道患者气管插管过程中是非常关键的。

知识框 45.2 列举了推荐的困难气道车的内容，该推车应在任何紧急气道情况下随时可用。

气管导管的护理

目前，不论是为了保持气道开放、进行通气、改善氧合、清除分泌物还是提供必要的治疗，都没有其他方法可以替代经口、经鼻或经气管切开进行气管插管这种方法。但是，气管插管会破坏机体原本的状态。尽管别无选择，有些人依然认为气管插管会导致必然的坏结果。因此，气管插管的护理难点在于保持和修复患者机体的生理功能，同时对抗其固有的内防御功能，以应对并保护新的人工气道，并维持机体生理状态下的最佳功能。

ETT 使气管插管患者的上呼吸道防御系统失去作用，阻止了吸入气体的加湿，增加了呼吸功，限制了药物的使用，并且不利于口腔卫生的保持。所有这些变化会促进细菌定植、诱发炎症反应并产生痰液。由于患者咳嗽咳痰无力，导致不能主动排出分泌物，或使医护人员清除难度增加，可能造成近端或远端气道以及 ETT 堵塞。这些残留的分泌物可能会造成肺不张和肺通气血流比例失调，进而形成肺内分流或无效腔、低氧血症、呼吸负荷增加，从而延长了机械通气的时间[127,128]。因此，应当给予气管插管患者更优化的呼吸道护理，避免以上这些并发症和远期发病的可能。

吸入气体的温度和湿度

在正常呼吸过程中，空气以 32℃ 的温度和 30.4mg H$_2$O/L 的绝对湿度到达肺叶[129]。经口、经鼻或经气管切口插入的 ETT 绕过上呼吸道，使机体丧失了对吸入气体天然加温加湿的过程。美国呼吸护理协会指出，呼吸机每分钟应提供温度为 30℃ 且湿度为 30mg H$_2$O/L 的气体[130]。如果未对吸入气体进行加温加湿，干燥、低温的气体将损伤气道并阻碍黏膜纤毛功能。分泌物会干结成块，很有可能导致 ETT 局部甚至完全堵塞。更有甚者，如果情况没被及时发现，这种阻塞可能导致气压伤甚至死亡[99]。为了避免此类情况发生，最常用的方法就是手动加温加湿或使用自动温湿交换器（图 45.16）[131]。

温湿交换器通常是安装在呼吸机回路上的圆柱形设备，常紧邻 ETT 连接头或 Y 形接口，且对气道力学的影

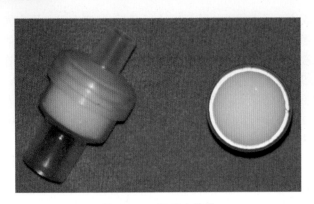

图 45.16 温湿交换器

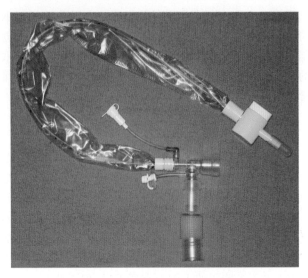

图 45.17 Ballard 密闭式吸痰管

响有限[132,133]。这是最有效的温湿交换器放置方法,可最大限度地保持患者通气管路的湿度和温度[131,134]。温湿交换器具有加温、保湿和过滤等特性,被称为"人工鼻"[135]。温湿交换器体积轻巧,价格便宜,不需要外接电源并且减少了呼吸回路中的冷凝作用,相对于更加昂贵的加温加湿器,是一种更有吸引力的替代品。

使用电子加温加湿器会使吸入气体产生将近 100%的湿度,这样看来确实比温湿交换器更加高效。但这类元件需要外部电源和附加电路,从而增加了成本。如果不经常监测温度,则可能会发生意外过热,并对气道造成损害。对于这类工具的持续使用时间尚无共识。多项研究显示肺炎发病率与使用或频繁更换加温加湿器及温湿交换器之间并无明显相关性。因此,除非发生肉眼可见的污染,否则频繁地更换呼吸机管路(例如,每 7 天更换一次)既造成了浪费,也没有临床效果[80,136-139]。

吸痰

想要协助患者清除分泌物,最简单也最容易想到的方法就是直接吸引。这种方式很安全,但如果操作时不小心,同样会发生并发症,包括软组织和气道损伤,误吸,喉痉挛,颅内压增高,支气管痉挛,低氧血症和心律失常[140]。用 100%的吸入氧浓度预吸氧可在很大程度上减少低氧血症的发生。针对颅内高压的患者,在吸痰前轻度的过度通气或通过静脉注射利多卡因来减弱咳嗽反应,可能会降低颅内压进一步增高的风险。整个吸痰过程应该简短并有间歇。只有在吸痰管深入气管远端位置后才能加负压吸引。每次吸痰过后,都应该手动通气给予几次轻柔的肺复张。吸痰工具包括一次性使用的开放性吸痰管,这种吸痰管并非无菌,是与外界相通的,还有另一种封闭式吸痰管,被包裹在无菌保护鞘内(图 45.17)。

封闭式吸痰管通常在 Y 形接头和气管插管或气切套管接合处并入呼吸机的呼吸回路中,从而在吸痰时可以持续通气无须断开回路。对于需要特殊机械通气(例如,高 PEEP 治疗)的患者而言,不必断开回路的优势显得尤为重要。与开放式吸痰相比,这些患者不易发生肺部萎陷。可伸缩的吸痰管在未展开时不会对气流增加任何额外的限制。令人担忧的是,回路内因吸痰而定植的细菌颗粒和交叉污染可能是呼吸机相关肺炎的诱因[141]。这导致人们对更换各种装置的恰当时机持有不同意见。Kollef 将患者随机分组,一组是按照计划每 24h 更换呼吸回路,另一组是除非故障和可见的污染否则不进行更换[142]。在这两组中,都有 15%的患者发生了呼吸机相关肺炎。唯一的区别是总成本:按计划更换组花费 11 016 美元,不更换组花费 837 美元[143,144]。

声门下护理

有时,清除气管内分泌物的重要性甚至超过 ETT 内。吸引聚集在 ETT 套囊上方和在声门下间隙内的分泌物,是气道护理的关键步骤,对于预防呼吸机相关肺炎至关重要[142-147]。有研究证明,及时清理声门下分泌物可使 ICU 中呼吸机相关肺炎的发生率由 16%降至 4%[145]。带有声门下吸引口的专用 ETT 已经上市,但价格较高(15 美元相比 1 美元)[148]。2001 年进行的成本分析表明,虽然成本有所增加,但使用带声门下吸引口的 ETT 预防呼吸机相关肺炎的收益每一例为 4 992 美元[148]。美国疾病控制与预防中心建议在 ICU 中广泛使用带声门下吸引口的 ETT,这有助于降低呼吸机相关肺炎的发生率[149]。

间断吸引声门下分泌物也可以使用小号吸痰管,这种吸痰管沿气管向下推进,直至 ETT 套囊上缘,直至遇到阻力。当然,带声门下吸引口的 ETT 也不是万无一失的,并且不能替代精细的气道护理。事实表明,吸痰管失效的发生率为 50%[150]。其中 43%是因为气管黏膜脱垂并堵塞吸引口[150]。

支气管镜检查

不建议使用纤维支气管镜进行常规气道分泌物清

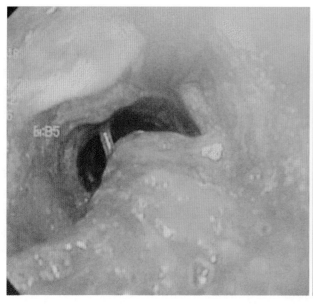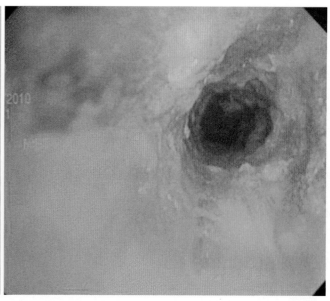

图 45.18　气管导管管腔内的菌膜聚集

理。纤维支气管镜价值昂贵,需要医生能熟练操作,并可导致并发症,例如继发于呼气气流减少甚至停止后(取决于气道口径)的气压伤[4]。纤维支气管镜更应该用于协助解决因黏液栓或痰痂干结导致的肺萎陷,而不是使用传统方法溶解黏液栓;以及用于吸入性肺损伤后进行肺泡灌洗;用于评估气管支气管损伤程度;协助诊断严重咯血;或在临床采样质量存疑时协助采集标本。同样,在ICU 内护理插有 DLT 管的患者时,由于其直径更小,再加上 DLT 易发生堵塞(如血液或分泌物),需要定期进行精细的纤维支气管镜检查。急性气道阻塞通常是灾难性的,尤其是在心肺功能受限及困难气道的患者中。

菌膜的处理

　　在 ETT 内菌膜和分泌物(图 45.18)的附着与呼吸机相关肺炎的发生、发展,呼吸功增加,拔管延迟及其他并发症有关[151-154]。可以通过纤维支气管镜轻松地识别菌膜。最新技术"声波反射法"也有助于监测菌膜的聚集和评估气管插管后气道的完整性。SonarMed 气道监测设备(SonarMed,Indianapolis,IN)采用这项技术来评估 ETT 的定位,移动及其通畅性。

　　用于处理菌膜的传统方法包括吸痰,支气管镜灌洗和更换 ETT。吸痰常对去除菌膜无效。菌膜常常无法监测,是因为吸引管经过的是由单个或多个凝结形成的管腔通道,造成管腔通畅的假象。支气管镜肺泡灌洗和更换 ETT 受限于高昂的成本,中断通气的时间过长以及对操作者和患者的双重损害。另一个选择是类似于 Fogarty 导管的设备(该设备采用可充气套囊去除血管血栓),可以从管腔表面刮除菌膜。Omneotech CAM 全气道清理ETT(Courtesy Omneotech,Tavernier,FL,USA)在其远端有一个可充气的球囊,该球囊被包裹在滤网中,给 ETT 管腔提供牵引力和无损伤的摩擦力。(图 45.19)此特性被引入到 ETT 并进一步发展(基于 ETT 和全气道管理的深入影响),在给球囊充气后,吸引管从 ETT 中完全抽出,会带走所有管腔内的菌膜。当患者已经缺氧或依赖 PEEP通气时,耗费时间进行纤维支气管镜检查会十分危险,此时上述设备和操作程序可能有益于患者。全气道清理ETT 对于困难气道患者也是一个不错的选择,因为在这种情况下更换 ETT 可能带来相当大的风险[155]。

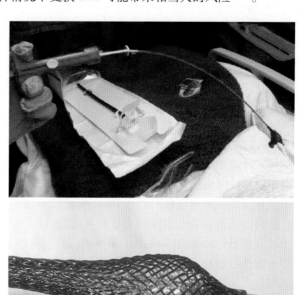

图 45.19　Omneotech CAM 全气道清理气管导管(Courtesy Omneotech,Tavernier,FL,USA)

菌膜的成因尚存争议。研究表明,包括 PVC,树脂,不锈钢和纯银在内的不同 ETT 材料,铜绿假单胞菌和表皮葡萄球菌菌膜的形成速度没有差异[156]。然而,最近有一种表面涂层含银和氯己定的 ETT,在实验室中的研究显示,可以明显降低菌膜定植速度[23,157]。菌膜的预防性管理就在不远的将来,但市面上尚无氯己定涂层的 ETT。目前,处理菌膜的最佳策略是提高警惕性,进行精细的气道护理并积极采取新技术,这些新技术能切实地积累医护团队的经验,在最大程度上清除菌膜、保证安全。

气管插管患者的呼吸治疗

分泌物清除和预防

化痰药

这类药物用于降低气管支气管分泌物的黏性,并有助于分泌物的减少和清除,已临床应用数十年。其中主要成分是 N-乙酰半胱氨酸(NAC)。NAC 是含巯基化合物,并因此被归为硫醇类。口服时在胃肠道和肝脏有大量的首过代谢,几乎被完全吸收,仅极少量由粪便排出。其血浆半衰期约为 2h,大概在 12h 后几乎再没有能检测到的 NAC[158]。

NAC 的大部分生化作用似乎与巯基相关,其减少了羟基自由基的产生[158,159]。这种作用为 NAC 提供了多种用途,不仅是黏液溶解剂,还包括对乙酰氨基酚过量时的肝保护作用和针对造影剂诱发肾病的肾脏保护作用[52,160]。NAC 对黏液黏性的影响是破坏了蛋白二硫键,使黏液具有更强的流动性[143,158]。NAC 能够诱发支气管痉挛,因此通常经由雾化器与 β_2 肾上腺素受体激动剂联合用药[161]。临床上,对于患有慢性支气管炎的患者,口服 NAC 可能会加剧病情或缓解症状,其作用效果各有不同[162-164]。在支气管镜检查过程中直接滴注 NAC 可能有助于清除分泌物。

黏液黏性的另一个重要因素是 DNA 含量。细菌和嗜中性粒细胞的降解释放出游离 DNA,会增加黏液的黏性。这种因子被认为与黏液动力学相关,其本质是一种重组脱氧核糖核酸酶(DNase,Pulmozyme),通过雾化形式用于由囊性纤维化导致的支气管扩张的患者效果良好。但同时它的价格高,并且尚未指明超出此类患者以外的用途[127,165,166]。

针对伴有吸入性肺损伤的烧伤患者,雾化肝素有时有效。肝素的抗凝作用有助于消除因吸入性肺损伤形成的支气管管型,并且可以作为具有抗炎作用的自由基清除剂。虽然尚未有研究证实肺功能的显著改善,但管型的形成和清除在向有利的方向转变[167,168]。

胸部理疗

胸部理疗包括多种可减少分泌物的堆积的技术,包括改变体位,叩击拍打胸壁以及刺激咳嗽反应。这些都是相对陈旧的方法,效果欠佳,且给医患双方都带来了负担。最新的替代技术带来了满意的效果。

叩击和体位引流法

叩击及体位引流技术广泛地用于患有囊性纤维化的患者,是从外部胸壁敲击患处肺部对应的区域,可以手成碗状进行手动拍打或用一种可以充气的自动装置叩击。这样叩击振动胸壁,能使气管内的分泌物松动,促进它的活动[101,169]。采用 25°或角度更大的头低脚高位(取决于患者的耐受性),可以通过重力作用促进分泌物排出[84,170]。

这种体位治疗法的相对禁忌证包括:颅内压增高,气道不受保护或存在潜在误吸风险,近期接受过食管、眼科或颅内手术,充血性心力衰竭,没有控制的高血压[130]。叩击振动的应用对于有近期手术史或相关部位受伤(例如,皮瓣移植,肋骨骨折或胸部创伤,肺挫伤,烧伤,不稳定性脊柱骨折)或凝血功能障碍,皮下气肿,支气管痉挛等都是相对禁忌[170]。严重并发症包括低氧血症和意外脱管。

在临床上和实验室里,囊性纤维化患者应用叩击和体位引流都得到了有力的证据支持[171-173]。然而,患者的依从性依然是引人关注的问题,因为这项操作对医患双方都是费力的。新型 ICU 病床可供调整体位和叩击治疗。

呼气末正压通气治疗

呼气末正压通气(PEEP)治疗作为一种清除分泌物的技术,其原理是通过面罩或口咽通气道限制了呼气流量。呼气过程中将阻力调至 $10\sim20cmH_2O$,这可使气流进入远端气道和肺组织,迫使分泌物向主气道移动,方便吸痰。PEEP 还可辅助长达 20min 轻缓而有力的咳嗽以便雾化吸入药物。呼吸功增加或严重呼吸困难的患者可能由于不可中断通气而难以实行。PEEP 治疗即使效果不突出,对于清除分泌物的作用至少等同于叩击和体位引流,且患者舒适度明显增加[135,174,175]。

肺冲击通气

肺冲击通气(intrapulmonary percussive ventilation,IPV)可通过口咽或 ETT 末端进行。其高频率的振动幅度可以松解残留的分泌物,扩张气道和肺部,并减少肺不张。IPV 由 Forrest Bird 博士提出概念并参与设计,又称"Phasitron 管",是一种滑动的喉管装置,能够在 $2\sim5Hz$

的振动中提供 5~35cmH$_2$O 的压力[176]。IPV 治疗期间还可以使用雾化药物。据报道,在囊性纤维化患者及其他黏滞分泌物发生率增加的疾病中,其清除分泌物和肺扩张方面的成果令人满意[177,178]。IPV 为不能耐受叩击体位引流和 PEEP 治疗的患者提供了另一种治疗。

高频胸壁按压疗法

高频胸壁按压需要在胸部穿着充气背心。空气被注入背心气囊中,然后周期性地快速抽出,产生咳嗽的效果。高频振荡范围为 5~25Hz,可能产生高达 50cmH$_2$O 的压力。这样的振动类似于轻柔的咳嗽,使患者的胸部产生轻微的"挤压"。振荡的频率可以调节,背心中的传感器可以降低患者胸腔扩张时(类似叹气或深咳)的压力传递[151]。对于清除分泌物和改善黏液流动的作用也有报道[179,180]。这种方法最大的缺陷可能是它的成本,每台造价 15 900 美元。

克服气管导管、气切套管和呼吸机回路导致的呼吸功增加

无论何种通路的气管插管,都会绕过上呼吸道,进而消除它所产生的阻力。然而,患者依然需要大量做功来进行通气。在正常安静的呼吸时,呼吸功很小,约占静息时总耗氧量的 5%。随着呼吸功增加,耗氧量可显著增加至 30%,甚至更多[165]。危重患者通常不能很好地耐受这种耗氧量的增加。人工气道和呼吸机增加的额外做功不仅会阻碍脱机,还会损害组织氧合作用并影响循环,进一步加重器官功能障碍[92]。由呼吸机产生的呼吸,必会产生跨过 ETT 和呼吸回路的压差。患者需要克服这种阻力才能达到所需通气量。实验表明,除了对于气管插管和机械通气的需要以外,ETT,呼吸回路和呼吸机本身都会增加额外的做功,都需要患者克服[32,181]。

压力支持

研究者已经设计出多种通气模式来克服人工气道和机械通气导致的额外呼吸功[165]。其中之一是压力支持模式(PS),可用作主要或辅助通气模式,来帮助自主呼吸的患者克服人工气道导致的额外呼吸功[21,178,182]。当患者吸气时,呼吸机会将流量触发的吸气压力添加到气道压力中。呼吸周期性地循环,吸气的持续时间和深度由患者触发,当吸气流量大于预设水平时(通常为最大峰值流量的 25%),压力支持就会停止[183]。压力支持已被证实即使在正常肺组织中也可以减少额外呼吸功[183,184]。然而,在阻塞性肺疾病(可能表现为呼气受限,呼气堆积或内源性 PEEP)的患者中,气流不能很快减速,因此可能需要主动呼气以终止压力支持,从而增加了呼吸功[185]。压力支持通常设定为 4~15cmH$_2$O。目前建议对所有自主呼吸的气管插管患者提供压力支持,这有助于克服 ETT 或气切套管的压力[186]。如果潮气量,呼吸频率或两者均不足以维持血氧时,可能需要额外的压力支持。大多数患者都对压力支持耐受性良好,但在任何情况下都必须意识到并考虑到易受呼气流限制的患者耐受力有所减低。

持续气道正压通气

持续气道正压通气(CPAP)在有自主呼吸的患者中通常施加在呼气末。就像 PEEP 一样,CPAP 旨在降低仰卧位气管插管患者发生肺不张的概率。应该为所有自主呼吸的患者提供 4~10cmH$_2$O 的 CPAP,以补偿呼气时肺通气量的损失并进一步促进氧合作用,所谓的生理性 PEEP,被认为是纠正上述肺不张的量,正常肺的生理性 PEEP 理论上大概相当于 4cmH$_2$O。通过 CPAP 减少呼吸功,归根结底是减少了呼气气流。在这种情况下,CPAP 会抵消内源性 PEEP,从而减少下一次吸气做功[187]。实验研究表明,流量触发装置的类型和流量差计算位点(通常在 ETT 远端)同样能影响吸气做功。CPAP 通常与 PS 通气模式结合使用。

自动管路补偿

如前文所述,ETT 很大程度上影响了吸气阻力,到目前为止描述的方法有助于减少克服这种阻力所需的功。压力支持模式有助于补偿吸气阻力,但不能补偿呼气过程,并且由于在正常呼吸过程中跨过 ETT 的流量发生变化,因此不能始终提供阻力[189]。呼气过程中 ETT 相关的阻力取决于 ETT 的内径,气体流速,气体密度和黏滞度以及附着在 ETT 腔内壁上的分泌物。自动管路补偿(ATC)是某些新型呼吸机的功能,能够在呼吸周期的吸气相和呼气相协助 ETT 或气切套管施加阻力。通过更改输送气体的压力支持(根据 ETT 的压力-流量特点,在吸气时升高压力,在呼气时降低压力),ATC 会调节自主呼吸过程中 ETT 的阻力和压力的下降。计算机通过 ETT 的大小来计算其两端的压差(ΔP^{ETT}),测量气流和气道压力,并选择压力合适的 ETT[189]。不同于压力支持,ATC 不能用作通气模式,它只是机械通气的辅助组件。

ATC 的缺陷之一是无法纠正因分泌物堵塞或管腔扭转导致的气道内径减小。这种局限性会导致 ΔP^{ETT} 的测量不准确,从而使 ATC 无法补偿气道上的压差。由于这种可能性,保持高度警惕性很有必要。在临床上已经显示,ATC 可以减少 ETT 或气切套管的额外呼吸功[28]。当这些现象与脱机和拔管联系到一起时,统计显示,是否使用 ATC 没有差异,然而在压力支持增加到 7cmH$_2$O 时,ATC 可抵消额外做功[190]。

药物治疗

吸入给药

ETT 的存在并不限制药物向肺部的输送,实际上可能会增强输送效果。许多临床医生利用这种途径给药。气道给药的两种主要方法是定量吸入器(MDI)和雾化器。经这些设备提供的药物最常见的有支气管扩张药,黏液溶解药,皮质类固醇和抗生素。在治疗肺部疾病时,吸入给药取得的药效不亚于甚至超过较小剂量的全身给药[191-193]。但是,经气管给予一些常用全身药物时,通常需要更高剂量才能确保吸收。

与全身给药相比,吸入给药还有其他优势。由于吸入给药的全身吸收显著降低,因此可以减少药物的不良反应。多项研究表明,气雾剂在下呼吸道的渗透和分布范围在雾化器中为 0~42%,而在 MDI 中为 0.3%~98%。但是,当标准化输送方式后,两种方法的药物分布剂量相似,约为 15%[194,196]。

颗粒的大小在给药过程中也起着很重要的作用。颗粒越大,则越不可能从气管支气管向下传递到各个肺泡。$1~5\mu m$ 大小的气溶胶颗粒是适合沉积的最佳选择[191,192,195,197]。携带气溶胶的气体密度也与输送效率成反比。研究显示,当在 MDI 和雾化器的呼吸回路中使用氦气和氧气的混合物时,对药物的输送有所改善[193,198]。

雾化器

雾化器的性能取决于多个因素,包括型号,工作压力,流速和所用稀释剂的体积。雾化器能够产生直径为 $1~3\mu m$ 的气雾颗粒,并且所产生的大小会受到流速或压力的作用:流速越大,颗粒越小[191,192]。雾化器可连续或间断使用。间断使用似乎比连续给药更加有效,而且气雾剂的浪费会减少[199]。将雾化器放置在 Y 形接口和 ETT 上方也可增加药物传递[197,199,200]。值得注意的是,连续使用雾化药物可能会损害患者在压力支持通气时负压吸气的能力,进而导致肺换气不足[178,201]。

定量雾化吸入器

定量雾化吸入器(MDI)结合加压推进器,防腐剂和表面活性剂的混合物来提供药物。活性药物的最终浓度约占罐中总体积的 1%[191]。当 MDI 罐口被下压时,一定量的药物会以一定的速度释放,并形成喷雾。可以使用各种与呼吸机回路或 ETT 末端适配的适配器,以协助管理吸入给药。与常用的弯头适配器相比,内腔和垫片似乎提供了更好的气雾剂输送[202]。在 ETT 上,MDI 通常比雾化器更易引起气溶胶沉积,从而减少了药物输送量。这些颗粒依次附着在 ETT 上,可通过使用垫片并仔细观察通气周期的时间来减少此问题:在吸气过程中以及患者自主呼吸时,此方法最为有效。Dhand 和 Tobin 曾报告了 MDI 给药技术,结果十分出色[199]。

有雾化器和 MDI 的整体功效比较研究表明,MDI 对机械通气患者是有利的。雾化器可能有细菌繁殖,这可能会经雾化剂传播。Bowton 报告说,MDI 与雾化器相比,每年能节省约 300 000 美元[203]。

吸入式支气管扩张剂

气道高反应和支气管痉挛和气道操作相关,这会损伤呼吸功能并延长机械通气时间。机械通气延长的病理生理过程包括黏膜炎症,黏液产生增多,气道充血并造成水肿,随后小气道收缩,肺泡无效腔增加,造成功能余气量(FRC)降低而对氧合作用产生不利影响;再者,由于呼气受阻,二氧化碳排出也会受限。在呼气流量到达极限的情况下,会产生大量的内源性 PEEP,前负荷降低,心脏充盈变差,低血压或在极端情况下发生心脏骤停。内源性 PEEP 还会导致肺泡过度扩张,使生理性无效腔增加,并增加发生气压伤的可能,尤其是在控制性正压机械通气时,可发生气胸、纵隔气肿和气腹以及人机对抗。

许多方法可减少支气管痉挛(和高气道压)的影响,包括降低呼吸频率,延长呼气时间,减少潮气量以及增加吸气流速。药物方面,使用肾上腺素受体激动剂,特别是 β_2 受体激动剂如沙丁胺醇是主要的治疗方法。在受到刺激时,支气管平滑肌上的 β_2 受体促进气管平滑肌松弛并扩张气道直径。在治疗支气管痉挛或气道高反应的急性阶段,全身应用甲基黄嘌呤类(如茶碱)并没有增加太多益处,因为他的治疗窗口期狭窄且具有毒性风险。

β_2 受体激动剂对于呼吸道纤毛也有益处,因为他们会引起纤毛运动频率增加[204]。这种现象由肾上腺素受体介导,非选择性 β 受体阻滞剂会使其减弱。纤毛摆动的频率增加促进了呼吸道上皮分泌物的清除。其他影响包括增加气道表面水分分泌,从而促进黏液清除[205]。但是有数据表明,与慢性病患者气道(例如在慢性支气管炎患者身上观察到的气道)相比,健康气道获得的益处更大,这可能是因为向下调节作用和慢性衰减[206]。新的吸入性 β 受体激动剂(如左沙丁胺醇)可能会减少不良反应,并改善治疗效果。

抗胆碱药

虽然吸入性 β 受体激动剂在降低气道高反应方面起着关键作用,但也应考虑使用吸入性抗胆碱能药,如异丙托溴铵或新型噻托溴铵,因为他们与 β 受体激动剂有协同作用。与支气管痉挛相关的气道高反应和炎症的发生机制是由胆碱能受体介导的。在患有慢性阻塞性肺疾病(COPD)的患者中,单独使用或与 β 受体激动剂联合使用是抢救治疗的基础,也是慢性病管理的主要手段[193]。

糖皮质激素

吸入糖皮质激素具有有效的抗炎效果,因此已成为包括 COPD 和哮喘在内的各种阻塞性呼吸系统疾病的治疗基础。在气雾剂中加入糖皮质激素可以扩大有益作用,同时可以显著降低不良反应,从而带来更有利的风险-收益比[207,208]。肺泡沉积率高,靶向性高,受体结合率高,在肺内停留时间更长,脂质结合性高是导致功效提高的药代动力学参数之一。口服生物利用度较低,可忽略不计,颗粒直径较小导致口咽部吸收较低。另外,较高的血浆蛋白结合率,更高的清除率和较低的全身浓度与更加低下的不良反应风险相关[207-209]。对于接受慢性治疗的患者,应持续吸入糖皮质激素,同时需要呼吸机来控制潜在的疾病,避免因停止治疗发生问题,包括肾上腺功能不全[210]。虽然吸入糖皮质激素的好处已经得到公认,但该治疗方法似乎并未降低死亡率[211]。由于所需剂量较高,急性 COPD 或哮喘急性发作更倾向于采用静脉或口服给药治疗。

吸入式抗生素

吸入式抗生素已经使用了数十年,近些年逐渐失去临床医生的青睐。它们主要用于治疗和抑制慢性气道细菌定植。与全身给药相比,它们的理论优势是改善了药物的传导以及在感染部位的浓度更高,从而提高了疗效,并且更好地根除了细菌[97,212-214]。该疗法的主要关注点是细菌耐药性的发展。

各项研究结果各不相同。氨基糖苷类吸入式抗生素已经被广泛地应用于囊性纤维化的患者,效果良好[97,212-215]。Palmer 在一项前瞻性的研究中报告了慢性呼吸衰竭患者机械通气后气道分泌物的数量明显减少和实验室炎症指标的降低[97,215],但这项研究缺乏证明力度,并且没有随机分组。

其他研究未能显示出相似的益处,而是证明了不良的和不可预测的药物传递[216]。不均匀通气,肺不张,肺萎陷和肺实变,甚至还有药物损害均有报道。支气管痉挛伴随胸闷也有报道[144]。吸入抗生素的使用应仅限于某些患者,例如囊性纤维化患者。不建议对机械通气患者进行常规治疗以帮助减少分泌物和清除分泌物。

支气管痉挛的其他辅助治疗

众所周知,吸入的挥发性麻醉剂有扩张支气管的作用。但他们在 ICU 中的使用仅用于难治性病例。在ICU 中进行吸入麻醉药治疗和相关不良反应(例如低血压)的管理时,必须协调团队成员和设备。需要进行进一步的研究,以确定短期尝试(1~6h)"中止"支气管痉挛或延长治疗时间(12~24h)是否最佳。

氯胺酮的拟交感神经刺激具有扩张支气管的作用。当患者对常规疗法没有反应时,通常使用氯胺酮用于支气管痉挛的治疗。可以在气管插管前单独给予或在诱导时给药。或者,可以在治疗方案中使用氯胺酮持续输注,利用其镇静和镇痛的作用,辅助支气管痉挛治疗。氯胺酮在治疗严重支气管痉挛中的作用有待进一步研究。

患者体位

何种体位才是机械通气患者最适当的? 这尚存很大争议。美国疾病预防与控制中心最新建议指出,将患者头部抬高 30°~40° 可以降低 VAP 的风险。一项中期研究表明,头部抬高和 VAP 发生率确有联系,半卧位患者微生物学确诊的肺炎发生率为 5%,而仰卧位患者为 23%[217]。半卧位在便于护理和减少胃肠道反流方面也得到了证据支持。虽然这仍是一个普遍的理论关注点,但尚未显示出对患者血流动力学的影响[218]。

某些特殊病床有连续侧向旋转功能,可应用于难以恢复的患者,例如严重头部或颅脑外伤的患者,肥胖患者和瘫痪的患者[例如急性呼吸窘迫综合征(ARDS)患者]。这些病床被广泛地认为有助于皮肤护理,减少血栓形成并改善肺功能,建议使用它们来减少肺不张,从而减少肺炎的发生,然而研究结果仍然存在矛盾[219,220]。

有时,在严重的 ARDS 病例中,患者可能需要俯卧,以便通气和充氧。这种方法试图消除造成低氧血症的生理性分流。俯卧位通过增加肺活量,保护后部肺叶,重新分配灌注来改善氧合[221]。虽然几篇文章对严重 ARDS患者进行了相关研究,但对俯卧位数据的荟萃分析未显示统计学差异[222,223]。然而,俯卧位并非没有风险,尤其是褥疮和 ETT 并发症的相关风险增加,例如 ETT 移位[223]。Rotoprone(KCI 治疗支持系统,San Antonio,TX)是一种 ICU 病床,可以使患者完全俯卧,充分利用这个体位的优势取决于它的必要性,而不是更易护理的可行性。

结论

建立和维护安全可靠的气道对危重患者的治疗至关

重要。从进入 ICU 的一开始就应该对气道进行护理，并确定哪些气道难以固定、难以维护。正确选择人工气道，不仅有助于满足通气，改善氧合，而且可以保护患者免受不当的医源性并发症。无论采取何种干预措施，保持警惕性都是提高治疗效果的关键。适当的 ETT 护理，气管切开术的早期指征，频发的肺部卫生问题，以及使用既定的治疗方案和经过验证的预防措施应有助于确保危重患者的安全和成功预后。

临床要点

- 具有 HVLP 套囊的聚氨酯 ETT 能够顺应气管腔内的不规则边界，因此在防止微误吸方面更为有效。
- ETT 的放置会产生机械和生理后果，必须对皮肤卫生、气道通畅性、接头完整性和呼吸支持模式等进行监护并持续关注，以最大限度地减少损伤并获得最大化的效果。
- 必须确认 ETT 的位置以使复苏有效。必须通过二氧化碳描记法或通过直接或间接的可视化技术来验证是否存在 $EtCO_2$，以确保 ETT 放置在恰当位置。
- 套囊泄漏评估是一项多方面的工作，需要保持警惕、细心和技巧。必须对潜在原因进行适当地分析，并仔细衡量更换气管插管的收益和风险。
- 更换 ETT，无论是菌膜聚集还是管腔堵塞，ETT 接头损坏漏气还是其他机械故障（例如 ETT 扭转），都是高风险的操作。决定更换新的 ETT 前应该先行检查新 ETT 的套囊是否漏气，用当前可用的技术（例如菌膜提取）进行评估。如果决定进行更换，呼吸回路接头等物品应该事先准备齐全。
- 一旦 ETT 到位后，必须尽力降低 VAP 风险，包括采用抑酸疗法，用特殊设计的 ETT 管，以及采用高级护理方案。VAP 似乎比过去的认知更加多元化，声门下吸痰和菌膜处理仅仅是开始的步骤。
- 任何会进行气管插管的医疗区域均应配备易于取得的困难气道车，该车应配备齐全，但也要根据操作者自身熟悉程度做准备。
- 最好是对任何发现的 ETT 问题立即调查，而不是在变为紧急情况后再处理后果。
- ETT 的设计、材料和护理已经发生变化，并将在未来十年内将继续发展。并非所有的改变都会被证明是有效的，但是针对患者的护理终将完善。

（魏威 译 薛富善 田鸣 审）

部分参考文献

9. Spiegel JE. Endotracheal tube cuffs: design and function. In: *Anesthesiology news guide to airway management*. New York: McMahon Publishing; 2010:51-58.
21. Kuhlen R, Max M, Dembinski R, et al. Breathing pattern and workload during automatic tube compensation, pressure support and T-piece trials in weaning patients. *Eur J Anaesthesiol*. 2003;20:10-16.
25. Divatia JV, Bhowmick K. Complications of endotracheal intubation and other airway management procedures. *Indian J Anaesth*. 2005;49:308-318.
26. Mort TC. Emergency tracheal intubation: complications associated with repeated laryngoscopic attempts. *Anesth Analg*. 2004;99:607-613.
61. Berra L, De Marchi L, Panigada M, et al. Evaluation of continuous aspiration of subglottic secretion in an in vivo study. *Crit Care Med*. 2004;32:2071-2078.
62. Dezfulian C, Shojania K, Collard HR, et al. Subglottic secretion drainage for preventing ventilator-associated pneumonia: a meta-analysis. *Am J Med*. 2005;118:11-18.
98. Salem MR. Verification of endotracheal tube position. *Anesthesiol Clin North America*. 2001;19:813-839.
109. Sengupta P, Sessler DI, Maglinger P, et al. Endotracheal tube cuff pressure in three hospitals and the volume required to produce appropriate cuff pressure. *BMC Anesthesiol*. 2004;4(1):8.
113. Lorente L, Lecuona M, Jiménez A, et al. Influence of an endotracheal tube with polyurethane cuff and subglottic secretion drainage on pneumonia. *Am J Respir Crit Care Med*. 2007;176:1079-1183.
123. Apfelbaum JL, Hagberg CA, Caplan RA, et al. Practice guidelines for management of the difficult airway: an updated report by the American Society of Anesthesiologists task force on management of the difficult airway. *Anesthesiology*. 2013;118(2):251-270.
145. Smulders K, van der Hoeven H, Weers-Pothoff I, et al. A randomized clinical trial of intermittent subglottic secretion drainage in patients receiving mechanical ventilation. *Chest*. 2002;121:858-862.
147. Coffin SE, Klompas M, Classen D, et al. Strategies to prevent ventilator associated pneumonia in acute care hospitals. Supplement Article SHEA/ISDA Practice Recommendation. *Infect Control Hosp Epidemiol*. 2008;29(suppl 1):S31-S40.
149. Tablan OC, Anderson LJ, Besser R, et al. Guidelines for preventing health-care associated pneumonia, 2003. Recommendations of CDC and the Healthcare Infection Control Practices Advisory Committee. *MMWR Recomm Rep*. 2004;53(RR-3):1-36.
150. Dragoumanis CK, Vretzakis GI, Papaloannou VE, et al. Investigating the failure to aspirate subglottic secretions with the Evac endotracheal tube. *Anesth Analg*. 2007;105:1083-1085.
151. Kapadia FN. Factors associated with blocked tracheal tubes. *Intensive Care Med*. 2001;27:1679-1681.
155. Mort T, Aldo F, Kopp GW. Managing the unusual airway—Case studies in complexity: clearing luminal occlusions. *Anesthesiology News*. 2010;36(8):64-65.
156. Jarrett WA, Ribes J, Manaligod JM. Biofilm formation on tracheostomy tubes. *Ear Nose Throat J*. 2002;81:659-661.
174. Shah C, Kollef MH. Endotracheal tube intraluminal volume loss among mechanically ventilated patients. *Crit Care Med*. 2004;32:120-125.
222. Kopterides P, Siempos II, Armaganidis A. Prone positioning in hypoxemic respiratory failure: meta-analysis of randomized controlled trials. *J Crit Care*. 2009;24:89-100.

All references can be found online at expertconsult.com.

第 46 章　机械通气

Mark T. Warner and Bela Patel

章节大纲

引言

呼吸通常是一个自动过程,吸气是主动的,呼气是被动的。正常生理状况下,肋骨抬高,横膈膜伸展,使胸腔内变为负压。这有助于空气进入肺部。此后,膈肌和其他呼吸肌群放松,机体进入呼气相。肺的生理功能有两个方面:氧气在肺泡毛细血管膜扩散而使血液充氧,排出从血浆中溶出并进入肺部的二氧化碳(CO_2)。当这些功能失代偿时,即可诊断为呼吸功能衰竭。呼吸功能衰竭患者的主要治疗手段是采用机械通气。本章将讨论有创和无创机械通气的使用。在重症或接受全身麻醉的患者中,需要机械通气提供呼吸支持。机械通气的主要目标包括:利用增加吸入氧浓度(FiO_2)来增加氧合;增加呼气末正压(positive end-expiratory pressure,PEEP);改变吸气时间;加快排出 CO_2;这都是通过保持满意的每分钟通气量来实现的。每分钟通气量是潮气量和呼吸频率的乘积。

自 Fell O'Dwyer 于 1888 年设计脚踏泵通气设备以来,正压通气已取得了重大的进展。尽管机械通气可挽救生命,但也可损伤肺部。因此,安全使用机械通气以限制呼吸机诱发的肺损伤(VILI)以及与其他器官系统的不良相互作用是管理机械通气患者的重要事项。此章节总结了机械通气的不同模式,并描述了它们的特点和缺点。

在本章中描述机械通气时,我们仅指在现代医学中使用的正压通气。旧时采用负压通气治疗受脊髓灰质炎患者的方法,现不再使用,对此不做进一步讨论。

Esteban 及其同事综述了北美,南美,西班牙和葡萄牙在重症监护病房(ICU)中使用机械通气的情况。在机械通气的适应证中,最常见的是急性呼吸功能衰竭(66% 的患者),其次是昏迷(15%)、严重慢性阻塞性肺疾病(chronic obstructive pulmonary disease,COPD)(13%)和肌无力(5%)。急性呼吸功能衰竭的主要病因包括肺炎(16%)、败血症(16%)、术后感染(15%)、心功能衰竭

（12%）、急性呼吸窘迫综合征（acute respiratory distress syndrome，ARDS）（12%）、创伤（12%）、未明原因（13%）和误吸（3%）。气管插管（endotracheal tubes，ETT）的使用频率比气管切开术多 3 倍，以建立人工气道。不同国家所使用的通气方式各有不同。辅助控制通气（assist-control ventilation，ACV）是世界上最常见的，其次是带有压力支持的同步间歇指令通气（synchronized intermittent mandatory ventilation，SIMV）和压力控制通气（pressure-support ventilation，PSV）。在北美的 ICU 中，ACV 和 SIMV 的使用频率相同[1]。

机械通气方式

无创通气

患者的机械通气可通过有创或无创方法实施。无创正压通气（noninvasive positive-pressure ventilation，NIPPV）可通过鼻通路或鼻口通路（例如面罩）进行输送。使用有创或无创机械通气取决于病情的严重程度、患者心理状况和预后。通常考虑将 NIPPV 用于发生低氧血症或高碳酸血症的呼吸功能衰竭患者，这些患者需要迅速改善已经失代偿的生理指标。在阻塞性和中枢性睡眠呼吸暂停情况下使用 NIPPV 将另行讨论。NIPPV 的机制是，对鼻咽或口咽施加正压，使气道开放，并下传至肺，使肺泡膨胀。NIPPV 可对心血管造成许多影响，包括静脉回流降低、胸腔内压力升高和左心室后负荷降低，这些效应对心排血量的影响则取决于患者的基本生理状况。图46.1 详细说明了 NIPPV 对心肺系统的影响。

在使用 NIPPV 时，适应证的把握至关重要。不建议将 NIPPV 用于患有上呼吸道阻塞、心搏骤停、血流动力学不稳定、呼吸骤停、面部创伤、消化道大出血、误吸风险

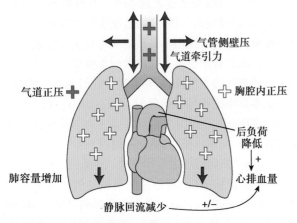

图 46.1　气道正压的生理效应（Adapted from Antonescu-Turcu A, Parthasarathy S. CPAP and bi-level PAP therapy:new and established roles. *Respir Care.* 2010;55:1216-1228. ）

表 46.1	无创正压通气成功或失败的因素
成功	**失败**
• 高 $PaCO_2$ 和低 A-a 梯度 • NIPPV 1h 后，pH 和 $PaCO_2$ 改善，呼吸频率降低 • 良好的意识水平	• 高 APACHE 分数 • 胸片证实的肺炎 • 分泌物过多 • 牙齿缺失 • 营养状况差 • 混乱或谵妄

A-a，肺泡至动脉；APACHE，急性生理和慢性健康评估；$PaCO_2$，动脉二氧化碳分压；NIPPV，无创正压通气。

高、精神状况差或无法清除分泌物的患者（表 46.1）[2-4]。

NIPPV 对下列情况具有重要的作用：合并高碳酸血症的严重 COPD[5-7]、心源性肺水肿[8-11]、高碳酸血症性呼吸功能衰竭和低氧性呼吸功能衰竭。把握适应证的关键在于可确保通过 NIPPV 来实现机械通气的目标，即提高患者的意识水平，改善或维持血流动力学稳定性，以及明确地增加气体交换。NIPPV 可使用标准呼吸机，通过面罩、鼻罩或鼻吸氧管来输送气体。输送气体加温加湿可改善患者的舒适度[12]。NIPPV 的常用通气模式是持续气道正压通气（continuous positive airway pressure，CPAP）、双相气道正压通气（bi-level positive airway pressure，BiPAP）、压力控制通气（PSV）、比例辅助通气（proportional-assist ventilation，PAV）和辅助控制通气（ACV）。NIPPV 不同模式之间的气道压力、流量和潮气量差异如图 46.2 所示。临床上应根据患者特征选择 NIPPV 模式。例如，需要减少呼吸功的患者应使用 ACV 模式，而 PSV 则可改善人机对抗性[13]。总体来讲，这些模式的死亡率没有差异。NIPPV 开始后应密切监测患者[14-17]。如果在 1~2h 内没有明显改善，则应进行气管插管和有创机械通气[18]。在一项前瞻性多中心队列研究中，30% 的患者因 NIPPV 失败而需气管插管。在 ARDS 或社区获得性肺炎患者中，气管插管率最高（50%），而肺挫伤（18%）或心源性肺水肿（10%）的气管插管率最低[19]。

NIPPV 可改善重度 COPD 急性发作患者的死亡率和住院时间[20]。对上述患者的荟萃分析显示，慢性 COPD 急期发作的患者使用 NIPPV 未能使死亡率降低[21,22]。低氧性呼吸功能衰竭和哮喘发作的患者可能会受益于 NIPPV[23,24]。NIPPV 在拔管后呼吸功能衰竭中也有用途，如果拔管后因为自主呼吸不足而发生高碳酸血症，立即使用 NIPPV 能够防止再次气管插管并降低死亡率[25]。拔管后呼吸功能衰竭的患者使用 NIPPV 并不会降低气管插管率和死亡率，并且 NIPPV 组从拔管失败到再次气管插管的时间更长[26]。

对于严重 COPD 发作和心源性肺水肿的患者，如果没有禁忌证，应尝试 NIPPV。在其他呼吸功能衰竭中，例

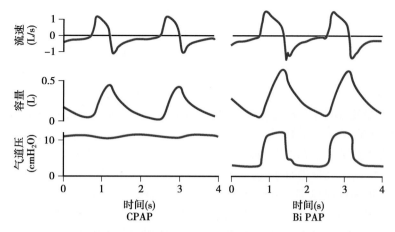

图 46.2 持续气道正压通气（CPAP）和双相气道正压通气（Bi PAP）的流量，体积和气道压力（Paw）与时间的关系（Antonescu-Turcu A，Parthasarathy S. CPAP and bi-level PAP therapy：new and established roles. *Respir Care*. 2010；55：1216-1228.）

如低氧性呼吸功能衰竭，如果患者不符合气管插管和有创机械通气的标准，则可考虑使用 NIPPV。但是，如果患者在最初的 2h 内情况不稳定，则应迅速进行气管插管和有创机械通气治疗。

在阻塞性和中枢性睡眠呼吸暂停的住院和门诊治疗中，可常规使用 NIPPV。气道正压通气（positive airway pressure，PAP）已被证实在睡眠呼吸障碍的治疗中效果很好[27]。CPAP 用于单纯阻塞性睡眠呼吸暂停，BiPAP 通常用于肺泡通气不足的阻塞性睡眠呼吸暂停[28]。其他通气模式包括：自动正压通气（auto-titrating positive airway pressure，APAP）、自适应指令通气（adaptive servo ventilation，ASV）、平均容量保证压力支持（average volume-assured pressure support，AVAPS）和神经调节辅助通气（neutrally adjusted ventilator assistance，NAVA）[29,30]，所有这些模式都旨在改善人机同步性，并确保在睡眠时进行少量通气，以确保充分的通气和逆转生理异常。NAVA 是一种主要用于儿科的新技术，其特定鼻胃管上的电极可感测膈膜的电活动，使呼吸机的辅助与患儿呼吸同步[31]。

有创机械通气

有创性机械通气是指，患者使用了人工气道与呼吸机相接。各种类型的人工气道设备在本书的其他章节进行介绍。常用的人工气道包括，经口气管插管、经鼻气管插管或气切开装置。

使用人工气道的目的是保持气道通畅，防止误吸，促进清除分泌物和允许机械通气支持[32]。有创机械通气的适应证包括：低氧性呼吸功能衰竭、高碳酸性呼吸功能衰竭、混合性呼吸功能衰竭、患者因意识状态而无法保护气道、血流动力学不稳定以及在深度镇静、全身麻醉或神经肌肉阻滞期间维持满意的氧合和通气。低

氧性呼吸功能衰竭的定义为，$FiO_2 \geqslant 60\%$ 时，PaO_2 持续低于 60mmHg。治疗手段通常为 NIPPV。但是，如果引起低氧血症的疾病是重症肺炎、急性气胸、非心源性进行性肺水肿或其他不宜行 NIPPV 的情况，则应进行有创机械通气。在高碳酸性呼吸功能衰竭中，如果使用 NIPPV 患者的精神状态没有改善，或动脉二氧化碳分压（$PaCO_2$）大于 45mmHg，pH 小于 7.30，则应行有创机械通气。NIPPV 的其他禁忌证包括：近期的消化道手术史、大量吸烟、面部外伤、烧伤、上呼吸道和面部手术史或持续的气道阻塞。这些情况下，通常需要进行有创机械通气[33,34]。

人工气道的选择取决于患者的解剖情况以及病情的紧迫性。无创通气可通过鼻罩或面罩快速应用。气管插管和气管切开更为安全，通常用于有创机械通气。经鼻气管插管用于特殊情况，比如创伤、烧伤或血管性水肿，或用于特定手术。喉罩通气以及其他声门上通气装置则属于不安全气道，不适用于 ICU。

机械通气的参数

在决定进行有创正压通气后，为了成功实施通气，需要考虑几个参数，包括潮气量、呼吸频率、呼气末气道正压、FiO_2、峰流量、平台压、触发灵敏度、气流速率和气流模式。

潮气量

潮气量是指机械通气情况下每次呼吸吸入肺内的气体量。过去，初始潮气量被设定为 10~15mL/kg，应用于应接受机械通气的患有神经肌肉接头疾病的患者。过去二十年间，多项研究表明潮气量过大会使肺泡过度膨胀，从而引起 VILI[35,36]。VILI 的机制包括肺泡局部过度膨

胀[37]、肺单位反复开放和闭合时产生的张力[38,39],以及具有不同力学特点的邻近肺结构间的压力[40]。

低潮气量通气策略,即采用 6mL/kg 的潮气量,已成为 ARDS 患者的标准通气策略。此策略由 ARDS 网(ARDS Network)于 2000 年发表[41]。ARDS Network 前瞻性地研究了患有急性肺损伤或 ARDS 的插管患者,以确认低潮气量通气策略与传统潮气量通气策略相比是否能够降低患者死亡以及观察了减少通气支持的时间。最终分析结果显示,以 6mL/kg 的潮气量进行通气,并把患者的气道平台压维持在 30mmHg 或以下,与以 12mL/kg 并把患者的气道平台压维持在 50mmHg 或以下的常用通气策略相比,能够使间接死亡率降低 23%,直接死亡率降低 9%。现在,低潮气量通气或称肺保护性通气,已被推荐用于所有 ARDS 患者。有综述指出急性肺损伤和使用 10mL/kg 潮气量的通气策略有关[42]。考虑到迄今为止的研究结果,不应常规对患者进行潮气量大于 10mL/kg 潮气量的机械通气。

呼吸频率

机械通气期间呼吸频率的设定取决于目标的每分钟通气量。每分钟通气量是呼吸频率和潮气量的乘积,单位是 L/min。在患者完成插管并开始机械通气后要保证充足的每分钟通气量,因为患者潜在的病理生理因素以及药物干预都会抑制患者维持自身代谢需要的能力。在许多情况下,呼吸频率都被设定为患者插管前的自主呼吸频率。正常每分钟通气量是 5~7L/min。脓毒症患者和糖尿病酮症酸中毒患者原来的每分钟通气量可达 12~15L/min,因此需要设置更高的呼吸频率。为了纠正酸碱失衡并保证充足的每分钟通气量,必须调整每分钟通气量直至患者的 pH 和 $PaCO_2$ 达到预期。允许性高碳酸血症(也就是有意允许 $PaCO_2$ 上升以便达到某些治疗目标)在特定临床情况下适用,比如 ARDS。内源性 PEEP(固有 PEEP)必须被控制在 5cmH_2O 以下。在呼吸被内因或外因抑制时,若通气目标已经达成,那么把呼吸频率设置在比正常呼吸频率少 4 次/min 会更安全。对于进行同步间歇指令通气的患者,应设定其初始呼吸频率,使其能满足 80% 的每分钟通气量需求。

最初的呼吸频率通常设置为 12~16 次/min,但是 ARDS 患者要求采用 20s 较高压力,接着进行 30s 较低压力通气所对应的呼吸频率。对于患有阻塞性肺疾病(比如哮喘)的患者,应采用低呼吸频率的通气策略,因为这些患者发生内源性 PEEP 的风险很高。内源性 PEEP 的评估和管理在后面章节会涉及。总的来说,只要通气管理者密切监测内源性 PEEP 的出现,高达 35 次/min 的呼吸频率也是安全的,但是不应常规以高于这一数值的呼吸频率进行通气。谨慎的做法是以最低有效呼吸频率对患者进行通气。

呼气末正压

呼气末正压(PEEP)是指呼气末肺泡内高于大气压的压力。通过机械通气应用 PEEP(外源性 PEEP)能够在呼气末维持肺内正压以便防止不稳定的肺泡塌陷[43]。PEEP 能够提高吸气峰压,使之高于不稳定肺泡的开放压力。低水平的 PEEP(3~5cmH_2O)被常规用于机械通气的患者。它能减少呼气末肺泡塌陷,而且也许能降低通气相关压力(VAP)的发生率[44]。更高水平的 PEEP 被用于提升低氧性呼吸功能衰竭患者的氧合。治疗 ARDS 的目标是最大限度的肺复张,并减少肺泡和肺单位的复张和塌陷的循环次数。选择 PEEP 的数值有许多理论,但是现有的证据有限,不足以支持常规应用这些策略。容量-压力曲线上较低的拐点所对应的压力(P_{flex})反映的是肺从低顺应性转变为高顺应性时的压力,选用高于此压力 2cmH_2O 的 PEEP 值是比较合适的(图 46.3)[45]。

因为直接获取容量压力曲线不太实际,所以人们研究了许多算法(比如 ARDS Network 的实验结果)。这些算法用 PaO_2/FiO_2 比值来确定合理的 PEEP(表 46.2)[41]。已有研究通过测量食管压来估测跨肺压从而确定 ARDS 患者的合理 PEEP 值,结果显示这一方法改善了患者的氧合和肺顺应性[46]。也可做增加或降低呼气末正压的实验以确定最佳 PEEP[47,48]。有研究证实,对术后患者采用更高水平的 PEEP 并无益处[49]。

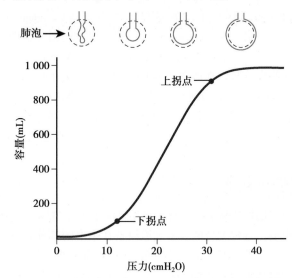

图 46.3　计算最优呼气末正压(PEEP)。机械通气采用低水平的 PEEP 以防止呼气末不稳定的肺泡塌陷。容量—压力曲线可被用于评估肺顺应性变化。该曲线的低位拐点所对应的压力值是塌陷肺泡的开放压,高位拐点则预示着肺过度膨胀,通过这两个值可确定通气策略(From Haitsma JJ. Physiology of mechanical ventilation. *Crit Care Clin*. 2007;23(2):117-134.)

表 46.2　ARDS Network 实验中 PEEP 与 FiO₂ 的组合对应关系

分组	PEEP 与 FiO₂ 的组合[a]													
低 PEEP 组														
FiO₂	0.3	0.4	0.4	0.5	0.5	0.6	0.7	0.7	0.7	0.8	0.9	0.9	0.9	1.0
PEEP	5	5	8	8	10	10	10	12	14	14	14	16	18	18~24
高 PEEP 组[b]														
FiO₂	0.3	0.3	0.3	0.3	0.3	0.4	0.4	0.5	0.5	0.5~0.8	0.8	0.9	1.0	
PEEP	5	8	10	12	14	14	16	16	18	20	22	22	22~24	
高 PEEP 组[c]														
FiO₂	0.3	0.3	0.4	0.4	0.5	0.5	0.5~0.8	0.8	0.9	1.0				
PEEP	12	14	14	16	16	18	20	22	22	22~24				

[a] ARDS Network 实验中呼气末正压和吸入氧浓度的组合列表。
[b] 在开始使用高 PEEP 之前。
[c] 在开始使用高 PEEP 之后。
（Adapted from National Heart, Lung, and Blood Institute ARDS Clinical Trials Network. Higher versus lower positive end-expiratory pressures in patients with the acute respiratory distress syndrome. N Engl J Med. 2004;351:327-336. ）

引起低氧性呼吸功能衰竭患者 VILI 的病因很多。由于不稳定肺组织塌陷以及重复性开放和塌陷可引起进一步损伤，因此预防损伤的最好方法是采用最佳通气策略。高 PEEP 已被用于减轻肺泡塌陷以及降低周期性出现的肺泡张力。许多研究表明，高 PEEP 可改善氧合但不能降低死亡率[50,51]。然而荟萃分析发现，高 PEEP 能够降低 PaO₂/FiO₂ 比值低于 200 患者的死亡率[52]。目前尚无确定最佳 PEEP 值的方法[43]。对 ARDS 患者进行的研究发现，这些患者需要的最佳 PEEP 通常在 12~20cmH₂O。

吸入氧浓度

在开始机械通气时，FiO₂ 通常设置为 1。之后应在保证 PaO₂ 和 SpO₂ 正常的情况下快速降低 FiO₂，以便减轻氧过量的危害。对大多数患者来说，PaO₂ 达到 60mmHg 和 SpO₂ 达到 90% 就能够满足氧合需要。然而，有些患者可能需要更高的 PaO₂，原因是他们有潜在的心肺疾病（比如心肌缺血和肺动脉高压）。对于 ARDS 患者，把目标 PaO₂ 降低到 50mmHg 也许有助于减轻肺泡损伤[53]。延长吸入高浓度氧气的时间，与气道和肺间质损伤以及去氮引起的肺不张（吸收性肺不张）相关，也会增加发生弥漫性肺泡损伤的风险，而这风险高于使用博莱霉素治疗的患者[54,55]。如果患者需要的 FiO₂ 一直高于 0.6，则需要采用以下措施如应用 PEEP、患者平卧位，或改用其他通气模式等方法来减少 FiO₂。

气道峰压

气道峰压是吸气期间气道最大压力的测定值。在以容量控制模式进行机械通气的情况下，麻醉的或平静的患者的气道峰压取决于潮气量，呼吸频率和吸入气流速。在患者清醒且活跃的情况下，患者用力会影响到气道峰压。在压力控制的机械通气中，气道峰压与预设的吸入气压力和吸入气流速直接相关[56]。现有研究不能一致表明气管损伤是气道峰压增加引起的不良后果[57,58]。气道峰压高于平台压，两者之间的差值反映的是气道阻力。

平台压

平台压是呼吸机对小气道和肺泡施加的压力。吸气末，呼吸机会停止 0.5~1s，此时的气道压就是平台压。荟萃分析表明，气道平台压在 35cmH₂O 以上时气道会发生损伤[59]。ARDS 网的试验发现，采用较低潮气量同时使平台压低于 30mmHg 与用传统的潮气量同时使平台压低于 50mmHg 相比，死亡率明显降低[41]。

引起平台压上升的常见原因包括应用高水平的 PEEP、高吸气流速和高潮气量。高气道平台压的后果包括气道创伤、VILI、气胸、纵隔积气和皮下气肿。如果发生气道创伤，通过降低潮气量、PEEP 或吸入气流速或加深患者镇静程度来进一步降低平台压可能对患者有益。

触发灵敏度

呼吸机上的传感器通过检测患者吸气时对回路产生的负压以及吸入流速来检测患者呼吸所用的力。患者吸气用力可触发呼吸机或触发一次通气。压力触发灵敏度

通常被设置在 $-1 \sim 3cmH_2O$，当吸气用力高于触发灵敏度设定值时，触发一次通气。流量触发通气则是在返回的气流强于呼出的气流时触发通气。当患者吸气产生的负压和或吸气流速不足以触发通气，呼吸机就会按设置的参数对患者进行强制通气。呼吸起始的时间是由设置的呼吸频率决定的，按照预设的吸气流速进行通气，直到达到理想的潮气量，随后呼吸机停止工作，使患者被动呼气。

吸气流速

吸气流速，即吸气峰流速，是呼吸机按设定潮气量通气时输出的最大吸气流速。大多数现代呼吸机输出的气流速度可达 $60 \sim 120L/min$。吸气流速需要按患者需求来调整。如果吸气流速太低，会造成呼吸困难，人-机不同步，和呼吸功增加。高吸气流速可增加气道峰压，降低平均气道压，从而降低氧合[56]。

对大多数患者来说，$60L/min$ 的吸气流速已经足够。有更高通气需求的患者需要更高的吸气流速[60]。阻塞性肺疾病患者也必须进行高流速的通气，以便缩短吸气时间，延长呼气时间，从而降低发生内源性 PEEP 的

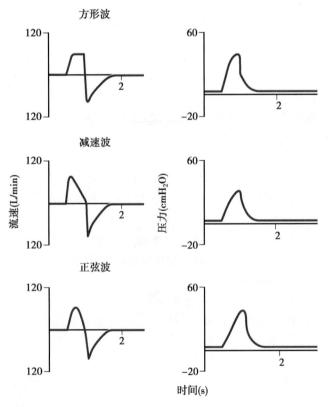

图 46.4　机械通气最常用的三个吸入气气流谱（左）与它们相应的压力时间曲线（右）比较（From Yang SC，Yang SP. Effects of inspiratory flow waveforms on lung mechanics，gas exchange and respiratory metabolism in COPD patients during mechanical ventilation. *Chest.* 2002；122；2096-2104.）

风险[61,62]。

气流谱

现代呼吸机可提供多种吸气气流谱。恒定（或方波）气流谱是指容量控制通气期间呼吸机提供的吸气气流。采用这一气流谱时，吸气流速一直是恒定的，直至达到目标潮气量，随后开始呼气。同时，呼吸过程中气道压一直在变，具体取决于患者呼吸用的力以及肺顺应性。正弦波气流谱的特点是在呼吸周期中逐渐增加和降低吸入气流速。减速斜坡波（锯齿波）气流谱指的是气流速度一开始为最大值，随后一直下降直至呼气末。这一气流谱与正常吸气气流谱最相近。斜坡波在大多数情况下能够达到最均匀的通气分布，降低气道峰压，并促进 CO_2 清除[63]。对于正在使用呼吸机触发呼吸的患者推荐使用这一模式（图 46.4）。

常用机械通气模式

三个最常用的机械通气模式是辅助控制通气（ACV）、同步间歇指令通气（SIMV）和压力支持通气（PSV）。这些模式的名称描述了呼吸是容量恒定的，还是压力恒定的；呼吸是强制的还是自主的，或两者都存在；哪些变量决定功能变化。三个通气模式都可用于通气稳定过程，通气维持过程以及脱机过程。

机械通气模式的选择最常取决于是否需要患者呼吸肌群休息，比如患者血流动力学不稳、严重通气和氧合紊乱或患者接受气管插管全身麻醉。在这些情况下，谨慎的做法是选择一种不需要自主呼吸也能进行通气的模式；ACV 是最常用的。然而，如果想要利用呼吸肌群，那么应当考虑选用 SIMV 或 PSV。需要激活呼吸肌群的患者通常是准备脱机的患者或正在进行肌力评估的患者，以及正在评估自主呼吸功是否足够的患者。PSV 是三种通气模式中唯一一种完全依赖患者自主呼吸的通气模式。表 46.3 显示了每个常用通气模式中的参数设定方式。控制模式通气（CMV）是原始的通气模式。采用CMV 时，患者以设定的频率接受正压通气，而不受自身情况影响。

辅助控制通气

容量辅助控制通气（VACV）是最常用的初始通气模式，在机械通气初期和维持期有多项优势。使用 VACV 能够获得充足的氧合和通气，而且在治疗过程中能减少呼吸功。它常规用于完全控制通气的患者，比如在手术室中的全麻患者，以及昏迷患者。

表46.3 常用通气模式的参数设定

通气模式	呼吸频率	潮气量	吸气峰流速	PEEP	吸入氧浓度
ACV	需设定	需设定	需设定/因变量	需设定	需设定
SIMV	需设定	需设定	因变量	需设定	需设定
PSV	因变量	因变量	需设定	需设定	需设定

ACV,辅助控制通气;PEEP,呼气末正压;PSV,压力支持通气;SIMV,同步间歇指令通气。

表46.4 不同通气模式的优缺点

通气模式	优点	缺点
ACV	潮气量可控 保证呼吸频率 保证通气效果 有效缓解缺氧 减少呼吸功	不能用于清醒患者 可能导致呼吸性碱中毒 呼吸叠加,内源性 PEEP 不便脱机 通常需要镇静
SIMV	更舒适 允许呼吸肌群工作	自主呼吸的幅度是可变的 延长脱机时间
PSV	更舒适 可评估呼吸肌群做功 有利于脱机	不能保障呼吸频率 不能保障潮气量 可能发生致命性的通气不足

ACV,辅助控制通气;PEEP,呼气末正压;PSV,压力支持通气;SIMV,同步间歇指令通气。

VACV 是一种混合通气模式,它可在患者吸气时触发,或是在设定时间内患者无呼吸的情况下自主触发,并按预设的潮气量支持通气。这一时间取决于呼吸机设定的呼吸频率。探测器通过检查患者气道内气流或压力的变化来判断患者有无呼吸。当上述变化达到触发的阈值,呼吸机就会输出预设的潮气量。在 ACV 中,在吸气结束前上升达设定阈值的自变量可是容量,流速或两者都是。终止吸气的自变量是容量或时间。吸气相气道峰压和平台压都是这一设置中的因变量。在深度镇静或神经肌肉阻滞的患者中,ACV 模式的功能与 CMV 相似。ACV 的优点是它既能降低呼吸功又能降低心肌需氧量。ACV 在有自主呼吸的患者中应用的缺点是,它没有自主呼吸舒适,而且可造成呼吸性碱中毒和呼吸叠加(表46.4)。

当 ACV 用于容量控制通气时,气道压会随时变化。当严重低氧血症患者(比如 ARDS 患者)需要高水平 PEEP 和高 FiO$_2$ 来维持充足的氧合时,为达到理想的潮气量,气道压就会升高。具体上升的压力可为吸气峰压、平台压、平均气道压等。这些压力都可代表在呼吸周期的不同水平和时间时的气道压力。平台压上升,说明肺泡压上升,此时应采用压力控制通气。

与 VACV 相似,压力控制性 ACV(PACV)模式要求人为设定频率(即呼吸频率)、PEEP 和 FiO$_2$,但是它设定的是吸气压力的上限,而不是潮气量。在呼吸机进行一次通气时,吸入气流持续输送,直至气道压达到设定的最大值或者吸气时间已达设定的时间,随后呼吸机停止输出气流。在压力控制性 ACV 中,潮气量会随时变化,而且为了防止高气道压引起的气道损伤,需要放弃潮气量的统一(表46.5)[64]。图46.5通过压力时间曲线以及容量时间曲线描述了 VACV 和 PACV 的差别。

同步间歇指令通气

同步间歇指令通气(SIMV)是经常用于内科以及手术科室的通气模式,它同时具有 ACV 和 PSV 的特点。SIMV 需要设置的参数与 ACV 相同,这些参数包括:频率、潮气量、PEEP 和 FiO$_2$;然而,它也包括一个为支持自

表46.5 容量控制通气与压力控制通气

参数	容量控制通气	压力控制通气
呼吸频率	可设定	可设定
潮气量	可设定	因变量
吸气流速	可设定	可设定
吸气峰压	因变量	可设定
PEEP	可设定	可设定
吸入氧浓度	可设定	可设定

PEEP,呼气末正压。

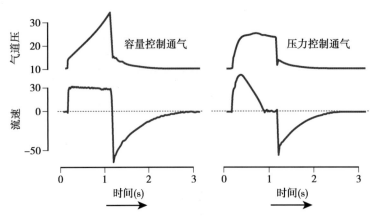

图 46.5 VACV 和 PACV 的压力时间曲线图和气流速度时间曲线图
(From Marini JJ. Point: Is pressure assist-control preferred over volume assist-control mode for lung protective ventilation in patients with ARDS? Yes. *Chest*. 2011;140:286-290.)

主呼吸设置的压力值。同时存在两种呼吸(即强制和自主)模式的目的是,在患者自主呼吸时增加膈肌运动和呼吸肌做功。SIMV 有时被用作脱机前的过渡通气模式,但是它可能延长机械通气时间,所以并不推荐将其常规用于准备脱机的患者[65]。

当患者深度镇静或瘫痪时,SIMV 的功能与 ACV 相同。患者接受固定数量的强制通气,强制通气次数取决于设定的呼吸频率,以及同时设定的潮气量、PEEP 和 FiO_2。但是,对于有自主呼吸的患者,SIMV 会在强制通气被触发时辅助患者通气,而除了设定数目的强制通气外,SIMV 还会按照规定的压力支持和 PEEP 辅助患者自主呼吸。这一通气模式的优势是它能够控制患者呼吸,使患者能够接受固定次数的强制通气(如果患者不能触发吸气)或支持患者呼吸(如果患者能够触发呼吸机,从而开始吸气),而且患者可进行频率高于设定频率的自主呼吸。应用 SIMV 可能会降低对患者镇静程度的要求(详见表 46.4)[66]。

压力支持通气

压力支持通气(PSV)可用于自主呼吸的清醒患者。PSV 产生的初衷是为了减轻采用 SIMV 模式通气时的呼吸肌做功,后来 PSV 逐渐发展为一种独立的通气模式。PSV 根据事先设定的气道正压对患者自主吸气时进行辅助。呼吸机一直对患者施加吸气压力,直到吸入气的气流压力下降到预先设定的水平(通常是气道峰压的 25%)。PSV 允许治疗者分别控制支持压力,PEEP 和 FiO_2,使它们达到理想的水平。这一通气模式完全依赖患者的自主呼吸,所以患者的呼吸驱动力必须完好无损。PSV 的呼吸功与支持压力和气流速度成反比[67]。因为这一通气模式不能确保患者获得足够的潮气量,所以要按需调节压力支持水平,直至患者的潮

气量充足。然而肺顺应性和气道阻力的任何改变都可能造成潮气量变化。同时,还需要一定水平的压力支持来对抗呼吸回路和气管导管的阻力。这一压力通常低于 $10cmH_2O$,但是当气管导管较细时这一数值会更大[68]。超过对抗人工气道阻力所需要的压力能够增加潮气量。压力支持通常设置为 $5\sim25cmH_2O$。当患者需要完全的通气支持时,PSV 也许不是理想的通气模式,因为它所需的呼吸功更大,而且不能保证患者达到充足的每分钟通气量(详见表 46.4)。

压力调节容量控制通气

压力调节容量控制通气(PRVC)是一种控制通气模式,它同时具有压力控制和容量控制通气的特点;它可与 ACV 或 SIMV 同时使用。使用 PRVC 时,目标潮气量已经被设置,但是每次通气的气流都是按压力控制通气时的减速斜坡气流谱输送的。呼吸机首先在低压力的情况下通气,随后计算出达到预设潮气量所需的气道峰压;在下次通气时即按这一计算出的压力通气。如果目标没有达到,则在下次通气时将压力调整 $1\sim3cmH_2O$。这样能够在每次通气时都进行校正,并能够增加对气道压力的控制。因为吸气流速是自动调整的,所以 PRVC 能够在提供预先设定的潮气量时降低气道峰压。在使用 PRVC 模式时呼吸机能够对患者用力做出反应,所以当患者呼吸用力增加时,呼吸机提供的吸气压力下降,从而增加患者呼吸功[69]。在患者没有自主呼吸时 PRVC 仍然有用,因为它能保证充足的潮气量,与此同时,以减速斜坡吸入气流谱通气,可最大限度地降低气道峰压。许多现代麻醉机因此配备了与之类似的通气模式[比如 Dräger 麻醉机配备了容量-自动气流通气模式(AF),GE 麻醉机配备了容量保证的压力控制模式(VG-PS)]。

不常用的通气模式

反比例通气

反比例通气（inverse-ratio ventilation, IRV）是吸呼比（I：E）大于 1 的正压通气。它曾被用于提升严重 ARDS 患者的氧合，这些患者已使用了最优化的 PEEP[70]。I：E 通常在 1.2～1.5，但是在使用 IRV 时，它可能为 1：1、2：1 或更高。这样通气会延长吸气时间，从而在增加平均气道压的同时不增加吸气平台压，可能会改善氧合[71,72]。这一模式最常被用于时间循环式压力控制通气（PCV），但也可被用于容量循环通气。这种模式可以从一定程度上改善氧合，CO_2 的清除效率保持不变或增强[72,73]。然而，并不是所有的研究都显示这一通气模式有益[74]。IRV 经常引起内源性 PEEP，而且 IRV 虽然与氧合改善有关，但是它也增加气道损伤的风险。因为 IRV 的益处有争议，所以它的应用应当被局限于有难治性低氧血症的 ARDS 患者[75]。

气道压释放通气

气道压释放通气（APRV）类似于 IRV 和 SIMV 的结合体。APRV 提供双相的 CPAP 通气，也就是用高压和低压来促进塌陷的肺单位复张，同时也能允许患者自主呼吸[76,77]。持续的高水平的正压（P_{high}）维持较长时间（T_{high}），随后以一较低水平的正压（P_{low}）持续较短时间（T_{low}）。自主呼吸允许在高压通气时或者低压通气时出现。总的来说，对低压通气进行调整，从而能够控制低氧血症，对高压通气进行调整，从而能够控制 CO_2 清除。当患者不能启动呼吸时，该模式与反比例 PCV 相同[78]。一项 24 个 ARDS 患者的研究发现，与 PSV 相比，APRV 提升了氧合和心功能参数，也改善了肺的通气血流匹配程度[79]。

APRV 可降低气道峰压，改善氧合，促进肺复张，增加心排血量，但是各类文章的结果并不一致，而且没有证据表明它能降低死亡率[80-83]。在低压和高压通气转换期间可出现患者和呼吸机不同步现象。APRV 并不推荐用于阻塞性肺病以及高每分钟通气量的患者（图 46.6 和图 46.7）。

双相通气与 APRV 相近，但是有许多其他特点[84]。由低压通气到高压通气的转换与患者呼吸较为协调，减轻了人机不同步。T_{low} 在双相通气时通常较长，从而使患者在这一压力水平下能够进行更多次自主呼吸。APRV 中的双相通气主要用于 ARDS 患者，同时应避免用于阻塞性肺病，因为此通气模式会减少呼气次数，从而增加内源性 PEEP。

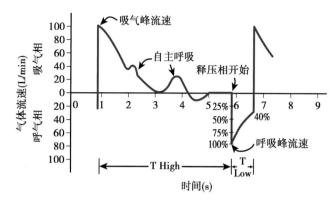

图 46.6　气道压力释放通气的吸入气流和呼出气流。T High，高压通气时间；T Low，低压通气时间（From Chang KP, Stewart TE, Mehta S. High-frequency oscillatory ventilation for adult patients with ARDS. *Chest*. 2007；131：1907-1916.）

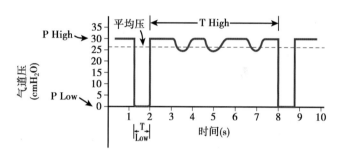

图 46.7　气道压力释放通气的压力时间曲线。Paw，气道压；P High，双相呼吸的较高压力（比如 30cmH2O）；P Low，双相通气中的较低压力（比如 0cmH2O）；T High，呼吸循环中用较高压力通气的秒数；T Low，用较低压力通气的秒数（From Frawley PM, Habashi NM. Airway pressure release ventilation：theory and practice. *AACN Clinical Issues*. 2001；12：234-246.）

高频通气

高频通气包括许多模式。高频通气属于正压通气，其潮气量与解剖无效腔容量相近，呼吸频率高于 60 次/min。与传统通气相比，这一通气模式所具有的理论上的优势是其 1～3mL/kg 的潮气量以及较高水平的 PEEP 能够降低肺泡损伤以及肺泡塌陷的风险，并限制肺泡过度膨胀。它能够维持较高的平均气道压和较低的平台压，从而能够改善氧合。

高频振荡通气（high-frequency oscillatory ventilation, HFOV），有时被称为振荡器，能通过提供高氧含量，低 CO_2 的气体来改善氧合，其呼吸频率很快，且其输出气流谱为正弦波，中程容量与解剖无效腔容量相近。HFOV 是成年人最常用的高频通气模式。HFOV 通过使用气泵，使呼吸频率达到 3～6Hz 或 180～360 次/min。在 1984 年的一篇文献中，Chang 叙述了高频振荡通气输送氧气的五个机制：通过近端气道直接进行肺泡通气；在肺泡不同的开闭循环中，相邻气道内的空气重复循环，从而使传导气道中大量的气体发生混合；气体对流；气道内涡流引起气体纵向扩散[85]。

高频通气中气体交换的确切机制还需要进一步的研究。目前并没有公认的 HFOV 应用指南，但对于常规通气下发生难治性低氧血症的 ARDS 患者，应当考虑应用这种通气模式[86-88]。HFOV 在短时间内的高气道压可促进不张的肺组织复张并进行氧合。这种模式通过控制吸气流速和使用呼气后压力瓣来控制平均气道压。HFOV 用于阻塞性肺疾病（比如慢性阻塞性肺疾病，哮喘）的患者可能会引起显著的内源性 PEEP 升高。使用这一通气模式时内科医生和呼吸治疗师应当保持警惕，因为在刚开始应用 HFOV 时患者通常表现为低氧血症。因为这种通气模式对患者来说是不舒适的，所以在使用这一通气模式时要求加深镇静，并给予肌松剂。并谨慎地调节吸入气压力和呼吸频率来达到最好的效果。在 HFOV 期间，通气是被动的过程，患者的气管导管的套囊必须放气，才能使 CO_2 被动地呼出。研究表明，HFOV 应用于 ARDS 患者的效果与传统通气模式相同，而且对难治性低氧血症和严重漏气的通气情况有效（图 46.8）[89]。

一项纳入 148 名 ARDS 患者的多中心研究比较了传统通气与 HFOV 的效果。患者被随机分配到传统机械通气组和 HFOV 组，比较两组患者脱机后 30 天的生存率。结果显示 HFOV 组的 30 天存活率更高，但是这一主要结果的差异并无明显统计学差异。一些次要指标，比如 6 个月内的死亡率以及机械通气时间的差异也没有统计学意义[87]。2010 年的一篇荟萃分析指出，使用 HFOV 的患者的 PaO_2/FiO_2 比值高于使用传统机械通气的患者，但是这两篇文献也同时指出，HFOV 组患者的平均气道压更高[90]。这篇涵盖了 8 个随机试验，总共包括 419 个患者的综述得出的结论是 HFOV 可能会提高生存率，而害处较少。最近两篇关于 HFOV 应用于 ARDS 患者的多中心临床研究发现，与传统机械通气相比，HFOV 未表现出

益处，而是有潜在的害处[91,92]。OSCAR 试验将 795 名 PaO_2/FiO_2 比值低于 200 的患者随机分配到传统机械通气组和 HFOV 组，结果显示两组的 30 天生存率并无差异[93]。OSCILLATE 试验将 548 名患有中到重度 ARDS 患者随机分配到 HFOV 组和传统机械通气组，但不久便终止了[92]。试验显示，HFOV 组患者的死亡率（47%）高于传统机械通气组（35%），说明与传统机械通气相比 HFOV 不能减少而且有可能增加死亡率。根据这两个大型临床试验的结果，许多 ICU 已不倾向选用 HFOV 治疗 ARDS 患者。

在高频喷射通气（high-frequency pressure ventilation，HFJV）时，来自 HFJV 仪器的高压气流通过鼻导管输送到气管导管里。初始压强设置为 35psi（1psi≈6.89kPa），频率是 100~150 次/min，吸气比率为 30%[94]。虽然 HFJV 在儿科中的应用较多，但它也可应用于喉科手术中（详见第 38 章）。传统喷射通气的缺点是回路中没有安装能够精确测定肺内压的装置，而且患者有可能因为远端气道过度拉伸而发生容量性肺损伤。

高频压力通气（HFPV）是一个周期性、压力限制通气模式，这一通气模式的潮气量低于生理水平，通气频率高达 500 次/min[95]。HFPV 曾被用于烧伤患者，尤其是合并吸入性肺损伤的患者，也可用于抢救严重 ARDS 患者[96]。这一模式的基本要素与 HFOV 相同，但是 HFPV 模式的气道压是在两个数值之间变化的。在进行 PCV 模式通气的基础上，通过气管导管末端的一个相压阀提供频率为 200~900 次/min 的小潮气量通气。HFOV 采用高频率和不断变化的小容量进行通气，从而使气道压在短时间内达到较高水平，而 HFPV 则延长高气道压通气的时间，以便辅助气道内黏液和分泌物的清除。一项单中心、前瞻性、随机临床试验比较了 HFPV 和小潮气量通气在 ARDS 烧伤患者中的作用，结果显示，两组患者的死亡率和脱机天数无差异[97]。

比例辅助通气

有必要提及一个称为比例辅助通气（PAV）的通气模式，因为这种模式与辅助呼吸相关。近期研究比较了 PAV 和 PSV 在已符合自主呼吸标准但尚未脱机的患者中的应用[93]。此研究发现，PAV 有利于增加患者和呼吸机的同步程度，有利于患者适应呼吸机设置的改变，并有利于改善机械通气的 ICU 患者的睡眠[98]。PAV 与 PSV 相比，拔管时间和 ICU 停留时间都较短。

容量保证通气

容量保证通气（volume guarantee，VG），是一种以通

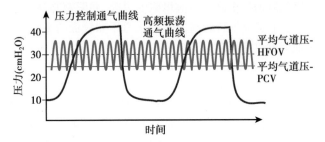

图 46.8 高频振荡通气（HFOV）的压力时间曲线被添加到压力控制通气（PCV）的图上，以便进行比较（From Chang KP, Stewart TE, Mehta S. High-frequency oscillatory ventilation for adult patients with ARDS. Chest. 2007；131：1907-1916.）

气容量为控制目标的通气方式,这一通气方式可被用于 A/C 模式,SIMV 或 PSV。VG 是一种限制压力,以容量为控制目标,时间循环或气流速度循环的通气方式[99]。它根据呼出潮气量调节吸入气压力,从而代偿气管导管套囊边缘漏出的气体。VG 主要用于新生儿,而且研究发现它既可行又有效。有研究显示,它与 SIMV 合用时能够降低死亡率。使用容量控制通气、HFOV 和时间循环压力限制式通气模式的死亡率低于采用 SIMV 联合 PSV 的患者[100]。

急性呼吸窘迫综合征的治疗策略

急性呼吸窘迫综合征(ARDS)在内科和外科手术患者中很常见,在治疗方面存在两难处境[101]。根据 1994 年美国欧洲共识会议(AECC)的定义,ARDS 被认为是一个疾病谱,其中包括急性肺损伤(acute lung injury, ALI)(定义为 $PaO_2/FiO_2 < 300mmHg$)和 ARDS(定义为 $PaO_2/FiO_2 < 200mmHg$)。ARDS 的其他特征是在肺毛细血管楔压低于 18mmHg 的情况下(比如缺乏左心房压升高的证据)双侧肺浸润的急性发作。ARDS 是非心源性肺水肿的代名词[102]。造成 ALI 和 ARDS 有许多直接和间接的原因。直接原因有肺炎,胃液误吸和吸入性损伤。间接原因包括严重的败血症,休克,胰腺炎,输血和麻醉药过量[103]。由于 AECC 定义存在缺陷, ARDS 定义工作组于 2012 年制定了 ARDS 的 Berlin 定义[104]。即,缺乏明确病因的急性发作,PaO_2/FiO_2 比值对于不同机械通气模式的敏感性,胸部 X 线片诊断的可信度不高,并且难以区分单纯性非心源性肺水肿与静水压性肺水肿。

Berlin 定义指出,首先,ARDS 的发生必须是一周内有已知的临床诱因或新发的或恶化的呼吸道症状。其次,胸部影像显示双肺浑浊,而不能用胸腔积液,肺结节或肺塌陷来解释。再次,Berlin 定义强调,由于补液和静脉给药,ICU 患者的非心源性肺水肿可能与心源性肺水肿有部分并存的情况,因此该定义表明,根据治疗医生的观点,ARDS 应为无法用心脏衰竭或液体过多解释的呼吸功能衰竭。最后也是最重要的一点是,Berlin 定义取消了将 ALI 作为 ARDS 的独立实体的概念,并将该过程描述为一个连续过程,将其重新分类为轻度、中度和重症 ARDS。此分类法的依据是死亡率差异以及根据严重程度所做的不同干预措施。轻度 ARDS 定义为:PaO_2/FiO_2 比值为 201~300mmHg,PEEP 或 CPAP ≥ 5cmH_2O。轻度 ARDS 患者可采用有创或无创机械通气进行治疗。中度 ARDS 定义为:PaO_2/FiO_2 比值为 101~

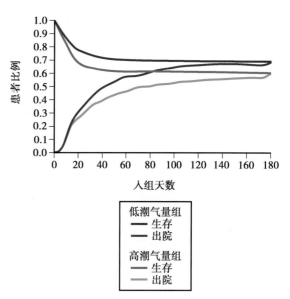

图 46.9　ARDS Network 实验中的 Kaplan-Meier 曲线,比较了低潮气量组和传统潮气量组 180 天生存率,以及出院后无需呼吸辅助的比率(From Acute Respiratory Syndrome Network: Ventilation with lower tidal volumes as compared with traditional tidal volumes for acute lung injury and the acute respiratory distress syndrome. *N Engl J Med.* 2000; 342: 1301-1308.)

200mmHg,PEEP ≥ 5cmH_2O。大多数中度 ARDS 的患者须接受有创机械通气治疗,可能需要增加 PEEP。重症 ARDS 定义为 $PaO_2/FiO_2 < 100mmHg$, PEEP ≥ 5cmH_2O。所有患有重症 ARDS 的高危患者均应采用有创机械通气进行治疗,同时应采用一切可能有效的治疗方法,包括更高的 PEEP,俯卧位,肌松剂,吸入一氧化氮,HFOV 通气模式,体外 CO_2 消除或体外膜氧合装置。此外, Berlin 定义指出,ARDS 死亡率随着严重程度的增加而增加:轻度 ARDS 为 27%,中度 ARDS 为 32%,重症 ARDS 为 45%。

ARDS 的治疗策略是基于根据 ARDS Network 的研究成果。该研究表明,使用潮气量 6mL/kg 通气的患者与潮气量 12mL/kg 通气的患者相比,死亡率有所下降。研究还表明,平台压低于 30cmH_2O 可降低肺损伤(图 46.9 和表 46.6)[41]。1998 年 Amato 等证明降低潮气量和降低气压伤对降低死亡率有益处(图 46.10)[45]。两项荟萃分析表明,使用低潮气量通气(即肺保护性通气)可降低死亡率[105,106]。

在 ARDS 的治疗中,平台压应小于或等于 30cmH_2O 或设为尽可能低的水平。一篇纳入 2 299 名 ARDS 患者的荟萃分析表明,高 PEEP 通气策略降低了死亡率[23]。关于 ARDS 患者通气策略的各种随机试验汇总于表 46.7。

表 46.6　ARDS Network 试验中低潮气量与传统潮气量的主要结果

预后	低潮气量组	传统潮气量组	P 值
院内死亡或脱机前死亡(%)	31.0	39.8	0.007
恢复自主呼吸后 28 天(%)	65.7	55.0	<0.001
前 28 天的脱机天数(%)[b]	12±11[a]	10±11[a]	0.007
前 28 天气压伤发生率(%)[c]	10	11	0.43
前 28 天无其他器官或系统衰竭的天数[d]	15±11[a]	12±11[a]	0

[a] 平均值±标准差。

[b] 前 28 天内脱机天数是指无呼吸支持至少连续 48h。

[c] 气压伤是指任何新发的气胸、纵隔气肿、皮下气肿、直径大于 2cm 的肺大疱。

[d] 循环衰竭是指收缩压≤90mmHg 或需要缩血管药;凝血障碍是指血小板计数≤80 000/mm³;肝功能衰竭是指血清胆红素浓度≥2mg/dL(34μmol/L);肾功能衰竭是指血浆肌酐浓度≥2mg/dL(177μmol/L)。

(Adapted from the Acute Respiratory Distress Syndrome Network:Ventilation with lower tidal volumes as compared with traditional tidal volumes for acute lung injury and the acute respiratory distress syndrome. *N Engl J Med.* 2000;342:1301-1308)

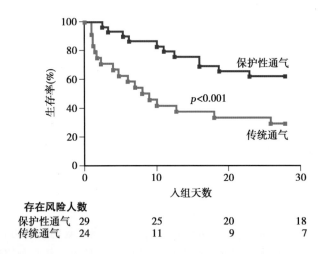

图 46.10　实施保护性肺通气策略的 ARDS 患者的 28 天生存期(From Al-Saady N,Bennett ED. *Decelerating inspiratory flow waveform improves lung mechanics and gas exchange in patients on intermittent positive-pressure ventilation. Intensive Care Med.* 1985;11:68-75.)

表 46.7　对已患有 ARDS 或有高危因素的成年患者,为预防 VILI 进行不同通气策略的随机对照试验的总结

研究因素	Amato 等[46] (n=53)	Brochard 等[113] (n=108)	Brower 等[114] (n=52)	Stewart 等[115] (n=120)	NIH[a] (n=861)
患者					
入选标准	LIS>2.5 PAWP<16mmHg MV<7 天	LIS>2.5 MV<3 天	PaO₂/FiO₂<200 MV<1 天	PaO₂/FiO₂<250 MV<1 天	PaO₂/FiO₂<300 MV<36h
排除标准	冠状动脉供血不足 肺部病史 气压伤 酸中毒失代偿 颅压高 终末期疾病	左心衰竭 急性或慢性器官 衰竭 胸廓异常 颅压高 头部外伤 终末期疾病	<18 岁 左心衰竭 急性神经系统 疾病 慢性肺病 胸外科手术史	<18 岁 左心衰竭 心肌缺血 急性或慢性神经 系统疾病 PIP>30 持续 2h 终末期疾病	<18 岁 左心衰竭 急性神经系统 疾病 预期寿命<6 个月 肝功能衰竭
入组特征					
APACH Ⅱ	28 vs 27	18 vs 17	90 vs 85(APACHE Ⅲ)	22 vs 21	
PaO₂/FiO₂	112 vs 134	144 vs 155	129 vs 150	123 vs 145	
LIS	3.4 vs 3.2	3.0 vs 3.0	2.7 vs 2.8		

表 46.7 对已患有 ARDS 或有高危因素的成年患者，为预防 VILI 进行不同通气策略的随机对照试验的总结（续）

研究因素	Amato 等[46] （n=53）	Brochard 等[113] （n=108）	Brower 等[114] （n=52）	Stewart 等[115] （n=120）	NIHa （n=861）
目标设置					
实验组	VT<6mL/kg PIP<40cmH$_2$O P$_{driving}$<cmH$_2$O CPAP 启动	P$_{plateau}$≤25~30cmH$_2$O VT=6~10mL/kg	P$_{plateau}$≤30cmH$_2$O VT≤8mL/kg IBW	PIP <30cmH$_2$O VT≤8mL/kg IBW	VT≤6mL/kg IBW 如果平台压>30cmH$_2$O 就减小 VT
对照组	VT=12mL/kg PaCO$_2$=35~38mmHg PIP 不限制	VT=10~15mL/kg PIP<60cmH$_2$O	P$_{plateau}$≤45~ 55cmH$_2$O VT=10~ 12mL/kg IBW	PIP≤50cmH$_2$O VT=10~ 15mL/kg IBW	VT=12mL/kg IBW 如果平台压>50cmH$_2$O 就减小 VT
PEEP（cmH$_2$O）					
实验组	比 P$_{flex}$ 高 2 个	0~15，调定至最佳 P/F 比	5~20 调定至最佳 P/F 比	5~20 调定至最佳 P/F 比	根据气体交换调整
对照组	调定至最佳 P/F 比	调定至最佳 P/F 比	调定至最佳 P/F 比	调定至最佳 P/F 比	根据气体交换调整
结果设置[b]					
平台压（cmH$_2$O）	30 vs 37	26 vs 32	25 vs 32	22 vs 28	25 vs 32~34
PEEP（cmH$_2$O）	16 vs 7	11 vs 11	10 vs 9	9 vs 7	每组 8~9
VT（mL 或 mL/kg）	350 vs 770mL	7 vs 10mL/kg	7 vs 10mL/kg	7 vs 11mL/kg	6.2 vs 11.8mL/kg
PaO$_2$（mmHg）	55 vs 32	60 vs 41	50 vs 40	54 vs 46	
预后					
死亡率	13/29（45%）vs 17/ 24（71%）	47% vs 38%	13/26（50%）vs 12/ 26（46%）	30/60（50%）vs 28/ 60（47%）	31 vs 39
气压伤[c]	2（7%）vs 10（42%）	8（14%）vs 7（12%）	1（4%）vs 2（8%）	6（10%）vs 4（7%）	没有差别

APACHE Ⅱ，急性生理学和慢性健康评估Ⅱ级；CPAP，持续气道正压；FiO$_2$，吸入氧浓度；IBW，理想体重（计算公式在各项研究中不一致；Brochard 使用干重确定潮气量）；LIS，肺损伤评分；MV，机械通气；PaO$_2$，动脉血氧分压；P$_{driving}$，驱动压；PEEP，呼气末正压；P/F，PaO$_2$/FiO$_2$，氧合指数；P$_{flex}$，压力-容量曲线下拐点处的压力；PIP，吸气峰压；PAWP，肺动脉楔压；P$_{plateau}$，平台压；VT，潮气量。

[a] 美国国立卫生研究院（NIH）急性呼吸窘迫综合征（ARDS）Network 试验，在 NIH 网站（www.nih.gov）上可以查到。

[b] 精确比较各研究的结果非常困难，因为研究时间存在较大差异，所以我们尝试比较第 1 天到第 3 天的平均值。

[c] 气压伤的定义各不相同，Amato 定义为临床气压伤；Brower 定义为发生气胸；Stewart 定义为胸片可见气胸，肺纵隔气肿，皮下气肿和肺大疱；Brochard 定义为需要引流的气胸。

（Adapted from American Thoracic Society, European Society of Intensive Care Medicine, and Societé de Réanimation de Langue Française：International Consensus Conference in intensive care medicine：Ventilator-associated lung injury in ARDS. *Am J Respir Crit Care Med.* 1999；160：2118-2124.）

脱机

脱机的过程是从减少呼吸机支持到使用多个指标进行评估并最终中断机械通气的连续过程。

2001 年，由美国胸科医师学会，美国呼吸护理协会和美国重症医学学会组成的研究组研究了脱机的时机问题，并确定了有哪些患者需要延长机械通气时间，以及脱机策略。研究组发现，患者平均用了大约 42% 的机械通气时间在脱机过程上。对此，研究组提出了 12 条建议，以规范脱机策略，包括：寻找呼吸功能衰竭的原因；尽早终止术后患者的镇静；血流动力学、肺部和意识状态稳定的患者每天进行自主呼吸试验；对于自主呼吸试验中的患者进行系统的评估；以及对于延迟脱机的患者，应在医疗组织内的治疗师协助下，每天进行自主呼吸试验的脱机策略。研究组提出的临床标准包括：呼吸功能衰竭的原因已改善；氧合已改善（PaO$_2$/FiO$_2$>150 或 SaO$_2$>90%，同时 FiO$_2$≤0.4 且 PEEP≤5cmH$_2$O）；血流动力学稳定

（未使用或低剂量升压药，无心肌缺血迹象）；动脉血气pH 7.25 以上；以及能够自主吸气的患者[107]。

1996 年的一项 300 例患者的研究表明，每天对患者进行自主呼吸试验筛查，是有价值的。在这项研究中，护士和呼吸治疗师每天对患者进行评估，如果符合预设的标准，则患者将进行 2h 的自主呼吸试验。如果患者通过了试验，则会通知医生，并且将患者拔管。这项研究表明随着呼吸机使用天数减少，减少了包括再插管在内的并发症的数量，并且降低了医院的费用[108]。另一项研究表明，撤除镇静剂后，呼吸机天数和 ICU 天数均有减少[109]。

2007 年，另外一个工作组发表了第六届国际重症医学共识会议的声明，它阐述了用于预测脱机结果是否有利的临床特征，并确定了患者自主呼吸试验失败时应采用哪种通气方式。工作组还讨论了无创通气和呼吸机依赖性的相关问题。成功脱机的定义是脱离呼吸机 48h；使用自主呼吸试验后的尽早脱机；避免将 SIMV 用于脱机；脱机失败后应使用 PSV 或 AC 模式。拔管失败后，不应常规使用 NIPPV。尽管 CPAP 可能有助于预防术后患者的低氧血症，但它仅可应用于高碳酸血症患者（表 46.8）[110]。

1995 年，西班牙肺衰竭合作组织对 SIMV、PSV、间歇性自主呼吸试验和每天一次的自主呼吸试验进行了前瞻性比较。该项研究表明，对于从脱机开始至成功拔管的时间和脱机成功率两方面，自主呼吸实验的效果均优于 SIMV 或 PSV（图 46.11）[6]。

2008 年进行的"唤醒和呼吸试验"说明了自主呼吸试验与每天镇静中断之间的相互作用。试验中，将 336 例患者随机分配至标准方案或每天中止镇静并行自主呼吸试验两个组。与标准方案相比，干预组的呼吸机使用时间减少了 3 天，也减少了 ICU 天数，缩短了住院天数，并提高了生存率（图 46.12 和图 46.13）[111]。目前任何关于快速脱机的研究，没有任何一种方法比结合临床的规律性的间断性终止镇静和通气更好。

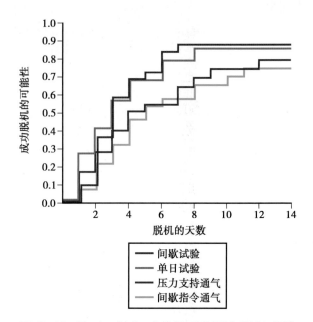

图 46.11　Kaplan-Meier 曲线显示了 PSV、SIMV、间歇性自主呼吸试验与每天一次自主呼吸的机械通气成功脱机的概率（From Esteban A, Frutos F, Tobin MJ, et al. A comparison of four methods of weaning patients from mechanical ventilation. Spanish Lung Failure Collaborative Group. *N Engl J Med*. 1995; 332: 345-350.）

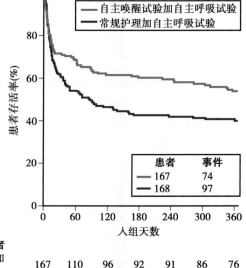

图 46.12　采用自主呼吸试验（SBT）和在 SBT 基础上采用自主唤醒试验（SAT），1 年生存率的比较（From Girard TD, Kress JP, Fuchs BD, et al. Efficacy and safety of a paired sedation and ventilator weaning protocol for mechanically ventilated patients in intensive care［Awakening and Breathing Controlled trial］: a randomised controlled trial. *Lancet*. 2008; 371: 126-134.）

表 46.8　各种通气模式下，从开始脱机到成功拔管的时间

脱机技术	中位数	第一四分位数	第三四分位数
间歇指令通气	5	3	11
压力支持通气	4	2	12
间歇自主呼吸试验	3	2	6
每天一次自主呼吸试验	3	1	6

（Esteban A, Frutos F, Tobin MJ, et al: A comparison of four methods of weaning patients from mechanical ventilation. Spanish Lung Failure Collaborative Group. *N Engl J Med*. 1995; 332: 345-350.）

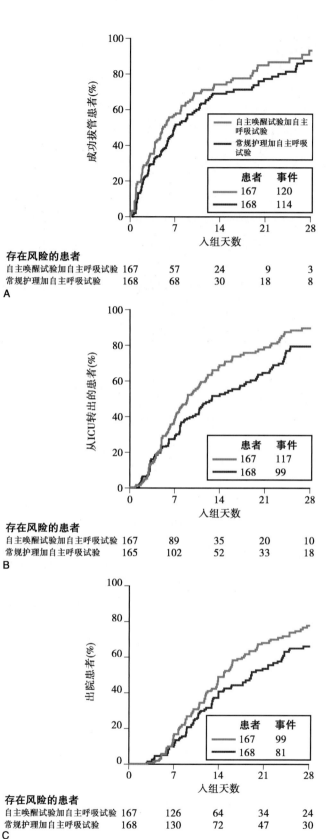

图 46.13　在随机分组后的前 28 天内成功拔管(A)、重症监护出院(B)或医院出院(C)的概率。SAT,自发觉醒试验;SBT,自主呼吸试验(From Girard TD,Kress JP,Fuchs BD, et al. Efficacy and safety of a paired sedation and ventilator weaning protocol for mechanically ventilated patients in intensive care[Awakening and Breathing Controlled trial]: a randomised controlled trial. Lancet. 2008;371:126-134.)

机械通气的并发症

机械性并发症

　　机械通气可能会因使用人工气道和正压通气而产生并发症。人工气道的常见并发症是喉头水肿和痉挛,气管狭窄,鼻窦炎,声带损伤和麻痹。正压机械通气的机械性并发症包括高气道压力引起的气压伤,过度牵张引起的容积伤和低容量通气引起的肺不张。生物性损伤是指,机械通气会使细胞因子释放和细胞信号激活,产生局部或系统性反应,从而导致 VILI[112]。正压通气的并发症包括气压伤、肺泡破裂和气胸、纵隔或皮下气肿。容积伤是指,在高潮气量通气时发生的肺泡过度充气。

　　由于肺的异质性,再低的容量也可能会不均衡地进入开放的肺泡中[113-115]。肺不张或周期性肺不张正是由于正压通气引起肺泡反复开放和塌陷而引起的剪切伤(图 46.14)。容积伤和肺不张都属于 VILI,这在 ARDS 或其他会导致肺实质或胸廓损伤并造成肺僵直的患者中更常见。VILI 在动物模型中比较容易实现。这是一种弥漫性肺泡损害的综合征,在形态上与 ARDS 相同,由机械通气引起毛玻璃样变[116]。肺泡损伤导致通透性增加,功能性表面活性剂损失,细胞因子释放和肺泡塌陷(图 46.15)。其他可能增加 VILI 风险的因素包括:免疫抑制[117]、呼吸频率过高[118]、仰卧位和高热[119]。

内源性呼气末正压

　　内源性呼气末正压(PEEP)是由于下一次呼吸开始前肺泡排空不完全而导致的[120]。呼气末期的肺泡压高于大气压。高潮气量或高呼吸频率导致高每分钟通气量

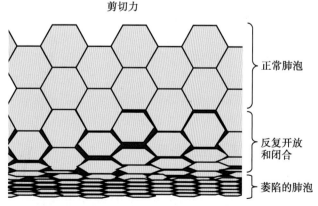

图 46.14　肺不张(比如周期性肺不张)是由于肺泡因正压通气而反复开放和塌陷而产生的剪切力所致(From Papadokos PJ, Lachmann B. The open lung concept of mechanical ventilation: the role of recruitment and stabilization. Crit Care Clin. 2007;23:241-250.)

机械通气

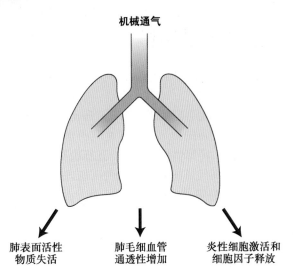

肺表面活性　　　　肺毛细血管　　　　炎性细胞激活和
物质失活　　　　　通透性增加　　　　细胞因子释放

图 46.15　机械通气造成肺损伤的机制（From Papadokos PJ，Lachmann B. The open lung concept of mechanical ventilation：the role of recruitment and stabilization. *Crit Care Clin*. 2007；23：241-250.）

表 46.9　内源性 PEEP 相关因素

内源性 PEEP 诱因	成因
高每分钟通气量	高潮气量 高呼吸频率
呼气受限	由支气管痉挛，塌陷，炎症或重塑导致的气道狭窄
呼气阻力增加	人机对抗 气管导管因分泌物而狭窄或阻塞

PEEP，呼气末正压。

是其最常见的原因。当呼吸频率较高时，呼气时间减少，以致下一次呼吸之前不能呼出全部潮气量。潮气量过高，也会使肺泡内气体不可能在下一次呼吸前完全呼出。COPD 和哮喘等阻塞性肺病的患者在进行机械通气时经常会发生内源性 PEEP，因为疾病使呼气流量受限[121]。气管导管的阻塞（例如扭转或分泌物）或人机对抗都会产生内源性 PEEP。高潮气量，高呼吸频率或因原发病导致的呼气时间减少都可产生内源性 PEEP（表 46.9）。

内源性呼气末正压的影响

内源性 PEEP 会减少静脉回流，降低心室顺应性并诱发低血压[122]。低血脂症患者发生 PEEP 相关性低血压的风险会增加。内源性 PEEP 引起的肺泡牵张可导致气压伤，通气-血流比（$\dot{V}/\dot{Q}$）失调和 VILI。内源性 PEEP 提高了患者触发呼吸机所必须的压差因此增加了呼吸功。例如，如果在 $-2cmH_2O$ 处触发呼吸，而内源性 PEEP 为 $6cmH_2O$，则患者需要克服这两者（即 $-8cmH_2O$ 负压）

表 46.10　内源性 PEEP 的影响

受累系统	影响
心脏	静脉回流减少 低血压 CVP 和 PCWP 被高估
肺	肺泡过度膨胀 气压伤或气胸 压力控制通气时峰压和平台压升高 呼吸功增加 胸廓顺应性被低估

CVP，中心静脉压；PCWP，肺毛细血管楔压；PEEP，呼气末正压。

才能呼吸。内源性 PEEP 在容量控制模式下会增加峰压和平台压力，并在压力循环通气中减少潮气量[53]。峰压和平台压增加会导致对胸廓顺应性的高估。升高的平台压也可能被传递到胸腔内血管，并导致高估中心静脉压和肺动脉楔压（表 46.10）。

内源性 PEEP 可通过多种方式进行监控，但有时难以发现。流量-时间关系图可以显示，在呼气降为零之前，新的呼吸就开始了。通过设置呼气末屏气并抽去外源 PEEP 来测量的呼气末肺泡压，可对内源性 PEEP 进行定量。因为屏气使近端气道中的压力与肺泡压力达到平衡。呼气结束时听诊气流也有助判断[123]。

内源性 PEEP 的治疗旨在促进肺泡排空和增加呼气时间。通过调整潮气量或呼吸频率（或两者兼而有之）来减少每分钟通气量，同时增加吸气流量，可有效地减少内源性 PEEP。潜在疾病的处理非常重要，特别是对于患有支气管扩张，或使用类固醇和抗菌药物治疗的阻塞性肺病的患者。在患有 COPD 或哮喘的患者中，外源性 PEEP 可弥补呼气流量受限的问题[124]。少量应用 PEEP 可通过在呼气末保持小气道开放来减少内源性 PEEP。但是，外源性 PEEP 应小于内源性 PEEP，以防止肺泡压力过高[125]。

感染

VAP 是医院获得性肺炎的一种类型，定义为气管插管后 48~72h 发现肺炎。研究表明，避免气管插管而使用无创通气可降低肺炎的发生率[25]。如果机械通气已经导致肺炎，则越快诊断，预后越好。延迟诊断的肺炎很可能是因为致病原具有抗药性，此预后较差。许多措施可降低呼吸机相关肺炎的发生率，包括：头高 30°~45° 的半卧位；镇静下的积极脱机；经口插管和经口下胃管以降低鼻窦炎的风险；每天脱机评价；避免胃扩张，避免意外脱管；使用抗生素进行口腔护理；避免呼吸回路污染[126,127]。一旦 VAP 发生，无论正确的抗生素使用 8 天还是 15 天，在脱机天数、ICU 停留时间、无其他器官衰竭的天数、死亡率各方面均无差别。

结论

在危重症或接受全身麻醉的患者中,可使用各种机械通气方式来提供呼吸支持。对于机械通气患者,应尽量减少 VILI 和机械通气导致的肺炎越早被诊断,预后越好。机械通气后期诊断出的肺炎很可能是由耐药菌引起的,预后较差。减少呼吸机相关肺炎的措施包括:将床头抬高至 30°~45° 的半卧位,在镇静下积极脱机,使用经口气管或口胃导管降低鼻窦炎发生率,每天进行脱机实验,避免胃扩张,避免计划外拔管,使用消毒液进行口腔护理以及避免呼吸回路污染[126,127]。一旦发生 VAP,使用抗生素治疗 8 天或 15 天并无差异,无论是脱机天数,ICU 停留时间,无器官衰竭天数,还是第 60 天的死亡率[128]。对其他器官的影响。NIPPV 可安全有效地应用于患有 COPD,肺水肿或其他疾病的急性呼吸功能衰竭的患者。机械通气的模式选择取决于,血流动力学是否稳定,氧合或通气是否异常,是否为全身麻醉,以及患者的舒适度。保护性肺通气策略,即潮气量设为 6mL/kg 并且平台压低于 30cmH_2O,可改善 ARDS 的预后。不应常规使用大于 10mL/kg 的潮气量。PEEP 可用于改善氧合,并减轻塌陷和不稳定肺泡的反复开放和闭合,因此可缓解肺损伤。平台压大于 35cmH_2O 会增加气压伤和 VILI 的风险。应监测内源性 PEEP 以避免相关并发症。开始机械通气时应采取降低 VAP 风险的措施。

每天自主呼吸试验可加快脱机。让非医生的医疗人员评估患者是否符合脱机标准,并将其评价纳入脱机策略的制定,这通常是非常有益的。每天的中断镇静有助于脱机。

临床要点

- 机械通气的适应证包括低氧性和高碳酸血症性呼吸功能衰竭;意识状态不好导致患者无法保护气道;血流动力学不稳定并接受深度镇静;为全身麻醉或肌无力患者维持充足的供氧和通气。
- PEEP 改善了低氧性呼吸功能衰竭患者的氧合,优化了肺泡的复张,并减少了肺泡和肺单元的反复开合。
- ACV 可在机械通气启动时采用容量控制模式,也可在需要增加氧合时采用压力控制模式。
- 所有 ARDS 患者均应采取保护性肺通气策略。低潮气量(6mL/kg 标准体重)和平台压不大于 30cmH_2O 已成为 ARDS 患者的通气标准。
- SIMV 结合了 ACV 和 PSV 的某些特性。同时存在两种模式(指令控制和自主呼吸)的目的是保障膈肌活性并增加呼吸功,以触发自主呼吸。

- APRV 同时使用高压和低压来帮助肺复张并且允许自主呼吸。它可降低气道压力并改善氧合、肺泡复张和心排血量。
- 高频通气(也称振荡通气)通过提供富含氧气和低 CO_2 的气体来改善氧合。这些气体可与每次心搏射出的正弦血流——类似于解剖无效腔——快速混合。各种高频通气模式——HFJV、HFOV 和高频冲击式通气——都有其细微的差别和特定的适应证。
- NIPPV 在许多情况下有益,包括重症 COPD、心源性肺水肿和格拉斯哥昏迷量表评分为 10 分或更高的患者发生的的高碳酸血症性呼吸功能衰竭。
- 脱机期间,所有患者都应进行每天中断镇静(除非合并严重低氧血症或需要肌松剂),和每天自主呼吸实验。

（魏威 译 薛富善 田鸣 校）

部分参考文献

19. Antonelli M, Conti G, Moro ML, et al. Predictors of failure of noninvasive positive pressure ventilation in patients with acute hypoxemic respiratory failure: a multi-center study. *Intensive Care Med.* 2001;27:1718-1728.

41. Acute Respiratory Distress Syndrome Network. Ventilation with lower tidal volumes as compared with traditional tidal volumes for acute lung injury and the acute respiratory distress syndrome. *N Engl J Med.* 2000;342:1301-1308.

42. Gajic O, Dara SI, Mendez JL, et al. Ventilator associated lung injury in patients without acute lung injury at the onset of mechanical ventilation. *Crit Care Med.* 2004;32:1817-1824.

45. Amato MB, Barbas CS, Medeiros DM, et al. Effect of protective-ventilation strategy on mortality in the acute respiratory distress syndrome. *N Engl J Med.* 1998;338:347-354.

50. Brower RG, Lanken PN, MacIntyre N, et al. National Heart, Lung, and Blood Institute ARDS clinical trials network. Higher versus lower positive end-expiratory pressures in patients with the acute respiratory distress syndrome. *N Engl J Med.* 2004;351:327-336.

52. Briel M, Meade M, Mercat A, et al. Higher vs lower positive end-expiratory pressure in patients with acute lung injury and acute respiratory distress syndrome: systematic review and meta-analysis. *JAMA.* 2010;303:865-873.

65. Esteban A, Frutos F, Tobin MJ, et al. A comparison of four methods of weaning patients from mechanical ventilation. Spanish Lung Failure Collaborative Group. *N Engl J Med.* 1995;332:345-350.

91. Derdak S, Mehta S, Stewart TE, et al. Multicenter Oscillatory Ventilation for Acute Respiratory Distress Syndrome Trial (MOAT) Study Investigators. High-frequency oscillatory ventilation for acute respiratory distress syndrome in adults: a randomized, controlled trial. *Am J Respir Crit Care Med.* 2002;166:801-808.

104. The ARDS Definition Task Force. Acute respiratory distress syndrome: the Berlin definition. *JAMA.* 2012;307(23):2526-2533.

111. Girard TD, Kress JP, Fuchs BD, et al. Efficacy and safety of a paired sedation and ventilator weaning protocol for mechanically ventilated patients in intensive care (Awakening and Breathing Controlled trial): a randomised controlled trial. *Lancet.* 2008;371:126-134.

112. Slutsky AS, Ranieri VM. Ventilator-induced lung injury. *N Engl J Med.* 2013;369:2126-2136.

126. American Thoracic Society/Infectious Disease Society of America. Guidelines for the management of adults with hospital-acquired, ventilator-associated, and healthcare-associated pneumonia. *Am J Respir Crit Care Med.* 2005;171:388-416.

All references can be found online at expertconsult.com.

第 47 章　气道监测与肺功能

HOKUTO Nishioka, David E. Schwartz, and Neal H. Cohen

章节大纲

引言

对于所有接受麻醉以及手术的患者,气道以及呼吸功能的监测至关重要。这不仅是接受疼痛治疗或其他影响通气功能药物治疗的危重患者管理的重要部分,也是患有睡眠呼吸暂停或其他气道异常患者管理的重要部分。尽管已经出现大量可用的监测技术以及评估工具来评估气道、氧合、通气以及呼吸功能,但在临床工作中,准确评估仍颇具挑战,因为其不仅要求评估者对监测技术的优势与局限性的充分认识,同时也需要基于当下生理状况的数据解读。举一个类似的例子,虽然关于择期与急诊插管的气道管理流程已经成熟,但是即使在这种具有循证医学证据的指南指导下,操作者在保护气道的决策中仍应当考虑医疗环境,治疗目标以及操作者本身的临床技能。对于患者来说,不同临床环境下很少存在单一或最适合的监测技术。到底需要何种气道管理方案和/或通气支持技术这一潜在的临床问题,将影响监测技术手段的选择与干预。总之,临床医生应当对每一种可用的监测仪器以及它们的局限性与实用性有一个广泛的了解。

本章节描述了在不同临床环境下,监测和评估气道,气体交换以及呼吸功能的技术手段,并且提供了一个关于评估患者情况以及在特定情况下最实用的监测仪器的概况。由于可用于保护气道以及提供呼吸支持的选择已得到不断扩展,对于临床医生来说,至关重要的是明白如何分析其提供的信息,将信息与患者的实际情况相联系并且综合考虑监护信息与临床判断之间的差异,从而做出适合的临床决策。此外,在临床决策中使用这些设备时,了解每种设备的局限性十分重要。最后,尽管本章节重点描述用于评估气道和肺功能的监测设备以及手段,但也将阐明病史以及体格检查作为评估患者不可缺少的部分的重要性以及价值,以及其在优化临床管理上的必要性。

气道监测

现已出现多种可用于评估插管以及非插管患者的监护仪,尽管本章节将重点讨论需要进行气管插管的患者的监护手段,我们仍应当了解可用于非气管插管患者的监护仪器。最重要的是确保每一个患者都获得合适的气道管理,尤其是那些存在气道阻塞风险或正在使用呼吸抑制剂或其他影响气道或通气功能的药物。在过去的十年里,某些情况下为获得良好的疼痛管理效果,阿片类止痛药的广泛运用已经引起非期望性后果,比如肺换气不足和气道阻塞。尽管用于监护非气管插管患者气道开放情况的新技术还不完善,但是仍可帮助我们判断患者在睡眠或变换体位时是否存在气道阻塞[2,3],是否存在窒息风险[4]以及气管导管是否存在阻塞或狭窄。

插管前的气道监测

评估患者气道重要的是确认是否存在气流受限,评估患者声带功能以及其保护气道的能力。这些评估是围术期管理的常规组成部分。然而,尽管麻醉医生已经意识到插管前气道评估的重要性,并采用多种方法来评估气道本身以及插管难易程度[5],对于接受镇痛镇静治疗从而影响气道开放及气体交换的患者,气道评估同样重要。在手术室之外的医疗环境中,大部分医生认为患者可以维护正常气道功能,所以大多数情况下这种气道评估较为粗略。然而,对于特定的患者群体,无论其是否将接受手术,我们需要更为详细的病史来评估是否存在上气道阻塞,特别是在睡眠中。为了评估这些,我们需要询问患者(和/或其家庭成员)一些特殊问题,包括睡眠模式,打鼾,日间嗜睡和睡眠不足。此外,我们还需询问患者是否使用持续气道正压通气(CPAP)或双相气道正压通气(BiPAP),如果使用了,使用后睡眠情况是否得到改善。

对于大部分不存在睡眠中上气道阻塞的患者,气道评估方式相对直接。如果一位患者呼吸无不适,声音正常,可正常处理口腔分泌物,那么其上气道大致无损伤。然而,在某些情况下,临床评估可能颇具挑战并且低估气道损伤的程度及其影响。例如,如果一位患者具有低吸气流以及低呼吸频率,评估结果可能无法呈现由于肿物或其他变异引起的气道直径或声带功能的改变。当一位患者的呼吸频率或呼吸气流增加时(例如,由于运动,发热或躁动),气道阻力显著增大,引起喘鸣或阻塞。总之,基于病史及伴随疾病,如果对声带功能或大气道狭窄存在担忧,患者应当在快速呼吸或进行温和运动的情况下接受评估(例如在快走时)[6]。被安排接受麻醉和手术以及可能在其他情况下接受气管插管的患者,应当接受更全面、彻底的气道评估。包括口和颈部活动度,气道可视程度以及可能影响气道保护方法的气道变异[1,5]。此外,对于由于呼吸衰竭需要进行通气支持的已插管患者,应在使用工具辅助之前进行上气道评估,这样不仅可以选择合适的开放气道方法,也有助于明确何种上气道损伤可能导致呼吸衰竭。

在特定情况下,气道评估应当回顾可能影响气道管理决策的相关用药史以及伴随疾病,气道干预病史(可用的),以及任何需要吸氧或通气支持的呼吸衰竭发作病史。正如前文所述,应当向患者(家属)询问其是否存在打鼾或睡眠中发生气道阻塞;使用 CPAP 或 BiPAP;气管

内插管的经历,包括困难插管;插管后声嘶或活动后声嘶;颈部放射史;以及已知的气道或气管变异,包括狭窄,气管软化,或颈部肿物(例如甲状腺肿)[1]。类风湿关节炎的患者应该询问上气道的问题,特别是潜在的杓状关节改变以及任何相关的肺部疾病[7]。既往有颈部或纵隔手术的患者应该仔细检查有无单侧或双侧声带异常的情况。急诊手术前的评估可能不如择期手术前评估详尽,但仍应当包括重要病史以及快速体格检查,这样将有助于发现气道管理或气管插管的潜在问题。对于无法提供病史的患者,应询问家属或照顾其的护士相关情况,用药记录,并在准备插管前直接观察其气道或通气情况,以上均可指导管理决策。

临床检查应当包括上气道的全面评估,包括牙齿、下颌、颊部和颈部活动度以及根据下颌骨大小和气道可视程度(Mallampati 分级)预测插管难易[8,9]。更多的时候,这些评估可迅速完成,并获知插管难易程度。对于存在明显上气道损伤或阻塞的患者,紧急干预可能限制评估开展。尽管侧颈部 X 线片可以提供上气道相关信息,气道肿物或会厌水肿,对于大多数患者来说,影像学评估价值有限[10,11]或可能在完成检查前将患者暴露于无法开放气道的风险。然而,在进行球囊-面罩通气时就可进行气道评估,这意味着气道未完全梗阻。如果患者未得到足够通气量或出现严重低氧血症,在准备插管前应给予患者氧气支持或面罩加压给氧。对于可能出现普通喉镜插管困难的上气道异常的患者,必须考虑备选方法来保证气道安全并在患者床旁放置设备以便于快速控制气道。大部分医院都设有困难气道车提供插管设备或其他开放气道的方法,包括各种形式和型号的声门上气道(SGA)装置、普通喉镜、可视喉镜、可弯曲插管管镜(FIS),管芯以及环甲膜切开工具包。对于可能存在困难气道的患者,应提前通知可实施紧急气管切开的医生以便在无创通气方法失败时控制气道。

插管过程中的气道监测

对于需要进行气管插管的患者,尽管存在大量可用的监护设备,临床判断仍然是对气道与呼吸状况最重要的评估。评估患者的通气情况,胸壁和膈肌运动和心理状态可以帮助制定决策。在对气道进行操作之前以及过程中,由于存在低氧血症的风险,监测患者氧合情况十分重要,特别是对于功能余气量(FRC)减少和高耗氧量的患者。在气道管理中,即使供氧系统并非处于最佳状态或者只是间歇供氧,辅助供氧的管理仍然十分重要。脉搏氧饱和度仪作为一种实用的无创检测仪器,可以确认在气道操作过程中维持满意的氧饱和度,并指导供氧和面罩通气。尽管在气管插管过程中通过脉搏氧饱和度仪判断氧饱和度是一种十分重要的手段,但也应当强调其

并不是通气监测仪器。在供氧过程中,尽管呼吸暂停的患者已出现动脉二氧化碳分压($PaCO_2$)升高和呼吸性酸中毒,其SpO_2也可能保持满意状态[12,13]。

在临床评估的基础上监测通气情况和二氧化碳(CO_2)水平颇具挑战。通过心电图(ECG)导联来监测上呼吸道阻塞患者的胸壁运动(阻抗呼吸描记法)是不可靠的,因为即使在通气不足的情况下也可能存在胸壁运动。值得关注的是,还有其他更适用于监测上气道阻塞时通气情况的气体运动监测技术,比如可监测呼出气体中的CO_2的鼻导管,或气道中可记录呼出和吸入气体温度变化的热敏电阻器。使用无创呼出CO_2监测仪测得的CO_2可能并不能准确反映呼气末CO_2($EtCO_2$)或足够通气量,但是可确认在呼气气流中存在CO_2。

无论是短期气道管理,还是辅助气管插管,SAG都可能提供满意的气道。对于无需使用正压通气的手术患者,SAG可能用于提供气道保护,并根据临床需要在低气道压前提下提供正压通气。对于任何已置入SAG的患者,必须确认合适的气道定位。通常不要求直视确认SAG的位置;而是通过一些临床表现来确认位置。如果患者可在无阻塞症状的情况下舒适呼吸,SAG通常处于合适位置。对于自主呼吸的患者,这项临床评估通常较为完善。在要求正压通气的择期手术中,由于存在与SAG不良对位的相关风险,其位置通常需要更明确的确认。如果SAG未处于正确位置,正压通气下可能出现漏气,从而使潮气量减少(V_T)。此外,通过SAG进行通气并不能阻止气体进入胃部,从而存在反流和误吸的风险。在这种情况下,必须确认SAG的合适位置,如果无法确认是否处于合适位置,必须通过直视确认或重新置入SAG。

尽管有多种面罩和其他设备可用于非气管插管下辅助通气,仍然有许多患者需要通过气管插管来实施气道保护以及通过口腔或鼻子或气管切开插入气管导管(ETT)来确认通气。当需要进行气管内插管时,必须确认人工气道的正确放置。判断人工气道在气管中的位置最可信的方法是插管时直接看见导管经声门插入。建立气道后检查双肺均能通气也非常重要,常规应进行两个肺野(特别是肺部顶点)和胃部的听诊以评估ETT的位置,如果导管在气管内,在肺尖能听见相等的呼吸音,在上肺听诊能减少从胃传导的听诊音。对大多数成年人,如果导管在气管内,在胃区很少能听见呼吸音。但遗憾的是,听诊也会有误导。特别是在儿童,有时候即使导管位置合适时呼吸音也能传递到胃。对肺实质病变、胸膜炎、支气管内病变时,虽然气管导管位置合适,双肺呼吸音也不会相同。其他临床表现对判断导管在气管内很有帮助,包括呼气时导管内腔可见雾气,在胸骨上窝能触摸导管套囊,以及手动呼吸时贮气囊有正常的"手感"。这些方法临床上尽管很有用,但没有一项是绝对可靠的,有假阳性和假阴性的报道[14]。

另一个判断人工气道在气管内更可靠的指标是判断呼出气中的CO_2。无论是自主呼吸还是正压通气,只要通气道在气管内CO_2均会排出。出现CO_2或测量到CO_2浓度就可以确认导管在气管内的位置。在手术室,可以用红外装置[15]、拉曼散射(Raman effect scattering)或质谱仪来测量CO_2。在重症监护病房(ICU),急诊室或其他地方(包括院外)中,通常使用比色技术来定性估计CO_2浓度。然而,更常见的是使用红外二氧化碳图用于直接测量呼出气体中的二氧化碳浓度[16,17]。由于这种测量方法的易用性和广泛可用性,放置人工气道后呼出气中二氧化碳的记录已经成为麻醉实践中的标准护理,并且在许多医院和急救中心用于紧急气道管理。第30章提供了二氧化碳图的详细说明。

然而,二氧化碳检测可以提供误导性信息,并非万无一失[18-20]。例如,插管前患者用面罩通气,含有二氧化碳的气体可能会留在胃中;二氧化碳图显示的含CO_2的呼出气体不能反映肺部的CO_2。当二氧化碳图用于监测最近服用含碳酸氢盐溶液或在放置人工气道之前饮用含有CO_2的饮料的患者时,也会出现这个问题。在这些情况下,CO_2会在最初的几次呼吸中从胃里通过错放入食管的气管导管排出。所以应当是在至少几次呼吸后监测CO_2出现。如果4~5次呼吸后CO_2仍从导管中排出,才能确认导管在气管内[19]。二氧化碳图的另一个局限是只有患者有足够的心排血量将CO_2输送到肺才能将CO_2排出。如果患者心跳骤停,心排血量极低或没有,这样CO_2没有输送到肺。即使气管导管在气管内,也没有呼出气CO_2的数字显示[21-24]。在心肺复苏期间,即使心排血量不足,压迫胸腔就能有效地将足够的CO_2从肺中排出从而确认气管导管的位置。此外,呼出气体中CO_2可确认心排血量的改善并且CO_2可从肺部排出。

还有其他技术可用于确认气管内插管位置。已提倡将自充气灯泡作为院外插管中的确认ETT正确定位的简单方式。该技术使用ETT上的灯泡;灯泡在4s内自行充气并确认ETT处于合适位置。虽然该技术有一些支持者,但大多数研究无法证明这是验证ETT位置的可靠方法[25]。最近,超声已被证明有助于确认气管插管的位置[24,26]。

当导管位置确认后,评估导管在气管中的位置也很重要,避免置管太浅(增加脱管的危险性)或太深(支气管内插管)。气管导管位置不正会伴随很多并发症,包括气胸或死亡[27]。气管导管的位置不仅要在插管时确认而且导管在位时也要不时地确认,因为即使确认后导管的位置也可能发生改变。屈曲颈部能使导管伸向隆突,后仰则会使导管退向声门。在成人屈伸颈部可以使导管尖端移动多达 2cm[27,28]。另外，随着导管变软或患者的舌头挤压导管，其位置也会有变化。即使导管在嘴里固定好且四肢也被约束固定时，这些位置变化也可能让患者有自行脱管的危险。

有很多方法能确定导管在气管内的位置。例如，事先确定导管插入的深度对减少支气管插管不失为一种办法。有不止一项研究表明，以门齿或前槽牙为标志，导管在女性插入 21cm 而在男性插入 23cm 的深度则能避免支气管插管[29]。然而，一些研究并没有肯定这种方法在成年危重患者中能避免气管插管，也没有肯定能预测导管与牙的位置关系，以及导管相对隆突的相对位置关系（见第 30 章）[30-32]。

临床上如果担心 ETT 尖端的位置，通常可使用纤维喉镜/支气管镜[33]。这种方法尽管有用但也不是没有风险。置入纤维支气管镜就减少了导管的有效横截面，使通气和氧合受到潜在的影响[34]。观察过程中吸气峰压增加了。另外，气道阻力也会因为导管部分受阻而增加，从而引起隐性呼气末压力加大并增加发生气胸的危险或造成血流动力学波动[35]。尽管存在这些限制，但是经验丰富的操作者可在避免并发症发生的情况下快速进行评估。这是一种实用的记录气管内 ETT 位置的方法，特别是对于那些导管定位至关重要的患者。例如具有异常气管解剖结构的患者，可能存在右上叶支气管阻塞的风险，或其他与外科特殊操作相关的需求。

二氧化碳监测也能用于确定气管内 ETT 移位情况[36]。如果导管远端偏位，呼气末 CO_2 就会降低。同时，也会伴随吸气峰压增高。虽然不能总是偏信这些变化，但因为 CO_2 的变化比动脉血气（ABG）中的变化以及其他导管偏位的征象要早，所以对于导管偏位能尽早做出判断。

也许评估气管导管位置最常用的方法是插管后常规行胸部 X 线检查（CXR）。导管距隆突的距离可以根据床旁前后位胸片来测量。尽管很多医生对常规用胸片判断导管位置的价值持有怀疑态度，但它仍不失为判断导管合适深度最有用最可信的方法[30,32]。其他替代方法，例如超声检查，越来越常用于评估 ETT 的定位[24,26]，胸部 X 线检查仍在继续使用，不仅用于评估 ETT，还用来确认导管位置，评估肺野，以及识别机械通气支持下的潜在并发症。

临床上有一种特殊情况需要对气道导管的情况另加监测。有些患者需要插双腔管单侧肺通气行肺手术，或保护一侧肺不被另一侧肺的血或感染物所污染。这种情况下，必须保证双腔管（DLT）的位置正确。单纯的体检或其他监测通常不足以确保导管位置正确。最常用的是用纤维支气管镜来定位。不仅在插管后可以确定导管的位置，而且在摆好手术体位后或在 ICU 里可以对导管进行重新定位[37]。通过直视双腔管前端的位置，判断气管和支气管导管腔的所在位置关系，从而保证充分通气的同时将两肺隔离。其他也有一些判断双腔管位置的方法，但几乎没有相关的文献研究来证实其价值。二氧化碳监测判断单腔管偏至支气管内的方法[36]也可以对 DLT 的位置提供一些信息，特别是如果在评估时只有一个肺正在通气。一般麻醉机呼吸环路或危重病房里呼吸机内的呼吸流量计监测也能早期检测双腔管的位置不正[38,39]，导管偏位后，在呼吸流速容积环的呼气支就会发生变化，从而检测到呼气流速受阻。吸气受阻最好用压力容积环来诊断。

机械通气患者的气道监测

如前所述，应常规确认接受机械通气支持的患者中人工气道的位置。大多数情况下，呼吸治疗师在唇或切牙水平评估 ETT 的位置来确保其未移位。虽然这种评估相对可靠，但是通过记录管内口的位置，无法确认 ETT 在气管内的位置。插管后，ETT 变得更柔软以及柔韧，从而易于移位。此外，一些患者会使用舌头或牙齿触碰 ETT，偶尔会导致 ETT 的气囊在声带上方移动。长时间使用的 ETT 可出现故障，包括气囊的撕裂或固定球囊漏气，这些都可导致移位。因此，每一位插管患者都应当定期评估人工气道和 ETT 气囊内的气压，从而确保其不会出现过度充气或充气不足。有多种不同的方法可评估 ETT 的气囊压力，但是仍然没有完全可靠的方法来确认其位置和气囊压力[40]。

当患者病情稳定可拔除 ETT 时，应在气管拔管前和移除人工气道后立即仔细评估患者的气道。患者脱机后准备拔管，就必须评估患者在拔管后气道保护和维持的能力。不幸的是，尽管在拔管前已评估气道及其通畅性，但是在 ETT 存在的情况下不可能完善评估气道。临床上有一系列的标准来判断患者是否能保护气道。最常用的标准是出现正常吞咽和强烈的咳嗽。但以上标准均不可在 ETT 存在的情况下完善评估气道。插管患者无法正常咳嗽。大部分时候患者由于吸痰并刺激气管隆嵴引发咳嗽反射，不能评估患者咳嗽和清除气道分泌物的能力。尽管存在这些局限，如果刺激患者后咽部能出现吞咽且在吸痰时出现咳嗽，那大部分临床医生有信心相信患者拔管后能预防误吸。但这些标准从未进行过科学的评价。有些患者带着导管有微弱的吞咽和咳嗽，在拔管后也能有效地咳嗽，排除分泌物。然而，拔管前好像咳嗽或吞咽满意的患者却在拔管时仍然不能保护气道。患者的咽喉功能在拔管后几小时至几天都可能尚未恢复正常，在患者开始进食时气道保护的问题就表现得尤为突出[41-43]。尽管如此，这些标准仍然是判断患者能否安全拔管最为常用的标准，但是在临床上仍应小心判断。

　　除了评估患者的呕吐和咳嗽外，还应对气道进行评估以确保没有水肿或其他异常，例如声带功能障碍，这些可能会在 ETT 拔除前影响通气。大多数情况下，对于一般插管手术的患者常规评估已经足够，拔管前也无须正规地评估气道大小。如果患者在手术时出现了明显的头颈部水肿并可能危及气道，如俯卧位手术以及头颈部手术的患者，就需要更为全面的气道评估。评估气道大小的常用方法之一是在导管套囊放气后，观察导管周围有无呼吸或正压通气时套囊周围有无漏气（漏气实验）。如果出现漏气，则可拔管。然而，一些患者在操作过程中变得烦躁或者不能忍受 ETT 瘪套囊周围的气流。因此，虽然该技术在某些情况下有用，但并不是评估所有插管患者气管直径的可靠方法。

　　由于不耐受 ETT，许多患者无法在 ETT 存在的情况下充分呼吸，因此提出了许多替代方法。漏气实验可评估正压通气抽瘪气囊的情况下发生漏气的气道压力[44]。虽然允许漏气的气道压力与成功拔管相关性不高，在拔管前有些医生要求气道压降低（通常小于 15cmH$_2$O）时能够出现漏气。不幸的是，一些研究，包括对超过 2 300 名患者的相关文献进行系统评价，未能确定该试验的诊断价值或拔管禁忌时的特定的漏气压力或容积[45]。如果正压通气期间判断漏气所需要的气道压很高，可能超过 20~25cmH$_2$O，表明患者可能会有严重的上气道水肿，需要保留导管直到水肿得到解决。但是如果漏气实验可在较低气道压下发生，成功拔管的可能性较大。接受较大头颈部或面部手术或由于输液量大引起术后结膜水肿的患者，可能不适合拔管。当面部和头颈部的水肿消退时，通常气道水肿也可消退。

拔管后的气道监测

　　拔管后必须密切监测气道。对于大多数外科手术患者，成功拔管后气道受损的风险很小。但 ETT 拔除后可能会出现气道水肿的问题。少见的是，声带功能障碍或环杓关节脱位在 ETT 拔除前可能不明显，但却可导致声音嘶哑或气道阻塞。

　　如前所述，术后出现严重水肿或疾病的患者，当水肿的症状消退时方可以安全拔除 ETT。但在某些情况下，ETT 形成一种支架而保持气道开放直到拔除导管，拔除 ETT 后，气道直径将会缩短。在这种情况下，患者的吸气流量增加时，呼吸道狭窄变得明显，从而导致喘鸣和气道阻力增加。如果气道水肿作为喘鸣发生的原因，可雾化吸入血管收缩剂减少气道肿胀，如雾化吸入麻黄碱。麻黄碱的血管收缩作用减轻水肿并增大气道的横截面积，但必须谨慎使用，因为停用后可发生反弹性充血。如果需要反复使用麻黄碱，给药剂量和频率应该呈递进方式

（频率或剂量）而且不应该突然停药。也可以在拔管前或拔管后立即给予全身用类固醇，以减少上呼吸道水肿。因为类固醇起效较慢，所以通常最适合在预计拔管前 6~8h 给药。当拔管后出现水肿、喘鸣或其他意外并发症时，可能需要紧急再插管。对于那些临床评估尚不完全清楚但拔管风险较大的患者，如有需要，应该随时准备专门的插管设备，包括 FIS 和环甲膜切开包，以便于急诊插管。

　　拔管前还应考虑评估声带功能。在涉及颈部或上呼吸道的手术之后，例如甲状腺切除术或甲状旁腺切除术，喉返神经的断裂或损伤可能损伤声带功能。喉返神经也会受累发生障碍，最常见的是由于神经牵拉或手术横断或由于导管套囊压迫造成气管内压过大引起的直接损伤[46,47]。遗憾的是，在 ETT 在位时声带功能的评估非常困难。如果怀疑有声带功能障碍，可以通过在 ETT 中插入 FIS 来评估气道，在患者镇静或麻醉的情况下，慢慢拔除 ETT，同时通过示波器来评估声带运动。如果声带功能受损，可以沿着纤维支气管镜将 ETT 插回气道。然而，在大多数情况下，拔除 ETT 后才可评估声带功能。拔管后，可用 FIS 与一些临床表现，例如喘鸣或声音嘶哑，评估喉和声带功能。对于怀疑有声带功能障碍或上气道不畅的患者，评估应在手术室或 ICU 中进行。当在 ICU 中进行评估时，应有一位可实施气管切开的医生或外科医生在床旁。或者评估和拔除 ETT 可在手术室这样更为可控的地方进行，可立刻获得紧急气道设备和外科器械以确保气道安全。在这种情况下，患者可在挥发性麻醉剂或局部麻醉下保留自主呼吸的同时进行评估和试验拔管。如果出现严重的喘鸣或气道梗阻，患者可以再插管或气管切开长期保留气道。除非患者吸气流速过大，大多数单侧声带麻痹一般没有上呼吸道的威胁，患者能很好地耐受。术后双侧声带麻痹的患者最大的风险就是发生上气道梗阻。刚开始的时候患者仍处于镇静状态，或许没有喘鸣或气道梗阻的迹象。但随着患者苏醒，吸气流速增加，喘鸣就会越来越明显，常常需要气管插管或更为常见的是需要气管切开。

　　环杓关节脱位也是造成喘鸣的原因。类风湿关节炎患者因关节受累发生环杓关节脱位风险最大。但对任何插管困难的患者和需要多次试插以及气道操作粗暴的患者要高度怀疑有无杓状关节脱位。当发生脱位时，杓状关节可能需要外科复位并防止持续的上呼吸道损伤。

气管切开患者的气道监测

　　气管切开患者应定期评估人工气道的通畅性和定位。作为气道监测和评估的一部分，必须了解气管切开术的原因以及气管造口管堵塞或脱落的后果。对于具有永久性气管切开管的患者，管理方法取决于患者是否具

有开放的上呼吸道或是否已进行喉切除术。如果是后者,任何情况下患者都不能从上方插管,由于误吸风险小,患者可能不需要带气囊的导管。大部分此类患者的气管切开伤口都可良好愈合并且堵塞的风险较低。大部分患者的人工气道都可无障碍取出进行清理或更换。从另一方面来说,新接受气管切开的患者的气道监护十分重要。如果新放置的气管切开套管脱落,由于气管切开口难易形成窦道,更换导管可能十分困难。人工气道错位风险较大[48]。为降低气道丢失可能,操作医生通常在气管壁内缝制固定线来辅助更换导管以防止脱位。即使已对气道进行仔细护理,一旦新置的气管切开导管发生脱位,重置导管风险巨大。总的来说,对于新近放置气管切开导管的患者,医生应当回顾其病史评估经口气管插管是否困难,如果经口插管困难,应当确保正确置管并明确气管切开原因。在任何时候都应该随时提供其他备用气道设备,包括更换气管切开套管。

大部分用来辅助机械通气或提供气道保护的气管切开套管是一次性的,但是对于永久气管切开的患者来说,通常使用无气囊金属套管开放气道。大部分患者都使用一次性套管,这些套管大部分都有一个内管用来更换和取出清洗。对于每一个患者,其管床医生都应明白使用何种工具来维护气道并且准备备用设备。如果患者出现上呼吸道阻塞或其他临床并发症,例如内管闭塞,则可能需要开放气道的备用方法。应当有一个规定明确的处理流程来处理这些临床问题[49]。许多医院制定区分建立人工气道原因的标示,比如患者的基础解剖结构以及当导管脱位时维护气道的方法。这种做法在处理紧急情况时十分有用,特别是当那些最初气管切开套管的操作者无法评估患者情况并指导临床决策时。

呼吸功能监测

临床评估

临床体格检查仍然是监测患者呼吸状态最重要最有价值的方法之一。我们经常将注意力过于放在那些高科技高精尖的监护仪而不做体格检查或忽略了临床表现和体征。其实,对实际的或潜在的气道问题,肺通气功能或气体交换异常的患者有很多有用的信息均能从细致而全面的体检中获得。许多呼吸衰竭患者在其他方法发现异常之前,其早期征象在体检中最先表现出来。例如,呼吸频率能提供关于呼吸贮备、无效腔量变化的重要信息,特别是结合 $PaCO_2$ 分析呼吸驱动变化的特点。呼吸过快常常是濒临呼吸衰竭最早的征象。除了呼吸频率,也要观察患者的呼吸模式。呼吸频率、潮气量、呼吸模式微妙的变化都是呼吸功增加或通气驱动改变的早期征象(伴有肺顺应性降低、气道阻力增加或膈神经功能障碍)。尽管单独通过临床检查难以量化吸气流量和每分钟通气量($\dot{V}_E$),但呼吸窘迫的患者为了力图增加肺泡通气量常常表现为吸气更多更快。

出现上气道阻塞也许是由气道的一些操作造成的,伴有会厌炎或气道内及气道周围肿物的患者表现气道梗阻需要经过临床仔细的评估。鼻翼扇动、喘鸣以及胸廓起伏但没有气流出入提示有上气道梗阻。如果患者呼吸费力且吸气时腹部膨隆而没有胸廓起伏,就存在上气道梗阻并且需要对上气道进行处理和抬起下颌,需要开始正压通气,不管是 CPAP)或 BiPAP,或需要气管插管。当患者出现喘鸣时,通过体格检查评估可以判断气道危险所在。如果吸气时开始出现喘鸣,表明梗阻在胸外区域;如果呼气时出现喘鸣,表明梗阻在胸内区域。如果在吸气、呼气时都有喘鸣,说明梗阻是固定的,比如发生气管狭窄时。这种固定的梗阻对保守治疗很少起作用。患者在进一步的治疗明确之前可能最需要的是气管插管。在特定患者中,可将氦气治疗作为临时干预措施,直到可以提供更有效的治疗方法[50]。

呼吸不协调是早期呼吸肌衰竭并转成呼吸衰竭的重要指征[51,52]。在正常潮式呼吸时通过观察胸廓和腹部运动的变化可以判定呼吸不协调(当患者尚未出现气道梗阻)。反向呼吸模式提示患者呼吸肌力弱,不足以维持自主呼吸并需要正压通气支持。虽然呼吸肌疲劳不一定总会导致呼吸肌不协调[55],但 Tobin 等发现呼吸肌在疲劳之前就可以出现肌力不协调[53,54]。

对患者的临床观察很大程度上应该包括通过对呼吸肌的仔细评估来评价肺贮备功能。在慢性阻塞性肺疾病且长期呼吸衰竭的患者中可以经常见到使用次要的呼吸肌包括胸锁乳突肌和斜角肌[56]。严重 COPD 的患者膈肌位置和膈肌运动也受到影响。依赖次要呼吸肌呼吸以及膈肌只有微小起伏的患者没有任何呼吸贮备。患者处于反复呼吸衰竭的危险而且在机械通气过程中会在脱机期间面临极大的挑战。

对肺的常规体格检查非常重要且应当将其作为每位患者检查的一部分。它可以提示肺实质有病变以及心肺的病理改变。肺听诊对诊断胸腔积液、气胸或其他肺外气体以及估计膈肌的位置能提供非常有用的信息。体格检查也可以发现一些潜在的生理异常,指导结合一些检查方法包括动脉血气、胸片和其他检测方法等。

虽然体格检查非常有用且应该定期去做,一些呼吸衰竭的体征和症状并不具有诊断价值,而是一些潜在问题的生理表现。体格检查的最大价值在于反映患者的基本生理状况,并且后续的检查可解释临床干预的效果。体格检查结合其他监测方式仍然是呼吸状况的重要监测手段。

影像学评估

　　胸部 X 线检查是呼吸状态监测的重要手段,尽管其体现的是生理状况的静态图像。胸片可以确认中心静脉和其他导管,ETT[32] 和植入式心脏装置的正确放置。常规便携式胸部 X 线摄影通常提供肺部浸润和肺水肿的证据(如果存在)。肺水肿的影像学表现包括支气管周围袖口症、肺门周围纹理增粗和 Kerley B 线阴影。尽管这些发现是有帮助的,但在许多重症患者中,由感染引起的弥漫性双侧浸润可能难以与肺水肿区分开来。尽管这些发现对诊断有所帮助,但在许多重症患者中,由感染引起的双侧肺部弥漫性浸润可能难以与肺水肿区分。当诸如 COPD 的潜在肺部疾病与急性肺水肿共存时,可能不存在典型的双侧肺部过度充气以及浸润。在这些情况下,影像学结果的解释必须综合考虑 X 线检查结果与其他临床数据。

　　胸片能确定大气道的异常,包括气管狭窄、扩张(在导管套囊过度充气时也会发生),但需要更多的检查来确诊,包括计算机断层扫描(CT)或磁共振成像(MRI)。气管软化更难以识别,因为气道可能在常规胸片上表现正常。气管异常在临床检查(即,强迫呼气时的喘鸣)或动态影像学检查(例如 cine-CT 扫描)上更明显。

　　用胸部 X 线检查来常规监测呼吸状况也有一些不足之处。影像学的结果和其他临床和生理监测总会有一些出入,因为影像学改变在发生时间和分辨率上会有延迟。影像技术也会影响胸部 X 线检查作为监测的价值。通常对于插管和机械通气的患者,床旁正位胸片多在患者仰卧位时拍摄的。胸部 X 线片大多是在最大吸气期间拍摄。对于呼吸急促或需要高频通气的患者,可能很难确定拍摄时机。因此,依靠胸片解释心脏大小的变化、肺不张和胸腔积液的存在与否,或气胸的诊断都颇具挑战。当试图识别这些异常时,需要其他影像包括正位或侧位的立位成像来佐证所怀疑的疾病。这取决于可疑的病理学和在这些不同位置获得良好图像的能力。胸部的超声或 CT 扫描可能是确认胸腔积液,肺脓肿或其他异常的更有用的方法。

　　其他影像学评估对胸片或体检中的异常发现做进一步判断是非常有用的。肺通气血流比显像评估危重患者是不够的,但 $\dot{V}/\dot{Q}$ 可以诊断肺栓塞。对于疑似肺栓塞的 ICU 患者,常进行肺动脉造影或 CT 血管造影,因为它们可以快速完成并提供比 $\dot{V}/\dot{Q}$ 扫描更有价值的诊断信息。

　　CT 和 MRI 能对气道和肺实质的病变提供重要的信息。能对上气道的病变确定位置、范围和特征,包括肿物、肺实质的病灶、胸膜炎和其他肺及肺外的病变(见第 2 章)。

　　肺部超声检查越来越多地被用作危重患者临床评估和管理的诊断辅助手段,不仅可以评估胸腔积液的存在,还有许多其他用途[57-59]。在危重患者胸部超声检查中,最近的指南推荐将床边超声检查作为常规胸部 X 线照片的补充或取代其用于诊断气胸,并将其作为呼吸衰竭患者的间质和实质疾病的主要诊断方式[59]。肺超声检查还可在呼气末正压水平变化时用于评估自主呼吸前后的肺通气状况,以及量化和描述肺水肿的负担和病因[58]。此外,床旁超声检查也被证实具有评价血流动力学不稳定患者的心肺功能的临床价值。它已被证实可降低诊断的不确定性并指导临床干预[60]。标准的低血压检查方案包括专门的心脏检查,腹部扫描和经胸扫描[60]。超声检查在紧急情况下被当作视觉听诊器,从而快速评估不稳定患者的血流动力学和呼吸状态[57,61]。

气体交换评估

　　肺功能监测最重要的目的之一是判断肺是否能够维持满意的氧合和通气。目前已经常规对气体交换进行有创和无创的监测。虽然无创监测非常有用而且对氧合及通气能提供重要信息,但 ABG 仍然是监测氧合情况、通气状态和酸碱平衡异常最常用的方法[62]。

动脉血气监测

　　动脉血气是呼吸监测的主要部分。动脉血气能直接测量动脉血氧分压(PaO_2)、$PaCO_2$ 和 pH。从这些测量值中,可以计算出碳酸浓度(HCO_3^-)、氧饱和度(SaO_2)和剩余碱(BE)或碱缺失。测量值和计算值能充分估计气体交换,酸碱平衡以及心肺功能的整体状态。

　　ABG 中的 PaO_2、$PaCO_2$ 和 pH 常常是手术室、ICU、急诊,有时也是其他临床科室中评估气体交换和呼吸贮备的主要指标。常规评价氧合状态是直接从动脉血中测量 PaO_2,不管是动脉穿刺或从动脉插管接口处抽血。准确地解释 PaO_2 需要了解正常的呼吸生理以及通气和灌注改变对 PaO_2 预测值的影响。正常 PaO_2 会随着年龄而降低。PaO_2 也会随时间而波动 ±10%,血气机测量 PaO_2 也会有 ±10% 的误差。低氧血症可源于多种因素,包括吸入氧不足(肺泡氧分压低 $PaCO_2$)、通气血流比失调、分流,或低心排血量(混合静脉血氧分压低 $PvCO_2$)。尽管 PaO_2 的值不能确定氧输送是否充分,但要确定可接受的 PaO_2 的范围需要不断评估。为了评估氧输送是否充分,还需要其他检查,包括评估酸碱状态,测量血清乳酸、混合静脉氧和心排血量等。

$PaCO_2$ 可以监测通气是否充分,区分通气过高或过低。正常 $PaCO_2$ 为 40mmHg。如果 $PaCO_2$ 为 40mmHg 或更低,则患者过度通气;如果 $PaCO_2$ 为 40mmHg 或更高,则患者通气不足。然而,单纯 $PaCO_2$ 仅是通气充分性的一种衡量标准。必须根据 pH 值进行解释。通气驱动力可根据 pH 值的改变进行调节。如果患者输入碳酸溶液或输大量枸橼酸库血,出现代谢性碱中毒,通气的动力就会减少。$PaCO_2$ 增高,每分钟通气量随之降低但并不意味着呼吸衰竭。同样,患者有明显的代谢性酸中毒,每分钟通气量会增加来纠正 pH。必须综合考虑 $PaCO_2$ 和 pH 才能评估患者是否正常通气并且通气动力正常。例如,如果患者的 $PaCO_2$ 正常值为 40mmHg,但 pH 值低于正常值(例如 7.25),则表明由于抑制通气动力的药物或潜在呼吸衰竭导致通气动力不足和呼吸补偿不足。

当无法获得动脉血时,可以使用静脉血液(外周或中央)来估算动脉 $PaCO_2$。有时临床上 $PaCO_2$ 与静脉 CO_2 分压(PvO_2)之间的差异很小,$PvCO_2$ 可用作 $PaCO_2$ 的估计值。但是动脉与静脉的 PCO_2 的确切关系并非和患者之间保持一致,在单个患者也随临床情况的变化也会不一致。$PvCO_2$ 不能代替 $PaCO_2$。虽然静脉血可以帮助评估通气,但它并不能有效提示有关动脉氧合的信息。

虽然动脉血气监测气体交换非常重要,但就方法本身也有一些局限性。血气监测是有创的,必须从动脉留置导管或动脉穿刺中抽取血样。频繁抽血会导致明显失血,对有些患者特别是小儿或贫血患者可能会有问题。放置及保留动脉留置导管也会有风险,包括出血、手缺血、动脉血栓和栓塞、感染[64,65]以及发展为桡动脉血管瘤[63]。动脉导管作为一种危重患者中导管相关血流感染的来源未得到充分认识[66]。可惜的是,根据疾病控制中心关于预防导管相关感染的指导原则,很多重症监护病房并未常规在放置动脉导管时使用预防措施[67]。

间歇性是血气监测的另一个局限。如果患者呼吸情况不稳定,发展迅速,或呼吸支持需要频繁调整,间隔检查可能不够。这种情况下,最好是连续监测。连续动脉内血气监测能提供即时的气体交换和酸碱状况的信息[68,69],这种监测在临床上尚未广泛应用,所以其有效性尚待验证[70,71]。连续监测是运用荧光探针置于动脉导管来提供连续 pH、PaO_2、$PaCO_2$ 的监测。从这些仪器中能得到关于气体交换或酸碱平衡变化更为及时的信息。由于这种探针和监测仪与间断血气分析相比,价格更高,因此没有常规使用。

无创监测

应用无创技术监测气体交换对临床治疗起了革命性变化,特别是对麻醉医生和 ICU 医生来说。因为临床评估气体交换的可信度不高而且经常不能对病情恶化做到及时反映[72],所以无创的能连续监测氧合和通气的监护仪有相当价值。监测氧合和通气无创的方法目前有很多种。最常用的仪器包括监测氧合的脉搏氧饱和度和监测通气二氧化碳。

脉搏氧饱和度

脉搏氧饱和度对动脉血中血红蛋白的氧饱和度能进行快速、连续、无创的监测,在手术室、急诊和 ICU 已经常规用于临床气道的监测管理[73-76]。另外,在一些临床操作和普通治疗过程中,脉搏氧饱和度也已经成为给镇静药期间对氧合情况的标准监护[77-80]。随着监测的常规使用,在成人和儿童中临床高发的而又常常未能察觉的低氧血症均能被监测出来[73,80-82]。饱和度降低对发病率和死亡率有明显影响[83,84]。持续性的严重低氧血症(由脉搏氧饱和度测出氧饱和度(SpO_2)低于 85% 超过 5min),对已知心脏疾病的患者在非心脏手术围术期发生心肌缺血的可能性要增加两倍[84]。对于住院的头 24h 内发生低氧血症的患者出院后 4~7 个月死亡的可能性要增加 3 倍[83]。

有理由相信常规使用脉搏氧饱和度可以使患者的治疗更加安全,脉搏氧饱和度能增强对低氧血症的监测,能更好地理解病因,更快、更有效地采取措施纠正病理生理改变。有作者研究表明,早期运用脉搏氧饱和度监测动脉血氧降低可以改善患者预后[84-87]。虽然这些结果尚未得到进一步证实,但他们不否认监测所可能带来的益处[88-91]。一项 Cochrane 系统回顾显示麻醉中应用脉搏氧饱和度并无证据表明对结果有益[92]。尽管缺乏数据来验证脉搏氧饱和度仪的价值,但它仍然被认为是重症患者和接受全身麻醉或中度至深度镇静的患者的标准治疗标准。但是,在使用脉搏氧饱和度仪时,解读其所提供信息时需要了解测量技术及其局限性,其中包括认识到它不是通气监测器。

脉搏氧饱和度仪运用两个基本原理来测量动脉血中血红蛋白的氧饱和度:氧化血红蛋白(O_2Hb)和还原血红蛋白(Hb)对光波吸收的差异(图 47.1);脉搏血流与背景的结缔组织、皮肤、骨和静脉血等相比对光波吸收增加[79,93]。形成氧饱和度基础的光谱原理是朗伯-比尔

（Lambert-Beer）定律（方程1），即未知溶质在溶剂中对光波吸收的浓度比值：

$$I_1/I_0 = e^{-alc} \qquad (1)$$

其中 I_1 为样品的吸收光强度，I_0 为已知光强度，a 为物质的吸收系数，l 是光穿过物质的距离（路径长度），c 是吸收物质的浓度，e 是指数函数。

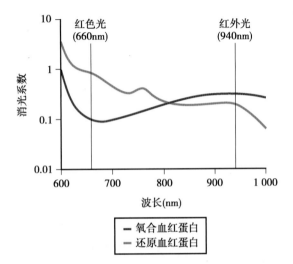

图 47.1 显示了氧合血红蛋白和还原血红蛋白的吸收（消光）特征。在波长为 660nm（红色光）和 940nm（红外光）的光下，两者之间存在显著差异（From Tobin MJ. Respiratory monitoring. JAMA. 1990;264:244-251. ）

运用朗伯-比尔定律只要已知消光系数即可确定溶质在溶剂中的浓度。对含多种溶质的溶液，区分溶质需要分光波长。即含四种溶质的溶液，需要四种分光波长。

市场上脉搏氧饱和度仪使用的发光二极管会发出特定的已知波长为 660nm（红色光）和 940nm（红外光）的光线。因为 O_2Hb 吸收特性和 Hb 在这些波长是显著不同的，使得 O_2Hb 和 Hb 能够得以区分（图 47.1）。在动脉系统通过定时测量脉搏来确定动脉氧饱和。在血流搏动期间，血管床扩张收缩，造成光的路径变化[74]。这些搏动改变了传递到感应器的光量并产生容积脉波[94]。同步信号使脉搏氧饱和度仪可根据脉搏搏动时和基线时对红光及红外光的吸收比，就可将动脉氧饱和度与静脉氧饱和度区分出来（图 47.2）。

脉搏氧饱和度仪基于组织床中两种波长（660nm 和 940nm）在脉搏搏动和基线时的吸收比（R）来表示氧饱和度。关系如等式 2 所示。

$$R = \frac{\dfrac{\text{在 660nm 搏动时的吸收率}}{\text{在 660nm 非搏动时的吸收率}}}{\dfrac{\text{在 940nm 搏动时的吸收率}}{\text{在 940nm 非搏动时的吸收率}}} \qquad (2)$$

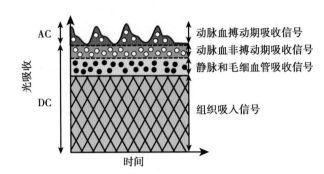

图 47.2 通过活组织吸收光的示意图。注意交流电（AC）信号来自动脉血的搏动，直流（DC）信号包括组织中所有非搏动吸收光，包括静脉和毛细血管中的非搏动血液，以及所有其他组织中的非搏动血液（From Tremper KK, Barker SJ. Pulse oximetry. Anesthesiology. 1989;70:98-108. ）

根据成年非吸烟男性吸入不同浓度氧所做的标准曲线来计算脉搏氧饱和度的经验值以显示氧饱和度。大部分市场上的脉搏氧饱和度仪是在 70%～100% 范围标定的。在此范围确定氧饱和度的准确性非常好[74]，其误差小于±3%～4%[80]。

现代脉搏氧饱和度仪不仅可以直观地显示测量的 SpO_2，还可以产生提示音，其音调随 SpO_2 水平而变化。这种信号的声波化使临床医生能够听到患者氧饱和度的变化；当 SpO_2 下降时，设备产生的信号音高也会下降。Nellcor 于 1983 年首次在脉搏氧饱和度仪中引入这种设计。然而，各家该设备的制造商并没有将不同 SpO_2 的音频（音调）标准化。在大多数商用设备中，SpO_2 与音调之间呈线性关系。这在处理由音调提供的信息时产生了问题，因为人的音调感知（频率的生理等效物）不是线性的而是对数[95]。临床医生能够通过音调来区分高和低 SpO_2 测量值。但是根据所接受的音高来估计实际饱和度的能力有限。Brown 等测试了 40 名麻醉医生使用脉搏氧饱和度仪判断确切 SpO_2 大小以及 SpO_2 变化的方向和大小的能力，所述脉搏氧饱和度仪使用线性或对数音阶[95]。对数量表的使用导致医生识别 SpO_2 绝对值以及两个值之间变化的能力的准确性显著提高。研究者建议，标准化的对数标度脉搏氧饱和度数据可改善对患者的管理和安全性。

脉搏氧饱和度已经成为无处不用的监护仪，特别是在气道管理时明确给氧是否充分，但它依然有一定的局限性。首先，氧饱和度并未直接测量氧合情况。因为氧离曲线的形状在氧合较高的水平上，测量的 SpO_2 对监测 PaO_2 的明显改变并不敏感（图 47.3）。其次，当氧饱和度在 70% 以下脉搏氧饱和度并不准确。主要是由于氧饱和度标准曲线范围有所局限，很难使人处于极低的氧饱和度并在此情况下获得可信的资料[94,96]。

低氧血症时脉搏氧饱和度的准确性已经得到广

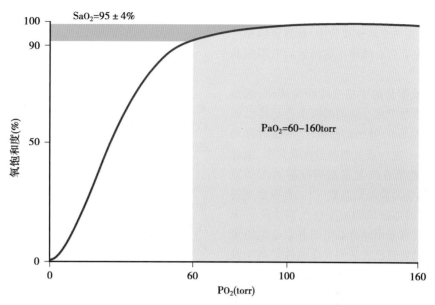

图 47.3　氧-血红蛋白解离曲线。由于脉搏氧饱和度仪对 SaO_2 的置信度限值为95%，并±3%～4%，因此血氧计读数为 95% 可表示 PaO_2 为 60mmHg（饱和度为91%）或 160mmHg（饱和度为 99%）（From Tobin MJ: Respiratory monitoring in the intensive care unit. *Am Rev Respir Dis.* 1988; 138: 1625-1642. ）

泛的研究和回顾性分析[53,97-100]。大部分是对健康志愿者的研究,让他们短时吸入低氧的混合气体造成饱和度降低。不同厂家的脉搏氧饱和度仪在低氧血症时的准确性也略有不同,不同机器的直接误差也不同,因而造成动脉氧饱和度值偏高或偏低。这些研究的结果凸显标准曲线存在的问题以及制造商对其运算程序的修正[96-101]。这些修正已经对氧饱和度的测量有所改善[80]。

其他一些因素也会影响脉搏氧饱和度的准确性。如脉搏氧饱和度的反应特性,这对临床非常重要,特别是在困难气道处理时发生饱和度快速变化的情况下。很多学者对脉搏氧饱和度临床反应特性做了很多研究[96-101]。West 等研究了五位非吸烟的患有睡眠呼吸暂停综合征的肥胖男性[102]。在饱和度快速变化期间,脉搏氧饱和度仪读数并未反映出实时变化。在氧饱和度自主降低时,脉搏氧饱和度对最小 SaO_2 的估计偏低,在氧饱和度自主恢复时最大 SpO_2 会过高。

饱和度探头的位置也会对脉搏氧饱和度的反应时间有影响。探头放在耳朵比放在手指对 SaO_2 突然降低的反应更快。脉搏氧饱和度反应时间变化取决于心率。对于指套探头,随着心率增加,饱和度急性变化的反应也增快;对于耳或鼻探头,情况正好相反,随着心率增加,对 SaO_2 的改变反应也变慢[102]。脉搏氧饱和度仪探头所处的特定指头可能会影响测量的准确性。Basaranoglu 及其同事发现在 27 名健康志愿者中,右撇子个体中,右中指给出最准确的结果,然后是右手拇指[103]。同样,在左利手中,左中指和拇指产

生最准确的 SpO_2 读数。

脉搏氧饱和度仪的准确性受到其他几个因素的影响(知识框 47.1)。光线过强,比如用于手术光源的荧光或氙光、胆红素光疗灯、加热灯都能使 SpO_2 值假性偏低或偏高[80,96,104]。用可吸收红光和红外光(蓝色,绿色或黑色)的不透明的材料覆盖探头有助于减少这个问题。电灼设备能产生明显的电流干扰,使脉搏氧饱和度仪的功能出现异常[79]。神经外科图像引导系统使用的红外脉冲波会干扰信号质量和脉搏氧饱和度仪检测 SpO_2[105];当暴露于神经外科导航设备产生的红外信号时,使用铝箔作为屏蔽已有效恢复 6 种品牌的脉搏氧饱和度仪的准确性[106]。尽管有高质量的容积描记图描记,但一次性脉搏氧饱和度仪探头的错位可能导致 SpO_2 测量错误并且对麻醉管理产生重要影响[107]。在马萨诸塞州综合医院麻醉后监护室(PACU)的 100 例患者中,只有 6 例患者正确

知识框 47.1　脉搏血氧仪准确性的影响因素

外界光源

电灼设备

探头的运动

血红蛋白异常血症:碳氧血红蛋白,高铁血红蛋白

染料和颜料:吲哚菁绿,亚甲蓝,靛蓝胭脂红

指甲油

严重贫血

低灌注,低灌注指数

过度静脉搏动

放置了探头,其余 94 例患者的平均错位距离为 5.4mm (范围 0~23mm)[107]。在单个病例报告中,脉搏氧饱和度仪在接受腹部手术的患者的心搏停止期间显示出不间断的波形和正常的 SpO_2[108]。

患者或医生挪动戴指套的手指造成探头移动,也能对脉搏氧饱和度产生读数干扰。移动的探头会延迟低氧血症的探测时间并造成 SpO_2 降低的假象[109]。这种移动造成的偏差达 20%[110]。在一项大型前瞻性研究中,患者体动是脉搏氧饱和度监测在恢复室遭到冷落的主要原因[111]。儿科患者中 71% 的警报是假象[112]。有很多通过心电图同步测量 SpO_2 的办法试图减小探头移动所带来的影响。脉搏氧饱和度仪采用结合心电图并以心电图来同步测量动脉饱和度的特性已经证明其准确性要高于没有采用这种方法的仪器[103]。尽管心电图的介入的确有帮助,但始终不能完全消除探头移动所带来的问题,特别是在爱动或有躁动的患者身上。另一种能减少患者体动对饱和度准确性的影响是运用对饱和度波形变化的回顾性分析并在可疑结果出来之前来剔除体动可能产生的干扰信号[110]。这样"检测"到氧饱和度低的假象就会更少但又不会错过真相[113]。

最近,很多制造商加上了专为减少移动干扰而设计的技术来提取更准确(真实)的信号。如 Masimo 公司(Ivrine AC)引进的 Masimo 信号提取技术,采用独特设计的感受器和减少假性警报发生率的运算软件。在志愿者身上使用 Masimo SET 的氧饱和度之后,其性能和带有改善低信号性能的 Nellcor N-300 Symphony (Medtronic,Minneapolis,MN)(Oxismart®) 与老款 Nellor N-200 相比,无论是在误差和信号丢失率方面均要胜出[114]。Baker 等在低氧血症的志愿者身上比较了 20 种脉搏氧饱和度在探头移动过程中的功能和准确性,发现 Masimo SET 拥有最佳的整体性能[115]。比起 Nellcor N-200,在新生儿 ICU 中使用 Masimo SET 的误报率非常少且能更好地捕捉到真实情况[116],在新生儿 ICU 中,采用 Masimo SET 的脉搏氧饱和度仪对心动过缓和低氧血症的检测要比 N-3 000 更为可信[117],这一切都是因为从脉搏氧饱和度监测中获得了更为可信的信息从而改善治疗,提高成本-效益的证据。与使用传统的脉搏氧饱和度相比,心脏术后的患者使用更为可靠的饱和度监测(带有 Masimo SET)可以更快减少机械通气中吸入氧浓度(FiO_2)以及检查动脉血气的需要次数更少[118]。Petterson 和同事们已经回顾了用于防止运动伪影影响脉搏氧饱和度仪准确性的各种技术[119]。

血氧计只能区分与其发出的光的波长数一样多的物质[79,101]。标准的市售血氧计只能检测两种类型的血红蛋白:还原和氧化(HHb 和 O_2Hb)。脉搏氧饱和度仪可

以得到血红蛋白的功能饱和度,如方程(3):

$$功能饱和度 = \frac{O_2Hb \times 100\%}{O_2Hb + HHb} \tag{3}$$

在这项饱和度方程中没有包含其他血红蛋白如高铁血红蛋白(MetHb)或碳氧血红蛋白(COHb)。当存在 COHb 或 MetHb 时,脉搏氧饱和度仪不能提供真实的氧饱和度测量[120,121]。COHb 的存在导致 SpO_2 测量中的假升高[120]。如图 47-4 所示,在 940nm 处吸收光最少,而在 660nm 处 COHb 吸收系数与 O_2Hb 接近一致。所以脉搏氧饱和度就无法将 CoHb 从 O_2Hb 中区分出来;这样会使 O_2Hb 偏高[120]。脉搏氧饱和度所显示的 SpO_2 大约是 CoHb 和 O_2Hb 的总和。这个问题对长期吸烟或需要气道处理的吸烟患者在评价氧合情况时显得非常重要。长期住院的 ICU 患者可能会有 CoHb 存在,因为一氧化碳(CO)是血红素代谢的产物[122,123]。这种内源性的 CO 对危重患者 SpO_2 准确性的影响还需要进一步的研究。无论在何种患者中,当怀疑 CO 水平高时,用一氧化碳血氧计测量氧饱和度应该比脉搏氧饱和度要好(见下文)。

MetHb 也会对脉搏氧饱和度的测量有干扰[121,124],当 MetHb 水平超过 30%~35%,SpO_2 与 MetHb 水平无关而接近 85%~90%。这是由于 MetHb 在 660nm 的吸收系数与还原血红蛋白基本一致,而在 940nm 要高于其他血红蛋白(图 47.4)。所以脉搏氧饱和度对 SaO_2 的实际值估计偏高或偏低则取决于 MetHb 的水平[101]。一些造成 MetHb 升高的原因包括给予硝酸盐、局部麻醉剂(如利多卡因,苯佐卡因)、甲氧氯普胺、含磺酸的药物、乙二胺四乙酸(EDTA)、氨苯砜和伯氨喹。有些患者有先天性高 MetHb。胎儿 Hb 不会影响脉搏氧饱和度的准确性[70,80,104]。其他异常血红蛋白血症如硫血红蛋白血症对脉搏氧饱和度的影响尚待研究[104]。

为了评估 COHb 和 MetHb 的存在,必须将两个额外

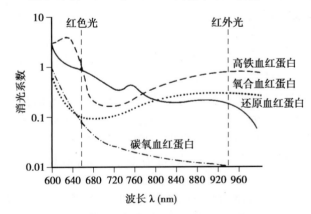

图 47.4　四种血红蛋白物种的透射光吸收光谱:氧合血红蛋白、还原血红蛋白、碳氧血红蛋白和高铁血红蛋白 (From Tremper KK,Barker SJ:Puls oximetry. Anesthesiology,1989;70:98-108)

波长的光整合到测量装置中。使用四种或更多波长光的分光光度血红素血氧计（CO-血氧计）可以测量其他血红蛋白种类并使用方程式计算分数饱和度。见等式（4）：

$$分数饱和度 = \frac{O_2Hb \times 100\%}{O_2Hb + HHb + MetHb + COHb} \quad (4)$$

现代 CO-血氧计使用 8~12 种波长的光。由 Masimo 开发的设备 Rainbow SET Radical-7 Rad-57 脉冲 CO-血氧计，可以检测并准确测量 COHb 和 MetHb 的浓度[125]。这些设备的优点是能够持续监测血红蛋白血症的水平并且监测对治疗的反应[126-130]。许多检测碳氧血红蛋白血症和高铁血红蛋白血症的病例报告都可体现该技术的临床价值。然而，用于检测这些血红蛋白衍生物的特定算法会影响这些装置的准确性。例如，Masimo Radical 7 Pulse CO-血氧计在 14 名健康成人中测量重合低氧血症（SaO2＜95%）的 MetHb 的准确性较差，高估了 MetHb 水平 10%~40%[131]。公司对软件进行了修改并将 MetHb 和 COHb 的光学传感器分开，测量 MetHb 浓度的准确度大大地提高[132]，脉冲 CO-血氧测定法也可用于连续测定动脉血中的血红蛋白浓度（SpHb）[133]。Macknet 及其同事使用带有用 12 种波长的光测量的分光光度感受器的 Masimo Radical-7 测量的 20 位经过血液稀释（去除 500mL 全血）的健康志愿者的 SpHb 与使用实验室 CO-血氧计测量的标准总血红蛋白（tHb）相比[134]。研究人员发现 SpHb 和 tHb 之间的平均差异为 -1.5g/L，标准偏差为 9.2g/L，他们得出结论 SpHb 精确到 10g/L 以内。Park 及其同事对 26 名接受外科手术的患者进行了研究，结果发现在麻醉诱导期间使用七氟烷提高了 SpHb 测量的准确性[135]。Miller 及其同事将用一种护理装置（HemoCue）测量的 20 名脊柱手术患者的 SpHb 与 tHb 进行了比较[136]。SpHb 总体趋势是高估相应的 tHb，特别是当灌注指数（PI）高于 1.4（制造商的 SpHb 准确度阈值）时。该研究还质疑使用 SpHb 做出临床决策的效用，因为 22% 的脉冲 CO-血氧计测试确定血红蛋白值超过 20g/L，与 tHb 值不同[136]。在脉搏 CO-评估中，对接受腹部和盆腔手术的患者进行了血氧测定，研究人员发现，当失血量超过 1 000mL 时，相同时间测量的 SpHb 样本与实验室测量的 tHb（偏差）之间的平均差异显著大于正常志愿者；测得的 tHb 小于 90g/L；已经进行了术中输血；或者在手术过程中 tHb 降低 20g/L 或更多[137]。

然而，一些研究者已经在手术室中发现 SpHb 的临床应用[138-140]。在包括 327 名接受整形外科手术的患者的前瞻性研究中，无创连续 SpHb 测量结果表明，与输血相比，输血风险绝对降低 4%。同样，Awad 及其同事发现 SpHb 监测减少了高血液损失神经外科手术过程中红细胞的输血[139]。本研究中，使用 Masimo CO-血氧计测量 SpHb

与实验室测定之间的差异 tHb 的浓度为（0±8）g/L。他们还发现 SpHb 测量的趋势准确度与相同时间实验室测定 tHb 产生了 0.96 的测定系数（R2）。随着时间的推移，这种准确预测 tHb 的能力可以使临床医生更快地应对贫血并更好地管理输血治疗[139]。Berkow 及其同事在 29 例复杂脊柱手术患者中使用 SpHb，发现脉搏 CO-血氧饱和度与实验室测得的值相比具有可接受的临床准确性，并且它可以提供比间歇血液样本分析更及时的血红蛋白状态信息，因此有可能改善手术期间的血液管理[140]。

在 ICU 中使用 SpHb 监测也得到了研究[141,142]。Frasca 及其同事将 SpHb 与在法国 ICU 中通过护理点的装置（HemoCue 301）或实验室 CO-血氧计有创获得的 62 例患者的数据进行了比较。他们发现，通过脉冲 CO-血氧仪测量的血红蛋白具有绝对准确度和趋势准确度，类似于床边使用的有创测量方法，具有连续性和无创性的益处[141]。在脉冲 CO-血氧测定血红蛋白测量的研究中，对于胃肠道出血的重症 ICU 患者，研究人员发现，19% 的 SpHb 测量结果无法从 CO-血氧计中获得[142]。在对接受去甲肾上腺素输注的患者的研究中，42% 的测量尝试无法确定 SpHb，这是一个显著的技术局限性[142]。

这些关于 SpHb 测量可靠性的研究表明，需要明确测量血红蛋白等参数的目标，以及如何比较临床上重要的生理变量范围内不同技术的准确性。SpHb 测量不是作为血红蛋白实验室测定的替代品，而是一种补充手段，通过血红蛋白变化趋势以确定它是否在临床护理期间发生变化[143]。Rice 和同事指出使用 SpHb 将有利于只有当测得的血红蛋白在临床指示输血的范围内（即 60~100g/L），当验证装置的准确度在 10g/L 以内时，才能帮助进行红细胞输血[144]。在临床上重要的范围内比较 SpHb 与实验室测量的 tHb 的数据是不可行的。值得强调的是，输血的决定不应仅仅基于血红蛋白值，而应基于患者的生理状态，对失血量以及持续出血可能性的估计。考虑到临床情况和过程，测量 SpHb 值随时间变化的趋势可能对确定血液置换需求最有价值[145]。除了临床使用外，该设备必须在低灌注状态，体温过低和血管加压剂的使用时保持准确性[146]。研究结果的差异也可能与研究人群的变异性，用于比较的不同技术，以及这些"金标准"装置的准确性和可变性有关[145]。

吸收 660nm 和 940nm 波长光的物质会干扰脉搏氧饱和度。其他色素对脉搏氧饱和度准确性的影响包括靛青绿、亚甲蓝和靛红[104]。这些染色剂会造成饱和度人为地暂时下降；其影响程度取决于染色的吸收特性。非常深的色素能轻微降低准确度，但皮肤色素对脉搏氧饱和度的读数影响却很小[147,148]。然而，在低氧血症期间，较深的皮肤色素会产生错误的高 SpO2 读数。当 SaO2 为

80%或更低时,深色皮肤患者的阳性偏差可高达8%;中度色素沉着的患者不太明显,皮肤最轻的患者最小[152]。这可以通过使用浅肤色的个体来测试和校准脉搏氧饱和度仪来解释。然而,并非所有的血氧计都会产生这种结果。黄疸会人为地升高或降低脉搏氧饱和度的读数[119]。但在大多数研究中,即使非常高的胆红素对SpO_2的准确性没有影响[128,149]。探头直接盖住涂抹指甲油的甲床时能明显改变脉搏氧饱和度的准确性。影响的程度取决于指甲油在660nm和940nm的吸光特性。黑色、蓝色和绿色指甲油能误降SpO_2达6%,红色指甲油对脉搏氧饱和度仪测量几乎没有影响[104,150,151]。如果患者涂抹颜色非常深的指甲油,应将其从要接收探头的手指上取下,或者将探头放在手指的两侧,从而避免通过指甲传递信号[104,151]。带有一个黏性的一次性探头的Masimo Radical血氧计低估了缺氧状态下的血氧饱和度[153]。

重度贫血对脉搏氧饱和度也会有严重的影响。Lee等指出脉搏氧饱和度在血细胞比容低于10%时是不准确的[154]。Vegfors等也证实脉搏氧饱和度在血细胞比容过低时不准确,但同时又指出原因在于低灌注而不单纯是血细胞比容低的问题[155]。在处理重度贫血的过程中,即使在脉搏氧饱和度准确的情况下,更重要的是评估氧输送而不是监测氧饱和度。SpO_2仅反映氧饱和度情况并没有说明血携氧能力或氧输送是否充分。对于镰状细胞贫血的患者,虽然临床上会有轻微低估性的偏差,但用一氧化碳血氧计测量动脉血氧饱和度和脉搏氧饱和度非常一致[156]。

患者处于低血压、低血容量,或血管严重收缩时,外周血管搏动消失。脉搏氧饱和度会有另外一个问题,因为只有在患者有充分的动脉搏动,机器的工作才会正常。当患者外周血管灌注差的时候,脉搏氧饱和度就不能准确地检测SpO_2。对体外循环后低灌注患者的一项研究中,20种不同品牌的脉搏氧饱和度仅有两种能测出4%范围内SpO_2的值[157],而这些是用一氧化碳血氧计测得的。在低灌注下改善脉搏氧饱和度的准确性尚未得到充分解决。可以改变安放探头的位置如鼻或耳处,也可以改用反射技术而非传导方法来尝试获得改进,这些已经获得了不同程度的成功[158,159]。Morey及其同事最近评估了鼻翼脉搏氧饱和度仪的可行性和准确性。鼻翼由外颈动脉和颈内动脉的分支灌注,因此在血流改变或运动期间灌注可以比其他组织床更好地保存。研究人员发现鼻翼SpO_2在70%~100%内是准确的,事实上在从患者手指上获得样本测得的数据更精确[160]。

许多研究者将探头置于食管来测量脉搏氧饱和度[161-163]。当放置在食管或其他内部组织部位时,SpO_2的测量取决于反射率而不是检测发射器对面的发射信号,如标准传输脉搏氧饱和度仪[164,165]。相比标准体表探头,危重手术患者放置食管位置探头所测得的结果与动脉血氧一致性更好,而且探头的功能不会受灌注和温度的影响[163]。食管脉搏氧饱和度仪也被使用成功应用于新生儿和老年儿科患者[166]。胎儿脉搏氧饱和度仪采用反射技术[167]。不幸的是,虽然这种技术被认为可以提供胎儿灌注和生存能力的更好证据,但它并未降低剖宫产率[168]。另一方面,使用其他方法来记录氧合已经影响了临床管理。

对于患有严重外周血管疾病的患者,前额反射探头的使用已被证明是耳垂上标准传输探头位置的可接受替代方案[164]。即使在此类患者中使用替代部位放置探针,脉搏氧饱和度可能不是一种有效的监测,因为脉冲幅度太低(或不存在)以至于无法产生一个可接收的信号。此外,对于原位连续流动左心室辅助装置(LVAD)的患者,没有脉冲限制了大多数脉搏氧饱和度仪的使用。Aldrich及其同事最近报道了无脉搏氧饱和度仪的发展[166]。该技术使用发射660nm(红光)和905nm(红外光)波长光的二极管来透射数字。将该手上的桡动脉和尺动脉闭塞5~10s,然后释放。在释放闭塞动脉后1s测量两个波长中的每一个的变化衰减,以计算红/红外衰减比。5例正常患者和7例无LVAD患者的初步测量结果表明,无脉血氧饱和度测定SaO_2具有可接受的准确度。这项技术,如果商业化,将消除在LVAD患者中获得ABG以确定其氧合作用的需要——目前唯一在无法测量SpO_2时可用的方法。

低温患者中SpO_2测量的准确性也是脉搏氧饱和度仪的限制。虽然有限的研究报告了低温患者脉搏氧饱和度仪的准确性,但准确性似乎主要取决于是否存在足够的脉搏信号而不是温度本身[170]。有研究显示积极保温能改善脉搏氧饱和度仪检测信号的性能并且可以降低误报率[171]。

不是动脉的搏动也会影响脉搏氧饱和度仪的性能。比如当静脉搏动非常显著时,脉搏氧饱和度仪会低估动脉氧饱和度的真实值[172]。在一组三尖瓣关闭不全的患者中,脉搏氧饱和度的值能降低达11%。临床上有其他静脉搏动的情况也很重要,包括严重充血性心力衰竭和三尖瓣闭锁行Fontan术后需要维持较高静脉压的患者。

曾有报道放置脉搏氧饱和度探头发生严重烧伤和指头受伤的情况[173-175]。应该提高警觉经常轮换放置探头的位置就能减少发生。皮肤烧伤发生在卟吩姆钠(Photo-frin)光动力治疗的患者[176],在用维替泊芬进行光化疗术中,在6h的手术期间每隔7~15min经常轮换脉搏氧饱和度探头就可以防止皮肤损伤[177]。

脉搏氧饱和度仪在监测手术室或ICU患者方面具有其他潜在价值。脉搏氧饱和度的容积描记波形已经作为无创手段来判断血压、血管内容积状况和灌注情况[150,178-184]。呼吸引起的光电容积脉搏波描记作为机械通气患者容量反应性的预测因子与在动脉压波形中观察到的相似,这些动态测量优于从血管内导管获得的静态测量[185-187]。

一些患者病情可能会限制这些容积反应性动态指标的使用,包括心律失常、V_T 大于 8mL/kg 的正压通气要求,以及低呼气末正压(PEEP)[188]。在机械通气的心脏手术后患者中,使用正压通气引起的容积描记变异在预测液体反应性方面比中心静脉压或肺动脉阻塞压更可靠[189]。通过机械通气产生的 9% 以上的光电容积脉搏波变化确定患者随着心排血量的增加,其可能会对液体治疗产生的反应。在这项研究中,直接测量的动脉压与光电容积脉搏波描记图的波幅之间没有关系。发现容积描记振幅的呼吸变化与机械通气的脓毒症患者通过动脉导管记录的脉压变化在预测液体反应性上具有相同准确性[190]。在光电容积脉搏波描记图中呼吸变化和接受自体血液稀释的血流动力学稳定的机械通气患者的动脉波形分析都可作为轻度血容量不足的准确指标(估计循环血容量降低 20%)[191]。相反,Landsverk 及其同事发现在应用脉搏氧饱和度仪技术的指标中,相比使用动脉波形测量的指标,危重患者具有更大的个体内和个体间变异性。根据这些信息,必须谨慎解释脉搏氧饱和度仪在预测容量反应性方面的价值[192]。

在光电容积脉搏波描记中使用的呼吸引起的波形变化(RIWV)也可用于检测自主呼吸患者的血容量不足[193,194]。在入院前创伤患者的一项研究中,Chen 及其同事发现光电容积脉搏波描记图的 RIWV 与主要因素独立相关[193]。在一项志愿者研究中,McGrath 及其同事使用低至 -100mmHg 的下半身负压逐渐降低中心血容量并研究从放置在手指、前额和耳上的传感器获得的光电容积描记图的脉搏形状特征,以确定哪些可能作为血容量不足的指标[194]。研究人员发现耳和额头的脉冲血氧波形的幅度、宽度和曲线下面积的减少与每搏输出量减少密切相关,其中放置在前额的传感器表现最佳。在动脉血压降低之前就可观察到这些波形变化。研究者认为伴随血容量不足和伴随的外周血管收缩的增加的交感神经活动影响了从手指探头获得的光电容积描记的功能,放置在其他位置用来监测低血容量的探头也有相同的问题。

Masimo 公司开发了一种专有算法,即容积变异指数(PVI),它允许连续且自动计算呼吸引起的光电容积脉搏波形的变化。PVI 是在整个呼吸循环中发生的灌注指数(PI)变化的动态测量。PI 是脉冲血氧计信号(AC)的脉动吸收与基线非脉搏信号(DC)期间获得的脉冲吸收之比,并反映容积描记波形的振幅(图 47.2)[150]。计算 PI,脉动信号指向非脉动血流并表示为百分比:PI=(AC/

DC)×100。PVI 计算使用呼吸周期内的最大(PI_{max})和最小(PI_{min})PI 值:PVI=[(PI_{max}-PI_{min})/PI_{max}]×100%,以百分比表示[195]。研究调查了 PVI 用于预测患者体液反应性的有效性及指导临床管理[196-198]。在心脏术后的患者中,PVI 能够预测当患者在 V_T 大于 8mL/kg 情况下进行机械通气时,施加 10cmH_2O 的 PEEP 可以减少心排血量[195]。当患者通过 6mL/kg 的 V_T 通气时,PVI 和脉搏的变化压力变异性(PPV)无法准确地评估 PEEP 的血流动力学效应。在一项目标导向性液体管理研究中,PVI 被用于评估 82 名接受腹部手术的患者的容积反应。PVI 的使用降低了手术室中给予的液体量以及术中和术后时间内的乳酸水平[197]。Zimmermann 及其同事发现 PVI 作为容量反应指标,与每搏输出量变化相当[199]。PVI 也可预测输入 500mL 胶体后机械通气下循环功能不全的危重患者的液体反应性[198]。在本研究中,基线较高的 PVI 与补液后心排血量的较大变化有关。

外周灌注指数(PPI)来源于脉搏氧饱和度仪的光电容积描记信号,可能是一种有用的用于测量外周血管运动幅度无创性工具[200]。该指数来源于脉冲血氧仪检测到的动脉部分(搏动)与非脉动成分(静脉)的光之间的比值[200]。在健康的志愿者中,通过逐步施加下身负压逐渐减少中心血容量,van Genderen 及其同事发现使用 PPI 可在心血管失代偿发作之前检测到早期中心血容量不足[201]。最近,一种新的机器学习模型,即补偿储备指数(CRI),已被开发作为可用于补偿中心血容量减少的生理储备的量度,并且临床发现其比每搏输出量或传统生命体征能更好地识别中心血容量不足[202,203]。CRI 为 1 表示仰卧位血尿,0 代表血流动力学失代偿。Janak 及其同事比较了 PPI、PPV 和 CRI(均由 Masimo 脉搏氧饱和度仪获得的光电容积脉搏波动脉波形确定)的判别能力,以预测 51 名健康志愿者在 LBNP 逐渐从 -15mmHg 到 -100mmHg 时血流动力学衰竭的发生[204]。与 PPI 和 PPV 相比,CRI 在预测由各级模拟出血导致的中心血容量不足引起的血流失代偿发作的能力上具有统计学优势。该技术可以允许血容量不足的早期识别和治疗,这在医疗和外科患者的管理中一直受到追捧。

在术后的一段时间内,连续脉搏氧饱和度仪可以作为一种有用的监护监测仪并可以减少呼吸系统并发症。一种市售的系统采用的是寻呼系统,当突破预设的生理报警极限时,就会警报通知护理人员。在一项评估 Masimo 患者安全网系统的临床益处的研究中,仔细选择警报限制可减少错误警报的数量,但可通知护士包括 SpO_2 在内的生理参数变化。研究人员证明,与系统实施前发现的事件数量相比,转入 ICU 减少,救援事件需求减少(即,快速反应小组、心搏骤停小组或统计气道小组的启动)[205]。需要进一步调查研究这些系统的临床价值,从而证明其可投入广泛使用。

　　Xu 及其同事在一项猪心搏骤停模型中研究了使用脉搏氧饱和度仪作为心肺复苏期间胸部按压质量的新标志[206]。研究人员发现曲线下面积和血氧饱和度容积描记波形的绝对振幅都与动物的脑灌注压和 EtCO₂ 水平相关。因此，使用来自脉搏氧饱和度仪的这些参数来监测 CPR 期间的按压效果可能是有利的。

　　在临床上也有研究当胸部 X 线摄影和血气分析可能受限时，脉搏氧饱和度仪也与肺部超声结合作为筛查急性呼吸窘迫综合征（ARDS）的工具[207]。在特定临床情况下，脉搏氧饱和度仪可对从其他无创性监护仪获得的信息进行补充。

二氧化碳监测

　　二氧化碳监测是用来评价通气和通气血流比关系的无创监测方法[208-210]。它能连续监测显示气道中 CO_2 气体的浓度。正常呼吸末 CO_2 浓度（$EtCO_2$）是反映远端肺泡气体的；所以它可以用来估计肺泡 CO_2 浓度（P_ACO_2）。在通气血流比合适时，P_ACO_2 和 $PaCO_2$ 非常接近，即 $P_ACO_2 \approx PaCO_2 \approx PEtCO_2$。正常 $PaCO_2$ 和 $PEtCO_2$ 的梯度（$P(a-ET)CO_2$）为 5~6mmHg。在肺灌注减少或通气分布不当时 $PaCO_2$ 和 $PEtCO_2$ 之间的梯度差会增加。

　　市面上有很多包括质谱分析、拉曼散射法和红外吸收光谱法在内的气体分析方法。目前，最常用的方法是红外光谱分析。其原理根据 CO_2 能吸收红外光。当红外光穿过气体样品时，红外光吸收的量与样品中 CO_2 浓度成比例。

　　二氧化碳监测有两种不同的采样方法：主流和旁流检测。主流检测（管内）有一个传感器连接到患者气管导管。传感器内有红外光源和测光仪。主流监测二氧化碳反应时间快，因为没有气体从患者气道中抽出。一般分泌物不会影响其测量的准确性，因为分泌物很容易从传感器中除去。主流检测有一定的局限性，包括连接头的重量、增加仪器的无效腔量（可达 20mL），以及拔管后的患者无法使用主流方法监测二氧化碳。旁流（分路）二氧化碳监测从患者气道中通过取样管抽取气体到二氧化碳监测仪。CO_2 浓度分析是在监测仪中进行而不是在气道接头处。因为气体分析不在气道内，所以气道接头就会更小，而且没有明显增加无效腔量，呼吸环路和气管导管之间的 Y 接头的重量也没有明显增加。使用改良的鼻导管，旁流二氧化碳监测也能对非插管的患者测量 CO_2 浓度。旁流测量的反应时间要慢，因为仪器要从气道中抽取气体。取样导管和肺分泌物中水的含量直接影响取样过程。

　　二氧化碳监测在气道管理和机械通气中有很多重要的应用。在气管插管和确认导管在气管内非常有用。在

插管或非插管患者中，二氧化碳监测对记录机械通气和自主呼吸过程中通气是否充分以及心肺复苏是否有效也是非常有用的。二氧化碳监测也能用于不插管的患者，也就是通过鼻导管抽吸呼出气体来分析 CO_2 浓度。如果患者气道很细或气体交换很差，那么这种方法对评估是否需要紧急气管插管和机械通气是非常有用的。

　　二氧化碳图是一种波形，以图形方式表示二氧化碳浓度随时间的变化。从二氧化碳波形可以看出通气是否充分、潜在的气流梗阻以及结合其他监测可以观察通气血流比的关系。正常的二氧化碳波形有四个成分：上升支、肺泡平台期、下降支和基线（图 47.5）。上升支表示气体中 CO_2 浓度迅速从肺泡中排空。出现肺泡平台期是因为 CO_2 浓度在肺泡均匀通气中是相对不变的。$EtCO_2$ 是 CO_2 浓度最高的点，表示 CO_2 浓度接近真正的肺泡气体。迅速下降的下降支表示吸气相。基线表示吸入气中的 CO_2 浓度。二氧化碳图形可以判断有无吸入或呼出气道的显著梗阻，包括内在的气道梗阻或 ETT 打折（图 47.6）。呼出气道梗阻的图形中没有正常的肺泡平台期。连续监测二氧化碳波形可见支气管扩张药的治疗效果。二氧化碳波形也可判断 CO_2 重吸入。在重吸入时，新鲜气体流量不足，基线（吸入）CO_2 浓度升高。

　　对于肺功能受损或血流动力学不稳定的患者，二氧化碳监测作为呼吸功能的监测是有明显的局限性。最大的问题是 $PaCO_2$ 和 $PEtCO_2$ 之间的相关性变化很大，对低心排或 $\dot{V}/\dot{Q}$ 关系改变的患者相关性很差。这种相

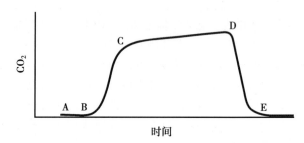

图 47.5　正常二氧化碳图。呼气从 A 点开始并继续到 D 点。C~D 段是肺泡平台。D 点代表呼气末二氧化碳。吸气由 D~E 的快速下降支表示，达到零基线

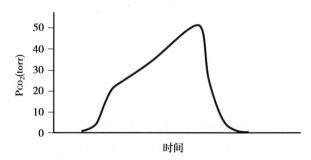

图 47.6　患有气流阻塞的患者的二氧化碳图波形显示缺乏肺泡平台

关性随患者临床情况变化而变化，使得单纯从 $PEtCO_2$ 测量中解释通气状况非常不可信。这已在患有严重创伤性损伤的患者身上有所记录，特别是那些应该避免低碳酸血症和高碳酸血症的创伤性脑损伤的患者[211,212]。在一项针对急诊就诊的 180 例创伤患者的研究中，$PEtCO_2$ 和 $PaCO_2$ 之间的相关性很差[213]。这些患者通气的常用建议是保持 $PEtCO_2$ 值在 35 ~ 39mmHg，而这将导致显著的通气不足。$PaCO_2$ 在 80% 的患者中超过 40mmHg，在 30% 的患者中超过 50mmHg。$PEtCO_2$ 和 $PaCO_2$ 之间的相关性对于创伤性脑损伤者最佳，而对于胸部损伤或灌注减少的患者则较差。对于伴有严重胸部创伤，低血压和代谢性酸中毒的患者，观察到创伤性脑损伤者 $PaCO_2$ 和 $PEtCO_2$ 之间的差异增加。对于无明显颅外损伤的患者 $PaCO_2$ 和 $PEtCO_2$ 均为 100%一致[214]。二氧化碳图可用于指导创伤性脑损伤患者的通气治疗，但前提是少有其他器官系统受损。它可以无创地为接受呼吸暂停测试以确认脑死亡的患者提供有用的信息[215]，尽管大多数临床医生在宣布脑死亡之前进行确认性 ABG 分析以记录 $PaCO_2$。

机械通气期间肺功能的监测

自主呼吸和机械通气患者可通过各种监测技术对进行肺机械功能评估[216-219]。这些技术可用于优化重症患者的通气支持，确定患者达到何种程度可以开始自主通气，指导使用支持性通气模式（例如压力支持通气）并确定何时以及如何从机械通气支持开始脱机。这些监测技术通过几种新的通气模式和支持性技术来增强患者发起的呼吸，已成为呼吸管理的重要组成部分。

通气性能评估

一般来说，大部分临床医生通过测量 $PaCO_2$ 来判定患者有无足够的通气量，即肺能否有效地去除 CO_2。$PaCO_2$ 是对呼吸功能和呼吸循环关系非常有用的和重要的监测。$PaCO_2$ 的诠释不仅需要对呼吸功能的理解，而且需要理解患者的酸碱平衡状况，以及对患者通过减少肺泡通气量来调整酸碱度的代偿机制的理解。因此，要评估有无足够的通气量，需要同时了解肺泡通气和无效腔通气。$PaCO_2$ 的决定因素用方程（5）表示：

$$PaCO_2 = k\dot{V}CO_2 / \dot{V}A \qquad (5)$$

其中，k = 0.863，$\dot{V}CO_2$ = 产生二氧化碳的量（ml/min），$\dot{V}A$ = 肺泡通气量（L/min）。

等式假设吸入 CO_2 为零。肺排除 CO_2 仅仅取决于有气体交换面积的肺泡通气量 $\dot{V}A$[219]，剩余的肺和大的呼

吸道代表无效腔，即没有参加气体交换的气体量，$\dot{V}DS$ 对消除二氧化碳没有作用。

然而，维持 CO_2 动态平衡所需的 $\dot{V}E$ 取决于 $\dot{V}A$ 和 $\dot{V}DS$ 之间的关系。随着无效腔增加，WOB（呼吸频率或 VT）必须增加以补偿低效通气并维持正常的 $PaCO_2$。$\dot{V}E$ 是 $\dot{V}A$ 和 $\dot{V}DS$ 的总和，如方程（6）所示：

$$\dot{V}E = \dot{V}A + \dot{V}DS \qquad (6)$$

评估 $\dot{V}DS$ 对于了解患者呼吸系统功能障碍的性质以及确定患者的呼吸机需求至关重要。$\dot{V}DS$ 代表低效通气，因为它增加了 WOB 而没有促进气体交换。无效腔由解剖无效腔、肺泡无效腔和用于维持气道并确保通气的设备施加的无效腔组成。解剖无效腔是气道内用来传导气体的容量。对于 70kg 的男性，平均大约 156mL（大约每 453.6g 有 1mL）[220]。解剖无效腔随肺容积的增加而增加，在仰卧位时降低[221-224]。气管插管减少了胸廓外的气道（对气体交换无用的口鼻），因而大约能降低 50% 的解剖无效腔。但是插管后实际减少的解剖无效腔量对于受导管内腔的影响和其他机器额外增加的无效腔量来说显得并不那么重要。肺泡无效腔量定义为通过肺泡但没有参加气体交换的气体量。在健康的个体中，这个量非常少；但在通气血流比异常的患者中，如有肺栓塞或严重肺损伤的患者，肺泡无效腔是增加的。生理无效腔量是解剖死腔和肺泡无效腔的总和，用每次呼吸没有参与气体交换的气体总量来表示。

每次呼吸的无效腔部分可用无效腔占潮气量的比（VDS/VT）来计算。对总呼吸功 VDS/VT 是非常有用的临床监测。可用波尔（Bohr）等式来估算：

$$VDS/VT = \frac{PACO_2 - P\overline{E}CO_2}{PACO_2 - PiCO_2} \qquad (7)$$

其中 $PACO_2$ 表示肺泡二氧化碳分压，$P\overline{E}CO_2$ 表示呼出混合气体中的二氧化碳分压，$PiCO_2$ 表示吸入二氧化碳分压。可以假设 $PiCO_2$ 为零，肺泡 CO_2 即动脉 CO_2，这样估算 VDS/VT 会更容易。简化后的公式是 Enghoff 改良的波尔方程[93,96,225]。

$$VDS/VT = \frac{PaCO_2 - P\overline{E}CO_2}{PaCO_2} \qquad (8)$$

用大容量的贮气囊（Douglas 囊或气象气球）收集 3 ~ 5min 的呼出气并测量其中 CO_2 的分压，即可以计算出 $P\overline{E}CO_2$[225,227]。而 $PaCO_2$ 可以在收集呼出气的同时从血气测量的结果中得出。

休息时，正常的 VD/VT 为 0.3。运动后会因为潮气量增加而降低，这也是随着氧耗和 CO_2 增加而增加肺泡通气量更为有效的方法[223,225]。有严重呼吸衰竭的患者即使有气管导管 VD/VT 可高达 0.75。这种情况下，呼吸

衰竭患者的 WOB 会非常之高,以至于不使用一定水平的呼吸支持已经不太可能了[226]。有一些能增加潮气量而不伴有呼吸功增加的呼吸模式会有助于自主呼吸,比如 PSV 等。

机械通气的患者测量 V_D/V_T 时需要考虑一些技术因素。气体在呼吸机、连接管路以及仪器中任何额外的无效腔中压缩,所以需要校正[228]。如果压缩的量可以忽略,真正的生理无效腔可能被低估了 16%。考虑呼吸机回路的压缩容积,较新的呼吸机可调节 V_T。几个呼吸机参数会影响 V_{DS} 测量的准确性。麻醉患者机械通气吸气时间从 1s 降到 0.5s 时生理无效腔会增加很多[229]。对机械通气的患者,要在每分钟通气量、V_D/V_T 和动脉 CO_2 分压之间建立的正常关系以利于危重患者呼吸支持的调整,评估药物治疗的反应,以及增加治疗的准确性[230]。

V_D/V_T 有更为简单的估算方法。在机械通气时从呼气端收集的呼出气体中测量二氧化碳分压(P_{CO_2})与用繁杂的方法测出混合呼出气的 CO_2 相当[227]。P_{CO_2} 可以替代 $P_{E_{CO_2}}$,大大地简化了机械通气患者生理无效腔量的测量。

另一种无创评估生理无效腔/潮气量比是用 P_{EtCO_2} 替代 $PaCO_2$。对于正常人,P_{EtCO_2} 和 $PaCO_2$ 的关系非常明确[231,232]。休息时 P_{EtCO_2} 比 $PaCO_2$ 低 $2\sim3$mmHg,但运动时 PET_{CO_2} 能比 $PaCO_2$ 高。P_{EtCO_2} 和 $PaCO_2$ 的差会随潮气量和心排血量的变化而改变,也会随呼吸频率改变而反之变化。全麻患者或呼吸衰竭的患者,动脉和呼气末 CO_2 的阶差($P(a-ET)CO_2$)会增加[223,233]。这种增加反映了更多的呼吸单元参与呼吸,有更高的通气血流比($\dot{V}/\dot{Q}$)。呼吸功能正常的全麻患者机械通气,平均 $P(a-ET)CO_2$ 为 5mmHg,在仰卧位 $P(a-ET)CO_2$ 可高达 15mmHg,这些患者在侧卧位时 $P(a-ET)CO_2$ 平均增加 8mmHg[234]。对呼吸衰竭的患者,$P(a-ET)CO_2$ 可能更大。呼吸衰竭患者 $P(a-ET)CO_2$ 与 V_D/V_T 之间有密切相关性。所以,$P(a-ET)CO_2$ 可作为通气效能的指标。

在急性肺损伤患者中,V_{DS}/V_T 的增加与死亡率增加和脱机天数减少相关。因此,V_{DS}/V_T 可用作疾病严重程度的标志[235,236]。Frankenfield 及其同事开发并验证了一个使用临床可用数据估算 V_{DS}/V_T 的方程: $V_{DS}/V_T =$ $0.32+0.0106(PaCO_2-Et_{CO_2})+0.003(呼吸频率)+0.0015$(年龄)[237]。该方程由从 135 例患者获得的数据构建,并在另外 50 例患者中进行验证($r^{[2]}=0.67$)。最近 Bhalla 及其同事发现无效腔的增加也与危重患儿的死亡率增加有关[238]。其他人也建议在 ARDS 的临床试验中测量无效腔以进行二次分析,并证明如果 V_{DS}/V_T 不直接测量,Harris-Benedict 方程可能是估算无效腔比例的有用方法[239]。

容积二氧化碳图,也称为 CO_2 的单次呼气测试,可用于估算生理无效腔[233]。容积二氧化碳图记录了呼出 CO_2 与单次呼出呼出量的关系。容积二氧化碳图结合 D-二聚体检测已用于 ED,以帮助评估疑似肺栓塞患者,并为麻醉中的病态肥胖患者中选择最佳 PEEP 水平[240,241]。

潮气量与气流评估

在监测机械通气患者时,V_T 和气流可能是有价值的信息。在需要低 V_T 通气时,V_T 评估在 ARDS 等情况下非常重要[242]。V_T 与其他参数和指标直接相关。在容量控制通气中,在设定机械呼吸机的容积参数后,可以获得有关气道压力、顺应性、阻力、WOB 和无效腔的信息(表 47.1)[243-245]。在低 V_T 通气期间,必须监测其他参数以确保有效通气并防止呼吸衰竭患者受到伤害。低 V_T 通气原则可以促进低 V_T 和降低平台压力,同时优化 PEEP 和 FiO_2。如果需要更高的 PEEP,呼吸驱动力将成为一个重要因素。在没有任何呼吸努力的患者中,呼吸驱动力可以计算为平台压力减去 PEEP。这种测量与单独测量低 V_T 伴随逐渐增加的 PEEP 通气期间的 V_T 相比,可以更好地预测 ARDS 中的周期性应变[246]。

表 47.1　通气监测参数

容量相关评估	压力相关评估	非容量非压力评估	波形与环	呼吸机品牌和模式特有的补充参数
呼气潮气量	回路峰值压力	吸入氧浓度	压力和时间	呼吸功参数
分钟呼气潮气量	回路平均压力	吸气时间	流量与时间	CO_2 参数
吸气潮气量	平台压	呼气时间	容量与时间	无效腔参数
自主每分钟通气量	呼气末正压(PEEP)	吸呼比(I∶E)	压力-容量环	膈肌电活动
漏气量	内源性呼气末正压(PEEPi)	呼吸频率	流量-容量环	
浅快呼吸指数		顺应性与阻力参数		

引言

现如今，人们对气管拔管后气道困难发生频率和严重度的认识正逐渐加深。这种认知来自临床调查[1]、已结案索赔分析（closed claims analysis）[2]和对全英近300万例全麻病例进行审查的第四次国家调查项目（Fourth National Audit Project，NAP4）[3]。在此基础上，还有多篇综述[4-7]，在全面气道管理指南中纳入拔管部分[8-10]，并撰写了关于气管拔管的独立文件[11]。拔管并发症的范围很广泛，既包括对结局几乎没有影响的相对轻微并发症，如咳嗽和短暂性憋气，也包括能够危及生命的状况。美国麻醉医师协会（ASA）已结案索赔项目分析了呼吸系统不良事件，发现在手术室或麻醉恢复室（PACU）中，17%的脑损伤和死亡发生拔管后。此外，已结案索赔项目显示，在1993年ASA实践指南[12]发布后的十年中，与插管相关的气道索赔显著减少，但与拔管相关的索赔却没有这种变化。已结案索赔项目还指出，与插管索赔相比，拔管索赔涉及更多的死亡和脑损伤结局[2]。NAP4调查发现，拔管过程中或拔管后导致死亡、脑损伤、计划外急诊气道手术或与入住气道相关重症监护病房（ICU）的重大气道并发症发生率仅略低于插管失败或胃内容物误吸导致的并发症[3]。

本章将讨论与常规和复杂气管拔管或再插管相关的并发症，拟对不同临床环境下的拔管和再插管风险进行分层，并提出可能有助于减少严重并发症或死亡率的策略。

低风险或常规拔管已在其他章节进行了详细描述，因此不是本章的讨论重点[4,13]。虽然这些问题的处理较为简单，但仍然需要重点关注拔管时机，以确保患者从神经肌肉阻滞、阿片类药物、吸入式和静脉输注（IV）的镇静药中充分复苏，同时确保血流动力学稳定、通气和氧合充分、体温正常、无有害刺激、气道通畅[14,15]。本章几乎只涉及成人，因为关于儿科人群的文献资料较少[16]。另外，关于选择深麻醉下拔管还是清醒拔管的争论也已经在其他章节中有所讨论[17]。

拔管失败与挑战

拔管后危险因素有两个：①拔管后患者的耐受性；②如需要再插管，成功再插管的可能性。

很明显，对身体状况较差的患者进行拔管的失败风险比健康患者高得多。如果患者同时还存在困难气道（difficult airway，DA），拔管失败的后果也可能更严重。但是仅仅分为简单或困难两种情况来分别考虑很可能并不准确，而是需要评估判断整体的临床风险。拔管可以

择期实施，必要时可以推迟到患者状况达到最佳时再进行拔管。在拔管时，可能会降低再插管风险；如何实施拔管可能是能否安全完成再插管的决定因素之一。插管是一种技巧；拔管是一门艺术。

如果患者无法维持氧合、充分通气、清除呼吸道分泌物或气道通畅性，则表明拔管失败。如果拔管后立即或延迟尝试再插管但未成功，则表明再插管失败。对失败的时间范围并没有统一的限定标准。因此，报告的发生率各不相同。这种失败在ICU中相对常见，而在手术室或PACU中则要少得多。

在ICU中，尽管有许多预测标准，但医生经常错误地预测拔管失败[18,19]。为了尽量减轻不适并最大限度地利用资源，可以尝试拔管，但如果需要再插管，即使成功实施，也可能导致ICU和住院时间延长、成本增加以及死亡率升高[20]。需要再插管的发生率为6%～20%，具体取决于患者的总体临床状况，包括年龄、危重程度、资源和拔管指征。与常规术后患者相比，ICU患者拔管失败的可能性更高，因为神经功能迟钝可能导致患者无法保护气道。虚弱和黏膜纤毛清除功能受损可能会影响肺部洁净，而力量减弱、肺力学改变、无效腔增加和静脉血掺杂可能导致高碳酸血症或低氧血症型呼吸衰竭。

与患者术后拔管相关的并发症较为常见，但很少需要再插管。涵盖大量本的术后患者混合病例的研究显示出了高度一致性。在入组了超过15万例患者的4项大型研究中，需要术后再插管的发生率为0.09%～0.19%[21-24]。但在一些特殊的外科手术后，如广视野内镜手术[20]和各种头颈部手术，再插管发生率显著升高（1%～3%）[25-28]。

术后再插管虽然不常见，但可能会带来一些非预期的挑战，包括解剖结构变形、生理不稳定、信息不完整、缺少必要设备、时间紧迫、人体工学问题和人员缺乏经验等。一些在择期拔管中可能非常简单的气道可能会发展成为危及生命的紧急事件。

拔管风险分层

任何拔管的总体风险均与其两个因素之间的相互作用相关，每个因素都有一定的不确定性：拔管风险的可耐受性，以及如果需要再插管，其安全完成的可能性。大多数拔管都是按计划实施的，并且可顺利完成，但即使是常规拔管也可能发生并发症（知识框48.1）。

拔管失败的原因可分为氧合或通气失败、肺分泌物清除不充分或气道梗阻。我们不一定能预测哪些患者需要再插管，但如果再插管可能有困难，建议采用预期能最大限度提高成功可能性的策略。

知识框 48.1 常规拔管并发症

意外拔管
气管插管固定
高血压、心动过速
颅内压增高
眼内压增高
咳嗽、憋气
喉损伤
喉痉挛或声带麻痹
喘鸣、气道阻塞
负压性肺水肿
喉功能不全
误吸

常规拔管失败的发生率、原因和并发症

密歇根大学的一项回顾性数据库综述分析了1994—1999 年间施行的 107 317 例全麻手术[24]。研究识别出了 191 例需要在手术室或 PACU 中再插管的病例；其中 112 例（59%）是由于呼吸系统原因而需要再插管，发生率为 0.1%。在 191 例再插管中，意外拔管占 25 例，全部发生在手术室中。再插管的呼吸系统原因主要包括高碳酸血症或低氧性呼吸功能不全（60%）、上呼吸道阻塞（20.5%）和喉痉挛或支气管痉挛（19.5%）。手术并发症，包括颈部血肿、气胸、喉神经麻痹和出血，导致的再插管在 191 例再插管中占 16 例。9 例因麻醉过量而失败，2 例因使用泮库溴铵（pancuronium）导致神经肌肉阻滞时间延长。本研究采用回顾性设计，在解释时应谨慎。

在泰国开展的一项前瞻性研究中发现较高的再插管发生率，每 1 万例患者中有 27 例在 24h 内需要再插管[29]。该研究中需要在手术室或 PACU 内再插管的近3/4 病例的诱发因素被认为是残余神经肌肉阻滞。中国台湾的一个数据库调查了在 2005—2007 年接受全麻手术的 13.8 万例患者，发现 83 例患者在按计划拔管后接受了再插管[30]。总体上，这意味着每 1 万例患者中有 6 例接受了再插管。将这些患者与不需要再插管的匹配队列进行比较，研究者发现以下因素是预测是否需要再插管的最重要因素：慢性阻塞性肺病［COPD；优势比 =7.17；95%置信区间（CI）1.98～26.00］、肺炎（优势比 =7.94；95% CI 1.03～32.78）、腹水（优势比 = 13.86；95% CI 1.08～174.74）、全身炎症反应综合征（优势比 =11.90；95% CI 2.63～53.86）。

低通气综合征

ASA 已结案索赔项目发现 1 175 起已结案索赔中有4%是由于 PACU 中的危重呼吸系统事件引起的。比例最高的原因是通气不足，发生这种情况的很多患者死亡或遭受脑损伤[31]。

许多临床状况都可能导致术后通气失败。法国一项多中心前瞻性调查观察了 1978—1982 年施行的近 20 万例全麻手术，结果发现，在 85 例危及生命或有严重后遗症的呼吸系统并发症中，术后呼吸抑制占了 27 例。这些并发症导致 7 例死亡和 5 例缺氧性脑病[32]。PACU 护士观察到，在 2.4 万例接受全麻手术的患者中，有 0.2%在全麻后的呼吸频率低于每分钟 8 次[33]。另一项前瞻性多中心研究评估了成人患者在腹部手术后的神经肌肉阻滞残余情况；几乎所有患者都接受了罗库溴铵（rocuronium），其中大多数使用新斯的明（neostigmine）拮抗。拔管时和到达 PACU 时的不完全逆转发生率分别为 63.5%（95% CI 57.4%～69.6%）和 56.5%（95% CI 49.8%～63.3%），不完全逆转定义为四个成串刺激比值小于 0.9[34]。其他研究表明，这种程度的残余神经肌肉阻滞与误吸、气道阻塞、缺氧和咽部/食管并发症的风险增加相关。

通气不足可能是由中枢或外周神经机制介导的。力学原因包括肺或胸膜弹性降低、膈夹板固定（diaphragmatic splinting）、胸廓畸形（如脊柱后凸侧弯）或多因素状况（如病态肥胖和重度慢性阻塞性肺病）。低通气或高碳酸血症很少是由二氧化碳生成过多或生理无效腔显著增加引起的。

微量吸入麻醉药物的残余效应可能导致术后通气不足；但是，高碳酸血症对通气反应的影响似乎小于低氧对通气反应的影响[35]。神经肌肉阻滞剂不完全逆转[34,36]、低钙血症或高镁血症，或服用其他可能增强神经肌肉阻滞的药物，都可能加重通气不足。

低氧血症型呼吸衰竭

术后低氧血症有许多原因，对这些原因的分析并不在本章范围内。缺氧原因包括通气不足、吸氧浓度低、通气-灌注不匹配、从右至左分流、耗氧量增加、氧运输减少、氧弥散障碍。残余吸入麻醉剂对缺氧通气反应的影响各不相同，具体取决于所用的麻醉剂以及患者当时的状况，如患者刺激[37]。在某些临床情况下，由于原有医学状况、手术干预、持续麻醉影响、肺不张或夹板固定（splinting）等，更有可能发生低氧血症。如果病情严重，可能需要无创通气支持或再插管和机械通气。在一项涵盖超过 2.4 万例成人患者的研究中，低氧血症（SpO2<90%）是导致危重患者术后呼吸系统事件的最常见原因[33]。

无法保护气道

患者无法保护其气道的原因可能包括软组织塌陷造成阻塞，或防止胃内容物误吸的反射减弱。这可能是持续麻醉影响、积极疼痛控制措施或基础合并症（如迟钝或

神经系统损伤)导致的。这种情况可能通过以下措施缓解:调整患者体位来降低反流风险(头高位)、误吸风险(头低位)、阻塞风险(侧卧),或使用气道支撑器[如经口、经鼻或声门上气道(supraglottic airway,SGA)装置]。如有指征,可使用拮抗剂(如纳洛酮(naloxone)、氟马西尼(flumazenil)或舒更葡糖(sugammadex))也可能有帮助。如果这些措施均不适用或无效,可能需要无创通气支持或再插管。

肺部洁净障碍

肺分泌物清除不充分的原因可能包括意识水平下降伴气道反射受损、分泌物分泌过多、痰液黏稠度改变导致浓缩和堵塞、黏膜纤毛清除功能受损或神经肌肉储备不足。这些问题可能造成误吸、肺不张或肺炎,从而导致低氧血症性呼吸衰竭。肺力学改变也可能导致高碳酸血症,需要再插管。

气道阻塞

喉水肿

当患者仍然维持插管时,气管插管的一些并发症可能不明显。虽然喉部解剖结构或功能问题更有可能是由于多次、长期或盲态插管尝试而导致的,但即使在喉部视野良好的情况下或在清醒支气管镜插管期间也可能发生声门或气管损伤[38-40]。气道损伤的范围广泛,既包括轻微、可逆的损伤,也包括需要再插管的更极端损伤。其中包括喉水肿、溃疡、撕裂、血肿、肉芽肿形成、声带运动不良、气管和食管穿孔、杓状软骨半脱位或脱位[41,42]。

喉水肿缩小了气道腔的口径,产生湍流,如果情况严重,就会引起喘鸣。其增大了呼吸功,最终可能会导致呼吸衰竭。据报道,拔管后水肿和喘鸣的发生率分别为5%~54%和1.5%~26%,这表明我们的分析工具缺乏一致的定义和精确度。报告称,与喘鸣相关的拔管后呼吸衰竭的发生率为1.8%~31%[43]。风险因素包括插管损伤或长时间插管、使用相对较大的气管插管和较高的套囊内压[43]。识别拔管失败风险较高的患者具有挑战性,识别手段包括视诊观察、套囊漏气试验和超声检查。喉水肿的治疗取决于其严重程度。其治疗可能包括使用低密度氦/氧混合气体(氦氧混合气)、雾化肾上腺素或再插管。长时间插管后拔管是否存在风险最具有挑战性;这种情况下的气道可能已损伤,患者的生理储备可能减少,失败的风险更高[44]。

套囊漏气试验可以通过多种方式进行,并具有广泛的预测用途。从本质上来看,这个试验测定的是当套囊放气时气管插管周围的气流是否充足。其可以通过呼气时简单聆听来定性测定[45],也可以通过比较吸气潮气量和平均呼气量之间的差异来定量测定。这项试验的灵敏

度和特异性将取决于所选择的判断临界值,但其他因素无疑也会有影响,如呼吸系统的顺应性和患者是否能够产生充分的吸气力量[43]。虽然不进行套囊漏气试验可能存在问题,但进行了该试验也并不能保证拔管成功。

超声检查可能会更好地界定声带和气管插管之间的空间。在拔管后出现喘鸣的患者中,这一空间明显缩小[46],其他研究者未能重现这一发现[46]。随后一项研究发现套囊漏气试验更能预测拔管后喘鸣,尽管41例患者中只有4例出现拔管后喘鸣,而且两项试验都未能预测到这一点。可视喉镜检查(video-assisted laryngoscopy,VAL)可以记录喉部解剖和临床进展[47]。

喉水肿不太可能被消除,但可以通过以下尝试得到最大程度的缓解:在直视下使用尺寸适当的气管插管(endotracheal tube,ETT)实施无创插管,套囊充气刚好达到实现密封的程度,缩短插管的时间,优化患者体位,以及及时静脉输注皮质类固醇。皮质类固醇对拔管后喘鸣和再插管发生率的影响各不相同,具体取决于所用的类固醇剂量、时机以及是否重复给予的剂量和重复的时间。在ICU患者中,如果拔管前给予足够的剂量以及拔管后给药次数足够,则静脉输注皮质类固醇可有效降低拔管后喘鸣和/或再插管的发生率[48-51]。

拔管后喉水肿引起喘鸣时,采取头高位,雾化肾上腺素,吸入氦氧混合气等临时性措施可能有一定作用。无创通气对拔管后有症状患者的有效性具体取决于呼吸困难的严重度和基础病情。目前尚无专门针对因喉水肿而导致拔管失败的患者开展大规模研究。一项荟萃分析发现,与ICU患者相比,无创通气在降低术后患者再插管发生率方面更加有效(优势比0.24,95% CI 0.12~0.50 vs. 优势比0.729 5% CI 0.51~1.02)[52]。另一项荟萃分析得出结论,与标准医学治疗相比,使用无创通气并未显著降低再插管的风险[53]。一项涉及8个国家37家研究中心的前瞻性研究将无创通气与标准医学治疗进行了比较,结果显示无创通气在减少再插管方面并无优势;事实上,由于无创通气组死亡率升高,该研究被提前终止[54]。

喉痉挛

喉痉挛是指声带、前庭襞和/或杓状会厌襞双侧内收超过刺激的持续时间。这是一种保护机制,在一定程度上能防止误吸固体和液体;但如果限制了通气和供氧,就会导致患者的不适。喉痉挛的主要介质是喉肌群,包括环甲肌、环杓侧肌和甲杓肌。环甲肌是声带张肌,活动由喉上神经(SLN)支配。

喉痉挛被认为是拔管后气道阻塞的一个常见原因,尤其是对于儿童[55]。即使在成年人中,Rose及其同事也表示,尽管是推断性诊断,但在术后危重呼吸系统事件中,喉痉挛也占23.3%[33]。急诊手术、鼻胃管、扁桃体切

除术、宫颈扩张术、尿道下裂矫正术、经口内镜检查或皮肤病变切除似乎是危险因素[55]。诱因是普遍的伤害性因素而非特异性因素,包括迷走神经、三叉神经、听觉神经、膈神经、坐骨神经和内脏神经刺激;使用原位 ETT 的同时颈椎屈曲或伸展;或因血液、呕吐物或口腔分泌物刺激声带[56]。采用风险评估问卷对九千多例接受全麻手术的儿童进行了前瞻性评价。在过去 12 个月里,夜间干咳、劳力性喘鸣或超过 3 次喘鸣发作的阳性病史与 PACU 中喉痉挛风险增加 4 倍、手术期间或 PACU 中气道阻塞风险增加 2.7 倍相关[57]。在这项研究中,使用喉罩(laryngeal mask airway,LMA)通气的儿童数量是使用 ETT 的两倍,而在清醒和睡着时移除器械的儿童数量相同。移除器械时麻醉深度对喉痉挛的发生率无影响。

预防喉痉挛的最好方法是在足够的麻醉深度下拔管或等待意识恢复[58]。应清除潜在的气道刺激物,并应停止疼痛性刺激。如果发生喉痉挛,持续正压供氧可能会有帮助,尽管这可能会把杓状会厌襞推得更紧[59]。Larson 描述了一种向下颌升支和乳突之间的喉痉挛切口施加数字压力的技术,并观察到这是一种快速、有效的技术[60]。可能需要非常小剂量的短效神经肌肉阻断药物,伴或不伴再插管[61,62]。

巨舌

巨舌,或舌头严重肿大,可导致气道阻塞,并增加拔管的风险。一个原因是先天性或获得性血管性水肿[63]。遗传性血管性水肿是由于缺乏 C1-酯酶抑制剂所致;获得性 C1-酯酶缺乏与组胺释放相关;物理刺激;或者,最常见的是对血管紧张素转换酶抑制剂或血管紧张素受体阻滞剂产生的反应[63,64]。虽然累及舌头是最明显的表现,但悬雍垂、软组织和喉部也可能受到影响。

在坐位、俯卧位或公园长椅位[65-68]和大角度的 Trendelenburg 体位下施行长时间颅后窝手术也会出现舌头严重肿胀。机器人手术,结合极端 Trendelenburg 体位和气腹,也可以导致面部和气道肿胀。同样,经口将机器人工具置入一个有限空间可能导致对舌头和其他口腔结构造成压迫损伤。其他引起巨舌的原因包括甲状腺功能减退、肢端肥大症、淋巴管瘤、特发性增生、代谢紊乱、淀粉样变性、囊状水肿、神经纤维瘤病、横纹肌肉瘤、舌下或下颌下感染以及染色体异常,如贝克威思-威德曼(Beckwith-Wiedemann)综合征[69]。

在 ICU 中,巨舌可能是极端容量过负荷或舌创伤的并发症,当伴发凝血功能障碍时,疾病会更加复杂。如果舌体肿胀在拔管后发生或进展,可能导致部分或完全气道阻塞,此时必须再插管,但插管往往很困难或无法实现[66]。巨舌可能由静脉或淋巴压迫引起,导致即刻肿胀或动脉供血不足,随后发生再灌注损伤[67]。

喉部或气管损伤

从嘴唇到远端气管的气道损伤包括撕裂、水肿、杓状软骨脱位和声带损伤。嘴唇或舌头可能被压迫在喉镜窥视片和上颌牙之间,导致肿胀或出血,尽管这并不太可能严重到导致拔管延迟或拔管困难。声门可能由于盲探插入 ETT 而损伤。可能导致后内侧喉部不同程度地肿胀或黏膜糜烂,但这种损伤多数不容易察觉。气管可被 ETT 或其导引器撕裂或穿透,套囊可对气管黏膜造成缺血性压迫。在困难插管尝试期间,杓状软骨可能会脱位[42]。已有人描述了在 VAL 期间盲探插入 ETT 导致腭咽损伤[70,71]。会厌在插管过程中可以向下折叠,其后果未知[72]。虽然这些损伤在喉镜检查时并不常见,但它们通常可以保守治疗,不会使拔管复杂化。

在 ASA 已结案索赔项目数据库中,喉损伤占所有气道损伤索赔的 33%,占所有索赔的 6%[73]。涉及短暂性沙哑到声带麻痹等多种症状。即使直接喉镜查(direct laryngoscopy,DL)提供了令人满意的声门图像,或利用可弯曲支气管镜辅助插管[39,40],也可能发生气道损伤,直到 ETT 被移除或仅在症状提示进一步检查时才被发现。如果插管很容易,则一般认为气道损伤不太可能发生,但是 ASA 已结案索赔项目的分析显示,58% 的气道损伤和 80% 的喉部损伤与未被描述为"困难"插管相关[73,74]。已结案索赔项目观察到,困难插管更容易导致咽部和食管损伤,而不是气管损伤。

声带运动不良可能是由于喉返神经或杓状软骨损伤所致[42,75,76]。杓状软骨运动不良是由于看似顺利的 DL[77]、双腔支气管导管(DLT)插入[78]和带光源管芯插管[79]所致。在一项涉及三千多例插管的前瞻性研究中,术后近 50% 的患者在手术当天出现声音嘶哑,11% 和 0.8% 的患者分别持续至术后第 3 天和第 7 天。3 例患者(<0.1%)出现杓状软骨脱位,4 例患者出现声带麻痹[80]。这种损伤的机制尚不清楚。可能是随后缓解或固定的半脱位或关节积血所致。ETT 与声带后内侧、杓状软骨或后连合之间的长期接触或应力性接触可导致软骨膜溃疡,愈合后纤维粘连导致声带固定。耳鼻喉科医生应评估拔管后存在持续声音嘶哑、气嗓声或无效咳嗽的患者。杓状软骨脱位的诊断是通过内镜下观察到杓状软骨运动不良导致声带闭合不全来证实[42,75]。如果在关节强直发生前就做出诊断并采取复位术,就有可能使杓状软骨复位。

声带麻痹是由于迷走神经或其一个分支[即喉返神经(RLN)或喉上神经外分支(ex-SLN)]损伤导致的,可能类似杓状软骨脱位或关节强直。可能需要在麻醉状态下触诊环杓关节或利用喉肌电图进行鉴别[75]。声带麻痹作为一种手术并发症发生时,通常与颈部、甲状腺或胸外科手术相关。胸腔肿瘤、动脉瘤扩张、左房增大,或在闭合动脉导管未闭时也可能会压迫左侧 RLN。有时，手术原因比较难确定。Cavo 及其同事推测，ETT 套囊过度充气可能会损伤 RLN 前分支[81]。

除了环甲肌、声带张肌受 ex-SLN 支配，RLN 支配所有其他喉部肌群。单侧 ex-SLN 损伤导致声带缩短内收，会厌和前喉部朝向受累一侧。这就产生了气嗓声，但没有造成气道阻塞，通常几天到几个月后就会消失。双侧 ex-SLN 损伤导致会厌垂，声带可能表现为弓形，缺乏张力。这种情况不会产生阻塞，但患者音质嘶哑，音量降低，声阈范围缩小。单侧 RLN 损伤使受影响的声带固定于旁正中位置，可能导致声音嘶哑或轻微咳嗽，但许多单侧声带麻痹患者没有症状。双侧 RLN 损伤导致声带固定在旁正中位置和吸气性喘鸣，常常需要建立手术气道[82,83]。

咽部、鼻咽部和食管损伤包括穿孔、撕裂、挫伤和感染。这些损伤可能与困难喉镜检查或插管相关，但也可能是由于插入弹性树胶探条[84]、鼻胃管[85]、鼻气管插管[86]、吸引器管、食管探测器、食管温度探头或经食管超声心动图探头[87]造成的。穿透性损伤可与食管相通，导致气管食管瘘，或与纵隔相通，导致纵隔炎、咽后脓肿或死亡[76]。

短暂插管后，引起气道阻塞的软组织损伤更可能是由水肿或血肿引起的，而非感染。上述损伤大多数情况都不会使拔管显著复杂化。喉部和气管狭窄是严重的并发症，但在拔管时很少出现。

梗阻后肺水肿

任何原因和任何解剖水平的重度气道阻塞均可导致梗阻后肺水肿（postobstructive pulmonary edema，POPE），也称为负压性肺水肿，从而使拔管复杂化[88]。这种情况发生在用力吸气对抗气道梗阻（也称为 Mueller 试验）时，通常是由于声门关闭、SGA 或 ETT 被咬闭、喉痉挛、双侧声带麻痹、咽喉炎或会厌炎导致的。用力吸气会导致胸膜腔内负压升高，促进静脉回流[89,90]。Ⅰ 型 POPE 可在梗阻发作（如喉痉挛、咽喉炎、会厌炎、上吊、咬合）时发生，而 Ⅱ 型可在梗阻缓解后（如扁桃体、扁桃体肥大、喉部肿块引起的慢性部分阻塞）出现[91]。Ⅰ 型可能见于健康患者，由于咬紧牙关而产生较高的胸膜腔内负压。Mueller 试验的结果包括静脉回流增加，房间隔和室间隔左移，左心室顺应性下降，肺压力和流量升高。胸膜腔内负压升高，加上静水压力升高，促进液体渗出，导致肺间质和肺泡水肿。

Ⅱ 型 POPE 在阻塞缓解后发生：为了对抗气道梗阻而用力呼吸（即 Valsalva 试验）降低了静脉回流，升高了胸膜内正压和肺泡压力。随着梗阻缓解，前负荷的突然增加使静水压力升高，导致肺水肿。这种状态因促进肺

血管收缩的环境而加剧，如体温过低、高碳酸血症、缺氧和肾上腺素能刺激[91]。

POPE 通常发作迅速。当上气道梗阻缓解后观察到呼吸急促、湿啰音、干啰音、泡沫痰、低氧血症和弥漫性肺渗出时，应怀疑该诊断。临床背景支持该诊断，排除其他更常见的原因，并比通常观察到的其他肺水肿原因更快解决。除确保气道通畅外，治疗还包括正压通气；利尿只适用于存在相关容量过度负荷的患者[91,92]。

意外脱管

意外脱管可能是由于患者移动或对患者所用的 ETT 未充分固定所致。手术中，这种情况可能发生在：俯卧位，与外科医生共用气道，头部和颈部伸展，悬垂物遮挡视线，或悬垂物附着在 ETT 或回路上而被不小心移除时。在 ICU 中，当患者更换体位接受 X 线检查或接受常规护理时，可能会发生意外拔管。神志不清或镇静剂给予不足的患者自行脱管的风险更高[93]，而使用较高剂量镇静剂的患者更可能需要再插管[94]。报告的再插管发生率差异很大（1.8% ~ 88%），预防策略的有效性也是如此[95]。必须重视 ETT 和呼吸回路的固定以及支持。自行脱管可能发生在麻醉苏醒期间神志不清、躁动或痛苦的患者。当危重患者不小心或被过早拔管时，他们更有可能不稳定或出现喘鸣，需要多次再插管，这可能导致严重并发症[44,96]。ICU 内的计划外脱管是一项质量控制指标，有很多综述回顾了其风险、后果和预防策略[95]。

气管插管嵌顿

罕见情况下，气管插管可能由于套囊或导管缺陷而被克氏针、螺钉或结扎带卡住。在上颌截骨术中，使用骨凿部分横切了气管插管，导致部分切开导管形成倒钩卡在硬腭后部[97]。嵌顿管路的机械阻塞是一种危及生命的并发症。一份死亡报告提到 DLT 被缝合嵌顿在肺动脉上[98]。

高血压和心动过速

大多数成年人拔管时伴有短暂的血流动力学紊乱。这些反应可以通过在深麻醉下拔管[58]、在症状出现前插入 LMA[11,99,100]或使用药物来缓解。未服用抗高血压药物的健康患者在拔管后心率和收缩压会升高 20% 或更多[101]。这种改变的后果取决于患者和临床状况，其程度可能有限。大多数研究的重点是减少这些与插管相关的变化[102-104]。拔管策略包括气管插管套囊充气联合利多卡因（lidocaine）[105]、局部利多卡因[106]、静脉注射利多卡因[107]、β 受体阻滞剂[102,108]、钙通道阻滞剂[109]、右旋美托咪啶（dexmedetomidine）[110,111]、阿片类药物[112]和硝酸盐。

颅内高压

气管插管和吸痰可能导致颅内压（intracranial pressure，ICP）升高。拔管可能导致类似甚至更高程度的 ICP 升高。尽管仍有争议，但有证据表明静脉注射和气管内给予利多卡因能减弱各种有害刺激导致的 ICP 增高反应[113]。

眼内压

Madan 及其同事比较了患有和不患有青光眼的儿童在接受气管插管和拔管时的眼内压（IOP）变化[114]。他们观察到，深麻醉下拔管 30s 和 2min 后，与单纯插管后的相应时间相比，眼内压明显升高。对患有青光眼和不患有青光眼的儿童观察到这些差异。如果拔管发生在意识恢复后，那么深麻醉下拔管后观察到的眼内压显著升高可能会更高，但这尚未进行研究。Lamb 及其同事在成人中观察到拔管对眼内压的类似影响，他们发现拔管后眼内压升高持续超过 2min，但插管后没有。作者将这些变化与使用 LMA 的队列进行了比较，发现 LMA 组插入和拔除后 2min IOP 较低。他们没有描述执行拔管时采用的技术或自安氟烷（enflurane）麻醉复苏的程度，因此很难确定相关性[115]。

咳嗽

全麻手术后咳嗽很常见，尤其是使用 ETT 时[116]。虽然它是一种保护性反射，但在眼科、神经科、口鼻咽或颈部外科手术中，咳嗽可能会带来一些麻烦。

有几种减轻咳嗽的策略，包括气管内深拔管、使用或拔管期间更换为 LMA[117-119]、右旋美托咪啶[110]、阿片类药物、静脉注射局部麻醉、声带局部麻醉和套囊使用利多卡因[105,106]。但是，多数咳嗽相对来说不会导致严重的不良后果，对大多数患者来说可能是一种有益的保护性反射。

高风险拔管

虽然之前描述的并发症可能发生在常规拔管后，但也可能发生在另外两组患者：需要再插管的风险较高的患者和拔管后再次建立气道可能具有挑战性或不可能成功的患者。

高风险气道患者可能面临生理学上的挑战[120]或解剖学上的困难。应对困难会带来一系列风险。非常困难或不可能成功的案例将在后面描述，包括使用面罩或声门上通气、插管或紧急气道手术更容易失败的患者（表 48.1）[121,122]。

再插管可能发生在信息、人员和设备有限的急迫或紧急情况下。患者更有可能出现缺氧、酸中毒、焦虑不安或血流动力学不稳定的情况。再插管可能由任何当时在

表 48.1	高风险拔管并发症
并发症	手术和医学状况
不能耐受拔管和需要再插管	
气道梗阻	喉水肿
	喉痉挛
	巨舌
	喉镜检查后喉部损伤或咽下部肿胀
	反常声带运动
	阻塞后肺水肿（负压肺水肿）
	甲状腺切除术、前路颈椎手术或颈动脉手术后：
	伤口肿胀、血肿
	声带功能障碍（如喉返神经损伤）
	舌下神经损伤
	腭成形术后
	颌面肿胀
	肥胖、病态肥胖、阻塞性睡眠呼吸暂停
	类风湿关节炎
	帕金森病
	长时间插管
通气不足	呼吸功增加（顺应性降低/阻力增加）
	膈夹板固定
	中枢性睡眠呼吸暂停
	重度慢性阻塞性肺疾病
	残余镇静或神经肌肉阻滞
	原有神经肌肉疾病
	相对通气不足（如产生的 CO_2 增加）
氧合不足	吸入氧浓度不足
	通气-灌注不匹配
	从右至左分流
	增加耗氧量
	氧输送减少（混合静脉饱和度下降）
	肺扩散受损
肺部洁净失败	迟钝
	肺分泌物
	分泌物增加
	分泌物浓缩
	黏膜纤毛清除功能受损
	神经肌肉损伤
无法保护气道	迟钝
	神经肌肉疾病
再次插管困难	
气道损伤	热损伤、烟雾吸入
	血液或创伤模糊了视野
	血液或创伤阻塞气道
既往气道困难	已知的既往插管困难（例如多次尝试、器械或操作人员）
	Cormack-Lehane 分级 ≥3
插管空间受限	颌间固定
	口内或下颌切除
	颈椎固定术，颈椎不稳定，或头环固定
	气管切除（例如"保护缝线"）
	头颈部大手术
紧急状况	对既往或潜在困难缺乏了解
	缺乏专业知识
	没有足够的时间准备人员、设备和药物

场的人员匆忙地完成。因此，再插管与计划内的择期插管有本质的区别。在处理拔管失败的高风险患者时，预防性拔管策略是合适的。

并发症的临床情境

围术期状况

喉内镜手术

Mathew 及其同事研究了从 1986—1989 年连续入住 PACU 的 13 593 例病例[22]。26 例（0.19%）患者在 PACU 时需要再插管；其中 7 例接受了耳鼻喉科手术。7 例患者中，3 例发生喉水肿，1 例因甲状腺肿大而发生阻塞，2 例手术部位出血，1 例在扁桃体切除术后出现阻塞后肺水肿。

接受喉镜检查和广视野内镜检查（即，喉镜检查、支气管镜检查和食管镜检查）的患者术后发生气道阻塞的风险增加，与接受其他多种外科手术的患者相比，需要再插管的风险大约增加 20 倍[21]。Hill 及其同事回顾了 324 例喉镜检查和 302 例广视野内镜检查的记录，发现接受喉部活检的患者术后气道风险最大。252 例患者中有 13 例（5%）需要再插管，大多数发生在拔管后 1h 内。13 例中有 12 例接受了喉部活检。这些患者大多患有慢性阻塞性肺病，他们需要再插管很大程度上归因于此。

Robinson 前瞻性研究了接受 204 例喉内镜手术的 183 例患者[123]。7 例患者在手术前后因高风险气道而接受了气管造口手术。其余患者中有 2 例术后出现喘鸣，1 例需要再插管，另 1 例需要接受延迟气管造口术。术后 4~6h 行间接喉镜检查，32% 的患者出现黏膜出血或咽喉肿胀。由于研究没有详细记录接受气管造口术患者的资料，很可能预防性气管造口术导致再插管发生率的较低。一些接受内镜检查的患者可能接受过头颈部放疗，这使得他们的组织更容易受到伤害，且组织的顺应性差，导致在气道管理方面更具有挑战性。

甲状腺手术

甲状腺切除术可导致多种气道相关损伤，包括 SLN 和 RLN 损伤、伤口血肿以及气管软化。临时或永久 RLN 损伤风险较高的患者包括二次手术的患者，瘢痕形成或神经包埋的患者，未能或无法识别 RLN 的患者，患有甲状腺癌而不是良性甲状腺肿且接受更广泛手术但手术由经验不丰富的外科医生施行的患者[124]。目前尚不清楚实际的神经损伤发生率，因为公布的损伤发生率通常是由甲状腺手术量较大的外科医生报告的[125]。牵拉或压迫比横切更容易造成 RLN 损伤，尤其是对于解剖变异的患者[126]。几项大型研究证实了术中观察和剥离 RLN 的价值；但是，目前对于常规术中神经监测的价值目前尚未达成共识[124]。美国耳鼻咽喉-头颈外科学会和其他学会的近期指南建议进行此类监测[125,127]。识别 RLN 损伤患者取决于如何以及何时进行评估：术前评估可能会揭示无症状的单侧病变。一项研究报告了 365 例患有侵袭性和良性甲状腺疾病患者术前存在声带功能障碍的比例分别为 70% 和 0.3%[128]。术后喉镜检查是区分因神经损伤或因插管所致声音嘶哑的必要手段；延迟的术后评价可能会遗漏一过性的损伤。

SLN 损伤的诊断更具挑战性。它会引起发声困难和声带疲劳，尤其是在较高音域。在一项历时 5 年、涉及 42 家中心和近 1.5 万例甲状腺手术的多中心研究中，对 3.7% 的患者怀疑诊断是甲状腺癌，0.4% 的患者被确诊为甲状腺癌[129]。

术后 0.1%~1.6% 的甲状腺手术患者发生局部出血或血肿[27,129-132]。这些并发症可发生在术后 5min 至 7 天。气道阻塞可由出血或明显的喉部和咽部水肿引起。当肿胀不明显时，伤口渗液清除就不太可能有效。更紧急时，紧急松解缝线和伤口渗液清除可能有助于气道管理。血肿可由凝血障碍、非甾体抗炎药、结扎滑脱、咳嗽、呕吐和再手术引起或加重。

甲状腺切除术后很少出现气管软化，即使是对于胸骨后气管明显受压的患者，尽管它可能以亚临床状态存在[133-136]。虽然通过症状、计算机断层扫描（CT）和肺功能试验结果可以很容易识别术前气道受压，但从手术野可能难以预测或观察到气管软化，只有恢复自主通气和拔管后才会气管软化才会变得明显[137,138]。

颈动脉手术

颈动脉内膜切除术后形成颈部肿胀或血肿可能相对较为常见。纽约颈动脉手术（NYCAS）研究分析了 1998—1999 年在 167 家医院执行的 9 308 例手术[139]。5% 的患者中发现了血肿，大大地增加了死亡风险（优势比 = 4.30；95% CI，2.72~5.00）和卒中（优势比 = 3.89；95% CI，2.82~5.38）。文献中血肿的发生率为 1.2%~12%，这取决于血肿的定义[139]。北美症状性颈动脉内膜切除术试验（NASCET）中，1 415 例患者的总体创面血肿的发生率为 7.1%；分别有 3.9%、3.0% 和 0.3% 病例的严重程度分别是病情较轻未延迟出院、中度延迟出院和重度导致永久性残疾或死亡。中度和重度病例需要重新探查或伤口血肿清除术。血肿导致 4 例患者死亡[140]。通过对比术前和术后 CT 扫描诊断伤口血肿时，血肿发生率要增高很多（26%）[141]。术后再插管或探查率为 1%~3.3%[140,142]。

Kunkel 及其同事描述了 15 例在颈动脉内膜切除术后出现伤口血肿的患者[143]。其中 8 例在局部麻醉下接受了血肿减压术。7 例切开伤口前进行全麻诱导的病例中,有 6 例出现困难气道,其中 2 例患者死亡,1 例患者神经功能严重受损。O'Sullivan 及其同事报告了 6 例颈动脉内膜切除术后发生气道阻塞的患者有类似情况,这些患者在接受术前血肿减压后梗阻并没有缓解[144]。4 例患者出现发绀、极度心动过缓或停搏,因此作者赞同Kunkel 清除伤口血肿的建议。他们强调,外观可能会导致医生低估病情的严重性。声音变化可能是危险的先兆,随之而来的是喘鸣和临床症状的迅速恶化[145]。

Carmichael 及其同事做的一项小型但设计严谨的研究为肿胀和出血的作用提供了额外的证据。他们比较了 19 例患者在接受颈动脉内膜切除术前后的 CT 扫描结果[141]。临床上,1 例患者表现为重度肿胀,4 例患者中度肿胀,3 例患者轻度肿胀,10 例患者被认为是正常的。但是,术后 CT 扫描显示咽后间隙明显肿胀,前后气道直径和横径减小,尤其是舌骨水平。与术前 CT 扫描相比,计算拔管后患者的气道容量平均减少 32%±7%。扫描显示,19 例患者中有 5 例患者的伤口血肿估计大于 10mL(范围 44~94mL)。术后留置气管插管患者的气道容量显著减少 62%±9%($P<0.025$)。因肿胀而留置气管插管的患者,其对侧肿胀扩大,这可能有助于解释为什么许多患者切开伤口往往不能缓解梗阻症状。但是,临床上可能很难区分出血与肿胀。

对在 Mayo Clinic 施行的 3 224 例颈动脉内膜切除术进行了为期 10 年的回顾性研究,结果显示,尽管肝素没有逆转,有 44 例(1.4%)患者需要在术后 72h 内对伤口进行探查[146]。2 例患者在首次拔管前再次探查。在 PACU 对 7 例患者进行再次探查;其余 35 例均在 ICU 或病房确定。只有 1 例患者在 ICU 中直接喉镜插管失败时需要建立手术气道。首次插管采用了多种技术:清醒支气管镜插管(20 例中 15 例成功),诱导后 DL(15 例中 13 例成功),清醒 DL(7 例中 5 例成功)。当清醒支气管镜检查失败时,DL 均成功,无论患者是清醒状态(3/3)还是沉睡状态(2/2)。2 例患者在诱导后 DL 失败,在血肿切开后成功。当清醒 DL 失败时,1 例患者需要建立手术气道;另 1 例患者,DL 在切开切口后成功。尽管该系列的样本量较大,但是无法确定哪种技术最好。成功可能取决于气道管理者的技能和判断。也有可能这项研究不同于其他研究,因为重新探查的决定是更早做出的,患者的气道变形更少。

颈动脉手术或相关麻醉技术可导致多种神经损伤。文献报道的范围是 3%~23%,尽管其中大多数在手术后 4 个月内痊愈[147]。在 NYCAS 研究中,9 308 例患者中有 514 例(5.5%)发生颅神经麻痹,涉及:舌下神经(170

例),导致舌侧向手术侧;面神经的一个分支(126),导致嘴唇或面部下垂;舌咽神经(41);迷走神经的一个分支,可能累及 RLN 并产生声带麻痹(31);三叉神经(19);颈丛分支(10);或多个神经群(117)[139]。

已有人描述了在分期双侧颈动脉内膜切除术后发生双侧声带及双侧舌下神经麻痹[25,26]。后一病例中,首次手术在区域麻醉下进行,并发伤口血肿,导致前颈部麻木,C_2 和 C_3 分布感觉减弱。随后 4 周后在颈深丛神经阻滞及皮下浸润下进行了动脉内膜切除术,导致术中气道阻塞和停搏。气道被牢固固定,但反复拔管导致双侧舌下神经麻痹引发持续阻塞。另 1 例手术在颈丛阻滞下实施,患者发生双侧声带麻痹,需要插管和后续气管造口术。怀疑她由于既往甲状腺切除手术导致发生了之前未被确认的对侧声带麻痹,这说明了对之前接受过头颈部手术的患者进行术前评估的重要性[148]。

颈椎手术

颈椎手术可能导致气道相关并发症,包括声带麻痹和气道阻塞。在 411 例接受前路颈椎椎间盘切除术和融合术的患者中,有 5% 的患者存在声带功能障碍,其中 1 例患者发生喘鸣,需要进行气管造口术。17 例患者中 16 例在 15 个月内痊愈,1 例患者失访[149]。

Sagi 及其同事对 311 例前路颈椎手术进行了回顾性病历审查,试图找出与气道并发症相关的因素[150]。在该系列中,19 例患者(6.1%)发生气道并发症,仅 6 例(1.9%)需要再插管。这些并发症大多是由咽部水肿引起的。风险因素包括术中出血增加,手术时间延长(>5h),暴露 3 节以上椎体,尤其是 C_2、C_3 或 C_4。回顾文献,这些研究者发现气道并发症发生率为 2.4%(来自 1 615 例病例),其中 35 例需要再插管或气管造口术。平均来说,需要再插管的患者在 24h 内接受了再插管。

Epstein 及其同事制订了一份涉及神经外科医生和麻醉医生的合作方案。他们的目标是避免再插管[151]。虽然他们的研究只纳入 58 例患者,但他们需要高风险、长时间的手术,涉及几个颈椎节段和大量失血。所有患者均过夜留置了择期插管,并在考虑拔管前接受了可弯曲内镜气道检查。大多数患者在术后第一天拔管,但有 3 例患者直至第 7 天仍坚持留置了插管。只有 1 例患者需要再插管,这一比率基本上与其他研究者[152]观察到的相同。

为了更好地理解术后气道阻塞的发生机制,Andrew 和 Sidhu 比较了 32 例连续接受了单节段或双节段前路颈椎椎间盘切除术和融合术患者的术前和术后颈椎 X 线平片上的软组织变化[153]。他们发现在 C_3~C_4 节段肿胀最严重,与 Emery 观察到的咽部水肿区域相对应。所有患者均无呼吸困难,尽管 C_3 和 C_4 术前和术后 X 线平片上的平均差异分别为 9.4mm(95% CI 7.71~11.09mm)和 10.7mm(95% CI 8.82~12.58mm)。无论手术节段为何,这一区域似乎都是最脆弱的。与 Sagi 及其同事相比,这些患者接受了时间更短、更受限的手术。

2011 年,在气道管理学会(SAM)在线论坛上详细讨论了前路颈椎手术后的拔管标准。执行该手术的团队倾向于在手术结束时对大部分患者实施拔管,除非失血量较大(>500mL),手术时间较长(>5h),手术涉及超过 3 个节段,气道困难或预期困难,或存在合并症,如重度颈脊髓病、肥胖或阻塞性睡眠呼吸暂停(OSA)。有多种风险因素的患者在 ICU 接受治疗,并利用气道交换导管(AEC)拔管(来自 2011 年 2 月 SAM 论坛中 C. A. Hagberg 的个人交流)。

接受后路颈椎手术的患者可能存在巨舌以及严重咽后和咽下肿胀风险,颈椎固定可能加重这些风险,使得插管更具挑战性[154]。需要再插管的概率很低(1.1%~1.7%),但要做到这一点可能非常困难。

颌面手术和创伤

上颌和下颌手术会产生明显的肿胀,而且常常令人担忧。对术后护理的焦虑可能会因为气道通路受限、担心气道干预可能会影响手术修复,以及关于侥幸脱险或实际死亡的轶事报道而加剧[155]。由于这些患者中大部分较年轻,在其他方面都很健康,并且接受择期手术是为了改善功能或美容外观,因此可能会产生一定程度的积极治疗。

尽管这些问题需要特别注意,但很少发生死亡。在对 1986—1995 年向加拿大安大略省死因裁判官报告的 461 例围术期死亡病例进行的回顾中,研究者发现只有 1 例死亡与正颌手术相关,尽管他们无法确定施行了多少此类手术[156]。他们无法确定非致命性并发症。本组 40 例患者在正颌手术后约 24h 接受了磁共振成像(MRI)检查[157]。尽管几乎所有患者都有明显的面部肿胀,但没有人表现出从舌根到声门的软组织肿胀。已有人报道了在择期正颌手术后发生完全气道阻塞。Dark 及其同事描述了 1 例年轻女性病例,她接受了看似顺利的下颌和上颌截骨手术,并接受了颏下吸脂[158]。拔管后她立即出现气道阻塞,需要再插管。再次内镜检查及 CT 扫描显示,舌头至气管水肿严重,范围广泛,舌骨水平水肿最严重。术后第 4 天,检测到套囊漏气,对患者成功地通过 AEC 实施了拔管。Hogan 和 Argalious 描述了一例因 OSA 而进行双颌前移术的患者[159]。整个手术持续了 9h,在此期间,他接受了 7 200mL 晶体和 500mL 6% 的羟乙淀粉。患者仍然过夜留置插管,在表现出充分自主通气和套囊漏气后,对他使用 19F AEC 拔出插管。拔管后立即出现气

道阻塞的临床证据,并接受了再次插管。阻塞的原因是植入物断裂和梨状窝内血肿引起外部压迫,尽管这很容易由舌周水肿引起。研究者的结论是,接受这类手术的患者面临较高的气道并发症风险,建议在拔管前进行鼻咽喉镜检查。

气道水肿的临床评估具有误导性[157],套囊漏气试验的灵敏度和特异性不足。内镜检查可能可以或也可能不能识别鼻咽或咽下内的隐匿血凝块(即,死因判定凝块);它也可能引起棘手的出血。在可能和适当的情况下,应在鼻气管拔管时检查鼻咽并实施抽吸。当拔出鼻气管插管时,对其施加轻柔抽吸可能有帮助。

由于机动车驾驶员未系安全带撞击坚硬的仪表板、挡风玻璃或方向盘可能造成颌面部损伤。枪伤或肢体冲突也会造成颌面部损伤。气道阻塞是这些患者发病和死亡的主要原因,许多人在到达医院前死亡[160]。危及生命损伤较轻的患者可能出现胃胀,许多患者伴有头部和颈部损伤、撕裂、牙齿松动或撕脱、口腔内骨折以及延伸至鼻旁窦、眼眶部或穿过筛状板的骨折。他们也可能发生颈椎不稳定或神经轴损伤。下面部的损伤增加了喉部骨折的可能性。上颌间固定可能是手术计划的一部分,需要鼻插管或建立手术气道。气管拔管时机复杂,必须考虑患者的意识水平、维持满意气体交换的能力、凝血状态和保护性气道反射完整性等因素。必须关注在固定气道时最初遇到的困难,并评价在手术和复苏后再插管是更容易还是更困难。大多数关于气道管理的创伤文献都是关于插管的,对拔管几乎没有帮助,这使得麻醉医生、外科医生和重症监护医生之间的合作至关重要[161,162]。上颌间固定需要立即使用钢丝钳,并且工作人员知道要切断哪些钢丝。在拔管时,应准备一个可弯曲支气管镜用于紧急建立手术气道并应有专业人员在场。替代方法包括预防性气管造口术、颏下插管[163-165]、鼻插管和拔管前执行支气管镜下气道评价[166],尽管评估可能局限于声门上结构和排除管嵌顿。理想情况下,拔管应以可逆的方式完成,如果需要,允许补充给氧、通气和再插管(见“拔管策略”)。

气道热损伤

烧伤患者可发生内、外气道损伤。颈圆周受累是外在损伤的一个例子。吸入烟雾或热损伤是内在损伤的例子。烧伤患者存在需要再插管的特定风险。他们可能会出现支气管黏液溢、黏膜纤毛清除功能和局部防御功能受损、喉头和声门上水肿、二氧化碳生成增多和进行性急性呼吸窘迫综合征。一氧化碳还可能降低烧伤患者的意识水平和保护气道的能力。由于邻近皮肤受累,可能很难固定气管插管,烧伤患者可能会焦虑不安或不配合,增加了意外拔管的风险[167]。Kemper 及其同事报告了他们

对 25 例儿童创伤患者实施的拔管处理。在 30 例拔管中,11 例患者需要治疗喘鸣;5 例患者需要再插管;1 例患者需要接受气管造口术。发现面部烧伤的损伤机制和无套囊漏气是拔管后发生喘鸣的最佳预测因素。目前还不清楚在预测和管理拔管后喘鸣方面热损伤是否不同于长期插管(见上文)。

颈深部感染

涉及下颌下、舌下、颏下、椎前、咽旁和咽后间隙的感染是重要的气道管理挑战,无论插管是用于外科引流还是用于医学治疗期间的保护。在专家手中,通常可以实现可弯曲镜插管(flexible scope intubation, FSI)[168]。当未成功,或有很高的脓肿破裂风险时,可能需要在切开和引流前建立手术气道[169]。Potter 及其同事回顾性比较了 34 例气管造口术患者与 5 例手术引流后仍留置插管患者的结局[170]。所有患者均因即将发生的气道损害而行手术引流,术后均需气道支持。研究者不一定能确定为什么选择一种特定的策略,而且这些组别也不太可能完全相同。气道丧失在插管患者中更为常见,但这一特征无统计学显著性。发生了 2 例死亡,1 例是意外拔管所致,另 1 例是由于拔管后喉水肿和无法重建气道所致。后者在拔管前发生套囊漏气,在移除 ETT 后 30min 出现阻塞症状。手术引流很少能立即改善气道,如果需要,再插管或紧急放置手术气道可能会伴有水肿、组织变形和紧急情况。

颅后窝手术

颅后窝手术可引起颅神经损伤、双侧声带麻痹、脑干或呼吸控制中心损伤、巨舌[66,67,90,171-174]。由于神经根可能离手术部位非常近,因此造成的损伤可能是双侧的、广泛的、短暂的或永久性的。Gorski 及其同事建议,ETT 的耐受性和口腔吸入时咽反射缺失应该引起对这种损伤的怀疑[172]。Howard 及其同事描述了一例复发性脉络膜丛乳头状瘤累及第四脑室的患者[173]。术前,患者表现为延髓功能障碍。术后第一天拔管,并发完全气道阻塞、缺氧和癫痫。神经肌肉阻滞后喉镜检查发现声带轻度水肿。再插管及择期气管造口术后,内镜检查显示声带内收,两侧一致麻痹。术后 3 个月仍需夜间通气和气管造口术。患者表现为中枢型呼吸暂停和延髓功能障碍,伴有舌下神经和声带麻痹。

Artru 及其同事描述了一例存在小脑肿块、严重视盘水肿和延髓症状的患者[171]。尽管患者意识和体力恢复,但仍处于呼吸暂停状态,需要 7 天的通气支持。研究者提到,背侧脑桥和髓质是控制血流动力学和通气的心血管和呼吸中枢的位置。该区域也有几个脑神经核。这些区域的损伤可能由水肿、破坏、缺血或压迫引起,并可能

导致呼吸动力丧失或气道阻塞。Dohi 及其同事描述了一例患者,在切除复发的小脑桥脑角肿瘤后,出现了延髓症状,包括双侧声带麻痹[90]。阻塞后肺水肿是由于双侧(可能是中枢)RLN 损伤而发展起来的,在 3 个月后恢复之前需要进行气管造口术。

已提倡在拔管后进行早期声带评价,并号召神经外科医生、耳鼻喉科医生、言语治疗师和重症监护医生共同参与发生喉部功能障碍的患者的管理[174]。可能需要进行气管造口术和给予肠内管饲。一种预防性方法,Bailey 试验(稍后描述),涉及在移除 ETT 通过 SGA 进行可弯曲喉镜评估。

立体定向手术和颈椎固定术

立体定向神经外科和神经放射学手术正在得到越来越多的应用。头架和颈椎固定器可能会妨碍 SGA 放置或喉镜检查。在这种情况下,拔管计划至关重要,因为再插管可能很困难,而且几乎不可能立即实现手术入路。通常的考虑因素,如体力和意识恢复可能已经受到术前状态或手术程序的影响。重要的是要证明持续存在呼吸驱动,发生套囊漏气,保留保护性反射,以及没有明显的舌头肿胀。术后癫痫发作、呕吐、ICP 升高和神经阻滞可导致拔管特别危险。在处理这类患者时,应考虑高风险拔管策略。

气管切除术

中度或重度气道狭窄的患者可进行手术修复。在所有治疗阶段都强制要求管理气道。这些患者可能存在喉部、声门下或气管狭窄,这些狭窄可能是刚性的或动态的,也可能是、在胸腔外或在胸腔内。气管软化或支气管软化只有在自然通气时才会明显。患者可接受激光切除、刚性扩张或切除。在后一种情况下,可以使用从颈部到胸部的保护性缝线来处理明显缩短,降低吻合处的张力。这使得患者处于颈椎屈曲体位,并可能使再插管具有挑战性(图 48.1)[175,176]。尽量减轻拔管后咳嗽或呕吐也很重要。

腭成形术

可采用多种手术方法治疗 OSA,包括悬雍垂腭咽成形术(uvulopalatopharyngoplasty, UPPP)、舌中线切除术、下颌前移术、下颌有限截骨术(伴颏舌前移)和舌骨悬吊术[177]。这些手术带来受益,但也有很大的风险,对 UPPP 术后报告了死亡[178]。对 101 例 UPPP 的回顾性评估发现,术后早期呼吸道并发症发生率为 10%,其中许多患者需要再插管[179]。术中气道操作、肿胀或过度切除可能导致术后阻塞,需要辅助通气和再插管或使其复杂化。

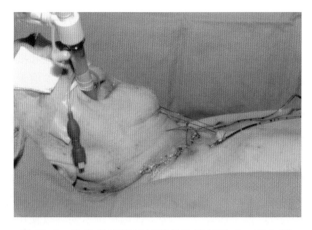

图 48.1　这位患者接受了环状气管切除术。置入颏-胸保护性缝线限制了颈部伸展。患者已接受了拔管，并在逆转神经肌肉阻滞或苏醒前建立了喉罩通气通路。这可以减轻咳嗽，允许逐渐恢复和评估自发性呼吸功能，同时尽量减少手术吻合的潜在干扰。它还提供了在受控条件下进行可弯曲喉镜检查的最佳方法（Courtesy Patrick Gullane，MD，University Health Network，Toronto，Ont.）

合并症状况

肥胖、病态肥胖、阻塞性睡眠呼吸暂停综合征

根据世界卫生组织的数据，自 1980 年以来，肥胖人数增加了一倍多，是全球第五大死亡风险。肥胖者和病态肥胖者比非肥胖者更容易发生气道并发症。他们更有可能出现迅速氧饱和度下降，面罩通气困难，胃反流；插管时难以正确定位；拔管后出现气道阻塞；并对插管或紧急建立手术气道（如果需要）带来挑战。NAP4 报告显示，在发生严重气道不良后果的成人中，42% 为肥胖患者[3]。在 ASA 已结案索赔项目的呼吸不良事件分析中，156 例围术期事件中有 65 例涉及肥胖患者；在与拔管显著相关的索赔中，18 例患者有 12 例肥胖，其中 5 例被诊断为 OSA[2]。最近对 1991—2010 年的法律文献进行的一项审查发现，在美国有 24 起成人案件中，OSA 被认定要对不良后果负责，引发了经过审理的医疗事故诉讼。这些案件中有 8 例与拔管相关，基本上都是过早拔管导致气道阻塞，再加上无法再插管而进一步复杂化。2 例当场死亡；5 例导致缺氧脑损伤；1 例发生持续上呼吸道损伤。作者进一步观察到，尽管 2001—2010 年美国医疗事故诉讼数量每年下降 35%，但与 OSA 相关的诉讼数量似乎在增加[180]。随附的一篇社论强调了法律报告中包含的有限医疗数据，以及排除庭外和解的数据库可能存在的偏倚。它提请注意被排除在审查之外的大量案件。ASA 已结案索赔数据库目前包含 1 万多起案件，其中 55% 的案件在审前和解，22% 的案件被撤销[181]。

虽然不是所有的肥胖患者都患有 OSA，也不是所有

的 OSA 患者都存在肥胖症，但 OSA 确实与年龄和体重增加呈正相关。OSA 在普通人群中占很大比例；肥胖使这些人易患需要手术治疗的疾病，而大多数 OSA 患者在就诊时仍未得到诊断[182]。回顾了肥胖患者 OSA 的病理生理学和围术期气道管理[183-185]。一份涵盖超过 53 万例接受全髋关节或膝关节置换术患者的报告发现，在诊断为 OSA 的患者中，急诊再插管的风险显著增加（优势比为 10.26；95% CI，9.0～11.7）[186]。ASA 在管理 OSA 患者的实践指南中除了强烈建议患者在拔管前完全清醒并确认完全逆转神经肌肉阻滞外，对拔管给予了有限的指导。如果可能，拔管和复苏应在侧位或半直立位进行[187]，应提供经鼻塞持续气道正压（continuous positive airway pressure，CPAP）通气或常规实施，并应考虑基于交换导管拔管。单独来看，这些策略可产生更好的结局，但它们没有经过随机对照试验，也没有被 ASA 工作组明确阐述。

反常声带运动

虽然肥胖、病态肥胖和 OSA 很常见，经常未被诊断，而且对拔管和（再）插管都很有挑战性，但反常声带运动（paradoxical vocal cord motion，PVCM）几乎总是被误诊。这是插管容易但拔管非常困难的一个典型示例。PVCM 常被误认为是难治性哮喘或复发性喉痉挛[188-192]。诊断不足和过度诊断的情况均存在，因此导致混淆。这种情况被称为声带功能障碍、Munchausen 喘鸣、心因性喘鸣、人为哮喘、假性哮喘和喉激惹综合征[192,193]。其发病机制被认为是多因素的，包括心理因素、喉部高反应性、自主神经平衡改变、直接刺激局部神经末梢导致吸气时声带和 SGA 内收。压力、运动、胃食管反流、刺激性暴露或气道操作可能会加重这种症状。诊断依赖于高水平的临床怀疑、难治性哮喘病史以及内镜下确认吸气时声带内收，通常伴有声门后小裂缝。虽然患者有症状时这是最明显的，但喘息和深呼吸也可能引起这些症状和体征。局部和静脉给予利多卡因，以及苯二氮䓬，可能掩盖这些发现[192]。肺功能试验显示呼气正常，但当患者有症状时吸气流速曲线截平。近年来对声带的彩色多普勒超声进行了研究，认为在没有刺激的情况下，彩色多普勒超声与内镜检查一样有用。相对于哮喘、喉痉挛、过敏反应、血管性水肿、胃食管反流和声带麻痹来鉴别这种病症是很重要的。PVCM 的发生率尚不清楚。

Hammer 及其同事描述了一例 32 岁的女性患者，她反复发作喘鸣，有时与发绀相关，尽管流速-容量环和肺功能试验正常。PVCM 的诊断是通过内镜检查和松弛技术做出的。在术前镇静、局部利多卡因和双侧 SLN 阻滞后，她在清醒状态下接受了支气管镜插管。手术后，在完全清醒后拔管，但随后持续吸气喘鸣，导致再次插管。第二天的再次尝试证实了吸气性声带内收，并进行了气管

造口术持续维持58天[194]。由于没有预测挑战性插管的特征，清醒状态下插管似乎没有合理依据，而且可能会导致不必要的焦虑障碍[194]。

PVCM对插管没有带来特别挑战。这种异常是功能性的，而不是解剖性的。正确的管理取决于做出正确的诊断。建议使用CPAP、氦氧混合气、镇静安抚、转移注意力、指导患者喘气以及低剂量苯二氮䓬。语言治疗、心理治疗、催眠和安慰可能有助于长期管理[192,195]。PVCM患者的最佳拔管策略可能是深麻醉下拔管，假设无禁忌证，但这尚未进行研究（也未静脉给予利多卡因或瑞芬太尼）。

帕金森病和多系统萎缩

据估计，全世界有500万人受到帕金森病的影响，而且随着人口老龄化，帕金森病的患病率预计还会增加。它是继阿尔茨海默病之后第二大常见的神经退行性疾病。对吸气敏感在帕金森病患者中很常见，是最常见的死亡原因。发声困难（最常见的声音减退）发生于70%~90%的帕金森病患者中[196,197]。视频频闪检查结果包括喉部震颤、声带呈弓形、声门异常打开和关闭[197]。几种神经退行性疾病，包括多系统萎缩，具有帕金森病的一些共同特征，包括发声困难，这些患者可能表现为双侧外展肌声带麻痹。他们也可能表现出夜间喘鸣，并可能受益于CPAP或双相气道正压通气[196]。

Blumin和Berke描述了7例患者，其中只有1例接受了手术。这例患者在全麻下进行了经尿道前列腺切除术，手术2周后，他返回就诊，发生双相喘鸣需要紧急实施气管造口术。目前还不清楚手术或麻醉是否与随后的气道阻塞相关[196]。

多系统萎缩患者在早期常被误诊为帕金森病，其白天低氧血症与喉咽运动异常相关，包括杓状软骨、会厌、舌根和软腭处阻塞[196]。这些问题的意义尚不清楚，但它们可能导致拔管后并发症[198]。

Vincken及其同事研究了27例锥体束外疾病患者[199]。对24例患者绘制了肺流速容量环，其中许多患者甚至在没有呼吸道症状的情况下也表现出4~8Hz的锯齿状振荡。这些与声门和声门上结构的不规则运动相关。10例患者表现为间歇性上气道阻塞，而4例患者表现为喘鸣或呼吸困难。研究者认为，上气道是受累的主要部位。在随后的一份报告中，他们观察到左旋多巴治疗后症状改善，吸气和呼气流量增加，尽管流速容量环上仍持续存在振荡模式[200]。支气管扩张剂没有提供额外的受益。这可能对帕金森病患者的围术期管理具有重要的意义。

Easdown及其同事描述了一例帕金森病患者，他在手术后60h呼吸停止[201]。在此事件之前，患者有间歇性

的饱和度降低，呼吸困难，在无震颤或僵硬的情况下进行性高碳酸血症。使用支气管扩张剂治疗没有任何效果，插管后他的病情立即好转。使用ETT后，顺应性和抵抗力均恢复正常。该患者的左旋多巴-卡比多巴术后未恢复，研究者推测这可能导致或促成上气道阻塞。因为大多数帕金森病患者都是老年人，而且可能有合并症，使诊断不确定，所以考虑上气道受累，以及药物停用和恢复对其临床进程的显著影响。一份病例报告进一步强调了这一担忧，该报告描述了一例患者在禁食期间停用了5次剂量的抗帕金森药物，在术前发生气道阻塞和急性呼吸性酸中毒，需要插管[202]。必须强调在围术期继续使用这些药物和避免使用多巴胺拮抗剂的重要性。

Liu及其同事描述了1例帕金森病患者在麻醉诱导过程中发生气道阻塞[203]。阻塞通过插管解决，但在拔管24h后复发。此时内镜检查示吸气性声带内收，需再次插管。目前尚不清楚他们是否观察到帕金森病或PVCM的表现，但增加左旋多巴-卡比多巴剂量后24h拔管很顺利。

帕金森病是一种常见的疾病，但迄今为止只有13例喘鸣与之相关[197]。上气道阻塞的发病机制尚不清楚。它可能由基底神经节和疑核介导。类似的食管痉挛现象也与帕金森病相关。有一种理论认为喉部过度紧张可能是由大量分泌物引起的。

类风湿关节炎

类风湿关节炎（rheumatoid arthritis，RA）是一种常见的慢性疾病，可广泛破坏关节和关节外结构。除了颈椎，参与气道管理的医生还需要关注另外三个区域：颞下颌关节（TMJ）、环杓关节（CAJ）和环甲关节（CTJ）。喉部受累可能无法诊断出，尤其是在疾病的早期阶段[204]。根据所涉及的结构，这些患者可能颈椎不稳定，声门狭窄，由于TMJ受累而导致小颌畸形造成张口受限，喉偏移，以及CAJ、CTJ或声带受累。

接受关节置换术的RA患者的颈椎不稳定性高达61%，寰枢椎前半脱位平均约为20%，嵌塞范围为12%~26%。年龄、疾病活动性和持续时间与半脱位率较高相关，但症状不能可靠地预测严重程度[205]。

Kohjitani及其同事回顾性描述了4例接受双侧TMJ关节置换术的患者；3例患者在内镜检查时存在声门红斑和肿胀，3例患者有OSA，3例患者在插管和拔管后出现喉痉挛[206]。TMJ受累导致下颌支高度损失，可能导致OSA或是其病因之一。

RA患者喉部受累在尸检中几乎是普遍存在的，可能包括CAJ固定、喉返神经受累、肌炎和结节[204]。症状可能包括吞咽疼痛、吞咽困难、音质或力量改变和喉炎。CAJ受累程度可为单侧或双侧肿胀或关节破坏导致单侧

声带损伤或双侧声带固定引起一系列症状。病理表现包括充血、水肿、血管翳形成、关节破坏和关节强直。在开始择期气道管理之前,尤其是有症状的 RA 患者,对喉受累有一定的了解可能是有帮助的。严重 CAJ 受累至完全气道阻塞甚至可能先于 RA 的关节表现[207,208]。当描述声带疲劳时,应考虑 CTJ 受累。喉镜检查可发现不同程度的水肿、充血、变形和黏膜下竹节样声带结节[204,209]。

Keenan 及其同事描述了气管侧弯,包括在内镜和 CT 扫描上看到的气管偏移、喉旋转、前成角以及声带内收[210]。据推测是由于垂直高度丧失和不对称的骨侵蚀所致。

Wattenmaker 及其同事研究了接受后路颈椎手术的风湿性关节炎患者[211]。他们的主要目的是比较 RA 患者行 DL 或可弯曲支气管镜插管时的围术期气道并发症。回顾性评估了 128 例连续后路颈椎手术,128 例患者中有 9 例出现特征是喘鸣的上气道阻塞,其中在支气管镜引导下实施插管的 70 例患者中有 1 例发生,采用其他方式插管(即,DL 或经鼻盲探插管术)的 58 例患者中有 8 例发生。5 例患者(均为非支气管镜组)需要紧急再插管,但事实证明这非常困难,其中 2 例濒临死亡,1 例死亡。虽然两组患者在年龄、性别、美国风湿病协会分类、ASA 身体状况、手术和麻醉持续时间、液体平衡、术后固定等方面相似,但至拔管时间存在显著差异。其中 7 例患者不能利用可弯曲支气管镜实施插管,因此采用其他方法插管。患者没有被随机分配至不同方法;没有描述插管方法和技术的标准;所有患者均在清醒状态下插管;这项研究历时 11 年[212]。尽管无法从本研究中得出确定结论,但无论采用何种插管技术,拔管后喘鸣和再插管困难或失败的发生率都很高(7%)。

RA 患者拔管风险较高,因为他们可能有固定或不稳定的颈椎,TMJ 强直,或 DL 或纤维喉镜下插管困难,以及拔管后气道阻塞风险增加。一些研究者建议推迟拔管,直到患者完全清醒。目前的主流观点是,对于张口受限、颈椎可能不稳定的患者,应使用可弯曲插管内镜进行插管。但是,这种方法涉及 ETT 穿过声带的盲态通路,这可能是创伤性的[38,212],尤其是在面对已经存在的 CAJ 或 CTJ 关节炎时。在适当的情况下,应考虑局部麻醉作为全麻的替代方法。当无法避免插管时,建议的拔管策略包括一种便于再插管的方法,或者在极少数情况下采用预防性气管造口术。这两种策略都没有在这一人群中进行前瞻性评价。

气管软化

气管软化是由于部分或完全丧失软骨性气管支撑而引起的一种动态气道阻塞。它可能在安静呼吸时不明显,但如果用力过猛会导致完全气道阻塞。气管软化症的症状是非特异性的,但当患者用力时呼吸困难、分泌物难以清除并有海豹声状持续咳嗽时,应考虑诊断[213,214]。

气管软化症患者常被误诊为哮喘,无法对逐步升级的治疗做出反应。肺功能试验(即,1s 时用力呼气量、用力肺活量、呼气流量峰值)显示呼气流量明显减少,吸气流量相对保留;但是,这些发现与临床严重程度关系不大[215]。在自发性静息呼吸和刺激性动作(如咳嗽和做 Valsalva 动作)时,可通过内镜确诊并估计其严重程度;动态螺旋 CT 扫描也可以确定诊断和严重程度。受影响气道的范围从局部到广泛累及气管支气管树,正如对严重慢性阻塞性肺疾病或复发性多软骨炎(RP)观察到的。塌陷幅度取决于腔间梯度。塌陷小于 50% 一般在正常范围内;50%~75% 被认为是轻微的,而超过 91% 的塌陷被认为是严重的[215]。气管软化可能是先天性的;也可能获得自外部压迫,如胸内甲状腺肿或动脉压迫;或由于慢性空气滞留(如慢性阻塞性肺病)、软骨破坏(如 RP)或多种因素(如长期插管)综合作用所致。后者可能是由 ETT 套囊引起的气管软骨侵蚀引起的,无论是否延伸到膜性气管。

动态阻塞的严重程度与呼气力成正比。在安静呼吸过程中可能不明显,但对于痛苦患者,则会使人丧失能力。正压通气或使用气管插管绕过病变提供暂时缓解,同时考虑进一步的治疗方案。它们可能包括药物治疗、手术切除或放置支架[214,215]。随后将描述对怀疑气管软化患者实施拔管的附加建议。

喉功能不全

尽管意识恢复,但气管拔管后喉功能可能会下降。在一项研究中,24 例插管 8~28h 的患者中有 8 例患者在拔管后 4h 内吸入了不透射线染料;5 例患者显示了大量吸入的放射学证据;这个数字在 24h 内减少到 1/24。吸入这种染料的患者无一咳嗽[216]。Tanaka 及其同事发现,即使是简单的外科手术,也会出现喉反射抑制,而不管是否使用 LMA 或 ETT 来管理气道;由于本研究是在维持七氟烷(1MAC[最小肺泡浓度])的情况下对患者进行的,因此很难确定这些观察结果是否适用于完全复苏的患者[217]。当随机分配接受 LMA 或 ETT 的患者被认为可自 PACU 出院时,他们被要求吞下钡剂,这在 40 例患者中 1 例患者的气管中检测到[218]。

对于使患者处于喉功能不全高风险的状况及其患病率,这些研究的结果尚未得出明确结论。令人担忧的是,有误吸史的患者没有咳嗽,这表明他们有误吸或肺不张的倾向[216,218,219]。这一问题可能因神经肌肉阻滞的不完全逆转、阿片类药物的镇咳作用、增加使用静脉注射利多卡因作为镇痛剂辅助剂以及患者在全麻期间接触的许多药物的催吐作用而加剧。残余神经肌肉阻滞是术后患者的常见问题,可能导致通气不足、低氧血症、咽部和喉部功能障碍或肺误吸增加[220]。

胃内容物误吸入肺

虽然越来越多的患者被诊断为胃食管反流,但围术期肺误吸的诊断并没有增加[221,222]。尽管如此,在 NAP4 对近 300 万例全麻病例的研究中,误吸是麻醉死亡率的最大因素,等同于插管失败(主要的气道问题)[3]。在 29 例因气道事件而入住 ICU 的患者中,有 23 例也是由该原因引起的[223]。导致手术患者误吸的因素包括急诊手术、疼痛、肥胖、阿片类药物、恶心、肠梗阻、妊娠、一些手术位置、意识低下、麻醉深度不足、术后嗜睡和残余神经肌肉阻滞。尽管这些状况普遍存在,但围术期误吸并不常见。事实上,在 ASA 已结案索赔项目的审查中,156 起围术期事件中只有 3 起可归因于此[2,222,224]。插管前,困难的气囊面罩通气可能导致胃胀,如果喉镜检查困难,因为可能会延迟固定气道,可能会使其进一步复杂化。反复喉镜检查可能导致水肿,从而增加声门阻力。误吸也可能是由于声带迟钝或损害声带定位的状况(如声带麻痹、喉功能不全、残余神经肌肉阻滞或肉芽肿)。

虽然大多数误吸事件似乎发生在诱导时,但许多也发生在维持、出现和麻醉后复苏期间[225]。已经描述了许多降低诱导风险的策略,但是关于如何最好地预防随后发生的误吸的信息相对较少。过早拔管、术后恶心、残余神经肌肉阻滞、口吸引起的呕吐、仰卧位复苏和喉功能受损,这些都可能使自麻醉苏醒和气管拔管与诱导一样成为问题。

影响插管和拔管的因素

已知困难气道

对于管理已经或可能已成为问题的患者,应考虑优化再插管的拔管策略。这包括需要由经验丰富的人员多次尝试喉镜检查的患者,由于最初喉镜检查失败而需要实施抢救术的患者,或清醒气道管理的患者。此外,也需要考虑已知或推定难以建立或维持通气和氧合(通过面罩或 SGA)的患者。

在紧急或急迫情况下,既往成功的方法可能不可用或不适当。可能无法获得实施替代技术所需的设备、必要的专业知识或时间。易于通气或插管的不确定性可能导致不愿使用麻痹性和镇静性药物,使通气和喉镜检查更加困难。了解先前的困难可能导致插管条件不太有利于成功。低氧血症、酸中毒或低血压的患者对安全气道管理提出了额外的挑战[120]。反复尝试喉镜检查可能会加剧已存在的生理异常,并与低氧血症、食管内插管、反流、误吸、心动过缓和心搏骤停的风险显著增加相关[44,226,227]。

通路受限

气道通路受限的例子包括颌间固定、颞下颌关节强直、颈部受限或不稳定,以及在环状软骨气管切除后使用颏-胸保护性缝线,以减少吻合口张力(图 48.1)。虽然这些例子可能是极端的,但难以进入患者气道或更糟的情况并不少见。患者可能会躺在地板上或 PACU 或 ICU 的病床上,其中床头板、输液泵或监视器会制造障碍。在每种情况下,患者还可能出现生理上的挑战,从而增加了再插管的难度[120]。例如,在颈椎固定或正颌手术后,患者可能会出现舌大或声门上水肿。

高风险病例

如前所述,风险分层最好理解为风险统一体。高风险拔管意味着拔管或再拔管,或两者失败的可能性更大;如果拔管失败,但气道可以很容易地管理,其后果可能并不严重。另一方面,如果拔管失败,气道不容易管理,结果可能是毁灭性的。患者是否处于风险统一体取决于临床环境和可用于管理问题的资源。例如,如果有经验丰富的人员和必要的设备,风险就会降低;如果患者更容易出现反流或氧饱和度降低,无论在场的人员如何,风险都会增加。

最终,氧合是如何实现的并不重要,重要的是能以多快的速度实现。多次尝试再插管可能比成功的面罩或声门上通气更具破坏性。拔管失败往往是意料之外的,必须以一种最有可能成功的方式来处理,考虑到临床环境、可用的设备和治疗团队的技能。前面章节确定了由于临床状况而风险增加的情况,如病态肥胖、OSA、PVCM、颈椎不稳定或受限、RA 和其他。某些外科手术也与风险增加相关,如气道内镜检查、涉及气道或颈部的手术以及极端定位。

临床手术野可能在一天的所有时间点都不都是处于同一水平的。在夜间或剧烈活动期间,立即获得训练有素的初级和辅助人员、设备和必要的临床信息可能是困难的。ASA 困难气道管理特别工作组、加拿大气道兴趣小组和困难气道学会(DAS)推荐了一种预先制定的 DA 拔管策略[8,9,11]。对存在低通气、低氧血症和气道通畅性丧失风险的患者进行了讨论。本章的其余部分将介绍具体的拔管策略。

拔管策略

当乘飞机旅行时,飞行员要确保飞机在到达之前一直保持在空中。归根到底,这次旅行的目的是把乘客安全地送到目的地。如果条件不适合安全着陆,可能就需要延误降落或需要备降另一机场。同样,当情况不利于安全拔管时,明智的做法可能是推迟或考虑另一种策略,一种通过使用面罩、SGA、再插管或建立手术气道通路最大限度地增加成功氧合可能性的策略。理想情况下,该策略应允许持续有效地给氧,且几乎没有不适或没有伤害患者的风险。

深麻醉下拔管与清醒拔管

拔管可以在意识恢复之前或之后执行。深麻醉下拔管通常发生在神经肌肉功能完全恢复和自主通气恢复后。其优势是避免与拔管相关的不良反射,例如高血压、心律失常、咳嗽、喉痉挛以及IOP或ICP升高。深麻醉下拔管的根本缺陷是患者无法防止其气道发生阻塞和误吸。当深麻醉下拔管实施不当时,喉痉挛及其后续并发症更容易发生。虽然不需要等待意识恢复可能会加速手术室周转,但这种方法更难利用相对快速消除的麻醉剂来证明。当转移患者时其仍在呼出吸入式麻醉剂,未清除的麻醉剂污染手术室环境,可能构成职业健康危害。一项调查发现,相当大比例的美国麻醉医生仍然在采用这种技术,至少在某些时候是这样[228],尽管还不清楚这种做法在今天有多普遍。对于成年人,很少有数据比较深麻醉下拔管与清醒拔管的安全性[228]。Koga及其同事比较了三小组成年患者,一组在异氟烷和一氧化二氮麻醉后实施了深麻醉下拔管,一组接受了清醒拔管,一组在插入LMA后实施了深麻醉下拔管[119]。无论ETT是在意识恢复之前还是之后被移除,较高(但相似)比例患者都出现了紧张。

目前的策略包括在低剂量异丙酚或瑞芬太尼和套囊内或静脉注射利多卡因下拔管,这可能减轻拔管时的咳嗽和紧张。随后将讨论深麻醉下拔管及插入LMA。当面罩通气已经或可能困难、误吸风险增加、气管插管困难或可能出现气道水肿时,禁止深麻醉下拔管。

利用喉罩或其他声门上气道装置拔管

在全麻后,大多数患者对LMA的耐受性优于ETT,咳嗽较轻,IOP、ICP和动脉血压变化较小(图48.1)[115,119,229-231]。Silva和Brimacombe对仍处于全麻状态且在神经外科手术结束时处于麻痹状态的一小系列患者使用LMA替代了ETT[232]。然后逆转肌肉松弛,停用麻醉药。当患者恢复自主通气并服从命令时,LMA被移除。10例患者中无1例咳嗽,心率-收缩压乘积(表明心脏需氧量)的变化很小。研究者的结论是,这项技术可能被证明对接受其他类型手术的患者有用。作者强调,这种替代方案应该只由对LMA插入熟练的人员实施,这一点在DAS拔管指南中也进行了强调[11]。患者必须处于

足够深的麻醉,否则可能发生替代方案旨在避免的咳嗽、憋气、喉痉挛,以及极端加压反应。Bailey及其同事建议在取出ETT之前插入LMA,以防止气管拔管后气道丧失[99,233]。与深麻醉下气管拔管后插入Guedel口咽通气道相比,咳嗽发生率和气道操作要求较低[233]。Koga及其同事们将这种方法与深麻醉下和清醒气管拔管进行了比较[119]。他们观察到采用深麻醉下或清醒方法移除ETT的患者之间在恢复状况上没有差别。但是,他们注意到,当执行LMA替换方案时,恢复状况有了显著改善。这项技术是有用的,但需要小心实施,应该先在常规气道上练习,然后再用于高风险拔管[11,234]。Brimacombe建议(个人交流,2010年12月)穿过引流管插入带有弹性树胶探条的ProSeal LMA或LMA Supreme可能是ETT更安全的替代方案[235]。

Asai描述了对一例插管困难患者更换了破损的ETT[236]。他在现有ETT的后面插入了LMA Classic。

通过LMA插入了可弯曲插管镜(flexible intubating scope,FIS)及替代ETT;穿过声带推进FIS,而原来的ETT被取出[237]。如果当时可获得Aintree插管导管(Cook Critical Care,Bloomington,IN),则该程序会更容易完成。

Matioc和Arndt希望用ETT替代ProSeal LMA[237]。使用Arndt AEC Set(Cook Critical Care,Bloomington,IN)(图48.2),他们穿过ProSeal LMA将FIS插入气管,并通过其工作通道插入套件内配置的144cm导丝。取出FIS,沿导丝推入11F的70cm AEC,取出ProSeal LMA。然后沿着AEC推入替代ETT。同样,如果Aintree插管导管可用,它可能会提供一个更简单的解决方案[238-241]。

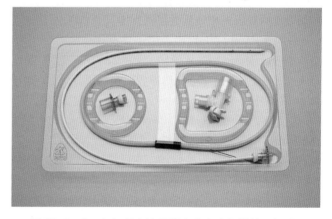

图48.2 Arndt气道交换导管套件由支气管镜适配器、硬Amplatz导丝、锥形气道交换导管(AEC)和Rapi-Fit适配器组成。支气管镜适配器允许实施继续正压通气,而支气管镜是通过原来的气管插管(ETT)插入的。导丝经支气管镜工作通道插入,取出原ETT和支气管镜。锥形AEC沿着导丝推进,它可以连接15mm Rapi-Fit适配器,以提供通气。替换ETT随后沿着AEC推进(Permission for use granted by Cook Medical Bloomington,IN.)

利用可弯曲支气管镜或喉镜拔管或再插管

当导管可能嵌顿时,插入 FIS 可以确定妨碍拔管或使其复杂化的潜在问题。沿着 FIS 拔管提供了视觉评估气管和喉部解剖的机会。如果患者是自发呼吸,则也可以评估声带运动和气管完整性。如果关注声门上或喉损伤、气管软化或 PVCM,这是很有帮助的。通过安抚、审慎镇静、给予止涎药和抽吸口腔分泌物可以便于其实施。对咽部实施了吸引,应注意避免引起呕吐反射。FIS 通过气管插管引入,并向前推进到隆突近端位置。套囊慢慢放气以减轻咳嗽。ETT 被小心地撤回到口咽部,然后将 FIS 非常缓慢地逐步撤回到声门上区域。通常,患者会吞咽、咳嗽或不能耐受 FIS 的逐渐撤出,从而阻碍评估。

用 SGA 替换 ETT 更容易完成这个程序。如果适当固定,它能隔离口咽分泌物;允许调节氧气补充、辅助通气以及静脉注射或吸入式镇静剂,并提供通畅的喉部暴露。

如果需要更换 ETT,可以使用 FIS 来完成。FIS 可以预先装载一个替换 ETT,并通过现有导管插入[242]。这种方法可用于将经鼻插管转换为经口插管,反之亦然[243]。

使用弹性树胶探条或 Mizus 气管插管替代闭塞器

Finucane 和 Kupshik 描述了对一例颈椎不稳定并伴有 ETT 套囊损坏需要更换插管的患者在清醒状态下实施了经鼻盲探气管插管[244]。他们使用来自臂中心静脉导管的 4mm 外径塑料套管作为交换导管。还有一些人使用弹性树胶探条来达到类似的目的[245-247]。

Cook Critical Care 设计了用于置换气管插管和气管造口插管的 Mizus ETT 置换闭塞器(METTRO)。在撰写本文时,它有两种尺寸可供选择:7F(外径 2.3mm)/70cm 长和 19F(外径 6.3mm)/80cm 长;但是,该产品即将停产(个人交流,Walter Mitchell,Cook Critical Care,2016 年 1 月)。METTRO 是一种一次性、弹性、不透射线的固态器械,带有锥形尖端和距离标记。它已被用于气管造口术和高风险拔管[248,249]。

对 Eschmann 弹性树胶探条(插管指南,Smiths Medical,Keene,NH)进行了改进,涉及截断管芯两端,暴露出中空芯。套管、注射器和 ETT 连接器使该组件能够连接到氧气源[250]。鼻胃管也被用作交换导管[251],但是随着其升温至体温,鼻胃管会软化,因此不适合做交换导管。

使用喷射式管芯

Bedger 和 Chang 创建了"jet stylet"(喷射式管芯)这个术语,指的是一种自定型的 65cm 长塑料导管,近端有一个可拆卸的 15mm 适配器。它可以连接麻醉机或射流式注射泵[252]。他们在远端 5cm 处钻了 3 个侧孔,以降低喷射通气时的导管伪压。他们使用管芯对 59 例患者执行了拔管或再插管。当它被用于喷射通气和注入氧气时,它在患者身上也能充分发挥作用。尽管在本系列中没有出现并发症,但这些作者在早期的一份报告中描述了 600 例患者中有 3 例患者在 103kPa 压力下通过 3.5mm 外径儿科胸管通气时出现张力性气胸[253]。在 DL 过程中,这个管芯被用来提供气道通路和通气。他们推测这些气胸可能是由导管在支气管内移动引起的。

使用市售交换导管

一些商业化产品的特点是带有长中空导管及连接器用于手动或喷射通气。大多数都有长度和不透射线标记。许多有末端和远端侧孔。它们可以通过现有的 ETT 插入、撤出。氧气注入或喷射通气可以通过交换导管提供。呼吸监测可以通过连接二氧化碳分析仪来实现。自发呼吸可能发生在器械周围。在大多数报告中,这些导管无须局部麻醉即可耐受,并可留置在原位,直到认为不太可能需要再插管为止。它们必须妥善固定,以确保不会过早脱落(图 48.3)。即使留置了导管,大多数患者也能说话或咳嗽。

如果需要再插管或换管,缩回舌头将有助于实施纤

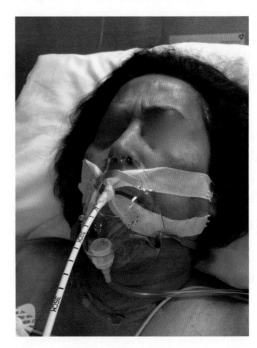

图 48.3　Cook AEC 已被妥善固定,四点固定于患者口中央。或者,导管可以固定在下颌骨中线处,使患者更容易张开嘴。这将最大限度地减轻侧向移位和舌头前顶力导致器械脱离。面罩桥上开了一个孔,穿过 AEC。在这种情况下,补充氧气由面罩管理(Permission for use granted by Cook MedicalBloomington, IN.)

维喉镜检查。就像沿着 FIS 插管一样,交换导管和向前推进的 ETT 之间的直径差异越大,ETT 就越有可能撞击构状软骨或后连合肌或声带。明智的做法是,在再插管时,委派专人负责固定交换导管。如果遇到阻力,ETT 旋转可能会成功地释放导管。如果不成功,沿着交换导管推入 Aintree 插管导管(Cook Critical Care, Bloomington, IN),可以用来桥接较小交换导管和较大 ETT 之间的间隙[254]。

这些器械遵循 ASA 工作组、加拿大气道兴趣小组的实践指南,以及 DAS 关于 DA 拔管的建议[8,11,255]。维持气道通路提高了 DA 患者再插管成功的可能性;如果遇到困难和氧合不足,该器械可以通过低流量吹入通气或短期喷射通气来提供氧气,直到实施替代策略为止(参见后文"通过管芯实施吹入通气和喷射通气")。这可能被认为是可逆或分期拔管。了解患者的氧合状况令人满意后,医生就可以寻求其他的可能性并获取额外的信息、设备和专业知识。稍后将讨论吹入通气和喷射通气。

这些商业化产品之间的差异远没有可逆拔管的概念重要。由于成功拔管的预测并不完美,因此强烈建议对 DA 患者采用一种使拔管和再插管成功概率都达到最高的拔管策略。

气管插管交换导管

最基本的商业化中空交换导管是 Sheridan T. T. X. 和 E. T. X. (Teleflex, Research Triangle Park, NC)和 JEM ETT 交换导管(Instrumentation Industries Inc. , Bethel Park, PA)。T. T. X. 器械有 4 种外径适用于内径为 2.5~4.0、4.0~6.0、6.0~8.5 和 7.5~10mm 的 ETT。最小的有 56cm 长,其他 3 种是 81cm 长。E. T. X. 版本是一种 100cm 支气管内交换导管,用于交换 35~41F 的 DLT。虽然是热塑性的,但在硬度上与 Cook AEC 相似,因此易受

热软化。它们表面是磨砂状的以最小化阻力,并有射线不透条纹和距离标记。它们没有侧孔或连接器。T. T. X. 只有 1 个远端侧孔。

JEM 器械有 9 种尺寸可供选择,并与内径为 2.5~7.5mm 的 ETT 兼容(JEM 为 325~400)。这些是一次性使用高密度聚乙烯器械,没有近端连接器或远端侧孔。

Cook 气道交换导管

Cook Critical Care 开发了一系列空心管芯,称为 Cook AEC(图 48.4A)。它们有 8F、11F、14F 和 19F 尺寸可供选择,分别适用于内径大于 3、4、5 和 7mm 的 ETT。稍后将介绍一种用于交换 DLT 的 AEC(交换双腔支气管导管)。8F Cook AEC 长 45cm,其他器械长 83cm。该器械不透射线,在距离远端 15~30cm 有距离标记,并具有 2 个远端侧孔和 1 个端孔。近端,提供了两种类型的连接器:一种 15mm 连接器,以及一种由专利授权 Rapi-Fit 适配器固定和释放的 Luer-Lok 喷射通气附件(图 48.4B)。这些设计是为了在卸载和更换气管插管时快速取下和重新附着。长度和内径(1.6~3.4mm)使利用复苏袋实施手控通气成为可能,但只有短期有用,因为阻力非常高。Luer-Lok 喷射 Rapi-Fit 适配器允许实施喷射通气,但无远端侧孔可能增加导管伪压和气压损伤的风险[256]。

Atlas 和 Mort 检测了两种较大 CAEC 的直径与患者耐受性之间的相关性,以及发声和咳嗽的能力[257]。不清楚他们的患者是否被随机分配采用特定尺寸的导管。两组患者的发声和不适程度相似,101 例患者中仅 3 例有明显不适。Atlas 及其同事还研究了一种更大的交换导管(JEM 400 ETT Changer, Instrumentation Industries Inc. , Bethel Park, PA),他们认为其作为交换导管会有更高的成功率。该器械的外径为 6.35mm(19F),并称其刚性更高。他们使用 Rapi-Fit 适配器将 JEM 400 与 19F Cook

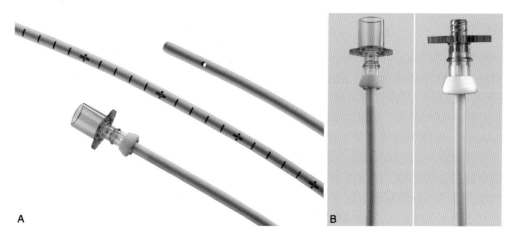

图 48.4　Cook 气道交换导管(AEC)有 4 种直径和 2 种长度。它们不透射线,在整个工作长度的每一厘米处都有距离标记。(A)Cook AEC 的近端 Rapi-Fit 适配器、中部和远端末端。注意有 2 个远端侧孔和 1 个端孔。(B)2 种 Rapi-Fit 适配器:一种 15cm 连接器(左)和一种 Luer-Lok 喷射适配器(右)(Permission for use granted by Cook Medical Bloomington, IN.)

AEC 连接以实施喷射通气[258]。该器械与 Sheridan JETTX 一样,只有一个端孔,不被建议用于喷射通气。

Mort 评价了对 DA 患者实施可逆拔管的概念[259]。从一个机构数据库中,他识别了在手术室、PACU 或 ICU 中使用 Cook AEC 执行拔管的患者。交换导管被留置在原位,直到认为不太可能需要再插管为止。在 9 年的时间里,354 例患者符合要求。被分成两组:一组在 AEC 仍然留置在原位时需要再插管,另一组在 AEC 移除后需要再插管。比较了两组气道相关并发症。AEC 平均留置时间为 3.9h(范围:5min ~ 72h)。在 354 例患者中,288 例在 ICU 接受拔管,并且之前需要 3 次或以上喉镜检查或其他器械才能执行插管。这些患者例证了高风险拔管的概念。比较了两组的整体成功率,AEC 组 51 例患者中 47 例成功实现再插管,第一次尝试成功率为 87%。该组的 4 例失败原因如下:3 例患者在更换过程中不小心拔出了 AEC;1 例例者不能接受再插管,尽管逐步缩小了 ETT 的尺寸。轻度(SpO₂ < 90%)和重度缺氧(SpO₂ < 70%)在 AEC 组分别为 8% 和 6%,而非 AEC 组分别为 50% 和 19%。AEC 组与非 AEC 组分别有 10% 与 77% 的患者需要 3 次或以上插管,AEC 组没有执行食管内插管,而非 AEC 组有 18%。对于所有病例,再插管均由麻醉主治医师或麻醉住院医生在监督下进行。虽然沿着 AEC 再插管不能保证首次成功,但这种策略显著更有效(首次成功率分别为 87% 与 14%),而且危及生命的并发症要少得多。该报告的另一个重要的教训是,只有 41% 的再插管发生在拔管后前 2h 内;大多数患者在 2 ~ 10h 后需要再插管,很长一段时间之后,许多医生才取出器械。Mort 通常使用纤维喉镜进行再插管,大多数患者主要是舌后缩和实施镇静,但一般没有神经肌肉阻滞。本章的作者几乎在所有情况下第一使用神经肌肉阻滞来方便再插管。

Arndt 气道交换导管

Arndt AEC 套件(Cook Critical Care, Bloomington, IN)由一根带有定位标记的额外硬导丝、一个 Rapi-Fit 适配器、一个支气管镜端口以及一个远端锥形 14F(4.7mm 外径)70cm 长的不透射线 AEC 组成。预期用于更换 SGA、DLT 和 ETT(图 48.2)。支气管镜检查是通过连接到现有气道器械的支气管镜端口适配器进行的。导丝的可弯曲端在视觉控制下通过支气管镜工作通道引入,并被向前推进至接近隆突的位置。沿着导丝取出支气管镜,注意导丝既不要被推进也不要缩回。Arndt AEC 通过支气管镜端口插入,并沿着导丝推进到适当深度。初始气道被小心地移除,它的替代器械被沿着 AEC 推进,这样 ETT 上的距离标记就与 AEC 上的对准了。然后取出交换导管,确认新导管的位置[237]。如果该器械被用于分期拔管而不是再插管,则只留置导丝,如果需要再插管,则推进 AEC。

分期拔管套件

分期拔管套件(Cook Critical Care)在概念上与 AEC 相似;但是,没有将导管留置在气道内,而是通过其在现有 ETT 内的距离标记来定位导丝(图 48.5)。导丝外径为 0.089cm,设计有镍钛芯和聚合物涂层。其预期用于使患者在拔管后更舒适。如果需要再插管,则沿着导丝向前推进 14F 交换导管(83cm 长),该导管为钝尖,有多个侧孔,并被沿着导丝推进到适当深度。取出导丝,沿着交换导管引入新的气管插管。

气管内通气导管

CardioMed 气管内通气导管(ETVC; Lindsay, ON, Canada)是由混合塑料制成(图 48.6)。它长 85cm,外径 4mm(12F),内径 3mm。沿着整个长度有一条射线不透条纹,间隔 4cm 设有距离标记。在近端,它设计有一个凸软管倒钩,并将螺纹适配器焊接到导管上。构建这些配件是为了防止限制导管内径。螺纹适配器与容易拆卸的 Luer-Lok 适配器连接。在远端,它的钝端有 1 个端孔和 8 个螺旋排列的侧孔,以最小化导管伪压和喷射压力。制造商实施的未发表研究发现,随着时间的推移,在体温作用下没有明显的软化。这对于可能留置在原位并被用作管芯的产品来说是可取的。金属导丝可以提供额外的硬度,但作者不认为这是必要的。

ETVC 的设计是为了便于可逆拔管。作者对六百多例患者使用了这种方法,其中前 202 例已被报道[260]。虽然 ETVC 已被用来方便再插管,但在大多数情况下并不需要。在初始系列中,对 202 例中的 32 例(16%)进行了

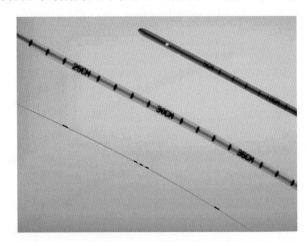

图 48.5 分期拔管套件由一根带有深度标记的聚合物涂层 0.089(145cm 长)镍钛导丝、一根软钝尖 14F 气道交换导管和一个 15mm Rapi-Fit 适配器组成(Permission for use granted by Cook Medical Bloomington, IN.)

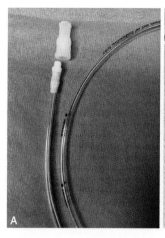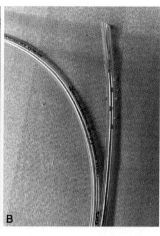

图 48.6　气管内通气导管（ETVC）长 85cm，外径为 4mm。它是非热塑性的，并且沿其长度有一条射线不透条纹。每 4cm 有一个距离标记。（A）近端有 1 个焊接的带倒钩塑料连接器，其螺纹 Luer-Lok 适配器适用于喷射通气。（B）远端有 1 个钝端孔和 8 个螺旋排列的侧孔，使导管伪压最小化并降低喷射压力（Permission for use granted by Cook MedicalBloomington, IN.）

再插管或换管，这一比例与其他人报道的非常相似[261]。在这两个系列中，ETVC 和 Cook AEC 主要用于维持气道通路。在最初的出版物中，ETVC 被用于吹入氧气（31例）、喷射通气（45例）和拔管后二氧化碳描记（54例）[260]。

在 22 次尝试中有 20 次（91%）再插管成功。1 例失败发生在使用较软原型时。第 2 例失败是由于没有经验、未在监督下的操作人员试图换管时发生的。推进 ETT 通过声门时偶尔会遇到困难。如前所述，在可能的情况下，舌回缩，并应尽量尝试使用喉镜窥视片。ETT 旋转或使用 ETT，如 Parker Flex-Tip（Parker Medical, Boulder, CO），可能会被证明是有用的。由于 ETVC 的外径相对较小，建议使用直径较小的 ETT。

通过将 ETVC 的凸组件连接到一个流速为 1~2L/min 的氧气流量计上，并将其滴定到动脉饱和度，从而实现了氧气吹入。已经描述了氧气吹入带来的患者伤害[155]，并将在后文讨论。

潜在的并发症包括不耐受、意外脱落、气管穿孔、气压伤，以及无法成功促进再插管。202 例患者中有 2 例（可能由隆突刺激引起）出现不耐受，1 例患者在出现哮喘持续状态后拔管。不耐受应促使重新评估插入深度。如果深度在临床和影像学上是合适的，并且仍然需要 ETVC（或其他 AEC），通常可以通过该器械注入利多卡因来达到耐受。大多数患者，包括有反应性气道的患者，都能毫无困难地耐受 ETVC。当 ETVC 没有被充分固定或患者用舌将导管顶出时，就会发生导管脱落。恰当的固定是必要的（图 48.2）。已经描述了使用不同交换导管

时发生的气管或支气管穿孔[262-264]。在我们的病例中，它发生在一例患有阻塞性、增生性气管乳头状瘤病和接受长期气管造口术的患者身上。沿着气管造口插入一根刚性原型导管，穿透脆弱的气管后壁。喷射通气导致了致命的气压伤。未观察到误吸和喉痉挛。

气道内换管技术

双腔导管换管

DA 患者可以用单腔 ETT 插管，随后转换为 DLT。在手术中可能需要更换 DLT，由于尺寸不合适或管有缺陷。在手术结束时，以符合高风险拔管策略的方式插入 AEC 或转换为常规 ETT 用于术后气道管理可能是合适的。转换通常可以利用 DL 或 VAL 来实现或促进实现。如果能观察到喉部，DLT 就会被撤出，立即更换为单腔 ETT 或替代 DLT。偶尔，这并不容易做到[265]。无论是用单腔管替换 DLT，用 DLT 替换单腔管，还是用 DLT 替换 DLT，要求都是相似的，而且前面描述的交换导管可能不够长或不够硬[266,267]。当使用这些器械时，它们不应该被推进到距离隆突近端 2~3cm 处。

Sheridan E. T. X. 交换导管长 100cm，设计用于配合 Sher-I-Bronch DLT（35~41F）使用。它有一个远端孔。有距离标记以及气管和支气管标记，以指明何时 E. T. X. 的远端尖端位于远端腔的开口处。该器械缺少用于手控通气的连接器，制造商建议不要采用喷射通气。

用于 DLT 转换的 Cook AEC 额外坚硬，并设计有软头，有 11 和 14 F 两种尺寸。它们长 100cm，是专门为交换 DLT 而设计的。11F 器械适用于 35F 或 37F DLT（内径 ≥4mm），14F 器械可与 39F 或 41F DLT（内径 ≥5mm）配合使用。软头参见导管远端 7cm 片段（图 48.7）。

视觉辅助导管换管

很难想象相比实际观察到用一根插管替换另一根插管更安全或更明确的方法来确认换管。这并不总是可实现的，特别是对于 DA 患者，但有时可以通过将间接喉镜检查（如 VAL）和交换导管等技术相结合来实现，从而提供担保、视觉验证和纠正管推进中的困难的一种方法。

虽然现在已经不再供应，但 WuScope（Achi Corp., Fremont, CA）已经被用于更换 DA 患者的 DLT 和传统 ETT[268-270]。作者认为，使用 WuScope、Bullard 喉镜（Circon, Santa Barbara, CA）或可视喉镜（VL）进行视觉定向管交换要优于沿着 FIS 或交换导管盲探插入 ETT，尽管它们并不相互排斥。

对无法通过 DL 获得喉部视图的人群，回顾性评估了视觉定向换管的概念[271]。使用以下三种间接喉镜之一——GlideScope（Verathon Medical, Bothell, WA）、Airtraq

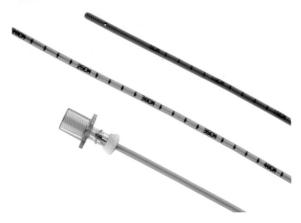

图 48.7　用于双腔支气管导管的 Cook 气道交换导管有两种尺寸:11F 和 14F。它们长 100cm,以便在穿过较长双腔支气管导管时实施近端控制。导管的绿色部分特别坚硬,而远端 7cm 紫色部分是软头末端(Permission for use granted by Cook MedicalBloomington,IN.)

(Prodol Meditec,Vizcaya,Spain) 或 McGrath Series 5(Aircraft Medical,Edinburgh,Scotland),与 AEC 联合进行了 51 次换管。其中 4 例病例涉及 DLT 转换为常规 ETT 或经鼻到经口的转换。37 例患者先前插管困难,需要多次尝试或实施抢救技术。大多数患者为肥胖或病态肥胖,呈显著体液正平衡。本研究的目的不是比较具体器械,而是评价视觉引导管交换的优势。Mort 报告说,49 例患者中有 47 例在第一次尝试时成功地完成了换管。对于 2 例失败,使用 GlideScope VL 得到了极佳的 AEC 向头部迁移的视图,允许使用带管芯 ETT 快速实施再插管。他指出,如果盲探换管,换管就会失败,并可能带来严重后果。其他人也有类似的观察[272,273]。Mort 的研究结果和建议与作者经验完全吻合。

从经鼻插管转换为经口插管

当经口入路困难或不成功时,有时会进行盲探或支气管镜辅助下经鼻插管。因此,可能有必要将经鼻插管转换为经口留置 ETT。在可能的情况下,这应该在视觉控制下进行,由 FIS[274]、硬纤维光学设备[269]或可视或光学喉镜[271]辅助。患者的解剖学或生理学越具有挑战性,包括交换导管的情况就越令人信服。

Gabriel 和 Azocar 描述了一例接受了头环固定的患者,其连接器脱落,并且鼻气管插管深入气管[275]。然后用插管钳将导管靠近腭垂夹住并经口腔数字提取。Novella 对患有 Klippel-Feil 综合征的患者使用 Sheridan T. T. X. 将经鼻插管转换为经口留置 ETT,该患者首先接受了正颌手术并随后进行了鼻中隔鼻成形术[276]。正畸手术完成后,将 T. T. X. 置入鼻气管插管,随后拔出。然后用两个 Magill 插管钳夹住 T. T. X.;尾侧插管钳用于稳定导管,头侧插管钳用于将近端经口抽出。然后,将经口导管沿着 T. T. X. 推进。

Cooper 对经口留置 FSI 无法完成但经鼻留置 FSI 成功的 1 例患者描述了类似的操作[277]。他通过现有鼻管插入 ETVC,随后取出后者。然后使用两个 Magill 插管钳,用远端钳固定 ETVC,用近端钳经口取出导管。通过 ETVC 吹入氧气,然后用 ETVC 将经口 ETT 插入气管。在这种情况下,避免了氧气饱和度下降,虽然这个程序很容易且快速完成。鉴于我们在这段期间所了解到的情况(见下文),除非有必要,否则作者建议不要使用吹入法。

从经口插管转换为经鼻插管

在努力将经口留置气管插管转换为经鼻留置气管插管时,Sumiyoshi 及其同事在管交换过程中使用了负压通气[278]。由于颈椎损伤,他们的患者被应用了头环固定和胸部固定,并且 DL 未成功。尝试在 ETT 附近插入 4.8mm FIS(使用交换导管穿过它)未成功。随后的一项措施是使用 3.5mm FIS 和 7F METTRO,利用负压来实现通气。较小的中空交换导管可能会成功,并且可以避免由于 ETT 和 FIS 占据小声门开口而导致负压肺水肿的风险[279]。Smith 和 Fenner 使用 4.0mm 外径 FIS 进行了经口至经鼻插管的转换,将它们经鼻插入通过声门并位于经口 ETT 前方[280]。经口留置 ETT 被撤出,并且沿着 FIS 推进了经鼻留置 ETT。使用间接喉镜(FIS 或 VAL)可以避免进行管交换的许多困难,理想情况是与 AEC 配合使用。

声门上气道装置转换为气管插管

关于各种 SGA 转换为 ETT 的讨论超出了本章范围。在可能的情况下,这种转换应通过直接或间接喉镜(如 VAL)的视觉引导来促进。这些技术包括使用 FIS 和 Aintree 导管或 VL(见第 19、第 20 和第 25 章)[281,282]。

更换气管造口管

因为管损坏或转换为另一种类型或尺寸,可能需要更换气管造口管。如果最近执行了气管造口术,组织可能易碎或容易产生假通道。此外,危重患者甚至不能忍受短暂的通气中断[283]。Weinmann 气管造口术交换套件(Cook Critical Care)(图 48.8)由 Ciaglia Blue Rhino 亲水性气管造口术扩张器、配有 Rapi-Fit 适配器的 8F Cook AEC 以及 2 个装载扩张器(26F 和 28F)组成。AEC 穿过现有的气管造口管,气管造口管套囊放气,沿 AEC 取下气管造口管。替换气管造口管及其装载扩张器置于 AEC 上,与 Rapi-Fit 适配器连接,如果需要,允许通气。以 AEC 作为导子,推入装载导管和气管造口导管。如果需要扩张造口,该套件配备了 Ciaglia Blue Rhino 扩张器(32~38F)[284]。作者发现,这一器械的唯一描述倡导喷

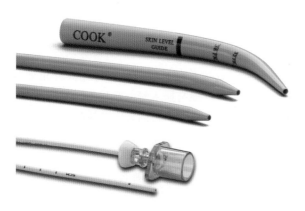

图 48.8　Weinmann 气管造口术交换套件由 Ciaglia Blue Rhino 扩张器、8F 气道交换导管、Rapi-Fit 适配器和 2 个装载扩张器组成（Permission for use granted by Cook MedicalBloomington, IN.）

射通气和高流量氧气吹入,而其安全性还没有得到充分评估。使用者必须确保无创地插入 AEC,利用二氧化碳描记术确认气管插管位置,并确保该器械位于隆突近端。应该只提供防止明显氧气饱和度下降所需的氧气量。

通过管芯通气和喷射通气

前几节强调了在换管过程中补充氧气的重要性。最近的出版物对通过 AEC 实施高压通气和吹入氧气的安全性提出了担忧。描述了 1 例不寒而栗的案例,涉及滥用 AEC,导致严重和致命性气压伤[285]。操作人员在适宜环境下使用 AEC,但使用方式完全不当。当患者低血氧症变得更严重时,他们增加了通过几乎肯定是在支气管内的导管的氧气流量。这强调了熟悉所使用器械以及制造商打算如何使用这些器械的重要性。

也许更令人不安的是在 1 例病例中,据报道,正如制造商所指示的那样,ETVC 被用于适当患者,吹入低流量氧气。但是,结果是致命气压伤。这引起了加拿大安大略省首席死因裁判官的关注并给出了评论,并且 Duggan 及其同事也发表了一篇经过深刻思考的出版物[155]。他们回顾了通过 AEC 补充氧气的情况,得出结论认为,通过 AEC 实施喷射通气具有显著气压伤风险,而吹入氧气的风险较低。他们建议通过面罩来补充氧气。本章作者接受了这些建议,除非状况不可行,以及低氧血症变得危及生命。如果认为有必要吹入氧气或实施喷射通气,医生必须仔细注意细节并警惕并发症。其目的是避免危及生命的低氧血症,而不是使通气正常或最大限度地氧合。严重的气道阻塞禁止使用 AEC 作为氧气吹入或喷射通气的管路。器械的放置深度和固定至关重要。必要时,氧气吹入应采用低流量（1~2L/min）。只有在氧气吹入效果不佳且所感知到的受益大于风险时,才应使用喷射通气。驱动压力应尽可能低以使胸部扩张,并且呼气时

间应足以允许胸部回弹。如果通气是手控的,驱动压力可以通过一个联机减压阀来控制（图 48.9）[267,286]。

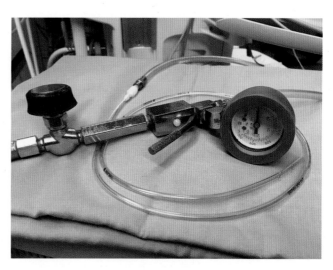

图 48.9　气管内通气导管（ETVC）与手持喷射注射器连接。Rapi-Fit 适配器或 Sheridan JETTX 交换导管也可以类似地连接。减压阀使操作人员能够选择一个驱动压力,使胸部充分扩张,同时将气压伤的风险降到最低（Permission for use granted by Cook Medical-Bloomington, IN.）

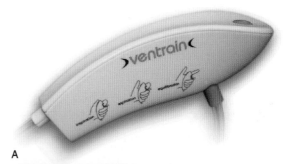

A

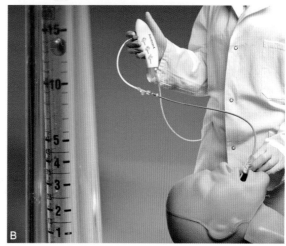

B

图 48.10　Ventrain 器械（Ventinova, Eindhoven, Netherlands）。（A）该器械的特写图像,它利用 Bernoulli 原理提供主动呼气。（B）这是通过将器械连接到氧气流量计上,间歇地将拇指按压在端口上或自其释放,分别产生吸气和呼气（Images Courtesy Ventinova and use with permission.）

最近,Hamaekers,Enk 及其同事描述了使用 Bernoulli 原理通过小口径导管实施通气来实现主动呼气。他们已经在肺模拟器中证明了这一点[287],对涉及新生儿几乎完全阻塞的两例绝望病例使用 1.66mm 内径(2.66mm 外径)Frova 插管导管(Cook Critical Care)[288]实施了插管,对伴上气道完全阻塞的缺氧猪使用了 2mm 环甲软骨切开术导管实施了插管[289]。在后一个实验中,SpO_2 在 20s 内从中值为 45% 提高到 100%,虽然发现气管后壁充血,但在尸检中没有气压伤的证据。这种简单器械,Ventrain (veninova,Eindhoven,Netherlands),似乎通过该器械产生主动的流量依赖吸气和呼气,气压伤的风险要小得多(图 48.10)。它有望使 AEC 的使用更安全,气压伤的风险更小。

沟通交流

如前所述,拔管始终是择期的,因此可能会被延迟,并由不同的个人或在不同的位置进行,而不是最初的气道管理。重要的是要有清晰的文件记录和沟通,以尽量减少不良后果。实现这一目标并没有得到普遍认可的方法。最好确保所遇到问题的细节和所采取的有效(和无效)措施都被记录在案,并与负责治疗的人员进行口头交流。建议尽可能引人注目,使用患者床上的标志,如清晰可见的腕带和/或患者病历上的标志。如果成功地管理了 DA,但将患者正在接受的治疗转移给另一个没有完全了解这些困难的人将是一场悲剧,只能让他们重复出现不良后果(见第 51 章和第 52 章)。

结论

成功的气道管理并不会以气管插管作为结束点,正如安全飞行并不只关注起飞一样。尽管拔管时呼吸系统并发症比插管时更常见,但大多数并发症相对较轻微且不需要再插管。但是,并不一定能预测再插管的需求。在很多情况下,再插管可能是困难且危险的。ASA 工作组、加拿大气道兴趣小组和 DAS 建议每名麻醉师都要对困难气道拔管预先制定策略。风险分层方案可用于识别有必要采取特别拔管预防措施的患者。尽管有许多策略可用,但它们的优势并未经过严格评价。可以用气道交换导管进行可逆拔管。使用这种器械并不能保证再插管成功。如果能在视觉控制下使用直接或间接喉镜实施,成功换管的可能性可能会增加。如果使用得当,通过气道交换导管吹入氧气和喷射通气可以在必要时提高患者安全性,同时探索了其他途径。

临床要点

- 仔细计划气管拔管或换管与插管计划同样重要。拔管后的气道并发症与插入时一样常见。
- 拔管带来再插管风险和再插管失败风险。
- 由于气道阻塞或氧合、通气、分泌物清除或气道保护失败,可能需要再插管。
- 预期拔管成功是一门不精确的科学。由于紧急状况和生理不稳定,任何紧急再插管都可能比预想更复杂。
- 由于气道通路受限(例如头环固定、颌间固定),原有解剖学特征(例如缩颌、切牙突出),准备不充分,缺乏专业知识或信息不足(例如,紧急状况),临床状况迅速恶化,或血液、分泌物或肿胀遮蔽视野,再插管可能会失败。
- 气道管理的主要目的是维持氧合。如果可以做到这一点,则可以在再插管最初失败时调用必要资源。反复尝试再插管可能会使已经极其危险的状况恶化。
- 许多危及生命的状况可以被预测,并利用预先计划的拔管策略进行管理。
- 拔管策略包括深麻醉下拔管、麻醉下经 SGA 实施支气管镜检查、用 SGA 替代 ETT、沿着 AEC 拔管。
- 最安全的拔管策略可能是建立外科气道。
- 应该留置 SGA 或 AEC,直到可能不需要再插管。过早移除是一个常见错误。
- 一种再插管策略是通过 AEC 氧气吹入或喷射通气给氧;沿着 AEC 放置 ETT 时,最好同时往外牵拉舌头;或采用直接喉镜辅助。
- 医护人员之间的清晰沟通对于减轻不良继发后果至关重要。

(龚亚红 译 黄宇光 审)

部分参考文献

3. Cook TM, Woodall N, Frerk C. Fourth National Audit Project of the Royal College of Anaesthetists and Difficult Airway Society. Major complications of airway management in the United Kingdom. Report and Findings, Royal College of Anaesthetists London 2011 http://www.rcoa.ac.uk/nap4.

7. Cavallone LF, Vannucci A. Extubation of the difficult airway and extubation failure. Anesth Analg. 2013;116:368-383.

8. Apfelbaum JL, Hagberg CA, Caplan RA, et al. Practice guidelines for management of the difficult airway: an updated report by the American Society of Anesthesiologists Task Force on Management of the Difficult Airway. Anesthesiology. 2013;118:251-270.

11. Popat M, Mitchell V, Dravid R, Patel A, Swampillai C, Higgs A. Difficult Airway Society Guidelines for the management of tracheal extubation. Anaesthesia. 2012;67:318-340.

22. Mathew JP, Rosenbaum SH, O'Connor T, Barash PG. Emergency tracheal intubation in the postanesthesia care unit: physician error

or patient disease? *Anesth Analg*. 1990;71:691-697.

23. Rose DK, Cohen MM. The airway: problems and predictions in 18,500 patients. *Can J Anaesth*. 1994;41:372-383.

24. Lee PJ, MacLennan A, Naughton NN, O'Reilly M. An analysis of reintubations from a quality assurance database of 152,000 cases. *J Clin Anesth*. 2003;15:575-581.

156. Duggan LV, Law JA, Murphy MF. Brief review: supplementing oxygen through an airway exchange catheter: efficacy, complications, and recommendations. *Can J Anaesthesia*. 2011;58: 560-568.

260. Mort TC. Continuous airway access for the difficult extubation. The efficacy of the airway exchange catheter. *Anesth Analg*. 2007;105:1357-1362.

272. Mort TC. Tracheal tube exchange. Feasibility of continuous glottic viewing with advanced laryngoscopy assistance. *Anesth Analg*. 2009;108:1228-1231.

286. Ruxton LM. Fatal accident inquiry into the death of Gordon Ewing, https://www.scotcourts.gov.uk/search-judgments/judgment?id=328e86a6-8980-69d2-b500-ff0000d74aa7.

All references can be found online at expertconsult.com.

第 49 章　气道管理中的并发症

Jan-Henrik Schiff, Andreas Walther, Claude Krier, And Carin A. Hagberg

章节大纲

困难气道患者气道管理中的并发症

气道管理中的困难是大部分麻醉相关发病率和死亡率中最重要的原因。美国麻醉医师协会（ASA）的结案调查中有 6% 涉及气道损伤[1]。仅 39% 的气道损伤案例中涉及插管困难。87% 的气道损伤是暂时的，而 8% 会致死。21% 的案例是没有遵守标准的治疗方案（表 49.1）。

表 49.1	损伤的严重程度和标准治疗方案				
损伤部位 (例数)	损伤严重程度		标准治疗方案		
	非致命 例数(%)	致命 例数(%)	标准 例数(%)	亚标准 例数(%)
喉(87)	86(99)	1(1)	74(96)	3(4)
咽(51)	46(90)	5(10)	29(71)	12(29)
食管(48)	39(81)	9(19)	25(60)	17(40)
气管(39)	33(85)	6(15)	20(63)	12(38)
颞颌关节 (27)	27(100)	0	21(100)	0
鼻(13)	13(100)	0	11(85)	2(15)

(Modified from Domino KB, Posner KL, Caplan RA, Cheney FW. Airway injury during anesthesia: a closed claims analysis. *Anesthesiology*. 1999; 91:1703.)

表 49.2	气道并发症国际研究的文献回顾		
呼吸	设备/装置	药物	处理
困难插管	亚标准监测	药物缺失	训练不足
困难通气	设备有问题	药物混用	无专业医生 值班
插管失败	设备不到位	药物过量	助手不够
误吸		药物不足	诊断不清
喉痉挛			患者没有禁食
支气管痉挛			
气胸			
气道创伤			
气道梗阻			
呼吸窘迫			

女性、择期手术、门诊手术中损伤的比例偏高,而在 ASA 评级或肥胖方面与其他全身麻醉中的损伤比较没有区别。

国际上关于全身麻醉中并发症发生率的研究已经在英国[2,3]、澳大利亚[4]、法国[5]和德国[6]发表。这些研究的结果总结在表 49.2。不同研究报道的气道管理导致的麻醉相关死亡率差别较大:Biboulet 等 25%[7],Braz 等 55.5%[8],Charuluxananan 等 21.3%[9],Gibbs 15%[10],Kawashima 等 7.9%[11],Newland 等 20%[12],Sprung 等 80%[13]。

无法保证气道安全的结果而造成氧合和通气失败是威胁生命的并发症。在没有较多氧气贮备的情况下,氧合失败会引起缺氧进而导致脑损伤、心血管衰竭最后导致死亡。这种情况下时间是非常重要的因素,一旦氧合中断,就会出现组织损伤继而导致不可逆的损伤。气道管理的最终目的是保证患者氧合和通气,而不是实际是否行气管插管。

并发症的严重程度各不相同。然而,有些并发症的出现是急剧的而且马上能威胁到生命(未意识到食管插管),其他可以是非常严重而且是长时间(如神经损伤)的并发症或是轻微的短期(如喉痛)并发症。良好的临床实践目的是避免所有任何的并发症。

病史和体格检查

气道管理中最严重的并发症是源于没有意识到解剖上的异常或气道困难的程度。例如,用声门上气道是不可能解决声门或气管上端的气道问题。这些病例需要气管插管或经声门或经气管的通气设备才能解决。

为了减少患者损伤,麻醉医生应该仔细检查患者的气道,确定有无潜在的问题,并且有备用的方案马上能用。时刻都要具有常识性的判断。来源于困难气道病例的经验应当及时修订日常工作流程进而减少气道方面的风险。

美国 ASA 和其他国家或地区的学会已有困难气道处理流程。每一个麻醉科应该根据其患者的情况建立独特的指南或流程。任何流程的第一步是在术前检查中准确判定患者是否存在困难气道。很多患者有典型的体征或有困难气道的特殊病史,这样就很容易明确。虽然某些患者没有困难气道的症状和体征,但仍然存在困难气道的风险。我们对于所有患者都应该报有其可能存在困难气道的意识。遗憾的是,还没有可靠的检查方法来判断所有患者的困难气道风险。现有的检查方法特异性和灵敏度都非常低,在保证气道安全方面如果处理不当则毫无回旋余地。未知的困难气道可能发生在任何时候,麻醉医生应当对所有可能发生的情况有所警觉。对每一位患者进行的所有操作都应该符合标准流程。操作者应当清楚每一项检查的特点和局限。联合多项检查或者采用较复杂的检查项目可能有助于提高麻醉前检查结果的价值[14-16]。预测困难气道并不是一项容易的工作,大部分的困难气管插管是不可预测的[17]。在特殊病例中,可采用局部麻醉下纤维支气管镜检查进行术前气道评估。检查结果和体测结果需要明确的记录,尤其是检查者并非当天的麻醉医师。

疏忽、操作失误和交流失误

在每天的麻醉工作中,疏忽比操作失误更为常见。疏忽包括对问题严重程度没有察觉,没有及时观察,或没有及时采取措施。操作失误包括:损伤唇、鼻或气管喉黏膜的操作;将尖锐器械暴力地置入错误的位置;将气体或分泌物滞留体内引起进一步的并发症。尽管麻醉医生通常在工作中都是非常小心地操作,但错误依然会发生。麻醉医生的首要目标是确保患者的安全及舒适,绝大多数时候麻醉医生都能仔细地进行麻醉相关操作。大部分致命性错误是忽视了经验技能的不足,并且没有及时地呼叫帮助,这在气道管理过程中尤为常见。

计划和进度

很多气道管理中的并发症都是由于医疗团队中各成员的交流不足和每天手术室患者手术安排协调不妥造成的。一个已知困难气道的患者应该安排在最有经验的麻醉医生和手术医生在场。整个团队绝对需要良好的沟通来获得保证患者安全的最佳条件。

对并发症的诊断不及时也导致治疗延误。监测不足、设备不工作、人员未培训也是潜在气道灾难的重要原因。为了使气道得到最佳处理,特别是出现未知的困难气道时,应该备有困难气道处理急救车包括额外的设备和特殊器械能处理任何气道问题。

面罩通气的并发症

面罩通气困难是一项被低估的困难气道。面罩气囊通气是一项基本的气道管理技能,对于患者来说也往往是保证生命安全的一项措施。不能通气/不能氧合的情况是最危险的困难气道[18]。几乎所有开始给全身麻醉药后最常做的操作就是面罩通气。这种通气方法和面罩本身,每一个都会有各自潜在的问题。

消毒过程

虽然有些设备是可重复使用的,但是大多数用来给患者通气或者维持气道的设备是一次性的。所有的设备在使用前都要认真的检查,对于可重复使用的设备应确保无消毒剂残留。将重复使用的面罩放在患者的脸上之前,应该检查漏气或气囊有无针孔破损。如果有气体或液体从气囊中溢出,应该马上丢弃面罩。已有报道指出清洁液渗漏到患者的眼睛造成了严重的烧伤和刺激[19],另有报道患者被诊断感染了化学性结膜炎,是因为接触了麻醉面罩上的戊二醛[20]。如果常用清洁剂、环氧乙烷不能完全清洗而残留在重复使用物品的表面,就能造成严重的黏膜损伤。环氧乙烷加入水形成乙二醇,这是一种刺激剂。在一例病例报道中,使用了清洗不当而残留戊二醛的喉镜片,结果造成危及生命的严重舌水肿的过敏性舌炎[21]。另外,必须要注意的是彻底清洗纤维支气管镜的吸引通道。残留的试剂会从支气管镜通道流进喉或气管造成严重的化学灼伤。

机械故障

全身麻醉诱导之前通常要将面罩放在患者的脸上。预氧合是保护气道首要的也是非常重要的步骤。患者躺在手术台上之后就应该马上氧合。在给任何药物之前,患者还有自主呼吸的时候就应该使用面罩。放面罩的时候,应该检查面罩的气囊,确保轻轻按压时面罩没有硬的部分直接接触到鼻或下颌的棱角,以避免影响血供[22]。

如果压力过大,这些地方会发生擦伤及软组织损伤,有两例面罩边缘压在从颏神经孔穿出的颏神经造成下唇麻木的病例报道[23]。注意避免接触眼睛以免角膜磨伤、视网膜动脉闭塞或失明。随着诱导进程,需要紧压面罩并将下颌角用力托起以维持面罩的密闭性,这样才能保证充分通气。颌下区的软组织可能会造成气道梗阻,特别是在小儿。另外,对下颌压力过大会损伤面神经的下颌支,导致面神经短暂麻痹[24]。

有时候,舌根在诱导时会后坠到口咽腔造成气道梗阻。使用口咽气道必须轻柔地插入口中以避免类似磕碰牙齿或黏膜撕裂的损伤。置入不正确会将舌往后压造成气道进一步梗阻。放置鼻咽导气管时也要同样注意避免鼻出血。

在放口咽或鼻咽导气管之前,需要口咽腔尽量张开。在常规面罩通气时,下颌是抬起抵住上颌的。这种手法会在髁突产生一个阻力。这样会妨碍充分张口和舌根尽量外伸。所以第一步先将口张开,第二步将下颌向上向前抬起就可以避免这种不利的情况。这样的话,舌根就贴向腹面而使口咽腔扩大。

在诱导期间,抬起下颌角的力量过大时会使颞颌关节(TMJ)半脱位。患者在这些部位会有持续疼痛或损伤甚至造成慢性下颌脱位,从而造成患者严重不适。

气道正压会将气体压进胃而不入气管。这样会导致胃不断胀气,进而使通气更加困难而且增加了胃反流的倾向。压迫环状软骨可减少进入胃内的气体。术前应评估能否顺利进行面罩通气。面罩通气困难的独立危险因素包括有络腮胡、体重指数大于 $26kg/m^2$、缺牙、年龄大于 55 岁、有打鼾的病史或高 STOP-Bang 评分[25]、下颌活动受限、男性、Mallampati 评分 Ⅲ 或 Ⅳ 级,以及气道肿物或肿瘤[26,27]。

还有很多因素可以造成面罩通气困难或无法通气,比如:患者有巨舌;下颌肌肉肥厚使下颌活动受限;寰枕关节后仰困难;不明原因的咽部疾病,特别是肿瘤;面部烧伤或畸形如鼻息肉病和小下颌。这些患者最好不用面罩通气而用快速气管插管或直接清醒插管。咽喉部存在损伤的患者在面罩通气时应注意皮下气肿的风险。

鉴于这些原因,面罩通气不能用于未禁食或病态肥胖的患者以及患有肠梗阻的患者,头低脚高位、气管食管瘘或口咽大量出血的患者。

Langeron 等[204]发表了一篇关于预测面罩通气困难方面很好的文章,他们认为这些因素中出现两项就有面罩通气困难的最佳指征。

会厌囊肿在麻醉诱导过程中可引起上呼吸道阻塞,会厌囊肿主要由先天因素导致,演奏管乐器的患者也会有此风险,因为过大的咽内压会导致侧咽部的软组织变得薄弱并可能形成会厌囊肿[28,29]。

长时间面罩通气

面罩通气对潜在的胃反流没有防护,所以麻醉医生应该时刻警惕任何可疑的气道声响、咳嗽或呛咳。透明面罩可以透视口腔，如果发生呕吐能及早发现呕吐物。需要长时间使用面罩通气时，面部薄弱的部分应该检查皮肤和软组织损伤，只要给颅底骨折的患者行连续正压通气，就可能会发生颅内气肿[30-33]。至少已经有一篇报道正压通气造成双侧耳出血的病例报告[34]。

虽然非禁食、肠梗阻、Trendelenburg 体位、极度肥胖、气管食管型瘘、鼻口咽大量出血的患者相对禁用面罩通气，但当其他气道设备出现故障时，面罩通气可能会挽救生命。特别是在儿科病例中，可有效地避免缺氧[35]。

面罩通气过程中的充分监测包括观察胸部运动、脉搏血氧饱和度、测量呼气末二氧化碳（$EtCO_2$）和控制吸入压力。对于婴儿，建议将听诊器放置于心前区。

使用声门上气道装置的并发症

喉罩

喉罩（laryngeal mask airway，LMA）是专为上气道管理设计的作为面罩和气管导管之外的一种气道。到目前为止，喉罩已经在成千上万的患者中使用，作为一种安全的技术已经用于很多外科手术。喉罩无需肌松剂，也可以不用喉镜，插入时的血流动力学波动很小。喉罩在较浅麻醉下比气管导管更易耐受，所以苏醒更快，离开恢复室更早[35]。在需要将喉损伤降到最小时（如歌剧演员），在烧伤、皮肤柔嫩或满脸胡须的患者不适合使用标准面罩时，以及只需要浅麻醉手术时，喉罩具有明显的优势[36]。在意外发生面罩通气困难而且无法使用直接喉镜的情况下，喉罩也具有明显的实用价值，而且可以作为纤维支气管镜的导气管插入标准气管导管[37]。从 1996年它就已经被纳入修改后的 ASA 困难气道管理流程[38]。

对于有些患者，正确放置喉罩有些困难。通气罩会折叠压在自身轴的上方或下方。压迫会厌会将喉罩推进声门开口处或使通气罩留在喉入口范围。最糟的情况是会厌前端被反射向声门，引起呼吸功增加、咳嗽、喉痉挛，有时候造成气道完全梗阻[39]。润滑剂过多会漏到气管中，也会刺激咳嗽或喉痉挛[40]。不管在放喉罩时遇到什么问题，通常需要保持气道开放。张口度不够（小于1.5cm）、麻醉深度不够、插入气囊部分充气的喉罩、喉罩大小不合适、插入时用力不够以及气囊充气量不足是喉罩位置不正的一些原因。

喉罩会有很多并发症。已知的缺点是不能防止误吸和胃内容物反流。因为喉罩没有将气管与食管隔离，如果患者是饱胃或需要高压正压通气，使用喉罩是有风险的。只要注意喉罩使用适应证和禁忌证，其反流和误吸的总体风险与使用气管插管一样低[41]。鉴于这种气道的典型设计，喉罩在很多情况下能马上解决问题，所以其潜在的误吸风险与在困难插管和通气情况下的优势相比

无足轻重。喉罩其他一些并发症的严重程度报道不一。主要归结于使用者的技术和经验、麻醉深度、解剖以及患者相关的病理因素[42]。

喉罩插入失败大多由于麻醉深度不够、头颈位置不佳、气囊抽气不正确、没有沿着咽腭弓插入、插入深度不够、环状软骨压迫以及口腔疾病如扁桃体肥大。麻醉深度不够，喉罩前端紧压声门或误吸会引起喉痉挛和咳嗽。通气罩漏气或不能通气也可能是由于麻醉过浅，位置不正或通气罩大小不合适以及气道压过高引起。麻醉过深引起通气不足会导致呼气末二氧化碳过高。插入后喉罩发生移位的原因也可能在于麻醉过浅、牵拉或扭曲导气管、喉罩大小不合适。麻醉苏醒时的问题主要包括气囊放气后或在麻醉深度不当时拔除喉罩，口腔分泌物随之进入喉引起喉痉挛和咳嗽，导气管被咬住不通以及反流。咽喉反射如喉痉挛、咳嗽、打嗝、支气管痉挛、屏气和干呕也可能与使用喉罩有关。

喉痛报道的发生率为 17%～26%[43]。插管失败率为1%～5%，但随着操作者的经验会逐渐降低[44]。气囊对氧化亚氮和二氧化碳是有渗透性的，长时间使用时会导致气囊压力增加[45,46]。

囊内压升高会增加术后喉痛的发生率甚至造成短暂的发声困难。已报道囊内压升高会引起会厌水肿、腭垂和咽后壁的水肿；更糟的是甚至造成气道梗阻[47-49]。也有报道出现神经麻痹（舌神经，喉返神经，舌下神经和舌咽神经），梗阻后肺水肿，口舌发绀和暂时性发声困难。控制气囊压力能至少避免部分并发症[43,50-53]。通过使用套囊控制装置，呼吸发病率可降低 70%，如果套囊压力[54]不超过 $25cmH_2O$，则呼吸发病率可进一步降低[54]。喉罩其他的问题包括喉罩脱出、打结、导气管中有异物导致气道梗阻[55]。

LMA 的最新设计是为了在各种情况下增加舒适性、操控性或安全性。第二代 LMA 结合了通过一个单独的引流管插入胃管的选择，并通过设计改进了密封，这使得正压通气在较高的吸气压力[39]。第二代喉罩通气器ProSeal（PLMA）于 2000 年发布[56]。它具有食管开口，当正确定位时，可将声门与食管上段隔离，从而进一步保护气道[57,58]。有报道定位不正确的胃食管反流病例[59,60]。

插管喉罩（ILMA）的设计旨在克服未预料的喉镜插管困难，并已在困难气道患者中成功应用[61,62]。使用 ILMA配合特制的 ETT 比使用标准 LMA 更容易，ETT 经 ILMA 盲插的成功率高于 90%[63-65]。Branthwaite 报道了一例未诊断的高位食管陷凹患者在 ILMA 插管失败后继发食管穿孔导致纵隔炎并最终死亡的病例[66]。软镜引导 ETT 经 LMA插管的成功率是最高的，损伤喉部结构的概率是最低的。LMA 的改进产品如 LMA Supreme（sLMA，即 PLMA 的一次性产品）的总体并发症发生率与前文介绍的工具类似[67,68]。

LMA 的经典禁忌证包括未排空胃内容物、重度肥胖、因肺顺应性低或慢性阻塞性肺疾病而需要高吸入压（>

20cmH$_2$O）、裂孔疝、咽下部憩室、创伤、重度、声门或声门下气道问题，以及胸部创伤。此外，成功实施 LMA 者，特别是成功置入胃管者，更愿意接受 LMA 工具[69-71]。值得一提的是，第二代 LMA 在延长使用时间和用于微创腹腔镜手术、肥胖者、剖宫产，以及患者俯卧位时表现得有用且安全，前提是操作者有足够的临床经验且留意禁忌证。

食管气管联合导管

食管气管联合导管是一种在标准气道处理方法失败时紧急使用的食管和气管双腔通气管设计的气道[72,73]。也有报道用在择期手术中[74-77]。Rusch EasyTub 是一款与 Combitube 设计相似的双腔气道导管。

将食管气管联合导管盲插入口并向前插入至预设的标记处。远端常常插进食管。其气囊在食管中充气，而近端大容量套囊则在咽部充气。因为 96% 的情况下都插进食管，所以先尝试通过食管腔通气。如果通气失败，即可通过气管腔通气。虽然食管气管联合导管是一次性使用设计，有一项多次使用的研究表明食管气管联合导管反复使用没有问题[78]。另有一例报告对重复使用提出了警告，因为清洁不彻底而导致医源性交叉感染的报道[79]。

37F 的成人小号食管气管联合导管不建议身高低于 120cm 的患者使用，41F 的食管气管联合导管不建议身高低于 150cm 的患者使用。不按照这些建议常会导致食管损伤。其他禁忌证包括存在呃逆反射、吞食腐蚀性物质、已知食管疾病、声门或声门下水平有气道问题和乳胶过敏[80]。

食管气管联合导管的特殊设计使其本身有一些缺陷：最多使用 8h（无法通过食管气管联合导管对气管支气管进行护理），插进食管位置时无法吸痰（对气管有大量分泌物的患者会有问题），对咽部和食管软组织可能有损伤，另外目前还没有小儿型号的食管气管联合导管。

食管气管联合导管有多种并发症的报道。有两例患者使用时导管插入过深造成咽部大套囊直接堵在声门口引起上气道梗阻[80]。将导管拔出一些直到听到呼吸音就能很容易解决。有报道咽部套囊充气后使舌变得苍白，但通常将套囊放气后就可以缓解不至于造成后遗症。联合导管还与舌咽神经和舌下神经功能障碍、食管破裂、皮下肺气肿、纵隔气肿、气腹、气管食管损伤和出血有关[81-84]。食管裂口最可能是由于使用不当造成的，在这两例参考病例中，远端气囊过度膨胀，在一个小患者中使用较大的 Combitube（41F）。与标准 ETT 插管相比，EasyTube 和 Combitube 的小创伤发生率更高[84]。尽管有这些缺点，Combitube 和 EasyTube 仍作为管理困难气道的设备被广泛接受。

其他声门上气道装置

许多设备可用于声门上水平的气道管理：套囊口咽气道（COPA）、喉管（LT）、LaryVent、声门孔密封气道（GO2 气道）、眼镜蛇喉周气道（CobraPLA）和 King 喉管吸引（LTS）[85-87]。总的来说，它们似乎会引起并发症和生理变化与 LMA 的类似[88-89]。设计这种装置是为了将气道与食道分离，但不能有效地防止气道反流和误吸。但是他们也有一些优缺点。禁忌证包括不禁食、胃食管反流、裂孔疝、妊娠、肥胖、肺顺应性降低、声门或声门下狭窄和口咽机械阻塞。大多数并发症是由于摘除、麻醉过度或麻醉深度不足引起的。大多数设备都是在过去几年开发出来的，在日常应用中的接受程度也各不相同。应该再次强调的是，在临床和临床前设置，套囊压力控制的任何这些设备在减少不良后遗症方面是至关重要的[90]。

另一个值得关注的问题是声门以上设备的广泛可用性。除了在气道管理车上提供有限的存储空间外，似乎不可能用所有的设备为所有的从业人员保持定期和独特的培训。气道管理的许多并发症是由于操作人员缺乏经验和设备不足或功能不全造成的。对所有麻醉师的建议是选择一些常规使用或已熟练使用的麻醉设备。

插管并发症

气管插管期间

解剖因素

经口插管成功需要四个解剖要点：足够的张口度、咽腔足够大（取决于下咽可视度）、颌下组织顺应性（取决于甲颏距离）以及寰枕关节屈伸性好[91]。如果患者的解剖结构在这些因素方面受到任何影响，插管至少可能会有困难。能够看见声带是达到最佳插管条件所必需的，这样插入气管导管才会较为容易。

由于面部瘢痕、颞颌关节疾病、巨舌或牙齿疾病使张口不够充分。可以采用经鼻插管技术，如经鼻盲插，特别是经纤维支气管镜插管能够克服这样的问题。盲插会伴有更高概率的并发症应该小心使用。

咽腔会由于肿瘤占位、脓肿、水肿和外科或创伤破坏而受限。有必要行清醒插管而且无论何时都应该考虑因这些因素使咽腔受限。如果使用直接喉镜，患者应该处于正确的嗅物位，同时应该考虑带导芯的气管导管。每次的努力——往右上后方向的压迫（backward upward rightward pressure，BURP）或优化喉外操作（optimal external laryngeal manipulation，OELM）——应该尽量明确暴露咽喉结构[92,93]。

颌下腔的顺应性非常重要，可以保证将舌移开以暴露声门。瘢痕、放疗后的变化或局灶性感染都会使顺应性降低。在这种情况下一定要考虑清醒插管或纤维支气管镜技术。在直接喉镜插管时，将会厌抬离咽后壁的过程中寰枕关节的活动度非常关键。脊椎融合、固定或不稳定的情况会使关节十分僵硬，这样会妨碍声门结构的暴露。同样，强烈考虑纤维支气管镜插管。

改良喉镜和硬质可视器械

用于气管插管的传统喉镜设计是可以直视声门。一般有两种类型：弯喉镜片的 Macintosh 镜片和直喉镜片（带有弯头的 Miller 和直头的 Wisconsin 或 Foregger 镜片）。大多数镜片类型都有适合各种年龄的型号。使用喉镜主要是对牙有所损伤。不能直视声门时，通过改变患者头的位置可以获得成功。有的患者插管失败是因为镜片不够大。喉外部的操作（BURP，OELM）可以将声门移至视线内，从而有利于插管成功[92,93]。

用常规喉镜观察声门需要患者的最佳位置。使用可弯曲支气管镜插管时，定位不是问题，牙齿受损的可能性也较小。同样，在电视喉镜检查中，口咽部和喉入口的视频图像由位于叶片顶端的摄像机传输，允许喉镜和插管位于非嗅探的体位。这些器械的优点有助于减少插管失败和牙齿损伤的发生率。在对人体模型或正常气道患者的研究中，这些设备的性能已被证明优于或等于 Macintosh 喉镜，其他研究已证明成功插管已知或疑似困难气道的患者[94-96]。

可视喉镜可以很容易的显露声门，但插入气管导管可能比较困难。监测视野仅显示喉入口，将导管插入喉入口可能需要一个导引器或内置导引通道，这可能使仪器体积增大，使得技术上比传统的喉镜更复杂。已有数例病例报道显示是由于使用 GlideScope 的刚性探条，以及用 McGrath 视频喉镜造成的腭部穿孔而导致咽部损伤[97-99]。提高对潜在并发症的认识，加强培训和监督，选择适当的设备和患者，可以减少并发症的发生率。

喉镜检查需要深度麻醉，因为它会引起强烈的生理反射刺激，如呼吸、心血管和神经系统的不良反应[100]。高血压患者、妊娠合并高血压患者及缺血性心脏病患者尤其危险。深部麻醉、应用表面麻醉药、应用阿托品或静脉注射利多卡因等药物预防交感神经-肾上腺素能反应，以及尽量减少机械刺激从而减轻不良反应。然而，已有多个病例报道在表面麻醉下使用可视喉镜进行清醒气管插管[101-110]。

硬质光学器械，如 Bonfils 后磨牙插管纤维镜及其改进型[111]、Bullard 喉镜和插管气管镜[112]在麻醉中并不常用。它们需要熟练的处理能力，医生需要在日常案例中积累经验，以适用于困难气道的情况。硬质插管气管镜是耳鼻喉科手术中常见的设备，其有特殊适应证，在麻醉医生的手中可能会很有用途。它有两种尺寸（儿童和成人），包括一个充满电池的手柄和一个连接呼吸囊或回路的硬直管。硬质气管镜用于治疗口咽、舌根和喉部的肿瘤、瘢痕和脓肿以及吸入的异物。

这些器械的缺点是通过导管的视野相对封闭，牙齿和喉部结构损伤的风险较高，可能导致下咽部穿孔以及误吸的风险。高流量供氧情况下经创口可诱发颈部和面部皮下气肿[113]。

困难插管

有时候即使将头颈的位置处于最佳，声门也无法看见，有的患者甚至没有任何明显的表征[114-116]。困难插管的危险因素包括男性、年龄在 40~59 岁和肥胖[91]。麻醉医生应该意识到下列情况有可能存在潜在的困难插管：①下颌骨向后深度>2.7cm（使颌下软组织移位受限）。②下颌骨向前深度>4.8cm。③下颌骨有效长度和向后深度的比<3.6cm。④枕骨至 C_1 脊突的距离约为 2.6mm；⑤C_1 和 C_2 脊突之间的距离约为 2.6mm（头屈伸限度会变窄）。⑥上颌骨长和突牙。⑦舌骨尾部定位（增加下颌舌骨距离）。⑧喙样下颌骨（即小下颌表型）[114,117-120]。

甲颏距离小于三横指（约 7cm）会妨碍声门显露[121]。联合检查可提高麻醉前检查的预测价值[14-16]。困难气道的原因见知识框 49.1[41,122]。面部结构的计算机分析为预测困难插管提供了一种准确的方法[123]。应该告知已经证实有困难插管的患者，这样他们就会让以后的麻醉医生知道（参考第 9 章和第 51 章）。

知识框 49.1　其他造成困难气道的原因

症状
口齿不清
声音嘶哑
病理性呼吸音
感觉有异物
吞咽痛

构成因素
张口度<3cm
小口畸形
牙齿异常
巨舌
小下颌
肥胖
"富贵包"
满月脸
络腮胡

疾病
颞颌关节活动受限
寰枕关节和寰椎关节活动受限
颈椎不稳定
喉头活动受限
术后或创伤后颈面部软组织僵硬
先天性、术后、创伤后的颈面部异常
颈面部肿胀和肿瘤
牙周病
口底和颈部蜂窝织炎
会厌炎
纵隔炎
上气道狭窄
甲状腺肿大

(Modified from Krier C, Georgi R: Airway management. Is there more than one "gold standard"? *Anasthesiol Intensivmed Notfallmed Schmerzther*. 2001;36:193-194.)

插管创伤

困难插管通常是创伤性插管。在困难插管的情况下,医生往往会增加喉镜刀片的升力,这可能会损伤口腔内组织和骨结构。

困难插管和插管创伤之间有着密切的关系,在困难插管时如果继续不断的尝试插管而不改进操作方法,就会导致创伤性插管。增加用力会造成水肿、出血或穿孔,插管也会变得越来越困难,导致"不能插管",甚至可能"不能通气"的状态。应用喉镜插管时候推荐至多尝试3次。如果多次尝试插管失败,应该根据气道管理流程采取别的方法。

口唇损伤

特别典型的口唇损伤是在损伤右上唇包括撕裂、血肿、水肿和牙齿擦伤。通常由于经验不足的医生操作喉镜时不小心或喉镜片及牙齿磕碰所致。这些损伤让患者感到恼火,但一般情况下都是自愈的。

牙齿损伤

与麻醉相关的牙齿损伤的发生率要高于1/4 500[124]。近期前瞻性观察研究显示包括牙釉质在内得牙齿损伤概率可达25%[125]。50%的牙齿损伤发生在使用喉镜时,23%在拔管时,8%在患者苏醒时,5%在使用区域麻醉时。声门上气道口腔损伤的发生率比喉镜检查低6倍[126]。然而,使用LMA和口咽气道可能导致牙齿损伤。由于麻醉深度不稳定,咬伤器械是可能的,会造成伤害。牙齿损伤在儿童中最常见;在牙周病患者中(牙周组织支持较差),固定的牙齿(如牙桥或牙帽)、上门牙突(如牙冠突)进行了夹击。或蛀牙(较差的牙齿状况);在困难插管的病例中。在麻醉诱导和插管前,所有松动的、患病的、脱落的或有盖的牙齿都必须记录在图表中[127,128]。必须告知患者牙齿受损的风险,并应同意拔掉非常松动的牙齿。可能会使用牙套,但它们可能会很笨拙,并阻碍声门的显示[129],尽管它们似乎没有明显延长插管时间[130]。

应该定位和修复牙齿碎片,包括破碎的或部分破碎的牙齿碎片和完全撕脱的牙齿碎片。应注意确保没有异物滑入咽内,以免日后滞留在食道或呼吸道。拔牙可能会导致严重的并发症,需要硬质支气管镜或可弯曲支气管镜才能取出。脱牙应保存在湿纱布或生理盐水中,不要清洗。由于口腔外科医生或牙医的快速反应,完整的牙齿往往可以重新种植和保存。最优时间在第1h以内,此后,再植入术的成功率随着时间的增加而减少[131]。

舌损伤

已经有很多关于舌巨大水肿或巨舌的报道。成人和小儿均可发生[132,133]。舌大可以发生误咬或口腔气道阻塞,与软组织压缩的下巴,或没有保护装置。一个危险因素是长时间手术中大量的颈部出血。巨舌症是由舌静脉和淋巴引流阻塞引起的,它与血管紧张素转换酶抑制剂有关[134]。气管插管可能会严重损害一侧舌的循环,导致半侧巨舌。一份报告描述了腭裂修复手术后舌头突然肿胀的情况,在此期间,舌头被广泛地缩回[135]。气管插管阻塞下颌下导管可能导致舌肿胀[136]。味觉减退,舌头发绀,或失去舌头的感觉后,压缩舌神经或舌动脉在强迫插管或由于过大,定位不当,或过度弯折的声门上气道可能[90]。

腭垂损伤

口腔内任何搁置的东西都可以损伤腭垂,例如气管导管、口咽和鼻咽气道、喉罩[137]、其他各种声门上气道或频繁使用吸引器[138]。损伤的结果是水肿和坏死[139]。曾有报道悬雍垂损伤后出现咽喉痛、吞咽痛、咳嗽、异物感和威胁生命的严重气道梗阻[140]。

咽部黏膜损伤

术后喉痛(postoperative sore throat,POST)可能代表了一系列广泛的症状和体征。插管后的发生率(34.3%)高于LMA使用后的发生率(21.5%)[141,142],面罩通气后发生率较高。术后患者中使用联合组的发生率为48%[143]。应该杜绝在咽后壁用力吸引。女性和甲状腺术后的患者喉痛的发生率明显要高。与年龄、肌松药、镇痛药、插管次数或带管时间等这些因素还没有相关性的研究。较小的ETT、较低的套囊压力、局部麻醉剂局部治疗和吸入类固醇对术后喉痛有益的影响[144]。所幸的是吞咽痛一般不会超过24~48h,通过雾化吸入可以部分缓解,可以通过让患者呼吸湿空气来部分缓解。

喉损伤及声带损伤

气管插管后喉损伤并不是不常见。主要取决于经验和插管的技巧以及插管的困难程度。一项大型研究表明6.2%的患者持续存在严重病变,4.5%的患者发展为声带血肿,1%的患者有声门上血肿,1%的患者声带黏膜有撕裂和瘢痕[145]。声音嘶哑有可能2周后才出现,但经过保守治疗一般会迅速恢复[146-147]。

长时间插管往往会出现象肉芽等这样的并发症(图49.1),但是有报道短期插管也会出现[148]。插管会导致不同程度的喉损伤,如黏膜增厚、水肿、红肿、血肿以及声带肉芽肿[149,150]。喉部肌肉和悬吊的韧带也可能发生损伤(图49.2)。建议插管前要检查有无喉损伤,并对任何已有的病变做记录和治疗。麻醉医生对声音嘶哑的任何患者要提高警惕。这些患者术前应该请耳鼻喉科医生

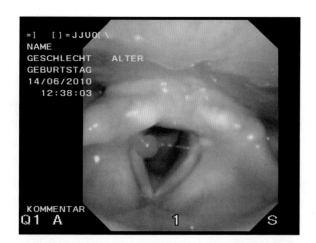

图 49.1　插管后左侧声带前面的肉芽肿（Courtesy Prof. Christian Sittel, MD, Head of Department, Otorhinolaryngology/Head and Neck Surgery, Klinikum Stuttgart, Germany.）

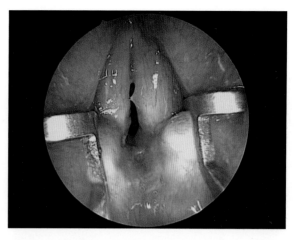

图 49.3　插管后杓状软骨间的纤维化改变。长期带管后出现的杓状软骨纤维性病变（Courtesy Prof. Christian Sittel, MD, Head of Department, Otorhinolaryn-gology/Head and Neck Surgery, Klinikum Stuttgart, Germany.）

于喉外神经损伤导致永久性嗓音改变。通过避免套囊过长，并将套囊置于声带下方至少 15mm 处[157]，可以降低损伤的发生率。

受损的声带可能相互粘连，最终形成粘连。在气管造口手术中，声带间的低通气是一个潜在的问题[161]。一般需要外科手术来解决粘连的问题。

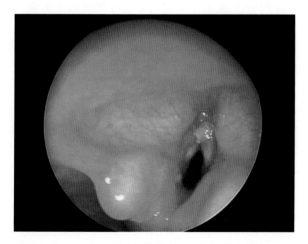

图 49.2　一名儿童的声带前联合损伤（Courtesy Prof. Christian Sittel, MD, Head of Depart ment, Oto-rhinolaryn-gology/Head and Neck Surgery, Klinikum Stuttgart, Germany.）

检查。

杓状关节脱位和半脱位是非常罕见的并发症[151]。相关因素包括有创的和困难插管、重复尝试插管、采用例如光导插管[152]的方法盲插和使用 McCoy 喉镜插管[153]。关节脱位 48h 后会出现纤维化和关节僵硬（图 49.3），因此早期诊断和手术复位十分必要[154]。

最容易被导管损伤的部位是杓状软骨的声带突，因为它正好处于声带中间。这个地方最常形成肉芽肿。导管管号越大和插管时间越长造成的损伤程度越严重[155]。

在气管插管后单侧或双侧声带麻痹的病例中，有很多是暂时性的[156-159]。一份报告将声带瘫痪与使用环氧乙烷消毒的气管插管有关[160]。单侧瘫痪时声音嘶哑，而双侧瘫痪时可发生呼吸阻塞。最可能的损伤源是位在声门下喉部的套囊使喉返神经受压[157,158]。据报道，多达 3%的患者在头部或颈部以外的部位接受手术，插管后由

气管支气管损伤

气管损伤可以有很多原因，导管套囊充气过多、导管型号过小、导管前端位置不对、使用喉镜、导芯、换管器或其他有关器械都会造成损伤[162]。易患因素包括解剖上出现的困难、盲插或匆忙插管、体位不佳、暴露不好或者，最常见的是插管者没经验。滞留的导管可以引起气道水肿、黏膜剥脱、炎症及溃疡（图 49.4 和图 49.5）[163]。损伤的严重程度可能和插管时间有关，尽管这种相关性尚未得到很好的证实[164]。任何刺激性的因素如过粗的导管压迫，干燥的吸入气体，喷剂吸入过敏反应或残留清洁剂的化学刺激，都能引发喉或气管的炎性反应并导致黏膜水肿。拔管后的气道水肿使气管腔直径变窄从而增加了气道阻力。特别对小儿要怀疑这个问题，因为喉气管支气管炎或假膜性喉炎会使气道阻力突然增加。1~3 岁的小儿几乎 4%插管后会发展成为假膜性喉炎[165,166]。微小套囊的小儿气管导管（Kimberly Clark, Atlanta, GA）改善了气管密封特性，在套囊压力大于 10cmH₂O 的儿童中提供了足够的密封，它们的使用可能会减少前面提到的一些问题的发生率[167,168]。

气管内的尖锐物体，如导芯前端突出到导管外会造成机械损伤。有特别是紧急插管后出现气管破裂的报道[169]。另外，使用导管换管器后也有引起支气管破裂的报道[170]。

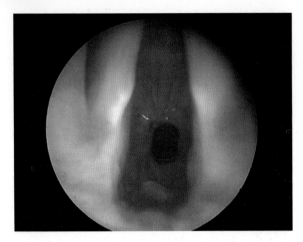

图 49.4 声门下狭窄。通过声带的气管内视图显示了长期插管后的声门下狭窄（Courtesy Prof. Christian Sittel, MD, Head of Department, Otorhinolaryngology/Head and Neck Surgery, Klinikum Stuttgart, Germany.）

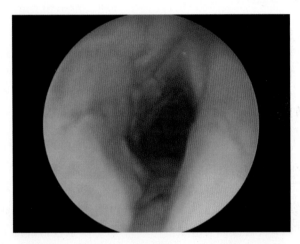

图 49.5 长期插管后左侧声带发生溃疡性病变（Courtesy Prof. Christian Sittel, MD, Head of Department, Otorhinolaryngology/Head and Neck Surgery, Klinikum Stuttgart, Germany.）

套囊充气压超过黏膜毛细血管灌注压会使气管黏膜供血不足导致溃疡、坏死、失去完整结构[171]。在低血压的患者中，即使套囊压力低也会出现溃疡。如果需要增加套囊充气的容量才能达到密封效果则提示有气管软化[172]。已经插管的患者出现胃扩张则提示有气管食管瘘，可能因为套囊已经逐渐侵蚀食管[173]。与此类似，如果患者的气管导管中不明原因出现超过 10mL 的血，应该怀疑有气管颈动脉瘘[174]。在颈部这个区域的各种神经也同样有此危险。导管侵蚀气管旁神经会引起发音困难、声嘶和喉无力。气管软化是由于气管软骨受到侵蚀。绝对需要麻醉医生往套囊充入足够量的气体才能保证气道密封。如果在长时间手术中使用氧化亚氮，应该用套囊压力监控设备检查套囊压力。有 70% 的氧化亚氮时，套囊内压 12min 就会增加到足够使气管黏膜缺血的水

平[171]。套囊压不应该超过 25cmH₂O。同时应该注意观察能增加套囊压的手术操作并用套囊压力监控设备来预防。

气管导管潜在的不利后果是导管会剥蚀气管黏膜。剥蚀的组织最后会被瘢痕组织修复，这样会导致气管、喉或鼻孔最后变得缩小甚至狭窄。有报道肉芽肿的发生率为 1/20 000～1/800[175,176]。女性比男性更为常见，而在小儿中则非常少见。黏膜撕裂也可能是由包裹在气管导管周围用于刺激喉神经的电极引起的，因为这些电极有锋利的边缘（图 49.6）。最常见的剥蚀部位是沿着咽后壁，这里肉芽组织容易过度生长。肉芽肿造成的症状包括咳嗽、声嘶和喉痛。减少使用喉镜和插管时的损伤可以防止其生长。明确有肉芽肿通常需要手术切除。

黏膜和网状膜最终会修复气管和喉的溃疡。这些生长的膜常常很厚而且呈灰白色。有这些病变的患者插管时要特别小心，无意中弄破会导致呼吸梗阻或出血并流入气道。喉溃疡的炎性过程会随着时间逐渐延伸到喉软骨。如果这样，软骨就会有炎症（软骨炎）和变软（软骨软化）。

长期气管插管之后几个月，会出现气管狭窄和纤维化。这常常代表气管修复的终末期，即气管壁受侵蚀进而使软骨变得薄弱，最后到用纤维化修复的过程[173]。其位置可以出现在气管导管前端，但典型的狭窄多出现在充气套囊处。症状包括无痰的干咳、缺氧及呼吸梗阻的症状。如果发现早期狭窄，可以采用扩张来治疗狭窄。但是，如果气管腔减小到 4～5mm 时就需要手术解决[177,178]。

尽早气管切开可以预防长时间插管造成声门上的并发症。对长期插管呼吸的患者理想的气管切开时间尚无

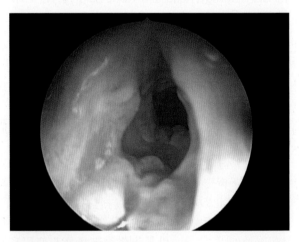

图 49.6 气管内视图显示一位 2 岁儿童由于神经外科手术中用刺激电极包裹气管内插管引起的黏膜撕脱（Courtesy Prof. Christian Sittel, MD, Head of Department, Otorhinolaryngology/Head and Neck Surgery, Klinikum Stuttgart, Germany.）

明确证据。

气压伤

气压伤主要由于肺内高压性扩张所致。用细导管朝着喉头吹入高流速气体最容易发生气压伤。常见于喉显微手术中使用喷射通气[179-183]。导管前端直接对准气管黏膜也会发生气压伤[181]。如果喷射气体冲着喉和声带黏膜会引起水肿或血肿，引发喉痉挛。当气体渗漏到气管周围组织，能横穿皮下组织间隙、肺间质或胸膜和心包腔。结果形成纵隔气肿或张力性气胸。气体不断积聚造成肺顺应性丧失、通气量损失或者，如果累积的气体足够多，可以引起心包填塞和肺填塞。为安全起见需要防止高压气流在肺内的压力过大。对于有疾病的肺组织，应使用最小的压力防止吹破肺实质。对有皮下气肿的胸廓闭合伤患者也同样适用；这种患者应该假设存有支气管漏且仅用低压通气直到确定病变的位置。气压伤也可能是由于喷气机通气时上气道阻塞所致[184]。

神经损伤

喉镜和带套囊的声门上气道会造成一段时间或永久的神经损伤。使用喉镜可能出现舌暂时无力、麻木或麻痹，推测原因可能是压迫了舌下神经[50]。喉上神经内支损伤导致声门上麻醉可能发生在插管困难时，并可能导致误吸[185]。Ahmad 和 Yentis 推测可能是喉罩导气管顶住舌的一侧从而压迫舌神经远端的齿龈支而造成损伤[186]。

脊髓和脊柱损伤

气道处理技术如托下颏，往前抬下颌，用直接喉镜时将搬动颈椎并使颈椎呈某个角度。强直性脊柱炎的患者颈椎有融合，不可能让颈部充分后仰。如果用力将患者颈后仰则会造成颈部骨折和四肢瘫痪[187]。用颈托固定头部的患者颈部也不能后仰，可能影响直接喉镜的插管成功率。需要考虑使用纤维支气管镜或硬质间接纤维喉镜或导芯给这些患者插管。在需要紧急插管时，可以由助手充分固定头颈位置行经口插管，这样因颈部活动所继发的损伤就可能会减少[188]。对 C₁ 和 C₂ 骨折的患者要特别关注，因为任何颈部的屈伸都会影响到脊髓功能。10%~25% 的脊髓损伤都是继发于创伤后对脊柱不正确固定所致，神经系统的退化与颈椎损伤患者的直接喉镜有关[189-192]。

有些情况如唐氏综合征和类风湿关节炎常伴有寰椎不稳定[193-196]。对未诊断的 Arnold-Chiari 畸形患者过度颈后仰会加重小脑扁桃体疝[197]。同样，对于老年患者和那些病理性疲劳，如结缔组织异常、溶骨性骨肿瘤、骨质疏松的患者插管时应该小心。患者给肌松药后会失去肌肉张力，因此他们都要避免颈部过伸。无论何时只要有理由对患者颈部后仰的程度有疑虑，都要在麻醉诱导之前进行颈活动度检查和颈部后伸的评估。有一例未被确认的颈椎损伤患者[192]，经呼吸带-面罩通气、直接喉镜和环甲状腺切除术后出现四肢瘫痪。回顾 150 例不稳定型颈椎损伤患者的记录，发现选择性气管插管手术后神经退化的发生率为 1.3%。在没有损伤风险的情况下无法完成颈部伸展，且非紧急插管时，应考虑清醒纤维支气管镜插管。它被认为是最安全的方法对颈椎损伤患者进行气道管理。如果清醒纤维支气管镜插管不可行（例如不合作的患者和小孩）或尝试不成功，可视喉镜的使用可能是一个选择，因为这些设备尽量减少插管期间颈椎的运动[196,198-202]。另外，声门上气道也可用于管理气道[188]。

眼损伤

ASA 有关索赔项目报告说，眼睛损伤占所有索赔的 3%；其中 35% 与角膜损伤有关，角膜擦伤是最常见的眼部并发症[203]。起初是由于麻醉时面罩放在睁开的眼睛上或眼睑没有完全闭合所致[204,205]。珠宝、身份证和松弛的手表带都可能会擦伤眼睛[206]。另外，医生颈部挂着的听诊器可能会滑落砸在患者眼睛或前额。预防措施包括麻醉医生有这方面的警觉性以及在闭合的眼睑上粘贴胶带尤其在头颈部手术，眼睑应该用胶带粘贴闭合并用软质的眼垫小心覆盖好[207]。最近一项对 76 例全身麻醉患者的研究发现，在 152 只眼睛中，有 30 只眼睛的角膜受伤，尽管使用了胶带（作为对照）或医用水凝胶眼罩，但水凝胶眼罩在统计学上具有更好的保护作用[208]。有些医生常规使用润滑膏，但尚未证实能改善功效。

虽然这些损伤一般在 24h 内可以愈合，但通常患者会很痛而且能导致角膜溃疡。应该建议马上请眼科医生会诊。因为局部麻醉药会延缓上皮再生并发展为角膜炎，所以不应使用局部麻醉药。治疗包括用眼垫让受伤的眼睛休息及使用抗生素眼药膏。

颞颌关节损伤

颞颌关节的解剖很特殊：没有一侧，另一侧是无法运动的。两边的关节都是功能性的单元，一侧关节损伤会影响到对侧。张口是关节旋转和平移的联合动作。旋转运动使口张开近 25mm。平移运动可以使口张至最大。一些诸如骨囊肿的病理改变和因年龄而萎缩的下颌骨能降低关节的运动性而且可能会导致骨折。外侧韧带有可能发生断裂。为了能使声门暴露最佳而不断使力的时候，就可能会造成颞颌关节的损伤。结果造成张口受限、关节疼、下颌骨外移（单侧脱臼）、下颌骨前突（双侧脱臼）和下颌锁定（在脱臼固定后）。大多数颞颌关节损伤不都与困难气道处理有关[209]。

经鼻插管

插管入颅

经鼻插管有潜在的风险。对有颅底骨折或某些面部骨折如 Le Fort Ⅱ 或Ⅲ型骨折)的患者,导管会意外伸进颅骨后穹隆(图 49.7)[210]。颅底额部骨折并发脑脊液鼻漏、鼻内脓肿或鼻内扩张脓肿、后鼻孔闭锁、扁桃体增生过快、易发生无法控制的鼻出血、凝血等被认为是鼻气管插管的禁忌证。有一例鼻插管,导管却插入眼眶而且发生心脏停搏[211]。

有另一例经鼻气管插管后颅底损伤,导致左侧颅底缺损伴双额部气颅[212]。如果特别小心仔细,经鼻和经口插管的并发症并无区别[213]。如果在已知有或怀疑有颅底骨折的患者尝试鼻插管,必须只用纤维支气管镜插管。在中面部骨折但硬膜尚完好的患者,鼻插管时的操作很可能会将硬膜穿破。

鼻损伤

虽然鼻插管在鼻甲肥大、鼻中隔重度偏移、鼻中隔突出、鼻腔慢性感染、鼻息肉的患者中出现问题的可能性较大,但鼻插管的操作本身也会导致鼻损伤。54% 的鼻插管都会有轻微擦伤,最常见的部位是下鼻甲和邻近的鼻腔黏膜[214]。若出现鼻出血,建议将气管导管套囊充气并保留在鼻腔中压迫止血。

插管前鼻黏膜用血管收缩剂处理极为重要[215]。这些药包括含 0.5% 去氧肾上腺素或者 0.05% 羟甲唑啉。为了减少鼻损伤,应选择小号的导管充分润滑,并浸泡在温水中增加其柔韧性[216]。

其他鼻插管的并发症包括鼻息肉[119]或鼻甲的脱出[217,218]、切割腺样体、鼻中隔损伤和梨状隐窝或会厌沟穿孔。梨状窦损伤时,可损伤喉上神经的内支、咽、喉的软组织和喉上血管。鼻气管导管可在咽后壁后切开并运行。由曲鼻甲引起的鼻道阻塞患者发生这种并发症的风险增加。咽黏膜撕裂可发展为咽后脓肿[219]。曾有报道在多发 Le Fort 骨折的患者中,粉碎的骨片能从外压迫鼻插导管[220]。

鼻插管较晚出现的并发症是咽炎、鼻炎和鼻中隔与下鼻甲粘连。在确定导管位于气管内之后,同时也要特别注意导管在鼻腔的位置。鼻翼扭曲会引起缺血、皮肤坏死或鼻粘连。鼻和鼻内一些结构的损伤已经在前面阐述过。头颈部手术中使用解剖塑形管也会引起压迫性坏死(图 49.8)。在导管鼻入口处涂抹泡沫样物质以及通过细致的护理可以减少长期带管的患者出现这些并发症。

即使没有大的创伤,鼻插管对鼻黏膜上皮浅层机械性的损伤也会导致 65% 的患者黏膜纤毛运动减缓。另外,5.5% 的患者会继发菌血症[221,222]。最常见的病菌是鼻咽共生的病菌(如草绿色链球菌),可以引起心内膜炎和全身感染。短期插管甚至也有引起鼻中隔和咽喉部脓肿的报道。在新生儿鼻插管中有 13% 报道出现急性中耳炎症[223]。也有发生鼻窦炎的报道,特别是在超过 5 天的鼻插管中最为常见[224,225]。感染往往与持续的水肿和窦道阻塞引流不畅有一定的关系。所以迅速诊断非常重要。对任何有面部变软、疼痛、鼻腔有脓性分泌物或者没有其他明显病源灶而存在菌血症的鼻插管患者都要高度怀疑有鼻窦炎。术后必须再次检查鼻腔结构。使用鼻胃管作为引导,促进气管导管的通过,发现可以减少鼻出血

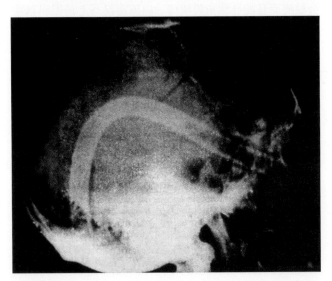

图 49.7 鼻插管入颅内(计算机增强后)(From Horel-lou MF,Mathe D,Feiss P. A hazard of naso-tracheal intubation. Anaesthesia. 1978;33:73.)

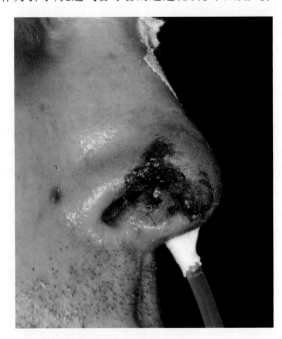

图 49.8 用解剖塑形管插管 3 天后造成右侧鼻翼坏死

的发生率和严重程度,提高导航能力,比传统技术需要更少的操作[226]。

有报道头颈部手术简单鼻气管插管后的低氧血症和嗅觉丧失。大多数病例可在 3~6 个月内痊愈,但有些可能是永久性的。

异物

鼻腔是异物容易进入的地方。儿童喜欢在身上的小孔中放置一些小东西,而鼻腔是他们最容易放东西的地方之一。误吸异物的患者超过 80% 是儿童,平均年龄在 1~3 岁[227-229]。年龄小于 4 岁的儿童有 7% 的死亡原因是误吸了异物。

Smith 等有一篇报道患者在鼻插管时有鼻结石从鼻中脱落出来[230];这个结石是患者 30 年前把玩具车的橡胶轮胎放在鼻腔内形成的。幸运的是,鼻结石没有造成什么问题。但在鼻插管期间,任何类似的异物都有极大的潜在问题,它们可以堵住气管导管、咽或气管。如果知道或怀疑鼻腔有异物,应该小心翼翼地将其推入口腔,如果可能,在插管前将其取出。面罩通气也会使异物脱落掉入气道远端。

食管插管

气管导管的位置

在很难看见声门时,气管导管会意外的插入食管中。食管插管在经验不多的医生中更为常见,但有时也会发生在有经验的医生中。插管进入食管并没有危害,但没有发现纠正则是灾难性的。必须迅速诊断以避免长时间低氧所带来的不良反应。一项对麻醉不良事件的结案调查分析表明,18% 的与呼吸相关的事件都与食管插管有关[231]。在插管前预先氧合能允许较长时间的缺氧,而且在氧合去氮后能延迟低氧血症的发生。在确定气管导管位置方面呼气末二氧化碳是非常关键的监测。无论在何时插管有应该具备二氧化碳监测。但是医院外和急诊可能没有二氧化碳的监测。有文献报道使用一次性热感 CO_2 检测仪或经食管检测装置能检测 94.6% 病例中的插管失败[232]。食管插管也能短时产生呼气末二氧化碳波形(例如胃内有含 CO_2 的饮料),但波形在 3~5 次呼吸后就会迅速消减[233,234]。纤维支气管镜检查是另一种能够确定导管正确位置而又较为安全的方法。对于比如双侧呼吸音相等,双侧胸廓运动对称,胃部听诊和观察导管凝结水汽等其他所有征象都有潜在的误导性[235]。将错插的导管可以留在原处这时就可以正确地插管。这样不仅有助于明确正确插管的孔而且保护气管不被反流的胃内容物所侵蚀。食管插管之后一旦将气管插管操作成功,一定要吸引胃内容物,这样可以减少呕吐、胃穿孔或影响到呼吸。

食管穿孔和咽后脓肿

偶尔有食管穿孔的报道[236-244]。在没有经验的医生处理紧急情况时,在插管困难时或食管有病变时最有可能发生食道穿孔。穿孔部位最常见是在食管后壁环咽肌,这里的食管最窄最薄。穿孔可以造成皮下气肿、气胸、发热、蜂窝织炎、缺氧、喉痛、纵隔炎、脓胸、心包炎甚至死亡。早期诊断治疗非常重要,因为纵隔炎的死亡率大于 50%。任何有发热、喉痛和困难插管后出现皮下气肿的患者应该怀疑食管穿孔。

有一例报道插管困难的患者诊断有食管气管穿通伤[245]。

如前已述,在紧急情况下有两例使用食管气管联合导管的患者发生食管穿孔,他们都是有食管病变或使用管号不合适的患者[83,84]。

支气管插管

气管导管的应用

支气管插管经常发生而且有时候很难发现。诊断要点包括胸廓不对称隆起,一侧没有呼吸音(通常是左侧),最后的动脉血气不正常。因为隆突到声门的距离短,所以支气管插管(右侧最常见)在婴儿和儿童更常见。应该在小儿患者中仔细检查导管前端的位置。如果支气管插管没有被发现,就会导致肺不张、缺氧和肺水肿[246]。在颈部用光棒所透射的光可以帮助确定导管位置[247],但对颈前软组织肥厚的患者则没有作用,比如肥胖的患者和巨大甲状腺肿的患者。纤维支气管镜是检验导管位置正确最好的方法。同样,也可以采用故意将导管伸进主支气管然后再慢慢退出来,直到听见双肺呼吸音良好。

当患者的颈部从完全后仰到完全屈曲,导管尖端能朝气管隆嵴移动 3.8cm。有些患者可高达 6.4cm(图 49.9)[248]。"导管尖端移动的方向与患者鼻子的朝向一致"是比较容易的记忆法。如果患者的颈部是屈曲的,患者的鼻子朝下则导管朝气管内伸入。另外,头侧向旋转时导管远离隆突的距离平均为 0.7cm。对与外科医生共享气道的手术,如腭裂手术或扁桃体切除术,需要特别小心。因为外科医生为了获得较好的视野会使用一种特殊刀片,在摆弄刀片时可能会将气管导管向前推。这时如果把听诊器放在左胸部对发现导管滑进支气管内会有所帮助。

一旦发现支气管插管,应将导管退出几厘米并充分鼓肺,将可能不张的任何肺叶都膨胀起来。对慢性肺不张的患者,需要支气管镜去除粘堵。插管之前用导管沿患者颈部对比长短可以避免支气管插管。导管前端理想的位置应该在气管隆嵴上至少 2cm,大约在胸骨角(Louis 角)邻近第二肋和胸骨的连接处。一般情况下,成年妇女

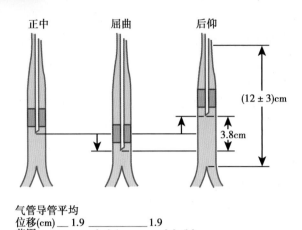

正中　　　屈曲　　　后仰

(12 ± 3)cm

3.8cm

气管导管平均
位移(cm)___1.9_____1.9
范围_____0~3.1_____−0.2~5.2

图 49.9　正中位时颈部屈曲和后仰使气管导管的平均位移。在颈部屈曲和后仰时气管导管平均移位是正常成人气管长度(12±3)cm 的 1/4~1/3(From Conrardy PA, Goodman LR, Lainge F, et al. Alteration of endotracheal tube position: flexion and extension of the neck. Crit Care Med. 1976；4：8.)

从牙齿开始经口插管的深度在 21cm，而成年男性是 23cm，从鼻翼开始鼻插管的深度在妇女是 25cm，而成年男性是 27cm[249]。

双腔管的应用

Benumof 等已经列出了放置双腔管的安全限范围[250]。现代纤维支气管镜技术已经无需对导管位置进行猜测。可以先将双腔管插入正确的支气管，之后再用支气管镜来确认其位置；或先插入支气管镜，然后把支气管镜当作导芯将双腔管顺沿其插入位[251]。纤维支气管镜明显减少了双腔管的位置不正，所以建议在插管后、变换患者体位、增加通气压力和不常规听诊时都要常规使用纤维支气管镜检查导管位置。

然而，即使是高手，也会发生气管支气管损伤[252,253]。支气管破裂是严重的并发症，需要马上予以注意。使用太大的双腔管会造成支气管损伤[254]。由于可视喉镜(video-assisted laryngoscopy, VAL)的辅，热的软化双腔支气管内管可能有助于减少喉痛、嘶哑、声带损伤[255]。双腔管型号在女性和小个男性建议 35~37F，大个男性39~41F。

气管插管维持期间

气道梗阻

保证气道开放绝对是安全麻醉的必要条件。给全身麻醉药物期间的任何时候，特别是长时间手术或患者术前有解剖异常都可能会发生气道梗阻。患者呼吸音减弱并伴有吸气峰压增高时应该考虑有气道梗阻。很多医生会误当支气管痉挛处理，实际上湍流的气体来源于导管

而不是患者。

梗阻可能源于多种原因[256]，包括导管呈锐角打折和扭结，或者导管被黏液、血液、异物或润滑剂堵塞[256,257]。长时间手术会使导管变热，这种情况下导管容易打折而造成梗阻。加强钢丝管可以避免这些问题，所以长时间手术、口腔手术或术中有特殊体位的患者建议使用加强钢丝管。导管打折时其顺应性会下降并伴有哮鸣音出现。至少有两例插管用的导芯塑料覆层脱落造成导管腔梗阻的病例报道[258,259]。另有报道突出的主动脉弓将导管堵住[260]。氧化亚氮能使导管壁上滞留的气泡不断扩张从而导致气道梗阻[261]。气管导管的套囊也会造成气道梗阻。过度充气的套囊会顶住气管壁从而压住导管尖端的斜面使前端被堵[262]。套囊也可以形成疝堵住导管前端造成梗阻[263]。

遇到这些情况，最好的解决方法是穿过一个吸引管或用纤维支气管镜沿导管腔往下清除即可。如果导管完全堵死可以尝试用插管导芯。完全梗阻而又不能马上解决的话就需要拔除导管，然后尽快重新插管。

也有一些不常见的气道梗阻原因。有两例患者继发于食管失弛缓和食管扩张后发生气道梗阻[264,265]。有两例腹腔镜手术时发生张力性胸腔积液而导致气道梗阻的报道。第一例患者有恶性腹水，加上气腹的作用导致胸腔积液迅速积聚而使心肺功能受到严重影响[266]。第二例患者在行宫腔镜手术时，大量的甘露醇在很高的腹压下通过开放的子宫肌层血管吸收入引起[267]。每个患者在放胸管后都引流出超过 1.5L 的清亮液体。

脱管和导管脱出

一个常见而且严重的并发症是导管从麻醉环路中断开。在一项麻醉相关的人为失误和机器失灵的研究中脱管被认为是最常见的严重事件[268]。一个受过训练的麻醉医生能马上判断出来首先，低压报警会响起，患者呼吸音也会消失。但是，如果呼吸机继续正常工作，医生往往不能意识到问题的出现。如果连接头是由不相同的材料所制，如果患者的头偏离麻醉医生，或如果气道连接头隐藏在手术铺单下，最有可能发生脱管。所有现代的麻醉机都有气道脱管警报，应该非常严肃地对待这些警报。

建议气管导管和呼吸环路的连接在离开麻醉医生的视线范围之前就应该仔细检查并用力连接好。不要让螺纹管或手术铺单的重量在连接处造成任何张力。另外，也要提醒外科医生们不要随意倚靠呼吸环路中的任何部分。一旦脱管要马上明确位置，从患者的气道连接处一步步往回检查靠近麻醉机的每一个连接的地方[269]。对于手术中意外脱管或导管脱出，麻醉医生必须有一套处理预案。

呼吸回路漏气

呼吸回路漏气会造成通气不足以及吸入气体因室内气体进入回路系统而被稀释。在上升式呼吸风箱系统,如一些较新型号的麻醉机,风箱在呼气时不能完全升起。这意味着漏气超过了新鲜气体流量。较老的带有下降式风箱的麻醉机没有这样的视觉提示,却表现如常。麻醉医生应该时刻警觉可能出现漏气的征象。在气体取样口测得的吸入氧浓度会因为室内气体的稀释而减少,而呼吸末 CO_2 分压则增高。漏气以后可以直接表现为发绀、氧饱和度(SPO_2)降低,或高血压和心动过速伴有二氧化碳高,但是这些都是较晚出现的。

激光起火

激光经常用于手术室切除气道良性肿物和增生组织。使用激光时建议戴上特殊的激光防护或金属套管,同时要拿掉所有易燃物如义齿和鼻饲管。使用激光最危害的事情就是激光点燃气管导管而发生气道起火[270-272]。激光束进入导管后接触导管壁的风险为 50%[273]。这样会发生喷射样火花而烧穿导管。富含氧气的吸入气体会如燃料一样迅速将导管塑料点燃并朝两个方向燃烧。导管实际上成为了吹风管,使火苗在易燃的导管壁中不断燃烧,同时高流速的氧气会使其燃烧更加剧烈。燃烧塑料所引起的高热和浓烟会造成气道的严重损伤。治疗包括立刻将导管与呼吸回路断开并拔掉燃烧的导管。火苗应该用盐水浇灭,患者用面罩维持通气。气道也要用支气管镜来评估受伤情况,然后给予相应的呼吸支持。如果导管不再燃烧了,可以考虑将导管留在原位,因为曾出现过拔除导管后完全失去对气道控制的危急情况。

有很多安全措施可以减少气道起火的概率。如果可以避免插管,则可以通过喉镜通气、喷射通气系统或间歇通气来进行氧合[274]。如果气管造口管是到位的,可以在激光手术远端位置进行通气。激光管的选择应与所使用的激光类型一致。封闭性套囊特别容易受到激光束的伤害。用浸过盐的纱布或不燃胶带覆盖气管,呼气末正压(positive end-expiratory pressure,PEEP)为 $5 \sim 10 cmH_2O$,以防止在套囊穿刺时吸入异物,并且盐水替代空气来充盈套囊可以减少套囊燃烧。盐水在套囊燃烧破裂后还有助于将火扑灭[275,276]。在盐水中加入染料,如亚甲蓝,这样在失火时就会有染料颜色的水汽散发出来,从而进一步提醒麻醉医生。氧化亚氮能够助燃,所以在激光手术中不宜使用[367]。根据实验室的模拟结果,建议使用氦气或氮气替代氧化亚氮同时氧气的浓度不能超过 40%[277,278]。

特殊插管技术

可弯曲镜插管

可弯曲镜插管(flexible scope intubation,FSI)是已知困难插管最常用的方法之一。FSI 并不是一个快速的方法,除非麻醉医生对此方法非常熟练,否则需要讲求速度时可能不应该考虑这种方法。虽然 FSI 能用在很多不同的情况包括气道管理和术前对危重患者的评估中,但它也有局限性和一些潜在的并发症。

在咽部有血液或唾液时,在口腔内空间狭小不能辨明咽部结构时,或时间很紧迫以及首先需要建立外科气道时不应该尝试 FSI。相对的禁忌证包括有明确的组织水肿、口咽解剖结构变异、气道有血、软组织赘生或严重的颈屈曲畸形。操作人员必须有技术经验和适当的准备。将设备连接到视频系统可以帮助更有经验的旁观者进行指导,特别是在培训情况下[279]。

伴随 FSI 的潜在并发症包括出血、鼻出血(特别在尝试鼻插管时)、气管喉损伤(特别是多次尝试将导管送入气管中)、喉痉挛、支气管痉挛以及误吸血、唾液或胃内容物。其他可能的危害是操作时通过吸引通道给患者吹氧。尽管这种方法可以使支气管镜的前端保持干净并能够给患者吸入高容量的加压氧气,但是这也会导致高压力的氧对黏膜的喷射作用,而使其渗入咽部黏膜。如果一旦发生的话,就会发展成咽部、脸、眶周的皮下气肿[280]。

光棒导芯

光棒导芯无论在局部麻醉和全身麻醉下都有助于插管。在导芯可弯曲的顶端,有光源照亮咽部的软组织。可以直接盲插或作为直接喉镜插管困难时的辅助手段。也可以用作确认导管前端仍然在颈部气管内以及确立导管还没有插入过深[281,282]。

光棒导芯是一种盲插技术,因此无法看见或避开咽部的病变情况。在怀疑上气道有异常的患者,如肿瘤、息肉、感染(如会厌炎或咽后脓肿)、创伤或异物的患者不应使用这种方法。对颈前部透光不明显,比如肤色深、病理性肥胖、颈部活动受限、巨舌和长会厌的患者使用时也要特别注意。如果放置导芯困难,麻醉医生要考虑可能会加重病程,所以必须放弃这种方法。

已经有一些使用这种方法的实际或潜在并发症的报道。喉痛、声音嘶哑和黏膜损伤都是有可能的。有几例报道导芯末端的光源脱落下来的病例。另一种情况,保护套管没有从导芯取出,这样就有脱落到气管的潜在危险。插管时使用时间过长对气管黏膜造成的灼伤也是使用不当的潜在危险。为了避免灼伤,光棒(Trachlight)灯泡 30s 后会一开一合地闪烁以示提醒[283]。

因为急诊患者发生反流的风险很高，而环状软骨压迫又会影响插管的难易程度，而且经常需要不止一次的尝试插管，因此对于急诊患者不太好给出使用方面的建议。这种透光的方法可能会造成误导，所以也不适合确定气管导管的位置。

下颌下入路和颞下入路插管

气管插管的口腔路径可能会影响一些颌面部外科手术，而鼻腔路径可能是禁忌的或不可能的。鼻气管插管禁忌用于筛管筛状板骨折患者，常伴有 Le Fort Ⅱ 型和 Le Fort Ⅲ 型上颌骨折，因其潜在的感染并发症和颅内插管的可能性。在这种情况下，气管吻合术是常见的解决方案，但也会带来并发症。另一种方法是通过颏下或下颌下切口引入气管导管，绕过手术区域，避免气管吻合术的并发症。有报告指出，当导管通过颏下切口时，邻近结构的损伤包括出血、导管移位、误吸、感染和缺氧[284,285]。

声门下气道操作的并发症

从声门下进入气道是 ASA 气道管理流程的最后步骤，是对不可能行气管插管的患者和患者的状况恶化成不能通气不能插管的境地，必须马上采取救命的步骤。虽然这些操作会伴有并发症，但这些并发症一般不会像不能插管不能通气所造成的并发症那样致命，即出现脑损伤或死亡。危重情况下这些操作是没有禁忌的。在脑损伤或死亡发生之前最严重的并发症是建立气道失败。这都是因为不能及时做出建立外科气道的决定，或者手术进行太慢。在所有可能出现困难气道的患者中，麻醉医生应该评估行声门下气道的可能性，出现解剖困难的情况、严重的瘢痕、脓肿或病理性肥胖都会制约建立声门下气道。

声门下气道技术不仅适用于紧急情况，而且适合麻醉下患者的氧合和通气。上气道的手术，喉手术和诊断性手术都能用这种方法成功解决。

经喉气道

逆行导丝插管

逆行导丝插管是保证困难气道安全极好的方法。适用于声门开放受限的解剖异常。因为这种技术是盲法，所以练习很重要，要注意避免让已经存在的病情恶化。方法有很多种，比如用 FIS 通过吸引通道或通过导管换管器穿过导丝[286]。

尽管概念简单，但基本技术有很多问题和潜在的并发症。操作会消耗一些时间，不能在紧急情况考虑这种方法，除非麻醉医生对此非常有经验。要知道导管前端可能会顶在声门上无法进入喉的情况。使用内置锥形扩张器的导管或用硬膜外导管作为导丝帮助导管通过声门可以缓解这个问题。在气管穿刺的部位可能会出很多血而形成血凝块堵住气道。有报道逆行导丝插管后出现因咯血而缺氧、心搏骤停、心律不齐和死亡的病例[287-290]。经气管穿刺的部位经常会有皮下气肿，但多是自限性的。严重的病例中，气体会沿着颈面部压迫气管影响气道，也可能出现纵隔气肿和气胸[291,292]。皮下气肿定位于经气管针穿刺的区域是常见的，但通常是自我限制的。在严重的病例中，空气可能通过颈部的筋膜平面返回，导致气管受压，从而导致气道损害、纵隔气肿和气胸[291,292]。除非声带麻醉或放松，否则逆行钢丝的刺激可能导致喉痉挛。

其他不常见的并发症包括食管穿孔、气管炎、气管瘘、三叉神经损伤和声带损伤[294,293]。以前所报道的逆行导丝插管的并发症大多数和多次试插、大号穿刺针和在紧急情况下由非受训人员的操作有关[295]。

环甲膜切开术

本文介绍了两种方法：外科环甲状腺手术（使用手术刀）和经皮环甲状腺手术（使用 Seldinger 技术）。在这两种手术中，环甲膜（CTM）都必须穿孔。急性并发症包括出血（尤其是手术期间），导管错位（尤其是针环甲状腺手术后），气道阻塞，伤口感染，软骨移位骨折，喉气管分离[296,297]。其他并发症包括针的断裂和弯曲、皮下肺气肿、气胸、纵隔气肿和心包气肿。全上气道阻塞行环甲状腺切除术时，由于呼气阻塞可能发生气压性损伤。

气管切开部位肉芽组织形成、声门下狭窄、大量喉黏膜创伤、喉内血肿和撕裂、声带麻痹、声音嘶哑、甲状软骨骨折伴失语是直接长期并发症。为避免声门下狭窄作为一种迟发性并发症的发生，每一个急诊经喉气道均应尽快改为正规的气管造口术。

经气管气道

经气管喷射通气

经气管喷射通气（transtracheal jet ventilation, TTJV）是将一个细的经皮导管穿入气管内并用喷射呼吸器或手动喷射装置（Manujet，VBN）将高压氧气吹入呼吸道。在危急情况下这种方法非常有用，但同时也会伴有危及生命的问题。

使用 TTJV，需要一个长的大孔径的导管经环甲膜穿入气管。如果导管在气管中发生错位，会导致皮下气肿、通气不足、纵隔气肿、气胸、严重腹腔胀气或死亡[181]。TTJV 导管的中心必须不断紧紧地压在皮肤上，以防止移植物进入皮下组织。

气压伤是 TTJV 另一个潜在的并发症[298,299]。通过气管导管氧合，气体必须能自由游离于两肺，否则就会发生过度充气和肺破裂[300,301]。任何呼吸音的改变、胸廓膨起改变或血流动力学改变时有必要怀疑发生气胸。在气道完全梗阻的患者，会因为气体无法从肺中排出而增加发生气胸的危险。所以强烈建议要建立经气管的"第二出口"或行环甲膜造口。喉痉挛也能阻碍氧气气流从气管向外流出。可以在喉附近的结构进行局部麻醉或给患者肌松药来预防喉痉挛[298]。如果喉有异物梗阻，应该给患者仅用低流量的氧直到建立安全的气体出口。这些问题可以通过使用 Ventrain 来最小化，Ventrain 是一种手动操作的通风设备，允许呼气通气辅助[302-305]。不慎将输气管道置入胃肠道可能导致并发症，包括胃破裂、食管穿孔、出血、血肿和咯血[306,307]。

在长期行 TTJV 的患者，特别是气体没有湿化，可能会损伤气管黏膜[308]。任何未经湿化用单孔导管行较长时间的 TTJV 患者都需要考虑气管黏膜溃疡的可能性。

经皮扩张气管切开术

虽然这种方法通常不建议用于急症，但在熟练的医生手中似乎也可以用于紧急情况，而且有不同的套装可供使用。插的方法已经有了进一步改进。已经有几种不同的商用器械可供选择[309-313]。

早期并发症包括出血、皮下和纵隔气肿、气道梗阻、误吸、感染和死亡。意外脱管是非常严重的并发症，遗憾的是，再更换导管也许是不可能的。这种情况下，需要经口气管插管或经喉氧合[314]。也有菌血症的报道[315]。

迟发的并发症是气管狭窄、瘢痕、声音嘶哑和气管食管瘘及经皮气管瘘。经皮扩张气管切开损伤的发生率为2%，比正规气管切开要低。

正规气管切开术

从不建议在紧急情况下行正规的气管切开。它需要各种器械，助手和无菌的条件，以及应该由受训的外科医生操作。在英国皇家麻醉师学院和困难气道协会的第四次国家审计项目中，133 例麻醉学相关报告中有 58 例（43%）尝试了紧急外科气道。在其中 29 例中，外科气管吻合术是急诊手术气道首选，而非环甲状腺切除术，尽管尚不清楚其中有多少是正规气管吻合术，有多少是经皮扩张气管吻合术。在 25 例由麻醉师尝试紧急手术气道的病例中，有 11 例是由外科医生实施的正规气管切开手术挽救的，1 例是由一位同事实施的经皮气管切开手术挽救的[316]。

出血是任何一个外科操作的并发症，也包括气道手术。微创气管切开术有时会有大量出血进入气管，进而

有必要行完全气管切开术。正规气管切开的充气套囊能防止误吸血。极少情况下，气管切开导管的压力过大会导致无名动脉破裂，结果使大量出血涌入气管。手术过程中也可能有气栓出现。

如果发生漏气且气管切开周围的皮肤已经愈合，游离气体将进入颈部皮下间隙导致皮下气肿。如果没有意识到这种情况而一味给患者维持高压机械通气，气体就会到处游离。游离到颈周间隙的气体会形成纵隔气肿。游离到胸膜腔导致张力性气胸。

气管狭窄是长期气管切开的并发症。气管造口管可引起气管糜烂，尤其是进入食管（例如食管）。或头臂动脉。这些导管通常位于气管内较低的位置，并设计成固定曲度。导管的压力会损伤插入部位的皮肤。

意外拔管或导管脱出最常见于术后早期。如果导管从刚刚气管切开部位意外脱出，要尽快用新的导管替换上。后期少见的并发症是感染、纵隔败血症、气管狭窄和气管软化。

插管反应

喉有极为丰富的传入神经支配。气道反射对保护气道非常重要。特别在气管插管时，需要抑制反射达到无应激状态。插管、维持和拔除任何气道设备时都会增强自主神经反射。

血流动力学变化

用直接喉镜行气管插管是强烈的刺激，能够激化自主神经反射[317-319]。常常出现心动过速、血压升高、心律失常、支气管痉挛和支气管黏液溢，少数情况也会有血压降低和心率减慢。患有高血压的患者在应激的情况下会更加危险。

Oczenski 等发现插入食管气管联合导管与喉罩和喉镜插管相比会伴有更高的收缩压、舒张压和平均动脉压；以及更高的心率和血浆儿茶酚胺浓度而且持续时间更长（图 49.10）[320]。插喉罩引起血流动力学和儿茶酚胺的反应很小[321,322]。对上气道刺激的强度取决于尝试插管的次数和时间。在困难气道的情况下，预计血流动力学反应会更激烈。对喉、气管-隆嵴和支气管的机械刺激所引发交感介导的反应可以被利多卡因表面麻醉完全阻断或静脉利多卡因部分阻断[323]。血流动力学反应可以在喉镜插管前给予阿片药或短效的选择性 β 受体阻滞剂来阻断[324]。很多患者因为合并心血管疾病而且不能适应心肌需氧量增加，所以绝对需要防止剧烈的血流动力学波动。超过 11% 的心肌疾病的患者在插管时会发展一定程度的心肌缺血[325]。关键在于有气道操作时要有足够的麻醉深度，无论是静脉或吸入麻醉。

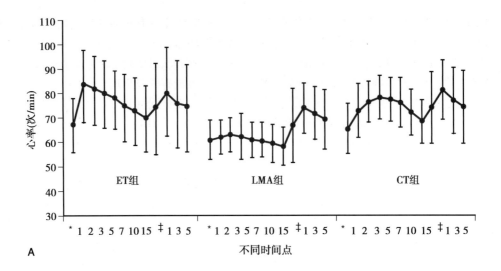

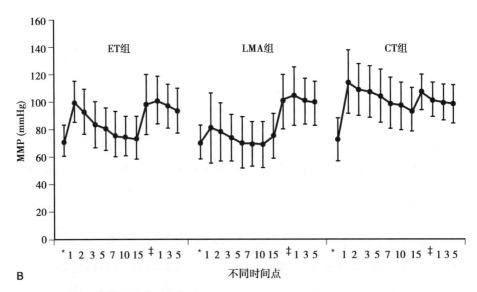

*(基线): 插管/置入喉罩前即刻
‡拔管/拔除喉罩前即刻

图 49.10　(A 和 B) 在气管插管(ET)、喉罩气道(LMA)和 Combitube(CT)插入期间的指定时间(均值±标准差, n=73)的心率和平均动脉血压(MAP) (From Oczenski W, Krenn H, Dahaba AA, et al. Hemodynamic and catecholamine stress responses to insertion of the Combitube, laryngeal mask airway or tracheal intubation. *Anesth Analg*. 1999; 88:1389.)

用纤维支气管镜充分局部麻醉下行清醒插管是防止血流动力学波动的正确方法。用这种方法很明显所带来血流动力学的变化和血浆儿茶酚胺增加都非常小。麻醉诱导后,用带特殊接口的面罩行纤维支气管镜插管比喉镜插管的血流动力学变化更少;插喉罩的患者血流动力学反应最小[326]。

喉痉挛

喉痉挛是一种迷走神经介导的保护性反射,以防止异物吸入气管。它可能是由颈椎运动、疼痛、分泌物刺激声带或突然刺激引起的,而患者仍处于轻度麻醉状态[327]。

在一些喉痉挛的病例中,患者会呼吸困难,但无法将空气吸入或排出肺部;如果进行喉镜检查手术,声带将完全内收。然而,喉痉挛不仅仅包括声带的痉挛闭合。杓状结构和伞状结构发生内折。这些结构随后被会厌所覆盖[328]。在气管插管或拔管过程中,位置不正确、LMA 插入不正确、分泌物或血液、麻醉深度不足都可能导致喉痉挛。它也可能发生在无麻醉或麻醉不足患者的 FSI 过程中。有力的下颌上提有时可解除喉痉挛,因为这个过程中舌骨被抬高,从而拉伸会厌和杓会厌皱褶,将之前被迫关闭的喉打开。

在处理喉痉挛时,应去除刺激,考虑气道的改变,并吸取分泌物。100%氧气面罩的正压可能有助于扩张咽或声带,但这种技术并不总是成功的。轻微的胸部按压对儿童也有帮助[329]。小剂量丙泊酚(0.25~0.8mg/kg)麻醉平面加深治疗喉痉挛的发生率为76.9%。另外,喉痉挛可以用短效肌肉松弛剂治疗,如琥珀酰胆碱(0.1~0.3mg/kg)[330]。局部或静脉注射利多卡因可有效地预防儿童喉痉挛[331]。

支气管痉挛

气管导管对气管的刺激能引起支气管痉挛,这是非常严重的并发症,足以使气体在肺内无法流动[332]。可测得的气流阻力接近80%出现在大的中央气道;剩下20%在外周小的细支气管[333]。术中支气管痉挛的发生率近9%,而使用喉罩时发生率约为0.13%,面罩通气时发生率为0[334,335]。其发生率与年龄、性别、病程、持续时间或反应性气道疾病的严重程度,麻醉时间或第1秒用力呼气容积(FEV$_1$)相关性较差[334]。其他可能导致支气管痉挛的因素包括过敏性介质的释放,病毒感染或药理因素(包括β受体阻滞剂、前列腺素抑制剂和抗胆碱酯酶)。如果声门下气道的局部麻醉不足,可能在纤维支气管镜插管过程中发生支气管痉挛。支气管痉挛可通过吸入肾上腺素,异丙肾上腺素或β$_2$受体激动剂(例如沙丁胺醇或特布他林)或加深挥发性麻醉剂的水平来治疗。

咳嗽和呛咳

气管插管另外两种不良反应是咳嗽和呛咳[336]。这些不良反应对于那些颅内压升高的患者[337]、颅内血管异常、眼球开放损伤和眼科手术的患者或腹压增加能使伤口裂开的患者有潜在的危害[338]。只有在麻醉深度足够的情况下行气管插管才有助于预防这些反射的发生。

咳嗽和呛咳在插喉罩时较少发生;但是,润滑液抹在气囊前表面、浅麻醉或位置不正时也会观察到这些不良反应。

呕吐、反流和误吸

全身麻醉误吸的总体发生率各有不同,有报道为1/2 131(瑞典)、1/14 150(法国)、1/3 216(美国),在美国,全身麻醉误吸的死亡率为1/71 829[339]。

有关喉罩的文献荟萃分析(547篇文献)表明误吸的总体发生率接近2/10 000[340]。气管导管和食管气管联合导管对防止误吸是非常有效的。为了减少误吸的危险,人们研发了一些新设计的气道设备,如前所述的双管喉罩(ProSeal LMA)和吸引喉管。对700例择期剖宫产和急诊剖宫产患者进行分析,未发现使用LMA高位气道抽吸的病例[341]。

对任何怀疑饱胃的患者,刺激气道能增加发生呕吐的可能性,需要时常关注可能发生误吸胃内容物。假设保护性反射还存在的情况下,误吸可以引起咳嗽、喉痉挛和支气管痉挛。结果会引起低血压、心率过缓、心搏骤停和缺氧。肺的反应程度取决于误吸物的类型和量[342]。

CP的使用,也被称为Sellick操作手法,是有争议的。尽管一些人强烈支持这项技术并相信其有效性,但另一些人认为应该放弃CP,因为它可能会增加吸入的风险(由于气道管理难度增加和食管下括约肌张力降低),而且没有证据表明获得了好处。其他医生使用CP是因为他们相信这是一种低风险的技术,可能对一些患者有效。CP使用的未来在于它是否能有效防止反流或不必要的危害。由于抽吸是一种罕见的事件,研究证实CP的预防作用可能是不可行的[343]。

环状软骨压迫有可能使气道完全梗阻。此外,已经有报道在有舌扁桃体、舌甲状腺[344]和未诊断的喉创伤[345]的患者环状软骨压迫造成气道梗阻。如经口插管有任何导致窒息的高风险,应考虑清醒插管技术[346]。

眼内压

拔管时眼内压增加而插喉罩或气管插管时却不增加[347,348]。丙泊酚和七氟烷联合雷米芬太尼全身麻醉气管插管时观察到眼内压是降低的[349]。

舒芬太尼在琥珀酸胆碱快速诱导插管时能有效防止眼内压升高[350]。对眼穿通伤的患者避免眼内压增高极为重要。

颅内压

用喉镜气管插管时颅内压会短暂性剧烈升高。头颅损伤的患者颅内压升高的风险更高,因为可以减少脑灌注并能增加大脑继发损伤[351]。虽然纤维支气管镜能使颅内压暂时增加很多[352],但深麻醉诱导能防止这种不良反应。

乳胶过敏

在20世纪80年代,天然胶乳过敏现象显著增加。从那时起,人们采取了许多措施来预防乳胶过敏,据报道,对乳胶过敏的患者数量显著下降[353]。在20世纪90年代末,外科手术过程中发生的所有过敏事件中,16.6%与乳胶过敏有关[354]。在许多研究中,乳胶橡胶被认为是麻醉过程中引起反应性乳酸反应的第二大常见诱因,而其他研究发现乳胶引发的过敏反应并不常见[355,356]。虽然原因尚不清楚,但一种可能的解释是,医院在许多临床领域采取了不使用乳胶的措施,这可能降低了接触率和致敏性。

为了预防麻醉和手术期间的过敏反应,应在术前评估患者的病史。目前还没有治疗乳胶过敏的方法,对有过敏倾向的人来说,避免使用含有乳胶的产品是强制性的[357]。乳胶过敏影响 8% 的美国普通人口,在医护人员中患病率为 30%[358,359]。麻醉医生对乳胶过敏的患病率约为 12.5%,过敏的患病率为 2.4%[360]。

脊柱裂患者、橡胶行业工人、特应性患者以及有多次手术史的患者是最危险的[361]。对某些水果过敏的患者(如香蕉、猕猴桃或草莓)也可能同时存在乳胶过敏[362];在一项研究中,这一比例为 86%[363]。

Ⅰ型过敏症患者有发生低血压、皮疹和支气管痉挛过敏反应的危险。Ⅰ型过敏症状是局部的接触性荨麻疹伴瘙痒和水肿。全身反应包括皮疹或荨麻疹、撕裂、鼻炎、声音嘶哑、呼吸困难、恶心、呕吐、支气管痉挛、腹部绞痛和腹泻。

麻醉期间可通过面罩、气管内和胃管、手套、注射器和电极直接接触乳胶;通过吸入受污染的电路和室内空气;并通过肠外途径配以含乳胶的静脉给药装置。

大多数气道管理设备都可以作为不含乳胶的产品使用。该梳状体的口咽部套囊含有乳胶;因此,对已知的乳胶过敏患者禁用。所有的麻醉科应该有一个特殊的乳胶安全车与所有的医疗用品和设备。

拔管并发症

拔管可能有原发和继发的反应。原发反应是局部和全身的反应(知识框 49.2)。插管时的反应在拔管时也

知识框 49.2　拔除气管导管时的病理生理学反应

主要局部反应

气道

梗阻

咳嗽

屏气

声带损伤

杓状软骨脱位/半脱位

主要全身性反应

心血管系统

心动过速

全身动脉压升高

肺动脉压升高

次要反应

中枢神经系统

颅内压增高

眼

眼内压增高

(Modified from Hartley M; Difficulties in tracheal extubation. In Latto IP, Vaughan RS, editors. *Difficulties in tracheal intubation*. London, 1997, Saunders.)

如同出现。相比拔管,患者在插管时能得到麻醉诱导的更多保护;所以,心血管反应在拔管时也许更为激烈。拔管后最严重的并发症是发生急性气道梗阻。意识的降低、中枢呼吸抑制、肌肉张力降低和舌后坠会导致吸气或呼气时的喘鸣,呼吸困难、发绀、心动过速、血压升高、躁动和大汗。需要紧急处理避免缺氧、脑损伤和死亡。其他拔管并发症不是由拔管本身引起;而是之前插管以及导管置留期间的结果,如喉炎、水肿、溃疡、肉芽肿或声带粘连。气管插管的质量直接影响到喉的致病情况,良好的插管很少伴有术后声音嘶哑和声带粘连。

血流动力学变化

大多数患者在拔管时出现血流动力学变化,包括心率和血压增加 20%[364,365],以及其他与肾上腺活动相关的症状。这些变化通常是短暂的,很少需要治疗。虽然大多数患者能够很好地耐受这些血流动力学反应,但患有心脏病[325],妊娠高血压[366]和颅内压升高的患者可能特别容易发生危及生命的缺血性心肌病[367]。也可能发生脑缺血。有心脏病的患者显示拔管时射血分数降低[368],处理包括深拔管或药物治疗。深拔管对某些患者较为合适,但对困难气道的患者,有误吸风险高的患者和建立气道受影响的患者则不适合。药理学的治疗策略强调降低心率的重要性,例如短效 β 受体阻滞剂[369]。局部麻醉药或静脉注射利多卡因可有效地减少气管拔管期间的血流动力学反应和咳嗽[370,371]。如果为避免对患者产生过度刺激,喉罩气囊的充气压力最小,拔管时伴有的局部和心血管反应就会非常少[42]。

喉痉挛

在包括 136 929 例患者的一项研究中,喉痉挛的发生率为每 1 000 例患有支气管哮喘或气道感染的儿童中有 50 例发生,并且在气管插管后 1~3 个月的儿童中,每 1 000 例患者中发生 25 例[372]。治疗喉痉挛的最佳方法是把避免放在第一位。在预计可能会出现喉痉挛时,要给患者深拔管。患者苏醒前应该吸引口咽后侧去除咽喉部任何可疑的东西。深拔管的患者要处于侧卧头低位并保持苏醒期间声带清洁。最好是在患者正压呼吸时拔管。一项研究表明,小儿在七氟烷或地氟烷麻醉最小肺泡有效浓度 1.5 倍的深度时拔管是安全的[373]。Koga 及其同事的研究表明,深麻醉下拔管发生气道梗阻的比例(17/20)不比清醒拔管的患者要高(18/20)[374]。

喉水肿

喉水肿是拔管后气道梗阻的重要原因,特别是在新生儿和婴儿。这种情况有很多种原因,而且被分为声门上、杓状关节后和声门下[375]。声门上水肿最常源于外科

第50章　气道管理教学

Paul A. Baker and Robert Tino Greif

章节大纲

引言

　　教育,同研究和临床工作一样,是医学学术的三大支柱之一。对任何一个从事气道管理和把知识传输给初中级同事的老师来说,教育是必然的需求。通常认为,"气道老师"需在职业生涯中展现高标准的知识体系、程序化的操作技能以及专业精神。可悲的是,这些标准有时候达不到,会将患者置于危险的境地。这是皇家麻醉医师学院和困难气道协会(DAS)在第四次国家审计项目(NAP4)中报道的。在审计中,专家小组评审了184名有严重气道发病率和病死率的患者,以寻找因果或促成因素。这次评审中,判断不当(59%)和教育或培训不足(49%)是仅次于患者因素(77%)的第二和第三个常见的相关因素。其中包括气道评估不足、不能遵守制订的气道方案、声门上气道(SGA)使用不当,以及没有充分利用

清醒气管插管技术。英国的这项调查发现,不良事件中39%是由于困难、延迟以及插管失败导致。这是一声警钟鸣响,一时之间,气道管理成为提高麻醉医生能力和患者安全的辩论焦点。教育研究中现有的新概念和新机遇正在被应用,以开发更安全的气道管理方法。

　　在本章中,我们将回顾当前气道管理教育实践中的优缺点并找出需要改进的地方。我们将研究模拟医学教育的作用,回顾有无其他扩展气道知识的可能。讨论关于气道管理的建议,包括基于能力的医学教育(CBME)、评估和教学大纲。思考本科生和研究生气道管理教育和终身学习的重要性,以及培养培训师和发展师资的重要性。本章还将探讨人为因素的培训、领导力的发展和气道管理研究的新概念。关于气道管理教育几乎没有明确的证据存在并不令人意外。多数情况下,其他医学领域的研究方法和结果需要转化在气道程序的教学和学习上。这再次引发了对气道管理教育研究的高度关注。

临床教学

大多数气道实践者在工作中通过实践技术或者在导师诊治患者的时候学习到气道管理的知识。这种学徒式的医学教育可追溯到几百年前，并且仍然是气道管理最普遍的教育模式。在 20 世纪之交，来自约翰·霍普金斯医院的 William Osler 和 William Halsted 博士是首次将医学培训正式化和结构化的人，为我们目前的住院医师培训项目奠定了基础。他们把重点放在导师、行为模型、轮转和循证医学。Halsted 将外科教学分为三个阶段："看一个，做一个，教一个。"逐步学习在当时是个好方法。医学实习生首先观察一个人在做一个程序，然后在理解了这个程序之后，开始做这个程序，真正的目的是教授这个程序[2]。Halsted 关于住院医师教育的思想使医学教育发生了革命性的变化，并与当前的应用教学实践相去不远，但并不意味着"边做边学"。通过接触案例来获得经验和能力的讨论仍然非常广泛，并且有着非常多样化的观点[3-5]。目前的问题是我们如何培训年轻医生在第一次执行操作时不危及患者安全或伤害患者[6]？

（1）在许多麻醉教学机构中，这种传统的医学教育学徒模式仍然被视为教学的标准。在治疗患者的过程中学习气道管理具有明显的优势，包括真正的解剖学、生理学和一系列患者表现出的病理学内容。尽管有这些优点，但是这种学徒模式仍有许多困难与不足。对受训人员来说，要在轮岗中找到足够的时间来获得管理具有挑战性或困难气道的专门知识变得越来越困难。技能发展需要时间，而时间因人而异。为了患者的安全和医生的福利，最近对实习医生的工作时间进行了限制。在欧洲，这个限制是每周 48~56h，在美国是每周 80h。此外，还对随叫随到时间的长短和之后的休假时间作出了限制。这些措施旨在减少疲劳，但不可避免地会影响教育和培训时间。学徒模式依赖于接触于正常和异常气道患者的机会。由于许多复杂气道问题的发生率较低，因此需要很长时间才能获得成为合格的气道管理者的经验（知识框 50.1）[7-10]。

知识框 50.1　成人不同类型困难气道发生率	
插管困难	6.2%
面罩通气困难	1.4%
面罩通气困难，喉罩通气困难	0.4%
不能面罩通气	0.15%
不能喉罩通气	1.1%
不能插管、面罩通气困难	0.3%
不能插管、不能通气	0.001 9%

Data from Baker P. Assessment before airway management. *Anesthesiol Clin* 2015；33：257-78；with permission.

（2）在技能发展的形成阶段，患者遇到新手，会增加并发症的风险。例如，在院前急诊情况下，急救员插管失败的比例 36%，未被识别的食管插管的比例 11%。所有这些患者随后都被院前医生成功插管[11]。插管失败与食管插管的高发生率和高死亡率有关，需要在新手的技能发展过程中密切监督[12]。类似的结果在从事院外急救的医生身上也有发现，在这些地方，食管和支气管内插管的发生率很高[13]。

（3）手术室的教学会增加导师的工作量，并可能分散对患者的注意力，使其分心[14]。

（4）手术室的教学培训会受经济方面的影响。学员参与临床支气管镜检查会增加 50% 以上的时间时，使手术时间增加 18min。并发症发生率也增加了 3 倍[15]。手术室的效率总是优先于教学，因此在快速周转的操作过程中，可能忽略学员[16]。

（5）当非传统的技术或不必要的程序用于临床培训时，就要考虑患者安全的伦理问题。当气管插管可能是一个更安全的选择时，选择 SGA 装置进行教学或扭曲喉部以产生困难气管插管时患者安全可能受到损害[17-20]。理想情况下，应向患者告知由学员来操作并取得同意，特别是当学员们第一次执行复杂的操作时，如纤维支气管镜检查。

（6）当受训者接触导师范围广并缺乏规范化时，他们会感到困惑[21]。

这些问题促使了对气道管理培训学徒制模式的重新评估。可替代的培训方法有可能补充甚至取代传统的临床教学，目的是更有效地教育使其达到更高的能力水平。

优秀临床教师的特征

有效的气道管理教育需要一位对学生感兴趣，并希望促进学生认知和实践技能的发展，以及个人和专业成长以达到专家级水平的导师。大多数临床医生没有接受任何作为临床教师的正规教育，但教师教学课程变得越来越普遍，并且已经确定某些特征是这项任务的有价值的属性。优秀临床教师的许多特质与他或她的个性有关[22,23]。一名优秀的临床教师的特征包括良好的知识储备，创造积极的学习环境，具有优秀的倾听技巧，能够提供反馈（即使在令人苦恼和尴尬的情况下），并表现出普遍的热情。这些特点不仅适用于医学教学，也是临床教师所需要的，临床教师是学员及其处境的专业榜样。高级教师可以作为初级教师的导师，来强化那些积极的属性[23-25]。

越来越多的人认为，无论是对学员，还是住院医师和教职员工，提供反馈是教师-学员双向关系的正常组成部分[26]。卓越的教学表现需要得到认可和奖励，因为它能提高教师的工作表现，并防止职业倦怠[27,28]。Bould 和他的同事确定了改进临床教学的技术，强调反馈的重要性（知识框 50.2）[29]。

病例之前

- 识别学员的基础知识水平
- 确定学习目标

病例之中

- 帮助学员为每个患者制订麻醉计划
- 使用开放式的提问方式来扩充理解
- 挑战学员,让他们对未预料到的事情做好准备
- 对病例进行适当的监督

病例之后

- 找时间进行反馈
- 反馈应集中于任务,而不是个体化
- 反馈应该集中在一个或两个项目,防止给学员过大的压力
- 反馈不应该损害自尊,但也不应该只是表扬
- 反馈可以延迟,但是不应该追溯记录来通知反馈的信息。事件发生时或之后不久给出反馈是最有效的
- 激励接受者从促进学员自身反思的反馈中受益
- 反馈应该包括讨论学员可以实际做些什么来提高未来的表现

From Bould MD, Naik VN, Hamstra SJ. Review article: new directions in medical education related to anaesthesiology and perioperative medicine. *Canadian Journal of Anaesthesia*. 2012; 59: 136-150; with permission. From references[22-23,30-33]

创造学习体验

有效的学习经验可以在临床接触之前和之后创建。这也最大限度地减少了一些已经讨论过的问题的影响,包括在教学过程中分散患者的注意力。在案例前,确定学员对气道问题的知识和理解水平是非常重要的。在这一点上,可以讨论,提出具体的教育目标,并且教师的教学计划要描述学员如何在教师的帮助下实现他的目标。实现特定任务能力的教育目标与学员的知识水平和普遍技能密切相关。对于一个新手来说,要达到给一个正常形态的患者扣面罩的能力,与要求一个高级受训者为一个因为胡须而导致困难气道的患者扣面罩相比,是完全不同的教育目标。在接触患者前,可以在手术室之外的人体模型上进行讨论和演练优化面罩通气技术。"翻转课堂"的概念,让有理论背景的学员在课堂上或与患者一起参与之前,允许学员直接进入气道技能的临床教育,在手术室中非常有效并能适应繁忙的临床环境[33-36]。案例之后,通过适当的评估,可以提供反馈,进一步提高学习经验(知识框 50.2)。

Miller 学习金字塔

Miller 学习金字塔(图 50.1)是一个与临床技能、能力、绩效和评估相关的有用概念[37]。其描述了四个阶

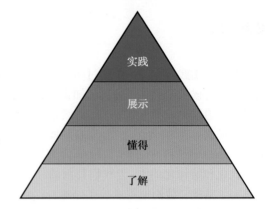

图 50.1 Miller 学习金字塔。该图说明了可用于评估学习的分层级别。下面两个层次是认知:"了解"指的是对事实信息的取得,"懂得"是指对理解这些知识的解释和将其整合到管理计划中。上面两个层次描述的是行为:"展示"是指对学习内容的展示,"实践"是指对实际临床实践的评估(Adapted from Bould MD, Naik VN, Hamstra SJ. Review article: new directions in medical education related to anesthesiology and perioperative medicine. *Canadian Journal of Anaesthesia*. 2012;59:136-150; with permission.)

段:知道、知道如何、展示如何做以及做。这一概念可应用于诸如 SGA 的气道设备的程序技能的发展。同样,非技术技能也可以用此模型开发。这些阶段可以在手术室外进行,在每个级别使用模拟提供评估和反馈。最终阶段的"做"是将新开发的技能转移到临床环境中。

Miller 学习金字塔的基础是认识的知识水平,它构成了学习所有其他方面的基础。"了解"水平通常是通过书面客观测试来评估的。在气道环境中,这可以是一个气道交换导管(AEC)规格的简单测试,包括材料、尺寸、标记、适应证和禁忌证。"懂得"需要学员具备一种以适当的方式运用认知知识来适应环境的能力。这将要求学员解释使用的背景,辅助设备的技术细节,如经气管喷射式呼吸机,以及使用 AEC 的潜在并发症的管理。"展示"可能需要模拟练习,结合学员的沟通技巧,并演示如何在安全的非临床环境中(如人体模型)适当使用,评估此演示并附有反馈。"实践"水平可能在临床环境中具有最高评估水平的监督下发生[38]。

发展气道管理专业知识

专业的气道医生需要能够管理各种困难气道。如何获得这种专业知识?传统上认为,有了经验,专业知识就会随之而来。同样,为达到令人满意的能力水平,培训的基础是大量的实践。最近的一项研究发现,需要在监督下进行 200 次气管插管才能达到手术室内 95% 的成功率[39]。根据知识框 50.1 的数据,受训这可能需要很长时间才能获得管理如插管困难或插管失败等罕见事件的重要经验。另一项研究调查了 SGA 设备的学习曲线,发

现需对前四十次的插管进行监督[40]。这个数字可能不包括任何不可能的 SGA 插入，因为该问题的发生率为 1.1%。这些数据强调了与经验学习有关的手术室气道管理的问题（通过做来学习），这种经验是临时性的，并且基于所见病例的数量、困难气道病例的发生率和医生个人的学习速度有关。

Anders Ericsson 是一位教育心理学家，他研究了包括音乐和体育在内的多个领域的专业知识[41]。他认为经验不能保证专业知识。一个人如果从未发展过专业技能，可能在很长一段时间内都表现不佳。在一项关于临床经验和医疗质量之间关系的系统回顾中，Choudry 和他的同事发现，随着实践年限的增长，表现会下降[42]。

Ericsson 已经发现了在他们的领域中出类拔萃的专家的关键行为。这些行为包括刻意练习、即时反馈、问题的解决和评估，有机会重修改或重复其表现[43]。这意味着自愿参与不断挑战，掌握日常临床实践之外的知识。理想情况下，在临床环境允许的情况下，让其他人对表现提供反馈，并最终不断演练和重做专业技能和操作技能。气道管理专业知识随着这些相同的行为而得到发展。

学习如何使用气道设备最初可以显示出快速的改善。早期形成阶段与认知和关联阶段有关，在这些阶段，其中来自导师、重复表现和解决问题的反馈与能力的快速提升相关联。最终，这种进步趋于平稳，学员进入自动性阶段。在这个阶段，从业者能够不费力气地操作，但是（行为的）发展可能会停滞不前，专业知识进一步提高也微乎其微（图 50.2）。在此阶段获得的经验可能会通过

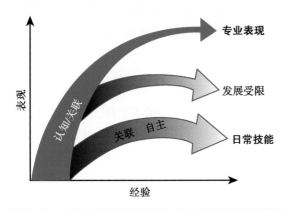

图 50.2　专业表现提高的过程与日常技能之间的差异的阐述。日常技能的目标是尽快达到一个令人满意的稳定和"自主"的水平。当个体经历了"认知"和"关联"阶段后，他们可以用最少的努力自动形成自己的表现（见图表底部的灰色/白色平台）。相反，专业的表现通过发展日益复杂的心理表征来抵消自动性，从而达到对自己表现的更高水平的控制，因此而将保持在认知和关联阶段。有些专家会在职业生涯的某一时刻放弃追求卓越的承诺，从而终止有意为之的实践活动，以进一步提高绩效，这导致他们的表现过早地自动化（Adapted from Ericsson KA. Deliberate practice and acquisition of expert performance：a general overview. Acad Emerg Med. 2008；15：988-994）

产生自律性来降低性能，但这并不一定会提高性能质量。这个问题可能被资深从业人员遇到，他们大多根据基于大量病例的经验来弥补。为了摆脱机械性行为，学员应该接受具有挑战性和困难的案例，这些能够提供新的经验推动学员超越他的舒适区。这种过程通过分布式学习得到了进一步的增强，在分布式学习中，新的和有挑战性的经验被分散并定期发生[44]。

即使学员齐心协力地参与到刻意练习中，专业技能的发展也需要时间（10 000h 的培训或 10 年的临床实践）。由于临床实践的限制，一些气道从业者难以达到刻意练习和分布式学习的要求。在这种情况下，通过在较短的时间内提供多种不同难度的教学程序，模拟可以起到快速加速学习体验的作用。使用 Accutouch 支气管镜模拟器（CAE，Montreal，Quebec，Canada）进行的一项研究发现，新手平均在 39min 内进行了 17 次口腔虚拟纤维支气管镜气管插管。在短暂的接触后，这些新手能够提高他们的使用纤维支气管镜的灵活性[45]。

基于能力的医学教育课程

从国际范围来看，以时间为基础的学徒制模式正在向 CBME 模式转变。能力（competence/competency）的定义很简单，按照牛津英语词典，意思是成功做某事的能力[46]。澳大利亚和新西兰麻醉医师学院（ANZCA）采用了一个相对较新的 CBME 课程。这个课程是临床基础的知识，包括气道管理。气道管理能力包括气管插管、SGA 使用、面罩通气、纤维支气管镜检查、清醒插管和紧急气道管理[或不能插管/不能氧合（CI/CO）]，这些都是临床基础的一部分。在学员的整个学习过程中，都要进行一系列的评估，以确保他们达到了进入下一阶段培训的标准。该系统的运行需要教师进行直接的观察、指导、反馈和可靠有效的评估[47]。ANZCA 也鼓励麻醉专家参加 CI/CO 课程。这种参加目前是不强制的，也不与评估有关。同样，欧洲联盟医学专业的麻醉部门（EBA UEMS）也发布了他们基于能力的"麻醉学培训指南和教学大纲"，其中包括一个关于气道管理的特殊能力章节[48]。

CBME 也难逃批评。批评人士认为，CBME 主要适用于学员，过于注重能力的培养，有些人认为这是能力的最低标准。在气道管理方面，我们的目标应该是教育从业者成为管理困难气道的专家。这需要终身致力于掌握最新的知识和技能。基本能力可能不足以达到麻醉学气道专家所要求的标准。由于不断涌现的新概念和新设备，受训人员和专家需要充分了解当前气道管理实践指南的建议。

由实践指南、流程图和认知辅助工具支持的气道教育

气道管理指南通常是对医学文献的详细分析和对当前实践总结的结果。发展应遵循公认的方法标准，并尽可能以有信誉的来源为依据。只要能够定期审查保持更新，它们通常是一个很好的教学内容和教学策略的资源[50]。

气道管理指南通常包含流程图，作为从实践指南中提取的图形化信息的一种形式。流程图不仅是教学过程中有用的信息来源，也是气道模拟汇报过程中的一个很好的工具，可以讨论关键步骤和决策，并可以演练困难气道方法的变化。由于某些流程图的复杂性，有一种趋势是使用更简单的认知辅助工具作为小组模拟课程的资源。

认知辅助工具是提示、助记符、图表和图形，为提高表现而设计，特别是在紧急情况下[51]。气道管理认知辅助的一个例子是 Vortex 方法，它帮助学员学习各项非外科气道技术，提示学员先在每个步骤中进行有限次数的尝试，再进展到下一步或采用紧急外科气道技术（图50.3）[52]。

掌握学习

掌握学习是一种严格的 CBME 形式，要求学员在进入下一个教学目标之前达到预定的目标。掌握学习的目的是使学员达到一致的标准和完成所有的教育目标，而不考虑达到这些目标所需的时间[53]。掌握学习至少有7个互补特征：①基线或诊断评估；②学习目标清晰，按单元顺序排列，逐渐增加学习难度；③参与以达标为重点的

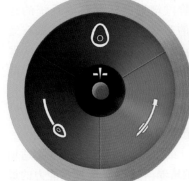

The vortex

对每个生命线考虑：
1. 操作：
   - 头、颈
   - 喉
   - 设备
2. 辅助附件
3. 型号、类型
4. 吸引设备、氧流量
5. 肌松

每条生命线上最多三次尝试
至少有一次尝试由你能找到的最有经验的临床医生进行
如果任何一个生命线的最佳尝试失败，将升级为CI/CO状态

图50.3 Vortex 方法：用于气道管理的认知辅助方法（Redrawn from an image courtesy of Nicholas Chrimes，MBChB，FANZCA，and Peter Fritz，MBChB，FACEM，Melbourne，Australia）

强有力而持续的教育活动（例如技能的刻意练习、数据解读、阅读）；④规定的最低通过标准（如考试成绩、检查表百分比）；⑤形成性评价与具体的反馈，以掌握的最低通过标准衡量单元完成情况；⑥达到或超过熟练程度标准（总结性评估）并取得测试成绩，则晋升至下一个教育单位；⑦继续在教育单位进行实践或者学习，直至达到掌握标准为止[54]。

成长为气道专家的阶段性方法

住院医师和主治医师的培训

由 ANZCA 和类似的学院和认证委员会引入的 CBME 改革将不可避免地需要更多的培训项目。随着内容和教学技术的变化，美国和加拿大的住院医师气道项目已经有所增加[56]。这些变化增加了对要指导学员和高级从业者的教师的需求。

培训计划应遵循一个渐进的系统，在此系统中，培训应逐步建立在现有知识的基础上，遵循商定的教学大纲。知识框50.3 中给出了一个气道管理大纲的例子。气道管理大纲的组成部分可能来自气道实践指南[57]。

气道培训项目通常包括书面材料、理论和实践指导、模拟和临床培训以及所能达到的能力评估。培训计划的内容应符合最优实践，最好与学员所在医院的操作规程和设备相符合（知识框50.4）。理想的做法是将整个医院的培训和设备标准化，不仅将气道教育的重点放在各种设备上，而且更多地放在培训期间的团队绩效和患者安全问题上。

气道研究员

由于认识到气道管理的重要性，气道研究员正变得越来越流行和普及。这些研究员将气道管理培训扩展到 CBME 课程之外，并为高级学员提供从事研究和气道审计、气道管理教育和高级临床技能的机会。毕业的气道研究员往往成为所在地区气道管理教育进步的倡导者[58]。

知识框50.3	气道循环周期受训者获得的最小技能设置示例

- 最佳面罩通气技术
- 最佳直接喉镜检查和插管与一系列喉镜和插管辅助设备
- 声门上气道的使用
- 使用硬光学设备，包括可视喉镜和光学探针
- 使用纤维支气管镜
- 环甲膜切开术

From Baker PA，Weller JM，Greenland KM，Riley RH，Merry AF. Education in airway management. *Anaesthesia*. 2011;66;101-11;with permission.

知识框 50.4　可能包括在气道管理计划中的项目

- 气道解剖和生理学
- 气道的评估
- 氧和与通气的维持
- 气道管理时避免损伤
- 使用预先计划好的策略
- 寻求帮助的重要性以及何时求助
- 气道流程图
- 已知和意想不到的困难气道管理
- 开放气道的建立和确认
- 清醒气管插管
- 快速序贯诱导
- 经声门上气道气管插管
- 拟行气管插管
- 无法通气无法供氧情况下的紧急技术
- 拔管策略
- 传播有关关键气道的信息
- 与气道管理相关的人为因素培训

From Baker PA, Weller JM, Greenland KM, Riley RH, Merry AF. Education in airway management. *Anaesthesia.* 2011;66:101-11; with permission.

高级实践者

气道管理教育不应在气道主治医师或住院医师项目毕业后停止。在专科医师的职业生涯中，困难气道的治疗方法将会不断地发生变化，而新设备的不断出现往往需要新技能的发展。目前高级从业者有很多机会来保持他们的知识和程序技能，但这些选项通常是随机的，很少与评估相关。

如前所述，年龄和经验的增长并不能保证专业技能的发展[42]。45 岁以后意识活动能力的下降被认为是环甲状腺切开术中表现下降的原因之一[59]。不幸的是，一些从业人员缺乏洞察力，他们往往根据过高的自我评价来评价自己的专业水平[60]。

有论点认为，强制气道教育贯穿医生的职业生涯，与评估和审核患者的结果相关[61]。继续教育水平在航空业普遍存在，商业航空公司的飞行员必须通过飞行模拟器定期评估以保留他们的飞行许可证。如果不符合适当的标准，评估紧随其后的是密集的再培训，一旦能力建立，就允许重返工作岗位。该系统旨在维持安全标准和确保性能水平的一致性[62]。在美国，麻醉维持认证项目（MOCA）是由美国麻醉学委员会强制实施的，其中气道管理是模拟教育课程的一部分[63]。

程序性技能教育

气道设备

众所周知，许多从业者是自学使用气道设备[64]。一个例子是经气管喷射通气（TTJV），其中的设备知识是贫乏的。目前没有关于使用高压源通气的最佳实践的循证指南或共识指南。Cook 和同事指出，TTJV 很少被执行，因此应该尽可能避免使用。TTJV 与严重的并发症有关，在坚持最佳实践的同时，应慎用[65]。其他临床问题是由于缺乏知识和设备培训造成的，尤其是视频喉镜及导丝对口咽的损伤和 TTJV 所致的 AEC 气压性损伤。

了解气道设备的功能和局限性是安全气道管理的基础。人们倾向于使用新设备，并根据最初的原则来决定如何使用它们，这可能会对患者造成伤害。验尸官报告的病例中，麻醉医生无法装配应急设备[55]。使用临时应急设备可能导致患者治疗的延误或不良结果[66,67]。已发表的指南强调设备的标准化，同时仍提供一系列替代设备，以应付不寻常的情况和质量控制措施，以促进安全文化[68]。有人建议，从业人员只有在证明自己具备使用新设备的能力后，才能"签字"同意使用新设备[69]。其他临床领域也有相似之处，例如，医生是否被批准做经皮颈动脉支架植入术现在依赖于基于模拟的相关培训[70]。气道从业员有义务通过终身学习，掌握最新情况。

气道工作坊

气道工作坊历史悠久，为不同专业的气道医生提供不同的教学大纲，包括麻醉学、急诊医学和重症监护。内容可以集中在感兴趣的特定领域。ANZCA 的 CI/CO 模块是一个 90 分钟的实践教程，包含专为麻醉医生设计的程序技巧和人为因素内容[71]。专门为纤维支气管镜和清醒插管而设计的工作坊会将参与者作为清醒插管的志愿者[72]。其他工作坊更为全面，提供范围更广的内容[73]。一项调查报道，在参加了气道研讨会后，在管理困难气道患者时，提高了对气道评估的准确性和置信度，以及不熟悉的气道设备的使用[74]。在工作坊参与率初步提高后，需要进一步研究以确定技能衰退。在工作场所进行分布式学习，或在容易获得的任务培训人员处进行定期模拟培训，可能会加强技能的维护。在工作场所附近的许多中心正在提供小型气道实验室，以鼓励定期培训[75]。对于那些从团队参与中获益的任务以及临床上很少进行的诸如环甲膜切开术的程序来说，这一点尤为重要。

选择正确的培训方法

培训课程的教育目标应反映受训者的现有知识。这个起点还将决定用于辅助教学的教育方法和培训设备的类型。新手往往在技能发展的形成阶段学习迅速,但如果他们是在一个低仿真度模拟器上学习,他们的技能发展很快就会停滞不前[76]。一个例子是纤维支气管镜检查的培训。初学者可以在一个简单的模型上学习基本的灵巧技能,这个模型由木板组成,不对称地钻孔以形成曲折的通道[77]。事实证明,这种基本的灵巧技能足以让纤维支气管镜穿过患者的正常气道。相反,高级培训生或经验丰富的实践者可以从更复杂的培训辅助工具如虚拟现实模拟器或人类志愿者中获益[72,76,78]。用于气道管理培训目的的简单模型和培训设备有众多示例。Stringer和他的同事对其中一些设备和技术进行了评估,他们建议在每家医院都设立一个培训区,帮助学员学习气道技能和决策。不幸的是,有些地区缺乏有组织的培训计划[79]。为了解决这个问题,DAS 建议任命气道协调员来促进培训计划,如先前的评论所述[80]。

培训的其他选择包括尸体、麻醉的动物或动物组织[81-85]。在包括英国在内的一些国家,法律禁止使用动物进行培训,一些人对使用活体动物进行培训表示怀疑,特别是当尸体或设计精良的模拟器被认为是同等或更优选的时候[86]。

视频是喉镜检查和插管训练中非常有用的工具[87]。适用于直接喉镜和视频辅助喉镜检查以及其他形式的光学插管,包括光学探针和纤维支气管镜检查。可以在培训期间预测和轻松查看受训者或教师的图像[88]。已录得的图像作为培训 DVD 和动手教学用[73,87]。视频还可以帮助评估全球等级评分[89]。许多研究描述了用视频喉镜对喉部成像以辅助喉镜训练的好处[90-93]。在视频喉镜的帮助下,可以向没有经验的学员演示新生儿气管插管的教学[94]。

使用可生成高质量视频的无处不在的智能手机,可轻松实现用于教学目的的整个气道管理的视频录制。通过讨论录音,在确保气道安全后,学员有机会立即回顾发生了什么,不仅可以直接反映他们使用气道设备的能力,还可以反映他们如何与团队互动。这是教学技术创造的即时改进,可以在下一个案例跟进。如果这些视频只用于培训目的,而没有存档,就很少有人关心患者和团队成员的个人权利。

在学习发展的每个阶段,都应向学员提供反馈,并对其表现进行评估。一旦学员被证明有能力胜任相应的工作,就可以毕业去护理患者。要想让学员或同事被信任来管理困难气道患者,他需要展示一些胜任能力和可信任的专业活动(EPA)来完成这项任务[46]。EPA 是一个相对较新的概念,正在被纳入课程。一旦确定,计划审核 EPA 作为规划从业者终身学习的手段。

模拟医学教育

模拟提供了许多优势,特别是关于手术室中传统的气道管理训练中的问题(知识框 50.5)。

Issenburg 列出了使模拟器优于传统教育模型的理想特性:有效性、反馈、重复实践、课程整合、不同难度水平、多种学习策略、捕捉临床变化、控制环境、个性化学习以及明确的结果或基准[95]。遗憾的是,这一全面的功能列表并没有包括在许多形式的技能培训中。

模拟为学员提供了在安全可控的环境中提高知识、技能和行为的机会。根据 Gaba 的说法,“模拟是一种技术而不是一门技术学,它取代或放大真实体验,引导体验以完全互动的方式唤起或复制真实世界[96]”。模拟医学教育(SBME)使用“设备、受过训练的人员、逼真的虚拟环境和模拟职业遭遇中出现的问题、事件或条件的人为社交情境[95]”。广泛的研究,包括荟萃分析,研究了这种教育形式的有效性,与不治疗和传统临床教育相比,确认了 SBME 的好处[97,98]。一系列的模型、人体模型、全身仿真器和虚拟现实仿真器被广泛应用于气道管理教育。选择一种适合你的训练方法。在拥有人体模型或昂贵的仿真设备并研究如何使用它们之前,强调在气道教学中使用仿真的教育策略的重要性。这种选择取决于受训者的基本知识水平和训练目标。

模拟器仿真度

模拟器的仿真度在训练结果中起着重要的作用。在医学模拟的背景下,仿真度这个词有许多解释和定义,各种定义的含义存在分歧和混淆[99]。作为一个简单的定义,仿真度意味着忠诚,在考虑基于模拟为基础的学习与临床表现之间的关系时,仿真度变得更加重要[100]。在定义教育目标时,模拟器的忠诚程度变得很重要。此外,仿真度与训练有关。提供高仿真度心血管模拟的模拟器可能具有较差的气道仿真度。众所周知,两组条件之间仿真度的重叠将决定这两种条件之间的学习转移[100]。如果教育目标是学习如何应用面罩并在正

知识框 50.5　模拟医学教育的优势

- 培训没有患者参与
- 错误可以反复发生而不会造成伤害
- 操作可以记录和评估以备将来反馈
- 过程可以中断以获得反馈
- 可以创建并定期演练困难和不寻常的场景
- 学员可以以自己的速度学习

From Baker PA, Weller JM, Greenland KM, Riley RH, Merry AF. Education in airway management. *Anaesthesia*. 2011;66:101-11; with permission.

常气道的患者身上使用通气袋,则适当的模拟器可以是简单的气道人体模型。如果教育目标是在直接喉镜检查期间学习如何在移位的会厌下操纵探针并推进气管导管,与在解剖学上正确的人体模型相比,受训者选择在扭曲的会厌解剖获得技能并将该技能实施给患者的效果可能会更好。

许多不同的气道人体模型,具有不同的仿真度。最近的一项放射学研究将计算机断层扫描图像的人体解剖结构与四个高仿真患者模拟器和两个气道训练器进行了比较。人体模型的上呼吸道尺寸与人类的显著不同[101]。另一项研究检查了 SimBaby(SimBaby,Laerdal Medical,Stavanger,Norway)高仿真模拟器并发现了类似的结果,其中 SimBaby 气道尺寸与人类小儿气道解剖结构无关[102]。在一项对 8 个新生儿气道模拟器的研究中,一组新生儿医疗保健专业人员发现模拟器之间存在显著差异[103]。AirSim 模拟器(Trucorp,Belfast,Northern Ireland)基于人体计算机断层扫描(CT),Schebesta 及其同事未将其纳入研究。在一项后续研究中,AirwaySim 与人类 CT 数据相比具有优势[104]。

Issenberg 定义了模拟器的积极特征,包括模拟不同难度级别,使用多种学习策略和捕获临床变异的能力[95]。有这些特征的一些模拟器是可采购的。Trucorp 使用 Pierre Robin 序列设计了儿科气道模型。还有一组四个困难的 AirSim 气道人体模型,具有不同的气道解剖结构,包括各种会厌形状和扩大舌根(Trucorp,Belfast,Northern Ireland)的功能,还有虚拟现实模拟器可以重现困难气道[45,78]。

模拟评估

基于模拟的气道培训和评估已经用于技术和非技术技能。准确测量基于计算机的模拟器的时间和其他指标可以提供客观的性能反馈。使用模拟器,可以在不涉及患者的情况下进行评估,因此可以安全地应用测量。使用高风险评估在使用经过验证的模拟患者的试点研究中,对受训人员和高级临床医生的认证进行了模拟研究。但是,在这些条件下认证的建议并不能准确反映手术技巧。针对多种外科手术有效且可靠的评分已经取得了发展。手术文献中已经报道了主要的进展[105]。这是气道管理教育研究的重要领域,需要积极推进。

操作前的热身

对于一些很少有机会执行某些程序的从业者来说,维持程序技能是一个问题。例如,纤维支气管镜检查,这是一项需要定期练习的复杂技能。纤维支气管镜检查通常用于困难气道患者的管理。可以在清醒插管期间或紧急用于直接或视频喉镜检查技术失败后。一项全国性调查发现,普通麻醉师平均每年只进行三次纤维支气管镜检查,这会造成信心缺乏和不愿意执行这一程序[64]。热身是一种有用的技术,特别是对于偶尔的使用者。如果在实际手术之前立即应用,模拟可以快速提高临床表现。在一项对 33 名麻醉住院医生进行的研究中,对正常气道患者进行纤维支气管镜检查,在术前 5min 进行支气管镜检查模拟器引导预热的医生,全球技能分数和完成时间明显好于第二组没有热身的医生[106]。热身在运动和音乐中是众所周知的,并且该技术也已经应用于手术中,其中模拟器已经用于在腹腔镜胆囊切除术之前进行热身并且对手术受训者有显著改善。

转化结果

转化结果涉及超出教学环境的教育含义。这些包括节省成本、技能保留和改善患者结果。某些模拟器的面值可能很高,但节省成本可能更重要。通过在模拟器上培训,可以将纤维支气管镜的昂贵维修费用降低多达84%[107]。通过模拟训练可提高环甲膜切开术长达 1 年的技能保留、技术能力和对流程图的依从性[108]。对文献的系统评价表明,基于模拟的培训与传统的基于患者的培训在结肠镜检查、内窥镜鼻窦手术和腹腔镜相机导航中同样有效[109]。

气道管理教育的其他来源

气道学会

现存几个具有促进气道管理科学、教育和实践的共同目标的气道学会。1995 年,总部设在英国的困难气道协会(DAS)和北美气道管理学会(SAM)成立。这两个学术组织在成立 20 周年之际,联合在 2015 年举行第一届世界气道管理会议(WAMM)。欧洲气道管理协会成立于 2003 年,旨在向整个欧洲推广高风险气道教育。

通过出版物、在线讨论和年度会议,包括讲座、研讨会、基于问题的学习、海报展示和专家会议,气道学会是气道管理教育的宝贵资源。所有这些社团都积极推动和支持气道管理研究的开展和出版。

在线学习

在线学习是利用互联网技术来提高学习效果。基于网络的信息广泛应用(包括用于研究的在线图书馆、用于课程笔记的互联网存储库、具有反馈和评估的交互式学习、基于案例的学习、超媒体和模拟),并且每天都在增长。内容可以与实时、由讲师指导的在线学习(电话会议、网络研讨会、互联网聊天论坛、即时书面或可视消息传递)同步传递。或者可以异步传送内容,而不是同时传送和接收信息。教师和学员可以通过电子邮件,公告板或网络日志进行交流,但不是实时的。使用在线学习可以使教育者从信息来源的角色中解放出来,成为学习和评估促进者。研究表明,在线学习有效性相当于传统的基于讲座的学习[110]。

社交媒体医学教育

每天出现的新文献量呈指数级增长。通过出版物跟上当前的知识几乎不可能。使用免费开放资源获取医学教育(FOAM),其中包括博客、播客、微博(如推特)和智能手机应用程序,读者可以依赖相关文章的提要和加入聊天组来分享想法。使用这种媒介,信息可以立即在全球传播和讨论,远远早于传统期刊出版物。FOAM 旨在提供信息和娱乐,并通过学习平台(lifeinthefastlane. com、intensivecarenetwork. com 和 emcrit. org)、科学会议如社交媒体和重症监护(SMACC)等吸引大量观众。

这种形式的医学教育的一个重大缺点是缺乏健全的审查程序。FOAM 主要基于意见,该意见为牛津证据医学中心设计的五分制医学证据的最低水平[111]。有人提出了一个共同点,即期刊可以自己运营由临床医生主持的博客,并且可以在线讨论、审查和在线纠错[112]。

评估、反馈和总结

评估是验证学习的过程。相比之下,评估验证了气道课程或气道教学计划。气道教师最初通过尝试了解学员的现有知识、技能和态度来确定学员所处的位置。这可以指导对以前教学效果的评估,并深入了解如何最好地帮助学员提高绩效并为学员提供有关其表现的反馈。

作为评估的结果,学员对三个问题感兴趣:我要去哪儿? 我做得怎么样? 下一步再去哪儿?[113]评估员需要"喂哺"第一个问题(Feed Up),"反馈"第二个问题(Feed Back),"前馈"第三个问题(Feed Forward)[114]。所有这三个问题应该一起解决,并应说明对气道任务的理解或执行情况。这个框架被理解吗? 自我监控是否在调节行为? 最后,是否存在个人自我评估和对自我的反馈?[113]

在气道教学中,形成性反馈主要用于帮助学员制订行动计划或新的学习目标。有时,总结性评估用于评估气道技能或评估住院医师是否准备好自己执行程序。随着将 EPA 纳入气道管理课程,总结性评估更为常见[115,116]。

评估和反馈是一个旨在改善学员进步的框架,理想情况下是确定气道学员对自己表现的看法与对学员外部观点比较[117]。将学员的自我评估整合到反馈中,允许评估者判断是否已经注意到所讨论的要点。这可能会促使其行为或表现发生变化。

除了精确和具体的观察之外,还要直接参考学员的技能或表现。最重要的是提供纠正和建设性的理由,以便对技能的正确或不正确执行达成同意或不同意。换句话说,希望通过帮助学员发展思想和计划以及如何提高他们的技能表现来加强优势并削弱劣势。气道教师的任务是在临床环境中提供安全的机会,以培训和演练这些技能,达到预期的能力水平。对教育研究评估的荟萃分析得出的结论认为,"形成性评估确实可以改善学习",而且成绩的提高似乎相当可观[118]。

临床气道管理期间的评估和反馈通常与学员和教师之间的一对一交流相关联。对于学员而言,重要的是要提出这种特殊的学习情况,以减少被检查的压力,并且在气道程序之后至少有几分钟的时间用于反馈对话。最好不要在评估观察期间中断,否则评估员将无法了解学员的表现。患者安全至关重要,应始终优先于教学和评估。为了最大限度地减少评估过程中的患者安全问题,请仔细选择适当的临床情况,并注意正确的评估技能和学员的期望水平。

已经开发了各种评估工具或反馈表来使过程标准化,并在制定新的学习目标期间提供结构化的反馈,以改善气道管理绩效。研究最多的是基于工作场所的评估(WBA),包括"直接观察程序技能"(DOPS)、"微型临床评估练习"(Mini-CEX)、基于案例的讨论和多源反馈[119]。这些工具有助于气道管理教学繁忙的临床环境,并可在气道程序发生的几分钟内应用。这些标准化的WBA 工具易于应用,并专注于反馈给学员以改进他们的临床表现,同时指导他们的学习达到所需的气道管理能力[120]。手术室中气道管理的这种 WBA 类型需要评估员培训[121]。

ANZCA 最近将 WBA 引入他们的培训计划,其目的是"向学员提供定期的结构化形成反馈、促进教学和学习、并为培训评估过程提供信息"。报告还指出"每一个核心单元审查中,未能达到最低工作场所评估要求,将导致无法进入下一个核心单元,因此受训人员将进入一段延长的培训期[122]。"学员倾向于将所有 WBA 视为高风险,但需要区分形成阶段和培训总结阶段的评估。形成性评估适用于教学、学习和反馈。晋升评估是总结性的。当技能和概念正在形成时,风险很低,反馈和评估的标准可能不那么可靠。总结性评估是高风险的,可能决定受训者是否在培训中取得进步。需要更严格地审查这个阶段的学员。在这种情况下,评估应基于经验丰富的观察员的多次观察,可靠性至关重要[123]。WBA,包括 DOPS,与评估者间可信度差有关[124]。Williams 及其同事在一系列建议中描述了改善观察性评估的实用解决方案[125]。McGaghie 和同事们总结了这些解决方案(知识框 50. 6)[126]。

| 知识框 50.6 | 观察性评价建议 |

1. 评级工具应保持简短和有重点
2. 及时反馈,使教学受益
3. 做好绩效记录,以防评级被推迟
4. 使用广泛的临床情况进行评估
5. 使用不引人注目的观察来补充正式的观察
6. 把终结性评价和形成性评价分开
7. 为评估提供充足的时间,以便周到考虑
8. 训练评分员
9. 为评分者提供关于他们相对评分的反馈(鹰派 vs 鸽派)
10. 使用多个评分器进行观察性评估
11. 只适用于最多七个质素评级类别
12. 采用结构化客观的临床检查和基于工作场所的评估来补充传统的临床观察
13. 使用一组审查员或评分员,而不是一个单独的评分员来促进推广评分要求
14. 考虑连续测量(视觉模拟),而不是分类测量(通用评分量表),以提高评分准确度
15. 促进特定绩效的评级,而不是全球评级
16. 使用标准化的临床就医、技能培训和评估方案来补充临床表现
17. 目的为厘清评级,订定适用于评级的清晰界限或幅度
18. 定期使用和修改评级来确定它们的含义
19. 检阅其他专业人士的评估
20. 认识到观察性评价的局限性,并力求改进

Adaped from Williams RG, Klamen DA, McGaghie WC. Cognitive, social and environmental sources of bias in clinical performance ratings. *Teach Learn Med.* 2003;15:270-292.

使用具有高质量视频录制功能的智能手机技术,可以提供直接可见的材料以供反馈讨论。可以记录非常短的气道程序片段,以向学员展示他们的表现如何,并让他们了解需要改进的地方。该技术具有很强的指导性,为学员和指导者提供了可视的证据,可以为下一位患者实时制定气道管理策略。因为这些资料可以而且必须在简短的 WBA 之后直接删除,所以不需要患者同意,观看视频的患者保密标准与反馈学习对话中的所有其他交流基本相同。气道管理的视频辅助反馈提供了一种反映真实临床世界技能表现的绝佳方式。在程序之后尽快提供反馈的好处增加了与更大的团体跨专业或跨学科交互的讨论,这在临床环境中很少有可能。

在基于模拟的评估过程中,可以通过视频辅助反馈来辅助团队交互的检查。可以训练和演练安全快速的前颈部手术,直到学员自己观察和看到预期的表现水平。这种类型的培训与高仿真气道模拟训练兼容,其中包括对团队互动、程序技能、领导力属性、情境意识处理以及在压力条件下做出决策的反思和复盘。复盘对气道技能的个体发展尤为重要。模拟训练后的复盘对气道管理的整个过程中的群体行为的分析和修正特别有用。复盘比仅仅分析一个行动以及结果怎么样将更进一步。在此类复盘期间,"反思实践"旨在识别个人自己的假设或专业信念,并可能揭示外部现实的内部图像。理解为什么某些行为导致特定结果可能是理解受训者行为的第一步。这种方法导致了倡导与调查的配对[127]。

在没有视频记录的情况下,可以非常简单地进行成功的复盘[128]。成功复盘的最重要变量是需要训练有素的气道老师。显然,具有高标准的气道知识和气道技能是对气道教师的基本要求,但是情况介绍(简报)和听取汇报(复盘)的教和学对于气道管理的教育也非常重要。目前没有关于复盘教学或其对表现的影响的文献。我们假定并希望通过使用检查表和标准化操作程序、遵守标准和指南教导的气道管理程序的关键点,来提高患者安全性。

模拟是训练和演练这些气道情况介绍的一种很好的方式,因为随着时间的推移,人们倾向于走捷径,特别是如果团队彼此熟悉,人员变化不大。目前已经证明,在心脏骤停的紧急情况下,复盘可以提高患者的生存率,但气道管理还没被证实[129,130]。同样,气道手术后以表现为导向的直接复盘,以及气道的每周或每月事件复盘,可能会提高全科麻醉人员的长期绩效。成功的关键似乎是该机构是否定期举办强制性的培训活动。这涉及基于证据的再评价,目的是提高绩效,而不是责怪相关参与者。

全体教职员需要参与策略,以在他们的临床环境和部门中实施反馈和复盘。需要教授评估的目的和过程以及反馈。教师需要了解反馈和复盘如何帮助学员提高绩效的理论背景。评估需要进行培训,以确保观察结果有效、可靠地反映学员的表现。正确使用清单可能有助于使评估中的评分标准化[131]。提供有效的反馈需要接受培训。在角色扮演的情况下,参与者可以经由反馈和复盘,通过各种角色来学习教师自己面对困难的反应和情感上的挑战情境。

本科生和研究生的气道管理教育

教导气道教师

如前所述,很少有临床医生接受过临床教师的正规培训。尽管如此,作为专家还应具备教学能力。为了促进这一点,短期的正式教师发展计划使临床医生能够提高他们的教学能力。有趣的是,大多数临床医生喜欢教学,但经常发现消耗在手术室中的时间压力和不断增加的病例会干扰他们的教学能力。许多临床医生认为,气道管理教学在手术室中需要花费太多时间。在繁忙的手术室,临床教学不一定需要削减工作时间或寻找专用时

间来教授气道管理。气道培训师旨在计划展示如何有效地利用这些短时间进行学习。显然，所有设备的理论背景和处理都必须事先进行培训，但要获得经验并成为气道管理方面的专家，需要直接接触患者，并需要对带来的持续挑战做适当反馈。这些能力可以在气道培训师课程中进行培训。主题可以包括：①如何在手术室中创建学习氛围；②沟通给定会话或气道程序的学习目标；③关于模拟方法的简短见解；④真实患者的技能培训；⑤如何专注于更高级学员的非技术技能。

根据直接观察和结构化评估表格或视频情况汇报介绍，评估和反馈后的评估需要成为此类教师发展的一部分。为了改善临床教学，这些课程可以使用与真实手术室教育相同的方法（例如，翻转课堂概念，现场培训，角色扮演，有或没有视频汇报的模拟，参与者在教学环境中实时录制教学时刻，然后在这些培训师培训课程中反馈）。

2013年，欧洲气道管理协会创建了"EAMS 教导气道教师"（TAT）课程，主要侧重于教授气道管理的最佳方式，而不是教授特定的气道设备或程序。TAT 课程面向每天与住院医师打交道的临床医生。这是形成气道管理教育的地方，需要大量教师支持才能提供优质的气道管理教育。计划在欧洲推出这个课程。这些课程不是为会议研讨会上著名的气道专家设计的。

技能培训：实践和理论教学

气道管理是基于特定技能的实用触觉能力。技能被定义为一种能力，一种特殊的行为，或通过有意的，系统的和持续的努力而获得的适应地执行复杂活动的能力。对于气道教育，我们需要处理理论背景和功能的认知技能，执行气道程序和应用装置的技术技能以及人际关系技巧，以便为了患者的利益正确地完成工作。考虑到这一点，实践教学和理论教学互为气道教育的补充。

我们需要促进对实践培训所依据的理论概念、功能和原则的理解和记忆。从低仿真度人体模型的基础和先进的气道程序开始，将知识转移到气道管理的实践环节。当掌握人体模型技能时，可以在指导下直接应用于患者。接下来是在专家级别的直接监督下进行刻意练习，然后继续指导他人。

远程学习

远程学习是指使用多媒体方法，包括各种基于网络的教学。学习同时进行，可以是互动（网络研讨会）或录制。通过播客进行面对面教学、通过电视或视频进行流媒体会议以及电子和传统教育的组合都可以使用。远程学习还包括地理位置分离的情况，并且非常注重学员之间与学员/教师的互动。对于气道管理教育来说，有助于翻转教室，为即将进行的气道研讨会或会议、监督、演练

做准备，以及很可能对非常偏远的地区重新认证有帮助。现代视频技术不仅可以让我们观看气道管理中的新程序或应用新设备，还可以让导师远程观察和给学员反馈。

人文因素和领导力教育

人为因素科学是一个致力于优化人类表现和减少人为错误的多学科领域。人为因素问题可能与人的能力、行为和工作限制有关。它可以在系统级别或个人级别中应用。NAP4 报告病例中超过 40%（75/184）的不良后果被认为是人为因素导致的。重要的非技术技能包括情境意识、任务管理、决策和团队合作。这些技能需要成为所有气道从业者的安全培训的一部分。

有效的团队合作在气道管理中很重要，能够及时做出适当的决策能力也很重要；有证据表明，即使是经验丰富的从业者在紧急情况下也可能非常不愿意进入外科呼吸道，需要做更多的工作来找到解决这种不情愿的有效方法[132,133]。认识到人为因素在麻醉危机管理中的重要性，ANZCA 委托开发了一个有效管理麻醉危机（EMAC）的课程。这个为期 2.5 天的模拟课程包含人为因素的强烈主题和团队合作培训。该课程的半天时间用于管理气道危机，包括技能站、气道练习以及对人为错误和决策的指导。这在关键事件的沉浸式模拟中得到了加强，使用全身计算机化人体模型，然后进行总结和促进反思性学习[134]。目的是确保麻醉医生准备好，愿意并且能够有效地干预气道危机，并且事实上意识到潜在的问题以避免不良事件。虽然 EMAC 现在是培训的必修部分，并被承认可用于持续的专业发展，但可以考虑定期对麻醉医生进行类似于对航空飞行员的要求的气道管理强制性培训。

管理困难气道的关键步骤之一是寻求帮助。训练有素的麻醉助手已被证明可以改善模拟麻醉危机的安全管理[135]，如果他们了解自己在困难气道管理中的作用，他们的帮助可能特别有用。麻醉医生及其助手需要熟悉他们的环境，特别是他们所在机构所需的设备及其在何处。因此，令人担忧的是，对新西兰大都会地区的气道管理设备进行的审计发现，20% 的麻醉和非医务人员从未确定困难气道装置的方位，而且不知道其内容[136]。许多其他国家可能也存在这种缺陷。

使用航空公司和其他行业的技术来减轻人为错误的风险是有用的。标准操作程序和检查表是国际上许多高可靠性组织安全实践的组成部分[137]。麻醉和手术的相关检查表包括澳大利亚患者安全基金会的"危机管理手册"[138]、哈佛大学公共卫生学院 Gawande 小组的新危机检查表[139]，以及世界卫生组织的手术安全检查表，其中包括气道组件[140]。NAP4 还建议在许多情况下使用检

查表和标准操作程序,例如在手术室外插管和抢救重症监护病房(ICU)中意外移位的气道[12]。

气道管理教育研究

不幸的是,关于教授气道管理的最佳方法,已发表的研究报告很少。模拟通过加速学习、创造罕见和困难的情况以及增强临床培训提供了许多潜在的机会。模拟培训的许多好处都得到了证实,但仍然存在未解决的问题。现在已经很好地描述了对手术模拟中的个人和团队技能的评估,但是尚未阐明最佳反馈和总结技术[105]。

与药物或设备等任何医学干预一样,我们需要调查教育干预的效果,以发现预期结果的实际效果。我们的许多教学方法,无论是传统教学方法还是基于 IT 的教学方法,我们都缺乏必要的严谨的研究数据来展示哪些技术可以带来理想的教育结果。

对于一些研究问题,经典的医学随机对照试验设计可能是合适的。然而,盲法是有问题的,因为学员总是知道教学方法。在这些情况下,更合适的选择是问卷调查、调查或定性研究。气道教学和研究领域的研究人员需要开放他们该方向的研究方法工具箱以及熟悉这些方法。

气道管理中仍有一长串问题尚未解决,但气道教育的优先事项应包括转化研究,该研究表明教育效果和资源可以提高医生的表现,降低患者的发病率和死亡率。另一个重要的话题是初始培训后的能力衰退。我们如何在研讨会之后保持技能,特别是在很少使用的设备或程序(如颈前通道)上;我们多久需要再培训;对于标准的气道管理程序,怎样的病例量才能保持临床能力;建立、维护和再培训程序技能的最佳教学方法是什么? 参加气道研讨会的会议会更好吗,还是应该在我们的机构使用部门技能实验室进行低剂量但高频率的培训? 在线学习能否提供更好的结果,或者采用适应性活动、心理想象或低仿真和高仿真训练更能让临床医生保持最新状态? 人体模型或动物组织模型在什么时候和什么目的是最有助于学习?

显然,我们还需要更多关于模拟医学教育、程序技能发展以及人类行为和非技术技能对气道管理的影响的研究。获得和保持气道管理专业知识的最佳方法尚未确定。这项研究所涉及的努力和成本应该是合理的。

结论

气道管理教育正在迅速发生变化。培训计划吸收了教育研究中的教学技巧。CBME 课程设置和通过评估强制性气道教育的举措可能会使气道培训更加正规化。通过对医学教育的研究,我们可以预见到培训技术的改进。

受训者可以期望在不久的将来评估他们在气道管理方面的能力变得更加严格。对这种能力的定期重新评估很可能成为受训人员和合格从业人员的常态。这些变化将影响所有麻醉医生。长期致力于相关的教育和技能维护,对于麻醉医生自称是气道管理专家的可靠度来说,显然是不可或缺的。

临床要点

- 保持气道管理的专业知识是每个气道医生的责任。这种责任贯穿于整个职业生涯,远远超出了医学培训的成长期。
- 专业知识的基本要素是刻意练习、即时反馈、解决问题和评估,并有机会修改或重复操作。
- 手术室中的传统现场教育可以进行优化和结构化,以减少对患者护理的任何不利影响。在进入手术室之前可以评估背景知识和技能,可以明确教育目标,并且可以在病例期间进行监督并即时反馈。
- 优秀临床教师的特点包括:良好的知识储备,能够提供积极的学习环境的能力,具备出色的聆听技巧,能够提供反馈并表现出适当的热情。
- 模拟医学教育为补充甚至取代传统临床培训提供了宝贵的机会。可以对患者、学员和教师在安全的环境中开发和评估程序和非技术技能。在没有患者参与的情况下进行培训,可以安全地重复错误,可以中断程序以获得反馈,可以演练困难的情景,且受训者可以按照自己的速度学习。
- 评估提供了气道管理教育与改善患者护理之间的重要联系。应衡量学习情况并评估绩效,以满足规定的专业水平。理想情况下,这些性能标准应与患者审核相关联,以确保改善患者护理。
- 有许多改善气道管理教育的机会。目前仍需要开展研究以扩大 SBME 提供的机会,评估技术应得到实施和完善,并且需要对培训选项进行评估,以确定互联网学习提供的新机会的价值。

（张加强 译、审）

部分参考文献

1. Franzese CB, Stringer SP. The evolution of surgical training: perspectives on educational models from the past to the future. *Otolaryngol Clin North Am.* 2007;40:1227-1235.
3. Konrad C, Schupfer G, Wietlisbach M, et al. Learning manual skills in anesthesiology: Is there a recommended number of cases for anesthetic procedures? *Anesth Analg.* 1998;86:635-639.
5. Komatsu R, Kasuya Y, Yogo H, et al. Learning curves for bag-and-mask ventilation and orotracheal intubationan application of the cumulative sum method. *Anesthesiology.* 2010;112:1525-1531.
12. Cook TM, Woodall N, Frerk C. Major complications of airway management in the UK: results of the Fourth National Audit

Project of the Royal College of Anaesthetists and the Difficult Airway Society. Part 1: anaesthesia. *Br J Anaesth*. 2011;106:617-631.

14. Weinger MB, Reddy SB, Slagle JM. Multiple measures of anesthesia workload during teaching and nonteaching cases. *Anesth Analg*. 2004;98:1419-1425.

22. Cleave-Hogg D, Benedict C. Characteristics of good anaesthesia teachers. *Can J Anaesth*. 1997;44:587-591.

23. Sutkin G, Wagner E, Harris I, et al. What makes a good clinical teacher in medicine? A review of the literature. *Acad Med*. 2008;83:452-466.

26. Boerebach BC, Arah OA, Busch OR, et al. Reliable and valid tools for measuring surgeons' teaching performance: residents' vs. self evaluation. *J Surg Educ*. 2012;69:511-520.

29. Bould MD, Naik VN, Hamstra SJ. Review article: new directions in medical education related to anesthesiology and perioperative medicine. *Can J Anaesth*. 2012;59:136-1350.

30. Ramani S. Twelve tips to promote excellence in medical teaching. *Med Teach*. 2006;28:19-23.

32. Cantillon P, Sargeant J. Giving feedback in clinical settings. *BMJ*. 2008;337:a1961.

34. Moraros J, Islam A, Yu S, et al. Flipping for success: evaluating the effectiveness of a novel teaching approach in a graduate level setting. *BMC Med Educ*. 2015;15:1.

35. Kurup V, Hersey D. The changing landscape of anesthesia education: is Flipped Classroom the answer? *Curr Opin Anaesthesiol*. 2013;26:726-731.

37. Miller GE. The assessment of clinical skills/competence/performance. *Acad Med*. 1990;65:S63-S67.

41. Ericsson KA. Deliberate practice and the acquisition and maintenance of expert performance in medicine and related domains. *Acad Med*. 2004;79:S70-S81.

42. Choudhry NK, Fletcher RH, Soumerai SB. Systematic review: the relationship between clinical experience and quality of health care. *Ann Intern Med*. 2005;142:260-273.

43. Ericsson K, Krampe R, Tesch-Romer C. The role of deliberate practice in the acquisition of expert performance. *Psychol Rev*. 1993;100:363-406.

45. Rowe R, Cohen RA. An evaluation of a virtual reality airway simulator. *Anesth Analg*. 2002;95:62-66.

46. ten Cate O, Scheele F. Competency-based postgraduate training: can we bridge the gap between theory and clinical practice? *Acad Med*. 2007;82:542-547.

47. Holmboe ES. Realizing the promise of competency-based medical education. *Acad Med*. 2015;90:411-413.

48. UEMS) EUMSE. Anaesthesiology Training Guideline and Syllabus; 2013. http://www.eba-uems.eu/Education/education.html http://www.eba-uems.eu/resources/PDFS/Training/Anaesthesiology-syllabus.pdf. Accessed 10 April 2016.

53. McGaghie WC, Barsuk JH, Wayne DB. AM last page: mastery learning with deliberate practice in medical education. *Acad Med*. 2015;90:1575.

55. Cook DA, Brydges R, Zendejas B, et al. Mastery learning for health professionals using technology-enhanced simulation: a systematic review and meta-analysis. *Acad Med*. 2013;88:1178-1186.

58. Crosby E, Lane A. Innovations in anesthesia education: the development and implementation of a resident rotation for advanced airway management. *Can J Anaesth*. 2009;56:939-959.

59. Siu LW, Boet S, Borges BC, et al. High-fidelity simulation demonstrates the influence of anesthesiologists' age and years from residency on emergency cricothyroidotomy skills. *Anesth Analg*. 2010;111:955-960.

60. Kruger J, Dunning D. Unskilled and unaware of it: how difficulties in recognizing one's own incompetence lead to inflated self-assessments. *J Pers Soc Psychol*. 1999;77:1121-1134.

61. Baker PA, Feinleib J, O'Sullivan EP. Is it time for airway management education to be mandatory? *Br J Anaesth*. 2017;117(suppl 1): i13-i16.

62. Baker PA, Weller JM, Greenland KM, et al. Education in airway management. *Anaesthesia*. 2011;66:101-111.

63. American Board of Anesthesiology. Maintenance of Certification in Anesthesiology Program (MOCA). http://www.theaba.org/MOCA/About-MOCA-2-0. Accessed 10 April 2016.

72. Patil V, Barker GL, Harwood RJ, et al. Training course in local anaesthesia of the airway and fibreoptic intubation using course delegates as subjects. *Br J Anaesth*. 2002;89:586-593.

73. Levitan RM, Goldman TS, Bryan DA, et al. Training with video imaging improves the initial intubation success rates of paramedic trainees in an operating room setting. *Ann Emerg Med*. 2001;37: 46-50.

74. Russo SG, Eich C, Barwing J, et al. Self-reported changes in attitude and behavior after attending a simulation-aided airway management course. *J Clin Anesth*. 2007;19:517-522.

77. Naik VN, Matsumoto ED, Houston PL, et al. Fiberoptic orotracheal intubation on anesthetized patients: do manipulation skills learned on a simple model transfer into the operating room? *Anesthesiology*. 2001;95:343-348.

78. Baker PA, Weller JM, Baker MJ, et al. Evaluating the ORSIM simulator for assessment of anaesthetists' skills in flexible bronchoscopy: aspects of validity and reliability. *Br J Anaesth*. 2016;117(suppl 1):i87-i91.

79. Stringer KR, Bajenov S, Yentis SM. Training in airway management. *Anaesthesia*. 2002;57:967-983.

80. Mason RA. Education and training in airway management. *Br J Anaesth*. 1998;81:305-307.

84. Wang EE, Vozenilek JA, Flaherty J, et al. An innovative and inexpensive model for teaching cricothyrotomy. *Simul Healthc*. 2007;2:25-29.

86. Sahdev P. Comparison of manikin models vs live sheep in "can't intubate can't ventilate" training. *Anaesthesia*. 2010;65:759.

89. Aggarwal R, Grantcharov T, Moorthy K, et al. Toward feasible, valid, and reliable video-based assessments of technical surgical skills in the operating room. *Ann Surg*. 2008;247:372-379.

91. Howard-Quijano KJ, Huang YM, Matevosian R, et al. Video-assisted instruction improves the success rate for tracheal intubation by novices. *Br J Anaesth*. 2008;101:568-572.

95. Issenberg SB, McGaghie WC, Petrusa ER, et al. Features and uses of high-fidelity medical simulations that lead to effective learning: a BEME systematic review. *Med Teach*. 2005;27:10-28.

97. Cook DA, Hatala R, Brydges R, et al. Technology-enhanced simulation for health professions education: a systematic review and meta-analysis. *JAMA*. 2011;306:978-988.

98. McGaghie WC, Issenberg SB, Cohen ER, et al. Does simulation-based medical education with deliberate practice yield better results than traditional clinical education? A meta-analytic comparative review of the evidence. *Acad Med*. 2011;86:706-711.

100. Grierson LE. Information processing, specificity of practice, and the transfer of learning: considerations for reconsidering fidelity. *Adv Health Sci Educ Theory Pract*. 2014;19:281-289.

101. Schebesta K, Hupfl M, Rossler B, et al. Degrees of reality: airway anatomy of high-fidelity human patient simulators and airway trainers. *Anesthesiology*. 2012;116:1204-1209.

106. Samuelson ST, Burnett G, Sim AJ, et al. Simulation as a set-up for technical proficiency: can a virtual warm-up improve live fibreoptic intubation? *Br J Anaesth*. 2016;116:398-404.

108. Hubert V, Duwat A, Deransy R, et al. Effect of simulation training on compliance with difficult airway management algorithms, technical ability, and skills retention for emergency cricothyrotomy. *Anesthesiology*. 2014;120:999-1008.

109. Dawe SR, Pena GN, Windsor JA, et al. Systematic review of skills transfer after surgical simulation-based training. *Br J Surg*. 2014;101:1063-1076.

110. Ruiz JG, Mintzer MJ, Leipzig RM. The impact of E-learning in medical education. *Acad Med*. 2006;81:207-212.

113. Hattie J, Timperley H. The power of feedback. *Rev Educ Res*. 2007;77:81-112.

114. Conaghan P, Lockey A. Feedback to feedforward. *Notfall Rettungsmed*. 2009;12:45-48.

115. ten Cate O. Nuts and bolts of entrustable professional activities. *J Grad Med Educ*. 2013;5:157-158.

116. Jonker G, Hoff RG, Ten Cate OT. A case for competency-based anaesthesiology training with entrustable professional activities: an agenda for development and research. *Eur J Anaesthesiol*. 2015; 32:71-76.

117. Rust C, Price M, O'Donovan B. Improving students' learning by

developing their understanding of assessment criteria and processes. *Assess Eval High Educ.* 2003;28:147-164.

119. Norcini J, Burch V. Workplace-based assessment as an educational tool: AMEE Guide No. 31. *Med Teach.* 2007;29:855-871.

120. Weller J, Jolly B, Misur M, et al. Mini-clinical evaluation exercise in anaesthesia training. *Br J Anaesth.* 2009;102:633-641.

126. McGaghie WC, Butter J, Kaye M. Observational assessment. In: Downing SM, Yudkowsky R, eds. *Assessment in Health Professions Education.* New York: Routledge; 2009:185-215.

127. Rudolph JW, Simon R, Dufresne RL, et al. There's no such thing as "nonjudgmental" debriefing: a theory and method for debriefing with good judgment. *Simul Healthc.* 2006;1:49-55.

128. Savoldelli GL, Naik VN, Park J, et al. Value of debriefing during simulated crisis management: oral versus video-assisted oral feedback. *Anesthesiology.* 2006;105:279-285.

135. Weller JM, Merry AF, Robinson BJ, et al. The impact of trained assistance on error rates in anaesthesia: a simulation-based randomised controlled trial. *Anaesthesia.* 2009;64:126-130.

All references can be found online at expertconsult.com.

第 51 章　危重气道信息的传播

Lorraine J. Foley, Jessica Lunaas Feinleib, and Lynette J. Mark

章节大纲

引言

危重气道信息的交流传统上是通过医疗记录中的文件、医生和患者之间的口头交流、信件或这些方式的结合来实现的。这些类型的交流方式有明显的缺点，比如患者或后续气道操作者对之前气道困难的严重性了解不够、信息记录缺乏一致性导致后续无法访问，特别在紧急情况下，这些缺点更加明显。后来出现的电子健康记录（electronic health record，EHR），也没有很好的帮助人们普遍地获得紧急医疗信息。美国非联邦急症护理医院对 EHR 系统的采用情况表明，该系统的高级功能的使用已经在不断增加，但截至 2014 年仍然只有 1/3（34.4%）的医院采用了可以传播困难气道（difficult airway，DA）信息的全面 EHR 系统[1]。

本章的重点是关于如何将从地方到全球的文件及登记处的重要气道信息，包括医学警示基金会和美国国家困难气道/插管登记处的信息有效地传播给未来的医疗人员。我们还把医学警示基金会和其登记处的组成和优点与内部麻醉文件、患者的信件、气道信息登记、商业上可获得的医学警示信息系统以及尚未实现通用的 EHR 系统进行了比较。

困难气道/插管：一个多方面的问题

复杂的气道管理是一个涉及不同临床环境从业者的多方面问题。气道管理失败的后果对患者、从业者和监护保健系统来说都可能是灾难性的。重要问题包括：①困难气道和/或插管患者的鉴别；②困难气道实践指南、建议和管理流程；③困难气道管理的结果。

患者鉴别

对于困难气道的评估和对于"困难"气道患者的定义，即便在处理困难气道的医学专业人士内部之间也存在争议。这是患者因素，临床环境和从业者技能之间复杂的相互作用的结果[2]。前期麻醉学文献[3-6]指出，在手术室接受全麻插管麻醉的患者中，未预料的困难插管的发生率为 1%～3%。最近报道其发生率已经高达 18%[7,8]，非手术室内插管困难插管的发生率为 6%～10%[9,10]。

正如先前美国麻醉医师协会（ASA）指南所述，困难气道是患者因素，临床环境和从业者技能之间复杂的相互作用。对于困难气道的定义没有共识。ASA 困难气道指南将困难气道定义为，在临床情况下，经传统训练的麻醉医生通过面罩通气困难，气管插管困难或两者兼有。面罩通气困难包括使用声门上气道工具，而插管困难包括喉镜检查困难，即用传统喉镜检查多次尝试无法观察到声带的任何部分[11]。加拿大气道焦点小组建议将困难气道描述为经验丰富的从业者预测或使用任何或所有面罩通气、直接或间接喉镜、气管插管、声门上气道或外科气道时遭遇困难[12]。

多学科实践指南和困难气道/插管流程以及记录与传播建议

在 ASA 终审索赔项目之后，ASA 于 1993 年为困难气道管理制定了一个工作组并发布了实践指南。他们建议在病历中记录困难气道的存在和性质，并把气道困难情况告知患者[3]。同时,在 1992 年,麻醉咨询委员会建立了医学警示国家困难气道登记处,目的是开发一个统一记录患者困难气道的中央登记记录系统[13]。

新修订的 ASA 指南建议在麻醉记录中进行困难气道情况记录,内容包括:与患者的口头沟通,书面报告或信函,与外科医生和/或主要护理人员沟通情况,以及警示腕带和图表文件[12]。

加拿大气道焦点小组建议在图表中增设一个说明,说明问题的性质及其处理方式,告知患者和护理团队,以及记入可靠数据库,如医学警示或其他地方或国家数据库[12,14]。

困难气道协会对未预料的困难插管也已经有了指南。他们建议进行随访;医疗记录中放置气道警示文件;给患者、外科医生和全科医生写一封书面信;并确认一个医疗警示手环[15,16]。

气道管理协会(SAM)目前正在制定传播困难气道关键信息的指南,并批准了国家医学警示维护一个指定的困难气道登记处(www.medicalert.org/difficultairway)。医学警示推荐文档和传播应具有多层或备份文档,从地方开始并扩展至全国,甚至国际。越多人知情,就越有可能进行沟通。

困难气道管理结果

困难气道或困难插管的结果可能包括轻微或重大不良医疗事件或死亡,对从业者的专业责任,以及患者和医疗保健系统的直接和间接成本。1988 年,ASA 职业责任委员会对终审索赔研究发现,呼吸道事件是麻醉期间脑损伤和死亡的最常见原因,而伴有困难插管的麻醉是降低风险的最常见类别。呼吸诉讼的平均赔偿金额为 200 000 美元[17]。1992 年由美国医师保险协会实施的一项损失调查研究中指出:在来自 43 个医生所属医疗事故保险公司(代表全国接近 2 000 名麻醉医生)获悉的档案中,在最常见的意外事故中"插管问题"列为第三位。339 项诉讼中 175 项的平均赔付金额为 196 958 美元[18]。在对马里兰州超过 15 年时间跨度的大约 5 000 例针对麻醉医生的索赔分析中,气管插管是导致责任索赔的第六大常见医疗操作。因困难气道和不良事件受害的患者中,每 7.5 例患者提出了一项医疗事故索赔,1994 年一项索赔导致陪审团裁决了 500 万美元(Laura Morlick,Johns Hopkins Medical Institutions,Baltimore,MD,personal communication,July 17,1994)。1985—1999 年 ASA 结案索赔的一项研究显示 67% 的困难气道责任与插管有关[19]。

在气道管理期间,反复尝试插管会引起肿胀和出血,每次尝试都会增加插管和通气失败的可能性,从而导致潜在的灾难性后果,甚至是脑损伤或死亡[19-21]。延长气道管理过程伴多次气管插管尝试可使并发症发生率增加 70%[9,22]。

在 ASA 结案诉讼的索赔分析中,50% 是可预测的困难气道[19]。在 NAP4 研究中,133 例患者出现了严重的气道管理并发症。其中有 50%(66 例)被预测为困难气道进行管理。在这些案例中,66 例患者中有 41 例有气道病史,32 例在患者病例中有信息传播,但仅仅有 14 例患者接受直接沟通[21]。还有一些将人为错误视为问题的一个重要可修改部分[23,24],人为错误往往是不恰当的决策、不充分的记录、不充分的培训和设备的不足。

困难气道/插管:危重信息的记录与传播

成功和不成功的气道管理技术的沟通包括两部分:①事件发生时间的记录(麻醉前,麻醉中,麻醉后);②在随后的护理期间将信息传递给未来的医疗提供者。本部分内容将讨论记录中应该记录哪些文件以及在何处记录这些信息。

医疗/麻醉记录中的文件

在过去,没有标准的、统一的、现成的文件可以精确地记录气道事件。传统上,困难气道信息作为非标准化的自由的手写文本形式记录在纸质麻醉记录单中。正式的手术记录或医疗记录并不包含这些信息;ICU 和急诊的医务人员和护理人员很少接触到这些气道方面的信息。此外,这些信息具有科室特殊性,不能与急诊,耳鼻喉等科室分享,但是这些科室也会遇到这些困难气道患者。

ASA 实践指南推荐,麻醉医生在医疗记录中应该更全面地记录气道管理情况,包括气道困难性质,使用的各种气道管理技术以及每种技术在管理特定困难气道中的有益程度或有害程度的描述[25]。

虽然详细的气道管理文件是麻醉记录的基本组成部分,但有证据表明实施情况并不好。6 个月内 23 011 例全身麻醉病例的回顾性研究发现,只有 13% 的患者病例中记录了完整的气道管理文件。应用文件改进后,随访研究与"完整"气道记录相应增加,在 13 个月内记录超过 90%[26]。

传统上,困难气道信息记录在患者的纸质病历中。但是即使这些书面文件足够多,通常也不能在随后的医疗过程中向医务工作者有效传递,因为很难或无法检索纸质记录,特别是在紧急情况下。

信息的口头传播

大多数麻醉医生在麻醉后恢复室(PACU)中告知患者困难气道的情况。然而,这种与患者口头交流的信息是不可靠的。患者的术后疼痛或认知状态可能会影响这种沟通，家属通常更关心患者的手术情况，而不是麻醉管理的细节。一项研究发现，被口头通知的患者只有 50% 能回忆起与麻醉医生的术后对话[27]。

患者对医学专业词汇缺乏了解或者因为本身对医疗状况相关的焦虑会妨碍这些信息的有效传播，口头传达的困难气道信息可能会被误传。此外，医护人员可能为了减轻患者的焦虑或因为害怕承担责任不会充分说明困难气道的严重程度，当这些患者重新进入医疗系统时，他们可能记不起以前关于困难气道的口头交流，否认困难气道的任何病史或无法描述一个准确清晰的病史。在紧急情况下，昏迷的患者也不能讲述他们可能被告知的任何困难气道信息。

信息的信件传播

从 1992 年开始，约翰·霍普金斯大学麻醉顾问报告（前面描述的）是靠信件将困难气道信息报告寄给给患者的外科医生和内科医生。2000 年，梅奥诊所麻醉科开始以术后一周邮寄信件的形式向患者提供有关困难气道的书面通知。但是，在两年后的一项随访调查中，20% 的患者并不记得收到过这封信。为了加强沟通，诊所随后用打电话的方式确认是否收到了这封信并强调了困难气道的重要性，信中还包括医学警示基金会的宣传册。调查发现，那些记得收到过信件的患者中有 41% 的人将他们的困难气道信息告诉了他们的初级医疗保健医生，95% 的人后来做过手术，并告知了他们的外科医生和或麻醉医生。调查的结论是，患者可以告知随后的医护工作者他们有困难气道，尽管他们中的大多数人并不了解困难气道是如何影响他们随后的麻醉和气道管理的[27]。

最近，各种出版物重申需要向患者、医护人员和外科医生分发某种标准的书面通知或气道警示[8,28]。

信件应该具体化，包括如下内容：

（1）发现困难气道的日期和机构。

（2）医疗提供者联系信息。

（3）患者气道检查情况、体重指数和其他严重并发症特征。

（4）困难气道的类型，如面罩通气困难、声门上气道装置的置入或通气困难、插管或者拔管困难。

（5）失败技术和暴露方式。

（6）成功的技术与最佳视角。

（7）未来对气道管理的影响。

（8）包含在登记表中的建议，如附录 A 中的医学警示信件样本。

困难气道登记处／数据库

困难气道登记处和或数据库用来确定困难气道患

者，以便随后进行沟通和/或收集流行病学和病因学困难气道管理信息[29]。

通过电子健康记录进行记录和传播

医院和卫生保健系统设施中越来越多地使用电子健康记录（EHR），已被确认有困难气道的患者正在陆续进入困难气道登记处登记。登记的目的是在该设施、卫生保健系统或具有相同 EHR 系统的医疗机构的后续医疗期间有效传播危重信息。

1992 年，约翰·霍普金斯医学院的 Mark 及其同事成立了一个永久性的内部困难气道登记处[13]，产生了一个困难气道响应团队（DART）。

在紧急气道情况下，改善困难气道反应的策略可以包括使用 DART 团队和 2008 年约翰霍普金斯医学院开发的推车上的设备。这是一个涉及麻醉、耳鼻喉科、创伤外科和急诊的多部门教育和操作项目，初步分类了各个科室部门的角色；启动了全校范围的问题的质量改进，包括较难获得特定设备的问题[30]。一项对 1992—2006 年的病例回顾性研究显示，每年大约有 6.5 例急诊手术气道（环甲膜切开术或气管切开术）。在开展综合 DART 计划的两年后，尽管报告的困难气道患者数量有所增加，但每年的发生数量仅约为 2.2 例[31]。DART 计划的实施还将气道前哨事件的数量从前两年的几个减少到无。此外，在此期间没有支付与气道事件有关的索赔[32]。

1995 年，波士顿贝丝以色列女执事医疗中心（BID-MC）开发了一个困难气道登记处，在这里将患者的气道管理信息与患者的过敏反应一起输入计算机化的患者记录。对 1995 年至 1997 年 BIDMC 困难气道登记处的 119 例患者进行了回顾发现，31 例（26%）曾接受过一次或多次手术，登记处为随后的气道管理提供了有价值的信息[33]。

这两个登记处仅限于那两家医院。由于医疗保健领域正在从一个独立的医院转变为一个更大的医疗保健系统，困难气道登记处也正在整个医疗保健系统中陆续建立。

2012 年，美国退伍军人事务部（VA）卫生保健系统（约 150 家医院）发布了一项指令，要求在整个手术室的气道管理中采用一系列全面的气道管理标准。该指令包含指导原则，指出所有 VA 医院必须具有"管理已知或紧急确定的气道管理的计划"和"通知此类患者的程序"。但这是由各个 VA 医院自身来确定如何达到这些标准。大多数 VA 医院都开发了困难气道电子标志，但这种通信只保留在本地，不加入患者的国家电子记录中[29]。

2012 年，佛罗里达州好莱坞的纪念医疗保健系统开发了一个困难插管的电子病历登记处。类似于 BIDMC 的登记处，气道状态的通知位于过敏系统中。与 VA 系统不同的是,该医疗系统中的任何一家医院都可以访问这些信息。

通过在电子病历(EMR)中记录患者具有困难气道或插管,引导患者接受困难气道/插管腕带。这能确保有困难气道和或插管的患者在住院期间无论他们去医院的哪个地方都能得到确认[34]。

流行病学和病因学困难气道数据库

流行病学和病原学困难气道数据库用于收集数据来确定困难气道的流行病学或分类困难气道事件和确定病因。

儿科困难插管登记是与儿科麻醉学会合作开发的,目的是确定儿童气管插管困难时气道管理并发症的类型及发生率;确定患者,医护人员和执业特征与心肺并发症发生的关系;确定各种气管插管技术的成功率[35]。

美国国家紧急气道登记处(NEAR)于2003年启动,旨在前瞻性地收集来自30多个国际机构的急诊部门急诊科气管插管数据(http://www.near.edu/index.cfm)。他们通过标准化的数据表格收集所有气管插管的数据,而不管插管方式的困难程度,该表格允许以一个分母来计算气道事件的发生率。不幸的是,这只对那些参与的机构开放,并不用于其他机构医务人员对于困难气道的沟通。后来,他们建立了NEAR儿童(NEAR4KIDS)登记处,专注于儿科重症监护室气管插管数据(http://www.near.edu/near4kids/welcome.cfm)[36]。

英国第四次国家审计项目(NAP4)是另一个数据库,但它仅在有限的时间内运行。该困难气道协会和皇家麻醉师学院对所有参与的英国医院进行了为期一年的前瞻性数据收集。记录导致意外进入重症监护病房、死亡、脑损伤或紧急手术气道的气道管理事件(http://www.das.uk.com/natauditproject)以及所有发生的气道管理事件。同样,这些事件具有所有病例的相关分母,用于分析与这些事件相关的患者和提供者因素[22]。

2011年,针对NAP4的结果,澳大利亚和新西兰急诊部气道登记处成立了(http://www.airwayregistry.org.au/registry.htm)。其通过标准化和患者去识别表格,从所有插管中收集数据,从而使他们能够正确地计算气道发病率和死亡率。

与上述数据库不同的是,ASA终审索赔项目是一个从分析导致美国法律索赔完成的麻醉相关事件中收集的回顾性数据[37]。自1984年成立以来,ASA终审索赔项目对气道管理的实践和ASA困难气道指南的制定产生了重大影响。通过其解释事件发生率是不可能的,因为它只包括产生发病率和死亡率的失败气道,而不是所有气管插管。

医学警示基金会困难气道/插管登记处

一个理想的数据库以有效的方式向未来的气道提供者提供困难气道的通信,以提高患者的安全性并收集数据,在没有冗余提供者文档的情况下提供困难气道管理的流行病学和病原学分析。这是一个成立于1956年的501(c)(3)非营利组织,提供紧急医疗标识和24/7紧急响应系统。它有9个国际办事处,在25个国家以140种不同的语言提供服务。它的任务是保护和拯救生命,在必要时立即准确地向其400万成员(美国230万,全球其他地区170万)传播关键的患者信息。医学警示基金会于1979年由ASA认可,1992年由世界麻醉医生联合会批准,并在1993年得到美国耳鼻喉头颈外科医生学会的赞同。

1992年,ASA和其他人建议为美国建立国家困难气道登记处[3]。当时,麻醉咨询委员会是由志愿者、麻醉医生、耳鼻喉科医生、质量保证和风险管理专家组成的多学科团队共同参与的。国家困难气道/插管登记处麻醉咨询委员会的主要目标:①制定和实施统一记录和传播危重信息的机制;②为研究目的,建立气道管理信息中心数据库;③对患者进行长期跟踪,以评估不良结果对未来管理的影响;④确定快速和经济地传播危重的气道信息是否能对患者的未来护理和医疗保健系统的总体成本产生积极影响。

1995年,SAM成立,麻醉咨询委员会将火炬传递给SAM,将医学警示国家困难气道/插管登记处带入下一个千年[37]。

从1992年到2014年,登记在册的患者人数接近1.2万人。来自50个州的150多家卫生保健机构对这些患者登记情况进行了初步调查。大约12%的登记包括他们的卫生保健提供者的信件。回顾这些信件,我们发现了三大类患者信息:①一般性"困难气道";②具有补充数据库元素的通用"困难气道"警报,进一步描述了困难气道的性质;③上述任一项加上来自患者病历的扫描原始文件。2014年,作为对这一综合评估的回应,SAM MedicAlert更新了全国困难气道/插管手册和登记表(http://www.medicalert.org/everybody/difficult-airway intubation-registry)。任何气道提供者都可以访问该站点。

结论

正如Cook和MacDougall-Davis所说,人为因素是沟通、判断和训练方面的问题[24]。困难气道信息的翔实记录和传播的成功实施应有助于解决这些问题。在管理困难气道情况的过程中,质量改进应该是积极和持续的,但也应该伴随着记录和传播气道信息方法的改进。一旦确诊为困难气道患者,气道管理的文件记录是至关重要的,并应包括成功和失败技术的具体情况、医生的技能水平以及事件发生的临床环境。患者的内部EMR可以记录困难气道,触发患者腕带并在首页上发出警报,并且确保患者在最初的医疗及护理期间被识别为困难气道。在困难气道事件发生后,一个关键的问题是如何在随后的事件中及时地将患者特定信息传播给未来的医疗提供者。这很重要,因为成功和不成功的气道管理技术的信息记录可以减少插管尝试次数及相关的并发症(包括死亡和脑损伤),借此可以改善患者的安全,减少操作者的责任。ASA 关于传播这些信息的建议包括告知患者(或负责人)是否存在困难气道以及困难的原因:①书面报告或致信于患者;②病历中的报告;③图表标志;④与患者的外科医生或主要护理人员的通信;⑤警示手环或等同的识别装置。

应始终通过口头沟通告知患者困难气道信息,但这不应被视为传播危重信息的可靠方式。当患者将困难气道的事实传达给下一位麻醉医生时,可能不包括成功和不成功的气道管理技术的细节。以信函的形式将困难气道信息传达给患者是一个有效的策略,但是有些患者不记得收到过这封信,而另一些患者会随着时间的推移丢失或错放这封信。在紧急情况下,患者不太可能携带这些信件,他们的初级保健提供者也不太可能从他们的医疗记录中及时查看这些信件。内部困难气道登记处可以成功地提供危重气道管理信息,但这仅对返回同一医疗机构的特定组患者有效。很明显,即使实施了头四项 ASA 建议和其他策略,患者的危重气道信息还是可能无法在医院或主要医护人员范围之外随时获得。

尽管 EHR 系统取得了很大进步,但要解决的问题的复杂性和范围使得实现这一目标的时间框架并不确定。目前,患者 EMR 中的困难气道信息可以在一些医院或通过一个小的相关网络设施获得,但不能在整个区域、州、国家或国际范围内全面获得。目前,这些传播信息的方式都不能满足在需要时随时随地立即获取紧急医疗信息。

只有通过实施第四条 ASA 推荐的警示手环或等效的身份识别设备(一种能说明问题的可视的医疗 ID),才能让任何未来的医疗提供者在任何环境中了解患者困难气道的存在。

幸运的是,这个解决方案已经就位,并在医学警示基金会中完全投入使用。从今天开始,作者推荐医学警示基金会(MedicAlert Foundation),因为它满足了在国家或国际上立即获得和传播紧急医疗信息的需求。可视的医学警示困难气道/插管医疗 ID 不言自明,并得到世界各地护理提供者认可。医疗 ID 与应急响应中心相关联,该中心由一支受过医学培训的人员组成,他们每周 7 天,每天 24h,以 140 多种语言回应医护人员的电话,传达医学警示基金会国家困难气道/插管登记处提供的患者之前气道管理的关键细节,以便随时随地帮助未来的医护人员对患者进行气道管理。

临床要点

- 医学警示基金会成立于 1965 年,1979 年得到 ASA 认可,是唯一一家为会员提供全面医疗服务的非营利组织,以可视医疗 ID、独立的钱包卡、可通过网络访问的个人健康记录和 24/7 实时应急响应服务的形式出现。
- 1992 年,美国医学警示基金会建立了全国 DA/插管注册中心,以促进与复杂气道管理相关的标准化关键信息的统一记录和有效传播。
- ASA 实践指南为传播重要的气道信息推荐了以下组成部分:①书面报告或致信于患者;②病历中的报告;③图表标志;④与患者的外科医生或主要护理人员的通信;⑤通知手环或等同的识别装置。医学警示基金会是目前唯一能够提供这种服务的组织。
- 困难气道的后果可能包括轻微或重大的不良医疗事件或死亡,对医生的专业责任以及对患者和卫生保健系统的直接和间接成本。困难气道仍然占麻醉理赔中最高的比例。
- 截至 2010 年,全国困难气道/插管医疗警报登记包括超过 11 000 名患有困难气道的活跃成员。
- 个人可以通过拨打 1-800-ID-ALERT 成为医疗警报基金会的成员(见附录 A 和 B)。或者访问网站(www.medicalert.org)。每年都要缴纳注册费,但是如果一个人付不起费用,医疗服务提供者可以联系医学警示基金会,要求免除费用。
- 该基金会在其网站及气道管理学会网站(www.samhq.com)上有一个更新的国家困难气道/插管注册表格可以使用。

(张加强 译、审)

部分参考文献

8. Koenig HM. No more difficult airway, again! Time for consistent standardized written patient notification of a difficult airway. *Anesthesia Patient Safety Foundation Newsletter.* 2010;Summer:1-6.
12. American Society of Anesthesiologist Task Force on Management of the Difficult Airway Updated Report: Practice guidelines for management of the difficult airway. *Anesthesiology.* 2013;118:251-270.
13. Law JA, Broemling N, Cooper RM, et al. The difficult airway with recommendations for management-Part 1-Difficult tracheal intubation encountered in an unconscious/induce patient. *Can J Anaesth.* 2013;60:1089-1118.
14. Mark LJ, Beattie C, Ferrell CL, et al. The difficult airway: mechanisms of effective dissemination of critical information. *J Clin Anesth.* 1992;4:247-251.
28. Trentman TL, Frasco PE, Milde LN. Utility of letters sent to patients after difficult airway management. *J Clin Anesth.* 2004;16:247-261.
34. Foley LJ, Sands D, Feinstein D, et al. Effect of difficult airway (DA) registry on subsequent airway management experience in the first 2 years of a DA registry. *Anesthesiology.* 1996;89:A1220.
38. Deleted in review.
All references can be found online at expertconsult.com.

附录 A

Dear Patient,

As we discussed during our post-operative visit, you underwent general anesthesia (completely asleep for surgery). This required a breathing tube to be placed in your windpipe to deliver oxygen to your lungs, heart, brain and other vital organs. When the breathing tube was inserted, it was difficult to place the breathing tube in your windpipe. This is referred to as a "Difficult Airway."

Now that we know that you have a "Difficult Airway," it is important that you do the following to help protect yourself.

1. Tell your primary care physician or family doctor that you have a "Difficult Airway."
2. Tell your family and others of your choosing that you have a "Difficult Airway" in case they need to provide this information on your behalf.
3. If you are to have surgery, tell your anesthesiologist that you have a "Difficult Airway." Show your anesthesiologists the attached form that contains all the medical details needed to manage your difficult airway.
4. You are strongly advised to enroll in the the MedicAlert Foundation's Registry for Difficult Airway/Intubation.
    a. Fill out the attached MedicAlert Foundation application for enrollment and send a copy of the "Difficult Airway" information form and membership fee along with it.
    b. After you enroll, you will receive an ID number, wallet card with the MedicAlert Foundation toll-free phone number, and a custom engraved "Difficult Airway/I" metal emblem on a necklace or bracelet.
    c. Your "DIFFICULT AIRWAY" information will be in the Registry at the MedicAlert Foundation, which has safeguards for patient confidentiality.
    d. In an emergency or if you have surgery, your "DIFFICULT AIRWAY" information can be accessed by your health care provider or any provider 24 hours a day, 7 days a week, at no charge.

 I have informed you of your DIFFICULT AIRWAY because it is extremely important that you are aware of the difficulties in placing a breathing tube. Please keep this letter in a safe place for future reference.

I cannot emphasize enough how important it is for you to wear a MedicAlert emblem bracelet or necklace. It could be lifesaving!

If you are unable to afford the enrollment fee, please let me know and I can write a letter for a waiver of the fee. Please contact me if you have any questions or desire further information.

Sincerely,

Staff Physician Anesthesiologist

Hospital

Address

Phone:

DIFFICULT AIRWAY MEDICAL INFORMATION FORM	Apply patient sticker

_____ was found to have a "DIFFICULT AIRWAY" on ____/____/____ at

_____

MR# _____   Telephone# _____

Mask Ventilation: _____ Easy _____ Difficult _____ Impossible

_____ Difficult Intubation _____ Difficult Laryngoscopy _____ Failed Intubation

Physical Exam: Reason for Difficulty

Height: _____ Weight: _____   Mallampati class (I-IV): _____

Mouth opening: _____cm   Neck extension: _____ full _____ limited

Teeth: _____ prominent _____ edentulous   Large tongue: _____

Thyromental distance: _____ <6cm   Anterior larynx: _____

Other _____

DETAILS OF AIRWAY MANAGEMENT

Mask ventilation: _____ oral a/w _____ nasal a/w _____ 2 person technique

Success achieved with patient:

_____ awake _____ asleep _____ muscle relaxant used _____ muscle relaxant not used

_____ Intubation was unsuccessful

Rating Cormack/Lehane laryngoscopy view: _____

(I-full view of glottis opening, II-epiglottis and arytenoids, III-tip of soft palate, IV-only soft palate)

SEQUENCE OF EVENTS

ATTEMPT 1: Device used: _____ Grade laryngoscopy: _____

_____ Successful _____ Unsuccessful

ATTEMPT 2: Device used: _____ Grade laryngoscopy: _____

_____ Successful _____ Unsuccessful

ATTEMPT 3: Device used: _____ Grade laryngoscopy: _____

_____ Successful _____ Unsuccessful

ADDITIONAL COMMENTS:

附录 B

EMERGENCY CONTACTS

PRIMARY EMERGENCY CONTACT   RELATIONSHIP

EMERGENCY CONTACT'S PHONE   SECOND PHONE

PRIMARY PHYSICIAN   PHYSICIAN PHONE

MEDICAL CONDITIONS/DEVICES/MEDICATIONS*

DIFFICULT AIRWAY/INTUBATION

ALLERGIES*

NO KNOWN ☐   MEDICAL CONDITIONS ☐   ALLERGIES ☐   MEDICATIONS

Please attach additional listings if needed

SELECT YOUR MEDICAL ID(S)

See select medical ID details on this form or view all medical IDs online at www.medicalert.org/shopids

ID # _____ Price _____

Wrist size *(Please measure your wrist & add ½")* _____
Need measuring tips? Go to www.medicalert.org/sizing

Shipping and handling _____ $7.00

TOTAL _____

PAYMENT

☐ Check/MO ☐ MasterCard* ☐ Visa* ☐ Discover* ☐ AMEX*
No other cards accepted. No CODs. Payment must accompany order.

CREDIT CARD NUMBER   EXPIRATION DATE (MM/YY)

CREDIT CARD HOLDER'S NAME

CREDIT CARD HOLDER'S BILLING ADDRESS

SIGNATURE FOR CARD AUTHORIZATION

Important: I authorize above healthcare provider to release medical and other confidential information about me to MedicAlert. I agree to permit any information on this form to be collected and used anonymously for scientific and educational research. By accepting services with MedicAlert Foundation, for yourself as the customer and/or as caregiver on behalf of the customer named above (collectively, "you"), you authorize MedicAlert to release all medical and other confidential information about you in emergencies and to other health care personnel you designate. If you choose to terminate service, you must notify us in writing and return your jewelry. MedicAlert relies upon the accuracy of the information that you provide. You, therefore, agree to defend, indemnify, and hold MedicAlert (including its employees, officers, directors, agents, and organizations with which it maintains a marketing alliance for the provision of services hereunder) harmless from any claim or lawsuit brought by customer or others for injury, death, loss or damages arising in whole or in part out of your provision of incomplete or inaccurate information to MedicAlert. Furthermore, as caregiver for the customer named above, you hereby represent and warrant to MedicAlert that you have full power and authority, as the duly authorized representative of such customer, to enroll and act on his or her behalf.

SIGNATURE OF MEMBER   DATE
(A parent or guardian signature is required for patients under the age of 18.)

MEDICALERT MEDICAL IDS

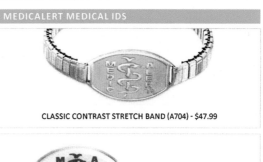
CLASSIC CONTRAST STRETCH BAND (A704) - $47.99

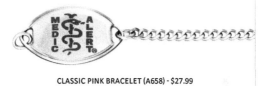
CLASSIC PINK BRACELET (A658) - $27.99

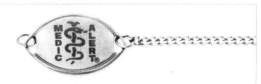
CLASSIC BLUE BRACELET (A655) - $27.99

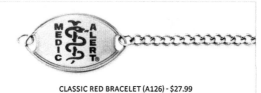
CLASSIC RED BRACELET (A126) - $27.99

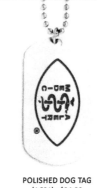
POLISHED DOG TAG
(A601) - $24.99

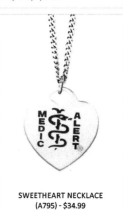
SWEETHEART NECKLACE
(A795) - $34.99

SEND YOUR COMPLETED REGISTRY TO:

@ customerservice@medicalert.org

Fax: 209-669-2409

MedicAlert Foundation, Medical Resource Team
PO Box 21009, Lansing, MI 48909

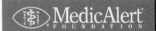

DIFFICULT AIRWAY / INTUBATION REGISTRY
Please complete this form and give to your patient.

Download this form at www.medicalert.org/difficultairway

1. PATIENT INFORMATION

FIRST NAME   LAST NAME

MAILING ADDRESS   CITY   STATE   ZIP

PHONE   ☐ Home ☐ Mobile ☐ Work   ☐ Home ☐ Mobile ☐ Work

EMAIL ADDRESS

☐ Male ☐ Female

DATE OF BIRTH (MM/DD/YYYY)   GENDER

2. PHYSICIAN & HOSPITAL INFORMATION

FIRST NAME   LAST NAME

PROFESSIONAL TITLE AND SPECIALITY

HOSPITAL/FACILITY   PHONE

ADDRESS   CITY   STATE   ZIP

PATIENT'S MEDICAL RECORD NUMBER

3. DIFFICULT AIRWAY/INTUBATION EVENT DETAILS

WHAT WAS THE OPERATIVE PROCEDURE AND DATE?

PROCEDURE   MO/DAY/YR

WAS THE OPERATIVE PROCEDURE ELECTIVE OR NON-ELECTIVE?

☐ Elective   ☐ Non-elective

WHERE DID THE DIFFICULT AIRWAY/ INTUBATION EVENT OCCUR?

☐ Hospital operating room
☐ Post-anesthesia care unit/recovery room
☐ Intensive care unit
☐ Emergency department
☐ Nursing unit or ward
☐ Remote hospital procedure site
☐ Ambulatory surgery center
☐ Other _____

PATIENT HEIGHT AND WEIGHT

HEIGHT (IN. OR CM.)   WEIGHT (LB. OR KG.)

ASA PHYSICAL STATUS

☐ ASA physical status I (normal healthy patient)
☐ ASA physical status II (patient with mild systemic disease)
☐ ASA physical status III (patient with severe systemic disease)
☐ ASA physical status IV (patient with severe systemic disease that is constant threat to life)
☐ ASA physical status V (moribund patient who is not expected to survive without the operation)
☐ ASA physical status E (emergency procedure)

WHAT TYPE OF MONITORING WAS USED?

☐ Capnography
  ☐ Color-change/colorimetric
  ☐ Digital
  ☐ Waveform
☐ Oximetry
☐ None

WAS DIFFICULT AIRWAY/INTUBATION ANTICIPATED?

☐ Yes ☐ No

IF ANTICIPATED, HOW?

☐ airway history given by patient
☐ airway history given by family
☐ prior anesthesia record
☐ prior ENT surgery
☐ prior head and neck radiation
☐ prior airway pathology
☐ documentation in patient's medical record
☐ diagnostic tests
☐ consultations
☐ current physical examination
☐ radiation changes
☐ other_____

WHAT TYPE OF DIFFICULTY WAS ENCOUNTERED? SELECT ALL THAT APPLY.

☐ Mask/ventilation
☐ Supraglattic Airway (SGA)
☐ Intubation
☐ Extubation
☐ Other _____

form continues on next page >

WHAT PATIENT CHARACTERISTICS WERE RELATED TO THE DIFFICULT AIRWAY/ INTUBATION? SELECT ALL THAT APPLY.

- ❏ small mouth opening
- ❏ temporomandibular joint
- ❏ prognathism
- ❏ limited mandibular protrusion
- ❏ beard
- ❏ large tongue
- ❏ dentition/large teeth
- ❏ edentulous
- ❏ redundant or edematous tissue
- ❏ hypertrophied lingual tonsils
- ❏ anterior/superior larynx
- ❏ limited neck extension
- ❏ plastic surg implant in face/neck
- ❏ neck circumference
- ❏ short thyromental distance
- ❏ C-spine instability
- ❏ distorted ENT anatomy
- ❏ Obesity
- ❏ Obstructive sleep apnea
- ❏ Infection
- ❏ Pediatric syndrome
- ❏ Pregnancy
- ❏ Other_____

MOUTH OPENING

- ❏ 1 fingerbreadth
- ❏ 2 fingerbreadths
- ❏ 3 fingerbreadths

THYROMENTAL DISTANCE

- ❏ 1 fingerbreadth
- ❏ 2 fingerbreadths
- ❏ 3 fingerbreadths

NECK EXTENSION

- ❏ Full
- ❏ Limited, >35 degrees
- ❏ Limited, <35 degrees

MODIFIED MALLAMPATI CLASS

- ❏ Modified Mallampati Class I (soft palate, uvula, fauces, pillars, visible)
- ❏ Modified Mallampati Class II (soft palate, uvula, fauces visible)
- ❏ Modified Mallampati Class III (soft palate, base of uvula visible)
- ❏ Modified Mallampati Class IV (only hard palate visible)

KHETERPAL MASK VENTILATION GRADE (IF ATTEMPTED)

- ❏ Kheterpal mask ventilation grade 1 (ventilated by mask)
  - ▢ Spontaneous
- ❏ Kheterpal mask ventilation grade 2 (ventilated by mask with oral airway/ adjuvant with or without muscle relaxant)
  - ▢ Muscle relaxant
- ❏ Kheterpal mask ventilation grade 3 (difficult ventilation [inadequate, unstable, or requiring 2 providers] with or without muscle relaxant)
  - ▢ Muscle relaxant
- ❏ Kheterpal mask ventilation grade 4 (unable to mask ventilate with or without muscle relaxant)
  - ▢ Muscle relaxant

MODIFIED CORMACK-LEHANE GRADE

- ❏ Grade 1 – most of glottic opening is visible
- ❏ Grade 2 – only posterior portion of the glottis or only arytenoid cartilages are visible
- ❏ Grade 3 – only the epiglottis is visible
- ❏ Grade 4 – neither glottis nor epiglottis is visible

4. SUCCESSFUL EQUIPMENT TECHNIQUES

WHAT EQUIPMENT/TECHNIQUES WERE SUCCESSFUL IN THE PATIENT'S AIRWAY MANAGEMENT? SELECT ALL THAT APPLY.

- ❏ Awake
- ❏ Asleep
- ❏ Face mask ventilation
- ❏ Oral airway
- ❏ Nasal airway
- ❏ Supraglottic airway (SGA)/extraglottic device (EGD)
  - ▢ Intubating supraglottic airway

- ❏ Direct laryngoscope
  - ▢ Macintosh (Size: ▢ 1   ▢ 2   ▢ 3   ▢ 4)
  - ▢ Miller (Size: ▢ 1   ▢ 2   ▢ 3   ▢ 4)
  - ▢ Other _____
- ❏ Video laryngoscope
  - (Size: ▢ 1   ▢ 2   ▢ 3   ▢ 4)
- ❏ Flexible fiberoptic bronchoscope
  - ▢ Oral
  - ▢ Nasal
- ❏ Endotracheal introducer
  - ▢ Aintree exchange catheter
  - ▢ Optical stylet _____

- ❏ Rigid fiberoptic laryngoscope _____
- ❏ Operative laryngoscope/Rigid laryngoscope
  - ▢ Holinger
  - ▢ Dedo
- ❏ Rigid bronchoscope
- ❏ Retrograde intubation set
- ❏ Cricothyrotomy
- ❏ Tracheotomy
- ❏ Percutaneous tracheostomy
- ❏ Other _____

form continues on next page >

5. UNSUCCESSFUL EQUIPMENT TECHNIQUES

WHAT EQUIPMENT/TECHNIQUES WERE <u>UNSUCCESSFUL</u> IN THE PATIENT'S AIRWAY MANAGEMENT? SELECT ALL THAT APPLY.

❑ None

Number of attempts　□ 1　□ 2　□ >3

❑ Awake

❑ Asleep

❑ Face mask ventilation

❑ Oral airway

❑ Nasal airway

❑ Supraglottic airway (SGA)/extraglottic device (EGD)

　□ Intubating supraglottic airway

❑ Direct laryngoscope

　□ Macintosh (Size:　□ 1　□ 2　□ 3　□ 4)

　□ Miller (Size:　□ 1　□ 2　□ 3　□ 4)

　□ Other _____

❑ Video laryngoscope

　(Size:　□ 1　□ 2　□ 3　□ 4)

❑ Flexible fiberoptic bronchoscope

　□ Oral

　□ Nasal

❑ Endotracheal introducer

　□ Aintree exchange catheter

　□ Optical stylet _____

❑ Rigid fiberoptic laryngoscope _____

❑ Operative laryngoscope/Rigid laryngoscope

　□ Holinger

　□ Dedo

❑ Rigid bronchoscope

❑ Retrograde intubation set

❑ Cricothyrotomy

❑ Tracheotomy

❑ Percutaneous tracheostomy

❑ Other _____

ESTIMATED TIME FOR AIRWAY MANAGEMENT

❑ 0-15 minutes

❑ 15-30 minutes

❑ 30-60 minutes

❑ Longer than 60 minutes

6. PATIENT OUTCOME

WHAT WAS THE PATIENT OUTCOME? SELECT ALL THAT APPLY. FOR RESEARCH PURPOSES ONLY.

❑ Airway secured and procedure completed

❑ Airway secured but procedure cancelled

❑ No adverse outcome

❑ Cancelled procedure

❑ Desaturation

❑ Aspiration

❑ Cardiovascular compromise/arrest

❑ Cricothyrotomy

❑ Tracheotomy

❑ Percutaneous tracheostomy

❑ Dental trauma

❑ Soft tissue or nasal trauma

❑ Esophageal trauma

❑ Laryngeal trauma

❑ Vocal cord trauma

❑ Tracheal trauma

❑ Barotrauma

❑ Hemorrhage

❑ Other _____

7. SIGNIFICANT EVENTS

PLEASE DESCRIBE THE SIGNIFICANT EVENTS

8. FINAL RECOMMENDATION

FINAL COMMENTS/RECOMMENDATIONS FOR COLLEAGUES?

MedicAlert Foundation is endorsed by the Society for Airway Management.

第 52 章　气道研究

Alistair F. Mcnarry

章节大纲

引言

　　所有参与气道管理的人员，在其职业生涯的某个阶段，都可能会思考气道相关研究，或者评估其他研究的结果，看看可以多大程度地应用在自己的实践操作中，或者设计一项研究，来解决自己遇到的实际问题。Isono 在 2011 年发表有关气道研究现状的文章指出[1]，"我们最终的目标是要保障患者的安全，而要做到这一点，首先要了解和认清可能发生伤害性事件的关键点"。

　　气道研究是一个宽泛的话题，小到从生理学上解释为什么意识丧失时气道容易梗阻，大到当前评估气道管理的许多不同工具[2]。描述 Macintosh 喉镜的原始论文篇幅很短，虽包含对该设备的描述和图片，但没有任何涉及应用于患者的内容，所占篇幅不足一页[3]。类似地，Archie Brain 在《英国麻醉学杂志》[4]上发表的关于(传统)喉罩(cLMA)应用的第一篇报道中，只报道了在 23 例患者中的应用。新设备催生出新的医学术语，如口咽漏气压(oro-pharyngeal leak pressure，OLP)和声门开放百分比(percent-age of glottic opening，POGO)，以及测量它们的方法[5]。新设备也为处理插管困难增添了新的策略[6]。在评估现有的证据时，评估其方法学的能力，与评估其结果同样重要。一项研究提供了一个评估证据的层级系统(表 52.1)。

表 52.1　循证医学的证据等级

证据等级	研究类型
1a	RCT 研究的系统综述
1b	单个 RCT 研究
1c	全或无研究(例如：在治疗手段出现前，所有的患者均会死亡，而在应用治疗后，一些人可以存活；或者在治疗手段出现前，一些患者会因病去世，而在应用治疗后，死亡率降至零)
2a	证据级别 2b 队列研究的系统综述
2b	单队列或低质量的 RCT
2c	利用流行病学将预后(如护理质量、生活质量)与地理、收入或生活方式等自变量联系起来，调查卫生保健实践的结果
3a	证据级别 3b 的系统综述
3b	单个病例对照研究或历史性对照研究
4	病例报告或病例系列
5	专家的意见或想法，仅基于理论、基准研究或首要原则

RCT，随机对照研究，最强的是 1a 级，最弱的是 5 级(Adapted from the Centre for Evidence-Based Medicine at：http：//www. cebm. net/index. as-px？o=1 025 by Pandit JJ et al. TheDifficult Airway Society "ADEPT" guidance on selecting airway devices：the basis of a strategy for equipment evaluation. Anaesthesia. 2011；66：726-737.)

系统综述、荟萃分析、随机对照临床研究

Cochrane 综述,作为 Cochrane 图书馆(www. cochraneli-brary. com)一部分,是在系统综述数据库(CDSR)中发表的系统综述。Cochrane 图书馆是世界上最大的系统综述独立提供商。他们基于单一研究问题提炼出系统报告,放在 Cochrane 图书馆,可供获取。使用 MeSH 关键字"气道管理"搜索文献库,结果显示了 129 篇文章(搜索日期 2016 年 1 月 23 日)。Cochrane 还编写了一本工作簿[7],可称为撰写 Cochrane 综述的官方指南,包含了大量关于进行系统综述和荟萃分析的有用信息。

系统综述是通过收集满足明确定义标准的所有证据,来回答某一特定研究问题的方法。过程中重要的环节是要使用一种明确的方法学,即其他研究人员重复研究,仍会产生同样的结果(偏倚最小化,但不能完全消除)。综述中的研究发现应全面展示给读者。如此清晰的处理进一步降低了偏倚风险或作者观点的影响——这些都是叙述性综述的常见问题[8]。

荟萃分析是一个统计过程,它整合了几个独立研究的结果,这些研究被认为可以结合起来,以便对现有证据进行更客观地评估[9]。它报告的两组之间的差异结果(如干预和对照),更具重量级和导向性。

如果荟萃分析处理不够严谨,尤其是在没有仔细考虑特定的研究设计、研究内偏倚、研究间差异和报告偏倚时,将产生误导性结果[10]。一旦确定了符合条件的研究,就要对每项研究的处理效应和 95% 置信区间(CI)进行衡量[通常包括比值比(OR)和相对风险(RR)]。下一步是用加权平均法计算总体效应。重点关注那些信息量更大的研究,通常使用方差的倒数(标准误差的平方的倒数)作为权重[11]。

这意味着,与标准误差较大而样本量小的研究相比,标准误差较小而样本量大的研究得到的权重更大[10]。

然后,将荟萃分析的结果显示在森林图中[12]。成分研究通常用带有水平线的方块表示,意指置信区间。根据个体研究结果,这些方块被绘制在一条无效线的两边。总体估计值以菱形显示在图的底部,其中菱形的中心表示汇聚的估计值,水平极值表示置信区间[13]。因此,菱形的外形诠释了荟萃分析的质量,长而薄的菱形意味着有一个很宽的置信区间,可能有很多不确定性,而短而宽的菱形则表明该研究效力依据强[14]。不管形状如何,如果菱形越过等线/无效线,则表明没有差异(缺乏效力)[15]。图 52.1 为森林图实例[16]。

荟萃分析还应包括异质性评估,即汇集来自不同研究的数据是否合理。如果每个研究结果的置信区间(水平线)重叠较差,这通常表明存在统计异质性。这是一种基于临床的判断,尽管是可以报告异质性的统计检验(一个统计学显著的结果,$P<0.05$ 表明存在异质性的问题),大多数荟萃分析并没有足够强大以支持其检测[11]。荟萃分析并不完美,可能会产生误导性结论[17]。有各种各样的工具可以帮助读者有条理地评估系统性综述[18]。

系统性综述位于循证医学证据链的顶端,但不能保证提供一个明确的答案。例如,对 Pentax AWS[19] 的荟萃分析显示,尽管包含 1 800 多名患者,但使用该可视喉镜并没有临床获益。这与一项包含 293 例先前存在困难气道记录或可疑困难气道患者的研究结论相反,该项研究证实了此种喉镜有效性[20]。

同样,进行荟萃分析要依赖于一个以上的足够规模的随机对照研究,才能得出有意义的结论。一项综述的作者希望评估"使用软镜插管(FSI)与使用其他方法插管对肥胖患者[体重指数(BMI)>30kg/m²]进行气管插管的安全性和有效性",他总结道:"需要更多的原始研究来探讨肥胖患者的最佳插管技术……"。另一篇 Co-

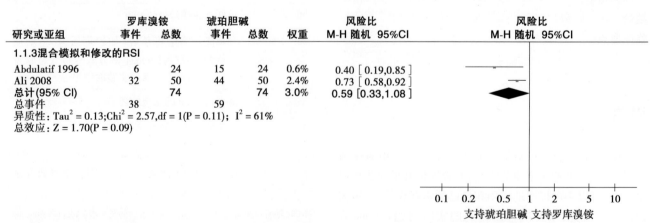

研究或亚组	罗库溴铵		琥珀胆碱		权重	风险比 M-H 随机 95%CI	风险比 M-H 随机 95%CI
	事件	总数	事件	总数			
1.1.3混合模拟和修改的RSI							
Abdulatif 1996	6	24	15	24	0.6%	0.40 [0.19,0.85]	
Ali 2008	32	50	44	50	2.4%	0.73 [0.58,0.92]	
总计(95% CI)		74		74	3.0%	0.59 [0.33,1.08]	
总事件	38		59				

异质性: $Tau^2 = 0.13$; $Chi^2 = 2.57$, $df = 1$($P = 0.11$); $I^2 = 61\%$
总效应: $Z = 1.70$($P = 0.09$)

图 52.1 森林图示例:罗库溴铵与琥珀胆碱用于快速序贯诱导的比较(Adapted from Tran DTT, Newton EK, Mount VAH, Lee JS, Wells GA, Perry JJ. Rocuronium versus succinylcholine for rapid sequence induction intubation. Cochrane Database Syst Rev. 2015;(10):CD002788)

chrane 综述[16]试图确定琥珀胆碱或罗库溴铵是否能提供更好的插管条件。他们发现"1.2mg/kg 罗库溴铵与琥珀胆碱的插管条件无统计学差异,然而,琥珀胆碱在临床选择上更具优势,因为它的作用时间短"。这篇综述明确陈述了没有考虑舒更葡糖因素,尽管研究小组工作显示罗库溴铵/舒更葡糖组比琥珀酰胆碱组肌松作用消除更快[22,23]。尽管综述时采用了最佳方式,这篇综述中舒更葡糖的缺失使研究结果很难与临床实践相关联。

文献综述

传统数据库

当思考某一主题时,最佳出发点是回顾现有的文献。这可能并不简单,因为有各种各样的医学文献数据库,所有这些数据库都存在一定差异,因为它们所列期刊的选择标准不同。PubMed(http://www.ncbi.nlm.nih.gov/pubmed)是一个免费搜索数据库,是医学索引的在线版本。Medline(商业化数据库,其记录可追溯到 1967 年)目前索引了大约 5 000 种期刊[24],而 EMBASE 是由 Elsevier 公司维护的一个商用数据库,索引了 90 多个国家的 8 500 多种期刊,其中包括所有 Medline 的期刊[25]。还有其他数据库,例如 EBSCO 和 CINAHL(护理和相关健康文献的索引)。尽管 PubMed 有可以通过互联网免费访问的明显优势,不同的图书馆还是拥有不同的数据库访问权限,并配有各种在线教程和视频来改进搜索结果[26]。数据库之间存在差异[27],以及从优秀医学图书馆员处获取适当搜索策略所带来的益处不可小觑。TRIP 数据库(初衷是将研究转化为实践,网址为 www.trip.com)声称,该数据库旨在为用户提供高质量的研究证据,以支持他们的实践和/或关注点。然而,若要从这些搜索引擎中获得最有用的信息,用户需要了解是如何对文献打分和评级的,因为这决定了会首先呈现哪些文章给读者。

还有其他免费的学术搜索引擎(例如谷歌学术 scholar.google.com),也为研究人员和作者提供了各种各样的帮助,包括引文提醒和书目管理软件的导出等。每个搜索术语只容许出现 1 000 篇引文。其确切的搜索计算方法尚不清楚,尽管谷歌学术声明根据文章的内容、发表地点、作者和引文频率对文章进行排名。一项对排名算法的研究表明,被引次数是最重要的特征[28],意味着高频被引文章出现在搜索结果中的位置会比那些被引次数较少的文章靠前。

开源期刊

开源期刊与个体文章不同,它是由特定期刊提供开放使用的。作者通常需要支付一笔文章处理费,这包括审查费和编辑费,然后文章就可以免费下载给所有用户。这些期刊可能在目录数据库中列出,也可能没有列出,但现在有一个开源期刊目录(http://doaj.org)。将期刊及其相应的文章使用 Library of Congress 分类法进行分类,该分类法医学目录下拥有 1 992 个期刊。由于同行评议水平的差异,读者应该了解开放使用的文章是如何被不同名称期刊选择出版的。

医学主题词

医学主题词(MeSH)是美国国家医学图书馆的对照词汇表。不同的数据库也有一些其他搜索词汇表,但 MeSH 是值得详细探究的一个。在 MeSH 主题索引中共有 16 个主要分支。每个分支都有许多层次的子分支,每个标题在层次结构中都有一个特定位置[29]。它使用主题词的形式来描述当前医学的主题。2016 年 MeSH 中有 27 883 种描述:例如,在 2011 年"气道管理"被引入 MeSH 术语中。"气道管理"是"分析、诊断和治疗技术设备"主分支中的一个亚分支,而术语如"气道、拔管和插管、气管内"是"气道管理"的亚分支。"喉罩"(1993 年作为一个搜索词引入)是"气管插管"的一个亚分支。每个标题都有其附属的副标题或归属描述。例如"不良反应、并发症和教育培训"是附属于"气道管理"标题的三个副标题(注意,这不是一份详尽的清单;请参阅 http://www.ncbi.nlm.nih.gov/mesh/? term=airway+management)理解这种树状结构会使得搜索更有效,因为搜索更宽泛的术语可以自动包含其下较窄的术语(搜索术语迸发)。MeSH 术语每年更新一次,尽管喉罩自 1993 年已经是一个标题,但可视喉镜(VAL)仍然不是一个标题或描述词。有关使用 PubMed 的期刊文章已经发表[30-32],甚至还有培训 PubMed 培训者的课程。这是一个复杂的领域,虽然每个人都可以从家里的电脑上进行简单的搜索,专业人士提供的有效搜索还是至关重要的。

观察性研究

研究小概率事件发生率可考虑应用纵向或观察性研究,如研究气道工具失败发生率[声门上气道装置(SGA)或可视喉镜[33-37]]或单独某种罕见情况的发生率。这些研究方法各有利弊。De Jong 的研究[38]观察了手术室内 11 035 名患者和重症监护室里的 1 400 例患者。在肥胖患者中,重症监护室(ICU)插管困难(DI)的发生率是手术室的两倍(16.3% vs 8.2%,$P<0.01$)。他们将肥胖定义为 BMI 大于 $30kg/m^2$(发生率为 20%),插管困难定义为三次或三次以上试图用喉镜将气管导管置入气管,或使用传统喉镜操作持续时间大于 10 分钟,或两者兼备。

在英国皇家麻醉医师和困难气道协会（基于 114 904 例患者）[39]第四次国家审计项目（NAP4）研究中，已预料到的困难气道发生率为 2.2%。Nørskov 研究[40]提示困难气管插管的发生率为 1.86%。其中绝大多数都是未预料到的，当然也有很大数量的假阳性困难气道。

由于绝对困难气道发生率如此之低，研究将不得不纳入非常多的受试者，以确保纳入足够多真正有困难气道的患者。考量预计困难气道的患者是很复杂的。大多数预计的困难气道患者实际却并不困难（75.4%）。因此，如若使用气道评估方法作为困难气道的指标，将纳入大量实际上可以正常插管的患者。

困难插管可以通过应用先进工具来克服（可视喉镜或插管软镜），或干脆绕过（叫醒患者）。然而，面罩通气困难（FMV）给麻醉医生带来的是更为紧迫的问题。Kheterpal 团队[41]研究了可预测面罩通气困难和喉镜暴露困难的因素。他们发现 46 岁以上、男性、体重指数大于 $30kg/m^2$、马氏（Mallampati）分级 Ⅲ 或 Ⅳ 级、颈部肿物或放疗史、甲颏距离受限、睡眠呼吸暂停、牙齿外露、胡须、颈部短粗、颈椎活动度受限和下颌前凸受限都是面罩通气困难和喉镜显露困难的独立风险因素（实际发生率0.4%）。尽管就其本身是一项有用的发现，但它之所以在此强调，是因为该团队考量了来自 4 个医疗机构的492 239 个病例，耗时 6 年。如此的努力付出，值得那些立志进行有意义的气道研究人员学习和致敬。

许多关于声门上气道装置的观察性研究（包括 1983 年 Brain 的研究）都纳入的患者数量相对较少[4,42,43]。然而，Pandit 最近重申，基于小型研究得出的器具有效的结论，可能并不确切[44]。他建议在考虑声门上气道装置时，我们应该采用失败率的 95%CI 的上界，即 2.5%左右（基于 cLMA 的失败率<1%[37]）。他描述了当失败率的 95%CI 的上界小于 2.5%时，需要纳入约 250 个观察对象，才可能观察到至少一次器具失败。为了预确认一种器具的可能成功性，需要纳入如此多的观察对象，使此类观察性研究的执行难上加难，但在文献中查阅某种器具的现有证据时，还必须涉及此类研究。

理想研究

研究任何问题最理想的设计都是随机对照试验（RCT），随机对照试验的基本原则包括明确定义问题、除暴露和对照变量外两个几乎相同的组和对研究者使用盲法，而这些于气道管理领域实际上是不可能的。任何涉及气道管理技术或设备的试验都不可能使用盲法，因为操作人员将知道他们使用的是哪一种设备，这可能会影响他们的操作应用。RCT 成本与获益对比后的绝对获益一直受到质疑[45]。同样，许多关于设备的研究至少在某

种程度上是由设备制造商资助的（例如，提供廉价或按成本核算的气道设备）。这可能会影响研究人员的观点，引起报告偏倚。

最近，英国困难气道协会（DAS）设计了 ADEPT 流程（气道设备评估项目组）[46]。作者们试图基于证据来解决关于购买气道设备的关键问题。那么需要什么样的证据？工作组的结论是："所有与气道有关的在选设备必须符合最低标准，即至少有一个与其使用有关的 3b 级研究证据，发表在同行评议的科学文献中。

欧洲设备受欧盟（EU）法律管辖，因此，所有设备都必须带有 CE 标志（符合欧洲法规）。对于医疗器械，这意味着它符合欧盟指令 93/42/EEC 的标准。

在美国，这一角色由美国食品药品监督管理局的设备和放射卫生中心（CDRH）扮演，而在澳大利亚，这属于卫生部的医疗产品管理部门管辖。

尽管 ADEPT 推荐使用 3b 级证据，但许多临床医生发现，当前对声门上气道装置[33-35]和可视喉镜[36]进行的观察性研究，在决定是否该设备应在临床实践中使用这一问题上，也有一定的益处。

气道研究误区

提及软镜插管（FSI）技术，进行气道研究可能面临的问题便显现出来。FSI 是一种公认的可优化已知或预计困难气道患者气管插管方法。然而，若想观察如何更有效地实施操作，以及如何教授培训它，研究设计却很难。图 52.2 显示了操作 FSI 时需要考虑到的各个方面。清醒 FSI 的定义很清楚，在患者仍有意识的情况下，FSI 辅助使气管导管（ETT）穿过声带，保护呼吸道。其间存在大量的步骤和过程，交织影响，共同促成了任务的成功或失败。在理想的研究中，图 52.2 所示的所有参数，除了待评价的参数外，都是标准化的。然而，需要标准化的特征数量很多，这使得完美的研究难以设计或进行。

在不同的研究人员间，FSI 的学习曲线可能存在差异[47-50]。然而，这是一个不争的事实，相比于熟练使用喉镜来说，熟练的 FSI 操作需要更多的 FSI 操作练习。喉镜操作者在成功操作中可得到的即时帮助，对于操作成功与否同样起到重要作用，虽然可以标准化（例如，任何情况下使用相同的助理或对助理的操作步骤标准化），但这使得研究设计更加困难。

患者的 BMI 决定可使用的局部麻醉药的总安全剂量[51]，但这可能会限制某些患者可供选择的技术种类（喷洒麻药或神经阻滞或环甲膜注射）。这是否意味着研究方案必须囊括不同的表面麻醉技术？如果是这样，所有的研究者在每种技术上是否都接受了同等的培训？甚至所选择的插管软镜也可能对操作成功有一些影响。

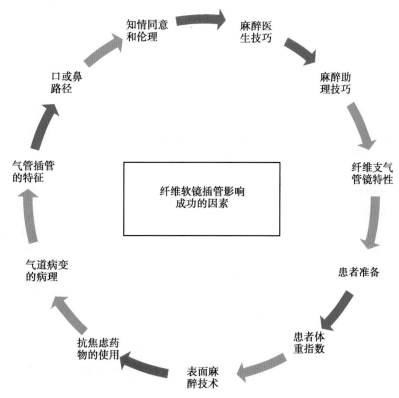

图 52.2 11 个步骤可以影响纤维软镜插管的结果,从而影响观察该技术成功与否的研究结果。要将 10 个步骤标准化而单独研究一个问题是非常困难的

几家不同公司生产了一系列不同直径的一次性和可重复使用的 FSI[52-54]。每个受试者都应该使用相同的插管软镜吗?如果这样的话,这是否意味着如果没有可用的研究用插管软镜,即使不是研究那种插管软镜本身,也不能进行研究?使用的气管导管的性质也影响清醒插管软镜插管的成功率,然而至少部分气管导管的选择可能与外科喜好或预行手术操作相关。潜在的病理也会影响所选择的路径和操作的困难程度。如果新方法组的所有患者都有复杂的气道病变而需要花费时间和技巧来解决,那么该表面麻醉气道的新技术将面临失败。鉴于任何操作者的操作都不可能标准化,以适应所有气道病变的性质,显而易见,由于不可能进行对照研究设计,清醒 FSI 技术的研究终将受限。在 FSI 研究中,避免表麻复杂多样性的一个选择是,研究其在麻醉状态下患者中的应用。然而,麻醉状态下患者的气道解剖结构与清醒患者的不同。那么,如果只对睡眠患者进行 FSI 的研究,能否真正反映出 FSI 在清醒患者中的应用呢?

值得考虑的还有结果的有效性。就表面麻醉的充分性而言,操作成功(气管插管通过声门)等结果指标必须与患者耐受性和依从性等结果指标相结合考虑。这意味着必须采用标准化的操作前用药/镇静方案;然而,这可能受到潜在的患者病理条件的影响。同样,为了对所研

究的技术进行无偏倚的评估,还必须记录清醒患者的焦虑水平,并将其纳入研究分析中。另一个解决方案是在已知正常气道患者上测试这些因素。尽管操作者均为已获得医师资格并希望学习该技术的人员[51],但仍然有一些相关并发症发生的可能性[55],这使得伦理批准和受试者招募更加困难。

因此,完美的气道研究设计是非常困难的。鉴于困难气道的发生率并不高,许多研究最初依赖于从正常气道患者研究结果进行推断,或者从并非所有变量都固定不变的相对满意研究里进行外推。

气道研究问答

需要解决的一个简单问题是,诱导后插管前,麻醉状态下的患者存在潜在气道梗阻的可能性[2],该如何供给患者有效的氧合(和通气)。当氧合并不充足的情况下,我们要考虑的问题很多,包括采用有效的氧合技术,使用避免气道阻塞的设备,以及执行气道管理操作中涉及的人为因素。经鼻湿化快速充气交换通气(THRIVE)最近被广泛[57-58]阐述[56]。然而,目前还不清楚这种技术的原理是什么。最近的一项 RCT 显示,这种技术在 ICU 危重患者中,在防止去氧饱和方面并没有那么有效[59]。不同的证据结果促使其他研究人员试

图总结出技术现状[60]。临床医生必须根据有限的证据和他们自己对证据质量的分析，来决定是否应该将这项技术应用到他们的实践中。这必须在没有任何重大伤害报告的情况下进行，与此同时也没有 RCT 或大宗系列报道描述其有效性。

去氧饱和的基本处理方法应规范模式化[61,62]，这意味着我们不仅应该研究氧合技术，而且应该考虑避免去氧饱和的技术，例如去氧饱和可由琥珀酰胆碱引起的肌肉震颤造成。罗库溴铵和环糊精的搭配可能降低琥珀胆碱的去氧饱和发生率，但环糊精是一种相对较新的药物，在困难气道的情况下，它的使用可能引起其他并发症的发生[63]。

研究气道管理设备的热情高涨，然而衍生出更多的问题。哪种设备或哪个阶段的气道管理？例如，气道管理设备包括简单的球囊阀面罩通气、声门上气道装置或喉镜帮助下气管插管。每一种设备都可以单独研究，但没有一种设备能够完全独立地适用于任何情况下的气道管理。因此，任何涉及它们的研究结果都必须考虑到它们对临床实践的影响。

一个设备对临床实践的影响通常取决于它在所谓的困难情况下的用途，但必须明确定义何为困难，以使研究发现在临床实践中有意义和用途。

- 何种喉镜显露级别定义为困难？
- 使用可视喉镜获得的视野应该应用 Cormack & Lehane[64]分级系统，还是一个单独的系统？
- 纳入潜在困难气道（使用不同气道评分系统预测）患者的研究在临床实践中意味着什么（潜在困难气道的患者如果未经筛选，目标人群中便缺乏困难气道患者，那么即使某种设备在困难气道中实际存在优势，比较两种设备/干预的研究也将显示组间没有差别）？
- 在已知困难气道患者的气道管理中尝试新的技术符合伦理吗？

有些人认为，需要解决的问题不是"应该使用哪种设备"而是"在麻醉诱导过程中，何时应该保护气道[65]"。这就提出了更多的关于在诱导前如何保障气道安全的问题。应该做清醒的软镜插管（FSI）、清醒气管切开、还是清醒可视喉镜（VAL）插管？所有这些都是可以的，但特定的临床情况选择最佳的技术是复杂的，不大可能通过单一研究或类似研究的荟萃分析得到答案。而麻醉医生需要从广泛信息来源中整合他们所能获得的信息，以便为患者提供最佳的操作。例如，清醒 FSI 被广泛认为是处理困难气道的最合适的方法。然而，如果麻醉医生缺乏操作经验，该方法就不适用。没有一种气道管理设备、工具或策略能够 100% 有效。这些研究必须有足够可信度，不仅要达到统计学上的意义，而且要让读者从中得到

可指导临床实践的观点。

气道评估研究

最初的 Mallampati 检查只定义了三个类别且只观察了 210 名患者[66]。随后对其进行修改[67]，并根据当前的做法和概念，重新定义了它的阳性预测值[68]，甚至还对其应用提出质疑[69]。

Yentis 描述了理想的筛选试验应具备的特点：具有可量化特性，用以区分人群；敏感度为 100%，能识别出所有困难气道的患者[70]；特异度为 100%，被分级为困难气道的患者，实际插管操作也确实困难。

人们已经认识到这是不可能实现的，Frerk 评论说，没有任何测试可以做到 100% 敏感。这意味着三件事：①预测试验的阳性预测值（PPV）不准，因为普通人群中真正困难气道的发生率很低（见上）；②仍可能发生未预料到的困难气道情行，这才是气道研究应涉及的完整领域；③寻求完美预测方法的研究终将继续下去。

Brodsky 在 2002 年的研究中观察了肥胖与困难气管插管之间的关系[71]。这项研究观察了 BMI 大于 $40 kg/m^2$ 的患者。颈围达到 40cm 时，困难插管的发生率约为 5%。当颈围增加到 60cm 时，研究报告困难插管的发生率为 35%。然而，研究只纳入 100 例患者。Neligan 在 2009 年[72]对 180 例患者的研究表明，颈围可预测喉镜显露困难，而不是气管插管困难。虽然他们没有报告插管失败的病例，但有 6 例患者需要三次或三次以上的插管尝试（困难插管发生率为 3.3%），他们报告了 Cormack & Lehane 3 级或 4 级的发生率为 8.3%。最近，Riad 研究报告的 104 例病态肥胖患者[73]，颈围大于 42cm 或 BMI 大于 $50 kg/m^2$ 是插管困难的独立预测因素，文章中定义插管困难使用的是插管困难评分（IDS）[74]，且所有的患者在麻醉诱导前均安置在斜坡位。Shiga 在 2005 年[75]发表的一项荟萃分析中表明，病态肥胖患者的困难插管发生率比正常人高出三倍。然而，2005 年以前还没有广泛应用可视喉镜，该荟萃分析的主要目的是评估床旁气道评估的有效性。

理解那些与自身临床实践没有直接可比性的研究充满挑战。气道研究领域的杰出工作者们已经得出了潜藏矛盾的结果。在临床上，对结果的正确解读才是重要的。如果你看到一个病态肥胖的男性，合并睡眠呼吸暂停病史且颈围达 60cm，那么对文献合理分析后，要做好可疑困难气道的准备。如果实际插管顺利，那么就不好判断这是准备工作充分的结果，还是该患者并非困难气道。

知识框 52.1 列出了 12 个问题，帮助读者通过评估文章证据的质量来理解文章。

1. 研究的方法是否能准确检验假设？
2. 统计检验结果是否能区分统计学显著的结果？
3. 结论是否充分表达了结果？
4. 有无结果遗漏，以及为什么会这样？
5. 作者是否建议未来研究发展的方向？
6. 作者是否基于结果做出任何推荐和这些推荐是否合适？
7. 这项研究是否和我的临床实践相关？
8. 这项研究代表的证据等级如何？
9. 基于这项结果我能够给出的推荐等级是什么？
10. 当这项研究和其他相关证据一起考虑时我能够给出的推荐等级是什么？
11. 基于这些结果我应该改变我的临床实践么？
12. 基于这些结果我应该审视我自己的临床实践么？

这些问题首先由苏格兰重症监护学会循证医学小组使用，现已应用于重症监护学会杂志的重症评估工具。（Permission courtesy of the President of the Scottish Intensive Care Society and the Editor of JICS.）

促进气道研究

人体模型在气道研究中的应用

人体模型已广泛应用在气道研究中[76]。它们（至少）有三种潜在的功用：①新设备的早期评估；②对工作人员进行操作所需的技能培训；③模拟场景，教授非技术技巧型麻醉管理，或者特异性模拟紧急气道的场景[77]。

它们也有局限性——例如，虽然低仿真度的人体模型很便宜，但不够真实。而高仿真度模拟场景资源有限的，一次仅能为少量学员提供教育或测评机会。最近的一项荟萃分析发现[78]，与无干预和非模拟教学干预相比，气道管理培训模拟教学学习效果更佳。模拟教学适用于FSI和外科气道操作。应用计算机模型可以判断出各种临床情况下可能发生的后果，当然模型的构建完全取决于先前赋予模型的参数[62]。

有效气道管理的替代指标

如前所述，比较两种气道装置所需的研究规模可能很大，这取决于主要观察指标。一些研究试图通过使用有效的替代指标，规避这种需要大样本的情况，例如采用置入时间或声门可见度等指标，但这些研究并没有明确指示临床医生，该设备在他们的临床实践中是否有用。置入时间或使用时长通常被视为使用方便的指标。对于研究者来说，这是一个连续变量，可能需要较小的样本量来证实有统计学意义的P值。插管时间上几秒的差异是否真正对氧合状态良好的患者有不良影响尚不可知，这值得学术讨论和临床考量。

研究人员的认知和培训

任何对设备的研究都要在研究小组熟识设备达到学习曲线稳态后进行。然而，一些研究表明，设备使用的学习曲线达到平台期需要很长时间。Brimacombe指出，传统喉罩（cLMA）的学习曲线平台出现在75~750次[79-80]，如此庞大的数字对于大多数需要评估新设备研究人员来说，都是奢侈而不能承受的。同样，在进行评估时，Cormack & Lehane Ⅰ级[64]可以界定，但是关于这个评级的报告却是多样的。如果两个研究的基本原理都不尽相同[81]，那么它们该如何进行比较呢？

比较不同喉镜

Rose和Cohen[82]提示困难插管发生率（基于喉镜窥喉的次数）为4.3%（如果包括纳入所有插管，这一数字将上升到6.1%）。然而，实际失败率只有0.3%。Shiga等进行荟萃分析[75]纳入35项研究涉及近5.1万名患者，结果表明困难插管（DI）的发生率为5.8%（95% CI 4.5%~7.5%）。Azi对Glidescope可视喉镜[36]性能的纵向研究显示，气管插管成功率至少为97%。在Asai研究[20]中纳入293例患者，Pentax-AWS成功地实现了270例中的268例（99.3%）气管插管，其中包括Cormack和Lehane分级Ⅱ级（14例）、Ⅲ级（208例）和Ⅳ级（48例）。在256例传统喉镜视野分级为Ⅲ级或Ⅳ级患者中，Pentax-AWS的视野则显示为Ⅰ级或Ⅱ级。

与传统喉镜检查相比，可视喉镜（VAL）的检查效果更好，但这是否等同于困难插管？McGrath系列5喉镜的早期数据表明，良好的声门视野并不一定等同于气管插管容易[83]。将Shiga的研究和Asai的研究进行比较，我们可以显而易见地看到可视喉镜比传统喉镜显露声门视野良好的发生率更高。可以假设98%的患者通过可视喉镜（VAL）获得良好的声门图像，而常规喉镜检查（使用Cormack & Lehane Ⅰ级或Ⅱ级作为良好声门图像的定义）只有94%的患者可获良好的声门图像。我们可以构建一个2×2的列联表，将结果分为视野良好或视野不良，如表52.2中显示的那样，可以包含不同数量的受试者。囊括600例患者的研究也有实现可能，但前提是假定所有Cormack和Lehane Ⅲ级患者都存在插管困难，并且假定任何可视喉镜视野良好的患者都容易插管。如果同样的分析方法用来比较两种可视喉镜，要确定哪一个更有效时（例如成功率为98% vs 99%），每组样本大小必须达到约1 500（$P=0.035\ 5$，采用Fisher精确检验，GraphPad Prism v6.07）。当然也可收集已知困难气道患者的数据，但招募足够的符合这些标准的患者可能更加困难。

表52.2	当比较两种喉镜时 2×2 列联表检验的样本量估算值			
每组受试者数量		视野良好	视野不佳	P 值
100	传统	94	6	0.279
	可视	98	2	
200	传统	188	12	0.0710
	可视	196	4	
300	传统	282	18	0.0201
	可视	294	6	

传统表示参照 Macintosh 样的喉镜，可视则参考一般可视喉镜。假定传统喉镜成功率为94%，可视喉镜成功率为98%。P 值使用 Graph-Pad Prism v6.07 计算。

秉行统一标准

喉罩性能（LMA 或 SGA）可以通过多种特征来描述，包括口咽密封压（OLP）、是否可置入胃管、是否可通过喉罩插管以及喉罩置入的难易程度。有些设备可能能在某一个方面有很好的效果（例如，Baska 喉罩的 OLP），但在其他方面效果就不大好（它们的首次置入成功率较低）[43,84]。类似地，Supreme 喉罩具有很高的首次置入成功率[35]，但由于通过它无法进行气道操作或置入气管导管，所以在某些指南中并没有特别提倡[85,86]。van Zundert 近期指出通过这种装置进行气道管理操作是可行的，使得这一问题进一步混淆[87]。如此不同的标准和定义将如何指导临床实践呢？这可能就是某种设备在特定情况下更适合，而另一种设备在气管插管失败的紧急气道中应用最好的原因。最近，Cook 建议对声门上气道装置的所有特性进行评分，以选出最佳装置[88]，但是要想得到这种结论，前提是已有大量可靠的声门上气道装置相关研究存在。

气道管理指南

许多国家协会或学院[85,89-92]已经制定了关于评估、插管和拔管的气道管理指南，德国麻醉学和重症监护医学和困难气道协会（German Society of Anesthesiology and Intensive Care Medicine and the Difficult Airway Society）已发布第二版更新指南，美国麻醉医师协会（American Society of Anesthesiologists）近期发布了第三版更新指南。困难气道协会发布的指南，已经延展到产科气道管理、儿科气道管理和拔管管理[93-95]。

然而，指南性的多样性本身就说明了一个事实，即没有一个指南能囊括所有的答案。此外，指南需要时间来编写，很可能在指南出版后不久，就会有新的证据出现，挑战指南的内容。这并不意味着指南本身即刻无效，麻醉医生的任务是要在指南的背景下诠释他们所查阅的文献。站在高于指南的实践角度传授知识、统领全局尤其重要，因为麻醉医生的助手或在气道紧急情况下做出反应的人员仅仅是通过学习指南来配合工作的。如果不同的参与者对事件中可能发生的事情有着不同的思维模式，那么失败的可能性就更大。

研究指南和评估 II（AGREE-II）[96]阐述："各项建议以及它们所依据的证据均应列入指南。指南使用者应该能够找到与每项建议相关联的证据主体。然而，指南编写小组并不总是遵循这一建议。同样，指南的撰写者应该考虑到不同国家间实践操作的差异。在快速序贯诱导过程中，虽然同样面对环状软骨加压证据级别不足的问题，2010 年斯堪的纳维亚临床实践指南[97]表述为"不强制使用"，而 2015 年 DAS 指南则陈述为"在英国这是快速序贯诱导的标准组成部分"。DAS 没有对收集到的证据进行分级，而斯堪的纳维亚指南是将证据进行了分级处理的，这并不会使一些指南优于另一些，但每一个指南都应该在其编写的特定的内容背景下加以考量。

紧急颈前气道通路/紧急有创气道通路

当麻醉状态下的患者其他气道技术均失败时，紧急颈前气道或紧急有创气道是气道救援的最后一步。各种颈前入路达到通气目的的方法都有其可取之处，但是没有一种技术能够获得 A 级推荐。这些技术都是通过对事件的回顾[98]、在模型中的模拟、和从动物实验中获得的[99]，或者是基于特定条件下的有效技术而建立的[100-102]。有一些包含了住院前调查的纵向研究[103]。然而，尽管 Heard 和 Lockey[103,104]都对他们推荐的技术提出了令人信服的论据，但这并不一定意味着一种技术优于另一种技术。以绵羊为受试对象并不能完全替代人类患者，院外创伤的情况也与院内择期骨科或普通外科手术情况不同。尽管大致方法相同，技术的特点也会存在差异[105-107]。

永远不可能进行一个有效研究，在所有其他气道管理的尝试都失败而患者处于严重缺氧的状态下，来考量最佳颈前气道方法。原因不仅是这些因素不可复制，而且执行救援技术的场景环境和参与救援人员技术水平也都会影响结果。NAP4 报告指出，每一种颈前气道技术的95% 置信区间都非常相似（表52.3），因此不可能从现有搜集的证据中得出有意义的结论。尽管给我们的第一印象就是环甲膜穿刺的失败率远远高于手术环甲膜切开。

表52.3	NAP4 项目报道的不同颈前通路策略的成功和失败	
	大体失败率	失败的95%CI
细孔套管	12/19	38.3～83.7
粗孔套管	3/7	0～81.6
外科	0/3	0～70.7

CI，置信区间。

NAP4 指出预测和防止不能插管/不能氧合（CI/CO）情况是一个急需解决的重要领域，尽管有些人认为这些失败可能与教育程度相关[108]，这显然是一个多因素问题，有两个困难点：①近期内不大可能进行足够规模的项目研究，来衡量某些变化的影响；②目前没有足够的证据表明变化将会是怎样的趋势。

审计、调查和病例报告的作用

审计

在气道管理方面进行的最重要的审计应该是 2011年发布的 NAP4[98]。研究来自英国，特殊的纳入标准包括死亡、脑损伤、继发于气道管理并发症或紧急颈前气道而意外入住重症监护室的患者。继而，专家小组回顾数据集中包含的每个病例，提出一系列关于患者管理、麻醉医生处理流程和机构设备供给的建议，以降低不良事件发生率。与传统研究不同的是，NAP4 审计旨在记录有不良结果的气道管理事件。它没有记录良好或极好的气道管理病例及其任何细节，这些病例可能包含不良事件，但因处理良好，并不符合报告的纳入标准。

许多其他国家也通过不良事件报告形式来改进实践。JB Cooper 被认为是麻醉[109]事件报告的先驱，他的文章发表于 1978 年[110]。澳大利亚事件监测研究（Australian Incident Monitoring Study）紧随其后[111,112]。美国麻醉学家协会（American Society of Anesthesiologists）的审结索赔数据库于 1985 年开始建立[113]，尽管只关注索赔而不是事故发生率，但它是一个有用的信息来源，并不局限于气道损伤相关的信息[114]。Smith 报告了几个国家这种系统的发展情况[115]。拥有这样系统的益处显而易见，对数据进行的分析思考衍生出相应的研究成果。尽管这不是一项带有特定无效假设的研究，但在提高麻醉患者的安全性方面起着至关重要的作用。

调查

对气道管理实践的调查是普遍的，虽然它们没有回答特定的临床问题，但它们提供了关于某个特定主题的意见，并且对于领悟气道管理领域特定技术或方向十分有用。应该了解调查有其局限性也有收益，在线调查工具的出现使得调查数据的收集变得更加容易。Bruce[116]提出了一些建议用于改进从调查研究中收集到的信息：①决定亟待回答的问题；②决定你从哪个人群得到答案（并不是最容易获得的人群）；③开展问卷调查试点；④目标响应率为 70%～80%，容许数据缺失，减少影响。

类似的，当评估问卷时，阅卷者要清楚地明白该调查提供了什么样的信息，以及受调查的人群是否是正确地回答这些问题的受试对象。应与受训人员探讨关于培训机会的问题。资深人员可以回答这个问题，但结果可能没有那么有意义，而且可能得出错误的结论。

除了错误地选择了问题和受试对象外，调查问卷最常见的失败原因，是那些选择不回答调查问卷的问题受试者。他们的反应会极大地影响调查结果吗？没有人能回答这个问题。尽管在线工具使调查的分发变得容易得多，但访问受试者的电子邮箱仍存在伦理问题。存储的电子邮箱使调查回复的实际匿名性得到质疑，但有助于确认哪些对象没有回应。

使用奖励已被证明能提高回复率，当使用货币奖励时，回复率提高了一倍[117]，但这一刺激回复的策略也存在伦理问题。

尽管有这些缺点，调查仍然是收集观点和意见，以及提高对某些问题的认识的有用方法。然而，调查只是进行研究和或教育培训策略的一部分（例如，随后于会采用某种方法来处理已经确认的问题，它不可能作为独立的研究工具来达到最有效的效果）。

病例报告

病例报告或病例系列被认为是 4 级证据，而众多期刊是否愿意接受它们各有不同。它可以作为十分有用的信息来源，来应付某些罕见的情况，或者处理某种不太常见的并发症。在撰写病例报告时，作者必须考虑读者在阅读这篇报告时能学习到什么要点，而在阅读病例报告时，读者需要仔细考量文中有限的证据，如何将其应用到自身的临床场景。

结论

气道研究是我们理解困难气道管理的必要组成部分，尽管本章并没有详细描述怎样进行一项研究，但它为读者提供了一些必要的设计考虑（或解释），一项研究不仅要有统计学意义异，而且需要在临床实践中引领重要的变革。

临床要点

- 进行气道研究是困难的，原因是真正困难气道的发生率较低,以及将患者暴露于不必要风险中存在伦理问题(例如关于颈前气道的随机对照试验)。

- 虽然 RCT 的荟萃分析可能被认为是研究的顶端(1a级证据),但在某一特定领域,可能没有足够的随机对照试验来提供有意义的答案。
- 气道管理的替代观察指标(插管时间或所获得声门图像的百分比)经常被使用,尽管它们是有用的科学工具,但它们不会直接得出这种技术或设备是否适合临床实践的答案。
- 目前有许多类似的仪器可用,包括各种声门上气道装置(SGA)和可视喉镜,但形式和功能上的相似并不等同于临床效果的相似,对每一种仪器都必须仔细评估。
- 在处理困难气道的紧急情况下,评价任何气道设备的性能,都必须考虑到个人和整个团队在压力下的操作表现(人为因素)。
- 无论一个设备在研究中被证明是多么有效,它只有在用户受训后使用它才会真正发挥作用。
- 气道管理发生在多种情况下;在一个环境中的成功案例不等同于在其他环境下也能成功。
- 儿童和成人都有困难气道,但原因各不相同;不同的年龄组和不同的病理表现,要求采用不同的策略应对。
- 许多国家协会制定了困难气道管理指南;指南是采用不同的方法学构建的,必须依照构建指南的方式来解读。
- 尽管这些报告不是以假设为前提的正规研究,通过对临界失误(险些出事的情况)、危重事件或审结的索赔事件的分析,我们仍能学到很多东西。

(曲宗阳 译　左明章 审)

部分参考文献

4. Brain AIJ. The Laryngeal Mask—A new concept in airway management. *Br J Anaesth*. 1983;55:801-806.
7. Higgins JPT, Green S, eds. *Cochrane Handbook for Systematic Reviews of Interventions* version 5.1.0 [updated March 2011]. The Cochrane Collaboration; 2011. Available at: http://handbook.cochrane.org. Accessed 6 April 2016.
21. Nicholson A, Smith AF, Lewis SR, Cook TM. Tracheal intubation with a flexible intubation scope versus other intubation techniques for obese patients requiring general anaesthesia. *Cochrane Database Syst Rev*. 2014;(1):CD010320.
36. Aziz MF, Healy D, Kheterpal S, Fu RF, Dillman D, Brambrink AM. Routine clinical practice effectiveness of the Glidescope in difficult airway management: an analysis of 2,004 Glidescope intubations, complications, and failures from two institutions. *Anesthesiology*. 2011;114:34-41.
40. Nørskov AK, Rosenstock CV, Wetterslev J, et al. Diagnostic accuracy of anaesthesiologists' prediction of difficult airway management in daily clinical practice: a cohort study of 188 064 patients registered in the Danish Anaesthesia Database. *Anaesthesia*. 2015;70:244-249.
41. Kheterpal S, Healy D, Aziz MF, et al. Incidence, predictors, and outcome of difficult mask ventilation combined with difficult laryngoscopy: a report from the multicenter perioperative outcomes group. *Anesthesiology*. 2013;119:1360-1369.
44. Pandit JJ. If it hasn't failed, does it work? On 'the worst we can expect' from observational trial results, with reference to airway management devices. *Anaesthesia*. 2012;67:578-583.
46. Pandit JJ, Popat MT, Cook TM, et al. The Difficult Airway Society 'ADEPT' guidance on selecting airway devices: the basis of a strategy for equipment evaluation. *Anaesthesia*. 2011;66:726-737.
89. Apfelbaum JL, Hagberg CA, Caplan RA, et al. Practice guidelines for management of the difficult airway: an updated report by the American Society of Anesthesiologists Task Force on Management of the Difficult Airway. *Anesthesiology*. 2013;118:251-270.
98. Cook TM, Woodall NM, Frerk CM. The 4th National Audit Project of the Royal College of Anaesthetists and the Difficult Airway Society. Major Complications of Airway Management in the United Kingdom. London, Royal College of Anaesthetists; 2011. (Available in full at: http://www.rcoa.ac.uk/system/files/CSQ-NAP4-Full.pdf. Accessed 7 April 2016.).

All references can be found online at expertconsult.com.

第53章 气道管理和结果报告

Alexander Nagrebetsky and Richard P. Dutton

引言

　　气道管理是麻醉专业的核心以及可以引以为豪的专长。本书用这一领域不断涌现的大量科学研究发现作为证据,揭示了临床上气道管理的重要性。本章将着重介绍有关气道管理临床研究的方法学,总结可用于评价结局成功的数据元素和度量标准,并为电子医疗记录、国家注册和基于大数据的有效性比较研究提供参考。

气道管理结果的文件记录

　　气道管理的结果以及达成这一结果的技术手段需要有文书记录,这有两个重要的作用。第一个作用是医疗文书在支持医疗连续性方面的传统作用,即未来的气道管理者可以从既往的操作记录中学习经验。与股票预测不同,虽然股票市场上过去的回报并不能预测未来的走势,但一个曾经很容易的插管基本上可以作为下一次插管无困难的最佳预测指标。当然,某些对临床医生而言显而易见的例外会导致此预测失效,比如,患者气道内有一个不断增大的肿块或者存在活动性出血时。

　　相较于提供气道管理无困难的证据,记录既往的困难气道经历其价值当然更加重要。事先了解可能的解剖异常对于避免患者发生未预料的困难气道、实现保障患者安全的目标至关重要,因为通常如果临床医生对于可能的气道困难有预案,气道管理的结局就倾向于更好。

　　文书记录的第二个作用是支持临床研究,从而促进医疗质量不断提升。已发表的关于气道管理技术的研究数以千计,时间则可以追溯到数十年前。回顾这些研究和数据来源,有些是从临床记录中抓取(回顾性研究)有些则来源于直接观测或者实时记录。虽然其中一些结果及度量被称之为"结构化的"(即以数字格式进行客观描述),但令人沮丧的是,一些关键元素的数字往往是凭主观定义或记录的。例如,"所用喉镜片"是一个客观数据元素,通常在电子病历记录中以菜单选项列表呈现;"Mallampati 评分"也是一个结构化的数据元素(存在一个常见的数字定义),但是却具有测量的主观性(不同的观察者对于同一患者的评分可能不同);更典型的一个例子就是有关"困难插管"的诊断,这个诊断既缺乏一个公认的、标准一致的定义,同时也因评估者水平的差异而缺乏可比性。困难可以基于插管者的技能及经验不同而有差异,也可以由于首选不同的插管工具而结果出现差别。例如,对于同一患者,使用普通喉镜是困难插管,但是用可视喉镜插管却会轻而易举。因此,首选可视喉镜插管的医生可能永远不会知道在普通喉镜插管下会遇到的困难情况。

　　因此,记录既往气道管理结局的文书是对患者及其临床经历做出确切评估的最好和最客观的方法。通过这一方法可于形成一套基于循证基础的性能数据,后者除了可用于评估不同技术和设备的优劣,还可用于仪器设计、协议和算法的开发以及机构和个人的持续质量改进建设。在现代电子化病例存储的时代,以被动方式自动化提取大量结构化数据的潜力是巨大的。但是截至撰写本书时,这一潜力还远未被意识到。换句话说,我们可以预见到其潜力,但还未利用其带来收益。

有关气道管理的文书记录中最重要的元素仍然是临床描述,即对所发生故事的记录。但矛盾的是,信息时代下构建临床过程描述变得越来越困难,因为电子病历(EMR)在不同格式和不同屏幕之间将信息碎片化,或者将信息以某种不能够方便获取的方式隐藏了。然而,仔细回顾特定患者的气道管理过程(特别是遭遇困难气道时),仍然是我们提升临床处理能力的关键。这也是启动麻醉事件报告系统(AIRS)和麻醉索赔结案项目(CCP)这两个项目对于正在推进的持续质量改进如此重要的原因。AIRS 和 CCP 均包含对特殊病例的细节描述。AIRS(www. aqiairs. org)是一个允许即时报告不良事件、临界事件以及特殊病例的线上系统,其所获取的临床叙述经过由麻醉质量研究所(AQI)维护的注册路径进行去身份标识,以避免法律纠纷,最后形成描述性的病例报告和教学练习。已走过 30 个年头的 CCP 的数据来源于保险公司记录以及麻醉学领域专家对于麻醉医生医疗疏忽行为的评估,因此,CCP 所获取的有关气道病例几乎都是造成患者严重创伤、极其严重的病例。尽管目前没有一个系统可以准确预测气道管理问题的发生率,但均提供了与之相关的重要信息。尤其是一些有关气道管理不当导致患者严重损失的罕见病例的记录,已经成为学习和制定规避已识别气道风险的临床对策。

麻醉质量改进

麻醉学作为医学专业之一,对基于结果的自我审查、基于循证医学证据的指南和方案开发有着令人称道的持续改进记录。麻醉可以说比以往任何时候都更加安全,使得很多病情危重的患者能够接受复杂的手术。早在 1954 年,Henry Beecher 教授就曾发起过十家主要由教学医院组成的多中心研究,首次报道了有关麻醉围手术期患者死亡率的问题[1]。在此之后,已有大量有关麻醉患者安全性后续系列的前瞻性随机试验研究,范围从严重不良事件的描述(许多报告来自 CCP)到新药物、新监测设备和新装置等方方面面。所有的这些改进都是基于对临床数据的收集、系统回顾分析以及面向专业的报告分析。

数据收集

评估气道管理结果是有关整体数据收集努力的一个方面,这一努力现在正在信息时代加速发展。临床信息登记注册使得同时记录患者因素和麻醉干预相关联的操作风险成为可能,因此可以检视干预的结果。这种使用已有医疗文书记录而不是再耗费精力提取研究数据,进行干预措施比较的过程被称之为管理数据库研究。虽然理论上直接且廉价,但管理数据库研究的结果也收到不少方法学问题的影响:①数据点必须在所有记录中共同定义;②所有观察员必须以统一的方式应用同一定义;③所有记录产生的地点必须是在相似的时间点观察某一结果;④必须收集充分的信息以了解患者、操作以及设施等各变量间的差异,然后才能用于辨别风险调整与结果的关联。

对于气道管理,感兴趣的最终结果包括存活与否,有无主要并发症(例如缺氧性脑损伤),是否避免环甲膜切开术和患者满意度如何。中间结果包括:建立稳定气道所需的时间,尝试次数,变更方法,或患者生命体征的稳定性。影响风险的变量包括患者年龄、性别、体重指数、解剖特征和合并症。其他风险因素包括紧急状态、设施类型以及正在进行的手术类型。

系统分析和报告

一旦数据收集方法确定,就应当确定如何呈现结果。结果报告必须具有具体的目标,包括:谁将看到报告(例如公众、联邦政府、医院管理部门、部门领导或者特定提交者个人);报告的交付频率(每日、每月、每季度或每年);是否报告原始数据、比率或风险调整指标。一般来说,原始数据和率最适合内部质量报告,因为诸如患者人数、手术种类、外科医生、麻醉医生以及设施类型等可变风险指标不会逐月变化。在进行外部比较以及向基于公共透明度设计的联邦监管计划进行报告时,体现风险来源的调整指标就会显得非常重要。

变更管理

收集、分析和报告数据后,质量控制计划的作用是促进患者诊疗的改进——即让数据在工作中发挥作用。这包括实施新政策或新程序,引入新设备以及禁止被确定为存在危险的行为,等等。如果可能,则当事的临床医生应该是对数据作出解析并对改进提出建议的人。在现实世界里,自上而下强加的所谓"解决方案"常常不切实际而且缺乏受众。在月度"发病率和死亡率"(M&M)讨论会议上讨论不良气道事件是提高潜在问题意识和向临床员工征求对策的极好方法。例如,提出诸如"我们应该将可视喉镜带到手术室外每个插管场所"这样的问题解决对策。

麻醉信息管理系统

概览

麻醉信息管理系统（AIMS）是 EMR 的一个子类型，可用于收集、储存并帮助检索及分析临床数据。与大部分设定条件不同，麻醉数据管理涉及大量数据流并且通过每个数据流间进行传输。因此，临床记录自动化是 AIMS 一个特别重要的功能。

AIMS 具有很大的支撑临床决策的潜力。有证据表明，来自 AIMS 的相对简单的提示加强了对标准监测实践的遵守[2]，并可以影响麻醉医生的行为[3]。临床决策支持的下一步可能是将获得的案例中数据与电子健康记录（EHR）中已存储的其他数据实时结合。例如，AIMS 可以将患者的当前心律与存储在电子病历（EMR）中的几个基础心电图中的心律进行比较，并提示麻醉医生可能出现的任何重大变化。

AIMS 的应用不仅仅局限于临床，其还可在质量控制与改进的全程发挥关键作用，即从数据的收集到做出监测变更的决策。这一点在气道管理的动态过程中得到充分体现：当麻醉医生的注意力专注于患者和操作时，AIMS 可客观记录患者的生理数据。

构建和脚本

不同供应商提供大量 AIMS 应用程序。软件更新和开发的动态变化使得审查特定产品或软件版本变得不切实际。对每个应用程序来说重要的是：

- 符合行业的安全标准
- 可与现有的 EMR 整合
- 可自定义
- 定期更新
- 具有跨平台支持功能（理想情况）
- 具备维护和故障排除系统
- 提供用户反馈的方法（理想情况）
- 根据麻醉实践的工作流程进行定制；这需要一位或多位相关领域专家的积极参与

AIMS 自动收集和储存数据的速度很快，因此可减少随机误差的可能性。但是，软件配置不正确可能会导致收集数据出现系统性错误。每个临床病例产生的数据量可以通过调整数据流的数量和收集数据的时间分辨率进行控制（例如每 30 秒或者每 3 分钟收集一次生命体征数据）。

用户界面

AIMS 的用户界面应尽可能直观，应优先考虑最关键数据的记录和显示的便捷性。生命体征应能被自动捕获并连续显示。偶发事件（例如给药记录）的管理应尽可能减少点击次数。常规程序如全身麻醉诱导后气管内插管应该建有模板，并且能尽可能简单地常规输入。良好的界面设计将提高用户的接受度并可减轻本档容量，例如使用多窗格显示：在一个屏幕上流式传输生命体征，而在另一个屏幕上记录文档。作为电子决策支持系统的一部分，彩色文本或背景以及动态显示（例如，闪烁的图形）可用于提供各种级别的警报和警告。

只要有可能，AIMS 应寻求创建离散数据。例如，如使用记录喉镜类型的选项菜单应优于使用自由文本字段，因为前者会使将来的数据分析更加容易；数据要素应尽可能标准化，例如，使用国际卫生术语标准制定委员会所推荐的麻醉术语建议。促进质量改进的组织，如美国麻醉质量研究所和气道管理学会，将在创建和颁布标准的气道管理领域特定数据元素方面发挥重要的作用。

气道管理结果的文献报告

临床科学证据可用性及其质量对于机构和麻醉主管医生对气道问题处理路径的选择及改变至关重要。随着越来越多与气道管理相关的出版物（图 53.1）的出版以及通过便携式或手持设备获取文献越来越便利，大多数发达国家都可以轻松获取临床科学证据。在本节中，我们将讨论气道管理文献中常用的测量指标及其结果。

在气道管理过程中，随时可能发生临床快速恶化甚至死亡的可能性，这一特点将其与其他常规操作区分开来，同时决定了其关键的结果判定指标为发病率和死亡率（M&M）。尽管很严重，但这样的结果极其罕见，因此一般将其作为大型研究或个案报告的研究目的。迄今为止，样本量较小的研究则探讨气道管理相关技术因素，包括设施、技术、设备和实施者。最近的文献以相对复杂的质量指标为特征，旨在探究患者特征及临床干预以与结果之间的关系。这样的措施可能难以在特定国家和机构特定背景之外得以推广和应用，但它们的价值在于针对气道相关健康风险管理进行系统性的调整，而不是关注其中某个个别因素对于结果的贡献。持续进行的标准化管理以及对于结果数据的持续收集将对复杂的管理策略提供进一步优化的动力。然而，即使是气道管理结果等级中最简单的指标，例如患者特征和研究条件，对于理解和应用这些科学证据也可能至关重要。

患者特征

在欧洲开展的一项全英国前瞻性调查中，患者自身特征对于气道管理结果起到 3/4 的决定作用[4]。在患者特征中，气道评估是决定气道相关风险的关键因素。专

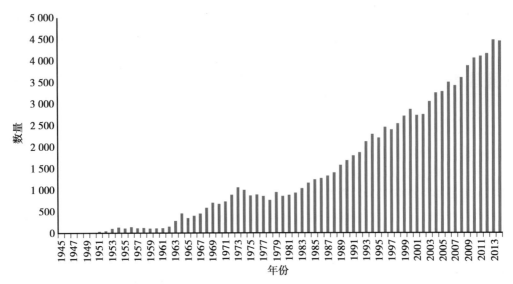

图 53.1 在 PubMed 数据库检索"气道管理"(airway management)一词,获得的 1945—2004 年的年度文献数量

注于气道管理结果的研究采用多种不同类型的术前气道评估的结果作为研究指标,这些指标可以是判断是否为预料困难气道的二分类结果[5],或者是广泛使用的数字化评分结果[6],抑或是类似分析面部图像这样新奇的方法[7]。这些指标可用于评价某项临床评估的准确性并得出诸如"大多数困难气道病例是意料之外的事件[8,9]"等这样的结论。患者的健康状况通常使用美国麻醉医师协会(ASA)分级评估[4,10],当然还应该包括急诊或患有严重疾病等其他更多的细节[11]。

场所

相关报告所涉及的场所范围从紧急事故现场[11]到专门的住院病房。管理气道的客观环境通常反映了可用的资源和专业经验,并且具有相当大的地域差异。例如,在一些欧洲国家,即使是院前照护,也可由医生主导的专业团队来实施[12]。文献报道中多数承担具体气道干预的场所仍然是院内:手术室[13]、重症监护室[14]或急诊科[15]。例如,在创伤专科中心如何进行气道管理已在文献中有详细描述[8,16]。除了院前水平和院内环境,正常工作时间所进行的气道管理被认为可以提供正常可利用的资源和专业经验[4]。最近的研究[5,17]以及一些大规模的结果登记,如美国"国家麻醉临床结果登记系统"(NACOR)[18]即收集了精确的时间数据。

生理变化

生命体征和氧合指标是常用的监测手段,即使是最基本的气道管理也会采用。因此理论上讲,每个气道管理案例的记录及报告均应该包括这些基本数据。这些指标已包含在院前高级气道管理所推荐的记录模板中[19]。在一些条件更好的场所,可能会采集和记录一些更复杂

的生命体征数据。例如,对于每一例麻醉除了记录基本监测指标,还可以记录呼气末麻醉气体浓度、脑电图和组织氧饱和度。随着 EMR 使用得越来越多,报告连续监测的生理测量指标很可能会成为常规。事实上,NACOR 中的一些记录包含从 AIMS 导入的详细生理指标。最近的出版物还包括有连续记录的氧饱和度和呼气末二氧化碳(EtCO$_2$)[16]以及平均峰值气道压力的实例[13]。除了心肺功能外,几乎任何其他身体系统的功能都可以被监测和报告。例如,一个研究小组报告了在处理颈椎可能受损的患者时通过喉镜所施加的力量[20]。在新近研究中,熵指数被用以描述插管条件,当然,定性报告如低血压[21]或低氧血症[12]更为常见。

诱导药和肌松药

在气道管理期间使用的药物可能仅产生期望的临床效果,也可能导致危及生命的意外情况发生(例如严重过敏反应)[22]。记录和描述有关药物使用的信息可以为所观察到的血流动力学变化或误吸风险提供间接证据。事实上,特定神经肌肉阻滞剂作为预防高危患者气道管理中误吸发生的干预措施已见于报道中[23]。此外,详细报告诱导药物的有关信息,例如使用剂量等数据,可使读者能够更好地了解插管条件[24]。所使用的诱导药物的相关知识也可以为血流动力学的相关变化提供可能的解释[25]。

首选气道工具

常规病史记录中含有关首选气道管理工具可用性的记录比例曾经低至 3%[5]。用于气道管理设备的描述提供了特定场景下有关临床处置方法的重要信息,并为临床结局包括不良事件的解释提供了基础。例如,对于一

个有呕吐病史的患者,采用气管插管或者声门上气道所带来的风险就具有显著差别。然而,某种气道工具的选择通常是临床适应证和可用资源之间折中的结果。在院前环境中,工具的可用性尤为重要,Sollid[19] 已提出将其作为核心变量包含在院前高级气道管理数据报告的模板中。

现有研究报告了初次操作[4,21]和尝试成功[11]这两种情况下的气道管理工具使用情况。常规临床操作步骤中,有关气道设备的使用率的描述性信息,可识别一些不常用的设备,比如有关无创通气所使用设备[11]和作为紧急气道选择时光棒的使用情况[21]。设备故障的频率和这种故障的可预防性[26]已有报告。识别和纠正故障所需要的时间以及是否需要备用设备也需要考虑,但目前的文献中还鲜有报道。

阶段性结果

气道管理包括一系列决策和实践步骤,因此报告必须呈现完整的临床过程。每个实际步骤的完成情况和过程中的客观发现均为进一步的管理提供信息,并为后续质量控制和学术研究提供有价值的数据。临床研究中使用的标准化气道管理方案可作为气道管理综合报告的一个范例[20]。在临床实践或模拟紧急情况时,通常使用 ASA 困难气道方案[27]作为金标准来衡量是否遵守了标准实践[28]。基于某项操作的侵入性程度,从选择性面罩通气[5]到紧急外科气道[4],已有一系列气道管理技术被报道。气道管理研究通常会描述患者的意识状态,在气道建立操作时患者是有意识的,还是在麻醉诱导意识消失后进行的[29],虽然在某些情况如颅内手术时,可能需要在术中唤醒患者并再次诱导[30]。现有研究也经常提供有关旨在降低胃内容物误吸风险操作的信息,包括快速序列诱导插管的使用率[15]和使用环状软骨按压的情况[5]。

近期文献中越来越多地提供关于特定气道管理方法使用情况的数据。最近一项关于日本创伤登记数据的分析文章报道了不同气道管理方法在初次插管尝试中的使用比率,包括经鼻插管、镇静但无肌松下插管和无镇静插管[21]。在描述具体方法时,一些作者提供了大量细节,例如使用润滑凝胶的情况[24]。

虽然有关气道管理的流程通常会基于主观评价将气道划分为"困难"或"非困难"[5],但是也已有专门定义量化气道管理复杂程度的量表,如插管困难量表[15,31]。有关导致气道管理困难的原因在一般住院患者[14]和创伤患者中[8]都有描述,可以用可视喉镜捕获的静止图像和视频文件来量化插管过程的困难程度。比如一个有关气管插管生物力学的研究小组使用视频图像分析来计算可视化的声门开放百分比[20],另一项研究比较了使用视频

喉镜或直接喉镜的插管所用时间[16]。研究结论之一就是,在创伤患者中,与直接喉镜检查相比,使用视频喉镜插管的中位时间更长。类似发现对于临床或学术研究都有重要的意义。

是否成功地保护了气道并实现充分氧合无疑是一项需要记录的关键结果。迄今为止,研究中与成功相关的结果包括用于识别气道管理成功的技术和尝试的成功率。例如,对加拿大医院 AIMS 数据的回顾表明,选择清醒插管有 98% 的病例成功[29]。现在已经有多种通过视觉方法可以确认气道放置的技术,包括直接喉镜检查[32]以及超声测量喉罩气道的旋转程度[13]。

从临床角度来看,知晓气道的建立是否需要多次尝试以及是否必须使用替代装置非常重要。有研究评估了从事院前直升机服务的急诊医生进行气道管理的情况,报告了首次插管失败率、整体失败率以及插管以外的技术的使用情况[11];一项有关创伤患者的研究中,作者描述了插管失败的原因[8];也有报告提供了插管误入食管的数据。

既往研究也广泛探索了另一个关键的气道管理结果:安全性。例如,英国国家审计项目专门针对住院患者气道管理的主要并发症进行调查分析[4,14];另一项比较直接喉镜和视频喉镜插管力学的研究中,在恢复室、术后 1、3 和 7 天[20]不同时间点,对患者进行了 6 个预定义的不良结果指标的前瞻性评估,以筛选气道管理的并发症。此外,有关操作完成后即刻相关并发症的数据也可以作为常规诊疗数据的一个部分进行统计[11]。许多气道管理的操作被评估具有发生潜在并发症的可能,比如诱导期间的通气类型、诱导药物[33]以及气管插管型号的大小[34]。

紧急外科气道

当无创手段不能确保充分氧合时,紧急外科气道作为一项挽救生命的技术在文献中得到广泛讨论。欧洲[14]和北美[8]的大型研究报告了紧急外科气道的使用频率和类型。例如,在美国一家大型创伤中心,呼吸道创伤患者 1 小时内需开放紧急外科气道的比率为 0.3%,24 小时内比率则下降为 0.04%[8]。新近的研究认为,解剖结构异常是导致需要外科气道的最常见原因。在一项来自日本的观察性研究中,急诊科医生对 2.2% 的创伤患者施行了环甲膜切开术作为初始的气道管理方法[21]。

然而,遗憾的是,有关紧急外科气道成功率的报告表明,这种医生作为最后一根救命稻草使用的技术失败率却非常高。根据英国国家审计数据,尽管由外科医生实施的紧急气管造口术大多数都能成功完成[4],由麻醉医生实施的环甲膜切开术其失败率却高达 65%。此外,在法国进行的一项全国性调查发现,在所有因气管插管困

难而死亡的病例中,临床团队均实施了紧急气管造口术[35]。一项对紧急环甲膜切开术的系统评价分析了所用设备、操作成功率和完成操作的时间[36]。一项以尸体解剖为基础的研究评估了开放手术与经皮切开技术的并发症的类型和发生率[37]。因此,经验对于这项操作非常重要,Stephens 及其同事报告,在他们所在的一个大型创伤中心,10 年内 31 个急诊或紧急外科气道无一因气道问题死亡[8]。

本章作者搜索了 2012 年 NACOR 数据库中包含有与"紧急外科气道操作"这一操作术语代码(CPT)一致的案例。从 490 万个麻醉记录样本的筛选出 85 个实践报告,其中涉及 244 例紧急外科气道。我们联系了其中的 6 个小组试图验证这些案例,共收到 3 个小组的答复。在其中有急诊外科气道 CPT 代码的 10 个病例,只有 3 例实施了紧急外科气道手术,原因在于先前的气道管理尝试失败(相关数据尚未发表)。这个例子说明,在搜索大型管理数据库时,非常罕见的编码错误原因可能造成一些罕见不良事件发生率的重大混淆,这需要查阅所涉及案例的个人医疗记录进行验证以确信搜索结果。面临这种情况时,入口登记对于后续更详尽和严格的筛查非常重要。

死亡率

现有文献记录涵盖了与气道管理相关的死亡率和死亡原因的数据[4,35],以及接受紧急外科气道处理的出院前的存活情况[8]。一项干预性研究比较了使用不同设备进行气道管理的患者出院前的存活率[16]。

团队结构

气道管理危机能否成功化解取决于实施者的决策和技能。面临困难气道时,请求帮助至关重要。已有报告阐述了在面临气道事件期间是否决定请求帮助临床团队的比例[4]。有研究还评估了管理气道事件的医生是否已经具备了相应的专业知识[4]。一些报告内容相当详细,例如包含进行气道管理的医生的人口统计学数据,反映技术和非技术技能的过程评价亦包含在内[38]。更常见的是,一些研究描述了参与气道管理的临床医生培训水平和专业,并寻找这些因素与结果之间的潜在关联[16]。气道管理的成功率和并发症的发生率被用来比较不同经验水平的医生表现[24],或者用来比较医生和辅助医疗人员的表现[39]。

质量评估

文献中报告的质量评估指标包括过程和结果测量。法国一项有关气道并发症导致围术期死亡的综述中,作者描述了一些被认为由不适当的诊疗或者系统错误导致的失败实例[35]。英国国家审计项目报告[4]也阐述了不满意的管理所导致的死亡或脑损伤案例,并将这种管理半定量化为良好、(好坏)混合、差三个等级。其他一些研究小组探讨了在没有导致不良后果的情况下采用何种指标进行质量评估,并建议采用与气道相关的临界失误(near misses)频率以及导致这一临界失误的原因构成[40]进行评价。此外,现有文献不断增加了将患者满意度作为质量评价的指标,因此,患者满意度和麻醉后反馈已见于报告中[24]。

结果报告的水平

数据收集的规模可能会影响所收集数据的数量和质量。例如,与通常仅包括个体患者简要数据的国际注册表相比,对各个患者病史记录的回顾可能产生数量庞大的数据,每个变量也具有更多数值。EMR 不同部分的数据并行记录允许对信息进行交叉检查,这会增加数据的可靠性,但如果数据访问受到限制时,则会增加方法学上的混淆。随着样本中患者数量的增加,系统给每个个体数据所分配的空间容量会相应减少。即使进一步增加收集和存储容量,由于所收集数据数量以及复杂性的并行增加,这一矛盾依然无法解决。例如,升级数据存储系统中的硬盘驱动器可以将存储容量增加 10 倍,但是将视频记录添加到常规收集的患者数据中却会将文件大小增加几个数量级。

在机构层面收集和分析气道管理数据可以分析系统效能,同时还可以提供详细记录审查的选项。例如,在一项研究中,作者使用机构创伤登记来确定紧急插管的频率和方法,并将信息提呈给 EMR 以获得每个病例的临床细节[8]。

多机构或国家层面的数据收集为临床实践提供了更大规模和更高的视角。在日本的一项多中心前瞻性研究中,作者发现初始气道管理方法和首次插管成功率之间有显著的机构间差异[21],这种差异对政策制定具有重要的意义,因此经常成为国家卫生保健机构研究的对象。实际上,英国的一项国家审计项目表明,近 60% 的不良气道事件仅聚集在 15% 的医院中。系统的大规模数据收集还可以提供有关时间趋势的信息。例如,对法国全国死亡率数据的回顾显示,20 年来气道相关死亡率降低至 1/6[35]。在美国,随着 NACOR 时间趋势数据的积累,对于某项实践对于临床结局所带来的改变做出的贡献度会逐步显现。

收集国际和全球范围的气道管理数据可能很复杂,但会促进临床和数据收集实践的标准化,并提高普适性。最近一项关于直升机急救医疗服务中高级气道管理的前瞻性观察研究依赖于来自全球六个国家的一致性报告标准[11]。Cochrane 网站所开展的工作是与全球数据分析进行国际合作的另一个范例。在撰写此本文时,Cochrane 图书馆所列出正在进行的相关项目包括环状软骨压迫的有效性、紧急环甲膜切开术以及阿托品对于预防儿科气管插管时心动过缓的有效性(www. Cochranelibrary. com)。

困难气道管理的概念

那么究竟应该如何定义困难气道管理这个概念呢?如前所述,这个问题非常引人注目,而问题的答案应尽可能客观,应充分利用现有的指标并给予足够易懂的定义。在不存在标准定义的前提下,概念的提出者们——如研究的作者或者质量管理者,应该勇于提出有建设性的定义,但是也应该将他们定义的标准透明化。表 53.1 列出了从表 53.2 中提取的用于测量气道管理结果的变量,并根据客观性进行了重组。应尽可能寻求高度客观的指标,以使这些指标在各研究和各中心之间保持一致,并且

应尽可能地减少临床医生由于知晓被考察而出现主观选择或认识偏见的影响。通过限制观察者数量和形成成描述数据收集方法的协议,可以在必要时(例如,某项研究性试验)减少许多中间措施的主观性。例如,当一大批临床医生仅使用快速查看方法并在医疗记录中描述时,同一甲颏距离的测定具有显著的评估者间差异。但是,当特定的一名专门的研究助理使用卷尺测量并记录时,其结果将更加一致。同样,对于事件的记录如果由专门的实时观察员完成会更加全面客观,但如果是由忙碌的临床医生事后记录,则结果将大打折扣。更可靠的方法是使用气道管理的视频记录。Yeatts 及其同事对超过 500 例严重创伤患者接受直接喉镜(DL)与可视喉镜(VL)插管进行比较,他们的方法是采用单一专家对视频记录以及自动捕获的生命体征进行审核。这种方法可以精确确定操作人员、尝试次数、所需时间及所用的设备,并能记录氧饱和度等指标变化。这一方法代表了未来气道管理研究的最佳实践。

表 53.1　基于基本客观程度标准的气道管理测量指标

测量指标	注释
高度客观	
人口统计数据	年龄,性别
时间	
手术类型	ICD-10 编码
BMI	(或包含身高及体重的数据)
CT 或 MRI 计算的解剖变量	
简略的伤害量表	衍生的伤害严重程度评分。一种高度一致的表示解剖损伤的编码系统
格拉斯哥昏迷评分	定义明确但对同一患者不同观察时间以及不同观察者之间会有不同
照护地点	
在场人员	具体由谁做了什么可能不清楚,特别是在培训环境下
诱导用药	剂量和时机
肌松用药	剂量和时机
气管插管型号及深度	
生理学监测数据	(如果能自动采集)
颈部活动度	(如果能使用透视技术)
最初插管方法	
成功插管采用的方法	
初始采用环状软骨压迫	
初始采用线性稳定颈部手法	(或者使用硬颈托)
使用辅助工具	Bougie、探条、Magill 钳、交换导管等
需要外科气道	

表 53.1　基于基本客观程度标准的气道管理测量指标（续）

测量指标	注释
院内死亡率	
药物和设备花费	
住院时长	
中度客观	
ASA 分级	定义明确，但应用主观
体重	缺乏身高时，不能准确描述患者
人体测量学变量	具有评估者间差异
Mallampati 分级	定义明确，但具有评估者间差异
Cormack-Lehane 分级	定义明确，但具有评估者间差异；如果能视频捕获会更客观
合并症	用 ICD-10 可以很好描述，但个体患者通常没有完全列出，尤其是表现在麻醉记录上时
麻醉或镇静深度	可以从所用药物推断，但随着操作进行会变化
择期或急诊	定义不确定；有随意确定可能
来自生理监测仪的数据	（如果由临床医生记录）
插管尝试次数	没有精确定义
插管入食管	
心搏骤停	
30 天死亡率	受患者失访影响
医院治疗和人员花费	定义多样，受成本和支付形式等影响
主观	
不良后果的可预防性	
插管指征	
困难面罩通气或插管史	
患者焦虑	
颈部活动度	（由观察者自己记录的）
面罩通气效果	
喉痉挛	
支气管痉挛	
血流动力学不稳定	
低氧	定义多样；如果自动捕获数据则会更可靠
误吸	如果由放射学诊断确定则会更可靠
咽喉痛	
患者满意度	无确定及验证标准

ASA，美国麻醉师协会；CT，计算机断层扫描；ICD-10，"疾病和有关健康问题的国际统计分类"第 10 次修订版；MRI，磁共振成像。

表 53.2　文献报道中有关气道管理测量指标报告的实例

报告内容	作者及年份	报告内容	作者及年份
患者特征		到达创伤中心后第 1~24h 的数据收集	Stephen 2009
患者特征被认为对气道事件发生有作用的比例	Cook 2011	**气道管理期间的生命体征改变**	
人口统计学数据	Sollid 2009	氧饱和度时间变化图 EtCO$_2$ 时间变化图	Yeatts 2013
人体测量数据	Hindman 2014	去氧饱和	Nicholson 2014
存在合并症	Sollid 2009	去氧饱和的持续时间	Rosenstock 2012
创伤患者的损伤机制	Stephens 2009	氧饱和度趋势线下面积	Panbianco 2011
简略伤害量表	Yeatts 2013	血压改变	Nakao 2015
格拉斯哥昏迷评分	Stephens 2009	心率改变	Mort 2015
ASA 分级	Jeongmin 2015	气道峰压	Jeongmin 2015
气管插管指征	Sunde 2015	喉镜施加的压力和压强	Hindman 2014
预期困难气道	Mckeen 2011	透视下颈椎的椎体移动 基于 EEG 的麻醉深度：熵指数	
困难插管历史 困难插管历史的可靠性 困难面罩通气 张口度 颈部活动度	Rosenstock 2012	环状软骨压迫时颈椎的椎体移动	Prasarn 2015
		诱导和肌松药	
		肌松药的类型	Hyo-Seok 2015
甲颏间距 胸颏间距 门齿距离 下颌前移距离 颈围 颈椎偏移距离	Hindman 2014	肌松药的剂量	Xue 2008
		肌松药不良反应的发生频率	Reddy 2015
		诱导药类型	Kwak 2015
		诱导药剂量	Inoue 2015
Mallampati 分级	Kwak 2015	**气道管理工具**	
简化气道风险指数	Rosenstock 2012	常规记录中有气道工具使用的数据	Mekeen 2011
患者躁动或焦虑		初次尝试所用的工具	Nakao 2015
场所		尝试成功时所用的工具	Sunde 2015
院前与院内	Sollid 2009	工具故障 工具故障的频次 工具故障的预防	Kusumaphanyo 2009
院前医生资源的可及性	Tarpgaard 2015		
飞行运输工具	Sunde 2015	**阶段性结果**	
机构类型：教学或社区医院	Nakao 2015	气道管理方案	Hindman 2014
院内场所：急诊室	Choi 2015	遵守标准实践	You-Ten 2015
院内场所：重症监护室	Wang 2015	面罩通气或声门上气道或气管导管	Cook 2011
围手术期场所：手术室或指定的麻醉室或复苏室	Cook2011	清醒与无意识患者	Rosenstock 2012
		术中唤醒与再诱导	Cai 2013
使用全身麻醉	Inoue 2015	使用快诱导程序插管的频次	Choi 2015
工作时间或非工作时间	Cook 2011	使用环甲膜加压的频次	Mckeen 2011
紧急或择期气道管理 当天尝试进行气道管理的时间 当天气道管理被认为困难的时间 插管频率的季节性差异	Adams 2014	床旁超声带来与气道管理计划的改变	Alakkad 2015
		经口或经鼻插管	Nakao 2015
		使用凝胶润滑	Inoue 2015

表 53.2 文献报道中有关气道管理测量指标报告的实例（续）

报告内容	作者及年份	报告内容	作者及年份
定性评估困难气道管理	Mckeen 2011	开放或经皮穿刺行紧急外科气道的并发症类型（尸体研究）	Helm 2013
定量评估困难气道管理	Choi 2015	开放或经皮穿刺行紧急外科气道的并发症的发生率	
困难面罩通气 困难气管插管	Norskov 2015	**胃内容物误吸**	
Cormack-Lehane 分级	Zeidan 2014	院前儿童气道管理期间不同年龄组的误吸发生频率	Tarpgaard 2015
麻醉医生报告的声门可见百分比		术前未限制清液体摄入的儿童术中呕吐频率	Andersson 2015
通过视频图像分析的声门可见百分比	Hindman 2014	怀疑有误吸胃内容物发生的频率	
喉外手法后声门可见分级	Kwak 2015	通过影像学确诊有误吸胃内容物发生的频率	
Magil 钳的使用频次		胃内容物误吸患者的临床结局	
气管插管尝试此次数 插管尝试时间	Yeatts 2013	具备 ICU 收入指征的频率 一般麻醉气道事件的发生频率	Cook 2011
超声下杓状软骨与声门上气道的相对位置 喉罩旋转 声门上气道纤支镜下位置分级 在体声门上气道 3D-CT 影像 重新放置声门上气道	Jeongmin 2015	作为因气道管理失败或困难气道管理的并发症的发生频率 误吸胃内容物入 ICU 的病例死亡率 诱导和气道工具使用的时机 快诱导程序插管的使用 胃内容物误吸发生时的气道使用类型	
气道管理成功率	Law 2015	因麻醉相关原因而死亡的频率	Auroy 2009
插管失败原因	Stephens 2009	**死亡率**	
插管入食管频率	Tarpgaard 2015	致命结果与气道管理的关联 全身麻醉下致死结果的发生频率	Cook 2011
儿科患者喉痉挛频率	Oofuvong 2014	气道相关死亡的原因	Auroy 2009
术后第 1、3 和 7 天气道管理并发症	Hindman 2014	需要紧急外科气道患者的出院生存率	Stephens 2009
客观评价因外科手术气管插管后的声音改变 气管插管后自我报告声音障碍指数 气管插管前后喉镜检查发现	Mehanna 2015	使用不同气道工具的患者的出院生存率	Yeatts 2013
		接受气管插管的患者的全因死亡率	Norskov 2015
院前水平气道管理并发症的识别	Sunde 2015	**临床团队结构**	
气管内导管交换装置 成功交换的频率 不成功交换的原因	Mort 2015	气道事件发生时寻求帮助的频率	Cook 2011a
初次气管插管风险评估模型	Sunde 2015	由不具有预期专业知识的人员管理的气道事件	Cook 2011b
紧急外科气道		临床专业和经验水平 一次性插管成功的经验水平和专业性	Yeatts 2013
紧急外科气道的类型 使用紧急外科气道的频率 由麻醉医生或外科医生实施的紧急外科气道成功率	Cook 2011	实习医生管理气道的人口统计数据 评估麻醉实习生的技术和非技术技能	Gjeraa 2015
创伤患者在到达后第 1~24h 实施紧急外科气道的比例 紧急外科气道的原因 紧急外科气道的最常见原因	Stephens 2009	实习生和未培训医生行气管插管后喉咙痛或声音嘶哑的频率	Inoue 2015
		护理人员和医生的气道管理成功率	Prekker 2014
紧急外科气道作为首选方法的频率	Langvad 2013	**质量评定**	
		确定不完善的操作和系统故障	Auroy 2009
死亡病例因为困难气道行紧急外科气道的频率	Auroy 2009	死亡或脑损伤情况下的次优管理频率 半定量评估管理为好、好坏混合或差	Cook 2011a

表 53.2　文献报道中有关气道管理测量指标报告的实例（续）			
报告内容	作者及年份	报告内容	作者及年份
气道相关临界失误（near misses）事件的发生频率 临界事件的原因	Lipshutz 2015	声门上气道装置的单次使用成本 声门上气道装置的环境影响	Eckelman 2012
麻醉后患者满意度评价和反馈	Inoue 2015	一次性气道设备的费用	Zaouter 2015
花费		重新插管患者的住院时间，医院的支出和收费	Menon 2012
气道管理工具成本的定性评估	Slinn 2014		

哪些数据应该被采集和报告取决于数据采集的目的。一般而言，应更多地强调客观指标，特别是那些可以通过电子记录或实时视频自动捕获的指标。当试图定义困难的气道管理时，比起提供可能混淆的"是"或"否"的答案，更有帮助的是提供更客观的信息如患者的解剖结构、所使用的技术（包括所用药物和设备）、所需的尝试次数以及所取得的结果。在可能的情况下，应通过书面描述补充气道管理的过程和所做出的临床决策。

气道管理测量的未来

集成在电子病例系统中的 AIMS 系统未来为预测气道管理结果提供了巨大的潜力。AIMS 本身将被动地和客观地整合来自十几种不同监测设备的生理数据，这些设备包括心电图、脉搏氧饱和度、血压袖带（或动脉测压管）、二氧化碳监测仪、呼气末分析仪以及呼吸机等。以上数据将在 EMR 的更广泛背景下捕获，它们可以与任何有意义的患者结局相关联，例如机械通气天数、术后诊断代码、检验数据、住院时间以及出院时的处置。

虽然"行政数据"经常因不准确而受到批评，但随着朝向准确和完整编码的行动不断推进，这一关切点会得到持续改进。美国医疗保健采用第 10 次修订的"疾病和相关健康问题国际统计分类"编码（ICD-10）（与世界其他地区同步）将提高编码的特异性和使用这些数据用于科学和质量改进目标的能力。然而，正如上文中作者对 NACOR 结论所表明的观点相同，对于来自管理数据库的罕见结果必须加以验证：未来 10 年中最有效的研究是通过数据库登记发现病例，但是这要通过个体医疗记录来加以验证。

气道管理研究的未来很可能取决于气道专家当下为统一数据定义和数据收集方法所做出努力。Sollid 及其同事就做了很好的示范，他们所倡导的自动化系统组织良好，在学术严谨性（对细节的需求）和数据收集的实用性之间取得了平衡。另一个这样的例子可以在 Yeatts 的工作中看到，他们在一个能够捕获每个事件实时视频的临床信息系统上施加了一个简单的干预：选择 DL 还是

VL 作为紧急插管的首选方法，这样所有事件都可以以视频文件形式完整记录和保存。

大数据的可用性需要分析创新，这包括改进统计方法以区分数学意义和临床意义。用传统方法分析非常大的患者和病例集合会导致几乎普遍性的"显著意义"结果，但其中许多却在临床上微不足道。对具有数百个变量的大型数据集进行贝叶斯荟萃分析可以识别以前未被理解的关联，例如使用面部识别软件来预测未成熟儿童困难插管就是这样一个的例子[7]。处理能力的提升可能很快使得专家系统能够基于对潜在危险的药物和生命体征模式提供实时临床警报。最简单的是，这样的系统可以适时显示所在机构的困难气道流程，给临床医生提供可用的选择。在未来甚至于最先进的系统可预测危机，并提前警示临床医生，防止发生严重事件。虽然这些改进可能会减少对个人技术、技能的依赖，但对新型气道管理专家的需求将相应增加，这种专家能够整合和解释来自多个不同来源的大量数据。但需要注意的是，无论未来自动化专家系统会如何精细调控，例外的情况总会有发生。将从事气道管理的个人从日常决策中解放出来，会进一步促进他们认识和应对更具挑战性的患者和手术。

结论

气道管理是麻醉医生所具备的重要技能，几十年来一直是麻醉学科学研究和质量改进工作的主题。信息时代为大数据的被动收集提供了新工具，必将进一步推动气道管理科学的进步。要发挥这一潜力，需要对正确的结果指标达成统一，以衡量多个 EMR 中通用定义的采用情况以及从多个信息登记入口收集必要数据的可用性。足够理想的测量方法对患者和服务提供者来说都是有意义的，应尽可能客观，并且自动收集基于数据的元素，例如生命体征，而无须提供者干预或解释。随着医疗保健信息技术的带宽不断增加，捕获静态图像和视频片段的潜力将为气道管理数据中最具挑战性的部分提供客观性的临床描述。

临床要点

- 充分记录气道管理的结果有助于实现永远不出现未预料困难气道的目标。
- EMR 不同部分的数据并行记录允许对信息进行交叉检查,这样可提高数据的可靠性,但如果信息来源许可未开放,则会增加方法学上的困扰。
- 临床文档的自动化记录是 AIMS 一项特别重要的功能;在麻醉医生的注意力集中在患者和其他操作期间,AIMS 可以客观地记录生理数据。
- AIMS 应寻求创建离散数据。也就是说,用于记录喉镜类型的选项菜单比自由文本字段更好,因为得到的数据将更容易分析。
- 应尽可能地根据高度客观的数据定义困难的气道管理,例如通过视频记录和自动捕获的生命体征。
- 实施气道管理结果的客观和标准化定义将提高从质量改进项目和学术研究中获取结果的有效性。

（韩园 译　李文献 审）

部分参考文献

1. Beecher HK, Todd DP. A study of the deaths associated with anesthesia and surgery: based on a study of 599,548 anesthesias in ten institutions 1948-1952, inclusive. *Ann Surg.* 1954;140:2-35.
2. Ehrenfeld JM, Epstein RH, Bader S, et al. Automatic notifications mediated by anesthesia information management systems reduce the frequency of prolonged gaps in blood pressure documentation. *Anesth Analg.* 2011;113:356-363.
3. Epstein RH, Dexter F, Patel N. Influencing anesthesia provider behavior using anesthesia information management system data for near real-time alerts and post hoc reports. *Anesth Analg.* 2015;121:678-692.
4. Cook TM, Woodall N, Frerk C, et al. Major complications of airway management in the UK: results of the Fourth National Audit Project of the Royal College of Anaesthetists and the Difficult Airway Society. Part 1: anesthesia. *Br J Anaesth.* 2011;106:617-631.
8. Stephens CT, Kahntroff S, Dutton RP. The success of emergency endotracheal intubation in trauma patients: a 10-year experience at a major adult trauma referral center. *Anesth Analg.* 2009;109:866-872.
11. Sunde GA, Heltne JK, Lockey D, et al. Airway management by physician-staffed Helicopter Emergency Medical Services - a prospective, multicentre, observational study of 2,327 patients. *Scand J Trauma Resusc Emerg Med.* 2015;23:57.
14. Cook TM, Woodall N, Harper J, et al. Major complications of airway management in the UK: results of the Fourth National Audit Project of the Royal College of Anaesthetists and the Difficult Airway Society. Part 2: intensive care and emergency departments. *Br J Anaesth.* 2011;106:632-642.
16. Yeatts DJ, Dutton RP, Hu PF, et al. Effect of video laryngoscopy on trauma patient survival: a randomized controlled trial. *J Trauma Acute Care Surg.* 2013;75:212-219.
19. Sollid SJ, Lockey D, Lossius HM, et al. A consensus-based template for uniform reporting of data from pre-hospital advanced airway management. *Scand J Trauma Resusc Emerg Med.* 2009;17:58.
21. Nakao S, Kimura A, Hagiwara Y, et al. Trauma airway management in emergency departments: a multicentre, prospective, observational study in Japan. *BMJ Open.* 2015;5:e006623.

All references can be found online at expertconsult.com.

第 54 章　气道管理学术团体的作用

NARASIMHAN "SIM" JAGANNATHAN

引言

本章将重点介绍世界各地不同的气道学会的作用和它们重要性。这些气道学会通过举办年会(学习班、讲座)和教育论坛来传播与教育和研究相关活动,提高了气道管理的质量和安全,最终帮助了患者。目前,有三个大型的气道学会:美国气道管理学会(SAM)、英国困难气道学会(DAS)和欧洲气道管理学会(EAMS)。本章主要介绍这些学会以及它们给临床医生和患者带来的益处。

各个不同的学会

美国气道管理学会

该组织成立于 1995 年,是以北美为基础的多学科学会。它的成员包括来自不同专业的涉及气道管理的医生,以及一些涉及气道相关患者的管理、研究或产品开发的非医人员。SAM 的主要成员是麻醉医生和急诊医生。SAM 的任务有两个方面:①联络所有从事气道管理的医生和涉及气道相关患者管理、研究或产品开发的非医人员,将他们纳入组织;②鼓励气道管理的研究、教育、教学和科学发展,推进气道管理的研究,促进新气道管理技术的进步。

英国困难气道学会

该组织成立于 1995 年,以英国为基础,服务于麻醉医生和重症监护人员,旨在促进大家对气道管理的了解。该学会拥有近 3 000 名成员,是世界上最大、最活跃的国际气道管理学会。DAS 的目标包括如下:①通过开展课程、讲座、演示,以及保证在医护人员培训课程中对气道管理技术的足够重视,促进科学公共教育和关于困难或异常气道患者管理;②促进解决气道问题的新技术的研究和发展,并发表研究的有用结果。

欧洲气道管理学会

这个泛欧洲医学学会成立于 2003 年,服务于麻醉医生和重症监护人员。

其他气道学会

全印度困难气道学会(AIDAA)是一个基于印度的专业学会,由麻醉医生、重症医生、内科医生和涉及气道管理的急救医学人员组成。AIDAA 的目标是通过教学、培训、知识共享、国内外专业机构交流以及多中心研究取得困难气道管理的最高专业标准。

拉丁美洲麻醉学会(CLASA)是一个于 1962 年在秘鲁利马成立的拉丁美洲学会,有来自 21 个拉丁美洲国家的麻醉成员。拉丁美洲气道学会(EVALA)是拉丁美洲麻醉学会(CLASA)的一个分支机构。国际气道管理学会

(IAMS)是以中国和美国为基地的气道学会。目标是促进国际的气道管理和改善患者安全方面的教育、培训和研究。

表 54.1 列出了这些学会的概述及联系信息。

表 54.1 世界各地气道学会汇总

名称	成员构成	网址	相关社交媒体	简讯	网络论坛	年会时间
SAM	国际;主要北美	http://www.samhq.com	Facebook & Twitter @samhqglobal	季刊	有	九月
DAS	国际;主要英国	http://www.das.uk.com	Facebook & Twitter @dasairway	季刊	有	十一月
EAMS	国际;主要欧洲	http://www.eamshq.net	Facebook	季刊	有	三月
CLASA	国际;主要南美国家	http://www.anestesia-clasa.org/	Twitter@clasanews and Instagram	有	有	九月
AIDAA	国际;主要印度	http://aidaa.in/index.html	无	有	有	九月/十二月
IAMS	国际;主要中国	学会近期成立,尚未公布	无	无	无	即将宣布

气道学会的共同目标

气道学会旨在通过提倡新气道管理技术的发展,鼓励气道管理的研究、教育、教学和科学发展,从而推进气道管理的研究。

它们向其成员和公众宣讲气道管理的重要性,组织专业会议,出版科学和人文相关的文章。例如,DAS 积极参与医务人员的培训,使其掌握安全和有效气道管理方法。该学会为接受麻醉的患者制定了各种气道管理指南,这些基于专家意见的指南在世界各地都被用于患者的管理。

会员

这些学会允许每个会员参与各种不同的委员会,并有进入并晋升为学会领导层的可能,包括董事会和执行人员,如财务主管、秘书、副主席或主席。会员福利还包括收到各自学会的简报(SAM 公报、DAS 简报、EAMS 简报)。这些出版物发布了这些学会的教育活动,也传达了重要的气道管理策略(例如新技术和困难气道场景)。最终,这些学会的成员会受益于参加年度会议并与专家交流所获得的知识。表 54.2 总结了气道学会成员的潜在优势和益处。

表 54.2 成为气道管理学会成员的潜在获益

参与类型	潜在获益
年会	参与高质量的讲座、工作坊 学习拯救生命的技能 与专家面对面交流 研究成果的汇报 参与多个委员会 在实践中提高临床技能和决策能力
临床论坛	发布关于困难气道案例的问题,并从气道管理爱好者/专家那里得到快速反馈 在实践中提高临床技能和决策能力
出版物(简讯、网站)	及时了解有关气道管理的新指南、出版物和专家意见 在实践中提高临床技能和决策能力

年会

一般形式

年会往往是这些学会的重点,因为对参与者有巨大的教育价值。这些教育场所通常鼓励采用多学科的方法来教授气道管理技能,并且通常包括以下的课程:

(1)各种形式的讲座和报告,例如全体会议,正反方辩论,我怎么做? 和专家专题讨论。

(2)实际操作:工作坊可以让参与者保持和/或学

习各种气道设备的技能,包括可能很少使用的设备(例如在猪模型中使用环甲膜切开套件进行实践)。

(3) 专家圆桌会议:会议由 8~12 人组成,参与者与专家就一个重点话题进行有意义的、密切的互动(例如如何在自己科室建立困难气道处理方案)。

(4) 指南解读:主要课程是解读气道管理专家指南。这些指南通常是由负责起草指南的首席专家进行讲解,并允许参与者事后直接向专家提问(例如,2013 年美国麻醉医师协会困难气道管理流程和 2015 年 DAS 气道管理指南)。

(5) 教育和研究:摘要、海报和口头研究摘要演讲:通过这些会议,参与者可以了解目前在各个机构进行的高质量研究工作。在学会会议上,研究摘要展示通常由业内专家主持,允许进一步的一对一交流。而且,排名前 5 或前 10 个研究摘要通常是口头汇报,并由专家进行评价。这是为了感谢研究人员和临床医生所付出的努力,并在年度会议这样大型场合上表彰其所做出的工作。此外,这种模式使得对气道管理感兴趣的受训者能早日参与演讲。

气道专家投票:2013—2014 年,SAM 和 DAS 给具有国际地位的专家进行投票,使其成为各自学会成员的一种可以获得的资源。这些人作为联络人,代表了已经成立的多学科教授的全体成员和气道管理领域的高级领导。教授的职能是协助成员的研究和项目,提供建议,并促成与气道管理领域相关多学科的多中心研究。示例如下:SAM 国际气道讲师:SAM 会员选出的七名讲师是 Michael Aziz 博士、Richard Cooper 博士、Michael Seltz Kristensen 博士、Carin Hagberg 博士、William Rosenblatt 博士、John Sakles 博士和 David Wong 博士。DAS 麻醉学教授:DAS 成员中选出的 11 位讲师是 Andrew Smith 教授、Arpan Guha 教授、Fang Gao 教授、Jaideep J. Pandit 教授、John Laffey 教授、Mansukh Popat 教授、Michael Wee 教授、Peter Charters 教授、Taksahi Asai 教授、Tim Cook 教授和 Tony Wilkes 教授。

世界气道管理大会(WAMM)

在 SAM 和 DAS 共同成立 20 年之际,2015 年 11 月两个学会首次共同在爱尔兰都柏林举行年度科学学术会议,暨一次世界级的气道管理会议,该会议包括演讲、工作坊和社交活动。这次会议吸引了 1 800 多名代表,使来自世界各地的气道专家和气道爱好者有机会进行面对面的交流和合作。

专家意见

在年度会议上进行的面对面交流是专家和学会成员之间有意义的互动。可以直接和专家交流。所有前面讨论过的学会也可以让其成员和委员会专家通过活跃的在线论坛参加交流。参加这些论坛可以使参与者有机会就气道管理技术和/或罕见或困难气道病例管理实时咨询专家的意见。这些论坛可以通过各自学会的网站访问,对活跃会员大有裨益。

学会出版物

DAS 参与了各种临床指南的制定,这些指南包括产科、儿科和未预料困难气道管理的专门指南,随后正式发布在其网站和/或期刊上,在 2015 年 WAMM 会议期间 DAS 发布了新的未预料困难插管的管理指南,对各气道学会来说,可以提供对其他新指南的认识。DAS 还通过其网站和应用程序提供了这些气道管理流程和简单的认知辅助,这些应用程序可通过 Google Play 和 Apple 获得(http://www.das.uk.com/guidelines/das_intuation_guidelines)。

DAS 其他的有用出版物包括《气道设备评估项目组(ADEPT)指南》,该指南建立了一个流程,通过该流程,气道管理专业人员可以对装置或设备进行流程化的评估[1,2]。最早出版于英国,在美国越来越受欢迎,这些指南旨在以广泛接受的专业标准,建立一个基础设施,在临床医生和医院购买气道设备之前,可通过该基础设施获得所需的证据。

此外,DAS 网站还包含患者信息部分。这些资源允许医生在外科手术前对患者进行更好的教育和熟悉其情况,以帮助患者更好地了解某些气道管理技术的适应证。这一部分包含一些简单实用的解释,例如为什么麻醉患者需要气道管理,以及为什么某些患者需要清醒插管等更复杂的细节。

SAM 在制定 ASA 困难气道指南和阻塞性睡眠呼吸暂停指南方面一直具有影响力。此外,许多 SAM 成员在气道管理领域进行临床研究,并在这一领域发表了很好的成果,包括同行评审的文章、编写其中章节和书籍。

对患者管理的影响：患者安全

一般情况

作为一名定期参与气道管理的临床医生,其基本目标仍然是患者安全第一,改善气道管理实践和安全。这些学会旨在通过推广和倡导能保证患者安全的技术,传播有关气道管理最新进展方面的知识。

强有力的联合专家意见可能会比有关技术的出版物更快地影响临床实践,该技术可能会促进患者的安全和结果的改善。这方面的一个主要例子是 SAM 的第一任主席和创始成员 Andranik Ovassapian 推广清醒纤维支气管镜插管。可以想象,早早推广这种做法大大地减少了困难气道患者出现困难气道的发生率。同样,视频喉镜在疑似困难气道患者中的快速和广泛使用可能部分归因于在正式指南发布之前,气道专家传播的有趣的临床经验。

大不列颠和爱尔兰麻醉医师协会(AAGBI)拔管指南[3,4]是专家意见改善患者管理的另一个重要例子。本指南强调了气管拔管是一种高风险的过程,讨论了拔管和复苏过程中可能出现的问题,并提出了一种逐步拔管的策略。强调了计划和准备的重要性,包括临床实践中使用的实用技术和拔管后管理的建议。

在这些讨论过的场景中,专家们对各种工具和技术的使用进行了广泛的推广。因此,在其被正式发表以前,由于气道专家成员的早期推广,这些工具和技术就可能已经应用在临床实践中。

成人

1990 年,呼吸相关并发症的主要原因是通气不足、食管插管和插管困难[5]。尽管食管插管率显著下降,但困难气管插管仍令人担忧[6]。这是因为气道并发症仍然是 ASA 未公开索赔数据库中分类列表中的比较高的,是永久性神经损伤或氧合和通气不足导致死亡的主要原因[7]。英国皇家麻醉医师学院和 DAS 的第四次全国审计项目(NAP4)[8]表明,在英国最严重的气道事件发生在择期手术中;误吸是气道相关死亡的最常见原因;大量的并发症是由于主要处理和抢救技术准备不足导致的。

儿童

一项涉及 13 个儿科中心的(儿科困难插管[PEDI]登记)儿童困难气道的多中心研究表明,对气管插管困难的儿童进行两次以上的直接喉镜检查,失败率高,严重并发症的发生率增加[9]。本研究首次证实,在众多儿科麻醉医生关心的儿科困难气道人群中,气道管理与严重并发症的发生率密切相关。在这些儿童中,气管插管失败的患儿占 2%,20%的儿童至少有一个并发症。最常见的严重并发症是低氧性心脏停搏,发生率为 2%。最常见的并发症是暂时性低氧血症(SpO$_2$<85%)。

总之,许多数据表明,虽然全麻期间气道管理导致的死亡和脑损伤的发生率较低,但与气道管理相关的并发症发生率仍然很高。因此,为了减少与气道管理相关并发症的发生率,对于大多数病例而言,麻醉管理都有需要改善的地方。

为了对困难气道更有效和安全地管理,以及降低各种不良后果,ASA 和 DAS 成立了气道工作小组。这些气道学会制定了气道指南,并提供了专家意见,有助于减少不良后果,提高气道管理的安全性。

社交媒体与气道管理

社交媒体的使用,如 Facebook 和 Twitter,是这些学会的成员和气道爱好者的"时尚"。与论坛类似,这些社交网站允许在讲座或学习班期间和之后即时输入和反馈。

未来方向

气道管理学会旨在提高全世界医疗水平相对较低地区的医疗质量。例如,SAM 在巴西和中东地区设有国际分会。该学会旨在扩大其成员至更全球化的范围,通过提供专家咨询和教育,将改善气道管理的主干课程在美国和英国以外地区传播开来。

合作已经有了成果,例如联合举办会议(世界气道管理大会),很可能在不久的将来以固定的时间间隔继续下去。未来的气道会议可能包括使用高仿真的模拟人、新鲜尸体和/或真人患者来评估参与者的气道管理技能。最后,社交媒体和论坛的使用可能会变得越来越普遍,以吸引气道爱好者就各种气道话题展开深入的讨论。可能有机会通过使用诸如 WhatsApp 等应用程序的形式获得实时反馈,以帮助同事处理具有挑战性的病例。

结论

在过去的几年里,气道管理学会取得了长足的进步。他们的共同宗旨仍然是通过传播患者安全指南来预防与气道管理相关的发病率。致力于教育、高质量的讲座、手把手实际操作和活跃的从业者社团旨在教授和保持临床医生技能,以便更好地照顾他们所服务的患者。

临床要点

- 气道学会的存在旨在通过提高气道管理实践的质量和安全性,以及通过年会(讲习班、讲座)和教育论坛传播教育和研究相关活动,以帮助患者。
- 鉴于仍存在与气道管理相关的严重并发症,气道学会旨在通过倡导对患者更安全的气道技术来改善患者医疗质量。
- 在学会成员讨论的最佳气道管理方法时,使用社交媒体和临床论坛可能会变得更加普遍。

（魏鑫　王勇 译　马武华 审）

部分参考文献

1. Pandit JJ, Popat MT, Cook TM, et al. The Difficult Airway Society "ADEPT" guidance on selecting airway devices: the basis of a strategy for equipment evaluation. *Anaesthesia*. 2011;66:726-737.
2. Airway Device Evaluation Project Team (ADEPT). Difficult Airway Society 2015. Available at: https://www.das.uk.com/adept/about. Accessed January 1, 2016.
3. Difficult Airway Society Extubation Guidelines Group, Popat M, Mitchell V, et al. Difficult Airway Society Guidelines for the management of tracheal extubation. *Anaesthesia*. 2012;67:318-340.
4. DAS Extubation Guidelines. Difficult Airway Society 2015. Available at: http://www.das.uk.com/guidelines/das-extubation-guidelines1. Accessed January 1, 2016.
5. Caplan RA, Posner KL, Ward RJ, et al. Adverse respiratory events in anesthesia: a closed claims analysis. *Anesthesiology*. 1990;72:828-883.
6. Bailie R, Posner K. New trends in adverse respiratory events from the ASA Closed Claims Project. *ASA Newsl*. 2011;75:28-29.
7. Metzner J, Posner KL, Lam MS, et al. Closed claims' analysis. *Best Pract Res Clin Anaesthesiol*. 2011;25:263-276.
8. Cook TM, Woodall N, Frerk C, et al. Major complications of airway management in the UK: results of the Fourth National Audit Project of the Royal College of Anaesthetists and the Difficult Airway Society. Part 1: anaesthesia. *Br J Anaesth*. 2011;106:617-631.
9. Fiadjoe JE, Nishisaki A, Jagannathan N, et al. Airway management complications in children with difficult tracheal intubation from the Pediatric Difficult Intubation (PeDI) registry: a prospective cohort analysis. *Lancet Respir Med*. 2016;4:37-48.